Handbuch der inneren Medizin
Begründet von L. Mohr und R. Staehelin

Herausgegeben von H. Schwiegk

Siebter Band: Stoffwechselkrankheiten
Fünfte, völlig neu bearbeitete und erweiterte Auflage

Teil 4

Fettstoffwechsel

Bearbeitet von
G. Assmann J. Augustin E. Baraona H. U. Benz W. Brech
W. V. Brown R. J. Desnick W. R. Fallat S. Ford D. Fredrickson
Ch. J. Glueck H. Greten K. Harzer P. Herbert G. M. Kostner
W. Krivit R. I. Levy C. S. Lieber M. Liersch G. Middelhoff
G. L. Mills N. B. Myant R. F. O'Dea J. Papenberg H. Pilz
H. M. Rauen S. Sailer G. Schettler G. Schlierf H. Schriewer
D. Seidel J. Slack E. Stange O. Stein Y. Stein D. Steinberg
A. Weizel H. Wieland

Herausgegeben von
G. Schettler H. Greten G. Schlierf D. Seidel

Mit 156 zum Teil farbigen Abbildungen und 61 Tabellen

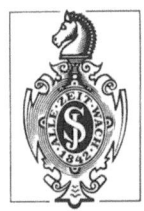

Springer-Verlag Berlin Heidelberg New York 1976

ISBN-13: 978-3-642-66303-1   e-ISBN-13: 978-3-642-66302-4
DOI: 10.1007/978-3-642-66302-4

Library of Congress Cataloging in Publication Data. Main entry under title: Fettstoffwechsel. (Handbuch der inneren Medizin: 7. Bd., Stoffwechselkrankheiten; T. 4.) Includes bibliographies and index. 1. Hyperlipoproteinemia. 2. Lipid metabolism disorders. 3. Lipids. 4. Lipoproteins. I. Assmann, G. II. Schettler, Friedrich Gotthard. III. Series. RC41.H342 Bd. 7, T. 4 [RC632.H88] 616'.026'08s [616.3'99]   76-45661

Das Werk ist urheberrechtlich geschützt. Die dadurch begründeten Rechte, insbesondere die der Übersetzung, des Nachdruckes, der Entnahme von Abbildungen, der Funksendung, der Wiedergabe auf photomechanischem oder ähnlichem Wege und der Speicherung in Datenverarbeitungsanlagen bleiben, auch bei nur auszugsweiser Verwertung, vorbehalten. Bei Vervielfältigung für gewerbliche Zwecke ist gemäß § 54 UrhG eine Vergütung an den Verlag zu zahlen, deren Höhe mit dem Verlag zu vereinbaren ist.

Die Wiedergabe von Gebrauchsnamen, Handelsnamen, Warenbezeichnungen usw. in diesem Werk berechtigt auch ohne besondere Kennzeichnung nicht zu der Annahme, daß solche Namen im Sinne der Warenzeichen- und Markenschutz-Gesetzgebung als frei zu betrachten wären und daher von jedermann benutzt werden dürften.
© by Springer-Verlag Berlin·Heidelberg 1976.
Softcover reprint of the hardcover 1st edition 1976

Vorwort

Probleme des Lipidstoffwechsels berühren zahlreiche Bereiche der ärztlichen Tätigkeit in Praxis und Klinik. Hyperlipidämien sind die häufigsten Stoffwechselstörungen geworden — als Risikofaktor arteriosklerotischer Erkrankungen sind sie mitverantwortlich für die häufigste Todesursache, den Herzinfarkt.

Der vorliegende Handbuchband spiegelt die Fortschritte unserer Kenntnis über den normalen und gestörten Fettstoffwechsel wider. 38 internationale Autoren behandeln die physiologischen und pathophysiologischen Grundlagen der Lipide und Lipoproteine, primäre und sekundäre Hyperlipoproteinämien, Hypolipoproteinämien und Lipidosen.

Die Darstellung der Hyperlipoproteinämien berücksichtigt die Fortschritte der Lipoproteinforschung und die Einteilung, wie sie von Fredrickson und Mitarbeitern vorgeschlagen und von einem Ausschuß der WHO als Vorschlag einer gemeinsamen Sprache auf diesem Gebiet unterstützt wurde. Dabei sind sich Autoren und Herausgeber darüber im klaren, daß eine derartige Darstellung zum Teil noch vorwiegend deskriptiv ist und ein und dasselbe Lipoproteinmuster sowohl bei verschiedenen genetischen Störungen des Lipidstoffwechsels als auch bei sekundären Hyperlipoproteinämien beobachtet werden kann. Das Einteilungssystem muß daher so lange flexibel bleiben, bis eine Klassifizierung, die auf der Pathogenese dieser klinisch wichtigen Stoffwechselstörung beruht, möglich ist. Die jüngsten Fortschritte der Forschung auf diesem Gebiet haben bereits zu konkreten Ergebnissen geführt und lassen neue Ansätze erkennen.

Ein Vergleich der vorliegenden Darstellung der verschiedenen Lipidosen mit den entsprechenden Kapiteln im Handbuch von 1955 zeigt, daß hier die Aufklärung der Ätiologie weitgehend abgeschlossen ist und verschiedene Störungen des enzymatischen Abbaus dieser komplexen Lipide bereits in utero nachgewiesen werden können.

Nicht nur aus Platzgründen, sondern insbesondere zugunsten einer aktuellen Darstellung wurde häufig sowohl auf handbuchartige Ausführlichkeit als auch auf komplette Literaturnachweise verzichtet. Dieses Vorgehen soll in keiner Weise den Verdienst derer schmälern, die durch grundlegende Untersuchungen Forschungsgebiete eröffnet und den heutigen Kenntnisstand entscheidend mitbegründet haben.

Heidelberg, September 1976

G. Schettler
H. Greten
G. Schlierf
D. Seidel

Mitarbeiterverzeichnis

ASSMANN, G., Priv.-Doz. Dr., Abteilung für Klinische Chemie der Universitätskliniken, Joseph-Stelzmann-Straße 9, D-5000 Köln 41

AUGUSTIN, J., Dr., Medizinische Universitätsklinik, Klinisches Institut für Herzinfarktforschung, Bergheimer Straße 58, D-6900 Heidelberg

BARAONA, E., Dr., Section and Laboratory of Liver Diseases, Nutrition and Alcoholism, Veterans Administration Hospital, 130 West Kingsbridge Road, Bronx, N.Y. 10468; Mt. Sinai School of Medicine (CUNY), New York, N.Y. (USA)

BENZ, H.U., Dr., Institut für Hirnforschung der Universität, Belthlestraße 15, D-7400 Tübingen

BRECH, W., Priv.-Doz. Dr., Internistische Gemeinschaftspraxis, Dialyse-Institut, Werastraße 33, D-7990 Friedrichshafen

BROWN, W.V., Prof. Dr., Division of Metabolic Disease, Department of Medicine, School of Medicine, University of California, La Jolla, California 92037 (USA)

DESNICK, R.J., Prof. Dr., Departments of Pediatrics, Genetics and Cell Biology and The Dight Institute for Human Genetics, University of Minnesota, Box 231, Mayo Memorial Building, Minneapolis, Minnesota 55455 (USA)

FALLAT, W.R., Prof. Dr., University of Cincinnati Medical Center, Department of Internal Medicine, College of Medicine, Lipid Research Clinic, 234 Goodman Street, Cincinnati, Ohio 45229 (USA)

FORD, S., Dr., University of Cincinnati, Lipid Research and General Clinical Research Centers, Cincinnati, Ohio 45229 (USA)

FREDRICKSON, D., Prof. Dr., Director, National Institutes of Health, Bethesda, Maryland 20014 (USA)

GLUECK, CH.J., Prof. Dr., University of Cincinnati, Lipid Research and General Clinical Research Centers, Cincinnati, Ohio 45229 (USA)

GRETEN, H., Prof. Dr., Medizinische Universitätsklinik, Klinisches Institut für Herzinfarktforschung, Bergheimer Straße 58, D-6900 Heidelberg

HARZER, K., Dr., Institut für Hirnforschung der Universität, Belthlestraße 15, D-7400 Tübingen

HERBERT, P., Dr., Molecular Disease Branch, National Heart, Lung, and Blood Institute, National Institutes of Health, Bethesda, Maryland 20014 (USA)

KOSTNER, G.M., Priv.-Doz. Dr., Institut für Medizinische Biochemie der Universität, Harrachgasse 21, A-8010 Graz

KRIVIT, W., Prof. Dr., Departments of Pediatrics, University of Minnesota, Box 231, Mayo Memorial Building, Minneapolis, Minnesota 55455 (USA)

LEVY, R.I., Prof. Dr., Molecular Disease Branch, National Heart, Lung, and
Blood Institute, National Institutes of Health, Bethesda, Maryland 20014 (USA)

LIEBER, C.S., Prof. Dr., Section and Laboratory of Liver Diseases, Nutrition and
Alcoholism, Veterans Administration Hospital, 130 West Kingsbridge Road, Bronx,
N.Y. 10468; Mt. Sinai School of Medicine (CUNY), New York, N.Y. (USA)

LIERSCH, M., Dr., Medizinische Universitätsklinik, Bergheimer Straße 58,
D-6900 Heidelberg

MIDDELHOFF, G., Dr., Medizinische Universitätsklinik, Klinisches Institut für
Herzinfarktforschung, Bergheimer Straße 58, D-6900 Heidelberg

MILLS, G.L., Dr., Courtauld Institute of Biochemistry, Middlesex Hospital
Medical School, London W 1, England

MYANT, N.B., Dr., Medical Research Council Lipid Metabolism Unit,
Hammersmith Hospital, Ducane Road, London W12 OHS, England

O'DEA, R.F., Dr., Departments of Pediatrics, University of Minnesota
Medical School, Minneapolis, Minnesota 55455 (USA).
(Current address: Research Associate in the Pharmacology, Laboratory of
Clinical Science, National Institute of Mental Health, Bethesda, Maryland 20014)

PAPENBERG, J., Prof. Dr., Innere Abteilung, Knappschafts-Krankenhaus,
Am Deimelsberg 34a, 4300 Essen-Steele

PILZ, H., Prof. Dr., Neurologische Klinik und Poliklinik der Universität,
v. Siebold-Straße 5, D-3400 Göttingen

RAUEN, H.M., Prof. Dr., Schierghoferstraße 24a, D-8220 Traunstein/Obb.

SAILER, S., Prof. Dr., Medizinische Universitätsklinik, Anich-Straße 35,
A-6020 Innsbruck

SCHETTLER, G., Prof. Dr. Dr., Medizinische Universitätsklinik, Bergheimer Straße 58,
D-6900 Heidelberg

SCHLIERF, G., Prof. Dr., Medizinische Universitätsklinik, Klinisches Institut für
Herzinfarktforschung, Bergheimer Straße 58, D-6900 Heidelberg

SCHRIEWER, H., Dr., Physiologisch-Chemisches Institut der Universität,
Abteilung für Experimentelle Zellforschung, Waldeyerstraße 15,
D-4400 Münster/Westf.

SEIDEL, D., Prof. Dr., Medizinische Universitätsklinik, Klinisch-Chemisches
Laboratorium, Bergheimer Straße 58, D-6900 Heidelberg

SLACK, J., Dr., Medical Research Council Lipid Metabolism Unit,
Hammersmith Hospital, Ducane Road, London W12 OHS, England

STANGE, E., Dr., Medizinische Universitätsklinik, Bergheimer Straße 58,
D-6900 Heidelberg

STEIN, O., Prof. Dr., Department of Experimental Medicine and Cancer
Research, Hebrew University Hadassah Medical School, Jerusalem, Israel

STEIN, Y., Prof. Dr., Lipid Research Laboratory, Department of Medicine B,
Hadassah University Hospital, Jerusalem, Israel

STEINBERG, D., Prof. Dr., Division of Metabolic Disease, Department of Medicine,
School of Medicine, University of California, San Diego, La Jolla,
California 92093 (USA)

WEIZEL, A., Prof. Dr., Medizinische Universitätsklinik, Bergheimer Straße 58,
D-6900 Heidelberg

WIELAND, H., Dr., Medizinische Universitätsklinik, Klinisch-Chemisches
Laboratorium, Bergheimer Straße 58, D-6900 Heidelberg

Inhaltsverzeichnis

I. Lipide — Chemie, Physiologie, Pathophysiologie 1

Triglyceride 3

S. SAILER

   A. Einleitung 3

   B. Exogene Plasmatriglyceride 3
      I. Physiologie 3
         1. Resorption von Nahrungsfett, Chemie und Bildung der Chylomikronen 3
         2. Transport der Chylomikronen im Blut 5
         3. Aufnahme der Chylomikronen-Triglyceride in die Gewebe 6
            a) Rolle der Apolipoproteine beim Triglycerid-Transport 7
            b) Kinetik der Entfernung von Chylomikronen und VLDL aus dem Blut 8
            c) Lipoproteinlipase 8
      II. Pathophysiologie der exogenen Plasmatriglyceride 9

   C. Endogene Plasmatriglyceride 11
      I. Physiologie 11
         1. Chemie der VLDL 11
         2. Bildung der endogenen Plasmatriglyceride 11
            a) Methoden zur Messung des Plasmatriglycerid-Umsatzes 12
            b) Bedeutung der Plasmaglukose 14
         3. Entfernung der endogenen Plasmatriglyceride aus dem Blut 16
         4. Beeinflussung der Konzentration der Plasmatriglyceride 17
            a) Glukose 17
            b) Insulin 19
            c) Körpergewicht 21
            d) Hunger 22
            e) Glukagon 22
            f) Alkohol 22
            g) Essentielle Fettsäuren 23
            h) Tetracyclin 23
            i) Triglyceride als Energiequelle 23

II. Pathophysiologie der endogenen Plasmatriglyceride 24
    1. Pathogenese der endogenen Hypertriglyceridämie vom Typ IV 24
    2. Pathogenese der endogenen Hypertriglyceridämie vom Typ III 25
    3. Glykogenose vom Typ Gierke I 25
    4. Hyperinsulinämie und Insulinresistenz 26

D. Schlußbemerkungen 27

Literatur 27

Cholesterin – Chemie, Physiologie und Pathophysiologie 37
A. WEIZEL, M. LIERSCH. Mit 34 Abbildungen und 1 Tabelle

A. Einleitung 37

B. Chemie der Steroide 37
   Untersuchungsmethoden 39

C. Die Biosynthese des Cholesterins 39
   Cholesterinsynthese in tierischen Geweben 47

D. Der Abbau des Cholesterins 49
   I. Die Synthese der Gallensäuren 49
     1. Cholesterin als Vorstufe der Gallensäuren 49
     2. Reaktionen bei der Bildung von Cholsäure aus Cholesterin 49
     3. Die Bildung von Chenodesoxycholsäure aus Cholesterin 53
     4. Sekundäre Gallensäuren 55
   II. Der bakterielle Abbau des Cholesterins im Darm 55

E. Mechanismen bei der Regulation der Synthese des Cholesterins 56
   I. Faktoren, die die Cholesterinsynthese in Leber und Darm beeinflussen 57
     1. „Feed Back"-Hemmung der Cholesterinsynthese durch exogenes Cholesterin 57
     2. Einfluß von Gallensäuren auf die Cholesterinsynthese 57
     3. Regulation der Cholesterinsynthese im Darm 58
     4. Einfluß der Nahrungsaufnahme auf die Cholesterinsynthese 58
     5. Einfluß von Hormonen auf die Cholesterinsynthese der Leber 58
     6. Einfluß verschiedener Faktoren auf die Cholesterinsynthese 59
   II. Der Ort der Cholesterinsynthese-Regulation 59
     Die HMG-CoA-Reduktase 60
   III. Der Mechanismus der Cholesterinsynthesehemmung durch Cholesterin 61
     Der Mechanismus der Cholesterinsynthesehemmung durch Gallensäuren 64

F. Die Regulation des Cholesterinabbaus zu den Gallensäuren . . 66

G. Resorption 67

H. Plasma-Cholesterin 71

I. Regulationsmechanismen 73
J. Modell-Vorstellungen des Cholesterin-Stoffwechsels 74
K. Cholesterin-Ausscheidung 81
    I. Ausscheidung im Stuhl 81
    II. Ausscheidung über die Haut 83
    III. Nebennieren 83
Literatur 84

Phospholipide 97
H.M. RAUEN, H. SCHRIEWER. Mit 11 Abbildungen und 2 Tabellen

II. Lipoproteine – Chemie, Physiologie, Pathophysiologie . . . 123
Chemie und Struktur menschlicher Plasma- und Lymphlipoproteine . . 125
G.M. KOSTNER. Mit 7 Abbildungen und 6 Tabellen

A. Einleitung 125
B. Nomenklatur der Plasmalipoproteine 126
C. Methoden zur Reinigung und Untersuchung von Plasmalipoproteinen 128
    I. Agarosegelelektrophorese 128
    II. Acetatfolienelektrophorese 129
    III. Polyacrylamidgelelektrophorese (PAGE) 129
    IV. Isoelektrische Fokussierung (IEF) 130
    V. Isolierung durch Fällung mit Polyanionen 131
        1. Fällung von Chylomikronen und VLDL 131
        2. Fällung von VLDL plus LDL bzw. HDL mit Na-Phosphorwolframat (NaPW) 132
            a) Fällung von VLDL und LDL 132
            b) Fällung von HDL 132
            c) Auflösen der gefällten Lipoproteine 132
    VI. Isolierung der Lipoproteine in der präparativen Ultrazentrifuge 133
        1. Isolierung von Chylomikronen 133
        2. Isolierung von VLDL 134
        3. Isolierung der LDL 134
        4. Isolierung von HDL_2 134
        5. Isolierung der HDL_3 134
        6. Isolierung von Lipoproteinen im Dichtegradienten . . . 135
    VII. Untersuchung der Lipoproteine in der analytischen Ultrazentrifuge 136
    VIII. Bestimmung der hydratisierten Dichte und des partiellen spezifischen Volumens $\bar{v}$ 137
    IX. Herstellung und Untersuchung von Apolipoproteinen . . . 137
        1. Entfettung von Lipoproteinen 137
        2. Auflösen von Apolipoproteinen 138
        3. Trennung von Apolipoproteinen in einzelne Polypeptide 138
            a) Gelpermeationschromatographie 138
            b) Ionenaustauschchromatographie 138

4. Reinheitsprüfung und Identifizierung von Apolipoproteinen 139
   a) PAGE 140
   b) IEF 140
   c) Immunochemische Methoden 140

D. Struktur und chemische Zusammensetzung der Plasmalipoproteine 140
  I. Chylomikronen 140
  II. Very Low Density Lipoproteine (VLDL) 141
    1. Proteinanteil der VLDL 142
    2. Lipoproteinfamilien in VLDL 143
       Polypeptide der LpC-Familie 143
    3. Funktionelle Aspekte der Apo-VLDL-Polypeptide . . . 145
    4. Struktur der VLDL 146
  III. Low Density Lipoproteine (LDL) 146
    1. Proteinanteil der LDL 147
    2. Lipoproteinfamilien in LDL 147
    3. Struktur der LDL 149
  IV. High Density Lipoproteine (HDL) 149
    1. HDL_1 149
    2. HDL_2 150
       a) Lipoprotein A 150
       b) ApoAI 151
       c) ApoAII 152
       d) ApoAIII 152
       e) Lipoproteinfamilien in HDL_2 152
    3. HDL_3 153
       Lipoproteinfamilien in HDL_3 154
    4. Struktur der HDL 154
    5. Very High Density Lipoproteine (VHDL) 155
    6. Funktionelle Aspekte der Lipoproteinfamilien und Polypeptide der HDL 155
  V. Delipidierungs- und Relipidierungsversuche von Lipoproteinen 156

E. Lipoproteine der Lymphe 157
  I. Lymph-Chylomikronen 157
    1. Proteinanteil der Chylomikronen 158
    2. Struktur der Chylomikronen 160
  II. Lymph-VLDL 160
  III. Lymph-LDL 160
  IV. Lymph-HDL 161

F. Lipoproteinwechselwirkungen 162

G. Polymorphismus der Plasmalipoproteine 164
  I. Das Ag-System 164
  II. Das Lp-System 165

H. Abschließende Bemerkungen 166
Literatur 168

Lipoproteins in Animals 173
G.L. MILLS. With 13 Tables

A. Introduction 173
B. Lipoprotein Distribution. 173
     I. The Ultracentrifugal Profile 174
    II. Electrophoretic Profile 176
C. Lipoprotein Composition 177
     I. The Distribution of Phospholipids 180
    II. Distribution of Fatty Acids 180
  III. Composition and Structure of Apolipoproteins 182
D. Immunochemistry of Lipoproteins 185
E. Physical Properties of Lipoproteins 187
F. Lipoproteins in Hyperlipoproteinaemic Animals 188
G. Summary 192
References 193

Synthesis and Intracellular Degradation of Serum Lipoproteins 197
O. STEIN, Y. STEIN. With 12 Figures

A. Origin and Fate of Chylomicrons 197
B. The Origin and Fate of Very Low and Low Density Lipoproteins
   (VLDL and LDL) 200
     I. Intracellular Sites of Synthesis of VLDL Components . . . 201
    II. Secretory Pathways 202
  III. Role of Microtubules in VLDL Secretion 206
   IV. Regulation of VLDL Secretion 206
    V. Catabolism of Serum VLDL 209
C. Origin and Fate of HDL 211
Acknowledgments 215
References 215

Metabolismus der Lipoproteine 219
JAN AUGUSTIN, GERT MIDDELHOFF, W. VIRGIL BROWN. Mit 13 Abbildungen und 6 Tabellen

A. Einleitung 219
B. Synthese der Lipoproteine 220
     I. Synthese und Glykosylierung der Apoproteine 220
    II. Bildung und Transport der Lipoproteine 221
  III. Freisetzung der Apoproteine 223
   IV. Zusammenfassung 223
C. Methodik zum Umsatz der Lipoproteine (Peptid turnover) . . . 225

D. Lipoproteinmetabolismus und Enzymatik 226
    I. Lezithin-Cholesterin-Azyltransferase (LCAT) 226
    II. Postheparinlipolytische Aktivität (PHLA) 229
        1. Lipoproteinlipase (LPL) 230
        2. Hepatische Triglyzeridlipase (HTGL) 231
        3. Mono- und Diglyzeridhydrolaseaktivität 231
        4. Thioesteraseaktivität 231
        5. Histaminase 233
        6. Phospholipase A_1 233
        7. Selektive Bestimmung der PHLA 233
        8. Molekularchemische Charakterisierung der PHLA . . . 235
        9. Die Enzymfreisetzung durch Heparin 235

E. Lipoproteinmetabolismus 239
    I. Chylomikronen 239
    II. Very Low Density Lipoproteine (VLDL) 243
    III. Low Density Lipoproteine (LDL) 248
    IV. High Density Lipoproteine (HDL) 251

F. Zusammenfassung 254

Literatur 254

III. Hyperlipoproteinämien. 1. Primäre Hyperlipoproteinämien . . 265

Hyperlipoproteinämie Typ I 267

H. GRETEN, W.V. BROWN. Mit 1 Abbildung

A. Chylomikronenstoffwechsel 267

B. Enzymmangel bei der Hyperlipoproteinämie Typ I 268

C. Klinik 269

D. Xanthome 270

E. Lipaemia retinalis 270

F. Sekundäre Hyperlipoproteinämie Typ I 270

G. Therapie 272

Literatur 272

Type II-Hyperlipoproteinaemia 275

N.B. MYANT, J. SLACK. With 4 Figures and 4 Tables

A. Introduction 275

B. Variability of the Plasma β-Lipoprotein Concentration 275
    1. Variability Within Populations 275
    2. Variability Between Populations 276
    3. Variability Within Individuals 276
    4. The Normal Range 277

C. Detection of the Type II Pattern 278
    1. Methods 278
    2. Collection of the Sample 279
    3. Diagnosis of Type IIa 279
    4. Diagnosis of Type IIb 279
    5. Differential Diagnosis 280
D. Causes of the Type II Pattern 280
    1. Secondary Type II 280
    2. Primary Type II 280
E. Familial Hyper-β-Lipoproteinaemia 280
    1. Synonyms 280
    2. Clinical Features 281
    3. Xanthomatous Lesions 281
    4. Cardiovascular Manifestations 283
    5. The Type II Pattern in Ischaemic Heart Disease 283
    6. Genetics 284
    7. Genetic Counselling 286
    8. Diagnosis 286
    9. The Underlying Defect in FH 287
F. Treatment of Primary Type II Hyperlipoproteinaemia 290
    1. Objectives and Indications 290
    2. Diet 290
    3. Drugs 291
    4. Ileal by-pass 293
    5. Portacaval Shunt 293
G. Paediatric Aspects of FH 294
    1. Management of the Homozygous Child 294
    2. Management of the Heterozygous Child 294
    3. Treatment 295
    4. Detection of FH in the Neonatal Period 295
    5. An Illustrative Pedigree of a Family with FH 296
References 298

Type III-Hyperlipoproteinemia 301
R.I. LEVY, G. ASSMANN. With 9 Figures and 5 Tables

A. Introduction 301
B. Pathogenesis 304
C. The Probable Defect in Type III 306
D. Clinical Course 307
E. Vascular Disease 308
F. Xanthomatosis 309
G. Other Metabolic Abnormalities 310
H. Genetics 310
I. Treatment 312
References 314

Hyperlipoproteinämie Typ IV 317
G. SCHLIERF. Mit 4 Abbildungen und 4 Tabellen

A. Definition 317
B. Historischer Überblick 318
C. Vorkommen und Häufigkeit 319
D. Ätiologie und Pathogenese 320
    1. Freie Fettsäuren 321
    2. Triglyceridsynthese 321
    3. Triglyceridkatabolismus 322
    4. Glukoseintoleranz und endogene Hypertriglyceridämie 324
    5. Kohlenhydratinduktion 325
E. Pathologie und Histopathologie bei Typ IV-Hyperlipoproteinämie 329
F. Klinik und Laborbefunde 329
    1. Gefäßbeteiligung 329
    2. Xanthome 330
    3. Pankreatitis bzw. abdominelle Krisen 331
    4. Weitere klinische Befunde 331
    5. Hyperurikämie und Gicht 332
    6. Gallensäurestoffwechsel und Cholelithiasis 332
    7. Blutkörperchensenkungsgeschwindigkeit 332
    8. Gerinnungssystem 332
    9. Glukoseintoleranz und Insulinspiegel 332
G. Diagnose und Differentialdiagnose 333
    1. Lipidanalysen 333
    2. Lipoproteine 334
    3. Post-Heparin-Lipoproteinlipaseaktivität 336
    4. Kohlenhydratbelastung bzw. Diättestung 336
    5. Freie Fettsäuren 337
H. Therapie 337
    1. Ernährungsmaßnahmen 337
    2. Typ IV-Hyperlipoproteinämie und Langzeitstudien zur primären und sekundären Prävention der koronaren Herzkrankheit durch Ernährungsumstellung 339
    3. Medikamentöse Therapie 340
Literatur 342

Type V: Familial Hyperprebeta-Lipoproteinemia and Hyperchylomicronemia 353
C.J. GLUECK, S. FORD, R. FALLAT. With 1 Figure and 4 Tables

A. Definitions and Diagnosis 353
B. Lipids and Lipoproteins in Type V 353
C. Clinical Features 354
    1. Differentation Between Primary and Secondary Type V 354
    2. Clinical Features and Laboratory Abnormalities . . . 355

3. Case Histories, Kindred Analysis, Genetics 355
4. Type V 355
5. Genetics 357
6. Treatment 357
7. Etiologic/Biomechanical Defects in Type V 357
References 358

III.2. Sekundäre Hyperlipoproteinämien 361

Hyperlipidämien (Hyperlipoproteinämien) bei Diabetes mellitus . . . 363
G. Schlierf. Mit 2 Abbildungen und 2 Tabellen

A. Definition 363

B. Geschichtlicher Rückblick 364

C. Pathophysiologie 364

D. Lipide bei verschiedenen Diabetesformen 366
    I. Latenter (subklinischer) Diabetes 366
    II. Manifester juveniler Diabetes mellitus 367
    III. Manifester Erwachsenendiabetes 367
    IV. Dekompensierter, ketoazidotischer Diabetes 368

E. Abhängigkeit der Blutfettkonzentration von Blutzucker und Therapieform, Alter, Geschlecht und Körpergewicht 369
    I. Blutzucker sowie Therapiequalität und Therapieform . . . 369
    II. Lebensalter 370
    III. Geschlecht 371
    IV. Körpergewicht 371

F. Klinische Manifestationen 371

G. Laborbefunde 372

H. Bedeutung der Lipide für Verlauf und Prognose des Diabetes mellitus 372
    I. Therapie der sekundären Hyperlipoproteinämie bei Diabetes mellitus 373

Literatur 374

Hyperlipoproteinämie bei Erkrankung der Leber 377
D. Seidel

Zusammenfassung 377
    I. Einleitung 377
    II. Charakteristik der normalen Plasmalipoproteine 378
    III. Charakteristisches Plasmalipoprotein bei Cholastase (LP-X) 379
    IV. Sekundäre Hypertriglyceridämie bei Störungen der Leberfunktion: Charakterisierung eines triglyceridreichen LDL 383
    V. Lipoproteinveränderungen im Bereich der VLDL- und HDL-Fraktion 383

Literatur 385

Alcoholic Hyperlipemia 389
E. Baraona, C.S. Lieber. With 8 Figures

A. Introduction 389
B. Clinical Features 389
C. Pathogenesis 391
    I. Effects of Ethanol on Serum Lipids 391
        1. Effects of Ethanol Administration to Human Volunteers 391
           a) Acute Administration 391
           b) Chronic Administration 392
        2. Effects of Ethanol Administration to Animals 393
        3. Mechanism of the Lipemic Effect of Ethanol 395
        4. Site of the Ethanol Effect 397
        5. Relationships between Ethanol-Induced Hyperlipemia
           and Alcoholic Liver Injury 399
    II. Other Factors Contributing to Alcoholic Hyperlipemia . . 400

D. Complications 400
    I. Alcoholic Hyperlipemia and Hemolytic Anemia 400
    II. Alcoholic Hyperlipemia and Pancreatitis 401
    III. Alcoholic Hyperlipemia and Atherosclerosis 402

E. Summary 402
References 403

Hyperlipidämie bei Erkrankungen der Niere 409
W. Brech

A. Die normale Rolle der Niere im Kohlenhydrat- und Fettstoffwechsel 410
    I. Insulinabbau 410
    II. Die Regulierung des Spiegels der α-Lipoproteine im Blut 411
    III. Die renale Glukonegenese 411

B. Sekundäre Hyperlipidämien bei Erkrankungen der Niere 412
    I. Die urämische Hyperlipidämie 412
        1. Die urämische Glukoseintoleranz 412
        2. Die Hypertriglyceridämie bei Urämie 413
    II. Das nephrotische Syndrom 415
Literatur 419

Einfluß der Schilddrüsenhormone auf den Lipidstoffwechsel 423
H. Wieland

Cholesterinstoffwechsel bei Schilddrüsenerkrankungen 428
Einfluß der Schilddrüsenhormone auf den Stoffwechsel der Fettsäuren 431
Einfluß der Schilddrüsenhormone auf den Triglyceridstoffwechsel 432
Klinische Bedeutung der Lipoproteinstoffwechselveränderungen bei
Schilddrüsenfunktionsstörungen 433
Literatur 434

Die Hyperlipoproteinämie bei Pankreatitis 437
J. PAPENBERG, E. STANGE

A. Die Pankreatitis bei primären Hyperlipoproteinämien 437
B. Orale Kontrazeptiva und Pankreatitis 438
C. Alkohol und Pankreatitis 438
D. Zusammenfassung 440
Literatur 441

Die Hyperlipoproteinämie bei Infektionskrankheiten 443
J. PAPENBERG

Literatur 446

Secondary Hyperlipoproteinemia: The Relationship of Abnormalities of Gamma Globulins and Lipoprotein Metabolism 447
C.J. GLUECK, R. FALLAT, S. FORD, JR.

A. Introduction 447
   I. Binding of Lipids or Lipoproteins to Plasma Immunoglobulins 447
   II. Heparin Binding Immunoglobulins, Dysglobulinemias, and Hyperlipemia 448
B. Summary 449
References 449

Secondary Hyperlipoproteinemia: Oral Contraceptives and Pregnancy 451
C.J. GLUECK, R.W. FALLAT

   I. Oral Contraceptives, Estrogens and Plasma Lipids in Normals 451
   II. Oral Contraceptives, Estrogens and Plasma Lipids in Patients with Pre-Existing Hyperlipemia 452
   III. Progestational Oral Contraceptives, Progestagens, and Triglycerides in Normals 452
   IV. Progestational Oral Contraceptives, Progestagens and Triglycerides in Patients with Pre-existing Hypertriglyceridemia 453
   V. Mechanism of Action of Oral Contraceptives, and Estrogens and Progestins 453
   VI. Pregnancy and Hyperlipemia 455
   VII. Etiology of Hyperlipemia of Pregnancy 455
   VIII. Pregnancy in Patients with Familial Hyperlipoproteinemia 456
References 456

IV. Hypolipoproteinämien 459

Tangier-Krankheit 461
G. ASSMANN. Mit 10 Abbildungen und 5 Tabellen

A. Einführung 461

B. Klinische Manifestationen 461
    I. Tonsillenanomalie 461
    II. Andere Organe 462
    III. Neurologische Befunde 466
    IV. Ophthalmologische Befunde 466

C. Verlauf 468

D. Laboratoriumsbefunde 468
    I. Plasmalipide 468
    II. Lipoproteine 468
    III. Gewebslipide 469

E. Pathophysiologie 471
    I. Struktur der High-Density Lipoproteine 471
    II. Funktion der High-Density Lipoproteine 472
    III. Biosynthese und Katabolismus 473
    IV. Tangier-HDL (HDL_T) 473
    V. Andere Lipoproteine 477
    VI. Lipolytische Enzyme 478
    VII. Cholesterinesterspeicherung 479

F. Therapie 479

G. Genetik 479

H. Zusammenfassung 480

Literatur 480

The Hypobetalipoproteinemias 485
P.N. HERBERT, D.S. FREDRICKSON. With 5 Figures and 10 Tables

A. Abetalipoproteinemia 485
    I. Definition, Historical Perspective, and Background 485
        1. Definition 485
        2. Historical Perspective 485
        3. Background 485
    II. Pathophysiology 486
    III. Major Clinical Findings 487
        1. Gastrointestinal Manifestations 487
        2. Neuromuscular Manifestations 492
        3. Ocular Manifestations 495
        4. Hematologic Manifestations 497
    IV. Plasma Lipids and Lipoproteins 502
        1. The Plasma Lipids 502
        2. The Plasma Lipoproteins 503
        3. The Plasma Apoliproteins 505
        4. The Lipolytic Enzymes 506

V. Genetics 507
VI. Other Clinical Findings. 508
VII. Treatment 509
   1. Medium Chain Triglycerides (MCT) 509
   2. Vitamin Supplementation 509

B. Familial Hypobetalipoproteinemia 510
  I. Definition and Historical Perspective 510
  II. Clinical Findings 511
    1. Gastrointestinal Manifestations 511
    2. Neuromuscular Manifestations 512
    3. Ocular Manifestations 512
    4. Hematologic Manifestations 513
  III. Plasma Lipids and Lipoproteins 513
    1. Heterozygous Hypobetalipoproteinemia 513
    2. Homozygotes 514
  IV. Genetics 515
  V. Other Causes of Hypobetalipoproteinemia and Acanthocytosis 515
    1. Hypobetalipoproteinemia 515
    2. Acanthocytosis without Plasma Lipoprotein Abnormalities 517

References 518

V. Lipidosen 523

Sphingomyelinosen (Niemann-Picksche Erkrankung) 525
K. HARZER, H.U. BENZ. Mit 6 Abbildungen und 1 Tabelle

A. Einleitung 525

B. Klinik 530
   1. Typ A 530
   2. Typ B 531
   3. Typ C 531
   4. Typ D 531
   5. Type E 531

C. Morphologie 532
   1. Makroskopischer Befund 532
   2. Makroskopischer Befund 532
   3. Zentralnervensystem 536
   4. Elektronenmikroskopie 537

D. Biochemie 538
   1. Vorbemerkung 538
   2. Diagnostik 538
   3. Speicherlipide 540
   4. Enzymatik 542

E. Humangenetische und präventive Gesichtspunkte 542

Literatur 544

Morbus Gaucher 547
G. SCHETTLER. Mit 3 Tabellen

A. Definition 547
B. Geschichtliches 547
C. Alter, Geschlecht, Rasse, familiäre Häufung 547
D. Klinik 548
    I. Phänotypische Varianten 548
    II. Milz und Leber 549
    III. Lymphknoten 550
    IV. Skeletveränderungen 550
    V. Lunge 550
    VI. Haut 550
    VII. Augen 551
    VIII. Herz und andere Organe 551
E. Laborbefunde 551
    I. Blutbild 551
        1. Blutchemische Befunde 552
        2. Die sauren Phosphatasen im Plasma 553
F. Pathologie 553
    I. Die Gaucher-Zellen 553
    II. Nervensystem 555
G. Pathochemie 556
    I. Extrazerebrale Organe 556
    II. Zentralnervensystem 556
H. Diagnose und Differentialdiagnose 557
I. Die Pathogenese des Morbus Gaucher 558
J. Therapie 559
Literatur 560

Metachromatische Leukodystrophie (Sulfatid-Lipidose) 565
H. PILZ. Mit 8 Abbildungen

A. Einleitung 565
B. Historisches 565
C. Klinik 566
    1. Kongenitale Form von metachromatischer Leukodystrophie 566
    2. Infantile und spätinfantile Form von metachromatischer Leukodystrophie 567
    3. Juvenile Form von metachromatischer Leukodystrophie 567
    4. Adulte Form von metachromatischer Leukodystrophie 567
    5. Mukosulfatidose 568
D. Epidemiologie und Genetik 568

E. Pathologie 569

F. Pathohistologie und -histochemie 569

G. Elektronenmikroskopie 574

H. Biochemie 576
   1. Lipidzusammensetzung von normaler weißer Substanz (Mark) des Gehirns 576
   2. Lipidzusammensetzung verschiedener Körperorgane bei metachromatischer Leukodystrophie 577
     a) Gehirn 577
     b) Peripheres Nervensystem 578
     c) Extraneurale Organe 578
   3. Enzymdefekt bei metachromatischer Leukodystrophie 579
     a) Cerebrosidsulfatase 579
     b) Arylsulfatasen 580

I. Pathogenese 582

J. Diagnose und Differentialdiagnose 584
   1. Klinische Befunde 584
   2. Neurophysiologische Befunde 584
   3. Röntgenbefunde 585
   4. Laboratoriumsbefunde 585
   5. Biopsiebefunde 587

K. Therapie und Präventivmedizin 587

Literatur 588

Fabry's Disease-Angiokeratoma Corporis Diffusum Universale 597
R.J. DESNICK, R.F. O'DEA, W. KRIVIT. With 8 Figures and 1 Table

A. Introduction 597

B. Clinical Features 598
   I. Hemizygous Males 598
     1. Pain 598
     2. Cutaneous Manifestations 598
     3. Cardiovascular-Renal Manifestations 598
     4. Ocular Manifestations 600
     5. Other Clinical Manifestations 600
   II. Heterozygous Females 600

C. The Metabolic Defect in Fabry's Disease 601
   I. The Primary Enzymatic Defect 602
   II. The Accumulated Glycosphingolipids 603

D. Pathophysiology 604
   I. Cardiovascular-Renal System 606
   II. Nervous System 606

E. Genetics 607

F. Diagnosis 607

G. Medical Management 608

References 609

Gangliosiden 613
K. HARZER, H.U. BENZ. Mit 11 Abbildungen und 3 Tabellen

A. Einleitung 613

B. Nomenklatur 613

C. Klinik 614
    1. Beispiele für G_{M1}-Gangliosidosen 614
    2. Beispiele für G_{M2}-Gangliosidosen 619

D. Morphologie 623
    1. G_{M1}-Gangliosidose, Typ I und II 623
        a) Lichtmikroskopischer Befund 624
        b) Elektronenmikroskopie 624
    2. G_{M2}-Gangliosidose, Typ 1 625
        a) Lichtmikroskopischer Befund 625
        b) Elektronenmikroskopie 628
    3. G_{M2}-Gangliosidose, Typ 2 628
    4. G_{M2}-Gangliosidose, Typ 3 630

E. Biochemie 631
    1. Grundsätzliche Vorbemerkungen 631
    2. Biochemie der einzelnen Gangliosidosen 634
    3. Enzymatische Diagnostik sowie pränatale Diagnose . . 636

F. Humangenetische Gesichtspunkte 637

Literatur 639

Refsum's Disease (Phytanic Acid Storage Disease) 645
D. STEINBERG. With 2 Figures and 1 Table

A. Introduction and Definition 645

B. Clinical Findings and Clinical Course 645
    1. Ocular Manifestations 647
    2. Peripheral Neuropathy 647
    3. Cerebellar Dysfunction 647
    4. Other Neurologic Changes 647
    5. Cardiac Abnormalities 647
    6. Other Clinical Findings 648

C. The Metabolic Basis for Phytanic Acid Accumulation 648
    1. Normal Pathway for Phytanic Acid Degradation . . . 649
    2. Nature and Location of the Metabolic Block 650
    3. Origin of Stored Phytanic Acid 651
    4. Genetics 652
    5. Pathogenesis 653
    6. Treatment 653

References 654

Sachverzeichnis 657

Subject Index 705

I.

**Lipide –
Chemie, Physiologie,
Pathophysiologie**

Triglyceride

S. Sailer

A. Einleitung

Die Hypertriglyceridämie, also die Erhöhung der Konzentration der Triglyceride (TG) im Blut, zählt heute zu den häufigsten Erkrankungen des Stoffwechsels. Die engen Beziehungen zwischen Hypertriglyceridämie und Gefäßerkrankungen lassen in der Hypertriglyceridämie einen pathogenetischen Faktor für die Entstehung der Atherosklerose vermuten. Es ist deshalb nicht verwunderlich, wenn in den letzten Jahren größte Anstrengungen unternommen wurden, um den Stoffwechsel der Triglyceride genauer kennenzulernen, um so die Hypertriglyceridämie besser therapeutisch beeinflussen zu können.

TG werden durch die Nahrung aufgenommen oder im Körper selbst gebildet. Bei genügender Kalorienzufuhr werden die TG in verschiedenen Organen, vorwiegend im Fettgewebe, gespeichert. Diese Vorgänge setzen die Transportmöglichkeit der TG im Blut voraus. Um den Transport der wasserunlöslichen TG im Blut, einer wäßrigen Phase, zu ermöglichen, werden die TG zu sogenannten „TG-reichen Lipoproteinen" verpackt und als solche im Blut transportiert. Einzelheiten über Chemie und Stoffwechsel der Lipoproteine werden in einem anderen Kapitel dieses Buches beschrieben und daher in diesem Abschnitt nur diskutiert, soweit es für den Stoffwechsel der TG von unmittelbarer Bedeutung ist. Es muß betont werden, daß neuere Erkenntnisse auf dem Gebiet der Lipoproteinchemie unser Verständnis für den Triglyceridstoffwechsel ganz wesentlich verbessert haben.

Der Transport der TG im Blut obliegt den TG-reichen Lipoproteinen. Diese bestehen aus zwei heterogenen Gruppen von etwa sphärischen Partikeln mit einem Durchmesser von 300 bis 5000 Å. Die eine Gruppe besteht aus Chylomikronen, die von der Schleimhaut des Dünndarmes sezerniert werden und während der aktiven Fettresorption über den Ductus thoracicus in das Blut gelangen. Die andere Gruppe besteht aus Lipoproteinen sehr niederer Dichte (very low density lipoproteins, VLDL), die dauernd aus dem Splanchnikusgebiet direkt in das Blut sezerniert werden und in einem begrenzten Ausmaß auch aus der Dünndarmschleimhaut via Ductus thoracicus ins Blut gelangen. Eine oder beide dieser Lipoproteinklassen sind bei einer Erhöhung der TG-Konzentration im Blut vermehrt anzutreffen („Hyperlipoproteinämie").

B. Exogene Plasmatriglyceride

I. Physiologie

1. Resorption von Nahrungsfett, Chemie und Bildung der Chylomikronen

Die Chylomikronen (Gage u. Fish, 1924) stammen per definitionem aus dem Darm. Sie erscheinen nach einer fettreichen Mahlzeit in der intestinalen Lymphe und im Blut.

Die in der Nahrung enthaltenen TG stellen quantitativ die größte Fettfraktion der Nahrung dar, ihre wichtigste Bedeutung liegt in ihrer Eigenschaft als einer Energiequelle, die in einem möglichst kleinen Volumen enthalten ist. Normalerweise werden die durch die Nahrung zugeführten TG vollständig resorbiert, sofern die TG-Zufuhr nicht wesentlich mehr als etwa 120 bis 150 g pro Tag beträgt.

Die Spaltung der TG beginnt wahrscheinlich schon im Magen. Milch-TG werden im Magen von säugenden Ratten zu Diglyceriden und freien Fettsäuren (FFS) aufgespalten (HELANDER u. OLIVECRONA, 1970), obwohl langkettige TG von der Magenschleimhaut kaum gespalten werden (CLARK et al., 1969). Auch die Lipase in der Rattenmilch kann nicht für die Spaltung verantwortlich gemacht werden, da deren Konzentration in der Milch zu gering ist (HAMOSH u. SCOW, 1971). Die lipolytische Aktivität im Speichel von Kälbern (OTTERBY et al., 1964) oder Ratten (HAMOSH u. SCOW, 1973) läßt annehmen, daß die lingualen serösen Drüsen eine Lipase sezernieren, die im Magen die Spaltung von TG zu Diglyceriden und FFS katalysiert. Diese Reaktion könnte der erste Schritt in der Verdauung exogener TG darstellen.

Das bereits im Magen grob emulgierte Nahrungsfett wird im Duodenum mit Galle und Pankreassaft vermischt. Die hydrolytische Spaltung der emulgierten TG durch die Pankreaslipase wird durch konjugierte Gallensäuren begünstigt. Durch die hydrolytische Abspaltung von Fettsäuren entstehen neben FFS zunächst als Spaltprodukte β- und γ-Monoglyceride (MATTSON u. BECK, 1955; SARDA u. DESNUELLE, 1958), die zusammen mit Gallensäuren Mizellen bilden (HOFMANN u. BORGSTRÖM, 1962) und resorbiert werden (TIDWELL u. JOHNSTON, 1960; MATTSON u. VOLPENHEIN, 1964; SENIOR, 1964). Die physikochemischen Gesetze, die zu dieser Mizellbildung führen, sind wohlbekannt (HOFMANN u. SMALL, 1967). Nur zu einem geringen Teil entsteht im Darmlumen freies Glycerin, das dann als wasserlösliche Substanz rasch resorbiert und mit dem Blut abtransportiert werden kann. Freies Glycerin kann aber in der Dünndarmmukosa auch zu α-Glycerophosphat phosphoryliert (CLARK u. HÜBSCHER, 1962; HAESSLER u. ISSELBACHER, 1963; HOLT, 1964) und dadurch wieder zur TG-Bildung herangezogen werden.

Die gebildeten Mizellen werden in die Mukosazellen aufgenommen. In der Mukosazelle werden die FFS unter Verbrauch von ATP zu den entsprechenden Acyl-CoA-Derivaten aktiviert, die dann mit den Monoglyceriden oder mit α-Glycerophosphat verestert werden können (CLARK u. HUEBSCHER, 1960; DAWSON u. ISSELBACHER, 1966). α-Glycerophosphat kann neben der Phosphorylierung von freiem Glycerin durch die Glycerokinase auch aus dem Glukosestoffwechsel geliefert werden (DAWSON et al., 1960). Aus den auf diese Art gebildeten Diglyceriden werden vorwiegend TG, z.T. aber auch Phospholipide gebildet, die für die Chylomikronenbildung von Bedeutung sind. Glukose scheint die Veresterungsrate in den Mukosazellen zu fördern (PORTE u. ENTENMANN, 1961; GELB et al., 1964) und damit die Fettresorption zu erleichtern.

Während also die Synthese der TG in den meisten Geweben durch Veresterung von α-Glycerophosphat mit FFS erfolgt, bildet somit die Darmschleimhaut eine Ausnahme, da hier für die TG-Bildung Monoglyceride mit FFS verestert werden („Monoglyceride pathway"; HUEBSCHER, 1970). Obwohl die spezifische Enzymaktivität der mikrosomalen Fraktion aus Leber, Fettgewebe und Darmmukosa für die TG-Bildung mittels α-Glycerophosphat sehr ähnlich ist (SCHULTZ u. JOHNSTON, 1971), werden in der Darmmukosa 80–90% der TG durch Biosynthese über den „Monoglyceridpathway" gebildet, wenn Monoglyceride vorhanden sind (HUEBSCHER, 1970). Drei Befunde könnten diesen Effekt erklären:

a) Der K_m-Wert für den Monoglycerid-Weg ist niedriger als für den α-Glycerophosphat-Weg (JOHNSTON et al., 1967).

b) Gallensäuren aktivieren spezifisch den Monoglycerid-Weg (GORDON u. KERN, 1970).

c) Der α-Glycerophosphatweg wird in der Darmmukosa durch Mono-oleyl-äther und Monoglyceriden stark gehemmt (POLHEIM et al., 1973; SCHULTZ et al., 1971).

Die bei der Verdauung von TG entstandenen Monoglyceride passieren somit das Darmepithel und dienen in diesem Falle nicht nur als Substrat zur Wiedersynthese der TG, sondern hemmen auch direkt den α-Glycerophosphat-Weg: Die Synthese der TG erfolgt also während der Verdauung fast ausschließlich über den Monoglycerid-Weg. Erst wenn die Konzentration der Monoglyceride absinkt, da diese für die TG-Synthese aufgebraucht wurden, kann wieder der α-Glycerophosphat-Weg zur TG-Synthese verwendet werden. Es liegt also auch hier ein Regulationssystem vor, wobei der für die TG-Synthese beschrittene Weg von der Verfügbarkeit der jeweiligen Substrate abhängt.

Während der letzten Jahre wurden zahlreiche Beobachtungen angestellt, wonach der Darm als ein sehr aktiver Ort für die Lipoproteinbildung fungiert (WINDMUELLER u. LEVY, 1968; OCKNER et al., 1969; KESSLER et al., 1970). Wenn man bedenkt, welch große Mengen von endogenen und exogenen Lipiden die Darmschleimhautzelle nur zusammen mit spezifischen Apoproteinen verlassen können, dann muß man annehmen, daß eine Hemmung der Proteinsynthese im Darm auch eine Abnahme der Lipoproteinsynthese und der Fettresorption zur Folge hat. Tatsächlich unterstreicht eine Erkrankung, die A-Betalipoproteinämie, die Bedeutung der spezifischen Lipoprotein-Apoproteine bei der Fettresorption, indem ein Defekt in der Bildung von B-Apoprotein dazu führt, daß Lipide die Darmwand weder in Form von VLDL noch in Form von Chylomikronen verlassen können (SALT et al., 1960; GOTTO et al., 1971). Durch Hemmung der Proteinsynthese wird auch die Lipidresorption gehemmt (SABESIN u. ISSELBACHER, 1965), was allerdings von anderen Untersuchern kaum bestätigt werden konnte (REDGRAVE, 1969; REDGRAVE u. ZILVERSMIT, 1969). Da aber bei Hemmung der Proteinsynthese eine auffallende Größenzunahme der Chylomikronen zu beobachten ist (GLICKMAN et al., 1972), ist doch anzunehmen, daß die Proteinsynthese für die Bildung und den Transport von Chylomikronen vom Darm in die Lymphe von großer Bedeutung ist. Detaillierte Untersuchungen haben ergeben, daß zumindestens eines der wichtigen Apoproteine der Chylomikronen, das immunologisch mit HDL-Apoproteinen verwandt ist, nach Hemmung der Proteinsynthese in den Chylomikronen nicht mehr nachweisbar ist und zumindestens so teilweise die verringerte Fettresorption bei Hemmung der Proteinsynthese erklärt (GLICKMAN u. KIRSCH, 1973).

Die Chylomikronen verursachen aufgrund ihrer Größe — es handelt sich um sphärische Partikel mit einem Durchmesser bis zu 1 μ — bereits in relativ geringer Konzentration eine Trübung des Plasmas. Ihre spezifische Dichte liegt bei 0,93, sie haben einen mittleren Proteingehalt von 2,5%, der Gehalt an Cholesterin beträgt im Mittel 9%, an Phospholipiden 7% und an TG 81% (BRAGDON et al., 1956; BRAGDON, 1958). Soweit die Chylomikronen nicht im Organismus sekundär umgebaut worden sind, entspricht die Zusammensetzung der TG-Fettsäuren weitgehend derjenigen des zugeführten Nahrungsfettes (BLOMSTRAND u. DAHLBÄCK, 1960; KAYDEN et al., 1963). Als Eiweißkomponente findet man Apo-Lipoprotein A, B und C und Plasmaeiweiß (RODBELL u. FREDRICKSON, 1959; KOSTNER u. HOLASEK, 1972). Wahrscheinlich nehmen Chylomikronen nach ihrem Eintritt in das Plasma noch zusätzlich Protein auf, da der Proteingehalt der Plasma-Chylomikronen höher ist als der der Lymph-Chylomikronen. Die Chylomikronen bestehen aus einem Kern aus TG mit Spuren von Cholesterinester, der von einem Oberflächenfilm aus Phospholipiden, freiem Cholesterin und Protein eingeschlossen wird (ZILVERSMIT, 1968).

2. Transport der Chylomikronen im Blut

Während einer fettreichen Mahlzeit erscheinen Chylomikronen in der Lymphe, die offenbar eine homogene Population darstellen. Letzteres trifft für die Chylomikronen des Plasmas offensichtlich nicht zu. Mit Hilfe der Stärkeblock-Elektrophorese (BIERMAN et al., 1962) oder durch Ausflockung mit Polyvinylpyrrolidon (GORDIS, 1962) lassen sich während einer alimentären Lipämie zwei Gruppen von Fettpartikel unterscheiden. Die Partikel, die in der Stärkeblock-Elektrophorese mit den α_2-Globulinen wandern, scheinen mit den direkt aus der Lymphe stammenden Chylomikronen identisch zu sein und entsprechen den Partikeln, die im Polyvinylpyrrolidon-Gradienten aufrahmen („Primäre Partikel"). Diejenigen Partikel, die mit den β-Globulinen wandern, sind kleiner, haben aber eine ähnliche Zusammensetzung; sie entsprechen denjenigen Partikeln, die sich im unteren Teil des Polyvinylpyrrolidon-Gradienten absetzen („Sekundäre Partikel"). Obwohl sie bereits ähnliche Dichte und Größe wie die VLDL aufweisen („endogene VLDL"), können sie doch noch von diesen unterschieden werden.

Während einer massiven Fettbelastung überwiegen vor allem am Höhepunkt der Chylomikronämie die primären Partikel. Die sekundären Partikel nehmen während der alimentären Lipämie laufend zu und können schließlich die einzigen nachweisbaren Chylomikronenpartikel darstellen. Übrigens bestehen auch in der Zusammensetzung der TG-Fettsäuren (Nahrungsfett oder Körperfett) zwischen sekundären und primären Partikeln Unterschiede (BIERMAN et al., 1962; BIERMAN, 1965; GORDIS, 1965).

Aufgrund dieser Beobachtungen ist anzunehmen, daß die primären Partikel, die den Lymphchylomikronen entsprechen, nach ihrem Eintritt in den Blutkreislauf eine Umwandlung erfahren. Eine derartige Umwandlung könnte in der Leber erfolgen (KAY u. ENTENMANN, 1961). Diese sekundären Partikel werden aber auch an hepatektomierten Hunden beobachtet (BIERMAN u. STRANDNESS, 1965), so daß anzunehmen ist, daß diese sekundären Partikel bereits ein Abbauprodukt der primären Partikel darstellen, wobei als Ort der Umwandlung das Blut selbst oder das Endothel der kleinen Blutgefäße in Frage kommen.

3. Aufnahme der Chylomikronen-Triglyceride in die Gewebe

Untersuchungen während der letzten Jahre haben ergeben, daß die Entfernung der TG aus den TG-reichen Lipoproteinen des Plasmas durch sehr komplizierte Regulationsmechanismen erfolgt. Da offensichtlich zwischen der Entfernung der TG aus den Chylomikronen und der TG-Entfernung aus den VLDL keine prinzipielle Unterschiede bestehen, sollen im folgenden diese Abbaumechanismen für Chylomikronen und VLDL gemeinsam besprochen werden.

Die Entfernung der TG-reichen Lipoproteine aus dem Blut ist ein sehr komplexer Prozeß, wobei in diesem Kapitel nur der Abbau der Lipoprotein-TG diskutiert werden sollte. Der Cholesterinanteil und der TG-Anteil der Chylomikronen erfahren ein verschiedenes Schicksal (HAVEL u. GOLDFIEN, 1961): Wenn die Leber aus der Zirkulation ausgeschaltet wird, bleibt zunächst die Verschwinderate der TG im wesentlichen unverändert, während die Verschwinderate von Cholesterin wesentlich kleiner wird, offensichtlich kommt der Leber beim Abbau des Cholesterins eine besondere Bedeutung zu. REDGRAVE (1970) isolierte Abbauprodukte von Chylomikronen aus dem Plasma von Ratten bald nach der Injektion von Chylomikronen und untersuchte auch die Verteilung von Cholesterin und TG in den Geweben. Diese Abbauprodukte („Remnants") haben einen wesentlich kleineren Durchmesser, eine höhere Dichte und viel weniger TG in Relation zum Cholesterin als die ursprünglichen Chylomikronen. 10 min nach der Injektion befanden sich 79% des verschwundenen Cholesterins, aber nur 21% der „geklärten" TG in der Leber. Diese verschiedenen Mechanismen zur Entfernung von TG und Cholesterin aus den Chylomikronen konnte auch beim Schaf gezeigt werden (BERGMAN et al., 1971). Offensichtlich geben die Chylomikronen im Blut TG ab, wobei sich ihre Zusammensetzung ändert (Größenabnahme und Zunahme der Dichte als Folge der Abnahme des TG-Anteils). Erst die „Remnants" werden dann in der Leber aufgenommen.

Bei der Entfernung der TG aus dem Lipoprotein-Partikel werden die TG in den Kapillarendothelien der extrahepatischen Gewebe zu freien Fettsäuren (FFS) und Partial-Glyceride hydrolysiert (BLANCHETTE-MACKIE u. SCOW, 1971; SCOW et al., 1972). Die produzierten FFS werden an das Blut abgegeben, um durch andere Gewebe aufgenommen zu werden, während die Partialglyceride in Vakuolen und Mikrovesikeln des Endothels aufgenommen werden, um nach weiterer Hydrolyse durch die Kapillarwand transportiert werden zu können. Der Rest des Chylomikrons, der Oberflächenfilm und restliche Glyceride, werden dann durch die Leber aus dem Blut entfernt (BERGMAN et al., 1971; REDGRAVE, 1970). Bei diesem Vorgang vermindert die Lipoproteinlipase den TG-Kern des Chylomikrons ohne Zerreißung des Oberflächenfilms, der eine Dicke von 25–30 Å besitzt, wobei Albumin als Akzeptor für die FFS eine besondere Rolle für deren Abtransport spielt.

Dieser kurz skizzierte TG-Abbau aus den TG-reichen Lipoproteinen setzt neben der Aktivität der Lipoproteinlipase auch noch die Aktivierung des Substrates für die Lipoproteinlipase voraus.

a) Rolle der Apolipoproteine
beim Triglycerid-Transport

VLDL enthalten neben dem Apo-Lipoprotein, das in den LDL nachzuweisen ist, noch drei distinkte niedermolekulare Proteine, nämlich Apo-Lipoprotein (Lp)-Glu, Apo-Lp-Ser und Apo-Lp-Ala (benannt nach den C-terminalen Aminosäuren), entsprechend als Gruppe dem „Apolipoprotein C" (ALAUPOVIC et al., 1972), wobei Apo-Lp-Ser = C-I, Apo-Lp-Glu = C-II und Apo-Lp-Ala = C-III ist (GUSTAFSON et al., 1966; BROWN et al., 1969, 1970; SHORE u. SHORE, 1969; SCANU et al., 1969). Diese drei Proteine stellen 40–50% des Proteinanteils der VLDL dar, der Rest ist identisch mit dem Apo-Lipoprotein, das in den LDL (low density lipoprotein, Lipoprotein niederer Dichte) gefunden wird (GOTTO et al., 1972). Nachdem die LDL unter steady-state-Bedingungen nur wenig, wenn überhaupt, etwas von diesen niedrigmolekularen Proteinen enthalten, müssen diese irgendwie beim Abbau der TG-reichen Lipoproteine zu LDL verlorengegangen sein. Andererseits enthalten HDL geringe, aber gut nachweisbare Mengen dieser kleinmolekularen Apoproteine.

Aufgrund verschiedener Beobachtungen ist anzunehmen, daß die HDL des Blutes (high density lipoproteins, Lipoproteine hoher Dichte) beim TG-Transport eine wichtige Rolle spielen. Beim Menschen und beim Hund nimmt während der Resorption von Fett der Gehalt an Phospholipiden in den HDL zu, während sich die Konzentration von Cholesterin wenig ändert (HAVEL, 1957b). Dieser Effekt könnte teilweise durch eine Transferierung von Phospholipiden aus Chylomikronen zu den HDL bedingt sein, so wie er auch schnell auftritt, wenn Chylomikronen aus der Lymphe des Ductus thoracicus mit HDL in vitro inkubiert werden (MINARI u. ZILVERSMIT, 1963). Der erste Schritt im Abbau von TG-reichen Lipoproteinen (Chylomikronen und VLDL) ist nun die Hydrolyse ihres TG-Anteils durch Lipoproteinlipase in extrahepatalen Geweben. Die Bildung des für die Hydrolyse der TG durch die Lipoproteinlipase notwendigen Enzym-Substratkomplexes erfordert das Vorhandensein eines oder mehrerer Polypeptide („Aktivator"-Protein) an der Oberfläche der Lipoprotein-Partikel (HAVEL et al., 1970b; LAROSA et al., 1970; GANESAN et al., 1971). Es scheint, daß mehr als die Hälfte dieses Aktivator-Proteins im Blutserum normaler Menschen im Nüchternzustand (nach etwa 14 Std Fasten) sich in den HDL, der Rest in den VLDL befindet (BIER u. HAVEL, 1971). Nachdem dieses Protein nur in den TG-reichen Lipoproteinen aktiv ist und auch sehr leicht von HDL an phospholipid-stabilisierten künstlichen Fettemulsionen oder an VLDL transferierbar ist (KORN, 1955b; SCANU, 1967; BIER u. HAVEL, 1971; BILHEIMER et al., 1972; EISENBERG et al., 1972), wäre es gut vorstellbar, daß das Aktivatorprotein für die frisch sezernierten TG-reichen Lipoproteine aus den HDL stammen. Bei der Ratte werden jedenfalls Proteine an Lymphchylomikronen transferiert, wenn sie mit HDL in vitro inkubiert werden (HOFMANN, 1960; LOSSOW et al., 1967). Beim Menschen werden Apolipoproteine der „C"-Gruppe vom Serum an phospholipid-stabilisierte künstliche Fettemulsionen transferiert. Der gesamte Gehalt an Aktivatorprotein im Serum ändert sich nicht nach einer fettreichen Mahlzeit, erhöht sich aber in den TG-reichen Lipoproteinen (d < 1,006) um das Doppelte und nimmt in den HDL um die Hälfte ab. Der Gehalt an Aktivatorprotein ist dabei viel höher in den Chylomikronen als in den VLDL, die Konzentration des Aktivatorproteins ist direkt proportional dem Partikeldurchmesser der Lipoproteine. Die Konzentration dieses Aktivatorproteins ist weiter höher in den HDL_2 (d 1,063–1,125) als in den HDL_3 (d 1,125–1,21). In den HDL_2 nimmt die Konzentration des Aktivatorproteins und des „C"-Proteins nach einer fettreichen Mahlzeit ab. Die Konzentration der Phospholipide nimmt um etwa die Hälfte 6 Std nach der Mahlzeit in den HDL_2 zu. Es ist somit anzunehmen, daß HDL während der alimentären Lipämie polare Bestandteile an die Chylomikronen abgibt, aber selbst gewisse polare Bestandteile von den Chylomikronen während deren Abbau übernimmt (HAVEL et al., 1973).

Somit enthalten VLDL etwa 50–60% TG (w/w), assoziiert mit mindestens 4 verschiedenen Apoproteinen. Zwei (drei?) von diesen tauschen sich reversibel und leicht mit den HDL. Während des Abbaues der VLDL zu LDL geht nun fast das gesamte TG und viel Protein verloren, sicherlich die genannten kleinmolekularen Apoproteine. Das Apoprotein der LDL bleibt aber weitgehend oder völlig erhalten, wie Isotopenstudien gezeigt haben (EISENBERG et al., 1972).

Wie werden nun tatsächlich die TG aus den TG-reichen Lipoproteinen entfernt? Nachdem dieser Prozeß durch Injektion von Heparin in vivo sehr beschleunigt wird, kann man annehmen, daß die Lipoproteinlipase dabei eine große Rolle spielt. Ohne Heparininjektion ist die Lipoproteinlipase-Aktivität im Plasma aber sehr gering (SAILER et al., 1965) und die Hydrolyse der TG findet vorwiegend oder praktisch ausschließlich im Kapillarbett statt: In der Kapillare reagiert das TG-reiche Lipoprotein (Chylomikronen oder VLDL) mit der am Endothel sitzenden Lipoproteinlipase, was zur Lipolyse führt (ROBINSON u. HARRIS, 1959; WASSERMAN u. MCDONALD, 1963). Einige der Reaktionsprodukte wandern sofort durch das Kapillarendothel in die Gewebszelle. Es werden jedoch nicht alle Reaktionsprodukte bei einer einzigen Passage aufgenommen. Ein Teil der freigesetzten FFS gelangt aber zunächst einmal in den allgemeinen FFS-Pool des Plasmas, ähnliches geschieht mit dem freiwerdenden Glycerin (EATON et al., 1969; BERGMAN et al., 1971). Auch das bis zu einem verschiedenen Grad „angedaute" Lipoprotein erscheint wieder in der Zirkulation, aber mit einem kleineren Durchmesser und einer höheren spezifischen Dichte.

Bei diesem Vorgang spielen sicher noch eine Reihe anderer Enzyme eine Rolle, u.a. die Lecithin-Cholesterin-Acyltransferase (LCAT); die spezifische Bedeutung dieser Enzyme ist aber im Detail noch nicht bekannt. Allerdings wiesen NICHOLS und SMITH 1965 eine Transferierung von Cholesterinester von HDL zu VLDL im Austausch gegen TG nach. Das vorzugsweise verwendete Substrat der LCAT sind die HDL (GLOMSET, 1968). Daß dieser Austausch von Cholesterinester und TG bei Patienten mit Hypertriglyceridämie erhöht ist, steht in Einklang mit einer positiven Beziehung zwischen TG-Konzentration und LCAT-Aktivität (AKANUMA et al., 1973).

b) Kinetik der Entfernung von Chylomikronen und VLDL aus dem Blut

In letzter Zeit haben sich Hinweise ergeben, wonach der Mechanismus, der für die Entfernung der TG aus dem Plasma verantwortlich ist, beim Menschen abzusättigen ist. Wenn man zum Beispiel die TG-Konzentration durch intravenöse Verabreichung von künstlichen Fettemulsionen oder Chylomikronen erhöht, dann ist die Verschwinderate der TG aus dem Plasma abhängig von der verabreichten Fettmenge (NESTEL et al., 1962a; BIERMAN u. HAMLIN, 1962; BOBERG et al., 1969). Nach einigen Untersuchungen scheint diese Sättigung bei TG-Werten aufzutreten, wie man sie bei Patienten mit Hypertriglyceridämie findet (REAVEN et al., 1965; NIKKILÄ u. KEKKI, 1971), was jedoch in anderen Untersuchungen nicht bestätigt werden konnte, da weder bei Normalpersonen noch bei Patienten mit Hypertriglyceridämie eine Beziehung zwischen TG-Transportrate und TG-Konzentration gefunden werden konnte (SAILER et al., 1966a; HAVEL et al., 1970a; QUARFORDT et al., 1970; EATON, 1971; BOBERG, 1971). Die Erhöhung der Chylomikronenkonzentration im Plasma bei gleichbleibender Fettzufuhr, jedoch erhöhter Kohlenhydratzufuhr, weiter die kurvilineare Beziehung zwischen der Postheparin-Lipoproteinlipase-Aktivität und der TG-Konzentration spricht für einen gemeinsamen, absättigbaren Mechanismus zur Entfernung der Chylomikronen und VLDL aus dem Plasma (NESTEL et al., 1962; NESTEL, 1964; BIERMAN u. HAMLIN, 1962; BOBERG et al., 1969; BRUNZELL et al., 1973).

c) Lipoproteinlipase

1943 beobachtete HAHN, daß bei Hunden eine alimentäre Lipämie durch intravenöse Injektion von Heparin rasch zum Verschwinden gebracht wird. Bei dem für diesen Vorgang verantwortlichen „Klärfaktor" handelt es sich um ein Enzym (ANFINSEN, 1952). Dieses Enzym ist normalerweise gewebsgebunden, ist eine Glycerin-esterhydrolase (EC 3.1.1.3), die die Hydrolyse von TG in Plasmalipoproteinen oder künstlichen Lipidemulsionen, die mit Lipoproteinen aktiviert wurden (KORN, 1955a u. b), katalysiert. Außer im Rattenherz (KORN, 1955a u. b) wurde dieses Enzym in vielen anderen Organen wie Fettgewebe (KORN u. QUIGLEY, 1955), Zwerchfell (HOLLENBERG, 1960), Lunge (BRADY u. HIGGINS, 1967) und Mamma (MCBRIDE u. KORN, 1963; ROBINSON, 1963) nachgewiesen. Weitere Untersuchungen haben ergeben, daß die Lipoproteinlipase für die Aufnahme und Hydrolyse von Lipoprotein-TG in Rattenherz (BORENSZTAJN u. ROBINSON, 1970) und Fettgewebe (GARFINKEL et al., 1967) von wesentlicher Bedeutung ist. Dies dürfte auch für den Menschen gelten, da auch im menschlichen Herzmuskel (SAILER et al., 1962) und im menschlichen Fettgewebe (HAVEL et al., 1961; STERN et al., 1962; NESTEL u. HAVEL, 1962; MARSHALL, 1965; PERSSON et al., 1966; HARLAN et al., 1967) Lipoproteinlipase-Aktivität nachgewiesen werden konnte.

Es wurde vermutet, daß die Lipoproteinlipase am Kapillarendothel lokalisiert ist, da sie unter der Wirkung von Heparin innerhalb von 20 sec freigesetzt werden kann (ROBINSON u. HARRIS, 1959; ROBINSON u. FRENCH, 1960). Dieses Enzym konnte aber im Rattenfettgewebe nur in den isolierten Fettzellen, nicht aber in den Zellen des Gefäß-Bindegewebssystems nachgewiesen werden (RODBELL, 1964; PATTEN u. HOLLENBERG, 1969). Mit zunehmendem Gewicht des Fettgewebes nimmt die Lipoproteinlipase in den einzelnen Fettzellen ab, so daß größere Fettzellen weniger Enzymaktivität enthalten als kleinere.

Nach intravenöser Injektion von Heparin findet man im Plasma eine lipolytische, TG-spaltende Aktivität („Postheparin-Lipoproteinlipase"), die gewisse Eigenschaften wie die Gewebs-Lipoproteinlipase aufweist, sich aber gegenüber Inhibitoren nicht völlig gleichartig verhält (DATTA u. WIGGINS, 1964; GRETEN et al., 1968 u. 1969; LAROSA et al., 1972). Kürzlich konnte gezeigt werden, daß im Postheparinplasma eine „hepatische" und eine „extrahepatische" TG-Lipase nachweisbar ist. Die extrahepatische TG-Lipase wird nahezu vollständig durch NaCl oder Protamin gehemmt, so daß durch Bestimmung der protamin-inaktivierten Postheparin-Lipoproteinlipase und der protamin-resistenten Postheparin-Lipoproteinlipase ein Maß für den Anteil der „hepatischen" und der „extrahepatischen" Lipoproteinlipase gefunden wurde (KRAUSS et al., 1973). Die „hepatische" Lipoproteinlipase benötigt im Gegensatz zur Fettgewebslipase keinen Co-Faktor zur Erzielung der vollen Aktivität (GRETEN et al., 1972). Sowohl die „hepatische" als auch die „extrahepatische" Lipoproteinlipase spalten TG, wobei im Postheparin-Rattenplasma die Aktivität der „hepatischen" Lipoproteinlipase etwa $^2/_3$ der Gesamtaktivität beträgt, wenn VLDL als Substrat verwendet werden.

Der hohe Anteil der „hepatischen" Lipoproteinlipase läßt eine physiologische Bedeutung dieses Enzyms vermuten. Die Leber ist am Abbau der Chylomikronen und VLDL (NESTEL et al., 1962b; BELFRAGE, 1966; SCHOTZ et al., 1966) beteiligt, die quantitative Bedeutung dieser Leberfunktion ist aber klein und scheint nur in der Aufnahme von Lipoprotein-Abbauprodukten („Remnants") zu liegen (REDGRAVE, 1970; BERGMAN et al., 1971).

Aufgrund von methodischen Schwierigkeiten ist derzeit eine quantitative Abschätzung der physiologischen Bedeutung dieser beiden Lipasen nicht möglich; vorliegende Untersuchungen lassen jedoch vermuten, daß die hepatische und die extrahepatische Lipoproteinlipase eine wichtige Rolle beim Abbau der Lipoproteine spielen.

II. Pathophysiologie der exogenen Plasmatriglyceride

Eine Störung des Abtransportes der Chylomikronen aus dem Blut wird bei einer angeborenen Stoffwechselerkrankung beobachtet, nämlich bei der „Hyperchylomikronämie mit angeborenem Lipoproteinlipasemangel". Das Plasmalipoproteinspektrum dieser Patienten ist charakterisiert durch eine Vermehrung der Chylomikronen im Nüchternplasma, wobei die Konzentration der LDL und der HDL in der Regel vermindert ist. Entsprechend der chemischen Zusammensetzung der Chylomikronen findet man im Plasma vorwiegend eine Erhöhung der TG-Konzentration, während vergleichsweise die Konzentration von Cholesterin und Phospholipiden im Plasma nur unbedeutend erhöht sind.

Bei dieser Stoffwechselstörung konnte keinerlei Abweichung in der Resorption der Nahrungsfette oder in der Bildung bzw. dem physikalisch-chemischen Aufbau der Chylomikronen nachgewiesen werden. HAVEL und GORDON (1960) konnten zeigen, daß beim Typ I (FREDRICKSON et al., 1967) der Abtransport der Chylomikronen aus dem Plasma gestört ist. Sie injizierten chylomikronenreiches Plasma eines Patienten dessen Bruder, der dieselbe Stoffwechselstörung aufwies, und einer Kontrollperson, wobei beide Empfänger unter einer fettfreien Diät gestanden waren. Während von der Kontrollperson die injizierten Chylomikronen in normaler Geschwindigkeit aus dem Plasma entfernt wurden, wurde beim Patienten eine abnorm lange Verweildauer der injizierten Chylomikronen im Plasma beobachtet. Es konnte weiter gezeigt werden, daß Patienten mit primärer Hyperchylomikronämie (Typ I) nach Injektion selbst großer Mengen Heparin (1 mg/kg) nur eine ganz geringe Lipoproteinlipase-Aktivität ins Plasma freisetzen und nach der Heparininjektion auch keine Abnahme der Plasma-TG-Konzentration erkennen lassen. Ebenso ist die „endogene Lipoproteinlipase"-Aktivität im Plasma (ohne vorhergehende Heparininjektion) bei diesen Patienten fehlend (BRAUNSTEINER et al., 1968a). Ein Hemmkörper gegenüber der Lipoproteinlipase konnte im Plasma dieser Patienten nicht nachgewiesen werden. Es scheint aber Fälle zu geben, bei denen die Chylomikronen als Substrat für die Lipoproteinlipase langsamer durch dieses Enzym gespalten werden als normale Chylomikronen (ANGERVALL et al., 1962). Jedenfalls besteht bei Patienten mit exogener Hypertriglyceridämie (Typ I) auch im Fettgewebe ein ausgeprägter Mangel an Lipoproteinlipase (HARLAN et al., 1967). Eine verminderte Lipoproteinlipase-Aktivität fand sich im Plasma und Fettgewebe auch bei beiden Eltern und einem Bruder trotz normaler Plasma-TG-Konzentration.

Es besteht jedoch kein Zweifel, daß auch eine Hyperchylomikronämie aufgrund einer abnormen Lipoproteinlipase mit ungewöhnlicher Substratspezifität und Enzymkinetik auftreten kann (BOLZANO et al., 1970; SCHREIBMAN et al., 1973). Diese „abnorme" Lipoproteinlipase könnte entweder durch Mutation des die Lipoproteinlipase produzierenden Gens oder durch absoluten Mangel der „normalen" Lipoproteinlipase mit kompensatorischer Erhöhung einer anderen Postheparin-Lipoproteinlipase erklärt werden. Die erfolgreiche Trennung von postheparin-lipolytischer Aktivität aus der Leber und der aus extrahepatischen Geweben einschließlich dem Fettgewebe hat schließlich ein Problem gelöst, das lange als Paradoxon angesehen wurde: Bei manchen Patienten mit Hyperchylomikronämie ist zwar im Fettgewebe keine Lipoproteinlipase-Aktivität nachweisbar, wohl aber im Plasma nach Heparininjektion. Diese lipolytische Aktivität kommt eben nicht aus dem Fettgewebe, sondern aus der Leber.

Bei Patienten mit Chylomikronämie beträgt die Aktivität der Fettgewebs-Lipoproteinlipase nur etwa 10% der Norm oder weniger. Man kann daraus schließen, daß die Leber-Lipoproteinlipase allein nicht in der Lage ist, für eine normale Geschwindigkeit der Chylomikronenentfernung aus dem Blut zu sorgen. Dies schließt natürlich eine Rolle der Leber-Lipoproteinlipase beim Abbau der Chylomikronen nicht vollständig aus, im besonderen könnte diese Leber-Lipase beim Abbau der Chylomikronenabbauprodukte („Remnants"), die von der Leber aufgenommen werden, eine Rolle spielen. Von besonderem Interesse erscheint weiter der Umstand, wonach einerseits Patienten beobachtet wurden, die nach Injektion von Heparin überhaupt keine Lipoproteinlipase ins Plasma freisetzten (BRAUNSTEINER et al., 1968a), bei anderen Patienten aber ist die „Leberlipase" verringert oder normal nachweisbar.

Obwohl bei Patienten mit Typ I die „hormonsensitive Fettgewebslipase" nicht verändert ist, findet man bei diesen Patienten im Nüchternplasma, unter Normalkost und auch unter kohlenhydratreicher Diät eine Konzentration der FFS im Plasma, die im Mittel niedriger liegt als die von Normalpersonen (FREDRICKSON u. LEES, 1965; eigene Beobachtungen). Dies muß wohl dahingehend interpretiert werden, daß die Freisetzung von FFS bei der Aufnahme bzw. Lipolyse von TG aus TG-reichen Lipoproteinen zu einem nicht zu vernachlässigenden Teil zur Größe des Plasma-FFS-Pools beiträgt.

Aufgrund der bisher beschriebenen Fälle einer primären exogenen Hyperchylomikronämie (Typ I) scheint bei diesen eine Störung der Glukosetoleranz nicht häufiger aufzutreten als in der übrigen Bevölkerung. Da selbst bei einer ausgeprägten Hyperchylomikronämie die Glukosetoleranz normal ist (FREDRICKSON et al., 1967), ist anzunehmen, daß eine Anhäufung von Chylomikronen im Blut die Glukosetoleranz nicht unmittelbar beeinflußt (SAILER et al., 1971).

C. Endogene Plasmatriglyceride

I. Physiologie

In der postabsorptiven Phase, d.i. etwa 14 Std nach der letzten Nahrungsaufnahme, werden etwa 3 g FFS pro Stunde vom Splanchnikus-Gebiet aufgenommen, wovon etwa 1 g zu Ketokörpern und 1 g komplett oxydiert wird. 1 g dieser FFS wird mit α-Glycerophosphat zu TG verestert, die Hälfte davon (0,5 g) wird dann in Form von endogenen Plasma-TG, verpackt in VLDL, an das Blut abgegeben. Dieser Prozeß, die Sekretion endogener Plasma-TG in Form von Lipoproteinen, ist äußerst komplex und benötigt Energie zur Bildung des Lipoproteinpartikels und zu dessen Transport durch das endoplasmatische Retikulum und den Golgi-Apparat.

Nach einer kurzen Hungerperiode (2 bis 4 Tage) ist die Konzentration der FFS im Blut erhöht, die doppelte Menge an FFS wird im Splanchnikusgebiet aufgenommen, es werden mehr Ketokörper gebildet, es werden mehr TG in der Leber gebildet und gespeichert, die Sekretion von VLDL-TG an das Blut hält aber nicht Schritt, sondern bleibt zunächst unverändert, und später nimmt diese Sekretionsrate von VLDL-TG sogar ab (HAVEL, 1972).

1. Chemie der VLDL

VLDL sind sphärische Partikel mit einer spezifischen Dichte von d=1,006—0,93 und werden daher als „Lipoproteine sehr niederer Dichte" (very low density lipoproteins, VLDL, S_f 20—400) bezeichnet. Sie wandern in der Elektrophorese mit den α_2-Globulinen („Prä-β-Lipoproteine") und enthalten im Mittel 7% Protein, 16% Cholesterin, 18% Phospholipide und 52% TG (BRAGDON et al., 1956). Die Zusammensetzung der TG-Fettsäuren entspricht hinsichtlich des Verhältnisses Linolsäure: Ölsäure derjenigen des Fettgewebes (BIERMAN et al., 1965). Diese Partikel sind wesentlich größer als die LDL und daher stark lichtstreuend. Bei entsprechend erhöhter Konzentration dieser Lipoproteinfraktion („endogene Hypertriglyceridämie") erscheint deshalb das Plasma trüb.

Der direkte Vergleich von Partikelgröße und chemischer Zusammensetzung der Unterfraktionen der VLDL unterstützt das Konzept, wonach diese Partikel, ähnlich wie die Chylomikronen, aus einem Öltröpfchen aus TG und Cholesterinestern bestehen, die von einem monomolekularem Film von konstanter Dicke (etwa 21,5 Å) (SATA et al., 1972) aus Phospholipiden, freiem Cholesterin und Protein umgeben werden (GUSTAFSON et al., 1965; Zilversmit, 1965). Kleinere VLDL enthalten relativ weniger TG und relativ mehr Protein und Phospholipide als VLDL mit großem Durchmesser (GUSTAFSON et al., 1965; LOSSOW et al., 1969; QUARFORDT et al., 1972). Obwohl das Spektrum von Größe und Zusammensetzung der VLDL vorwiegend durch einen katabolen Prozeß, nämlich die Entfernung von TG aus dem einzelnen Partikel, bestimmt wird (PIERCE, 1954, GUSTAFSON, 1966), muß festgehalten werden, daß VLDL verschiedener Größe auch von der perfundierten Rattenleber synthetisiert werden (SCHUMAKER u. ADAMS, 1969). So gibt es Hinweise, wonach die Größe der VLDL parallel mit der Syntheserate in der Leber ansteigt (SCHONFELD, 1970; RUDERMAN et al., 1971), aber auch Beobachtungen, wonach die Größe der VLDL auch bei Zuständen erhöht ist, die durch einen verringerten Abtransport der VLDL aus dem Blut bedingt sind.

2. Bildung der endogenen Plasmatriglyceride

Die Bildung endogener Plasma-TG und deren Entfernung bestimmen die Konzentration der endogenen Plasma-TG im Blut. Wir wissen heute, daß der Plasma-TG-Spiegel während des Tages und der Nacht auch unter einer isokalorischen, fettfreien, kohlenhydratreichen Diät große Schwankungen zeigt, die eben nur durch Änderungen in der Produktion und/oder der Entfernung endogener Plasma-TG aus dem Blut bedingt sein können. Aus methodischen Gründen ist es leider meistens nur möglich, die Bildungsrate oder die Verschwinderate der endogenen Plasma-TG zu einem ganz bestimmten Zeitpunkt, etwa während einer Stunde, besonders im Nüchternzustand, zu messen. Noch dazu wird bei verschiedenen Modellen ein einziger Präkursor (meistens FFS) zur Messung der Bildung endogener Plasma-TG verwendet, was sicher zumindestens unter einer kohlenhydratreichen Diät zu einer Unterschätzung der tatsächlichen VLDL-TG-Sekretion führt. Bei Messung des Umsatzes der TG ist somit eine möglichst exakte Kenntnis der unsicheren oder nicht genügend gesicherten Annahmen und eine quantitative Abschätzung der dadurch bedingten Fehlergröße für die Interpretation der erhaltenen Daten und vor allem für die pathophysiologischen Schlußfolgerungen von eminenter Bedeutung.

a) Methoden zur Messung des Plasmatriglycerid-Umsatzes

Die Methoden zur Messung des Plasma-TG-Umsatzes beruhen entweder auf Messung der Verschwinderate reinjizierter, TG-reicher Lipoproteine oder auf der Messung des Auftretens von Produkten aus markierten Präkursoren, meistens FFS oder Glycerin.

Reinjektion von markierten TG in Form von VLDL. FRIEDBERG et al. (1961), FARQUHAR et al. (1965) und EATON et al. (1969) reinjizierten menschliches Plasma oder VLDL nach vorhergehender Markierung der TG. Aus der Halbwertszeit des injizierten Materials kann die „Fractional Removal Rate" und bei Kenntnis des TG-Pools auch die absolute TG-Umsatzrate berechnet werden. Die mit dieser Methode erhaltenen Werte für den TG-Umsatz waren ziemlich nieder. EATON et al. (1969) zeigten klar, daß durch die in vitro-Markierung der VLDL das Lipoproteinmolekül zu einem gewissen Grad denaturiert wird, während HAVEL (1968) wesentlich kürzere Halbwertszeiten als die oben zitierten gemessen hat, was sicher durch die Methodik bei der Isolierung, Markierung und Reinjektion der VLDL bedingt ist.

Injektion künstlicher Fettemulsionen. Durch Injektion künstlicher Fettemulsionen kann man ebenfalls die Verschwinderate von TG berechnen. Im Gegensatz zu den Untersuchungen mit markierten Lipoproteinen wird bei dieser Technik der Plasma-TG-Pool erhöht, es muß daher besonders darauf geachtet werden, daß der Mechanismus zur Entfernung der TG aus dem Blut nicht übersättigt wird.

Von verschiedenen Lipidemulsionen wurde besonders Intralipid verwendet, weil die Kinetik der Entfernung der Intralipid-Partikel aus dem Blut der von nativen Chylomikronen sehr ähnlich ist. HALLBERG (1964) und BOBERG et al. (1969) konnten zeigen, daß die Entfernung dieser Teilchen aus dem Blut einer biexponentiellen Kurve folgt: K_1 (eine Kurve nullter Ordnung) bezeichnet die maximale Verschwinderate, bei der offensichtlich aufgrund der hohen TG-Konzentration die Kapazität zur Entfernung von TG saturiert ist, während bei niedriger Partikelkonzentration eine weitere Konstante (K_2) eine Kurve erster Ordnung beschreibt und die „Fractional Removal Rate" wiedergibt. Aus diesen Daten konnte geschlossen werden, daß die „Fractional Removal Rate" bei fastenden Patienten mit endogener Hypertriglyceridämie niedriger ist als bei Normalpersonen, bei denen wiederum K_2 mit zunehmenden Alter kleiner wurde. K_1 wird bei Hunden durch Infusionen mit Insulin oder Glukose gesteigert (HALLBERG, 1970), während LEWIS et al. (1971) eine Abnahme der Clearance nach kohlenhydratreicher Diät beim Menschen beobachtete.

Verwendung von Isotopen an Präkursor-Produkt-Modellen. CARLSON (1960), FRIEDBERG et al. (1961) und HAVEL (1961) benützten die Präkursor-Produkt-Beziehung zwischen Plasma-FFS und Plasma-TG-Fettsäuren (TGFS): Durch Injektion von markierten Fettsäuren erscheinen markierte TGFS im Blut, wobei aus der spezifischen Radioaktivität-Zeitkurve der TGFS die Umwandlung von Plasma-FFS zu Plasma-TGFS berechnet werden kann. Dieses Modell wurde schließlich von FARQUHAR et al. (1965) und REAVEN et al. (1965) modifiziert, indem markiertes Glycerin an Stelle von FFS injiziert wurde;

zweitens bestimmte man die TG-Kinetik in den VLDL und nicht im Gesamtplasma, so daß man die fraktionelle Verschwinderate der TG aus der Halbwertszeit der Radioaktivität in den VLDL-TG berechnen konnte.

Die wesentliche Annahme von FARQUHAR et al. (1965) besteht darin, daß der markierte Präkursor, das Glycerin, in der Leber (CARLSON u. EKELUND, 1963) äußerst schnell in Leber-TG eingebaut und an das Blut abgegeben wird, und daß vor allem die Verschwinderate der Plasma-TG aus dem Blut um ein vielfaches langsamer vor sich geht. FARQUHAR et al. (1965) versuchten diese Annahme durch Messung der spezifischen Aktivität der TG in der Leber mittels Nadelbiopsie zu verifizieren. Diese Annahme scheint jedoch nicht richtig zu sein, wie Untersuchungen von HAVEL (1968) und QUARFORDT et al. (1970) gezeigt haben. Die Umsatzraten des VLDL-TG-Pools im Plasma sind vielmehr ziemlich ähnlich jener des TG-Pools in der Leber (des unmittelbaren Präkursors). Das bedeutet, daß nach einer einmaligen Injektion eines derartigen Präkursors laufend weitere markierte TG von der Leber an das Plasma abgegeben werden, so daß die Kurve der spezifischen Radioaktivität der VLDL-TG gegen die Zeit nicht nur vom Ausmaß der Entfernung der VLDL-TG aus dem Blut, sondern auch noch von der Abgabe von markierten VLDL-TG aus der Leber bedingt wird. Da FARQUHAR et al. (1965) letzteren Umstand negierte, sind die Werte für den TG-Umsatz, die mit dieser Methode erhalten wurden, zu niedrig (SHAMES et al., 1970).

Konstante Infusion des Präkursors. RYAN und SCHWARTZ (1965) verwendeten markierte Palmitinsäure, um mittels konstanter Infusion derselben ohne Änderung des FFS-Pools im Plasma eine konstante spezifische Aktivität der FFS im Plasma zu erzielen. Nach etwa 30 min erscheinen markierte VLDL-TGFS im Blut, der Anstieg der spezifischen Aktivität der VLDL im Plasma wird als Maß für die Umwandlung der Plasma-FFS zu Plasma-VLDL-TGFS herangezogen. Es muß betont werden, daß dieser Anstieg der spezifischen Aktivität der VLDL-TG des Plasma entsprechend der niedrigen „Fractional Removal Rate" der VLDL-TG lange andauert (mehrere Stunden, abhängig von der Größe des TG-Pools), daß aber nur die Anfangsgeschwindigkeit des Aktivitätsanstieges für die Berechnung der Umwandlung von FFS des Plasmas zu VLDL-TGFS herangezogen werden darf. Nur bei sehr großem Plasma-TG-Pool (und niedriger „Fractional Removal Rate") ist dieser Anstieg praktisch einige Zeit linear. Bei kleinem TG-Pool (Normalpersonen) ist der Anstieg schon nach wenigen Minuten kurvilinear, da in diesem Falle (infolge der höheren „Fractional Removal Rate") schon nach wenigen Minuten der Abtransport markierter VLDL-TGFS in Form einer Abweichung von der Geraden beobachtet wird. Bei Nichtbeachtung dieses Umstandes wird die Veresterungsrate der FFS des Plasmas zu Plasma-TGFS bedeutend unterschätzt (SANDHOFER et al., 1969; HAVEL et al., 1970a; BOBERG et al., 1972a, 1972b). Bei normolipidämischen Personen stellt sich nach etwa 4 Std ein Gleichgewicht zwischen Einstrom und Ausstrom markierter VLDL-TGFS ein, so daß die Radioaktivitätskurve ein Plateau erreicht (HAVEL et al., 1970a; BARTER u. NESTEL, 1972). Dieses Plateau wird bei Patienten mit Hypertriglyceridämie wegen des größeren TG-Pools bzw. der verringerten „Fractional Removal Rate" viel später erreicht.

Ein weiterer Nachteil dieser Methode liegt in der Verdünnung der spezifischen Aktivität der FFS in der Leber durch „kalte" FFS aus dem Splanchnikusgebiet. Letzterer Umstand dürfte zu einer Unterschätzung der TG-Produktion aus FFS um etwa 20% führen (HAVEL, 1968).

Messung der Sekretion markierter TG durch die Leber. Zweifelsohne ist die genaueste und unmittelbarste Methode zur Bestimmung der TG-Sekretion durch die Leber mit Hilfe von Isotopen von HAVEL et al. (1970a) und BOBERG et al. (1972a u. b) angegeben worden: Konstante Infusion von markierter Palmitinsäure, Messung der Leberdurchblutung und das Erscheinen des Markers in Form von Produkten des FFS-Stoffwechsels ermöglichen die Berechnung der Aufnahme von FFS im Splanchnikusgebiet und die Umwandlung von FFS zu VLDL-TGFA, CO_2 oder Ketokörpern. Durch Untersuchungen an Hunden mit einem Katheter in der Vena portae und Vena hepatica sowie in einer Arterie konnte gezeigt werden (BASSO u. HAVEL, 1970), daß die spezifische Radioaktivität der FFS in der Vena hepatica der des Präkursors der Plasma-VLDL-TGFS in der Leber gleichgesetzt werden kann und daß dieser Präkursor wiederum als der einzige für die sezernierten TGFS (zumindestens im Nüchternzustand) zu betrachten ist. Man kann deshalb ohne Katheterisierung der Vena portae aus der spezifischen Aktivität der FFS in der Vena hepatica und der Leberdurchblutung und der Radioaktivitäts-Zeitkurve der VLDL-TGFS auf die TG-Bildung aus FFS schließen.

BOBERG et al. (1972a u. b) kamen zu der Annahme, daß vielleicht auch mit der vorhin genannten Technik der TG-Umsatz unterschätzt wird. Sie verglichen diese mit einer Methode, bei der die arteriovenöse Differenz der TG-Konzentration über der Leber bestimmt wird. Allerdings wird hiefür eine TG-Bestimmung mit einer Fehlerbreite von nur 2% benötigt. Außerdem haben diese Autoren noch die „TG-Clearance" bestimmt, bei der das Verschwinden der TG-Radioaktivität gleichzeitig mit der TG-Sekretion gemessen wurde. Bei Vergleich dieser Methoden war nur bei niedrigem TG-Umsatz eine gute Korrelation beider Methoden nachweisbar, bei Hypertriglyceridämie ergaben die beiden letzteren Methoden höhere Werte für die TG-Sekretion durch die Leber als die Isotopenmethode.

Vergleich des TG-Umsatzes mit verschiedenen Methoden. Wie oben diskutiert, sind verschiedene Annahmen, die für einzelne Modelle zur Bestimmung des TG-Umsatzes benötigt werden, entweder nicht ganz korrekt oder deren Richtigkeit ist zumindestens nicht nachgewiesen worden. Wahrscheinlich gibt die direkte chemische Bestimmung der TG-Sekretion durch die Leber die den tatsächlichen Verhältnissen am besten entsprechenden Werte, ein kleiner Fehler in der Analyse verfälscht die Werte aber wesentlich. Die mit verschiedenen Methoden erzielten Werte für die TG-Sekretion durch die Leber reichen daher von 15 µM TGFA/min bis 110 µM/min, d.i. etwa 13—94 mg TG/min (FRIEDBERG et al., 1961; NESTEL, 1965; RYAN u. SCHWARTZ, 1965; SAILER et al., 1966a; FARQUHAR et al., 1966; EATON et al., 1969; SHAMES et al., 1970; HAVEL et al., 1970a; QUARFORDT et al., 1970).

FFS des Plasmas als Präkursoren der endogenen Plasma-TGFS. Zwischen der Konzentration der FFS im arteriellen Blut und deren Umsatz besteht beim Menschen eine enge Korrelation (SANDHOFER et al., 1966a, 1967; SAILER et al., 1967a, b u. c; ISSEKUTZ et al., 1967; NESTEL u. WHYTE, 1968; BOBERG et al., 1972b). Weiter ist die Menge der im Splanchnikusgebiet aufgenommenen FFS abhängig von deren Konzentration im Blut bei Tieren (FINE u. WILLIAMS, 1960; MCELROY et al., 1960) und beim Menschen (HAVEL et al., 1970a; BOBERG et al., 1972b). 34—74% der gesamten umgesetzten FFS werden dabei vom Splanchnikusgebiet aufgenommen. Es wäre daher vorstellbar, daß die Menge der aufgenommenen FFS auch die Sekretionsrate von TGFS bestimmt. Tatsächlich konnten enge Beziehungen zwischen der Konzentration bzw. der Umsatzrate der FFS und der TG-Sekretionsrate gefunden werden (SAILER et al., 1966a; NESTEL, 1967; BOBERG et al., 1972b). Durch Senkung der Konzentration der FFS oder deren Umsatzrate durch Insulin (NESTEL, 1967), Glukose (SAILER et al., 1967a), Propranolol (SAILER et al., 1967c) oder Nikotinsäure (SAILER u. BOLZANO, 1971) wird auch gleichzeitig die Sekretionsrate von TG durch die Leber herabgesetzt. Diese Beobachtungen sprechen dafür, daß zumindestens unter vielen physiologischen Bedingungen die Sekretionsrate von TG durch die Leber durch die Konzentration der FFS im Blut bestimmt wird. Bei all diesen Untersuchungen wurde Palmitinsäure als Präkursor der endogenen Plasma-TG verwendet. Es darf jedoch nicht vergessen werden, daß Palmitinsäure nicht völlig gleichartig wie andere Fettsäuren metabolisiert wird, also nicht unbedingt für alle im Blut auftretenden Fettsäuren repräsentativ ist, da z.B. die Bildung von TG aus Palmitinsäure größer ist als aus Linolsäure (NESTEL u. BARTER, 1971). Jedenfalls werden unter physiologischen Verhältnissen etwa 7—10% der umgesetzten FFS als TGFS von der Leber sezerniert.

b) Bedeutung der Plasmaglukose

Die Verabreichung von Kohlenhydraten und möglicherweise auch die Verabreichung von Insulin führen zu einer Steigerung der Lipogenese (Bildung von Fettsäuren) in der Leber (s. Übersicht von NIKKILÄ, 1969). Zweifelsohne kann auch die menschliche Leber aus Glukose und aus Fruktose Fettsäuren bilden (ZAKIM et al., 1968). Insulin per se scheint die Lipogenese nicht sehr zu steigern, wie bei Patienten mit Insulinom gezeigt werden konnte (SCHERSTEN et al., 1971).

Über die quantitative Bedeutung der Glukose für die TGFS-Bildung durch die Leber wissen wir allerdings noch sehr wenig, was auf die methodischen Schwierigkeiten bei der Durchführung derartiger Untersuchungen zurückzuführen ist. SANDHOFER et al. (1969) und SAILER et al. (1970) infundierten ^{3}H-Palmitinsäure und gleichzeitig ^{14}C-Glukose und konnten mit dieser Versuchsanordnung die Veresterungsrate der Plasma-FFS zu Plasma-TG und gleichzeitig die Einbaurate von Plasmaglukose-Kohlenstoff in die Plasma-TG-FS und in das Plasma-TG-Glycerin messen. Aus den Ergebnissen ging hervor, daß im Nüchternzustand (14 Std nach der letzten Mahlzeit) etwa 60% des für die Veresterung der Plasma-FFS zu Plasma-TG benötigten Glycerins aus Plasma-Glukose-C stammt, aber Plasma-Glukose-C nicht meßbar in die Plasma-TG-FS eingebaut wird. Dies gilt für Normalpersonen und Patienten mit endogener Hypertriglyceridämie. Nach einer kohlenhydratreichen Diät durch 5 Tage und laufender oraler und intravenöser Glukosezufuhr (wobei die spezifische Aktivität der peroral zugeführten Glukose der spezifischen Aktivität der Blutglukose gleich war), stammte 100% des Glycerins, das für die Veresterung der Plasma-FFS zu Plasma-TG benötigt wird, aus Plasma-Glukose. Unter diesen Versuchsbedingungen (langdauernde, hochgradige Belastung mit Kohlenhydraten) wurde auch eine Markierung der Plasma-TG-FS durch ^{14}C nachgewiesen. Aufgrund der spezifischen Aktivität der Glukose im Plasma und der spezifischen Aktivität-Zeitkurve der Plasma-TGFS im Vergleich zur gleichzeitig gemessenen Veresterungsrate von ^{3}H-Palmitinsäure zu Plasma-TG konnte geschlossen werden, daß selbst unter diesen Versuchsbedingungen nur etwa 10% des von der Leber sezernierten Plasma-TGFS-C aus Plasma-Glukose-C stammt. Die Autoren interpretierten diese Ergebnisse dahingehend, daß unter einer kohlenhydratreichen Diät die Leber sicherlich Fettsäuren aus Glukose (Lipogenese) synthetisiert, daß aber diese Syntheserate in Relation zur Veresterungsrate der Plasma-FFS zu Plasma-TG kaum eine quantitative Rolle spielt. Leider wurden obige Versuche nur über einen Zeitraum von 6 Std durchgeführt. Da aber die spezifische Aktivität-Zeitkurve für VLDL-TGFS-^{3}H (Veresterungsrate der Plasma-FFS zu Plasma-TG) und für VLDL-TGFS-^{14}C eine völlig gleiche Kinetik zeigten, ist zu vermuten, daß sich diese Ergebnisse während einer längeren Beobachtungsdauer nicht wesentlich geändert hätten.

MACDONALD (1968) fand auch einen Einbau von markierter Glukose und Fruktose in Plasma-TG; da Größe und spezifische Aktivität des Präkursor-Pools überhaupt nicht bekannt waren, können aufgrund dieser Untersuchungen keine quantitative Angaben gemacht werden.

Kürzlich untersuchten BARTER et al. (1972) den Einbau von ^{14}C-Glukose in VLDL-TGFS von Personen unter einer kohlenhydratreichen Diät und fanden 80% der Radioaktivität in den Fettsäuren der VLDL und 20% der Radioaktivität im Glycerinanteil der VLDL-TG. Da in diesen Untersuchungen die spezifische Aktivität der Plasma-Glukose nicht bestimmt worden ist, kann man keine quantitativen Angaben über die Verwendung von Plasma-Glukose zur Plasma-TG-Bildung machen. Wenn man anstatt der absoluten Radioaktivität die spezifische Aktivität der TG-FS und des TG-Glycerins nach Verabreichung von markierter Glukose vergleicht, dann erhält man ein Verhältnis von 5:20 (TG-FS-C:TG-Glycerin-C), oder, wenn das Glycerin zur Veresterung der Plasma-FFS zu Plasma-TG zu 100% aus Plasma-Glukose stammt, dann werden etwa 25% der von der Leber sezernierten VLDL-TG-FS aus Plasmaglukose neu gebildet. Aufgrund dieser Daten ist somit anzunehmen, daß im Nüchternzustand (bei normaler Diät) die in der Leber gebildeten Plasma-TG-FS überhaupt nicht aus Plasma-Glukose und während einer extremen Kohlenhydratbelastung nur zu 10—25% aus Plasma-Glukose stammen.

Neben den FFS des Plasmas und den in der Leber neu gebildeten Fettsäuren können theoretisch natürlich auch Fettsäuren aus in der Leber gespeicherten TG als Präkursor für die Bildung von Plasma-TGFS dienen. Falls dies zutreffen würde, müßten die genannten Methoden den Influx an endogenen Plasma-TG aus dem Splanchikusgebiet unterschätzen. Im Nüchternzustand spielt die Verwendung von Fettsäuren aus Leber-

TG zur Synthese von VLDL-TG des Plasmas sicher keine Rolle (HAVEL, 1968). Die Analyse von Multikompartmentmodellen lassen aber eine Unterschätzung der Sekretionsrate vermuten, besonders während einer kohlenhydratreichen Diät (QUARFORDT et al., 1970; SHAMES et al., 1970). Weiter erhält man wesentlich höhere Werte für die TG-Sekretion durch die Leber als mit Isotopenmethoden, wenn man direkt chemisch die TG-Bildung im Splanchnikusgebiet mißt (BOBERG et al., 1972a u. b), was besonders bei Patienten mit endogener Hypertriglyceridämie und möglicherweise vergrößertem Leber-TG-Pool zutrifft.

BARTER et al. (1972) kamen durch Vergleich der equilibrierten spezifischen Aktivität der Plasma-FFS und der VLDL-TGFS zur Annahme, daß im Nüchternzustand praktisch alle neugebildeten TG aus den FFS des Plasmas gebildet werden, daß dies aber sicherlich unter verschiedenen Umständen wie kohlenhydratreicher Kost (BARTER et al., 1972), alkoholischer Fettleber (BARTER et al., 1972), Fettsucht (BARTER u. NESTEL, 1972; HAVEL et al., 1970a), bei weitem nicht der Fall ist.

Bei Fettsucht kommt es zu einem erhöhten Umsatz der FFS (NESTEL u. WHYTE, 1968; MILLER et al., 1968), einer erhöhten fraktionellen Veresterungsrate der Plasma-FFS zu Plasma-TG (NESTEL u. WHYTE, 1968); und schließlich ist der Anteil der Plasma-TGFS, der nicht aus Plasma-FFS stammt, besonders groß.

Man muß sich bewußt sein, daß aus diesen Equilibriumstudien (BARTER et al., 1972) nur dann korrekte Schlüsse gezogen werden dürfen, wenn die spezifische Aktivität der FFS in der Armvene gleich ist der spezifischen Aktivität der FFS in der Vena hepatica. Dies ist jedoch sicherlich nicht in allen Ernährungssituationen der Fall. Leider ist die Größe dieses Fehlers in verschiedenen Situationen nicht bekannt, was natürlich die Beurteilung obiger Befunde stark erschwert.

3. Entfernung der endogenen Plasmatriglyceride aus dem Blut

Die Konzentration von Insulin im Blut, die Aktivität der Lipoproteinlipase und die Veresterungsrate der FFS im Fettgewebe können die Aufnahme der endogenen Plasma-TG durch die Gewebe bestimmen. Daneben ist es vorstellbar, daß Größe und Zusammensetzung der VLDL ebenfalls für die Aufnahme der VLDL-TG in die Gewebe eine Rolle spielen (SCHONFELD, 1970; BARTER u. NESTEL, 1970; RUDERMAN et al., 1971).

Es scheint heute festzustehen, daß durch die Entfernung von TG aus den VLDL-Partikel diese zu Lipoproteinen höherer Dichte umgewandelt werden (HAVEL, 1961; QUARFORDT et al., 1970; LA ROSA et al., 1971). Eine Präkursor-Produkt-Beziehung der spezifischen Aktivität in VLDL und LDL nach Injektion markierter Palmitinsäure wurde nachgewiesen. Eine Anhäufung bestimmter Lipoproteinklassen um S_f 20 wurde beim Typ III der Hyperlipidämie gefunden (HAZZARD et al., 1970; QUARFORDT et al., 1971; PATSCH et al., 1974), so daß angenommen wurde, daß bei dieser Form der „endogenen Hypertriglyceridämie" der weitere Abbau der TG-reichen Lipoproteine zu den LDL an dieser Stelle gehemmt sei. Ein direkter Nachweis für diese Annahme konnte allerdings bisher noch nicht gefunden werden (NESTEL, 1973; QUARFORDT et al., 1973). Aufgrund der Kinetik der spezifischen Aktivität der VLDL-TG ist anzunehmen, daß von der Leber nicht verschiedene VLDL mit jeweils verschiedenen Abbauraten produziert werden, sondern daß die einzelnen VLDL-Unterklassen Präkursor-Produkt-Beziehungen verkörpern. Ob die großen VLDL nach einer kohlenhydratreichen Diät durch Sekretion besonders großer Partikel oder durch einen verringerten Abbau dieser Partikel bedingt sind, ist noch unklar. Wenn die Leber durch Erhöhung der Konzentration an FFS zu größerer VLDL-TGFS-Produktion angeregt wird, dann sind die produzierten Partikel jedenfalls größer (RUDERMAN et al., 1968).

Die Lipoproteinlipase, über die bereits im Abschnitt über die Entfernung der Chylomikronen aus dem Blut gesprochen wurde, spielt natürlich auch bei der Entfernung der TG aus den VLDL eine große Rolle. Ihre Aktivität in verschiedenen Organen wird wesentlich vom jeweiligen Ernährungszustand bestimmt (HOLLENBERG, 1959, 1960). Wahrscheinlich aufgrund unterschiedlicher Methoden zur Bestimmung der Lipoproteinlipase erscheinen die Ergebnisse beim Menschen nicht sehr einheitlich zu sein. Durch Fasten wird die Postheparinlipoproteinlipase im Blut (ARONS et al., 1971) und die Lipoproteinlipase im menschlichen Fettgewebe (PERSSON et al., 1970) vermindert. Die perorale Zufuhr von Glukose stimuliert die Freisetzbarkeit von LPL ins Plasma bei Normalpersonen, aber nicht bei Diabetikern (SHIGETA et al., 1969). Intravenöse Zufuhr von Glukose führt bei Normalpersonen zu einer Abnahme der endogenen und der Postheparin-Lipoproteinlipase-Aktivität, jedoch nicht bei Diabetikern (BOLZANO et al., 1971).

4. Beeinflussung der Konzentration der Plasmatriglyceride

Die Bestimmung der TG-Konzentration in kurzen Zeitabschnitten während des Tages und der Nacht (SCHLIERF et al., 1971; BARTER et al., 1971; SCHLIERF u. DOROW, 1973) haben gezeigt, daß der TG-Spiegel selbst unter einer fettfreien Diät während weniger Stunden starken Schwankungen unterworfen ist. Diese Schwankungen werden durch Änderung der Sekretionsrate endogener Plasma-TG und/oder Änderung der Verschwinderate der endogenen Plasma-TG aus dem Blut bedingt.

a) Glukose

Beim Menschen führt die orale Aufnahme einer kohlenhydratreichen Diät im Laufe von Tagen oder Wochen zu einem Anstieg der TG-Konzentration (HATCH et al., 1955; AHRENS et al., 1957). Dieser Effekt ist bei Normalpersonen und bei Patienten mit Hypertriglyceridämie zu beobachten (AHRENS et al., 1961; WATERHOUSE et al., 1964; REAVEN et al., 1965). Eine plötzliche Erhöhung des Kohlenhydratanteils in der Nahrung auf etwa 75% der Kalorienmenge (auf Kosten des Fettanteils) verdoppelt etwa die TG-Konzentration im Blut. Für diesen Effekt wurde eine verminderte Entfernung der Plasma-TG aus dem Blut durch die Gewebe verantwortlich gemacht (HAVEL, 1968; SANDHOFER et al., 1969; QUARFORDT et al., 1970; HAVEL et al., 1970a; SAILER et al.,

1970), in einzelnen Fällen wurde aber auch eine gesteigerte TG-Synthese angenommen. Obwohl auch in der Darmschleimhaut VLDL sezerniert werden (BAXTER, 1966; OCKNER et al., 1969), wurde doch meistens die Leber als das Organ angesehen, das bei einer kohlenhydratreichen Diät verstärkt TG sezerniert (HAVEL u. GOLDFIEN, 1961; WATERHOUSE et al., 1964; QUARFORDT et al., 1970). Ohne Zweifel spielt jedoch die Darmschleimhaut bei der Entstehung der kohlenhydratinduzierten Hypertriglyceridämie auch in Abwesenheit von Lipiden eine entscheidende Rolle: Wenn die Darmschleimhaut durch parenterale Verabreichung von Kohlenhydraten umgangen wird, dann tritt die Kohlenhydratinduktion nicht auf, es kommt sogar zu einem Absinken der TG-Konzentration (DENBESTEN et al., 1973).

Während die sogenannte Kohlenhydratinduktion immer aufgrund der TG-Konzentration im Nüchternblut beurteilt wurde, sind natürlich die Tagesschwankungen der TG-Konzentration von besonderem Interesse. Bei Normalpersonen ist die Kohlenhydratinduktion der Hypertriglyceridämie (Anstieg der TG-Konzentration) besonders in der Nacht sehr ausgeprägt und scheint mit der hohen Konzentration der FFS in der Nacht in Beziehung zu stehen, wobei die Kohlenhydrate am Tag verabreicht worden waren (SCHLIERF u. STOSSBERG, 1970; BARTER et al., 1971). Die Verabreichung von Glukose oder von Nikotinsäure in der Nacht führt bei Normalpersonen und Patienten mit Typ IV zu einer niedrigen Konzentration der FFS im Blut während der Nacht und zu einer niedrigen TG-Konzentration (Verhinderung bzw. Mitigierung der Kohlenhydratinduktion), wobei der Insulinspiegel in der Nacht nach Glukosegabe hoch, nach Nikotinsäureverabreichung nieder war (SCHLIERF u. DOROW, 1973). Der Umstand, daß nach einer kohlenhydratreichen Diät während des Tages und Glukosegaben während der Nacht der Insulinspiegel hoch, die TG-Konzentration aber niedrig ist, spricht gegen die Annahme, daß ein Hyperinsulinismus für die Kohlenhydratinduktion verantwortlich ist (REAVEN et al., 1967), sondern eher dafür, daß die Konzentration der FFS im Plasma einen wesentlichen Faktor für die TG-Sekretion (SAILER et al., 1966a) und vielleicht auch für den TG-Spiegel im Blut darstellt.

Die maximale Kapazität zur Entfernung von Intralipid aus dem Blut scheint durch die Verabreichung von Glukose oder Insulin bei Hunden erhöht zu werden (HALLBERG, 1970), während LEWIS et al. (1971) die Clearance von Intralipid bei kohlenhydratreich ernährten Personen im Nüchternzustand erniedrigt fand.

Nach Injektion von markierter Palmitinsäure hat man ebenfalls versucht, den Effekt von kohlenhydratreicher Diät auf den Stoffwechsel der endogenen Plasma-TG zu untersuchen. Aufgrund der oben diskutierten Schwierigkeiten bei der Interpretation der mit dieser Methode erhobenen Daten ist derzeit nicht mit Sicherheit zu erkennen, ob der TG-Anstieg nach kohlenhydratreicher Diät auf eine vermehrte Bildung von Plasma-TG aus Glukose oder durch eine verringerte fraktionelle Verschwinderate der endogenen Plasma-TG bedingt ist (WATERHOUSE et al., 1964; NESTEL u. HIRSCH, 1965; REAVEN et al., 1965; NESTEL, 1966; EATON et al., 1969; QUARFORDT et al., 1970). Der Großteil der Autoren findet eine herabgesetzte fraktionelle Verschwinderate der endogenen TG, was natürlich nicht absolut einen verminderten Abtransport der Plasma-TG aus dem Blut bedeutet.

Mit Hilfe von konstanter Infusion von FFS konnte NESTEL et al. (1970) zeigen, daß eine Diät reich an Rohrzucker zu höheren TG-Werten führt als eine äquikalorische Diät mit Stärke, wobei die Veresterungsrate von Plasma-FFS zu Plasma-TG unter Rohrzucker höher war als unter Stärke. Beim Vergleich Glukose gegen Fruktose war die Veresterungsrate von FFS zu Plasma-TG unter Glukose doppelt so hoch wie unter Fruktose. Da sich der TG-Spiegel im Blut unter beiden Diäten nicht unterschied, vermuteten die Autoren, daß Fruktose die Entfernung der TG aus dem Blut hemmt, eine Schlußfolgerung, die auch von BAR-ON und STEIN (1968), FALLON und KEMP (1968) und WEBB et al. (1970) aufgrund von Untersuchungen an der Ratte gezogen wurde.

Während bezüglich der Konzentrationserhöhung der Plasma-TG nach einer kohlenhydratreichen, isokalorischen (konstantes Körpergewicht) Diät kein Zweifel besteht und auch als „Kohlenhydratinduktion" der Hypertriglyceridämie bezeichnet wird (AHRENS et al., 1961), bestehen derzeit noch beträchtliche Schwierigkeiten beim Verständnis des pathophysiologischen Mechanismus, der schließlich zu dieser Erhöhung der TG-Konzentration im Blut führt.

Im Nüchternzustand (etwa 14 Std nach der letzten Mahlzeit) stammen die von der Leber in Form von VLDL an das Blut abgegebenen Plasma-TG fast ausschließlich aus den FFS des die Leber durchströmenden Blutes, wobei die Konzentration der FFS in der Vena portae im wesentlichen die Menge der im Splanchnikusgebiet pro Zeiteinheit aufgenommenen FFS bestimmt (FINE u. WILLIAMS, 1960; MCELROY et al., 1960; HAVEL et al., 1970a; BOBERG et al., 1972b). Der Anteil der gesamten umgesetzten FFS, die im Splanchnikusgebiet aufgenommen werden, beträgt beim Menschen 34—74% (HAVEL et al., 1970a) bzw. 66% (BOBERG et al., 1972b). Weiter besteht eine sehr gute Beziehung zwischen der Konzentration der FFS (oder deren Umsatzrate) und der Sekretionsrate an VLDL-TG aus Plasma-FFS (SAILER et al., 1966a; NESTEL, 1967; HAVEL et al., 1970a; BOBERG et al., 1972b). Daß die von der Leber sezernierten VLDL-TG tatsächlich im Nüchternzustand praktisch ausschließlich aus den FFS des Plasmas stammen, konnte dadurch nachgewiesen werden, daß nach längerer Infusionsdauer von markierten FFS (mehrere Stunden) die spezifische Aktivität der VLDL-TGFS die spezifische Aktivität der Plasma-FFS erreichte, was nur möglich ist, wenn tatsächlich die Plasma-VLDL-TGFS keiner anderen Quelle als den Plasma-FFS entstammen. Damit wird verständlich, daß zumindestens unter physiologischen Bedingungen im Nüchternzustand die Konzentration der FFS im Plasma die Sekretionsrate von Plasma-TG durch das Splanchikusgebiet weitgehend bestimmt.

Im akuten Versuch kommt es wenige Stunden nach einer Glukosebelastung zu einer Abnahme der TG-Konzentration im Plasma (HAVEL, 1957a). Aufgrund der oben besprochenen Regulationsmechanismen könnte dies durch eine Abnahme der Konzentration (DOLE, 1956) und der Umsatzrate der FFS (ARMSTRONG et al., 1961; SAILER et al., 1967a) im Plasma bedingt sein, was tatsächlich zu einer Abnahme der Veresterungsrate der FFS zu Plasma-TG führt (SAILER et al., 1967a). Obwohl die Verschwinderate der VLDL-TG akut unter Glukose nicht sicher bekannt ist, könnte der oben genannte Mechanismus zum Abfall der TG unter akuter Glukosebelastung verantwortlich sein.

Bei längerdauernder Kohlenhydratbelastung (mehrere Tage) kommt es dagegen zu einem Anstieg der Plasma-TG-Konzentration. Da in dieser Situation die Konzentration und die Umsatzrate der FFS niedrig ist, ebenso die Veresterungsrate der FFS zu Plasma-TG, muß entweder die Bildung der Plasma-TG aus anderen Vorstufen als der Plasma-FFS erfolgen, und/oder die Verschwinderate der Plasma-TG aus dem Blut ist verzögert.

Im Tierversuch ist die Neubildung von Fettsäuren in der Leber aus Glukose sicher ein wesentlicher Faktor für die gesamte Sekretionsrate von Plasma-TG durch die Leber (WEBB et al., 1970; WINDMUELLER u. SPAETH, 1967), wobei auch Insulin eine wesentliche Rolle spielen dürfte (TOPPING u. MAYES, 1972).

Die Bildung von Fettsäuren aus Glukose ist prinzipiell auch beim Menschen möglich, über deren quantitative Bedeutung haben wir aber bis jetzt nur eine sehr ungenügende Vorstellung. In Gegenwart von Glukose und Insulin wird in menschlichen Fettzellen aus Glukose TG-FS gebildet (GOLDRICK et al., 1969), das Ausmaß der Lipogenese ist allerdings wesentlich geringer als bei der Ratte. Möglicherweise ist jedoch die Lipogenese beim Menschen in der Leber viel höher (SHRAGO et al., 1971). Prinzipiell kann die menschliche Leber aus Glukose Fettsäuren synthetisieren, wie in in vitro-Versuchen klar gezeigt werden konnte (ZAKIM et al., 1968). Bei in vivo-Studien konnten SANDHOFER et al. (1969) zeigen, daß nach einer fünftägigen kohlenhydratreichen Diät und während einer unphysiologisch hohen Glukosebelastung peroral und gleichzeitig intravenös praktisch das gesamte Glycerin, das in der Leber zur Veresterung von Fettsäuren benötigt wird, aus Plasma-Glukose stammt, daß aber der Anteil der aus Plasma-Glukose stammenden TG-FS nur 10% der totalen sezernierten TG-FS beträgt, was bedeuten würde, daß die Neubildung von Plasma-TGFS aus Plasmaglukose für die totale Sekretionsrate von Plasma-TG keine sehr wesentliche Rolle spielt. Da zu diesem Zeitpunkt (6 Std nach Beginn der Verabreichung von markierter Glukose) in den FFS keine Radioaktivität nachweisbar war, ist anzunehmen, daß die markierten TG-FS in der Leber gebildet worden waren. Unter Berücksichtigung des Verhältnisses der spezifischen Aktivität der VLDL-TGFS und des VLDL-TG-Glycerins unter Glukosebelastung und Infusion von markierter Glukose ist anzunehmen, daß auch in den Experimenten von BARTER et al. (1972) höchstens 20% der TG-FS aus Plasmaglukose stammt.

Im Gegensatz dazu muß man aufgrund der Untersuchungen von BARTER und NESTEL (1972) annehmen, daß unter extremer Kohlenhydratbelastung nur 10–20% der von der Leber sezernierten VLDL-TG aus Plasma-FFS stammen, da bei langdauernder Infusion von markierter Palmitinsäure die sezernierten VLDL-TGFS nur 10–20% der spezifischen Aktivität der Plasma-FFS erreichen. Obwohl die Autoren annehmen, daß der Rest, also etwa 80–90%, aus Plasma-Glukose stammt, konnte ein direkter Nachweis für diese Annahme bis jetzt nicht erbracht werden. Jedenfalls ist aufgrund dieser Studien anzunehmen, daß die mit Hilfe von markierter Palmitinsäure gemessene Sekretionsrate von Plasma-TG unter massiver Glukosebelastung sehr stark unterschätzt wird.

b) Insulin

Während einer gewöhnlichen Mahlzeit wird Insulin für die Resorption von TG durch die Darmschleimhaut nicht benötigt, aber es erleichtert die Aufnahme und Speicherung von TG im Fettgewebe, da

1. vermehrt Lipoproteinlipase synthetisiert wird, was die Aufnahme von TG-FS erleichtert.

2. die Bildung von α-Glycerophosphat aus Glukose gesteigert wird, so daß mehr FFS verestert und in Form von TG gespeichert werden können, und

3. die gesteigerte Aktivität der „hormonsensitiven" Lipase gehemmt wird (LISCH et al., 1974a), was die Lipolyse von gespeicherten TG verhindert.

Diese Insulineffekte bewirken, daß nach einer Mahlzeit TG in den Geweben (vorwiegend Fettgewebe) gespeichert werden, die Konzentration der FFS im Plasma niedrig ist und Kohlenhydrate vorwiegend als Energiequelle herangezogen werden.

Im Nüchternzustand, 12—18 Std nach der letzten Mahlzeit, ist der Insulinspiegel niedrig, infolge der mangelnden Hemmung der hormonsensitiven Lipase werden etwa 7 g FFS/Std aus dem Fettgewebe an das Blut abgegeben. Davon werden etwa 3 g FFS/Std von der Leber aufgenommen. Die Aufnahme der FFS durch die Leber wird nicht von Insulin beeinflußt, sondern wird durch die Konzentration der FFS im Plasma bestimmt (SPITZER u. MCELROY, 1960 u. 1962; FINE u. WILLIAMS, 1960; FRIEDBERG et al., 1961; SÖLING, 1966a u. b; SAILER et al., 1967a; VAN HARKEN et al., 1969; HAVEL et al., 1970a; BASSO u. HAVEL, 1970). Davon wird etwa 1 g FFS/Std mit α-Glycerophosphat zu TG verestert und davon etwa die Hälfte als VLDL-TG an das Blut abgegeben.

Insulin wird wahrscheinlich benötigt, um eine normale (physiologische) Sekretion von Plasma-TG durch die Leber bei verschiedenen Konzentrationen der FFS im Blut zu gewährleisten (WOODSIDE u. HEIMBERG, 1972). Bei Insulinmangel hält nämlich die Sekretionsrate von TG nicht Schritt mit der erhöhten TG-Synthese (2,0 g/Std) als Folge der erhöhten Aufnahme von FFS durch die Leber (6 g/Std), was wiederum durch deren erhöhte Konzentration im Plasma bedingt ist. Es kommt dann zu einer Speicherung von Fett in der Leber, und die Abgabe von TG an das Blut in Form von VLDL ist niedrig (0,5 g/Std oder weniger).

Bei kurzdauerndem schweren Insulinmangel (bis zu 6 Std), wie er etwa bei Insulinentzug bei insulinpflichtigen Diabetikern oder im Tierversuch durch Verabreichung von Antiinsulin-Serum hervorgerufen werden kann, kommt es vor allem zu einer verstärkten Mobilisation von FFS aus dem Fettgewebe (BIERMAN et al., 1957). Die erhöhte Konzentration von FFS führt zu einer erhöhten Aufnahme von FFS durch die Leber, was zu einer erhöhten Bildung von TG und von Ketokörpern führt. Das Maximum der Fettmobilisation erfolgt etwa 2—3 Std nach Einsetzen des Insulinmangels, wobei zu diesem Zeitpunkt der Abbau der TG-reichen Lipoproteine noch normal vor sich geht.

Dauert der Insulinmangel länger an (1 Tag oder länger), dann kommt es zur Hyperlipidämie und Ketose, wobei sich der Grad der Fettmobilisation nicht mehr steigert. Es werden aber jetzt nur mehr etwa 2% der von der Leber aufgenommenen FFS zu VLDL-TG verestert.

Bei der durchströmten Rattenleber kommt es 6 Std nach der Verabreichung von Antiinsulin-Serum laufend zu einer Abnahme der TG-Sekretion, wobei das Minimum nach etwa 10 Std erreicht wird (WOODSIDE u. HEIMBERG, 1972). Da 10 bis 20 Std nötig sind, um den biochemischen Defekt zu korrigieren, wenn Antiinsulin-Serum in vivo verabreicht worden war, ist anzunehmen, daß durch den Insulinmangel in der Leber sekundäre Defekte aufgetreten sind, die längere Zeit benötigen, um beseitigt zu werden. Zusammenfassend ist die Aufnahme von FFS durch die Leber von normalen oder diabetischen Tieren linear als eine Funktion der Zeit und identisch über einen großen Konzentrationsbereich. Die Sekretion von TG in Form von TG-reichen Lipoproteinen ist ebenfalls proportional der Konzentration der FFS im Medium und proportional der FFS-Aufnahme durch die Leber; aber die relative und die maximale TG-Sekretionsrate ist beim Diabetiker erniedrigt. Oder mit anderen Worten, die diabetische Leber sezerniert weniger TG als die normale Leber bei einer gegebenen FFS-Konzentration. Die Sekretionsrate von TG ist ebenfalls erniedrigt bei Patienten mit schwerem Insulinmangeldiabetes (SAILER et al., 1967b). Eine Hypertriglyceridämie in diesem Stadium muß deshalb durch die mangelhafte Utilisation der TG in den extrahepatischen Geweben erklärt werden.

Tierexperimente haben gezeigt, daß unter schwerem Insulinmangel die Aktivität der Postheparin-Lipoproteinlipase und der Fettgewebs-Lipoproteinlipase stark erniedrigt ist (MENG u. GOLDFARB, 1959; PAV u. WENKEOVA, 1960; SCHNATZ u. WILLIAMS, 1962 u. 1963; KESSLER, 1963). Die erniedrigte Postheparinlipoproteinlipase-Aktivität im Plasma und die verzögerte Entfernung künstlicher Chylomikronen aus dem Blut kann durch Insulininjektionen normalisiert werden (KESSLER, 1962 u. 1963). Diese Befunde sind zu erwarten, da Insulin plus Glukose die Bildung von Lipoproteinlipase im Fettgewebe induziert (SALAMAN, 1963). Diese Bildung von Lipoproteinlipase kann durch Puromycin blockiert werden (EAGLE u. ROBINSON, 1964).

Offensichtlich ist auch beim Menschen unter schwerem Insulinmangel die Aufnahme von Plasma-TG durch die extrahepatischen Gewebe verringert und die Aktivität der Lipoproteinlipase herabgesetzt (BIERMAN et al., 1966; BAGDADE et al., 1967a, 1968; BROWN, 1967). Dieser Enzymmangel ist reversibel, durch Verabreichung von Insulin wird die Lipoproteinlipase-Aktivität wieder hergestellt (BAGDADE et al., 1967a), die TG-Entfernung aus dem Blut verbessert (BAGDADE et al., 1968) und der Plasma-TG-Spiegel reduziert (SCHLIERF u. KINSELL, 1965).

In verschiedenen Stadien von Insulinmangel führen also verschiedene Mechanismen zur Hypertriglyceridämie: Eine anfänglich erhöhte TG-Sekretion durch die Leber geht schrittweise in eine verringerte VLDL-TG-Produktion über, wobei schließlich auch die Utilisation der TG in den extrahepatischen Geweben verringert ist.

Man könnte vermuten, daß eine verringerte Proteinsynthese in der diabetischen Leber für eine herabgesetzte Lipoprotein-Produktion in der Leber verantwortlich ist. Tatsächlich ist beim experimentellen Diabetes mellitus die Proteinproduktion in vitro bei Ratten stark vermindert (KORNER, 1960; TRAGL u. REAVEN, 1971), wobei der Anteil der Leberribosomen in Form von Polyribosomen vermindert ist (TRAGL u. REAVEN, 1972; WITTMAN et al., 1969). Diese Veränderungen lassen sich durch Insulinverabreichung innerhalb von 24 Std wieder normalisieren. Wahrscheinlich ist also die relative Verringerung der Leberpolysomen, die eine Folge des Verlustes des rauhen endoplasmatischen Retikulums beim Diabetes darstellt, für die Abnahme der Proteinsynthese in der Leber bei Insulinmangel verantwortlich (REAVEN et al., 1973). Eine verringerte Apoprotein-Produktion könnte somit die verringerte Sekretion TG-reicher Lipoproteine verursachen.

Schließlich wurde in der Leber diabetischer Ratten auch eine verringerte Konzentration von α-Glycerophosphat gefunden (KALKHOFF et al., 1966). Eine erniedrigte Konzentration von α-Glycerophosphat in der Leber könnte ja für eine verringerte Veresterungsrate von Plasma-FFS zu Plasma-TG verantwortlich sein. Allerdings erscheint dieser Pathomechanismus nicht sehr wahrscheinlich, weil er die Ansammlung von Fett in Form von TG in der Leber von Diabetikern nicht erklären würde.

Der Umstand, wonach die Veränderungen im Fettstoffwechsel während kurzdauerndem Insulinmangel durch Hemmung der Fettmobilisation gebessert werden können, läßt annehmen, daß die Wirkungen des Insulinmangels vorwiegend durch eine erhöhte TG-Mobilisierung bedingt sind. So wird beispielsweise ein juveniler Diabetes mellitus ohne Ketose sehr häufig bei unterernährten Bevölkerungsgruppen beobachtet. Schließlich wurde eine extreme Verminderung der Fettdepots in der Präinsulinära als Behandlungsmethode bei schwerem Diabetes mellitus angewendet.

c) Körpergewicht

Das relative Körpergewicht ist sicher einer der wichtigsten Faktoren, die den TG-Spiegel beim Menschen beeinflussen (ALBRINK et al., 1962; SAILER et al., 1966b). Der TG-Spiegel im Blut ist höher nach experimenteller Gewichtszunahme und niedriger nach Gewichtsreduktion (SIMS et al., 1968). Weiters wird die Fettsucht auch als pathogenetischer Faktor bei der Entstehung der endogenen Hypertriglyceridämie angesehen, so daß eine Gewichtsreduktion als therapeutisches Regime bei dieser Erkrankung empfohlen wird (LEVY et al., 1972; LISCH et al., 1974b). Die erhöhte Konzentration von basalem und glukose-stimuliertem Insulin im Blut von übergewichtigen Personen (BAGDADE et al., 1967b) könnte für diese Hypertriglyceridämie verantwortlich gemacht werden, zumal Insulin in vitro die TG-Synthese in der Leber fördert (LETARTE u. FRASER, 1969), was zumindestens für die Insulin-Mangelleber gilt (WOODSIDE u. HEIMBERG, 1972). Die Korrelationen zwischen TG-Spiegel und Insulinkonzentration sind jedoch nicht sehr eindrucksvoll (REAVEN et al., 1967; SAILER et al., 1968).

Beim Menschen stößt die Untersuchung des Insulineffektes auf die TG-Konzentration auf große methodische Schwierigkeiten; bei der Sandratte allerdings führt die Fettsucht in vivo zu einer erhöhten TG-Sekretion, die durch die Hyperinsulinämie erklärt werden könnte und auch eventuell als möglicher Mechanismus zur Entstehung der Hypertriglyceridämie beim Menschen betrachtet werden könnte (ROBERTSON et al., 1973).

Die Umsatzrate der Plasma-FFS ist bei Übergewicht erhöht (MILLER et al., 1968), ebenso deren Veresterungsrate zu Plasma-TG (NESTEL u. WHYTE, 1968), und außerdem scheinen FFS zur Bildung von VLDL-TG aus anderen Quellen als aus dem Plasma-FFS-Pool zu stammen: HAVEL et al. (1970a) vermuten einen bedeutenden Zustrom von FFS aus dem Fettgewebe des Splanchnikusgebietes, während BARTER und NESTEL (1972) annehmen, daß ein beträchtlicher Teil der zu VLDL-TG veresterten Fettsäuren aus Leber-TG stammen, die ja bei Fettsucht vermehrt sind (ZELMAN, 1952).

d) Hunger

Beim übergewichtigen Menschen kommt es beim Fasten im allgemeinen zu einer Abnahme der TG-Konzentration im Plasma (SIMS et al., 1968), wobei besonders die Konzentration der VLDL mit besonders niedriger Dichte im Plasma verringert wird. Ein Anstieg der Lipoproteine von S_f 12—100 und gelegentlich auch der von S_f 100—400 kann beobachtet werden (RUBIN u. ALADJEM, 1954; SAILER et al., 1974). Der Effekt des Hungerns auf die verschiedenen Dichteklassen ist somit variabel (HAVEL, 1957a) und offensichtlich von der Art der Hypertriglyceridämie sehr abhängig (SAILER et al., 1974): Der bei Normalpersonen und Patienten mit Typ IV zu beobachtende Anstieg der Konzentration der LDL-Fraktion ist z.B. bei Patienten mit Typ III nicht nachweisbar. Auch diese Beobachtungen unterstützen das Konzept des Abbaues der Plasma-TG, wonach die TG in Form von sehr TG-reichen Lipoproteinen (VLDL) von der Leber an das Blut sezerniert werden. Durch die Aktivität von Lipasen werden TG aus dem Lipoprotein-Partikel entfernt, was zu einer Abnahme der Dichte des Partikels führt. So ist das Verhältnis TG/Cholesterin der VLDL, die aus dem Golgi-Apparat von Rattenlebern isoliert wurden, etwa 7 (MAHLEY et al., 1969), wogegen dieses Verhältnis in zirkulierenden VLDL nach dreieinhalbstündigem Fasten nur mehr 4, nach 16stündigem Fasten nur mehr 2 beträgt (LOMBARDI u. UGAZIO, 1965).

Allerdings sind die Veränderungen im Lipoproteinspektrum während des Hungerns sehr speziesabhängig. So kommt es beim Kaninchen nach einer siebentägigen Hungerperiode zu einem vierfachen Anstieg der LDL, aber auch zu einer Verdoppelung der VLDL-Konzentration (ALADJEM u. RUBIN, 1954). Auch beim fastenden Pony kommt es zu einem Anstieg der Tg-Konzentration und einer Vermehrung der VLDL. Das Auftreten dieser „Fastenlipoproteinämie" dürfte als Folge eines verringerten Abtransportes der VLDL-TG anzusehen sein (MORRIS et al., 1972).

e) Glukagon

Glukagon hat eine lipidsenkende Wirkung beim Menschen, Hund und Ratte (ALBRINK et al., 1957; PALOYAN u. HARPER, 1961; AMATUZIO et al., 1962; AMATUZIO u. GRANDE, 1963; DEOYA, 1971). Es konnte gezeigt werden (PENHOS et al., 1966; HEIMBERG et al., 1969; DEOYA, 1971), daß die Produktion von TG durch die Leber von Glukagon vermindert wird. Als Ursache dieser verminderten VLDL-TG-Produktion kann ein verminderter Einbau von Aminosäuren in das Lipoprotein-Apoprotein in der Leber angenommen werden, was eine Senkung der TG-Konzentration und einen Verlust der Prä-β-Bande in der Elektrophorese zur Folge hat (EATON, 1973).

f) Alkohol

Chronische Äthanolzufuhr führt zu einer fortschreitenden Ablagerung von TG in der Leber (DILUZIO, 1958; LIEBER u. DECARLI, 1970), einer erhöhten Lipoproteinbildung und zur Hyperlipidämie (FEIGL, 1918; JONES et al., 1963; NESTEL u. HIRSCH, 1965; BARAONA u. LIEBER, 1970). In Gegenwart von Äthanol ist die Fettsäuresynthese erhöht (LIEBER u. SCHMID, 1961; REBOUCAS u. ISSELBACHER, 1961) und die Oxydation von Fettsäuren erniedrigt (LIEBER u. SCHMID, 1961; REBOUCAS u. ISSELBACHER, 1961; LIEBER et al., 1967; ONTKO, 1973). Eine Ablagerung von sowohl aus dem Fettgewebe stammenden als auch von de novo synthetisierten und auch durch die Nahrung aufgenommenen Fettsäuren (MENDENHALL, 1972) in der Leber ist die Folge (LIEBER et al., 1966; LIEBER u. SPRITZ, 1966). Weiter führt der Abbau von Äthanol zu einer Zunahme von α-Glycerophosphat in der Leber (NIKKILÄ u. OJALA,

1963). An der Veresterung der FFS mit α-Glycerophosphat in der Leber ist das endoplasmatische Retikulum beteiligt (STEIN u. STEIN, 1967), das bei chronischer Äthanolverabreichung proliferiert (RUBIN et al., 1970; BARAONA et al., 1973). Die erste Reaktion bei der TG-Synthese in der Leber wird durch das Enzym L-α-Glycerophosphatacyltransferase (EC 2.3.1.15) katalysiert, das in der Mikrosomenfraktion von Leberhomogenaten nachgewiesen wurde (WILGRAM u. KENNEDY, 1963). Die chronische Verfütterung von Äthanol, aber auch von fettreicher Diät, führt bei Ratten zu einer hochgradigen Steigerung der L-α-Glycerophosphat-Acyltransferase-Aktivität (JOLY et al., 1973). Es ist daher anzunehmen, daß die verstärkte Aktivität der Leber zur Veresterung von Fettsäuren nach chronischer Alkoholverabreichung einen Faktor darstellt, der bei der Entstehung der alkoholischen Fettleber und auch Hyperlipämie eine große Rolle spielt (WOLFE et al., 1970; BARTER et al., 1972), wobei die erhöhte Neusynthese und die verringerte Oxydation von Fettsäuren in der Leber nach Alkoholverabreichung ebenfalls von Bedeutung ist.

g) Essentielle Fettsäuren

Bei Mangel an essentiellen Fettsäuren kommt es zu einer Änderung der Fettsäurezusammensetzung der Gewebslipide, Entwicklung von Fettleber und Veränderungen in der Konzentration der Serumlipoproteine (ALFIN-SLATER u. AFTERGOOD, 1968). Bei solchen Ratten ist die Konzentration der TG in der Leber erhöht, im Plasma aber erniedrigt (SINCLAIR u. COLLINS, 1968). Diese Erniedrigung ist vorwiegend in der VLDL-Fraktion ausgeprägt. Eine verringerte Sekretionsrate an VLDL aus der Leber ist aber nicht als ursächlich anzusehen, da die Sekretion bei den Mangelratten größer als bei den Kontrolltieren ist. Dagegen konnte eine erhöhte Lipoproteinlipaseaktivität, aber auch ein erniedrigtes K_m dieser Lipoproteine für die Lipoproteinlipase nachgewiesen werden (PURY u. COLLINS, 1972). KOHOUT et al. (1971) und NESTEL und BARTER (1971) beobachteten allerdings eine geringere Veresterungsrate von Linolsäure im Vergleich mit Palmitinsäure.

h) Tetracyclin

Die Tetracyclin-Antibiotika führen zu einer Anhäufung von TG in der Leber, wenn sie in hohen Dosen an Versuchstiere verabreicht werden (SETO u. LEPPER, 1954; LEWIS et al., 1967). Auch beim Menschen können Tetracycline eine ernste, oft tödliche Erkrankung hervorrufen, die durch eine hochgradige Anhäufung von Fett in der Leber charakterisiert ist (SCHULTZ et al., 1963; WHALLEY et al., 1964; KUNELIS et al., 1965). Nach Verabreichung von Tetracyclin in vivo kommt es bei der durchströmten Rattenleber zu einem hochgradigen Anstieg des TG-Gehaltes der Leber und zu einer Abnahme der Sekretion von VLDL (BREEN et al., 1972). Bei den Zwischenfällen beim Menschen handelte es sich vorwiegend um gravide Frauen, die relativ hohe Dosen (3,5 g tgl.) von Tetracyclin erhalten hatten.

i) Triglyceride als Energiequelle

Es besteht kein Zweifel, daß die FFS des Blutes die Transportform der Fette vom Depot zum Ort des oxydativen Stoffwechsels darstellen (CARLSON et al., 1963; CARLSON u. PERNOW, 1959, 1961). Die Messung der Radioaktivität im ausgeatmeten CO_2 nach Injektion von ^{14}C-markierten FFS beim Menschen (HAVEL et al., 1963, 1967) und Hund (ISSEKUTZ et al., 1964; PAUL u. ISSEKUTZ, 1967) lassen vermuten, daß weniger als 50% des ausgeatmeten CO_2 tatsächlich aus FFS des Plasmas stammt. Diese Beobachtung führte zu der Annahme, daß auch intramuskuläres Fett als Energiequelle für den Muskel herangezogen wird (ISSEKUTZ u. PAUL, 1968). Während CARLSON et al. (1971) eine Abnahme des TG-Gehaltes im Muskel nach körperlicher Anstrengung bis zur Erschöpfung fanden, waren MASORO et al. (1966a u. b) nach Elektrostimulation des Gastroknemius nicht in der Lage, eine Abnahme der TG-Konzentration in der Muskulatur nachzuweisen. Jüngst konnte aber gezeigt werden, daß TG nicht wesentlich als Energiequelle für die Muskelkontraktion herangezogen werden, daß allerdings bei Arbeit bis zur Erschöpfung die Muskel-TG-Konzentration abnimmt (THERRIAULT et al., 1973).

II. Pathophysiologie der endogenen Plasmatriglyceride

1. Pathogenese der endogenen Hypertriglyceridämie vom Typ IV

Die erhöhte Konzentration der endogenen Plasma-TG in Form von VLDL kann prinzipiell durch eine erhöhte Produktion oder durch einen verminderten Abtransport der VLDL-TG aus dem Blut oder durch beide Mechanismen bedingt sein. Um diese Frage zu klären, wurden Umsatzstudien der Plasma-VLDL-TG mit verschiedenen Methoden durchgeführt. Die durchaus nicht einheitlichen Ergebnisse sind aus zwei Gründen äußerst schwierig zu interpretieren:

1. Jede der zur Messung des TG-Umsatzes verwendeten Methoden beruht auf zahlreichen Annahmen, von denen einige nicht ganz richtig sind oder deren Richtigkeit zumindestens noch nicht nachgewiesen werden konnte.

2. Es ist anzunehmen, daß verschiedene Defekte zum Phänotyp „Endogene Hypertriglyceridämie vom Typ IV" führen, daß also die bis jetzt untersuchten Personen keine einheitliche Population darstellen.

Es sollte daher im Folgenden nur ein Überblick über die erhobenen Befunde gegeben werden, für ein detailliertes Studium müssen unbedingt die Originalarbeiten eingesehen werden.

Im Nüchternzustand (etwa 14 Std nach der letzten Mahlzeit) ist die Konzentration und die Umsatzrate der FFS, dem wichtigsten Präkursor der VLDL-TG, im Mittel bei Patienten mit endogener Hypertriglyceridämie vom Typ IV erhöht (SAILER et al., 1966a; NESTEL et al., 1970; BOBERG et al., 1972b). Die Aufnahme von FFS im Splanchnikusgebiet ist erhöht (HAVEL et al., 1970a). Der Anteil der vom Splanchnikusgebiet aufgenommenen FFS, die zu Plasma-TG verestert werden, ist bei diesen Patienten gegenüber Normalpersonen gleich und beträgt etwa 15% (HAVEL, 1968).

Im Nüchternzustand ist die Sekretionsrate von VLDL-TG aus Plasma-FFS bei den Patienten im Mittel etwas höher (SAILER et al., 1966a; HAVEL et al., 1970a), die Einzelwerte zeigen aber zwischen beiden Gruppen eine starke Überlappung. Zwischen der TG-Sekretion und der TG-Konzentration bestand keine Korrelation, lediglich BOBERG et al. (1972b) fanden eine Korrelation zwischen TG-Influx und TG-Konzentration bei Patienten mit Hypertriglyceridämie, nicht aber bei Normalpersonen.

Die fraktionelle Verschwinderate („Fractional Removal Rate") der Plasma-VLDL-TG ist bei Patienten mit Hypertriglyceridämie stark erniedrigt, wobei es kaum Überlappungen mit Normalpersonen gibt (SAILER et al., 1966a; HAVEL et al., 1970a; QUARFORDT et al., 1970). Lediglich REAVEN et al. (1965) berichteten über Patienten mit endogener Hypertriglyceridämie, die einen erhöhten Umsatz der TG bei normaler fraktioneller Verschwinderate aufwiesen. Später von diesen Autoren untersuchte Patienten wiesen aber auch einen Defekt in der Verschwinderate der VLDL-TG auf (GROSS et al., 1970). Diese divergierenden Ergebnisse sind sicher methodisch bedingt (HAVEL, 1968). Aufgrund dieser Untersuchungen ist anzunehmen, daß eine inadäquate Entfernung der VLDL-TG aus dem Blut zumindestens einen wesentlichen Faktor bei der Entstehung der endogenen Hypertriglyceridämie vom Typ IV darstellt. Allerdings muß offen gelassen werden, ob nicht doch bei einzelnen Patienten eine Überproduktion von VLDL-TG zur Hypertriglyceridämie führt (NIKKILÄ u. KEKKI, 1971; BOBERG et al., 1972b).

Die endogene Hypertriglyceridämie vom Typ IV wurde früher auch als „kohlenhydratinduzierte Hypertriglyceridämie" bezeichnet. Über die Kinetik der VLDL-TG während einer kohlenhydratreichen Diät wissen wir leider noch sehr wenig, weil in dieser Situation die Schwierigkeiten bei der Interpretation der in Isotopenversuchen erhobenen Daten noch viel größer sind. Wesentlich erscheint die Beobachtung, daß während einer Kohlenhydratbelastung die Plasma-TG-Bildung bei Normalpersonen und Patienten mit Hypertriglyceridämie in gleichem Maße ansteigt (QUARFORDT et al., 1970). Offensichtlich werden unter diesen Bedingungen weniger Fettsäuren zur Energiegewinnung benötigt und deshalb zu Plasma-TG verestert, so daß der Anteil der von der Leber aufgenommenen FFS, die zu Plasma-TG verestert werden, ansteigt.

Durch Messung der Einbaurate von Plasma-Glukose-C in die Plasma-TGFS konnte gezeigt werden, daß selbst unter einer massiven Kohlenhydratbelastung die de novo-Synthese von Plasma-TGFS aus Plasma-Glukose für die TG-Sekretion durch die Leber weder bei Normalpersonen noch bei Patienten mit Typ IV eine quantitativ bedeutende Rolle spielt, da lediglich bis zu 10% der gesamten sezernierten TGFS aus Plasma-Glukose-C stammte (SANDHOFER et al., 1969). Sicherlich werden aber unter Glukosezufuhr die tatsächlichen Transportraten von VLDL-TG unterschätzt, wie aufgrund des Vergleiches der spezifischen Aktivität von Plasma-FFS und VLDL-TGFS des Plasmas gezeigt werden konnte (BARTER et al., 1972; BARTER u. NESTEL, 1972). Weitere Befunde werden also noch benötigt, um die wichtige Frage beantworten zu können, welche Präkursoren und in welchem Ausmaß diese zur Bildung der Plasma-TG in verschiedenen Ernährungssituationen verwendet werden.

Warum die fraktionelle Verschwinderate der VLDL-TG aus dem Plasma verringert ist (RYAN u. SCHWARTZ, 1965; SAILER et al., 1966a; BOBERG et al., 1969; HAVEL et al., 1970a; QUARFORDT et al., 1970; BOBERG et al., 1972b) wissen wir nicht. Jedenfalls ist die Postheparin-Lipoproteinlipase, im Gegensatz zu den Patienten mit Typ I, normal (ANGERVALL et al., 1962; FREDRICKSON et al., 1963; SANDHOFER et al., 1965). Auch die endogene Lipoproteinlipaseaktivität ist bei Patienten mit Typ IV nicht vermindert (SAILER et al., 1965; BOLZANO et al., 1967). Allerdings fanden PERSSON et al. (1966) eine signifikante negative Beziehung zwischen TG-Konzentration im Plasma und der Lipoproteinlipase-Aktivität im Fettgewebe, und auch BOBERG (1972) berichtete von einer negativen Beziehung zwischen Lipoproteinlipase-Aktivität im Plasma und Plasma-TG-Konzentration.

2. Pathogenese der endogenen Hypertriglyceridämie vom Typ III

Diese Form der Hypertriglyceridämie ist im wesentlichen durch eine Vermehrung der Konzentration von Lipoproteinen der Dichteklasse d 1,006 – 1,020 gekennzeichnet, wobei die Konzentration von Lipoproteinen noch niederer Dichte (VLDL d < 1,006) und Chylomikronen ebenfalls erhöht ist. Die Konzentration der LDL (d = 1,020 – 1,063) ist dagegen vermindert (GOFMAN et al., 1954; FREDRICKSON et al., 1967; PATSCH et al., 1974).

Es wurde vermutet, daß bei dieser Erkrankung der Abbau der TG-reichen Lipoproteine von diesem für diese Erkrankung charakteristischen Lipoprotein zu LDL nur verlangsamt möglich ist (BILHEIMER et al., 1971, 1972; PATSCH et al., 1974; SAILER et al., 1974), obwohl ein direkter Nachweis dieser Hypothese bis jetzt nicht gelungen ist (NESTEL, 1973; QUARFORDT et al., 1973). Die Steigerung der TG-Konzentration im Blut nach kohlenhydratreicher Diät scheint bei diesen Patienten besonders ausgeprägt zu sein (GLUECK et al., 1969).

3. Glykogenose vom Typ Gierke I

Auch diese Stoffwechselerkrankung ist durch eine erhöhte Konzentration von TG im Plasma charakterisiert. Bei diesen Patienten ist die de novo-Synthese von Fettsäuren aus Citrat sehr hoch (HÜLSMANN et al., 1970), der Anteil der Plasma-FFS, die im Nüchternzustand zu Ketonen oxydiert werden, ist vermindert (von 35 zu 20%), und die Umwandlung von FFS zu VLDL-TGFS ist erhöht (von 18 auf 30%) (HAVEL et al., 1969). Dies hat zur Folge, daß die Sekretionsrate von VLDL-TG 2- bis 4fach erhöht ist, so daß in diesem Fall die Hypertriglyceridämie als Folge der Überproduktion von VLDL durch die Leber angesehen werden kann. Auch wird Dihydroxyaceton, ein Präkursor von α-Glycerophosphat, das zur TG-Synthese benötigt wird, in der Leber in erhöhter Konzentration gefunden und dies könnte zur verminderten Oxydation der FFS zugunsten einer verstärkten Veresterung führen.

Es sollte jedoch erwähnt werden, daß auch die Lipoproteinlipase bei diesen Patienten erniedrigt ist, vielleicht als Folge des niedrigen Insulinspiegels im Blut bei diesen Patienten, was auch eine verringerte Lipoproteinutilisation erklären würde.

4. Hyperinsulinämie und Insulinresistenz

Vielfach wird angenommen, daß ein erhöhter Insulinspiegel zur Hypertriglyceridämie führt. Obwohl wir keinen direkten Beweis für diese Annahme besitzen, haben doch viele Untersuchungen eine enge Beziehung zwischen erhöhten Insulinwerten im Plasma, nüchtern und nach Glukoseverabreichung, und der Plasma-TG-Konzentration bei Normalpersonen und bei Patienten mit endogener Hypertriglyceridämie ergeben (FARQUHAR et al., 1966; REAVEN et al., 1967; SAILER et al., 1968; ABRAMS et al., 1969; KUO u. FENG, 1970; EATON u. NYE, 1973). Die Korrelation zwischen TG-Spiegel im Blut und der Insulinkonzentration nach Glukoseverabreichung war allerdings nur bei Patienten ohne schwere Glukoseintoleranz nachweisbar, wogegen bei Patienten mit Hypertriglyceridämie und Glukosurie die Insulinsekretion — wie bei Insulinmangeldiabetikern — sehr gering war (FORD et al., 1968; SAILER et al., 1968; GLUECK et al., 1969; BAGDADE et al., 1971; EATON u. NYE, 1973). Natürlich unterstützen diese Beobachtungen nicht die Hypothese, wonach die Hyperinsulinämie nach Glukoseverabreichung eine wichtige kausale Rolle beim Zustandekommen der endogenen Hypertriglyceridämie spielt. Darüber hinaus unterstützen folgende Beobachtungen die erwähnte Hypothese nicht:

1. Bei Patienten mit Insulinom ist die Konzentration der TG im Plasma normal, die Neubildung von TG-FS in der Leber ist nicht erhöht.

2. Bei vielen Patienten mit endogener Hypertriglyceridämie werden niedrige Plasma-Insulinwerte gemessen.

3. Die akute Verabreichung von Insulin erniedrigt die Konzentration der FFS im Plasma (DOLE, 1956) durch Hemmung der Lipolyse im Fettgewebe (BIERMAN et al., 1957) und wahrscheinlich als Folge davon eine Abnahme der VLDL-TG-Sekretionsrate durch die Leber (SAILER et al., 1967a; NESTEL, 1967), und erniedrigt die Konzentration der TG im Plasma von Normalpersonen und Patienten mit Diabetes mellitus (SCHLIERF u. KINSELL, 1965; JONES u. ARKY, 1965; BAGDADE, 1967a).

4. Die Tagesschwankungen von Insulin und TG-Konzentration im Plasma sprechen auch nicht für eine ursächliche Wirkung beim Zustandekommen der endogenen Hypertriglyceridämie (SCHLIERF u. DOROW, 1973).

5. Die Bildung von TG-FS aus Plasma-Glukose-C scheint bei der Entstehung der endogenen Hypertriglyceridämie keine bedeutsame Rolle zu spielen (SANDHOFER et al., 1969; SAILER et al., 1970).

Der lipidsenkende Effekt von Diazoxid (EATON u. NYE, 1973) spricht jedoch dafür, daß dem Insulin zumindest in bestimmten Situationen eine regulierende Wirkung auf den TG-Transport im Blut zukommt.

In den meisten Fällen von endogener Hypertriglyceridämie steigt die TG-Konzentration nach Verabreichung einer kohlenhydratreichen Diät an, die Glukosetoleranz ist leicht verringert und es ist eine Insulinresistenz (SAILER et al., 1968) nachweisbar. Diese Insulinresistenz beschränkt sich nicht auf ein bestimmtes Lipoproteinmuster der endogenen Hypertriglyceridämie (GLUECK et al., 1969; SAILER, 1973).

Einige Mechanismen wurden diskutiert, um das gleichzeitige Auftreten von Insulinresistenz und endogener Hypertriglyceridämie zu erklären. Zunächst könnte es einmal nur das gleichzeitige Auftreten von Übergewicht bei diesen Patienten widerspiegeln. Zweitens könnten irgendwelche Veränderungen im TG-Stoffwechsel, bedingt durch die Hypertriglyceridämie, auftreten, die die Wirkung von Insulin hemmen. Schließlich könnte eine Unempfindlichkeit gegenüber Insulin ein wesentliches Merkmal zumindestens einiger Arten der endogenen Hypertriglyceridämie darstellen, und letztlich könnten auch Veränderungen der Insulinrezeptoren verantwortlich sein, wie sie zumindestens für die Fettsucht nachgewiesen wurden (ARCHER et al., 1973).

Im Erwachsenenalter aufgetretene Fettsucht ist bei Patienten mit Hypertriglyceridämie äußerst häufig anzutreffen. Wie bei fettsüchtigen Patienten ohne Hypertriglyceridämie manifestiert sich die Insulinresistenz in der hypoglykämischen und in der antilipolytischen Wirkung von Insulin. Die Insulinresistenz ist aber nicht immer proportional dem Ausmaß der Fettsucht.

Wie die Hypertriglyceridämie selbst eine Insulinresistenz verursachen könnte, ist unklar. So könnten etwa die TG der VLDL mit Glukose als Energiequelle kompetieren. Es stellt sich dann noch die Frage, auf welche Weise denn die veränderte Insulinwirkung zur Entstehung der Hypertriglyceridämie beitragen könnte. Falls der Hyperinsulinismus tatsächlich zu einer erhöhten TG-Sekretionsrate durch die Leber führt, wie von REAVEN et al. (1967) aufgrund der Beziehung zwischen Insulinkonzentration und Anstieg der TG-Konzentration nach einer kohlenhydratreichen Mahlzeit angenommen wurde, dann müßte die Wirkung von Insulin auf die Leber weniger beeinträchtigt sein als die Wirkung auf die extrahepatalen Gewebe.

Es sollte jedoch nicht unerwähnt bleiben, daß bei der Behandlung des Diabetes mellitus bei Patienten mit primärer Hypertriglyceridämie, Hyperinsulinämie, Insulinresistenz und Fettsucht die Verabreichung von Insulin zu einem Anstieg der TG-Werte im Plasma führen kann (KALLIO u. SAARIMA, 1967; BRAUNSTEINER et al., 1968 b).

D. Schlußbemerkungen

Die engen Beziehungen zwischen Störungen des TG-Stoffwechsels und frühzeitig auftretender Atherosklerose haben die Erforschung des TG-Stoffwechsels unter normalen und pathologischen Bedingungen während der letzten Jahre hochgradig stimuliert. Eine exakte Kenntnis des TG-Stoffwechsels unter verschiedensten Bedingungen stellt nicht nur die Voraussetzung für eine pathogenetische richtige Einteilung der Hypertriglyceridämien dar, sie ermöglicht eigentlich erst eine rationelle und erfolgreiche Therapie dieser so häufig auftretenden Stoffwechselerkrankung. Pathogenetische Mechanismen zur Entstehung der Hypertriglyceridämie wurden in vielen Punkten zwar aufgeklärt, von einer tatsächlichen Abklärung des gestörten TG-Stoffwechsels bei allen Formen der Hypertriglyceridämie sind wir aber heute noch weit entfernt.

Literatur

ABRAMS, M.E., JARRETT, R.J., KEEN, H., BOYNS, D.R., CROSSLEY, J.N.: Oral glucose tolerance and related factors in a normal population sample. II. Interrelationship of glycerides, cholesterol, and other factors with the glucose and insulin response. Brit. med. J. **1969 I**, 599–602.

AHRENS, E.H., JR., HIRSCH, J., INSULL, W., JR., TSALTAS, T.T., BLOMSTRAND, R., PETERSON, M.L.: The influence of dietary fats on serum lipid levels in man. Lancet **1957 I**, 943–953.

AHRENS, E.H., JR., HIRSCH, J., OETTE, K., FARQUHAR, J.W., STEIN, Y.: Carbohydrate-induced and fat-induced lipemia. Trans. Ass. Amer. Phycns **74**, 134–146 (1961).

AKANUMA, Y., KUZUYA, T., HAYASHI, M., IDE, T., KUZUYA, N.: Positive correlation of serum lecithin: cholesterol acyltransferase activity with relative body weight. Europ. J. clin. Invest. **3**, 136–141 (1973).

ALADJEM, F., RUBIN, L.: Serum lipoprotein changes during fasting in rabbits. Amer. J. Physiol. **178**, 267–268 (1954).

ALAUPOVIC, P., LEE, D.M., MCCONATHY, W.J.: Studies on the composition and structure of plasma lipoproteins. Distribution of lipoprotein families in major density classes of normal human plasma lipoproteins. Biochim. biophys. Acta (Amst.) **260**, 689–707 (1972).

ALBRINK, M.J., FITZGERALD, J.R., MAN, E.B.: Effect of glucagon on alimentary lipemia. Proc. Soc. exp. Biol. (N.Y.) **95**, 778–780 (1957).

ALBRINK, M.J., MEIGS, J.W., GRANOFF, M.A.: Weight gain and serum triglycerides in normal men. New Engl. J. Med. **266**, 484–489 (1962).

ALFIN-SLATER, R.B., AFTERGOOD, L.: Essential fatty acids reinvestigated. Physiol Rev. **48**, 758–784 (1968).

AMATUZIO, D.S., GRANDE, F.: Essential hyperlipemia: the effect of glucagon. Minn. Med. **46**, 1088–1091 (1963).

AMATUZIO, D.S., GRANDE, F., WADA, S.: Effect of glucagon on the serum lipids in essential hyperlipemia and in hypercholesterolemia. Metabolism **11**, 1240–1249 (1962).

ANFINSEN, C.B., BOYLE, E., BROWN, R.K.: The role of heparin in lipoprotein metabolism. Science **115**, 583–586 (1952).

ANGERVALL, G.P., BJÖRNTORP, P., HOOD, B.: Studies on the clearing phenomenon in essential hyperlipemia. Acta med. scand. **172**, 5–14 (1962).

ARCHER, J.A., GORDEN, P., GAUIN, J.R., LESNIAK, M.A., ROTH, J.: Insulin receptors in human circulating lymphocytes: Application to the study of insulin resistance in man. J. clin. Endocr. **36**, 627–633 (1973).

ARMSTRONG, D.T., STEELE, R., ALTSZULER, N., DUNN, A., BISHOP, Y.S., DEBODO, R.C.: Regulation of plasma free fatty acid turnover. Amer. J. Physiol. (Lond.) **201**, 9–15 (1961).

ARONS, D.L., SCHREIBMAN, P.H., ARKY, R.A.: Postheparin lipolytic and monoglyceridase activities in fasted man. Proc. Soc. exp. Biol. (N.Y.) **137**, 780–782 (1971).

BAGDADE, J.D., BIERMAN, E.L., PORTE, D., JR.: The significance of basal insulin levels in the evaluation of the insulin response to glucose in diabetic and non-diabetic subjects. J. clin. Invest. **46**, 1549–1557 (1967b).

BAGDADE, J.D., BIERMAN, E.L., PORTE, D., JR.: The influence of obesity on the relationship between insulin and triglyceride levels in endogenous hypertriglyceridemia. Diabetes **20**, 664–673 (1971).

BAGDADE, J.D., PORTE, D., JR., BIERMAN, E.L.: Diabetic lipemia. A form of acquired fat-induced lipemia. New Engl. J. Med. **276**, 472–433 (1967a).

BAGDADE, J.D., PORTE, D., JR., BIERMAN, E.L.: Acute insulin withdrawal and the regulation of plasma triglyceride removal in diabetic subjects. Diabetes **17**, 127–132 (1968).

BARAONA, E., LIEBER, C.S.: Effects of chronic ethanol feeding on serum lipoprotein metabolism in the rat. J. clin. Invest. **49**, 769–778 (1970).

BARAONA, E., PIROLA, R.C., LIEBER, C.S.: Pathogenesis of postprandial hyperlipemia in rats fed ethanol-containing diets. J. clin. Invest. **52**, 296–303 (1973).

BAR-ON, H., STEIN, Y.: Effect of glucose and fructose on lipid metabolism in the rat. J. Nutr. **94**, 95–105 (1968).

BARTER, P.J., CARROLL, K.F., NESTEL, P.J.: Diurnal fluctuations in triglyceride, free fatty acids, and insulin during sucrose consumption and insulin infusion in man. J. clin. Invest. **50**, 583–591 (1971).

BARTER, P.J., NESTEL, P.J.: Plasma free fatty acid transport during prolonged glucose consumption and its relationship to plasma triglyceride fatty acids in man. J. Lipid Res. **13**, 483–490 (1972).

BARTER, P.J., NESTEL, P.J., CARROLL, K.F.: Precursors of plasma triglyceride fatty acids in humans. Effects of glucose consumption, clofibrate administration and alcoholic fatty liver. Metabolism **21**, 117–124 (1972).

BASSO, L.V., HAVEL, R.J.: Hepatic metabolism of free fatty acids in normal and diabetic dogs. J. clin. Invest. **49**, 537–547 (1970).

BAXTER, J.H.: Origin and characteristics of endogenous lipid in thoracic duct lymph in the rat. J. Lipid Res. **7**, 158–166 (1966).

BELFRAGE, P.: Metabolism of chyle triglycerides in the liver. I. Studies on the mechanisms for liver uptake of intravenously injected glycerol- and fatty acid-labeled chyle in the carbohydrate-fed rat. Biochim. biophys. Acta (Amst.) **125**, 474–484 (1966).

BERGMAN, E.N., HAVEL, R.J., WOLFE, B.M., BÖHMER, T.: Quantitative studies of the metabolism of chylomicron triglycerides and cholesterol by liver and extrahepatic tissues of sheep and dogs. J. clin. Invest. **50**, 1831–1839 (1971).

BIER, D.M., HAVEL, R.J.: Activation of lipoprotein lipase by lipoprotein fractions of human serum. J. Lipid Res. **11**, 565–570 (1971).

BIERMAN, E.L.: Particulate lipid components in plasma. In: RENOLD, A.E., CAHILL, G.F., JR.: Handbook of Physiology, Section 5: Adipose Tissue, p. 509–518. Baltimore: Waverly Press 1965.

BIERMAN, E.L., BAGDADE, J.D., PORTE, D., JR.: A concept of the pathogenesis of diabetic lipemia. Trans. Ass. Amer. Phycns **79**, 348–360 (1966).

BIERMAN, E.L., GORDIS, E., HAMLIN, J.T.: Heterogeneity of fat particles in plasma during alimentary lipemia. J. clin. Invest. **41**, 2254–2260 (1962).

BIERMAN, E.L., HAMLIN, J.T., III: A preparation of C^{14}-labeled triglyceride in plasma as a tracer for plasma particulate fat. Proc. Soc. exp. Biol. (N.Y.) **109**, 747–750 (1962).

BIERMAN, E.L., PORTE, D., JR., O'HARA, D.D., SCHWARTZ, M., WOOD, F.C., JR.: Characterization of fat particles in plasma of hyperlipemic subjects maintained on fat-free high-carbohydrate diets. J. clin. Invest. **44**, 261–270 (1965).

BIERMAN, E.L., SCHWARTZ, I.L., DOLE, V.P.: Action of insulin on release of fatty acids from tissue stores. Amer. J. Physiol. **191**, 359–362 (1957).

BIERMAN, E.L., STRANDNESS, D.E., JR.: The mechanism of formation of secondary fat particles from lymph chylomicrons (abstract), J. clin. Invest. **44**, 1028 (1965).

BILHEIMER, D.W., EISENBERG, S., LEVY, R.I.: Abnormal metabolism of very low density lipoproteins (VLDL) in type III hyperlipoproteinemia (type III). Circulation **44** (suppl. 2), II–56 (Abstr.) (1971).

BILHEIMER, D.W., EISENBERG, S., LEVY, R.I.: The metabolism of very low density lipoprotein proteins. I. Preliminary in vitro and in vivo observations. Biochim. biophys. Acta (Amst.) **260**, 212–221 (1972).

BLANCHETTE-MACKIE, E.J., SCOW, R.O.: Sites of lipoprotein lipase activity in adipose tissue perfused with chylomicrons. Electron microscope cytochemical study. J. Cell Biol. **51**, 1–11 (1971).

BLOMSTRAND, R., DAHLBÄCK, O.: The fatty acid composition of human thoracic duct lymph lipids. J. clin. Invest. **39**, 1185–1191 (1960).

BOBERG, J.: Mechanisms of hypertriglyceridemia in man. Thesis. Uppsala: Acta Universitatis Upsaliensis 1971.

BOBERG, J.: Heparin-released blood plasma lipoprotein lipase activity in patients with hyperlipoproteinemia. Acta med. scand. **191**, 97–102 (1972).

BOBERG, J., CARLSON, L.A., FREYSCHUSS, U.: Determination of splanchnic secretion rate and splanchnic turnover of plasma free fatty acids in man. Europ. J. clin. Invest. **2**, 123–132 (1972a).

BOBERG, J., CARLSON, L.A., FREYSCHUSS, U., LASSERS, B.W., WAHLQVIST, M.L.: Splanchnic secretion rates of plasma triglycerides and total and splanchnic turnover of plasma free fatty acids in men with normo- and hypertriglyceridaemia. Europ. J. clin. Invest. **2**, 454–466 (1972b).

BOBERG, J., CARLSON, L.A., HALLBERG, D.: Application of a new intravenous fat tolerance test in the study of hypertriglyceridaemia in man. J. Atheroscler. Res. **9**, 159–169 (1969).

BOLZANO, K., SAILER, S., SANDHOFER, F., BRAUNSTEINER, H.: Über das Verhalten der endogenen Lipoproteidlipase-Aktivität im Plasma während einer intravenösen Fettinfusion bei Normalpersonen und Patienten mit Hypertriglyceridämie. Klin. Wschr. **45**, 1104–1106 (1967).

BOLZANO, K., SAILER, S., SANDHOFER, F., BRAUNSTEINER, H.: Familial hyperchylomicronaemia with plasma inhibited lipoprotein lipase. Fourth Annual Meeting of the European Society for Clinical Investigation, Scheveningen April 1970, p. 23–25.

BOLZANO, K., SAILER, S., SANDHOFER, F., BRAUNSTEINER, H.: Die Beeinflussung der endogenen und der Postheparin-Lipoproteidlipase-Aktivität im Plasma durch intravenöse Glukosebelastung bei Normalpersonen, Patienten mit primärer endogener

Hypertriglyceridämie und Personen mit diabetischer Stoffwechsellage. Klin. Wschr. 49, 472–476 (1971).
BORENSZTAJN, J., ROBINSON, D.S.: The effect of fasting on the utilization of chylomicron triglyceride fatty acids in relation to clearing factor lipase (lipoprotein lipase) releasable by heparin in the perfused rat heart. J. Lipid Res. 11, 111–117 (1970).
BRADY, M., HIGGINS, J.A.: The properties of the lipoprotein lipases of rat heart, lung and adipose tissue. Biochim. biophys. Acta (Amst.) 137, 140–146 (1967).
BRAGDON, J.H.: On the composition of chyle chylomicrons. J. Lab. clin. Med. 52, 564–570 (1958).
BRAGDON, J.H., HAVEL, R.J., BOYLE, E.: Human serum lipoproteins. I. Chemical composition of four fractions. J. Lab. clin. Med. 48, 36–42 (1956).
BRAUNSTEINER, H., BERGER, H., SAILER, S., SANDHOFER, F.: Untersuchungen bei einem Fall von fettinduzierter (exogener) Hypertriglyceridämie. Schweiz. med. Wschr. 98, 458–461 (1968a).
BRAUNSTEINER, H., HERBST, M., SAILER, S., SANDHOFER, F.: Diabetes mellitus bei primärer Hypertriglyceridämie mit Kontraindikation zur Insulinbehandlung. Wien. klin. Wschr. 80, 415–417 (1968b).
BREEN, K., SCHENKER, S., HEIMBERG, M.: The effect of tetracycline on the hepatic secretion of triglyceride. Biochim. biophys. Acta (Amst.) 270, 74–80 (1972).
BROWN, D.F.: Triglyceride metabolism in the alloxan-diabetic rat. Diabetes 16, 90–95 (1967).
BROWN, W.V., LEVY, R.I., FREDRICKSON, D.S.: Studies of the proteins in human plasma very low density lipoproteins. J. biol. Chem. 244, 5687–5694 (1969).
BROWN, W.V., LEVY, R.I., FREDRICKSON, D.S.: Further characterization of apolipoproteins from the human plasma very low density lipoproteins. J. biol. Chem. 245, 6588–6594 (1970).
BRUNZELL, J.D., HAZZARD, W.R., PORTE, D., JR., BIERMAN, E.L.: Evidence for a common, saturable, triglyceride removal mechanism for chylomicrons and very low density lipoproteins in man. J. clin. Invest. 52, 1578–1585 (1973).
CARLSON, L.A.: Studies on the incorporation of injected palmitic acid-1-C^{14} into liver and plasma lipids in man. Acta Soc. Med. upsalien. 65, 85–90 (1960).
CARLSON, L.A., EKELUND, L.-G.: Splanchnic production and uptake of endogenous triglycerides in the fasting state in men. J. clin. Invest. 42, 714–720 (1963).
CARLSON, L.A., EKELUND, L.-G., FRÖBERG, S.O.: Concentration of triglyceride, phospholipids and glycogen in skeletal muscle and of free fatty acids and beta-hydroxy-butyric acid in blood in man in response to exercise. Europ. J. clin. Invest. 1, 248–254 (1971).
CARLSON, L.A., EKELUND, L.-G., ORÖ, L.: Studies on blood lipids during exercise. IV. Arterial concentration of free fatty acids and glycerol during and after long time exercise in normal men. J. Lab. clin. Med. 61, 724–729 (1963).
CARLSON, L.A., PERNOW, B.: Studies on blood lipids during exercise. I. Arterial and venous plasma concentrations of unesterified fatty acids. J. Lab. clin. Med. 53, 833–841 (1959).
CARLSON, L.A., PERNOW, B.: Studies on blood lipids during exercise. II. The arterial plasma-free fatty acid concentration during and after exercise and its regulation. J. Lab. clin. Med. 58, 673–681 (1961).

CLARK, B., HÜBSCHER, G.: Glycerokinase in mucosa of the small intestine of the rat. Nature 195, 599–600 (1962).
CLARK, B., HÜBSCHER, G.: Biosynthesis of glycerides in the mucosa of the small intestine. Nature 185, 35–37 (1960).
CLARK, B.S., BRAUSE, B., HOLT, P.R.: Lipolysis and absorption of fat in the rat stomach. Gastroenterology 56, 214–222 (1969).
DATTA, D.V., WIGGINS, H.S.: New effects of sodium chloride and protamine on human postheparin plasma "lipoprotein" lipase activity. Proc. Soc. exp. Biol. (N.Y.) 115, 788–792 (1964).
DAWSON, A.M., ISSELBACHER, K.J.: The esterification of palmitate-1-C^{14} by homogenates of intestinal mucosa. J. clin. Invest. 39, 150–160 (1960).
DAWSON, A.M., ISSELBACHER, K.J., BELL, V.M.: Studies on lipid metabolism in the small intestine with observations on the role of bile salts. J. clin. Invest. 39, 730–740 (1960).
DENBESTEN, L., REYNA, R.H., CONNOR, W.E., STEGINK, L.D.: The different effects on the serum lipids and fecal steroids of high carbohydrate diets given orally or intravenously. J. clin. Invest. 52, 1384–1393 (1973).
DEOYA, M., PRIGGE, W.F., SWENSON, D.E., GRANDE, F.: Role of glucagon on fatty liver production in birds. Amer. J. Physiol. 221, 25–30 (1971).
DILUZIO, N.R.: Effect of acute ethanol intoxication on liver and plasma lipid fractions of the rat. Amer. J. Physiol. 194, 453–456 (1958).
DOLE, V.P.: A relation between non-esterified fatty acids in plasma and the metabolism of glucose. J. clin. Invest. 35, 150–154 (1956).
EAGLE, G.R., ROBINSON, D.S.: The ability of actinomycin D to increase clearin-factor lipase activity of rat adipose tissue. Biochem. J. 93, 10 C–11 C (1964).
EATON, R.P.: Synthesis of plasma triglycerides in endogenous hypertriglyceridemia. J. Lipid Res. 12, 491–497 (1971).
EATON, R.P.: Hypolipemic action of glucagon in experimental endogenous lipemia in the rat. J. Lipid Res. 14, 312–318 (1973).
EATON, R.P., BERMAN, M., STEINBERG, D.: Kinetic studies of plasma free fatty acid and triglyceride metabolism in man. J. clin. Invest. 48, 1560–1579 (1969).
EATON, R.P., NYE, W.H.R.: The relationship between insulin secretion and triglyceride concentration in endogenous lipemia. J. Lab. clin. Med. 81, 682–695 (1973).
EISENBERG, S., BILHEIMER, D., LINDGREN, F., LEVY, R.I.: On the apoprotein composition of human plasma very low density lipoprotein subfractions. Biochim. biophys. Acta (Amst.) 260, 329–333 (1972).
FALLON, H.J., KEMP, E.L.: Effects of diet on hepatic triglyceride synthesis. J. clin. Invest. 47, 712–719 (1968).
FARQUHAR, J.W., GROSS, R.C., WAGNER, R.W., REAVEN, G.M.: Validation of an incompletely coupled two-compartment nonrecycling catenary model for turnover of liver and plasma triglyceride in man. J. Lipid Res. 6, 119–134 (1965).
FARQUHAR, J.W., FRANK, A., GROSS, R.C., REAVEN, G.M.: Glucose, insulin and triglyceride responses to high and low carbohydrate diets in man. J. clin. Invest. 45, 1648–1656 (1966).

Feigl, J.: Neue Untersuchungen zur Chemie des Blutes bei akuter Alkoholintoxikation und bei chronischem Alkoholismus mit besonderer Berücksichtigung der Fette und Lipide. Biochem. Z. **92**, 282—317 (1918).

Fine, M.B., Williams, R.H.: Effect of fosting, epinephrine and glucose and insulin on hepatic uptake of nonesterified fatty acids. Amer. J. Physiol. **199**, 403—406 (1960).

Ford, S., Jr., Bozian, R.C., Knowles, H.C., Jr.: Interactions of obesity, and glucose and insulin levels in hypertriglyceridemia. Amer. J. clin. Nutr. **21**, 904—910 (1968).

Fredrickson, D.S., Lees, R.S.: Familial Hyperlipoproteinemia. In: The Metabolic Basis of Inhereted Disease (Stanbury, Wyngaarden, Fredrickson, Eds.), Chapter 22, p. 429—485. New York: McGraw Hill 1965.

Fredrickson, D.S., Levy, R.I., Lees, R.S.: Fat transport in lipoproteins—An integrated approach to mechanisms and disorders. New Engl. J. Med. **276**, 32—44, 94—103, 148—156, 215—226, 273—281 (1967).

Fredrickson, D.S., Ono, K., Davis, L.L.: Lipolytic activity of post-heparin plasma in hyperglyceridemia. J. Lipid Res. **4**, 24—33 (1963).

Friedberg, S.J., Klein, R.F., Trout, D.L., Bogdanoff, M.D., Estes, E.H., Jr.: The incorporation of plasma free fatty acids into plasma triglycerides in man. J. clin. Invest. **40**, 1848—1855 (1961).

Gage, S.H., Fish, P.A.: Fat digestion, absorption, and assimilation in man and animals as determined by the dark-field microscope, and a fat-soluble dye. Amer. J. Anat. **34**, 1—85 (1924).

Ganesan, D., Bradford, R.H., Alaupovic, P., McConathy, W.J.: Differential activation of lipoprotein lipase from human post-heparin plasma, milk and adipose tissue by polypeptides of human serum apolipoprotein C. FEBS Lett. **15**, 205—208 (1971).

Garfinkel, A., Baker, N., Schotz, M.C.: Relationship of lipoprotein lipase activity to triglyceride uptake in adipose tissue. J. Lipid Res. **8**, 274—180 (1967).

Gelb, A.M., Davidson, M.I., Kessler, J.I.: Effect of fasting on esterification of fatty acids by small intestine in vitro. Amer. J. Physiol. **207**, 1207—1210 (1964).

Glickman, R.M., Kirsch, K.: Lymph chylomicron formation during the inhibition of protein synthesis. Studies of chylomicron apoproteins. J. clin. Invest. **52**, 2910—2920 (1973).

Glickman, R.M., Kirsch, K., Isselbacher, K.J.: Fat absorption during inhibition of protein synthesis: Studies of lymph chylomicrons. J. clin. Invest. **51**, 356—363 (1972).

Glomset, J.A.: The plasma lecithin: cholesterol acyltransferase reaction. J. Lipid Res. **9**, 155—167 (1968).

Glueck, C.J., Levy, R.I., Fredrickson, D.S.: Immunoreactive insulin, glucose tolerance, and carbohydrate inducibility in types II, III, IV and V hyperlipoproteinemia. Diabetes **18**, 739—748 (1969).

Gofman, J.W., DeLalla, O., Glazier, N.K., Lindgren, F.T., Nichols, A.V., Strisower, E.H., Ramplin, A.R.: The serum lipoprotein transport system in health, metabolic disorders, atherosclerosis and coronary artery disease. Plasma **2**, 413—428 (1954).

Goldrick, R.B., Ashley, B.C.E., Lloyd, J.L.: Effects of prolonged incubation and cell concentration on lipogenesis from glucose in isolated human omental fat cells. J. Lipid Res. **10**, 253—259 (1969).

Gordis, E.: Demonstration of two kinds of fat particles in alimentary lipemia with polyvinyl-pyrrolidone gradient columns. Proc. Soc. exp. biol. (N.Y.) **110**, 657—661 (1962).

Gordis, E.: Preservation of dietary triglycerides in the secondary particles of alimentary lipemia. J. clin. Invest. **44**, 1451—1457 (1965).

Gordon, S.G., Kern, F., Jr.: The effect of taurocholate on jejunal glyceride synthesis. Gastroenterology **58**, 953 (1970).

Gotto, A.M., Brown, W.V., Levy, R.I., Birnbaumer, M.E., Fredrickson, D.S.: Evidence for the identity of the major apoprotein in low density and very low density lipoproteins in normal subjects and patients with familial hyperlipoproteinemia. J. clin. Invest. **51**, 1486—1494 (1972).

Gotto, A.M., Levy, R.I., John, K., Fredrickson, D.S.: On the protein defect in abetalipoproteinemia. New Engl. J. Med. **284**, 813—818 (1971).

Greten, H., Levy, R.I., Fredrickson, D.S.: A further characterization of lipoprotein lipase. Biochim. biophys. Acta (Amst.) **164**, 185—194 (1968).

Greten, H., Levy, R.I., Fredrickson, D.S.: Evidence for separate monoglyceride hydrolase and triglyceride lipase in post-heparin human plasma. J. Lipid Res. **10**, 326—330 (1969).

Greten, H., Walter, B., Brown, W.V.: Purification of a human post-heparin plasma triglyceride lipase. FEBS Lett. **2**, 306—310 (1972).

Gross, R.C., Farquhar, J.W., Shen, S.W., Reaven, G.M.: Triglyceride production and removal in two fractions of plasma very low density lipoprotein (VLDL). Clin. Res. **18**, 140 (1970).

Gustafson, A.: Studies on human serum very-low-density-lipoproteins. Acta med. scand., Suppl. **446**, 1—44 (1966).

Gustafson, A., Alaupovic, P., Furman, R.H.: Studies of the composition and structure of serum lipoproteins: isolation, purification, and characterization of VLDL of human serum. Biochemistry **4**, 596—606 (1965).

Gustafson, A., Alaupovic, P., Furman, R.H.: Studies of the composition and structure of serum lipoproteins: separation and characterization of phospholipid-protein residues obtained by partial delipidation of very low density lipoproteins of human serum. Biochemistry **5**, 632—641 (1966).

Haessler, H.A., Isselbacher, K.J.: Glycerokinase and its relation to intestinal glycerol metabolism. Fed. Proc. **22**, 357 (1963).

Hahn, P.F.: Abolishment of alimentary lipemia following injection of heparin. Science **98**, 19—20 (1943).

Hallberg, D.: Studies on the elimination of exogenous lipids from the blood stream. Determination and separation of the plasma triglycerides after single injection of a fat emulsion in man. Acta physiol. scand. **62**, 407—421 (1964).

Hallberg, D.: Insulin and glucagon in the regulation of removal rate of exogenous lipids from the blood in dogs. Acta chir. scand. **136**, 291—297 (1970).

Hamosh, M., Scow, R.O.: Lipoprotein lipase activity in guinea pig and rat milk. Biochim. biophys. Acta (Amst.) **231**, 283—289 (1971).

Hamosh, M., Scow, R.O.: Lingual lipase and its role in the digestion of dietary lipid. J. clin Invest. **52**, 88—95 (1973).

HARLAN, W.R., JR., WINSETT, P.S., WASSERMAN, A.J.: Tissue lipoprotein lipase in normal individuals and in individuals with exogenous hypertriglyceridemia and the relationship of this enzyme to assimilation of fat. J. clin. Invest. **46**, 239–247 (1967).

HATCH, F.T., ABELL, L.L., KENDALL, F.E.: Effects of restriction of dietary fat and cholesterol upon serum lipids and lipoproteins in patients with hypertension. Amer. J. Med. **19**, 48–60 (1955).

HAVEL, R.J.: Early effects of fasting and of carbohydrate ingestion on lipids and lipoproteins of serum in man. J. clin. Invest. **36**, 855–859 (1957a).

HAVEL, R.J.: Early effects of fat ingestion on lipids and lipoproteins of serum in man. J. clin. Invest. **36**, 848–854 (1957b).

HAVEL, R.J.: Conversion of plasma free fatty acids into triglycerides of plasma lipoprotein fractions in man. Metabolism **10**, 1031–1034 (1961).

HAVEL, R.J.: Triglyceride and very low density lipoprotein turnover. In: Proc. 1968 Deuel Conf. on Lipids on the Turnover of Lipids and Lipoproteins, Carmel (Calif.), Feb. 21–24, 1968, p. 117–121. COWGILL, G., ESTRICH, D.L., WOOD, P.D. (Eds.): Superintendent of Documents. Washington: U.S. Government Printing Office.

HAVEL, R.J.: Caloric homeostasis and disorders of fuel transport. New Engl. J. Med. **287**, 1186–1192 (1972).

HAVEL, R.J., BALASSE, E.O., WILLIAMS, H.E., KANE, J.P., SEGEL, N.: Splanchnic metabolism in von Gierke's disease (Glycogenosis type I). Trans. Ass. Amer. Physcns **82**, 305–323 (1969).

HAVEL, R.J., EKELUND, L.-G., HOLMGREN, A.: Kinetic analysis of the oxidation of palmitate-1-^{14}C in man during prolonged heavy muscular exercise. J. Lipid Res. **8**, 366–373 (1967).

HAVEL, R.J., FELTS, J.M., BEZMAN, A.: Demonstration of lipoprotein lipase in human adipose tissue. Clin. Res. **9**, 72 (1961).

HAVEL, R.J., GOLDFIEN, A.: The role of liver and extrahepatic tissues in the transport and metabolism of fatty acids and triglycerides in the dog. J. Lipid Res. **2**, 389–395 (1961).

HAVEL, R.J., GORDON, R.S., JR.: Idiopathic hyperlipemia: Metabolic studies in an affected family. J. clin. Invest. **39**, 1777–1790 (1960).

HAVEL, R.J., KANE, J.P., BALASSE, E.O., SEGEL, N., BASSO, L.V.: Splanchnic metabolism of free fatty acids and production of triglycerides of very low density lipoproteins in normotriglyceridemic and hypertriglyceridemic humans. J. clin. Invest. **49**, 2017–2035 (1970a).

HAVEL, R.J., KANE, J.P., KASHYAP, M.L.: Interchange of apolipoproteins between chylomicrons and high density lipoproteins during alimentary lipemia in man. J. clin. Invest. **52**, 32–38 (1973).

HAVEL, R.J., NAIMARK, A., BORCHGREVINK, C.F.: Turnover rate and oxidation of free fatty acids of blood plasma in men during exercise: studies during continous infusion of palmitate-1-C^{14}. J. clin. Invest. **42**, 1054–1063 (1963).

HAVEL, R.J., SHORE, V.G., SHORE, B., BIER, D.M.: Role of specific glycopeptides of human serum lipoproteins in the activation of lipoprotein lipase. Circulat. Res. **27**, 595–600 (1970b).

HAZZARD, W.R., LINDGREN, F.T., BIERMAN, E.L.: Very low density lipoprotein subfractions in a subject with broad-β-disease (type III hyperlipoproteinemia) and a subject with endogenous lipemia (type IV). Chemical composition and electrophoretic mobility. Biochim. biophys. Acta (Amst.) **202**, 517–525 (1970).

HEIMBERG, M., WEINSTEIN, I., KOHOUT, M.: The effects of glucagon, dibutyryl cyclic adenosine 3′,5′-monophosphate, and concentration of free fatty acid on hepatic lipid metabolism. J. biol. Chem. **244**, 5131–5139 (1969).

HELANDER, H.F., OLIVECRONA, T.: Lipolysis and lipid absorption in the stomach of the suckling rat. Gastroenterology **59**, 22–35 (1970).

HOFMAN, A.F.: Exchange of iodine-131-labeled chylomicron protein in vitro. Amer. J. Physiol. **199**, 433–436 (1960).

HOFMAN, A.F.: Borgström, B.: Physicochemical state of lipids in intestinal content during their digestion and absorption. Fed. Proc. **21**, 43–50 (1962).

HOFMAN, A.F.: Small, D.M.: Detergent properties of bile salts: correlation with physiological function. Ann. Rev. Med. **18**, 333–376 (1967).

HOLLENBERG, C.H.: Effect of nutrition on activity and release of lipase from rat adipose tissue. Amer. J. Physiol. **197**, 667–670 (1959).

HOLLENBERG, C.H.: The effect of fasting on the lipoprotein lipase activity of rat heart and diaphragm. J. clin. Invest. **39**, 1282–1287 (1960).

HOLT, P.R.: Utilization of glycerol-C^{14} for intestinal glyceride esterification: Studies in a patient with chyluria. J. clin. Invest. **43**, 349–356 (1964).

HÜBSCHER, G.: Glyceride metabolism. In: Lipid Metabolism (WAKIL, S.J., Ed.), p. 280–370. New York: Academic Press 1970.

HÜLSMANN, W.C., EIJKENBOOM, W.H.M., KOSTER, J.F., FERNANDES, J.: Glucose-6-Phosphatase deficiency and hyperlipaemia. Clin. chim. Acta **30**, 775–778 (1970).

ISSEKUTZ, B., JR., BORTZ, W.M., MILLER, H.I., PAUL, P.: Turnover rate of plasma FFA in humans and in dogs. Metabolism **16**, 1001–1009 (1967).

ISSEKUTZ, B., JR., MILLER, H.I., PAUL, P., RODAHL, K.: Source of fat oxidation in exercising dogs. Amer. J. Physiol. **207**, 583–589 (1964).

ISSEKUTZ, B., JR., PAUL, P.: Intramuscular energy sources in exercising normal and pancreatectomized dogs. Amer. J. Physiol. **215**, 197–204 (1968).

JOHNSTON, J.M., RAO, G.A. LOWE, P.A., SCHWARZ, B.E.: The nature of the stimulatory role of the supernatant fraction on triglyceride synthesis by the α-glycerophosphate pathway. Lipids **2**, 14–20 (1967).

JOLY, J.-G., FEINMAN, L., ISHII, H., LIEBER, C.S.: Effect of chronic ethanol feeding on hepatic microsomal glycerophosphate acyltransferase activity. J. Lipid Res. **14**, 337–343 (1973).

JONES, D.P., ARKY, R.A.: Effects of insulin on triglyceride and free fatty acid metabolism in man. Metabolism **14**, 1287–1293 (1965).

JONES, D.P., LOSOWSKY, M.S., DAVIDSON, C.S., LIEBER, C.S.: Effects of ethanol on plasma lipids in men. J. Lab. clin. Med. **62**, 675–682 (1963).

KALKHOFF, R.K., HORNBROOK, K.R., BURCH, H.B., KIPNIS, D.M.: Studies of the metabolic effects of acute insulin deficiency. II. Changes in hepatic glycolytic and Krebs-cycle intermediates and pyridine nucleotides. Diabetes **15**, 451–456 (1966).

KALLIO, I.V.I., SAARIMAA, H.A.: Changes in blood lipids, postprandial lipemia and intravenous tolbuta-

mide test response after insulin shock treatment. Amer. J. med. Sci. **254**, 619–622 (1967).
KAY, R.E., ENTENMANN, C.: The synthesis of "chylomicron-like" bodies and maintenance of normal blood sugar values by the isolated, perfused rat liver. J. biol. Chem. **236**, 1006–1012 (1961).
KAYDEN, H.J., KARMEN, A., DUMONT, A.: Alterations in the fatty acid composition of human lymph and serum lipoproteins by single feedings. J. clin. Invest. **42**, 1373–1381 (1963).
KESSLER, J.I.: Effect of insulin on release of plasma lipolytic activity and clearing of emulsified fat intravenously administered to pancreatectomized and alloxanized dogs. J. Lab. clin. Med. **60**, 747–755 (1962).
KESSLER, J.I.: Effect of diabetes and insulin on the activity of myocardial and adipose tissue lipoprotein lipase of rats. J. clin. Invest. **42**, 362–367 (1963).
KESSLER, J.I., STEIN, J., DANNACKER, D., NARCESSIAN, P.: Biosynthesis of low density lipoprotein by cell-free preparations of rat intestinal mucosa. J. biol. Chem. **245**, 5281–5288 (1970).
KOHOUT, M., KOHOUTOVA, B., HEIMBERG, M.: The regulation of hepatic triglyceride metabolism by free fatty acids. J. biol. Chem. **246**, 5067–5074 (1971).
KORN, E.D.: Clearing factor, a heparin-activated lipoprotein lipase. I. Isolation and characterization of the enzyme from normal rat heart. J. biol. Chem. **215**, 1–14 (1955a).
KORN, E.D.: Clearing factor, a heparin-activated lipoprotein lipase. II. Substrate specificity and activation of coconut oil. J. biol. Chem. **215**, 15–26 (1955b).
KORN, E.D., QUIGLEY, JR.: Studies on lipoprotein lipase of rat heart and adipose tissue. Biochim. biophys. Acta (Amst.) **18**, 143–145 (1955).
KORNER, A.: Aloxan diabetes and in vitro protein biosynthesis in rat liver microsomes and mitochondria. J. Endocr. **20**, 256–265 (1960).
KOSTNER, G., HOLASEK, A.: Characterization and quantitation of the apolipoproteins from human chyle chylomicrons. Biochemistry **11**, 1217–1223 (1972).
KRAUSS, R.M., WINDMUELLER, H.G., LEVY, R.I., FREDRICKSON, D.S.: Selective measurement of two different triglyceride lipase activities in rat postheparin plasma. J. Lipid Res. **14**, 286–295 (1973).
KUNELIS, C.T., PETERS, J.L., EDMONDSON, H.A.: Fatty liver of pregnancy and its relationship to tetracycline therapy. Amer. J. Med. **38**, 359–377 (1965).
KUO, P.T., FENG, L.Y.: Studies of serum insulin in atherosclerotic patients with endogenous hypertriglyceridemia (types III and IV hyperlipoproteinemia). Metabolism **19**, 372–380 (1970).
LAROSA, J.C., LEVY, R.I., BROWN, W.V., FREDRICKSON, D.S.: Changes in high density lipoprotein protein composition after heparin-induced lipolysis. Amer. J. Physiol. **220**, 785–791 (1971).
LAROSA, J.C., LEVY, R.I., HERBERT, P., LUX, S.E., FREDRICKSON, D.S.: A specific apoprotein activator for lipoprotein lipase. Biochem. biophys. Res. Commun. **41**, 57–62 (1970).
LAROSA, J.C., LEVY, R.I., WINDMUELLER, H.G., FREDRICKSON, D.S.: Comparison of the triglyceride lipase of liver, adipose tissue, and postheparin plasma. J. Lipid Res. **13**, 356–363 (1972).
LETARTE, J., FRASER, T.R.: Stimulation by insulin of the incorporation of U-^{14}C-Glukose into lipids released by the liver. Diabetologia **5**, 358–359 (1969).

LEVY, R.I., FREDRICKSON, D.S., SHULMAN, R., BILHEIMER, D.W., BRESLOW, J.L., STONE, N.J., LUX, S.E., SLOAN, H.R., KRAUSS, R.M., HERBERT, P.N.: Dietary and drug treatment of primary hyperlipoproteinemia. Ann. intern. Med. **77**, 267–294 (1972).
LEWIS, B., MANCINI, M., ISHIWATA, J.I., MATTOCK, M.: Dietary influences on plasma triglyceride metabolism. Abstr. Europ. Soc. clin. Invest. **1**, 380 (1971).
LEWIS, M., SCHENKER, S., COMBES, B.: Studies on the pathogenesis of tetracycline-induced fatty liver. Am. J. dig. Dis. **12**, 429–438 (1967).
LIEBER, C.S., DECARLI, L.M.: Quantitative relationship between amount of dietary fat and severity of alcoholic fatty liver. Amer. J. clin. Nutr. **23**, 474–478 (1970).
LIEBER, C.S., LEFEVRE, A., SPRITZ, N., FEINMAN, L., DECARLI, L.M.: Difference in hepatic metabolism of long- and medium-chain fatty acids: the role of fatty acid chain length in the production of alcoholic fatty liver. J. clin. Invest. **46**, 1451–1460 (1967).
LIEBER, C.S., SCHMID, R.: The effect of ethanol on fatty acid metabolism; stimulation of hepatic fatty acid synthesis in vitro. J. clin. Invest. **40**, 394–399 (1961).
LIEBER, C.S., SPRITZ, N.: Effect of prolonged ethanol intake in man: role of dietary, adipose and endogenously synthesized fatty acids in the pathogenesis of the alcoholic fatty liver. J. clin. Invest. **45**, 1400–1411 (1966).
LIEBER, C.S., SPRITZ, N., DECARLI, L.M.: Role of dietary, adipose, and endogenously synthesized fatty acids in the pathogenesis of the alcoholic fatty liver. J. clin. Invest. **45**, 51–62 (1966).
LISCH, H.-J., BOLZANO, K., HERBST, M., SAILER, S., SANDHOFER, F., BRAUNSTEINER, H.: Effect of body weight changes on plasma lipids in patients with primary hyperlipoproteinemia. Atherosclerosis **19**, 477–484 (1974b).
LISCH, H.-J., SAILER, S., SANDHOFER, F., TSCHIKOF, R., BRAUNSTEINER, H.: The action of insulin and glucose on lipolysis in isolated human fat cells. Horm. Metabolic Res. **6**, 25–30 (1974a).
LOMBARDI, B., UGAZIO, G.: Serum lipoproteins in rats with carbon tetrachlorid-induced fatty liver. J. Lipid Res. **6**, 498–505 (1965).
LOSSOW, W.J., LINDGREN, F.T., JENSEN, L.C.: Net uptake of rat serum protein by $S_f > 400$ lymph chylomicrons in vitro. Biochim. biophys. Acta (Amst.) **144**, 670–677 (1967).
LOSSOW, W.J., LINDGREN, F.T., MURCHIO, J.C., STEVENS, G.R., JENSEN, L.C.: Particle size and protein content of six fractions of the $S_f > 20$ plasma lipoprotein isolated by density gradient centrifugation. J. Lipid Res. **10**, 68–76 (1969).
MACDONALD, I.: Ingested glucose and fructose in serum lipids in healthy men and after myocardial infarction. Amer. J. clin. Nutr. **21**, 1366–1373 (1968).
MAHLEY, R.W., HAMILTON, R.L., LEQUIRE, V.S.: Characterization of lipoprotein particles isolated from the Golgi apparatus of rat liver. J. Lipid Res. **10**, 433–439 (1969).
MARSHALL, F.N.: Lipoprotein lipase activity in normal human adipose tissue and its absence in human lipomas. Experientia (Basel) **21**, 130–133 (1965).
MASORO, E.J., ROWELL, L.B., MCDONALD, R.M.: Intracellular muscle lipids as energy sources during muscular exercise and fasting. Fed. Proc. **25**, 1421–1424 (1966a).

MASORO, E.J., ROWELL, L.B., MCDONALD, R.M., STEIERT, B.: Skeletal muscle lipids. II. Nonutization of intracellular lipid esters as an energy source for contractile activity. J. biol. Chem. **241**, 2626–2634 (1966b).

MATTSON, F.H., BECK, L.W.: The digestion in vitro of triglycerides by pancreatic lipase. J. biol. Chem. **214**, 115–125 (1955).

MATTSON, F.H., VOLPENHEIN, R.A.: The digestion and absorption of triglycerides. J. biol. Chem. **239**, 2772–2777 (1964).

MCBRIDE, O.W., KORN, E.D.: The lipoprotein lipase of mammary gland and the correlation of its activity to location. J. Lipid Res. **4**, 17–20 (1963).

MCELROY, W.T., JR., SIEFERT, W.L., SPITZER, J.J.: Relationship of hepatic uptake of free fatty acids to plasma concentration. Proc. Soc. exp. Biol. (N.Y.) **104**, 20–23 (1960).

MENDENHALL, C.L.: Origin of hepatic triglyceride fatty acids: quantitative estimation of the relative contributions of linoleic acid by diet and adipose tissue in normal and ethanol fed rats. J. Lipid Res. **13**, 177–183 (1972).

MENG, H.C., GOLDFARB, J.L.: Heparin-induced lipemia clearing factor in rats. Role of the pancreas in its production. Diabetes **8**, 211–217 (1959).

MILLER, H.I., BORTZ, W.M., DURHAM, B.C.: The rate of appearance of FFA in plasma triglyceride of normal and obese subjects. Metabolism **17**, 515–521 (1968).

MINARI, O., ZILVERSMIT, D.B.: Behaviour of dog lymph chylomicron lipid constituents during incubation with serum. J. Lipid Res. **4**, 424–436 (1963).

MORRIS, M.D., ZILVERSMIT, D.B., HINTZ, H.F.: Hyperlipoproteinemia in fasting ponnis. J. Lipid Res. **13**, 383–389 (1972).

NESTEL, P.J.: Relationship between plasma triglycerides and removal of chylomicrons. J. clin. Invest. **43**, 943–949 (1964).

NESTEL, P.J.: Metabolism of linoleate and palmitate in patients with hypertriglyceridemia and heart disease. Metabolism **14**, 1–9 (1965).

NESTEL, P.J.: Carbohydrate-induced hypertriglyceridemia and glucose utilization in ischemic heart disease. Metabolism **15**, 787–795 (1966).

NESTEL, P.J.: Relationship between FFA flux and TGFA influx in plasma before and during the infusion of insulin. Metabolism **16**, 1123–1132 (1967).

NESTEL, P.J.: Triglyceride turnover in man. Progr. biochem. Pharmacol. **8**, 125–160 (1973).

NESTEL, P.J., BARTER, P.: Metabolism of palmitic and linoleic acids in man: differences in turnover and conversion to glycerides. Clin. Sci. **40**, 345–350 (1971).

NESTEL, P.J., CAROLL, K.F., HAVENSTEIN, N.: Plasma triglyceride response to carbohydrates, fats and caloric intake. Metabolism **19**, 1–18 (1970).

NESTEL, P.J., DENBOROUGH, M.A., O'DEA, J.: Disposal of human chylomicrons administered intravenously in ischemic heart disease and essential hyperlipemia. Circulat. Res. **10**, 786–791 (1962).

NESTEL, P.J., HAVEL, R.J.: Lipoprotein lipase in human adipose tissue. Proc. Soc. exp. Biol. Med. (N.Y.) **109**, 985–987 (1962).

NESTEL, P.J., HAVEL, R.J., BEZMAN, A.: Sites of initial removal of chylomicron triglyceride fatty acids from the blood. J. clin. Invest. **41**, 1915–1921 (1962).

NESTEL, P.J., HIRSCH, E.Z.: Triglyceride turnover after diets rich in carbohydrate or animal fat. Aust. Ann. Med. **14**, 265–269 (1965a).

NESTEL, P.J., HIRSCH, E.Z.: Mechanism of alcohol-induced hypertriglyceridemia. J. Lab. clin. Med. **66**, 357–365 (1965b).

NESTEL, P.J., WHYTE, H.M.: Plasma free fatty acid and triglyceride turnover in obesity. Metabolism **17**, 1112–1128 (1968).

NICHOLS, A.V., SMITH, L.: Effect of very low-density lipoproteins on lipid transfer in incubated serum. J. Lipid Res. **206**–210 (1965).

NIKKILÄ, E.A.: Control of plasma and liver triglyceride kinetics by carbohydrate metabolism and insulin. Adv. Lipid Res. **7**, 63–134 (1969).

NIKKILÄ, E.A., KEKKI, M.: Polymorphism of plasma triglyceride kinetics in normal human adult subjects. Acta med. scand. **190**, 49–59 (1971).

NIKKILÄ, E.A., OJALA, K.: Ethanol-induced alterations in the synthesis of hepatic and plasma lipids and hepatic glycogen from glycerol-C^{14}. Life Sci. **2**, 717–721 (1963).

OCKNER, R.K., HUGHES, F.B., ISSELBACHER, K.J.: Very low density lipoproteins in intestinal lymph: origin, composition, and role in lipid transport in the fasting state. J. clin. Invest. **48**, 2079–2088 (1969).

ONTKO, J.A.: Effects of ethanol on the metabolism of free fatty acids in isolated liver cells. J. Lipid Res. **14**, 78–86 (1973).

OTTERBY, D.E., RAMSEY, H.A., WISE, G.H.: Source of lipolytic enzymes in the abomasum of the calf. J. Dairy Sci. **47**, 997–1005 (1964).

PALOYAN, E., HARPER, P.V., JR.: Glucagon as a regulating factor of plasma lipids. Metabolism **10**, 315–323 (1961).

PATSCH, J.R., SAILER, S., BRAUNSTEINER, H.: Lipoprotein of the density 1.006–1.020 in the plasma of patients with type III hyperlipoproteinaemia in the postabsorptive state. Europ. J. clin. Invest., **5**, 45–55 (1975).

PATTEN, R.L., HOLLENBERG, C.H.: The mechanism of heparin stimulation of rat adipocyte lipoprotein lipase. J. Lipid Res. **10**, 374–382 (1969).

PAUL, P., ISSEKUTZ, B., JR.: Role of extramuscular energy sources in the metabolism of the exercising dog. J. appl. Physiol. **22**, 615–622 (1967).

PAV, J., WENKEOVA, J.: Significance of adipose tissue lipoprotein lipase. Nature **185**, 926–927 (1960).

PENHOS, J.C., WU, C.H., DAUNAS, J., REITMAN, M., LEVINE, R.: The effect of glucagon on the metabolism of lipids and on urea formation by the perfused rat liver. Diabetes **15**, 740–748 (1966).

PERSSON, B., BJÖRNTORP, P., HOOD, B.: Lipoprotein lipase activity in human adipose tissue. I. Conditions for release and relationship to triglycerides in serum. Metabolism **15**, 730–741 (1966).

PERSSON, B., HOOD, B., ANGERVALL, G.: Effects of prolonged fast on lipoprotein lipase activity eluted from human adipose tissue. Acta med. scand. **188**, 225–229 (1970).

PIERCE, F.T.: The interconversion of serum lipoproteins in vivo. Metabolism **3**, 142–153 (1954).

POLHEIM, D., DAVID, J.S.K., SCHULTZ, F.M., WYLIE, M.B., JOHNSTON, J.M.: Regulation of triglyceride biosynthesis in adipose and intestinal tissue. J. Lipid Res. **14**, 415–421 (1973).

PORTE, D., ENTENMAN, C.: Fatty acid metabolism in

rat intestinal segments. U.S. Naval Radiol. Def. Lab. Tech. Rept. **526**, 1—35 (1961).
Pury, G.G. de, Collins, F.D.: Very low density lipoproteins and lipoprotein lipase in serum of rats deficient in essential fatty acids. J. Lipid Res. **13**, 268—275 (1972).
Quarfordt, S.H., Frank, A., Shames, D.M., Berman, M., Steinberg, D.: Very low density lipoprotein triglyceride transport in type IV hyperlipoproteinemia and the effects of carbohydrate-rich diets. J. clin. Invest. **49**, 2281—2297 (1970).
Quarfordt, S.H., Levy, R.I., Fredrickson, D.S.: On the lipoprotein abnormality in type III hyperlipoproteinemia. J. clin. Invest. **50**, 754—761 (1971).
Quarfordt, S.H., Levy, R.I., Fredrickson, D.S.: The kinetic properties of very low density lipoprotein triglyceride in type III hyperlipoproteinemia. Biochim. biophys. Acta (Amst.) **296**, 572—576 (1973).
Quarfordt, S.H., Nathans, A., Dowdee, M., Hilderman, H.L.: Heterogeneity of human very low density lipoproteins by gel filtration chromatography. J. Lipid Res. **13**, 435—444 (1972).
Reaven, E.P., Peterson, D.T., Reaven, G.M.: The effect of experimental diabetes mellitus and insulin replacement on hepatic ultrastructure and protein synthesis. J. clin. Invest. **52**, 248—262 (1973).
Reaven, G.M., Hill, D.B., Gross, R.C., Farquhar, J.W.: Kinetics of triglyceride turnover of very low density lipoproteins of human plasma. J. clin. Invest. **44**, 1826—1833 (1965).
Reaven, G.M., Lerner, R.L., Stern, M.P., Farquhar, J.W., Nakanishi, R.: Role of insulin in endogenous hypertriglyceridemia. J. clin. Invest. **46**, 1756—1767 (1967).
Reboucas, G., Isselbacher, K.J.: Studies on the pathogenesis of the ethanol-induced fatty liver. I. Synthesis and oxidation of fatty acids by the liver. J. clin. Invest. **40**, 1355—1362 (1961).
Redgrave, T.G.: Inhibition of protein synthesis and absorption of lipid into thoracic duct lymph of rats. Proc. Soc. exp. Biol. (N.Y.) **130**, 776—780 (1969).
Redgrave, T.G.: Formation of cholesteryl ester-rich particulate lipid during metabolism of chylomicrons. J. clin. Invest. **49**, 465—471 (1970).
Redgrave, T.G., Zilversmit, D.B.: Does puromycin block release of chylomicrons from intestine? Amer. J. Physiol. **217**, 336—339 (1969).
Robertson, R.P., Gavareski, D.J., Henderson, J.D., Porte, D., jr., Bierman, E.L.: Accelerated triglyceride secretion. A metabolic consequence of obesity. J. clin. Invest. **52**, 1620—1626 (1973).
Robinson, D.S.: Changes in the lipolytic activity of the guinea mammary gland at parturition. J. Lipid Res. **4**, 21—23 (1963).
Robinson, D.S., French, J.E.: Heparin, the clearing factor lipase, and fat transport. Pharmacol. Rev. **12**, 241—263 (1960).
Robinson, D.S., Harris, P.M.: The production of lipolytic activity in the circulation of the hind limb in response to heparin. Quart. J. exp. Physiol. **44**, 80—90 (1959).
Rodbell, M.: Localization of lipoprotein lipase in fat cells of rat adipose tissue. J. biol. Chem. **239**, 753—755 (1964).
Rodbell, M., Fredrickson, D.S.: The nature of the proteins associated with dog and human chylomicrons. J. biol. Chem. **234**, 562 (1959).
Rubin, L., Aladjem, F.: Serum lipoprotein changes during fasting in man. Amer. J. Physiol. **178**, 263—266 (1954).
Rubin, E., Bacchin, P., Gang, H., Lieber, C.S.: Induction and inhibition of hepatic microsomal and mitochondrial enzymes by ethanol. Lab. Invest. **22**, 569—580 (1970).
Ruderman, N.B., Jones, A.L., Krauss, R.M., Shafrir, E.: A biochemical and morphologic study of very low density lipoproteins in carbohydrate-induced hypertriglyceridemia. J. clin. Invest. **50**, 1355—1368 (1971).
Ruderman, N.B., Richards, K.C., Valles de Bourges, V., Jones, A.L.: Regulation of production and release of lipoprotein by the perfused rat liver. J. Lipid Res. **9**, 613—619 (1968).
Ryan, W.G., Schwartz, T.B.: Dynamics of plasma triglyceride turnover in man. Metabolism **14**, 1243—1254 (1965).
Sabesin, S.M., Isselbacher, K.J.: Protein synthesis inhibition: mechanism for the production of impaired fat absorption. Science **147**, 1149—1151 (1965).
Sailer, S.: Indices of carbohydrate metabolism in patients with endogenous hypertriglyceridemia. International Diabetes Federation, 8th Congress, Brussels, July 15—20, 1973.
Sailer, S., Bolzano, K.: The action of nicotinic acid on the esterification rate of plasma free fatty acids to plasma triglycerides. In: Metabolic effects of nicotinic acid and its derivates (Gey, Carlson, Eds.). Bern: Huber 1971.
Sailer, S., Bolzano, K., Sandhofer, F., Spath, P., Braunsteiner, H.: Triglyceridspiegel und Insulinkonzentration im Plasma nach oraler Glukosegabe bei Patienten mit primärer kohlenhydratinduzierten Hypertriglyceridämie. Schweiz. med. Wschr. **98**, 1512—1518 (1968).
Sailer, S., Patsch, J., Braunsteiner, H.: Beeinflussung der Plasmakonzentration einzelner Lipoproteid-Dichteklassen durch Hunger und kohlenhydratreiche Diät. Acta med. austr. **1**, 55—60 (1974).
Sailer, S., Sandhofer, F., Bolzano, K., Braunsteiner, H.: Über den Einfluß der Glucose auf den Umsatz der freien Fettsäuren des Plasmas, die Einbaurate der freien Fettsäuren in Plasmatriglyceride und die Wirkung von Noradrenalin auf diese Stoffwechselgrößen beim Menschen. Klin. Wschr. **45**, 918—924 (1967a).
Sailer, S., Sandhofer, F., Bolzano, K., Braunsteiner, H.: Incorporation of plasma glucose carbon into plasma triglycerides in normals and patients with hypertriglyceridemia (type IV). In: Proceedings of the Second International Symposium on Atherosclerosis, p. 277—281. Berlin-Heidelberg-New York: Springer 1970.
Sailer, S., Sandhofer, F., Bolzano, K., Dienstl, F., Braunsteiner, H.: Über die Wirkung eines β-Blokkers (Propranolol) auf den Umsatz der freien Fettsäuren und den Einbau von freien Fettsäuren in Plasmatriglyceride beim Menschen. Klin. Wschr. **45**, 670—674 (1967c).
Sailer, S., Sandhofer, F., Braunsteiner, H.: Untersuchungen über die Lipoproteidlipase. V. Die Lipoproteidlipase im Herzmuskel von Ratten, Kaninchen und Menschen. Wien. klin. Wschr. **74**, 9—11 (1962).
Sailer, S., Sandhofer, F., Braunsteiner, H.: Steuerung der endogenen Lipoprotein-Lipase-Aktivität im

Plasma bei Normalpersonen und Patienten mit essentieller Hyperlipämie. Dtsch. med. Wschr. **90**, 865–868 (1965).

SAILER, S., SANDHOFER, F., BRAUNSTEINER, H.: Umsatzraten für freie Fettsäuren und Triglyceride im Plasma bei essentieller Hyperlipämie. Klin. Wschr. **44**, 1032–1036 (1966a).

SAILER, S., SANDHOFER, F., BRAUNSTEINER, H.: Overweight and triglyceride level in normal persons and patients with diabetes mellitus. Metabolism **15**, 135–137 (1966b).

SAILER, S., SANDHOFER, F., BRAUNSTEINER, H.: Beziehungen zwischen Blutzuckerspiegel, Umsatzrate der freien Fettsäuren und Fettsäureeinbau in Plasmatriglyceride bei Diabetikern. Klin. Wschr. **45**, 86–91 (1967b).

SAILER, S., SANDHOFER, F., BRAUNSTEINER, H.: Diabetes mellitus und Hyperlipämie. In Pfeiffer u.a. (Hrsg.): Diabetes mellitus, Bd. II, p. 775–806. München: J.F. Lehmann 1971.

SALAMAN, M.R., quoted by ROBINSON, D.S.: Clearing factor lipase and fat transport. In: Advances in Lipid Research (PAOLETTI, R., KRITCHEVSKY, D., Eds.), Vol. 1, p. 145. New York: Academic Press 1973.

SALT, H.B., WOLFF, O.H., LLOYD, J.K., FOSBROOKE, A.S., CAMERON, A.H., HUBBLE, D.V.: On having no beta-lipoprotein: syndrome comprizing a-beta-lipoproteinemia, acanthocytosis, and steatorrhoea. Lancet **1960 II**, 325–329.

SANDHOFER, F., BOLZANO, K., SAILER, S., BRAUNSTEINER, H.: Quantitative Untersuchungen über den Einbau von Plasmaglucose-Kohlenstoff in Plasmatriglyceride und die Veresterungsrate von freien Fettsäuren des Plasmas zu Plasmatriglyceriden während oraler Zufuhr von Glukose bei primärer kohlenhydratinduzierter Hypertriglyceridämie. Klin. Wschr. **47**, 1086–1094 (1969).

SANDHOFER, F., SAILER, S., BRAUNSTEINER, H.: Fettsäure- und Triglyceridumsatz bei Schilddrüsenüberfunktion. Klin. Wschr. **44**, 1389–1393 (1966a).

SANDHOFER, F., SAILER, S., DIENSTL, F., BRAUNSTEINER, H.: Über den Einfluß von Katecholaminen auf die Umsatzrate der freien Fettsäuren und die Bildung von Plasmatriglyceriden. Klin. Wschr. **45**, 486–492 (1967).

SANDHOFER, F., SAILER, S., HERBST, M., BRAUNSTEINER, H.: Untersuchungen über die Post-Heparin-Lipoproteidlipase-Aktivität bei sechs Fällen von essentieller Hyperlipämie. Dtsch. med. Wschr. **90**, 755–759 (1965).

SARDA, L., DESNUELLE, P.: Action de la lipase pancréatique sur les esters en émulsion. Biochim. biophys. Acta (Amst.) **30**, 513–521 (1958).

SATA, T., HAVEL, R.J., JONES, A.L.: Characterization of subfractions of triglyceride-rich lipoproteins separated by gel chromatography from blood plasma of normolipemic and hyperlipemic humans. J. Lipid Res. **13**, 757–768 (1972).

SCANU, A.: Binding of human serum high density lipoprotein apoprotein with aqueous dispersions of phospholipids. J. biol. Chem. **242**, 711–719 (1967).

SCANU, A., TOTH, J., EDELSTEIN, C., KOGA, S., STILLER, E.: Fractionation of human serum high density lipoprotein in urea solutions: evidence for polypeptide heterogeneity. Biochemistry **8**, 3309–3316 (1969).

SCHERSTEN, T., NILSSON, S., JÖNSSON, J.: Hepatic lipogenesis in two cases with insulin-producing tumor of the pancreas. Acta med. scand. **190**, 353–357 (1971).

SCHLIERF, G., DOROW, E.: Diurnal patterns of triglycerides, free fatty acids, blood sugar, and insulin during carbohydrate-induction in man and their modification by nocturnal suppression of lipolysis. J. clin. Invest. **52**, 732–740 (1973).

SCHLIERF, G., KINSELL, L.W.: Effect of insulin in hypertriglyceridemia. Proc. Soc. exp. Biol. (N.Y.) **120**, 272–274 (1965).

SCHLIERF, G., REINHEIMER, W., STOSSBERG, V.: Diurnal patterns of plasma triglycerides and free fatty acids in normal subjects and in patients with endogenous (type IV) hyperlipoproteinemia. Nutr. Metabol. **13**, 80–91 (1971).

SCHLIERF, G., STOSSBERG, V.: Diurnal patterns of plasma triglyceride, free fatty acid, blood sugar and insulin levels on high-fat and high-carbohydrate diets in normals and in patients with primary endogenous hyperglyceridemia. In: Atherosclerosis (JONES, R.J., Ed.), p. 459. Berlin-Heidelberg-New York: Springer 1970.

SCHNATZ, J.D., WILLIAMS, R.H.: Adipose tissue lipolytic activity during insulin lack. Clin. Res. **10**, 118 (1962).

SCHNATZ, J.D., WILLIAMS, R.H.: The effect of acute insulin deficiency in the rat on adipose tissue lipolytic activity and plasma lipids. Diabetes **12**, 174–178 (1963).

SCHONFELD, G.: Changes in the composition of very low density lipoproteins during carbohydrate induction in man. J. Lab. clin. Med. **75**, 206–211 (1970).

SCHOTZ, M.C., ARNESJÖ, B., OLIVECRONA, T.: The role of the liver in the uptake of plasma and chyle triglycerides in the rat. Biochim. biophys. Acta (Amst.) **125**, 485–495 (1966).

SCHREIBMAN, P.H., ARONS, D.L., SAUDEK, C.D., ARKY, R.A.: Abnormal lipoprotein lipase in familial exogenous hypertriglyceridemia. J. clin. Invest. **52**, 2075–2082 (1973).

SCHULTZ, F.M., JOHNSTON, J.M.: The synthesis of higher glycerides via the monoglyceride pathway in hamster adipose tissue. J. Lipid Res. **12**, 132–138 (1971).

SCHULTZ, F.M., WYLIE, M.B., JOHNSTON, J.M.: The relationship between the monoglyceride and glycerol-3-phosphate pathways in adipose tissue. Biochem. biophys. Res. Commun. **45**, 246–250 (1971).

SCHULTZ, J.C., ADAMSON, J.S., WORKMAN, W.W., NORMAN, T.D.: Fatal liver disease after intravenous administration of tetracycline in high dosage. New Engl. J. Med. **269**, 999–1004 (1963).

SCHUMAKER, V.N., ADAMS, G.: Circulating lipoproteins. Ann. Rev. Biochem. **38**, 113–136 (1969).

SCOW, R.O., HAMOSH, M., BLANCHETTE-MACKIE, E.J., EVANS, A.J.: Uptake of blood triglyceride by various tissues. Lipids **7**, 497–505 (1972).

SENIOR, J.R.: Intestinal absorption of fats (Review). J. Lipid Res. **5**, 495–521 (1964).

SETO, J.T., LEPPER, M.H.: Effect of chlortetracycline, oxytetracycline and tetracycline administered intravenously on hepatic fat content: quantitative method of study including failure of some vitamins and other drugs to mitigate effect. Antibiot. and Chemother. **4**, 666–672 (1954).

SHAMES, D., FRANK, A., STEINBERG, D., BERMAN, M.: Transport of plasma free fatty acids and triglycerides

in man: a theoretical analysis. J. clin. Invest. 49, 2298–2314 (1970).
SHIGETA, Y., KIM, M., HOSHI, M., ABE, H.: Effect of glucose and fat loading on lipoprotein lipase activity in plasma and tissues of diabetes. Endocr. jap. 16, 541–546 (1969).
SHORE, B., SHORE, V.: Isolation and characterization of polypeptides of human serum lipoprotein. Biochemistry 8, 4510–4516 (1969).
SHRAGO, E., GLENNON, J.A., GORDON, E.S.: Comparative aspects of lipogenesis in mammalian tissues. Metabolism 20, 54–62 (1971).
SIMS, E.A.H., GOLDMAN, R.F., GLUCK, C.M., HORTON, E.S., KELLEHER, P.C., ROWE, D.W.: Experimental obesity in man. Trans. Ass. Amer. Phycns 81, 153–170 (1968).
SINCLAIR, A.J., COLLINS, F.D.: Fatty livers in rats deficient in essential fatty acids. Biochim. biophys. Acta (Amst.) 152, 498–510 (1968).
SÖLING, H.D., KNEER, P., DRÄGERT, W., CREUTZFELDT, W.: Die Wirkung von Insulin auf den Stoffwechsel der isolierten perfundierten Leber normaler und alloxandiabetischer Ratten. II. Stoffwechselveränderungen unter dem Einfluß intraportaler Insulininfusionen. Diabetologia 2, 32–44 (1966b).
SÖLING, H.D., KOSCHEL, R., DRÄGERT, W., KNEER, P., CREUTZFELDT, W.: Die Wirkung von Insulin auf den Stoffwechsel der isolierten perfundierten Leber normaler und alloxandiabetischer Ratten. I. Der Stoffwechsel isolierter perfundierter Lebern von normalen und alloxandiabetischen Ratten unter verschiedenen experimentellen Bedingungen. Diabetologia 2, 20–31 (1966a).
SPITZER, J.J., MCELROY, W.T., JR.: Some hormonal influences on the hepatic uptake of free fatty acids in diabetic dogs. Diabetes 11, 222–226 (1962).
SPITZER, J.J., MCELROY, W.T., JR.: Some hormonal effects on uptake of free fatty acids by the liver. Amer. J. Physiol. 199, 876–878 (1960).
STEIN, O., STEIN, Y.: Lipid synthesis, intracellular transport, storage, and secretion. I. Electron microscopic radioautographic study of liver after injection of tritiated palmitate or glycerol in fasted and ethanol-treated rats. J. Cell Biol. 33, 319–339 (1967).
STERN, C.A., IACONO, J.M., MUELLER, J.F.: Lipoprotein lipase in human adipose tissue. Proc. Soc. exp. Biol. (N.Y.) 110, 366–368 (1962).
THERRIAULT, D.G., BELLER, G.A., SMOAKE, J.A., HARTLEY, L.H.: Intramuscular energy sources in dogs during physical work. J. Lipid Res. 14, 54–68 (1973).
TIDWELL, H.C., JOHNSTON, J.M.: An in vitro study of glyceride absorption. Arch. Biochem. 89, 79–82 (1960).
TOPPING, D.L., MAYES, P.A.: The immediate effects of insulin and fructose on the metabolism of the perfused liver. Changes in lipoprotein secretion, fatty acid oxidation and esterification, lipogenesis and carbohydrate metabolism. Biochem. J. 126, 295–311 (1972).
TRAGL, K.H., REAVEN, G.M.: Effect of experimental diabetes mellitus on protein synthesis by liver ribosomes. Diabetes 20, 27–32 (1971).
TRAGL, K.H., REAVEN, G.M.: Effect of insulin deficiency on hepatic ribosomal aggregation. Diabetes 21, 84–88 (1972).
VAN HARKEN, D.R., DIXON, C.W., HEIMBERG, M.: Hepatic lipid metabolism in experimental diabetes. V. The effect of concentration of oleate on metabolism of triglycerides and on ketogenesis. J. biol. Chem. 244, 2278–2285 (1969).
WASSERMAN, F., MCDONALD, T.F.: Electron microscopic study of adipose tissue with special reference to the transport of lipids between blood and fat cells. Z. Zellforsch. 59, 326–357 (1963).
WATERHOUSE, C., KEMPERMAN, J.H., STORMONT, J.M.: Alterations in triglyceride metabolism as produced by dietary change. J. Lab. clin. Med. 63, 605–620 (1964).
WEBB, W., NESTEL, P.J., FOXMAN, C., LYNCH, A.: Hepatic lipogenesis, adipose lipoprotein lipase and triglyceride removal in normotriglyceridemic hexose-fed rats. Nutr. Rep. int. 1, 189–195 (1970).
WHALLEY, P.J., ADAMS, R.H., COMBES, B.: Tetracycline toxicity in pregnancy. Liver and pancreatic dysfunction. J. Amer. med. Ass. 189, 357–362 (1964).
WILGRAM, G.F., KENNEDY, E.P.: Intracellular distribution of some enzymes catalyzing reactions in the biosynthesis of complex lipids. J. biol. Chem. 238, 2615–2619 (1963).
WINDMUELLER, H.G., LEVY, R.I.: Production of β-lipoprotein by intestine in the rat. J. biol. Chem. 243, 4878–4884 (1968).
WINDMUELLER, H.G., SPAETH, A.E.: De novo synthesis of fatty acid in perfused rat liver as a determinant of plasma lipoprotein production. Arch. Biochem. 122, 362–369 (1967).
WITTMAN, J.S., LEE, K.-L., MILLER, O.N.: Dietary and hormonal influences on rat liver polysome profiles; fat, glucose and insulin. Biochim. biophys. Acta (Amst.) 174, 536–543 (1969).
WOLFE, B.M., HAVEL, R.J., MARLISS, E.B., KANE, J.P., SEYMOUR, J.: Effects of ethanol on splanchnic metabolism in healthy men. J. clin. Invest. 49, 104a (1970).
WOODSIDE, W.F., HEIMBERG, M.: Hepatic metabolism of free fatty acids in experimental diabetes. Israel J. med. Sci. 8, 309–316 (1972).
ZAKIM, D., HERMAN, R.H., GORDON, W.C., JR.: The conversion of glucose and fructose to fatty acids in the human liver. Biochem. Med. 2, 427–435 (1968).
ZELMAN, S.: The liver in obesity. Arch. intern. Med. 90, 141–156 (1952).
ZILVERSMIT, D.B.: The composition and structure of lymph chylomicrons in dog, rat, and man. J. clin. Invest. 44, 1610–1622 (1965).
ZILVERSMIT, D.B.: The surface coat of chylomicrons: lipid chemistry. J. Lipid Res. 9, 180–186 (1968).

Cholesterin

Chemie, Physiologie und Pathophysiologie

A. WEIZEL, M. LIERSCH

Mit 34 Abbildungen und 1 Tabelle

A. Einleitung

Das Cholesterin ist der quantitativ wichtigste Vertreter der Stoffklasse der Steroide im tierischen Organismus. Es ist das vorherrschende Steroid der Wirbeltiere, während bei den Wirbellosen, den Hefen und Pflanzen zahlreiche andere Steroide neben dem Cholesterin von Wichtigkeit sind. Cholesterin liegt im Körper in freier Form, als Ester langkettiger Fettsäuren und als Sulfat vor. Cholesterin ist ein wesentlicher Bestandteil der Zellmembran und kann daher in allen tierischen Geweben nachgewiesen werden. Darüber hinaus ist das Cholesterin der Vorläufer der Gallensäuren, der Nebennierenrindenhormone und der Sexualhormone.

Die intensive klinische und biochemische Erforschung des Stoffwechsels des Cholesterins hat seine Ursache in seiner zentralen Stellung im Stoffwechsel und in der Tatsache, daß eine enge Beziehung zwischen der Höhe des Cholesterins im Serum und der Atherosklerose besteht. Bereits WINDAUS (1910) konnte nachweisen, daß in den atheromatösen Veränderungen der Aorta hauptsächlich Cholesterinester enthalten sind, und die Beziehung zwischen dem Serumcholesterinspiegel und der Infarkthäufigkeit wurde in den letzten Jahren in zahlreichen Arbeiten nachgewiesen. Die folgende Diskussion des Cholesterinstoffwechsels wird sich daher besonders mit der Synthese und dem Abbau des Cholesterins, seiner Resorption und seiner Serumkonzentration sowie den Regulationsmechanismen seiner Homöostase befassen.

B. Chemie der Steroide

Cholesterin gehört zur Klasse der Steroide, deren Struktur durch ein tetrazyklisches Ringsystem, das Cyclopentanoperhydrophenanthren (Abb. 1) charakterisiert ist. Struktur und Konfiguration des Cholesterins sowie die Numerierung des Ringsystems und der Kohlenstoffatome ersieht man aus Abb. 2. Dabei bezeichnet nach den heute allgemein gültigen Regeln eine ausgezogene Linie die Stellung eines Substituenten auf der Vorderseite und eine punktierte Linie die Stellung auf der Rückseite des Moleküls. Substituenten auf der Vorderseite werden als β-ständig, auf der Rückseite als α-ständig bezeichnet. Wie aus Abb. 2 ersichtlich, sind im Cholesterin die Hydroxylgruppe an C-3 und die beiden angularen ($C_{18}+C_{19}$) Methylgruppen β-ständig, während z.B. die Wasserstoff-Atome am C-9 und C-14 α-ständig sind. Cyclohexan, von dem sich die Ringe A, B und C ableiten lassen, liegt bei Raumtemperatur in der sogenannten Sesselform vor (Abb. 3). Die Wasserstoffatome liegen dabei entweder in der Ringebene (äquatorial ——o) oder ragen nach oben und unten aus der Ringebene heraus (axial ——●). Bei der Verknüpfung zweier Ringe entstehen daher zwei isomere Formen. Werden zur Verknüpfung, als Beispiel sei das durch Verbindung zweier Ringe entstehende Dekalin genannt, zwei äquatoriale Bindungen benutzt, so entsteht

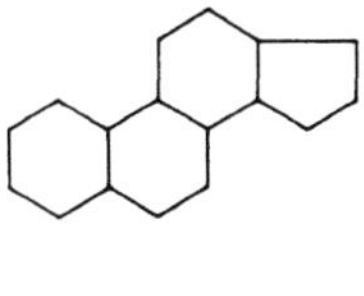

Abb. 1. Cyclopentanoper hydrophenanthren

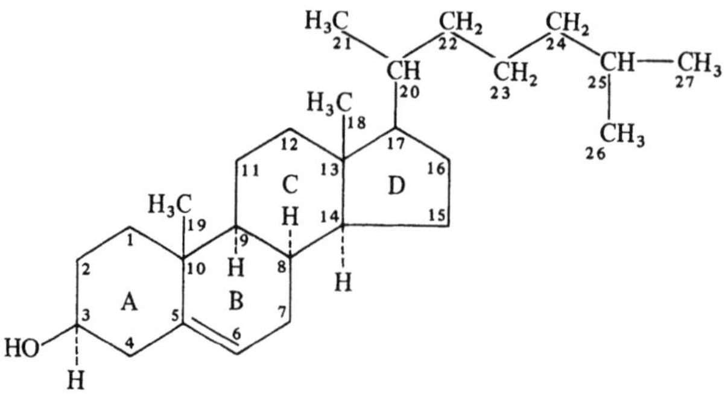

Abb. 2. Strukturformel des Cholesterins

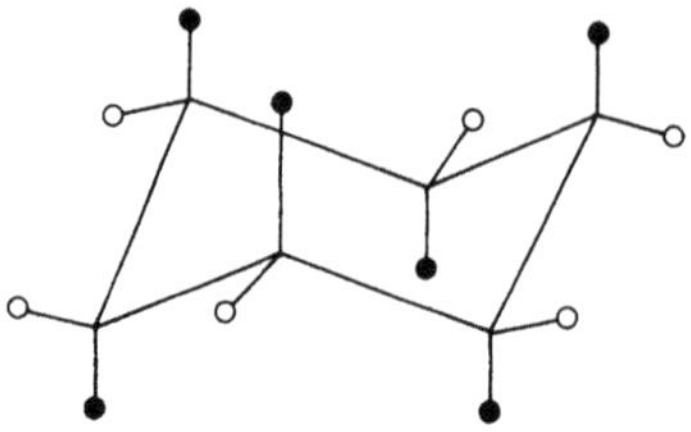

Abb. 3. Konformation des Cyclohexans

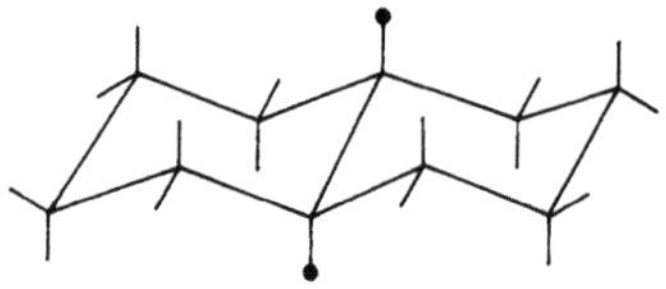

trans-Dekalin

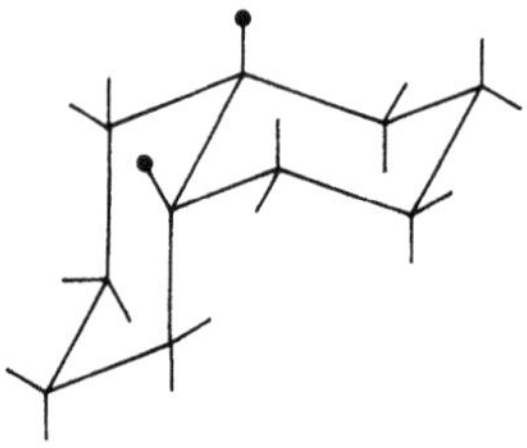

cis-Dekalin

Abb. 4. Konformation des Dekalins

das trans-Dekalin (Abb. 4), in dem die Wasserstoffatome an den Brückenatomen in trans-Stellung stehen. Werden die Ringe aber durch eine äquatoriale und eine axiale Bindung verknüpft, entsteht das cis-Dekalin mit cis-ständigen Wasserstoffatomen (Abb. 4, Wasserstoffatome durch •— bezeichnet).

Die am Beispiel des Dekalins erläuterte Isomerie tritt auch bei den natürlich vorkommenden Steroiden bei der Verknüpfung der Ringe A+B auf. Die Verknüpfung der Ringe B-C-D ist dagegen immer trans-ständig. Als Grundkohlenwasserstoffe der sich daraus ableitenden Verbindungsreihen können das Cholestan (A/B-trans oder 5α) und das Koprostan (A/B-cis oder 5β) bezeichnet werden (Abb. 5).

Mit Ausnahme des seltenen Koprostanols sind die natürlichen gesättigten Sterine 5α-Verbindungen (sog. allo-Reihe), während die Gallensäuren überwiegend die Konformation des Koprostans aufweisen (normale Reihe). Die Gallensäuren leiten sich theoretisch vom Koprostan ab, tragen eine um 3 C-Atome verkürzte Seitenkette und sind in unterschiedlichem Ausmaß am Ringsystem hydroxyliert. Der Grundkohlenwasserstoff ist die Cholansäure, einer der wichtigsten Vertreter die Cholsäure (Trihydroxycholansäure) (Abb. 6). Einige Steroide, die als Zwischenprodukte der Cholesterinsynthese so-

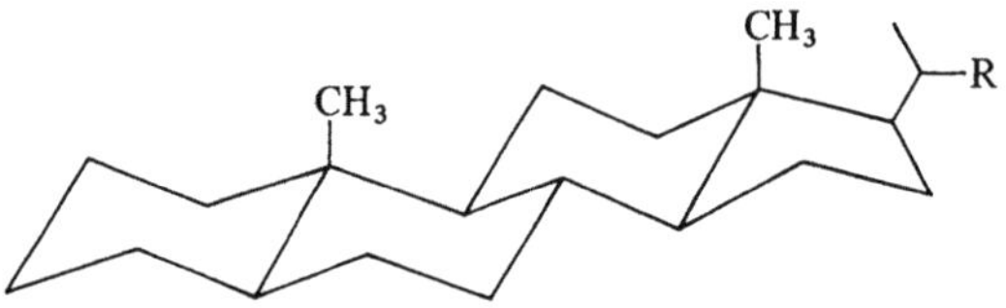

Cholestan

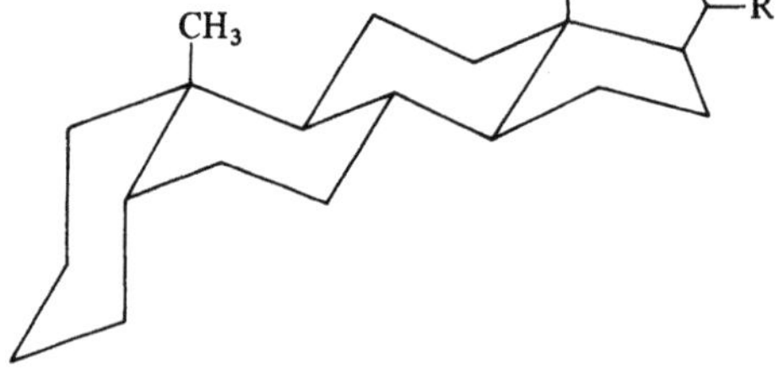

Koprostan

Abb. 5. Konformation des Cholestans und Koprostans

Cholansäure   Cholsäure   Abb. 6. Strukturformeln von Gallensäuren

Lanosterin   Zymosterin

Ergosterin   β-Sitosterol   Abb. 7. Strukturformeln natürlicher Sterine

wie für wissenschaftliche Untersuchungen bedeutung erlangt haben, seien abschließend aufgeführt (Abb. 7).

Untersuchungsmethoden

Als allgemein wichtige Methoden seien die Fällung der 3β-Hydroxysterine mit Digitonin nach WINDAUS (1909) sowie die Farbreaktion des Cholesterins mit konzentrierter Schwefelsäure und Essigsäureanhydrid nach LIEBERMANN-BURCHARD (1885, 1889) genannt. Die Fällung der Sterine durch Digitonin ist spezifisch für die 3β-Hydroxylstellung und geschieht im Verhältnis 1:1. Die Löslichkeit der Produkte ist sehr gering (14 mg/100 ml Cholesterindigitonid in 95% Äthanol bei 18° C) WINDAUS (1909). Bezüglich der weiteren chemischen und physikalischen Methoden wird auf die sehr ausführliche Monographie von L. FIESER und M. FIESER (1961) verwiesen. Eine Monographie über Chemie und Stoffwechsel des Cholesterins ist von COOK (1958) herausgegeben worden.

Die Analytik auf dem Gebiet der Steroide und Gallensäuren hat insbesondere durch die Anwendung neuer chromatographischer Verfahren große Fortschritte gemacht. Die größte Bedeutung hat die Gaschromatographie erlangt, besonders in der Kombination mit der Massenspektrometrie, wie sie von SJÖVALL et al., (1971) bei der Analyse von Gallensäuren beschrieben wurde. Über die Gaschromatographie der Steroide wurden von CLAYTON (1969), über Chemie und Physiologie der Gallensäuren von NAIR und KRITCHEVSKY (1971) ausführliche Monographien herausgegeben.

C. Die Biosynthese des Cholesterins

Die Biosynthese des Cholesterins kann heute als im wesentlichen aufgeklärt gelten. Die Lösung dieses wichtigen aber methodisch schwierigen Abschnittes der Biochemie ist besonders mit den Namen BLOCH, CORNFORTH, POPJAK und LYNEN verbunden. Da die einzelnen Reaktionen und Zwischenprodukte der Cholesterinsynthese heute bekannt sind, kann diese systematisch, d.h. in der Reihenfolge der Syntheseschritte behandelt werden. Manche Arbeiten, die für die Erforschung der Biosynthese des Cholesterins richtungsweisend waren, bleiben deshalb ungenannt.

Bereits 1926 wurde von CHANNON gezeigt, daß der Kohlenwasserstoff Squalen nach Verfütterung zu einer Erhöhung des Cholesteringehalts tierischer Gewebe führt. Die eigentliche Erforschung der Biosynthese des Cholesterins beginnt 1937 mit den Untersuchungen von RITTENBERG und SCHOENHEIMER sowie SONDERHOFF und THOMAS (1937). RITTENBERG und SCHOENHEIMER fanden, daß das Cholesterin von Mäusen, deren Trinkwasser Deuterium-Wasser enthielt, eine hohe spezifische Aktivität aufwies. RITTENBERG und SCHOENHEIMER schlossen daraus, daß Cholesterin durch Aneinanderfügen von kleinen Molekülen im Organismus aufgebaut wird. Zum gleichen Ergebnis gelangten SONDERHOFF und THOMAS bei ihren Versuchen, bei denen sie Hefe in einem Medium wachsen ließen, das trideuterisiertes Acetat enthielt. Auch diese Autoren fanden eine hohe Anreicherung von Deuterium in der nicht verseifbaren Zellfraktion. Damit war bewiesen, daß die Essigsäure ein wichtiger Vorläufer der Steroidsynthese ist. BLOCH und RITTENBERG (1942, 1945) konnten dann zeigen, daß markiertes Acetat sowohl in die aliphatische Seitenkette des Cholesterins wie in das Ringsystem eingebaut wird. LITTLE und BLOCH (1950) fanden, daß alle 27 C-Atome des Cholesterins aus der Essigsäure abgeleitet werden können, und daß 12 Positionen aus der Carboxylgruppe und 15 Positionen aus der Methylgruppe der Essigsäure stammen müssen. Einen wesentlichen Schritt zur Aufklärung des molekularen Mechanismus der Cholesterinsynthese bedeutete die Festlegung des Ursprungs der einzelnen Kohlenstoffatome im Cholesterinmolekül. Diese eleganten Untersuchungen wurden von WUERSCH et al. (1952), BLOCH (1953) und CORNFORTH et al. (1953, 1957) durchgeführt. Die Ergebnisse dieser Arbeiten sind in Abb. 8 dargestellt.

Wie am Anfang erwähnt, war eine Beteiligung des Squalens bei der Cholesterinsynthese schon früh vermutet worden. Das Squalen ist ein Triterpen, d.h. ein Polymeres ($n=6$) des Isoprens (ROBINSON, 1934) (Abb. 9). Nachdem der Ursprung der einzelnen Kohlenstoffatome im Cholesterinmolekül bekannt war, wurde deutlich, daß sich die Seitenkette des Cholesterins ebenfalls vom Isopren ableiten ließ (Abb. 10). BONNER und ARREGUIN (1949) hatten vermutet, daß die Synthese des Kautschuks, eines Polymeren des Isoprens, in Pflanzen vom Acetat über eine Isoprenverbindung verliefe. Diese Vorstellung war für die Cholesterinsynthese gleichermaßen attraktiv. Nachdem LANGDON und BLOCH (1953) die Umwandlung von Squalen in Cholesterin, d.h. die Zyklisierung der Kohlenwasserstoffkette des Squalens zum Ringsystem der Sterine, nachweisen

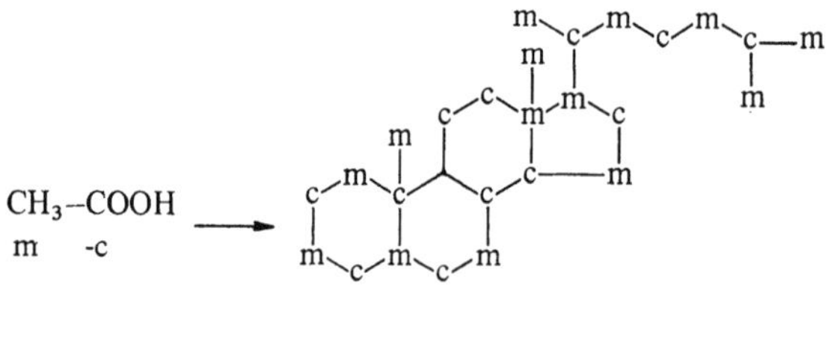

Abb. 8. Herkunft bestimmter Kohlenstoffatome des Cholesterins aus der Methyl- bzw. Carboxylgruppe der Essigsäure

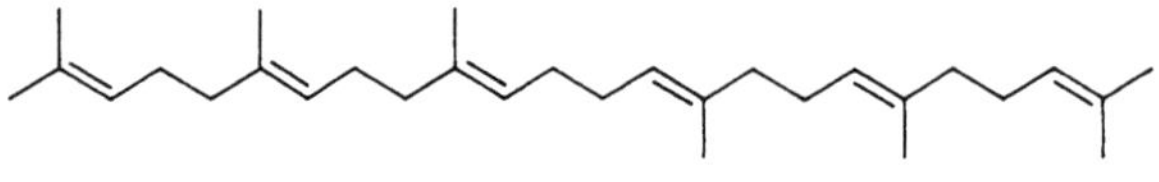

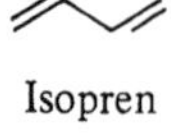

Abb. 9. Strukturformel von Isopren und Squalen

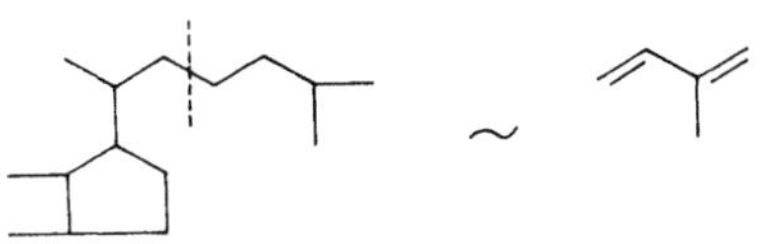

Abb. 10. Beziehung zwischen dem Isopren und der Struktur des Cholesterins

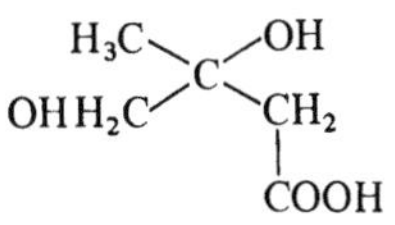

Abb. 11. Mevalonsäure

konnten, war die Vorstellung, daß die Cholesterinsynthese über ein Isoprenderivat als Vorstufe verlief, zwingend. In den Jahren nach 1952 versuchten mehrere Laboratorien ein verzweigtkettiges, 5 oder 6 Kohlenstoffatome enthaltendes Intermediärprodukt zu identifizieren.

Die entscheidende Entdeckung machten WRIGHT et al. (1956). Sie isolierten Mevalonsäure (Abb. 11) als die Substanz, welche Acetat als Kohlenstoffquelle bei Acetat-abhängigen Stämmen von Lactobacillus acidophilus ersetzen kann (SKEGGS, 1956). TAVORMINA et al. (1956) untersuchten Mevalonsäure auf ihre Aktivität als Vorstufe von Squalen und Cholesterin und fanden eine fast quantitative Umsetzung.

Nach dieser Darstellung einiger wichtiger Daten in der Erforschung der Cholesterin-Biosynthese läßt sich diese nun wie folgt schematisieren:

Acetat → Mevalonsäure → Squalen → Cholesterin

Demnach können drei Phasen der Cholesterinsynthese unterschieden werden:

1. Bildung der Mevalonsäure aus Acetat: d.h. Bildung der für die Sterinsynthese notwendigen Isoprenstruktur aus dem intermediären Stoffwechsel.
2. Kondensation von mehreren Isoprenuntereinheiten zum Squalen.
3. Zyklisierung und Umwandlung des Squalens zum Cholesterin.

Diese drei Phasen sollen im Folgenden systematisch dargestellt werden.

Die Bildung von Mevalonsäure: Die enzymatischen Reaktionen zwischen Acetyl-CoA (Acetat ist nur insofern ein Ausgangsprodukt der Cholesterinsynthese, als es zu Acetyl-CoA umgewandelt wird) und Mevalonsäure sind durch RUDNEY (1957, 1959), LYNEN et al. (1958a) und LYNEN (1959) aufgeklärt worden (Abb. 12).

Aus 2 Molekülen Acetyl-CoA wird zunächst Acetacetyl-Coa. Diese Reaktion, die Umkehrung der β-Ketothiolase-Reaktion, wird durch die Acetacetyl-CoA-thiolase (EC 2.3.1.9) katalysiert, ein Enzym, das aus dem Abbau der Fettsäuren bekannt ist. Dieses Enzym ist aus tierischen Geweben isoliert und charakterisiert worden (LYNEN et al., 1961; STERN et al., 1960) und ist überwiegend

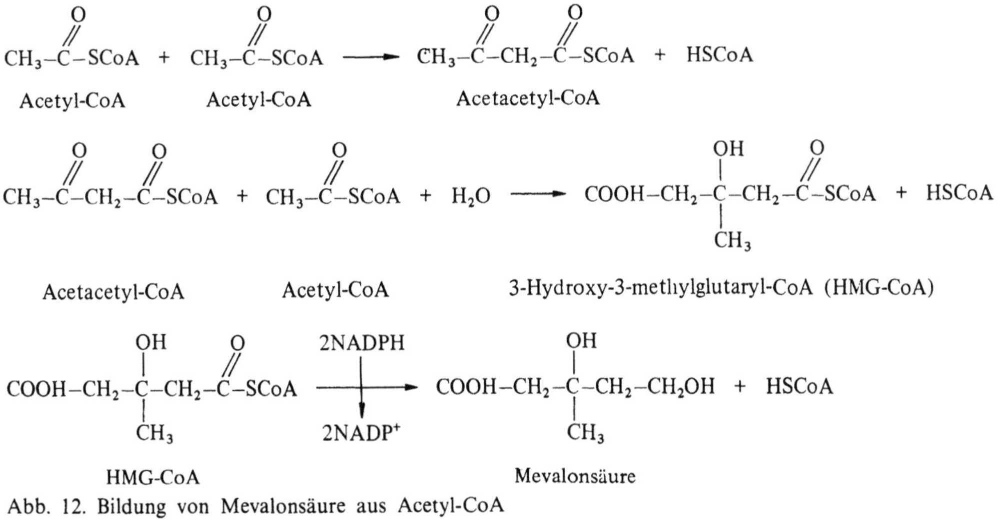

$$CH_3-\overset{O}{\overset{\|}{C}}-SCoA + CH_3-\overset{O}{\overset{\|}{C}}-SCoA \longrightarrow CH_3-\overset{O}{\overset{\|}{C}}-CH_2-\overset{O}{\overset{\|}{C}}-SCoA + HSCoA$$

Acetyl-CoA   Acetyl-CoA   Acetacetyl-CoA

$$CH_3-\overset{O}{\overset{\|}{C}}-CH_2-\overset{O}{\overset{\|}{C}}-SCoA + CH_3-\overset{O}{\overset{\|}{C}}-SCoA + H_2O \longrightarrow COOH-CH_2-\underset{CH_3}{\overset{OH}{\underset{|}{C}}}-CH_2-\overset{O}{\overset{\|}{C}}-SCoA + HSCoA$$

Acetacetyl-CoA   Acetyl-CoA   3-Hydroxy-3-methylglutaryl-CoA (HMG-CoA)

$$COOH-CH_2-\underset{CH_3}{\overset{OH}{\underset{|}{C}}}-CH_2-\overset{O}{\overset{\|}{C}}-SCoA \xrightarrow[2NADP^+]{2NADPH} COOH-CH_2-\underset{CH_3}{\overset{OH}{\underset{|}{C}}}-CH_2-CH_2OH + HSCoA$$

HMG-CoA   Mevalonsäure

Abb. 12. Bildung von Mevalonsäure aus Acetyl-CoA

in den Mitochondrien lokalisiert. Kürzlich wurde von CLINKENBEARD et al. (1973) die Reinigung einer weiteren Thiolase aus dem Zytoplasma von Hühnerleber beschrieben. Das Gleichgewicht der Reaktion liegt auf seiten der Spaltung (GOLDMANN, 1954). Die HMG-CoA-Synthase (EC 4.1.3.5) katalysiert unter Verbrauch eines weiteren Moleküls Acetyl-CoA die Bildung von 3-Hydroxy, 3-methylglutaryl Coenzym A (HMG-CoA). Das Enzym ist hauptsächlich in den Mitochondrien lokalisiert (BUCHER, 1960), doch konnten 15% der zellulären Gesamtaktivität im Zytoplasma der Rattenleber nachgewiesen werden (WILLIAMSON et al., 1968). Die Isolierung von zwei differenten HMG-CoA-Synthase-Enzymen aus der Hühnerleber durch SUGIYAMA et al. (1972) bietet eine enzymologische Erklärung für diesen Befund. Bis zur Bildung von HMG-CoA verläuft die Cholesterinsynthese identisch mit der Ketonkörperbildung. Die Bildung der Mevalonsäure durch die HMG-CoA-Reduktase (EC 1.1.1.34) benötigt zur Reduktion 2 Moleküle NADPH (DURR u. RUDNEY, 1960; KNAPPE et al., 1959). Die HMG-CoA-Reduktase ist gebunden an mikrosomale Membranen (BUCHER u. MCGARRAHAN, 1956; BUCHER et al., 1960; LINN, 1967b; SIPERSTEIN u. FAGAN, 1966), ihre komplette Isolierung bis jetzt nicht gelungen. Vorschriften für Testansätze sowie für partielle Reinigung und Solubilisierung des Enzyms sind z.B. von HAMPRECHT und LYNEN (1970), SHAPIRO und RODWELL (1969) und KAWACHI und RUDNEY (1970) sowie von BROWN et al. (1973) angegeben worden. Die Bildung der Mevalonsäure auf dem beschriebenen Weg ist allerdings nicht ohne Schwierigkeiten zu formulieren. Ein Problem ist bereits angedeutet worden: die Bildung des Acetacetyl-CoA aus 2 Molekülen Acetyl-CoA ist die Umkehrreaktion der β-Ketothiolasereaktion im Fettsäureabbau. Das Gleichgewicht liegt auf seiten des Acetyl-CoA. Außerdem sollte berücksichtigt werden, daß Biosynthesen zumeist nicht durch Umkehrung von Abbaureaktionen geschehen. Ein Beispiel gerade für die genannte β-Ketothiolasereaktion gibt die Fettsäuresynthese, die über die Reaktion Acetyl-CoA+Malonyl-CoA verläuft. Es schien daher zwingend, einen ähnlichen Mechanismus auch für die Steroidsynthese zu suchen. BRODIE et al. (1963) beschrieben diesen Weg für Taubenleber. Es konnte jedoch nachgewiesen werden, daß in Rattenleber (BARTH et al., 1973) die Carboxylierung von Acetyl-CoA zu Malonyl-CoA für die Steroidsynthese nicht notwendig ist. Hemmung der Malonyl-CoA-Synthese durch Kynurenat führte zur Hemmung der Fettsäuresynthese, nicht aber der Cholesterinsynthese. Diese Befunde wurden von HIGGINS und KEKWICK (1973) bestätigt. Die Cholesterinsynthese verläuft somit, außer vielleicht in Taubenleber, über den oben dargestellten Syntheseweg, der die Thiolase und HMG-CoA-Synthase einschließt. Das zweite Problem bei der Formulierung der frühen Reaktionsschritte besteht in der differenten Lokalisation der beteiligten Enzyme. Die HMG-CoA Synthese findet — was die Ketonkörperbildung betrifft — in den Mitochondrien statt. Die HMG-CoA-Reduktase ist jedoch in den Mikrosomen (endoplasmatisches Retikulum) lokalisiert (BUCHER u. MCGARRAHAN, 1956; BUCHER et al., 1960; SIPERSTEIN u. FAGAN, 1966). Eine Permeation von Coenzym A-Verbindungen durch die Mitochondrienmembran gilt jedoch als praktisch unmöglich. Es erhebt sich deshalb die Frage, ob nicht die geringeren extramitochondrialen Aktivitäten von Acetacetyl-CoA-Thiolase und HMG-CoA-Synthase für die Bildung von HMG-CoA als Vorstufe der Mevalonsäure verantwortlich sind. Kürzlich konnten BARTH et al. (1972) nachweisen, daß eine Verminderung des zytoplasmatischen Acetyl-CoA-Pool durch Hemmung der ATP-Citrat-Lyase mittels (−)-Hydroxycitrat zu einer verminderten Fettsäure- und Cholesterinsynthese führt, während die Ketonkörperproduktion, d.h. die mitochondriale HMG-CoA-Bildung unverändert bleibt. Demnach muß die in Abb. 12 dargestellte Sequenz von Reaktionen also extramitochondrial ablaufen. Die oben erwähnte Charakterisierung einer zytoplasmatischen Thiolase und HMG-CoA-Synthase unterstützt diese Annahme von enzymologischer Seite.

Die Bildung des Squalens aus dem „aktiven" Isopren: Squalen besteht aus 6 Isopreneinheiten (Abb. 9), so daß seine Synthese, wie schon früh vermutet wurde, durch die Kondensation von 6 Molekülen eines Isoprenderivates in der Zelle stattfindet. Mit der Mevalonsäure war das biologisch „aktive" Isopren allerdings noch nicht gefunden worden. Weitere Experimente ergaben, daß phosphorylierte Derivate der Mevalonsäure bei der Squalen-Synthese auftreten. Als „aktives" Isopren konnte dann das Isopentenylpyrophosphat identifiziert werden (CHAYKIN et al., 1958; LYNEN et al., 1958b; BLOCH, 1959). In der Abb. 13 ist die Reaktionsfolge dargestellt.

In einer ersten Reaktion wird Mevalonsäure mit ATP durch die Mevalonsäure-Kinase (EC 2.7.1.36) zu Mevalonsäure-5-phosphat phosphoryliert. Mit einem weiteren Molekül ATP entsteht durch die Phosphomevalonsäurekinase (EC 2.7.4.2) Mevalonsäure-5-pyrophosphat (BLOCH et al., 1959; DEWAARD u. POPJAK, 1959; HENNING et al., 1959). Die koordinierte Abspaltung der Carboxylgruppe und der tertiären Hydroxylgruppe wird durch die Pyrophosphomevalonsäure-Decarboxylase (EC 4.1.1.33) katalysiert (BLOCH et al., 1959; HENNING et al., 1959). Die Reaktion benötigt ATP und verläuft über ein phosphoryliertes Zwischenprodukt (LINDBERG et al., 1962). Reaktionsprodukt ist Isopentenylpyrophosphat. Die Kondensation der Isopreneinheiten zu Di- und Trimeren wurde vor allem von LYNEN et al. erforscht. Sie fanden, daß der Kondensation die Isomerisierung eines Moleküls Isopentenylpyrophosphat zu Dimethylallylpyrophosphat vorausgeht (Abb. 14) (LYNEN et al., 1958b; AGRANOFF et al., 1959).

Die Isomerisierung wird katalysiert durch die Isopentenylpyrophosphatisomerase (EC 5.3.3.2). Aus je einem Molekül Dimethylallylpyrophosphat und Isopentenylpyrophosphat entsteht das erste Kondensationsprodukt: Geranylpyrophosphat (LYNEN et al., 1959). Die Reaktion wird katalysiert durch die Dimethylallyltransferase (EC 2.5.1.1), ein Enzym, das von LYNEN in Hefe isoliert und beschrieben wurde (LYNEN et al., 1959). Das gleiche Enzym katalysiert auch die Kondensation des Geranylpyrophosphat mit einem weiteren Molekül Isopentenylpyrophosphat zu Farnesylpyrophosphat (Abb. 15) (LYNEN et al., 1958b; LYNEN et al., 1959).

Die in Abb. 15 dargestellte Reaktionsfolge wurde von LYNEN et al. in Hefe untersucht. Die gleichen Zwischenprodukte der Squalensynthese konnten aber auch in Untersuchungen mit Leberenzymen festgestellt werden (POPJAK, 1959a; POPJAK et al., 1959). Squalen wird durch die Kondensation von 2 Molekülen Farnesylpyrophosphat gebildet. LYNEN et al. (1958b, 1959) hatten zunächst eine reduktive Dimerisierung des Farnesylpyrophosphat an den phosphorylierten Kohlen-

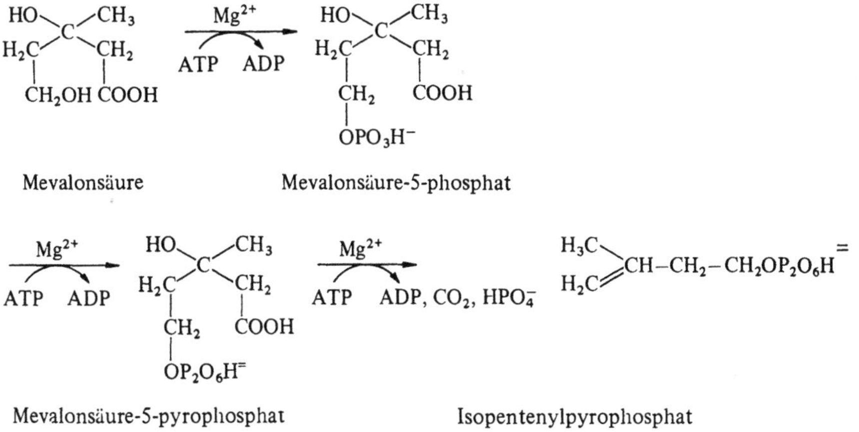

Abb. 13. Bildung von Isopentenylpyrophosphat aus Mevalonsäure

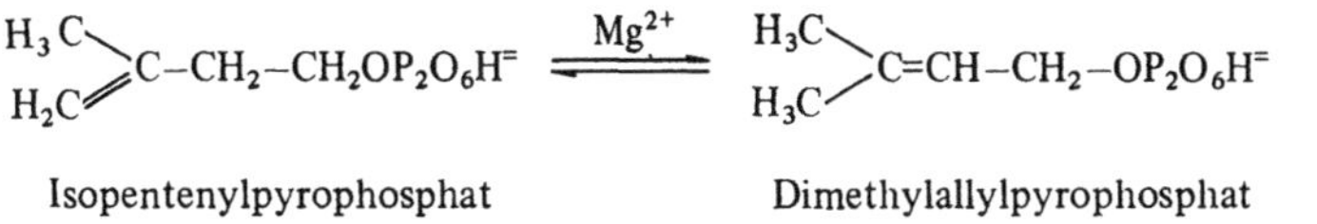

Abb. 14. Isomerisierung von Isopentenylpyrophosphat

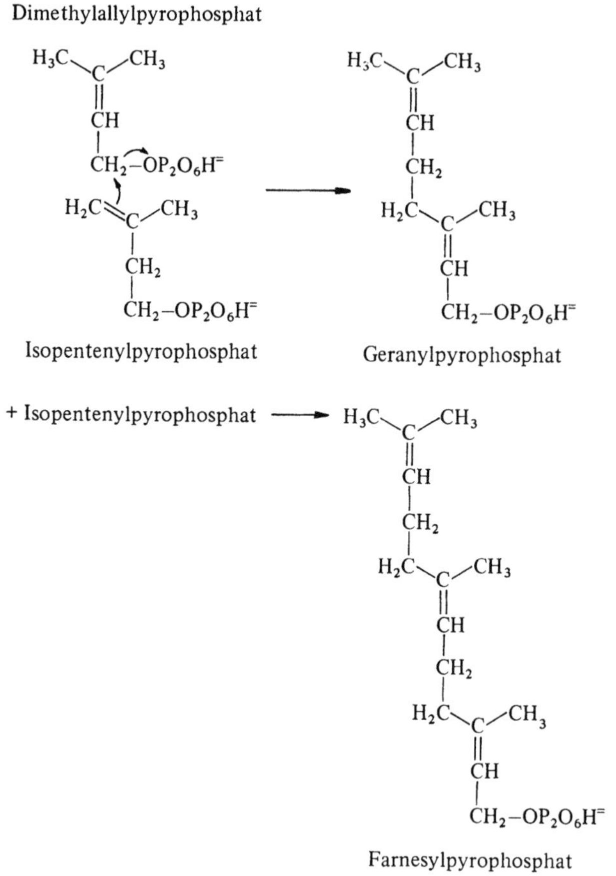

Dimethylallylpyrophosphat

Abb. 15. Kondensation von Isopreneinheiten zu Farnesylpyrophosphat

Isopentenylpyrophosphat   Geranylpyrophosphat

+ Isopentenylpyrophosphat ⟶

Farnesylpyrophosphat

stoffatomen angenommen. CORNFORTH und POPJAK (1959) schlugen dagegen einen anderen Mechanismus der Kondensation vor (Abb. 16). Die Autoren gingen von der Vorstellung aus, daß bei der Kondensation zu Squalen eine Kopf-Schwanz-Kondensation vorliege, wie es von der Bildung des Geranylphosphats bekannt ist. GOODMAN und POPJAK (1960) fanden bei der Hydrolyse von Farnesylpyrophosphat tatsächlich Nerolidol, das wie Isopentenylpyrophosphat eine Methenyl($=CH_2$)-Gruppe am Ende trägt. Weitere Untersuchungen mit radioaktiv markierten Substraten (RILLING u. BLOCH, 1959; POPJAK et al., 1962) unterstützten die Vorstellung einer Kondensation zu Squalen nach vorheriger Isomerisierung des Farnesylpyrophosphats zu Nerolidolpyrophosphat. Dabei wird zunächst Dehydrosqualen gebildet, das zu Squalen hydriert wird (POPJAK et al., 1961).

Das Enzymsystem für die Squalenbildung aus Farnesylpyrophosphat konnte bislang nicht eingehender charakterisiert werden. Das Enzym ist mikrosomal gebunden und bis jetzt nicht in Lösung gebracht worden.

Zyklisierung und Umwandlung des Squalens: Die Zyklisierung des Squalens zu dem Ringsystem der Steroide, dem Cyclopentanoperhydrophenantren, hat Chemiker und Biochemiker lange beschäftigt. Aufgrund seiner strukturellen Stellung zwischen dem Squalen und dem Cholesterin wurde Lanosterin (Abb. 7) frühzeitig als Zyklisierungsprodukt des Squalens vermutet. Die exakte Struktur des Lanosterins war von VOSER et al. (1952) beschrieben worden. Die Umwandlung von Squalen in Lanosterin und von Lanosterin in Cholesterin war von TCHEN und BLOCH (1955) und CLAYTON und BLOCH (1956) bewiesen worden. 1953 ist die Zyklisierung von WOODWARD und BLOCH

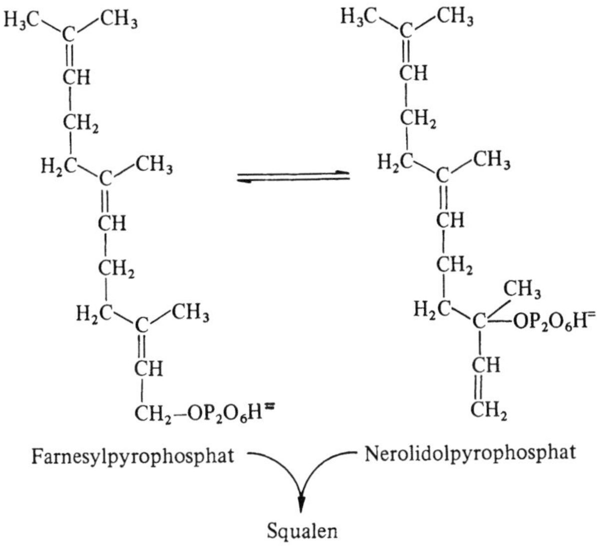

Abb. 16. Bildung des Squalens aus Farnesylpyrophosphat und Nerolidolpyrophosphat

Farnesylpyrophosphat — Nerolidolpyrophosphat

Squalen

zum ersten Mal in der heute gültigen Weise formuliert, und in der Folgezeit durch zahlreiche experimentelle Daten untermauert worden. Als Mechanismus dieser Reaktion wurde von ESCHENMOSER et al. (1955) die in Abb. 17 dargestellte Reaktionsfolge vorgeschlagen. Zunächst wird durch Angriff eines Kations (OH$^+$) die Zyklisierung angestoßen, die durch eine Reihe von intramolekularen Reaktionen von elektrophilen Kohlenstoffatomen mit benachbarten Doppelbindungen weitergeführt wird. Nach der Zyklisierung erfolgt eine koordinierte Wanderung von 2 C-Atomen zur jeweiligen Nachbarposition (Abb. 17) (CORNFORTH et al., 1959; MAUDGAL et al., 1958) zur endgültigen Fertigstellung des Lanosterinmoleküls. TCHEN und BLOCH (1957) gelang der Nachweis, daß der Sauerstoff am C$_3$ des Lanosterins vom molekularen Sauerstoff stammt (dem theoretischen Äquivalent von OH$^+$), und daß die Umlagerungen in der Tat rein intramolekularer Natur sind.

Die Enzymsysteme, die die Reaktionen zwischen Lanosterin und Cholesterin katalysieren, sind, wie die entsprechenden Zwischenprodukte, heute noch nicht völlig exakt darstellbar. Einer der wesentlichen Gründe dafür ist die Bindung der Enzyme an die Mikrosomenfraktion, die ihrer Erforschung große methodische Schwierigkeiten entgegensetzt. Da keine reinen Enzyme verfügbar sind, können ihre Reaktionsprodukte nicht exakt identifiziert werden. Die Zwischenprodukte der Cholesterinsynthese sind zudem in der Zelle nur in sehr geringer Menge vorhanden, so daß sie einer chemischen Analyse kaum zugänglich sind. In Experimenten mit radioaktiv markierten Vorstufen ließen sich dagegen chromatographisch hoch markierte Verbindungen zusammen mit dem Cholesterin finden, die mit bekannten Sterinen identisch waren (SCHWENK u. WERTHESSEN, 1952, 1953). Die Analyse der markierten Zwischenprodukte nach Gabe von radioaktiven Vorstufen wurde deshalb eine der wichtigsten

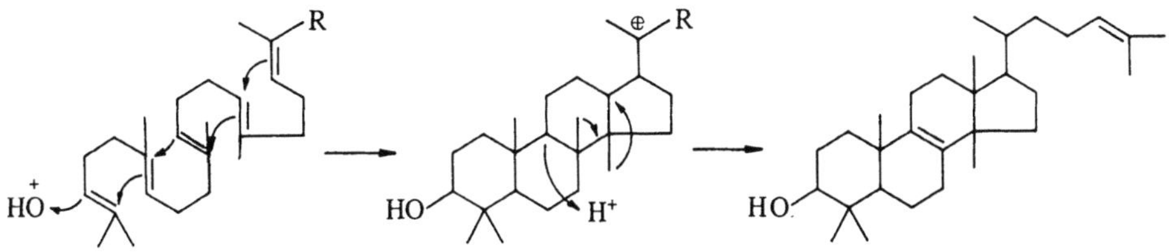

Abb. 17. Mechanismus der Zyklisierung des Squalens (ESCHENMOSER et al., 1955)

Methoden bei der Aufklärung der Bildung von Cholesterin aus Lanosterin. Die andere Möglichkeit, den Syntheseweg zu erforschen, bestand in der chemischen Synthese theoretisch möglicher Zwischenprodukte und dem Nachweis ihrer Umwandlung in Cholesterin.

Bei der Umwandlung von Lanosterin in Cholesterin müssen folgende Reaktionen durchgeführt werden:
— Elimination von 3 Methylgruppen
— Reduktion der Doppelbindung in der Seitenkette
— Verlagerung der Doppelbindung von C-8,9 nach C-5,6.

GAUTSCHI und BLOCH (1957, 1958) wiesen zunächst 4,4-Dimethyl-$\Delta^{8,24}$-cholestadien-3β-ol (14-Desmethyllanosterin) (Abb. 18) in der Rattenleber nach Injektion von markiertem Acetat nach. Damit schien die Elimination der Methylgruppe an C-14 der erste Schritt der Konversion von Lanosterin zu Cholesterin zu sein. Der Nachweis von Monomethylsterinen (4-Methyl-Δ^7-cholesten-3β-ol und 4-Methyl-Δ^8-Cholesten-3β-ol (WELLS u. NEIDERHISER, 1957; DJERASSI et al., 1958; KANDUTSCH u. RUSSEL, 1960a) unterstützte die Ansicht, daß die Elimination an C-14 der Abspaltung der Methylgruppen am C-4 vorausgeht. Beide genannten Verbindungen werden im Tierversuch in Cholesterin überführt, wodurch ihre direkte Bedeutung als Zwischenprodukt demonstriert wird. Es ist allerdings zu erwähnen, daß dies für die Leber gilt. In anderen Organen oder aber Pflanzen usw. sind zum Teil andere Reaktionswege beschrieben worden (DJE-RASSI et al., 1958; KANDUTSCH u. RUSSEL, 1960a; DJERASSI et al., 1963).

Nach Elimination der drei Methylgruppen an C-14 und C-4 liegt das Zymosterin (Abb. 19) vor, das bereits 1953 von SCHWENK und WERTHESSEN in der Rattenleber identifiziert worden war. Die Umwandlung von Zymosterin in Cholesterin ist nachgewiesen worden (JOHNSTON u. BLOCH, 1957; ALEXANDER u. SCHWENK, 1957). Die Elimination der Methyl-Gruppen verläuft über eine Oxydation zur Carboxylgruppe und nachfolgende Decarboxylierung. Die Umwandlung von Lanosterin zu Cholesterin benötigt Sauerstoff und bildet 3 Mole CO_2 pro Mol Cholesterin (OLSON et al., 1957). Die Oxydation führt wohl über eine Oxygenase-Reaktion mit molekularem Sauerstoff zunächst zur Hydroxylgruppe. Ein zu vermutendes Zwischenprodukt konnte synthetisiert (4-Hydroxymethylen-Δ^7-cholesten-3-on) und seine Umwandlung in Cholesterin nachgewiesen werden (PUDLES u. BLOCH, 1960). Die Decarboxylierung der entstehenden Carboxylgruppen kann spontan erfolgen, da die Carboxylgruppen in Nachbarschaft zu Doppelbindungen oder einer β-Ketogruppe stehen (LINDBERG et al., 1963).

Im Molekül des Desmosterin (STOKES u. FISCH, 1961) liegt bis auf die Doppelbindung in der Seitenkette das Cholesterinmolekül bereits vor (Abb. 19). Der Nachweis von Desmosterin läßt den Schluß zu, daß die Reduktion dieser Doppelbindung erst spät in der Reaktionsfolge eintritt. Die Verlagerung der Doppelbindung von C-8,9 zu C-5,6 ver-

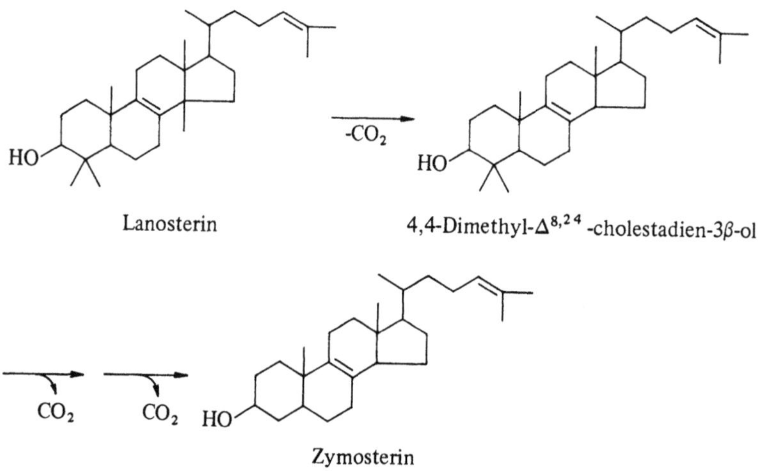

Abb. 18. Bildung von Zymosterin aus Lanosterin

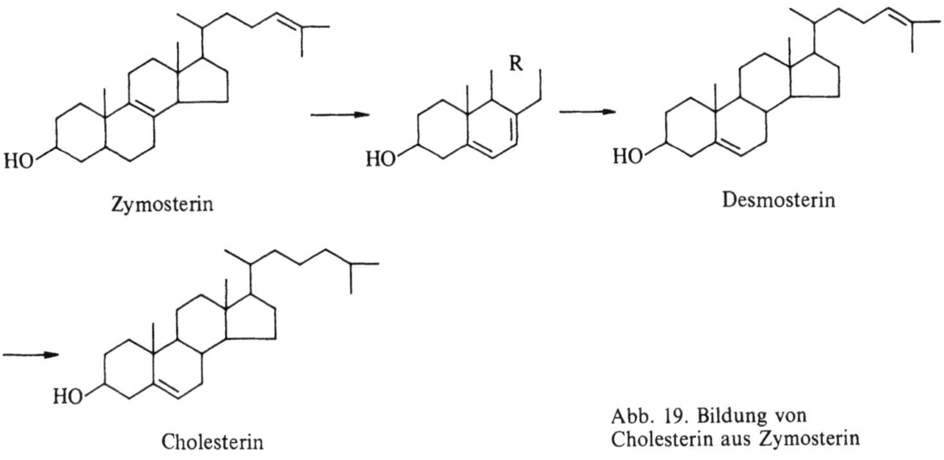

Abb. 19. Bildung von Cholesterin aus Zymosterin

läuft über $\Delta^{5,7}$-Cholestadien-3β-ol (7-Dehydrocholesterin) (SCHROEPFER u. FRANTZ, 1961) (Abb. 19).

Die Synthese des Cholesterins dürfte mit großer Sicherheit hauptsächlich über den skizzierten Weg verlaufen. Es muß aber betont werden, daß sowohl in der Säugetierleber wie auch in anderen Organen und vor allem in anderen Tierklassen und Pflanzen alternative Synthesewege des Cholesterins, ausgehend vom Lanosterin, beschrieben wurden. So konnte zuerst in einem Tumor der Maus gezeigt werden, daß die Reduktion der Seitenkette des Lanosterins mit Bildung von 24,25-Dihydrolanosterin der Beginn der Reaktionsfolge zu Cholesterin ist (KANDUTSCH u. RUSSEL, 1960b). Dieser Befund führte zu der Beschreibung eines alternativen Mechanismus der Konversion des Lanosterins zum Cholesterin („saturated side chain pathway") (KANDUTSCH u. RUSSEL, 1960c). Dabei tragen alle Intermediate eine gesättigte Seitenkette. Es ist bemerkenswert, daß diese Verbindungen auch in der normalen Leber biologische Aktivität zeigen. Der Reaktionsweg führt über eine frühe Abspaltung der C-14-Methylgruppe, die Elimination der Methylgruppen an C-4 und die Verlagerung der Doppelbindung zur Bildung eines Δ^7-Cholestenolderivats (KANDUTSCH u. RUSSEL, 1960c) (Abb. 20) und schließlich zum Cholesterin. Es läßt sich vermuten, daß die mikrosomalen Enzyme, die für die Umwandlung des Lanosterins zu Cholesterin verantwortlich sind, relativ unspezifisch sind, so daß sich die verschiedenen beschriebenen Wege nicht als echte Alternativen gegenüberstehen, sondern nur eine Folge von verschiedenen Aktivitäten der Enzyme mit den zahlreichen gebildeten Substraten sind, wobei das Endprodukt aller Enzymkatalysen jeweils Cholesterin ist. Eine Beteiligung des Cytochroms P 450 an den Reaktionen vom Lanosterin zum Cholesterin wurde nachgewiesen (GIBBONS u. MITROPOULOS, 1973). Für die Aktivität der mikrosomalen Enzyme ist aber auch das Cytosol (105000 × g Überstand) erforderlich. Aus dem Cytosol konnten 2 Proteine (sterol carrier protein 1 + 2) angereichert werden, die spezifisch Squalen bzw. 7-Dehydrocholesterin binden und deren Umwandlung in Cholesterin ermöglichen (SCALLEN et al., 1974).

Cholesterinsynthese in tierischen Geweben

Die Cholesterinsynthese, wie sie in diesem Kapitel beschrieben wurde, ist vornehmlich an Tierlebern (Rattenlebern) und auch Hefe untersucht worden. Ganz ohne Zweifel ist die Leber das dominierende Organ im Stoffwechsel des Cholesterins. Dies gilt sowohl für die Syntheserate/g Gewebe wie für die Möglichkeiten der regulatorischen Beeinflussung. Es haben aber praktisch alle Gewebe des tierischen Körpers die Fähigkeit, Cholesterin de novo zu synthetisieren. SRERE et

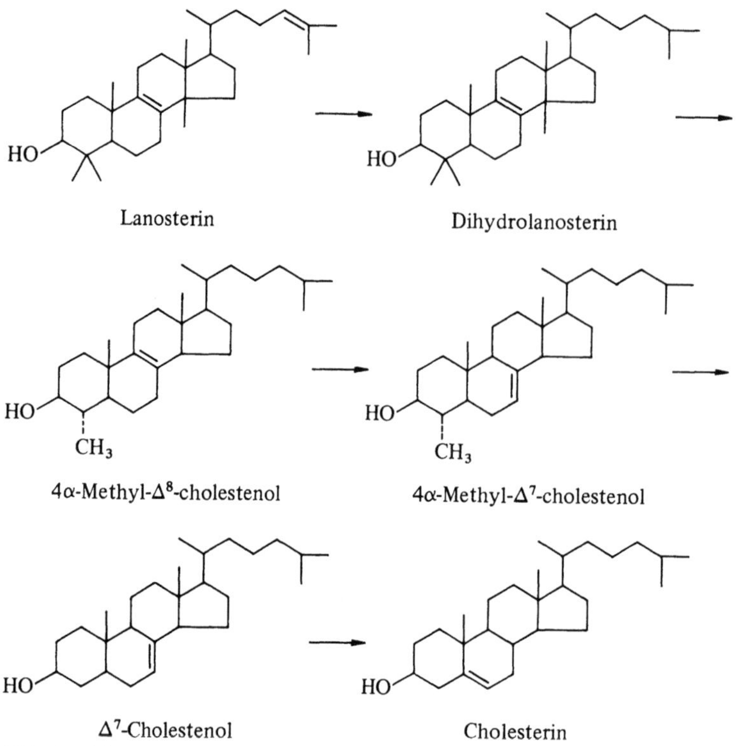

Lanosterin → Dihydrolanosterin →

4α-Methyl-Δ⁸-cholestenol → 4α-Methyl-Δ⁷-cholestenol →

Δ⁷-Cholestenol → Cholesterin

Abb. 20. Alternativer Syntheseweg („saturated side chain pathway") des Cholesterins

al. (1950) konnten zeigen, daß ^{14}C-Acetat in vitro von Darm, Testes, Haut, Nieren, Gehirn und Leber in die Fraktion der Sterine inkorporiert wird. Ähnliche Resultate erhielten POPJAK und BEECKMANS (1950) bei Experimenten mit Ganztieren. Eine Zusammenstellung über die Syntheseraten in den verschiedenen Geweben des Säugetiers zeigt Tabelle 1. Die Werte entstammen Arbeiten von DIETSCHY und SIPERSTEIN (1967) und Dietschy und WILSON (1968) und beziehen sich auf Ratten bzw. Affen. Vergleichbare Untersuchungen über die menschlichen Gewebe liegen nicht vor. Erste Befunde (TAYLOR et al., 1955; DIETSCHY u. WILSON, 1970) bei in vitro-Versuchen mit menschlichem Biopsie-Material lassen jedoch vermuten, daß die Cholesterinsynthese im Darm derjenigen der Leber vergleichbar ist, und der Gastrointestinaltrakt im Cholesterin-Stoffwechsel des menschlichen Körpers eine größere Rolle spielt, als es von tierexperimentellen Untersuchungen bekannt ist.

Tabelle 1. Geschwindigkeit der Cholesterinsynthese in Geweben von Ratten und Affen
Die Tiere wurden mit einer Cholesterin-armen Diät gefüttert. Die Werte geben die Inkorporation von 2-^{14}C-Acetat in die Digitonin-fällbaren Sterine von Gewebeschnitten in 2 Std in nMole/g Gewebe (Mittelwert ±s.e.m) an (DIETSCHY u. WILSON, 1970).

Gewebe	Ratte	Affe
Leber	179 ± 98	613 ± 176
Ileum	144 ± 55	104 ± 25
Colon	56 ± 32	72 ± 22
Magen	36 ± 11	19 ± 6
Oesophagus	17 ± 7	69 ± 15
Jejunum	15 ± 10	31 ± 8
Testes	9 ± 3	—
Ovarien	—	15 ± 5
Lunge	7 ± 02	4 ± 1
Nebennierenrinde	5 ± 1	1 ± 02
Haut	5 ± 2	10 ± 5
Niere	4 ± 3	6 ± 2
Milz	4 ± 1	3 ± 1
Knochenmark	—	6 ± 1
Fettgewebe	—	5 ± 1
Herzmuskel	0,7 ± 0,2	—
Skelettmuskel	0,5 ± 0,2	0,3 ± 0,1
Gehirn	0,5 ± 0,4	0,5 ± 0,3

D. Der Abbau des Cholesterins

Der Abbau des Cholesterins im tierischen Körper kann im wesentlichen über zwei verschiedene Wege verlaufen. In der Leber wird Cholesterin zu Gallensäuren abgebaut. Die Gallensäuren sind aber weniger Abbauprodukte als vielmehr funktionell wichtige Bestandteile der Galle. Die endgültige Elimination des Steroid-Moleküls erfolgt durch Ausscheidung der Gallensäuren mit den Faeces. Eine weitere Elimination des Cholesterins erfolgt durch seine Sekretion mit der Galle in den Darm und die Ausscheidung bakterieller Abbauprodukte mit den Faeces. Bildung und Ausscheidung von Steroidhormonen aus dem Cholesterin sind quantitativ unbedeutend. Etwa 100 mg Cholesterin werden dagegen täglich mit der Haut abgegeben (Cook, 1958).

I. Die Synthese der Gallensäuren

Die Gallensäuren werden von der Leber in ihrer Funktion als exkretorischer Drüse als wesentlicher Bestandteil der Gallenflüssigkeit produziert. Art und Vorkommen von Gallensäuren ist je nach Tierspezies sehr verschieden. Haslewood (1967) hat neben Gallensäuren auch Gallenalkohole isolieren können und eine Beziehung zwischen dem Vorkommen von Gallensäuren und der phylogenetischen Stellung einer Spezies in der Evolution aufgezeigt. Die von der Leber synthetisierten Gallensäuren werden als primäre Gallensäuren den durch bakteriellen Umbau im Darm entstandenen sekundären Gallensäuren gegenübergestellt (Danielsson u. Tchen, 1968). Die Gallensäuren liegen in der Galle als Konjugate des Glycins oder Taurins vor. Sie unterliegen einem enterohepatischen Kreislauf. Die menschliche Leber produziert im wesentlichen nur zwei Gallensäuren: Cholsäure (3α, 7α, 12α-Trihydroxy-5β-cholansäure) und Chenodesoxycholsäure (3α, 7α-Dihydroxy-5β-cholansäure). Weitere primäre Gallensäuren werden von anderen Säugetieren gebildet (Abb. 21).

1. Cholesterin als Vorstufe der Gallensäuren

Bereits im Jahre 1943 konnten Bloch et al. Deuterium-markierte Cholsäure isolieren, wenn vorher Deuterium-markiertes Cholesterin an Hunde verfüttert worden war. Damit war die Rolle des Cholesterins als direkter Vorläufer der Gallensäuren bereits nachgewiesen. Diese Befunde wurden durch Experimente in vivo mit ^{3}H-Cholesterin (Byers u. Biggs, 1952) und ^{14}C-Cholesterin (Bergström, 1952; Siperstein et al., 1952) bestätigt. Nach intravenöser Gabe von [4-^{14}C]-Cholesterin an Ratten wurden in einem Zeitraum von 15 Tagen ca. 80% des Isotops in Form von Gallensäuren mit den Faeces ausgeschieden (Siperstein u. Chaikoff, 1952; Chaikoff et al., 1952). Bei Gabe von [26-^{14}C]-Cholesterin hingegen fanden diese Autoren eine Ausscheidung von $^{14}CO_2$ mit den Atemgasen. Beim Menschen wurde eine ähnlich hohe Umwandlung von Cholesterin in Gallensäuren gefunden (Siperstein u. Murray, 1955), so daß die Gallensäuren als wichtigste Endprodukte des Cholesterinabbaus erschienen. Weitere Untersuchungen über den Einbau von ^{14}C-Acetat in Cholesterin und Gallensäuren bewiesen, daß Gallensäuren in der Leberzelle nur aus Cholesterin gebildet werden (Zabin u. Barker, 1953; Staple u. Gurin, 1954).

2. Reaktionen bei der Bildung von Cholsäure aus Cholesterin

Zur Bildung von Cholsäure aus Cholesterin sind Hydroxylierungen am Ringsystem, die Reduktion der Doppelbindung sowie die Verkürzung der Seitenkette notwendig. Die wichtigsten Methoden der Erforschung dieser Reaktionen bestanden in der Gabe von vermuteten Zwischenprodukten an Tiere mit einer Gallenfistel und Analyse der mit der Galle ausgeschiedenen Stoffwechselprodukte, sowie in der Untersuchung des Stoffwechsels dieser Substanzen bei Inkubation mit bestimmten subzellulären Fraktionen. Die meisten Erkenntnisse wurden bei Unter-

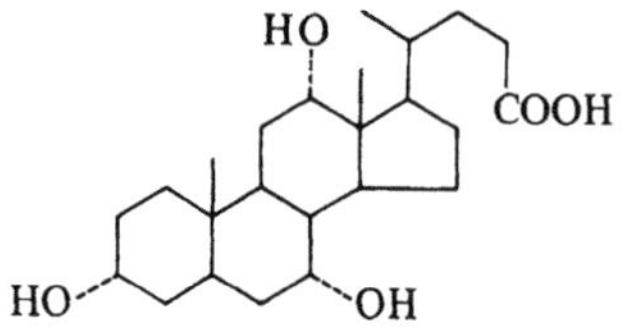

Cholsäure

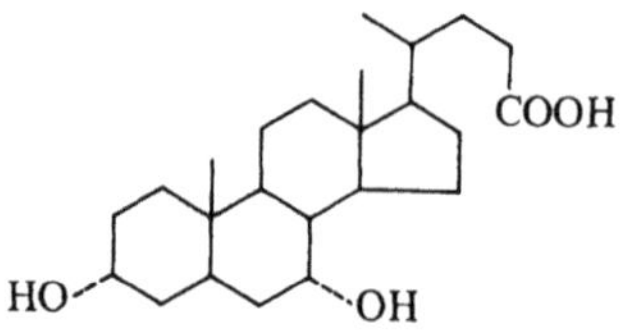

Chenodesoxycholsäure

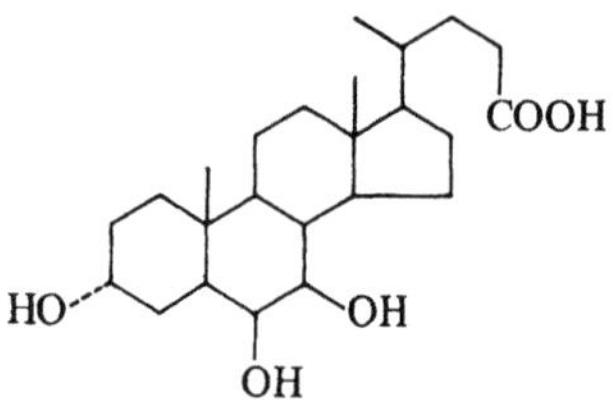

β-Muricholsäure
(3α, 6β, 7β-Trihydroxy-5β-cholansäure)

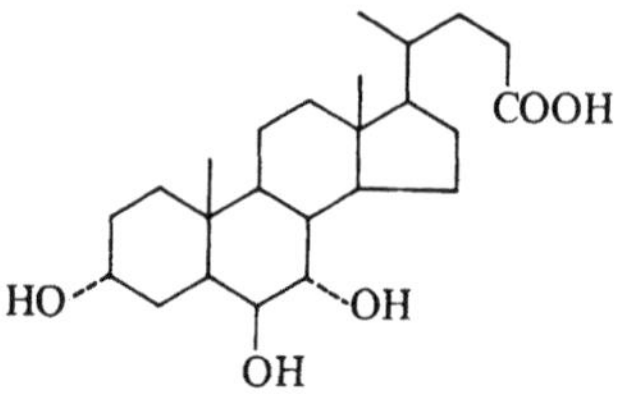

α-Muricholsäure
(3α, 6β, 7α-Trihydroxy-5β-cholansäure)

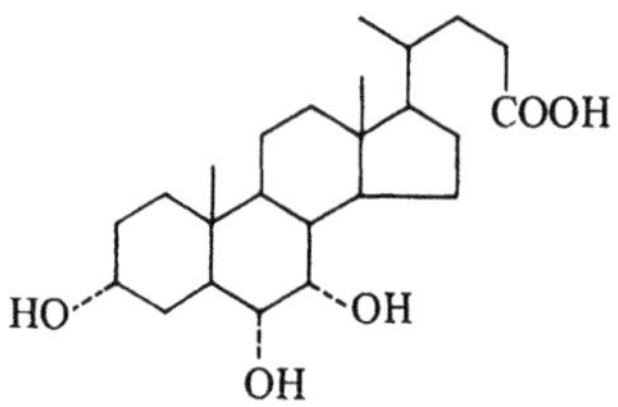

Hyocholsäure
(3α, 6α, 7α-Trihydroxy-5β-cholansäure)

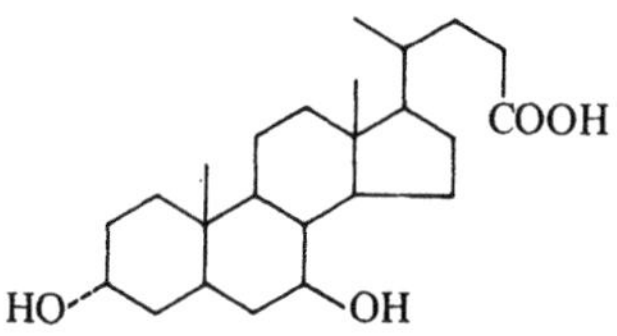

Ursodesoxycholsäure
(3α, 7β-Dihydroxy-5β-cholansäure)

Abb. 21. Strukturformeln primärer Gallensäuren

suchungen mit der Ratte gewonnen, doch stellte sich bei Nachuntersuchungen mit menschlicher Leber heraus, daß keine prinzipiellen Differenzen bestehen (BJÖRKHEM et al., 1968).

Allgemein läßt sich feststellen, daß die Reaktionen am Ringsystem — Hydroxylierung und Reduktion — durch die Mikrosomen und das Cytosol und die oxydative Verkürzung der Seitenkette durch die Mitochondrien katalysiert werden. Die Veränderungen am Ringsystem gehen der Verkürzung der Seitenkette zeitlich voraus (BERGSTRÖM, 1959; HASLEWOOD, 1967; DANIELSSON, 1969; ELLIOT u. HYDE, 1971, als Übersichtsartikel). Die erste Reaktion bei der Gallensäurebildung ist die Hydroxylierung des Cholesterins am C-7 (Abb. 22), wofür heute zahlreiche experimentelle Hinweise bestehen (BERGSTRÖM, 1952; LINDSTEDT, 1957; BERGSTRÖM et al., 1958). Es entsteht 7α-Hydroxycholesterin (Abb. 22). Das Enzym, Cholesterin-7α-Hydroxylase, ist in den Mikrosomen lokalisiert (BERGSTRÖM u. GLOOR, 1954; BJÖRKHEM et al., 1968) und bislang nicht in reiner Form erhalten worden. Es benötigt zu seiner Aktivität molekularen Sauerstoff, NADPH und eine Beteiligung des Cytochroms P 450 wurde wahrscheinlich gemacht (SCHOLAN u. BOYD, 1968). Ähnlich anderen Leberenzymen konnte für die Cholesterin-7α-Hydroxylase aus Rattenleber ein Tag-Nacht-Rhythmus nachgewiesen werden, mit einem Maximum der Aktivität um Mitternacht und einem Minimum um 13 Uhr (GIELEN et al., 1969). Da die Hydroxylierung am C-7 der erste Reaktionsschritt auf dem Weg vom Cholesterin zu den Gallensäuren ist, läßt sich diese Reaktion als Schrittmacherreaktion vermuten. Dies konnte sowohl in vitro (DANIELSSON et al., 1967; SHEFER et al., 1968; MOSBACH et al., 1971) wie auch in vivo gezeigt werden (SHEFER et al., 1970). 7α-Hydroxycholesterin wird in einer weiteren Reak-

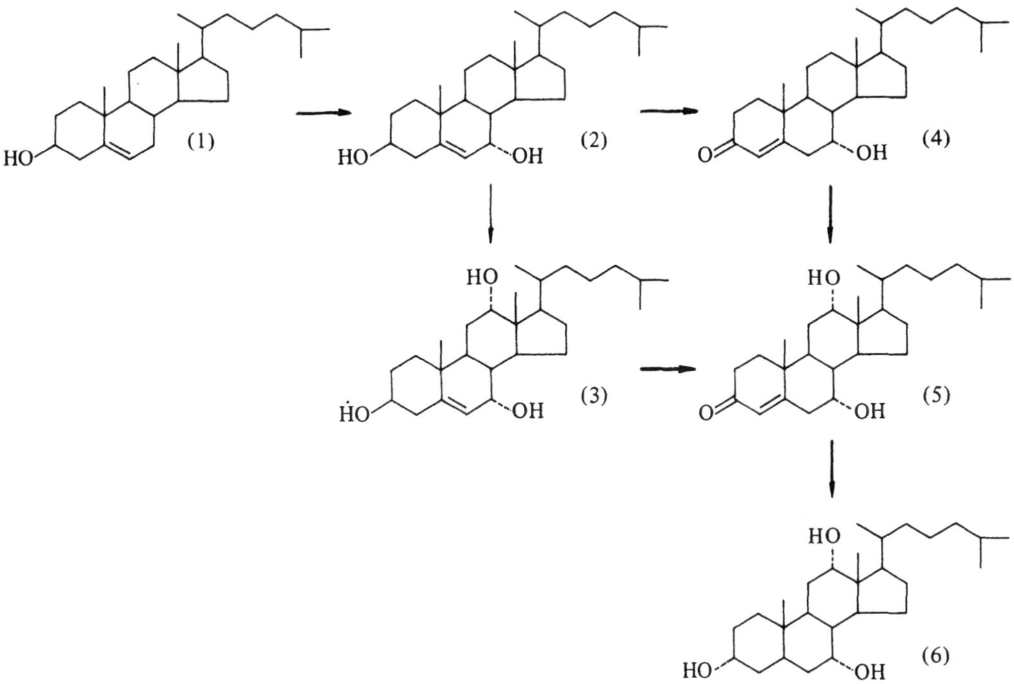

Abb. 22. Degradation von Cholesterin zu Cholsäure. Bildung von 3α,7α,12α-Trihydroxy-5β-cholestan. Verbindungen: (1) Cholesterin; (2) Δ^5-Cholesten-3β,7α-diol; (3) Δ^5-Cholesten-3β,7α,12α-triol; (4) 7α-Hydroxy-Δ^4-cholesten-3-on; (5) 7α,12α-Dihydroxy-Δ^4-Cholesten-3-on; (6) 3α,7α,12α-Trihydroxy-5β-cholestan

tion durch mikrosomale Enzyme (GREEN u. SAMUELSSON, 1964; HUTTON u. BOYD, 1966) zu dem konjugierten Keton 7α-Hydroxy-Δ^4-cholesten-3-on (MENDELSOHN et al., 1966) dehydriert. Das Enzym benötigt NAD als Cofaktor (BERSEUS et al., 1967, 1969). Wahrscheinlich verläuft die Reaktion über das Zwischenprodukt 7α-Hydroxy-Δ^5-cholesten-3-on (DANIELSSON, 1969). In Gegenwart von NADPH wird 7α-Hydroxycholesterin von der mikrosomalen Fraktion in geringer Menge zu Δ^5-Cholesten-3β,7α,12α-triol (Abb. 22) hydroxyliert. Diese Verbindung stellt aber zweifellos nur ein Nebenprodukt in der Cholsäuresynthese dar (DANIELSSON, 1969). Eine Hydroxylierung schließt sich als nächste Reaktion an (DANIELSSON u. EINARSSON, 1966) mit der Bildung von 7α,12α-Dihydroxy-Δ^4-cholesten-3-on. Die Lokalisation des Enzyms wurde wiederum in der Mikrosomenfraktion gefunden, NADPH wird als Cofaktor benötigt. Die Spezifität des Enzyms ist relativ gering: es werden auch andere verwandte C-27-Steroide am C-12 hydroxyliert, doch ist die Reaktionsgeschwindigkeit mit Verbindung 4 (Abb. 22) am größten, weshalb ihre Bedeutung in der Synthese der Gallensäure als sicher angesehen werden kann (DANIELSSON, 1969). Eine fast quantitative Umwandlung von 7α-Hydroxy-Δ^4-cholesten-3-on in Cholsäure bzw. Chenodesoxycholsäure wurde auch beim Menschen nachgewiesen (HANSON et al., 1973). Die Bildung des folgenden Zwischenproduktes, 5β-Cholestan-3α,7α,12α-triol, erfordert die Reduktion des Ketons zum Alkohol und die Sättigung der Doppelbindung. Die beiden Reaktionen werden von zwei Enzymen katalysiert, die im Unterschied zu den bisher genannten im Cytosol lokalisiert sind (BERSEUS et al., 1965, 1969). Als Cofaktor wird wieder NADPH benötigt. Die beiden Enzyme, Δ^4-3-Ketosteroid-5β-Reduktase und 3α-Hydroxysteroid-Dehydrogenase, sind partiell gereinigt worden (BERSEUS, 1967). Ihre Spezifität ist gering, sie zeigen Aktivität mit einer Reihe verwandter Steroide.

Das Produkt dieser Reaktionen 3α,7α,12α-Trihydroxy-5β-Cholestan (Abb. 22) war bereits vor der Kenntnis der einzelnen enzymatischen Reaktionen als wichtiges Zwischenprodukt der Gallensäuresynthese identifiziert worden. MENDELSON und STAPLE fanden diese Substanz bereits 1963 bei in vitro-Versuchen mit Rattenleber. Die Bildung dieser Verbindung wurde auch bei Untersuchungen mit Gewebe aus menschlicher Leber nachgewiesen (BJÖRKHEM et al., 1968).

Bereits 1952 beschrieb CHAIKOFF die Anwesenheit von $^{14}CO_2$ in der Atemluft der Ratten nach Applikation von [26-^{14}C]-Cholesterin. Gleiche Ergebnisse erhielten ANFINSEN und HORNING (1953) bei Experimenten mit Mäuseleberfraktionen. WHITEHOUSE et al. (1961) konnten nachweisen, daß der Abbau der Seitenkette im wesentlichen durch mitochondriale Enzyme katalysiert wird. Der einleitende Schritt ist die Bildung von 5β-Cholestan-3α,7α,12α,26-tetraol, welches in weiteren Oxydationsschritten zur Carbonsäure (Trihydroxycoprostansäure) umgewandelt wird (Abb. 23). DANIELSSON (1960a) konnte in Experimenten mit Mäuselebern sowohl das Tetraol wie die Säure identifizieren. Die beteiligten Enzymsysteme sind von STAPLE (1969) zusammenfassend beschrieben worden. Trihydroxycoprostansäure ist auch in menschlicher Gallenflüssigkeit nachgewiesen worden (CAREY u. HASLEWOOD, 1963). Die weiteren Reaktionen der Seitenkettenverkürzung sind ebenfalls von STAPLE et al. untersucht worden. Sie konnten die Bildung von 3α,7α,12α,24-Tetrahydroxycoprostansäure im Cytosol oder Mitochondrien von Rattenleber nachweisen (MASUI u. STAPLE, 1965). Der Hydroxylierung an C-24 geht wahrscheinlich die Bildung eines Thioesters mit Coenzym A voraus (STAPLE, 1969). Die letzte Reaktion ist, nach Bildung der Ketogruppe an C-24, eine β-Ketothiolyse, wie sie

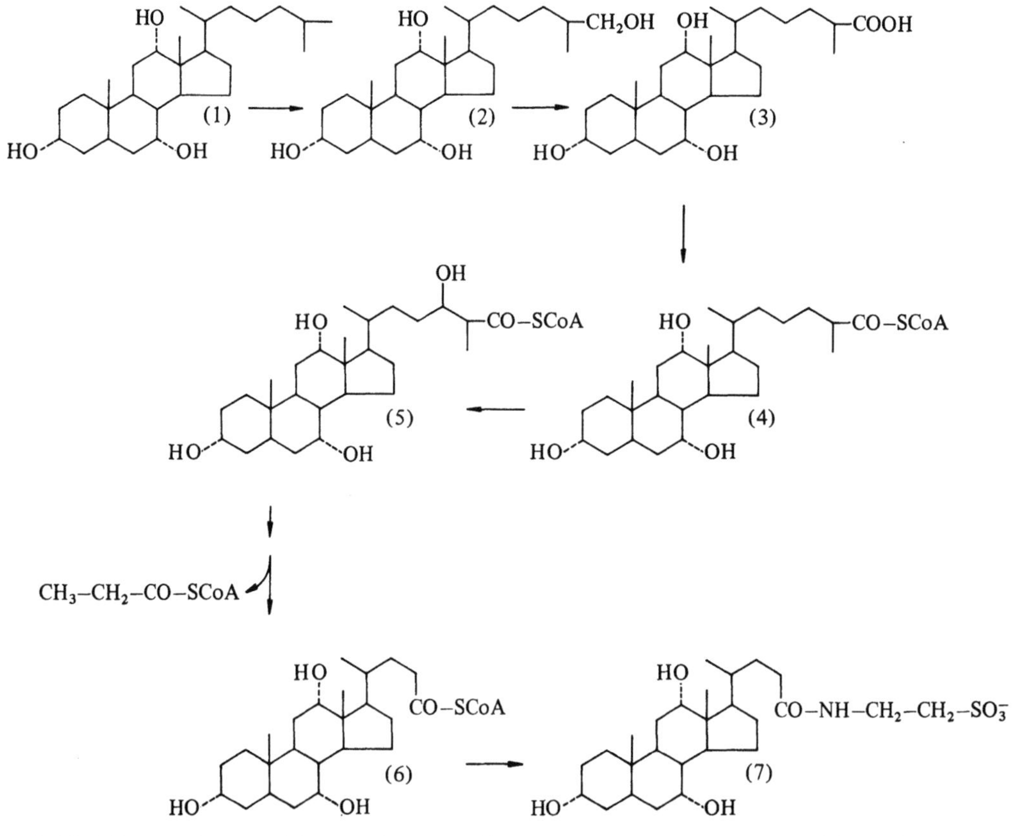

Abb. 23. Bildung von Taurocholsäure aus 3α,7α,12α-Trihydroxycholestan. Verbindungen: (1) 3α,7α,12α-Trihydroxy-5β-cholestan; (2) 3α,7α,12α,26-Tetrahydroxy-5β-cholestan; (3) 3α,7α,12α-Trihydroxycoprostansäure; (4) 3α,7α,12α-Trihydroxycoprostansäure-Coenzym-A Ester; (5) 3α,7α,12α,24-Tetrahydroxycoprostansäure-Coenzym-A; (6) Cholyl-Coenzym A; (7) Taurocholsäure

vom Fettsäureabbau her bekannt ist. Produkte sind Propionyl-CoA und Cholyl CoA (Abb. 23) (STAPLE, 1969; SULD et al., 1962). Die Coenzym A-Verbindung der Cholsäure dient schließlich der Bildung des Taurinkonjugates (SIPERSTEIN, 1955). Während die ersten Schritte der Verkürzung der Seitenkette durch Enzymsysteme der Mitochondrien katalysiert werden, verläuft die weitere Bildung von Taurocholsäure nach der Hydroxylierung an C-24 im Cytosol der Leberzelle (STAPLE, 1969).

Im Zusammenhang mit der Umwandlung von wasserunlöslichem Cholesterin und Cholesterinderivaten zu wasserlöslichen Gallensäuren ist von großem Interesse, daß kürzlich ein Protein (Molekulargewicht ca. 16000) im Cytosol der Leberzelle von Ratten gefunden wurde, das imstande ist, verschiedene C-27-Steroide, die Vorläufer der Gallensäuren sind, zu binden, in Lösung zu bringen sowie die Aktivität der umsetzenden Enzyme zu vervielfachen (HANSON et al., 1971; GRABOWSKI et al., 1973).

3. Die Bildung von Chenodesoxycholsäure aus Cholesterin

Während die Bildung von Cholsäure aus Cholesterin als relativ gut aufgeklärt gelten kann, ist die Synthese von Chenodesoxycholsäure mit geringerer Sicherheit darzustellen, da verschiedene Synthesewege beschrieben worden sind, deren quantitative Bedeutung noch nicht völlig geklärt ist. Es besteht Grund zur Annahme, daß die Reaktionsfolge, die analog zur Cholsäure-Synthese verläuft, der wichtigere Syntheseweg der Chenodesoxycholsäure ist.

BJÖRKHEM et al. (1967) beschrieben mit in vitro-Versuchen an Meerschweinchenleber, daß 7α-Hydroxy-Δ^4-cholesten-3-on und 7α-Hydroxycholesterin (Abb. 24) ebenfalls Zwischenprodukte der Chenodesoxycholsäurebildung sind. Im Unterschied zur Cholsäurebildung wird das Keton aber nicht am C-12 hydroxyliert, sondern gleich reduziert, in der Art, daß zunächst die Doppelbindung und dann die Ketongruppe angegriffen wird (BERSEUS et al., 1969). Es entsteht Dihydroxycoprostan. 3α,7α-Dihydroxycoprostan ist auch in menschlicher Gallenflüssigkeit nach Gabe von radioaktivem Cholesterin nachgewiesen worden (RABINOWITZ et al., 1966). Die Degradation der Seitenkette des Dihydroxycoprostans sowie die Bildung von Taurin bzw. Glycinkonjugaten dürfte dann dem bei der Cholsäuresynthese beschriebenen Weg (Abb. 23) entsprechen, es liegen aber bislang darüber kaum Ergebnisse vor. Eine Hydroxylierung von Chenodesoxycholsäure zu Cholsäure ist im Säugetier nicht bekannt (DANIELSSON, 1963). Neuere Befunde (SAMUELS u. PALMER, 1972) zeigen, daß diese Feststellung möglicherweise nicht für die menschliche Leber bei Verschlußikterus gilt.

Die physiologische Bedeutung der oben beschriebenen Abbaureaktionen von Cholesterin zu Gallensäuren beruht auf der Tatsa-

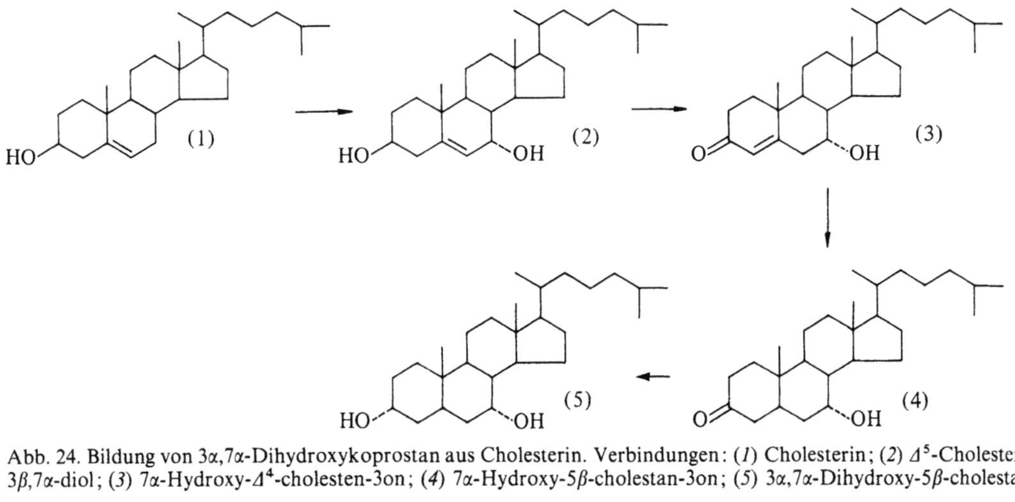

Abb. 24. Bildung von 3α,7α-Dihydroxykoprostan aus Cholesterin. Verbindungen: (1) Cholesterin; (2) Δ^5-Cholesten-3β,7α-diol; (3) 7α-Hydroxy-Δ^4-cholesten-3on; (4) 7α-Hydroxy-5β-cholestan-3on; (5) 3α,7α-Dihydroxy-5β-cholestan

che, daß diese Reaktionen quantitativ am bedeutsamsten sind, und daß die Cholesterin-7α-Hydroxylase als einziges Enzym regulative Aktivitätsänderungen zeigt (DANIELSSON et al., 1967). Es existieren aber zahlreiche Befunde, die einen zweiten Syntheseweg für Gallensäuren, der mit der Degradation der Seitenkette beginnt, bei Versuchstieren und beim Menschen beweisen. Die Degradation der Seitenkette beginnt mit der Hydroxylierung am C-26 (Abb. 25). Bereits 1956 haben FREDRICKSON und ONO die Bildung von 26-Hydroxycholesterin in Rattenlebern beschrieben. MITROPOULOS und MYANT (1967) haben dann, ausgehend von ihren Experimenten mit Mitochondrienfraktionen aus Rattenleber, eine Reaktionsfolge beschrieben, die über 26-Hydroxycholesterin und 3β-Hydroxy-Δ^5-cholensäure zu Lithocholsäure führt (MITROPOULOS et al., 1967) (Abb. 25). Weitere Reaktionen führen in der Ratte zu Chenodesoxycholsäure, α- und β-Muricholsäure (THOMAS et al., 1964). Cholsäure wird bei dieser Reaktionsfolge in den Mitochondrien praktisch nicht gebildet (WACHTEL et al., 1968; JAVITT u. EMERMANN, 1970; DA-NIELSSON, 1961). Für die allgemeine Bedeutung dieses Syntheseweges, der mit der Seitenkettendegradation beginnt, sprechen gleichlautende Befunde, die auch an anderen Tieren erhoben wurden. JAVITT und EMERMANN (1969) beschrieben die Bildung von Chenodesoxycholsäure und Cholsäure aus 26-Hydroxycholesterin im Hamster.

Kürzlich konnte gezeigt werden, daß auch beim Menschen beide Reaktionsfolgen vorhanden sind. ANDERSON et al. (1972) gaben radioaktiv markiertes 26-Hydroxycholesterin parenteral und fanden, daß 87% der Radioaktivität in der Galle in der Chenodesoxycholsäure und der Cholsäure vorlagen, wobei Chenodesoxycholsäure überwog. Unter bestimmten Bedingungen mag dieser Reaktionsweg sogar eine gewisse quantitative Bedeutung erlangen. 3β-Hydroxy-Δ^5-cholensäure konnte im Urin von Kindern mit Gallengangsatresie (MAKINO, 1971), im Mekonium von Neugeborenen (BACK u. ROSS, 1973), sowie im Urin von Patienten mit Cholestase (BACK, 1973) nachgewiesen werden.

Abschließend sei noch auf die Klasse der Allo-Gallensäuren hingewiesen, die in letzter

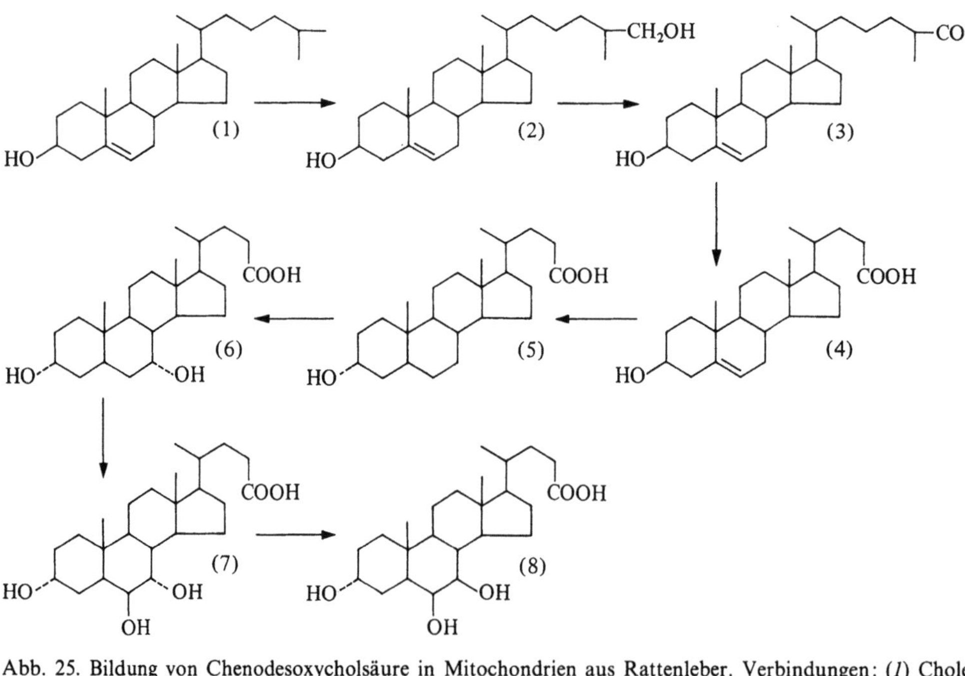

Abb. 25. Bildung von Chenodesoxycholsäure in Mitochondrien aus Rattenleber. Verbindungen: (*1*) Cholesterin; (*2*) 26-Hydroxycholesterin; (*3*) 3β-Hydroxy-Δ^5-cholestensäure; (*4*) 3β-Hydroxy-Δ^5-cholensäure; (*5*) Lithocholsäure; (*6*) Chenodesoxycholsäure; (*7*) α-Muricholsäure; (*8*) β-Muricholsäure

Zeit vermehrt Beachtung gefunden haben. Bei den Allo-Gallensäuren entspricht die Verknüpfung der Ringe A und B (Abb. 26) dem Cholestan (5α-Cholestan), während die normalen Gallensäuren dem Koprostan (5β-Cholestan) entsprechen. Ihre quantitative Bildung aus Cholesterin ist allerdings zu vernachlässigen (YAMASAKI, 1951; HASLEWOOD, 1967; ELLIOT, 1971).

4. Sekundäre Gallensäuren

Cholsäure und Chenodesoxycholsäure werden in der Leber synthetisiert und als Glycin- und Taurinkonjugate mit der Galle in den Darm sezerniert. Dort werden die Gallensäuren zu einem hohen Anteil im distalen Ileum aktiv rückresorbiert (BAKER u. SEARLE, 1960; PLAYOUST u. ISSELBACHER, 1964). Die Gallensäuren unterliegen damit einem enterohepatischen Kreislauf. Während der Passage des des Darmes werden die primären Gallensäuren durch bakterielle Enzyme verändert. Im Vordergrund stehen Dekonjugation und 7α-Dehydroxylierung. Produkte dieser Enzymwirkungen sind freie Gallensäuren sowie Desoxycholsäure und Lithocholsäure. Diese werden deshalb als sekundäre Gallensäuren bezeichnet. Sie stellen zusammen den größten Anteil der mit den Faeces ausgeschiedenen Gallensäuren (ENEROTH et al., 1966).

Während Lithocholsäure infolge ihrer geringen Löslichkeit nur sehr schlecht im Darm resorbiert wird, gelangt Desoxycholsäure zusammen mit den primären Gallensäuren über die Pfortader in die Leber, um nach der Rekonjugation erneut sezerniert zu werden. Die Lebergalle enthält also neben den primären Gallensäuren Chenodesoxycholsäure und Cholsäure, die sekundäre Desoxycholsäure und Spuren von Lithocholsäure (WOOTTON et al., 1953).

II. Der bakterielle Abbau des Cholesterins im Darm

Außer der in der Leber stattfindenden Degradation des Cholesterins zu Gallensäuren findet im tierischen Körper noch ein zweiter, mengenmäßig bedeutsamer Abbauprozeß des Cholesterins statt. In den Faeces findet man neben den sauren Steroiden, den Gallensäuren, eine Reihe von neutralen Steroiden. Unter ihnen befinden sich das Cholesterin sowie seine neutralen Abbauprodukte Cholestanol, Cholestenon, Koprostanol und Koprostanon (COOK, 1958 und dort zitierte Literatur). Neben dem Cholesterin ist das Koprostanol quantitativ am bedeutsamsten.

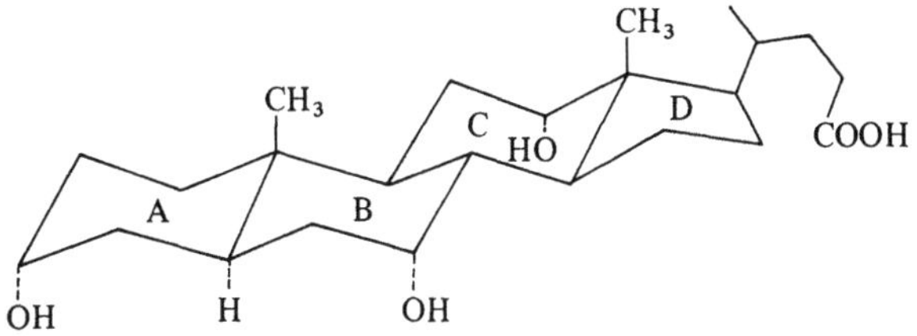

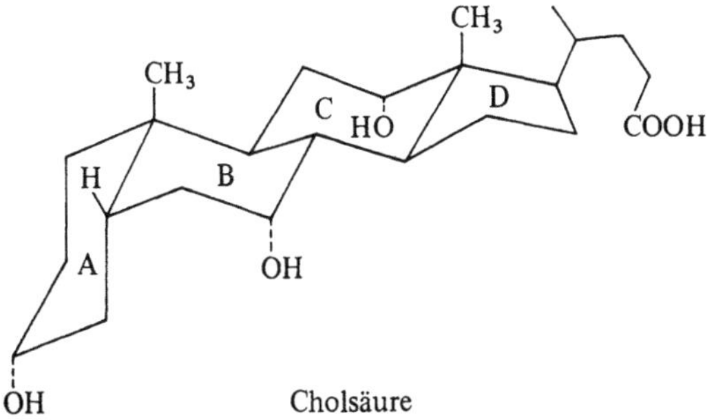

Abb. 26. Konformation von Cholsäure und Allocholsäure

Die Herkunft des Cholesterins und seiner Abbauprodukte in den Faeces ist noch nicht exakt geklärt. Als Quellen stehen das Cholesterin der Nahrung, der Galle sowie der abgeschilferten Darmepithelzellen zur Verfügung. Quantitativ dürfte die Herkunft aus den Mukosazellen vorherrschen (SPERRY, 1927; DANIELSSON, 1960b; CHENG u. STANLEY, 1959).

Der Abbau des Cholesterins im Darm geschieht durch den Stoffwechsel der Mikroorganismen (SNOG-KJAER, 1956). In keimfreien Tieren (DANIELSSON u. GUSTAFSSON, 1959) und in mit Antibiotika behandelten Tieren (COLEMAN u. BAUMANN, 1957) lassen sich keine Degradationsprodukte nachweisen. Die direkte Umwandlung von Cholesterin zu Koprostanol durch Darmbakterien konnten SNOG-KJAER et al. (1956) in vitro nachweisen. Der eigentliche Wirkort der Bakterien scheint dabei das terminale Ileum und das Colon zu sein (WILSON, 1961).

Der genaue Weg des biochemischen Abbaus ist bis jetzt nur andeutungsweise bekannt. Das mag daran liegen, daß eine große Anzahl von Darmbakterien mit jeweils unterschiedlichen Enzymaktivitäten zu dieser Umwandlung beiträgt. Es sei nur das Koprostanol als wichtigster Vertreter diskutiert. Zunächst wurde angenommen (ROSENHEIM u. WEBSTER, 1941, 1943), daß der Prozeß vom Cholesterin zu Koprostanol über eine Oxydation mit der Bildung von Δ^4-Cholesten-3-on sowie anschließenden Reduktionen verläuft (Abb. 27). Andererseits existieren Befunde (ROSENFELD et al., 1954; ROSENFELD u. GALLAGHER, 1964), in denen gezeigt wurde, daß das H-Atom in der 3β-Position bei der Umwandlung nicht verlorengeht, also keine Carbonylgruppe intermediär vorgelegen haben kann. Möglicherweise existieren aber auch mehrere Abbauwege (Begründung s. oben). Der bakterielle Abbau der Sterine im Darm beschränkt sich aber nicht nur auf die oben skizzierten Reaktionen. Vielmehr kommt es auch zu einem Angriff auf den Sterinkern selbst. Im allgemeinen ist der Abbau des Ringsystems zwar nur geringfügig (SIPERSTEIN u. CHAIKOFF, 1952), er soll aber bis zu 60% des den Darm passierenden Sterins betreffen können (GRUNDY et al., 1968). Der Grad des Ringabbaus mag dabei von der Verweildauer der Faeces im Colon abhängen (DAVIGNON et al., 1968).

E. Mechanismen bei der Regulation der Synthese des Cholesterins

An dieser Stelle soll die Regulation von Cholesterinsynthese und -abbau mit ihren molekularen Mechanismen, soweit sie bekannt sind, ausführlich dargestellt werden. Die Bilanzierung des gesamten Cholesterinhaushalts im Menschen wird an anderer Stelle dieses Kapitels diskutiert.

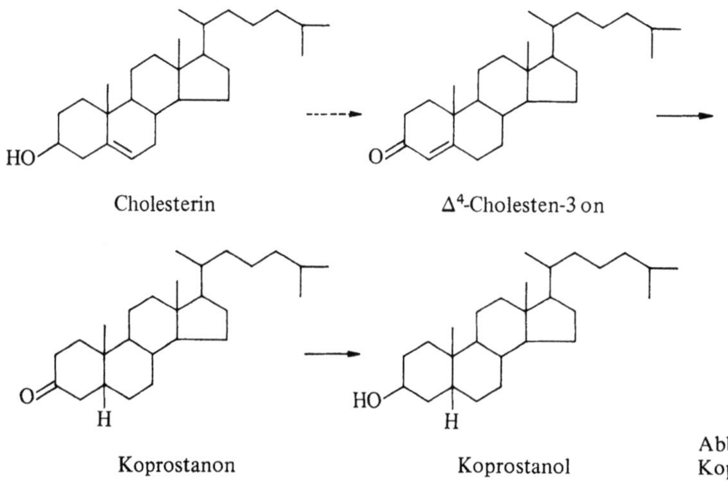

Abb. 27. Bildung von Koprostanol aus Cholesterin

I. Faktoren, die die Cholesterinsynthese in Leber und Darm beeinflussen

1. „Feed Back"-Hemmung der Cholesterinsynthese durch exogenes Cholesterin

Bereits 1933 gelangten SCHOENHEIMER und BREUSCH mit in vivo-Studien zu der Ansicht, daß die Cholesterinsynthese eines Tieres durch Cholesterinverfütterung stark reduziert wird. Dieser Effekt konnte später in zahlreichen Untersuchungen bestätigt werden, in denen der Einbau von ^{14}C-Acetat ins Cholesterin von Lebergewebeschnitten nach Cholesterinverfütterung bestimmt wurde (GOULD u. TAYLOR, 1950; GOULD, 1951; GOULD et al., 1953; TOMKINS et al., 1953a, b; LANGDON u. BLOCH, 1953b; FRANTZ et al., 1954). Die Hemmung der Cholesterinsynthese durch Verfütterung desselben ist außerordentlich effektiv. Verfüttert man eine Diät mit 0,1% Cholesteringehalt an Ratten, so sinkt die Inkorporationsrate von [2-^{14}C]-Acetat auf ca. 50%, während bei einer Diät mit 0,5% Cholesterin die Inkorporationsrate nur noch 5% beträgt (SIPERSTEIN u. GUEST, 1960). Diese „feed back"-Hemmung des Cholesterins auf seine eigene Synthese in der Leber wurde in allen Wirbeltieren, die untersucht wurden, gefunden: so bei Vögeln (SAKAKIDA et al., 1963), beim Hund (GOULD u. TAYLOR, 1950; GOULD et al., 1953), bei den Primaten (COX et al., 1958; DIETSCHY u. WILSON, 1968; MCNINTCH et al., 1967) und bei den Nagetieren (GOULD u. TAYLOR, 1950; GOULD, 1951; GOULD et al., 1953; LANGDON u. BLOCH, 1953; TOMKINS et al., 1953a; FRANTZ et al., 1954; SIPERSTEIN u. GUEST, 1960).

Die „feed back"-Hemmung des Cholesterins auf seine Synthese in der menschlichen Leber wurde zunächst in Frage gestellt (TAYLOR et al., 1955; DAVIS et al., 1958; COX et al., 1958; COX et al., 1963; KAPLAN et al., 1963). Spätere Untersuchungen von BHATTATHIRY und SIPERSTEIN (1963), FUJIWARA et al. (1965), PAWLIGER und SHIPP (1968) sowie QUINTAO et al. (1971) zeigten jedoch mit verschiedenen Methoden, daß auch in der menschlichen Leber eine „feed back"-Wirkung von Nahrungscholesterin auf die Cholesterinsynthese besteht.

2. Einfluß von Gallensäuren auf die Cholesterinsynthese

Die Gallensäuren stellen die Endprodukte des Cholesterinkatabolismus in der Leber dar. Weiterhin ist klar, daß die Gallensäuren auch als wichtiges Endprodukt des tierischen Steroidstoffwechsels betrachtet werden können: ca. 40% des von der Leber neusynthetisierten Cholesterins werden zu Gallensäuren umgewandelt (ca. 400 mg pro Tag beim Menschen). In der Synthesekette Acetyl-CoA — Cholesterin — Gallensäuren stellen die Gallensäuren (jedenfalls partiell) das eigentliche Endprodukt dar und eine Endprodukthemmung der Synthese ihres Vorläufers Cholesterin erschiene somit biologisch sinnvoll. Es liegen auch Untersuchungen vor, die den Effekt von Gallensäuren auf die Cholesterinsynthese in der Leber demonstrieren (PIHL, 1955). Verfüttert man an Versuchstiere freie oder konjugierte Gallensäuren (BEHER u. BAKER, 1959; BEHER et al., 1959, 1961), so erfolgt eine Verminderung der Cholesterinsynthese. BACK et al. (1969) zeigten, daß nach Verfütterung von Cholsäure an Ratten die Inkorporation von ^{14}C-Acetat in das Cholesterin von Lebergewebeschnitten stark reduziert ist, während die Inkorporation von Mevalonsäure unverändert bleibt. Auch beim Menschen scheint eine Vergrößerung des Gallensäure-Gehalts des Körpers mit einer verminderten Cholesterinsynthese einherzugehen (GRUNDY et al., 1966).

Einen hemmenden Einfluß von Gallensäuren auf die Cholesterinsynthese demonstrieren auch Versuche an Tieren mit einer Gallenfistel. Etwa 10 Std nach Anlegen der Fistel und dem Verlust der Gallensäuren kommt es zu einem Anstieg der Cholesterinsynthese (MYANT u. EDER, 1961; DANIELSSON et al., 1967; DIETSCHY u. WILSON, 1968). Der gleiche Effekt ist durch Verabreichung von Cholestyramin — einem Gallensäure-bindenden Anionenaustauscher — mit der Nahrung zu erzielen (HUFF et al., 1963; SCHNEIDER et al., 1966). Cholestyramin erhöht durch Bindung der Gallensäuren ihre fäkale Ausscheidung (TENNENT et al., 1960). Das gleiche gilt für die Verfütterung einer Diät mit hohem Fasergehalt. Auch hier kann eine gesteigerte Cholesterinsynthese in der Leber gemessen werden (BLOOMFIELD, 1963; CARROL, 1964).

3. Regulation der Cholesterinsynthese im Darm

Der Einfluß von Gallensäuren auf die Cholesterinbildung im Körper beschränkt sich nicht auf die Leber. DIETSCHY und SIPERSTEIN (1965), DIETSCHY (1968) und SHEFER et al. (1973) zeigten, daß bei Gallenfisteltieren die Cholesterinsynthese aus Acetat in Dünndarmschnitten stark ansteigt. Reinfusion von Galle oder von reinen Gallensäuren, wie Taurocholsäure, reduziert die vorher gesteigerte Synthese in eben den Darmabschnitten, die mit der Gallenflüssigkeit in Berührung gekommen sind. Galle, die keine Gallensäuren enthält, ist zu dieser Hemmung nicht befähigt. Eine Hemmung der intestinalen Cholesterinsynthese durch exogenes Cholesterin ließ sich dagegen bis jetzt nicht nachweisen (DIETSCHY, 1968). Nur nach sehr langdauernder Cholesterinzufuhr kann bei Ratten (DIETSCHY, 1968) und Affen (DIETSCHY u. WILSON, 1968) eine geringe Verminderung der intestinalen Cholesterinsynthese festgestellt werden. Einige Untersuchungen an menschlicher Darmmukosa zeigten ebenfalls keinen hemmenden Einfluß des Nahrungscholesterins (DIETSCHY u. WILSON, 1970).

4. Einfluß der Nahrungsaufnahme auf die Cholesterinsynthese

TOMKINS und CHAIKOFF haben 1952 als erste gezeigt, daß Lebergewebeschnitte von hungernden Tieren eine außerordentlich geringe Synthese von Cholesterin aus Acetat zeigen. Diese Reduktion der hepatischen Cholesterinbildung im Hunger ist nachfolgend von zahlreichen Untersuchern bestätigt worden (MIGICOWSKY u. WOOD, 1955; BUCHER et al., 1959; SAUER, 1960; BLOOMFIELD, 1963; LUPIEN u. MIGICOWSKY, 1964; JANSEN et al., 1966; DIETSCHY u. SIPERSTEIN, 1967; DIETSCHY u. WILSON, 1968). Der Effekt des Nahrungsentzugs beruht dabei nicht auf dem Fehlen irgendeines für die Cholesterinsynthese notwendigen Faktors, da Wiederfütterung sowohl mit Fett, Eiweiß als auch mit Kohlenhydraten eine vollständige Wiederherstellung der Fähigkeit der Leber zur Cholesterinsynthese bewirkt (TOMKINS u. CHAIKOFF, 1952).

Wie bei dem „feed back" durch Nahrungscholesterin, so ist auch die Regulation der Cholesterinsynthese durch den Hunger im wesentlichen auf die Leber beschränkt, die Syntheseaktivität des Darmes wird nur in geringem Ausmaß vermindert (HUTCHENS et al., 1954; DIETSCHY u. SIPERSTEIN, 1967; CAYEN, 1969).

Die Bedeutung des Fettgehalts der Nahrung für die Cholesterinsynthese der Leber ist durch neuere Arbeiten belegt worden. Die Enzymaktivität der HMG-CoA-Reduktase wurde nach Verfütterung einer Diät, die 20% Maisöl enthielt, deutlich erhöht gefunden (GOLDFARB u. PITOT, 1972). GOH und HEIMBERG (1973) konnten eine erhöhte Inkorporation von Tritium-Wasser in das Cholesterin der isoliert perfundierten Leber nach Addition von Ölsäure feststellen. Untersuchungen von NILSSON et al. (1973) an isolierten Leberzellen konnten diesen Effekt der Ölsäure allerdings nicht bestätigen. BORTZ und STEELE (1973) wiesen einen sich rhythmisch verändernden Spiegel an freien Fettsäuren im Plasma nach und stellten die Hypothese auf, daß der erhöhte Fluß von Fettsäuren zur Leber der Auslöser für den Anstieg der HMG-CoA-Reduktase-Aktivität sei.

5. Einfluß von Hormonen auf die Cholesterinsynthese der Leber

Es ist seit langem bekannt, daß Funktionsstörungen der Schilddrüse mit Änderungen des Serumcholesteringehalts einhergehen. Der Einfluß von Thyroxin auf die Cholesterinsynthese der Leber ist deshalb in vielen Untersuchungen beschrieben worden. FLETCHER und MYANT (1958, 1960) sowie GUDER et al. (1968) beschrieben eine Verminderung der in vivo-Cholesterinbildung in hypothyreoten Tieren, welche durch Thyroxingabe wieder gesteigert werden konnte. Ähnliche Befunde liegen von BOYD (1959) sowie von

LIPSKY et al. (1955) und GOULD et al. (1955) beim Menschen vor. Sichere Aussagen über die Wirkung des Thyroxins können daraus allerdings nicht abgeleitet werden, da eine Reihe von Untersuchungen existiert, in denen gegenteilige Befunde mitgeteilt werden (FRANTZ et al., 1954; SCAIFE u. MIGICOWSKY, 1957). SIPERSTEIN (1970) kommentiert diese Ergebnisse mit dem Hinweis, daß alle diese experimentellen Einflüsse zu Änderungen in der Nahrungs-(und Cholesterin-)Aufnahme führen könnten, die ihrerseits die Cholesterinsynthese stark verändern würden. Eine Abgrenzung dieser sekundären Effekte von den eigentlichen hormonellen Einflüssen sei aber in keiner der zitierten Arbeiten erfolgt.

Über die weitere hormonelle Beeinflussung der Cholesterinsynthese ist wenig Genaues bekannt (HAMPRECHT, 1969).

Hypophysektomie (TOMKINS et al., 1952) und Gabe von Oestrogenen (KRITCHEVSKI et al., 1961; SHEFER et al., 1972) reduziert die Cholesterinsynthese bzw. die Aktivität der HMG-CoA-Reduktase. Applikationen von ACTH (ROSENMANN et al., 1952) oder Wachstumshormonen (LEAL, 1962) sowie von Katecholaminen (BORTZ, 1968; EDWARDS, 1973) steigert die hepatische Cholesterinsynthese. Die Befunde über den Effekt von Nebennierenmarkhormonen sind widersprüchlich (WILLMER u. FOSTER, 1960; EDWARDS, 1973). Die HMG-CoA-Reduktase ist vermindert in Alloxan-diabetischen Ratten und wird durch Insulingabe normalisiert, Insulin wie auch Glukagon bewirkt aber auch eine Aktivitätssteigerung bei normalen Ratten (WHITE, 1972; LAKSHMANAN et al., 1973; HUBER et al., 1973).

In einer 1974 erschienenen Arbeit von DUGAN et al. werden die Effekte bestätigt: während Insulin und L-Trijodthyronin die HMG-CoA-Reduktase stimulieren, wird die Aktivität durch Glukagon und Glukokortikoide vermindert.

6. Einfluß verschiedener Faktoren auf die Cholesterinsynthese

Außer den bereits erwähnten „physiologischen" Faktoren, die die Cholesterinsynthese der Leber regulieren, sind mannigfaltige andere Einflüsse ermittelt worden, die bei der Regulation des Cholesterinhaushalts im normalen Tier (oder beim Menschen) geringere Bedeutung haben dürften.

Eine Steigerung der Cholesterinsynthese der Leber wurde nach Röntgenbestrahlung (BUCHER et al., 1959; GOULD et al., 1965), parenteraler Gabe von nicht-ionischen Detergentien (FRANTZ u. HINKELMAN, 1955; BUCHER et al., 1959; BUCHER et al., 1960) sowie nach Traumata (DE MATTEIS, 1968) und körperlichem Streß (ALEXANDROW et al., 1964) beschrieben.

Nach einem bislang unklaren Mechanismus wird die Cholesterinsynthese auch bei Gallengangsverschluß erhöht gefunden (FREDRICKSON et al., 1954). Dieser Effekt wird später noch ausführlicher diskutiert.

II. Der Ort der Cholesterinsynthese-Regulation

Als Ort der Regulation innerhalb der Enzymkette vom Acetyl-CoA zum Cholesterin ist bislang in allen Fällen die enzymatische Konversion von 3-Hydroxy,3-methyl, glutaryl-Coenzym A zu Mevalonsäure festgestellt worden. Während die Cholesterinsynthese aus Mevalonsäure unbeeinflußt bleibt, ist die Inkorporation von Acetat ins Cholesterin bzw. die Aktivität der HMG-CoA-Reduktase im Hunger (BUCHER et al., 1960), bei Cholesterinzufuhr (SIPERSTEIN u. GUEST, 1960; SIPERSTEIN u. FAGAN, 1966, LINN, 1967a; KANDUTSCH u. SAUCIER, 1969; SHAPIRO u. RODWELL, 1969), bei Gallensäurverfütterung (BACK et al., 1969) und bei Hypothyreose (GUDER et al., 1968) verringert. Umgekehrt ist die Bildung von Cholesterin aus Acetat bei Vorbehandlung mit dem Detergens Triton WR-1339 (BUCHER et al., 1959) oder bei Röntgenbestrahlung (BUCHER et al., 1959) erhöht, bei unveränderter Synthese aus Mevalonsäure. Die gesteigerte Aktivität der HMG-CoA-Reduktase konnte im in vitro-Test direkt nachgewiesen werden (BUCHER et al., 1960; WHITE u. RUDNEY, 1970).

In Abb. 28 ist eine schematische Darstellung des Cholesterin-„feed back" gegeben. Die Regulation auf der Stufe der HMG-

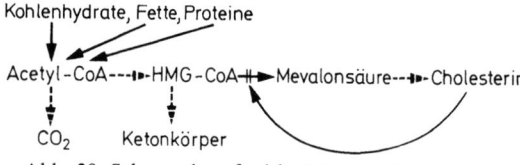

Abb. 28. Schema des „feed back" von Cholesterin auf seine Biosynthese. (In Anlehnung an SIPERSTEIN, 1970)

CoA-Reduktase erscheint dabei biologisch sinnvoll, da sich beim HMG-CoA die Stoffwechselwege zu den Sterinen und den Ketonkörpern trennen. Diese Auffassung, die seit 1960 vor allem von SIPERSTEIN wiederholt dargestellt wurde, ist allerdings nur so lange richtig, als man von einem einheitlichen HMG-CoA-Pool der Leberzelle ausgeht. Nach neueren Befunden stehen jedoch die zytoplasmatische Thiolase und HMG-CoA-Synthase ausschließlich im Dienst der Cholesterinsynthese. Tatsächlich konnte eine deutliche Abnahme dieser Enzymaktivitäten in der Hühnerleber nach einer Diät mit hohem Cholesteringehalt nachgewiesen werden (SUGIYAMA et al., 1972; CLINKENDEARD et al., 1973). Dies bedeutet, daß vielleicht auch diesen Enzymen eine regulatorische Rolle bei der Cholesterinsynthese zukommt. Nach langdauerndem Gallensäureentzug durch Cholestyraminverfütterung wurden aber auch Aktivitätssteigerungen in der Enzymkette vom Lanosterin zum Cholesterin mitgeteilt (MOIR et al., 1970). Nach langdauernder Cholesterinzufuhr ist auch die Umwandlung von Mevalonsäure zu Squalen reduziert (GOULD u. SWYRYD, 1966). An der entscheidenden Bedeutung der HMG-CoA-Reduktase für die Regulation der Cholesterinsynthese ändert das jedoch nichts.

Die HMG-CoA-Reduktase

Die Erörterung der molekularen Mechanismen der Hemmwirkung von Cholesterin und Gallensäuren — also der „physiologischen" Inhibitoren — muß zunächst ihr Objekt, die HMG-CoA-Reduktase beschreiben. Das Enzym HMG-CoA-Reduktase (E.C.1.1.1.34) katalysiert die Umwandlung von HMG-CoA zu Mevalonsäure. Diese Reaktion ist irreversibel (DURR u. RUDNEY, 1960) und sehr wahrscheinlich der Geschwindigkeits-bestimmende Schritt der Cholesterinsynthese (BUCHER et al., 1960; SIPERSTEIN u. FAGAN, 1966). Über die Lokalisation des Enzyms in den Mikrosomen (BUCHER u. MCGARRAHAN, 1956; BUCHER et al., 1960; LINN, 1967b; GOLDFARB, 1972) konnten SIPERSTEIN und FAGAN (1966) weiteren Aufschluß gewinnen. Bei Subfraktionierung von Mikrosomen in Ribosomen, Membranen des endoplasmatischen Retikulums und dem löslichen Inhalt desselben wurde enzymatische Aktivität allein in dem Lipoprotein gefunden, aus dem die Membranen aufgebaut sind. In der Darmschleimhaut wurde die HMG-CoA-Reduktase, abweichend von den Befunden in der Leber, sowohl in der Mikrosomenfraktion wie in den Mitochondrien der Epithelzellen gefunden (SHEFER et al., 1972). In neuerer Zeit sind direkte in vitro-Teste zur Messung der enzymatischen Aktivität mitgeteilt (HAMPRECHT u. LYNEN, 1970; SHAPIRO u. RODWELL, 1969; KAWACHI u. RUDNEY, 1970) und eine weitgehende Anreicherung des Enzyms erzielt worden (KAWACHI u. RUDNEY, 1970; HELLER u. GOULD, 1973; BROWN et al., 1973; HIGGINS et al., 1974).

HIGGINS et al. (1974) erhielten ein hochgereinigtes Enzym mit einem Molekulargewicht von 197000 – 202000, das wahrscheinlich aus 3 Untereinheiten mit einem MG von je 65000 besteht. Damit wird es möglich sein, sich methodisch der Frage zu nähern, ob die HMG-CoA-Reduktase eine allosterische Regulation ihrer Enzymaktivität besitzt oder durch enzymatische Alteration aktiviert bzw. inaktiviert wird. Es existieren Hinweise, daß zyklisches AMP die Aktivität der Cholesterinsynthese in Leber-Gewebeschnitten direkt beeinflußt, und daß die Aktivität des Enzyms in Leberhomogenaten durch Vorinkubation der Mikrosomen mit Zytoplasma verändert wird (BRICKER u. LEVEY, 1972; GOODWIN u. MARGOLIS, 1973; BERNDT u. GAUMERT, 1974).

Die ansteigende Aktivität der HMG-CoA-Reduktase von Ratten in der ersten Lebensperiode wird auf eine Enzymneusynthese und auf eine Aktivitätssteigerung durch Entfernung eines Inhibitors zurückgeführt (MCNAMARA et al., 1972).

Entscheidend in der Diskussion über die Regulation der Cholesterinsynthese war die

Entdeckung, daß die Aktivität der HMG-CoA-Reduktase in der Leber einem Tag-Nacht-Rhythmus unterliegt, wie er bereits für andere Enzyme bekannt ist. KANDUTSCH und SAUCIER (1969) fanden einen periodisch sich ändernden Einbau von Acetat in das Cholesterin der Mäuseleber sowie eine gleichartig sich ändernde Aktivität der HMG-CoA-Reduktase. Der gleiche Befund wurde von BACK et al. (1969) sowie von HAMPRECHT et al. (1969) an der Rattenleber erhoben. Das Minimum der Aktivität liegt zwischen 10 und 12 Uhr, das Maximum nachts um 24 Uhr (Abb. 29). Der Quotient aus beiden Größen beträgt etwa 5. Es ist interessant, daß diese tageszeitliche Rhythmik auch im Hunger, wenn auch auf niedrigerer Ebene, erhalten ist (HAMPRECHT et al., 1969). Über den tageszeitlichen Rhythmus der HMG-CoA-Reduktase nach Adrenalektomie liegen widersprüchliche Befunde vor. Während HUBER et al. (1972) sowie NERVI und DIETSCHY (1974) keinen Einfluß sahen, beschrieben EDWARDS (1973) und HICKMAN et al. (1972) eine Aufhebung der Rhythmik bei niedrigen, verbleibenden Enzymaktivitäten.

Durch Gabe von Proteinsynthesehemmern wie Puromycin konnten KANDUTSCH und SAUCIER (1969) den Anstieg der Aktivität in der Dunkelperiode verhindern. Ähnliche Befunde liegen auch von anderen Autoren vor (BACK et al., 1969; SHAPIRO u. RODWELL, 1969). SHAPIRO und RODWELL zeigten außerdem, daß auch der Abfall der Aktivität zum Tag hin durch Cycloheximid zu verhindern ist. Es ist zu folgern, daß sowohl Anstieg wie Abfall der Enzymaktivität der HMG-CoA-Reduktase von einer nicht-gehemmten Proteinsynthese abhängen. Durch Messungen des ^{3}H-Leucin Einbaus in die HMG-CoA-Reduktase, die aus Mikrosomen hoch gereinigt wurde, konnten HIGGINS et al. (1971) sehr überzeugend nachweisen, daß während einer Periode von 24 Std für ca. 6 Std eine Synthese von Enzymprotein der HMG-CoA-Reduktase abläuft, worauf in den übrigen Stunden kein Enzymprotein mehr gebildet wird. Durch kontinuierliche Degradation des Enzymproteins entsteht das Minimum bei 12 Uhr. Die Halbwertszeit des Enzyms beträgt etwa 3 Std. Eine ähnliche Halbwertszeit von 4,2 Std fanden EDWARDS und GOULD (1972).

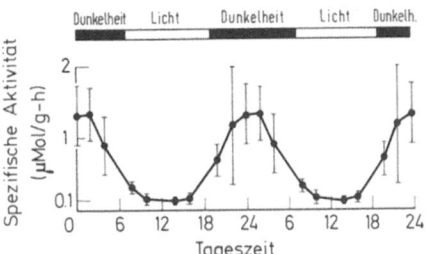

Abb. 29. Tag-Nacht-Rhythmus der Aktivität der HMG-CoA-Reduktase. Spezifische Aktivität der HMG-CoA-Reduktase aus Lebern von Ratten, die ad libitum gefüttert wurden. Punkte geben die Mittelwerte ±SD an. (Nach HAMPRECHT et al., 1969)

Die Cholesterinsynthese im Darm (Jejunum und Ileum) zeigt nach EDWARDS et al. (1972) ebenfalls einen Tag-Nacht-Rhythmus, aber mit wesentlich geringeren Aktivitätsunterschieden. Überlegungen zum Mechanismus der Cholesterinsyntheseregulation haben die beschriebenen Eigenschaften der HMG-CoA-Reduktase in Rechnung zu stellen, wodurch neue Aspekte bei der Diskussion dieses Problems gewonnen wurden und viele ältere Anschauungen relativiert werden mußten.

III. Der Mechanismus der Cholesterinsynthesehemmung durch Cholesterin

Unter den Faktoren, die als Ursache von Änderungen der Cholesterinsynthese genannt wurden, haben die Wirkungen von Cholesterin und Gallensäuren das größte wissenschaftliche Interesse gefunden. Diese beiden Stoffgruppen werden als die wichtigsten physiologischen Regulatoren angesehen. Das Verständnis des molekularen Mechanismus ihrer Wirkung ist in den letzten Jahren zwar besser geworden, viele Fragen bleiben in diesem Zusammenhang jedoch noch offen. Die Untersuchungen über diese Fragen werden kompliziert durch die Tatsache, daß beide Stoffgruppen sich gegenseitig in ihrem Stoffwechsel beeinflussen und vom

Organismus ineinander umgewandelt werden.

Bei der Erklärung der Synthesehemmung durch exogenes Cholesterin sind folgende Fragen zu beantworten:

Bewirkt Cholesterin eine direkte Hemmung der HMG-CoA-Reduktase oder eine Abnahme des Gehalts an Enzymprotein?

Welches Cholesterin-enthaltende Lipoprotein des Serums und der Leber vermittelt den „feed back"?

Nachdem der Effekt der Cholesterinfütterung auf die hepatische Cholesterinsynthese gefunden war, ist der von Bakterien her bekannte Mechanismus der Endprodukthemmung auf die Cholesterinsynthese übertragen worden. Eine direkte Hemmung der Cholesterinsynthese bzw. der HMG-CoA-Reduktase durch Zugabe von Cholesterin bei in vitro-Experimenten mit Lebergewebe ist jedoch bisher nie gezeigt worden (SIPERSTEIN, 1960; FIMOGNARI u. RODWELL, 1965; BORTZ, 1967; LINN, 1967b). Dabei wurden sowohl Cholesterin wie die Cholesterinester langkettiger Fettsäuren untersucht. Da bis jetzt nicht bekannt ist, welches der Cholesterin-enthaltenden Lipoproteine der Zelle der Vermittler des Cholesterin-„feed back" ist, sind die Ergebnisse aus diesen Experimenten als nicht endgültig zu betrachten. Die nach Cholesterin-Fütterung gemessenen Enzymaktivitäten der HMG-CoA-Reduktase lassen jedoch den Schluß zu, daß die Hemmung der Cholesterinsynthese nicht auf der Ebene des Enzymproteins erfolgt. Die Verminderung des Gehalts der Leberzelle an aktivem Enzymprotein nach Cholesterin-Fütterung kann dagegen als experimentell gesichert gelten. LINN (1967a) zeigte als erster, daß Mikrosomen von Lebern Cholesterin-gefütterter Tiere auch nach Aceton- und Ätherbehandlung eine verminderte Aktivität der HMG-CoA-Reduktase zeigen, d.h. daß kein (Aceton-löslicher) Inhibitor vorhanden war. Die Verminderung der enzymatischen Aktivität wurde auch von anderen Arbeitsgruppen gefunden (WHITE u. RUDNEY, 1970; SHAPIRO u. RODWELL, 1969, 1972). SAKAKIDA et al. (1963) beschrieben zwar, daß eine Injektion von Cholesterin-haltigen Chylomikronen bereits nach 2,5 Std zu einer Verminderung der Cholesterinsynthese führt, doch kann man diese Befunde in Anbetracht der Halbwertszeit des Enzymproteins der HMG-

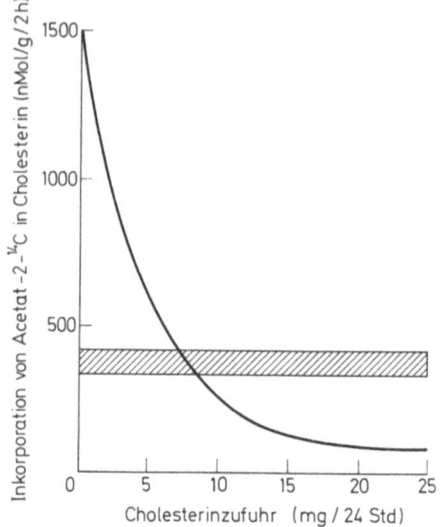

Abb. 30. Einfluß der Zufuhr von Chylomikronen-Cholesterin auf die Geschwindigkeit der Cholesterinsynthese in der Rattenleber. Chylomikronen wurden über 48 Std Ratten infundiert, die eine Gallenfistel hatten und durch eine Magensonde ernährt wurden. Die Inkorporation von 2-^{14}C-Acetat in das Cholesterin von Leber-Gewebeschnitten wurde bestimmt. Der schwarze Bezirk stellt den Bereich der normalen Cholesterinsynthese dar. (Nach WEIS u. DIETSCHY, 1969)

CoA-Reduktase von etwa 3 Std nicht unbedingt als Hinweis auf eine direkte „feed back"-Hemmung interpretieren. HIGGINS und RUDNEY (1973) konnten aber in neueren Untersuchungen nachweisen, daß nach Cholesterinfütterung an Ratten die Enzymaktivität der HMG-CoA-Reduktase bereits nach 4 Std signifikant erniedrigt war, das Enzymprotein aber noch ca. 12 Std in normaler Menge mit einem Antikörper nachzuweisen war. 24 Std später ließ sich dann auch eine Reduktion des Enzymproteins feststellen. Aufgrund dieser Ergebnisse läßt sich spekulieren, daß die HMG-CoA-Reduktase durch andere Enzyme inaktiviert wird. In diese Richtung könnten auch die bereits genannten Arbeiten von BRICKER und LEVY (1972) sowie GOODWIN und MARGOLIS (1973) weisen.

Cholesterin ist in Geweben und Organen in Form von Lipoproteinen in Lösung gehalten. Es existieren zahlreiche Befunde, die erkennen lassen, daß nur bestimmte Cholesterin-haltige Lipoproteine als Träger des Cholesterin-„feed back" in Frage kommen. Ein hoher Spiegel an endogenem Serumcholesterin, welches vorwiegend in Form der Prä-β-Lipoproteine von der Leber sezerniert wird, bewirkt keine Hemmung der hepatischen Cholesterinsynthese (MARSH u. DRABKIN, 1958; DUBACH et al., 1961; SAKAKIDA et al., 1963). Dagegen kann als gesichert gelten, daß Cholesterin in Form der im Darm gebildeten Chylomikronen von der Leber aufgenommen wird (REDGRAVE, 1970) und zur Hemmung der HMG-CoA-Reduktase beiträgt. Insbesondere WEIS und DIETSCHY (1969) haben dies bei Ratten mit Gallenfisteln sorgfältig untersucht. Die Autoren fanden eine inverse Beziehung zwischen der Cholesterinzufuhr in Form von Chylomikronen und der Inkorporation von $[2-^{14}C]$-Acetat in das Cholesterin der Leber (Abb. 30). Aus der Kurve läßt sich ableiten, daß bei der Ratte 7 mg Cholesterin in Form von Chylomikronen täglich durch den enterohepatischen Kreislauf des Cholesterins an die Leber gelangen (unter Cholesterin-armer „Normaldiät"). Übersteigt die mit den Chylomikronen aufgenommene Cholesterinmenge diesen Wert, so kommt es zu einer Erniedrigung der hepatischen Cholesterinsynthese.

Eine sehr elegante Möglichkeit, die Charakterisierung der die Cholesterin-Hemmung vermittelnden Lipoproteine methodisch anzugehen, wurde von BROWN et al. (1973) mitgeteilt. Die Autoren untersuchten die Hemmung der Cholesterinsynthese durch Serum in menschlichen Fibroblasten aus der Gewebekultur. Von den untersuchten Lipoproteinen zeigte nur die Fraktion der prä-β-Lipoproteine (VLDL) und β-Lipoproteine eine Aktivitätsminderung der HMG-CoA-Reduktase (BROWN et al., 1974). Chylomikronen wurden von diesen Autoren nicht untersucht. Der Mechanismus der „feed back"-Hemmung durch Cholesterin konnte von BROWN et al. (1974) weiter aufgeklärt werden. Die Aktivität der HMG-CoA-Reduktase aus Fibroblasten von Patienten mit familiärer Hypercholesterinämie kann durch Cholesterin in äthanolischer Lösung, nicht aber durch LDL reduziert werden, während normale Fibroblasten durch beide Formen des Cholesterins beeinflußt werden. Daraus folgt, daß Cholesterin den „feed back" selbst vermittelt, und daß es in vivo durch bestimmte Lipoproteine der Zelloberfläche zugeführt werden muß. Der Defekt bei der familiären Hyperlipoproteinämie besteht in der verminderten Fähigkeit der Zellmembran, die LDL zu binden. Nach Aufnahme des Cholesterins durch die Leber wird das exogene Cholesterin in Leberzell-Lipoproteine eingebaut. Bis jetzt liegen nur wenige Untersuchungen vor, die Aufschluß darüber geben, welches leberzelleigene Lipoprotein für den Cholesterin-„feed back" verantwortlich ist. Zunächst wurde versucht, eine Beziehung zwischen dem Gesamt-Cholesteringehalt der Leber und der Cholesterinsynthese zu erstellen. Tatsächlich konnten FRANTZ et al. (1954) eine Erhöhung des Lebercholesteringehalts bei gleichzeitiger Verminderung der Cholesterinsynthese nach langdauernder Cholesterinzufuhr nachweisen. Eine Erhöhung des Cholesteringehalts der Leber stellte sich in den Untersuchungen von FRANTZ et al. (1954) aber erst ein, nachdem bereits eine starke Verminderung der Synthese festzustellen war. WEIS und DIETSCHY (1969) konnten bei ihren Untersuchungen an Ratten mit Gallenfisteln nach Chylomikroneninfusion dagegen keine signifikante Änderung des Cholesteringehalts der Leber messen, obwohl die Cholesterinsynthese nur noch wenige Prozent des Normalwertes betrug. Gleichlautende Befunde liegen von SIPERSTEIN und FAGAN (1966) sowie von SIPERSTEIN und GUEST vor (1960). Offensichtlich ist nicht der allgemeine Gehalt der Leberzelle an Cholesterin entscheidend, sondern ein spezifischer, noch zu beschreibender Cholesterinpool der Zelle. SIPERSTEIN (1965) äußerte die Hypothese, daß das Cholesterin der Membranen des endoplasmatischen Retikulums dieser spezifische Cholesterinpool sei. Kürzlich beschrieben HARRY et al. (1973), daß bei Cholesterinfütterung die Cholesterinester in den Mikrosomen vermehrt sind und vermuten eine Beziehung zur Cholesterinsynthese. Weitergehende Aussagen sind bislang aber kaum möglich. Die gegenwärtigen Anschauungen lassen sich in folgenden Sätzen zusammenfassen:

— Die Hemmung der Cholesterinsynthese in der Leber durch Cholesterinzufuhr erfolgt durch eine Verminderung des Gehalts an Enzymprotein der HMG-CoA-Reduktase. Eine Aktivierung bzw. Inak-

tivierung der Enzymaktivität durch chemische Alteration erscheint möglich.
— Die Hemmwirkung wird vermittelt durch Cholesterin, das mit Lipoproteinen (z.B. LDL) an die Leberzellmembranen gelangt und evtl. in den Membranen des endoplasmatischen Retikulums gebunden wird.

Der Mechanismus der Cholesterinsynthesehemmung durch Gallensäuren

Wie oben bereits erwähnt, kann man durch Verfütterung von Gallensäuren die Cholesterinsynthese in Leber und Darm hemmen, während Entfernung derselben mit Cholestyramin oder einer Gallenfistel zur Stimulation der Synthese führt. Die Ansichten über den Mechanismus der Hemmung sind bis heute konträr. Umstritten ist, ob Gallensäuren
— eine direkte Hemmwirkung auf die Aktivität der HMG-CoA-Reduktase besitzen, oder ob der durch sie hervorgerufene Effekt über eine Verminderung des Gehalts an Enzymproteinen zu erklären ist.
— den hemmenden Einfluß selbst ausüben, oder ob sie nur über eine gesteigerte Cholesterinresorption im Darm wirken.
Im Jahre 1956 beschrieben FIMOGNARI und RODWELL eine Hemmung der Mevalonsäurebildung in vitro durch Gallensäuren in Konzentrationen von $2,5 \times 10^{-4} - 2,5 \times 10^{-3}$ M. Ausgehend von diesen Untersuchungen wurde eine direkte Hemmwirkung von Gallensäuren auf die Aktivität der HMG-CoA-Reduktase angenommen. Diese Hypothese ist jedoch durch neuere Arbeiten widerlegt worden. Zunächst wurde geltend gemacht, daß Gallensäuren als oberflächenaktive Stoffe zahlreiche unspezifische Wirkungen auf biologisches Material haben (POPE et al., 1966; DIETSCHY, 1967). DIETSCHY (1967) sowie SIPERSTEIN (1960) konnten zudem keinen Effekt von Gallensäuren nachweisen. HAMPRECHT et al. (1971a) fanden eine Hemmung der HMG-CoA-Reduktase durch Gallensäuren in Konzentrationen über 0,5 mM. Cholsäure zeigte sogar erst oberhalb von 1 mM einen hemmenden Effekt. Dem steht ein Gallensäuregehalt der Leber von 0,3 mM (OKISHIO u. NAIR, 1966) bzw. 0,34 mM (BACK et al., 1969) gegenüber. HAMPRECHT et al. (1971) konnten zudem zeigen, daß der Hemmeffekt von 1 mM Taurochenodesoxycholat zum Teil irreversibel und deshalb wohl unphysiologisch ist. LIERSCH et al. (1973) haben den Einfluß von Cholsäure und Taurocholsäure auf die Cholesterinsynthese der isoliert perfundierten Rattenleber untersucht. Gallensäuren hemmen in einer Menge, die der Leber in vivo über die Pfortader (SHEFER et al., 1969) zugeführt wird, die Cholesterinsynthese in diesem „physiologischen" Modell nicht. Der direkte hemmende Einfluß der Gallensäuren ist damit als ausgeschlossen zu betrachten.

Damit bleibt, wie bei der Diskussion über die „feed back"-Hemmung durch Cholesterin, die Alternative eines Einflusses von Gallensäuren auf die Enzymsynthese der HMG-CoA-Reduktase. Für diese Ansicht sprechen viele Befunde. BACK et al. (1969) konnten zeigen, daß nach Cholsäureverfütterung (0,5%) der Einbau von ^{14}C-Acetat in das Cholesterin der Rattenleber in vitro bis auf ca. 1% vermindert wird, während die Inkorporation von [2-^{14}C]-Mevalonsäure nur um 40% inhibiert ist. HAMPRECHT et al. (1971) wiesen nach, daß durch Cholsäureverfütterung (1%) der Tag-Nacht-Rhythmus der HMG-CoA-Reduktase weitgehend unterdrückt werden kann. Gibt man die Cholsäure-enthaltende Diät kurz vor Beginn des nächtlichen Anstiegs der Aktivität, so läßt sich dieser bereits nach 8 Std signifikant auf 50% erniedrigen, während der Anstieg in der nächsten Dunkelperiode praktisch unterbleibt. Gallensäuren vermögen also eindeutig die Enzymsynthese der HMG-CoA-Reduktase, die für den nächtlichen Aktivitätsanstieg notwendig ist, zu hemmen. Eine Erniedrigung der Aktivität der HMG-CoA-Reduktase aus Rattenleber nach Gallensäureverfütterung wurde auch von SHEFER et al. (1973b) demonstriert.

Ob der Hemmeffekt der Gallensäuren durch diese selbst ausgelöst wird, oder ob die Gallensäuren vielmehr nur eine gesteigerte Resorption von Cholesterin bewirken und damit lediglich Vermittler des bereits besprochenen Cholesterin-„feed back" sind

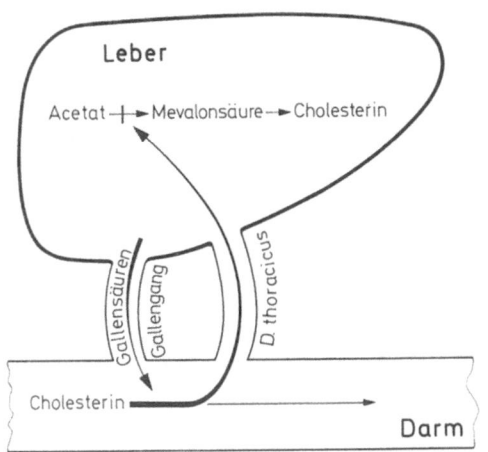

Abb. 31. Schema der Wirkung von Gallensäuren auf die Cholesterinsynthese. (Modifiziert nach SIPERSTEIN, 1970)

(Abb. 31), ist noch umstritten. Besonders die Arbeitsgruppe von SIPERSTEIN verneint einen eigenständigen Effekt der Gallensäuren vollständig. SIPERSTEIN (1970) sowie DIETSCHY und WILSON (1970) wiesen darauf hin, daß eine erhöhte Cholesterinsynthese nicht nur bei Bestehen einer Gallenfistel, sondern auch bei Gallengangsverschluß (FREDRICKSON et al., 1954; ECONOMON et al., 1959; WEIS u. DIETSCHY, 1969) vorhanden ist, obwohl bei diesem Zustand ein erhöhter Gallensäuregehalt der Leber (WEIS u. DIETSCHY, 1969; GREIM et al., 1972) und des Serums (FRIEDMAN u. BYERS, 1957; BOYD et al., 1966) gemessen werden kann.

Befunde von WEIS und DIETSCHY (1969) scheinen diese Anschauung voll zu bestätigen. Reinfusion von Gallensäuren (35 µMol/Std) an Tieren mit Gallenfisteln führte in ihren Versuchen nicht zur Reduktion der erhöhten Cholesterinsynthese auf Normalwerte, während eine Infusion von Chylomikronen diesen Effekt zeigte. Die Autoren schließen daraus, daß bei der Gallenfistel nicht der Verlust an Gallensäuren an sich, sondern die daraus resultierende fehlende Resorption von Cholesterin zur Steigerung der Synthese in der Leber führt. In Übereinstimmung damit wird die Steigerung der Synthese bei Gallengangsverschluß auf den gleichen Effekt zurückgeführt, da wiederum keine Gallensäuren zur Cholesterinresorption zur Verfügung stehen.

Gegen diese Vorstellungen sind jedoch Einwände zu erheben. So liegt die Gallensäuremenge, die WEIS und DIETSCHY (1969) reinfundierten, nicht eindeutig über dem Wert, den SHEFER et al. (1969) als Normwert für die Gallensäurezufuhr zur Leber der Ratte bestimmt haben. COOPER und OCKNER (1972) zeigten in sehr eleganten Untersuchungen, daß bei Verschluß nur eines der beiden Äste des Gallengangs bei Ratten, mithin bei erhaltenem und gleichem Cholesterinangebot an beide Leberlappen, die Synthese im Leberlappen mit Cholestase stark angestiegen war. KATTERMANN und CREUTZFELD (1970) wiesen nach, daß die Inkorporation von [2-^{14}C]-Acetat in das Cholesterin von Lebergewebeschnitten nach Cholestase gesteigert ist, auch wenn die Cholesterinresorption durch den Darm wieder hergestellt war. Die Synthesesteigerung bei Cholestase läßt sich deshalb nicht einfach auf das verminderte Angebot an Chylomikronen-Cholesterin zurückführen. Vielmehr scheint die Cholestase selbst eine Steigerung der Syntheserate zu bewirken. Entscheidend waren hier Untersuchungen von HAMPRECHT et al. (1971b). Die Autoren verabreichten Cholsäure an Ratten, deren hepatische Cholesterinsynthese durch Entfernung der Chylomikronen mittels einer Lymphfistel gesteigert war. Nach Gabe von Cholsäure war eine eindeutige Hemmung der HMG-CoA-Reduktase zu beobachten, die nur durch die Gallensäure selbst verursacht werden kann, da resorbiertes Cholesterin über die Lymphfistel abgeleitet wurde. Dieser Einfluß der Gallensäure ließ sich aber nur demonstrieren, wenn am Aktivitätsmaximum der HMG-CoA-Reduktase, also um Mitternacht gemessen wurde. Nach diesen Befunden läßt sich ein selbständiger Effekt der Gallensäuren auf die Cholesterinsynthese kaum noch bestreiten, so daß die Regulation der Synthese im Organismus durch zwei Faktoren, Cholesterin und Gallensäuren, bewirkt wird. Die von BEHER et al. (1962) konzipierte Vorstellung, daß Gallensäuren in der Leber zuerst ihre Synthese durch Hemmung der Cholesterin-7α-Hydroxylase inhibieren, und sekundär das vermindert abgebaute Cholesterin seine eigene Synthese hemmt, ist nicht haltbar. Eine Erhöhung des Cholesteringehalts der Leberzelle nach Cholsäureverfütterung ist zwar nachweisbar (BEHER et al., 1963), aber nach Anlegen einer Gallenfistel steigt zunächst die Cholesterinsynthese und dann erst die Gallensäuresynthese an (MYANT u. EDER, 1961; DANIELSSON et al., 1967), während man nach BEHER et al. (1962) den umgekehrten Zeitablauf erwarten sollte.

F. Die Regulation des Cholesterinabbaus zu den Gallensäuren

Der Abbau des Cholesterins zu den Gallensäuren unterliegt gleichfalls einer Regulation im Organismus. Entzug der Gallensäuren durch eine Gallengangsfistel resultiert in einer gesteigerten Bildung von Gallensäuren (ERIKSSON, 1957; BERGSTRÖM u. DANIELSSON, 1958; MYANT u. EDER, 1961; KAY u. ENTENMANN, 1961). Beim Menschen konnte der gleiche Sachverhalt nachgewiesen werden (CAREY, 1963). Umgekehrt bewirkt die orale Zufuhr von Gallensäuren beim Menschen (GRUNDY et al., 1966) und beim Tier (BEHER et al., 1960, 1962; SHEFER et al., 1969) eine Reduktion der Gallensäurebildung. SHEFER et al. (1969) zeigten gleichzeitig, daß diese Reduktion auch bei intravenöser Zufuhr der Gallensäuren eintritt, so daß der Effekt den Gallensäuren direkt zugeordnet werden muß.

Der Geschwindigkeits-bestimmende Schritt der Gallensäuresynthese und damit des Cholesterinabbaus wird von der Cholesterin-7α-Hydroxylase katalysiert (DANIELSSON et al., 1967), dem ersten Enzym in der Kette des Cholesterinabbaus. Es ist weiterhin durch in vivo-Experimente gezeigt worden, daß die Regulation der Gallensäuresynthese allein auf der Stufe dieses Enzyms stattfindet (SHEFER et al., 1970; MOSBACH et al., 1971). Die verschiedenen Geschwindigkeitsraten der Gallensäuresynthese lassen sich in vitro mit der Aktivität der Cholesterin-7α-Hydroxylase korrelieren, so daß — wie bei der HMG-CoA-Reduktase — eine Regulation auf der Ebene der Enzymsynthese angenommen werden muß (SHEFER et al., 1973a).

Ein direkter, hemmender Einfluß der Gallensäuren konnte dagegen nicht nachgewiesen werden (GIELEN u. VAN CANTFORT, 1969). Analog wiederum zur HMG-CoA-Reduktase konnte auch für die Cholesterin-7α-Hydroxylase ein Tag-Nacht-Rhythmus gezeigt werden (GIELEN et al., 1969), der durch Proteinsynthesehemmer wie Cycloheximid unterdrückt werden kann. Minimum und Maximum der Enzymaktivität verhalten sich wie bei der Cholesterinsynthese (Minimum etwa bei 10 Uhr, Maximum bei 22 Uhr). Die Halbwertszeit des Enzyms beträgt etwa 2—4 Std (RENSON et al., 1969).

Die Hemmwirkung differenter Gallensäuren ist untersucht worden. In Ratten zeigen Taurocholsäure und Taurodesoxycholsäure eine Hemmwirkung, während Taurochenodesoxycholsäure die Aktivität der 7α-Hydroxylase kaum vermindert (SHEFER et al., 1973a). Nur wenig abweichende Daten wurden von SCHOENFIELD et al. (1973) im Hamster bestimmt. Langdauernde Cholesterinzufuhr führt beim Hund und bei der Ratte (nicht beim Menschen) zu einer erhöhten Cholesterinexkretion (ABELL et al., 1956; WILSON, 1962; BEHER et al., 1967; LEFEVRE et al., 1972). BOYD et al. (1969) und SHEFER et al., (1973b) konnten diese Befunde durch Messung einer erhöhten Cholesterin-7α-Hydroxylase-Aktivität nach Cholesterinfütterung erhärten. Die Einzelheiten der Hemmung der Gallensäuresynthese auf der molekularen Ebene sind bislang unbekannt. Ebenfalls nicht sicher zu bestimmen ist bislang der Cholesterinpool der Leberzelle, der zu Gallensäuren abgebaut wird. Die Gleichartigkeit der Regulation der Schrittmacherenzyme von Cholesterin- und Gallensäuresynthese durch Gallensäuren, der Tag-Nacht-Rhythmus beider Enzyme und experimentelle Untersuchungen über die Aktivität der Cholesterin-7α-Hydroxylase mit Lebermikrosomen (BALASUBRAMANIAM et al., 1973) lassen den Schluß zu, daß neusynthetisiertes Cholesterin zu Gallensäuren abgebaut wird. SODHI und KUDCHODKAR (1973) dagegen nehmen an, daß Cholesterin aus dem Katabolismus der Serum-Lipoproteine Vorläufer der Gallensäuren ist.

G. Resorption

Das Cholesterin, das aus dem Darm resorbiert wird, stammt zum Teil aus der Nahrung (exogenes Cholesterin), zum Teil ist es endogenen Ursprungs. Die Menge des exogenen Cholesterins hängt von der Zusammensetzung der Nahrung ab, insbesondere von der Relation von tierischen zu pflanzlichen Nährstoffen. Der Cholesteringehalt der Nahrung in westlichen Ländern liegt zwischen 0,5–2,0 g tgl., mit einem Mittelwert um 700–800 mg tgl. (National Diet and Heart Study, 1968). Während die Menge des exogenen (Nahrungs-)Cholesterins relativ einfach zu bestimmen ist, stößt die Bestimmung des Cholesterins aus endogenen Quellen auf größere Schwierigkeiten. Es ist jedoch sicher, daß das endogene Cholesterin aus verschiedenen Quellen stammt (abgeschilferte Epithelzellen, Gallecholesterin). In den abgeschilferten Epithelzellen des Darms findet sich nicht nur Cholesterin, diese Zellen enthalten außer Cholesterin noch dessen biologische Vorstufen wie zum Beispiel Lathosterin und 7-Dehydrocholesterin (TREADWELL u. VAHOUNY, 1968; MCINTYRE u. ISSELBACHER, 1973). Es gibt bis heute keine verläßliche Methode, die Menge des auf diesem Weg zur Resorption angebotenen Cholesterin zu messen, sicher ist jedoch, daß die Zellen erst im Darmlumen zerstört werden müssen, ehe das Cholesterin resorbiert wird. Quantitativ spielt das Cholesterin aus abgeschilferten Darmzellen jedoch wahrscheinlich keine große Rolle (DIETSCHY u. WILSON, 1970).

Besser meßbar als das Cholesterin der abgeschilferten Epithelzellen ist das endogene Cholesterin, das täglich mit der Galle in den Darm ausgeschieden wird. Die Konzentration von Cholesterin in der Galle beträgt etwa 1 g/l (PHILLIPS, 1960). Da etwa 1 l Galle tgl. in den Darm ausgeschieden werden, wird die Menge des endogenen Cholesterins aus dieser Quelle auf ungefähr 1 g tgl. geschätzt.

Exogenes und endogenes Cholesterin vermischen sich im Darmlumen, wobei die Mischung etwa 85–90% freies Cholesterin und etwa 10% verestertes Cholesterin enthält. Es wird allgemein angenommen, daß die Durchmischung vollständig ist, so daß kein Unterschied in der Resorption beider Anteile besteht (SWELL et al., 1959; BORGSTRÖM, 1960), obwohl natürlich das mit der Galle angebotene Cholesterin theoretisch leichter resorbierbar sein müßte, da es sich schon in löslicher Form befindet.

Vorbedingung für die Cholesterin-Resorption ist allerdings in jedem Fall die Hydrolyse der Cholesterinester, intakte Cholesterinester können nicht in die Darmwand aufgenommen werden. Die Hydrolyse der Cholesterinester geschieht im Darmlumen durch die Wirkung der Pankreasesterase, diese wiederum ist in ihrer Wirkung abhängig von einer ausreichenden Konzentration an Gallensäuren; ohne eine entsprechende Gallensäurenkonzentration im Lumen ist die Wirkung der Cholesterinesterase nicht gewährleistet (SWELL et al., 1953; KORZENOVSKY et al., 1960; VAHOUNY et al., 1965). Über den genauen Wirkungsmechanismus der Gallensäuren auf die enzymatische Aktivität der Cholesterinesterase besteht heute noch keine Klarheit. Dagegen ist bekannt, daß die Wirkung auf die Trihydroxy-Gallensäuren beschränkt ist; bei Di- oder Monohydroxy-Gallensäuren konnte eine derartige stimulierende Wirkung nicht nachgewiesen werden (HERNANDEZ u. CHAIKOFF, 1957; KORZENOVSKY et al., 1960; MURTHY u. GANGULY, 1962). MURTHY und GANGULY (1962) vermuteten aufgrund ihrer Ergebnisse, daß Taurocholat das Enzym vor der pH-Inaktivierung schützt. Unterstützung erfuhren diese Befunde durch die Ergebnisse von VAHOUNY et al. (1964), die zeigen konnten, daß Taurocholat die Cholesterinester des Pankreassaftes vor der proteolytischen Degradation durch Trypsin, Chymotrypsin und aktiviertem Pankreassaft schützt. Dies erklärt auch die Befunde, daß die Cholesterin-Resorption zunahm, wenn gleichzeitig mit Cholesterin Cholsäure, Taurocholsäure, und/oder Glykocholsäure verabreicht wurden; der Effekt ließ sich nicht nachweisen nach Gabe von Desoxycholsäure oder Lithocholsäure (SWELL et al., 1953; VAHOUNY et al., 1959).

Nach Ablauf der Hydrolyse der Cholesterinester liegt nur noch unverestertes Cholesterin vor, dieses ist wasserunlöslich und kann in dieser Form nicht resorbiert werden. Es muß daher vor der Resorption in eine lösliche Form übergeführt werden. Dies geschieht im Darmlumen durch die Aufnahme des Cholesterins in Mizellen, die aus Monoglyceriden, Fettsäuren, Phospholipiden und Gallensäuren im oberen Dünndarm entstehen und die Fähigkeit besitzen, in ihrem Inneren wasserunlösliche Substanzen wie zum Beispiel Cholesterin zu transportieren (CAREY u. SMALL, 1970). Grundbedingung einer ausreichenden Cholesterin-Resorption ist also eine ausreichende Mizellenbildung, und diese wiederum hängt ab von der lokalen Konzentration von Fettsäuren, Monoglyceriden und Gallensäuren, da diese erst eine mizellare Lösung von Cholesterin ermöglichen (HOFMANN u. SMALL, 1967; CAREY u. SMALL, 1970). Ort dieser Mizellenbildung ist der obere Dünndarm, denn nur hier werden durch Hydrolyse von Triglyceriden entsprechende Mengen von Monoglyceriden und Fettsäuren frei, um eine Mizellenbildung zu ermöglichen. Die Monoglyceride und freien Fettsäuren werden im oberen Dünndarm sehr rasch resorbiert, deshalb sinkt die mizellare Konzentration von Cholesterin zum Ileum hin ab, und dies ist wahrscheinlich auch der Grund, weshalb Cholesterin im oberen Dünndarm wesentlich besser resorbiert wird als in den distalen Partien (BORGSTRÖM, 1960; SIMMONDS et al., 1967; TREADWELL u. VAHOUNY, 1968; SYLVEN u. NORDSTRÖM, 1970; MCINTYRE et al., 1971). Die wichtige Rolle von Monoglyceriden und Fettsäuren bei diesem Prozeß wird durch die Erfahrung erhärtet, daß die Cholesterin-Resorption durch eine Zunahme des Fettgehaltes in der Nahrung verbessert werden kann (SIMMONDS et al., 1967; SYLVEN u. BORGSTRÖM, 1968; DIETSCHY u. WILSON, 1970). Wird kristallines Cholesterin zu einer fettarmen Nahrung hinzugefügt, so wird es nur zu einem geringen Ausmaß resorbiert (COOK et al., 1956). Die Wirkung des Fettes in der Nahrung kann zusätzlich noch darin bestehen, daß durch das Fett ein erhöhter Galleflu zustandekommt.

Die bei der Resorption von Cholesterin ablaufenden Vorgänge sind in Abb. 32 schematisch dargestellt.

Bis zur Stufe der Mizellenbildung besteht also weitgehend Klarheit über die physiologischen Vorgänge. Das in den Mizellen gelöste Cholesterin kommt in Berührung mit der Darmwand; die Vorgänge, die sich beim Transfer von Cholesterin in die Darmwandzelle abspielen, sind nicht bekannt. Man weiß allerdings, daß es nicht zu einer Aufnahme von intakten Mizellen in die Darmwand kommt. SIMMONDS et al. (1967) wiesen schon darauf hin, daß die verschiedenen Komponenten der Mizellen verschieden schnell resorbiert werden. Diese Befunde konnten mehrfach bestätigt werden. Während das Resorptionsmaximum der Triglyceride 3 Std nach Einnahme liegt und 95% der Triglyceride nach 5–6 Std resorbiert sind, liegt das Resorptionsmaximum für Cholesterin bei 5–6 Std nach der Zufuhr, und nach 24 Std sind erst etwa 25–40% resorbiert (BLOMSTRAND u. AHRENS, 1956; BORGSTRÖM et al., 1958; SWELL et al., 1959; BORGSTRÖM, 1960). Hinzu kommt noch, daß Cholesterin und Triglyceride im oberen Dünndarm, Gallensäuren hingegen im Ileum resorbiert werden. Die Aufgabe der Mizelle scheint also darin zu bestehen, die verschiedenen Lipide in einem löslichen Zustand mit der Darmwand in Verbindung zu bringen, wo sie nacheinander resorbiert werden. Der Mechanismus der Steroidaufnahme in die Darmwandzelle ist noch weitgehend ungeklärt. Man nimmt an, daß es sich dabei um eine passive Aufnahme handelt, mit deren Hilfe ausschließlich unverestertes Cholesterin vom Darmlumen in die Mukosazelle transportiert wird. Werden Ester angeboten, die durch die Wirkung der Cholesterin-Esterase nicht gespalten werden können, so findet keine Resorption statt (VAHOUNY u. TREADWELL, 1964; TREADWELL u. VAHOUNY, 1968). Bei

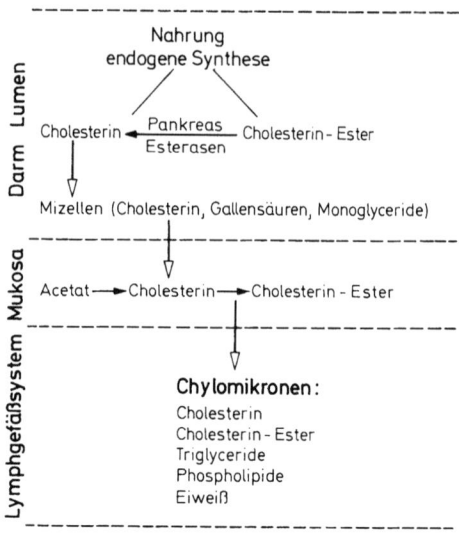

Abb. 32. Cholesterin-Resorption

der Untersuchung der Resorption verschiedener Steroide hat es sich gezeigt, daß die Mukosa offensichtlich in der Lage ist, zwischen chemisch ähnlichen Steroiden zu unterscheiden. Dies ist insbesondere auffällig bei der unterschiedlichen Resorption von Cholesterin und β-Sitosterin, einem Pflanzensterin, das sich chemisch nur geringfügig von Cholesterin unterscheidet. Trotz dieser chemischen Ähnlichkeit wird vom β-Sitosterin nur ungefähr $^1/_{10}$ der Menge resorbiert wie vom Cholesterin (GOULD, 1955; GOULD et al., 1969; SUBBIA et al., 1970). Eine Erklärung für die Fähigkeit der Mukosazelle zwischen chemisch ähnlichen Steroiden zu differenzieren ist nicht bekannt.

Die Aufnahme von Cholesterin in die Darmwandzelle führt nach Angaben von GANGULY et al. (1959) nicht zu einem Anstieg der Cholesterin-Konzentration in der Zelle. Dies stimmt überein mit den Ergebnissen von GLOVER (1957, 1958, 1959) sowie EDWARDS und GREEN (1972), die annehmen, daß es bei der Aufnahme von Cholesterin in die Mukosazelle zu einem Austausch mit dem Cholesterin aus anderen Pools, zum Beispiel mit dem Cholesterin aus Lipoproteinen kommt.

Diese Befunde sind nicht unwidersprochen geblieben. GLOVER und MORTON (1958) fanden nach Gabe von Cholesterin einen deutlichen Anstieg der Cholesterin-Konzentrationen in der Mukosazelle, so daß auch dieser Punkt umstritten bleibt.

Nach der Aufnahme wird das Cholesterin durch die Zelle transportiert und in die Lymphe abgegeben. Während des Transportes durch die Zelle wird der größte Teil des Cholesterins mit langkettigen Fettsäuren verestert. Diese Fettsäuren brauchen nicht in aktivierter Form als Acyl-CoA vorzuliegen, und es werden offensichtlich für die Veresterung keine großen Energiemengen benötigt (TREADWELL u. VAHOUNY, 1968). Die Veresterung muß während der Zellpassage stattfinden, denn es wird nur unverestertes Cholesterin resorbiert, die Lymphe hingegen enthält 60–85% verestertes Cholesterin. Die Veresterung des Cholesterins mit langkettigen Fettsäuren geschieht durch ein Enzym, das in seinen Eigenschaften der Cholesterin-Esterase des Pankreassaftes entspricht (SWELL et al., 1950); beide Enzyme, die Pankreasesterase im Darmlumen sowie die Cholesterin-Esterase der Mukosa katalysieren sowohl die Hydrolyse als auch die Synthese von Steroidestern und beide Enzyme benötigen Gallensäuren als Cofaktoren.

Die Herkunft des Mukosa-Enzyms ist nicht eindeutig geklärt, bei Fehlen von Pankreassaft kommt es zu einem Absinken der Aktivität der Schleimhaut-Cholesterin-Esterase (HERNANDEZ et al., 1955), was zu der Annahme geführt hat, daß die Mukosa-Esterase ebenfalls aus dem Pankreas stammt. Dagegen konnte gezeigt werden (MURTHY et al., 1961), daß die Langzeitgabe von Cholesterin die Esterase-Aktivität der Schleimhaut steigert, während die Esterase-Aktivität des Pankreas unverändert bleibt, so daß an der Identität beider Esterasen weiterhin Zweifel besteht.

Die Veresterung ist aber keine absolute Vorbedingung für die endgültige Abgabe von Cholesterin aus der Darmwandzelle an die Lymphe, denn auch Steroide, die durch die Esterase nicht verestert werden (z.B. Epicholesterin), werden resorbiert und an die Lymphe abgegeben, allerdings in wesentlich geringerer Menge als Cholesterin (HERNANDEZ et al., 1954).

Werden die einzelnen Anteile der Zelle auf die Fähigkeit Cholesterin zu verestern untersucht, so findet man eine geringe Konzentration von Cholesterinestern im Bürstensaum, während im Rest der Zelle 85–95% der Esterase-Aktivität nachweisbar sind (GALLO u. TREADWELL, 1963), was dafür spricht, daß der Veresterungsprozeß nach der Passage des Cholesterins durch den Bürstensaum stattfindet.

Wenn das Cholesterin die Mukosazelle verläßt, kann es in der Lymphe als Bestandteil der Chylomikronen oder der VLDL-Fraktion nachgewiesen werden. Nach einer Cholesterin-freien Diät ist die Cholesterin-Konzentration bei Tieren in der Lymphe niedrig, mit Zunahme der Cholesterin-Konzentration in der Nahrung steigt auch der Cholesteringehalt und insbesondere der Cholesterinestergehalt in der Lymphe an (ZILVERSMIT, 1969). Zusammen mit dem Cholesterin verlassen auch Eiweiß, Triglyceride und Phospholipide in den Chylomikronen die Mukosazelle. Dem Proteinanteil kommt hierbei offensichtlich eine große Bedeutung zu, da es bei Hemmung der Proteinsynthese durch Puromycin oder Acetoxycycloheximid zu einer Anhäufung von Lipiden in der Darmwand und zu einem verminderten Abtransport der Lipide über die Lymphwege kommt (SEBESIN u. ISSELBACHER, 1965; GLICKMAN et al., 1972). Ähnliche Verhältnisse finden sich beim Krankheitsbild der Abetalipoproteinämie, hier kommt es wahrscheinlich durch einen Mangel an Apoprotein zu einem identischen Bild mit fehlender Bildung von Chylomikronen und einer Anhäufung von Lipiden in der Darmmukosa (ISSELBACHER et al., 1964; LEVY et al., 1966). Untersuchungen der menschlichen Lymphe sind aus technischen Gründen sehr schwierig. BORGSTRÖM et al. (1970) fanden bei 6 klinisch gesunden Patienten einen Lymphfluß von 50–60 ml/Std. Nach einem Testessen stieg der Fluß auf 100–150 ml/Std an, dieser Effekt hielt 4–6 Std vor. Der Gesamtlymphfluß während 24 Std lag zwischen 660 und 2660 ml mit einem Mittelwert von 1328 ml. Die Cholesterin-Konzentration (μmol/ml Lymphe) war im Nüchternzustand nicht geringer als nach Einnahme der Testmahlzeit. Der Gesamtcholesterin-Transport/24 Std betrug nach Korrektur für unvollständige Sammlung 1861–5458 mg Cholesterin/24 Std (3430 ± 1252 mg). Die mittlere Konzentration lag bei 2,28 μmol/ml (1,29–3,41). Eine Zunahme der Cholesterin-Resorption geschieht also nur über eine Zunahme des Lymphflusses, eine Konzentrationserhöhung tritt nicht auf. Durch Gabe von radioaktiv markiertem Cholesterin mit der Testmahlzeit konnte gezeigt werden, daß das Nahrungscholesterin nur einen kleinen Teil der Cholesterinmenge in der Lymphe ausmacht. Der Rest stammt aus dem rückresorbierten Cholesterin aus der Galle sowie aus dem Cholesterin der Darmwand. Die Größe des Pools, mit dem sich das Nahrungscholesterin vermischt, ehe es in die Lymphe eintritt, wird von BORGSTRÖM (1970) auf 2000 mg geschätzt. Im Unterschied zur Ratte (SYLVEN, 1968) kann beim Menschen durch Cholesteringabe in der Nahrung der lymphatische Transport nicht beschleunigt werden.

Nach Gabe von radioaktiv markiertem Cholesterin war die Hauptmenge der Radioaktivität 8–9 Std später in der Lymphe nachweisbar (BLOMSTRAND u. AHRENS, 1958). HELLMANN et al. (1960) bestätigten diese Befunde. Bei ihren Untersuchungen fanden sie 4–27% der eingenommenen Radioaktivität in der Lymphe wieder, und auch nach 4 Tagen ließ sich noch Radioaktivität nachweisen. Die Cholesterin-Resorption ist also ein ausgesprochen langsamer Vorgang.

Die Chylomikronen kommen über den Ductus thoracicus ins Blut und werden dort von lipolytischen Enzymen angegriffen. Der Triglycerid-Anteil wird durch die Lipoproteinlipase in Glycerin und Fettsäuren gespalten, Glycerin und Fettsäuren werden in verschiedenen Geweben in den Zellstoffwechsel einbezogen, von den Chylomikronen bleiben Cholesterin-reiche Partikel übrig, sogenannte „remnants", die von der Leber aufgenommen werden (REDGRAVE, 1970).

Die Berechnung der täglich resorbierten Cholesterinmenge ist sehr schwierig, da neben dem Nahrungscholesterin auch endogen synthetisiertes Cholesterin resorbiert wird (s. oben); es ist nicht klar, ob hierzu noch Cholesterin addiert wird, das direkt von der Darmwand in den Darm ausgeschieden wird, wie dies von WILSON und REINKE (1968) bei der Ratte nachgewiesen werden konnte.

Üblicherweise werden Bestimmungen der Cholesterin-Resorption so durchgeführt, daß die Cholesterinaufnahme und die Cholesterinausscheidung gemessen werden, die Differenz ergibt dann die Resorption von Nahrungscholesterin. Dieses Verfahren gibt jedoch nur verwertbare Ergebnisse, wenn es unter „steady state"-Bedingungen durchgeführt wird (DIETSCHY u. WILSON, 1970).

Vergleicht man die Resorption bei verschiedenen Spezies, so finden sich ganz gravierende Unterschiede. Hunde und Katzen resorbieren bis zu 90% der angebotenen Dosis (DIETSCHY u. WILSON, 1970). Auf das Körpergewicht umgerechnet resorbieren Hunde, Ratten und Kaninchen 35–100mal die Menge, die beim Menschen gemessen wurde (COOK, 1951; FAVARGER, 1952; COOK, 1954; ABELL et al., 1956; WOJCIECH, 1961; KAPLAN et al., 1963; WILSON, 1964; WILSON u. LINDSEY, 1965; GRUNDY u. AHRENS, 1966). Die unterschiedliche Resorption von Cholesterin ist wahrscheinlich der wichtigste Grund dafür, daß beim Menschen anders als bei einigen Tierspezies das Plasmacholesterin durch die Menge des Nahrungscholesterin nur wenig beeinflußt wird (s. unten). Ein Grund für diesen Unterschied ist nicht bekannt, es könnte ein Unterschied der mizellaren Zusammensetzung bestehen, zum anderen könnten Unterschiede in der Aufnahmefähigkeit des Dünndarms ins Spiel kommen, letztlich ist nicht auszuschließen, daß die Abgabe von Cholesterin aus der Darmwandzelle an die Lymphe der limitierende Faktor ist.

Über die Cholesterinmenge, die maximal beim Menschen resorbiert werden kann, gehen die Meinungen auseinander. Die ersten Angaben von COOK et al. (1956) sowie von KARVINEN et al. (1957), die annahmen, daß 2—3 g Cholesterin täglich resorbiert werden können, sind wahrscheinlich zu hoch angesetzt. Später war von KAPLAN und COX (1963) sowie von WILSON und LINDSEY (1965) angenommen worden, daß beim Menschen bei langzeitiger Gabe von größeren Mengen von Cholesterin eine Beschränkung der Cholesterinaufnahme vorhanden sein müßte, es wurde aufgrund dieser Daten vermutet, daß maximal etwa 300 mg Cholesterin/tgl. resorbiert werden könnten. Dagegen sprachen die Befunde von BORGSTRÖM (1969), der nach einmaliger Gabe keine Limitierung der Cholesterin-Resorption fand. Bei seinen Untersuchungen war die resorbierte Menge direkt proportional dem zugeführten Cholesterin. Diese unterschiedlichen Ergebnisse sind sicherlich teilweise Folge von methodischen Problemen.

Es gibt heute 3 Methoden, die eine einigermaßen sichere Aussage über die Höhe der Cholesterin-Resorption gestatten:

a) Isotopen-Bilanz-Technik (WILSON, 1964; WILSON u. LINDSEY, 1965).

b) Chemische-Bilanz-Technik (MIETTINEN et al., 1965; GRUNDY et al., 1965).

c) Kombination von a und b (GRUNDY u. AHRENS, 1966).

Auch bei der Kombination der Methoden ist nicht zu übersehen, daß nur die Absorption gemessen wird und keine Möglichkeit besteht, den enterohepatischen oder enterolymphatischen Kreislauf zu messen. Es ist daher durchaus möglich, daß das wirkliche Ausmaß der Cholesterin-Resorption höher liegt als mit diesen Methoden bestimmt werden kann.

Aufgrund neuerer Untersuchungen kann jedoch mit Sicherheit ausgeschlossen werden, daß die Cholesterin-Resorption bei Werten von 300—500 mg tgl. limitiert ist. QUINTAO et al. (1971) sowie KUDCHODKAR et al. (1973) zeigten, daß ein solches Limit in der Tat nicht besteht, sie fanden, daß mit steigender Zufuhr auch die Resorption linear anstieg, ein Befund, der auch von CONNOR und LIN (1974) bestätigt werden konnte. Dabei scheint der Prozentsatz des resorbierten Cholesterins zwischen 40—50% zu liegen, wenn Dosen verabreicht werden, die etwa im Rahmen der normalen Zufuhr liegen (500 mg— 1000 mg tgl.). Werden mehr als 1000 mg Cholesterin tgl. verabreicht, dann sinkt der prozentuale Anteil des resorbierten Cholesterins ab; bei den Untersuchungen von QUINTAO et al. wurden noch 25% resorbiert, wenn die Nahrung 2—3 g Cholesterin enthielt. Maximal wurden bei diesen Untersuchungen bis zu 1 g Cholesterin täglich resorbiert. Es ist heute noch nicht bekannt, ob diese Größe das obere Limit der Cholesterin-Resorption darstellt. Auffallend war bei den Untersuchungen, daß offensichtlich sehr große individuelle Unterschiede in bezug auf die Resorption von Cholesterin zwischen verschiedenen Versuchspersonen bestehen.

Bei den Untersuchungen konnte nicht mit letzter Sicherheit geklärt werden, ob die stärkere Resorption von Nahrungscholesterin eine verminderte Resorption von endogenem Cholesterin nach sich zog. Eine vermehrte Transformation von Cholesterin zu Gallensäuren mit anschließender vermehrter Gallensäureausscheidung konnte dagegen nicht nachgewiesen werden. Es konnte aber gezeigt werden, daß ein Teil des resorbierten Cholesterins über die Leber wieder in den Darm ausgeschieden wird, ehe das Cholesterin zu Gallensäuren umgebaut wird. Dieser Mechanismus, zusammen mit einer Hemmung der endogenen Synthese (s.oben), schützt wahrscheinlich den Körper vor einer Akkumulation des aufgenommenen Cholesterins. Es konnte allerdings gezeigt werden, daß dieser Mechanismus bei einigen Patienten nicht vollständig funktioniert und die Cholesterin-Zufuhr so zu einer Vergrößerung des Cholesterin-Gewebe-Pools führt.

H. Plasma-Cholesterin

Das im Plasma nachweisbare Cholesterin ist an Lipoproteine gebunden. Untersuchungen der einzelnen Lipoprotein-Fraktionen haben gezeigt, daß alle Fraktionen sowohl freies Cholesterin als auch verestertes Cholesterin enthalten, wechselnd ist nur die Cholesterin-Konzentration in den einzelnen Lipoproteinen sowie die Relation von freiem Cholesterin zu verestertem Cholesterin. Vom freien Cholesterin nimmt man an, daß es eine strukturelle Komponente der Lipoproteine darstellt; welche Rolle den Cholesterinestern zukommt, ist noch nicht sicher.

Bei einer normalen Verteilung der Lipoproteine im Plasma wird die Hauptmenge des Cholesterins (ungefähr 66%) in der LDL-Fraktion nachgewiesen, der Rest verteilt sich auf die HDL-Fraktion (24%) und die VLDL-Fraktion; hier werden ungefähr 10% transportiert (BLATON u. PETERS, 1972). Diese Verhältnisse treffen nur für den Normalzustand zu, bei Störungen des Lipoprotein-Stoffwechsels kommt es zum Teil zu massiven Verschiebungen; so kann bei Hyperlipoproteinämien vom Typ V mit hoher Konzentration von VLDL und Chylomikronen die Hauptmenge des Cholesterins in der VLDL-Fraktion und in den Chylomikronen transportiert werden.

Die absolute Höhe des Plasma-Cholesterin-Spiegels ist von vielen Faktoren abhängig. Hierzu zählt die Nahrung, denn die durchschnittliche Plasma-Cholesterinhöhe in den Ländern, in denen eine unterkalorische, an tierischen Fetten und Cholesterin arme Nahrung eingenommen wird, liegt wesentlich niedriger als in Ländern mit hochkalorischer, fett- und cholesterinreicher Ernährung (KEYS et al., 1970). Aus diesem Grund stößt die Erstellung von Normalwerten für das Plasma-Cholesterin auf große Schwierigkeiten, Normalwerte sind praktisch nur anwendbar für Personengruppen mit zumindest ähnlichen diätetischen Bedingungen. Der Idealwert liegt wahrscheinlich unter 200 mg/100 ml, da in den Ländern, in denen dieser Wert erreicht wird, nur sehr wenig Komplikationen von seiten der Arteriosklerose auftreten. Die in der Literatur angegebenen Normalwerte schwanken sehr stark; im allgemeinen wird bei 30–60jährigen ein Durchschnittswert von etwa 230 mg/100 ml angegeben (KANNEL, 1971); niedrigere Durchschnittswerte fanden WOOD et al. (1972); dabei scheint in den westlichen Ländern ein Anstieg des Cholesterins mit dem Lebensalter gesichert (KEYS et al., 1950, KANNEL et al., 1964; FREDRICKSON et al., 1967).

Dieser Anstieg des Plasma-Cholesterin mit dem Alter fehlt bei einigen Völkern vollständig; so zeigen zum Beispiel die Massai mit einem niedrigen Durchschnittscholesterin von 135 mg/100 ml keinen Anstieg mehr nach dem 16. Lebensjahr (HO et al., 1971). Dasselbe gilt für jemenitische Juden in Israel (BRUNNER et al., 1959). Unabhängig von den Geschlechtsunterschieden scheint es noch jahreszeitliche Veränderungen zu geben (FYFE et al., 1968).

Im Gesamtplasma sind etwa $^2/_3$ des Cholesterins verestert, $^1/_3$ liegt in Form von freiem Cholesterin vor. Das Fettsäuremuster der Cholesterinester in den verschiedenen Lipoproteinklassen ist beim Menschen, im Unterschied zur Ratte, identisch (GOODMAN u. SHIRATORI, 1964). Dies legt den Verdacht nahe, daß die Cholesterinester verschiedener Lipoproteine beim Menschen aus ein und derselben Quelle stammen. Eine ausführliche Übersicht über den Cholesterinester-Stoffwechsel findet sich bei GOODMAN (1965).

Neues Interesse am Cholesterinester-Stoffwechsel ist entstanden durch den Nachweis des LCAT-Enzyms (Lecithin: Cholesterin-Acyltransferase) durch GLOMSET (Übersichten bei GLOMSET, 1968; GLOMSET 1973; NORUM u. GJONE, 1974). Dieses Enzym, das wahrscheinlich aus der Leber stammt, ist verantwortlich für die Bildung des größten Teils der Plasma-Cholesterin-Ester. Bei angeborenem Fehlen des Enzyms sind nur Spuren von Cholesterinestern im Plasma nachweisbar (GJONE, 1973); bei schweren Leberschäden sind ebenfalls deutlich reduzierte Cholesterinester bekannt; unter diesen Bedingungen ist auch die Aktivität des LCAT-Enzyms deutlich vermindert (CALANDRA et al., 1973; RITLAND, 1973; BLOMHOF, 1974). Der Umbau von freiem Cholesterin zu Cholesterinestern spielt möglicherweise eine Rolle beim Abtransport des Cholesterins aus den peripheren Geweben.

GLOMSET und NORUM (1973) nehmen an, daß die Veresterung von freiem Cholesterin zu Estercholesterin – durch die Wirkung der LCAT auf die HDL-Fraktion – zu einem Absinken des freien Cholesteringehaltes führt. Um diese Verluste zu ersetzen, muß freies Cholesterin von den Membranen der peripheren Gewebe an die Plasma-Lipoproteine abgegeben werden.

I. Regulationsmechanismen

Die genauen Mechanismen, die für die Aufrechterhaltung eines konstanten Plasma-Cholesterin-Spiegels notwendig sind, sind noch nicht bekannt. Wie die Faktoren Resorption, Synthese und Katabolismus miteinander verknüpft sind, ist großenteils noch ungeklärt.

Quelle des Plasma-Cholesterins ist sowohl das Nahrungscholesterin als auch Cholesterin aus endogenen Quellen, wobei der Anteil des Nahrungscholesterins wahrscheinlich bis zu 20% des Gesamtcholesterins betragen kann.

Es wird dabei heute nicht mehr bezweifelt, daß die Menge des Nahrungscholesterins die absolute Höhe des Plasmacholesterins beeinflußt; es ist nur noch nicht geklärt, ob eine mathematisch faßbare Relation zwischen beiden Größen besteht. Bahnbrechende Untersuchungen wurden auf diesem Gebiet von CONNOR et al. (1961) geleistet, sie konnten zeigen, daß sich durch eine vollständig Cholesterin-freie Ernährung eine deutliche Senkung der Plasma-Cholesterin-Spiegel erreichen ließ. Nach Zugabe von Cholesterin in physiologischer Menge stiegen die Cholesterin-Spiegel wieder um etwa 30% an; ein Befund, der auch von MATTSON et al. (1972) bestätigt werden konnte. Eine Steigerung der Cholesterinzufuhr auf unphysiologische Werte (über 1 g tgl.) brachte keine Änderung der Plasma-Spiegel mehr, das heißt, oberhalb einer bestimmten Schwelle führt auch die Zufuhr größerer Mengen Cholesterin zu keiner Änderung der Plasma-Spiegel. Dieser Befund wurde in neuerer Zeit von NESTEL (1969) und QUINTAO et al. (1971) bestätigt.

Eine andere Möglichkeit zur Abschätzung des Beitrages des Nahrungscholesterins zum Plasmacholesterin ist die Langzeitverabreichung von radioaktiv markiertem Cholesterin mit der Nahrung. Die Radioaktivität wird zunehmend im Plasma nachweisbar sein und durch den Vergleich der spezifischen Aktivität des Nahrungscholesterin mit der spezifischen Aktivität des Serumcholesterins kann der Beitrag des Nahrungscholesterins abgeschätzt werden. Die Untersuchungen von TAYLOR et al. (1960, 1966) sowie von WILSON und LINDSEY (1965) haben gezeigt, daß der Anteil des Nahrungscholesterins am Plasmacholesterin, wenn er mit dieser Methode bestimmt wird, maximal etwa bei 40% liegt. Die vorliegenden Ergebnisse sprechen dafür, daß ungefähr zwischen 25 und 40% des Plasmacholesterins aus der Nahrung stammen.

Es hat nicht an Versuchen gefehlt, eine mathematische Beziehung zwischen der Zufuhr von Nahrungscholesterin und der Höhe des Plasma-Cholesterin-Spiegels herzustellen. KEYS et al. (1965) kamen aufgrund ihrer Untersuchungen zu dem Schluß, daß die Änderung der Plasmawerte in keiner linearen Beziehung zu der in der Nahrung enthaltenen Cholesterinmenge steht, der Plasmaspiegel verändert sich ihrer Meinung nach vielmehr im Verhältnis zur Quadratwurzel des Cholesteringehaltes der Kost. Bezeichnet man den Cholesteringehalt (mg/1 000 kcal) der Grunddiät mit $(Z_2)^2$ und wechselt auf eine isokalorische Diät über, deren Cholesteringehalt mit $(Z_1)^2$ bezeichnet werden soll, dann ergibt sich folgende Formel zur Berechnung der Änderung der Plasma-Cholesterin-Konzentration:

$$\text{Plasmacholesterin}_2 - \text{Plasmacholesterin}_1 = 1{,}5\,(Z_2 - Z_1).$$

MATTSON et al. (1973) fanden ebenfalls eine lineare Beziehung zwischen der Menge des zugeführten Nahrungscholesterins und den Plasmacholesterinspiegeln. Die Beziehung kann nach folgender Formel berechnet werden:

Änderung des Serumcholesterins (mg/100 ml) = 1,60 + 0,118 (Cholesterin in der Ernährung, mg/1 000 kcal).

Auch diese Autoren legen Wert auf die Feststellung, daß diese Beziehung nur gilt, wenn Cholesterin in einer physiologischen Menge verabreicht wird.

Der bestimmende Faktor für die Höhe des Plasma-Cholesterin scheint jedoch nicht allein der Cholesterin-Stoffwechsel zu sein, viel wichtiger sind wahrscheinlich Änderungen der Lipoprotein-Synthese oder des Lipoprotein-Katabolismus, denn sie beeinflussen nachhaltig die Höhe der Plasma-Cholesterin-Spiegel, wobei zum Teil im Lipoprotein-Stoffwechsel gegensätzliche Mechanismen ablaufen wie im Cholesterin-Stoffwechsel. Als Beispiel mögen die Verhältnisse bei Schilddrüsenerkrankungen dienen. Bei der Hyperthyreose kommt es zu einer vermehrten Cholesterin-Synthese, trotzdem sinkt der Plasma-Cholesterin-Spiegel ab; bei Hypothyreose steigt trotz verminderter Cholesterin-Synthese der Cholesterin-Plasma-Spiegel an. Grund dafür ist der vermehrte Katabolismus der Lipoproteine bei Hyperthyreose und der verminderte Katabolismus bei Hypothyreose (GOULD, 1959; MIETTINEN, 1968). Ähnliche Verhältnisse werden bei Therapie mit Colestyramin (GRUNDY et al., 1971; NAZIR et al., 1972) sowie mit Pflanzensteroiden angetroffen (GRUNDY et al., 1969; KUDCHODKAR et al., 1971, 1973). Auch hier kommt es zu einer Steigerung der endogenen Cholesterin-Synthese, durch den erhöhten Katabolismus der Lipoproteine jedoch sinken die Plasma-Cholesterin-Werte ab. Erstaunlich ist auch, daß Änderungen der Absorption, der Synthese sowie der Ausscheidung von Cholesterin, die zum Teil größere Veränderungen der Cholesterin-Pools des Körpers hervorrufen, keine Änderung der Plasma-Cholesterin-Spiegel nach sich ziehen (NESTEL, 1969; QUINTAO et al., 1971); ein weiterer Hinweis dafür, daß die Faktoren, die die Höhe des Plasma-Cholesterin-Spiegels bestimmen, nicht nur im Cholesterin-Stoffwechsel zu suchen sind.

J. Modell-Vorstellungen des Cholesterin-Stoffwechsels

Die Möglichkeit, chemisch identisches Cholesterin in den Cholesterin-Haushalt einzuschleusen, jedoch mit Hilfe der radioaktiven Markierung seinen Stoffwechsel zu verfolgen, hat eine neue Dimension in der Cholesterin-Forschung eröffnet. Aussagen über Cholesterin-Umsatz, Cholesterin-Resorption, Cholesterin-Synthese und Cholesterin-Abbau bzw. -Ausscheidung sind dadurch erst möglich geworden (Übersicht s. NESTEL, 1970; SCHETTLER u. WAGENER, 1969).
Methodisch stehen zwei Möglichkeiten zur Verfügung:
1. Intravenöse Injektion des markierten Cholesterins mit anschließender Auswertung der Kurve der spezifischen Aktivitäten (CHOBANIAN u. HOLLANDER, 1962; CHOBANIAN et al., 1962; GOODMAN u. NOBLE, 1968; KURLAND et al., 1961; LEWIS u. MYANT, 1967; NESTEL et al., 1965, 1969; SAMUEL u. PERL, 1970; SAMUEL et al., 1968, 1972; WILSON, 1970).
2. Intravenöse und kontinuierliche orale Gabe der markierten Substanz mit anschließender Bestimmung der Radioaktivität der Ausscheidungsprodukte wie Cholesterin, Koprosterin und Gallensäuren (GRUNDY u. AHRENS, 1969; GRUNDY et al., 1965; HELLMAN et al., 1957; MIETTINEN et al., 1965; MOORE et al., 1968; QUINTAO et al., 1971).

Mehrere Probleme erschweren die Untersuchungen. So läuft der Cholesterin-Stoffwechsel sehr langsam ab; die biologische Halbwertszeit von radioaktiv markiertem Cholesterin liegt bei etwa 40 Tagen. Dies bedeutet, daß bei Untersuchungen von Patienten die Versuchspersonen über viele Wochen, häufig sogar mehrere Monate unter Kontrolle gehalten werden müssen. Erschwerend kommt hinzu, daß die Umsatz-Studien, insbesondere wenn die Synthese gemessen werden soll, unter „steady state"-Bedingungen durchgeführt werden müssen, das heißt, der Patient sollte idealerweise während der Untersuchung eine konstante Menge an Nahrungscholesterin zu sich nehmen, außerdem wird während der gesamten Untersuchung ein konstantes Gewicht vorausgesetzt.

Noch schwieriger gestalten sich die Untersuchungen, wenn die Ausscheidungsprodukte im Stuhl gemessen werden sollen. Neben der Schwierigkeit einer vollständigen Sammlung des Stuhls besteht heute noch keine absolute Klarheit darüber, ob während der Körperpassage ein Teil der Steroide unter Verlust des Steran-Skeletts verlorengeht (GRUNDY et al., 1968). Zur Berechnung der möglichen Verluste werden Markierungssubstanzen wie β-Sitosterin beigegeben (GRUNDY et al., 1968). Diese Substanz wird stoffwechselmäßig wie Cholesterin behandelt, sie wird jedoch im Darm nicht abgebaut und auch nur zu einem ganz geringen Prozentsatz resorbiert, so daß eine Messung der Sitosterin-Ausscheidung bei bekannter Sitosterin-Zufuhr einen indirekten Anhalt gibt für die im Darmlumen stattfindende Degradation des Cholesterins (GOULD et al., 1969).

Die Grundlagen und Begriffe einer Versuchsplanung und der Auswertung von Isotopen-Experimenten wurden von ZILVERSMIT (1960) in einer Übersicht zusammengefaßt (s. auch ZILVERSMIT u. WENTWORTH, 1970). Einige der wichtigsten Begriffe und Definitionen sollen nachfolgend aus dieser Arbeit zum besseren Verständnis vorausgeschickt werden.

1. Spezifische Aktivität

Die spezifische Aktivität einer Substanz, die ein markiertes Atom enthält, ist die Menge der Radioaktivität/Gewichtseinheit der Substanz. Üblicherweise wird diese Größe als counts per min/mg (cpm/mg) oder korrekter mit einem Faktor als disintegrations per min/mg (dpm/mg) angegeben.

2. Steady state

Ein „steady state" liegt vor, wenn die Geschwindigkeit der Neuaufnahme eines Moleküls in ein System durch Synthese oder Transfer identisch ist mit der Geschwindigkeit des Abtransports durch Abbau oder Ausscheidung; die Konzentration der Substanz bleibt unter diesen Umständen konstant.

3. Umsatz (turnover)

Dies ist der Prozeß der „Erneuerung" einer Substanz im Körper oder in einem Gewebe. Diese „Erneuerung" kann entweder durch die Synthese in dem untersuchten Organ geschehen, oder die neue Substanz kann an anderer Stelle synthetisiert werden und wird dann durch den Blutstrom in das Organ gebracht. Im „steady state" entspricht der Umsatz der Ausscheidung (GRUNDY u. AHRENS, 1969).

4. Umsatz-Rate (turnover rate)

Turnover rate bedeutet Umsatz/Zeiteinheit, sie ist nur eindeutig zu bestimmen, wenn ein „steady state" vorliegt, das heißt, wenn die Zufuhr dem Abtransport entspricht.

5. Fraktionelle Umsatz-Rate (fractional turnover rate)

Teil eines Pools, der in einer bestimmten Zeit umgesetzt oder erneuert wird.

6. Umsatz-Zeit (turnover time)

Dies ist die Zeit, die notwendig ist für den Umsatz der Menge, die so groß ist wie die Menge in dem Pool. Die Umsatz-Zeit ist das Maß für die durchschnittliche Lebenszeit des untersuchten Moleküls.

Eine einmalige intravenöse Gabe von radioaktiv markiertem Cholesterin resultiert in einer typischen Abklingkurve der Radioaktivität im Plasma über längere Zeit (Abb. 33).

Im allgemeinen wird in dieser Kurve die spezifische Aktivität des Plasma-Gesamtcholesterins aufgetragen. Dies beinhaltet eine geringe Ungenauigkeit, da es sich bei dieser Kurve um eine Summationskurve aus zwei Anteilen handelt, nämlich um die Kurve für die spezifische Aktivität des freien Cholesterins sowie die Kurve für die spezifische Aktivität der Cholesterin-Ester. Beide Kurven sind in den ersten Tagen nach der Injektion nicht identisch.

Das radioaktive Cholesterin vermischt sich sehr rasch mit dem freien Cholesterin aller Lipoproteine, die Radioaktivität ist schon nach wenigen Stunden homogen über diese Fraktionen verteilt. Die Cholesterin-Ester entstehen aus dem freien Cholesterin;

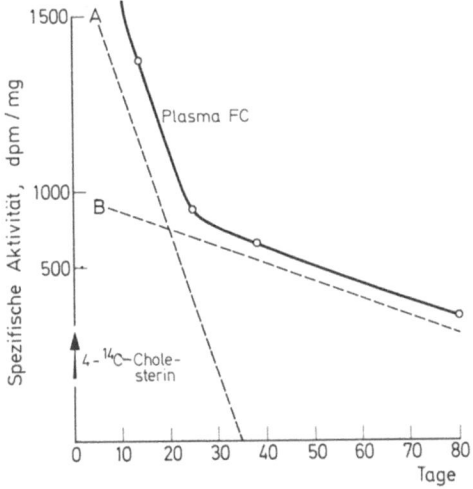

Abb. 33. Abklingkurve von radioaktiv markiertem Cholesterin nach einmaliger intravenöser Injektion

die spezifische Aktivität der Ester liegt daher in den ersten Tagen unter der spezifischen Aktivität des freien Cholesterins. Nach 4—5 Tagen sind die spezifischen Aktivitäten jedoch identisch, und die spezifische Aktivität von freiem Cholesterin und Cholesterin-Estern entspricht der spezifischen Aktivität des Gesamtcholesterins. Da dieser Zeitraum von 4—5 Tagen sehr kurz ist im Vergleich zu der Dauer der meisten Untersuchungen, kann diese kleine Ungenauigkeit zu Beginn der Kurve in Kauf genommen werden.

Die ersten Analysen derartiger Kurven wurden durch HELLMAN et al. (1954) durchgeführt. Nach Gabe von radioaktiv markiertem Acetat verfolgten sie den Abfall der spezifischen Aktivität des Cholesterins bis zu 24 Tagen p.i. Sie zerlegten die Aktivitätskurve in drei Anteile, danach betrug die Halbwertszeit im ersten Anteil der Kurve 0,20—0,47 Tage, die späteren Konstanten wurden mit 1,6—4,0 Tagen bzw. 15,5—24,8 Tagen angegeben. Als Einwand gegen diese Untersuchungen muß heute vorgebracht werden, daß ein Zeitraum von 42 Tagen wahrscheinlich zu kurz ist, um wesentliche Aussagen zu machen.

Untersuchungen in den darauffolgenden Jahren beschäftigen sich mit der Frage, wie schnell sich das im Plasma vorhandene radioaktive Cholesterin mit dem Cholesterin in den einzelnen Organen des Körpers vermischt. Das Ausmaß der Vermischung ist ablesbar aus dem Vergleich der spezifischen Aktivitäten des Cholesterins in den Organen mit der spezifischen Aktivität des Plasma-Cholesterins. Je näher die spezifischen Aktivitäten beieinanderliegen, desto besser ist der Ausgleich.

GOULD et al. (1955) konnten zeigen, daß die spezifischen Aktivitäten des unveresterten Cholesterins in Plasma und Leber praktisch nach 1 Std identisch sind; hier findet also eine sehr rasche Angleichung statt. Der Ausgleich mit dem Cholesterin in Erythrozyten ist nach 8—12 Std vollständig. Ebenfalls innerhalb weniger Stunden gleichen sich die spezifischen Aktivitäten von Plasma und Galle an (LINDSTEDT u. AHRENS, 1961; ROSENFELD u. HELLMAN, 1959).

In einer Arbeit von AVIGAN et al. (1965) wurde nach Gabe von radioaktiv markiertem Cholesterin die spezifische Aktivität des Cholesterins der inneren Organe bestimmt und mit der spezifischen Aktivität des Plasma-Cholesterins verglichen. Dabei fanden sich 3 Tage p.i. die raschesten Angleichungsvorgänge in der Leber, in der Milz und in der Lunge; Niere, Herz und Muskel zeigten wesentlich weniger Aktivität, und im Zentralnervensystem war praktisch keinerlei Aktivität nachweisbar.

Die Untersuchungen von CHOBANIAN et al. (1962a, 1962b) stellen einen Wendepunkt in der Geschichte der Untersuchung des Cholesterin-Stoffwechsels mit Isotopen dar, denn hier wurde zum ersten Mal ernsthaft versucht, aus der Analyse der spezifischen Aktivität-Zeit-Kurven einen Rückschluß auf die Menge des Cholesterins im menschlichen Körper zu ziehen.

In einer ersten Untersuchung (1962) wurden die von AVIGAN et al. (1961) bei Tierversuchen festgestellten Befunde am Menschen überprüft. Zu diesem Zweck erhielten 9 moribunde Patienten in verschiedenen Abständen vor ihrem Tod intravenöse Gaben von ^{14}C-Cholesterin. Die spezifische Aktivität des Cholesterins in allen Geweben wurde bestimmt und mit der spezifischen Aktivität des Plasma-Cholesterins verglichen. CHOBANIAN und HOLLANDER (1962) konnten die rasche Angleichung der spezifischen Aktivität zwischen Plasma-Cholesterin und dem Cholesterin in den Erythrozyten und in der Leber bestätigen (4 Tage). Eine zweite Gruppe von Organen mit ähnlichem Verhalten bildeten Niere, Milz, Lunge, Nebenniere, Dünndarm. Hier war in der Regel nach spätestens 20 Tagen ein Ausgleich erreicht. Der Ausgleich mit Fettgewebe und Muskulatur verlief langsamer; hier waren im allgemeinen 30 Tage notwendig. Bei den untersuchten Blutgefäßen erfolgte der rascheste Ausgleich in der Vena cava inferior, es folgten die Pulmonalarterien. Bei den Arterien des großen Kreislaufs war der Ausgleich vom Ausmaß der Atherosklerose abhängig; je stärker die atherosklerotischen Veränderungen waren, desto mehr Zeit wurde zur Angleichung der spezifischen Aktivität benötigt. Bei ausgeprägten Veränderungen wird ein vollständiger Ausgleich wahrscheinlich nie erreicht. Das Gehirn schließlich war am Austausch der Radioaktivität praktisch nicht beteiligt.

In der zweiten Arbeit versuchten CHOBANIAN et al. (1962b) den Cholesterin-Pool des Körpers rechnerisch zu erfassen, ein Versuch, der bis zu dieser Zeit von KURLAND et al. (1961) sowie von AVIGAN et al. (1961) unternommen worden war. Die Autoren nehmen aufgrund ihrer Ergebnisse beim Menschen (s. oben) an, daß das gesamte körpereigene Cholesterin Teil eines einzigen Pools sei, da bei genügend langer Versuchsdauer eine Durchmischung des injizierten radioaktiven Cholesterins mit dem Cholesterin aller Organe nachweisbar gewesen war. Die einzige Ausnahme bildete das Zentralnervensystem sowie hochgradig atherosklerotisch veränderte Gefäße. Eine Berechnung der Größe des Körper-Pools ist daher nur möglich, wenn die spezifische Aktivität des Plasmas so lange verfolgt wird, bis eine homogene Durchmischung mit den meisten Geweben des Körpers gewährleistet erscheint. Erst dann kann aus dem Verlauf der Kurve auf die vorliegende Menge an Cholesterin zurückgerechnet werden. Dieser Punkt ist erreicht, wenn die Kurve ihren linearen Abschnitt erreicht.

Die Versuche wurden mit 5 Normalpatienten und 7 Patienten mit Hypercholesterinämie durchgeführt. Alle erhielten intravenöse Gaben von ^{14}C-Cholesterin, die Blutentnahmen wurden bis zu 225 Tagen p.i. durchgeführt. Ab der 8. Woche fiel die Abklingkurve exponential ab. Aus diesen Kurven wurden die folgenden Werte berechnet:

1. Halbwertszeit: 58—100 Tage (Mittel: 71,6 Tage).
2. Cholesterin-Pool: 125—384 g (Mittel: 107 g).
3. Umsatz: 1,05—3,22 g/Tag (Mittel: 1,68 g/Tag).

Es fand sich kein Zusammenhang zwischen der Höhe des Serum-Cholesterins und der Pool-Größe.

Die Untersuchungen von NESTEL et al. (1965) gingen ebenfalls vom Vorliegen eines einzigen Cholesterin-Pools im menschlichen Organismus aus; eine Messung der Pool-Größe wurde jedoch nicht durchgeführt. Dem Autor gelang es aber, eine direkte Beziehung zwischen der Serum-Cholesterin-Konzentration und der „fractional turnover rate" nachzuweisen.

LEWIS und MYANT (1967) untersuchten 7 Patienten mit Hypercholesterinämie, 8 Patienten mit normalen Lipidwerten und 3 Patienten mit gastrointestinalen Resektionen. Das Vorgehen war identisch mit den oben beschriebenen Untersuchungen. Die Autoren fanden bei den Patienten mit Hypercholesterinämie einen vergrößerten Cholesterin-Pool, jedoch keinen Unterschied bei der „fractional turnover rate". Auch bei der Ausscheidung von Gallensäuren und neutralen Steroiden im Urin fand sich kein wesentlicher Unterschied zwischen den beiden Gruppen.

GOODMAN und NOBLE (1968) gingen einen Schritt weiter in der Analyse der Abklingkurven. Sie fanden, daß eine Kurve, wie sie nach intravenöser Gabe von radioaktiv markiertem Cholesterin entsteht, typisch ist für das Vorliegen von 2 Pools mit 2 unterschiedlichen Halbwertszeiten (GURPIDE et al., 1964). Ein 2-Pool-Modell wie es für den menschlichen Cholesterin-Stoffwechsel angenommen wird, ist in Abb. 34 schematisch dargestellt.

Die beiden Pools werden im folgenden als Pool A bzw. Pool B bezeichnet; Poll A entspricht dem Pool mit dem schnellen Umsatz (Anfangsteil der Kurve); Pool B entspricht dem Pool mit dem langsamen Umsatz (linearer, später Teil der Kurve).

Aus der Abbildung geht hervor, daß eine Zufuhr von „neuem" Cholesterin in das System nur über den Pool A möglich ist, da die Synthese im Pool B vernachlässigbar klein ist (s. unten). Die Ausscheidung aus dem System erfolgt ebenfalls praktisch ausschließlich durch den Pool A, es handelt sich

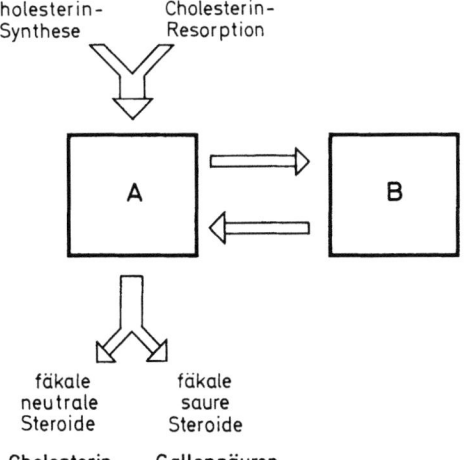

Abb. 34. 2-Pool-Modell des menschlichen Cholesterin-Stoffwechsels

hierbei um die Ausscheidung von neutralen Steroiden (insbesondere Cholesterin und Koprosterin) und Gallensäuren mit dem Stuhl. Ob eine nennenswerte direkte Ausscheidung von Cholesterin aus dem Pool B existiert, ist zur Zeit noch nicht geklärt (s. unten). Es gibt außerdem einen Austausch zwischen beiden Pools. Die Pools, wie sie sich aus den Abklingkurven berechnen lassen, stellen jedoch primär nur eine rechnerische Größe dar, ohne ein sicheres biologisches Äquivalent.

Eine Verknüpfung der rechnerisch gewonnenen Pools mit in vivo gemessenen Ergebnissen erscheint möglich, denn auch bei Analysen des Verhaltens des Cholesterins in verschiedenen Organen nach Injektion des Isotops konnte man zwei Gruppen von Organen unterscheiden (CHOBANIAN u. HOLLANDER, 1962; GOULD et al., 1955; KURLAND et al., 1961). Die Gruppe der Organe, in denen ein schneller Austausch mit dem injizierten Isotop stattfindet, entspricht damit dem rechnerisch gewonnenen Pool A, die Gruppe mit dem langsameren Stoffwechsel entspricht dementsprechend dem rechnerisch gewonnenen Pool B. Zum Pool A gehören demnach das Cholesterin in Plasma, Erythrozyten, Leber, Galle sowie in Teilen der Milz, der Lunge und des Dickdarms, möglicherweise auch in Teilen von peripherem Gewebe (Fettgewebe, Muskel, Haut). Der Rest des Cholesterins der inneren Organe sowie das Cholesterin der Muskulatur gehört dem Pool B an.

Eine weitere Annahme kann als sicher gelten: das Cholesterin des Zentralnervensystems sowie eventuell ein Teil des Cholesterins in Knochen, Haut, Muskeln, Nebennieren, Testes, Colon gehören weder dem rasch sich umsetzenden Pool A an noch dem langsameren Pool B, sie bilden wahrscheinlich einen separaten Pool C, der einen sehr langsamen Umsatz aufweist und wesentlich später als Pool A und Pool B mit dem Plasma-Cholesterin equilibriert (WILSON, 1970; SAMUEL u. PERL, 1970; GOODMAN et al., 1973; SAMUEL u. LIEBERMAN, 1973).

Demnach könnten die Stoffwechselvorgänge folgendermaßen ablaufen: Cholesterin kommt durch Synthese oder Resorption in den Pool A. Hauptorte der Synthese sind die Leber und der Dünndarm (DIETSCHY u. WILSON, 1968). Durch den Blutstrom kommt es zu einem Austausch mit dem Cholesterin in Pool B und Pool C. In Pool B und C findet, wenn überhaupt, nur eine geringe Synthese statt. Die Ausscheidung findet praktisch nur über den Pool A statt. Diese Ausscheidung kann gemessen werden (AVIGAN u. STEINBERG, 1965; SPRITZ et al., 1965; WILSON u. LINDSEY, 1965; GRUNDY u. AHRENS, 1966). Der Austausch zwischen Pool A und Pool B verläuft viel rascher als der Austausch mit Pool C.

Die wichtigsten mit Hilfe dieser Methode kalkulierbaren Parameter sind:

a) Größe des Pools A.

b) Konstanten, die ein Maß für den Transport des Cholesterin zwischen den Pools darstellen.

c) Die Produktionsrate (gleich Umsatz von Cholesterin im Pool A).

Die Größe des Pools B und C kann rechnerisch nicht sicher bestimmt werden, es können jedoch hypothetische Minimal- und Maximalwerte angegeben werden (s. unten).

Unter Zugrundelegung des 2-Pool-Modells führten GOODMAN und NOBLE (1968) Untersuchungen an 10 Patienten durch, 2 Patienten wiesen normale Lipid-Werte auf, 8 Patienten litten an einer Hyperlipoproteinämie.

Beim Vergleich der Werte der Normalpersonen mit den Werten der Patienten mit Fettstoffwechselstörungen fanden sich keine signifikanten Unterschiede in der Pool-Größe (jeweils ungefähr 25 g); auch die Halbwertszeiten des Cholesterin in den beiden Pools waren nicht signifikant verschieden. Die Halbwertszeit für den Pool A betrug 4,95 Tage bei Normalpersonen und 5,59 Tage bei hyperlipoproteinämischen Patienten; entsprechende Werte für den Pool B lagen bei 49 Tagen für Normalpersonen und 33 Tagen für Patienten. Es bestand ebenfalls keine Beziehung zwischen der Serum-Cholesterin-Konzentration und der Produktionsrate.

In einer erweiterten Arbeit versuchten NESTEL et al. (1969) einige Parameter des Cholesterin-Stoffwechsels (gewonnen nach dem 2-Pool-Modell) mit dem Körpergewicht der untersuchten Patienten zu korrelieren.

Die Untersuchungen wurden an 22 Personen durchgeführt. Die gemessenen Werte für den Pool A lagen wie bei den Voruntersuchungen bei ungefähr 26 g, bei Annahme eines Höchst- und Mindestwertes für den Zufluß von Cholesterin in den Pool A konnte auch die Größe des Pools B berechnet werden. Sie wurde bei Normalgewichtigen mit 42,4 g angegeben (32,0 – 52,9 g), für jedes Kilogramm Übergewicht kamen 0,90 g Cholesterin (0,54 – 1,27 g) hinzu.

Folgende Korrelationen wurden außerdem bestimmt:

1. Die Pool-Größe korreliert signifikant zum Körpergewicht und Plasma-Cholesterin.
2. Die Produktionsrate (g/Tag) für Cholesterin korreliert signifikant mit dem Körpergewicht. Sie korreliert nicht mit der Serum-Cholesterin-Konzentration oder mit der Größe des Pools A oder B. Bei Normalpersonen beträgt die Produktionsrate 1,10 g/Tag, jedes Kilogramm Übergewicht vergrößert diesen Wert um 0,22 g/Tag.
3. Die Größe des Pools B korreliert ebenfalls signifikant mit dem Körpergewicht und Übergewicht. Die Menge Cholesterin in diesem Pool wurde mit 42,4 g (32,0 – 52,9 g) gemessen, jedes Kilogramm Übergewicht bringt eine Zunahme um 0,9 g.
4. Zwischen der „fractional turnover rate" im Pool A und der Größe des Pools sowie dem Plasma-Cholesterin-Spiegel besteht eine negative Korrelation.

Folgende Verhältnisse lassen sich aufzeigen:

1. Bei Idealgewicht beträgt das Gesamtcholesterin im Körper ungefähr 65 g, wovon sich ungefähr ein Drittel im Pool A, zwei Drittel im Pool B befinden.
2. Bei Übergewicht von 20 kg kommt es zu einer starken Zunahme der endogenen Produktion und zu einer Zunahme des Gesamt-Cholesterin-Gehalts des Körpers. Diese Zunahme zeigt sich etwas im Plasma-Pool, stärker jedoch im Pool B.
3. Bei Hypercholesterinämie vergrößert sich der Plasma-Pool, die Ausscheidung andererseits ist vermindert.

Die von GOODMAN und NOBLE (1968) sowie von NESTEL et al. (1969) angewendete Analyse auf Basis eines 2-Pool-Modells wurde ebenfalls von SAMUEL et al. (1968) benutzt, um die Veränderungen der gemessenen Parameter während der Therapie mit Neomycin. Sie fanden ein Absinken des Plasma-Cholesterins um 25% und eine Verkleinerung des Pools A unter der Therapie.

Untersuchungen unter Zugrundelegung eines 3-Pool-Modells liegen vor von SAMUEL und PERL (1970), SAMUEL und LIEBERMAN (1973) sowie GOODMAN et al. (1973). Die Untersuchungen von GOODMAN et al. (1973) mit Hilfe des 3-Pool-Modells ergaben rechnerische Werte für die Halbwertszeit des Cholesterins in den 3 verschiedenen Pools. Die Halbwertszeit betrug 3,3 Tage in Pool A, 12 Tage in Pool B und 62 Tage in Pool C. Die Pool-Größen betrugen 23,4 g (Pool A), 11,3 – 20,2 g (Pool B) und 35,7 – 72,1 g in Pool C. Die Gesamtmenge an Cholesterin wurde mit 70,4 – 106,8 g berechnet. Die „production rate" (Umsatz) betrug 1,13 g/Tag.

SAMUEL und LIEBERMAN (1973) geben für die Größe des Pools A 26,1 – 27,8 g, die Gesamtcholesterinmenge wurde von ihnen mit Hilfe der „input – output"-Analyse mit 67,3 – 90,8 g angegeben.

Die Ergebnisse beider Studien haben gezeigt, daß bei Langzeituntersuchungen des Cholesterin-Stoffwechsels (16 – 66 Wochen bei SAMUEL und LIEBERMAN, 32 – 41 Wochen bei GOODMAN et al.) der Kurvenverlauf der spezifischen Aktivität des injizierten Cholesterin am besten mit einem 3-Pool-Modell erklärt werden kann.

EGGEN (1974) verglich den Cholesterin-Stoffwechsel bei 3 verschiedenen Affenarten (Rhesus, squirrel monkey, baboon) und fand, daß der Cholesterin-Stoffwechsel bei Baboons dem Menschen am ähnlichsten ist.

QUARFORDT und GREENFIELD (1973) wandten die Methoden der kinetischen Analyse auf die Berechnung des Cholesterin- und Gallensäuren-Umsatz an und fanden, daß bei Normalpersonen täglich etwa 3% des sich schnell umsetzenden Pools (A) zu Cholsäuresynthese verwendet wird, etwa 1% werden zu Chenodesoxycholsäure umgewandelt. Der Katabolismus der Cholsäure war doppelt so schnell wie der Katabolismus der Dihydroxygallensäuren.

WILSON (1970) versuchte das hypothetische mathematische 2-Pool-Modell im Tierversuch zu bestätigen. Dabei ging er davon aus, daß die Größe des Pools B bestimmt werden kann, wenn die Synthese außerhalb des Magen-Darm-Trakts und der Leber als praktisch nicht existent angesehen wird. Hierfür sprachen die Untersuchungen, die ebenfalls von WILSON (1968) an Affen durchgeführt worden waren. In diesem Versuch wurde die Cholesterin-Synthese in der Leber durch Gabe von Nahrungs-Cholesterin vollständig unterdrückt; das im Darm entstehende Cholesterin wurde über die Lymphwege nach außen abgeleitet. Wurde unter diesen Bedingungen ^{14}C-Acetat verabreicht, so war auch nach 48 Std keinerlei Radioaktivität im Plasma nachweisbar; ein Zeichen dafür, daß die Synthese außerhalb der Leber und des Darms zumindest bei den untersuchten Affen nicht ins Gewicht fällt. Wird im rechnerischen Modell die Synthese im Pool B und die aus dem Pool direkt erfolgende Ausscheidung=0 gesetzt, dann läßt sich die Größe des Pools B berechnen. Die Schwäche der Hypothese liegt in der Annahme der fehlenden Ausscheidung aus dem Pool B.

Untersuchungen von BHATTACHARYYA et al. (1972) haben ergeben, daß die Annahme der fehlenden Ausscheidung aus Pool B, zumindest bei Menschen, wahrscheinlich nicht gerechtfertigt ist. Die Autoren bestimmten die Sterin-Ausscheidung über 24 Std von der gesamten Hautoberfläche bei 6 Normalpersonen und bei 5 hypercholesterinämischen Patienten. Dabei fanden sie eine durchschnittliche Ausscheidung von 82,6 mg/24 Std bei Normalpersonen und 82,7 mg/24 Std bei hypercholesterinämischen Patienten, 98% der ausgeschiedenen Steroide erwiesen sich als Cholesterin. Die spezifische Aktivität des Haut-Cholesterin stieg nach intravenöser Gabe des Isotops allmählich an. Nach 4—5 Wochen waren beide spezifischen Aktivitäten identisch und blieben bis zu 14 Wochen p.i. höher als die spezifische Aktivität des Plasma-Cholesterins.

Die direkte Ausscheidung aus Pool B ist also ein Faktor, der ein gewisses Maß der Unsicherheit in die Berechnung bringt. Dagegen ist ziemlich klar, daß die Synthese im Pool B in der Relation zur Gesamt-Synthese zumindest sehr gering ist, obwohl offensichtlich alle Organe, mit Ausnahme des Gehirns, zu einer Synthese befähigt sind (DIETSCHY u. SIPERSTEIN, 1967). Diesen Fragen gingen DIETSCHY und WILSON (1968) im Tierversuch auf den Grund. Sie analysierten die synthetische Kapazität für Cholesterin aller Organe eines Affens unter in vitro-Bedingungen. Dabei zeigte es sich, daß Leber und Darm (Pool A) insgesamt 97% des entstehenden Cholesterins synthetisierten, die übrigen Organe (Pool B) zusammen kamen für den Rest auf. WILSON versuchte 1970, die rechnerisch gewonnenen Größen durch eine direkte chemische Analyse zu bestätigen. Zu diesem Zwecke erhielten Versuchstiere radioaktiv markiertes Cholesterin, die berechenbaren Parameter wurden mathematisch bestimmt. Die Tiere wurden anschließend getötet, das Cholesterin wurde aus allen Geweben extrahiert. Die Summe der gemessenen Cholesterin-Mengen müßte theoretisch der Summe aus Pool A + Pool B der Berechnung entsprechen. Die errechneten Mittelwerte einerseits und die chemisch bestimmten Werte andererseits lagen außerordentlich nahe beieinander (19,6 ± 1,0 g bzw. 18,7 ± 0,5 g), was unter den gewählten Versuchsbedingungen dafür spricht, daß die Hypothese korrekt ist, die Synthese im Pool B also praktisch nicht ins Gewicht fällt. Eine Übertragung der Ergebnisse auf die Befunde beim Menschen erscheint nicht ohne weiteres statthaft.

Zusätzlich wurde von WILSON (1970) noch die Größe des nicht austauschbaren Pools C bestimmt, er liegt in einer Größenordnung von 10,0—14,4 g und macht hiermit etwa 40% des Cholesterins des Gesamttieres aus. Interessant ist dabei, daß eine genauere anatomische Aufschlüsselung der Ergebnisse zeigte, daß der Pool C, der nicht am allgemeinen Austausch teilnimmt, nicht nur, wie angenommen, auf das Zentralnervensystem beschränkt ist, sondern überraschenderweise auch in wechselndem Umfang Knochen, Haut, Muskeln und sogar Nebennieren, Testes und Colon beinhaltet.

Ein Vergleich der errechneten Werte mit den chemisch bestimmbaren Daten für die Cholesterin-Pools ist für den menschlichen Körper natürlich nicht möglich. Es gelang jedoch, die aus den 2-Pool-Modellen berechneten Werte für den Cholesterin-Umsatz mit einer anderen Methode zu überprüfen. Hierbei handelt es sich um die sogenannte „sterol balance method". Die Methode, die von HELLMAN et al. (1954) eingeführt wurde, ist in den letzten Jahren von der Gruppe um AHRENS in vielfältigen Untersuchungen eingesetzt worden (GRUNDY u. AHRENS, 1966, 1969; GRUNDY et al., 1965, 1968).

Auch bei der „sterol balance"-Technik wird eine einmalige Gabe von radioaktiv markiertem Cholesterin intravenös verabreicht. Die Ausscheidung der Steroide im Stuhl wird bestimmt durch die Auswertung der spezifischen Aktivitäts-Abklingkurve des Plasma-Cholesterins in Kombination mit der Messung der Radioaktivität im Stuhl. Dieses Vorgehen beruht auf der Annahme, daß im „steady state" der tägliche Cholesterin-Umsatz der Cholesterin-Ausscheidung aus den Körper-Pools entspricht. Beim Menschen, bei dem die Hauptmenge der Steroide durch den Darm ausgeschieden wird, müssen quantitative Messungen der Radioaktivität in der Gallensäuren-Fraktion sowie in der Fraktion der neutralen Steroide durchgeführt werden. Nach intravenöser Gabe des Isotops wird bis zu 4 Wochen gewartet, bis sich die spezifischen Aktivitäten des Plasma-Cholesterins und der Gallensäuren im Stuhl angeglichen haben, dann wird die Radioaktivität des Plasma-Cholesterins einerseits sowie die spezifische Aktivität der Gallensäuren und der neutralen Steroide andererseits verglichen. Aus diesen Werten kann dann die tägliche Ausscheidung von neutralen Steroiden, die tägliche Ausscheidung von Gallensäuren sowie die tägliche Cholesterin-Synthese (bei Cholesterin-freier Diät) berechnet werden (GRUNDY u. AHRENS, 1969). Wenn die Nahrung Cholesterin enthält, dann stammen die neutralen Steroide und die Gallensäure des Stuhls nur teilweise aus neu synthetisiertem Cholesterin, der Rest aus resorbiertem Cholesterin, das sich mit Plasma-Cholesterin und einem Teil des Cholesterins im Pool B vermischt hat und dann in den Darm hinein ausgeschieden wird. Dieses absorbierte und wieder ausgeschiedene Cholesterin ist nun von neu synthetisiertem Cholesterin nicht mehr zu unterscheiden, beide müssen „endogen" genannt werden. Daher sind die bei der „isotope balance"-Methode bestimmbaren Stuhl-Steroide endogener Herkunft identisch mit dem täglichen Umsatz. Diese Steroide umfassen sowohl neutrale Steroide wie auch Gallensäuren. Die mit dieser Methode gewonnenen Werte für den Cholesterin-Umsatz werden nun verglichen mit den Umsatzwerten, die nach dem 2-Pool-Modell aus der spezifischen Aktivitäts-Abklingkurve berechenbar sind. Dabei zeigt sich eine gute Übereinstimmung zwischen den Werten; mit der „sterol balance"-Methode wurde ein Umsatz von 0,88 g/Tag bestimmt, nach dem 2-Pool-Modell ergaben sich 1,02 g/Tag.

Die Tatsache, daß übereinstimmende Ergebnisse mit zwei so verschiedenen Methoden erzielt wurden, veranlaßte die Autoren zu der Feststellung, daß diese Ergebnisse wohl ziemlich genau die Größen des täglichen Umsatzes angeben.

K. Cholesterin-Ausscheidung

Für die Ausscheidung von Cholesterin stehen mehrere Wege zur Verfügung. Im Vordergrund steht die Ausscheidung über den Darm, dort werden sowohl Cholesterin als auch seine wichtigsten Abbauprodukte, nämlich Gallensäuren, ausgeschieden. Weitere Ausscheidungswege für Cholesterin und seine Abbauprodukte sind die Haut und die Nieren. Über die Nieren werden die aus Cholesterin entstehenden Nebennierenrindensteroide ausgeschieden.

I. Ausscheidung im Stuhl

Das Cholesterin, das über den Darm mit den Faeces ausgeschieden wird, setzt sich zusammen aus nicht-resorbiertem Nahrungs-Cholesterin und aus endogenem Cholesterin. Die täglich auf diesem Weg ausgeschiedene Cholesterin-Menge beträgt bei normaler Cholesterin-Zufuhr etwa 300–1000 mg (KINSELL et al., 1968; GRUNDY u. AHRENS, 1969; CONNOR et al., 1969). Die Menge des endogenen Anteils ist wahrscheinlich abhängig von der Zufuhr von Nahrungs-Cholesterin; je mehr Nahrungs-Cholesterin zugeführt wird, desto mehr endogenes Cholesterin wird ausgeschieden (QUINTAO et al., 1971).

Das nicht-absorbierte Cholesterin wird im Darmlumen von Darmbakterien angegriffen und teilweise zu anderen neutralen Steroiden umgebaut (ROSENFELD et al., 1954; SNOG-KJER et al., 1956). Quantitativ am wichtigsten ist dabei der Umbau von Cholesterin zu Koprosterin. Die Bildung von Koprosterin gelingt auch in vitro durch Inkubation von Cholesterin mit Faeces (SNOG-KJER et al., 1956; COLEMAN u. BAUMANN, 1957). Diese Umwandlung findet nicht statt, wenn zur Untersuchung Faeces von Ratten verwendet werden, die vorher mit Antibiotika behandelt wurden.

Die in der menschlichen Nahrung enthaltenen Pflanzensteroide (β-Sitosterin, Kampesterin) werden wesentlich schlechter als Cholesterin resorbiert (BORGSTRÖM, 1968; SALEN et al., 1970); die Gründe hierfür sind nicht bekannt. Diese Unterschiede im Stoffwechsel treffen jedoch nicht für die Veränderungen im Darm zu, denen die Substanzen unterworfen sind. Die Darmbakterien sind offensichtlich nicht in der Lage, zwischen Cholesterin und pflanzlichen Steroiden zu unterscheiden; alle Steroide werden daher gleichermaßen umgebaut, und zwar über denselben metabolischen Weg (COLEMAN et al., 1956; GRUNDY et al., 1968; KUDCHODKAR et al., 1972).

Ein bisher ungelöstes Problem bei der Cholesterin-Ausscheidung ist die mögliche Aufspaltung des Steranringes bei der Körperpassage. Bis zu den Arbeiten von GRUNDY et al. (1968) war angenommen worden, daß der Steranring bei der Körperpassage unverändert bleibt, eine Degradation also nicht stattfindet. Diese Annahme wurde durch die Untersuchungen von GRUNDY et al. in Frage gestellt. Sie verwendeten bei ihrer Untersuchung β-Sitosterin als Marker unter der Vorstellung, daß diese Substanz, abgesehen von der wesentlich schlechteren Resorption im Darm, im Stoffwechsel identisch wie Cholesterin behandelt wird. Bei Auswertung ihrer Ergebnisse fanden GRUNDY et al. bei ihren Patienten bei der Körperpassage Verluste an β-Sitosterin bis zu 40% der verabreichten Dosis. Sie führten diese Verluste auf bakterielle Degradation des Steroidringes zurück. Auffällig waren allerdings große individuelle Unterschiede bei der Höhe dieser Verluste. Spätere Untersuchungen von BORGSTRÖM (1968), CONNOR et al. (1969), CONNOR et al. (1969), KUDCHODKAR et al. (1972, 1972a), die zum Teil mit identischer Methodik durchgeführt wurden, erbrachten Ergebnisse, die deutlich von denen GRUNDYS abwichen. Man konnte in Einzelfällen bei der Körperpassage Verluste von β-Sitosterin nachweisen; in den meisten Fällen wurden jedoch bis zu 95% des verabreichten Sitosterin wieder im Stuhl nachgewiesen. Es war außerdem GRUNDY et al. bei allen Untersuchungen nicht gelungen, die bei der Degradation zu erwartenden Spaltprodukte, zum Beispiel radioaktives CO_2 in der Ausatemluft oder radioaktiv markierte Degradationsprodukte im Stuhl nachzuweisen. Hinzu kommt noch, daß bei in vitro-Inkubation mit ^{14}C-Cholesterin mit Stuhl keinerlei Degradation nachgewiesen werden kann (WOOD u. HATOFF, 1970). Eine mögliche Erklärung für diese Diskrepanz der Ergebnisse zwischen verschiedenen Untersuchungsgruppen könnte in der unterschiedlichen Ernährung der Versuchspersonen gesehen werden. Die von GRUNDY et al. untersuchten Personen nahmen zum Zeitpunkt der Untersuchung flüssige Formeldiäten zu sich, während zum Beispiel die Versuchspersonen von KUDCHODKAR et al. mit festen Diäten ernährt wurden. Für die Rolle der Diät sprechen auch die Befunde von DENBESTEN et al. (1970), die zeigen konnten, daß die β-Sitosterin-Verluste, die bei Formeldiäten auftraten, verschwanden, wenn Zellulose zu der Diät hinzugefügt wurde, oder wenn statt Formeldiäten eine feste Diät mit derselben qualitativen Zusammensetzung versucht wurde; die Verluste scheinen daher in einer bisher noch nicht geklärten Weise mit der Art der Diät verknüpft zu sein. Die Frage inwieweit eine Degradation stattfindet, muß deshalb im Augenblick noch offenbleiben.

Neben Cholesterin werden über die Galle noch die wesentlichen Abbauprodukte des Cholesterins, nämlich die primären Gallensäuren (Cholsäure und Chenodesoxycholsäure) ausgeschieden (s. unten). Vorbedingung für die Ausscheidung ist eine Koppelung an Glycin und Taurin. Im Darm entstehen durch die Einwirkung von Bakterien sekundäre Gallensäuren (Desoxycholsäure und Lithocholsäure). Die Reabsorption der Gallensäuren erfolgt vor allem im Ileum.

Unter den Faktoren, die die Ausscheidung von Cholesterin und Gallensäuren im Stuhl beeinflussen, spielen die Menge des Nahrungs-Cholesterins sowie die Art des Nahrungsfettes die wesentlichsten Rollen. Eine Steigerung der Nahrungscholesterin-Zufuhr zieht eine Zunahme der endogenen Cholesterin-Ausscheidung im Stuhl nach sich (QUINTAO et al., 1971). Die theoretisch vorstellbare Adaptation an höherer Cholesterin-Zufuhr durch vermehrte Bildung von Gallensäuren ist beim Menschen im Unterschied zu anderen Spezies nicht nachweisbar (QUINTAO et al., 1971). Es ist also beim Menschen nicht möglich, ein Übermaß an aufgenommenem Cholesterin durch eine vermehrte Bildung und Ausscheidung von Gallensäuren zu kompensieren. Diesem Mechanismus kommt bei Ratten eine große Bedeutung zu (WILSON, 1962; BEHER et al., 1970); er wurde ebenfalls nachgewiesen bei Hunden (ABELL et al., 1956) und Affen (LOFLAND et al., 1972).

Der zweite Faktor, der neben dem Nahrungs-Cholesterin die Ausscheidung von Cholesterin beeinflußt, ist die Art und Menge des Nahrungsfettes. Wenn mehrfach ungesättigte Fettsäuren zu gesättigten Fettsäuren substituiert werden, kommt es in vielen Fällen zu einer Zunahme der Ausscheidung von Gallensäuren und neutralen Steroiden mit dem Stuhl (WOOD et al., 1967; SODHI et al., 1967; MOORE et al., 1968; NESTEL et al., 1973); von einigen Arbeitsgruppen konnten diese Effekte allerdings nicht nachgewiesen werden (AVIGAN u. STEINBERG, 1965; SPRITZ et al., 1965; GRUNDY u. AHRENS, 1970). Durch diese Kontroversen ist auch noch nicht endgültig geklärt, ob der Plasma-Cholesterin-senkende Effekt der mehrfach ungesättigten Fettsäuren auf eine vermehrte Ausscheidung von sauren und neutralen Steroiden zurückzuführen ist.

II. Ausscheidung über die Haut

Die Rolle der Haut beim Cholesterin-Stoffwechsel war bis vor wenigen Jahren noch relativ wenig untersucht. SRERE et al. (1950) konnten erstmals zeigen, daß die Haut Cholesterin aus Acetat synthetisieren kann, ein Befund, der später bestätigt werden konnte (Literatur bei BHATTACHARYYA, 1972). HSIA et al. (1970) konnten mit radioaktiven Vorstufen des Cholesterins zeigen, daß die Epidermis wesentlich aktiver an der Steroid-Synthese beteiligt ist als die quantitativ überwiegende Dermis. Die Cholesterin-Verluste über die Haut sind aus technischen Gründen verständlicherweise nur sehr schwierig zu messen. Hier haben vor allem die Untersuchungen von BHATTACHARYYA et al. (1972) neuere Erkenntnisse gebracht. Bei ihren Untersuchungen fand sich eine Cholesterin-Ausscheidung von 82,6 mg/24 Std, dies entsprach etwa $^1/_4 - ^1/_6$ der im Stuhl in derselben Zeit ausgeschiedenen Menge. Der Ester-Anteil am Gesamtcholesterin betrug dabei 87%, das heißt, er lag deutlich höher als der Ester-Anteil im Plasma, so daß man wohl Veresterungsvorgänge in der Haut annehmen muß. Bei der Ausscheidung fand sich auch kein Unterschied zwischen den Werten bei Normalpersonen und bei Patienten mit Hypercholesterinämie. Die Ausscheidung von Cholesterin über die Haut stand auch in keiner Relation zum Serum-Cholesterin-Spiegel. Nach intravenöser Gabe von radioaktiv markiertem Cholesterin ließ sich die Radioaktivität in zunehmendem Umfang in den Hautlipiden nachweisen, etwa 5 Wochen nach der Injektion war die spezifische Aktivität in Haut und Plasma identisch, später lag die spezifische Aktivität in der Haut höher als im Plasma; dieses Verhalten ist Hinweis auf ein „precursor-product"-Verhältnis zwischen Plasma-Cholesterin und Haut-Cholesterin, das heißt, man kann ableiten, daß das Cholesterin in der Haut ursprünglich aus dem Plasma stammt. Wahrscheinlich handelt es sich dabei um ein undirektionales Geschehen, das heißt, Cholesterin, das einmal aus dem Plasma in die Haut abgewandert ist, kann nicht mehr zurückdiffundieren und wird mit den Epithelzellen abgestoßen. Neben dem durch das Plasma in die Haut transportierten Cholesterin wird noch Cholesterin ausgeschieden, das in der Haut selbst synthetisiert wird. BHATTACHARYYA et al. konnten auch zeigen, daß β-Sitosterin ebenfalls über diesen Weg ausgeschieden wird.

III. Nebennieren

Die Ausscheidung von Cholesterin über die Nebennieren in Form von Cholesterin-Abbauprodukten spielt quantitativ eine geringe Rolle. Diese Ausscheidung ist jedoch von großer physiologischer Bedeutung, da Cholesterin die Ausgangssubstanz für Steroidhormone ist, die vor allem in den Nebennieren, aber auch in anderen Steroid-produzierenden Organen gebildet werden (BLOCH, 1945; HECHTER et al., 1951; SABA et al., 1954). Zur Steroid-Synthese wird Cholesterin verwendet, das über das Plasma in die Nebennieren gelangt; die ortsständige Cholesterin-Synthese ist demgegenüber zu vernachlässigen (BORKOWSKI et al., 1972). Die Untersuchungen von BORKOWSKI et al. zeigten, daß die Synthese von Aldosteron, Hydrocortison und Corticosteron in der Nebennierenrinde wesentlich höher ist als die entsprechende Cholesterin-Synthese. Es ist jedoch fraglich, ob ein solcher Vergleich zulässig ist, da die Hormone ja aus einem vorliegenden Cholesterin-Pool entstehen, während das Cholesterin erst aus Acetat neu gebildet werden muß. Die Hormonsekretion ist im übrigen in der Zona fasciculata für alle 3 Hormone wesentlich aktiver als in der Zona reticularis; in der Zona fasciculata entsteht die doppelte und dreifache Menge an Hormonen als in der Zona reticularis. Die relativ geringe Menge des am Ort synthetisierten Cholesterins unterstreicht die Tatsache, daß das zur Hormon-Synthese benötigte Cholesterin eben zum größten Teil aus dem Plasma stammt; die Menge an Plasma-Cholesterin, die zur Steroid-Synthese verwendet wird, liegt etwa bei 50 mg/Tag.

Literatur

ABELL, L.L., MOSBACH, E.H., KENDALL, F.E.: Cholesterol metabolism in the dog. J. biol. Chem. **220**, 527–536 (1956).
AGRANOFF, B.W., EGGERER, H., HENNING, U., LYNEN, F.: Isopentenyl pyrophosphate isomerase. J. Amer. Chem. Soc. **81**, 1254–1255 (1959).
ALEXANDER, G.J., SCHWENK, E.: Studies of biosynthesis of cholesterol. IX. Zymosterol as a precursor of cholesterol. Arch. Biochem. **66**, 381–387 (1957).
ALEXANDROW, D., KLOPOTOWSKI, T., SMIETANSKA, Z.: Effect of physical activity upon cholesterol synthesis in the rat lifer. J. Atheroscler. Res. **4**, 351–355 (1964).
ANDERSON, K.E., KOK, E., JAVITT, N.B.: Bile acid synthesis in man. Metabolism of 7α-hydroxycholesterol – ^{14}C und 26-hydroxycholesterol – ^{3}H. J. clin. Invest. **51**, 112–117 (1972).
ANFINSEN, C.B., HORNING, M.G.: Enzymatic degradation of the cholesterol side chain in cell free preparations. J. Amer. Chem. Soc. **75**, 1511–1512 (1953).
AVIGAN, J., STEINBERG, D.: Sterol and bile acid excretion in man and the effects of dietary fat. J. clin. Invest. **44**, 1845–1856 (1965).
AVIGAN, J., STEINBERG, D., BERMAN, M.: Distribution of labelled cholesterol in animal tissues. J. Lipid Res. **3**, 216–221 (1962).

BACK, P.: Urinary profile of bile acids in liver Disease. In: Bile Acids in Human Diseases (P. BACK, W. GEROK, Eds.). Stuttgart: Schattauer 1973.
BACK, P., HAMPRECHT, B., LYNEN, F.: Regulation of cholesterol biosynthesis in rat liver. Diurnal changes of activity and influence of bile acids. Arch. Biochem. **123**, 11–21 (1969).
BACK, P., ROSS, K.: Identification of 3β-Hydroxy-5-cholenoic acid in human meconium. Hoppe-Seylers Z. physiol. Chem. **354**, 83–89 (1973).
BAKER, R.D., SEARLE, G.W.: Bile salt absorption at various levels of rat small intestine. Proc. Soc. exp. Biol. (N.Y.) **105**, 521–523 (1960).
BALASUBRAMANIAM, S., MITROPOULOS, K.A., MYANT, N.B.: Evidence for the compartmentation of cholesterol in rat liver microsomes. Europ. J. Biochem. **34**, 77–83 (1973).
BARTH, C., HACKENSCHMIDT, J., ULLMANN, H., DECKER, K.: Inhibition of Cholesterol Synthesis by (−)-Hydroxy-citrate in Perfused Rat liver. Evidence for an Extramitochondrial Mevalonate Synthesis from Acetyl Coenzym A. FEBS Letters **22**, 343–346 (1972).
BARTH, C.A., HACKENSCHMIDT, H.J., WEIS, E.E., DECKER, K.F.A.: Influence of Kynurenate on Cholesterol and Fatty Acid Synthesis in Isolated Perfused Rat Liver. J. biol. Chem. **248**, 738–739 (1973).
BEHER, W.T., ANTHONY, W.L., BEHER, M.E.: Effects of conjugated bile acids on in vivo cholesterol metabolism in the mouse. Proc. Soc. exp. Biol. (N.Y.) **107**, 49–51 (1961).
BEHER, W.T., BAKER, G.D.: Build up and regression of inhibitory effects of cholic acid on in vivo liver cholesterol synthesis. Proc. Soc. exp. Biol. (N.Y.) **101**, 214–217 (1959).
BEHER, W.T., BAKER, G.D., ANTHONY, W.L.: Effect of dietary cholic acid on in vivo cholesterol metabolism. Proc. Soc. exp. Biol. (N.Y.) **100**, 3–6 (1959).
BEHER, W.T., BAKER, G.D., ANTHONY, W.L.: Effect of bile acids on fecal excretion of endproducts of cholesterol metabolism. Amer. J. Physiol. **199**, 736–740 (1960).
BEHER, W.T., BAKER, G.D., ANTHONY, W.L.: Feedback control of cholesterol biosynthesis in the mouse. Proc. Soc. exp. Biol. (N.Y.) **109**, 863–868 (1962).
BEHER, W.T., BAKER, G.D., PENNEY, G.D.: A comparative study of the effects of bile acids and cholesterol on cholesterol metabolism in the mouse, rat, hamster, and guinea pig. J. Nutr. **79**, 523–530 (1963).
BEHER, W.T., CASAZZA, K.K., BEHER, M.E., FILUS, A.M., BERTASIUS, J.: Effects of cholesterol on bile acid metabolism in the rat. Proc. Soc. exp. Biol. (N.Y.) **134**, 595–602 (1970).
BEHER, W.T., RAO, B., BEHER, M.E., SEMENUK, G., BERTASIUS, J., VUZPETTI, N.: The accumulation of tissue cholesterol and its relationship to bile acid and sterol turnover. Henry Ford Hosp. Med. J. **15**, 107–118 (1967).
BERGSTRÖM, S.: The formation of bile acids from cholesterol in the rat. Kungl. Fysiograf. Sallsk. Lund. Forh. **22**, 91–95 (1952).
BERGSTRÖM, S.: Bile acids, formation and metabolism. In: The biosynthesis of Terpenes and Sterols (G.E.W. WOLSTENHOLME, M. O'CONNOR, Eds.), p. 185–203. London: Churchill 1959.

BERGSTRÖM, S., DANIELSSON, H.: On the regulation of bile acid formation in the rat liver. Bile acids and steroids 58. Acta physiol. scand. **43**, 1–7 (1958).

BERGSTRÖM, S., GLOOR, U.: Metabolism of bile acids in rat liver slices and homogenates. Acta chem. scand. **8**, 1373–1377 (1954).

BERGSTRÖM, S., LINDSTEDT, S., SAMUELSSON, B., CAREY, E.J., GREGORIOU, G.A.: The stereochemistry of 7α-hydroxylation in the biosynthesis of cholic acid from cholesterol. J. Amer. chem. Soc. **80**, 2337–2338 (1958).

BERNDT, J., GAUMERT, R.: Evidence for an activating-inactivating system of 3-hydroxy-3-methylglutaryl CoA reductase in mouse liver. Hoppe-Seylers Z. physiol. Chem. **355**, 905–910 (1974).

BERSEUS, D.: Conversion of cholesterol to bile acids in rat: Purification and properties of a Δ^4-3-ketosteroid-5β-reductase and a 3α-hydroxysteroid dehydrogenase. Europ. J. Biochem. **2**, 493–502 (1967).

BERSEUS, D., DANIELSSON, H., KALLNER, A.: Synthesis and meabolism of cholest-4-en,7α,12α-diol-3-on and 5β-Cholestane-7α,12α-diol-3on. J. biol. Chem. **240**, 2396–2401 (1965).

BERSEUS, D., EINARSSON, K.: On the conversion of cholest-5en-3β,7α-diol to 7α-hydroxy-cholest-4-en-3on in rat liver homogenates. Acta chem. scand. **21**, 1105–1108 (1967).

BHATTACHARYYA, A., CONNOR, W.E., SPECTOR, A.A.: Excretion of sterols from the skin of normal and hypercholesterolemic humans. J. clin. Invest. **51**, 2060–2070 (1972).

BHATTATHIRY, E.P., SIPERSTEIN, M.D.: Feedback control of cholesterol synthesis in man. J. clin. Invest. **42**, 1613–1618 (1963).

BJÖRKHEM, I., DANIELSSON, H., EINARSSON, K.: On the conversion of cholesterol to 5β-cholestane-3α,7α-diol in guinea pig liver homogenates. Europ. J. Biochem. **2**, 294–302 (1967).

BJÖRKHEM, I., DANIELSSON, H., EINARSSON, K., JOHANSSON, G.: Formation of bile acids in man: conversion of cholesterol in to 5β-Cholestane 3α,7α,12α-triol in liver homogenates. J. clin. Invest. **47**, 1573–1582 (1968).

BJÖRKHEM, I., EINARSSON, K., JOHANSSON, G.: Formation and metabolism of 3β-hydroxy-cholest-5-en-7one and cholest-5-en-3β,7α-diol. Acta chem. scand. **22**, 1595–1605 (1968).

BLATON, V.H., PEETERS, H.: Integrated approach to plasma lipid and lipoprotein analysis in Blood lipids and lipoproteins. In: Quantitation, Composition and Metabolism (G.J. NELSON, Ed.), p. 275–313. New York: Wiley 1972.

BLOCH, K.: The biological conversion of cholesterol to pregnanediol. J. biol. Chem. **157**, 661–666 (1945).

BLOCH, K.: Über die Herkunft des Kohlenstoffatoms 7 in Cholesterin. Ein Beitrag zur Kenntnis der Biosynthese der Steroide. Helv. chim. Acta **36**, 1611–1614 (1953).

BLOCH, K.: In: Biochemistry of Steroids (O. HOFFMANN-OSTENHOFF, Ed.), vol. 2. London: Pergamon Press 1959.

BLOCH, K., BERG, B.N., RITTENBERG, D.: The biological conversion of cholesterol to cholic acid. J. biol. Chem. **149**, 511–517 (1943).

BLOCH, K., CHAYKIN, S., PHILLIPS, A.H., DE WAARD, A.: Mevalonic Acid Pyrophosphate and Isopentenyl-pyrophosphat. J. biol. Chem. **234**, 2595–2604 (1959).

BLOCH, K., RITTENBERG, D.: On utilization of acetic acid for cholesterol formation. J. biol. Chem. **145**, 625–636 (1942).

BLOCH, K., RITTENBERG, D.: Estimation of acetic acid formation in rat. J. biol. Chem. **159**, 45–48 (1945).

BLOMHOF, J.P., SKREDE, S., RITLAND, S.: Lecithin Cholesterol acyl transferase and plasma proteins in liver disease. Clin. chim. Acta **53**, 197–207 (1974).

BLOMSTRAND, R., AHRENS, E.H., JR.: The absorption of fats studied in a patient with chyluria III cholesterol. J. biol. Chem. **233**, 327–330 (1958).

BLOOMFIELD, D.K.: Dynamics of cholesterol metabolism. I. Factors regulating total sterol biosynthesis and accumulation in the rat. Proc. nat. Acad. Sci. (Wash.) **50**, 117–124 (1963).

BONNER, J., ARREGUIN, B.: The biochemistry of rubber formation in the guayule. I. Rubber formation in seedlings. Arch. Biochem. **21**, 109–124 (1949).

BORGSTRÖM, B.: Studies on intestinal cholesterol absorption in the human. J. clin. Invest. **39**, 809–815 (1960).

BORGSTRÖM, B.: Quantitative aspects of the intestinal absorption and metabolism of cholesterol and β-sitosterol in the rat. J. Lipid Res. **9**, 473–481 (1968).

BORGSTRÖM, B.: Qualification of cholesterol absorption in man by fecal analysis after the feeding of a single isotope labelled meal. J. Lipid Res. **10**, 331–337 (1969).

BORGSTRÖM, B., LINDHE, B.A., WLODAWER, P.: Absorption and distribution of cholesterol 4-^{14}C in the rat. Proc. Soc. exp. Biol. (N.Y.) **99**, 365–368 (1958).

BORKOWSKI, A., DELCROIX, C., LEVIN, S.: Metabolism of adrenal cholesterol in man. I. In vivo studies. J. clin. Invest. **51**, 1664–1678 (1972a).

BORKOWSKI, A., DELCROIX, C., LEVIN, S.: Metabolism of adrenal cholesterol in man. II. In vitro studies including a comparison of adrenal cholesterol synthesis with the synthesis of the glucosteroid humans. J. clin. Invest. **51**, 1679–1687 (1972b).

BORTZ, W.M.: Fat feeding and cholesterol synthesis. Biochim. biophys. Acta (Amst.) **137**, 533–539 (1967).

BORTZ, W.M.: Nor-adrenalin induced increase in hepatic cholesterol synthesis and its blockage by puromycin. Biochim. biophys. Acta (Amst.) **152**, 619–626 (1968).

BORTZ, W.M., STEELE, L.A.: Synchronization of hepatic cholesterol synthesis, cholesterol and bile acid content, fatty acid synthesis and plasma free fatty acids levels in the fed and fasted rats. Biochim. biophys. Acta (Amst.) **306**, 85–94 (1973).

BOYD, G.S.: In: Hormones and Atherosclerosis (G. PINCUS, Ed.), p. 49–62. New York: Academic Press 1959.

BOYD, G.S., EASTWOOD, M.A., McLEAN, N.: Bile acids in the rat: studies in experimental occlusion of the bile duct. J. Lipid Res. **7**, 83–94 (1966).

BOYD, G.S., SCHOLAN, N.A., MITTON, J.R.: Factors influencing cholesterol 7α-hydroxylase activity in the rat liver. In: Drugs Affecting Lipid Metabolism (W.L. HÖLMES, L.A. CARLSON, R. PAOLETTI, Eds.), p. 443–456. New York: Plenum Press 1969.

BRICKER, L.A., LEVEY, G.S.: Evidence for regulation of cholesterol and fatty acid synthesis in liver by

cyclic adenosine 3',5'monophosphate. J. biol. Chem. **247**, 4914–4915 (1972).
BRODIE, J.D., WASSON, G., PORTER, J.: Enzyme-bound intermediates in the biosynthesis of mevalonic and palmitic acid. J. biol. Chem. **239**, 1346–1356 (1964).
BROWN, M.S., DANA, E.S., DIETSCHY, J.M., SIPERSTEIN, M.D.: 3-Hydroxy-3-methylglutaryl Coenzym A Reductase. Solubilization and purification of a cold sensitive microsomal enzyme. J. biol. Chem. **248**, 4731–4738 (1973a).
BROWN, M.S., DANA, S.E., GOLDSTEIN, J.L.: Regulation of HMG-CoA reductase activity in human fibroblasts by lipoproteins. Proc. nat. Acad. Sci. (Wash.) **70**, 2162–2166 (1973b).
BROWN, M.S., DANA, S.E., GOLDSTEIN, J.L.: Regulation of HMG-CoA reductase activity in cultured human fibroblasts: Comparison of cells from a normal subject and from a patient with homozygous familial hypercholesterolemia. J. biol. Chem. **249**, 789–796 (1974).
BRUNNER, D., MANELIS, G., LOEBEL, K.: Influence of age and race on lipid levels in Israel. Lancet **1959**, 1071–1073.
BUCHER, N.L.R., MCGARRAHAN, K.: The biosynthesis of cholesterol from acetate-1-C^{14} by cellular fractions of rat liver. J. biol. Chem. **222**, 1–16 (1956).
BUCHER, N.L.R., MCGARRAHAN, K., GOULD, E., LOUD, A.V.: Cholesterol biosynthesis in preparations of liver from normal, fasting, x-irradiated, cholesterol fed, triton, or Δ^4cholesten-3-one treated rats. J. biol. Chem. **234**, 262–267 (1959).
BUCHER, N.L.R., OVERATH, P., LYNEN, F.: β-hydroxy-β-methylglutaryl coenzym A reductase, cleavage and condensing enzymes in relation to cholesterol formation in rat liver. Biochim. biophys. Acta (Amst.) **40**, 491–501 (1960).
BURCHARD, H.: Beiträge zur Kenntnis der Cholesterine. Dissertation. Univ. Rostock 1889.
BYERS, S.D., BIGGS, M.W.: Cholic acid and cholesterol: studies concerning possible intraconversion. Arch. Biochem. **39**, 301–304 (1952).
CALANDRA, S., MARLIN, M.J., MCINTYRE, N.: Plasma lecithin: cholesterol Acyltransferase activity in liver disease. Europ. J. clin. Invest. **1**, 352–360 (1971).
CAREY, J.B., HASLEWOOD, G.A.D.: Crystallization of trihydroxycoprostanic acid from human bile. J. biol. Chem. **238**, 855–856 (1963).
CAREY, J.B., WILLIAMS, G.: Metabolism of lithocholic acid in bile fistula patients. J. clin. Invest. **42**, 450–455 (1963).
CAREY, M.C., SMALL, D.M.: The characteristics of mixed micellar solutions with particular reference to bile. Amer. J. Med. **49**, 590–608 (1970).
CARROL, K.K.: Acetate incorporation into cholesterol and fatty acids by liver slices from rats fed commercial or semisynthetic diets. The effect of dietary fats. Canad. J. Biochem. **42**, 71–78 (1964).
CAYEN, M.N.: The effect of starvation and cholesterol feeding on the intestinal cholesterol synthesis in the rat. Biochim. biophys. Acta (Amst.) **187**, 546–554 (1969).
CHAIKOFF, J.L., SIPERSTEIN, M.D., DAUBEN, W.G., BRADLOW, H.L., EASTHAM, J.F., TOMKINS, G.M., MEIER, J.R., CHEN, R.W., HOTTA, S., SRERE, P.A.: ^{14}C-Cholesterol. II. Oxidation of carbon 4 and 26 to carbon dioxide by the intact rat. J. biol. Chem. **194**, 413–416 (1952).

CHANNON, H.J.: The biological significance of the unsaponifiable matter of oils. I. Experiments with the unsaturated hydrocarbon squalene. Biochem. J. **20**, 400–408 (1926).
CHAYKIN, S., LAW, J., PHILLIPS, A.H., TCHEN, T.T., BLOCH, K.: Phosphorylated intermediates in the synthesis of squalene. Proc. nat. Acad. Sci. (Wash.) **44**, 998–1004 (1958).
CHENG, S.H., STANLEY, M.M.: Secretion of cholesterol by intestinal mucosa in patients with complete common bile duct obstruction. Proc. Soc. exp. Biol. (N.Y.) **101**, 223–225 (1959).
CHOBANIAN, A.V., HOLLANDER, W.: Body cholesterol metabolism in man. I. The equilibration of serum and tissue cholesterol. J. clin. Invest. **41**, 1732–1737 (1962a).
CHOBANIAN, A.V., BURROWS, B.A., HOLLANDER, W.: Body cholesterol metabolism in man. II. Measurement of the body cholesterol miscible pool and turnover rate. J. clin. Invest. **41**, 1738–1744 (1962b).
CLAYTON, R.B., BLOCH, K.: The biological conversion of lanosterol to cholesterol. J. biol. Chem. **218**, 319–325 (1956).
CLAYTON, R.D.: Steroids and Terpenoids. In: Methods in Enzymology (S.P. COLOWICK, N.O. KAPLAN, Eds.). New York: Academic Press 1969.
CLINKENBEARD, K.D., SUGIYAMA, T., MOSS, J., REED, W.D., LANE, M.D.: Molecular and Catalytic Properties of Cytosolic Acetoacetyl Coenzym A Thiolase from Avian Liver. J. biol. Chem. **248**, 2275–2284 (1973).
COLEMAN, D.L., BAUMANN, C.A.: Intestinal sterols IV. Δ^7-coprostanol. Arch. Biochem. **71**, 287–292 (1957a).
COLEMAN, D.L., BAUMANN, C.A.: Intestinal sterols, V. Reduction of sterols by intestinal microorganisms. Arch. Biochem. **72**, 219–225 (1957b).
COLEMAN, D.L., WELLS, W.W., BAUMANN, C.A.: Intestinal sterols II. Determination of coprostanol and certain related sterols. Arch. Biochem. **60**, 412–418 (1956).
CONNOR, W.E., HODGES, R.E., BLEILER, R.A.: The serum lipids in man receiving high cholesterol and cholesterol-free diets. J. clin. Invest. **40**, 894–901 (1961).
CONNOR, W.E., LIN, D.S.: The intestinal absorption of dietary cholesterol in human being. Effect of dietary cholesterol. J. Lab. clin. Med. **76**, 870 (1970).
CONNOR, W.E., LIN, D.S.: The intestinal absorption of dietary cholesterol by hypercholesterolemic (Type II) und normocholesterolemic humans. J. clin. Invest. **53**, 1062–1070 (1974).
CONNOR, W.E., WITIAK, D.T., STONE, D.B., ARMSTRONG, M.L.: Cholesterol balance and fecal neutral steroid and bile acid excretion in normal men, fed dietary fats of different fatty acid composition. J. clin. Invest. **48**, 1363–1375 (1969).
COOK, R.P.: Comparative aspects of lipid absorption and excretion. Biochem. Soc. Symposium **9**, 14 (1952).
COOK, R.P.: Cholesterol, Chemistry, Biochemistry and Pathology. New York: Academic Press 1958.
COOK, R.P., EDWARDS, D.C., RIDDELL, C.: Cholesterol metabolism. 7. Cholesterol absorption and excretion in man. Biochem. J. **62**, 225–234 (1956).
COOPER, A.D., OCKNER, R.K.: Studies of hepatic cholesterol synthesis in experimental acute biliary obstruction. Gastroenterology **66**, 586–594 (1974).

CORNFORTH, J.W., CORNFORTH, R.H., PELTER, A., HORNING, M.G., POPJAK, G.: Studies on the biosynthesis of cholesterol. Rearrangemant of methyl groups during enzymic cyclisation of squalen. Tetrahedron Letters **5**, 311–399 (1959).

CORNFORTH, J.W., HUNTER, G.D., POPJAK, G.: Studies of cholesterol biosynthesis. 1. A new chemical degradation of cholesterol. Biochem. J. **54**, 590–597 (1953).

CORNFORTH, J.W., POPJAK, G.: Mechanism of biosynthesis of squalene from sesquiterpenoids. Tetrahedron Letters **19**, 29–35 (1959).

CORNFORTH, J.W., YOUHOTSKY-GORE, I., POPJAK, G.: Studies on the biosynthesis of cholesterol. Degradation of rings C and D. Biochem. J. **65**, 94–109 (1957).

COX, G.E., COUNTS, M., WOLSKI, J., ALVAREZ, J., TAYLOR, C.B.: The effect of dietary cholesterol upon the synthesis of plasma cholesterol in the human. Circulation **18**, 193–494 (1958).

COX, G.E., TAYLOR, C.B., PATTON, D., DAVIS, C.B., BLANDIN, N.: Origin of plasma cholesterol in man. Arch. Path. **76**, 60–88 (1963).

DANIELSSON, H.: On the oxidation of 3α,7α,12α-trihydroxycoprostan by mouse and rat liver homogenate. Acta chem. scand. **14**, 348–352 (1960a).

DANIELSSON, H.: On the origin of neutral fecal sterols and their relation to cholesterol metabolism in the rat. Acta physiol. scand. **48**, 364–371 (1960b).

DANIELSSON, H.: Formation and metabolism of 26-hydroxycholesterol. Arkiv. Kemi. **17**, 373–379 (1961).

DANIELSSON, H.: Present status of research on catabolism and excretion of cholesterol. Advanc. Lipid Res. **1**, 335–385 (1963).

DANIELSSON, H.: Mechanism of bile acid formation. In: Bile Salt Metabolism (L. SCHIFF, J.D. CAREY, J.M. DIETSCHY, Eds.), p. 91–102. Springfield/Ill.: Thomas 1969.

DANIELSSON, H., EINARSSON, K.: On the conversion of cholesterol to 7α,12α-dihydroxycholest-4en 3-on. J. biol. Chem. **241**, 1449–1454 (1966).

DANIELSSON, H., EINARSSON, K.: Enzymatic transformations of the sterol nucleus in bile acid biosynthesis. In: Methods in Enzymology (R.D. CLAYTON, Ed.), Vol. 15. New York: Academic Press 1969.

DANIELSSON, H., EINARSSON, K., JOHANSSON, G.: Effect of biliary drainage on individual reactions in the conversion of cholesterol to cholic acid. Europ. J. Biochem. **2**, 44–49 (1967).

DANIELSSON, H., GUSTAFFSON, B.: On serum-cholesterol levels and neutral fecal sterols in germ free rats. Arch. Biochem. **83**, 482–485 (1959).

DANIELSSON, H., TCHEN, T.T.: Steroid metabolism. In: Metabolic Pathways (D.M. GREENBERG, Ed.), 3rd Ed. New York: Academic Press 1968.

DAVIGNON, J., SIMMONS, W.J., AHRENS, E.H.: Usefulness of chromic oxide as an internal standard for balance studies in formula fed patients and for assessment of colonic function. J. clin. Invest. **47**, 127–138 (1968).

DAVIS, C.B., COX, G.E., TAYLOR, C.B., CROSS, S.L.: Cholesterol synthesis in human liver. Surg. Forum **9**, 486–489 (1958).

DEMATTEIS, F.: Increased hepatic synthesis of cholesterol following trauma. Biochem. J. **106**, 16P (1968).

DENBESTEN, L., CONNOR, W.E., KENT, T.H., LIN, D.: Effect of cellulose in the diet on the recovery of dietary plant sterols from the feces. J. Lipid Res. **11**, 341–345 (1970).

DE WAARD, A., POPJAK, G.: Studies of the biosynthesis of Cholesterol. 9. Formation of Phosphorylated derivatives of Mevalonic Acid in Liver Enzyme Preparations. Biochem. J. **73**, 410–415 (1959).

DIETSCHY, J.M.: Effects of bile salts on intermediate metabolism of the intestinal mucosa. Fed. Proc. **26**, 1589–1598 (1967).

DIETSCHY, J.M.: The role of bile salts in controlling the rate of intestinal cholesterogenesis. J. clin. Invest. **47**, 286–299 (1968).

DIETSCHY, J.M., SIPERSTEIN, M.D.: Cholesterol synthesis by the gastrointestinal tract: Localisation and mechanisms of control. J. clin. Invest. **44**, 1311–1327 (1965).

DIETSCHY, J.M., SIPERSTEIN, M.D.: Effects of cholesterol feeding and fasting on sterol synthesis in seventeen tissues of the rat. J. Lipid Res. **8**, 97–104 (1967).

DIETSCHY, J.M., WILSON, G.D.: Cholesterol synthesis in the squirrel monkey: relative rates of synthesis in various tissues and mechanisms of control. J. clin. Invest. **47**, 166–174 (1968).

DIETSCHY, J.M., WILSON, J.D.: Regulation of cholesterol metabolism. New Engl. J. Med. **282**, 1128–1138, 1179–1183, 1241–1249 (1970).

DJERASSI, C., KNIGHT, J.C., WILKINSON, D.J.: The structure of the cactus sterol Macdougallin. A novel link in sterol biogenesis. J. Amer. chem. Soc. **85**, 835 (1963).

DJERASSI, C., MILLS, J.S., VILLOTTI, R.: The structure of the cactus sterol lophenol. A link in sterol biogenesis. J. Amer. chem. Soc. **80**, 1005–1006 (1958).

DUBACH, U., RELANT, L., HATCH, E., KOCH, M.D.: Negative feedback mechanism of cholesterol synthesis in experimental nephrosis. Proc. Soc. exp. Biol. (N.Y.) **106**, 136–139 (1961).

DUGAN, R.E., NESS, G.C., LAKSAMANAN, M.R., NEPOKROEFF, L.M., PORTER, J.W.: Regulation of hepatic HMG-CoA reductase by the interplay of hormones. Arch. Biochem. **161**, 499–504 (1974).

DURR, J.F., RUDNEY, H.: The reduction of β-hydroxy-β-methylglutaryl Coenzym A to mevalonic acid. J. biol. Chem. **235**, 2572–2578 (1960).

ECONOMOU, S.G., TEWS, B.J., TAYLOR, C.B.: Studies on lipid metabolism in dogs with altered biliary physiology. Surg. Forum **8**, 218–221 (1958).

EDWARDS, P.A.: Effect of adrenalectomy and hypophysectomy on the circadian rhythm of HMG-CoA reductase activity in rat liver. J. biol. Chem. **248**, 2912–2917 (1973).

EDWARDS, P.A., GOULD, R.G.: Turnover rate of hepatic HMG-CoA reductase as determined by use of cycloheximide. J. biol. Chem. **247**, 1520–1524 (1972).

EDWARDS, P.A., GREEN, C.: Incorporation of plant sterols into membranes and its relation to sterol absorption. FEBS Letters **20**, 97–99 (1972).

EDWARDS, P.A., MUROYA, N., GOULD, R.G.: In vivo demonstration of the circadian rhythm of cholesterol biosynthesis in the liver and intestine of the rat. J. Lipid Res. **13**, 396–400 (1972).

EGGEN, D.A.: Cholesterol metabolism in rhesus monkey, squirrel monkey, and baboon. J. Lipid Res. **15**, 139–145 (1974).

ELLIOT, W.H.: Allo bile acids. In: The Bile Acids: Chemistry, Physiology and Metabolism (P.P. NAIR, K. KRITSCHEYSKY, Eds.), Vol. 1. New York: Plenum Press 1971.

ELLIOT, W.H., HYDE, P.M.: Metabolic pathways of bile acid synthesis. Amer. J. Med. **51**, 568–579 (1971).

ENEROTH, P., GORDON, B., RYHAGE, R., SJÖVALL, J.: Identification of mono- and dihydroxy bile acids in human feces by gas-liquid chromatography and mass spectrometry. J. Lipid Res. **7**, 511–523 (1966).

ERIKSSON, S.: Biliary excretion of bile acids and cholesterol in bile fistula rats. Bile acids and steroids 42. Proc. Soc. exp. Biol. (N.Y.) **94**, 578–582 (1957).

ESCHENMOSER, A., RUZISKA, L., JEGER, O., ARIGONI, D.: Zur Kenntnis der Triterpene. Eine stereochemische Interpretation der biogenetischen Isoprenregel bei den Triterpenen. Helv. chim. Acta **38**, 1890–1904 (1955).

FAVARGER, P., METZGER, E.F.: La resorption intestinale du deuteriocholesterol et sa repartition dans l'organisme animal sous forme libre et esterifee. Helv. chim. Acta **35**, 1811–1819 (1952).

FEYFE, T., DUNNIGAN, M.A., HAMILTON, E., RAE, R.J.: Seasonal variations in serum lipids, and incidence and mortality of ischaemic heart disease. J. Atheroscler. Res. **8**, 591–596 (1968).

FIESER, L., FIESER, M.: Steroide. Weinheim/Bergstr.: Verlag Chemie 1961.

FIMOGNARI, G.M., RODWELL, V.W.: Cholesterol biosynthesis: mevalonate synthesis inhibited by bile salts. Science **147**, 1038 (1965).

FLETCHER, K., MYANT, N.B.: Influence of the thyroid on the synthesis of cholesterol by liver and skin in vitro. J. Physiol. **144**, 361–372 (1958).

FLETCHER, K., MYANT, N.B.: Effects of thyroxine on the synthesis of cholesterol and fatty acids by cell free fractions of rat liver. J. Physiol. **154**, 145–152 (1960).

FRANTZ, J.D., SCHNEIDER, H.S., HINKELMAN, B.T.: Suppression of hepatic cholesterol synthesis in the rat by cholesterol feeding. J. biol. Chem. **206**, 465–469 (1954).

FRANTZ, J.D., JR., HINKELMAN, D.T.: Acceleration of hepatic cholesterol synthesis by Triton WR 1339. J. exp. Med. **101**, 225–232 (1955).

FREDRICKSON, D.S., LEVY, R.I., LEES, R.S.: Fat transport in lipoproteins an integrated approach to mechanisms and disorders. New Engl. J. Med. **276**, 32, 94, 148, 215, 273 (1967).

FREDRICKSON, D.S., LORD, A.K., HINKELMAN, B.T., FRANTZ, J.D.: The effect of ligation of the common bile duct on cholesterol synthesis in the rat. J. exp. Med. **99**, 43–53 (1954).

FREDRICKSON, D.S., ONO, K.: The in vitro production of 25- and 26-hydroxycholesterol and their in vivo metabolism. Biochim. biophys. Acta (Amst.) **22**, 183–184 (1956).

FRIEDMAN, M., BYERS, S.D.: Hypercholesteremic roles of plasma cholate and phospholipid in biliary obstruction. Amer. J. Physiol. **191**, 551–554 (1957).

FUYIWARA, T., HIRONO, H., ARAKAWA, T.: Idiopathic hypercholesterolemia: demonstration of an impaired feedback control of cholesterol synthesis in vivo. Tohoku J. exp. Med. **87**, 155–167 (1965).

GALLO, L.L., TREADWELL, C.R.: Localization of cholesterol esterase and cholesterol in mucosal fractions of rat small intestine. Proc. Soc. exp. Biol. (N.Y.) **114**, 69–72 (1963).

GANGULY, J., KRISHNAMURTHY, S., MAHADEVAN, S.: The transport of carotenoids, Vitamin A, and cholesterol across the intestines of rat and chickens. Biochem. J. **71**, 756–762 (1959).

GAUTSCHI, F., BLOCH, K.: On the structure of on intermediate in the biological demethylation of lanosterol. J. Amer. chem. Soc. **79**, 684–689 (1957).

GAUTSCHI, F., BLOCH, K.: Synthesis of isomeric 4,4,dimethylcholestenols and identification of a lanosterol metabolite. J. biol. Chem. **233**, 1343–1347 (1958).

GIBBONS, G.F., MITROPOULOS, K.A.: The role of cytochrome P 450 in cholesterol biosynthesis. Europ. J. Biochem. **40**, 267–273 (1973).

GIELEN, J., VAN CANTFORT, J.: Rôle des acides biliaires dans la régulation de la cholestérol 7α-hydroxylase. Arch. Int. Physiol. **77**, 965–966 (1969).

GIELEN, J., VAN CANTFORT, J., ROBAYE, B., RENSON, J.: Rythme circadien de la cholestérol-7α-hydroxylase chez le rat. C.R. Acad. Sci. (Paris) **269**, 731–732 (1969).

GJONE, E.: Familial LCAT deficiency. Acta med. scand. **194**, 353–356 (1973).

GJONE, E., NORUM, K.R.: Recent Research on lecithin: cholesterol-acyl transferase. Scand. J. clin. Lab. Invest. **33**, Suppl. 137 (1974).

GLICKMANN, R.M., KIRSCH, K., ISSELBACHER, K.J.: Fat absorption during inhibition of protein synthesis. Studies of lymph chylomicrons. J. clin. Invest. **51**, 356–363 (1972).

GLOMSET, J.A.: The plasma lecithin: Cholesterol esterification reaction. Biochim. biophys. Acta (Amst.) **70**, 389–395 (1963).

GLOMSET, J.A.: The plasma lecithin: Cholesterol acyltransferase reaction. J. Lipid Res. **9**, 155–167 (1968).

GLOMSET, J.A., NORUM, K.R.: The metabolic role of lecithin: cholesterol acyltransferase: perspectives from pathology. Advanc. Lipid Res. **11**, 1–65 (1973).

GLOVER, J., GREEN, C.: The distribution and transport of sterols across the intestinal mucosa of the guinea pig. Biochem. J. **67**, 308–316 (1957).

GLOVER, J., MORTON, R.A.: The absorption and metabolism of sterols. Brit. med. Bull. **14**, 226–233 (1958).

GLOVER, J., STAINER, D.W.: Sterol metabolism. 4. The absorption of 7-dehydrocholesterol in the rat. Biochem. J. **72**, 79–82 (1959).

GOH, E.H., HEIMBERG, M.: Stimulation of hepatic cholesterol biosynthesis by oleic acid. Biochem. Biophys. Res. Com. **55**, 382–388 (1973).

GOLDFARB, S.: Submicrosomal localization of hepatic HMG-CoA reductase. FEBS Letters **24**, 153–155 (1972).

GOLDFARB, S., PITOT, H.C.: Stimulatory effect of dietary lipid and cholestyramin on hepatic HMG-CoA reductase. J. Lipid Res. **13**, 797–801 (1972).

GOLDMAN, D.S.: Studies on the fatty acid oxidizing system of animal tissues. VII. The β-ketoacyl-CoA cleavage enzyme. J. biol. Chem. **208**, 345–357 (1954).

GOODMAN, D.S.: Cholesterol ester metabolism. Physiol. Rev. **45**, 747–839 (1965).

GOODMAN, D.S., NOBLE, R.P.: Turnover of plasma cholesterol in man. J. clin. Invest. **47**, 231–241 (1968).

GOODMAN, D.S., NOBLE, R.P., DELL, R.B.: Three-pool model of the long-term turnover of plasma cholesterol in man. J. Lipid Res. **14**, 178–188 (1973).

GOODMAN, D.S., POPJAK, G.: Studies on the biosynthesis of cholesterol XII. Synthesis of allylpyrophosphates from mevalonate and their conversion into squalene with liver enzymes. J. Lipid Res. **1**, 286–300 (1960).

GOODMAN, D.S., SHIRATORI, T.: In vivo turnover of different cholesterol esters in rat liver and plasma. J. Lipid Res. **5**, 578–586 (1964).

GOODWIN, L.D., MARGOLIS, S.: Specific activation of in vitro cholesterol biosynthesis by preincubation of rat liver homogenates. J. biol. Chem. **248**, 7610–7613 (1973).

GOULD, R.G.: Lipid metabolism and atherosclerosis. Amer. J. Med. **11**, 209–227 (1951).

GOULD, R.G.: Symposium on sitosterol. IV. Absorbability of Beta sitosterol. Trans. N.Y. Acad. Sci. **18**, 129–134 (1955).

GOULD, R.G.: The relationship between thyroid hormones and cholesterol biosynthesis and turnover. In: Hormones and atherosclerosis (G. PINCUS, Ed.), p. 76–82. New York: Academic Press 1959.

GOULD, R., BELL, V.L., LILLY, E.H.: Effects of X-Irradiation on cholesterol, fatty acid, and protein synthesis in rat tissues. Radiat. Res. **5**, 609 (1965).

GOULD, R.G., JONES, R.J., LEROY, G.V., WISSLER, R.W., TAYLOR, C.B.: Absorbality of β-sitosterol in humans. Metabolism **18**, 652–662 (1969).

GOULD, R.G., LE ROY, G.K., OKITA, G.T., KABARA, J.J., KEEGAN, P., BERGENSTAL, D.M.: Use of ^{14}C labelled acetate to study cholesterol metabolism in man. J. Lab. clin. Med. **46**, 374–384 (1955).

GOULD, R.G., SWYRYD, E.A.: Sites of control of hepatic cholesterol biosynthesis. J. Lipid Res. **7**, 698–707 (1966).

GOULD, R.G., TAYLOR, C.B.: Effect of dietary cholesterol on hepatic cholesterol synthesis. Fed. Proc. **9**, 179 (1950).

GOULD, R.G., TAYLOR, C.B., HAGERMAN, J.S., WARNER, J., CAMBELL, D.J.: Cholesterol metabolism. I. Effect of dietary cholesterol on synthesis of cholesterol in dog tissue in vitro. J. biol. Chem. **201**, 519–528 (1953).

GRABOWSY, G.A., DEMPSEY, M.E., HANSON, R.F.: Role of the squalene and sterol carrier protein (SCP) in bile acid synthesis. Fed. Proc. **32**, 520 (1973).

GREEN, K., SAMUELSSON, B.: Mechanism of bile acid biosynthesis studied with 3α-^3H- and 4β-^3H-cholesterol. Bile acids and steroids 144. J. biol. Chem. **239**, 2804–2808 (1964).

GREIM, H., TRÜLZSCH, D., ROBOZ, J., DRESSLER, K., CZYGAN, P., HUTTERER, F., SCHAFFNER, F., POPPER, H.: Mechanismn of cholestasis 5. Bile acids in normal rat livers and in those after bile duct ligation. Gastroenterology **63**, 837–845 (1972).

GRUNDY, S.M., AHRENS, E.H., JR.: An evaluation of the relative merits of two methods for measuring the balance of sterols in man. Isotopic balance versus chromatographic analysis. J. clin. Invest. **45**, 1503–1515 (1966).

GRUNDY, S.M., AHRENS, E.H., JR.: Measurements of cholesterol turnover, synthesis and absorption in man, carried out by isotope kinetic and sterol balance methods. J. Lipid Res. **10**, 91–107 (1969).

GRUNDY, S.M., AHRENS, E.H., JR.: The effects of unsaturated dietary fats on absorption, excretion, synthesis and distribution of cholesterol in man. J. clin. Invest. **49**, 1135–1152 (1970).

GRUNDY, S.M., AHRENS, E.H., JR., MIETTINEN, T.A.: Quantitative isolation and gas-liquid chromatographic analysis of total fecal bile acids. J. Lipid Res. **6**, 397–410 (1965).

GRUNDY, S.M., AHRENS, E.H., JR., SALEN, G.: Dietary β-sitosterol as an internal standard to correct for cholesterol losses in sterol balance studies. J. Lipid. Res. **9**, 374–387 (1968).

GRUNDY, S.M., AHRENS, E.H., JR., SALEN, G.: Interruption of the enterohepatic circulation of bile acids in man: comparative effects of cholestyramine and ileal exclusion on cholesterol metabolism. J. Lab. clin. Med. **78**, 94–121 (1971).

GRUNDY, S.M., HOFMAN, A.F., DAVIGNON, J., AHRENS, E.H., JR.: Human cholesterol synthesis is regulated by bile acids. J. clin. Invest. **45**, 1018–1019 (1966).

GUDER, W., NOLTE, J., WIELAND, O.: The influence of thyroid hormones on β-hydroxy-β-methyl-glutaryl-Coenzym A reductase of rat liver. Europ. J. Biochem. **4**, 273–278 (1968).

GURPIDE, E., MANN, J., SANDBERG, E.: Determination of kinetic parameters in a two-pool system by administration of one or more tracers. Biochemistry 3, 1250–1255 (1964).

HAMPRECHT, B.: Regulation der Cholesterol-Synthese. Naturwissenschaften **56**, 398–405 (1969).

HAMPRECHT, B., LYNEN, F.: Verfahren zur Bestimmung der 3-Hydroxy-3-methylglutaryl Coenzym A-Reductase-Aktivität in Rattenleber. Europ. J. Biochem. **14**, 323–336 (1970).

HAMPRECHT, B., NÜSSLER, L., LYNEN, F.: Rhythmic changes of hydroxymethylglutaryl Coenzym A reductase acticity in liver of fed and fasted rats. FEBS Letters 4, 117–121 (1969).

HAMPRECHT, B., NÜSSLER, L., WALTINGER, G., LYNEN, F.: Influence of bile acids on the activity of rat liver HMG-CoA reductase. 1. Effect of bile acids in vitro and in vivo. Europ. J. Biochem. **18**, 10–14 (1971a).

HAMPRECHT, B., ROSCHER, R., WALTINGER, G., NÜSSLER, C.: Influence of bile acids on the activity of rat liver HMG-CoA reductase 2. Effect of cholic acid in lymph fistula rats. Europ. J. Biochem. **18**, 15–19 (1971b).

HANSON, R.F., KLEIN, P.D., WILLIAMS, G.C.: Bile acid formation in man: metabolism of 7α-hydroxy 4-cholesten-3-on in bile fistula patients. J. Lipid Res. **14**, 50–53 (1973a).

HANSON, R.F., MCCOY, K., DEMPSEY, M.E.: The role of a carrier protein in bile acid synthesis. Gastroenterology **64**, 154 (1973b).

HARRY, D.S., DINI, M., MCINTYRE, N.: Effect of cholesterol feeding and biliary obstruction on hepatic cholesterol biosynthesis in the rat. Biochim. biophys. Acta (Amst.) **296**, 209–220 (1973).

HASLEWOOD, G.A.D.: Bile Salts. London: Methuen 1967.

HECHLER, O., SOLOMOM, M., ZAFFARONI, A., PINCUS, G.: Transformation of cholesterol and acetate to adrenal cortical humans. Arch. Biochem. **46**, 201–214 (1953).

HELLER, R.A., GOULD, R.G.: Solubilization and partial purification of hepatic HMG-CoA reductase. Biochem. Biophys. Res. Com. **50**, 859–865 (1973).

Hellman, L., Frazell, E.L., Rosenfeld, R.S.: Direct measurement of cholesterol absorption via the thoracic duct in man. J. clin. Invest. **39**, 1288 (1960).

Hellman, L., Rosenfeld, R.S., Gallagher, T.F.: Cholesterol synthesis from ^{14}C-acetate in man. J. clin. Invest. **33**, 142–149 (1954).

Hellman, L., Rosenfeld, R.S., Insull, W., jr., Ahrens, E.H., jr.: Intestinal excretion of cholesterol: A mechanism for regulation of plasma levels. J. clin. Invest. **36**, 898 (1957).

Henning, U., Möslein, E.M., Lynen, F.: Biosynthesis of terpenes. V. Formation of 5-pyrophosphomevalonic acid by phosphomevalonic kinase. Arch. Biochem. **83**, 259–267 (1959).

Hernandez, H.H., Chaikoff, I.L.: Purification and properties of pancreatic cholesterol esterase. J. biol. Chem. **228**, 447–457 (1957).

Hernandez, H.H., Chaikoff, I.L., Dauben, W.G., Abraham, S.: The absorption of ^{14}C labelled epicholesterol in the rat. J. biol. Chem. **206**, 757–765 (1954).

Hickman, P.E., Horton, B.J., Sabine, J.R.: Effect of adrenalectomy on the diurnal variation of hepatic cholesterogenesis in the rat. J. Lipid Res. **13**, 17–22 (1972).

Higgins, M.J.P., Brady, D., Rudney, H.: Rat liver HMG-CoA reductase: a comparison and immunological study of purified solubilized preparations, and alteration of enzym levels by cholestyramine feeding. Arch. Biochem. **163**, 271–282 (1974).

Higgins, M., Kawashi, T., Rudney, H.: The mechanism of the diurnal variation of hepatic HMG-CoA reductase activity in the rat. Biochem. Biophys. Res. Com. **45**, 138–144 (1971).

Higgins, M.J.P., Kekwick, R.G.O.: An investigation into the role of malonyl-coenzym A in isoprenoid biosynthesis. Biochem. J. **134**, 295–310 (1973).

Higgins, M., Rudney, H.: Regulation of rat liver HMG-CoA reductase activity by cholesterol. Nat. New Biol. **246**, 60–61 (1973).

Hofmann, A.F., Small, D.M.: Detergent properties of bile salts: correlation with physiological function. Ann. Rev. Med. **18**, 333–376 (1967).

Hsia, S.L., Fulton, J.E., jr., Fulghum, D., Buch, M.M.: Lipid synthesis from acetate -I-^{14}C by suction blister epidermis and other skin components. Proc. Soc. exp. Biol. (N.Y.) **135**, 285–291 (1970).

Huber, J., Guder, W., Latzin, S., Hamprecht, B.: The influence of insulin and glucagon on hydroxymethylglutaryl Coenzym A reductase acticity in rat liver. Hoppe-Seylers, Z. physiol. Chem. **354**, 795–798 (1973).

Huber, J., Hamprecht, B., Müller, O.A., Guder, W.: Tageszeitlicher Rhythmus der HMG-CoA Reduktase in der Rattenleber. II. Rhythmus bei adrenalektomierten Tieren. Hoppe-Seylers, Z. physiol. Chem. **353**, 313–317 (1972).

Huff, J.W., Gilfillan, J.C., Hunt, V.M.: Effect of cholestyramine, a bile acid binding polymer, on plasma cholesterol and fecal bile acid excretion in the rat. Proc. Soc. exp. Biol. (N.Y.) **114**, 352–355 (1963).

Hutchens, T.T., Van Bruggen, J.T., Cockburn, R.M., West, E.S.: The effect of fasting upon tissue lipogenesis in the intact rat. J. biol. Chem. **208**, 115–122 (1954).

Hutton, H.R.B., Boyd, G.S.: The metabolism of cholest-5-en-3β, 7α-diol by rat liver cell fractions. Biochim. biophys. Acta (Amst.) **116**, 336–361 (1966).

Jansen, G.R., Zanetti, M.E., Hutchison, C.F.: Studies on lipogenesis in vivo. Effects of starvation and refeeding and studies on cholesterol synthesis. Biochem. J. **99**, 333–340 (1960).

Javitt, N.B., Emermann, S.: 26-hydroxycholesterol, an intermediate in bile acid synthesis: In: Bile Salt Metabolism (L. Schiff, J.B. Carey, J.M. Dietschy, Eds.), p. 109–113. Springfield/Ill.: Thomas 1969.

Javitt, N., Emermann, S.: Metabolic pathways of bile acid formation in the rat. Mt. Sinai J. Med. **37**, 477–481 (1970).

Johnston, J.D., Bloch, K.: In vitro conversion of zymosterol and dihydroyzymosterol to cholesterol. J. Amer. chem. Soc. **79**, 1145–1149 (1957).

Kandutsch, A.A., Russell, A.E.: Preputial gland tumor sterols. II. The identification of 4-α-methyl-Δ^8-cholesten-3β-ol. J. biol. Chem. **235**, 2253–2255 (1960a).

Kandutsch, A.A., Russell, A.E.: Preputial gland tumor sterols. I. The occurence of 24,25-dihydrolanosterol and a comparison with liver and normal gland. J. biol. Chem. **234**, 2037–2042 (1906b).

Kandutsch, A.A., Russell, A.E.: Preputial gland tumor sterols. III. A metabolic pathway from lanosterol to cholesterol. J. biol. Chem. **235**, 2256–2261 (1960c).

Kandutsch, A.A., Saucier, S.E.: Prevention of cyclic and Triton induced increases in HMG-CoA reductase and sterol synthesis by puromycin. J. biol. Chem. **244**, 2299–2305 (1969).

Kannel, W.B., Dawber, T.R., Friedman, C.D., Glennon, W.E., McNamara, D.M.: Risk factors in coronary artery disease: an evaluation of several serum lipids as predictors of coronary heart disease. The Framingham Study. Ann. int. Med. **61**, 888–899 (1964).

Kaplan, J.A., Cox, G.E., Taylor, C.D.: Cholesterol metabolism in man: studies on absorption. Arch. Path. **76**, 359–368 (1963).

Karvinen, E., Lin, T.M., Ivy, A.C.: Capacity of human intestine to absorb exogenous cholesterol. J. appl. Physiol. **11**, 143–147 (1957).

Kattermann, R., Creutzfeld, W.: The effect of experimental cholestasis on the negative feed back regulation of cholesterol synthesis in rat liver. Scand. J. Gastroenterol. **5**, 337–342 (1970).

Kawachi, T., Rudney, H.: Solubilization and purification of β-hydroxy-β-methylglutaryl coenzyme A reductase from rat liver. Biochemistry **9**, 1700–1705 (1970).

Kay, R.E., Entenman, C.: Stimulation of taurocholic acid synthesis and biliary excretion of lipids. Amer. J. Physiol. **200**, 855–859 (1961).

Keys, A. (Ed.): Coronary heart disease in seven countries. Circulation **41**, Suppl. I (1970).

Keys, A., Anderson, J.T., Grande, F.: Serum cholesterol response to changes in the diet. II. The effect of cholesterol in the diet. Metabolism **14**, 759 (1965).

Keys, A., Michelsen, O., Miller, E.O., Hayes, E.R., Todd, R.: The concentration of cholesterol in the blood serum of normal man in relation to age. J. clin. Invest. **29**, 1347–1353 (1950).

Knappe, J., Ringelmann, E., Lynen, F.: Über die β-Hydroxy-β-methyl-glutaryl-Reductase der Hefe. Zur

Biosynthese der Terpene IX. Biochem. Z. **332**, 195 – 213 (1959).

KORZENOVSKY, M., WALTERS, C.P., HARVEY, O.A., DILLER, E.R.: Some factors which influence the catalytic activity of pancreatic cholesterol esterase. Proc. Soc. exp. Biol. (N.Y.) **105**, 303 – 305 (1960).

KRITCHEVSKY, D., STAPLE, E., RABINOWITZ, J.L., WHITEHOUSE, M.W.: Differences in cholesterol oxidation and biosynthesis in liver of male and female rats. Amer. J. Physiol. **200**, 519 – 522 (1961).

KUDCHODKAR, B.J., HORLICK, L., SODHI, H.S.: Effects of nicotininic acid and plant sterols on cholesterol metabolism in man. Proceedings of fourth International Symposium of Drug affecting lipid metabolism. Philadelphia, USA (1971 a).

KUDCHODKAR, B.J., SODHI, H.S., HORLICK, L.: Absorption of dietary cholesterol in man. Circulation **44**, Suppl. III (1971 b).

KUDCHODKAR, B.J., SODHI, H.S.: Enterohepatic metabolism of cholesterol in types IIa and IIb hyperlipoproteinemia. Circulation **46**, Suppl. II, 267 (1972).

KUDCHODKAR, B.J., SODHI, H.S.: Turnover of cholesterol esters in hyperlipoproteinemias. Proc. Can. Fed. Biol. Soc. **16**, 93 (1973).

KUDCHODKAR, B.J., SODHI, H.S., HORLICK, L.: Absorption of dietary cholesterol in man. Metabolism **22**, 155 – 163 (1973a).

KUDCHODKAR, B.J., SODHI, H.S., HORLICK, L.: Effect of positol on cholesterol metabolism in man. Unpublished results (1973b).

KUDCHODKAR, B.J., SODHI, H.S., HORLICK, L.: Mechanism of action of nicotinic acid on cholesterol metabolism in man. Unpublished results (1973c).

KURLAND, G.S., LUCAS, J.L., FRIEDBERG, A.S.: The metabolism of intravenously infused C^{14}-labelled cholesterol in enthyroidism and myxedema. J. Lab. clin. Med. **57**, 574 (1961).

LAKSAMANAN, M.R., NEPOKROEFF, C.M., NESS, G.C., DUGAN, R.E., PORTER, J.W.: Stimulation by insulin of rat liver β-hydroxy-β-methyl-glutarylcoenzym A reductase and cholesterol synthezising activities. Biochem. Biophys. Res. Com. **50**, 704 – 710 (1973).

LANGDON, R.G., BLOCH, K.: The utilization of squalene in the biosynthesis of cholesterol. J. biol. Chem. **200**, 135 – 144 (1952).

LANGDON, R.G., BLOCH, K.: The effect of some dietary additions on the synthesis of cholesterol from acetate in vitro. J. biol. Chem. **202**, 77 – 81 (1953).

LEAL, R.: Effect of growth hormones in lipid synthesis. Rev. Port. Quin **4**, 3 – 7 (1962).

LEFEVRE, A.F., DECARLI, L.M., LIEBER, C.S.: Effect of ethanol on cholesterol and bile acid metabolism. J. Lipid Res. **13**, 48 – 55 (1972).

LEVY, R.I., FREDRICKSON, D.S., LASTER, L.: Lipoproteins and lipid transport in abetalipoproteinemia. J. clin. Invest. **45**, 531 – 541 (1966).

LEWIS, B., MYANT, N.B.: Studies in the metabolism of cholesterol in subjects with normal plasma cholesterol levels and in patients with essential hypercholesterolemia. Clin. Sci. **32**, 201 – 213 (1967).

LIEBERMANN, C.: Über das Oxychinoterpen. Chem. Ber. **18**, 1803 – 1809 (1885).

LIERSCH, E.A.M., BARTH, C.A., HACKENSCHMIDT, J.H., ULLMANN, H.L., DECKER, K.F.A.: Influence of bile salts on cholesterol synthesis in the isolated perfused rat liver. Europ. J. Biochem. **32**, 365 – 371 (1973).

LINDBERG, M., GAUTSCHI, F., BLOCH, K.: Ketonic intermediates in the demethylation of lanosterol. J. biol. Chem. **238**, 1661 – 1664 (1963).

LINDBERG, M., YUAN, C., DE WAARD, A., BLOCH, K.: On the mechanism of formation of isopentenyl-pyrophosphate. Biochemistry **1**, 182 – 188 (1962).

LINDSTEDT, S., AHRENS, E.H., JR.: Conversion of cholesterol to bile acids in man. Proc. Soc. exp. Biol. (N.Y.) **108**, 286 – 188 (1961).

LINN, T.C.: The demonstration and solubilization of β-hydroxy-β-methylglutaryl coenzyme A reductase from rat liver microsomes. J. biol. Chem. **242**, 984 – 989 (1967a).

LINN, T.C.: The effect of cholesterol feeding and fasting upon β-hydroxy-β-methylglutaryl coenzym A reductase. J. biol. Chem. **242**, 990 – 993 (1967b).

LIPSKY, S.R., BONDY, P.K., MAN, E.B., MCGUIRE, J.S., JR.: The effects of trijodo-thyronine on the biosynthesis of plasma lipids from acetate-1-^{14}C in myxedematous subjects. J. clin. Invest. **34**, 950 (1955).

LITTLE, H.N., BLOCH, K.: Studies on the utilization of acetic acid for the biological synthesis of cholesterol. J. biol. Chem. **183**, 33 – 46 (1950).

LOFLAND, H.B., CLARKSON, T.B., ST'CLAIR, R.W., LEHNER, N.D.M.: Studies on the regulations of plasma cholesterol levels in squirrel monkeys of two genotypes. J. Lipid Res. **13**, 39 – 47 (1972).

LUPIEN, P.J., MIGICOWSKY, B.D.: Ability of starvation and of dietary cholesterol to suppress incorporation of labelled precursors into chick liver and plasma cholesterol. Canad. J. Biochem. **42**, 443 – 449 (1964).

LYNEN, F.: In: Ciba Foundation Symposion on the "Biosynthesis of Terpenes and Sterols" (G.E.W. WOLSTENHOLME, M. O'CONNOR, Eds.). London: Churchill 1959.

LYNEN, F., AGRANOFF, B.W., EGGERER, H., HENNING, U., MÖSLEIN, E.M.: γ,γ-Dimethyl-allyl-pyrophosphat und Geranyl-pyrophosphat, biologische Vorstufen des Squalens. Zur Biosynthese der Terpene VI. Angew. Chem. **71**, 657 – 663 (1959).

LYNEN, F., HENNING, U., BUBLITZ, L., SÖRBO, B., KROEPLIN-RUEFF, L.: Der chemische Mechanismus der Acetessigsäurebildung in der Leber. Biochem. Z. **330**, 269 – 295 (1958a).

LYNEN, F., EGGERER, H., HENNING, U., KESSEL, J.: Farnesylpyrophosphat und 3-Methyl-Δ^3butenyl-1-pyrophosphat, die biologischen Vorstufen des Squalens. Angew. Chem. **70**, 738 – 742 (1958b).

LYNEN, F., KNAPPE, J., LORCH, E., JUTTING, G., RINGELMANN, E., LACHANCE, J.A.: Zur biochemischen Funktion des Biotins: II. Reinigung und Wirkungsweise der β-methyl-crotonyl-Carboxylase. Biochem. Z. **335**, 123 – 167 (1961).

MAC NINTCH, J.E., STELAIR, R.W., LEHNER, N.D., CLARKSON, T.B., LOFLAND, H.B.: Cholesterol metabolism and atherosclerosis in cebus monkeys in relation to age. Lab. Invest. **16**, 444 – 452 (1967).

MAKINO, J., SJÖVALL, J., NORMAN, A., STRANDVIK, B.: Excretion of 3β-hydroxy-5-cholenoic and 3α-hydroxy-5α-cholanoic acids in urine of infants with biliary atresia. FEBS Letters **15**, 161 – 164 (1971).

MARSH, J.B., DRABKIN, D.L.: Metabolic channeling in experimental nephrosis. V. Lipid metabolism in the early stages of the disease. J. biol. Chem. **230**, 1083 – 1091 (1958).

MASUI, T., STAPLE, E.: The formation of cholic acid from $3\alpha,7\alpha,12\alpha,24\xi$ tretrahydroxy-coprostanic acid by rat liver. Biochim. biophys. Acta (Amst.) **104**, 305–307 (1965).

MATTSON, F.H., ERICKSON, B.A., KLIGMAN, A.M.: Effect of dietary cholesterol on serum cholesterol in man. Amer. J. clin. Nutr. **25**, 589–594 (1972).

MAUDGAL, R.K., TCHEN, T.T., BLOCH, K.: 1,2-Methyl shifts in the cyclisation of squalene to lanosterol. J. Amer. chem. Soc. **80**, 2589–2590 (1958).

MCINTYRE, N., ISSELBACHER, K.J.: Role of the small intestine in cholesterol metabolism. Amer. J. clin. Nutr. **26**, 647–656 (1973).

MCINTYRE, N., KIRSCH, K., ORR, C., ISSELBACHER, K.J.: Sterols in the small intestine of the rat, guinea pig and rabbit. J. Lipid Res. **12**, 336–346 (1971).

MCNAMARA, D.J., QUACKENBUSH, F.W., RODWELL, V.W.: Regulation of hepatic HMG-CoA reductase. Developmental pattern. J. biol. Chem. **247**, 5805–5810 (1972).

MENDELSOHN, D., MENDELSOHN, L., STAPLE, E.: The in vitro catabolism of cholesterol: a comparison of the formation of cholest-4-en 7α-ol-3on and 5β-cholestan-7α-ol-3on from cholesterol in rat liver. Biochemistry **5**, 1286–1290 (1966).

MENDELSOHN, D., STAPLE, E.: The in vitro catabolism of cholesterol. Formation of 3α,7α,12α-trihydroxykoprostan from cholesterol in rat liver. Biochemistry **2**, 577–579 (1963).

MIETTINEN, T.A., AHRENS, E.H., JR., GRUNDY, S.M.: Quantitative isolation and gas liquid chromatographic analysis of total dietary and fecal neutral steriods. J. Lipid Res. **6**, 411–424 (1965).

MIETTINEN, T.A., PENTTILA, I.M.: Leucine and mevalonate as precursors of serum cholesterol in man. Acta med. scand. **184**, 159–164 (1968).

MIGICOWSKY, B.D., WOOD, J.D.: Effect of starvation on cholesterol biosynthesis in vitro. Canad. J. Biochem. **33**, 858–866 (1955).

MITROPOULOS, K.A., DEAN, P.D.G., WAITEHOUSE, M.W., MYANT, N.B.: Conversion of 3β-hydroxycholest-5-en-26-oic acid into bile acids in vivo. Biochem. J. **105**, 31 (1967).

MITROPOULOS, K.A., MYANT, N.B.: The formation of lithocholic acid, chenodeoxycholic acid and α- and β-muricholic acids from cholesterol incubated with rat liver mitochondria. Biochem. J. **103**, 472–479 (1967).

MOIR, N.J., GAYLOR, J.L., YANNI, J.B.: Effect of cholestyramine on the terminal reactions of sterol biosynthesis. Arch. Biochem. **141**, 465–472 (1970).

MOORE, R.B., ANDERSON, J.T., TAYLOR, H.L., FRANTZ, I.D., JR.: Effects of dietary fat on the fecal excretion of cholesterol and its degradation products in man. J. clin. Invest. **47**, 1517–1534 (1968).

MOSBACH, E.H., ROTHSHILD, M.A., BEKERSKY, J., ORATZ, M., MONGELLI, J.: Bile acid synthesis in the isolated, perfused rabbit liver. J. clin. Invest. **50**, 1720–1730 (1971).

MURTHY, S.K., GANGULY, J.: Studies on cholesterol esterases of the small intestine and pancreas of rats. Biochem. J. **83**, 460–469 (1962).

MYANT, N.B., EDER, H.A.: The effect of biliary drainage upon the synthesis of cholesterol in the liver. J. Lipid Res. **2**, 363–368 (1961).

NAIR, P.P., KRITCHEVSKY, D.: The Bile Acids, Chemistry, Physiology and Metabolism. New York-London: Plenum Press 1971/1973.

National Diet and Heart Study. Circulation **37**, Suppl. I (1968).

NAZIR, D.J., HORLICK, L., KUDCHODKAR, B.J., SODHI, H.S.: Mechanism of action of cholestyramine in the treatment of hypercholesterolemia. Circulation **46**, 95–102 (1972).

NERVI, F.O., DIETSCHY, J.M.: Failure of adrenal corticosteroids to influence the major mechanisms of hepatic cholesterogenesis. Biochim. biophys. Acta (Amst.) **369** 351–360 (1974).

NESTEL, P.J.: Cholesterol turnover in man. Advanc. Lipid. Res. **8**, 1–39 (1970a).

NESTEL, P.J.: Turnover of plasma esterified cholesterol. Influence of dietary fat and carbohydrate and relation to plasmalipids and body weight. Clin. Sci. **38**, 593–600 (1970b).

NESTEL, P.J., COUZENS, E., HIRSCH, E.Z.: Comparison of turnover of individual cholesterol esters in subjects with low and high plasma cholesterol concentration. J. Lab. clin. Med. **66**, 582–595 (1965).

NESTEL, P.J., HAVENSTEIN, N., WHYTE, H.M., SCOTT, T.J., COOK, L.J.: Lower plasma cholesterol after eating polyunsaturated ruminant fats. New Engl. J. Med. **288**, 379–382 (1973).

NESTEL, P.J., WHYTE, H.M., GOODMAN, D.S.: Distribution and turnover of cholesterol in humans. J. Clin. Invest. **48**, 982–991 (1969).

NILSSON, A., SUNDLER, R., ÅKESSON, B.: Biosynthesis of fatty acids and cholesterol in isolated rat liver parenchymal cells. Effect of albumin bound fatty acids. Europ. J. Biochem. **39**, 613–620 (1973).

OKISHIO, T., NAIR, P.P.: Studies on bile acids. Some observations on the intracellular localization of maior bile acids in rat liver. Biochemistry **5**, 3662–3668 (1966).

OLSON, J.A., LINDBERG, M., BLOCH, K.: On the demethylation of lanosterol to cholesterol. J. biol. Chem. **226**, 941–956 (1957).

PAWLIGER, D.F., SHIPP, J.C.: Familial hypercholesterolemia: Effect of exogenous cholesterol on cholesterol biosynthesis in vivo and by liver in vitro. Clin. Res. **16**, 51 (1968).

PHILIPS, G.B.: The lipid composition of human bile. Biochim. biophys. Acta (Amst.) **41**, 361–363 (1960).

PIEHL, A.: Effect of bile acids on cholesterol absorption, deposition and synthesis in rat. Cholesterol studies. Acta physiol. scand. **34**, 206–217 (1955).

PLAYOUST, M.R., ISSELBACHER, K.J.: Studies on the transport and metabolism of conjugated bile salts by intestinal mucosa. J. clin. Invest. **43**, 467–476 (1964).

POPE, J.L., PARKINSON, T.M., OLSON, J.A.: Action of bile salts on the metabolism and transport of water soluble nutrients by perfused rat jejunum in vitro. Biochim. biophys. Acta (Amst.) **130**, 218–232 (1966).

POPJAK, G.: The biosynthesis of derivatives of allylic alcohols from [2-^{14}C]mevalonate in liver enzyme preparations and their relation to synthesis of squalene. Tetrahedron Letters **19**, 19–28 (1959).

POPJAK, G., BEECKMANS, M.C.: Extrahepatic lipid synthesis. Biochem. J. **47**, 233–238 (1950).

POPJAK, G., CORNFORTH, J.W., CORNFORTH, R.H., RYHAGE, R., GOODMAN, P.S.: Studies on the biosynthesis of cholesterol. XVI. Chemical synthesis of 1-^{3}H$_2$-2-^{14}C- and 1-D$_2$-2-^{14}C-trans-transfarnesyl pyrophosphate and their utilization in squalene biosynthesis. J. biol. Chem. **237**, 56–61 (1962).

POPJAK, G., GOODMAN, P.S., CORNFORTH, J.W., CORNFORTH, R.H., RYHAGE, R.: Studies on the biosynthe-

sis of cholesterol, XV. Mechanisms of squalene biosynthesis from farnesyl pyrophosphate and from mevalonate. J. biol. Chem. **236**, 1934–1947 (1961).
POPJAK, G., LOWE, A.E., MOORE, D., BROWN, L., SMITH, F.A.: Scintillation counter for the measurement of radioactivity of vapors in conjugation with gas liquid chromatography. J. Lipid Res. **1**, 29–39 (1959).
PUDLES, J., BLOCH, K.: Conversion of 4-hydroxy methylene-Δ^7-cholesten-3-one to cholesterol. J. biol. Chem. **235**, 3417–3420 (1960).
QUARFORDT, S.H., GREENFIELD, M.F.: Estimation of cholesterol and bile acid turnover in man by kinetic analysis. J. clin. Invest. **52**, 1937–1945 (1973).
QUINTAO, E., GRUNDY, S.M., AHRENS, E.H., JR.: An evaluation of four methods for measuring cholesterol absorption by the intestine in man. J. Lipid Res. **12**, 221–232 (1971a).
QUINTAO, E., GRUNDY, S.M., AHRENS, E.H., JR.: Effects of dietary cholesterol on the regulation of total body cholesterol in man. J. Lipid Res. **12**, 233–247 (1971b).
RABINOWITZ, J.L., HERMAN, R.H., WEINSTEIN, D., STAPLE, E.: Isolation of $3\alpha,7\alpha$-dihydroxycoprostane derived from cholesterol in human bile. Arch. Biochem. **114**, 233–234 (1966).
REDGRAVE, T.G.: Formation of cholesteryl ester rich particulate lipid during metabolism of chylomicrons. J. clin. Invest. **49**, 465–471 (1970).
RENSON, J., VAN CANTFORT, J., ROBAYE, B., GIELEN, J.: Mesures de la demi vie de la cholestérol 7α-hydroxylase. Arch. Int. Physiol. **17**, 972–973 (1969).
RILLING, H.C., BLOCH, K.: On the mechanism of squalene biogenesis from mevalonic acid. J. biol. Chem. **234**, 1424–1432 (1959).
RITLAND, S., BLOMHOFF, J.P., GJONE, E.: Lecithin: cholesterol acyl-transferase and lipoprotein-X in liver disease. Clin. Chim. Acta **49**, 251–259 (1973).
RITTENBERG, D., SCHOENHEIMER, R.: Deuterium as indication in study of intermediary metabolism; further studies on biological uptake of deuterium into organic substances, with special reference to fat and cholesterol formation. J. biol. Chem. **121**, 235–253 (1937).
ROBINSON, R.: Structure of cholesterol. J. Soc. Chem. Ind. **53**, 1062–1063 (1934).
ROSENFELD, R.S., FUKUSHIMA, D.K., HELLMAN, L., GALLAGHER, T.F.: The transformation of cholesterol to coprostanol. J. biol. Chem. **211**, 301–311 (1954).
ROSENFELD, R.S., GALLAGHER, T.F.: Further studies of the biotransformation of cholesterol to coprostanol. Steroids **4**, 515–520 (1964).
ROSENFELD, R.S., HELLMAN, L.: The relation of plasma and biliary cholesterol to bile acid synthesis in man. J. clin. Invest. **38**, 1334–1338 (1959).
ROSENHEIM, O., WEBSTER, T.A.: A dietary factor concerned in coprosterol formation. Biochem. J. **35**, 920–927 (1941).
ROSENHEIM, O., WEBSTER, T.A.: The mechanism of coprosterol formation in vivo. 1. Cholesterone as an intermediate. Biochem. J. **37**, 513–514 (1943).
ROSENMAN, R.H., FRIEDMAN, M., BYERS, S.O.: The effect of various hormones upon the hepatic synthesis of cholesterol in rats. Endocrinology **51**, 142–147 (1952).
RUDNEY, H.: The biosynthesis of β-hydroxy-β-methylglutaric acid. J. biol. Chem. **227**, 363–377 (1957).
RUDNEY, H.: In: Ciba Foundation Symposion on the Biosynthesis of Terpenes and Sterols (G.E.W. WOLSTENHOLME, M. O'CONNOR, Eds.). London: Churchill 1959.
SABA, N., HECHTER, O., STONE, D.: Conversion of cholesterol to pregnenolene in bovine adrenal hemogenates. J. Amer. Chem. Soc. **76**, 3862–3864 (1954).
SAKAKIDA, H., SHEDIAC, C.C., SIPERSTEIN, M.D.: Effect of endogenous and exogenous cholesterol on the feedback control of cholesterol synthesis. J. clin. Invest. **42**, 1521–1528 (1963).
SALEN, G., AHRENS, E.H., GRUNDY, S.M.: Metabolism of β-sitosterol in man. J. clin. Invest. **49**, 952–967 (1970).
SAMUELS, A.B., PALMER, R.H.: Conversion of chenodeoxycholic acid to cholic acid in humans with obstructive jaundice. Gastroenterology **64**, 168 (1973).
SAMUEL, P., HOLTZMAN, C.M., MEILMAN, E., PERL, W.: Effect of neomycin on exchangeable pools of cholesterol in the steady state. J. clin. Invest. **48**, 982–991 (1969).
SAMUEL, P., LIEBERMAN, S.: Improved estimation of body masses and turnover of cholesterol by computerized input-output analysis. J. Lipid Res. **14**, 189–196 (1973).
SAMUEL, P., PERL, W.: Long-term decay of serum cholesterol radioactivity: body cholesterol metabolism in normals and in patients with hyperlipoproteinemia and atherosclerosis. J. clin. Invest. **49**, 346–357 (1970).
SAMUEL, P., PERL, W., HOLTZMAN, C.M., ROCHMAN, N.D., LIEBERMAN, S.: Long-term kinetics of serum and xanthoma cholesterol radioactivity in patients with hypercholesterolemia. J. clin. Invest. **51**, 266–278 (1972).
SAUER, F.: Fatty acid, cholesterol, and acetoacetate biosynthesis in liver homogenates from normal and starved guinea pigs. Canad. J. Biochem. **38**, 635–641 (1960).
SCAIFE, J.F., MIGICOWSKY, B.B.: Effect of alloxan insulin and thyroxine on cholesterol and fatty acid synthesis in rat liver homogenates. Can. J. Biochem. **35**, 15–23 (1957).
SCALLEN, T.J., SRIKANTAIAH, M.V., SEETHARAM, B., HANSBURY, E., GAVEY, K.L.: Sterol carrier protein hypothesis. Fed. Proc. **33**, 1733–1746 (1974).
SCHETTLER, G., WAGNER, H.: Turnover of labelled lipids and sterols in human investigation. Progr. Biochem. Pharmacol. **5**, 72–89 (1969).
SCHNEIDER, D.L., GALLO, D.G., SARRET, H.P.: Effect of cholestyramine on cholesterol metabolism in young adult swine. Proc. Soc. exp. Biol. (N.Y.) **121**, 1244–1248 (1966).
SCHOENFIELD, L.J., BONORRIS, G.G., GANZ, P.: Induced alterations in the rate limiting enzymes of hepatic cholesterol and bile acid synthesis in the hamster. J. Lab. clin. Med. **82**, 858–868 (1973).
SCHOENHEIMER, R., BREUSCH, F.: Synthesis and destruction of cholesterol in the organism. J. biol. Chem. **103**, 439–448 (1933).
SCHOLAN, N.A., BOYD, G.S.: The cholesterol 7α-hydroxylase enzyme system. Hoppe-Seylers Z. physiol. Chem. **349**, 1628–1630 (1968).
SCHROEPFER, G.J., FRANTZ, J.D.: Conversion of Δ^7-cholestenol-4-^{14}C and 7-dehydro-cholesterol-4-C^{14} to cholesterol. J. biol. Chem. **236**, 3137–3140 (1961).
SCHWENK, E., WERTHESSEN, N.T.: Studies on the biosynthesis of cholesterol, III. Purification of ^{14}C-

Cholesterol from perfusions of livers and other organs. Arch. Biochem. **40**, 334–341 (1952).
SCHWENK, E., WERTHESSEN, N.T.: Studies on the biosynthesis of cholesterol, IV. Higher counting substances accompanying ^{14}C-Cholesterol in the intact rat. Arch. Biochem. **42**, 91–93 (1953).
SEBESIN, S.M., ISSELBACHER, K.J.: Protein synthesis inhibition: Mechanism for the production of impaired fat absorption. Science **147**, 1149–1150 (1965).
SHAPIRO, D.J., RODWELL, V.W.: Diurnal variation and cholesterol regulation of hepatic HMG-CoA reductase activity. Biochem. Biophys. Res. Comm. **37**, 867–872 (1969).
SHAPIRO, D.J., RODWELL, V.W.: Regulation of hepatic HMG-CoA reductase and cholesterol synthesis. J. biol. Chem. **246**, 3210–3216 (1971).
SHEFER, S., HAUSER, S., BEKERSKY, J., MOSBACH, E.H.: Feedback regulation of bile acid biosynthesis in the rat. J. Lipid Res. **10**, 646–655 (1969).
SHEFER, S., HAUSER, S., BEKERSKY, I., MOSBACH, E.H.: Biochemical site of regulation of bile acid biosynthesis in the rat. J. Lipid Res. **11**, 404–411 (1970).
SHEFER, S., HAUSER, S., LAPAR, V., MOSBACH, E.H.: HMG-CoA reductase of intestinal mucosa and liver of the rat. J. Lipid Res. **13**, 402–412 (1972).
SHEFER, S., HAUSER, S., LAPAR, V., MOSBACH, E.H.: Regulatory effects of dietary sterols and bile acids on rat intestinal HMG-CoA reductase. J. Lipid Res. **14**, 400–405 (1973a).
SHEFER, S., HAUSER, S., LAPAR, V., MOSBACH, E.H.: Regulatory effects of sterols and bile acids on hepatic HMG-CoA reductase and cholesterol 7α-hydroxylase in the rat. J. Lipid Res. **14**, 573–580 (1973b).
SHEFER, S., HAUSER, S., MOSBACH, E.H.: 7α-Hydroxylation of cholestanol by rat liver microsomes. J. Lipid Res. **9**, 328–333 (1968).
SIMMONDS, W.J., HOFMANN, A.F., THEODOR, E.: Absorption of cholesterol from micellar solution: Intestinal perfusion studies in man. J. clin. Invest. **46**, 874–890 (1967).
SIPERSTEIN, M.D.: The homeostatic control of cholesterol synthesis in liver. Amer. J. clin. Nutr. **8**, 645–650 (1960).
SIPERSTEIN, M.D.: Developmental and Metabolic Control Mechanism and Neoplasia, p. 427–451. Baltimore: Williams & Wilkins 1965.
SIPERSTEIN, M.D.: Regulation of cholesterol biosynthesis in normal and malignant tissues. In: Current Topics in Cell Regulation (B.L. HORECKER, E.R. STADTMAN, Eds.), vol. 2, p. 65–100. New York: Academic Press 1970.
SIPERSTEIN, M.D., CHAIKOFF, J.L.: ^{14}C-Cholesterol, III. Excretion of carbons 4 and 26 in feces, urine, and bile. J. biol. Chem. **198**, 93–104 (1952).
SIPERSTEIN, M., FAGAN, V.M.: Feedback control of mevalonate synthesis of dietary cholesterol. J. biol. Chem. **241**, 602–609 (1966).
SIPERSTEIN, M.D., GUEST, M.J.: Studies on the feedback control of cholesterol synthesis. J. clin. Invest. **39**, 642–652 (1960).
SIPERSTEIN, M.D., JAYKO, M.E., CHAIKOFF, I.L., DAUBEN, W.G.: Nature of the metabolic products of ^{14}C-cholesterol excreted in bile and feces. Proc. Soc. exp. Biol. (N.Y.) **81**, 720–724 (1952).
SIPERSTEIN, M.D., MURRAY, A.W.: Cholesterol metabolism in man. J. clin. Invest. **34**, 1449–1453 (1955).
SJÖVALL, J., ENEROTH, P., RYHAGE, R.: Mass spectra of bile acids. In: The Bile Acids (P.P. NAIR, D. KRITCHEVSKY, Eds.), vol. 1. New York-London: Plenum Press 1971.
SKEGGS, H.R., WRIGHT, L.D., CRESSON, E.L., MACRAE, G.D.E., HOFFMANN, C.H., WOLF, D.E., FOLKERS, K.: Discovery of a new acetate replacing factor. J. Bacteriol. **72**, 519–524 (1956).
SNOG-KJAER, A., PRANGE, I., DAM, H.: Conversion of cholesterol into coprosterol by bacteria invitro. J. gen. Microbiol. **14**, 256–260 (1956).
SODHI, H.S., WOOD, P.D.S., SCHLIERF, G., KINSELL, L.W.: Plasma, bile and fecal sterols in relation to diet. Metabolism **16**, 334–343 (1967a).
SODHI, H.S., BERGER, E.A., GOULD, R.G.: Evidence for two pools of cholesterol in small intestines. Fed. Proc. **26**, 471 (1967b).
SODHI, H.S., KUDCHODKAR, B.J.: Correlating metabolism of plasma and tissue cholesterol with that of plasma-lipoproteins. Lancet **1973 I**, 513–519.
SONDERHOFF, R., THOMAS, H.: Die enzymatische Dehydrierung der Trideutero-Essigsäure. Liebigs Ann. Chem. **530**, 195–213 (1937).
SPERRY, W.M.: Lipid excretion: A study of the relationship of the bile to the fecal lipids with special reference to certain problems of sterol metabolism. J. biol. Chem. **71**, 351–378 (1927).
SPRITZ, N., AHRENS, E.H., GRUNDY, S.M.: Sterol balance in man as plasma cholesterol concentrations are altered by exchanges of dietary fats. J. clin. Invest. **44**, 1482–1493 (1965).
SRERE, P.A., CHAIKOFF, I.L., TREITMAN, S.S., BURSTEIN, L.S.: The extrahepatic synthesis of cholesterol. J. biol. Chem. **182**, 629–634 (1952).
STAPLE, E.: Enzymatic degradation of the cholesterol side chain in the biosynthesis of bile acids. In: Methods in Enzymology (R.B. CLAYTON, Ed.), vol. 15. New York: Academic Press 1959.
STAPLE, E., GURIN, S.: The incorporation of radioactive acetate into biliary cholesterol and cholic acid. Biochim. biophys. Acta (Amst.) **15**, 372–376 (1954).
STERN, J.R., DRUMMANO, G.J., LOON, M.J., DEL CAMPILLO, A.: Enzymes of ketone body metabolism, I. Purification of an acetoacetate synthezising enzyme from ox liver. J. biol. Chem. **235**, 313–317 (1960).
STOKES, W.M., FISH, W.A.: Sterol metabolism, II. The occurence of desmosterol in rat liver. J. biol. Chem. **235**, 2604–2607 (1961).
SUBBIA, L.M.R.R., KUKSIS, A.: Fate of intra venously administered β-sitosterol-22-23-H^3 in the rat. Proc. Canad. Fed. Biol. Soc. **11**, 140 (1968).
SUGIYAMA, T., CLINKENBEARD, K., MOSS, J., LANE, M.D.: Multiple cytositic forms of hepatic β-hydroxy-β-methylglutaryl CoA synthase: Possible regulatory role in cholesterol synthesis. Biochem. Biophys. Res. Comm. **18**, 255–261 (1972).
SULD, H.M., STAPLE, E., GURIN, S.: Mechanism of formation of bile acids from cholesterol. Oxidation of 5β-cholestan-3α,7α,12α-triol and formation of propionic acid from the side chain by rat liver mitochondria. J. biol. Chem. **237**, 338–344 (1962).
SWELL, L., BYRON, J.E., TREADWELL, C.R.: Cholesterol esterases, IV. Cholesterol esterase of rat intestinal mucosa. J. biol. Chem. **186**, 543–548 (1950).
SWELL, L., FIELD, H., JR., TREADWELL, C.R.: Role of bile salts in activity of cholesterol esterase. Proc. Soc. exp. Biol. (N.Y.) **84**, 417–420 (1953).
SWELL, L., TROUT, E.C., JR., HOPPER, J.R., FIELD, H.,

JR., TREADWELL, C.R.: The mechanism of cholesterol absorption. Ann. N.Y. Acad. Sci. 72, 813–825 (1959).
SYLVEN, C., BORGSTRÖM, B.: Intestinal absorption and lymphatic transport of cholesterol in the rat. Influence of the fatty acid chain length of the carrier triglycerides. J. Lipid Res. 10, 351–355 (1969).
SYLVEN, C., NORDSTRÖM, C.: The site of absorption of cholesterol and sitosterol in the rat small intestine. Scand. J. Gastroenterol. 5, 57 (1970).
TAVORMINA, P.A., GIBBS, M.H., HUFF, J.W.: The utilization of β-hydroxy-β-methyl-δ-valerolactone in cholesterol biosynthesis. J. Amer. chem. Soc. 78, 4498–4499 (1956).
TAYLOR, C.B., COX, G.E., NELSON, L.G., DAVIS, C.B., HASS, G.M.: In vitro studies on human hepatic cholesterol synthesis. Circulation 12, 489 (1955).
TAYLOR, C.B., MIKKELSON, B., ANDERSON, A., FORMAN, D.T.: Human serum cholesterol synthesis measured with the deuterium label. Arch. Path. 81, 213–231 (1966).
TAYLOR, C.B., PATTON, D., YOGI, N., COX, G.E.: Diet as source of serum cholesterol in man. Proc. Soc. exp. Biol. (N.Y.) 103, 768–772 (1960).
TCHEN, T.T., BLOCH, K.: In vitro conversion of squalene to lanosterol and cholesterol. J. Amer. chem. Soc. 77, 6085–6086 (1955).
TCHEN, T.T., BLOCH, K.: On the mechanism of enzymatic cyclization of squalene. J. biol. Chem. 226, 931–939 (1957).
TENNENT, D.M., SIEGEL, H., ZANETTI, M.E., KURON, G.W., OTT, W.H., WOLF, F.J.: Plasma cholesterol lowering of bile acid binding polymers in experimental animals. J. Lipid Res. 1, 469–473 (1960).
THOMAS, P.J., HSIA, S.L., MATSCHINER, J.T., DOISY, E.A., ELLIOTT, W.H., THAYER, S.A.: Metabolism of lithocholic acid-24-^{14}C in the rat. J. biol. Chem. 239, 102–105 (1964).
TOMKINS, G.M., CHAIKOFF, J.L.: Cholesterol synthesis by liver, I. In fluence of fasting and of diet. J. biol. Chem. 196, 569–573 (1952).
TOMKINS, G.M., CHAIKOFF, J.L., BENNETT, L.L.: Cholesterol synthesis by liver, II. Effect of hypophysectomy. J. biol. Chem. 199, 543–545 (1952).
TOMKINS, G.M., SHEPPARD, H., CHAIKOFF, J.L.: Cholesterol synthesis by liver, III. Its regulation by ingested cholesterol. J. biol. Chem. 201, 137–141 (1953a).
TOMKINS, G.M., SHEPPARD, H., CHAIKOFF, J.L.: Cholesterol synthesis by liver, IV. Suppression by steroid administration. J. biol. Chem. 203, 781–786 (1953b).
TREADWELL, C.R., VAHOUNY, G.V.: Cholesterol absorption. Handbook of Physiology. Section 6. Alimentary canal. Vol. 3. Intestinal absorption. C.F. CODE (Ed.). American physiological Society, 1968, p. 1407–1438.
VAHOUNY, G.V., GREGORIAN, H.M., TREADWELL, C.R.: Comparative effects of bile acids on intestinal absorption of cholesterol. Proc. Soc. exp. Biol. (N.Y.) 101, 538–540 (1959).
VAHOUNY, G.V., TREADWELL, C.R.: Absolute requirement for free sterol for absorption by rat intestinal mucosa. Proc. Soc. exp. Biol. (N.Y.) 116, 496–498 (1964).
VAHOUNY, G.V., WEERSING, S., TREADWELL, C.R.: Taurocholate protection of cholesterol esterase against proteolytic inactivation. Biochim. Biophys. Res. Comm. 15, 224–229 (1964).
VAHOUNY, G.V., WEERSING, S., TREADWELL, C.R.: Function of specific bile acids in cholesterol esterase activity in vitro. Biochim. biophys. Acta (Amst.) 98, 607–616 (1965).
VOSER, W., MIJOVIC, M.W., HEUSSER, H., JEGER, O., RUZISKA, L.: Über Steroide und Sexualhormone, 186. Über die Konstitution des Lanosterins und seine Zugehörigkeit zu den Steroiden. Helv. chim. Acta 35, 2414–2430 (1952).
WACHTEL, N., EMERMAN, S., JAVITT, N.: Metabolism of cholest-5-ene,3β,26-diol in the rat and hamster. J. biol. Chem. 243, 5207–5212 (1968).
WEIS, H.J., DIETSCHY, J.M.: Failure of bile acids to control hepatic cholesterol genesis. Evidence for endogenous cholesterol feedback. J. clin. Invest. 48, 2398–2408 (1969).
WELLS, K.W., NEIDERHISER, D.H.: Isolation and synthesis of a new sterol from rat feces. J. Amer. chem. Soc. 79, 6569–6570 (1957).
WHITE, L.W.: Stimulation of 3-hydroxy-3-methylglutaryl CoA reductase by insulin. Circulation 46, Suppl. 253 (1972).
WHITE, L.W., RUDNEY, H.: Regulation of 3-hydroxy-3-methylglutarate and mevalonate biosynthesis by rat liver homogenates. Effects of fasting, cholesterol feeding and Triton administration. Biochemistry 9, 2725–2731 (1970).
WHITEHEHOUSE, M.W., STAPLE, E., GURIN, S.: Catabolism in vitro of cholesterol, I. Oxidation of the terminal methyl groups of cholesterol to carbon dioxide by rat liver preparations. J. biol. Chem. 234, 276–281 (1959).
WILLIAMSON, D.H., BATES, M.W., KREBS, H.A.: Activity and intracellular distribution of enzymes of ketone body metabolism in rat liver. Biochem. J. 108, 353–361 (1968).
WILLMER, J.S., FOSTER, T.S.: The influence of adrenalectomy and individual steroid hormones upon the metabolism of acetate1-^{14}C by rat liver slices, II. Incorporation into cholesterol. Canad. J. Biochem. 38, 1393–1397 (1960).
WILSON, J.D.: The effect of dietary fatty acids on coprostanol excretion by the rat. J. Lipid Res. 2, 350–356 (1961).
WILSON, J.D.: Influence of dietary cholesterol in excretion of cholesterol-4-^{14}C by the rat. Amer. J. Physiol. 202, 1073–1076 (1962).
WILSON, J.D.: Relation between dietary cholesterol and bile acid excretion in the rat. Amer. J. Physiol. 203, 1029–1032 (1962).
WILSON, J.D.: The quantification of cholesterol excretion and degradation in the isotopic steady state in the rat: The influence of dietary cholesterol. J. Lipid Res. 5, 409–417 (1964).
WILSON, J.D.: The measurement of the exchangeable pools of cholesterol in the baboon. J. clin. Invest. 49, 655–665 (1970).
WILSON, J.D., LINDSEY, C.A., JR.: Studies on the influence of dietary cholesterol on cholesterol metabolism in the isotopic steady state in man. J. clin. Invest. 44, 1805–1814 (1965).
WILSON, J.D., REINKE, R.T.: Transfer of locally synthesized cholesterol from intestinal lymph. J. Lipid Res. 9, 85–92 (1968).

Windaus, A.: Über die Entgiftung der Saponine durch Cholesterin. Chem. Ber. **42**, 238–246 (1909).

Windaus, A.: Über den Gehalt normaler und atheromatöser Aorten an Cholesterin und Cholesterinestern. Hoppe-Seylers Z. physiol. Chem. **67**, 174–176 (1910).

Wojciech, R., Janecek, H.M., Ivy, A.C.: Endogenous excretion and intestinal capacity for absorption of cholesterol in the dog. Amer. J. Physiol. **201**, 190–193 (1961).

Wood, P.D.S., Hatoff, D.: Incubation of human fecal homogenates with 4-^{14}C cholesterol. Lipids **5**, 702–706 (1970).

Wood, P.D.S., Shioda, R., Kinsell, L.W.: Dietary regulation of cholesterol metabolism. Lancet **1966 II**, 604–607.

Woodward, R.B., Bloch, K.: The cyclization of squalene in cholesterol synthesis. J. Amer. chem. Soc. **75**, 2023–2024 (1953).

Wootton, J.D.P., Wiggins, H.S.: Studies in the bile acids, II. The non-ketonic acids of human bile. Biochem. J. **55**, 292–294 (1953).

Wright, L.D., Cresson, E.L., Skeggs, H.R., Macrae, G.D.E., Hoffmann, L.H., Wolff, D.E., Folkers, K.: Isolation of a new acetate replacing factor. J. Amer. chem. Soc. **78**, 5273–5275 (1956).

Wuersch, J., Haung, R.L., Bloch, K.: The origin of the isooctyl side chain of cholesterol. J. biol. Chem. **195**, 439–446 (1952).

Yamasaki, K.: Isolation of tetrahydroxynorsterocholanic acid from chicken bile and the bile acids from the bile of Citellus mongolicus ramosus, Hatarisu and of sheep. J. Biochemistry **38**, 93–98 (1951).

Zabin, J., Barker, W.F.: The conversion of cholesterol and acetate to cholic acid. J. biol. Chem. **205**, 633–636 (1953).

Zilversmit, D.B.: The design and analysis of isotope experiments. Amer. J. Med. **29**, 832 (1960).

Zilversmit, D.B.: Chylomicrons. In: Structural and functional Aspects of Lipoproteins in living Systems (E. Tria, A.M. Scanu, Eds.), p. 329–368. New York: Academic Press 1969.

Zilversmit, D.B., Wentworth, R.A.: Determination of the optimal priming dose far achieving an isotopic steady state in a two-pool system: application to the study of cholesterol metabolism. J. Lipid. Res. **11**, 551–557 (1970).

Phospholipide

H.M. Rauen und H. Schriewer

Mit 11 Abbildungen und 2 Tabellen

Die vielfältigen biologischen Funktionen der Phospholipide sind am ehesten vom Aspekt ihrer ihnen gemeinsamen molekularen Eigenschaften aus zu verstehen:

Alle Spezies weisen sowohl hydrophobe als auch hydrophile Molekelbezirke auf, sind also befähigt, hydrophobe Bindungen einzugehen und Hydratationskappen zu tragen.

Die meisten haben sowohl Protonendonator- als auch Protonenakzeptorgruppen, können also als Zwitterionen vorliegen bzw. Fremdanionen oder Fremdkationen addieren (nur wenige sind ausgesprochene ein- oder mehrwertige Anionen).

Sie sind aufgrund der vorgenannten Eigenschaften zu homologen oder heterologen Assoziationen befähigt, bilden also entweder Salze oder Mizellen unterschiedlicher Formen und Ausmaße bzw. mit makromolekularen Proteinen und niedermolekularen Zellbestandteilen Sekundär- bzw. Ternärkomplexe.

In diesem Sinn wirken sie als Konformationsdeterminanten auf Makromoleküle ihres biologischen Bereichs.

Durch Änderungen ihrer eigenen Konformation unter exogenen Einwirkungen können sie selbst wieder Konformationsänderungen derjenigen Aggregate bewirken, an denen sie maßgeblich beteiligt sind.

Diese Eigenschaften prädestinieren die Phospholipide, in erster Linie Bau- und Funktionselemente subzellulärer Strukturen zu sein und entscheidend zur Kompartimentierung des Zellmilieus beizutragen. Das repräsentativste Beispiel hierfür ist ihre Beteiligung an der Isolierung von Neuronen gegen ihr Nachbargewebe, aber auch die Mitwirkung bei der Erregungsleitung innerhalb dieses Zellsystems. Mit diesem komplexen Vorgang sowie mit Metabolprozessen anderer Zellsysteme sind diamembranöse Stofftransporte verknüpft, an denen Phospholipide beteiligt sind.

Wir erwähnen weiter folgende Funktionen:

Osmotische Regulationen, potentialgekoppelte Anabol- und Katabolvorgänge, Redoxreaktionen, Energietransformationen bei Photosynthese und oxidativer Phosphorylierung, Bindungsvermittler zwischen Proteinen und Neutrallipiden.

Im folgenden wird versucht, diese Fülle noch nicht vollständig aufgezählter biologischer Funktionen der Phospholipide aus ihren Molekeleigenschaften im einzelnen deduktiv verständlich zu machen.

Konstitution, Konfiguration, Nomenklatur. Die Phospholipide sind Phosphorsäuremono- oder -diester, der Phosphorsäurerest sei als Molekelzentrum aufgefaßt. Das dritte Phosphathydroxyl ist stets frei und je nach Milieueinflüssen in einem stärkeren oder schwächeren Protonierungs-Deprotonierungs-Gleichgewicht. Die Esterbindungspartner des Zentralphosphats sind konstitutionell voneinander verschieden und nur in einem Spezialfall gleich. Der *eine* Bindungspartner ist Glycerin, Sphingosin oder ein Isoprenol, der *andere* eine N-haltige, aliphatische oder eine N-freie, aliphatische bzw. carbocyclische Verbindung. Enthält die Phospholipidmolekel nur ein Esterglycerin am Zentralphosphat, so besteht die Esterbindung stets zur C3-Position des Glycerins: sn-

Glycerinphospholipide

$$\begin{array}{l} H_2COAcyl_1 \\ | \\ Acyl_2OCH \quad O^{\ominus} \\ | \quad | \\ H_2COP-OR \\ \quad \downarrow \\ \quad O \end{array}$$

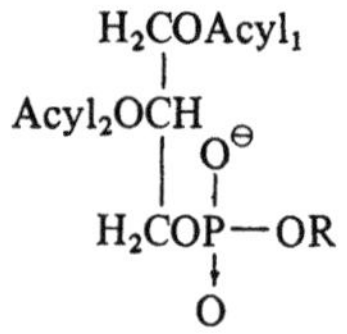

R=Äthanolamin, Cholin, Serin, Inosit (frei oder substituiert), Glycerin (frei oder substituiert).
$Acyl_1$: meist gesättigter Fettsäurerest
$Acyl_2$: meist ungesättigter Fettsäurerest

$$\begin{array}{cccc} H_2CAcyl_1 & & O^{\ominus} & \\ | & & | & \\ Acyl_2OCH & O^{\ominus} & H_2C-O-P-OCH_2 \\ | & | & | & | \\ H_2C-O-P-OCH_2 & HOCH & O & HCOAcyl_1 \\ \downarrow & & | & | \\ O & & Acyl_2OCH_2 & \end{array}$$

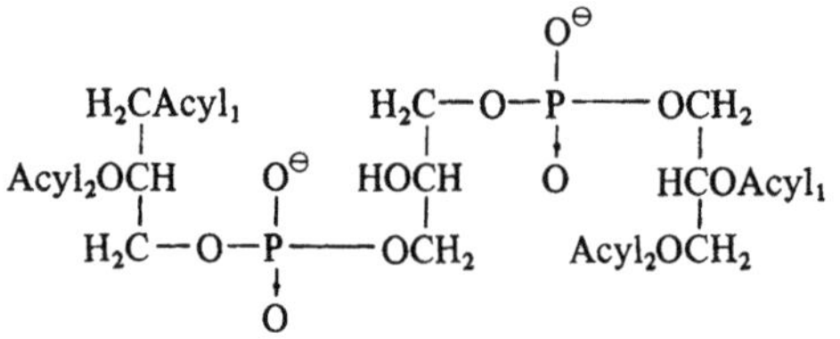

Spezialfall: Cardiolipin

Sphingophospholipide

R=Cholin

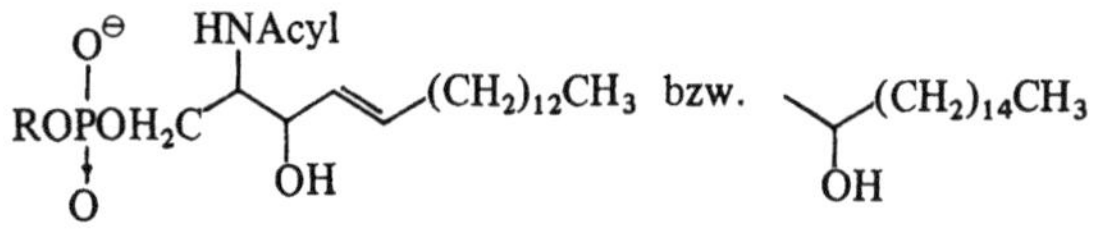

$$\begin{array}{l} O^{\ominus} \quad HNAcyl \\ | \quad | \\ ROPOH_2C \diagdown \diagup (CH_2)_{12}CH_3 \quad bzw. \quad \diagdown (CH_2)_{14}CH_3 \\ \downarrow \quad \quad | \quad \quad \quad \quad \quad \quad \quad \quad \quad \quad | \\ O \quad \quad OH \quad \quad \quad \quad \quad \quad \quad \quad \quad \quad OH \end{array}$$

Isoprenolphospholipide

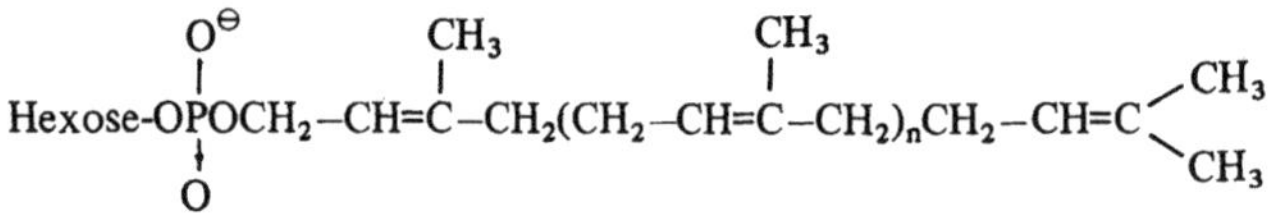

$$\begin{array}{c} O^{\ominus} \quad \quad CH_3 \quad \quad \quad CH_3 \quad \quad \quad \quad \quad \quad \quad \quad CH_3 \\ | \quad \quad \quad | \quad \quad \quad \quad | \quad \quad \quad \quad \quad \quad \quad \quad \diagup \\ Hexose-OPOCH_2-CH=C-CH_2(CH_2-CH=C-CH_2)_nCH_2-CH=C \\ \downarrow \quad \quad \quad \quad \quad \quad \quad \quad \quad \quad \quad \quad \quad \quad \quad \quad \quad \quad \diagdown CH_3 \\ O \end{array}$$

n=9-11

Abb. 1. Allgemeine Konstitutionsformeln von Phospholipiden

Glycerin-3-phosphat. Dieses hat L-Konfiguration[1] (Abb. 1).

Enthält die Phospholipidmolekel zwei Glycerinmolekeln, dann erfolgt die zweite Esterbindung von sn-Glycerin-3-phosphat zur C1'-Position: sn-Glycerin-3-phosphatidyl-1'-sn-glycerin.

sn-Glycerin-3-phosphat trägt eine oder zwei an C1 oder C2 gebundene O-Acyl- oder O-Alkyl- bzw. O-Alk-1'-enyl-Gruppen: 1'-Acyl-sn-glycerin-3-phosphat, 1,2-Diacyl-sn-glycerin-3-phosphat bzw. (allgemein trivial) Phosphatidat (Anion der Phosphatidsäure) und zur näheren Charakterisierung: 1-Alk-1'-enyl-2-acyl-sn-glycerin-3-phosphat. Denkt man sich den Phosphatrest weg, so ergeben sich logisch die Namen für Derivate und Bestandteile von „Neutralfett": Monoacyl-, Diacyl- und Triacylglycerin (Tabelle 1).

Die Gruppenbezeichnungen Glycerolipide oder (besser) Glycerinphospholipide (syn. mit Phosphatid) gelten für jedes Phospholipid, das nicht-, mono- oder diacyliertes Glycerin enthält.

Anstelle des Glycerins kann Sphinganin (Dihydrosphingosin) oder Sphingosin stehen. Sphinganin = 2-D-Amino-octadecan-1,3-diol oder D-*erythro*-2-Amino-octadecan-1,3-diol; Sphingosin enthält eine C18-*trans*-Doppelbindung (neben der C18-Verbindung

---

[1] S. Nomenklaturvorschlag der IUPAC-IUB-Commission on Biochem. Nomenclature. Um die Stereochemie der Glycerinderivate zu kennzeichnen, werden die C-Atome des Glycerins stereospezifisch numeriert: schreibt man die Fischer-Projektion der Kohlenstoffkette vertikal mit der Hydroxylgruppe an C2 nach links, so erhält das obenstehende C-Atom die Nummer 1, das untenstehende die Nummer 3; sn=stereospezifisch numeriert. Hierdurch wird zum Ausdruck gebracht, daß die drei Carbinolgruppen des Glycerins nicht gleichwertig sind, was auch aus der bevorzugten Substitution von C1 und C2 durch Acyl-, Alkyl- oder Alkenylgruppen hervorgeht.

kommt auch die homologe C20-Verbindung vor: Eicosansphingosin).

Die Gruppenbezeichnungen Sphingolipide oder (besser) Sphingophospholipide bzw. Sphingosinphospholipide gelten für jedes Phospholipid, das eine langkettige Base (Sphinganin, seine Homologen und Stereoisomeren, seine Hydroxy- und Dehydroxyderivate) enthält. In natürlich vorkommenden Sphingophospholipiden sind die Aminogruppen mit einem langkettigen Fettsäuren(Acyl)rest substituiert: N-Acylderivat einer langkettigen Base = *Ceramid*. Trägt dieses an der endständigen Hydroxylgruppe Phosphorsäure, so liegt Ceramidphosphat vor.

Die N-haltigen Bindungspartner des Zentralphosphats sind bei Glycerinphospholipiden und Sphingophospholipiden N-Trimethylammoniumäthanol oder Cholin, bei den ersteren auch Aminoäthanol oder Colamin bzw. Serin. Zur Kennzeichnung dieser Verbindungen wie der aus den besprochenen Vorstufen werden die in der Tabelle 1 verwendeten chemischen Namen empfohlen. Aus diesen geht eindeutig die Struktur hervor. Ebenso eindeutig dürften auch die empfohlenen Kürzel sein. Die älteren noch immer gebräuchlichen Trivialnamen „Lecithin" für Cholin-1,2-diacyl-sn-glycerin-3-phosphat (bzw. abgekürzt Cholindiacylglycerinphosphat) und „Kephalin" für Äthanolamin-1,2-diacyl-sn-glycerin-3-phosphat (bzw. abgekürzt Äthanolaminodiacylglycerinphosphat) sind von der in der Fußnote erwähnten Nomenklaturkommission zwar noch zugelassen, werden aber nicht mehr empfohlen.

Unter den N-freien Bindungspartnern des Zentralphosphats finden wir hauptsächlich *myo*-Inosit (sechswertiger zyklischer Alkohol von symmetrischer, optisch inaktiver *meso*-Struktur. Dieses ist entweder unsubstituiert oder enthält weitere eine bis zwei Phosphorsäuremolekel in jeweiliger Monoester-, aber nicht in Diphosphatbindung (4'- und 5'-Stellung des Cyclits).

Die (ungenaue) Gruppenbezeichnung Phosphoinositid kann für jedes Lipid benutzt werden, das von *myo*-Inosit abgeleitete Reste und Phosphorsäure enthält (IUB-Kommission). Konsequenterweise muß zwischen Mono-, Di- und Triphosphoinositiden unterschieden werden, was in der amerikanischen Literatur auch noch geschieht. Eindeutiger sind aber die in Tabelle 1 aufgeführten Namen. In einem Spezialfall sind an Inosit eine oder 2 Molekel Mannose O-glykosidisch gebunden.

Eine Molekelanordnung mit zwei an eine Glycerinmolekel gebundenen Zentralphosphaten, die wieder mit je einem Diacylglycerin versehen sind, zeigt Abb. 1: Cardiolipin.

Als Acylreste in allen Phospholipiduntergruppen finden wir hauptsächlich die auch in Triacylglyceriden vorkommenden Fettsäurereste; daneben aber auch einige Derivate, die charakteristisch für Phospholipide sind:

gesättigte Fettsäuren: a) in sehr kleinen Mengen (<1% der Gesamtfettsäuren): [12:0] = n-Dodecan(Laurin-)säure und [14:0] = n-Tetradecan(Myristin-)säure; — b) in wechselnden Mengen: [16:0] = n-Hexadecan(Palmitin-)säure, [18:0] = n-Octadecan-(Stearin-)säure; — c) wieder in kleineren Mengen: [20:0] = n-Eicosan(Arachin-)säure (Spuren), [22:0] = n-Docosan(Behen-)säure, [24:0] = n-Tetracosan(Lignocerin-)säure, [26:0] = n-Hexacosan(Cerotin-)säure (die drei letztgenannten nur in Sphingophospholipiden, daneben auch deren 1-Hydroxyderivate) — *ungesättigte Fettsäuren* in wechselnden Mengen: a) Monoensäuren: [16:1(9)] = 9-Hexadecen(Palmitolein-)säure, [18:1(9)] = 9-Octadecen(Öl-)säure, [24:1(15)] = 15-Tetracosen(Nervon-)säure (nur in Sphingophospholipiden, auch das 1-Hydroxyderivat und das Isomer mit Doppelbindung bei (17); — b) Diensäuren: [18:2(9,12)] = 9,12-Octadecadien(Linol-)säure, [20:2(8,11)] = 8,11-Eicosadiensäure, [20:2(11,14)] = 11,14-Eicosadiensäure, [22:2(10,13)] = 10,13-Docosadiensäure; — c) Triensäuren: [18:3(9,12,15)] = 9,12,15-Octadecatrien(Linolen-)säure, [20:3(5,8,11)] = 5,8,11-Eicosatriensäure, [20:3(7,10,13)] = 7,10,13-Docosatriensäure; — d) Tetraensäuren: [20:4(5,8,11,14)] = 5,8,11,14-Eicosatetraen-(Arachidon-)säure, [22:4(7,10,13,16)] = 7,10,13,16-Docosatetraensäure, [24:4(9,12,15,18)] = 9,12,15,18-Tetracosatetraensäure (nur in Sphingophospholipiden); — e) Pentaensäuren: [22:5(4,7,10,13,16)] = 4,7,10,13,16-Docosapentaensäure (noch fraglich), [22:5(7,10,13,16,19)] = 7,10,13,16,19-Docosapentaensäure; — f) Hexaensäuren: [22:6(4,7,10,13,16,19)] = 4,7,10,13,16,19-Docosahexaen(Clupanodon-)säure.

Bei mangelhafter Zufuhr essentieller Fettsäuren nimmt auch der Gehalt aller Organphospholipide an diesen Fettsäuren relativ ab, dafür relativ zu an Monoensäuren, insbesondere an C16 und C18. Umgekehrt nimmt der Gehalt der Organphospholipide bei vermehrter Zufuhr essentieller Fettsäuren an Monoensäuren ab, dafür an Oligoensäuren zu.

Die Grundstruktur der Isoprenolphospholipide zeigt Abb. 1. Ein Polyisoprenylrest ist der eine, Cholin der andere Bindungspartner des Zentralphosphats. In einer Untergruppe dieses Verbindungstyps steht anstelle des Monophosphats eine Diphosphateinheit.

Weiter Strukturvariationen werden später behandelt.

Beim Vergleich der Phospholipid-Grundstrukturen in Abb. 1 werden die beiden wichtigsten, in der Einleitung hervorgehobenen Molekeleigenschaften deutlich: unabhängig von variablen Untereinheiten die hydrophoben und hydrophilen Molekelbezirke sowie die Ladungsverteilungen. Diese Ambivalenzen sind, wie vermerkt, für ihre Funktionen als Bau- und Betriebsstoffe von der allergrößten Bedeutung.

Konformation, Ligandenbindung, Mizellenbildung. Glycerinphospholipide nehmen zwei

Tabelle 1. Nomenklatursystematik der Phospholipide

Systemname	Trivialname	Kürzel
Acylglycerine		
O-Acyl:		
Monoacylglycerin	Monoglycerid	MAcG
Diacylglycerin	Diglycerid	DAcG
Triacylglycerin	Triglycerid	TAcG
Alkenylglycerin		
1-Monoalkenylglycerin		MAlG
Acylsphingosine		
N-Acyl:		
Acylsphingosin	Ceramid	AcSph
Acyldihydrosphingosin (-sphinganin)	Dihydroceramid	$AcSphH_2$
Phosphorsäuremonoester		
Stammsubstanzen		
sn-Glycerin-3-phosphat	Phosphoglycerin	GP
Dihydroxyaceton-3-phosphat	Phosphodihydroxyaceton	DAP
Sphingosin-1-phosphat	Phosphosphingosin	SphP
Dihydrosphingosin-1-phosphat	Phosphosphinganin	$SphH_2P$
Acylderivate der Stammsubstanzen		
1-Monoacyl-glycerin-3-phosphat		1-MAcGP, MAcGP
2-Monoacyl-glycerin-3-phosphat		2-MAcGP
1,2-Diacyl-sn-glycerin-3-phosphat	Phosphatidsäure	1,2-DAcGP, DAcGP
1-Acyl-dihydroxyaceton-3-phosphat		AcDAP
Alkenyl-acyl-Derivate der Stammsubstanzen		
1-Alkenyl-2-acyl-sn-glycerin-3-phosphat		1-Al-2-AcGP, AlAcGP
Polyisoprenolphosphate		
Decaprenol-1-phosphat (C_{50})		
Undecaprenol-1-phosphat (C_{55})		
Dodecaprenol-1-phosphat (C_{60})		
Ficaprenol-11-phosphat (Doppelbindungsisomer von Undecaprenol-1-phosphat)		

Tabelle 1 (Fortsetzung)

Systemname	Trivialname	Kürzel
Phosphorsäurediester		
a) der Acyl-glycerinphosphate		
Äthanolamin-1-monoacylglycerin-3-phosphat	Lysokephalin	A-1-MAcGP, AMAcGP
Cholin-1-monoacylglycerin-3-phosphat	Lysolecithin	C-1-MAcGP, CMAcGP
Serin-1-monoacylglycerin-3-phosphat	„Lysoserinkephalin"	S-1-MAcGP, SMAcGP
myo-Inosit-1-monoacylglycerin-3-phosphat	„Lysophosphatidylinositid"	I-1-MAcGP, IMAcGP
Äthanolamin-1,2-diacyl-sn-glycerin-3-phosphat	Phosphatidyläthanolamin, Kephalin	A-1,2-DAcGP, ADAcGP
Cholin-1,2-diacylglycerin-3-phosphat	Phosphatidylcholin, Lecithin	C-1,2-DAcGP, CDAcGP
Serin-1,2-diacylglycerin-3-phosphat	Phosphatidylserin, „Serinkephalin"	S-1,2-DAcGP, SDAcGP
myo-Inosit-1,2-diacylglycerin-3-phosphat	Phosphatidylinosit, Monophosphoinositid	I-1,2-DAcGP, IDAcGP
4'-Monophospho-*myo*-inosit-1,2-diacyl-glycerin-3-phosphat	Diphosphoinositid	PI-1,2-DAcGP, PIDAcGP
4',5'-Diphospho-*myo*-inosit-1,2-diacyl-glycerin-3-phosphat	Triphosphoinositid	PPI-1,2-DAcGP, PPIDAcGP
3',5'-Dimannose-*myo*-inosit-1,2-diacyl-glycerin-3-phosphat	Dimannosyl-phosphatidylinosit	MMI-1,2-DAcGP, MMIDAcGP
1'-Glycerin-1-monoacylglycerin-3-phosphat		G-1-MAcGP, GMAcGP
1'-Glycerin-1,2-diacylglycerin-3-phosphat	Phosphatidylglycerin	G-1,2-DAcGP, GDAcGP
1',3'-Glycerin-1,2-diacylglycerin-3-phosphat	Cardiolipin	1',3'G(1,2-DAcGP)$_2$, G(DAcGP)$_2$
Alanyl-2'-glycerin-1,2-diacylglycerin-3-phosphat		Ala2'G-1,2-DAcGP, AlaGDAcGP
Lysyl-2'-glycerin-1,2-diacylglycerin-3-phosphat		Lys2'G-1,2-DAcGP, LysGDAcGP
Glucosaminyl-2'-glycerin-1,2-diacylglycerin-3-phosphat		Glu(NH$_2$)2'G-1,2-DAcGP, Glu(NH$_2$)GDAcGP
b) der Alkenyl-acyl-glycerinphosphate		
Äthanolamin-1-alkenyl-2-acylglycerin-3-phosphat		A-1A1-2AcGP, AA1AcGP
Cholin-1-alkenyl-2-acylglycerin-3-phosphat	„Plasmalogen"	C-1A1-2AcGP, CA1AcGP
c) der Sphingosinphosphate		
Cholin-N-acylsphingosin-1-phosphat	„Sphingomyelin"	CAcSphP
Cholin-N-acyldihydrosphingosin-1-phosphat		CAcSphH$_2$P
d) der Isoprenolphosphate		
Glucose-(undecaprenol)-1-phosphat		
Mannose-(undecaprenol)-1-phosphat		
Hexose-(undecaprenol)-1-pyrophosphat		

verschiedene, thermodynamisch begünstigte und sterisch mögliche Raumanordnungen ein. Man bezeichnet sie als die p_{ex}- und die p_{in}-Konformation (polar group extern und intern conformation; KREUTZ, 1972). Bei der p_{ex}-Konformation stehen die polaren Gruppen (Äthanolamin-, Cholin-, Serin-Gruppen, Hydrophilbezirk) außerhalb des Acylkettenbereichs (Hydrophobbezirk); dieser ist stabilisiert durch gegenseitig wirksame hydrophobe Bindungen der beiden Acylketten. Bei der p_{in}-Konformation sind die polaren Gruppen innerhalb des Acylkettenbereiches angeordnet (s. Abb. 2, Beispiel: ADAcGP). Einige Glycerinphospholipide können von der einen in die andere Konformation übergehen und in beiden stabil sein, andere kommen grundsätzlich nur in einer Konformation vor. Zu den ersteren zählen ADAcGP, DAcGP, SDAcGP und IDAcGP, zu den letzteren CDAcGP. Daß neben diesen Konformationen mit linearen Anordnungen der

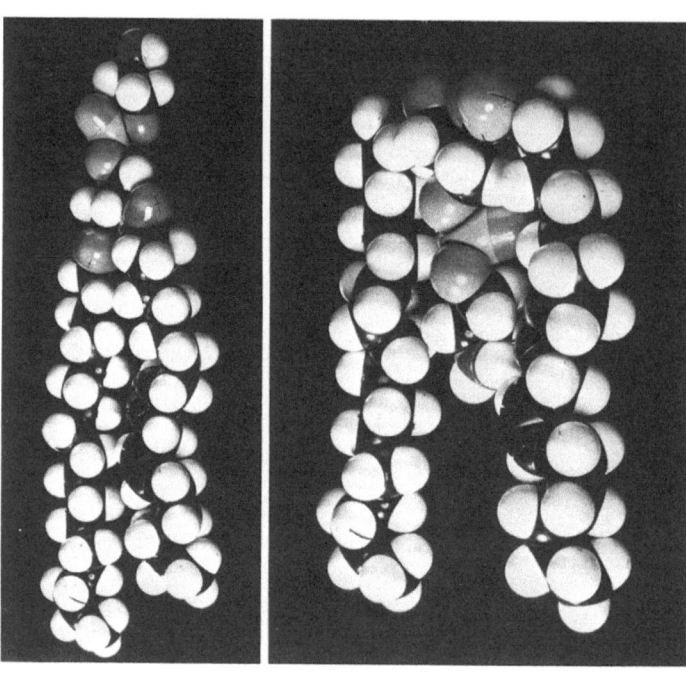

Abb. 2. Kugelkalotten-(Stuart-Briegleb)Modelle von ADAcGP in der p_{ex}-Konformation (links) und in der p_{in}-Konformation (rechts); Acylrest an Glycerin-C1: [18:0], an -C2: [18:2(9,12)]

hydrophoben Acylketten auch solche erwogen werden, bei denen diese Ketten in sich geknickt sind, soll hier nur am Rande erwähnt werden.

Diese Glycerinphospholipid-Konformationen sind die Voraussetzungen für Assoziationen zu *laminaren* und *tubulären* Mizellen. Abb. 3 gibt von theoretisch denkbaren nur die bisher nachgewiesenen Mizell-Grundstrukturen wieder. Man sieht, daß in Laminarmizellen beide Konformationen, in Tubulärmizellen nur die p_{in}-Konformation vorkommt. — Nun stehen im Zellverband Glycerinphospholipidmizellen unter der Wirkung von Nachbarmolekeln, d.h. von Milieufaktoren. Man bezeichnet als *Phasenübergang* die kooperative Überführung eines Mizelltyps in einen anderen. Von besonderer biologischer Bedeutung wird die reversible temperatur*un*abhängige Phasenumwandlung von ADAcGP angesehen (s. ausführlicher bei KREUTZ, 1972). Es hat die Fähigkeit, an die freie Aminogruppe $HCO_3^- + H_2CO_3$, im Molverhältnis 1:1, zu binden. Beide stehen im pH-abhängigen Gleichgewicht $HCO_3^- + H^+ \rightleftharpoons H_2CO_3$; der pK-Wert dieses Systems liegt bei pH 6,3. Über dieses Regelsystem wird nur ein Phasenübergang gesteuert. Bei pH < 5,5 liegt der Tubulärmizelltyp in hexagonaler Anordnung vor: Abb. 3e. Zwischen pH 5,5 und 7,0 geht dieser Mizelltyp in den Laminarmizelltyp über: Abb. 3f. Diese Umwandlung ist maximal bei pH = pK = 6,3. Bei pH > 8 wird das Kohlensäure-Hydrogencarbonat-System von ADAcGP nicht mehr gebunden, jetzt ist offenbar die Aminogruppe maximal deprotoniert. Bei pH > 8 geht deshalb der Laminarmizelltyp wieder in den Tubulärmizelltyp über. Aber gerade in diesem pH-Bereich besitzt ADAcGP maximale Bindefähigkeit für Ca^{2+}. Offenbar ist jetzt die freie Hydroxylgruppe des Zentralphosphats maximal deprotoniert, so daß Ca^{2+} heteropolar gebunden wird. Es können sich aber auch noch andere Bindekräfte betätigen: Liganden-(Chelat)-Bindung. Auch durch zunehmende Ca^{2+}-Bindung im Zuge pH → 8 wird der Übergang des tubulären in den laminaren Mizelltyp begünstigt. Somit haben Ca^{2+} und das Kohlensäure-Hydrogencarbonat-System simultane kooperierende Steuerfunktion auf den Mizellenübergang; ihre funktionalen Einflüsse überlappen sich über bestimmte pH-Bereiche: bei der Kohlensäure-Hydrogencarbonat-Bindung (pH 5,5↔8) wie bei der Ca^{2+}-Bindung (pH > 7,7) liegt ADAcGP in der p_{in}-Konformation vor und bildet symmetrische bimolekulare Mizellen von 44—45 Å Dicke (Abb. 3f). — Nur nebenbei, da wahrscheinlich nicht von biologischer Bedeutung, sei erwähnt, daß ADAcGP auch im sauren Bereich (pH 3) Ca^{2+} bindet, dabei von der p_{in}- in die p_{ex}-Konformation übergeht und nur noch laminare bimolekulare Mizellen von 54 Å Dicke bildet. Theoretisch interessant ist ferner, daß bei Abwesenheit von CO_2 und Ca^{2+} der Durchmesser der Tubulärmizellen mit steigendem pH abnimmt, offenbar dadurch, daß die Röhrenquerschnitte zunächst aus fünf, dann aus vier und schließlich aus drei Phospholipidmolekeln aufgebaut sind.

Die wesentliche molekulare Eigenschaft des ADAcGP beruht also darauf, in durch Regelfaktoren des Solvensmilieus induzierbaren Phasenübergängen sich mizellar *dynamisch* zu verhalten, konformativ aber zumeist *statisch* zu bleiben. Dagegen besitzt DAcGP die molekulare Eigenschaft, unter der Wirkung dieser gleichen Regelfaktoren des Solvensmilieus seine Konformation zu ändern, dabei aber den Mizelltyp beizubehalten. Dem DAcGP fehlt der Basenanteil, das Phosphat enthält zwei freie OH-Gruppen in ganz verschiedenen Lagen der Protonierungsgleichgewichte. Die zweite am meisten determinierende OH-Gruppe weist einen pK-Wert von ≈ 7 auf. Bei pH <7 liegt DAcGP in der p_{in}-, bei pH >7 in der p_{ex}-Konformation vor. Die Raumorientierung ist aber nur durch die Stellung der $P-O^-$-„Stummels" gegenüber den beiden Acylresten gegeben. Ist HCO_3^- zugegen, bestehen bei pH >7 beide Konformationstypen etwa äquimolar nebeneinander, ist Ca^{2+} zugegen, herrscht im ganzen pH-Bereich nur die p_{ex}-Konformation. Obgleich nur der laminare Mizelltypus vorliegt, ist er in den pH-Bereichen unter- und oberhalb des Neutralpunktes in Molekellagerung und Dimensionen verschieden. — Der von der aktuellen Protonenaktivität des Solvensmilieus abhängige Protonierungsgrad der sekundären P-OH-Gruppe begünstigt also die p_{in}-Konformation. Die Bindung von Ca^{2+} (und Na^+) stabilisiert dagegen die p_{ex}-Konformation.

SDAcGP liegt über den gesamten pH-Bereich in der p_{ex}-Konformation vor. Ca^{2+} beeinflußt diese Molekelstatik nicht, wird

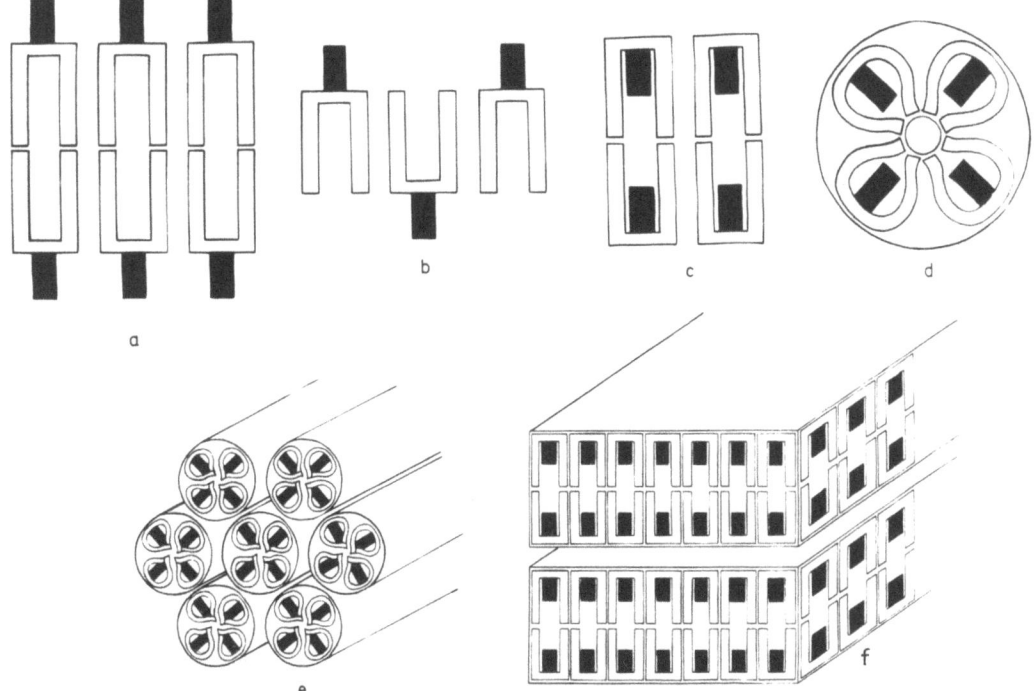

Abb. 3. Phospholipid-Molekelassoziate in laminarer und tubulärer Anordnung, Mizelltypen. Laminar: nur p_{ex}- (a), $p_{ex}p_{in}$- (b) und nur p_{in}-Konformation (c); tubulär: nur p_{in}-Konformation (d); Phasenübergänge zwischen tubulär-hexagonalen (e) und laminaren (f) Gittern, die durch das HCO_3^-/H_2CO_3-Gleichgewicht bzw. durch Ca^{2+} erzwungen werden. (Umgezeichnet nach KREUTZ, 1972)

aber gebunden. Die normale Bindungskapazität gegenüber Ca^{2+} wird zwischen pH 6,2 und pH 6,3 sprunghaft vervierfacht, wenn gleichzeitig anorganisches Phosphat zugegen ist. Erstaunlicherweise geht SDAcGP bei Gegenwart von Alanin quantitativ in die p_{in}-Konformation über. Alanin ist durch Methionin oder Cystein partiell ersetzbar, die meisten anderen Aminosäuren werden vom Serylrest des SDAcGP in der p_{ex}-Konformation assoziativ gebunden.

Analoge Molekeleigenschaften von IDAcGP und GDAcGP sind wahrscheinlich, aber noch nicht genau bekannt.

Wenn also Regelgrößen des Milieus Konformationen und Mizelltypen von Phospholipiden entscheidend beeinflussen, so gilt dies nicht nur für freie, sondern auch für makromolekular gebundene einheitliche oder gemischte Phospholipid-Aggregate. Schließlich beeinflussen sich Phospholipidmolekeln auch gegenseitig konformativ, worauf hier nicht näher eingegangen sei. Konformations- und Mizelltypus-Transformationen werden aber auch durch Metabolprozesse gesteuert, die jetzt abgehandelt werden.

Metabolismus. Die Anabolsequenzen gehen von Intermediaten des Gesamtmetabolismus aus. Jede Spezies, jedes Organ, jedes intrazelluläre Organell hat nicht nur seine individuelle Phospholipidzusammensetzung, sondern auch seinen individuellen Phospholipidmetabolismus. Es gibt nicht *eine* Phospholipid-Metabolsequenz, sondern ein Raster von Sequenzen. Einzelne Zellorganellen führen Teile desselben durch, die meisten laufen in der endoplasmatischen Retikularmembran ab, einige auch in Mitochondrien oder im Zytosol.

„Zubringer"-Reaktionen. Grundbestandteil der Glycerinphospholipide ist L-Glycerin-3-phosphat, der Sphingosinphospholipide D-*erythro*-Sphingosin-1-phosphat. — *L-Glycerin-3-phosphat:* Hauptzulieferer sind Glycerinaldehyd-3-phosphat und Dihydroxyaceton-3-phosphat, entstanden durch aldolatische Spaltung von Fructose-1,6-diphosphat im Zuge des Glukosekatabolismus. Ob Glycerinaldehyd-3-phosphat in nennenswertem Umfang zu Glycerin-3-phosphat enzymatisch reduziert wird, ist noch nicht sicher, wohl aber: Dihydroxyaceton-3-phosphat + $NADH_2 \rightleftharpoons$ Glycerin-3-phosphat + NAD^+, katalysiert durch Glycerin-3-phosphat-Dehydrogenase. Wahrscheinlich reagieren die beiden Triosephosphate *vor* den Reduktionsreaktionen bereits anabol weiter: Abb. 5 und 6. — Alimentär oder katabol verfügbares freies Glycerin reagiert unter Glycerinkinase: Glycerin + ATP→Glycerin-3-phosphat + ADP. — *Acyl-CoA:* Üblicherweise werden die alimentär, katabol oder anabol bereitgestellten Alkan- oder Alken-carbonsäuren durch eine Thiokinase „aktiviert", wenn sie nicht schon in solcher Form vorliegen: Alkancarbonsäure + ATP + CoA→Acyl-CoA + AMP + Diphosphat. — *Alkanole und Alk-l-enole:* Freie Alkanole sind in normalem und neoplastischem Gewebe nicht ausreichend vorhanden. Wahrscheinlich wird z.B. Palmitaldehyd durch eine oder mehrere $NADPH_2(NADH_2)$-verbrauchende, unspezifische Aldehydreductasen zum Hexadecanol (Cetylalkohol) reduziert. Intermediate sind wahrscheinlich CoA-Hemiacylderivate. Eine andere Möglichkeit besteht im Katabolismus der Sphinganin oder Sphingosin zu Palmitaldehyd + Phosphoäthanolamin, ersterer durch ein Zytosolenzym zu Hexadecanol reduziert oder durch ein Mitochondrienenzym zu Hexadecansäure (Palmitinsäure) oxidiert. — *Cytidindiphosphatcholin:* Cholin wird nur ungenügend alimentär angeliefert, und in der Hauptsache durch schnelle Methylierung von Äthanolamin gebildet bzw. auch von Äthanolaminphosphat (und von Äthanolamindiacylglycerinphosphat, worauf dann Cholin enzymatisch abgespalten wird): Cholin + ATP→Cholinphosphat + ADP, katalysiert durch in vielen Organen vorhandene Cholinkinase. Nun wird Cholinphosphat mit Cytidintriphosphat (CTP), dem Cofaktor der Phospholipidbiosynthese, unter Phosphorylcholin-Cytidyltransferase umgesetzt: CTP + Cholinphosphat $\rightleftharpoons$ Cytidindiphosphatcholin (CDP$_2$Ch) + Diphosphat. — *Cytidindiphosphat-äthanolamin:* Eine Äthanolaminkinase ist unbekannt. Äthanolaminphosphat wird entweder in einer noch unaufgeklärten Reaktion aus Serin gebildet oder es entsteht katabol aus Sphingosin. Vermutlich spielt dieser Prozeß sogar eine zentrale Rolle: Bindeglied zwischen Sphingosinkatabolismus und Phospholipidanabolismus. — *Cytidindiphosphat-diacylglycerin:* Diacylglycerinphosphat + CTP $\rightleftharpoons$ Cytidindiphosphat-diacylglycerin + Diphosphat. — In den drei CDPX-Verbindungen liegt X jeweils auf einem höheren Gruppenübertragungspotential und somit leicht transferierbar vor. — *Serin:* wird *nicht* auf einen Vehikel-Kofaktor übertragen, sondern in isergonischer Reaktion gegen in Phospholipiden bereits gebundenem Äthanolamin oder Cholin ausgetauscht (s. später). Eine zweite Möglichkeit besteht im Transfer von Diacylglycerinphosphat aus CDP-Diacylglycerin auf Serin. — *Sphinganin, Sphingosin:* Kondensation von Serin mit Palmitoyl-CoA unter Decarboxylierung zu einer 3-Oxo-Verbindung, Einführung einer Doppelbindung neben der Oxo-Gruppe, Reduktion zu Sphingosin, bzw. aus der 3-Oxo-Verbindung durch Reduktion zu Sphinganin (Dihydrosphingosin). Katabol entsteht aus Spingosinphospholipiden neben den Acylresten Äthanolaminphosphat. — *myo-Inosit:* ist kein essentieller Nahrungsbestandteil, sondern wird aus D-Glukose-6-phosphat über L-myo-Inosit-1-phosphat als Intermediat in Säugetierlebern synthetisiert. Der Einbau dieser neutralen Molekel erfolgt durch Transfer von Diacylglycerinphosphat aus CDP-Diacylglycerin auf Inosit, analog dem des Serins (s. später).

Anabolsequenzen. Das Verteilungsprofil der Acylreste von Phospholipiden ist für die Molekel-Spezies jeweils hochspezifisch und charakteristisch, ebenso wie die relative Zusammensetzung der Gesamtphospholipide einer Provenienz an den einzelnen Phospholipidindividuen. Die Strukturspezifizierung hinsichtlich der Acylreste oder der Alkanolbasen erfolgt an verschiedenen Stationen der Metabolsequenzen, die zu einem Raster verflochten sind, s. Abb. 4. Ausgangspunkt sei hier Glycerin-3-phosphat. *1a* und *1b* symbolisieren: a) Die Acylierung erfolgt in zwei aufeinander folgenden Schritten, katalysiert durch verschiedene Enzyme: Glycerophosphat-Acyltransferase und 1-Acylglycerophosphat-Acyltransferase. Wahrscheinlich gehören sie, zusammen mit noch nicht näher bekannten Acylcarrierproteinen, zu einem Transacylase-Enzymsystem. Manchmal häuft sich Monoacyl-Intermediat an — b) Die beiden Enzyme besitzen spezifische Erkennungsregionen für Acylreste und die beiden Acylierungspositionen des Glycerin-3-phosphats zugleich. Dessen C1-Position wird spezifisch fast nur mit gesättigten Acylresten besetzt, besonders mit Hexadecanoyl(Palmitoyl-, [16:0])-, weniger mit Octadecanoyl-(Stearoyl-, [18:0])-Resten. Ein- und mehr-

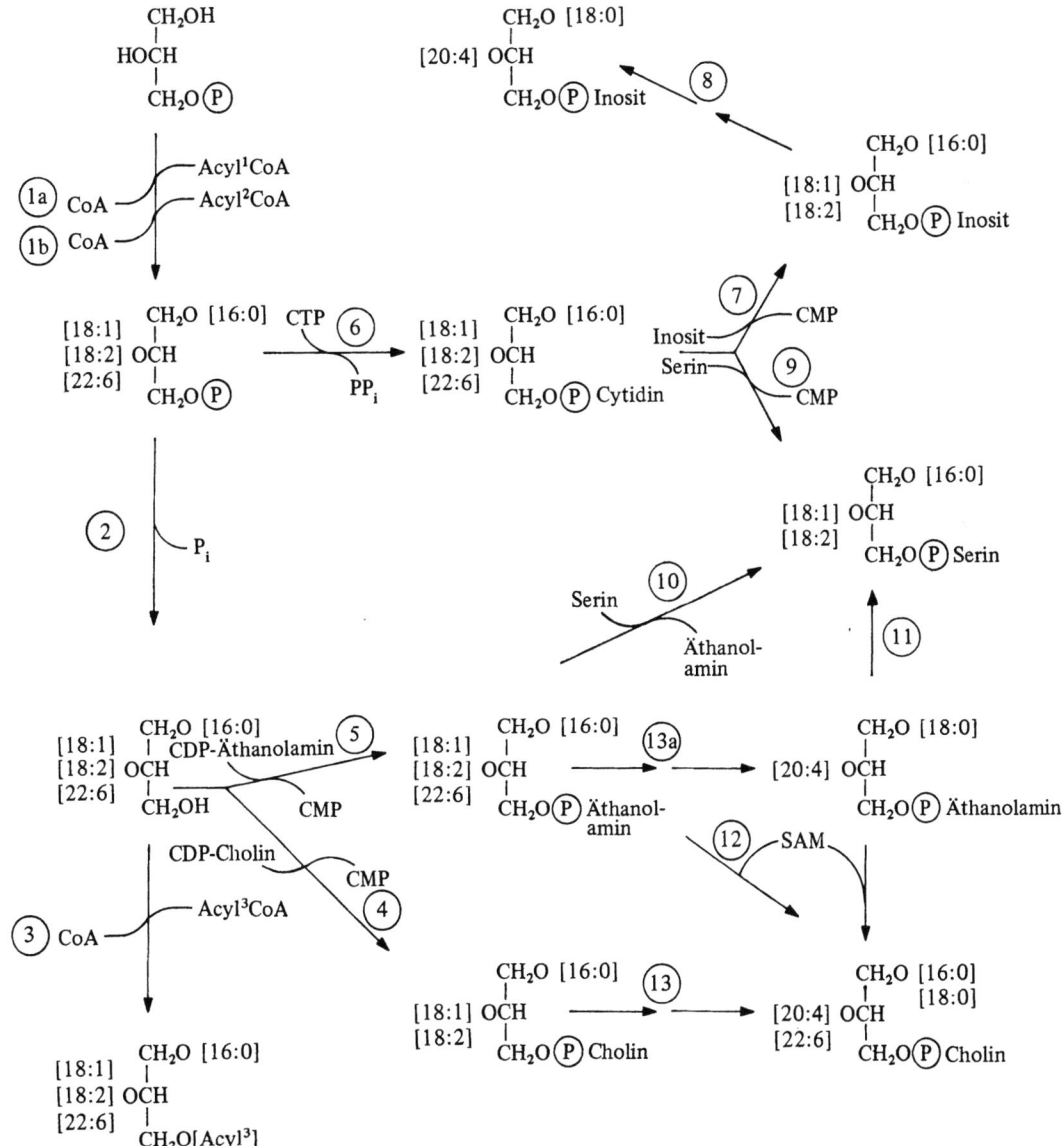

Abb. 4. Metabolraster der Phospholipide. (Nach McMurray und Magee, 1972)

fach ungesättigte Acylreste, besonders Octadecaenoyl(Oleyl-, [18:1(9)])-, Octadecadienoyl(Linoley-[18:2(9,12)])- und Docosahexaenoyl(Clupanodoyl - [22:6(4,7,10,13,16,19)])-Reste kommen in die C2-Position. Reaktionsprodukt ist Diacylglycerinphosphat (Phosphatidat). Es nimmt eine zentrale Position im Phospholipidmetabolismus ein. — *Reaktion 2* wird durch eine Phosphatidatphosphohydrolase katalysiert, Reaktionsprodukt ist Diacylglycerin. Auch dieser Vorgang ist eine Verzweigungsstelle. — In *Reaktion 3* führt ein weiterer Acylierungsschritt zu Triacylglycerin. — An Diacylglycerin wie an Diacylglycerinphosphat setzen nun Austauschreaktionen an, bei denen CDPX bzw. CTP beteiligt sind. — *Reaktion 4:* Die Bildung von Cholin-diacylglycerinphosphat erfolgt schnell, wenn in C1-Position ein Hexadecanoyl[16:0]-Rest und in C2-Position ein Monoen- bzw. Dienacylrest vorhanden ist. — *Reaktion 5* führt analog zum Entstehen von Äthanolamin-diacylglycerinphosphat. Quantitativ bedeutender ist der Äthanolamintransfer, wenn in C2-Position ein Docosahexaenoyl [22:6(4,7,10,13,16,19)] - Rest sitzt, im Vergleich zu Spezies mit [18:1] und 18:2]. Wahrscheinlich liegt hier die Möglichkeit einer metabolen Richtungsselektion vor: mehr Cholin- oder mehr Äthanolamin-diacylglycerinphosphat (s. Konformationsunterschiede und Membranfunktionen). Die beiden Transferreaktionen unterscheiden sich aber nicht wesentlich, wenn die C1- und die C2-Position gleich besetzt sind. — *Reaktion 6:* Die CDP-Diacylglycerin-Bildung wird stark von der Acylzusammensetzung des Diacylglycerinphosphats beeinflußt. — *Reaktion 7:* Der energetisch übertragungsbefähigte Rest des Diacylglycerinphosphats wird auf Inosit transferiert, in einer später zu besprechenden analogen Reaktion auch auf Glycerinphosphat. — *Reaktion 8:* Sie deutet darauf hin, daß an den beiden Acylpositionen Acylaustauschreaktionen stattfinden. Sie seien später ausführlicher zusammenhängend besprochen. — *Reaktionen 9, 10 und 11:* Entweder wird die zweite Esterbindung am Phosphat durch Transfer des Restes am CDP-Diacylglycerinphosphat auf Serin hergestellt oder ein bereits vorhandener Alkanolaminrest gegen einen anderen oder gegen Serin, bzw. dieser gegen jene in isoergonischer Reaktion ausgetauscht. — *Reaktion 12:* Die Transmethylierungsreaktion mit S-Adenosylmethionin als Zubringer zeigt einige Spezifität gegenüber den Acylresten in C1 und C2 des Äthanolamin-diacylglycerinphosphats: je mehr Doppelbindungen der Acylrest in C2 enthält, desto schneller die Überführung des Äthanolaminderivates in das Cholinderivat. Spezies mit [18:0] in C1 werden gegenüber [16:0] bevorzugt. — *Reaktionen 13 und 13a* sind wieder Acylaustauschreaktionen. — Die Reaktionen *8, 13* und *13a* sind sozusagen Endstationen der Phospholipid-Gesamtsynthese, sie führen zu den terminal differenzierten Substanzen. — Neuerdings wird auch wieder der sogenannte Monoacylglyceridkinase-Metabolweg diskutiert. Er beginnt mit der Phosphorylierung von Monoacylglycerin zu Monoacylglycerinphosphat. Damit ist der Anschluß an das Metabolraster bei 1 b gegeben.
Eine Alternativsequenz des Glycerinphospholipid-Anabolismus veranschaulicht Abb. 5. — *Reaktion 14:* Einige Enzymsysteme bevorzugen unter bestimmten Modalitäten Dihydroxyacetonphosphat für den ersten *CoA-abhängigen* Acyltransfer in C1-Position. Je etwa die Hälfte des Phospholipidmetabolismus erfolgt über Glycerin-3-phosphat oder über Dihydroxyacetonphosphat. — *Reaktion 15:* Es folgt dann eine stereospezifische Hydrierung des C2-Carbonyls unter Zubringen der Reduktionsäquivalente durch NADPH$_2$. — *Reaktion 16:* Die zweite Acylierung zu Diacylglycerinphosphat hängt im Ausmaß von der Kettenlänge des Acylrestes an C1, Sättigungsgrad des verfügbaren Acylrestes für C2, Konzentrationen von Acyl-CoA und 1-Acylglycerinphosphat ab, kurz von den Geschwindigkeiten aller vorhergehenden Synthesereaktionen und den Zubringerreaktionen für dieselben. — Durch die Zwischenschaltung der Reduktionsreaktion *15* sind die Selektivitäten der Acylierungsreaktionen *14* und *16* einsehbar.
Die Abb. 5 und 6 zeigen nur noch weitere Anabolsequenzen für Alkanyl- und Alkenylhaltige Phospholipide. — *Reaktion 17:* Die Einführung eines Alkanylrestes in C1 ist ATP-abhängig, wobei nicht, wie im Fall der „Aktivierung" von freien Fettsäuren, eine AMP-Zwischenverbindung angenommen wird. — *Reaktion 18:* Der *CoA-unabhängige* Austausch eines Acylrestes an C1 gegen einen Alkanylrest verläuft isergonisch. Da C2

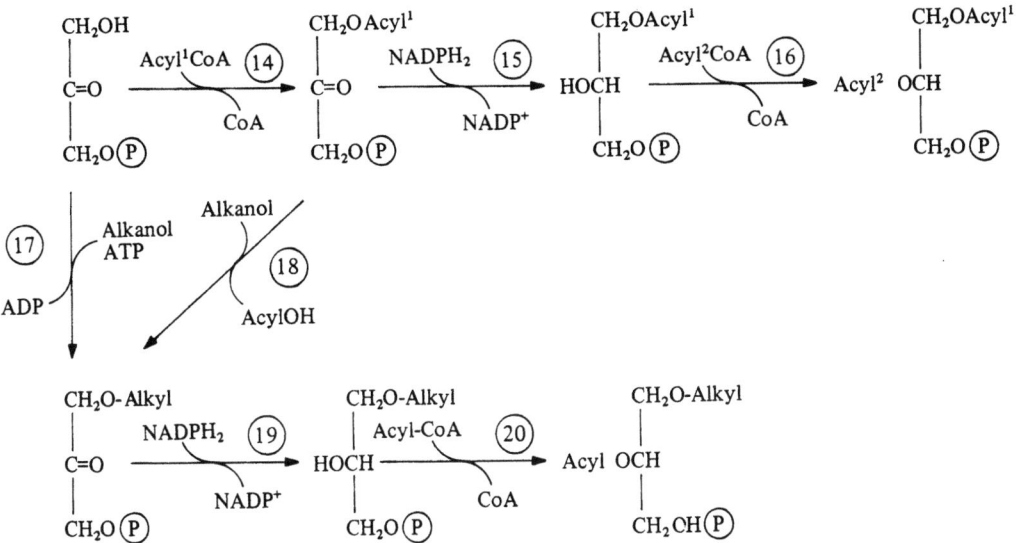

Abb. 5. Alternative und weiterführende Sequenzen zum Metabolraster der Phospholipide. (Nach MCMURRAY und MAGEE, 1972)

nicht alkylierbar ist, muß die Einführung des Alkanylrestes in C1 stellungsspezifisch bleiben. — *Reaktion 19:* Reduktion von C2-Carbonyl analog 15. — *Reaktion 20:* Nunmehr stereospezifische Acylierung von C2 unter Bildung des Intermediats 1-Alkanyl-2-acyl-glycerinphosphat.

In Abb. 6 ist in *Reaktion 21* eine alternative Möglichkeit des Einführens eines Alkanylrestes in C1 formuliert, jetzt aber ausgehend von Glycerin-3-phosphat. Intermediat ist eine 1-Hydroxyalkanyl-Verbindung. — *Reaktion 22:* Deren Reduktion zur 1-Alkanylverbindung. — *Reaktion 23:* Acylierung an C2 zu 1-Alkanyl-2-acylglycerin-3-phosphat. — *Reaktion 24:* Phosphatatische P_i-Abspaltung, analog Reaktion 2 in Abb. 4. — *Reaktion 25:* Einführung einer Alkanolaminbase X aus CDPX, analog den Reaktionen 4 und 5 in Abb. 4. Über die zuletzt besprochenen Anabolreaktionen besteht noch keine völlige Klarheit. So wird z.B. auch eine modifizierte Sequenz anstelle der Reaktionen 21 und 22 in Erwägung gezogen: Alkanol soll an Glycerinaldehyd-3-phosphat addiert, dann unter Dehydratisierung des intermediären Halbacetals und intramolekularer Redoxreaktion 1-Alkanyl-dihydroxyaceton-3-phosphat gebildet werden, darauf Reduktion zu 1-Alkanyl-glycerin-3-phosphat.

Diacylglycerinphosphat ist *nicht* Vorstufe von 1-Alkanyl-2-acylglycerin-3-phosphat, wenn man an die Reduktion des C1-Acylrestes zum Alkanylrest in situ denkt. Es ist auch unwahrscheinlich, daß langkettige Aldehyde — obgleich Zwischenstufen der Sequenz: freie Fettsäure → Aldehyd → Alkohol — an das Glycerin-C1 kondensiert werden. O-Alkanylverbindungen sind Plasmalogenvorstufen. Die direkte Umwandlung von Alkanyl- zu Alk-1'-enyl-Resten wurde beobachtet, wobei zwei mögliche Wege zu diskutieren sind:

1. $CH_2OCH_2CH_2R' \rightarrow CH_2OCH=CHR'$

2. $CH_2OCH_2CH(OH)R'$

Diese Vorgänge sind stereospezifische Eliminierungsreaktionen. Wie mit den Diacylglycerinphosphaten verlaufen auch alle Reaktionen mit den 1-Alkanyl-2-acyl-Derivaten zur Bildung der N-haltigen Phosphorsäurediestern: Äthanolamin-1-alkanyl-2-acyl-glycerinphosphat wird nach intrazerebraler Injektion bei Mäusen viel schneller zu Äthanolamin-1-alk-1'-enyl-2-acyl-glycerinphosphat (Äthanolamin-plasmalogen) umgelagert als andere 1-Alkanyl-2-acyl-Verbindungen. Unwirksam ist Äthanolamin-glycerin-3-phosphat. Nur auf phosphorylierte Intermediate wirkende Acyltransferasen sind

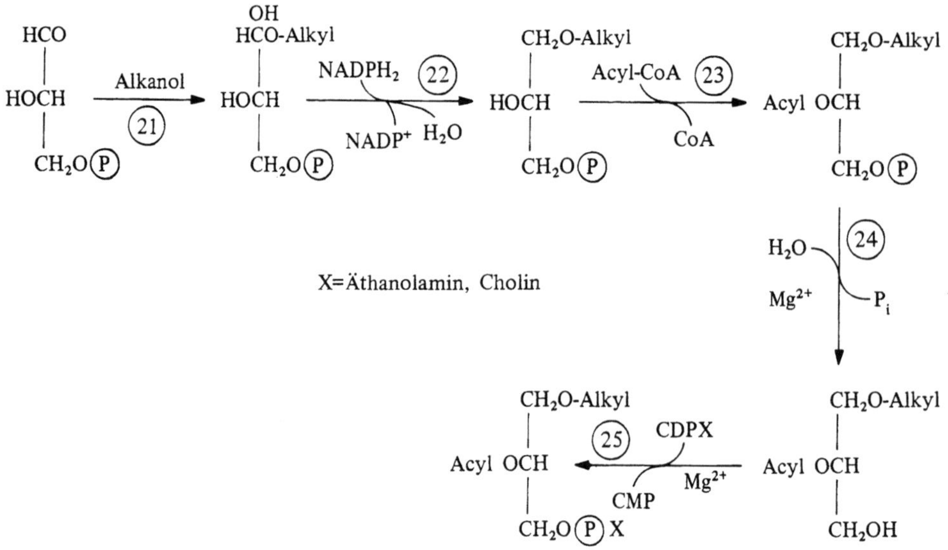

$$
\begin{array}{c}
\text{HCO} \\
| \\
\text{HOCH} \\
| \\
\text{CH}_2\text{O}(\text{P})
\end{array}
\xrightarrow[\text{(21)}]{\text{Alkanol}}
\begin{array}{c}
\text{OH} \\
| \\
\text{HCO-Alkyl} \\
| \\
\text{HOCH} \\
| \\
\text{CH}_2\text{O}(\text{P})
\end{array}
\xrightarrow[\text{NADP}^+ \; \text{H}_2\text{O}]{\text{NADPH}_2 \; \text{(22)}}
\begin{array}{c}
\text{CH}_2\text{O-Alkyl} \\
| \\
\text{HOCH} \\
| \\
\text{CH}_2\text{O}(\text{P})
\end{array}
\xrightarrow[\text{CoA}]{\text{Acyl-CoA} \; \text{(23)}}
\begin{array}{c}
\text{CH}_2\text{O-Alkyl} \\
| \\
\text{Acyl OCH} \\
| \\
\text{CH}_2\text{O}(\text{P})
\end{array}
$$

X = Äthanolamin, Cholin

$$
\begin{array}{c}
\text{CH}_2\text{O-Alkyl} \\
| \\
\text{Acyl OCH} \\
| \\
\text{CH}_2\text{O}(\text{P})\text{X}
\end{array}
\xleftarrow[\text{CMP}]{\text{(25)} \; \text{CDPX} \atop \text{Mg}^{2+}}
\begin{array}{c}
\text{CH}_2\text{O-Alkyl} \\
| \\
\text{Acyl OCH} \\
| \\
\text{CH}_2\text{OH}
\end{array}
\xleftarrow[\text{Mg}^{2+} \; \searrow \text{P}_i]{\text{H}_2\text{O} \; \searrow \text{(24)}}
$$

Abb. 6. Weitere Alternativsequenzen zum Metabolraster der Phospholipide. (Nach MCMURRAY und MAGEE, 1972)

auch bei 1-Alkanyl- bzw. 1-Alk-1′-enylglycerin-3-phosphaten wirksam.

Obgleich viele Einzelschritte bekannt sind, bleiben manche Sequenzen und metabole Querverbindungen noch dunkel. Man darf nicht übersehen, daß, wie bei den Diacyl-Verbindungen, so auch bei den Alkanyl-acyl- und Alkenyl-acyl-Verbindungen zell- und speziesspezifische Unterschiede in der Bevorzugung mancher Haupt- und Quersequenzen bestehen können.

In die bis jetzt entworfene Kontur des Metabolrasters der Phospholipide vom Aspekt der Strukturvariationen sind im Geiste noch einzuarbeitende reaktionsgeschwindigkeitsbestimmende Regelmomente: Konzentrationen an Reaktantien, Substrataktivierungen und -hemmungen, Rückkopplungswirkungen, allosterische Modifikationen der katalysierenden Enzyme. So sollen z.B. bei Primäracylierung von Glycerin-3-phosphat die stationären Konzentrationen von Cytidinnucleotiden eine geschwindigkeitsbestimmende Rolle spielen.

Katabolreaktionen, Deacylierungs-Reacylierungszyklus. Bei der Aufrechterhaltung des Metabolgleichgewichts von Phospholipiden spielen die Acylhydrolasen — Carbonsäureester- und Phosphorsäureester-spaltende Enzyme mit ihren unterschiedlichen Bindungs- und Substratstruktur-Affinitäten in den verschiedenen Zellorganellen — eine wichtige Rolle. Die Nomenklatur dieser Enzyme ist noch nicht ausentwickelt. Zum folgenden s. Abb. 7. *Phospholipasen A_1 und A_2*: Auf Diacylglycerin-Verbindungen wirkende und spezifisch auf Esterbindungen an C1 und C2 eingestellte Acylhydrolasen.

Sie kommen in hohen Aktivitäten auch in vielen Schlangengiften, im Bienengift und im Pankreassaft vor, sind hitzestabil, und manche benötigen Ca^{2+} zur Vollaktivität, das Pankreas-A_2 sogar obligat. Dieses bevorzugt ADAcGP gegenüber dem Cholin-Analogon. Auch Lipoprotein-gebundene Phospholipide werden von A_2 schnell hydrolysiert, doch sind hier Aktivitätsvariationen hinsichtlich Substratstruktur, Protonierungsgrad von Substraten und Enzym sowie Wirkung von Milieueffektoren noch unübersichtlich. Manche Schlangengift-A_2 wirken nur auf membrangebundene Phospholipide (z.B. Erythrozytenmembran) in Gegenwart eines „direct lytic factor (DLF)" der elektropositivsten Proteinkomponente im Rohgift. Ca^{2+} kann diesen Faktor ersetzen. — Manche Säugetiergewebe enthalten A_1- und A_2-Aktivitäten: A_1 gewöhnlich in Lysosomen und im endoplasmatischen Retikulum lokalisiert, A_2 in Lysosomen und Mitochondrien. Ein partiell gereinigtes Enzym von Ratten- und Kalbhirn hydrolysiert Cholin- und Äthanolamin-Verbindungen gleich schnell, wird durch freie Fettsäuren kompetitiv gehemmt, benötigt aber kein Ca^{2+}. A_1 in Rattenleberlysosomen wird durch Ca^{2+} gehemmt.

Phospholipasen L_1 und L_2: hydrolysieren 1-Monoacyl- bzw. 2-Monoacyl-Verbindungen. — *Phospholipase B*: hydrolysiert gleichzeitig beide Acylverbindungen von Diacylglycerin-Verbindungen.

L_1, L_2 und B benötigen kein Ca^{2+}, finden sich sowohl im endoplasmatischen Retikulum als auch im Zy-

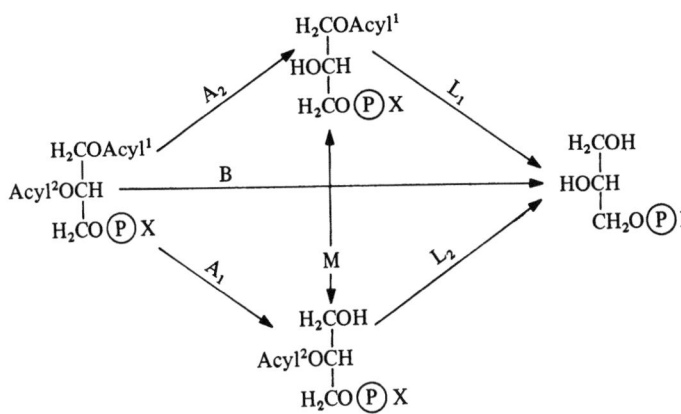

Abb. 7. Die enzymatische Hydrolyse von Glycerinphospholipiden durch Acylhydrolasen. (Nach McMurray und Magee, 1972)

tosol, besonders aktiv in eosinophilen Leukozyten. Es bestehen noch Zweifel, ob es sich um distinkte Enzyme handelt. Vielleicht wandert die Acylgruppe am C2 vor der hydrolytischen Trennung zum frei gewordenen C1, s. „Migratase"(M)-Wirkung (Abb. 7).

Abgesehen von ihren extrazellulären Funktionen als Bestandteile von tierischen Giften und Verdauungssäften wirken die Phospholipasen mit beim *Deacylierungs-Reacylierungs-Zyklus* bzw. beim *Monoacyl-Diacyl-Zyklus*. Entweder erfolgt nur Acylaustausch ohne länger dauernde Unbesetzung einer der beiden Acylpositionen oder es entstehen intermediär Monoacyl-Derivate; man trifft sie in relativ kleinen Konzentrationen auch als normale Bestandteile von Membranen und Intra- bzw. Extrazellulärflüssigkeiten an. Nach Einwirken von Phospholipase A_1 oder A_2 erfolgt also entweder sofort Neubesetzung durch Acyltransfer mit einem anderen Acylrest, s. Reaktionen *8, 13* und *13a* in Abb. 4, oder die Positionen bleiben zunächst frei. Die Positionsspezifitäten für besondere Acylreste sind somit auch die Resultante der Affinitätsspezifitäten von Phospholipasen und Acyltransferasen, sowie der stationären Konzentrationen einzelner Acyl-CoA-Spezies. So hydrolysiert Phospholipase A_2 aus Rattenlebermitochondrien z.B. bevorzugt Acylgruppen aus C2 mit niedrigster Zahl von Doppelbindungen.

Phospholipide in der Leber. Die Synthesehauptorte für ADAcGP, CDAcGP, SDAcGP und Analoga liegen im glatten endoplasmatischen Retikulum der Leberparenchymzellen, doch werden DAcGP und $G(DAcGP)_2$ nahezu ausschließlich in den Mitochondrien gebildet. Hier können aber auch einzelne Syntheseschritte für die vorgenannten Phospholipide stattfinden: Bildung von GP, Acyl-Transfer, SDAcGP-Decarboxylierung (sogar exklusiv mitochondrial). Glattes wie rauhes endoplasmatisches Retikulum, Orte der Proteinsynthese, sind gegen hepatotoxisch wirkende Stoffe und andere Noxen besonders anfällig. Es ist noch ungewiß, ob Synthesegeschwindigkeiten von Apolipoprotein mit denen der Phospholipidkomponenten von ins Blut zu sezernierenden Lipoproteinen korrelieren. Triacylglycerin als dritte Komponente des Ternärkomplexes wird weiter synthetisiert, auch wenn die Phospholipidsynthese schon gestoppt ist. Der Lebergehalt an Triacylglycerin staut sich deswegen zu pathologischen Werten an, wenn die Synthesen von Apolipoprotein und bindungsvermittelndem Phospholipid gehemmt oder die Einschleusung von freien Fettsäuren in die Leber übernormal ist.

Die Leber unterhält einen Phospholipidspeicher, seine geringste Menge ist unmittelbar funktionales Phospholipid in den Parenchymzellen. Er wird außer durch de-novo-Synthese auch durch Rückkehr von triacylglycerinfreiem Lipoprotein aus dem Blut aufgefüllt, wenn es sein Triacylglycerin an die Adipozyten der Körperperipherie abgegeben hat. Der Containerverkehr zwischen Leberparenchymzelle und Blut erfolgt durch ein- und ausgehende Pinozytose über die Sinusoide in die Perizellularräume. So werden auch die triacylglycerinhaltigen Chylomikronen aufgenommen, Rapidhydrolyse der Triacylglycerine sorgt dann für die Bereitstellung freier Fettsäuren für Endabbau, Triacylglycerinresynthese und Phospholipidsynthese.

Phospholipidzusammensetzungen und Gehalte der einzelnen Phospholipide an Fettsäuregruppen s. bei ANSELL und HAWTHORNE (1973), HILL und LANDS (1970). Tabelle 2 enthält als repräsentatives Beispiel die Phospholipidzusammensetzung der Organellen von Leberzellen. Zwischen endoplasmatischem Retikulum und Mitochondrien erfolgt ein reversibler energie*un*abhängiger Phospholipid-Austausch. Er benötigt ein lösliches Protein als Träger, dessen Beladung wahrscheinlich am Syntheseort oder im Golgi-Apparat erfolgt.

Mitochondrien enthalten praktisch nur vier Phospholipide: CDAcGP (37%), ADAcGP (31%), G(DAcGP)$_2$ (16%), IDAcGP (<10%). Beim Vergleich mit anderen Membranorganellen fallen der stets fast gleiche Gehalt an CDAcGP und der relativ höhere Gehalt an G(DAcGP)$_2$ auf, letzteres ist gegenüber der gesamten Leberzelle in Mitochondrien auf das 3,5fache angereichert. Mitochondrien-Phospholipide enthalten relativ mehr höher ungesättigte Fettsäuren als andere Phospholipide, man findet meist zwei bis drei Doppelbindungen pro Atom P. Möglicherweise enthält die Mitochondrienmembran ein Mosaik aus Einheiten mit je einem G(DAcGP)$_2$ auf vier ADAcGP bzw. CDAcGP. Der relativ hohe Gehalt an saurem G(DAcGP)$_2$ trägt zum negativen Ladungsüberschuß des Mitochondrions entscheidend bei. Die Mitochondrien-Außenmembran hat fast das gleiche Phospholipidmuster wie das endoplasmatische Retikulum: 12,6% der Gesamtphospholipide ist IDAcGP, 3,4% G(DAcGP)$_2$ und 2,2% SDAcGP. 50% des mitochondrialen CDAcGP sind in der Außenmembran und 20% in der Innenmembran, 30% in der Zwischenschicht lokalisiert. CAcSphP liegt außen in höherer Konzentration vor als innen. Die Innenmembran enthält aber im Gegensatz zur Außenmembran kein Cholesterin. Das Molverhältnis von Cholesterin zu Phospholipid-P beträgt 1:0,12. Die Zusammensetzung der Acylgruppen von CDAcGP und ADAcGP ist außen und innen etwa gleich: [16:0] und [18:0] in beiden etwa 25%, 16% [20:6(4,7,10,13,16,19)] in CDAcGP und 23% in ADAcGP; IDAcGP enthält 45% [18:0] und 60–65% gesamte ungesättigte Acylreste, G(DAcGP)$_2$ 90% ungesättigte Acylreste, hauptsächlich [18:2(9,12)]. Zwischen Außen- und Innenmembran werden alle Phospholipide lebhaft ausgetauscht.

Die Leberparenchymzellen sezernieren auch Phospholipide über die Canaliculi in die Gallenflüssigkeit. Die Phospholipide mögen hier auch als Tenside für hydrophobe Gallenbestandteile, besonders für Cholesterin, wirken, insoweit, da Mizellen eines Binärkomplexes zwischen CDAcGP und Gallensäuren bzw. Cholesterin angenommen werden. Es besteht ein enterohepatischer Kreislauf für die Gallenphospholipide wie für die Gallensäuren, und beide Stoffgruppen wirken wechselseitig regulierend auf die Synthesegeschwindigkeiten ihrer Komponenten in der Leber.

Tabelle 2. Zusammensetzung der Phospholipide in Rattenlebermembranen (Prozente der Gesamtphospholipide in der jeweiligen Zellorganellfraktion; nach MCMURRAY u. MAGEE, 1972)

Phospholipide	Mitochondrien		Kernmembran	rauhes endoplasmatisches Retikulum	Golgi-membran	Plasmamembran	Sekundäre Lysosomen
	Innenmembran	Außenmembran					
CDAcGP	45,4	49,7	61,4	60,9	45,3	34,9	33,5
CAcSphP	2,5[a]	5,0[a]	3,2	3,7	12,3	17,7	32,9
ADAcGP	25,3	23,2	22,7	18,6	17,9	18,5	17,9
IDAcGP	5,9	12,6	8,6	8,9	8,7	7,3	8,9
SDAcGP	0,9	2,2	3,6	3,3	4,2	9,0	
GDAcGP	2,1	2,5	–	–	–	4,8	
G(DAcGP)$_2$	17,4	3,4	[b]	–	–	+	6,8
DAcGP	0,7	1,3	1,0	–	–	4,4	
CMAcGP	–	–	1,5	4,7	5,9	3,3	[c]
AMAcGP	–	–	[b]	[b]	6,3	–	–

[a] Werte aus der alkali-stabilen Fraktion.
[b] Nicht bestimmt oder unter der Nachweisgrenze.
[c] Spuren nachgewiesen, nicht quantifiziert.

Der Leberwuchs unter der Wirkung von Wuchshormon, Schilddrüsenhormon, Testosteron oder während der Regeneration ist biochemisch charakterisiert durch bevorzugte Synthesebeschleunigung von CAcSphP gegenüber der von CDAcGP und ADAcGP. Die Synthesebeschleunigung von Membranphospholipiden fällt mit fast abrupter Ribosomenzunahme, besonders im rauhen endoplasmatischen Retikulum, zeitlich zusammen. Dies regt einen Koordinationsmechanismus für Phospholipid- und Proteinsynthese zum Membranaufbau an.

Phospholipide im Blut. Die Gesamtphospholipide eines Organismus kommen teils aus der Nahrung, teils aus der Synthese in situ. Die ersterwähnte Provenienz setzt die Fähigkeit des Duodenums voraus, intakte Phospholipide zu resorbieren. Dies wurde für Alkenyl-acyl-Verbindungen (Plasmalogene) schon 1928 von FEULGEN nachgewiesen. Die Diacyl-Verbindungen wurden zum Teil intakt resorbiert, aber auch enzymatisch zerlegt. Zwischen 20 und 40% der Phospholipide in Chylomikronen stammen aus der Nahrung, wenn ihr Gehalt an CDAcGP 6—11% beträgt. Die Hauptmenge desselben wird aber im Darmlumen zu CMAcGP durch Phospholipase A_2 umgewandelt, als solches resorbiert und in den Mukosazellen wieder reacyliert: Deacylierungs-Reacylierungs-Zyklus. Aus dem Darmgebiet gelangt ein größerer Teil der hydrophileren Phospholipide über den Portalweg zur Leber, die weniger hydrophilen über den Lymphweg ins Blut. Zwischen Blut und Leber herrscht ein intensiver Austausch intakter Phospholipide. Dagegen besteht noch keine Klarheit über Austauschausmaße zwischen Blut und den übrigen Organen. Mehr als 80% der Phospholipide des Blutes stammen aus der Leber. Sie werden als Ternärkomplexe in Form von Lipoproteinen ans Blut abgegeben, hier liegen sie in verschiedener Bindungsart vor. Die zirkulierenden Lipoproteine des menschlichen Blutplasmas: Chylomikronen (nach Resorption von Nahrungsbestandteilen) mit einem Durchmesser >2000 Å bestehen zu 2% aus Protein, zu 87% aus Triacylglycerin, zu 5% aus Gesamtphospholipid und zu 6% aus Gesamtcholesterin. Die analoge Zusammensetzung der „very low density"-Lipoproteine in der prä-β-Globulin-Fraktion (2000 Å): 8% Protein, 60% Triacylglycerin, 15% Gesamtphospholipid und 17% Gesamtcholesterin; der „low density"-Lipoproteine in der β-Globulin-Fraktion (200—230 Å): 26% Protein, 9% Triacylglycerin, 23% Gesamtphospholipid und 42% Gesamtcholesterin; schließlich der „high density"-Lipoproteine in der α-Globulin-Fraktion (100 Å): 49% Protein, 7% Triacylglycerin, 27% Gesamtphospholipid und 17% Gesamtcholesterin (TARNOWSKI u. SEITZ, 1970; ANSELL u. HAWTHORNE, 1973). Lipoproteine sind also Transportformen der hydrophoben Triacylglycerine im Blut, Phospholipide Bindungsvermittler durch Betätigung polarer *und* apolarer Bindungen zwischen Proteinvehikel und Triacylglycerin, oder integrale Strukturbestandteile.

Gesunde Menschen enthalten im Blutplasma im Durchschnitt 70,0% der Gesamt-Phospholipide an CDAcGP, 20,2% CAcSphP, 3,8% ADAcGP (Kephalin), 3,0% CMAcGP, 2,6% IDAcGP und 0,7% DAcGP+andere Phospholipide in kleineren relativen Mengen (DIENSTL, KUNZ u. MAIZAR, 1966). Zwischen low density- und high density-Lipoproteinen besteht ein reger Austausch intakter Moleküle von CDAcGP und CAcSphP. Chylomikronen-Phospholipide werden dagegen nicht ausgetauscht. Das Acylgruppenmuster von Plasma-CDAcGP bleibt stets gleich. Es ist aber verschieden vom Acylgruppenmuster des Leberzell-CDAcGP.

Es bestehen recht große Speziesunterschiede im Blutplasma-Phospholipidgehalt. Die Halbwertszeit jeder Art von Phospholipid im Blutplasma ist etwa gleich, die weniger bedeutsamen Sphingosinphospholipide haben eine etwas größere Verweildauer als die Glycerophospholipide. Infolge des auch hier wirksamen Deacylierungs-Reacylierungs-Zyklus erfolgt eine kontinuierliche Transformation CDAcGP→CMAcGP. Dies führt zur Strukturmodifizierung der Lipoproteine. CMAcGP verläßt das Lipoproteinvehikel und zieht auf das Albumin auf. Die relative Zusammensetzung des Lipoproteins ändert sich. CMAcGP wird aus dem Zirkulationsblut durch die Gewebe schnell aufgenommen. Alle Zellmembranen, besonders von Erythrozyten, auch Endothelien, adsorbieren diese Monoglycerin-Verbindung sofort. Zunächst liegt es hier noch in lockerer Bindung vor und steht im Austausch mit den Spezies des Blutplasmas. Später wird es in der Membran fixiert und kann jetzt nicht mehr entfernt werden. Dann wird es langsam wieder reacyliert zu CDAcGP, wozu freie Fettsäuren aus dem Blutplasma, der Zellmembran über ihre aktivierten Intermediate oder Acylreste aus einer anderen Molekel CDAcGP bzw. CMAcGP verwendet werden.

Plasma-Phospholipasen sind bei Mensch, Katze, Ratte u.a. Säugetieren nicht in unmittelbar aktiver Form vorhanden, wohl aber bei Vögeln. Wird Trypsin zu Menschenblutplasma zugesetzt, erfolgt Aktivierung der Phospholipase. Es liegt also als Enzymogen vor. Im Vogelblutplasma zerstört Trypsin die Phospholipase-Aktivität. Die Plasma-Phospholipase wirkt wie die Pankreas-Phospholipase sehr stark auf Phospholipide mit stärkerer negativer Überschußladung, zu denen die Cholin-Verbindung nicht gehört. — Nach Heparinisierung wirkt eine andere Plasma-Phospholipase auf Lipoproteine und führt schnell CDAcGP in ein Monoacyl-Derivat über. Diese Reaktion ist aber nicht die gleiche wie die vorige, denn die entfernte Fettsäure stammt aus der C1-Position. Wahrscheinlich wirkt jetzt ein Enzym (Phospholipase A_1?), das auch Triacylglycerin attackiert: Postheparin-Lipoproteinlipase. Es gibt aber auch Hinweise auf Verschiedenheit beider Enzyme: Erhitzen auf 70°C zerstört völlig die Lipoproteinlipaseaktivität, aber nicht die Phospholipaseaktivität.

Neben der phospholipatischen Spaltung des Acylrestes in C2-Position gibt es noch andere Mechanismen. Eine von der Leber sezernierte und in einer an „high density"-Lipoproteinen reichen Plasmafraktion lokalisierte Acyltransferase überträgt den Acylrest aus der C2-Position auf Cholesterin. Dieses Enzym wirkt im Plasma aber nur langsam. Eine Nebenmenge von Acylcholesterin kommt, wenn überhaupt, aus der Leber und die Hauptmenge wird auf dem oben beschriebenen Weg im Plasma selbst gebildet.

Auch während der Vollblutgerinnung, aber nicht bei der Plasmagerinnung, erfolgt in geringem Umfang Phospholipidhydrolyse, sie hat aber kaum Bedeutung. Auch in Erythrozyten und Thrombozyten kommen Phospholipasen, wahrscheinlich membrangebunden, vor. Sie sind nicht sehr aktiv, werden es aber, wenn die Zellmembranen angegriffen werden. Erythrozyten sind nicht zur denovo-Synthese von Phospholipiden befähigt. Sie nehmen sie aus dem Plasma auf und tauschen sie permanent aus. Dieser Phospholipidaustausch ist von Bedeutung für die Pathogenese von Erythrozytenveränderung als Folge der Veränderung der Plasmaphospholipidzusammensetzung. Der Austausch betrifft hauptsächlich einen Teil von CDAcGP und CAcSphP als Gesamtmoleküle. SDAcGP und ADAcGP der Erythrozytenmembran werden nicht gegen die korrespondierenden Plasmaphospholipide ausgetauscht. Die Erythrozytenmembran-Phospholipide, wie übrigens auch diejenigen in anderen subzellulären Membranen, haben austauschbare und nicht austauschbare Pools. Aus Menschenerythrozyten sind insgesamt 60% des CDAcGP austauschbar, in 12 Std 13%, dagegen nur 30% des CAcSphP, in 12 Std 14%. Hundeerythrozyten können 75% des CAcSphP austauschen. Es bestehen also auch in diesem Parameter große Speziesunterschiede. Er deutet auf unterschiedliche molekulare Membranstrukturen hin. Die Phospholipid-Austauschbarkeit ist daher auch von der Position dieser Moleküle innerhalb der Membran und der Natur der Bindung an Membranproteine beeinflußt.

Phospholipide im Nervengewebe. Es ist das phospholipidreichste Säugetierorgan: 20—25% der Gehirntrockenmasse — 50% der weißen und 32% der grauen Substanz — bestehen aus Phospholipiden. Kein ungewöhnlich strukturiertes Phospholipid ist für dieses Organ charakteristisch mit Ausnahme vielleicht von PIDAcGP und PPIDAcGP. Die Gehirnphospholipide enthalten aber einen höheren relativen Anteil an AAlAcGP und CAcSphP als andere Organphospholipide, und sie zusammen enthalten auch einen größeren relativen Anteil an höher ungesättigten Acylresten. Deren Synthese ist bis auf die „essentiellen Fettsäuren" Eigenleistung von Nervenzellen. Die Basenanteile werden nicht in freier, sondern in gebundener Form aus dem Blut aufgenommen, Cholin z.B. in Form von CMAcGP (Zusammensetzung der Gehirnphospholipide s. bei ANSELL u. HAWTHORNE, 1973). Ein großer Teil an Phospholipiden und anderen Lipiden liegt in verschiedener Form von Eiweißbindung vor: Lipoproteine, ähnlich denen des Blutes. Die weiße Substanz des Gehirns enthält besonders viel Lipoprotein, wahrscheinlich als Strukturelement der Myelinscheiden. Das Apoprotein ist das klassische Neurokeratin komplexer Zusammensetzung. Die Phospholipide dieser Organelle bestehen hauptsächlich aus AAlAcGP, SDAcGP und CDAcGP, wahrscheinlich ist auch PPIDAcGP als Strukturelement, und metabol wenig aktiv, vorhanden. Sie sind in den einzelnen Gehirnpartien recht unterschiedlich auf supra- und subzelluläre Organelle verteilt (s. ANSELL u. HAWTHORNE, 1973). Ihre Funktion ist im einzelnen noch unklar.

Eine Ausnahme machen die phosphorylierten IDAcGP-Analoga in den Neuronenorganellen. — Die Enzyme zu Synthese und Abbau der Stammsubstanz IDAcGP, ferner die IDAcGP-Kinase und die PIDAcGP-Kinase sind in Gehirn wie in peripheren Nerven recht aktiv, am aktivsten in Synaptosomen (bes. im N. vagus und N. sciaticus). Subzellulär trifft man auf sie besonders im endoplasmatischen Retikulum und in der Plasmamembran. Na^+-K^+-ATPase-Aktivität fällt nicht mit den IDAcGP-Kinase-Aktivitäten zusammen; die ersteren sind bekanntlich Markierer der Plasmamembran. Die IDAcGP-Kinasen sind topologisch aber nicht von Cholinesterasen zu unterscheiden, die ebenfalls Plasmamembranmarkierer sind. PIDAcGP-Kinase und -Phosphomonoesterase trifft man auch im Axoplasma an. Alle IDAcGP und ihre phosphorylierten Homologen umsetzenden Enzyme benötigen Mg^{2+} zur Aktivierung. Dagegen ist die Rolle des Ca^{2+} von Enzym zu Enzym verschieden. So aktiviert Ca^{2+} nicht die IDAcGP-Kinase, hemmt aber das durch Mg^{2+} aktivierte Enzym. Die IDAcGP-Kinase wiederum wird durch Ca^{2+} aktiviert, es hemmt jedoch in Gegenwart von Mg^{2+}, wahrscheinlich durch Kompetition um die Ionenbindestelle der Enzymoberfläche, die nicht mit dem katalytischen Zentrum identisch ist. Die PIDAcGP-Phosphomonoesterase wird nicht durch Ca^{2+} allein, sondern nur in Gegenwart einer suboptimalen Konzentration von Mg^{2+} aktiviert. Ein weiteres Enzym, das IPDAcGP in IP+DAcGP spaltet, wird durch Ca^{2+} stärker und weit weniger durch Mg^{2+} aktiviert. Beziehen wir nun die früher besprochenen Metabolsequenzen auf die membrangebundenen Inositphospholipide ([ ]), so ergibt sich folgendes Kurzschema:

[XDAcGP] → [DAcGP] + XP;
[DAcGP] + ATP → [DAcGP] + ADP;
[DAcGP] + CytIP → [DAcGPPCyt] + PP;
[DAcGPPCyt] + I → [IDAcGP] + CytMP.

Von dieser Sequenz ist der erste Reaktionsschritt geschwindigkeitsbestimmend. Er wird durch Acetylcholin beschleunigt. Atropin hemmt die Acetylcholinwirkung. Acetylcholin ist nicht durch Cholin zu ersetzen. Der Acetylcholineffekt beruht also auf Vermehrung von IDAcGP über die obige Metabolsequenz. Die IDAcGP- und PIDAcGP-Kinasen werden durch Acetylcholin nicht beeinflußt, [XDAcGP] ist aber nicht etwa strukturgebundenes CDAcGP, denn dessen Hydrolyse wird durch Acetylcholin gehemmt.

PIDAcGP und PPIDAcGP besitzen eine große Affinität für bivalente Kationen. In Ca^{2+}-Gegenwart bilden sich stabile Ternärkomplexe mit bestimmten Proteinen, die hydrophobe Areale in der Plasmamembran darstellen. Verantwortlich für diese Chelierung sind hauptsächlich die Phosphatgruppen am Cyclitteil. Phosphoesteratische Abspaltung derselben vermindert die Ca^{2+}-Bindung und damit die Stabilität des Ternärkomplexes. Auch kommt es hierbei zu Konformationsänderungen. Das Resultat ist eine erhöhte Membranpermeabilität. Phosphorylierung und Dephosphorylierung sind demnach Steuermechanismen für die Permeabilität der Axonmembran — wenn wir jetzt nur diese ins Auge fassen — gegenüber Na^+ und K^+. Es besteht auch eine noch nicht genau bekannte Beziehung dieses Systems zur Na^+-Pumpe. Ca^{2+} wirkt auch hierbei mit, denn die Transport-ATPase wird durch Ca^{2+} gehemmt und durch Na^+-Überschuß wieder enthemmt.

Weitere, aus verschiedenen Experimentieranlagen hervorgegangenen Einzelbeobachtungen werden nicht mehr aufgezählt. Sie würden das sich abzeichnende Intuitivbild trüben. Vielmehr sei dieses jetzt unter dem Aspekt der Erregungsleitung in der Nervenfaser weiter konturiert: die phosphodiesteratische Hydrolyse eines membrangebundenen Inositphospholipids führt zu Ladungs- und Konformationsänderungen einer Membrankomponente, oder zur Dissoziation zweier Membrankomponenten. Die negativ geladene hydrophile Molekelhälfte des enzymatisch attackierten Inositphospholipids könnte in einem speziellen Membranbereich liegen, umgeben durch die positiv geladenen hydrophilen Molekelhälften von CDAcGP und ADAcGP. Alle kooperierenden Einzelprozesse bewirken örtliche Membranstrukturänderungen, die die Permeabilität für

Na⁺ deutlich erhöhen. Auch Bindungsänderungen für Ca²⁺ spielen mit. Folge dieser Konformations- und Permeabilitätsänderungen ist dann die Membrandepolarisation, die das Aktionspotential auslöst. Das Membranloch wird dann durch Resynthese der Inositphospholipide repariert. Dieses System hat genügend Freiheitsgrade, um neurophysiologische Phänomene, wie Refraktärperioden und Erregungsänderungen zuzulassen. Zum Beispiel könnte die Resynthese von DAcGP die Permeabilität bereits vermindern und eine Repolarisation erzeugen, aber die Membran wäre noch refraktär, da die Hydrolyse von DAcGP nicht durch Acetylcholin inauguriert wird. IDAcGP→PIDAcGP→PPIDAcGP könnte ein System steigender Empfindlichkeit durch Acetylcholin ausgelöster Hydrolyse darstellen und die Monoesterphosphatgruppe der Inosithälfte könnte dann die Erregbarkeit der Membran regulieren.

Phospholipide in anderen Organen. In jedem Organ erfüllen Phospholipide Allgemeinfunktionen und, entsprechend deren Spezialleistungen, auch Spezialfunktionen. Repräsentativ seien hier nur zwei Organe besprochen, die *Lunge* und die *Pankreasdrüse*.

Die Hauptkomponente der Lungenphospholipide ist merkwürdigerweise ein CDAcGP mit zwei [16:0]-(Palmitoyl-)-Acylresten in C1- und C2-Position, also ein „gesättigtes" Phospholipid. Hier hat es eine für die Oberflächenbeschaffenheit der gasaustauschenden Organe der Lunge bedeutende Rolle zu spielen. Allerdings beschränkt sich dieses Phospholipid nicht ausschließlich auf die Lunge, in vielen anderen membranösen Substrukturen findet man es auch, nur in kleineren relativen Mengen als in der Lunge. Das Di[18:0](Stearoyl-)-Analoge ist dagegen wahrscheinlich überhaupt nicht vorhanden. Die Spezialfunktion des „gesättigten" CDAcGP dürfte in der stärkeren Membranabdichtung des inneren Milieus gegen die Gasphase für solvatisierte, also gelöste anorganische und organische niedermolekulare Blutbestandteile zu sehen sein. Infolge der dichteren Packung „gesättigter" Phospholipide in Grenzschichten im Vergleich zu der weniger dichteren Packung „ungesättigter" Phospholipide sind die Barrieren weniger durchlässig (VAN DEENEN, 1972). Wir werden im letzten Abschnitt noch behandeln, daß für den Packungseffekt der Phospholipide in Grenzschichten die Moleküladduktion mit Sterinen eine weitere wichtige Rolle spielt. — CDAcGP wird in der Lunge de novo synthetisiert, nur führt diese Synthese primär zu den üblichen Spezies mit (meist nur) [18:2(9,12)] in C2-Position. In geringem Maß entstehen auch Spezies mit Monoen- und Tetraencarbonsäuren. Die Di-[16:0]-Spezies entsteht dann sekundär durch Deacylierung-Reacylierung.

Wie im Nervengewebe, so haben die beiden phosphorylierten Derivate des IDAcGP auch in der Pankreasdrüse wichtige Aufgaben beim Sekretions- und Exkretionsprozeß zu erfüllen. Hier wie dort stimuliert Acetylcholin die Biosynthese des IDAcGP und nicht dessen Phosphorylierung zu PIDAcGP und zu PPDAcGP unter Wirkung der beiden IDAcGP- und PIDAcGP-Kinasen. Biosyntheseorte sind auch hier die Membrankomponenten der glatten und rauhen Membran des endoplasmatischen Retikulums und des Golgi-Apparates. In der Nähe dieser Syntheseorte liegen auch diejenigen der Sekretionsproteine. Nach vollendeter Synthese werden diese Proteine in Zymogengranula unter Mitwirkung von Phospholipiden eingebaut. Die „eingewickelten" Proteine werden in die Zisternenhöhle des endoplasmatischen Retikulums weitergeleitet und gelangen von hier in die glatten Vesikel der Golgiregion; der „budding off"-Prozeß unter Beteiligung von Glattmembran schreitet fort, die Golgivesikel nehmen an Umfang zu, und letztlich entstehen reife Zymogengranula. Diese verbleiben in apikaler Region bis zur Abgabe, kontrolliert durch ein Sekretagogum. Schließlich werden die Proteine durch umgekehrte Pinozytose ausgestoßen: die Membran der Zymogengranula fusioniert mit dem apikalen Plasmalemm, das Ganze wandert zum Fusionsgipfel und das Sekretionsprotein wird in das Azinarlumen entleert. — Die unter exogener Stimulation vermehrte Phospholipidsynthese geht der erhöhten Proteinsynthese parallel. Ca^{2+} spielt auch hierbei mit, denn bei Ca^{2+}-Mangel erfolgt unter Acetylcholin keine Sekretion mehr, es wird aber noch viel P in IDAcGP und DAcGP eingebaut. Auch zeigen Enzymextrusion und IDAcGP-Synthese verschiedene Dosis-Wirkung-Kurven nach Acetylcholin-Stimulierung und eine nur schwache Zeitrelation. Wahrscheinlich stimulieren Acetylcholin (und Pankreozymin) die inverse Pinozytose und die intrazelluläre Membransynthese unabhängig voneinander.

Wie alle Membranen, so enthalten auch diejenigen der aktiven Zellen der Pankreasdrüse mehrere oder sogar viele Phospholipidspezies. Bei einer Sekretionsstimulierung werden eben nicht die Biosynthesen aller Phospholipidindividuen betroffen, sondern nur diejenigen, die mit dem speziellen Membranprozeß funktionell und nicht nur statisch unmittelbar zu tun haben. Ausgenommen bleibt im allgemeinen das „normale" Phospholipid CDAcGP mit einem gesättigten Acylrest in C1- und einem ungesättigten Acylrest in C2-Position. IDAcGP scheint die Untereinheiten der Membranstruktur zusammenzuhalten. Wie weit seine phosphorylierten Derivate Spezialaufgaben in diesem Sinn haben, ist noch unklar. Sicher ist aber, daß es auch Spezialaufgaben in anderen Drüsen zu erfüllen hat: Speicheldrüsen, Adenohypophyse, Magenschleimhaut und Schilddrüse und bei der Katecholaminbildung im Nebennierenmark. Die Sekretion von Proteinen, Polypeptiden oder Katecholaminen durch diese Drüsen schließen Korrelationen von intrazellulären Proteintransportmechanismen, ähnlich wie bei der Pankreasdrüse, ein, und, ähnlich wie hier, haben auch die Phospholipide ihre im einzelnen noch nicht klaren Aufgaben in bezug auf die Oberflächeneigenschaften der am Sekretionsgesamtprozeß beteiligten Membransysteme zu erfüllen.

Phospholipide in Bakterien. 25—50% der Trockensubstanz von Bakterienmembranen bestehen aus Phospholipiden. Hier sind auch alle Enzyme zur Phospholipidsynthese lokalisiert. Außer den üblichen Stoffen ADAcGP, CDAcGP, SDAcGP und ihren Monoacylderivaten trifft man hier in vergleichsweise relativ höheren Konzentrationen GDAcGP, G(DAcGP)$_2$ sowie Isoprenylphospholipide an. Die austauschbaren Gruppen werden im Zuge des turnover mit verschiedenen Geschwindigkeiten ausgetauscht: Acylreste in C2-Position schneller als in C1-Position, am langsamsten Phosphat und die Basenkomponente. Membranbildung und -regeneration ist ein selbständiger und selbststeuernder Prozeß.

In der Zellmembran sauerstoffverbrauchender Einzeller sind auch die Atmungspigmente lokalisiert. Wie in Mitochondrien der Zellen höherer Säugetiere müssen sie in bestimmten mosaikähnlichen Anordnungen und Konformationen gehalten werden. Hierzu sind Betätigungen hydrophober Bindungen zwischen Protein und Phospholipid unerläßlich. Normalerweise beobachtet man die apolaren Gruppen der Phospholipide in hexagonaler Packung. Je nach Molekelspezies gehen sie aber bei verschiedenen Temperaturen in den kristallinflüssigen Zustand über. Dieser Aggregattransit ist von großem Einfluß auf die Zellmembranpermeabilität.

Die Infektion von *B. coli* mit Bakteriophagen T4 verändert stark den Lipidmetabolismus: ADAcGP nimmt ab und die sauren Lipide GDAcGP und G(DAcGP)$_2$ nehmen zu. Auch hierdurch wird die Zellpermeabilität entscheidend beeinflußt. *E. coli* und *S. typhimurium* sezernieren Polysaccharid, Phospholipid und Protein als ternären Komplex, der in der Zellaußenmembran gebildet wird.

Bei der Synthese von O-Antigen in Salmonella sind zwei Typen von Isoprenylphospholipiden beteiligt. Das eine vermittelt die Synthese des linearen Trägermolekelteils. Dessen Repetiereinheit ist das Tetrasaccharid Abequosyl-Mannosyl-Rhamnosyl-Galaktose, gebunden über eine Diphosphatbrücke an einen Isoprenylrest. Das andere ist Glucosyl-1-phosphoryl-undecaprenol und vermittelt die Glukosereste der Seitenketten. Analoge Mechanismen vermutet man auch bei der Mannansynthese in M. lysodeicticus, nur ist hier Mannosyl-1-phosphoryl-undecaprenol Intermediat. Undecaprenolphosphat ist auch Vehikel bei der bakteriellen Synthese von Peptidoglykan, Intermediat ist N-Acetyl-muramyl(pentapeptid)-pyrophosphoryl-undecaprenol. Ausgangsintermediate für die Synthese des Undecaprenols sind, ebenso wie für die Steroidbiosynthesen, Farnesyldiphosphat und Isopentenyldiphosphat.

Bei Gram-positiven Bakterien reagiert GDAcGP mit Aminoacyl-t-RNA unter Bildung von Aminoacyl-GDAcGP. Man kennt auch Transferasen, die Lysyl-GDAcGP *(S. aureus)* bzw. Alanyl-GDAcGP *(Cl. welchii)* synthetisieren. Diese Enzyme „erkennen" sowohl die Aminoacylreste als auch die Polyribonucleotidketten. Die Aminoacylgruppen sind als Ester in 3'-Position des GDAcGP gebunden.

Phospholipide als Kofaktoren von Enzymen.
Obgleich mehr und mehr phospholipidbenötigende Enzyme bekannt werden, ist ein molekularer Wirkungsmechanismus bis jetzt in keinem Fall aufgeklärt. Wahrscheinlich beruht er auf Fixierungen bestimmter Konformationen der Enzymmolekeln.

Stearyl-CoA-Desaturase in Lebermikrosomen benötigt mikrosomale Phospholipide. Mit Aceton behandelte Mikrosomen vermögen kein Oleyl-CoA aus Stearyl-CoA mehr zu bilden. Zusatz einer Mischung von Phospholipid, Triacylglycerin und freien Fettsäuren führt zur völligen Reaktivierung. Da auch mikrosomale $NADH_2$-*Cytochrom c-Reductase* Phospholipide benötigt, vermutet man bei beiden Enzymen denselben Elektronentransportmechanismus. Ein Modellkomplex von reinem Cytochrom c mit Phospholipid ändert seine Konformation beim Valenzwechsel des letzteren.

Eine mikrosomale *Alkenylhydrolase* spaltet Vinylätherbindungen von CAlAcGP. Sie wird durch Phosphohydrolase A_2 oder C inaktiviert und durch Zusatz von AAcSphP oder CDAcGP partiell reaktiviert. Wenig wirksam sind ADAcGP, unwirksam CMAcGP und AMAcGP.

Das *Fettsäuresynthesesystem* im Zytosol von Rattenleberzellen scheint ebenfalls einen Phospholipid-Kofaktor zu benötigen. Lipidextrakte aus Mikrosomen stimulieren die Aktivität von Acetyl-CoA-Carboxylase, Oleoyl- und Palmitoyl-CoA-Synthetasesystemen von Rattenlebermikrosomen. Das erstgenannte Enzym wird durch freies Oleat gehemmt, Phospholipide scheinen durch direkte hydrophobe Wirkungen auf das Substrat die Hemmung aufzuheben. Das zweitgenannte Enzym wird durch Palmitat nicht gehemmt, Phospholipide stimulieren.

Glucose-6-phosphatase benötigt Phospholipid zur vollen Aktivität. Behandlung mit Phosphatase zerstört 80–90% der Wirksamkeit, Zusatz von Phospholipid stellt sie wieder her. Am besten wirken ADAcGP und CMAcGP. Auch *Phosphohydrolasen* der Leberzellen-Plasmamembran benötigen Phospholipide als Kofaktoren. Nach Behandlung mit Phospholipase C reaktiviert Zusatz von CDAcGP. Analog verhält sich *ATPase* sowie der Ca^{2+}-*Transport* in Skeletmuskelmikrosomen. Beide werden durch CDAcGP, CMAcGP oder DAcGP reaktiviert.

Eine *Protohäm-Ferrolyase* aus Erythrozytenstroma ist ebenfalls ohne Lipidkomponente inaktiv. Auch scheint die Rh-Antigenwirksamkeit von Menschenerythrozytenmembran Phospholipid zu benötigen. Durch Extraktion der Membranen mit Butanol geht die Rh-Antigenwirkung verloren, Zusatz des Extraktionsrückstandes oder von CDAcGP stellt mindestens 60% der Antigenwirksamkeit wieder her.

Bei der *Lipopolysaccharidsynthese* in S. typhimurium wurde ein binärer Komplex Lipopolysaccharid:Phospholipid und ein ternärer Komplex Lipopolysaccharid:Phospholipid:Galaktosyltransferase näher untersucht. Phospholipid dürfte hier Bindungsvermittler zwischen den Makromolekülen sein und bestimmte Konformationen stabilisieren. ADAcGP-Spezies, die sich nur in ihren Acylkomponenten unterscheiden, wirkten verschieden bindungsaffin: eine Spezies wird nur von Lipopolysaccharid, die andere nur von Enzym und eine dritte von beiden gebunden. Nur die letzere Spezies wirkte als Kofaktor bei der Enzymkatalyse.

Im Verlauf der *Kapselglykansynthese* von M. lysodeicticus wird Ficaprenol (Doppelbindungsisomer von Undecaprenol) durch eine spezifische Kinase in Ficaprenyl-(ll)-phosphat übergeführt, wodurch ein Substrat für die Mannosyl-1-phosphoryl-undecaprenol-Synthetase entsteht. Diese Kinase braucht GDAcGP oder G(DAcGP)$_2$ als Kofaktor.

Auch das bei der Zuckerresorption von E. coli wirkende *Phosphotransferasesystem* braucht GDAcGP. Das Enzymsystem besteht aus zwei Enzymproteinen und einem Trägerprotein. Eines dieser Trägerproteine besteht nun wieder aus zwei Proteinkomponenten und einer Phospholipidkomponente. Diese kann im Rekombinationsversuch durch GDAcGP ersetzt werden.

Cytochromoxidase aus Mitochondrien enthält zwei Molekeln Häm, ein Protein vom Molekelgewicht 26000 und ein Trägerprotein IV vom Molekelgewicht 56000. Lipidfrei bildet es pentamere Cluster von Stäbchen mit 90 Å Durchmesser, die aus 50–60 Å-Untereinheiten bestehen. Es hat keine Enzymaktivität. Auf Zusatz von Phospholipiden erfolgt Phasenübergang in eine Membranschicht mit 50–60 Å-Untereinheiten, die durch bestimmte Regionen (negative Färbung) getrennt sind, und deren Struktureinheit 50 Å Dicke hat. Die Zwischenregionen sind die jetzt aktive Oxidase. Es scheint ein Membranmosaik vorzuliegen, das durch Insertion von Proteinmolekeln in die Acylkettenphase der Phospholipid-Doppelschicht stabilisiert ist. Dieses Enzymsystem ist ein einfaches Membranmodell, an dem Hydrophobassoziation von Phospholipiden mit Funktionsprotein untersucht werden kann.

Phospholipide in Biomembranen. Künftige molekular-pathologische Konzeptionen werden dem seither vorherrschenden Aspekt des aberrierten Metabolismus auch den von veränderten Membranfunktionen zufügen müssen. Veränderte Membran*funktionen* gehen aber mit aberrierten Membran*strukturen* einher. Variabilität und Flexibilität von Membranfunktionen und -strukturen sind Gegenstände eingehender Forschungen. Im folgenden wird versucht, ein zwar vereinfachtes, doch derzeit gültiges Bild von diesem Phänomen zu entwickeln.

Wir unterscheiden eine *Basismembran* von einer *Funktionsmembran*. Variabilitäten betreffen wohl nur den letztgenannten Anteil an der Gesamtmembran, weniger den ersteren. Die Basismembran besteht aus einem Strukturprotein, assoziiert auf eine Phospholipid-Doppelschicht, die Funktionsmembran enthält zusätzlich noch assoziierte Funktionsproteine.

Das Strukturprotein ist bei vielen seither untersuchten Membranen von relativ gleicher oder ähnlicher Primär- und Sekundärstruktur. Primär besteht es aus hydrophilen und hydrophoben Aminosäuren, wie andere Proteine auch. Die hydrophoben Aminoacylreste sind jedoch angehäuft und so angeordnet, daß hydrophobe Anteile von Phospholipiden nur auf der einen Seite der Gitterproteinschicht hydrophob gebunden werden können. Die hydrophilen Aminoacylreste auf der anderen Seite des Strukturproteins sind stark hydratisiert, und polare Gruppen können heteropolare Bindungen eingehen.

Das *Strukturprotein* ist befähigt, zweidimensionale (2d) Gitter zu bilden (Tertiärstruktur): planare Konjunktionen linearer Überstrukturen. Entweder sind diese Bauelemente homogen angeordnet oder zwei bzw. mehrere verschiedene Oligomere sind alternativ linear angeordnet. Das planare Membranraster erfordert also eine größere Anzahl von Bauplatten. Dieses Raster ist aber nicht starr fixiert, sondern variabel. Der Asymmetriegrad des Membranrasters ist allerdings von Membran zu Membran verschieden: stärkste Asymmetrie bei der Photosynthesemembran höherer Pflanzen und bei der Myelinstruktur der Nerven höherer Säugetiere, alternativ-asymmetrische Struktur der Membranen von Stäbchenaußensegmenten der Retina und der Erythrozyten. Somit bestehen, allein aus dieser Strukturvariabilität der Protomere ablesbar, viele Freiheitsgrade von Anpassungen an funktionelle Aufgaben der Membranen.

Den *Membranproteinen* wurde bislang eine funktionelle Dominanz eingeräumt. Dies ist zu korrigieren, da den *Membran-Phospholipiden* eine nicht mindere Aufgabe zufällt. Sie sind durch Konstitution, Konformation und Mizellenbildung ideale Bausteine für Zellgrenzflächen. Zunächst bemerken wir allgemein, daß die Phospholipidverteilung in den Membrandoppelschichten unsymmetrisch ist. Es liegen in der Erythrozytenmembran ADAcGP und SDAcGP auf der Innenfläche, CDAcGP und AAcSphP auf der Außenfläche. Aufgrund dieser Orientierung erzeugen die Zwitterionengruppen im CDAcGP eine Abstoßung zwischen reinen CDAcGP-Doppelschichten. Dadurch entsteht auf der Erythrozytenaußenfläche ein negatives Zetapotential, welches die Erythrozytenagglutinierung verhindert. Diese Abstoßungskräfte wären nicht durch die Zwitterionen der Innenmembranoberfläche gegeben. Die Asymmetrie der Phospholipidverteilung kann zu strukturellen und funktionellen Differenzen zwischen intra- und extrazellulären Teilen biologischer Membranen beitragen. — Auch die Natur der Acylreste ist nicht ohne Einfluß auf Membranstruktur und -funktion. Gesättigte Acylreste erzeugen eine dichtere Packung der Phospholipid-Mizellen, steigende Anzahlen von Doppelbindungen in ihnen infolge des größeren Raumbedarfs eine weniger dichte Packung. Allgemein tolerieren jedoch Biomembranen weitgehend Variationen in der Acylzusammensetzung von Phospholipidspezies. Allerdings bewirkt Mangel an essentiellen Fettsäuren elektronenmikroskopisch nachweisbare Strukturveränderungen, zum Beispiel von Mitochondrienmembranen, sowie eine höhere Empfindlichkeit gegen „Quellung" verursachende Agentien, weiter Änderung enzymatischer Umsatzgeschwindigkeiten und Entkopplung der oxidativen Phosphorylierung. Ähnliche Strukturänderungen treten auch in der endoplasmatischen Retikularmembran auf. Ein wesentliches Kriterium der Leberzellenschädigung ist zum Beispiel Abnahme des Gehaltes von Phospholipiden an [20:4(5,8,11,4)] sowie die Änderung der relativen Zusammensetzung an Phospholipidspezies. — Zur Membranfestigung trägt wesentlich die Kondensation der Lipidteile mit Sterinen, insbesondere Cholesterin, bei. Hierdurch wird die Beweglichkeit der Acylreste wesentlich eingeschränkt. Der „condensing effect" ist auch abhängig von der Natur der Acylreste und ihren Paarungen in den Phospholipidmolekeln. Alle natürlichen Phospholipide mit *einem* ungesättigten Acylrest im Molekül haben in Gegenwart von Cholesterin eine geringere Raumbeanspruchung. Cholesterin enthaltende Liposomen haben eine geringere Permeabilität als solche ohne Cholesterin. — Auch der Protonierungsgrad polarer Gruppen der Phospholipide ist von großer Bedeutung. Es bestehen Ladungsunterschiede von extrem negativ zu positiv. — Die meisten Membranen haben einen relativ konstanten Gehalt an CDAcGP von $30 \pm 5\%$, die übrigen Phospholipide variieren. CDAcGP besitzt aber unter allen Phospholipiden die geringste Konformationsvariabilität, ihm scheinen daher besondere Strukturaufgaben zuzukommen: es tritt durch seine Acylreste in hydrophobe Wechselwirkung mit den hydrophoben Aminoacylresten des Strukturproteins (Abb. 8a). Die hydrophobe Bindung wird durch polare Wechselwirkungen zwischen dem Cholinrest des CDAcGP und den polaren Gruppen anderer koppelnder Phospholipide ergänzt, die beiden heteropolaren Bindungsgruppen in die hydrophobe Acylphase der monomolekularen Lipidschicht eingebettet (Abb. 8b) (KREUTZ, 1972).

Nun zur synoptischen Beschreibung von *Basismembran* und *Funktionsmembran*. Die *Basismembran* ist diejenige Struktur einer Biomembran, die aus 2d-Gitterproteinen und unmittelbar hydrophob ligierten Membranlipiden besteht. Auf einer Basisfläche von 42×93 Å^2 koppeln pro Struktureinheit ca. 30 CDAcGP-Moleküle nach dem Modus Abb. 8a. Da das Strukturprotein ringförmig ist, stehen pro Ring 15 und pro Ringseite ca. 7 Phospholipidmoleküle zur Verfügung. Diese können nebeneinander eine Strecke von ca. 35 oder 70 Å betragen, je nachdem ob die Acylreste eine einfache oder doppelte Kette bilden. Die Doppelreihenanordnung ist wahrscheinlicher, da ein Strukturproteinring einen Durchmesser von ca. 30 Å besitzt. Dies entspricht etwa der Anordnung in Abb. 8a. Ein CDAcGP-Molekül ist mit je einem anderen Lipidmolekül verbunden. Auf der obengenannten Basisfläche bleiben dann

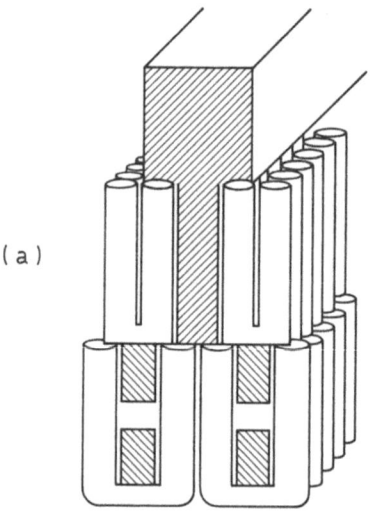

(a)

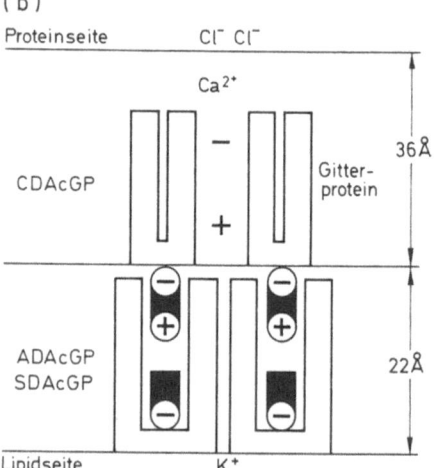

(b)

Abb. 8. Allgemeines Konzept der Assoziation von Gitterproteinen und Phospholipiden unter Vermittlung durch CDAcGP. a) Raumordnung an einem Ring der Gitterprotein-Untereinheit; b) Ladungsverteilung innerhalb einer Assoziationseinheit. (Umgezeichnet nach KREUTZ, 1972)

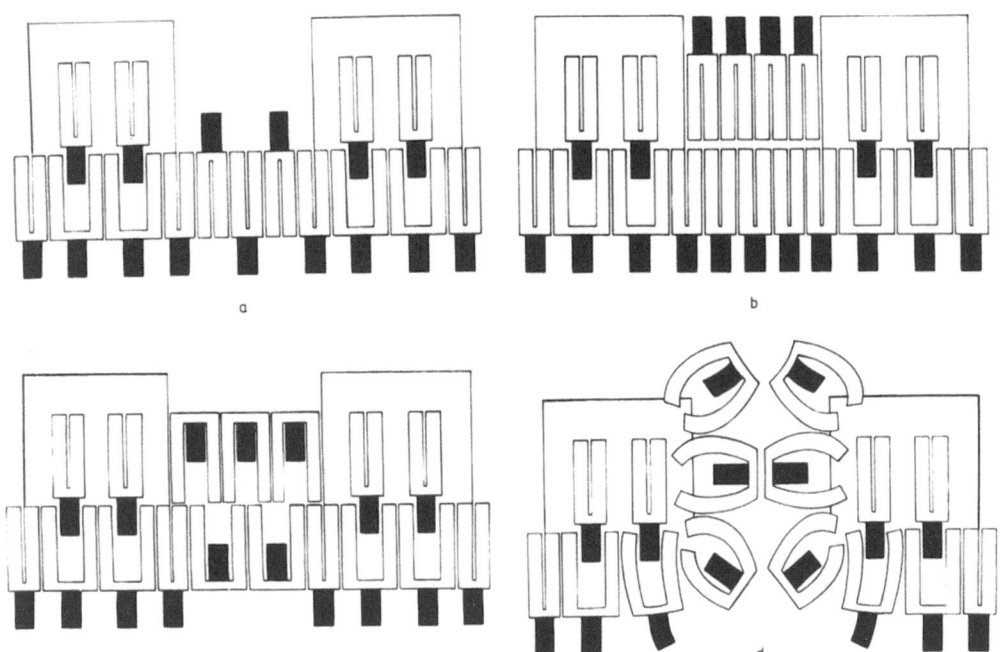

Abb. 9. Wahrscheinliche Assoziationsvariationen der Basismembran mit verschiedenen Phospholipid-Konformationen (s. Text). (Umgezeichnet nach KREUTZ, 1972)

je 40—50 ungekoppelte Lipidmoleküle übrig, die ähnlich Abb. 3d angeordnet sind. Je nach Lipidzusammensetzung ergeben sich folgende Schemata für die Querschnittsstruktur der Basis-Membran: a) Basismembran mit Lipidzwischenbereichen symmetrischer monomolekularer Struktur und homogener p_{ex}-Konformation; es koppeln DAcGP, GDAcGP und ADAcGP (Abb. 9a); b) Basismembran mit Lipidzwischenbereichen bimolekularer Struktur und homogener p_{ex}-Konformation, gebildet von DAcGP, SDAcGP und IDAcGP (Abb. 9b); c) Basismembran mit Lipidzwischenbereichen symmetrischer bimolekularer Struktur und homogener p_{in}-Konformation, gebildet von ADAcGP allein sowie Mischungen aus DAcGP, SDAcGP und ADAcGP (Abb. 9c); d) Basismembran mit Lipidzwischenbereichen hexagonaler Struktur, gebildet von ADAcGP allein sowie Mischungen aus DAcGP, SDAcGP und ADAcGP (Abb. 9d).
— Die *Funktionsmembran:* Entweder assoziieren funktionelle Proteine, Nichtproteinsubstanzen oder prosthetische Gruppen an das Gitterprotein, das dann in allosterischer Modifikation vorliegt. Spezielle, lose an die Basismembran assoziierte Substanzen sind zum Beispiel ATPasen für den aktiven Transport von Na^+ und Ca^{2+}, sowie das Rhodopsin der Retinastäbchenmembran. Nichtproteinsubstanzen sind zum Beispiel ADP, ATP, NADP, Acetylcholin, s. Abb. 10a. Assoziierte Funktionsproteine können an die Basismembran entweder an der Proteinseite (Abb. 10b) oder an der Lipidseite (Abb. 10c) gekoppelt sein. Die Ankopplung an der Proteinseite erfolgt entweder proteinspezifisch oder lipidspezifisch, an der Lipidseite lediglich lipidspezifisch. Die Lipidspezifität wird determiniert durch die Lipidkonstitution der Membran und dadurch, daß eine Adduktion an symmetrische Lipidmizellen in den Basismembranzwischenbereichen denkbar ist. Hierdurch werden diese Lipidbereiche in asymmetrische Membranbereiche umgewandelt. Überhaupt erzeugt Ankopplung zusätzlicher Addenden an die Basismembran eine vollasymmetrische Funktionsmembran (Abb. 10a—b), eine alternierend asymmetrische Membran (Abb. 10c) oder eine Mischung beider Typen. Die hier entwickelten Vorstellungen betreffen nur jeweils eine Membranseite

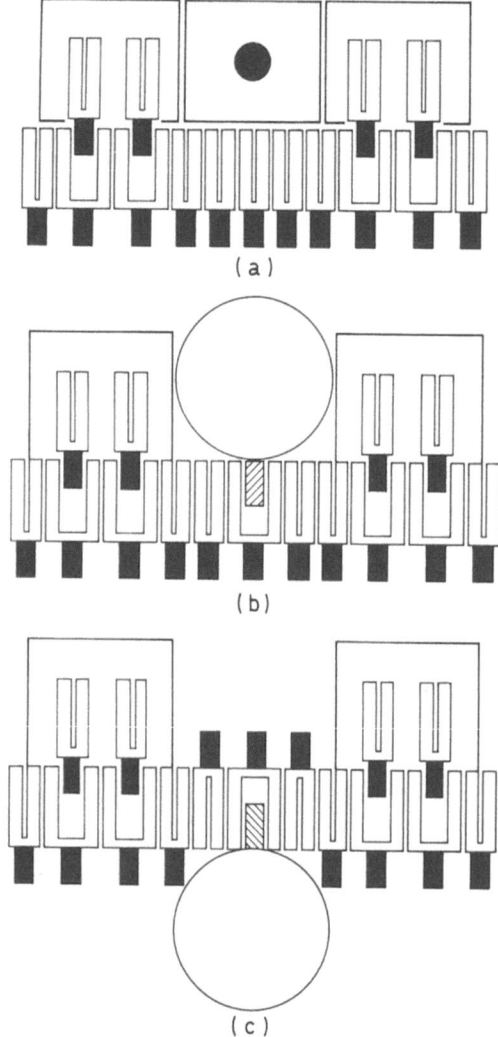

Abb. 10. Drei Möglichkeiten für die Adduktion von Funktionsproteinen an die Basismembran. a) Umwandlung einer Gitterproteineinheit durch Bindung einer prosthetischen Gruppe (o). b) Assoziation einer Funktionsproteinmolekel an die Proteinseite der Membran durch eine assoziierende Molekel oder durch reine Protein-Protein-Wechselwirkung (hydrophobe oder auch Wasserstoffbrückenbindung). c) Assoziation einer Funktionsproteinmolekel an die Lipidseite der Membran durch eine assoziierende Molekel. (Umgezeichnet nach KREUTZ, 1972)

(KREUTZ, 1972). Die Gesamtmembran ist dann durch die über die Lipidseiten miteinander gekoppelten Membranhälften vorstellbar. Sie besteht aus einer inneren Lipid-Doppelschicht und sich daran anschließende laterale Proteinschichten in Wechselwirkungen zur Innenschicht und zum Milieu, wie es beschrieben wurde.

Neuerdings kommt ein mehr dynamisches Modell der Plasmastruktur zur Diskussion, das wir hier noch beifügen möchten.

Dieses Oberflächenmuster wird in verschiedener Tiefe von Proteinen und Lipiden durchdrungen. Der Kontakt zwischen Protein-Untereinheiten sowie Proteinen und Lipiden erfolgt sowohl in den polaren als auch in den apolaren Membranregionen. Obgleich die Lipide oberflächlich eine Doppelschicht bilden, wird von den, den Proteinen benachbarten Lipiden eine spezifische Zusammensetzung und Organisation angenommen, die durch die umgebenden Proteine determiniert sind. Der „kooperative" Einfluß von Proteinen auf die Lipide nimmt mit der Entfernung zwischen diesen Membran-Baueinheiten ab.

Die Membran-Proteine sind auf beiden Membranseiten und auch im apolaren Kern der Membran lokalisiert. Oberflächenpeptide können tertiärstrukturell unregelmäßig aufgebaut sein, es können aber auch andere Konformationen vorkommen. — Proteine, die die Membran durchdringen, besitzen vorwiegend Stäbchenform und α-Helix-Struktur (analog der H-Helix des Hämoglobins mit einer hydrophoben Oberfläche). Sie sind so angeordnet, daß sie Untereinheiten bilden, deren Umfang apolaren Charakter besitzt. Die Helix-Konformation ist aber keine notwendige Voraussetzung. Auch ungeordnete oder β-strukturierte Peptidsegmente mit entsprechender Aminosäure-Sequenz können einen apolaren Außenbereich bilden. Ein solcher muß für die membran-durchdringenden Proteinsegmente angenommen werden. — Die Untereinheiten besitzen wahrscheinlich eine tangentiale Assymetrie und ihre Achsen stehen senkrecht oder fast senkrecht zur Membranoberfläche. Die apolaren Aminosäurereste in der äußeren Oberfläche der Untereinheiten besitzen spezifische Bindungsstellen für die Kohlenwasserstoffketten der fest gebundenen Membranlipide. Die polaren Gruppen der Membranlipide können mit entsprechenden Seitenketten von Protein-Oberflächen gleichfalls in polare Wechselwirkung treten. Wahrscheinlich ist die Assoziation der fest gebundenen Lipide mit den Membranproteinen analog der apolaren Häm-Globin-Wechselwirkung im Hä-

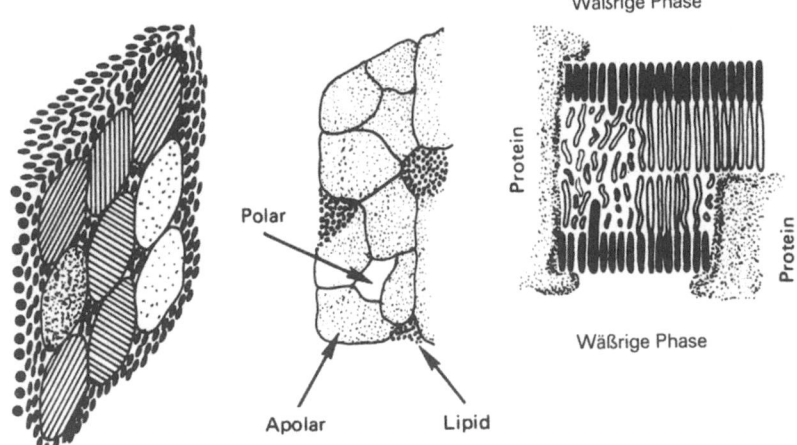

Abb. 11. „Erweitertes Wallach-Zahler-Modell". Die Membran ist aus verschiedenen Untereinheiten aufgebaut, die ein tangential bewegliches Oberflächenmuster bilden.

moglobin. Die von den Proteinen entfernter liegenden Lipide sind wahrscheinlich weniger fest und weniger spezifisch in die Membran integriert. Ebenso ist es wahrscheinlich, daß die Verteilung der polaren Aminosäurereste entweder an der Oberfläche der Membran liegen und/oder an den Achsen jeder Untereinheit vermehrt auftreten. Möglicherweise kommen hydrophile Kanäle vor, die die Membran durchdringen. Auch dies steht in Analogie zur Struktur des Hämoglobins und könnte gleichzeitig die molekularbiologische Grundlage für Membran-„Poren" bilden. Die Permeabilität solcher Kanäle würde offensichtlich gegenüber konformationellen Änderungen der Proteine hochempfindlich. Die komplexe Struktur der Proteine innerhalb der Membran, insbesondere ihre „kooperative Allosterie", hängt entscheidend von der Assoziation mit den benachbarten Lipiden ab, und stellt den Zustand der geringsten freien Energie und der maximalen Entropie eines Systems aus Proteinen-Lipiden-Wasser dar. Es ist denkbar, daß die Membranproteine im Verlauf der Biosynthese eine andere Konformation besitzen als innerhalb der Membran, d.h. eine polare Außenfläche und einen apolaren Kern. Die spezifische Membrankonformation wird erst in Kombination mit den Lipiden erreicht.

Literatur

Bosch, H. van den: Phosphoglyceride metabolism (371 Zitate). Ann. Rev. Biochem. **43**, 243–277 (1974).

Dawson, R.M.C.: Phospholipids: Form and Functions (G.B. Ansell, R.M.C. Dawson, J.N. Hawthorne, Eds.), Chap. 5. Amsterdam: Elsevier 1972.

Deenen, L.L.M. van: Phospholipide – Beziehungen zwischen ihrer chemischen Struktur und Biomembranen. Naturwissenschaften **59**, 485–491 (1972).

Dienstl, F., Kunz, F., Maizar, H.A.: Veränderungen der Plasmaphospholipide bei akuter Hepatitis. Klin. Wschr. **44**, 967–968 (1966).

Eisenberg, F., jr.: Cyclitols and Phosphoinositides: Chemistry, Metabolism and Function. Ann. N.Y. Acad. Sci. **165**, 509–819 (1969).

Emmelot, P., van Hoeven, R.R.: Phospholipid interaction and plasma membrane organisation (81 Zitate). Chem. Phys. Lip. **14**, 236–246 (1975).

Ferber, E.: Phospholipid dynamics in plasma membranes. In: Biol. Membranes (D. Chapman, Ed.), Vol. 2, p. 221–252. London 1973.

Goerke, J.: Lung surfactant (Review). Biochim. biophys. Acta (Amst.) **344**, 241–261 (1974).

Goldfine, H.: Lipid Chemistry and Metabolism. Ann. Rev. Biochem. **37**, 303 (1968).

Hill, E.E., Lands, W.E.M.: Lipid Metabolism (S.J. Wakil, Ed.), p. 185–279. New York: Academic Press 1970.

Horrocks, L.A.: The Ether Bond in Lipids (F. Snyder, Ed.), Chap. VII. New York: Academic Press 1972.

Hübscher, G.: Lipid Metabolism (S.J. Wakil, Ed.), p. 280–370. New York: Academic Press 1970.

Jackson, R.L., Gotto, A.M., jr.: Phospholipids in biology and medicine (165 Zitate). N. Engl. J. Med. **290**(1), 24–29 und 87–93 (1974).

IUPAC-IUB=Commission on Biochemical Nomenclature (CBN): Die Nomenklatur der Lipide. Hoppe-Seylers Z. physiol. Chem. **350**, 279–285 (1969).

Kamp, H.H., Wirtz, K.W.A.: Phosphatidyl choline exchange protein from beef liver (31 Zitate). Methods of Enzymology **32**, 140–146 (1974).

Korn, E.D.: Cell Membranes: Structure and Synthesis. Ann. Rev. Biochem. **38**, 263 (1969).

Kreutz, W.: Strukturprinzipien in Biomembranen. Angew. Chem. **84**, 597 (1972).

Lennarz, W.J.: Lipid Metabolism. Ann. Rev. Biochem. **39**, 359–388 (1970).

Lennarz, W.J.: Lipid Metabolism (S.J. Wakil, Ed.), p. 155–184. New York: Academic Press 1970.

McMurray, W.C., Magee, W.L.: Phospholipid Metabolism. Ann. Rev. Biochem. **41**, 129–160 (1972).

McMurray, W.C.: Phospholipids, Form and Functions (G.B. Ansell, R.M.C. Dawson, J.N. Hawthorne, Eds.), Chap. 10. Amsterdam: Elsevier 1972.

Michell, R.H.: Inositol Phospholipids and cell surface receptor function. Biochim. biophys. Acta (Amst.) **415**, 81–147 (1975).

Rothfeld, L., Finkelstein, A.: Membrane Biochemistry. Ann. Rev. Biochem. **37**, 463 (1968).

Schettler, G. (Ed.): Phospholipide in Biochemie, Experiment und Klinik. Stuttgart: Thieme 1972.

Schumaker, V.N., Adams, G.H.: Circulating Lipoproteins. Ann. Rev. Biochem. **38**, 113–136 (1969).

Tarnowski, W., Seitz, H.J.: Regulation des Fettstoffwechsels im Hunger und nach Wiederfütterung mit Kohlenhydraten. Internist (Berl.) **11**, 161–180 (1970).

Thompson, G.A., jr.: Phospholipids: Form and Functions (G.B. Ansell, R.M.C. Dawson, J.N. Hawthorne, Eds.), Chap. 4. Amsterdam: Elsevier 1972.

II.

Lipoproteine – Chemie, Physiologie, Pathophysiologie

Chemie und Struktur menschlicher Plasma- und Lymphlipoproteine

GERHARD M. KOSTNER

Mit 7 Abbildungen und 6 Tabellen

A. Einleitung

Bereits im Jahre 1870 beobachtete HOPPE-SEYLER, daß Lipide des Blutplasmas durch organische Lösungsmittel, wie z.B. Diäthyläther, nur unvollständig aus dem Plasma extrahiert werden können und daß Plasmalipide nicht die charakteristischen Eigenschaften einer kolloiden Fettemulsion in Wasser zeigen. Die ersten Hinweise, daß die im Plasma gelösten Lipide an Eiweiß gebunden sind, gehen auf NERKING (1901) zurück. Er entfettete mit Magnesiumchlorid gefällte lipidhaltige Fraktionen des Plasmas ausgiebig mit Äther und fand, daß nach Einwirken von proteolytischen Enzymen zusätzliche Lipide aus dem Rückstand freigesetzt werden konnten. Dies legte den Schluß nahe, daß zumindest ein Teil der im Plasma gelösten Lipide proteingebunden ist. Bis in die dreißiger Jahre wurde mit oft sehr groben Methoden zur Freisetzung von Lipiden aus dem Plasma versucht, den physiko-chemischen Lösungszustand von Fetten im Plasma zu ergründen. Das Jahr 1929 brachte die Chemie der Lipoproteine einen großen Schritt vorwärts. Es gelang zum ersten Mal, aus dem Plasma von Pferden ein Lipoprotein mit konstanter Zusammensetzung zu isolieren (MACHEBOEUF u. REBEYROTTE, 1949; Zusammenfassung der Ergebnisse). Nach fraktionierter Aussalzung mit Ammoniumsulfat wurden sogenannte „Cenapses Acidoprecipitable" erhalten, welche in neutralen und alkalischen Puffern löslich, reich an Lecithin und Cholesterinester waren und ein spezifisches Protein zu enthalten schienen. Ferner zeigte die Präparation in der freien Elektrophorese eine symetrische Bande, die mit der Geschwindigkiet von α-Globulinen wanderte. Die Tatsache, daß es sich beim Proteinanteil der „Cenapses Acidoprecipitable" nicht um Albumin oder irgend ein anderes bekanntes Globulin handelte, ließ bereits vermuten, daß für den Transport von Lipiden im Serum ganz spezifische Proteine verantwortlich sind. Im folgenden nahm die Erforschung der Lipoproteine einen stürmischen Verlauf. BLIX u.Mitarb. (1941) demonstrierten, daß die an Protein gebundenen Lipide in der Serumelektrophorese in zwei Fraktionen getrennt werden können, die mit α_1- bzw. β-Globulin-Mobilität wandern. Kleine Mengen sudanophilen Materials wurden auch in der γ-Globulin- und Albumin-Fraktion gefunden. SPROUL und MCFARLANE (1935) und PEDERSEN (1945) erhöhten die Dichte des Serums durch Zusatz von Neutralsalzen und fanden, daß eine Serumkomponente, die als X-Protein bezeichnet wurde, in der Ultrazentrifuge flotierte. Im Anschluß daran erschien von ONCLEY (1950) das klassische Werk über die Isolierung und Charakterisierung der Plasmalipoproteine. Zuerst wurde Plasma der Äthylalkoholfraktionierung unterworfen und in den Fraktionen III-0 und IV-1 nach COHN die Lipoproteine mit β- bzw. α_1-Mobilität gefunden. In der Ultrazentrifuge gelang es dann, die β-Lipoproteine bei einer Dichte von 1,06 und die α-Lipoproteine bei einer Dichte von 1,21 von den übrigen Plasmaproteinen zu befreien. Dieses zur Präparierung großer Mengen von Plasmalipoproteinen geeignete Verfahren wurde später von GOFMAN u.Mitarb. (1954) modifiziert, wobei es gelang, mit mindestens 11 ml Plasma eine Trennung in Low Density Lipoproteine und zwei verschiedene High Density Lipoproteine zu erreichen. Die

Low Density Lipoproteine (LDL) wanderten in der Elektrophorese mit den β-Globulinen und die HDL mit den α-Globulinen. Nicht nur die Entwicklung dieser neuen Präparierungsmethoden, sondern vor allem die Erkenntnis der Zusammenhänge zwischen Lipoproteinkonzentration im Plasma und Anfälligkeit für ischämische Herzerkrankungen beflügelten im folgenden die Lipoproteinforschung von seiten der Medizin und der Chemie.

Chemiker und Biochemiker entwickelten verfeinerte Methoden zur Präparierung und Identifizierung von Serumlipoproteinen. Mit Hilfe der Papier- (FASOLI, 1952) und Agarosegelelektrophorese (URIEL, 1964) war eine einfache Technik gefunden worden, quantitative Veränderungen der Lipoproteine im Plasma routinemäßig zu erfassen. In der analytischen Ultrazentrifuge konnten die einzelnen Lipoproteinklassen weiter unterteilt und quantitativ bestimmt werden (DELALLA u. GOFMAN, 1954). Die Möglichkeit, größere Mengen an Lipoproteinen durch einfache Fällung mit Polyanionen unter Umgehung der vielleicht teilweisen Denaturierung durch Äthanolfällung zu isolieren, wurde entdeckt (BURSTEIN u. SCHOLNIK, 1972). Die Einführung immunochemischer Methoden in die Lipoproteinchemie (ALADJEM u. Mitarb., 1957) ließ die Heterogenität der durch Elektrophorese, Ultrazentrifuge und Präzipitation gewonnenen Lipoproteinfraktionen erkennen und führte zur Entdeckung polymorpher Formen. Dies rief die Proteinchemiker auf den Plan und es gelang aus Lipoproteinfraktionen nach vollständiger Entfettung nichtidentische Polypeptide zu isolieren (SHORE u. SHORE, 1968). Nicht weniger als 10 verschiedene Peptide konnten inzwischen in einzelnen Lipoproteindichteklassen nachgewiesen, zum größten Teil rein isoliert und chemisch untersucht werden. Von drei dieser Polypeptide ist derzeit bereits die Sequenz bekannt. Eine weitere Heterogenität intakter Lipoproteine wurde von KOSTNER u. Mitarb. (1969) durch isoelektrische Fokussierung von Plasmalipoproteinen aufgedeckt. Nach Vorfärben der Lipoproteine mit Sudanschwarz konnte mit nur 20 μl Plasma eine isoelektrische Trennung in 8 Haupt- und einige Nebenbanden erreicht werden. Physikochemische Methoden wie Elektronmikroskopie, Röntgenkleinwinkelstreuung, Rotationdispersion und Zirkulardichroismus, spektroskopische Methoden wie ESR, NMR und IR sowie Grenzflächenmessungen gaben teilweise Aufschluß über tertiäre und quartäre Struktur der Lipoproteine (SCANU u. WISDOM, 1972; LESLIE, 1971).

Von seiten der Medizin wurden Zusammenhänge zwischen Lipoproteinanomalien und Atherosklerose erkannt. Die klassischen Arbeiten von FREDRICKSON u. Mitarb. (1967) über die Einteilung der Hyperlipoproteinämien in 5 Typen nach dem Lipoproteinmuster in der Elektrophorese half, sehr viele medizinische Probleme zu entwirren, jedoch auch neue aufzuwerfen. Am Versuchstiermodell und auch am Menschen wurden sowohl Biosynthese, Um- und Abbau der Plasmalipoproteine unter Normalbedingungen und verschiedenen pathologischen Zuständen als auch die Wirkung von Enzymen, Hormonen und verschiedener Pharmaka auf den Lipoproteinmetabolismus studiert. Hier half vor allem das Auffinden verschiedener Mangelsyndrome wie A-β-Lipoproteinämie, Tangier-Krankheit und LCAT-Deficiency die Rolle einzelner Lipoproteinklassen zu erfassen. Pathologische Lipoproteine, wie LP-X (SEIDEL u. Mitarb., 1969), wurden entdeckt und charakterisiert und eröffneten eine einfache Methode zur Diagnose obstruktiver Lebererkrankungen. Die enorme Zunahme der Arbeiten auf allen Gebieten der Lipoprotein-Chemie, -Biochemie, -Physiologie und -Medizin einer großen Zahl von namhaften Forschern führte zu einem Lipoproteinkonzept, welches im folgenden dargelegt werden soll.

B. Nomenklatur der Plasmalipoproteine

Plasmalipoproteine werden nach drei Gesichtspunkten eingeteilt:

1. nach ihrer Wanderung im elektrischen Feld,
2. nach ihrer hydratisierten Dichte,
3. nach ihrem Proteinanteil.

1. Aufgrund ihrer elektrophoretischen Wanderung unterscheidet man α-, β- und prä-β-Lipoproteine. Der früher häufig gebrauchte Ausdruck „α$_2$-Lipoproteine" wurde durch „prä-β-Lipoproteine" ersetzt. In der Agarosegelelektrophorese spalten sich die α-Lipoproteine in zwei Banden auf, wobei die schneller wandernde bisweilen mit α' bezeichnet wird (DYERBERG u. HJORNE, 1971). In der Stärkegelelektrophorese wurden 3—5 α-Banden gefunden und es wurde ein genetisch bedingter Polymorphismus diskutiert (COHEN u. DJORDLEVICH, 1968). Über die Signifikanz der verschiedenen α-Banden in bezug auf Lipoproteinstoffwechselstörungen ist man sich heute noch nicht im klaren. In der Polyacrylamidgelelektrophorese können nach Vorfärben der Lipoproteine mit Sudanschwarz 2 α-Banden nachgewiesen werden. Es hat sich gezeigt, daß die α-Lipoproteine bei einer Dichte von > 1,063 in der Ultrazentrifuge flotieren, weshalb sie den HDL zuzuordnen sind (ONCLEY, 1950). Die β-Lipoproteine zeigen in der Elektrophorese auf Papier, Acetatfolie und Agarose eine meist scharfe Bande, in Polyacrylamidgele können sie nur eindringen, wenn die Monomerkonzentration kleiner als 5% ist. In der Ultrazentrifuge flotieren die β-Lipoproteine mit den LDL (ONCLEY, 1950). Prä-β-Lipoproteine sind nach elektrophoretischer Trennung auf Papier, Acetatfolie und Agarosegel zwischen α- und β-Lipoproteinen zu finden. Wegen ihres größeren Radius im Vergleich zu β-Lipoproteinen dringen sie in der Polyacrylamidgelelektrophorese nur in sog. „soft Gele" ein und wandern langsamer als β-Lipoproteine (NARAJAN u. KUMMEROW, 1965). In der Ultrazentrifuge verhalten sie sich wie VLDL. Chylomikronen wandern in der trägerfreien Elektrophorese rascher als Albumin, bleiben jedoch bei Verwendung von Trägermedien wie Papier, Agarose- und Stärkegel am Start liegen. Auf der Acetatfolie geben die Chylomikronen oft eine verschmierte Bande, die vom Ort der Auftragung bis in die Prä-β-Region reicht. In der Ultrazentrifuge bilden sie eine eigene Klasse.

2. Obwohl Lipoproteine aller Dichten von 0,94 bis 1,25 im Humanplasma vorkommen, existieren doch einige ausgeprägte Konzentrationsmaxima (LINDGREN u. Mitarb., 1972). Demnach teilt man die Plasmalipoproteine ein in:

Chylomikronen und Very Low Density Lipoproteine (VLDL) mit einer Dichte von $d = 0,92 — 1,006$;
Low Density Lipoproteine (LDL) mit einer Dichte von
$1,006 — 1,063$;
High Density Lipoproteine (HDL) mit einer Dichte von
$1,063 — 1,25$.

HDL werden üblicherweise noch unterteilt in:
HDL$_2$ ($d = 1,063 — 1,125$),
HDL$_3$ ($d = 1,125 — 1,21$)
und Very High Density Lipoproteine (VHDL, $d > 1,21$).

3. Nach einer neueren Nomenklatur werden Lipoproteine aufgrund ihres Proteinanteiles in Familien eingeteilt (ALAUPOVIC, 1971). Demnach stellt jedes Lipoprotein, welches sich von einem anderen durch irgend eine Komponente im Proteinanteil unterscheidet, eine eigene Lipoproteinfamilie dar. Wir kennen drei Hauptfamilien, die sich in Unterfamilien auftrennen ließen:
Lipoprotein A (LpA) findet sich zum größten Teil in der HDL-Fraktion des Plasmas uns ist elektrophoretisch im α$_1$-Bereich zu finden.
Lipoprotein B (LpB) ist der Hauptbestandteil der LDL und wandert elektrophoretisch mit β-Globulin-Mobilität.
Lipoprotein C (LpC) kommt in HDL vor und ist in der α-Position zu finden.
VLDL und Chylomikronen stellen ein Konglomerat von LpA, LpB und LpC dar, welches durch Triglyceride zusammengehalten wird. Nach teilweiser Entfettung gelingt es, VLDL- und Chylomikronenfraktionen in die drei Lipoproteinfamilien zu trennen.
Bezeichnungen der Lipoproteine nach elektrophoretischer Wanderung, hydratisierter Dichte und Proteinanteil sollten nebeneinander verwendet werden. Wie später noch gezeigt werden wird, sind nämlich α-Lipoproteine, HDL und LpA keinesfalls identisch. Wenn man das Lipoprotein, welches elektrophoretisch wie α-Globulin wandert, bezeichnen will, sollte man von α-Lipoprotein sprechen, die Lipoproteine, welche in der Ultrazentrifuge im Dichtebereich 1,063—1,21 flotieren, heißen HDL, und wenn man die Hauptkomponente der HDL von anderen Lipoproteinfamilien abtrennt,

spricht man von LpA. Ähnliche Überlegungen gelten für LpB und LpC.

C. Methoden zur Reinigung und Untersuchung von Plasmalipoproteinen

I. Agarosegelelektrophorese
(Papadopulos u. Kintzios, 1969)

Die Agarosegelelektrophorese stellt eine Standardmethode in jedem Lipoproteinlabor dar, mit deren Hilfe nicht nur die Typisierung von Hyperlipoproteinämien nach Fredrickson gelingt, sondern auch gereinigte Lipoproteinfraktionen auf Reinheit und elektrophoretische Mobilität untersucht werden.

Wir führen die Lipoproteinelektrophorese in 0,5%igem (w/v) Agarosegel in Barbitalpuffer auf Objektträgern (8 × 2,5 cm) in der von der Firma Gelman Instruments gefertigten Apparatur durch. Der Puffer wird hergestellt, indem man 10,3 g Barbitalnatrium und 70 ml 0,1 N HCl mit 900 ml dest. Wasser mischt und nach Korrektur des pH-Wertes auf 8,2 auf 1 000 ml auffüllt. Die Ionenstärke der Lösung beträgt etwa 0,045. Der Puffer wird sowohl zur Bereitung der Gele als auch zum Füllen der Elektrophoresekammer verwendet. In 100 ml Puffer werden 0,5 g Agarosepulver (Behringwerke oder BioRad) suspendiert, auf dem Wasserbad bis zum Lösen erhitzt und mit 100 mg Natriumazid versetzt. Das Gel ist bei 4° C mindestens 3 Monate haltbar. Die Objektträger werden entweder einzeln oder zu je 6 Stück (je zwei nebeneinander) in die von der Firma Gelman gefertigten Plastikrahmen auf eine ebene Unterlage gebracht und mit 3 ml erhitzter Agaroselösung pro Objektträger vergossen.

Pro Lauf werden 6 μl Serum oder eine entsprechende Menge Lipoproteinlösung in isotoner Kochsalzlösung in einem Spalt von 15 × 1 mm aufgetragen. Nach Auffüllen des Spaltes mit Puffer erfolgt die elektrophoretische Trennung 60 min lang bei 10 V/cm. Pro-

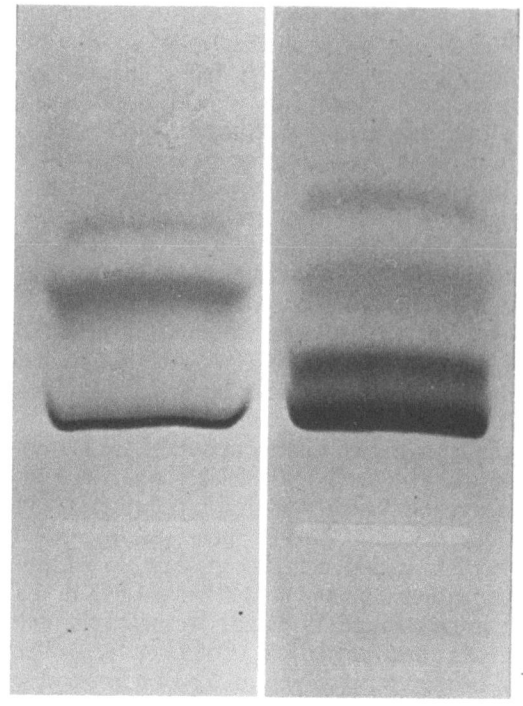

Abb. 1. Lipoproteinelektrophorese in 0,5%igem Agarosegel von Normalserum und Serum mit erhöhter prä-β-Fraktion

ben sollten immer möglichst frisch untersucht werden, da nach Alterung eine veränderte Mobilität bzw. eine Verbreiterung der Banden auftreten kann. Nach beendetem Lauf werden die Gele für 20 min in 2%iger Essigsäure getaucht, anschließend mit Filterpapier bedeckt und getrocknet. Zum Färben der Lipoproteine werden die Objektträger 30 min lang in eine gesättigte Lösung von Sudanschwarz B in 60%igem Äthanol (v/v) eingelegt und anschließend kurz mit 60%igem Äthanol gewaschen. Sudanschwarzlösungen müssen blau gefärbt und frei von Niederschlägen sein.

Schwarz oder rötlich gefärbte Lösungen sind bereits zu alt und geben schlechte Resultate. Um ein vorzeitiges Altern von Sudanschwarzlösungen zu verhindern, sollten sie bei Zimmertemperatur in dunklen Glasflaschen mit Schliffstopfen aufbewahrt werden. Mit Hilfe von Densitometern gelingt eine semiquantitative Auswertung der Elektropherogramme. Ein typisches Lipoproteinmuster von Humanserum nach 14stündigem Fasten ist in Abb. 1 zu sehen. Mit der erwähnten

Methode werden gute Trennungen von β- und Prä-β-Lipoproteinen erzielt und im α-Bereich sind zwei Banden sichtbar. Unter gewissen pathologischen Zuständen sind Unterschiede in den Intensitäten der einen oder anderen α-Bande zu beobachten (KOSTNER u.Mitarb., 1971). Da eine Spaltung der α-Bande weder auf Papier noch auf Acetatfolie beobachtet wird, geben wir der oben angeführten Methode den Vorzug.

Die Agarosegelelektrophorese wird wahrscheinlich in jedem Labor ein wenig anders durchgeführt. Wechselnde Mengen von Agar werden oft zu Agarose gemischt, oft wird die Probe beim Auftragen mit Agarose gemischt und die Färbung wird in vielen Labors mit Ölrot O durchgeführt. Das Lösen von 1% Albumin in Agarose hat in unserem Labor keine Verbesserung der Trennergebnisse gebracht.

II. Acetatfolienelektrophorese

(CHARMAN u. LANDOWNE, 1967)

Der größte Vorteil der Lipidelektrophorese auf Acetatfolien liegt in der raschen Durchführbarkeit. Da Acetatfolien von den meisten fettlöslichen Farben irreversibel angefärbt werden, war diese Methode für die Durchführung von Lipidelektrophoresen mangels einer einwandfreien Anfärbung lange Zeit nicht geeignet. Ölrot O hat sich zwar unter Verwendung gewisser Celluloseacetatsorten noch am ehesten bewährt, doch wird hier während des Entfärbeprozesses ein beträchtlicher Teil der Lipoproteine bzw. Lipide herausgelöst (KAWAI u. HASUNUMA, 1971). Die Färbung von Lipoproteinen auf Acetatfolien sollte daher mit Schiffs Reagenz nach Ozonisierung durchgeführt werden.

Die elektrophoretische Trennung wird gleich wie bei der Serumelektrophorese nach dem Mikro- oder Makroverfahren durchgeführt. Auf Streifen von $16 \times 2,5$ cm werden 2—4 µl Serum aufgetragen. Als Trägermedium haben sich die Sepraphore III-Streifen besonders bewährt. Nach erfolgter Trennung werden die Streifen bei 80° C gut getrocknet (Feuchtigkeit stört die spätere Ozonisierung) und in einen Ozonisator (etwa 0,1—0,2 mg Ozon/l) oder in eine Ozon-Entwicklungskammer eingebracht. Die Ozonkammer ist leicht in jedem Labor zu installieren, indem man in eine verschließbare Gaskammer ein Gefäß mit Bariumperoxyd stellt und kurz vor Verwendung mit konz. Schwefelsäure überschichtet. Die Ozonisierung der Streifen dauert 5—10 min. Anschließend werden die Streifen für eine halbe Stunde in Schiffs Reagenz eingelegt, mit 0,1 N HCl gewaschen und nach den üblichen Methoden transparent gemacht. Unter Standardisierung der Methode, vor allem der Ozonisierung, erhält man nach densitometrischer Auswertung gut reproduzierbare Resultate (MAGNANI u. HOWARD, 1971).

III. Polyacrylamidgelelektrophorese (PAGE)

(WADA u. MISE, 1972)

Da Makromoleküle in Polyacrylamidgel (PAG) nicht nur nach ihrer spezifischen Ladung, sondern vor allem nach der Teilchengröße getrennt werden, wandern VLDL in PAG langsamer als LDL. Polyacrylamidgele lassen sich nach Anfärbung mit Fettfarbstoffen nicht mehr entfärben. Lipoproteine, deren Lipidanteil zur Darstellung gebracht werden soll, müssen daher vorgefärbt werden. Zu diesem Zweck stellt man sich eine gesättigte Lösung von Sudanschwarz B oder besser acetyliertem Sudanschwarz in Äthylenglykol her. Nun wird Serum oder Lipoproteinlösung mit der gesättigten Sudanschwarzlösung im Verhältnis 2:1 gemischt, nach etwa 15 min das teilweise ausgefällte Sudanschwarz durch Zentrifugieren entfernt und die Probe auf die Gele aufgebracht (20—30 µl). Längeres Vorfärben bringt keine Verbesserung der Resultate. Die beste Auftrennung der Plasmalipoproteine gelingt in 3,75%igen Gelen, die mit Ammoniumpersulfat polymerisiert sind.

Stammlösungen:

A	(Puffer): pH 8,8	
	1 N HCl	8,5 ml
	Tris	6,4 g
	TEMED	0,08 ml
	Wasser	auf 100 ml

B (Acrylamidlösung)
    Acrylamid   0,14 g
    BIS   0,4 g
    Wasser   auf 100 ml
C (Katalysator)
    Ammoniumpersulfat 0,14 g
    Wasser   auf 100 ml
D (Puffer): pH 6,5
    1 N HCl   48 ml
    Tris   5,98 g
    TEMED   2,3 ml
    Wasser   auf 100 ml
E (Acrylamidlösung)
    Acrylamid   10 g
    BIS   2,5 g
    Wasser   auf 100 ml
F (Katalysator)
    Riboflavin   4,0 mg
    Wasser   auf 100 ml
G (Elektrophoresepuffer):
    pH 9,2
    Tris   4,0 g
    Glycin   19,2 g
                      auf
                      1 000 ml

Bereitung der Gele:

Trenngel: A:B:C = 1:1:2

Konzentrationsgel: D:E:F:G
= 2,35:1,0:2,0:0,2:0,45

Nach erfolgter Elektrophorese können die Gele sofort densitometrisch ausgewertet oder in 10%iger Trichloressigsäure fixiert werden. PAG-Elektrophorese eignet sich wegen ihrer Empfindlichkeit besonders auch zur Untersuchung isolierter Lipoproteine oder Apoproteine. Für die Trennung von VLDL und LDL wird 3,75%iges Gel, und von HDL 5–7%iges Gel verwendet. Apolipoproteine werden in 10–15%igen Gelen, die 8 M an Harnstoff sind, getrennt.

IV. Isoelektrische Fokussierung (IEF)

(KOSTNER u.Mitarb., 1969)

Die Isoelektrische Fokussierung (IEF) erlaubt die Auftrennung von Ampholytgemischen, die sich nur um einige Hundertstel pH-Einheiten in ihren isoelektrischen Punkten unterscheiden. Sie ist zwar fast allen analytischen Methoden der Proteinchemie an Trennvermögen überlegen, verlangt jedoch, daß die zu trennenden Stoffe beim pH-Wert ihrer isoelektrischen Punkte stabil sind. Da dies für die meisten Lipoproteine nicht zutrifft, war man auf der Suche nach Stabilisatoren. Äthylenglykol erwies sich schließlich als Stoff der Wahl, um so mehr, als es gleichzeitig als Lösungsmittel für Sudanschwarz zum Vorfärben der Lipoproteine verwendet wird. Als Trägermaterial für die analytische isoelektrische Fokussierung dient photopolymerisiertes 5%iges Polyacrylamidgel in 33%igem (v/v) Äthylenglykol (KOSTNER u.Mitarb., 1969); Zusammensetzung: 0,5 g Acrylamid, 0,22 g Bis, 0,1 mg Riboflavin, 5 µl TEMED, 0,5 ml 40%iges Ampholine (LKB Instruments) und 3,3 ml Äthylenglykol werden mit dest. Wasser auf 10 ml aufgefüllt. 20–40 µl mit Sudanschwarz vorgefärbten Serums werden mit 1,1 ml Polyacrylamid-Ampholine-Gemisch vermengt in Röhrchen (0,5 × 10 cm) gefüllt, durch Bestrahlung mit UV-Licht polymerisiert und in herkömmliche Diskelektrophoresekammern eingebracht. Als Anodenflüssigkeit (oben) dient 1,5%ige Phosphorsäure. Die untere Kammer (Kathode) wird mit 2%igem (v/v) Äthylendiamin so hoch gefüllt, daß die Röhrchen vollständig in die Flüssigkeit eintauchen. Die Laufzeit beträgt bei einer Spannung von 200 V 8–12 Std. Am Anfang des Laufes sollte die Spannung so gedrosselt werden, daß eine Stromstärke von 2 mA pro Röhrchen nicht überschritten wird. Der Lauf erfolgt in einem gekühlten Raum (4° C).

Bei der Auftrennung der Plasmalipoproteine des Nüchternserums durch IEF lassen sich mindestens 8 Hauptbanden und einige Nebenbanden darstellen (Abb. 2). Bei der Fokussierung von postprandialem Plasma oder Plasma von Hyperlipämikern erhält man keine zufriedenstellenden Resultate, da Chylomikronen und VLDL selbst in 33%igem Äthylenglykol während des Laufes denaturieren und das Gel über die gesamte Länge blau färben. Die Fokussierung von isolierten Lipoproteinen — vor allem von VLDL und LDL — bringt ebenfalls nicht so gute Trennmuster, da die Proteine des Plasmas eine zusätzliche Stabilisierung der

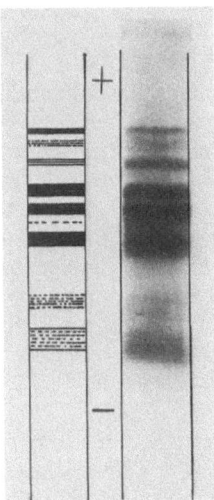

Abb. 2. Isoelektrische Fokussierung von 30 µl Humanserum in 5%igem PAG unter Verwendung von Ampholine 3–10

Lipoproteine bewirken. Die IEF von Plasmalipoproteinen kann in geeigneten Apparaturen (LKB) auch präparativ in Saccharosegradienten bei gleichzeitiger Anwesenheit von 33%igem Äthylenglykol durchgeführt werden.

V. Isolierung durch Fällung mit Polyanionen

(BURSTEIN u. SCHOLNIK, 1971)

Obwohl eine vollständige Trennung der Plasmalipoproteine von Begleitproteinen des Serums durch die verschiedenen Fällungsmethoden kaum erreicht wird, haben sich diese Methoden doch sehr nützlich bei der Untersuchung von Lipoproteinen erwiesen. Es gelingt damit einerseits, Lipoproteine aus einem großen Volumen zu fällen, um sie anschließend nach Wiederauflösen in einem Schritt in der präparativen Ultrazentrifuge zu reinigen. Zum anderen ist es möglich, Plasmalipoproteine unter Umgehung der präparativen Ultrazentrifuge in VLDL plus LDL und HDL zu trennen, um anschließend in der analytischen Ultrazentrifuge eine Konzentrationsbestimmung der LDL und VLDL verschiedener Flotationsklassen vorzunehmen. Da die Fällungsmethoden im allgemeinen Lipoproteinfraktionen mit einer Reinheit bis zu 95% liefern, stellen sie auch eine sehr bequeme Methode in der Klinik dar, um etwa die Verteilung von Cholesterin oder anderen Lipiden in den verschiedenen Lipoproteinfraktionen zu bestimmen.

In der Literatur ist eine Unzahl von Methoden zur fraktionierten Fällung von Lipoproteinen beschrieben worden. Polyanionen wie Heparin, Heparinoide, Dextransulfat verschiedenen Polymerisationsgrades, Natriumdodecylsulfat, Natriumphosphorwolframat, anionische Detergentien wie Natriumoleat und Natriumsalze verschiedener Gallensäuren und andere mehr dienten als Fällungsmittel (BURSTEIN u. Mitarb., 1970). Zumeist werden gleichzeitig zweiwertige Kationen wie Ca^{++}, Mg^{++} oder Mn^{++} in verschiedener Konzentration zugesetzt. Da Lipoproteine sehr empfindliche Moleküle sind, werden sie durch den Einfluß der eben erwähnten Agentien oft irreversibel denaturiert, und oft verbinden sie sich während der Fällung mit anderen Serumproteinen, die anschließend selbst in der Ultrazentrifuge nicht mehr entfernt werden können. Eine unangenehme Begleiterscheinung von Heaprin und Dextransulfat ist es ferner, daß sie nach der Fällung nicht mehr quantitativ von den Lipoproteinen entfernt werden können und eine beträchtliche Veränderung der elektrophoretischen Mobilität verursachen. Es sollen daher im folgenden nur Methoden beschrieben werden, die diese Nachteile nicht oder nur in einem ganz geringen Ausmaße aufweisen und aus diesem Grund in unserem Labor routinemäßig angewandt werden.

1. Fällung von Chylomikronen und VLDL

(BURSTEIN u. SCHOLNIK, 1972)

Man fügt zu 10 ml frischen Humanserums 0,75 ml einer 10%igen wäßrigen Natriumdodecylsulfatlösung (SDS). Sollte sich Na-Dodecylsulfat nicht klar in Wasser lösen, so setzt man 1 N NaOH tropfenweise bis zur Klärung zu. Das Gemisch bleibt für zwei Stunden im Brutschrank bei 35° C stehen (mit Parafilm oder Alufolie verschlossen) und wird dann 10 min bei 10000 g zentrifugiert. Chylomikronen und VLDL, die während der Inkubation zusammenklumpen, flotieren beim Zentrifugieren. Um sie vom übrigen Serum zu befreien, saugt man am besten den Unterstand mit einer Pasteurpipette ab.

LDL und HDL werden nach dieser Methode nicht gefällt, bilden aber mit SDS Komplexe und zeigen anschließend eine veränderte elektrophoretische Mobilität. Auch die abgetrennten Chylomikronen und VLDL sind vom Detergens nicht mehr vollständig zu befreien und zu einem großen Teil denaturiert. Die angegebene Methode eignet sich nur für unverdünntes Serum oder Plasma, nicht aber für verdünnte Lösungen dieser Lipoproteine. Chylomikronen und VLDL können auch selektiv von übrigen Plasmalipoproteinen und Lipoproteinen durch Heparin und Mg^{++} getrennt werden. Die Endkonzentration von Heparin im Serum beträgt in diesem Fall 0,25% (w/v) und die von $MgCl_2$ 0,1 M.

2. Fällung von VLDL plus LDL bzw. HDL mit Na-Phosphorwolframat (NaPW)

(BURSTEIN u. MORFIN, 1969)

Reagenzien:
Lösung A: Man löst 4 g Phosphorwolframsäure (Merck) in 50 ml dest. Wasser, setzt 15 ml einer etwa 1 N NaOH-Lösung zu, stellt den pH-Wert mit NaOH auf 7,6 und füllt auf 100 ml auf.
Lösung B: 2 M $MgCl_2$-Lösung (40,6 g pro 100 ml Lösung) in dest. Wasser.

a) Fällung von VLDL und LDL

Man fügt zu 5 ml Serum 0,5 ml Lösung A und 0,125 ml Lösung B. Die sofort präzipitierenden VLDL plus LDL werden bei 6000—10000 g abzentrifugiert. Um den Niederschlag zu waschen, wird er in einer Lösung, die aus 100 ml isotoner Kochsalzlösung, 10 ml Lösung A und 2,5 ml Lösung B besteht, aufgeschlämmt und unter gleichen Bedingungn zentrifugiert.

b) Fällung von HDL

Man fügt zum Überstand der VLDL-LDL-Fällung 4,5 ml Lösung A. Das sich bildende Präzipitat besteht zum größten Teil aus γ-Globulinen und enthält keine Lipoproteine; es wird durch Zentrifugieren (etwa 6000 g) entfernt und zum Überstand werden 0,875 ml Lösung B zugesetzt. Diese Mischung bleibt 2 Std bei Zimmertemperatur stehen und wird anschließend in einer Laborzentrifuge zentrifugiert. Der Niederschlag besteht aus HDL und kann mit einer Mischung, die aus 100 ml isotoner NaCl-Lösung, 100 ml Lösung A und 20 ml Lösung B besteht, gewaschen werden. Der Überstand der HDL-Fällung enthält noch einige VHDL. Beim Stehenlassen des Überstandes fallen noch einige Proteine aus. Um dies zu verhindern, kann er gegen isotone NaCl-Lösung dialysiert werden.

c) Auflösen der gefällten Lipoproteine

VLDL plus LDL und HDL können auf zwei Arten gelöst werden. Entweder man schlämmt das Präzipitat in einer beliebigen Menge isotoner Kochsalzlösung auf und setzt tropfenweise soviel 10%ige Na_2CO_3 Lösung zu, bis eine Klärung eintritt. Bei Anwesenheit von viel VLDL oder Chylomikronen muß dieser Vorgang mit größter Vorsicht erfolgen, da die Lösung immer trüb bleibt. Eine andere Alternative zur Lösung des Präzipitates, die vor allem dann angewandt werden soll, wenn die gefällten Lipoproteine weiter in der Ultrazentrifuge gereinigt werden, besteht darin, daß man den Niederschlag mit festem Natriumcitrat anrührt, mit isotoner Kochsalzlösung in Dialysenschläuche spült und gegen isotone Kochsalzlösung dialysiert. Dabei wird ein Großteil des NaPW entfernt.

Die auf diese Weise hergestellten Lipoproteinfraktionen zeigen ein normales elektrophoretisches und immunochemisches Verhalten und sind, wenn der NaPW-Niederschlag mehrfach gewaschen wird, etwa 95% rein. Eine vollständige Reinigung der VLDL-plus LDL-Fraktion gelingt in der Ultrazentrifuge. Die HDL-Fraktion enthält selbst nach mehrfachem Zentrifugieren bei einer Dichte von 1,21 in der präparativen Ultrazentrifuge etwa 0,5% Albumin, welches wahrscheinlich komplex gebunden ist. Chylomikronen fallen mit VLDL und LDL aus, setzen sich aber wegen ihrer geringen Dichte beim Zentrifugieren nicht ab, sondern flotieren oder verteilen sich im Überstand und können daher nur relativ schwer abgetrennt werden.

VI. Isolierung der Lipoproteine in der präparativen Ultrazentrifuge

(LINDGREN u.Mitarb., 1972)

Trotz Entwicklung bequemer Trennverfahren von Lipoproteinen durch Fällungsmethoden oder Säulenchromatographie bleibt die präparative Ultrazentrifuge immer noch ein klassisches Instrument in jedem Lipoproteinlabor. Es existiert nämlich derzeit sonst keine Methode, mit der es gelingt, größere Mengen an Lipoproteinen zu isolieren, die frei von anderen Plasmaproteinen sind. Der Grund, warum trotzdem immer wieder versucht wird, die Ultrazentrifuge mit anderen Methoden zu umgehen, liegt in den hohen Anschaffungs- und Betriebskosten der Maschine. Um Plasmalipoproteine in übliche Dichteklassen wie VLDL, LDL, HDL_2 und HDL_3 zu fraktionieren und sie anschließend durch wiederholtes Waschen zu reinigen, bedarf es immerhin einer Laufzeit von mehr als 100 Std und die Lebensdauer eines Antriebes liegt in den meisten Fällen bei nur etwa 1 000 Std. Man wird daher nur immer dann zur präparativen Ultrazentrifuge zurückgreifen, wenn eine absolute Reinheit der Fraktionen notwendig ist oder wenn eine Subfraktionierung in engere Dichtebereiche erwünscht ist.

Wie schon eingangs erwähnt, verteilen sich die Lipoproteine aufgrund unterschiedlicher Protein:Lipidverhältnisse kontinuierlich über einen relativ weiten Dichtebereich. Dieses Spektrum weist jedoch ausgeprägte Maxima und Minima auf, was zur Aufstellung der vier Hauptdichteklassen geführt hat. Es sei jedoch ausdrücklich erwähnt, daß die Dichteverteilung der Lipoproteine unter pathologischen Verhältnissen, wie primäre Hyper- oder Hypolipoproteinämien, chronischer Nephritis, Diabetes, Lebererkrankungen, Autoimmunkrankheiten u.a.m. sehr stark von der Norm abweichen kann. Ferner gelingt es, jede Lipoproteindichteklasse in praktisch beliebig viele Unterfraktionen durch stufenweise Erhöhung der Dichte, oder kontinuierlich im Dichtegradienten in Ausschwingrotoren oder Zonenrotoren zu zerlegen.

Nach der ursprünglichen Methode, die auf DELALLA und GOFMAN (1954) zurückgeht, wurde Serum oder Plasma mit NaCl-Lösungen oder Lösungen von $NaNO_3$ in 99,5% D_2O gemischt und bei den Dichten 1,063, 1,125 und 1,20 g/cm^3 zentrifugiert. Die so gewonnenen Lipoproteinfraktionen wurden anschließend in der analytischen Ultrazentrifuge quantitiert. Diese aufwendige Methode wurde dann später von HAVEL u.Mitarb. (1955) modifiziert, wobei man die entsprechenden Dichten durch Zusatz von festem NaCl oder NaBr bzw. KBr zum Serum einstellt.

1. Isolierung von Chylomikronen

(ZILVERSMIT, 1969)

Da Chylomikronen wegen ihrer geringen hydratisierten Dichte in der Ultrazentrifuge sehr rasch flotieren und sich in Festwinkelrotoren an der Wand der Zentrifugenröhrchen absetzen, ist die Verwendung von Ausschwingbecherrotoren von großem Vorteil. Das Serum wird in entsprechende Röhrchen gefüllt und bei $5,106\,g \times$ min zentrifugiert. Eine Ultrazentrifuge ist dazu nicht notwendig, da jede Hochgeschwindigkeitszentrifuge die erforderliche g-Zahl erreicht. Die g-Zahl berechnet man einfach aus dem Radius (r) (Strecke Rotorachse–mittlerer Röhrchenabstand) und der Drehzahl (U) nach der Formel:

$$g = 1\,118 \times r \times U^2 \times 10^{-8}.$$

Die Chylomikronen setzen sich als weiße, cremeartige Schicht an der Oberfläche ab und werden mit einer Pasteurpipette oder einer Spritze vorsichtig abgehoben. Anschließend muß man sie noch mindestens 5mal im ursprünglichen Volumen isotoner Kochsalzlösung aufschlämmen und abermals zentrifugieren, um sie frei von Albumin zu bekommen. Da jedoch die Dichte von isotoner Kochsalzlösung beträchtlich niedriger ist als die des Plasmas, muß beim Waschvorgang etwas länger zentrifugiert werden.

2. Isolierung von VLDL

(MARGOLIS, 1969)

Im allgemeinen bezeichnet man als VLDL Lipoproteine, die bei einer Dichte von 1,006 g/cm^3 flotieren. Da das Milieu des Serums selbst ohne Proteine und Lipoproteine, bereits eine Dichte von 1,007 g/cm^3 aufweist, wird das Serum in die Zentrifugenröhrchen nur bis zu einer Höhe von $^2/_3$ der Gesamthöhe gefüllt, vorsichtig mit einer NaCl-Lösung der Dichte 1,006 g/cm^3 überschichtet, verschlossen und in einem Winkelrotor für 17 Std bei 120000 g zentrifugiert. Die Messung der Dichte erfolgt am einfachsten mit Hilfe eines Ärometers. Die aufrahmenden VLDL werden mit einer Spritze abgehoben oder besser durch „tube slicing" entfernt und zur weiteren Reinigung mit NaCl-Lösung der Dichte 1,006 g/cm^3 vermischt und abermals unter identischen Bedingungen zentrifugiert. Das Spektrum der VLDL reicht jedoch über die Dichte von 1,006 hinaus, ihre Konzentration im Nüchternserum ist aber nur gering. Im Serum von Hyperlipämikern kann die Menge an VLDL, die bei einer Dichte von 1,006 nicht flotieren, aber beträchtliche Ausmaße erreichen. So haben z.B. die sog. „floating β-Lipoproteins", die bei Patienten mit Typ III-Hyperlipämie nach FREDRICKSON vorkommen, eine Flotationskonstante von etwa 20 und können daher nur bei einer Lösungsmitteldichte von etwa 1,020 vollständig zur Flotation gebracht werden. Will man daher die „floating β" isolieren, muß das Serum gegen NaCl-Lösung der Dichte 1,020 g/cm^3 dialysiert und anschließend wie beschrieben zentrifugiert werden.

3. Isolierung der LDL

(MARGOLIS, 1969)

LDL sind solche Lipoproteine, die bei einer Dichte von 1,063 flotieren. Da die Proteine des Serums jedoch einen beträchtlichen Beitrag zur Gesamtdichte der Lösung leisten, die sich während des Zentrifugierens wegen der Sedimentation der Proteine wieder um den entsprechenden Betrag verringert, muß beim Isolieren von LDL aus dem Serum die Dichte zuerst auf höhere Werte eingestellt werden. Gewaschen wird anschließend bei einer Dichte von genau 1,063. Man stellt die Dichte der Serum-Unterfraktion nach der VLDL-Abtrennung durch Zusatz von festem NaCl auf den Wert von 1,073 ein, füllt in Zentrifugenröhrchen und zentrifugiert für 22 Std bei 120000 g. Die flotierenden LDL werden durch „tube slicing" entfernt, in NaCl-Lösung einer Dichte von 1,063 aufgeschlämmt und unter identischen Bedingungen gewaschen.

4. Isolierung von HDL$_2$

(SCANU, 1969)

Die Serum-Unterfraktion nach der Abtrennung von LDL wird durch Zusatz von festem NaBr auf die Dichte von 1,125 g/cm^3 gebracht und mindestens 30 Std bei 140000 g zentrifugiert. Der Dichteanteil der sedimentierenden Serumproteine ist bei dem Wert von 1,125 bereits mit einkalkuliert. HDL$_2$ sollten anschließend einmal unter identischen Bedingungen gewaschen werden.

5. Isolierung der HDL$_3$

(SCANU, 1969)

Nach Entfernung der HDL$_2$ wird das verbleibende Serum mit festem NaBr auf eine Dichte von 1,22 gebracht und mindestens 30 — besser jedoch 40 — Std bei 140000 g zentrifugiert. Die flotierenden HDL$_3$ werden durch tube slicing vom Unterstand abgetrennt, mit NaBr-Lösung einer Dichte von 1,21 g/cm^3 auf etwa das ursprüngliche Serumvolumen aufgefüllt und unter identischen Bedingungen zentrifugiert. Dieser Waschvorgang muß mindestens ein weiteres Mal wiederholt werden, will man HDL$_3$ frei von Albumin bekommen.

Nach der Abtrennung der HDL$_3$ verbleibt im Unterstand noch eine nicht zu vernachlässigende Menge an VHDL, die durch Erhöhen der Dichte auf 1,25 mit CsCl zur Flotation gebracht werden kann. Eine vollständige Reinigung dieser Fraktion von Albumin ist in der Ultrazentrifuge jedoch nicht möglich. Da ihre Bedeutung bis heute nur ungenügend erforscht ist, soll auf die Reinigung dieser Fraktion an dieser Stelle nicht näher eingegangen werden.

6. Isolierung von Lipoproteinen im Dichtegradienten

(WILCOX u. Mitarb., 1971)

Neben der diskontinuierlichen Methode der Isolierung von Lipoproteinen in Winkelrotoren schiebt sich die Präparierung im Dichtegradienten immer mehr in den Vordergrund. Ursprünglich arbeitete man mit Schwingbecherrotoren, in denen man durch Überschichten von Salzlösungen verschiedener Dichte einen Gradienten aufbaute, in dem sich Lipoproteine mit unterschiedlicher Dichte verteilten. Nachdem man Zonenrotoren baute, die genügend hohe g-Zahlen erreichten, entwickelte WILCOX u. Mitarb. (1971) eine Methode, mit der man in einem Arbeitsgang aus 5—50 ml Serum VLDL, LDL und HDL gesondert abtrennen kann. Abgesehen von den Anschaffungskosten einer Zoneneinrichtung ist auch der Arbeitsaufwand dieser Methode sehr groß. Man arbeitet mit Rotoren mit einem Fassungsraum für den Dichtegradienten von $^1/_2$ l bis 1 l und kann pro Lauf immer nur eine Probe von maximal 50 ml bei einer Laufzeit von etwa 30 Std auftrennen. Dabei bekommt man eine starke Verdünnung der Lipoproteine anstatt einer Konzentrierung wie bei der herkömmlichen Methode, und beim Einengen der Fraktionen muß man oft mit beträchtlichen Verlusten und Denaturierungen rechnen. Trotzdem bietet das Arbeiten mit Zonenrotoren für gewisse Fragestellungen große Vorteile. Nach einer modifizierten Methode gelingt es sogar, in einem Arbeitsgang HDL_2 von HDL_3 zu trennen. Die isolierten Fraktionen zeigen unerwarteterweise eine Reinheit, wie sie nur nach mehrfachem Waschen mit der diskontinuierlichen Methode erreicht wird. Ferner gelingt es unter Umgehung der analytischen Ultrazentrifuge Lipoproteindichtefraktionen in einem Gang zu quantifizieren, und die Methode kann erfolgreich zur Klassifizierung von Hyperlipoproteinämien eingesetzt werden.

Die Trennung in der präparativen Ultrazentrifuge stellt eine einfache rasche und zielführende Methode zur Reinigung der Plasmalipoproteine dar. Wegen der unterschiedlichen Verteilung verschiedener Lipoproteinfamilien in den einzelnen Dichteklassen ist es jedoch absolut notwendig, die Trennung immer unter exakt identischen Bedingungen durchzuführen. Dies bezieht sich sowohl auf die g-Zahl und eingestellte Dichte als auch auf Temperatur, Laufzeit und Art des Salzes, welches zur Einstellung der Dichte verwendet wird. Die Dichte muß immer bei der Temperatur eingestellt werden, bei der die Trennung in der Ultrazentrifuge stattfindet, da sich die Dichte von wäßrigen Lösungen mit der Temperatur sehr stark ändert. Wegen der größeren Viskosität muß man bei niedrigen Temperaturen mit längeren Laufzeiten rechnen. Es ist ebenfalls ein Unterschied, ob man die Dichte der Lösung oder die des Lösungsmittels auf einen bestimmten Wert bringt. Bei den oben beschriebenen Verfahren wurde immer die Dichte der Lösung gemessen. Will man die Dichte des Lösungsmittels berücksichtigen, ohne den Anteil, den Plasmaproteine zur Dichte beitragen, muß man gegen Salzlösungen dialysieren, deren Dichte genau eingestellt ist. Die Einhaltung immer gleicher Trennzeiten ist deshalb notwendig, da Salze wegen der Eigensedimentation einen Dichtegradienten im Zentrifugenrohr aufbauen. So ist z.B. nach 22stündigem Zentrifugieren einer NaCl-Lösung einer Dichte von 1,07 bei 120000 g die Dichte an der Oberfläche auf etwa 1,053 abgesunken und am Boden beträchtlich angestiegen. Der Dichtegradient ändert sich mit der Zeit, bis sich ein Gleichgewicht einstellt. Ist dieses nicht erreicht, bekommt man bei unterschiedlichen Trennzeiten auch unterschiedliche Lipoproteinverteilungen. Wegen der unterschiedlichen Eigensedimentationsgeschwindigkeit muß auch immer das gleiche Salz verwendet werden. Da die erwähnten Kriterien viel zu wenig Beachtung finden, ist es nicht verwunderlich, daß von verschiedenen Laboratorien immer wieder divergierende Resultate veröffentlicht werden.

VII. Untersuchung der Lipoproteine in der analytischen Ultrazentrifuge

(EWING u. Mitarb., 1965)

Hat man eine Lipoproteinfraktion isoliert, sollte sie zur näheren Charakterisierung in der analytischen Ultrazentrifuge untersucht werden. Dies geschieht in vielen Fällen durch Bestimmung des Molekulargewichtes über Sedimentationskonstante und Diffusionskonstante oder direkt nach einer der üblichen Gleichgewichtsmethoden. Oft jedoch kann man sich damit begnügen, die Flotationskonstante bei verschiedenen Dichten zu bestimmen. Die Flotationskonstanten von Chylomikronen VLDL und LDL werden hauptsächlich bei einer Dichte von 1,063 gemessen. Die Flotationskonstante bei einer Dichte von 1,063 g/cm^3 wird mit S_f oder $S_{f,1.063}$ bezeichnet. Man sollte ferner noch die Temperatur und die Konzentration, bei welcher gemessen wird, angeben. Die Werte werden in negativen Svedbergeinheiten angegeben. In neuerer Zeit werden LDL und VLDL auch manchmal bei einer Dichte von 1,200 g/cm^3 charakterisiert. Man spricht in diesem Fall von „high salt flotation" (ADAMS u. SCHUMAKER, 1969). HDL sedimentieren bei einer Dichte von 1,0630 und müssen daher bei einer Lösungsmitteldichte von 1,200 oder größer untersucht werden. Manche Autoren verwenden eine Dichte von 1,200, andere 1,210. Wir geben der Dichte von 1,210 den Vorzug, da man hier genauer messen kann. Die Werte werden in $F_{1,200}$ oder $F_{1,210}$ in negativen Svedbergeinheiten angegeben.

Ein großer Vorteil der analytischen Ultrazentrifuge ist es, daß mit ihr die quantitative Verteilung von Lipoproteindichteklassen bestimmt werden kann. DELALLA und GOFMAN (1954) legte den Grundstein zu dieser Methode, die in der Folge Gegenstand zahlreicher Modifikationen war. Die Technik der analytischen Ultrazentrifuge war und ist noch heute eine der wichtigsten Standardmethoden bei der Analyse von Lipoproteinen. Das Wesen dieser Methode beruht darauf, daß man Lipoproteine in drei Schritten von den übrigen Plasmaproteinen in der präparativen Ultrazentrifuge trennt und gleichzeitig auf das 3- bis 5fache konzentriert. Dies geschieht jeweils bei den Dichten 1,063, 1,125 und 1,200 g/cm^3. Die so gewonnenen Fraktionen werden anschließend bei den gleichen Dichten in der Ultrazentrifuge untersucht. Bei Bekanntsein des Brechungsindexinkremets (*dn/dc,* Änderung des Brechungsindex mit der Konzentration) kann aus der Fläche jeder Flotationskurve die Konzentration bestimmt werden. Dabei muß einerseits der Verdünnungseffekt, der aus der Sektorform der Zelle resultiert, andererseits die Nichtlinearität der Flotationskonstante mit der Konzentration berücksichtigt werden. Als Folge davon tritt der Johnston-Ogston-Effekt auf, der bewirkt, daß die Konzentration der rascher wandernden Komponente zu nieder, und die der langsameren zu hoch gefunden wird. Die Korrektur der gefundenen Konzentrationen für Verdünnungs- und Johnston-Ogston-Effekte bedarf einer langwierigen Rechenarbeit zu deren Bewältigung Computerprogramme entwickelt wurden (EWING u. Mitarb., 1965; JENSEN u. Mitarb., 1969). In den meisten Fällen scheint jedoch der beträchtliche Arbeit- und Zeitaufwand, den die Quantitierung der Lipoproteinverteilung in der analytischen Ultrazentrifuge mit sich bringt, nicht gerechtfertigt. Es genügt, wenn man mit viel einfacheren Methoden wie Lipoproteinelektrophorese mit densitometrischer Auswertung, quantitativen immunochemischen Methoden sowie Bestimmung von Cholesterin, Triglyceriden und Phospholipiden Lipoproteinfraktionen, die durch Fällung isoliert wurden, untersucht. Die Bestimmung von Lipoproteindichteklassen kann auch beträchtlich vereinfacht werden, wenn man Lipoproteinfraktionen nicht durch präparatives Zentrifugieren, sondern durch Fällen mit Heparin oder NaPW isoliert und anschließend eine visuelle Beobachtung in der analytischen Ultrazentrifuge durchführt, mit der bereits viel ausgesagt werden kann. Soll trotzdem eine Quantitierung durchgeführt werden, ist es unumgänglich, sich mit der oben erwähnten Spezialliteratur auseinanderzusetzen.

VIII. Bestimmung der hydratisierten Dichte und des partiellen spezifischen Volumens $\bar{v}$

(KRATKY u. Mitarb., 1969)

Zur Bestimmung des Molekulargewichtes in der analytischen Ultrazentrifuge muß $\bar{v}$ auf drei Dezimalen bekannt sein. Von den verschiedenen Möglichkeiten der Messung von $\bar{v}$ sei hier die einfachste und genaueste angeführt:
Nach der Formel

$$\bar{v} = \frac{1}{d_2}\left(1 - \frac{d-d_2}{c}\right)$$

kann das partielle spezifische Volumen aus der Dichte des Lösungsmittels und der Lösung einfach berechnet werden. In dieser Formel bedeuten: $d_2 =$ Dichte des Lösungsmittels, $d =$ Dichte der Lösung und $c =$ Konzentration des gelösten Proteins in g/cm³.

Die Dichten müssen auf sechs Dezimalstellen genau bestimmt werden. Wir führen diese Bestimmung in einem Digitalen Dichtemeßgerät der Firma Anton Paar, Graz, Austria, durch, welches auf 0,01° C genau thermostatisiert sein muß. Da sich $\bar{v}$ mit der Temperatur ändert, muß die Messung bei der Temperatur ausgeführt werden, bei der in der Ultrazentrifuge gearbeitet wurde.

Die Konzentration wird mit Hilfe einer Rückstandsbestimmung nach Abdampfen des Lösungsmittels in einem Exsikkator bestimmt. Der reziproke Wert von $\bar{v}$ ist die hydratisierte Dichte, also jene Dichte, bei der ein Lipoprotein in der Ultrazentrifuge weder sedimentiert noch flotiert.

Die Methoden, die zur Analyse der Präparierung von intakten Lipoproteinen herangezogen werden, sind mit den hier beschriebenen keineswegs erschöpft. HATCH und LEES (1968) haben kürzlich eine nützliche Zusammenstellung von praktischen Methoden veröffentlicht. In neuerer Zeit hat sich die Quantitierung von Lipoproteinfamilien mit Hilfe immunochemischer Methoden immer mehr in den Vordergrund geschoben. Wegen ihrer Einfachheit und Genauigkeit können sie nicht nur für Forschung, sondern auch für Screeningtests im Klinischen Labor eingesetzt werden. Ein weiterer Vorteil dieser Methoden ist es, daß damit bei Vorhandensein monospezifischer Antiseren Lipoproteinfamilien quantitativ erfaßt werden können. Hierher gehören die Fällung von Lipoproteinen mit spezifischen Antikörpern, die Immunoabsorption sowie die eindimensionale radiale Immunodiffusion und die Elektroimmunodiffusion, Methoden, die teilweise mit käuflichen Fertigtests ausführbar sind.

IX. Herstellung und Untersuchung von Apolipoproteinen

Da der Lipidanteil in Plasmalipoproteinen nicht kovalent gebunden ist, gelingt es durch einfache Extraktion mit organischem Lösungsmittel, Lipoproteine praktisch vollständig zu entfetten (MACHBOEF u. REBEYROTTE, 1949). Es sind unzählige Entfettungsmethoden in der Literatur beschrieben worden, die hier aufzuzählen den Rahmen dieses Kapitels sprengen würden. Neben organischen Lösungsmitteln wurden vielfach anionische und nichtionische Detergentien verwendet, die jedoch oft anschließend schwer entfernbar sind. In unserem Labor wird wegen der Einfachheit und Effektivität fast ausschließlich folgende Methode angewandt.

1. Entfettung von Lipoproteinen

Lipoproteinlösungen, gleichgültig welcher Dichteklasse, werden ausgiebig gegen destilliertes Wasser dialysiert, wobei man durch Zusatz von wenig Ammoniak bis zu einem pH-Wert von 10 das Ausfallen der Lipoproteine während der Dialyse verhindern kann. Anschließend werden die salzfreien Lösungen in Schliffzentrifugengläser überführt und gefriergetrocknet. Der weitere Vorgang richtet sich nun nach der zu entfettenden Dichteklasse. Handelt es sich um Chylomikronen oder VLDL, entfettet man zuerst mehrfach mit Diäthyläther, bis nach Abdampfen der Ätherphase kein Rückstand mehr bleibt. Das Extrahieren geschieht in einer Kühlkammer bei 4°C durch Rühren mit einem Magnetrührer. Wegen der geringen Löslichkeit der Triglyceride in Äther bei 4°C können Chylomikronen in diesem Schritt auch bei Zimmertemperatur entfettet werden. Anschließend werden Chylomikronen und VLDL mit Äthanol:Äther 3:1 (v/v) ausgiebig unter mehrfachem Wechseln des Lösungsmittels extrahiert. Die letzte Extraktion sollte sich über einen Zeitraum von mindestens 12 Stunden erstrecken. Bei LDL und HDL entfettet man gleich mit dem Äthanol-Äther-Gemisch. Zum Schluß extrahiert man noch 2–3mal mit reinem Äther. Die resultierenden Apo-Lipoproteine sind gut in entsprechenden Lösungsmitteln löslich. Bei Verwendung anderer organischer Lösungsmittel wie Aceton, Dioxan oder Chloroform erhält man Produkte, die stark denaturiert sind und beim Lösen Aggregate bilden. Das direkte Zusetzen von Äthanol-Äther-Gemischen zu Lipoproteinlösungen, was vielfach angewandt wird, hat zur Folge, daß ein beträchtlicher Teil der Apolipoproteine – vor allem der mit niedrigem Molekulargewicht – in der wäßrig-organischen Phase gelöst bleiben oder erst nach längerem Stehen ausfällt und verloren geht (SCANU u. EDELSTEIN, 1971). Auch der Zusatz von Stärke oder anderen Polysacchariden zu Lipoproteinlösungen vor dem Lyophilisieren bringt keine Vorteile.

2. Auflösen von Apolipoproteinen

Obwohl einige Apolipoproteine in Puffern mit einem pH-Wert von über 8 recht gut aufgelöst werden können, neigen alle zu beträchtlicher Aggregation. Dies kann im Falle von ApoLpA und ApoLpC durch Zusatz von Harnstoff weitgehend verhindert werden, im Falle von ApoLpB sind Detergentien notwendig.

Lösen von ApoLpA und ApoLpC:
Nach schonender Entfettung sind ApoLpA und ApoLpC in Puffern mit einem pH-Wert von über 8, die 6–8 molar an Harnstoff sind, vollständig löslich. Diese Art der Lösung wird auch angewandt, will man sie elektrophoretisch oder immunochemisch untersuchen. Zur präparativen Trennung kann man sie auch in 1 M Essigsäure quantitativ auflösen.

ApoLpB ist nur in SDS (ab 0,9%) oder 0,1%iger Natriumdecylsulfatpuffern löslich (GOTTO u. Mitarb., 1968). In Gegenwart größerer Mengen anderer Proteine, wie dies zum Beispiel nach dem Entfetten von VLDL und Chylomikronen der Fall ist, sind geringe Mengen ApoLpB auch in Harnstoff oder 1–2 M Essigsäure löslich (KOSTNER u. HOLASEK, 1971).

3. Trennung von Apolipoproteinen in einzelne Polypeptide

Zur Trennung beziehungsweise Reinigung von Apolipoproteinen sind praktisch alle Methoden der Proteinchemie, wie präparative Elektrophorese, IEF, fraktionierte Fällung, Immunoadsorption, Ionenaustausch- und Gelpermeationschromatographie und viele andere mehr mit Erfolg herangezogen worden. Um größere Mengen reiner Polypeptide herzustellen, haben sich zwei Methoden, die kombiniert angewandt werden können, besonders bewährt und sollen daher im folgenden kurz beschrieben werden.

a) Gelpermeationschromatographie

Die meisten Apolipoproteine mit Ausnahme von ApoLpB sind in 1 M Essigsäure (RUDMAN u. Mitarb., 1970) oder in 8 M Harnstofflösungen (SCANU u. Mitarb., 1969) gut löslich und neigen nur in höherer Konzentration zu Aggregatbildung. Essigsäure hat den Vorteil, daß die einzelnen Fraktionen nach erfolgter Trennung direkt lyophilisiert werden können, während man nach Trennung in Harnstoff erst dialysieren muß, was mit teilweisen Verlusten verbunden ist. Als Molekularsieb hat sich Sephadex G 75, G 100 und G 200 besonders bewährt, wobei man über Säulen von $1-2,5 \times 100$ cm die besten Trennerfolge erzielt. Die so gewonnenen Fraktionen stellen noch keine reinen Polypeptide dar und werden am besten durch Ionenaustauschchromatographie weiter gereinigt.

b) Ionenaustauschchromatographie

Die über Sephadex vorgereinigten und lyophilisierten Fraktionen werden in 0,005 M Phosphatpuffer vom pH 7,5, der 8 M an Harnstoff ist gelöst, und über DEAE-Cellu-

Tabelle 1. Chemische und physikochemische Daten der Plasmalipoproteine

Lipoprotein-Dichteklassen	Chylo-mikronen	VLDL	LDL	HDL$_2$	HDL$_3$	VHDL
Vorherrschende Lipoproteinfamilie	LpA LpB LpC	LpA LpB LpC	LpB	LpA	LpA	LpA
Elektrophoretische Wanderung (Papier)	Start	prä-β	β	α	α	α
Dichterang	0,92–0,95	0,95–1,006	1,006–1,063	1,063–1,125	1,125–1,21	>1,21
Durchschnittliche hydratisierte Dichte	0,94	0,97	1,033	1,085	1,145	1,20
Durchmesser (Å)	800–10000	300–800	190	100	80	75
Molekulargewicht × 10^{-6}	20–5000	3–130	2,5	0,36	0,18	0,14
S$_{f\ 1,063}$	400–10000	20–400	0–20	–	–	–
F$_{1,21}$	–	–	–	4–9	0–4	
Normalkonzentration (nüchtern) mg/100 ml						
Männer	–	50–150	300–400	50–100	200–250	
Frauen	–	50–100	250–300	150–200	250–300	
Zusammensetzung % des Gesamtgewichtes						
Protein	0,8–2,5	8–12	20–24	40–44	54–57	70–80
Phospholipide	4–9	16–20	20–24	35–37	21–23	20–24
Freies Cholesterin	0,5–1	6–8	7–9	5–7	4–6	2–3
Cholesterin-Ester	1–2,5	12–14	35–40	8–10	7–9	5–7
Triglyceride	87–94	45–55	8–12	4–5	2–4	1–2
Phospholipidzusammensetzung % des Phospholipidanteils						
Lecithin	66–75	60–70	63–68	65–75	63–72	75–80
Sphingomyelin	12–20	14–20	24–26	8–12	10–14	8–10
Lysolecithin	3–5	2–5	2–4	2–4	2–4	1–2
Phosphatidyläthanolamin	6–8	4–6	2–4	2–3	4–6	3–5
Inositphosphatide	1–2	1–3	1–2	1–2	1–2	1–2

lose (Kapazität etwa 0,4 mequ/g) chromatographiert (Shore u. Shore, 1968). Für 20 mg Protein reicht eine Säule mit den Dimensionen 1,2 × 30 cm. Die Elution erfolgt mittels eines linearen Salzgradienten, der sich von 0,005–0,6 M erstreckt, in Gegenwart von 8 M Harnstoff. Das Eluat wird spektrophotometrisch bei 280 nm vermessen und einzelne Fraktionen nach ausgiebiger Dialyse lyophilisiert. Auf diese Weise erhält man Polypeptide mit einer Reinheit von 95–99%.

4. Reinheitsprüfung und Identifizierung von Apolipoproteinen

Die Reinheitsprüfung bzw. Identifizierung einzelner Polypeptide geschieht am zweckmäßigsten mit Hilfe von Polyacrylamidgelelektrophorese (PAGE), Isoelektrischer Fokussierung (IEF) und mit immunochemischen Methoden.

a) PAGE

Wegen des geringen Molekulargewichtes müssen hier Monomerkonzentrationen von 10—15% verwendet werden. Wir arbeiten mit 10%igen (w/v) Gelen, die 8 M Harnstoff enthalten. Der pH-Wert des Trenngeles sollte 9,0—9,2 und der des Sammelgeles 6,8 betragen. Da einige Polypeptide in Essigsäure selbst nach Fixierung mit Amidoschwarz 10 B löslich sind, färben wir mit Comassie Blue nach Fixierung mit 10% (w/v) Trichloressigsäure. Bei Vorhandensein von reinen Referenzsubstanzen kann aus der Lage der Bande mit großer Genauigkeit auf die Identität geschlossen werden.

b) IEF

Die nach allen anderen Kriterien als rein zu bezeichnenden Polypeptide der Apolipoproteine zeigen nach isoelektrischer Fokussierung (IEF) eine beträchtliche Heterogenität. Man arbeitet meist in 5%iger PAG als Trägermedium in 8 M Harnstoff unter Verwendung von Ampholine 3—6 oder 4—10. Da die durch Fokussierung von gereinigten Polypeptiden enthaltenen Banden meist eine identische Aminosäurezusammensetzung aufweisen, nimmt man an, daß sie zum größten Teil Artefakte darstellen, die durch Wechselwirkung mit Ampholine entstehen.

c) Immunochemische Methoden

Die in PAGE untersuchten Polypeptide sollten zur weiteren Charakterisierung immunochemisch untersucht werden. Dies setzt das Vorhandensein monospezifischer und polyvalenter Antiseren voraus. Da diese Antiseren kommerziell nicht erhältlich sind, müssen sie in jedem Labor selbst erzeugt werden. Wir verwenden Antiseren, die durch Immunisierung von Kaninchen, Schafen und Pferden mit hochgereinigten Polypeptiden sowie Apolipoproteingemischen erhalten werden. Hat man monospezifische Antisera, wird meist eine zweidimensionale Immunodiffusion im Agarosegel durchgeführt. Mit polyvalenten Antiseren charakterisiert man Apolipoproteine über die Immunoelektrophorese.

Eine eindeutige Identifizierung von Polypeptiden jedoch ist nur durch Bestimmung der Aminosäurezusammensetzung und eventuell der terminalen Aminosäuren gewährleistet.

D. Struktur und chemische Zusammensetzung der Plasmalipoproteine

Bis zum Ende der siebziger Jahre diente fast ausschließlich die präparative Ultrazentrifuge zur Herstellung von Lipoproteinfraktionen. Die so gewonnenen Dichteklassen wurden vielfach als homogen, d.h. molekulareinheitlich angesehen, weshalb die chemische und physikochemische Charakterisierung bis ins kleinste Detail durchgeführt und somit genau bekannt ist. Erst in allerneuester Zeit gelang es mit verfeinerten Methoden, aus Lipoproteindichteklassen Unterfraktionen zu isolieren, die in sich wiederum eine Einheit bilden. Diese Unterfraktionen bezeichnet man als Lipoproteinfamilien und sie besitzen — soweit es die heute gebräuchlichen Techniken der Chemie ergaben — identische Proteinanteile. Da Lipoproteinfamilien mit wenigen Ausnahmen nur sehr ungenügend untersucht sind und die von vereinzelten Laboratorien veröffentlichten Ergebnisse nur teilweise bestätigt sind, geschieht die Einteilung der Plasmalipoproteine in diesem Kapitel nach Dichteklassen; soweit bekannt, werden in den jeweiligen Abschnitten die darin vorkommenden Familien behandelt.

I. Chylomikronen

Chylomikronen kommen im Normalserum nach mehrstündigem Fasten nicht vor, sondern können nur nach fettreicher Mahlzeit oder im Serum von Patienten mit verschiedenen Arten von Hyperlipoproteinämien nachgewiesen werden (FREDRICKSON u. Mitarb., 1967). Da Chylomikronen intestinalen Ursprungs sind und sich beim Eintritt in den Blutstrom mit Plasmaproteinen beladen, von denen sie nur schwer zu reinigen sind, wird

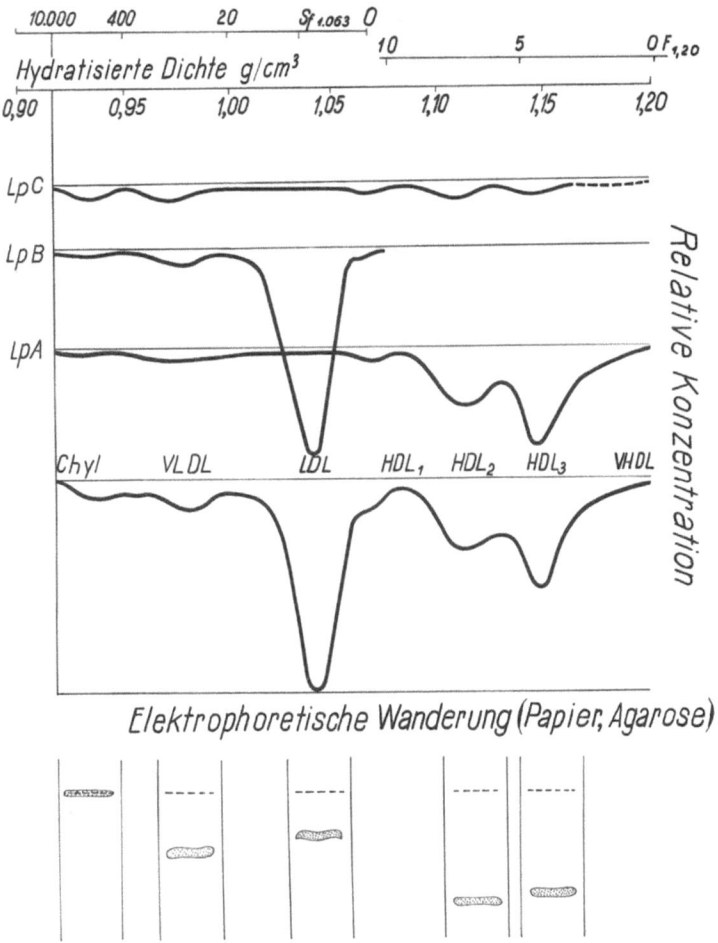

die Struktur und Chemie der Chylomikronen im Abschnitt „Lipoproteine der Lymphe" behandelt.

II. Very Low Density Lipoproteine (VLDL)

VLDL sind nach den Chylomikronen die triglyceridreichsten Lipoproteine. Sie flotieren in der Ultrazentrifuge bei einer Dichte von 1,006 und ihre Flotationskonstante ($S_{f\,1,063}$) reicht von 20–400. Im Elektronenmikroskop findet man Teilchenradien von 320 bis 800 Å und in der analytischen Ultrazentrifuge von 350–700 Å. Die Molekulargewichte der Teilchen der VLDL-Fraktion reichen von 5–100 Millionen (LEVY u. Mitarb., 1971). Wie aus diesen Daten ersichtlich, sind VLDL äußerst heterogen, wobei sie sich hauptsächlich im Gehalt an Triglyceriden unterscheiden. Im nüchternen Normalserum kommen nur sehr wenige VLDL vor, die Konzentration liegt in der Größenordnung von 50–150 mg/100 ml Serum. Im postprandialem Serum ist der Gehalt an VLDL viel größer, wobei die Konzentration sehr stark mit der Art der Nahrung, dem Geschlecht und der Person variiert. Bei verschiedenen Formen von Hyperlipoproteinämie treten VLDL-Konzentrationen von 1000 mg/100 ml und mehr auf (LEVY u. FREDRICKSON, 1968). VLDL können in der Ultrazentrifuge in weitere Dichteklassen unterteilt werden, was mit Hilfe von Festwinkelrotoren und Zonenrotoren gelingt. GUSTAFSON u. Mitarb. (1965) gelang es, die Lipoproteine mit einer geringeren Dichte als 1,006 in 5 Unterfraktionen mit den Flotationsbereichen 20—50, 50—100, 100—400, 400—5000 und größer als 5000 aufzutrennen. Dabei zeigte sich, daß das Protein:Lipidverhältnis, der Gehalt an Triglyceriden, das Molekulargewicht und der Teilchenradius mit steigendem S_f zunahm. Da diese Unterfraktionen in sich wieder heterogen sind, stellen alle Werte die chemische Zusammensetzung der VLDL betreffend nur Mittelwerte dar. Der Proteingehalt der VLDL reicht von 5—12% und ist im Mittel etwa 10%, der Gehalt an freiem Cholesterin liegt zwischen 4% und 5,5%, der von Cholesterinester zwischen 13% und 15%, der der Phospholipide zwischen 13% und 14% und der der Triglyceride zwischen 55% und 70% (LEVY u. Mitarb., 1971). Bei verschiedenen Formen von primären und sekundären Hyperlipoproteinämien sind distinkte Unterfraktionen der VLDL unterschiedlich erhöht.

Beim Typ III nach FREDRICKSON ist dies die Fraktion S_f 15—30. Um sie zu isolieren, muß man die Dichte des Serums auf etwa 1,030 einstellen oder gegen NaCl-Lösung der Dichte 1,020 dialysieren. Diese Fraktion am unteren Ende des breiten Dichtespektrums der VLDL wandert elektrophoretisch auf Papier und in Agarosegel bereits mit β-Mobilität (LEVY u. FREDRICKSON, 1968). VLDL mit S_f 40—200 sind in der prä-β-Region zu finden und VLDL mit S_f über 200 verschmieren sich stark in der Elektrophorese und ihre Bande reicht vom Start oft bis in den Albuminbereich.

Die im fastenden Serum vorkommenden VLDL werden größtenteils in der Leber synthetisiert. Jedoch auch die intestinale Mukosazelle ist in der Lage, neben Chylomikronen einen nicht zu vernachlässigenden Teil an VLDL zu produzieren, die sich dann im postprandialem Plasma finden. Ein Teil der VLDL des postabsorptiven Blutplasmas stellen auch sog. „remnants" von Chylomikronen dar, die durch die Wirkung der Lipoproteinlipase nach teilweisem Abbau der Triglyceride entstehen (OCKNER u. Mitarb., 1969).

1. Proteinanteil der VLDL

Die Aufklärung des Proteinanteiles von VLDL bereitete lange Zeit große Schwierigkeiten. Dies lag hauptsächlich daran, daß VLDL im Normalserum nur zu einer relativ geringen Konzentration vorhanden ist, und die Apoproteine nur etwa 5—10% in VLDL ausmachen. Nachdem man schon früher mehr als eine N-terminale Aminosäure in Apo-VLDL nachwies, gelang es erstmals GUSTAFSON, ALAUPOVIC und FUHRMAN (1966) nach teilweiser Entfettung von VLDL drei nichtidentische Phospholipid-Protein-Komplexe zu isolieren, deren Proteinanteile sie Apolipoprotein A, B und C nannten. Apolipoprotein A und B war identisch mit den Produkten der teilweisen Entfettung von „α- bzw. β"-Lipoprotein, und in Apolipoprotein C war somit erstmals eine neue Klasse von Polypeptiden in Plasmalipoproteinen entdeckt. Diese Arbeiten legten den Grundstein zu dem Lipoprotein-Familienkonzept, welches sich heute immer mehr durchzusetzen beginnt. Später stellte sich heraus, daß ApoLpC eine Mischung von mindestens drei nichtidentischen Polypeptiden darstellt (BROWN u. Mitarb., 1970).

Untersucht man intakte VLDL mit immunochemischen Methoden, so zeigt sich, daß es in der Immundiffusion mit AntiLpB eine, mit AntiLpC 2—3 und mit AntiLpA nicht oder nur äußerst schwach reagiert. Nach totaler Entfettung geben ApoVLDL, die in Harnstoffpuffer zu etwa 50—60% löslich sind, mit AntiLpA 3, mit AntiLpB 1 und mit AntiLpC 3 Präzipitationslinien. In der Diskelektrophorese in 10% PAG (8 M Harnstoff) sieht man 7 Hauptbanden und einige sehr schwach ausgeprägte Nebenbanden. Die Banden in Abb. 3 sind numeriert und stellen folgende Apolipoproteine dar: Bande 1 = ApoLpB; Bande 2 = ApoCI; Bande 3 = ApoAI; Bande 4 = ApoAII; Bande 5 = ApoCII; Bande 6 = ApoCIII$_1$ und Bande 7 = ApoCIII$_2$. Löst man ApoVLDL in 0,9% SDS-Puffern und trennt es über Sephadex G 100, so bekommt man eine charakteristische Elutionskurve (Abb. 4). Der erste Peak enthält hauptsächlich ApoLpB,

2. Lipoproteinfamilien in VLDL

Nachdem man den Proteinanteil der VLDL hinlänglich gut charakterisiert hatte, erhob sich die Frage, wie die einzelnen ApoLp in VLDL verbunden sind: Hat jedes VLDL-Teilchen die gleiche Art und Anzahl von ApoLp oder bestehen Unterschiede in der Peptidzusammensetzung? GUSTAFSON u. Mitarb. (1966) zeigten bereits, daß nach teilweiser Entfettung elektrophoretisch drei Banden nachzuweisen waren, wobei zwei davon mit den bereits bekannten α- und β-Lipoproteinen identisch waren und die dritte eine neue Lipoproteinklasse darstellte. Die Apolipoproteine von LpA und LpB sollen in den Kapiteln HDL bzw. LDL näher behandelt werden. Da ApoLpC den relativ größten Anteil in den VLDL ausmachen, soll seine Zusammensetzung hier näher beleuchtet werden.

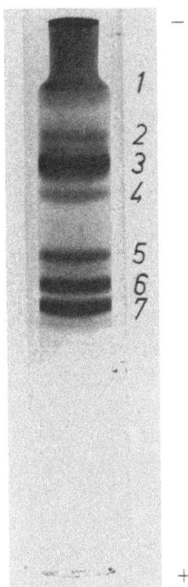

Abb. 3. Polyacrylamidgelelektrophorese von Apo-VLDL in 10%igem PAG in 8 M Harnstoff. Die Beschreibung der Banden befindet sich in Tabelle 2

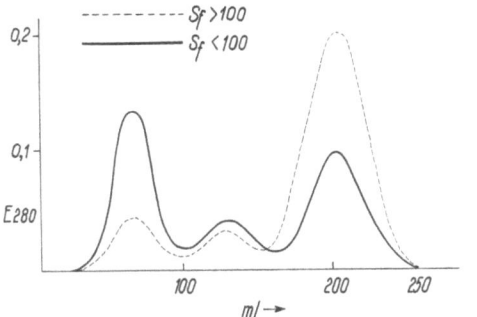

Abb. 4. Elutionsdiagramm von Apo-VLDL verschiedener Flotationsklassen über Sephadex G 200 in 0,9%igem SDS-Phosphatpuffer (pH 8,4)

der zweite ApoAI und ApoAII und der dritte enthält die ApoLpC-Peptide.

Die Konzentration der einzelnen Apolipoproteine ist etwa folgende: ApoLpB: 45%; ApoLpC: 45%; ApoLpA: 10%. Es sei jedoch erwähnt, daß die bei verschiedener Dichte gewonnenen Unterfraktionen der VLDL ein unterschiedliches Apolipoproteinverhältnis aufweisen (EISENBERG u. Mitarb., 1972).

a) Polypeptide der LpC-Familie
(Tabelle 2)

Bande 2, 5, 6 und 7 in Abb. 3 gehören der LpC-Familie an. Obwohl diese Banden in der PAGE ein recht unterschiedliches Verhalten aufweisen, haben sie doch vieles gemeinsam: Ihr Molekulargewicht ist kleiner als das der übrigen ApoLp, die Polypeptide treten in den Dichteklassen nicht einzeln, sondern nur gemeinsam auf, in LP-X, einem abnormalen Lipoprotein, stellen sie den größten Teil der Proteinkomponente dar (SEIDEL u. Mitarb., 1970), und schließlich gelang es aus HDL ohne vorherige Entfettung oder Dissoziation ein Lipoprotein zu isolieren, welches nur aus den 4 LpC-Peptiden aufgebaut ist (KOSTNER u. ALAUPOVIC, 1972).

Bande 2 in Abb. 3 stellt ApoCI-Peptid dar, welches auch früher R-Val und jetzt auch noch R-Ser nach seiner C-terminalen Aminosäure oder D-1 genannt wird (HERBERT u. Mitarb., 1971). Die N-terminale Aminosäure von ApoCI ist Thr und die Aminosäuren Tyr, His und $^1/_2$-Cys kommen in diesem Polypeptid nicht vor (BROWN u. Mitarb., 1970). Sein Molekulargewicht ist etwa 7000 und es hat eine große Affinität zu Phospholipiden und Neutrallipiden. Kohlenhydrate kommen in diesem Polypeptid nicht vor und es zeigt bei neutralem pH einen relativ hohen Anteil an α-Helix-Struktur, wie aus opti-

Tabelle 2. Polypeptide von ApoLpC

Bande in PAGE (Abb. 3)	2	5	6	7
Bezeichnung	ApoCI (R-Val) R-Ser D-I	ApoCII R-Glu D-II	ApoCIII$_1$ R-Ala$_1$ D-III	ApoCIII$_2$ R-Ala$_2$ D-IV
C-terminale Aminosäure	Ser	Glu	Ala	Ala
N-terminale Aminosäure	Thr	Thr?	Ser	Ser

Aminosäurezusammensetzung (M/100000 g)
(BROWN u. Mitarb., 1971)

Lys	135	69		69
His	0	0		9
Arg	47	11		11
Asp	82	61		87
Thr	42	99		59
Ser	103	98		125
Glu	145	164		124
Pro	10	40		17
Gly	19	25		36
Ala	47	73		120
1/2-Cys	0	0		0
Val	31	46		71
Met	16	22		24
Ile	44	10		0
Leu	98	94		63
Tyr	1	54		23
Phe	46	22		46

schen Daten hervorgeht. Die Konzentration von ApoCI in ApoVLDL beträgt etwa 10—12% (BROWN u. Mitarb., 1970).

Bande 5 ist das zweite ApoLpC-Peptid und heißt ApoCII oder R-Glu bzw. D-2 Peptid (HERBERT u. Mitarb., 1971). Die C-terminale Aminosäure ist Glu und die N-terminale Aminosäure wahrscheinlich Thr. Die Aminosäuren His und $^1/_2$-Cys kommen nicht vor. Das Molekulargewicht dieses Polypeptides ist etwa 10000 (BROWN u. Mitarb., 1970). Der Kohlenhydratgehalt dieses Polypeptides ist sehr gering, wenn überhaupt vorhanden, und die Sekundärstruktur besteht hauptsächlich aus „random coil". Es ist wahrscheinlich, daß die als ApoCII charakterisierte Fraktion eine Mischung aus mehreren Peptiden darstellt, die bis heute noch nicht getrennt werden konnte. Auf jeden Fall ist ApoCII in der PAGE und IEF heterogen. ApoCII ist zu etwa 10% in ApoVLDL enthalten (BROWN u. Mitarb., 1970).

Die beiden letzten Banden in Abb. 3 werden mit ApoCIII$_1$ und ApoCIII$_2$ bezeichnet und sind in der Literatur ebenfalls als R-Ala$_1$ und R-Ala$_2$ oder D$_3$ bzw. D$_4$ bekannt (HERBERT u. Mitarb., 1971). Beide Peptide weisen eine identische Primärstruktur auf, sie haben Ser als N-terminale und Ala als C-terminale Aminosäure (Ile und $^1/_2$-Cys scheinen in der Sequenz nicht auf). Beide Peptide zusammen kommen zu 25—30% in ApoVLDL vor und sind die am besten untersuchten C-Peptide; ihre Sequenz konnte kürzlich aufgeklärt werden. Das Molekulargewicht von ApoCIII ist etwa 9000 uns sie besitzen einen geringen Anteil an α-Helix. ApoCIII hat einen Kohlenhydratanteil von etwa 5%; die Kohlenhydrate Galaktose, Galaktosamin und Neuraminsäure kommen vor. Der einzige Unterschied der beiden Polypeptide besteht darin, daß ApoCIII$_1$ eine und ApoCIII$_2$ zwei Neuraminsäurereste besitzen, was ihnen auch eine unterschiedliche elektrophoretische Wanderungsgeschwindigkeit verleiht (BROWN u. Mitarb., 1970).

Neben den hier beschriebenen ApoC-Polypeptiden können in der PAGE noch Banden mit sehr ähnlichen elektrophoretischen Verhalten beobachtet werden. Sie sind jedoch in so geringer Konzentration vorhanden, daß sie bis heute noch nicht rein isoliert werden konnten. Einige Anzeichen sprechen dafür, daß ein ApoCIII existiert, welches überhaupt keinen und vielleicht eines, welches drei Neuraminsäurereste besitzt (ALBERS u. SCANU, 1971). Daneben ist ApoCI diskelektrophoretisch in mehrere Banden aufspaltbar, die sich jedoch immunochemisch identisch verhalten. Einige andere Bestandteile von ApoVLDL, die mit Hilfe von IEF und immunochemischer Methoden nachweisbar sind, konnten bis jetzt weder charakterisiert werden noch weiß man, welcher Lipoproteinfamilie sie zuzuordnen sind. Es ist auch nicht ausgeschlossen, daß sie teilweise „Verunreinigungen" von anderen Serumproteinen darstellen.

Wie oben bereits erwähnt, kann „LpC" nur nach Entfernung der Triglyceride als Pseudofamilie von LpB und LpA, aus VLDL gewonnen werden. Mit anderen Methoden gelang es, aus intakten VLDL Unterfraktionen zu isolieren, die in ihrem Proteinanteil Differenzen aufwiesen. So berichteten EISENBERG u. Mitarb. (1972), daß in VLDL mit steigenden S$_f$ das Verhältnis ApoLpC: ApoLpB stark ansteigt, wobei in der Fraktion S_f 20—60 ein Verhältnis von etwa 1:1, in S_f 60—100 eines von etwa 2:1 und in S_f 100—400 eines von etwa 3:1 vorherrscht. PEARLSTEIN und ALADJEM (1972) trennte VLDL mit Hilfe von präparativer IEF in 8 Subfraktionen, von denen sich 4 immunochemisch unterschiedlich verhielten. Eine dieser Fraktionen reagierte nicht mit Antiserum gegen LpB.

3. Funktionelle Aspekte der Apo-VLDL-Polypeptide

Nachdem man ApoLpC in VLDL entdeckt hatte, glaubte man zunächst, daß man das Protein gefunden hatte, welches für die Stabilität dieser Moleküle mit einem so großen Neutralfettanteil verantwortlich gemacht werden kann (GUSTAFSON u.Mitarb., 1965). Später stellte sich allerdings heraus, daß die Funktion der LpC-Peptide wahrscheinlich eine andere ist. Erstens gelingt es, aus dem Serum von Patienten mit gewissen Formen von Lebererkrankungen VLDL zu isolieren, die keinen oder nur einen sehr geringen ApoLpC-Anteil aufweisen (gleichzeitig fehlt der ApoLpA-Anteil), was diesen VLDL eine β-Mobilität in der Elektrophorese verleiht, und zweitens können mit Hilfe chemischer Methoden die LpC-Peptide abgespalten werden, ohne daß sich die Struktur von VLDL wesentlich verändert.

Wie, unabhängig von verschiedenen Laboratorien, berichtet wurde, ist ApoLpC für die Bindung der Lipoproteinlipase an triglyceridreiche Lipoproteine oder Triglyceridemulsionen notwendig, um sie als Substrat utilisieren zu können. Da von verschiedenen Laboratorien widersprüchliche Resultate vorliegen, bedarf dieses Problem noch einer eingehenderen Untersuchung. Auf jeden Fall scheint mit Wahrscheinlichkeit angenommen werden zu können, daß mehrere Formen von Lipoproteinlipasen im Postheparinplasma vorkommen, die verschiedene ApoC-Polypeptide als Kofaktoren benötigen.

In einer Untersuchung von GANESAN u.Mitarb. (1971) wurde Postheparinlipase vom Menschen und von verschiedenen Tierspezies mindestens 15000fach gereinigt und anschließend gezeigt, daß sie nur in Gegenwart von ApoCI in der Lage war, künstliche Triglyceridemulsionen in meßbarem Ausmaß zu spalten. ApoCII, ApoCIII und die beiden ApoA-Peptide dagegen waren unwirksam. Im Gegensatz dazu war Lipoproteinlipase, welche aus Human- und Kuhmilch und aus verschiedenen Fettgeweben isoliert wurde, nur durch ApoCII und sonst durch keines der bekannten C- oder A-Peptide aktivierbar. Nach LAROSA u.Mitarb. (1970) ist der notwendige Kofaktor für die Wirkung der Lipoproteinlipase des Fettgewebes „apoLp-Glu" (R-Glu, ApoCII), welches nach vollständiger Entfettung noch wirksam ist. ApoLP-Ala (R-Ala, ApoCIII) zeigt eine geringe Wirkung nur in Gegenwart von Phospholipiden. Nach BROWN und BAGINSKY (1972) ist ApoCII der Kofaktor für Lipoproteinlipase der Milch, während hochgereinigte ApoCIII-Polypeptide in einer Konzentration von über 2% als Inaktivatoren wirken bzw. die Wirkung von ApoCII neutralisieren. Sollte sich dies als richtig herausstellen, wären ApoCI und ApoCII für die Bindung der verschiedenen Formen der LPL an das Substrat oder die Aktivierung der Enzyme notwendig, während den ApoCIII eine Regulatorfunktion zukäme.

Die große Schwierigkeit, die sich der endgültigen Klärung der Funktion von ApoC-Peptiden in den Weg stellt, liegt einerseits darin, daß bei der Reinigung von Lipoproteinlipase geringe Mengen von ApoC-Peptiden nicht entfernt werden können und andererseits am Aufwand, reinste ApoC-Peptide zu isolieren. Daneben werden nach Heparingabe nicht nur Triglyceridlipasen, sondern auch Di-, Mono- und Phospholipasen freigesetzt, die eine zusätzliche Verstrickung dieses Problems mit sich bringen (GRETEN, 1972). Obwohl es derzeit so aussieht, daß ApoLpC dazu da ist, um Enzymvorgänge zu ermöglichen oder zu steuern, dürfte es zusätzlich einen stabilisierenden Effekt auf die Struktur von Lipoproteinen ausüben.

ApoLpB ist mit aller Wahrscheinlichkeit für die Stabilität und Struktur der VLDL notwendig. Eine wertvolle Stütze für diese Annahme ist die Tatsache, daß in Patienten mit der angeborenen Stoffwechselkrankheit A-β-Lipoproteinämie weder Chylomikronen noch VLDL oder LDL beobachtet werden können (LEES u. AHRENS, 1969). Interessanterweise findet man bei diesen Patienten auch keine oder nur äußerst geringe Mengen LpC-Peptide.

Das Vorhandensein von immerhin 10—15% ApoA-Peptiden in VLDL kann bis heute nur spekulatorisch gedeutet werden. Wie man weiß, gilt LpA als Substrat für das Enzym Lecithin:Cholesterin-Acyl-Transferase (LCAT). Die durch die Wirkung der LCAT gebildeten Cholesterinester stehen im Gleichgewicht mit den Cholesterinestern der VLDL. Damit dieser Transfer überhaupt erst möglich ist, nimmt man an, daß LpA an VLDL reversibel gebunden werden muß. Tatsächlich weisen Patienten mit LCAT-Deficiency VLDL mit β-Mobilität und ohne LpA-Anteil auf (NORUM u. Mitarb., 1971).

4. Struktur der VLDL

Wegen der geringen Stabilität einerseits und der enormen molekularen Heterogenität auf der anderen Seite sind nur wenige Methoden zur Aufklärung der Quartärstruktur von VLDL geeignet. Ergebnisse der Immunochemie machen es wahrscheinlich, daß LpC- und LpB-Polypeptide auf der Oberfläche des Moleküls liegen, während LpA möglicherweise maskiert sind. Die Angreifbarkeit der Lipide von VLDL durch Phospholipasen und Triglyceridlipasen läßt eine eher fluktuierende Struktur erkennen. Nach elektronenoptischen Daten besitzt das Molekül Kugelgestalt mit je nach Triglyceridgehalt variierendem Durchmesser (LEVY u. Mitarb., 1971).

III. Low Density Lipoproteine (LDL)

LDL stellt die einzige Dichteklasse dar, die man mit nicht allzugroßen Fehlern einer Lipoproteinfamilie, nämlich LpB gleichsetzen darf. Innerhalb der LDL existiert nämlich ein Dichterang, in dem Lipoproteine vorkommen, deren Proteinanteil zu über 95% aus ApoLpB besteht. Als LDL bezeichnet man allgemein die Lipoproteine, die zwischen $d=1,006$ und $d=1,063$ g/cm^3 flotieren (DELALLA u. GOFMAN, 1954). Innerhalb dieser relativ weit gesteckten Grenzen stellen die LDL eine Fraktion mit beträchtlicher Heterogenität dar. Im normalen Nüchternplasma liegt zwar der überwiegende Teil der LDL als Fraktion mit annähernd gleicher Teilchengröße und einem Molekulargewicht von 2—3 Millionen vor, jedoch im postprandialen Serum und im Serum von Patienten mit gewissen Formen von Hyperlipoproteinämien existieren Teilchen mit Molekulargewichten von 2—6 Millionen. Trotzdem gelingt es aus Nüchternplasma ähnlich wie VLDL auch LDL in mehrere Unterklassen mit Hilfe der Ultrazentrifuge zu zerlegen. So konnten LEE und ALAUPOVIC (1970) LDL in 6 Fraktionen trennen, die in ihrem Lipidanteil und in der Verteilung der Apolipoproteine Unterschiede aufwiesen. Die LDL mit geringster Dichte ähnelten den VLDL und die mit höchster Dichte hatten einiges mit HDL gemeinsam. LDL zeigt ein mittleres Molekulargewicht von $2,3 \times 10^6$ und eine hydratisierte Dichte von 1,033. Der Proteingehalt liegt zwischen 20—25%, der Triglyceridgehalt zwischen 5—25% und der Phospholipidgehalt zwischen 20—25%. Cholesterin kommt zwischen 5—7% und Cholesterinester zwischen 20—40% vor (MARGOLIS, 1969). Betrachtet man LDL als eine Einheit, so werden Mittelwerte gefunden, wie sie in Tabelle 1 angeführt sind. Die Fettsäuren der LDL-Triglyceride und -Cholesterinester bestehen hauptsächlich aus Öl-, Palmitin- und Linolsäure, ähnlich wie die der VLDL. Eine genaue Charakterisierung des Lipidanteiles der LDL und VLDL findet sich bei MARGOLIS (1969).

Die Flotationskonstante der LDL liegt zwischen S_f 0—20 mit einem Konzentrationsmaximum bei etwa S_f 7. Bei einer Dichte von 1,200 flotieren LDL mit $F_{1,200}$ von 20—45 negativen Svedbergeinheiten (ADAMS u. SCHUMAKER, 1969). Die S_f-Klasse 0—4 wird paradoxerweise mit HDL$_1$ bezeichnet und soll im Kapitel HDL abgehandelt werden. LDL mit S_f 12—20 haben vieles mit VLDL gemeinsam und werden deshalb auch von gewissen Arbeitsgruppen unter VLDL eingereiht.

Die Konzentration von LDL im normalen Nüchternplasma beträgt zwischen 200—300 mg pro 100 ml, ist bei Kindern viel geringer als bei Erwachsenen und bei Frauen vor dem Klimakterium geringer als bei Männern (BARCLAY, 1972). Bei verschiedenen Formen von Hyperlipoproteinämien kann die LDL-Konzentration im Plasma sehr weit von der Norm abweichen. Beim Typ II nach FREDRICKSON findet man z.B. bis zu 700 mg/100 ml und beim Typ I sind Werte unter 100 mg/100 ml keine Seltenheit (LEVY u. FREDRICKSON, 1968). Die Bildungsstätten von LDL sind bis heute noch nicht genau bekannt. Mit Sicherheit kann angenommen werden, daß ApoLpB in den Zellen der Dünndarmmukosa gebildet wird; ob jedoch die Leber zur Biosynthese von LpB befähigt ist, kann noch nicht mit Sicherheit beantwortet werden. Wegen der umgekehrt proportionalen Konzentrationsverhältnisse im postprandialen und nüchternen Serum soll LDL über eine Zwischenstufe aus VLDL gebildet werden (BARTER u. NESTEL, 1972). Lipoproteine dieser Zwischenfraktion haben ein S_f von 15–30, sind also in ihren Eigenschaften zwischen LDL und VLDL einzureihen und im Serum von Patienten mit Typ III-Hyperlipoproteinämie stark erhöht.

Bei der angeborenen Stoffwechselerkrankung A-β-Lipoproteinämie ist weder Leber noch Dünndarm in der Lage, LpB zu synthetisieren. Diese Patienten haben weder Chylomikronen noch VLDL und verschwindend geringe Mengen an LDL, welche aus LpA bestehen. Es wurde ursprünglich diskutiert, daß A-β-Lipoproteinämie-Patienten in der Lage seien, ein abnormes ApoB zu bilden, welches nicht in der Lage ist, Lipide zu binden und daher in der Dichtefraktion d > 1,21 zu finden sei (LEES, 1967). Diese Befunde konnten später jedoch nicht bestätigt werden.

Elektrophoretisch wandert der größte Teil der LDL auf Papier, Acetatfolie und in Agarosegel wie β-Globuline (FASOLI, 1952). In der PAGE können LDL in Gele mit einer Monomerkonzentration von über 5% nicht eindringen. In 3,75%igen Gelen wandern sie als einheitliche Bande (WADA u. MISE, 1972). Trotz ihres großen Lipidanteils sind LDL in Pufferlösungen mit einem pH von über 6,5 relativ stabil und können einige Zeit im Kühlschrank aufbewahrt werden. Beim Einfrieren von LDL wird der Hydratmantel der Moleküle teilweise zerstört, weshalb sie beim Auftauen präzipitieren. Die elektrophoretische Mobilität der LDL kann sich während der Isolierung bzw. Lagerung ändern, wobei sie prä-β-Mobilität annehmen.

1. Proteinanteil der LDL

Für lange Zeit galt ApoLDL als einheitliches Protein, welches immunochemisch identisch mit ApoVLDL zu sein schien. Nachdem es gelungen war, ApoLpA und ApoLpC in nichtidentische Polypeptide aufzutrennen, war man bestrebt, eine mögliche Heterogenität von ApoLpB aufzudecken. Das Problem, welches sich diesem Vorhaben in den Weg stellte und immer noch nicht gelöst ist, besteht in der Unlöslichkeit von ApoLpB in detergensfreien Puffern. Eine zusätzliche Komplikation ist das Vorkommen von ApoLpA- und ApoLpC-Peptiden in dieser Dichtefraktion, was von vielen Arbeitsgruppen einfach vernachlässigt wird. Ebenfalls zeigte es sich, daß genetisch bedingte polymorphe Formen von LDL existieren, die wegen des Mangels an monospezifischen Antikörpern kaum zu berücksichtigen sind. Aus diesem Grund sind fast alle bis heute erschienen Daten über Heterogenität der LpB-Polypeptide mit äußerster Vorsicht zu betrachten. Unter Bedachtnahme der geschilderten Umstände soll der Proteinanteil der LDL kurz abgehandelt werden.

2. Lipoproteinfamilien in LDL

Das Lipoprotein B (LpB)

Isoliert man in der präparativen Ultrazentrifuge die Dichtefraktion d = 1,030–1,050 so erhält man eine Präparation, die nur äußerst schwach mit Antiseren gegen LpC oder LpA reagiert, manche Präparationen geben nur mit Anti-LpB eine Reaktion und können daher mit LpB gleichgesetzt werden. Dieses LpB besteht zu etwa 23% aus Protein plus Kohlenhydrat und zum Rest aus Lipid. Nach vollkommener Entfettung dieser Fraktion erhält man ApoLpB, welches in 8 M-Harnstoffpuffern vom pH 3–10 praktisch unlöslich ist. Die Aminosäurezusammensetzung dieser Fraktion findet sich in Tabelle 3 (MARGOLIS, 1966). In Puffern, welche 0,9% SDS oder Na-Decylsulfat enthalten, kann ApoLpB nach 2–3stündigem Rühren bei pH 7–9 quantitativ in Lösung gebracht werden (GOTTO u.Mitarb., 1968). Es hat nicht an Versuchen gefehlt, LpB durch chemische Modifikationen wie Acetylierung, Arsanylie-

Tabelle 3. Zusammensetzung von ApoLpB

Bande in PAGE (Abb. 3)	1
Bezeichnung	ApoB (ApoLpB)
	ApoLp-Ser
	Apo-β-Lp
C-terminale Aminosäure	Ser?
N-terminale Aminosäure	Glu
Aminosäurezusammensetzung (M/100000 g)	
Lys	60
His	18
Arg	25
Asp	90
Thr	58
Ser	69
Glu	110
Pro	35
Gly	41
Ala	53
$^{1}/_{2}$-Cys	5
Val	40
Met	15
Ile	43
Leu	90
Tyr	26
Phe	41
Trp	5

rung, Maleinylierung und Succinylierung in Produkte zu verwandeln, welche nach Entfettung Apoproteine mit besseren Lösungseigenschaften geben sollten (GOTTO u.Mitarb., 1969). Wegen der Heterogenität, welche man zusätzlich — hervorgerufen durch den nichtquantitativen Verlauf der Reaktionen — in das System brachte, verließ man derlei Praktiken wiederum.

KANE u.Mitarb. (1970) trennten maleylinierte ApoLDL, die in 6 M Guanidin-HCl in Gegenwart von nichtionischen Detergentien löslich waren, über Sephadex G 150 in zwei Fraktionen mit unterschiedlicher Aminosäurezusammensetzung, wovon eine ein Molekulargewicht von 26000 aufwies. Beide Fraktionen wurden für ApoLpB gehalten. Immunochemische Heterogenität von LDL-Unterfraktionen und deren Entfettungsprodukte interpretierten zahlreiche Autoren dahingehend, daß sie annahmen, nichtidentische Polypeptide in ApoLpB entdeckt zu haben. MAITROT u.Mitarb. (1972) fanden mit teilweise entfetteten LDL unter Verwendung von ApoLDL-Antisera in der Immundiffusion drei Präzipitationslinien. LEE und ALAUPOVIC (1970) zeigten, daß sich die Präzipitationslinie von LpB unter Verwendung gewisser Antisera in zwei Linien aufspaltet. ROELCKE und WEICKER (1969) trennten LDL über Hydroxylapatit in 5 Fraktionen, deren Proteinanteile Unterschiede aufwiesen. Im Lichte der oben angeführten Heterogenität der LDL-Fraktion in bezug auf Lipoproteinfamilien und genetischen Polymorphismus erscheint es mehr als zweifelhaft, ob es bis heute überhaupt gelungen ist, nichtidentische Polypeptide von LpB zu isolieren oder nachzuweisen. Selbst über das Molekulargewicht der kleinsten Monomereinheit von ApoLpB ist man sich heute noch nicht im klaren. Werte die von 26000 bis 275000 reichen, werden diskutiert. In einer kürzlich erschienenen, sehr ernst zu nehmenden Arbeit, berichteten SMITH, DAWSON und TANFORD (1972) über ihre Versuche zur Auftrennung von ApoLpB. Mit Hilfe von Gelchromatographie, PAGE und analytischer Ultrazentrifuge in SDS und Guanidin-HCl-Lösungen war es nicht möglich, in reduzierten und alkylierten ApoLpB-Präparationen Untereinheiten mit einem Molekulargewicht von weniger als 250000 nachzuweisen. Demnach soll der Proteinanteil von ApoLpB aus zwei Polypeptidketten von identischer Größe und einem Molekulargewicht von 250000 — 275000 aufgebaut sein. In eigenen Untersuchungen isolierten wir LpB aus LDL-Fraktionen (von Lp(a)-negativen Personen, s. Kapitel Polymorphismus) der Dichte 1,030 — 1,050, und nach anschließender Entfettung konnte mit verschiedenen Antiseren gegen LpB und ApoLpB nur eine einzige Präzipitationslinie gefunden werden. Mit Antiseren gegen verschiedene LpA- und LpB-Peptide wurde keine Reaktion erhalten. Zusammen mit der Arbeit von SMITH u.Mitarb. (1972) lassen diese Ergebnisse den Schluß zu, daß ApoLpB aus in bezug auf Größe und immunochemischer Zusammensetzung identischen Polypeptiden aufgebaut ist.

Die terminalen Aminosäuren von ApoLpB sind bis heute noch nicht mit Sicherheit bekannt. Ursprünglich wurde in LDL-Präparationen als N-terminale Aminosäure Glu und als C-terminale Ser gefunden (SHORE, 1958). In gereinigten ApoLpB-Fraktionen konnten diese Aminosäuren jedoch nicht mehr nachgewiesen werden. ApoLpB hat einen Kohlenhydratanteil von etwa 5%, wobei die Zucker:Galaktose, Mannose, Glucosamin, Neuraminsäure und Fucose vorkommen (MARGOLIS, 1969). Welche Bedeutung dem Kohlenhydratanteil zukommt, weiß man nicht, neuerdings wird allgemein diskutiert, daß er bei der Steuerung der Freisetzung von Proteinen aus der Zelle eine Rolle spielt. ApoLpB hat einen großen Anteil an β- und „radom coil"-Struktur mit wahrscheinlich wenig α-Helix (SCANU u. WISDOM, 1972). Neben LpB, welches in LDL den größten Anteil ausmacht, werden auch noch andere Lipoproteinfamilien gefunden. Unterfraktionen mit S_f 12—20 ähneln sehr stark den VLDL mit größter Dichte und bestehen aus LpA, LpB und LpC, welche durch Triglyceride zusammengehalten werden und zu einem Molekül assembliert sind. LpB allerdings nimmt in diesen Molekülen den größten Anteil ein. LDL-Unterfraktionen mit S_f 0—4 sind in bezug auf Lipoproteinfamilien besonders heterogen und es gelingt, daraus LpA, LpB und LpC ohne vorherige Dissoziation zu gewinnen (ALAUPOVIC u.Mitarb., 1972).

3. Struktur der LDL

Da von LpB derzeit keine Daten bekannt sind, soll hier die physikochemische Struktur von LDL als Dichtefraktion kurz beleuchtet werden. Im Elektronenmikroskop stellen sich LDL als kugelförmige Teilchen mit einem Durchmesser von etwa 200 Å dar (FORTE u. NICHOLS, 1972). Unter der Annahme eines Molekulargewichtes von 27 000 für die monomeren ApoLpB-Polypeptide stellte POLLARD u.Mitarb. (1969) ein dreidimensionales Modell für LpB auf, welches die Strukturmerkmale eines isohedralen Dodekahedrons aufwies. Zu diesem Modell kamen sie nach Interpretation von elektronenmikroskopischen Aufnahmen, von denen dreidimensionale Dichtekarten aufgestellt wurden. Demnach sollte LpB aus 20 Untereinheiten mit Durchmessern von 50 Å bestehen, mit Protein und Phospholipid an der Oberfläche und Cholesterin und Triglyceriden im Zentrum. Messungen mit Hilfe der Röntgenkleinwinkelstreuung ergaben ein Lipoproteinmodell, welches aus einer Lipid-Doppelschicht besteht, die an der Oberfläche und im inneren Protein aufweist, wobei das Protein mit dem Cholesterinester in Wechselwirkung tritt (MATEU u.Mitarb., 1972). Untersuchungen mit herkömmlichen Methoden, wie Immunchemie und enzymatische Spaltung, ergaben, daß Proteine und ein großer Teil der Phospholipide an der Moleküloberfläche zu finden sind und die Neutrallipide im Inneren. Dabei treten starke hydrophobe Bindungen zwischen Protein- und Lipidanteil auf. Die Tatsache, daß nach chemischer Modifikation polarer Gruppen des ApoLpB keine Präzipitation mit Polyanionen mehr erhalten wird (DAY u.Mitarb., 1970), läßt darauf schließen, daß hydrophile Gruppen bei der Bindung von Protein an Lipid nur eine untergeordnete Rolle spielen. Durch das Einwirken von Neuraminidase werden etwa 80% der Neuraminsäure vom intakten LDL freigesetzt, wobei keine Änderung in der Struktur des Moleküls eintritt (MARGOLIS, 1969). Dies spricht dafür, daß Kohlenhydrate für die Stabilität der LDL nicht notwendig sind.

IV. High Density Lipoproteine (HDL)

Wie die übrigen Lipoproteindichteklassen zeigt auch HDL eine beträchtliche molekulare Heterogenität. Im Dichtegradienten und auch diskontinuierlich lassen sich praktisch beliebig viele Unterfraktionen gewinnen. Wegen der vorhandenen Konzentrationsmaxima bei diskreten Dichten ist es jedoch zweckmäßig, HDL in 4 Gruppen, nämlich HDL_1, HDL_2, HDL_3 und VHDL einzuteilen.

1. HDL_1

Will man HDL_1 aus dem Serum isolieren, ist es zweckmäßig, die LDL bei einer Dichte von 1,063 aus dem Serum zu entfernen und anschließend die Dichte auf 1,100 zu stellen, wobei eine Fraktion flotiert, die als HDL_1 bezeichnet werden kann. Nach dem üblichen Fraktionierungsschema in der präparativen Ultrazentrifuge finden sich HDL_1 teilweise in der LDL und teilweise in der HDL_2-Fraktion. Obwohl nur gering an Konzentration, ist HDL_1 die heterogenste Fraktion aller

Dichteklassen. Immunochemisch sind darin LpA, LpB und LpC und eine genetische Variante von LpB, das Lp(a) zu finden (ALBERS u.Mitarb., 1972). In neuerer Zeit gelang es, einzelne Lipoproteinfamilien aus HDL_1 zu isolieren und zu untersuchen. KOSTNER (1972b) konnte mit Hilfe immunospezifischer Adsorber LpB von den übrigen Bestandteilen der HDL_1 abtrennen. Dieses LpB_{HDL}, wie es genannt wurde, hatte einen Proteinanteil von 41% und eine hydratisierte Dichte von 1,084, Werte, die eindeutig den HDL-Charakter dieses Lipoproteins garantieren. Das LpB_{HDL} war aus dem Serum von $Lp(a)^-$-Personen gewonnen worden. Am intakten Lipoprotein und in ApoLpB nach totaler Entfettung konnten mit Hilfe immunochemischer Methoden und diskelektrophoretischer Untersuchungen keine anderen Polypeptide als die des ApoB nachgewiesen werden. Auch Lp(a)-Lipoprotein konnte aus HDL_1 in reiner Form isoliert werden und soll im Kapitel „Polymorphismus" näher abgehandelt werden. LpC von HDL_1 ist mit dem aus HDL_2 isolierten praktisch identisch (KOSTNER u. ALAUPOVIC, 1972). Wie im nächsten Abschnitt näher erläutert wird, gibt es drei ApoA-Peptide, die in unterschiedlicher Weise am Aufbau von LpA-Unterfamilien beteiligt sind. In HDL_1 konnte ein LpA gefunden werden, welches aus etwa 40% Protein und zum Rest aus Lipiden besteht. Im Proteinanteil wurde als einziges Polypeptid ApoAI nachgewiesen (KOSTNER u.Mitarb., 1971).

2. HDL_2

HDL_2 werden in der präparativen Ultrazentrifuge im Dichteintervall 1,063–1,125 isoliert. Es besteht zu etwa 40% aus Protein, 35% aus Phospholipiden, 14% aus Cholesterinester, 4% aus freiem Cholesterin und zu 5% aus Triglyceriden (EWING u.Mitarb., 1965). Elektrophoretisch wandert HDL_2 in α-Position und etwas rascher als HDL_3. In PAG dringen HDL_2 ab einer Konzentration von 8% und kleiner ein, wobei sie wegen ihres größeren Molekulargewichtes langsamer als HDL_3 wandern. Die Sedimentationskonstante von HDL_2 beträgt: $S_{20,w}=4,8$. Bei einer Dichte von 1,20 flotieren HDL_2 mit $F_{1,20}$ von 4–9. Das Molekulargewicht von HDL_2 wird mit 340000 bis 380000 angenommen (SCANU, 1965).

Die Konzentration von HDL_2 im Normalserum ist im Hinblick auf Alter, Geschlecht, Nahrungszustand und metabolische Lipidstoffwechselstörungen sehr unterschiedlich. Die höchsten Werte mit bis zu 250 mg/100 ml werden bei Frauen gefunden. Bei Männern liegen die Werte meist unter 100 mg/100 ml. Im postprandialen Serum nimmt die HDL_2-Konzentration vorübergehend ab, und nach 8–10stündigem Fasten werden wieder normale Werte gefunden. Bei Patienten mit Hyperlipämien ist oft nicht nur die relative, sondern auch die absolute HDL_2-Konzentration stark erniedrigt, weshalb man versuchte, eine Korrelation von HDL-Konzentration und Anfälligkeit auf Atherosklerose aufzudecken (BARCLAY, 1972).

Die Bildungsstätte von HDL ist die Leber und bei schwereren Leberschädigungen durch Alkohol, Zirrhosen und Cholestasen nimmt die Konzentration an HDL im Serum stark ab. LpA-Polypeptide werden aller Wahrscheinlichkeit nach auch im Dünndarm synthetisiert, wo sie als Bestandteile der Lymph-Chylomikronen und VLDL ins Blut gelangen (MARSH, 1969). Bei der angeborenen Stoffwechselerkrankung „An-α-Lipoproteinämie" (Tangierkrankheit) werden im Serum nur sehr geringe Mengen HDL gefunden, die fast keine der beiden Hauptpeptide der LpA-Familie (ApoAI und ApoAII), wohl aber ApoAIII- und ApoC-Peptide aufweisen (KOSTNER u.Mitarb., 1972).

Der Proteinanteil der HDL war für lange Zeit und ist auch noch heute Gegenstand eingehender Untersuchungen. Ursprünglich glaubte man, daß $ApoHDL_2$ und $ApoHDL_3$ aus nur einem Polypeptid mit einem Molekulargewicht von etwa 30000 aufgebaut sei. Später jedoch zeigte sich, daß nicht nur verschiedene ApoA-Peptide existieren, sondern auch alle LpC-Peptide und in HDL_2 sogar LpB nachgewiesen werden können. Es ist daher zweckmäßig, die einzelnen Familien in HDL gesondert zu behandeln.

a) Lipoprotein A

Nachdem immunochemische Daten schon länger auf die Heterogenität von HDL bzw. LpA hinwiesen, gelang es erstmals SHORE und SHORE (1968), zwei nichtidentische Polypeptide aus HDL zu isolieren. HDL_2- und HDL_3-Präparationen wurden vollkommen entfettet und das Apoprotein in Gegenwart von 8 M Harnstoff über DEAE-Cellulose getrennt. Dabei wurden zwei Fraktionen erhalten, die eine unterschiedliche Aminosäurezusammensetzung aufwiesen. Als C-terminale Aminosäure der einen Fraktion wurde Thr und der anderen Fraktion Gln gefunden. SCANU u.Mitarb. (1969) fraktionierten ApoHDL in Harnstofflösungen über Sephadex G 200 und erhielten 5 Fraktionen. Fraktion III und IV enthielten zwei verschiedene ApoA-Peptide während Peak I und II aus Aggregaten und Peak V aus ApoC-Peptiden bestand. Wir trennten ApoA-Polypeptide mit einer kombinierten Methode über Sephadex und DEAE-Cellulose in zwei Hauptbestandteile (KOSTNER u. ALAUPOVIC, 1971). Untersuchungen der C-terminalen Aminosäuren zeigten, daß beide ApoA-Peptide Gln als C-terminale Aminosäuren besitzen. Diese Befunde sind später von mehreren Arbeitsgruppen bestätigt worden.

Polypeptide der LpA-Familie

Da die umfangreiche Literatur über LpA-Peptide im Rahmen dieses Kapitels kaum referiert werden kann, sollen hier nur anerkannte Tatsachen angeführt werden. ApoLpA läßt sich mit Hilfe von chromatographischen Methoden in drei nichtidentische Polypeptide auftrennen. Allerdings sind von diesen bis heute nur zwei in bezug auf Aminosäurezusammensetzung und terminale Aminosäuren charakterisiert, das dritte kann bislang nur immunochemisch nachgewiesen werden.

b) ApoAI

ApoAI ist in allen HDL-Dichteklassen in größter Konzentration vorhanden. Es wird in den Arbeiten von SHORE und SHORE (1968) als R-Thr und von SCANU u.Mitarb. (1969) als Fraktion III bezeichnet. Die Aminosäurezusammensetzung ist in Tabelle 4 angeführt und, wie man sieht, kommen die Aminosäuren $^1/_2$-Cys und Ile in diesem Peptid nicht vor. Die C-terminale Aminosäure ist Gln und die N-terminale Asp (KOSTNER u. ALAUPOVIC, 1971). Das Molekulargewicht dieses Polypeptides ist etwa 25000 und es besitzt einen beträchtlichen Anteil an α-Helix und etwas „random coil". ApoAI hat einen Kohlehydratanteil von etwa 4%, der noch nicht genau charakterisiert ist. Mit Hilfe von Säulenchromatographie und IEF läßt sich ApoAI in drei bis fünf Unterfraktionen trennen (ALBERS u.Mitarb., 1971). Die über DEAE getrennten Fraktionen weisen kleine Unterschiede in der Aminosäurezusammensetzung auf. Es ist jedoch anzunehmen, daß diese Fraktionen entweder genetische Varianten oder Mischungen von ApoAI mit unterschiedlichen Mengen anderer Apolipoproteine darstellen. Die 5 Fraktionen von ApoAI, dargestellt durch isoelektrische Fokussierung (ALBERS u.Mitarb., 1971), hatten die gleiche Aminosäurezusammensetzung. Ein möglicher Unterschied im Kohlehydratanteil dieser Fraktionen kann nicht ausgeschlossen werden, es ist jedoch eher anzunehmen, daß es sich um Artefakte handelt, die durch Adsorption von Ampholine an ApoAI entstehen.

Tabelle 4. Polypeptide von ApoLpA

Bande in PAGE (Abb. 5)	2	3	4
Bezeichnung	ApoAI R-Thr Apo-Gln-I Fraktion III	ApoAII R-Glu R-Gln-II Fraktion IV	ApoAIII —
C-terminale Aminosäure	Gln	Gln	Ser
N-terminale Aminosäure	Asp	PCA	?
Aminosäurezusammensetzung (M/100000 g)			
Lys	55	95	unbekannt
His	14	0	
Arg	42	0	
Asp	60	36	
Thr	30	63	
Ser	48	65	
Glu	148	181	
Pro	34	46	
Gly	32	40	
Ala	63	56	
$^1/_2$-Cys	0	11	
Val	37	62	
Met	8	12	
Ile	0	13	
Leu	104	90	
Tyr	21	41	
Phe	18	42	
Trp	16	0	

ApoAI ist in Puffern vom pH Wert über 8, besser jedoch in 8 M Harnstoff oder in 1 M Essigsäure löslich. Wegen seiner Affinität zu Lipiden wurden nach vollkommener Entfettung Relipidierungsversuche mit Erfolg durchgeführt.

c) ApoAII

ApoAII nimmt in bezug auf Konzentration in HDL-Dichteklassen den zweiten Platz ein. Es heißt nach SHORE und SHORE (1968) R-Gln und nach SCANU u.Mitarb. (1969) Fraktion IV. Die Aminosäuresequenz dieses Polypeptides konnte kürzlich vollständig aufgeklärt werden (BREWER u.Mitarb., 1972). Die N-terminale Aminosäure ist Glu (als Ring vorliegend, daher „blockiert") und die C-terminale Aminosäure ist Gln. Die Aminosäuren His, Arg und Trp fehlen in ApoAII, welches aus zwei identischen Ketten, die durch eine Disulfidbrücke miteinander verbunden sind, aufgebaut ist. Das Molekulargewicht des Gesamtpeptides ist etwa 17000 und es besitzt mit 30—40% einen geringeren Anteil an α-Helix als ApoAI (SCANU u. WISDOM, 1972). Der Rest besteht hauptsächlich aus „random coil" mit sehr wenig β-Struktur. ApoAII hat einen Kohlenhydratanteil von etwa 2—3%. Obwohl von isoelektrischer Heterogenität des ApoAII berichtet wurde, ist man heute der Ansicht, daß diese Fraktion ein reines Peptid darstellt. ApoAII ist in Harnstoffpuffern und 1 M Essigsäure gut löslich und wandert in der Diskelektrophorese in 10% PAG rascher als ApoAII (Abb. 5). Immunochemisch ist es mit ApoAI in keiner Weise verwandt.

d) ApoAIII

ApoAIII kommt außer in VLDL und LDL auch noch in HDL_3 und VHDL vor. Die Konzentration dieses Polypeptides in den Lipoproteinen ist jedoch so gering (etwa 1%), daß es bis heute noch nicht frei von anderen Apoproteinen isoliert und chemisch charakterisiert werden konnte. Mit Hilfe von Antiseren gegen HDL kann es jedoch eindeutig identifiziert werden (KOSTNER u.Mitarb., 1972b). Das Molekulargewicht liegt bei etwa 20000 und in der PAGE stellt es sich als „verwaschene" Bande dar. In Arbeiten von LEE und ALAUPOVIC (1970) wurde dieses Peptid als „thin line"-Peptid beschrieben. Neben ApoAIII kommen in HDL noch Polypeptide vor, die mit keinen der bekannten A-, B- oder C-Peptide identisch sind. Sie können immunochemisch und in der PAGE nachgewiesen werden, wurden aber bis heute weder in reiner Form isoliert noch chemisch charakterisiert. Wegen ihrer äußerst geringen Konzentration und unbekannten Bedeutung soll auf sie nicht näher eingegangen werden.

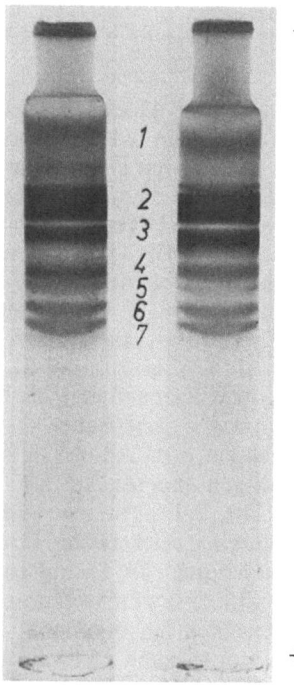

Abb. 5. Polyacrylamidgelelektrophorese von Apo-HDL_2 und Apo-HDL_3 in 10%igem PAG (8 M Harnstoff). Die Beschreibung einzelner Banden befindet sich in Tabelle 4

e) Lipoproteinfamilien in HDL_2

Abbildung 5 zeigt die Diskelektrophorese von ApoHDL_2 und ApoHDL_3 in 10% PAG. Aus dem Verteilungsmuster wird nicht nur die beträchtliche Heterogenität, sondern auch die relative Verteilung einzelner Polypeptide deutlich. Etwa 90% von HDL_2 bestehen aus Lipoprotein A, während der Rest aus LpC neben wenig LpB besteht. Die Tatsache, daß es sich um getrennte Lipoproteinfamilien und nicht um Komplexe verschiedener Apo-Peptide handelt, wurde dadurch bewiesen, daß es ohne dissoziierende Agentien

Tabelle 5. Chemische Zusammensetzung der Lipoprotein-familien in HDL

Lipo-protein-familie	Pro-tein %	Chole-sterin-ester %	Freies Chole-sterin %	Trigly-ceride %	Phospho-lipide %
LpA(HDL$_2$)	40,1	13,1	4,4	3,4	35,2
LpA(HDL$_3$)	56,1	9,4	2,2	3,2	27,0
LpB(HDL$_2$)	39,5	25,1	6,8	5,1	21,0
LpC(HDL)	51,0	15,2	1,5	5,4	26,0

gelingt, HDL$_2$ in LpA, LpB und LpC zu trennen. Die Trennung von LpB gelingt mit Hilfe von Immunoadsorbern und das gewonnene LpB$_{HDL}$ ist bereits im Kapitel HDL$_1$ abgehandelt. Die Isolierung von LpC und die Aufgliederung von LpA in Unterfamilien gelang mit Hilfe von Adsorptionschromatographie und immunochemischen Methoden (KOSTNER u. ALAUPOVIC, 1972).

Nach Isolierung von HDL$_2$ in der präparativen Ultrazentrifuge gelingt es durch Fällung von LpA mit 33% Polyäthylenglykol und anschließender Chromatographie des Überstandes über Hydroxylapatit, Lipoprotein C zu isolieren, welches nach vollständiger Entfettung nur mehr die 4 ApoC-Polypeptide, jedoch keines der ApoA-Peptide enthält. Die chemische Zusammensetzung dieses Lipoproteins ist in Tabelle 5 zusammen mit LpB$_{HDL}$ und LpA (von HDL$_2$ und HDL$_3$) angegeben. LpA unterscheidet sich wegen seiner Prädominanz in HDL von den chemischen Eigenschaften der HDL nur wenig, LpB und LpC weist jedoch Unterschiede auf. Nach vollständiger Entfettung von LpA sind immunochemisch nur mehr LpA-, jedoch keine LpB- oder LpC-Polypeptide nachweisbar. Daneben ist es möglich, das LpA, welches ein Hauptbestandteil von HDL$_2$ ist, mit Hilfe monospezifischer Immunoadsorber zu subfraktionieren. Man erhält dabei einen kleinen Anteil an LpA, welches nur ApoAI und eine Hauptmenge LPA, welches ApoAI- und ApoAII-Polypeptide enthält. Das molare Verhältnis ApoAI zu ApoAII in HDL$_2$ ist durchschnittlich 4:1.

3. HDL$_3$

HDL$_3$ bezeichnet man Lipoproteine, die in der präparativen Ultrazentrifuge bei der Dichte 1,125 – 1,210 aus dem Plasma isoliert werden. HDL$_3$ besteht zu etwa 55% aus Protein, 10% Cholesterinester, 3% Cholesterin, 3% Triglyceriden und 29% Phospholipiden (SKIPSKI, 1972). Auf Papier, Acetatfolie und in Agarosegel wandert HDL$_3$ in α-Position. In PAGE wandert intaktes HDL$_3$ rascher als HDL$_2$. Die Sedimentationskonstante von HDL$_3$, $S_{20,w}$ beträgt 5,1. Bei der Dichte 1,20 flotieren HDL$_2$ mit $F_{1,20}$ von etwa 0–4. Das Molekulargewicht von HDL$_3$ liegt zwischen 170000–200000. Die Konzentration von HDL$_3$ im Nüchternserum liegt bei 200–250 mg/100 ml und ist wiederum bei Frauen größer als bei Männern (EWING u.Mitarb., 1965). Im übrigen geht die Konzentration des HDL$_3$ mit der von HDL$_2$ ziemlich konform. In pathologischen Seren, vor allem bei Lebererkrankungen, kommt es oft vor, daß das Verhältnis HDL$_2$:HDL$_3$, welches normalerweise 1:2 – 1:3 beträgt, sehr stark in die eine oder andere Richtung verschoben ist (BARCLAY, 1972). Über mögliche Unterschiede im Metabolismus zwischen HDL$_2$ und HDL$_3$ ist praktisch nichts bekannt. HDL$_3$ wird wahrscheinlich in der Leber synthetisiert; es ist jedoch nicht ausgeschlossen, daß ursprünglich nur HDL$_2$ gebildet wird, welches nach der Wirkung von Lipasen bzw. durch Lipidaustausch Fett verliert und dadurch in einer höheren Dichteklasse zu finden ist.

Für lange Zeit herrschte Unklarheit darüber, ob ein Unterschied im Proteinanteil zwischen HDL$_2$ und HDL$_3$ existiert. Trennt man die Apoproteine dieser beiden Dichteklassen über Sephadex in 1 M Essigsäure, so bekommt man Elutionskurven, die sich zwar sehr ähnlich sind, jedoch Unterschiede

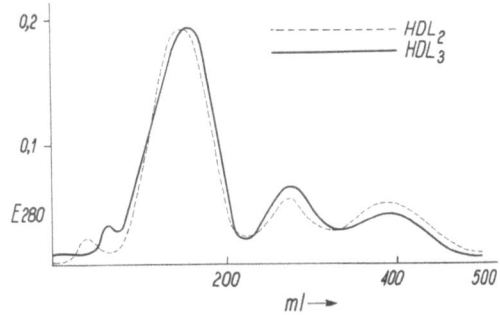

Abb. 6. Elutionsdiagramm von Apo-HDL$_2$ und Apo-HDL$_3$ über Sephadex G 100 in 1 M Essigsäure. Für nähere Erläuterung s. Text

in den Peakhöhen erkennen lassen (Abb. 6). Mit Hilfe immunochemischer Methoden kann man für HDL_2 im 1. Gipfel ApoB, im 2. ApoAI, im 3. ApoAII und im 4. ApoC nachweisen. Im Falle von HDL_3 ist im 1. Gipfel kein ApoB, aber gegebenenfalls Albumin nachweisbar, die übrige Verteilung ist gleich wie bei HDL_2. Jedoch auch hier gelingt es, vor der Entfettung einzelne Lipoproteinfamilien aus HDL_3 zu trennen.

a) Lipoproteinfamilien in HDL_3

HDL_3 besteht zu etwa 95% aus LpA und zum Rest aus LpC. LpB und Lp(a) wird in HDL_3 nicht gefunden, dafür oft geringe Mengen an Albumin, welches erst nach 3maligem Waschen entfernt wird. Das LpC von HDL_3 unterscheidet sich in seiner Peptidzusammensetzung nicht von dem in HDL_2, lediglich das Protein: Lipidverhältnis ist etwas höher. LpA ist in seiner chemischen Zusammensetzung vom HDL_3 kaum verschieden, was wegen seiner hohen Konzentration auch nicht zu erwarten ist. Nach vollständiger Entfettung werden im LpA dieser Dichteklasse ApoAI-, ApoAII- und ApoAIII-Polypeptide gefunden (KOSTNER u. ALAUPOVIC, 1972). Das Verhältnis ApoAI:ApoAII ist zum Unterschied zu LpA in HDL_2 3:1. ApoAIII macht nur etwa 1,5% des Proteinanteiles aus. Es ist noch nicht mit Sicherheit entschieden, ob ApoAIII tatsächlich Bestandteil des LpA-Moleküls ist, oder ob es als eigenes Lipoprotein vorliegt. In der Immunodiffusion findet man jedenfalls unter Verwendung geeigneter Antisera zwei separate Präzipitationsbanden, was eher auf getrennte Moleküle hinweisen würde. Ergebnisse der IEF ergaben, daß zumindest im Serum 3 LpA-Unterfamilien vorkommen: Eine mit nur ApoAI-Peptiden (wahrscheinlich in der HDL_2-Dichteklasse), eine mit ApoAI und ApoAII und eine dritte mit ApoAI und ApoAIII (KOSTNER u.Mitarb., 1972b). Eine Trennung dieser 3 LpA-Familien in größerem Maßstab steht bis heute noch aus.

4. Struktur der HDL

Mit wenigen Ausnahmen wurden alle physikalischen Messungen nur an HDL und nicht am isolierten LpA vorgenommen. Erste Untersuchungen wurden mit Hilfe des Elektronenmikroskopes durchgeführt und als Struktur wurden Elipsoide angenommen, die im Falle von HDL_2 die Ausmaße von 90×365 Å und im Falle von HDL_3 die Maße 40×130 Å aufwiesen (FORTE u. NICHOLS, 1972). Die Negativfärbung der Fraktionen zeigte Teilchen mit einem Durchmesser von 100 Å für HDL_2 und 70 Å für HDL_3. Manche Autoren diskutieren auch an Hand von elektronenoptischen Bildern eine Feinstruktur mit Untereinheiten von 40 Å Durchmesser und kleeblatt- oder blumenähnlichen Gebilden (FORTE u.Mitarb., 1968).

Später sind die unterschiedlichsten physikalisch-chemischen Meßmethoden wie Rotationsdispersion, IR, NMR, ESR und andere eingesetzt worden, um einerseits die räumliche Verteilung der einzelnen Bestandteile von HDL zu ergründen, andererseits mögliche Lipid-Protein-Wechselwirkungen aufzudecken (LESLIE, 1971). In kurzen Worten kann man die Ergebnisse dieser Untersuchungen, die noch nicht zu einem abgerundeten Bild führten, wie folgt zusammenfassen: Im Zentrum der HDL-Moleküle befinden sich Triglyceride und Cholesterinester, die von mizellaren Cholesterin-Phospholipidschichten umgeben sind. An der Oberfläche der Moleküle befinden sich die Apo-Peptide, die einen α-Helixgehalt von 60—70% aufweisen. Proteine und Lipide sind möglicherweise durch drei apolare Bindungsstellen miteinander verknüpft, und eine größere Anzahl polarer Bindungen existiert zwischen der Protein- und Phospholipidschicht. Diese hydrophilen Brücken sollen einerseits durch die NH_2-Gruppen des Lysins und andererseits durch die polaren Gruppen des Lecithins hervorgerufen werden.

Eine Methode, mit der es vielleicht gelingt, die dreidimensionale Struktur von Lipoproteinen aufzuklären, gewinnt in letzter Zeit mehr und mehr an Interesse. Es ist dies die Röntgenkleinwinkelstreuung, mit deren Hilfe man in jeder gewünschten Pufferlösung ohne Veränderung der Moleküle Untersuchungen ausführen kann. Erste Ergebnisse mit dieser Methode weisen darauf hin, daß HDL_2 ein vollkommen symetrisches Gebilde ist (LESLIE, 1971), in dem jedoch unterschiedliche Dichteverteilungen vorherrschen. Dies läßt vermuten, daß sich Proteine und Phospholipide an der Oberfläche und Neutrallipide im Inneren verteilen. Mit einem Streumassenradius von 38 Å wurde ein Wert gefunden, der vorzüglich mit den Dimensionen der Moleküle, wie sie mit anderen Methoden berechnet wurden, übereinstimmt. Wir untersuchten LpA, welches aus HDL_3 nach der oben geschilderten Methode gewonnen wurde, mit Hilfe der Röntgenkleinwinkelstreuung (LAGGNER u.Mitarb., 1972). Obwohl die verschiedenen möglichen Modelle noch nicht durchgerechnet sind, kann vorläufig gesagt werden, daß die Lipide der LpA-Moleküle in Form einer kugelförmigen Mizelle im Inneren angeordnet sind und die Polypeptide an der Oberfläche liegen. Im Inneren der Moleküle konnten keine Peptide nachgewiesen werden. Das Molekül als Ganzes ist radialsymmetrisch und besitzt einen Streumassenradius von 50,5 Å. Der Durchmesser der Moleküle beträgt 95 Å und die Abmessungen des Lipidkernes lassen auf eine gestreckte Anordnung der Cholesterinestermoleküle schließen.

Weitere Ergebnisse mit Hilfe der Röntgenkleinwinkelstreuung dürften viel zur Aufklärung der Struktur der Lipoproteine und der Wechselwirkungen zwischen Lipid und Protein beitragen.

5. Very High Density Lipoproteine (VHDL)

Auch die Lipoproteine mit einer Dichte von über 1,21 stellen ein Kontinuum von Molekülen dar, die wiederum in beliebig viele Unterfraktionen getrennt werden können. Ob sie im Serum in vivo vorkommen oder Artefakte, hervorgerufen durch die Behandlung in der Ultrazentrifuge, repräsentieren, konnte noch nicht geklärt werden. Entfernt man HDL aus dem Serum bei einer Dichte von 1,21 so verbleiben im Unterstand nicht zu vernachlässigende Mengen an Cholesterin, Triglyceriden und Phospholipiden. Mit spezifischen Antiseren kann ebenfalls die Anwesenheit von ApoA-Peptiden nachgewiesen werden. ALAUPOVIC u.Mitarb. (1966) trennten VHDL in zwei Klassen und bezeichnete sie mit $VHDL_1$ (d=1,21-1,25) und $VHDL_2$ (d>1,25). VHDL zeigten einen Proteinanteil von über 60% und $VHDL_2$ von 98%. Die Lipidzusammensetzung der VHDL findet sich in Tabelle 1. In eigenen Untersuchungen, betreffend den Proteinanteil der VHDL, konnten wir feststellen, daß VHDL ab einer Dichte von 1,23 keine ApoAII-Peptide mehr aufweisen, sondern nur mehr ApoAI und ApoAIII enthalten. VHDL die bei einer Dichte von über 1,26 isoliert wurden, enthielten nur mehr ApoAI. Gleichzeitig fanden sich wechselnde Mengen an ApoC-Peptiden. Stellt man die Dichte des Serums auf einen Wert von 1,28, so findet man selbst nach 40stündigem Ultrazentrifugieren noch Material im Sediment, welches mit Anti-ApoAI eine Präzipitation gibt. Es scheinen also praktisch lipidfreie ApoAI-Peptide im Serum vorzukommen, die möglicherweise jedoch Artefakte darstellen. Über Bedeutung, Metabolismus und Struktur ist von VHDL bis heute noch nichts bekannt. Das Molekulargewicht von VHDL wird mit etwa 150 000 angenommen (ALAUPOVIC u.Mitarb., 1966). Neben den VHDL mit ApoA-Peptiden als Proteinanteil existieren im Serum bei dieser Dichte noch Komplexe von Albumin mit Lysolecithin und natürlich mit „freien" Fettsäuren.

6. Funktionelle Aspekte der Lipoproteinfamilien und Polypeptide der HDL

Wie bereits im Abschnitt VLDL erläutert, dürfte den LpC-Peptiden die Rolle zukommen, das Enzym Lipoproteinlipase an das Substrat zu binden oder zu aktivieren und teilweise vielleicht auch die Enzymwirkung zu steuern. Da ein umgekehrtes Konzentrationsverhältnis zwischen VLDL und HDL im Serum während der Klärung der alimentären Hyperlipämie zu beobachten ist und außerdem die Konzentration an LpC in HDL nach fettreicher Nahrung sehr gering wird, kann mit einiger Wahrscheinlichkeit angenommen werden, daß LpC als Spaltprodukt der VLDL nach Einwirkung von Lipasen als Lipoprotein mit höherer Dichte in HDL zu finden ist (HAVEL u.Mitarb., 1973). Daneben entsteht LpB, welches als LDL, und LPA, welches als HDL vorliegt. LpC von HDL wird anschließend entweder in der

Leber metabolisiert oder nach Fettzufuhr erneut reutilisiert. LpA wird wahrscheinlich auch direkt als HDL in der Leber produziert. Seine Rolle beim Transport und Stoffwechsel von Cholesterin und Phospholipiden ist teilweise bekannt. Patienten mit Tangierkrankheit, einer angeborenen Stoffwechselanomalie, bei der es zum Fehlen von LpA im Serum kommt, zeigen einerseits Speicherung von Cholesterinestern im Retikuloendothelialem System und andererseits ein geändertes Phospholipidmuster der roten Blutzellen (SHACKLADY u.Mitarb., 1968). HDL wurde ferner als Substrat des Enzyms Lecithin:Cholesterin-Acyltransferase (LCAT) erkannt (GLOMSET u.Mitarb., 1966), und die Rolle der LCAT im Metabolismus der HDL erforscht. LCAT soll vornehmlich HDL_3, weniger jedoch HDL_2, LDL und VLDL als Substrat benützen. In neueren Arbeiten wurde vermutet, daß ApoAI als notwendiger Kofaktor für die Wirkung der LCAT von integraler Bedeutung ist (FIELDING u.Mitarb., 1972) — ähnlich wie LpC für Lipoproteinlipase —, da LCAT nicht in der Lage ist, künstliche Cholesterin-Phospholipidmizellen als Substrat zu benützen. ApoAII in höherer Konzentration hingegen inhibiert die durch ApoAI ermöglichte Wirkung der LCAT. Diese Befunde erscheinen zunächst etwas befremdend, da in HDL_3, welches als Substrat der LCAT gilt, was Verhältnis ApoAI: ApoAII größer ist als in HDL_2. Zusätzliche Arbeit dürfte notwendig sein, um diese Verhältnisse zu klären.

Interessanterweise haben Untersuchungen gezeigt, daß nicht nur HDL für die LCAT, sondern auch die LCAT für die Struktur der HDL notwendig ist. In Patienten mit LCAT-Defizienz ist einerseits die Konzentration von HDL stark erniedrigt, andererseits weisen die vorhandenen HDL-Teilchen eine plättchenförmige Struktur im Elektronenmikroskop auf, ähnlich wie dies für Phospholipid-Gallensäuremizellen beobachtet wurde (HOWELL u.Mitarb., 1970).

Wie bekannt, ist das bei der Biosynthese als Zwischenprodukt entstehende Squalen in Wasser unlöslich und muß zur weiteren Metabolisierung an ein Carrier-Protein gebunden werden. Neuere Arbeiten haben gezeigt, daß ApoAII die Rolle des Sterol-Carrier-Proteins (SCP) einnehmen kann und vielleicht sogar mit diesem identisch ist (KAN u.Mitarb., 1972). Demnach käme dem LpA eine zentrale Rolle im Stoffwechsel von Cholesterin zu, was eine indirekte Rückwirkung auf die Atherosklerose mit sich bringt. Die Bedeutung von ApoAI dürfte wohl hauptsächlich darin liegen, die Struktur und Stabilität von LpA aufrechtzuerhalten. Dies kann einerseits daraus geschlossen werden, daß zwar Lipoprotein A-Unterfamilien gefunden wurden, die nur ApoAI-Peptide und keine ApoAII- oder ApoAIII-Peptide aufweisen, jedoch keine ohne ApoAI (KOSTNER u.Mitarb., 1972b). Andererseits konnte durch Relipidierungsversuche, die im nächsten Kapitel näher abgehandelt werden, gezeigt werden, daß ApoAI und ApoAII in der Lage sind, alleine mit Lipiden zu rekombinieren, daß aber nur das entstandene Lipoprotein mit ApoAI dem nativen LpA in seiner Struktur ähnlich ist.

V. Delipidierungs- und Relipidierungsversuche von Lipoproteinen

Wegen der beträchtlichen Lipidbindungskapazität verschiedener Apolipoproteine fehlte es nicht an Versuchen, künstliche Lipoproteine durch Kombination vollständig entfetteter Apolipoproteinpolypeptidgemische mit Lipiden herzustellen und diese mit nativen Lipoproteinen zu vergleichen. Aufgrund der Unlöslichkeit von ApoLpB in detergensfreien Puffern wurden solche Versuche nur mit HDL-, nicht jedoch mit LDL- oder VLDL-Entfettungsprodukten durchgeführt. Wie man schon länger wußte, ist ApoHDL in der Lage, wenn es mit Serum oder HDL in Verbindung gebracht wird, daraus Lipide aufzunehmen und Lipid-Proteinkomplexe zu bilden (SCANU u. WISDOM, 1972). Mit Chylomikronen und VLDL konnten ApoHDL nur sehr wenig relipidiert werden. Bringt man ApoHDL mit Phospholipiden oder Phospholipid-Cholesteringemischen in Verbindung, so gelingt es nach Behandlung mit Ultraschall, Lipoproteine zu isolieren, welche in der Ultrazentrifuge bei der Dichte 1,063— 1,21 flotieren und ein ähnliches Protein:Lipidverhältnis wie native HDL$_3$ aufweisen (SCANU u.Mitarb., 1970). Mit Hilfe von monolayer-Techniken konnte gezeigt werden, daß ApoHDL die größte Affinität zu Lecithin besitzt, und daß in Lecithin ungesättigte Fettsäuren eine notwendige Voraussetzung für die Bindung ist (CAMEJO u.Mitarb., 1970). In Phospholipid-ApoHDL-Komplexe konnten unter geeigneten Bedingungen Cholesterin und Cholesterinester eingebaut werden und es zeigte sich, daß nur in Gegenwart der Cholesterinester Lipoprotein-Strukturen entstanden, die elektronenoptisch und nach anderen physikochemischen Methoden mit denen der nativen HDL$_3$ vergleichbar waren. Wenn einzelne Apolipoproteine relipidiert wurden, fand man, daß sowohl ApoAI als auch ApoAII in der Lage waren, mit HDL-Lipiden Lipoproteinkomplexe zu bilden, daß jedoch die Verbindung mit ApoAI stärker den nativen HDL-Molekülen glichen.

Wenn die gesamten ApoHDL-Polypeptide mit HDL-Lipiden durch Ultraschall in Verbindung gebracht wurden, war nur ein Teil der gebildeten Lipoproteine in der HDL$_3$-Fraktion zu finden. Ein Teil flotierte bei einer Dichte von 1,063, stellte also LDL dar, während der Rest bei d = 1,21 sedimentierte und VHDL bildete. Die gebildeten LDL waren hauptsächlich aus Neutrallipiden und ApoC-Polypeptiden aufgebaut, die VHDL aus Phospholipiden und ApoAI (SCANU u.Mitarb., 1970). Diese Versuche zeigen einerseits die unterschiedliche Affinität einzelner Polypeptide zu verschiedenen Lipiden, wie z.B. von ApoLpC zu Neutrallipiden, was ihrer ursprünglichen Rolle als Chylomikronen- und VLDL-Peptide gerecht wird, und andererseits, daß sich auch in vitro die einzelnen Polypeptide zu Familien assoziieren, wie sie in vivo postuliert werden. Die Versuche in unserem Laboratorium ergaben, bestehen innerhalb der ApoLpC-Polypeptide jedoch auch beträchtliche Unterschiede in bezug auf Affinität und Bindungsfestigkeit an individuelle Lipidklassen. So weist beispielsweise ApoCI die stärkste Affinität zu Triglyceriden auf, gefolgt von ApoCII und letztlich ApoCIII. Zwischen ApoCIII$_1$ und ApoCIII$_2$ besteht kaum ein Unterschied. Betrachtet man verschiedene Lipidklassen, so bindet sich ApoCI stärker an Neutrallipide, während ApoCII und ApoCIII eine stärkere Affinität zu polaren Lipiden aufweisen.

E. Lipoproteine der Lymphe

Obwohl die Lipoproteine der Lymphe wegen ihrer nachweislich vorhandenen Biosynthese in den Mukosazellen des Dünndarmes eine beträchtliche Rolle spielen, sind menschliche Lipoproteine der Lymphe nur spärlich untersucht. Dies hat seinen Grund hauptsächlich in der schweren Zugänglichkeit zu größeren Mengen humaner Lymphe. Es wäre von Interesse, die Zusammensetzung der Lipoproteine der intestinalen und der Leberlymphe gesondert zu erforschen, doch diesbezüglich sind bis heute noch keine Arbeiten erschienen. Erste genauere Befunde über Untersuchungen verschiedener Lipoproteinklassen in der Ductus thoracicus-Lymphe erschienen 1968 von ALAUPOVIC u.Mitarb. Da im Anschluß daran wichtige Erkenntnisse die Struktur und Zusammensetzung einzelner Lipoproteinfamilien betreffend gemacht wurden, war es notwendig, dieses Gebiet neu zu überarbeiten. Dabei wurden Lymph-Chylomikronen (KOSTNER u. HOLASEK, 1971), Lymph-LDL (KOSTNER, 1972a) und Lymph-HDL (KOSTNER, 1972c) eingehend untersucht.

I. Lymph-Chylomikronen

Chylomikronen werden aller Wahrscheinlichkeit nach nur im Intestinum, nicht jedoch in der Leber gebildet (ZILVERSMIT, 1969). Aus diesem Grund stellen auch Chylomikronen, die im Blut gefunden werden, Lipoproteine „exogenen Ursprungs" dar. Trotzdem wurden von unterschiedlichen Zusammensetzungen von Lymph- und Plasmachylomikronen berichtet, da beim Eintritt der Chylomikronen in das Blut eine Adsorption von Plasmaproteinen und Lipoproteinen stattfinden kann. Chylomikronen werden Partikel genannt, welche mit $S_{f\,1,063} > 400$ flotieren. Diese Grenze wurde deshalb gewählt, da im Nüchternplasma keine Lipoproteine mit $S_f > 400$ vorkommen. Unter gewissen pathologischen Bedingungen können jedoch auch im Nüchternserum solche Lipoproteine vorkommen, die, falls es sich um endogene Partikel handelt, mit VLDL bezeichnet werden

Tabelle 6. Chemische Zusammensetzung der Lipoproteine der Ductus-thoracicus-Lymphe % (w/w)

Dichteklasse	Chylomikronen	VLDL	LDL		HDL_2	HDL_3
			LpA	LpB		
Protein	1,5	7,5	31	25	37	53
Phospholipide	8,6	15	38	29	28	21
Freies Cholesterin	1,6	6	9	19	2	3
Cholesterinester	1,4	7			7	8
Triglyceride	86,4	65	18	22	20	12
Phospholipide						
Lysolecithin	2,5	3,8	3,4		4,0	
Sphingomyelin	11,9	23,7	12,7		7,6	
Lecithin	69,1	67,5	75,4		76,1	
Phosphatidyläthanolamin	13,8	5,0	8,5		12,3	
Phosphatidylserin	1,3	—	—		—	

sollten. Die Größe der Chylomikronen wurde im Elektronenmikroskop mit 800 Å bis etwa 1 µ bestimmt, die größeren sind also bereits lichtmikroskopisch sichtbar. Beim Isolieren der Chylomikronen in der präparativen Ultrazentrifuge reicht eine Stunde Zentrifugieren bei etwa 25000 UpM aus, um alle Chylomikronen aufrahmen zu lassen und sie von VLDL zu trennen. Die hydratisierte Dichte von Chylomikronen ist mit 0,93 beträchtlich kleiner als die des Wassers, weshalb sie bereits beim bloßen Stehenlassen von Serum aufrahmen (ZILVERSMIT, 1969). Die elektrophoretische Wanderung der Chylomikronen ist sehr stark vom Träger abhängig. In der freien Elektrophorese wandern sie oft rascher als Albumin, auf Acetatfolie und in Stärkegel wandern sie in α-Position und auf Papier und in Agarosegel sowie in PAGE bleiben sie wegen ihrer Größe am Start liegen. Die Wanderungsgeschwindigkeit von Chylomikronen nimmt beim Altern von Präparationen signifikant zu, wahrscheinlich wegen der Entstehung von Fettsäuren durch die Wirkung lipolytischer Enzyme.

Die durchschnittliche Zusammensetzung der Chylomikronen ist in Tabelle 6 angeführt und etwa folgende: Protein 1—2%, Triglyceride 80—90%, Phospholipide 7—10% und Cholesterin 3—5% (SKIPSKI, 1972). Chylomikronen stellen ein Kontinuum von Teilchen verschiedener Größen, verschiedenen Proteingehaltes und verschiedener Flotationskonstanten dar. Die Konzentration von Chylomikronen in der Lymphe hängt sehr stark vom Nahrungszustand ab und reicht von 50 mg/100 ml oder weniger bis zu 1000 mg-%. Chylomikronen haben eine sehr kurze Halbwertszeit von einigen Minuten und es hat sich gezeigt, daß die biologische Halbwertszeit mit der Partikelgröße stark abnimmt. Nach dem Eintritt in das Blut über den Ductus thoracicus sind normalerweise etwa 6 Std nach einer Fettmahlzeit keine Chylomikronen mehr nachweisbar (LEVY u.Mitarb., 1971). Unter gewissen pathologischen Verhältnissen können jedoch auch nach 12stündigem Fasten noch beträchtliche Mengen Chylomikronen im Plasma gefunden werden. Bei der Hyperlipoproteinämie vom Typ I, bei dem keine aktive Lipoproteinlipase im Plasma nachgewiesen werden kann, häufen sich Chylomikronen wegen der gestörten Katabolisierung an und können erst nach längerer fettfreier Kost zum Verschwinden gebracht werden. Beim Typ V hingegen, wo die Lipoproteinlipase normale bis schwach erniedrigte Werte zeigt, nimmt man an, daß nach längerem Fasten im Plasma vorhandene „Chylomikronen" teilweise endogenen Ursprungs sind (LEVY u. FREDRICKSON, 1968).

1. Proteinanteil der Chylomikronen

Für lange Zeit war man der Auffassung, daß Chylomikronen überhaupt keine spezifischen Proteine enthalten und daß der Proteingehalt von etwa 1%, den man durch oftmaliges Waschen nicht entfernen konnte, aus adsorbierten Serumproteinen bestehe. Dies um so mehr, da es kaum gelang, Chylomikronen frei von Albumin zu isolieren und weil ApoC-Peptide während des Entfettens verloren gingen. Erst die Entdeckung der ApoC-Peptide durch GUSTAFSON u.Mitarb. (1965) führte dazu, daß man die zuerst als reine Lipidtröpfchen charakterisierten Chylomikronen unter Lipoproteine einreihte.

Die quantitative Gewinnung des Proteinanteiles der Chylomikronen ist ziemlich schwierig, da beim Entfetten aus wäßrigen Lösungen oft mehr als 50% Verluste auftreten (SCANU u. EDELSTEIN, 1971). Chylomikronen müssen daher zunächst lyophilisiert und anschließend solange mit Äther extrahiert werden, bis keine Neutralfette mehr nachweisbar sind. Anschließend wird mit Äthanol-Diäthyläther vollständig entfettet. Die dabei auftretenden Proteinverluste sind gering und bewegen sich, soweit dies nachweisbar ist, in der Größenordnung von 5%. Auf diese Weise werden Apo-Chylomikronen erhalten, welche vollständig in 8 M Harnstoffpuffern oder in 1 M Essigsäure löslich sind. Das Muster der Apolipoproteine in PAGE unterscheidet sich qualitativ kaum von dem der VLDL (Abb. 3), jedoch konnten quantitative Unterschiede nachgewiesen werden. Mit Hilfe immunochemischer Methoden und nach der Lage einzelner Banden in PAGE können in Lymph-Chylomikronen praktisch alle ApoA-, ApoB- und ApoC-Polypeptide nachgewiesen werden. Wir quantitierten die verschiedenen Peptide mit gravimetrischen Methoden und durch densitometrische Auswertung von gefärbten Polyacrylamidgelen und fanden folgende relativen Konzentrationen:

ApoAI	6,8%	ApoCI	11,3%
ApoAII	4,9%	ApoCII	14,6%
ApoB	18,9%	ApoCIII$_1$	19,9%
		ApoCIII$_2$	21,0%

Daneben fanden sich noch einige Peptide in geringer Konzentration, wie ApoAIII und einige nicht charakterisierte Peptide.

Die individuellen Polypeptide wurden durch präparative Trennung in reiner Form isoliert, und ihre Aminosäurezusammensetzung stimmte gut mit den Apolipoproteinen der verschiedenen Lipoproteine des Serums überein (SHORE u. SHORE, 1968; BROWN u.Mitarb., 1970). Die Anwesenheit von ApoB in Chylomikronen wird von verschiedenen Autoren angezweifelt. Dies mag seinen Grund darin haben, daß intakte Chylomikronen mit AntiLpB keine Präzipitationsbande geben, während mit AntiLpA und AntiLpC 1—3 Banden erhalten werden. Unsere Erklärung für dieses Phänomen ist, daß Chylomikronen wegen ihrer Größe in Agarosegel nicht eindringen können und die fest gebundenen LpB-Peptide nicht abdissoziieren. Zum Unterschied dazu spaltet sich ApoC und ApoA ab und diffundiert als Lipid-Proteinkomplex mit kleinerem Durchmesser in das Gel. Weiter weiß man, daß ApoB-Peptide in Harnstoffpuffern praktisch unlöslich sind, während sich Apo-Chylomikronen vollständig lösen. Aufgrund der hohen Konzentration von ApoC- und ApoA-Peptiden, die die Rolle von Detergentien einnehmen, löst sich jedoch ApoB vollständig auf (KOSTNER u. HOLASEK, 1971). Ein weiterer Beweis für die Notwendigkeit von ApoB für die Struktur der Chylomikronen ist die Beobachtung, daß bei Patienten mit A-β-Lipoproteinämie weder in der Lymphe noch im Serum Chylomikronen gefunden werden (KAJDEN, 1972).

Ob Chylomikronen alle die gleiche Peptidverteilung aufweisen oder ob es Familien innerhalb dieser Fraktion gibt, kann nicht mit Sicherheit beantwortet werden, doch scheinen die Verhältnisse ähnlich wie bei den VLDL des Serums zu liegen, daß sich mit ansteigender Dichte das Verhältnis ApoA:ApoB:ApoC ändert, und daß ein verlaufender Übergang zu VLDL vorliegt.

Über die Funktion des Proteinanteiles der Chylomikronen kann derzeit keine andere Aussage gemacht werden als über Apoproteine von VLDL. ApoC-Polypeptide wirken als Kofaktoren für Lipasen, ApoB dürfte für die Struktur notwendig sein und die Anwesenheit von ApoA könnte durch Adsorption erklärt werden. Wie Untersuchungen gezeigt haben, wird der größte Teil der Chylomikronen nicht im strömenden Blut durch die Lipoproteinlipase abgebaut, sondern der Abbau geschieht nach Adsorption an Kapillar-Endothelzellen des Fettgewebes, der Leber und der Brustdrüse während der Laktation (SCOW u.Mitarb., 1972). Das Protein, welches für die Bindung von Chylomikronen an Endothelzellen verantwortlich ist, ist derzeit noch nicht bekannt, doch sprechen viele Anzeichen dafür, daß es sich um eines der ApoC-Peptide handelt.

2. Struktur der Chylomikronen

Trotz ihrer enormen Größe und ihres hohen Triglyceridgehaltes sind Chylomikronen in wäßrigen Lösungen unerwarteterweise stabil und neigen nicht zu Aggregationen. Nach Zerstören der Hydrathülle durch Gefrieren oder Abdampfen des Lösungsmittels verlieren Chylomikronen ihre native Struktur (ZILVERSMIT, 1969). Mischt man so behandelte Chylomikronen mit Wasser, so bildet sich eine ölige Phase, die zu über 90% aus Triglyceriden besteht, und eine trübe lösliche Phase, die neben Triglyceriden alle Phospholipide und Polypeptide aufweist. Durch Zentrifugieren der wäßrigen Phase setzt sich eine Schicht zu Boden, welche als „Chylomikronenmembran" bezeichnet wurde. Diese Membranen konnten auch im Elektronenmikroskop beobachtet werden, wo sie sich als elektronendichte Schicht um kugelförmige Teilchen darstellt. Wie man sich leicht berechnen kann, reicht die gefundene Proteinmenge bei weitem nicht aus, die gesamte Chylomikronenoberfläche zu bedecken und auch die Menge an Phospholipiden scheint dafür zu gering zu sein. Wahrscheinlich bedingen die durch Lipasen entstandenen freien Fettsäuren, die in größeren Mengen in Chylomikronen gefunden werden, teilweise ihre Stabilität in wäßrigen Lösungen. Wegen der beträchtlichen Teilchenheterogenität konnte mit den bekannten physikochemischen Methoden kein Aufschluß über die räumliche Struktur und Protein-Lipidanordnung erhalten werden.

II. Lymph-VLDL

Die VLDL der Lymphe können von denen des Serums kaum unterschieden werden. Aus der postprandialen Lymphe können VLDL mit S_f 20—400 als Kontinuum ohne ausgeprägtes Konzentrationsmaximum für eine Unterfraktion isoliert werden. Sie lassen sich auch nicht streng von Chylomikronen und LDL abtrennen. Ihre elektrophoretische Wanderung auf Papier und in Agarosegel reicht vom Start bis in den Bereich der α_2-Globuline. Die chemische Zusammensetzung, das Lipid-Proteinverhältnis und die Verteilung einzelner Lipide ist dem der Serum-VLDL sehr ähnlich. Rein qualitativ läßt sich auch kein Unterschied im Proteinanteil feststellen, da alle Apolipoproteine der LpA-, LpB- und LpC-Familie vorkommen (KOSTNER, 1972c). Auch hier nimmt mit zunehmender Dichte der relative Gehalt an ApoLpC stark ab und der von ApoLpB zu. Das Verhältnis der ApoC-Peptide untereinander scheint jedoch sowohl bei Chylomikronen als auch bei VLDL verschiedener Unterfraktionen identisch zu sein. Die VLDL der Lymphe setzen sich aus endogenen Lipoproteinen und aus „Remnants" von Chylomikronen nach teilweisem Verlust von Triglyceriden zusammen, wobei je nach Nahrungszustand die eine oder andere Fraktion überwiegt (OCKNER u.Mitarb., 1969).

III. Lymph-LDL

Untersucht man die Dichtefraktion 1,020—1,063 der postprandialen Lymphe mit der Lipoproteinelektrophorese, so können deutlich zwei Banden beobachtet werden, wobei die eine in β-, die andere jedoch in α-Position liegt (KOSTNER, 1972a). Immunchemische Untersuchungen zeigten, daß es sich bei der rascher wandernden Fraktion um LpA handelt, welches in einer relativ weit höheren Konzentration als im Serum vorliegt. In der analytischen Ultrazentrifuge erscheinen bei einer Dichte von 1,200 in Lymph-LDL zwei deutlich getrennte Maxima, von denen die schneller wandernde Komponente das LpB darstellt und ein $F_{1,20}$ von etwa 28 aufweist und die langsamere Komponente das LpA, welches ein $F_{1,20}$ von 16 besitzt.

Mit Hilfe immunchemischer Methoden gelingt es, Lymph-LDL in drei Lipoproteinfamilien aufzutrennen. Etwa 78% des gesamten Materials besteht aus LpB, 18% aus LpA und der Rest aus LpC. Die chemische Zusammensetzung von LpA und LpB ist jedoch signifikant von der der entsprechenden Serum-LDL verschieden. LpB weist einen Proteingehalt von 25% auf und die Werte für Cholesterin, Phospholipide und Triglyceride liegen bei 19%, 29% und 22%. Das ApoB besitzt die gleiche Aminosäurezusammensetzung wie ApoB von Serum-LDL. LpA der Lymph-LDL hat 31% Protein, 38% Phospholipide, 9% Cholesterin und 18% Triglyceride. In ApoLpA konnten die beiden Hauptpeptide ApoAI und ApoAII in einem Verhältnis von etwa 5:1 gefunden werden (KOSTNER, 1972c). Die Zusammensetzung der geringen Menge an LpC ist nicht genau bekannt, jedoch konnten alle ApoC-Polypeptide nachgewiesen werden. In den Lymph-LDL fällt auf, daß alle Lipoproteinfamilien einen hohen Gehalt an Triglyceriden aufweisen, was sie von den Serum-LDL unterscheidet. Damit wird auch gezeigt, daß die einzelnen Apolipoproteine ein unterschiedliches Lipidbindungsvermögen aufweisen und daß durch die einzelnen Apolipoproteinfamilien notwendigerweise noch keine Dichteklassen vorgegeben sind.

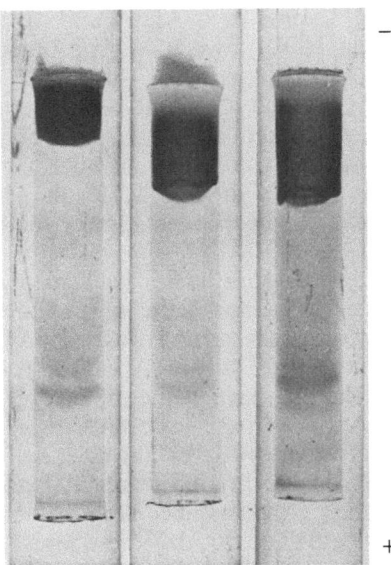

Abb. 7. Polyacrylamidgelelektrophorese von LpA_{LDL}, HDL_2 und HDL_3 der menschlichen Lymphe in 7%igem PAG nach Färbung mit Amidoschwarz 10 B

IV. Lymph-HDL

Die absolute Konzentration von HDL in der Lymphe ist viel geringer als die von HDL im Serum. Genaue Werte lassen sich kaum angeben, da sie von vielen Parametern, wie Nahrungszustand, Alter und Geschlecht abhängen. Entfettet man HDL vollständig, so findet man in ApoHDL praktisch dieselben Polypeptide, wie in Serum-HDL und in der PAGE ist das Verteilungsmuster der entsprechenden Banden in beiden Fällen nahezu identisch. Lymph-HDL besitzen jedoch einen relativ hohen Gehalt an Triglyceriden, weshalb ihre hydratisierten Dichten auch viel geringer sind. Es treten daher in der postprandialen Lymphe nur sehr wenig HDL_3 auf. Die LpA-Familie ist auch in den Lymph-HDL mit der stärksten Konzentration vertreten. Wir untersuchten die Verteilung von LpA in verschiedenen Dichteklassen der Lymphlipoproteine zweier weiblicher Personen und fanden, daß etwa 40–50% von LpA in der LDL-, 40–45% in der HDL_2- und der Rest in der HDL_3-Fraktion zu finden waren. Untersucht man LpA der verschiedenen Dichteklassen mit Hilfe der PAGE, so findet man, daß in 7%igen Gelen das LpA der LDL-Fraktion am langsamsten, gefolgt von LpA, von HDL_2, und LpA von HDL_3, wandert (Abb. 7) (KOSTNER, 1972c).

In der Agarosegelelektrophorese wandern alle drei ziemlich gleich rasch, woraus man schließen kann, daß das Molekulargewicht mit steigender Dichte signifikant abnimmt. Die Lipidzusammensetzung kann aus Tabelle 6 entnommen werden; auffällig ist die hohe Konzentration an Triglyceriden, die in Lymph-HDL_2 20% und in HDL_3 12% ausmacht. Wegen des hohen Triglyceridgehaltes sind Lymph-HDL auch ziemlich unbeständig und spalten beim bloßen Stehenlassen von HDL-Lösungen Triglyceride ab, die sich als weiße Emulsion an der Oberfläche absetzen und eine ähnliche Zusammensetzung wie Chylomikronen aufweisen. Aus diesem Grund erscheint es denkbar, daß in der nativen Lymphe überhaupt keine HDL_3 vorkommen, sondern daß sie erst während des Präparierens aus HDL_2 oder LDL durch Triglyceridabspaltung entstehen. Nach vollständiger Entfettung erhält man mit 37% für HDL_2 und mit 52% für HDL_3 etwas weniger Apoprotein als von den entsprechenden Lipoproteinen des Serums. Quantitiert man die Apoproteinfamilien gravimetrisch, so findet man in HDL$_2$ etwa 90% ApoA und 10% ApoC und in HDL$_3$ etwa 95% ApoA und 5% ApoC. Aus intakten HDL$_2$ und HDL$_3$ ließen sich LpA und LpC mit den bereits beschriebenen Methoden trennen. Dabei zeigte LpA sowohl von HDL$_2$ als auch von HDL$_3$ um etwa 20% größere Molekulargewichte, als die entsprechenden Lipoproteine des Serums.

Die einzelnen Apoproteine der Lymph-HDL wurden präparativ getrennt und die Aminosäurezusammensetzung für ApoAI, ApoAII und ApoCI sowie ApoCIII bestimmt. Es konnte kein Unterschied verglichen mit Apolipoproteinen des Serums gefunden werden (KOSTNER, 1972c). Das Auffinden verschiedener Lipoproteindichteklassen und auch Apoproteine läßt jedoch keinesfalls den Schluß zu, daß diese intestinalen Ursprungs sind, selbst dann nicht, wenn es sich um Dünndarmlymphe handelt, da über den periphären Blutstrom Proteine und Peptide in die Lymphe diffundieren. Mit Hilfe von Einbaustudien peroral verabreichter radioaktiver Aminosäuren wurde bei Versuchstieren gefunden, daß alle Lipoproteindichteklassen der Dünndarmlymphe Aktivität enthielten (ROHEIM u.Mitarb., 1966). Da diese jedoch verschiedene Apoproteine besitzen, konnte keine Aussage gemacht werden, ob tatsächlich alle Polypeptide dort synthetisiert werden. In der Ratte z.B. enthielten nach Entfettung der Lipoproteine nur ApoA und ApoB, nicht jedoch die Polypeptide mit kleinem Molekulargewicht, welche wahrscheinlich mit ApoC vergleichbar sind, Aktivität (WINDMÜLLER u.Mitarb., 1972). Sollte dies auch beim Menschen zutreffen, so würde dies bedeuten, daß ApoC-Peptide für Bildung oder Struktur von Chylomikronen nicht notwendig sind, sondern nur für den Abbau. Aus dem geschilderten Aufbau verschiedener Lymphlipoproteine geht hervor, daß sie sich von den entsprechenden Serumlipoproteinen nur im Lipidanteil, nicht aber im Proteinanteil unterscheiden. Es ist jedoch bis heute noch nicht bekannt, ob es ein lymphspezifisches Lipoprotein oder Apolipoprotein gibt, welches nach Eintritt der Lymphe ins Serum dort auch gefunden wird. Die Beantwortung dieser Frage scheiterte hauptsächlich daran, daß geeignete Modelltiere für Versuche noch nicht gefunden wurden.

F. Lipoproteinwechselwirkungen

In einem früheren Kapitel über Delipidierungs- und Relipidierungsversuche von Lipoproteinen wurde gezeigt, daß HDL und auch andere Dichteklassen in der Lage sind, nach teilweiser oder totaler Entfettung Lipide wieder aufzunehmen. Dieser Lipidaustausch kann jedoch nicht nur zwischen Lipiden und Lipoproteinen, sondern auch zwischen verschiedenen Lipoproteinen erfolgen, und ferner konnte gezeigt werden, daß auch Apolipoproteine zwischen Lipoproteinen verschiedener Dichteklassen in vitro und wahrscheinlich auch in vivo austauschbar sind. Daneben tritt ebenfalls eine Wechselwirkung mit Lipoproteinen und Membranen verschiedener Blutzellen auf.

Obwohl schon früher einige Arbeiten über Lipidaustausch zwischen Serum und einzelnen Lipoproteinen erschienen, veröffentlichten erstmals MINARI und ZILVERSMIT (1963) eine eingehende Studie darüber. Die Autoren konnten zeigen, daß Chylomikronen während der Inkubation mit Serum einen zunehmenden Anstieg der Cholesterinkonzentration aufwiesen, während der Cholesterinester- und Triglyceridgehalt unverändert blieb. Gleichzeitig gaben Chylomikronen Phospholipide an Serum ab. Dabei zeigte sich, daß Lecithin am stärksten freigesetzt wurde, gefolgt von Sphingomyelin. Während der Inkubation nahm der Gehalt an Lysolecithin in allen Dichteklassen zu. Die Phospholipide, welche von den Chylomikronen freigesetzt wurden, erschienen anschließend in der HDL-Fraktion des Serums. Die Zunahme der Lysolecithinkonzentration in allen Fraktionen während der Inkubation ging auf Kosten der LCAT, was man damals allerdings noch nicht erkannte. Im Anschluß daran erschien eine große Anzahl von Arbeiten, die sich teilweise widersprachen, teilweise bestätigten. Zusammenfassend kann folgendes mit einiger Sicherheit gesagt werden: Die Phospholipide Lecithin und Sphingomyelin der einzelnen Lipoproteindichtefraktionen können gegeneinander ausgetauscht werden, wobei nach etwa 4—5 Std ein Gleichgewicht erreicht ist. Dabei ist es gleichgültig ob LDL, VLDL oder HDL ursprünglich radioaktive Phospholipide enthielten, die Geschwindigkeit der Aktivitätsverteilung ist immer dieselbe. Die Geschwindigkeit des Austausches ist temperaturabhängig und die LCAT hat gewisse Einflüsse auf den Sphingomyelin-, nicht jedoch auf den Lecithinaustausch (ILLINGWORTH u. PORTMANN, 1972a). Der Austausch von freiem Cholesterin ist ebenfalls rasch und komplett. Dagegen werden Triglyceride und Cholesterinester nur langsam zwischen einzelnen Lipoproteinen ausgetauscht und der Austausch ist inkomplett, das heißt, es stellt sich keine Gleichverteilung ein. Über den Mechanismus des Austausches weiß man nicht genau Bescheid, doch scheint aktiver Transport nicht vorzuliegen. Es scheint eher so zu sein, daß es zu einer Diffusion von Lipiden, nach vorangehenden Zusammenstößen der Lipoproteine kommt, da Phospholipide und Cholesterin, welche näher der Oberfläche sind, rascher ausgetauscht werden. Vor kurzem wurde gezeigt, daß der Phospholipidaustausch einzelner Lipoproteinklassen der Ratte auf das fünffache gesteigert werden kann, wenn während der Inkubation ein löslicher Faktor aus Leberhomogenaten, der aller Wahrscheinlichkeit nach ein Protein ist, zugesetzt wird (ILLINGWORTH u. PORTMANN, 1972b). Eine genauere Untersuchung dieses Faktors ist derzeit im Gange.

Mit Zellmembranen tauschen Lipoproteine hauptsächlich freies und in einem weit geringeren Ausmaße Ester-Cholesterin aus. Obwohl anfangs nur mit Erythrozyten beschrieben, sind LDL und HDL in der Lage, auch mit Mitochondrien- und Mikrosomen-Membranen und mit einer Reihe von Zellmembranen in Wechselwirkung zu treten (HOLLANDER u. CHEVALIER, 1972). Dabei zeigt sich, daß LDL viel rascher Cholesterin austauschen als HDL, und daß der Austausch wahrscheinlich nicht zu einer Gleichverteilung von Cholesterin führt. Daß LDL viel wichtiger für die Membranerneuerung der Erythrozyten ist als HDL, scheint auch daraus hervorzugehen, daß eine Akanthozytose nur bei A-β-Lipoproteinämie, nicht jedoch bei Tangierkrankheit beobachtet wird. Auch hier ist der Cholesterinaustausch nicht enzymabhängig, da N-Äthylmaleinsäureimid, Diisopropylfluorphosphat und Dithiothreitol die Reaktion nicht zu hemmen vermögen.

Neben dem Austausch verschiedener Lipide einzelner Lipoproteine in vitro kommt es jedoch auch zu einem Austausch von Apolipoproteinen. So konnten z.B. BILHEIMER u.Mitarb. (1972) zeigen, daß ApoCII, ApoCIII$_1$ und ApoCIII$_2$ zwischen VLDL und HDL austauschbar sind, nicht jedoch ApoLpB zwischen VLDL und LDL. Ob ApoLpA-Polypeptide von Lipoproteinen verschiedener Dichteklassen miteinander im Gleichgewicht stehen, konnte bis jetzt noch nicht geklärt werden, doch wurde bei der Ratte gezeigt, daß ein Polypeptid, welches wahrscheinlich einem LpA-Peptid entspricht, nach seiner Markierung in VLDL nach längerer Inkubation mit Serum anschließend in HDL zu finden war (WINDMÜLLER u. SPAETH, 1972). Der eben angeführte Austausch von Apolipoproteinen zwischen Lipoproteinen findet also in vitro auch ohne vorherige Entfernung von Lipiden durch Enzyme statt. Neben dem Austausch können auch Lipide und Apoproteine an intakte Lipoproteine addiert werden, und wegen ihrer Instabilität können Lipoproteine bei bloßem Stehenlassen Lipide, Apoproteine und Lipid-Proteinkomplexe in die Lösung abgeben. All diese geschilderten Verhältnisse gestalten Studien über den Metabolismus von Plasmalipoproteinen äußerst schwierig und lassen erkennen, daß so manche Ergebnisse über den Einbau und Abbau von Lipid- und Proteinanteil in Lipoproteine oft mit gewisser Vorsicht betrachtet werden müssen.

Findet man also z.B. nach Verfütterung von radioaktivem Lysin in Lymph-HDL Radioaktivität, so kann noch nicht geschlossen werden, daß HDL in der Dünndarmmukosa gebildet werden. Die Aktivität kann ebensogut durch Transfer einzelner Apoproteine erst später in HDL gelangt sein. Ähnliches gilt natürlich auch für einzelne Lipide. Eine weitere Fehlerquelle, die zu Mißdeutungen metabolischer Studien auf dem Gebiet der Lipoproteine führen kann, ist die Tatsache, daß die meisten Apolipoproteine eine oder mehrere Aminosäuren nicht aufweisen (SHORE u. SHORE, 1968; BROWN u.Mitarb., 1970). Ist dies zum Beispiel Tyrosin, so werden diese Peptide mit radioaktivem Jod nicht markiert, und ist dies Lysin, so wird nach Verfütterung radioaktiven Lysins auf keinen Fall Aktivität in dem Apoprotein gefunden.

Leider weiß man noch sehr wenig über die Art und die chemische Zusammensetzung verschiedener Apolipoproteine von Versuchstieren, wozu noch kommt, daß genetische Varianten innerhalb der gleichen Spezies auftreten. Da der Lipid- und Lipoproteinstoffwechsel der gebräuchlichen Laboratoriumstiere wie Ratte, Meerschweinchen und Kaninchen beträchtlich von dem des Menschen abweicht, wird man daher in nächster Zukunft daran gehen müssen, ein Tiermodell ausfindig zu machen, welches möglichst ähnliche Lipoproteinfamilien und Dichteklassen im Serum aufweist, wie der Mensch, und eine möglichst genaue Charakterisierung der Lipoproteine durchführen, um unter Berücksichtigung der oben angeführten Schwierigkeiten genaueren Einblick in die Steuerung von Biosynthese und Katabolismus der Human-Plasmalipoproteine zu gewinnen. Das Tier, welches als Modelltier dienen könnte und den Vorteil der relativ billigen Haltung aufweist, dürfte das Miniaturschwein sein.

G. Polymorphismus der Plasmalipoproteine

Genetisch bedingter Polymorphismus wurde in den letzten Jahren bei zahlreichen löslichen Plasmaproteinen, wie Haptoglobin, Transferrin, Präalbumin, γ-Globin u.a.m., gefunden. Die als Allotypen bezeichneten Moleküle unterscheiden sich dabei um mindestens ein faßbares Strukturmerkmal, welches von zwei verschiedenen Genen eines bestimmten Locus, also von Allelen determiniert ist. Die verworrensten Verhältnisse herrschen wohl bei den Immunglobulinen vor, bei denen sowohl in der H- wie auch in der L-Kette zahlreiche mögliche Varianten in verschiedensten Kombinationen gefunden wurden. Nicht viel weniger kompliziert scheinen die Verhältnisse bei den „β-Lipoproteinen" zu liegen, von denen unzählige polymorphe Formen beschrieben wurden. Obwohl man ursprünglich glaubte, daß mehrere verschiedene unabhängige polymorphe Systeme bei menschlichen LDL vorkommen, die als Ag-, Lp-, Ld- und Lt-System bezeichnet wurden, ist man heute der Auffassung, daß sich alle genetischen Varianten in zwei Gruppen einteilen lassen, nämlich in das Lp-System und das Ag-System (HIRSCHFELD, 1971). Lp-Merkmale können derzeit nur mit Heteroantikörpern und Ag-Merkmale nur mit Isoantikörpern nachgewiesen werden. Daneben wurde noch von einem Autor ein Polymorphismus für HDL beschrieben.

I. Das Ag-System

Im Jahre 1961 beobachteten ALLISON und BLUMBERG, daß das Serum von Patienten, die bereits mindestens 5 Bluttransfusionen erhalten hatten, in der Lage war, mit gewissen anderen Humanseren Präzipitationslinien in der Immunodiffusion im Sinne einer Antigen-Antikörperreaktion zu erzeugen. Führte man Versuche in der Anordnung einer Immunoelektrophorese durch und verwendete man das Transfusionsserum als Antiserum, so zeigte sich eine Präzipitationslinie in β-Position. Dieses Antigen, von dem man zunächst nicht wußte, um welches Protein es sich handelte, wurde mit Ag (Abkürzung für Antigen) bezeichnet und das entsprechende Merkmal auf dem Antigen mit „a". Alle Proteine, die das entsprechende Merkmal aufwiesen, nannte man Ag(a)$^+$ und die übrigen Ag(a)$^-$. Später stellte sich heraus, daß das Antigen, welches sich mit den durch Transfusion gebildeten Isoantikörpern darstellen ließ, „β-Lipoprotein" war. Im Anschluß daran wurden zahlreiche Seren, hauptsächlich von Patienten mit Thalassämie, systematisch auf Anwesenheit von Isoantikörpern untersucht und beim Auffinden neuer Varianten wurden diese entweder mit anderen Kleinbuchstaben bezeichnet, wie z.B. Ag(x), oder mit Ld- bzw. Lt-System. Heute nimmt man an, daß alle durch Isoantikörper nachweisbaren polymorphen Formen von LpB durch das Ag-Chromosom determiniert werden, welches 4 eng verbundene Loci, jedes mit einem Paar von Kodominanten Allelen, besitzt. Eine andere Möglichkeit, die noch nicht ganz ausgeschlossen werden kann, wäre die, daß die verschiedenen Ag-Chromosomen nur einen Locus mit multiplen Allelen besitzen, wobei jedes Allel vier verschiedene Merkmale produziert (BERG, 1971).

Die derzeit bekannten 8 verschiedenen Faktoren werden durch die Kleinbuchstaben a_1, c, d, t, x, y, z symbolisiert, wobei folgende Locusverteilung anzunehmen ist (HIRSCHFELD, 1971):

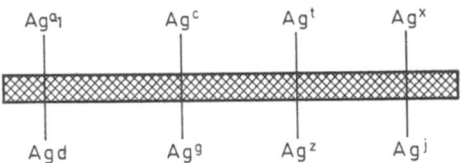

Antisera gegen Ag-Merkmale stehen, wegen des oft schlechten Gesundheitszustandes der Patienten, von denen sie stammen, nur in beschränktem Ausmaße zur Verfügung und oft besitzen sie auch nur geringe Titer. Viele Antisera geben oft nur in Medien mit bestimmtem pH-Wert oder bestimmter Ionenstärke Präzipitate und die Ag-Merkmale sind bisweilen bei gealterten Präparationen nicht mehr nachweisbar. Aus diesem Grund ist es bis heute noch nicht gelungen, die chemische Struktur der Ag-Merkmale von LpB aufzuklären, bzw. festzustellen, ob es sich um Protein-Lipid- oder Kohlenhydratvarianten handelt.

II. Das Lp-System

Während im Ag-System mehrere verschiedene Faktoren bekannt sind, existiert im Lp-System nur ein Faktor, der mit Lp(a) bezeichnet wird. Das Lp(a)-System wurde 1963 von BERG entdeckt, indem er Kaninchen mit gepooltem Serum immunisierte und die gewonnenen Antisera mit einzelnen Seren adsorbierte. Dabei wurden Antikörper gewonnen, die nur die LDL von einem Teil der untersuchten Probanden zu präzipitieren vermochten. In der Folge wurde das Lp(a)-Antigen, sowie sein Erbgang, eingehend von einer Reihe von Autoren untersucht.

Das Lp(a)-Merkmal wird wahrscheinlich autosomal dominant vererbt und tritt in der europäischen Bevölkerung mit einer Genfrequenz von etwa 0,2 auf. Lp(a) kann nur mit Heteroantiseren nachgewiesen werden, wobei bis jetzt Pferde, Ziegen, Schafe und Kaninchen mit Erfolg immunisiert wurden. Das Lp(a)-Merkmal tritt unabhängig von allen bis jetzt bekannten Ag-Merkmalen auf. Nicht alles LpB von Lp(a)-positiven Personen besitzt das Merkmal, sondern nur ein geringer Teil. Diese Fraktion, die im folgenden mit Lp(a)-Lipoprotein bezeichnet werden soll, befindet sich im Serum in der HDL_1- bis HDL_2-Fraktion und weist in der Agarosegelelektrophorese prä-β-Mobilität auf (UTERMANN u. Mitarb., 1971). Da es bei einer Dichte von 1,006 sedimentiert, wurde es auch von verschiedenen Autoren mit „sinking pre-β-Lipoprotein (SPB) bezeichnet (LEVY u. Mitarb., 1968). Die Konzentration von Lp(a)-Lipoprotein im Serum variiert von Person zu Person sehr stark und weist Werte von 2–80 mg auf.

Diese Variation, die von der LpB-Konzentration im Serum unabhängig ist, ist zum einen dadurch bedingt, daß es sich um Homo- und Heterozygoten handeln kann, und zum anderen wurden Personen mit aus unerklärlichen Gründen sehr niedrigen Lp(a)-Lipoproteinkonzentrationen gefunden. Es besteht sogar die Möglichkeit, daß Lp(a)-Lipoproteine bei allen Menschen, oft aber in nur äußerst geringer Konzentration vorkommen. Dadurch wäre auch erklärlich, warum bisher noch keine Isoantikörper gegen Lp(a) gefunden wurden. Anhand von Vergleichsstudien der Aminosäurezusammensetzung wird vermutet, daß Lp(a) mit einem Hisokompatibilitätsantigen sehr nahe verwandt, wenn nicht identisch ist (BERG, 1971). Anhand eingehender Studien konnte nachgewiesen werden, daß Anwesenheit und Konzentration von Lp(a)-Lipoprotein die Anfälligkeit für Atherosklerose weder positiv noch negativ beeinflussen.

Das Lp(a)-Lipoprotein kann durch präparatives Ultrazentrifugieren in der HDL-Fraktion oder durch Adsorptionschromatographie an Hydroxylapatit gereinigt werden (EHNHOLM u. Mitarb., 1972). Es weist ein Molekulargewicht von 5–6 Millionen auf, wandert in der Agarosegelelektrophorese mit prä-β-Mobilität, in der PAGE jedoch langsamer als β-Lipoprotein. Die hydratisierte Dichte beträgt 1,09 g/cm^3, und $F_{1,20} = 24$. Lp(a)-Lipoprotein weist einen Proteingehalt von 45% auf und die Lipidzusammensetzung ähnelt sehr derjenigen von LDL. Lp(a)-Lipoprotein scheint ein komplexes Molekül darzustellen, welches aus LpB, Albumin, LpC und einem speziellen Lp(a)-Protein aufgebaut ist. Harnstoff, Gefrieren und Auftauen, Lagerung und Chromatographie über Hydroxylapatit sind bereits in der Lage, das Lipoprotein zu dissoziieren (UTERMANN u.Mitarb., 1971). Das Lp(a)-Protein weist einen ungewöhnlich hohen Gehalt an Neuraminsäure auf. Über genaue Struktur und Funktion dieses Lipoproteins können derzeit noch keine Aussagen gemacht werden.

Neben dem Lp(a)-System existiert möglicherweise noch ein anderes System, welches mit Heteroantikörpern nachgewiesen werden kann. Im Jahre 1964 berichtete BUNDSCHUH, daß ein von ihm erzeugtes Antiserum vom Pferd beim Testen mit Lp(a)$^+$-Humanserum zwei Präzipitationslinien gab, von denen eine mit Lp(a) identisch war, die andere nicht. Nach dem heutigen Stand der Lipoproteinforschung erscheint es jedoch möglich, daß es sich dabei um eine Reaktion mit ApoA- oder ApoC-Peptiden handelt. Genetische Varianten sollen auch bei α-Lipoproteinen vorkommen. So konnten zum Beispiel COHEN und DJORDJEVICH (1968) zeigen, daß sich die α-Lipoproteine in der Stärkegelelektrophorese in bis zu 5 Banden auftrennen, und daß bei verschiedenen Personen drei differierende Verteilungsmuster auftreten. Dieser mögliche Polymorphismus wurde beim Menschen noch nicht näher untersucht, doch kennt man beim Kaninchen derzeit bereits mehrere genetische Varianten von HDL (GILMAN-SACHS u. KNIGHT, 1972).

H. Abschließende Bemerkungen

Das Hauptanliegen der Lipoproteinforschung, welches den enormen Einsatz der Wissenschaftler mehr als rechtfertigt, ist es, den Metabolismus dieser Stoffklasse im weitesten Sinne aufzuklären und danach vielleicht eine Waffe gegen die bedrückende Geißel der heutigen Menschheit, der Atherosklerose, zu entwickeln. Dazu bedarf es einer großen Anzahl von Spezialisten auf allen Gebieten der Naturwissenschaft, die in mühsamer Kleinarbeit Baustein für Baustein aufeinanderlegen müssen. Es beginnt mit der Arbeit des Chemikers, der einzelne Lipoproteine nach elektrophoretischer Wanderung, Verhalten in der Ultrazentrifuge und ihren Protein- und Lipidanteilen aufklären muß. Vieles ist auf diesem Gebiet bereits getan, doch einiges ist noch unbekannt. So wird man zum Beispiel in naher Zukunft daran gehen müssen, Apolipoproteine, die nur in sehr geringer Konzentration vorkommen, zu isolieren und zu charakterisieren, man wird Substratspezifitäten für Lipoproteinenzyme näher untersuchen und versuchen müssen, die Funktion der zahlreichen Peptide kennenzulernen. Daneben erscheint es nicht aussichtslos, sich dem Lipidanteil näher zu widmen und Nahrungs- und Umwelteinflüsse zu erforschen. Schließlich sollte man auf die Suche nach Tiermodellen gehen, welche eine vom Menschen möglichst ähnliche Lipoproteinverteilung und möglichst ähnlichen Metabolismus aufweisen. Dabei kann der Chemiker sehr viel zum allgemeinen Verständnis der Lipoproteine beitragen, wenn es ihm gelingt, ein möglichst einfaches und doch passendes Konzept vorzulegen. Ein solches Arbeitskonzept, welches teilweise aus traditionellen, teilweise aus urheberrechtlichen Gründen bis heute mehr Verwirrung als Klarheit und Allgemeinverständlichkeit in die Lipoproteinforschung bringt, ist die Nomenklatur der Lipoproteine. Viele Arbeitsgruppen sind nicht dazu bereit, althergebrachte Ausdrücke aufzugeben und andere wiederum erfinden immer neue Namen für bereits bekannte Lipoproteine. Im Verlaufe dieses Kapitels des Buches wurde versucht, Lipoproteine so zu benennen, wie sie sich manifestieren. Wandert ein Lipoprotein in β-Position, so ist es ein β-Lipoprotein, gleichgültig, welchen Proteinanteil es besitzt, ob es mit Anti-LpA, -LpB oder -LpC reagiert und gleichgültig, ob es in der VLDL-, LDL- oder HDL-Klasse zu finden ist. Bezeichnet man eine Lipoproteindichtefraktion, so muß man sich darüber im klaren sein, daß man es mit heterogenen Mischungen verschiedener Molekülegrößen und Proteinanteile zu tun hat, und spricht man von einer Lipoproteinfamilie, so darf man dies nur dann, wenn man davon überzeugt ist, daß alle Moleküle der entsprechenden Fraktion identische Proteinanteile aufweisen. Gleichzeitig muß man bedenken, daß Lipoproteinfamilien wegen ihrer unterschiedlichen Lipidzusammensetzung in verschiedenen Dichtefraktionen vorkommen, daß sie durch Triglyceride oft assoziiert sind und daher alle möglichen elektrophoretischen Wanderungsgeschwindigkeiten an den Tag legen. Daraus geht hervor, daß die Bezeichnung nach Familien derzeit die genaueste Definition für ein Lipoprotein darstellt. „β-Lipoprotein" kann alles mögliche bedeuten, je nachdem, welches Medium zur Elektrophorese verwendet wird. In LDL können ApoA-, ApoB- und 'ApoC-Polypeptide gefunden werden, doch nur LpB sagt aus, daß es sich um das Lipoprotein handelt, welches in der LDL-Fraktion des Serums zu finden ist, in Agarose mit β-Mobilität wandert und einen Proteinanteil von nur ApoB aufweist. Findet man zum Beispiel in der Agarosegelelektrophorese von Lymph-LDL neben der Hauptbande, welche als LpB charakterisiert werden kann, eine zweite Bande und stellt fest, daß der Proteinanteil aus ApoAI und ApoAII besteht, so kann man diese Fraktion weder HDL nennen, da sie ja die hydratisierte Dichte von LDL aufweist; man kann sie auch nicht α-Lipoprotein nennen, da sie die Wanderungsgeschwindigkeit von VLDL aufweist. Der einzige Name, der dieses Protein richtig charakterisiert, ist LpA. Entstehen beim Relipidieren von Apo-HDL-Polypeptiden Lipoproteine, die in der Ultrazentrifuge in Fraktionen von d < 1,063 und von d > 1,063 zerlegt werden können und weist man nach, daß der Proteinanteil der Fraktion d < 1,063 nur ApoC-Peptide aufweist, so kann diese Klasse nicht als HDL bezeichnet werden, wohl aber mit LDL. Eine genauere Definition wäre aber LpC. Diese wenigen Beispiele beweisen, daß mit der Nomenklatur der Lipoproteine nach Familien eine einfache, klare und allgemeinverständliche Charakterisierung von Lipoproteinen möglich und der Bezeichnung neu gefundener Lipoproteine genügend Spielraum eingeräumt ist.

Die Bezeichnung von Apo-Lipoproteinen, wie ApoAI, ApoAII, ApoB, ApoCI und so weiter, scheint nach dem heutigen Stand des Wissens die beste Lösung darzustellen. Dabei werden alle Apoproteine, welche zunächst Bestandteil einer Lipoproteinfamilie sind und nach der Entfernung des Lipidanteiles in Unterfraktionen zerlegt werden können, mit dem gleichen Großbuchstaben und zusätzlich mit römischen Ziffern bezeichnet, die die Reihenfolge ihrer Plätze in der Diskelektrophorese angeben. Diese Nomenklatur der Apolipoproteine hat den Vorteil, daß sie dem Chemiker weitesten Spielraum läßt, terminale Aminosäuren zu berichtigen, genetische Varianten aufzudecken und neuen Familien und Peptidkombinationen gerecht zu werden. Ferner könnte diese Nomenklatur mit Erfolg für die Lipoproteine aller Tierspezies angewandt werden. Ohne Zweifel weist die Nomenklatur der Lipoproteine nach Familien gewisse Schwächen auf. Die eine besteht darin, daß z.B. abnorme Lipoproteine gefunden wurden, deren Proteinanteil aus Polypeptiden verschiedener Lipoproteinfamilien besteht, ohne daß größere Mengen an Triglyceriden, die einen Zusammenhalt wie etwa bei den VLDL bewirken, vorhanden wären. Ein anderer Nachteil dieser Nomenklatur besteht darin, daß der Proteinanteil eines neu gefundenen Lipoproteins vollkommen bekannt sein muß, ehe man es benennen kann. Man sollte sich also nicht scheuen, solchen Lipoproteinen einen vorläufigen Namen zu geben, der jedoch sogleich nach Bekanntsein des Proteinanteiles modifiziert werden sollte.

Neben dem Chemiker können jedoch auch Physikochemiker bedeutendes zum Verständnis der Lipoproteine beitragen. Dies haben sie teilweise bereits getan, indem die quartäre Struktur der Lipoproteine untersucht wurde, indem man versuchte das Bindungsvermögen verschiedener Apolipoproteine für einzelne Lipide aufzuklären, und indem man Relipidierungsversuche von teilweise oder vollkommen entfetteten Lipoproteinen unternahm. Daraus konnte auf das Verhalten der Lipoproteine in vivo im strömenden Blutkreislauf geschlossen werden, auf den Mechanismus der Lipidablagerungen an exponierten Stellen und auf mögliche Rückbildung von atherosklerotischen Veränderungen der Gefäßwände. Daneben erhielten Physikochemiker Aufschluß über Lipid-Protein-Wechselwirkungen im allgemeinen, wobei sich herausstellte, daß Plasmalipoproteine als wertvolle Modellverbindungen für Zellmembranen dienen können. Nicht minder an Bedeutung jedoch sind die Beiträge, die von seiten der Genetiker kamen, indem es gelang, Lipoproteinmangelkrankheiten, Hyperlipoproteinämien und Enzymaberrationen aufzudecken und so auf den Mechanismus der Lipoproteinsynthese und des Abbaues gewisse Rückschlüsse zu ziehen. All diese Ergebnisse versuchten Endokrinologen, Pathologen und Internisten dem jeweiligen Stand des Wissens entsprechend zu deuten und ihr medizinisches Handeln danach auszurichten. So konnten bereits weite Fortschritte auf dem Gebiet des Lipoproteinmetabolismus gezeitigt werden. Dennoch bleibt es nicht erspart, neuen Ergebnissen mit einer gewissen Flexibilität gegenüberzustehen und den Stand der heutigen Lipoproteinforschung weniger als eine abgeschlossene Tatsache, sondern eher als Grundlage neuen Engagements hinzunehmen.

Literatur

ADAMS, G.H., SCHUMAKER, V.N.: Polydispersity of Human Low-Density Lipoproteins. Ann. N.Y. Acad. Sci. **150**, 130–146 (1969).

ALADJEM, F., LIEBERMAN, M., GOFMAN, J.W.: Immunochemical Studies on Human Plasma Lipoproteins. J. exp. Med. **105**, 49–67 (1957).

ALAUPOVIC, P.: Apolipoproteins and Lipoproteins. Atherosclerosis **13**, 141–146 (1971).

ALAUPOVIC, P., FURMAN, R.H., FALOR, W.H., SULLIVAN, M.L., WALRAVEN, S.L., OLSON, A.C.: Isolation and Characterization of Human Chyle Chylomicrons and Lipoproteins. Ann. N.Y. Acad. Sci. **149**, 791–807 (1968).

ALAUPOVIC, P., LEE, D.M., MCCONATHY, W.J.: Studies on the Composition and Structure of Plasma Lipoproteins. Distribution of Lipoprotein Families in Major Density Classes of Normal Human Plasma Lipoproteins. Biochim. biophys. Acta (Amst.) **260**, 689–707 (1972).

ALAUPOVIC, P., SANBAR, S.S., FUHRMAN, R.H., SULLIVAN, M.L., WALRAVEN, S.L.: Studies on the Composition and Structure of Serum Lipoproteins: Isolation and Characterization of Very High Density Lipoproteins of Human Serum. Biochemistry **5**, 4044–4053 (1966).

ALBERS, J.J., ALBERS, L.V., ALADJEM, F.: Isoelectric Heterogeneity of the Major Polypeptide of Human Serum High Density Lipoproteins. Biochem. Med. **5**, 48–55 (1971).

ALBERS, J.J., CHEN, C.H., ALADJEM, F.: Human Serum Lipoproteins. Evidence for three Classes of Lipoproteins in S_f 0–2. Biochemistry **11**, 57–63 (1972).

ALBERS, J.J., SCANU, A.M.: Isoelectric Fractionation and Characterization of Polypeptides from Human Serum Very Low Density Lipoproteins. Biochim. biophys. Acta (Amst.) **236**, 29–37 (1971).

ALLISON, A.C., BLUMBERG, B.S.: An Isoprecipitation Reaction Distinguishing Human Serum-Protein Types. Lancet **1961 I**, 634–637.

BARCLAY, M.: Lipoprotein Class Distribution in Normal and Diseased States. In: Blood Lipids and Lipoproteins: Quantitation, Composition and Metabolism (G.J. NELSON, Ed.), p. 585–704. London: Wiley-Interscience 1972.

BARTER, P.J., NESTEL, P.J.: Precursor-Product Relationship between Pools of Very Low Density Lipoprotein Triglyceride. J. clin. Invest. **51**, 174–180 (1972).

BERG, K.: Genetic Polymorphism of Lipoproteins. In: Protides of Biol. Fluids. XIX. Coll (H. PEETERS, Ed.), p. 169–177. New York: Pergamon Press 1971.

BERG, K.: A New Serum Type System in Man. The Lp-System. Acta path. microbiol. scand. **59**, 369–382 (1963).

BILLHEIMER, D.W., EISENBERG, S., LEVY, R.I.: The Metabolism of Very Low Density Lipoproteins. I. Preliminary in Vitro or in Vivo Observations. Biochim. biophys. Acta (Amst.) **260**, 212–221 (1972).

BLIX, G., TISCHIUS, A., SVENSSEN, H.: Lipids and Polysaccharides in Electrophoretically Separated Blood Serum Proteins. J. biol. Chem. **137**, 485–498 (1941).

BREWER, H.B., LUX, S.E., RONAN, R., JOHN, K.M.: Amino Acid Sequence of Human ApoLpGln-II (ApoAII), an Apolipoprotein Isolated from the High Density Lipoprotein Complex. Proc. nat. Acad. Sci. (Wash.) **69**, 1304–1309 (1972).

BROWN, W.V., BAGINSKY, M.L.: Inhibition of Lipoprotein Lipase by an Apoprotein of Human Very Low Density Lipoprotein. Biochem. biophys. Res. Commun. **46**, 375–382 (1972).

BROWN, W.V., LEVY, R.I., FREDRICKSON, D.S.: Further Characterization of Apolipoproteins from the Human Plasma Very Low Density Lipoproteins. J. biol. Chem. **245**, 6588–6594 (1970).

BUNDSCHUH, G.: Anti-Lp(a, x) vom Pferd. Ärztl. Lab. **10**, 309–313 (1964).

BURSTEIN, M., MORFIN, R.: Précipitation des Alpha Lipoprotéines du sérums par le Phosphotungstate de Sodium en presence du Chlorure de Magnesium. Life Sci. **8**, part II, 345–348 (1969).

BURSTEIN, M., SCHOLNIK, H.R.: Isolation of Lipoproteins from Human Serum by Precipitation with Polyanions and Divalent Cations. In: Protides of the Biological Fluids (H. PEETERS, Ed.), Vol. **19**, p. 21–28. New York: Pergamon Press 1971.

BURSTEIN, M., SCHOLNIK, H.R.: Precipitation of Chylomicrons and Very Low Density Lipoproteins from Human Serum with Sodium Lauryl Sulfate. Life Sci. **11**, part II, 177–184 (1972).

BURSTEIN, M., SCHOLNICK, H.R., MORFIN, R.: Rapid Method for the Isolation of Lipoproteins from Human Serum by Precipitation with Polyanions. J. Lipid Res. **11**, 583–595 (1970).

CAMEJO, G., SUAREZ, Z.M., MUNOZ, V.: The Apo-Lipoproteins of Human Plasma High Density Lipoproteins. A Study of their Lipid Binding Capacity and Interaction with Lipid Monolayers. Biochim. biophys. Acta (Amst.) **218**, 155–166 (1970).

CHARMAN, R.C., LANDOWNE, R.A.: Separation of Human Plasma Lipoproteins by Electrophoresis on Cellulose Acetate. Analyt. Biochem. **19**, 177–179 (1967).

COHEN, L., DJORDJEVICH, J.: Human Serum α_1-Lipoprotein Patterns Revealed by Starch Gel Electrophoresis. Lipids **3**, 420–424 (1968).

DAY, C.E., VOET, R.L., LEVY, R.I.: Elimination of Low Density Lipoprotein-Polyanion Interaction by Amino Modification. FEBS Letters **7**, 41–43 (1970).

DELALLA, O.F., GOFMAN, J.W.: Ultracentrifugal Analysis of Serum Lipoproteins. In: Methods of Biochemical Analysis, Vol. I, p. 459–478. New York: Wiley-Interscience 1954.

DYERBERG, J., HJORNE, N.: Quantitation of the α-lipoprotein complex by agarose gel electrophoresis. Clin. chim. Acta **33**, 458–461 (1971).

EHNHOLM, C., GAROFF, H., RENKONEN, O., SIMONS, K.: Protein and Carbohydrate Composition of Lp(a) Lipoprotein from Human Plasma. Biochemistry **11**, 3229–3232 (1972).

EISENBERG, S., BILLHEIMER, D., LINDGREN, F.T., LEVY, R.I.: On the Apoprotein Composition of Human Plasma Very Low Density Lipoprotein Subfractions. Biochim. biophys. Acta (Amst.) **260**, 329–333 (1972).

EWING, A.M., FREEMAN, N.K., LINDGREN, F.T.: The Analysis of Human Serum Lipoprotein Distribution. Advanc. Lipid Res. **3**, 25–61 (1965).

FASOLI, A.: Electrophoresis of serum lipoproteins on filter-paper. Lancet **1952 I**, 106–111.

FIELDING, C.J., SHORE, V.G., FIELDING, P.E.: A Protein Cofactor of Lecithin: Cholesterol Acyltransferase. Biochem. biophys. Res. Commun. **46**, 1493–1498 (1972).

FORTE, G.M., NICHOLS, A.V., GLAESER, R.M.: Electron Microscopy of Human Serum Lipoproteins using Negative Staining. Chem. Phys. Lipids **2**, 396–408 (1968).

FORTE, T., NICHOLS, A.V.: Application of Electron Microscopy to the Study of Plasma Lipoprotein Structure. Advanc. Lipid Res. **10**, 1–41 (1972).

FREDRICKSON, D.S., LEVY, R.I., LEES, R.S.: Fat Transport in Lipoproteins. An Integrated Approach to Mechanismus and Disorders. New Engl. J. Med. **276**, 32–44, 94–103, 148–156, 215–226, 273–281 (1967).

GANESAN, D., BRADFORD, R.H., ALAUPOVIC, P., MCCONNATHY, W.J.: Differential Activation of Lipoprotein Lipase from Human Post-Heparin Plasma, Milk and Adipose Tissue by Polypeptides of Human Serum Apolipoprotein C. FEBS Letters **15**, 205–208 (1971).

GILMAN-SACHS, A., KNIGHT, K.L.: Identification and Genetic Control of Two Rabbit High-Density Lipoprotein Allotypes. Biochem. Genet. **7**, 177–191 (1972).

GLOMSET, J.A., JANSSEN, E.T., KENNEDY, R., DOBBINS, J.: Role of Plasma Lecithin Cholesterol Acyltransferase in the Metabolism of High Density Lipoproteins. J. Lipid Res. **7**, 639–648 (1966).

GOFMAN, J.W., DELALLA, O., GLAZIER, F., FREEMAN, N.K., LINDGREN, F.T., NICHOLS, A.V., STRISOWER, B., TAMPLIN, A.R.: The Serum Lipoprotein Transport System in Health, Metabolic Disorders, Atherosclerosis, and Coronary Heart Disease. Plasma (Milano) **2**, 413–428 (1954).

GOTTO, A.M., LEVY, R.I., BIRNBAUMER, M.E., FREDRICKSON, D.S.: Human Serum Beta-Lipoprotein and Beta-Apoprotein. Nature **223**, 835–837 (1969).

GOTTO, A.M., LEVY, R.I., FREDRICKSON, D.S.: Preparation and Properties of an Apolipoprotein Derivative of Human Serum β-Lipoprotein. Lipids **3**, 463–470 (1968).

GRETEN, H.: Post-Heparin Plasma Phospholipases in Normals and Patients with Hyperlipoproteinemia. Klin. Wschr. **50**, 39–41 (1972).

GUSTAFSON, A., ALAUPOVIC, P., FURMAN, R.H.: Studies on the Composition and Structure of Serum Lipoproteins: Isolation, Purification and Characterization of Very Low Density Lipoproteins of Human Serum. Biochemistry **4**, 596–605 (1965).

GUSTAFSON, A., ALAUPOVIC, P., FURMAN, R.H.: Studies on the Composition of Serum Lipoproteins: Separation and Characterization of Phospholipid-Protein Residues Obtained by Partial Delipidization of Very Low Density Lipoproteins of Human Serum. Biochemistry **5**, 632–640 (1966).

HATCH, F.T., LEES, R.S.: Practical Methods for Plasma Lipoprotein Analysis. Advanc. Lipid Res. **6**, 1–68 (1968).

HAVEL, R.J., EDER, H.A., BRAGDON, J.H.: The Distribution and Chemical Composition of Ultracentrifugally Separated Lipoproteins in Human Serum. J. clin. Invest. **34**, 1345–1353 (1955).

HAVEL, R.J., KANE, J.P., KOSHYOP, M.L.: Interchange of Apolipoproteins between Chylomicrons and High Density Lipoproteins During Alimentary Lipemia in Man. J. clin. Invest. **52**, 32–39 (1973).

HERBERT, P., LEVY, R.I., FREDRICKSON, D.S.: Correction of COOH-terminal Amino Acids of Human Plasma Very Low Density Apolipoproteins. J. biol. Chem. **246**, 7068–7069 (1971).

HIRSCHFELD, J.: The Ag-System: Present Concepts and Immunogenetic Models. In: Protides of Biological Fluids. XIX. Coll. 1971, p. 157–160. New York: Pergamon Press 1971.

D'HOLLANDER, F., CHEVALIER, F.: Mouvements de cholesterol in vitro entre les α- et les β-lipoproteins plasmatiques du rat et entre chacune d'elles et les globules rouges. Biochim. biophys. Acta (Amst.) **260**, 110–132 (1972).

HOPPE–SEYLER, F.: Handbuch der Physiologisch und Pathologisch-Chemischen Analyse, S. 196. Berlin: Verlag August v. Hirschfeld 1870.

HOWELL, J.J., LUCY, J.A., PIROLA, R.C., BONCHIER, I.A.D.: Macromolecular Assemblies of Lipid in Bile. Biochim. biophys. Acta (Amst.) **210**, 1–6 (1970).

ILLINGWORTH, R.J., PORTMAN, O.W.: Exchange of Phospholipids between Low and High Density Lipoproteins of Squirrel Monkeys. J. Lipid Res. **13**, 220–227 (1972a).

ILLINGWORTH, R.J., PORTMAN, O.W.: Independence of Phospholipid and Protein Exchange Between Plasma Lipoproteins in Vivo and in Vitro. Biochim. biophys. Acta (Amst.) **280**, 281–289 (1972b).

JENSEN, L.C., RICH, T.H., LINDGREN, F.T.: Graphic Presentation of Computer Derived Schlieren Lipoprotein Data. Lipids **5**, 491–493 (1969).

KANE, J.P., RICHARD, E.G., HAVEL, R.J.: Subunit Heterogeneity of Human Serum Beta-Lipoproteins. Proc. nat. Acad. Sci. (Wash.) **66**, 1075–1082 (1970).

KAN, K.W., RITTER, M.C., UNGAR, F., DEMPSEY, M.E.: The Role of a Carrier Protein in Cholesterol and Steroid Hormone Synthesis by Adrenal Enzymes. Biochem. biophys. Res. Commun. **48**, 423–429 (1972).

KAWAI, T., HASUNUMA, S.: Comparative Studies on Different Lipid-Staining Procedures, Especially for Cellulose Acetatelectrophoresis. In: Protides of Biological Fluids (H. Peeters, Ed.), Vol. 19, p. 35—40. New York: Pergamon Press 1971.

Kayden, H.J.: Abetalipoproteinemia. Ann. Rev. Biochem. 23, 285—295 (1972).

Kostner, G.: Isolation of Lipoprotein A with Hydrated Density Characteristic for Low Density Lipoproteins, FEBS Letters 20, 25—28 (1972a).

Kostner, G.: Isolation and Characterization of Lipoprotein B from High-Density Human Serum Lipoproteins. Biochem. J. 130, 913—917 (1972b).

Kostner, G.: Studien über die Zusammensetzung der Lipoproteine der menschlichen Lymphe. Hoppe Seylers Z. physiol. Chem. 353, 1863—1871 (1972c).

Kostner, G., Albert, W., Holasek, A.: Analytische isoelektrische Fokussierung der Humanserum-Lipoproteine. Hoppe Seylers Z. physiol. Chem. 350, 1347—1352 (1969).

Kostner, G., Alaupovic, P.: Studies of the Composition and Structure of Plasma Lipoproteins. C- and N-Terminal Amino Acids of the Two Nonidentical Polypeptides of Human Plasma Apolipoprotein A. FEBS Letters 15, 320—324 (1971).

Kostner, G., Alaupovic, P.: Studies of the Composition and Structure of Plasma Lipoproteins. Separation and Quantification of the Lipoprotein Families Occuring in the High Density Lipoproteins of Human Plasma. Biochemistry 11, 3419—3428 (1972).

Kostner, G., Depisch, A., Albert, W., Holasek, A.: Isoelektrische Fokussierung und anschließende immunochemische Charakterisierung der Lipoproteine des Humanserums. Monatshefte für Chemie 103, 1695—1704 (1972b).

Kostner, G., Depisch, A., Petek, W., Holasek, A.: Untersuchung der beiden in der Agarosegel-Elektrophorese auftretenden α-Lipoproteinbanden. Hoppe Seylers Z. physiol. Chem. 352, 1440—1444 (1971).

Kostner, G., Holasek, A.: Characterization and Quantitation of the Apolipoproteins from Human Chyle Chylomicrons. Biochemistry 11, 1217—1223 (1971).

Kostner, G., Holasek, A., Schoenborn, W., Fuhrman, W.: Immunochemische Untersuchung und isoelektrische Fokussierung des Serums eines Patienten mit Tangier Krankheit. Clin. chim. Acta 38, 155—162 (1972a).

Kratky, O., Leopold. H., Stabinger, H.: Bestimmung des Partiellen Spezifischen Volumens mit Hilfe eines Digitalen Dichtemeßgerätes. Z. angew. Physik 27, 273—278 (1969).

Laggner, P., Kratky, O., Kostner, G., Sattler, J., Holasek, A.: Small Angle X-Ray Scattering of LpA. The Major Lipoprotein Family of Human Plasma High Density Lipoprotein HDL_3. FEBS Letters 27, 53—57 (1972).

LaRosa, J.C., Levy, R.I., Herbert, P., Lux, S.E., Fredrickson, D.S.: A Specific Apoprotein Activator for Lipoprotein Lipase. Biochem. biophys. Res. Commun. 41, 57—63 (1970).

Lees, R.S.: Immunological Evidence for the Presence of B-Protein (Apoprotein of β-Lipoprotein) in Normal and Abetalipoproteinemia Plasma. J. Lipid Res. 8, 396—405 (1967).

Lees, R.S., Ahrens, E.H.J.: Fat Transport in Abetalipoproteinemia. New Engl. J. Med. 280, 1261—1266 (1969).

Leslie, R.B.: Some Physical and Physico-Chemical Approaches to the Structure of Serum High Density Lipoproteins (HDL). In: Plasma Lipoproteins (R.M.S. Smellie, Ed.), p. 47—85. New York-London: Academic Press 1971.

Levy, R.I., Bilheimer, D.W., Eisenberg, S.: The Structure and Metabolism of Chylomicrons and Very Low Density Lipoproteins. In: Plasma Lipoproteins (R.M.S. Smellie, Ed.), p. 3—17. New York-London: Academic Press 1971.

Levy, R.I., Fredrickson, D.S.: Diagnosis and Management of Hyperlipoproteinemia. Ann. J. Cardial. 22, 576—583 (1968).

Lindgren, F.T., Jensen, C.J., Hatch, F.T.: The Isolation and quantitative Analysis of Serum Lipoproteins. In: Blood Lipids and Lipoproteins. Quantitation, Composition and Metabolism (G.J. Nelson, Ed.), p. 181—274. New York-London: Wiley-Interscience 1972.

Machebeouf, M., Rebeyrotte, P.: Studies on Lipoprotein Cenapses of Horse Serum. Discuss. Faraday Soc. 6, 62—78 (1949).

Magnani, H.N., Howard, A.N.: A Quantitative Method for Blood Lipoproteins using Cellulose Acetat Electrophoresis. J. clin. Pathol. 24, 837—845 (1971).

Maitrot, B., Lastra, G., Ayrault-Jarrier, M., Polonovski, J.: Mise en evidence de plusieurs antigenes dans la fraction LDL des Lipoproteines seriques humaines. Biochimie 54, 381—389 (1972).

Margolis, S.: Structure of Very Low and Low Density Lipoproteins. In: Structural and Functional Aspects of Lipoproteins in Living Systems (E. Tira, A.M. Scanu, Eds.), p. 369—424. New York-London: Academic Press 1969.

Margolis, S., Langdon, R.G.: Studies on Human Serum $β_1$-Lipoprotein I. Amino Acid Composition. J. biol. Chem. 241, 469—476 (1966).

Marsh, J.B.: Biosynthesis of Serum Lipoproteins. In: Structural and Functional Aspects of Lipoproteins in Living Systems (E. Tira, A.M. Scanu, Eds.), p. 447—464. New York-London: Academic Press 1969.

Mateu, L., Tardieu, A., Luzatti, V., Aggerbeck, L., Scanu, A.M.: On the Structure of Human Serum Low Density Lipoprotein. J. molec. Biol. 70, 105—116 (1972).

Minari, O., Zilversmit, D.B.: Behavior of Dog Lymph Chylomicra Lipid Constituents During Incubation with Serum. J. Lipid Res. 4, 424—436 (1963).

Narajan, K.A., Kummerow, F.A.: A Comparison of Dyes used for Staining Electrophoretically Separated Lipoprotein Components. Clin. chim. Acta 13, 532—535 (1966).

Nerking, J.: Über Fett-Eiweißverbindungen. Pflügers Arch. ges. Physiol. 85, 330—344 (1901).

Norum, K.R., Glomset, J.A., Nichols, A.V., Forte, T.: Plasma Lipoproteins in Familial Lecithin. Cholesterol Acyltransferase Deficieney. Physical and Chemical Studies of Low and High Density Lipoproteins. J. clin. Invest. 50, 1131—1140 (1971).

Ockner, R.K., Hughes, F.B., Isselbacher, K.J.: Very Low Density Lipoproteins in Intestinal Lymph: Origin, Composition and Role in Lipid Transport in the Fasting State. J. clin. Invest. 48, 2079—2088 (1969).

Oncley, J.L., Gurd, F.R.N., Melin, M.: Preparation and Properties of Serum and Plasma Proteins; XXV. Composition and Preparation of Human Serum β-Lipoprotein. J. Amer. chem. Soc. 72, 458—464 (1950).

Papadopoulos, N.M., Kintzios, J.A.: Determination of Human Serum Lipoprotein Patterns by Agarose Gel Electrophoresis. Analyt. Biochem. **30**, 421–426 (1969).

Pearlstein, E., Aladjem, F.: Subpopulations of Human Serum Very Low Density Lipoproteins. Biochemistry **11**, 2553–2558 (1972).

Peterson, K.O.: Ultracentrifugal Studies on Serum Fractions, p. 162. Uppsala: Almquist und Wiksells 1945.

Pollard, H., Scanu, A.M., Taylor, E.W.: On the Geometrical Arrangement of the Protein Subunits of Human Serum Low Density Lipoproteins. Evidence for a Dodecahedral Model. Proc. nat. Acad. Sci. (Wash.) **64**, 304–310 (1969).

Roelcke, D., Weicker, H.: Physikochemische, immunochemische und biochemische Charakterisierung des Proteinanteiles der low-density lipoproteins. Z. klin. Chem. **7**, 467–473 (1969).

Roheim, P.S., Gidez, L.I., Eder, H.A.: Extrahepatic Synthesis of Lipoproteins of Plasma and Chyle. Role of the Intestine. J. clin. Invest. **45**, 297–300 (1966).

Rudman, D., Garcia, L.A., Howard, H.C.: A New Method for Isolating the Nonidentical Protein Subunits of Human Plasma α-Lipoprotein. J. clin. Invest. **49**, 365–372 (1970).

Scanu, A.M.: Factors Affecting Lipoprotein Metabolism. Advanc. Lipid Res. **3**, 64–138 (1965).

Scanu, A., Cump, E., Toth, J., Koga, S., Stiller, E., Albers, L.: Degradation and Reassembly of a Human Serum High-Density Lipoprotein. Evidence for Differences in Lipid Affinity Among three Classes of Polypeptide Chains. Biochemistry **9**, 1327–1335 (1970).

Scanu, A.M., Edelstein, C.: Solubility in Aqueous Solutions of Ethanol of the Small Molecular Weight Peptides of the Serum Very Low Density and High Density Lipoproteins. Analyt. Biochem. **44**, 576–588 (1971).

Scanu, A., Toth, J., Edelstein, C., Koga, S., Stiller, E.: Fractionation of Human Serum High Density Lipoproteins in Urea Solutions. Evidence for Polypeptide Heterogeneity. Biochemistry **8**, 3309–3316 (1969).

Scanu, A.M., Wisdom, C.: Serum Lipoproteins, Structure and Function. Ann. Rev. Biochem. **41**, 703–729 (1972).

Scow, R.O., Hamosh, M., Blanchette-Mackie, E.J., Evans, A.J.: Uptake of Blood Triglycerides by Various Tissues. Lipids **7**, 497–505 (1972).

Seidel, D., Alaupovic, P., Furman, R.H.: A Lipoprotein Characterizing Obstructive Jaundice. Part I: Method for Quantitative Separation and Identification of Lipoproteins in Jaundiced Subjects. J. clin. Invest. **48**, 1211–1223 (1969).

Seidel, D., Alaupovic, P., Furman, R.H., McConathy, W.J.: A Lipoprotein Characterizing Obstructive Jaundice. II. Isolation and Partial Characterization of the Protein Moieties of Low Density Lipoproteins. J. clin. Invest **49**, 2396–2407 (1970).

Shacklady, M.M., Djardjouras, E.M., Lloyd, J.K.: Red-Cell Lipids in Familial Alphalipoprotein-Deficiency (Tangier Disease). Lancet **1968 I**, 151–153.

Shore, B.: C- and N-Terminal Amino Acids of Human Serum Lipoproteins. Arch. Biochem. **71**, 1–14 (1958).

Shore, B., Shore, V.: Heterogeneity in Protein Subunits of Human Serum High Density Lipoproteins. Biochemistry **7**, 2773–2777 (1968).

Skipski, V.P.: Lipid Composition of Lipoproteins in Normal and Diseased States. In: Blood Lipids and Lipoproteins. Quantitation, Composition and Metabolism (G.J. Nelson, Ed.), p. 471–484. New York-London: Wiley-Interscience 1972.

Smith, R., Dawson, J.R., Tanford, C.: The Size and Number of Polypeptide Chains in Human Serum Low Density Lipoproteins. J. biol. Chem. **247**, 3376–3381 (1972).

Sproul, A., McFarlane, A.S.: The Ultracentrifugal Sedimentation Diagram of Normal Human, Cow and Horse Serum. Biochem. J. **29**, 407–429 (1935).

Uriel, J.: Reaktionen zur Charakterisierung von Proteinkomponenten nach Elektrophorese bzw. Immuno-Elektrophorese in Agar-Gel. In: Immunoelektrophoretische Analyse: Ihre Anwendung auf die Untersuchung menschlicher Körperflüssigkeiten (P. Grabar, P. Burtin, G. Hermann, Eds.), p. 37–95. Amsterdam-London: Elsevier 1964.

Utermann, G., Lipp, K., Wiegandt, H.: Studies on the Lp(a)-Lipoprotein of Human Serum IV. The Dissaggregation of the Lp(a)-Lipoprotein. Hum.-Genet. **14**, 142–150 (1972).

Wada, M., Mise, J.: An Investigation of Human Serum Lipoprotein Disc Electrophoresis. I. Behaviour of Serum Lipoproteins in Disc Type Acrylamide Gel Electrophoresis. Jap. Circulat. J. (En.) **36**, 121–135 (1972).

Wilcox, H.G., Davis, D.C., Heimberg, M.: The Isolation of Lipoproteins from Human Plasma by Ultracentrifugation in Zonal Rotors. J. Lipid Res. **12**, 160–172 (1971).

Windmüller, H.G., Spaeth, A.E.: Fat Transport and Lymph and Plasma Lipoprotein Biosynthesis by Isolated Intestine. J. Lipid Res. **13**, 92–105 (1972).

Zilversmit, D.B.: Chylomicrons. In: Structural and Functional Aspects of Lipoproteins in Living Systems (E. Tira, A.M. Scanu, Eds.), p. 329–368. New York-London: Academic Press 1969.

Abkürzungen:

VLDL:	Very Low Density Lipoproteine
LDL:	Low Density Lipoproteine
HDL:	High Density Lipoproteine
VHDL:	Very High Density Lipoproteine
LpA:	Lipoprotein A, gekennzeichnet durch den Proteinanteil
LpB:	Lipoprotein, B, gekennzeichnet durch den Proteinanteil
LpC:	Lipoprotein C, gekennzeichnet durch den Proteinanteil
LpX:	Abnormes Lipoprotein bei Patienten mit Cholestase
Lp(a):	Genetische Variante von Lipoprotein B
ApoLp:	Proteinanteil von Lipoproteinen
PAGE:	Polyacrylamidgelelektrophorese
IEF:	Isoelektrische Fokussierung
SDS:	Na-Dodecylsulfat
NaPW:	Natrium-Phosphorwolframat

Lipoproteins in Animals

G.L. MILLS

With 13 Tables

A. Introduction

Although the importance of lipoprotein membranes in the economy of the living cell has been recognised for many years, the study of the role of soluble lipoproteins as the agents of lipid transport has only recently begun to attract a comparable degree of attention. This has been mainly directed towards the relatively accessible problem of fat transport in extracellular fluids, for which it is evident that some form of hydrophilic complex is essential. In the restricted context of fatty acid transport, the need can be met by the formation of a simple complex with a protein like albumin but, for the transport of large amounts of such substances as triglyceride or cholesterol, a system capable of operating with a higher ratio of hydrophobic to hydrophilic components is necessary. In man, this is provided by the soluble plasma lipoproteins which, as the early work of MACHEBOEUF showed, have their analogues in many of the higher animals.

Recent investigations have shown that human plasma lipoproteins are highly complex macromolecules, whose structure is still far from clear. In a few laboratory mammals, notably the rat, the rather less extensive studies which have been made suffice to show that these animal lipoproteins are no less complex than those of man. However, little work has been done on more primitive animals, although it is among these that less highly evolved forms of lipoprotein, of simpler structure, might be expected to occur. Among sessile organisms, or those with restricted powers of locomotion, the demand for the transport of energy may be satisfied by comparatively simple complexes. Where the demand is greater however, this kind of mechanism could prove inadequate and lead to the evolution of more sophisticated and efficient transport molecules. Thus the question is raised of the relation between the structure of the plasma lipoproteins and their function, together with the possible existence of many proteins which are able to confer upon a mixture of lipids, not only the property of solubility in water, but also a structure which has the ability to surrender part of the lipid to local metabolic requirements.

Unfortunately, man's preoccupation with his own susceptibility to heart disease has resulted in human lipoproteins being studied to a far greater extent than all others apart from those of the rat. Moreover, of the immense number of animals open to study, those few which have been investigated in lesser detail often belong to widely differing classes or orders. It is the purpose of the following brief review to summarise these rather scattered observations in the light of their bearing on the relation of the structure of lipoproteins to their biological function, and on the regulation of lipoprotein metabolism and its dysfunction in man.

B. Lipoprotein Distribution

In animals, as in man, a number of different serum lipoproteins are distributed along a profile or "spectrum", in which their position is determined by the value of some physical property. Both the ultracentrifugal and electrophoretic methods have been used to investigate these profiles but, since few animals have been studied by both methods concurrently, the results obtained will be described separately.

I. The Ultracentrifugal Profile

For the purposes of this discussion the conventional terms will be used as they are applied to the analysis of human lipoproteins, namely:

VLDL (very low density lipoproteins), which have hydrated density less than 1.007 g/ml and flotation rates (S_f) greater than 20 Svedbergs at 26° in NaCl solution of density 1.063 g/ml.

LDL (low density lipoproteins), whose hydrated density is between 1.007 and 1.063 g/ml, with flotation rates between 0 and 20S at 26° in NaCl of d=1.063 g/ml.

HDL (high density lipoproteins) which are those with hydrated density between 1.063 and 1.21 g/ml, and with flotation rates (F) between 0 and 20S at 26° in NaCl of d=1.21 g/ml.

However, it must be borne in mind that these are defined by arbitrary boundaries which may not be as appropriate to the profile of animal lipoproteins as they are to that of man (MILLS and TAYLAUR, 1971). In addition, the molecular parameters needed for the calculation of flotation rate are not usually known for the animal lipoproteins. It is therefore common to assume that they are the same as for the human compounds, and there is thus a small degree of uncertainty about the ultracentrifugal profiles of most animals.

In many animals the serum lipoprotein profile has the general pattern which has become familiar from many observations in man, namely, a continuous distribution of compounds in which there are two or three major peaks of concentration. Of these, the HDL and LDL are both frequently to be found, while the VLDL are often absent, or present only in small amounts. These peaks are separated by regions in which lipoproteins may be almost entirely lacking. The position and magnitude of the maxima in the profile may vary from one genus to another, or even between different varieties of the same species, as has been found in the rat (LEWIS et al., 1952; CAMEJO, 1967; FRIED et al., 1968). Superimposed on these differences are the variations which result from environmental influences, or from idiosyncrasies of metabolism. These are often inadequately documented in animals because of the small numbers under observation.

Considered in detail, most of the mammals which have been examined differ from man in their much greater proportion of HDL, and in the virtual absence of VLDL. Only in the rat and in some kinds of monkey (*Erythrocebus patas; Aotus trivirgatus*) have appreciable amounts of VLDL been reported (for example cf. MILLS and TAYLAUR, 1971). By contrast, substantial amounts of VLDL have been found in the sera of the few species of birds that have been analysed, the amount of their LDL often being less than is found in the mammals. High levels of avian HDL have also been reported in some birds (MILLS and TAYLAUR, 1971).

Unfortunately, the process of egg formation in birds results in much greater disturbance of lipid metabolism than is the case with the oestrous cycle in man (or other mammals?) and it is not always clear to what extent this may have influenced casual observations of lipoproteins in wild fowl. The lipoprotein profiles in cockerels and in both laying and immature hens have been studied by SCHEIDE (1963), who found that pullets and cocks were characterised by a low density lipoprotein of mean flotation rate about $S_f 8$, and by two high density components of average flotation rate F 4.5 and F 7.0. In laying hens or oestrogenised roosters however, the principal low density component was replaced by one with a flotation rate of at least $S_f 15$, which was accompanied by much VLDL. In addition, the normal HDL in these birds were absent, or much reduced in amount, being replaced by compounds which appear to be closely related to phosvitin and lipovitellin. It should be noted that SCHEIDE also remarked on the lack of VLDL in mature roosters, an observation that may conflict with that of MILLS and TAYLAUR (1971) on pullets (cf. Table 1).

Comparatively few studies have been made of the lipoproteins of reptiles, amphi-

Table 1. The serum concentration of the principal classes of lipoproteins in different animals, expressed in mg/dl serum. S_f0-12 is quoted in Svedberg units

		VLDL	LDL	HDL	S_f 0–12
Camel	*Camelus bactrianus*	10	113	11	7.8
Cow	*Bos* spp.	21	55	341	5.1
Dingo	*Canis familiaris* dingo	5	99	+	4.8
Giraffe	*Giraffe camelopardalis*	0	20	+	7.0
Guinea pig	*Cavia porcellus*	0	30	64	3.1
Hedgehog	*Erinaceus europaeus*	8	98	430	4.0
Jaguar	*Panthera onca*	0	286	+	3.1
Lion	*Panthera leo*	2	180	+	4.9
Lynx	*Lynx lynx*	0	59	+	4.5
Man (urban)	*Homo*	132	374	230	7.0
Monkey (Aotus)	*Aotus trivirgatus*	102	31	+	10.0
Monkey (Patas)	*Erythrocebus patas*	34	83	+	8.2
Monkey (Rhesus)	*Macaca mulatta*	4	129	+	7.1
Mouse	*Mus musculus*	13	29	+	—
Pig	*Sus domesticus*	0	101	103	4.7
Porcupine	*Artherurus macrourus*	0	44	+	7.7
Rabbit	*Oryctolagus cuniculus* dom.	19	218	160	10.3
Rat	*Rattus norvegicus*	66	16	246	7.4
Sheep	*Ovis aries*	0	28	125	9.3
Chicken	*Gallus domesticus*	64	66	179	10.8
Goose	*Anser anser*	108	97	761	12.5
Pigeon	*Columba palumbus palumbus*	146	350	1,352	11.9
Quail	*Coturnix coturnix* jap.	87	49	+	12.7
Frog	*Rana temporaria*	99	93	29	6.1
Grass snake	*Natrix natrix*	207	407	382	4.1
Green snake	*Liopeltis vernalis*	64	1,260	+	5.1
Water snake	*Natrix piscator*	297	478	222	7.2
Rat snake	*Pytas mucosus*	43	431	+	5.1
Tortoise	*Testudo graeca*	0	45	117	7.5
Water monitor	*Varanus salvator*	0	130	58	5.1
Conger eel	*Conger vulgaris*	456	225	+	4.6
Dogfish	*Scyllium canicula*	28	154	23	5.9
Hagfish	*Myxine glutinosa*	1,667	710	553	3.8
Plaice	*Pleuronectes platessa*	9	33	+	—
Coelacanth	*Latimeria*	1,105	194	127	10.9
Killer Whale	*Orcinus orca*[a]	112	371	708	7.4
Bottlenose Dolphin	*Tursiops truncatus*[b]	51	82	600	8.3
Seal	*Phoca vitulina*[b]	3	138	1,143	1.9
Sea liow	*Zalophus californianus*[b]	21	102	878	1.9
Walrus	*Odobenus rosmarus*[b]	26	461	882	2.9
Pacific sardine	*Sardinops caerulea*[c]	105	121	560	—

+ Indicates that the level of HDL was not determined
The values quoted in the upper part of the table are all from ref. MILLS and TAYLAUR (1971)
[a] PUPPIONE et al. (1971)
[b] PUPPIONE and NICHOLS (1970)
[c] LEE and PUPPIONE (1972)

bia, and fish. In all the specimens so far examined, there has been a substantial proportion of HDL, but the profile of low density substances seems to vary widely from genus to genus. Thus, large amounts of VLDL have been observed in some animals from these classes (e.g. *Natrix natrix*, *Conger vulgaris*, and *Myxine glutinosa*: Table 1), but in others, these lipoproteins were almost absent (e.g. *Liopeltis vernalis*, *Ptyas mucosus*, *Scyllium canicula*). In addition, the concentration of LDL may range from as low as 33 mg/dl (*Pleuronectes platessa*) to over 1,200 mg/dl (*Liopeltis vernalis*).

One of the most easily determined characteristics of the plasma low density lipoprotein distribution is the position of the main peak, which can be expressed by its modal flotation rate ($S_f\overline{0-12}$ in the nomenclature of MILLS and WILKINSON, 1963). Among the mammals, amphibia, reptiles, and fish, this parameter has an average value of about 5—6S, although it may range from about 3, to as much as 10 (Table 1). By contrast, the limited evidence available suggests that the value in birds may be higher, an average of 12.0S being found by MILLS and TAYLAUR (1971). This, when taken with the higher mean levels of VLDL which were mentioned above, suggests that plasma lipoprotein metabolism may differ from that in other classes of animals.

In man, as EWING et al. (1965) were the first to point out, the modal flotation rate is inversely correlated with the level of VLDL. However, this does not appear to be the case among animals when they are compared genus by genus. With the exception of the guinea pig, there are too few data to decide whether the correlation is valid for the individuals of a single genus. In the guinea pig, numerous observations made in the writer's laboratory have shown it to be invalid and that other, more important, factors influence the modal S_f rate, as will be discussed below.

It has been known for many years that fasting brings about a relative decrease in the proportion of VLDL in man (GLAZIER et al., 1954). Under laboratory conditions therefore, it is the custom to fast animals before drawing blood for lipoprotein studies but, where they are taken in the wild, for example in the case of fish, their nutritional status is often indeterminate. The importance of this is difficult to assess, particularly in the case of birds. However, in mammals the level of VLDL is almost always low, and the writer observed little or no change in the lipoprotein pattern of hagfish (*Myxine glutinosa*) which were starved for up to six weeks. It seems likely therefore, that there are many cases in which casual blood samples do not lead to a serious error in the determination of the basic profile.

Although it is of the greatest interest to know more about the lipoproteins of the most primitive animals, it is only with a few insects that any significant work has been done. In none of these has a conventional ultracentrifugal profile been determined, but THOMAS and GILBERT (1968) have shown that the pupal haemolymph of *Hyalophora cecropia* contains low density, high density, and very high density lipoproteins. The modal flotation rates of these classes at 20° were 10.6 (at $d=1.063$ g/ml), 3.9 (at $d=1.17$ g/ml), and 0.6 (at $d=1.26$ g/ml) respectively. No compounds equivalent to human VLDL could be detected.

II. Electrophoretic Profile

The electrophoretic technique is incapable of resolving lipoproteins to the same extent as the ultracentrifuge, and is thus of more limited value. It can however, show very speedily whether a serum contains all three electrically distinct lipoprotein classes, namely α-, β-, and pre-β-lipoproteins. Electrophoresis on paper, and in agarose or polyacrylamide gels have all been used by different workers, with results which often show a striking lack of agreement. Nonetheless, they confirm that, in most animals, the pre-β-substances are usually either absent or present in very low concentration, and that the α-lipoproteins are often predominant. However, there is only one study which includes a wide range of animals other than mammals (ALEXANDER and DAY, 1973), to which may be added the earlier observations on the chicken (SCHEIDE, 1963; NARAYAN, 1967) and the Pacific sardine (LEE and PUPPIONE, 1972). It is disappointing that so simple and economical a technique has not been more often used on non-mammalian sera.

It may be significant however, that the most interesting observations are those in which electrophoretic and ultracentrifugal analyses of sera from marine animals have been made concurrently. In the Pacific sardine (*Sardinops caerulea*), LEE and PUPPIONE (1972) could demostrate the presence of three components with α-mobility, but found none with β-mobility despite the presence of low density substances in the ultracentrifugal profile. They suggested that the latter were so weakly charged that their net motion in the electric field was zero, and that this is evidence of a substantial difference between the lipoproteins of fish and mammals.

Similarly, lipoproteins of α-mobility were found in the low density fraction of serum from both the Pacific sardine and the harbour seal (*Phoca vitulina*; vide PUPPIONE and NICHOLS, 1970). Although a small amount of rapidly migrating material was found in rat LDL by KOGA et al. (1969), it seems that the amount of low density α-lipoprotein in the two marine animals probably exceeds that in most terrestrial mammals. The immunological characterisation of these anomalous lipoproteins would be particularly interesting in the light, both of the evolution of the alpha- and beta-compounds and of the recent suggestion by ALAUPOVIC (1971), that the serum profile is composed of several superimposed families of lipoproteins.

Electrophoretic analysis has also been used to confirm (PUPPIONE et al., 1971b) the long standing observation that the concentration of alpha- (or high density) lipoproteins in the guinea pig is so low that they can be detected only with the greatest difficulty (LEWIS et al., 1952; BURSTEIN and MORFIN, 1969). The only exception to this opinion appears in a report by KIRKEBY (1966), who claims to have found 17.5% of alpha-compounds in guinea pig serum. The reason for this disagreement is not apparent.

C. Lipoprotein Composition

In no case has an exhaustive chemical analysis of an animal lipoprotein been reported. Indeed, although the detail in which the analyses can be made is sometimes decided by the amount of material available, it is surprising to find that the proportions of such important structural components as protein or cholesteryl ester have often been left undetermined. Their absence makes it impossible to compare different sets of analytical data, or to relate the composition with the physical properties of the lipoproteins. In the latter context, it must be emphasised that no valid comparison of the composition of VLDL from different animals can be made unless the distribution of the lipoproteins in this class is known. This requirement is slightly less imperative in the case of the LDL and HDL, since these are not so grossly heterogeneous as the VLDL. Nonetheless, as MILLS and TAYLAUR (1971) have pointed out, the unusually high proportion of triglyceride in the LDL of rabbit and birds may only reflect the unusual lipoprotein profile in these animals.

The heterogeneity of the serum lipoproteins also suggests that, as in man, the chemical composition of a lipoprotein class will vary even between the members of a single species of animal. This can be well illustrated by reference to the LDL and HDL of the rat. Analyses which include protein and cholesteryl ester have been published by DEPURY and COLLINS (1972) and by MILLS and TAYLAUR (1971), while CAMEJO (1967) and KOGA et al. (1969) have reported data from which cholesteryl ester is absent. According to these analyses, the LDL triglyceride may range from 7.8% (CAMEJO) to over 23% (KOGA et al.), and the protein from 22% (CAMEJO) to almost 30% (DEPURY and COLLINS; KOGA et al.), while "total cholesterol" was found to be 47.7% by CAMEJO but to be little more than 25% by KOGA et al. In the HDL, the proportion of protein was found to range from 32.8% (MILLS and TAYLAUR) to 61% (DEPURY and COLLINS). Since three of these groups used Sprague-Dawley rats (MILLS and TAYLAUR used the Wistar strain) these divergences in composition can be only partly ascribed to pedigree and must be presumed to reflect some response to differences in the environment.

These variations also make it difficult to compare the members of different genera. For example, PUPPIONE and NICHOLS (1970) alleged that the mean proportion of triglyceride in the HDL of a group of marine mammals (2%) was lower than that of the rat (quoted as 6%), whereas MILLS and TAYLAUR (1971) and DEPURY and COLLINS (1972) have since found levels of only 1.7% and 1.5% respectively, in the rat.

It seems clear that analytical data must be obtained from substantial numbers of each kind of animal before significant intergeneric comparisons can be made. Unfortunately, there is probably no case in which this condition is fully satisfied. Despite the foregoing restrictions, some apparently reliable differences in lipoprotein composition can be detected when animals are compared by taxonomic class, as can be seen from the representative data for LDL and HDL which are presented in Tables 2 and 3.

The few birds that have been examined in detail differ from the mammals in the significantly higher ($p<0.05$) mean proportion of triglyceride in their LDL, this being largely counterbalanced by a lower mean content of cholesteryl ester. In other respects there are no significant differences between these two classes.

By contrast, the LDL of reptiles and fish are richer, on average, in both protein and unesterified cholesterol than those of mammals, whereas their mean content of phospholipid is lower. Moreover, the proportions of both triglyceride and cholesteryl ester cover an extremely wide range of values, which may be either higher or lower than those generally found amongst the mammals or birds. This is especially evident in the hagfish (*Myxine*) and the coelacanth (*Latimeria*), in which the very low content of cholesteryl ester is made good by an unusually high proportion of triglyceride. Not only therefore, do these observations support the hypothesis that the metabolism of LDL in the lower animals differs from that in birds and mammals, but they may also suggest that the evolution of the fish and reptiles was accompanied by big changes in the development of the metabolic process.

Because the density of the lipoprotein is a function of its composition, it might be expected that the latter would influence the modal flotation rate of the LDL. This appears to be borne out in the birds, as well as the rabbit and the coelacanth, in all of which the high $S_f \overline{0-12}$ may be ascribed to the high proportion of triglyceride in the LDL. In the rat, dogfish (*Scyllium canicula*) and the hagfish however, the LDL are all characterised by a low modal S_f rate despite their high content of triglyceride. When the data from all the available analyses are taken together, there is no significant correlation between the $S_f \overline{0-12}$ and the proportion of any constituent of the LDL (Mills and Taylaur, 1971).

As can be seen from Table 3, the HDL in all the animals reported are characterised by a high protein content, and a lower proportion of triglyceride than the LDL. Moreover, as in the low density substances, the ratio of esterified to unesterified cholesterol (EC/UC) is greater in the HDL of the mammals and birds than in those of the reptiles and fish, the hagfish and the coelacanth again being remarkable for their extremely low proportion of cholesteryl esters.

Table 2. Weight percentage composition of LDL ($1.063 > d > 1.007$) from representative animals.

	Protein	Phospholipid	Triglyceride	Cholesteryl ester	Cholesterol
Camel	19.4	21.5	6.8	41.2	11.2
Cow	29.8	16.3	12.8	33.4	7.7
Guinea pig	28.9	16.3	14.3	36.3	4.3
Hedgehog	14.6	30.4	7.0	36.9	11.1
Man (urban)	20.9	22.1	11.2	38.0	9.0
Pig	17.7	23.9	10.2	39.4	8.9
Rabbit	24.9	15.8	19.4	34.7	5.4
Rat	24.9	21.2	18.5	26.8	8.6
Sheep	20.8	19.6	5.0	45.1	9.5
Chicken	23.5	20.2	22.1	27.8	6.4
Goose	22.3	12.2	22.3	34.9	8.1
Pigeon	19.0	24.1	17.1	29.8	10.0
Frog	25.4	16.8	1.4	42.5	13.9
Grass snake	28.5	17.7	5.8	35.0	13.0
Natrix piscator	23.0	18.2	11.0	33.2	14.6
Tortoise	30.5	16.1	23.9	20.2	9.4
Water monitor	27.1	11.2	5.8	42.4	13.5
Dogfish	29.8	14.8	20.1	22.8	12.5
Hagfish	29.4	18.7	38.8	2.4	10.6
Coelacanth[a]	27.9	13.6	49.7	3.1	5.8

The values quoted are from Mills and Taylaur (1971)
[a] Mills and Taylaur (1973b)

Table 3. Weight percentage of high density lipoproteins (d > 1.063 g/ml) in the serum of representative animals

	Protein	Phospholipid	Triglyceride	Cholesteryl ester	Cholesterol
Camel	30.4	13.5	7.3	37.2	10.3
Cow	43.5	21.3	4.4	31.1	3.7
Guinea pig	43.4	13.1	7.5	31.2	4.7
Hedgehog	40.7	24.4	2.1	26.4	6.3
Man (urban)	51.9	22.7	8.0	15.0	2.9
Pig	45.8	22.4	2.0	26.0	3.9
Rabbit	51.9	16.5	8.2	20.8	2.5
Rat	32.8	28.1	1.7	33.6	3.6
Sheep	51.2	19.3	4.9	26.6	2.5
Chicken	47.8	22.3	7.4	20.4	2.2
Goose	52.6	17.5	8.8	19.2	2.0
Pigeon	46.8	25.6	6.5	18.5	2.5
Frog	51.0	13.1	3.1	22.4	10.3
Grass snake	40.0	24.7	3.5	24.4	7.3
Natrix piscator	37.1	21.6	4.7	21.8	14.8
Tortoise	63.5	12.9	5.9	14.3	3.4
Water monitor	28.9	14.2	4.5	40.4	12.1
Dogfish	53.1	9.8	12.2	15.6	9.4
Hagfish	57.3	24.8	5.2	0.4	12.3
Coelacanth[a]	77.1	7.0	12.5	1.3	2.2

Values are quoted from MILLS and TAYLAUR (1971)
[a] MILLS and TAYLAUR (1973b)

Similar data have been reported for the VLDL of some of the animals referred to in these tables (MILLS and TAYLAUR, 1971) but, as was pointed out earlier, their widely differing lipoprotein profiles make comparison of the compositions difficult. As in man, however, the proportion of protein falls and that of triglyceride rises as the flotation rate of the lipoprotein increases.

Although SKIPSKI et al. (1967) have reported the presence of small amounts of hydrocarbons and partial glycerides in human lipoproteins, little attention has been given to their possible presence in animal lipoproteins. Among the higher animals, the lack of evidence suggests that this omission may be of little consequence, but the analyses of insect lipoproteins by THOMAS and GILBERT (1968) show that it could be important in the study of more primitive creatures. The phylogenetic significance of the hagfish and the coelacanth led MILLS and TAYLAUR (1971, 1973b) to search for these uncommon lipids in their lipoproteins. However, no hydrocarbons could be detected, and the proportions of mono- and diglycerides did not exceed 1—2% of the hagfish lipoproteins, or about one-tenth of this in the coelacanth. Only in two insects have detailed analyses of lipoproteins been made; the pupa of *Hya-*

Table 4. Weight percentage composition of lipoproteins from insect pupal haemolymph

	Hyalophora cecropia			Philosamia cynthia	
	LDL	HDL	VHDL[a]	HDL	VHDL[a]
Protein	24	52	94	56	90.3
Phospholipids	8.4	8.6	1.7	11.4	4.8
Triglycerides	8.0	2.9	0.49	0.53	—
Diglycerides	33.4	27.2	2.0	24.7	3.3
Monoglycerides	2.1	1.0	0.16	—	—
Sterol esters	4.4	2.0	0.20	—	—
Sterols	8.9	2.6	0.87	5.8	1.2
Nonesterified fatty acids	1.6	1.3	0.36	—	—
Hydrocarbons	9.3	2.4	0.25	—	—

[a] VHDL = very high density lipoprotein; d = 1.17—1.26 g/ml

lophora cecropia (THOMAS and GILBERT, 1968), from which the lipoproteins were isolated by ultracentrifugation, and the pupa of *Philosamia cynthia* (CHINO et al., 1969), from which the compounds were isolated by salt precipitation and chromatography. The lipoproteins from both these insects contained substantial amounts of diglyceride but, whereas those of *H. cecropia* also have a significant content of mono- and triglyceride, as well as of hydrocarbon (Table 4), those of *P. cynthia* contain virtually none of these compounds. Until more insects have been investigated in this way the relevance of these observations is difficult to assess, but it seems clear that a study of the apolipoproteins in insects would be of the greatest interest.

I. The Distribution of Phospholipids

Phospholipids are generally thought to play an important part in maintaining the structural integrity and hydrophilic character of serum lipoproteins, and a comparative study of their distribution in the lipoproteins of different animals might be expected to reveal something of the way this is achieved. However, although the distribution has been determined in the whole serum of several genera (LONG, 1961; DITTMER, 1961; SWITZER and EDER, 1965; NELSON, 1969), the only published work on individual lipoproteins appears to be that summarised in Table 5. It is evident that the lipoproteins from the two insects are unusually rich in phosphatidylethanolamine. It has also been suggested (THOMAS and GILBERT, 1968), that phospholipid may exchange between lipoprotein and tissue more readily in insects than it does in mammals, and that insect lipoproteins can act as a transport medium for phospholipid as well as for triglyceride and sterol. However, many more observations will be needed to establish either the validity of this hypothesis, or the role of phospholipid in lipoprotein structure.

II. Distribution of Fatty Acids

The fatty acid pattern of the lipid esters is probably the most mutable characteristic of the lipoprotein, since it is at the mercy of every change in the balance of fatty acid

Table 5. The weight percentage distribution of phospholipids in the serum lipoprotein fractions of animals

	VLDL			LDL				HDL				
	Rat[a]	Squalus[b] acanthias	Man[c]	Rat[a]	Squalus[b] acanthias	Hyalophora[d] cecropia	Man[c]	Rat[a]	Squalus[b] acanthias	Hyalophora[d] cecropia	Philosamia[e] cynthia	Man[c]
Lecithin	82	46.6	59.7	71	24.6	44.9	63.7	78	21.4	47.3	48	74.4
Sphingomyelin	8	7.7	14.8	18	20.9	21.1	25.9	13	3.9	19.4	20	13.2
Lysolecithin	7	6.0	5.0	9	14.9	—	2.7	6	19.8	—	—	2.9
Phosphatidylinositol			3.6				1.6			—	—	2.4
Phosphatidylserine	2	3.1	1.5	1	4.1	11.1	0.8	3	1.1	9.5	—	0.8
Phosphatidyl-ethanolamine	2	0.5	4.6	2	0.5	21.5	2.2	1	0.5	23.8	32	3.1
Polyglycero-phosphatides	—	7.9	7.6	—	3.2	1.3	2.0	—	9.5	1.8	—	2.2
Cardiolipin	—	0.7	—	—	6.6	—	—	—	1.4	—	—	—
Residue	—	15.5	3.2	—	23.8	—	1.1	—	39.9	—	—	0.9

[a] RUBENSTEIN and RUBINSTEIN (1972). [b] LAUTER et al. (1968). [c] SKIPSKI et al. (1967). [d] THOMAS and GILBERT (1968). [e] CHINO et al. (1969).

metabolism. Moreover, it is to some extent dependent upon the animal's diet (cf. BUTKUS et al., 1970) and these extrinsically determined variations make it difficult to unmask those of intrinsic origin. Thus, EVANS et al. (1961) reported that 72% of the cholesteryl ester fatty acids in the serum of the cow was linoleic acid, whereas LEAT and BAKER (1970) could only account for 44.7% as linoleate. Despite variations of this kind however, there is a qualitative similarity about the patterns of fatty acids in mammalian lipoproteins, in which there is rarely any significant amount of acid with a chain length greater than 20 carbon atoms. The fatty acids of avian lipoproteins also appear to be distributed in this way, so far as can be judged from the small number of examples available (SCHEIDE, 1963; MILLS, unpublished observations). By contrast, the most common fatty acids of the serum lipoproteins of amphibians, reptiles, and fish are often the high molecular weight, polyunsaturated acids which are characteristic of other tissues in these animals (cf. GUNSTONE, 1967).

Some representative fatty acid analyses of lipid esters from the LDL of different vertebrates are summarised in Table 6. The corresponding data for VLDL and HDL are usually substantially like those for LDL and have, for brevity, been omitted. It will be seen that, in the guinea pig and the goose, the most commonly occurring fatty acids are those of the 18 carbon atom series. In the snake *Natrix piscator*, the emphasis in the cholesteryl esters and phospholipids has moved to arachidonic acid, with small amounts of higher acids, while in the dogfish *(Scyllium canicula)* the long chain acids are the dominant forms in all three esters. The evolutionary significance of these differences in distribution is not clearcut however, since the hagfish, which has the most ancient lineage among the vertebrates bears a closer resemblance to *Natrix* than to dogfish, while the coelacanth has a fatty acid pattern of the avian or mammalian type.

In this context, it is interesting to note that CHINO et al. (1969) analysed diglycerides from the haemolymph of the pupae of the silk moth *Philosamia cynthia*, and found no

Table 6. Weight percentage distribution of fatty acids in the LDL of selected animals

	Lipid class	Fatty acid											
		14:0	16:0	16:1	18:0	18:1	18:2	18:3	20:4	20:5 / 22:3 ?	22:5 ?	?	?
Guinea pig[a]	CE	—	9.2	2.7	6.5	15.2	60.9	2.5	1.3	—	—	—	—
	TG	—	21.3	3.3	11.2	23.8	24.7	9.4	1.9	—	—	—	—
	PL	—	19.7	2.4	6.1	12.0	32.6	15.9	1.1	—	—	—	—
Goose[b]	CE	—	1.5	—	3.0	54.1	18.8	—	11.3	—	—	—	—
	TG	—	8.8	1.0	9.3	75.5	4.5	—	1.0	—	—	—	—
	PL	—	12.5	—	24.3	25.8	7.7	—	21.6	—	—	—	—
Natrix piscator[b]	CE	—	—	—	—	19.7	27.1	—	50.4	—	—	—	2.2
	TG	—	11.1	2.4	5.4	36.1	18.5	—	12.4	—	—	—	—
	PL	—	5.0	—	17.0	20.0	18.0	—	34.2	—	—	6.7	4.2
Dogfish[c]	CE	—	2.8	3.8	—	12.7	1.9	0.4	15.7	21.4	0.9	1.6	38.8
	TG	—	8.8	3.7	3.4	19.2	0.9	2.3	3.1	20.5	1.0	4.5	30.8
	PL	—	19.7	2.3	2.9	11.7	0.1	2.0	7.8	11.3	—	0.4	42.5
Hagfish[c]	CE	—	6.1	3.7	5.8	29.6	3.0	21.5	30.3	—	—	—	—
	TG	—	9.7	4.8	1.8	49.6	1.7	13.4	13.4	—	5.7	—	—
	PL	—	7.7	4.6	9.0	35.7	1.7	6.5	8.1	7.0	14.2	—	—
Coelacanth[c]	CE	3.2	19.1	12.7	7.5	46.0	2.5	3.6	5.5	—	—	—	—
	TG	1.0	14.4	8.3	3.2	59.2	1.1	8.5	4.3	—	—	—	—
	PL	2.1	18.1	8.1	11.3	41.0	2.9	5.4	11.1	—	—	—	—

CE = Cholesteryl ester; TG = Triglyceride; PL = Phospholipid
[a] CHAPMAN et al. (1972)
[b] MILLS and TAYLAUR, unpublished observations
[c] MILLS and TAYLAUR (1973)

Table 7. The weight percentage fatty acid composition of diglycerides from the high density lipoproteins of *Philosamia cynthia* (CHINO et al., 1969) and *Bison bison* (EVANS, 1964)

		Fatty acid							
		12:0	14:0	16:0	16:1	18:0	18:1	18:2	18:3
Bison	HDL	—	2.5	44.5	1.0	16.0	29.5	6.5	—
Philosamia	HDL	2.1	0.2	29.0	1.8	1.1	25.8	3.7	36.3
	VHDL	0.3	0.4	23.0	2.5	1.5	20.5	5.0	46.8

acids of chain length greater than 18 carbon atoms. However, the pattern can be distinguished from that of mammalian triglyceride by its high proportion of linolenic acid (36.3%). EVANS (1964) has also determined the distribution of fatty acids in the mono- and diglycerides which she found to contribute some 2–3% of the lipoprotein lipid in *Bison bison*. These partial glycerides differed from the corresponding triglycerides in having more stearic but less palmitic acid (Table 7), but their low content of linolenic acid clearly differentiates them from the diglycerides of *P. cynthia*.

Interesting though these differences in fatty acid distribution may be as a reflection of fatty acid metabolism, their diversity itself suggests that the pattern has no fundamental relevance to the structure of the lipoprotein. However, SPRITZ and MISHKEL (1969) have postulated that the amount of lipid that can be accommodated by a lipoprotein is reduced when the proportion of unsaturated fatty acids is high, as a result of the large effective molecular volume of these compounds. This hypothesis, which was proposed as a result of experiments in man, has some support so far as the lipoproteins of amphibians, reptiles, and fish, which have high proportions of long chain unsaturated acids, also tend to have a higher proportion of protein than the lipoproteins of birds and mammals. It seems clear that further studies in this context would be valuable.

III. Composition and Structure of Apolipoproteins

The apolipoproteins of man are known to form a highly complex group of glycopeptides which have recently been the subject of intensive study by chemical and physical techniques (reviewed by SHORE and SHORE, 1972). One of the few animals to have received comparable attention in this respect is the rat, which has been shown to have 3 or 4 major apolipoproteins, together with several minor ones, and is thus like man in the complexity of its pattern (BERSOT et al., 1970; KOGA et al., 1971). In their discussion of these observations, BERSOT et al. also point out that the principal apolipoprotein which is common to both LDL and VLDL in the rat, contributes only about 25% of the protein present in the VLDL, whereas the contribution of the corresponding apoprotein in man is about 40% (cf. EATON and KIPNIS, 1969b). However, it is not possible to comment on the significance of this potential distinction between the lipoproteins of man and rat until evidence for its reproducibility and independence of extrinsic influences is available.

By contrast, HILLYARD et al. (1972) could detect only two major protein components in chicken lipoproteins, with some 3 or 4 minor ones. In the fowl therefore, the pattern of apolipoproteins appears to be less complex than those of either man or rat, and this relative simplicity is confirmed by end group analysis. In chicken LDL and VLDL, lysine and tyrosine were found at the N- and C-terminals respectively, while aspartic acid occupied the N-terminal position of the HDL, with both alanine and leucine being found at the C-terminal. In man however, there are four C-terminals in the low density lipoproteins (serine, valine, alanine, and glutamic acid) but only one (glutamine) in the HDL (ALAUPOVIC, 1972). Recent observations by WELCH and STEAD (1973), who found only glutamic and aspartic acids as the N-terminals of bovine lipoproteins, seem to suggest that the pattern of mammalian apolipoproteins is not always more complex than that of birds, and a further study of this question would be of considerable interest, particularly if extended to the lipoproteins of more primitive animals.

Complete amino acid composition data have been reported for the mixtures of peptides which can be isolated from each of the three main density classes of rat and chicken serum lipoproteins (KOGA et al., 1969; HILLYARD et al., 1972). Analyses which omit the estimation of tryptophane have also been performed on the protein moieties of pig VLDL (MARTIN and TAKATS, 1969), and of the HDL and VHDL of P. cynthia (CHINO et al., 1969). These analyses, together with those of WELCH and STEAD (1973) on bovine lipoproteins, are summarised in Table 8. From this it can be seen that the dispersion in amino acid composition is generally quite small, the insect apo-HDL differing from the others to the greatest extent, particularly with respect to its content of glutamic acid, lysine, methionine, and isoleucine. These variations in composition, though small, suggest that the functional characteristic of the apolipoprotein is not the property of a unique peptide, and this impression is reinforced by the preliminary report on the amino acid sequence of HDL peptides from man, bull and chicken by LEVY et al. (1972). These sequences can be represented as follows:

Man:
Asp.Glu.−.Pro.Glx.Ser.Pro.Trp.Asp.− Val.−.Asp.Leu.Ala.Glu.Val.Tyr.Val.−...

Bull:
Asp.Asp.Pro.Glu.Ser.−.Trp.Asx.Arg.Val. Lys.Asc.Phe.Ala.−.Val.Tyr.Val.Glu.Ala...

Chicken:
Asp.Glu.Pro.Glu.Pro.−.Leu.Asp.−.Ile.−. Asp.Met.Val.Asp.Val.Tyr.Leu.Glu.−...

and show that parts of the bovine apolipoprotein are similar to the corresponding sections of the human compound but that the degree of similarity is diminished in the chicken protein.

The only animal in which the apolipoproteins have been subjected to the intensive chromatographic and electrophoretic fractionations which have been applied to the human compounds, is the rat (BERSOT et al., 1970; KOGA et al., 1971). These analyses confirm the complexity of the pattern and the variability of the composition of the apoproteins in this animal, and thus add to the

Table 8. The amino-acid composition of the proteins present in the three main groups of lipoproteins isolated from various animals, expressed in moles of amino-acid/100 moles recovered

	VLDL					LDL				HDL				
	Rat[a]	Cow[b]	Pig[c]	Chick[d]	Man[e]	Rat	Cow	Chick	Man	Rat	Cow	Chick	Philosamia[f]	Man
Asp	8.8	10	10.4	10.9	10.7	10.0	10	10.5	10.6	14.2	10	8.5	12.6	8.2
Thr	5.5	7	6.5	6.3	6.3	5.8	6	6.3	6.5	5.5	4	4.6	4.9	5.0
Ser	6.8	12	7.8	7.1	9.1	7.7	8	7.8	8.6	5.6	8	4.3	6.9	6.6
Glu	18.7	18	13.7	11.3	12.2	13.0	11	13.1	12.0	21.0	21	20.5	10.4	17.4
Pro	4.0	5	6.0	3.6	3.5	3.8	4	3.5	4.2	3.1	4	4.4	4.7	4.4
Gly	4.9	9	5.4	4.4	5.2	4.9	5	5.1	4.9	5.5	5	2.0	6.7	4.4
Ala	7.7	9	8.4	7.7	6.7	6.3	6	7.4	6.1	7.8	11	9.2	6.3	3.6
Cys/2	—	—	—	1.0	0.2	tr.	—	0.8	0.7	0.2	—	0.2	—	0.8
Val	5.1	7	5.8	6.6	5.6	5.6	6	6.2	5.4	4.3	7	5.3	7.4	6.1
Met	2.8	2	1.4	2.0	1.4	2.3	1	1.7	1.2	2.6	1	2.3	5.0	0.9
Ileu	3.7	3	3.4	6.5	5.1	4.5	5	5.6	5.7	2.1	2	2.5	5.8	1.0
Leu	10.0	11	9.9	10.4	10.8	11.8	11	10.3	11.1	9.6	14	13.0	9.0	12.6
Tyr	2.2	4	3.6	3.4	3.1	2.6	5	2.4	3.3	2.2	3	2.6	2.8	3.3
Phe	3.3	4	4.5	4.3	5.4	4.5	5	4.4	5.1	2.5	4	2.1	4.8	3.7
Lys	5.4	8	7.4	7.0	8.8	8.9	6	7.5	8.2	5.9	10	8.9	10.7	10.1
His	1.4	1	1.8	1.1	2.1	1.9	2	1.4	2.5	1.5	2	0.8	2.8	1.8
Arg	7.8	5	4.4	4.6	4.0	5.4	3	4.4	3.5	4.8	6	7.5	3.7	4.5
Try	2.0	1	—	1.8	1.0	0.9	0	1.7	0.7	1.4	1	1.4	—	1.0

[a] KOGA et al. (1969). [b] WELCH and STEAD (1973). [c] MARTIN and TAKATS (1969). [d] HILLYARD et al. (1972).
[e] LEVY et al. (1967). [f] CHINO et al. (1969).

evidence that the ability to act as an apolipoprotein is shared by many proteins. They do not, however, throw any light on the extent to which the composition can be changed before this ability is lost. In this context also, the study of lipoproteins from more primitive animals would be of great interest.

The presence of carbohydrate components in human lipoproteins has been known for some time (SCHULTZE, 1958). Among the animals however, only rat and chicken lipoproteins have been analysed for these components (ABRAHAM et al., 1960; MARSH and FRITZ, 1970). As can be seen from Table 9, their carbohydrate components were found to be broadly similar in both nature and amount, to those reported for man (MARSHALL and KUMMEROW, 1962; SCANU, 1966), except for the presence of glucose in the rat apoproteins, and for the decrease in galactose: mannose ratio from 1.0 in the mammals to 0.5 in the chicken. Variation of sialic acid content has been shown to be the cause of the polymorphism of apolipoprotein-Ala from human VLDL (BROWN et al., 1970; ALBERS and SCANU, 1971), and it seems likely that this is also the cause of polymorphism in rat VLDL proteins (BERSOT et al., 1970). This does not yet seem to have been proved however.

The difficulty of preparing solutions of human apo-LDL which are suitable for physicochemical investigation is well known, and the available evidence indicates that the corresponding animal proteins also need to be dissolved in dissociating solvents such as urea or sodium decyl sulphate. Once again, the rat is the only animal for which detailed studies of the LDL-proteins have been reported. Their heterogeneity by chromatographic and electrophoretic analysis has already been referred to (BERSOT et al., 1970; KOGA et al., 1971). However, an earlier ultracentrifugal analysis by KOGA et al. (1969), had shown that they formed a system of aggregating peptides, with an apparent molecular weight ranging from 93,000 to 188,000, according to the method of preparation. These values are somewhat greater than that which is now thought to be the molecular weight of human apo-LDL, but this is probably due to the relatively feeble dissociating properties of the solvents used in the early experiments with the rat. It may therefore be relevant that a value of 21,300 has recently been found for chicken apo-LDL, by polyacrylamide-gel electrophoresis in phenol/urea/acetic acid.

The first physicochemical studies of rat apo-HDL were those of CAMEJO (1967), who determined, by ultracentrifugation, a molecular weight of 26,800 for preparations which were dissolved in 0.17 M NaCl at pH 7.6. Later workers however, have found it necessary to use dissociating solvents in order to obtain molecular weights of this order. Thus KOGA et al. (1969) found a value of 27,900 for rat apo-HDL in 0.1 M carbonate solution, but observed values of up to 43,000 in solutions of lower pH. From this, and from the asymmetry of the schlieren peak, they concluded that apo-HDL also formed complexes by association. This view was confirmed by subsequent work (KOGA et al., 1971) in which rat apo-HDL was resolved into several components by chromatography on Sephadex G 200, in 8 M urea. The main component isolated in this way had a molecular weight of 36,600 by polyacrylamide-gel electrophoresis in 8 M urea, while that of the minor components ranged from 18,600 to 76,300. The largest of these could however, be partially dissociated into the smaller peptides by further treatment.

Molecular weights have also been determined for the apo-HDL of two other animals. For the pig, COX and TANFORD (1968) found 26,500 by centrifugation in guanidine/HCl containing β-mercaptoethanol, while HILLYARD et al. (1972) obtained a value of 30,100 for chicken apo-HDL, using the elec-

Table 9. Carbohydrate content of animal serum lipoproteins (wt. percentage of the protein moiety)

	Human		Rat[c]		Chicken[d]
	LDL[a]	HDL[b]	LDL	HDL	VLDL
Galactose	3.2	1.45	1.99	0.50	1.0
Mannose			1.71	0.52	
Glucose	—	—	0.39	0.18	—
Fucose	—	0.6	—	—	—
Glucosamine	1.2	1.5	1.08	0.60	0.53
Sialic acid	0.35	0.45	0.44	0.43	0.33

[a] MARSHALL and KUMMEROW (1962)
[b] SCANU (1966)
[c] MARSH and FRITZ (1970)
[d] ABRAHAM et al. (1960)

trophoretic procedure that they employed for chicken apo-LDL.

From these relatively scanty observations it seems likely that the apolipoproteins of the higher animals have molecular weights similar to those of the corresponding human proteins, which they also resemble in their general chemical and physical properties. It is clear however, that the amino acid sequence of the corresponding HDL peptides is not unique (LEVY et al., 1972), and it may be presumed that this is true also of the apo-LDL. Close studies of the structure of the apolipoproteins from different animals, particularly those of lower animals, may not only throw light on the way they bind lipid and maintain the integrity of the lipoprotein, but may also disclose which segments of the protein are actually necessary to this purpose. However, little effort has so far been made in this direction, the work being mainly confined to spectroscopic studies on rat apolipoproteins (CAMEJO, 1967; KOGA et al., 1969) which confirm the similarity of these compounds to their human analogues. In particular, spectroscopy has shown that the lipids play only a small part in determining the conformation of the apolipoprotein but a substantial part in maintaining it. The latter effect is well exemplified by the observation that, as in man, the circular dichroism of native rat lipoproteins is less affected by temperature than that of the isolated protein moiety (KOGA et al., 1969).

D. Immunochemistry of Lipoproteins

The low density lipoproteins of animals have been by far the most extensively studied by immunochemical techniques, presumably because it is relatively easy to raise anti-sera to these compounds. The first systematic study in this field was made by WALTON and DARKE (1963), who studied the reaction between rabbit anti-serum to human low density lipoproteins and the sera of different animals. They were able to demonstrate a cross reaction with serum from each of ten mammals, but found no reaction with chicken serum. These observations were subsequently extended by the hitherto unpublished enquiries of BIDWELL, VOLLER, and MILLS, in which a panel of 32 different animal sera were challenged with antisera to human LDL raised (1) in the goat, and (2) in the New World monkey *Aotus trivirgatus* (Table 10). The goat anti-serum reacted with all mammalian sera in double diffusion experiments but, whereas human LDL gave reactions of identity with sera from apes, it gave only a reaction of partial identity with serum from monkeys, whether from the Old World (Cercopithecidae) or from the New (Cebidae). The lemur and non-primate mammals gave a weak reaction, non-identical with that of human LDL. There was no reaction with any of the three birds or the three reptiles tested, nor with the hagfish.

By contrast, the Aotus anti-human LDL reacted only with the sera of apes or Old World monkeys, and of these, chimpanzee serum was the only one to give a reaction of identity with human LDL. Chimpanzee serum therefore seems to contain a lipoprotein which, as WALTON and DARKE (1963) deduced, is closely akin to the human low density compounds. The Aotus anti-serum also has the ability to distinguish the lipoproteins of such closely related apes as the chimpanzee and the orang-utan, which are unresolved by the goat anti-serum.

In many of the cases studied by BIDWELL et al. it was shown that the reactive substance was a low density lipoprotein, and it is evident that there are some immunologically identifiable sites that are common to all the mammalian forms of these compounds. Nonetheless, it is also clear that the similarity to the human compounds decreases as the donor becomes phylogenetically more remote from man, although more detailed studies will be needed to determine whether the low density substances from birds, reptiles, and fish are entirely distinct either from each other, or from the mammalian compounds. In this context, it may be significant that the writer has observed that rabbit anti-serum to hagfish lipoproteins will not react with the serum of mammals, birds, or reptiles, nor even with that of the coelacanth (MILLS and TAYLAUR, 1973).

The most comprehensive studies of animal HDL are those reported by KAMINSKI et al.

Table 10. The reactivity of the sera of different animals against two different antisera to human β-lipoprotein, as determined by double diffusion experiments

	Genus of test serum		Reaction	
			Goat anti-human β-lipoprotein	Aotus anti-human β-lipoprotein
Primates	Apes	Homo	+++	+++
		Pan	+++	+++
		Pongo	+++	++
		Hylobates	+++	++
	Old world monkeys	Papio	++	++
		Macaca	++	++
		Erythrocebus	++	++
		Cercocebus	++	++
		Mandrillus	++	++
	New world monkeys	Saimiri	++	−
		Cebus	++	−
		Aotus	++	−
		Lagothrix	++	−
		Ateles	++	−
	Prosimian	Lemur	+	−
Non-primate mammals		Camelus	+	−
		Felis	+	−
		Hyaena	+	−
		Canis	+	−
		Ursus	+	−
		Equus	+	−
		Oryctolagus	+	−
		Rattus	+	−
		Mus	+	−
		Hystrix	+	−
Birds, reptiles and fish		Columba	−	−
		Meleagris	−	−
		Anser	−	−
		Crocodilus	−	−
		Testudo	−	−
		Ptyas	−	−
		Myxine	−	−

The results are expressed according to the following scale: +++ indicates a strong reaction of identity; ++ indicates a weaker precipitin line with a spur giving evidence of partial identity; + represents a weak reaction, non-identical with that produced by human β-lipoprotein; − no reaction.

(1971). In one of their experiments, rabbit anti-serum to duck HDL was found to react with serum from hen, guinea-hen, quail, pheasant, and goose, but produced no response with any of 10 mammalian sera. In a second study, purified duck and horse HDL were each challenged with a panel of rabbit anti-sera to the whole serum of several different animals. The duck HDL reacted with anti-serum to each of the five birds just mentioned, but with none of seven anti-sera raised against different mammals. By contrast, the horse HDL reacted only with anti-serum to donkey or sheep serum, and not at all with the avian sera. Like the LDL therefore, the HDL of the two classes, mammals and fish, do not cross react. Within a class however, the genera appear to have many immunological determinants in common.

Perhaps the most exhaustive immunochemical study of the lipoproteins of a single animal other than the rat is that of Solyom et al. (1971), who have characterised both the high and the low density lipoproteins of the dog. By means of rabbit anti-sera to various ultracentrifugally purified canine lipoprotein preparations, four antigenically distinct substances (A_1, A_2, A_3 and A_x) were detected in the HDL, while a fifth (B) was characteristic of the LDL. In canine VLDL, a sixth antigen (X) was found in addition to B and A_x, and it was suggested that this may be the canine equivalent of the human apolipoprotein designated C by GUSTAFSON et al. (1966).

Despite the manifest value of immunochemical techniques as tools for the identification of lipoproteins, particularly in conjunction with polyacrylamide gel electrophoresis, they have not hitherto been much used for the study of lipoprotein metabolism and its modification by drugs, diet etc. It is to be hoped that detailed characterisations of the kind that have now been produced for the lipoproteins of dog and rat (SOLYOM et al., 1971; BERSOT et al., 1970; KOGA et al., 1971) may stimulate work along these lines, both in these two animals and in others which are used as metabolic models for man.

Moreover, further studies of the comparative immunochemistry of lipoproteins could, as with the chemical investigations, throw light not only on the identity of the molecular features which endow the lipid bearing proteins with their special character, but also on the way in which they have been evoled. In the latter context there is, at present, some evidence in favour of a common origin for the apolipoproteins of the mammals, but little to suggest a relationship with those of other classes of animals.

E. Physical Properties of Lipoproteins

Scattered observations by electron microscopy have shown that the mammalian lipoproteins closely approximate to spheres, and are of a similar size to the corresponding human compounds (PUPPIONE et al., 1970a; OCKNER and JONES, 1970; PUPPIONE et al., 1971a; SARDET et al., 1972). On the evidence of a single observation, PUPPIONE et al. (1971a) have postulated the existence of elongated subunits in the HDL particles from the killer whale *(Orcinus orca)*. However, in the pig at least, the spherical model has also been shown to be consistent with the hydrodynamic behaviour of the lipoproteins (JANADO et al., 1966; COX and TANFORD, 1968). It is also significant that the diameter of the $S_f 0-3$ lipoproteins (hydrated density 1.04–1.06 g/ml) of the cow and of the seal *Phoca vitulina*, as measured by electron microscopy (16 nm and 14 nm respectively, PUPPIONE et al., 1970a) is about the same as that determined ultracentrifugally for the LDL of the guinea pig (d = 1.056 g/ml, diam. = 16.8 nm, MILLS et al., 1972a). Spherical particles have also been found in the low density lipoproteins of the hagfish (SMITH and MILLS, unpublished) and in the two species of very high density lipoproteins present in the haemolymph of *Philosamia cynthia* (CHINO et al., 1969). The latter compounds are said to have diameters of 10 and 13.5 nm respectively, and would thus be comparable in size with human HDL. However, it must be noted that this would be incompatible with the molecular weight which has been quoted for these insect lipoproteins (Table 11), and there is thus an inconsistency for which there is at present no clear explanation.

In general, little has been done on the precise physicochemical characterisation of animal lipoproteins. The most intensively studied has been the pig (JANADO et al., 1966; KALAB and MARTIN, 1968; COX and TANFORD, 1968; MARTIN and TAKATS, 1969), although a significant amount of work has also been done on the rat and the guinea pig (CAMEJO, 1967; KOGA et al., 1969; BOWDEN and FRIED, 1970; MILLS et al., 1972a). It will be seen from the data summarised in Table 11 that, as might be deduced from their conformity of composition and ultracentrifugal behaviour, the corresponding lipoproteins from these mammals are closely alike in molecular weight. The most divergent estimate is that made by KOGA et al. (1969) for rat HDL, which is at least twice that obtained by other observers. In general however, the values reported are close to those found for the human lipoproteins, and this similarity is even to be found in the case of the seal *Phoca vitulina*, if comparison is made with a fraction of human LDL having the same density range; the molecular

Table 11. The partial specific volume and molecular weight of preparations of animal lipoproteins

	VLDL		LDL		HDL	
	$\bar{v}$ ml/g	$M (\times 10^{-6})$ daltons	$\bar{v}$ ml/g	$M (\times 10^{-6})$ daltons	$\bar{v}$ ml/g	$M (\times 10^{-6})$ daltons
Pig	1.035	16—18 [a]	0.968	2.7 [a]	0.882	0.25—0.28 [a]
			0.952	2.0		
	1.046	19.2 ± 1.0 [b]	0.949	2.2	—	0.2—0.3 [d]
			0.979	3.8 [c]		
	—	—	—	—	0.880	0.209—0.235 [e]
Rat	—	20—32 [f]	—	2.4—3.4 [f]	—	0.30—0.35 [f]
	—	—	—	2.58 [g]	0.894	0.603 [g]
	—	—	—	—	0.907	0.246 [h]
Guinea pig [j]	—	—	0.947	2.2	—	—
Seal [k]	—	—	ca. 0.95	1.2	—	—
Philosamia cynthia [m]	—	—	—	—	0.87	0.690
					0.75 (?)	0.504
Hyalophora cecropia [n]	—	—	—	—	0.892	0.189
					0.831	0.108

[a] Janado et al. (1966). [b] Martin and Takats (1969). [c] Janado and Martin (1968). [d] Kalab and Martin (1968). [e] Cox and Tanford (1968). [f] Bowden and Fried (1970). [g] Koga et al. (1969). [h] Camejo (1967). [j] Mills et al. (1972a). [k] Puppione et al. (1970a). [m] Chino et al. (1969). [n] Thomas and Gilbert (1968).

weights being 1.2×10^6 and 1.0×10^6 respectively (Puppione et al., 1970a).

Only two values of diffusion constant appear to have been reported for animal lipoproteins, namely 1.9×10^{-7} cm²/sec for the LDL of the guinea pig (Mills et al., 1972a) and 2.0×10^{-7} cm²/sec for HDL of the pig (Janado et al., 1966). Other physical and physicochemical investigations of animal lipoproteins are conspicuously lacking and, in view of the variations in chemical composition which have been reported for these compounds, a greater activity in this field might be rewarding.

F. Lipoproteins in Hyperlipoproteinaemic Animals

The foregoing paragraphs have summarised what is known about the serum lipoproteins of "normal" animals; those which follow will relate to recent observations on the lipoproteins from animals with induced hyperlipoproteinaemia.

The earliest detailed account of the distribution of serum lipoproteins in a hypercholesterolaemic animal was by Gofman et al. (1950). Using the analytical ultracentrifuge, they were able to show that feeding cholesterol to rabbits caused the appearance in the serum of lipoproteins of $S_f 10-30$, which were not present before this treatment. Relatively few others have been able to make similar use of the high resolving power of the ultracentrifuge (e.g. Lewis et al., 1952; Schumaker, 1956; Butkus et al., 1970), electrophoresis and preparative ultracentrifugation being the more accessible, though less informative, techniques. Nonetheless it has been amply confirmed that, in addition to an increase in the level of the usual components, experimental hyperlipoproteinaemia is usually accompanied by the appearance of lipoproteins which are usually absent (or present in very low concentrations). No further review of these experiments will be made here. More recently, the possible importance of changes in the composition or structure of lipoproteins in hypercholesterolaemia has come to be considered and, in this context, the guinea pig is at present the most thoroughly investigated animal.

It has been known for over 30 years that prolonged feeding of a diet enriched with 1% of cholesterol will lead to a haemolytic anaemia in guinea pigs (Okey and Greaves, 1939), but only recently has it been shown that this regime also changes the nature as well as the amount of the serum lipoproteins (Puppione et al., 1971 b). It has already been pointed out that the normal level of HDL in the guinea pig is so low as to be detectable only with great difficulty. Under normal conditions therefore, this animal has effectively only LDL. After 2–3 months on the cholesterol-enriched diet however, the concentration of low density substances rises some fourfold to about 450 mg/dl serum, while significant amounts of HDL also appear (100–200 mg/dl).

Moreover, under these circumstances, both HDL and LDL have been shown by electron microscopy to include abnormal, disc-shaped particles of about 25 and 95 nm diameter respectively, in addition to the normal spherical particles of 10–25nm diameter (Sardet et al., 1972). Analysis showed that the proportion of unesterified cholesterol in the lipoproteins was increased and that of protein diminished throughout the profile, while in the low density substances the content of triglyceride was also markedly reduced (Table 12).

At about the same time, Mills et al. (1972a) showed that a short (6 day), and biologically harmless, administration of a diet enriched with 15% corn oil and 1.6% cholesterol would cause the level of low density substances to increase three or fourfold to 350–450 mg/dl serum, but did not produce any additional HDL. The LDL in these animals, like those produced by feeding the diet enriched only with cholesterol, had a lower content of protein and triglyceride but more esterified and free cholesterol than normal. These and other relevant analyses are summarised in Table 12, from which it is evident that the addition of either cholesterol or triglyceride alone to the diet will bring about an increase in the proportion of lipid in the lipoprotein. The change is relatively slow however, and is more rapid and complete when both lipids are added.

The increased proportion of lipid in the LDL of hypercholesterolaemic guinea pigs inevitably lowers their hydrated density. According to Mills et al. (1972a) the normal LDL in this animal is a particle of diameter 16.8 nm, molecular weight 2.2×10^6 and hydrated density 1.056 g/ml, while in the hypercholesterolaemic guinea pig the particle has expanded to a diameter of 20.3 nm, with a molecular weight of 3.4×10^6 and hydrated density of 1.029 g/ml. Electron microscopy has shown that all these particles are spherical, in contrast to those produced in the experiments of Puppione et al. (1971 b), which are discoid.

Thus it appears that the guinea pig responds to the conditions used by Mills et al. by loading the normal apolipoproteins more heavily with lipid, whereas the system used by Puppione et al. not only increases the loading, but has been shown to produce a new apoprotein as well (Sardet et al., 1972). The latter workers have suggested that the cholesterol added to their diet caused damage to the liver in their animals, and that the lipoproteins produced by them bore some resemblance to those of men suffering from obstructive jaundice, lecithin:cholesterol acyltransferase deficiency, or even some

Table 12. The influence of diet on the weight percentage composition of guinea pig LDL

Type of diet	% Content		Period on diet	Composition of LDL				
	Fat	Cholesterol		CE	UC	TG	PL	Pro
Commercial pellets[a]	3.5	0	>2 wks.	28.2	4.0	12.1	14.1	41.5
Synthetic[b]	9.0	0	8 wks.	36.2	6.5	8.0	18.1	31.2
Enriched pellets[b]	18.5	0	2 wks.	35.0	4.9	11.9	14.7	33.6
Enriched pellets[a]	18.5	1.6	6 days	49.6	10.5	3.1	17.2	19.7
Chow[c]	4.2	0	4 wks.	54.0[e]	8.3	9.9	27.1	—
Semi-synthetic[d]	9.5	0	10–12 wks.	40.2	5.4	10.0	19.4	25.0
Enriched semi-synthetic[d]	9.5	1.0	10–12 wks.	40.2	21.3	2.0	21.3	15.2

[a] Mills et al. (1972a). [b] Mills unpublished. [c] Puppione et al. (1971b). [d] Sardet et al. (1972).
[e] Results expressed as percentage of total LDL lipid.

aspects of Type III hyperlipoproteinaemia. By contrast, the model studied by MILLS et al. (1972a), with its triglyceride deficient LDL, has a greater resemblance to the human Type II disease (SLACK and MILLS, 1970), and may have some relevance to healthy man, whose LDL can also vary in composition according to his social and economic status (MILLS et al., 1972b).

The analogy between the hypercholesterolaemias in man and in guinea pig is heightened by the observation (MILLS and MCTAGGART, 1973a) that the fractional catabolic rate (FCR) of LDL apoprotein is decreased in guinea pigs fed on the lipid enriched diet, as it is in the human Type II disease (LANGER et al., 1972). This is true whether the LDL is derived from animals fed on a "normal" or an "enriched" diet. However, LDL from the former source always have slightly the greater mean FCR, even in fat-fed animals (Table 13), suggesting that although the diminished rate of clearance under these circumstances is mainly due to an abnormality of the catabolic mechanism, it is also slightly affected by the alteration in structure or composition of the lipoprotein.

The reasons for these changes in lipoprotein biochemistry are not understood. Although particles with the physical properties of LDL have been isolated from the Golgi apparatus of guinea pig (CHAPMAN et al., 1972, 1973), there is at present no evidence that they are secreted into the plasma. They have therefore been regarded as intermediates in the biosynthesis of VLDL, which are the final secretion product. This view would be consistent with the hypothesis, mentioned above, that LDL are the result of the intravascular degradation of VLDL. Under these circumstances, the abnormal LDL produced in fat-fed guinea pigs could arise either through the secretion of an abnormal VLDL, or as a result of a modification of the degradation process. CHAPMAN et al. (1972, 1973) have shown that both the Golgi and the serum VLD particles in hypercholesterolaemic guinea pigs differ in composition from those in control animals. Moreover, MILLS and MCTAGGART (1973a) have found that the digestion of serum VLDL from fat-fed animals, with post-heparin plasma from either hypercholesterolaemic or normal guinea pigs, leads to the production of LDL of abnormally low hydrated density. It seems therefore that the nature of the VLD particle may be the more important factor in determining which LDL is found in the serum.

A hyperlipoproteinaemia akin to the human Type II disease can also be induced in baboons by an atherogenic diet (BLATON et al., 1970). The lipoproteins in these animals have not been fully characterised, but it is evident that there is a fall in the proportion of triglyceride in their lipid moiety. In the α-lipoprotein this is counterbalanced by an increase in cholesteryl ester, but in the β-lipoprotein the compensatory change appears to be mainly in the phospholipid fraction.

The rat, like many other mammals, can be distinguished from the guinea pig by the presence of HDL as its principal serum lipoprotein, and also by an appreciable level of VLDL. When fed with cholesterol, the level of the HDL decreases (according to most reports) while that of the VLDL, like the LDL, is increased (REISER et al., 1966; HOWARD et al., 1968; NARAYAN, 1971; LASSER et al., 1973). Part of the increase in the level of low density substances is accounted for by the appearance of components of hydrated density 1.006–1.030 g/ml, which is a part of the profile where the concentration of lipoproteins is normally very low. The protein moiety of these abnormal lipoproteins is said by LASSER et al. (1973) to include peptides which are characteristic of both the HDL

Table 13. The fractional catabolic rates (mean ± std. devn.) of normal guinea pig LDL (N-LDL), and LDL from animals fed on a lipid enriched diet (LR-LDL), when determined in both normal and fat-fed guinea pigs

	Mean fractional catabolic rate (Hr^{-1})	
	N-LDL	LR-LDL
Determined in guinea pigs fed on normal diet	0.0925 ± 0.0124 [a] (6 expts.)	0.0757 ± 0.0079 [b] (8 expts.)
Determined in guinea pigs fed on lipid-rich diet	0.0586 ± 0.0058 [c] (4 expts.)	0.0457 ± 0.0061 [d] (6 expts.)

The comparison of these mean fractional catabolic rates by Student's t test yields the following results:
[a] cf. [c] and [b] cf. [d], $p < 0.001$; [a] cf. [b], $0.01 < p < 0.02$; [c] cf. [d], $p < 0.01$.

and the LDL of rat. However, the exact form of the hyperlipoproteinaemic response in this animal was found both by REISER et al. (1966) and by HOWARD et al. (1968) to be influenced by the kind of fat added to the diet. Thus, according to the latter authors, 4–6 weeks on a diet containing 40% butter (plus 5% cholesterol, 2% cholic acid, and 0.3% thiouracil) caused the level of $S_f 0-100$ substances to rise to 4,279 mg/dl serum, and that of the $S_f 100-10^5$ compounds to reach 1,165 mg/dl. Concurrently, the level of HDL fell from 199 to 99 mg/dl. If peanut oil was substituted for butter, the $S_f 0-100$ level rose only to 2,712 mg/dl, whereas the $S_f 100-10^5$ compounds reached 1,569 mg/dl. On this diet however, the concentration of HDL fell to undetectable levels. Rather similar differential stimuli had been achieved in the earlier work of REISER et al. (1966), using diets containing either tallow or safflower oil.

LASSER et al. (1973) have shown that, as with the two species already described, feeding cholesterol to rats brings about an increase in the load of lipid carried by the protein in each segment of the lipoprotein profile. Moreover, in all fractions except that of d = 1.030–1.055 g/ml, the proportion of cholesterol was increased at the expense of triglyceride and phospholipid. In the d = 1.030–1.055 class however, it was the mean proportion of triglyceride which increased (from 6.8% to 21.8%), while that of cholesterol and phospholipid was slightly diminished.

From the evidence available, it appears that the response of the rat to a hypercholesterolaemic stimulus bears only a partial resemblance to that of the guinea pig. Unfortunately, the comparison of these two animals is made difficult by the absence of analytical data for cholesteryl ester in the rat, and by the comparative complexity of its lipoprotein profile. This shortcoming will presumably be overcome in due course, when the comparison of these two models for lipoprotein metabolism should prove highly instructive.

Although the rabbit has been used as a subject for the study of experimental hypercholesterolaemia and atherogenesis for many years (for example: SCHUMAKER, 1956; GARLICK and COURTICE, 1962), the value of many of the early investigations is diminished by the omission of analyses of the lipoproteins from control animals. Even in the recent systematic work by CAMEJO et al. (1973) the control rabbits were maintained on a diet enriched with 10% sesame oil, and cannot be regarded as "normal". However, the addition of 1% cholesterol to this diet caused a marked increase in the concentration of all the low density lipoproteins within a few days. In contrast to the rat, the level of HDL did not materially change. The hypercholesterolaemia also caused the proportion of lipid in the low density lipoproteins to increase and, as in the guinea pig, there was a fall in the proportion of glyceride which was compensated by an increase in both free and esterified cholesterol. The resulting fall in the density of the molecule could be detected by a transfer of apolipoproteins specific to the d = 1.019–1.063 fraction into the fraction of d < 1.019 g/ml, as well as by an increase in modal S_f rate.

GARLICK and COURTICE (1962) also found that the proportion of protein in the lipoproteins of d < 1.019 g/ml was decreased slightly in hypercholesterolaemic rabbits. However, in their experiments the change was small, and was outweighed by a fall in the proportion of phospholipid which was not observed by CAMEJO et al. (1973). The reason for this difference in behaviour is not clear.

Experimental hypercholesterolaemia, perhaps because of its apparent relevance to atherogenesis, has received much greater attention than the hypertriglyceridaemic condition. In those cases where the latter has been induced, it has usually been for the study of triglyceride metabolism, to the exclusion of the lipoproteins. However, during a study of the effect of high carbohydrate diets on lipid metabolism in the rat, EATON and KIPNIS (1969a) showed by electrophoretic analysis that the addition of glucose to the diet caused the level of "pre-beta" lipoproteins (VLDL) to increase while that of the α-lipoproteins declined. By contrast, SHIFF et al. (1971) found that a diet high in sucrose caused both VLDL and HDL levels to increase. The reason for this difference in behaviour is not clear, but may be related to a metabolic nonequivalence of glucose and sucrose. EATON and KIPNIS (1969a) also referred briefly to the effects of other treatments upon the lipoprotein pattern, but in no case do either they or SHIFF et al. (1971) characterise in detail the lipoproteins they have under observation.

G. Summary

When GOFMAN and his associates developed the ultracentrifuge into the most powerful tool for the analysis of lipoproteins, they also focussed attention on the human fat transport system and its disorders. As a consequence, it is only recently that systematic studies of the chemistry and metabolism of animal lipoproteins have been begun, although it has always been manifest that only in an animal is the complete pathway of lipoprotein metabolism open to direct observation and experiment.

The exploitation of such rare human conditions as Tangier disease, or those which result from the lack of the enzymes lecithin: cholesterol acyl transferase or lipoprotein lipase(s), has led to important advances in our understanding of lipoprotein metabolism. However, for many fundamental investigations, ethical considerations require the use of animal models whose relevance to man it is then necessary to determine. Unfortunately, although no animal has yet been completely characterised, it is evident that those which are readily accessible all differ from man to some degree.

It is in their chemistry that the study of animal lipoproteins is at present most deficient, since their physical properties are often quite similar and have been more widely investigated. In the former context, the lipoproteins of the rat are probably the best characterised among those of the laboratory animals and, as will be apparent from the work described in other chapters, a number of features of their synthesis and metabolism are now known (cf. also HAMILTON, 1972; MARSH, 1969). In several respects however, the nearest approach to "normal" man may be the pig (e.g. MILLS and TAYLAUR, 1971; ALEXANDER and DAY, 1973), an opinion that is supported by the recent demonstration that the major apolipoproteins from porcine and human HDL have many chemical, physical, immunological and physiological properties in common (JACKSON et al., 1973).

The rat, the rabbit, and the guinea pig all have normal lipoprotein patterns which are distinct from that of man, but all respond to certain forms of dietary fat load by producing LDL which contain an abnormally low proportion of triglyceride. Recent observations suggest that similar changes in composition may sometimes be found in the LDL of man (SLACK and MILLS, 1970; MILLS et al., 1972b) and it thus appears that there may be human disorders for which these animals can provide acceptable analogues. One of these is the rare but highly atherogenic familial hypercholesterolaemia, for which the fat-fed guinea pig seems to offer a promising experimental model. The naturally occurring hypercholesterolaemia of Rhesus monkeys which was described by MORRIS and FITCH (1968) is certainly less exceptionable, but has, of course, the disadvantage that it is at least as rare as the human condition.

The concept of the serum lipoprotein pattern as the steady state resultant of the synthesis of lipoprotein, followed by its intravascular degradation and its catabolism, is now broadly acceptable, but the details of this mechanism and of the way it is altered in clinical disorders are still obscure. Little is known for example, about the effect of changing the load of either endogenous or exogenous lipid on the nature of the lipoprotein synthesised. Likewise, although some of the enzymes involved in the degradative pathway have been identified, the influence of the size and composition of their substrate lipoproteins on the nature of the end product is largely unknown. In this context, the unusually simple lipoprotein pattern of the guinea pig may make this animal a particularly good subject for study.

Despite the attention paid to the relationship between serum lipoproteins and atherosclerosis, it is remarkable that, with the exception of some early work on the rabbit, little has been done on the lipoproteins of animals with induced arterial disease. In fact, the rat, whose lipoproteins are among the best characterised, is an animal in which atherosclerosis is relatively difficult to induce. There may therefore be some doubt whether the potential of experiments on atherosclerotic animals has yet been fully exploited.

Although the direct contribution of the investigations summarised in this review to the understanding of the structure, function, and metabolism of serum lipoproteins has probably been small, they have been of value in two respects. Firstly, in the confirmation and extension of observations made in man, but more significantly, as the source of material on which to base an attack on hitherto unanswered problems in this field. In this context, it seems likely that the use of animals for research into lipid transport and its malfunctions may be about to enter a period of activity leading to substantial and important advances.

References

ABRAHAM, S., HILLYARD, L.A., CHAIKOFF, I.L.: Components of serum and egg yolk lipoproteins: Galactose, mannose, glucosamine and sialic acid. Arch. Biochem. Biophys. **89**, 74–78 (1960).
ALAUPOVIC, P.: Apolipoproteins and lipoproteins. Atherosclerosis **13**, 141–146 (1971).
ALAUPOVIC, P.: Operational classification systems of plasma lipoproteins. In: Protides of the Biological Fluids; Proc. 19th. Colloquium, PEETERS, H. (ed.), p. 9. Oxford: Pergamon Press 1972.
ALBERS, J.J., SCANU, A.M.: Isoelectric fractionation and characterisation of polypeptides from human serum very low density lipoproteins. Biochim. Biophys. Acta **236**, 29–37 (1971).
ALEXANDER, C., DAY, C.E.: Distribution of serum lipoproteins of selected vertebrates. Comp. Biochem. Physiol. **46**B, 295–312 (1973).
BERSOT, T.P., BROWN, W.V., LEVY, R.I., WINDMUELLER, H.G., FREDRICKSON, D.S., LEQUIRE, V.S.: Further characterisation of the apolipoproteins of rat plasma lipoproteins. Biochemistry **9**, 3427–3433 (1970).
BLATON, V., HOWARD, A.N., GRESHAM, G.A., VANDAMME, D., PEETERS, H.: Lipid changes in the plasma lipoproteins of baboons given an atherogenic diet. Atherosclerosis **11**, 497–507 (1970).
BOWDEN, J.A., FRIED, M.: Separation and characterisation of rat plasma lipoproteins by molecular sieve chromatography. Comp. Biochem. Physiol. **32**, 391–400 (1970).
BRAGDON, J.H., HAVEL, R.J.: *In vivo* effect of antiheparin agents on serum lipids and lipoproteins. Amer. J. Physiol. **177**, 128–133 (1954).
BROWN, V.G., LEVY, R.I., FREDRICKSON, D.S.: Further characterisation of apolipoproteins from the human plasma very low density lipoproteins. J. Biol. Chem. **245**, 6588–6594 (1970).
BURSTEIN, M., MORFIN, R.: Précipitation des lipoproteins sériques α et β par des polysaccharides sulfates en présence de chlorure de manganèse. Nouvelle Revue Franç. d'Hématol. **9**, 231–244 (1969).
BUTKUS, A.A., EHRHART, L.A., ROBERTSON, A.L., LEWIS, L.A.: Effects of diets rich in saturated fatty acids with or without added cholesterol on plasma lipids and lipoproteins. Lipids **5**, 896–907 (1970).
CAMEJO, G.: Structural studies of rat plasma lipoproteins. Biochemistry **6**, 3228–3241 (1967).
CAMEJO, G., BOSCH, V., ARREAZA, C., MENDEZ, H.C.: Early changes in plasma lipoprotein structure and biosynthesis in cholesterol-fed rabbits. J. Lipid. Res. **14**, 61–68 (1973).
CHAPMAN, M.J., MILLS, G.L., TAYLAUR, C.E.: Lipoprotein particles from the Golgi apparatus of guinea-pig liver. Biochem. J. **128**, 779–787 (1972).
CHAPMAN, M.J., MILLS, G.L., TAYLAUR, C.E.: The effect of a lipid rich diet on the properties and composition of lipoprotein particles from the Golgi apparatus of guinea-pig liver. Biochem. J. **131**, 177–185 (1973).
CHINO, H., MURAKAMI, S., HARASHIMA, K.: Diglyceride-carrying lipoproteins in insect haemolymph. Isolation, purification and properties. Biochim. Biophys. Acta **176**, 1–26 (1969).
COX, A.C., TANFORD, C.: The molecular weight of porcine plasma high density lipoprotein and its subunits. J. Biol. Chem. **243**, 3083–3087 (1968).
DEPURY, G.G., COLLINS, F.D.: Composition and concentration of lipoproteins in the serum of normal rats and rats deficient in essential fatty acids. Lipids **7**, 225–228 (1972).
DITTMER, D.S.: Blood and other Body Fluids. Washington D.C.: Federation of American Societies for Experimental Biology 1961.
EATON, R.P., KIPNIS, D.M.: Effects of high carbohydrate diets on lipid and carbohydrate metabolism in the rat. Amer. J. Physiol. **217**, 1160–1168 (1969a).
EATON, R.P., KIPNIS, D.M.: Radioimmunoassay of beta-lipoportien-protein of rat serum. J. Clin. Invest. **48**, 1387–1396 (1969b).
EVANS, L., PATTON, S., MCCARTHY, R.D.: Fatty acid composition of the lipid fractions from bovine serum lipoproteins. J. Dairy Sci. **44**, 475–482 (1961).
EVANS, L.: Comparison of fatty acids from lipid classes of serum lipoproteins and other lipids in bison. J. Dairy Sci. **47**, 46–53 (1964).
EWING, A.M., FREEMAN, N.K., LINDGREN, F.T.: The analysis of human serum lipoprotein distributions. In: Advances in Lipid Research (PAOLETTI, R., KRITCHEVSKY, D. eds.), Vol. 3, p. 25. New York: Academic Press 1965.
FRIED, M., WILCOX, H.G., FALOONA, G.R., EOFF, S.P., HOFFMAN, M.S., ZIMMERMAN, D.: The biosynthesis of plasma lipoproteins in higher animals. Comp. Biochem. Physiol. **25**, 651–661 (1968).
GARLICK, D.G., COURTICE, F.C.: The composition of the lipoproteins in the plasma of rabbits with hypercholesterolaemia or Triton WR-1339-induced hyperlipaemia. Quart. J. Exper. Physiol. **47**, 211–220 (1962).
GLAZIER, F.W., TAMPLIN, A.R., STRISOWER, B., DELALLA, O.F., GOFMAN, J.W., DAWBER, T.R., PHILLIPS, E.: Human serum lipoprotein concentrations. J. Gerontol. **9**, 395–403 (1954).
GOFMAN, J.W., LINDGREN, F., ELLIOTT, H., MANTZ, W., HEWITT, J., STRISOWER, B., HERRING, V.: The role of lipids and lipoproteins in atherosclerosis. Science **111**, 166–186 (1950).

Gunstone, F.D.: An introduction to the chemistry and biochemistry of fatty acids and their glycerides, 2nd. ed. London: Chapman and Hall 1967.

Gustafson, A., Alaupovic, P., Furman, R.H.: Studies of the composition and structure of serum lipoproteins. Separation and characterisation of phospholipid-protein residues obtained by partial delipidization of very low density lipoproteins of human serum. Biochemistry **5**, 632–640 (1966).

Hamilton, R.L.: Synthesis and secretion of plasma lipoproteins. Adv. Exp. Med. Biol. **26**, 7–24 (1972).

Hillyard, L.A., White, H.M., Pangburn, S.A.: Characterisation of apolipoproteins in chicken serum and in egg yolk. Biochemistry **11**, 511–518 (1972).

Howard, A.N., Gresham, G.A., Lindgren, F.T.: Lipoprotein studies on rats fed thrombogenic and atherogenic diets. J. Atherscler. Res. **8**, 739–743 (1968).

Jackson, R.L., Baker, H.N., Taunton, O.D., Smith, L.C., Garner, C.W., Gotto, A.M.: A comparison of the major apolipoprotein from pig and human high density lipoproteins. J. Biol. Chem. **248**, 2639–2644 (1973).

Janado, M., Martin, W.G., Cook, W.H.: Separation and properties of pig-serum lipoproteins. Canad. J. Biochem. **44**, 1201–1209 (1966).

Janado, M., Martin, W.G.: Molecular heterogeneity of a pig serum low-density lipoprotein. Canad. J. Biochem. **46**, 875–878 (1968).

Kalab, M., Martin, W.G.: Gel filtration of native and modified pig serum lipoproteins. J. Chromat. **35**, 230–233 (1968).

Kaminski, M., Mauger, J.-P., Sykiotis, M.: Immunological relationship and chemical similarities between HDL lipoproteins from various mammalian and avian species. In: Protides of the Biological Fluids; Proc. 19th. Colloquium (Peeters, H., ed.), p. 179. Oxford: Pergamon Press 1972.

Kirkeby, K.: Total lipids and lipoproteins in animal species. Scandinav. J. Clin. Lab. Invest. **18**, 437–442 (1966).

Koga, S., Horwitz, D.L., Scanu, A.M.: Isolation and properties of lipoproteins from normal rat serum. J. Lipid Res. **10**, 577–588 (1969).

Koga, S., Bolis, L., Scanu, A.M.: Isolation and characterisation of subunit polypeptides from apoproteins of rat serum lipoprotein. Biochim. Biophys. Acta **236**, 416–430 (1971).

Langer, T., Strober, W., Levy, R.I.: The metabolism of low density lipoprotein in familial Type II hyperlipoproteinaemia. J. Clin. Invest. **51**, 1528–1536 (1972).

Lasser, N.L., Roheim, P.S., Edelstein, D., Eder, H.A.: Serum lipoproteins of normal and cholesterol-fed rats. J. Lipid Res. **14**, 1–8 (1973).

Lauter, C.J., Brown, E.A.B., Trams, E.G.: Composition of plasma lipoproteins of the spiny dogfish *Squalus acanthias*. Comp. Biochem. Physiol. **24**, 243–247 (1968).

Leat, W.M.F., Baker, J.: Distribution of fatty acids in the plasma lipids of herbivores grazing pasture: a species comparison. Comp. Biochem. Physiol. **36**, 153–161 (1970).

Lee, R.F., Puppione, D.L.: Serum lipoproteins of the Pacific sardine (*Sardinops caerulea* Girard). Biochim. Biophys. Acta **270**, 272–278 (1972).

Levy, R.I., Bilheimer, D.W., Eisenberg, S.: Structure and metabolism of chylomicrons and very low density lipoproteins (VLDL). In: Biochemical Society Symposium No. 33: Plasma Lipoproteins (Smellie, R.M.S., ed.), p. 3. London: Academic Press 1971.

Levy, R.S., Lynch, A.C., McGee, E.D., Mehl, J.W.: Amino-acid composition of the proteins from chylomicrons and human serum lipoproteins. J. Lipid Res. **8**, 463–472 (1967).

Levy, R.S., Martin, M.V., van Remortel, H., Harbaugh, J.F.: Comparison of the apoprotein from serum high density lipoprotein (HDL) from man, bull, and chicken by partial sequencing. Fed. Proc. **31**, A880 (1972).

Lewis, L.A., Green, A.A., Page, I.H.: Ultracentrifuge lipoprotein patterns of serum of normal, hypertensive and hypothyroid animals. Amer. J. Physiol. **171**, 391–400 (1952).

Lindgren, F.T., Nichols, A.V.: Structure and function of human serum lipoproteins. In: The Plasma Proteins (Putnam, F.W., ed.), Vol. 2, p. 1. New York: Academic Press 1960.

Long, C.: Biochemists Handbook, London: Spon 1961.

Marsh, J.B.: Biosynthesis of serum lipoproteins. In: Structural and Functional Aspects of Lipoproteins in Living Systems (Tria, E., Scanu, A.M., eds.), p. 447. New York: Academic Press 1969.

Marsh, J.B., Fritz, R.: The carbohydrate components of rat serum lipoproteins. Proc. Soc. Exp. Biol. Med. **133**, 9–10 (1970).

Marshall, W.E., Kummerow, F.A.: The carbohydrate constituents of human serum β-lipoprotein: Galactose, Mannose, Glucosamine and Sialic acid. Arch. Biochem. Biophys. **98**, 271–273 (1962).

Martin, W.G., Takats, I.: Physico-chemical properties of the very low density lipoprotein of porcine serum. Biochim. Biophys. Acta **187**, 328–334 (1969).

Mills, G.L., Wilkinson, P.A.: The distribution of β-lipoproteins in human plasma. Clin. Chim. Acta **8**, 701–709 (1963).

Mills, G.L., Taylaur, C.E.: The distribution and composition of serum lipoproteins in eighteen animals. Comp. Biochem. Physiol. **40 B**, 489–501 (1971).

Mills, G.L., Chapman, M.J., McTaggart, F.: Some effects of diet on guinea pig serum lipoproteins. Biochim. Biophys. Acta **260**, 401–412 (1972a).

Mills, G.L., Chong, Y.H., Taylaur, C.E.: Variation in composition of serum low density lipoproteins in healthy men. Clin. Chim. Acta **42**, 273–283 (1972b).

Mills, G.L., McTaggart, F.: Characterisation of experimental Type II hyperlipoproteinaemia in guinea pigs. In: Proc. 3rd. Int. Symp. on Atherosclerosis (Jones, R.J., ed.). Heidelberg: Springer 1973a. In press.

Mills, G.L., Taylaur, C.E.: The distribution and composition of serum lipoproteins in the coelacanth (Latimeria). Comp. Biochem. Physiol. **44 B**, 1235–1341 (1973b).

Morris, M.D., Fitch, C.D.: Spontaneous hyperbetalipoproteinaemia in the Rhesus monkey. Biochem. Med. **2**, 209–215 (1968).

Narayan, K.A.: Disc electrophoresis of human and animal serum lipoproteins. Lipids **2**, 282–284 (1967).

Narayan, K.A.: Lowered serum concentration of high density lipoproteins in cholesterol fed rats. Atherosclerosis **13**, 205–215 (1971).

Nelson, G.J.: Lipid composition of whole plasma of Hampshire sheep. Comp. Biochem. Physiol. **30**, 715–721 (1969).

OCKNER, R.K., JONES, A.L.: An electron microscopic and functional study of very low density lipoproteins in intestinal lymph. J. Lipid Res. **11**, 284–292 (1970).

OKEY, R., GREAVES, V.: Anaemia caused by feeding cholesterol to guinea pigs. J. Biol. Chem. **129**, 111–123 (1939).

PUPPIONE, D.L., FORTE, G.M., NICHOLS, A.V., STRISOWER, E.H.: Partial characterisation of serum lipoproteins in the density interval 1.04–1.06 g/ml. Biochim. Biophys. Acta **202**, 392–395 (1970a).

PUPPIONE, D.L., NICHOLS, A.V.: Chracterisation of the chemical and physical properties of the serum lipoproteins of certain marine mammals. Physiol. Chem. Physics **2**, 49–58 (1970b).

PUPPIONE, D.L., FORTE, G.M., NICHOLS, A.V.: Serum lipoproteins of killer whales. Comp. Biochem. Physiol. **39B**, 673–681 (1971a).

PUPPIONE, D.L., SARDET, C., YAMANAKA, W., OSTWALD, R., NICHOLS, A.V.: Plasma lipoproteins of cholesterol-fed guinea pigs. Biochem. Biophys. Acta **231**, 295–301 (1971b).

REISER, R., CLARK, D.A., SORRELS, M.F., GIBSON, B.S., WILLIAMS, M.C., WILSON, F.H.: Tissue cholesterol transport as modified by diet cholesterol and the nature of diet fat. J. Atheroscler. Res. **6**, 565–579 (1966).

RUBENSTEIN, B., RUBINSTEIN, D.: Interrelationship between rat serum very low density and high density lipoproteins. J. Lipid Res. **13**, 317–324 (1972).

SARDET, C., HANSMA, H., OSTWALD, R.: Characterisation of guinea pig plasma lipoproteins: the appearance of new lipoproteins in response to dietary cholesterol. J. Lipid Res. **13**, 624–639 (1972).

SCANU, A.: Forms of human serum high density lipoprotein protein. J. Lipid Res. **7**, 295–306 (1966).

SCHEIDE, O.A.: Lipoproteins of the fowl: serum, egg and intracellular. In: Progress in the Chemistry of Fats and other Lipids (HOLMAN, R.T., LUNDBERG, W.O., MALKIN, T., eds.), Vol. 6, p. 251. Oxford: Pergamon Press 1963.

SCHULTZE, H.E.: Über Glykoproteine. Dt. med. Wschr. **83**, 1742–1752 (1958).

SCHUMAKER, V.N.: Cholesterolaemic rabbit lipoproteins: Serum lipoproteins of the cholesterolaemic rabbit. Amer. J. Physiol. **184**, 35–42 (1956).

SCHUMAKER, V.N., ADAMS, G.H.: Circulating lipoproteins. Ann. Rev. Biochem. **38**, 113–136 (1969).

SHIFF, T.S., ROHEIM, P.S., EDER, H.A.: Effects of high sucrose diets and 4-aminopyrazolopyrimidine on serum lipids and lipoproteins in the rat. J. Lipid Res. **12**, 596–603 (1971).

SHORE, V.G., SHORE, B.: The apolipoproteins: Their structure and functional roles in human serum lipoproteins. In: Blood lipids and lipoproteins: Quantitation, composition and metabolism (NELSON, G., ed.), p. 789. New York: Wiley-Interscience 1972.

SKIPSKI, V.P., BARCLAY, M., BARCLAY, R.L., FETZER, V.A., GOOD, J.J., ARCHIBALD, F.M.: Lipid composition of human serum lipoproteins. Biochem. J. **104**, 340–352 (1967).

SLACK, J., MILLS, G.L.: Anomalous low density lipoproteins in familial hyperbetalipoproteinaemia. Clin. Chim. Acta **29**, 15–25 (1970).

SOLYOM, A., BRADFORD, R.H., FURMAN, R.H.: Apolipoproteins and lipid distribution in canine serum lipoproteins. Biochim. Biophys. Acta **229**, 471–483 (1971).

SPRITZ, N., MISHKEL, M.A.: Effect of dietary fats on plasma lipids and lipoproteins: an hypothesis for the lipid-lowering effect of unsaturated fatty acids. J. Clin. Invest. **48**, 78–86 (1969).

SWITZER, S., EDER, H.A.: Transport of lysolecithin by albumin in human and rat plasma. J. Lipid Res. **6**, 506–511 (1965).

THOMAS, K.K., GILBERT, L.I.: Isolation and characterisation of the haemolymph lipoproteins of the American silkmoth, *Hyalophora cecropia*. Arch. Biochem. Biophys. **127**, 512–521 (1968).

TRAMS, E.G., BROWN, E.A., LAUTER, C.J.: Lipoprotein synthesis 1. Rat plasma lipoprotein composition and synthesis from radioactive precursors. Lipids **1**, 309–315 (1966).

WALTON, K.W., DARKE, S.J.: Immunological characteristics of human low-density lipoproteins and their relation to lipoproteins of other species. In: Protides of the Biological Fluids; Proc. 10th. Colloquium (PEETERS, H., ed.), p. 146. Amsterdam: Elsevier Publishing Co. 1963.

WELCH, V.A., STEAD, D.: Private communication 1973.

Synthesis and Intracellular Degradation of Serum Lipoproteins

O. STEIN and Y. STEIN

With 12 Figures

A. Origin and Fate of Chylomicrons

Chylomicrons are the largest serum lipoprotein particles. They have the highest content of triglyceride (>85%) and in contradistinction to the other members of the lipoprotein family originate solely from the intestine. Two main pathways of triglyceride synthesis have been recognized in the intestinal cell, the α-glycerophosphate and the monoglyceride pathway (CLARK and HUBSCHER, 1960; SENIOR and ISSELBACHER, 1962; JOHNSTON and BROWN, 1962). The latter has been shown to be the major pathway for triglyceride synthesis, while the former is utilized more for phospholipid synthesis (JOHNSTON, 1970). Phospholipids which comprise about 6—9 percent of the chylomicron weight are derived both from de novo synthesis via the α-glycerophosphate pathway and from acylation of lysolecithin, which is absorbed from the lumen after partial hydrolysis of lecithin (SCOW et al., 1967). Chylomicron cholesterol is of dual origin. In the normally fed individual it is derived predominantly from the diet, whereas following administration of a cholesterol-free diet it is derived from local synthesis (DIETSCHY and WILSON, 1970a). Even though a relatively minor component, protein is essential for the secretion of chylomicrons from the intestinal cell. Thus inhibition of protein synthesis by puromycin results in lack of release of the chylomicrons into the lymph (ISSELBACHER and BUDZ, 1963; SABESIN and ISSELBACHER, 1965). In a recent study, FRIEDMAN and CARDELL (1972) have postulated that the inability of the puromycin-treated intestinal cell to release chylomicrons might be due also to impairment of synthesis of membrane proteins, the membranes being needed for the packaging and transport of chylomicrons. The failure to secrete chylomicrons in abetalipoproteinemia has focussed attention on the role of β-apolipoprotein in this process (DOBBINS, 1966). The source of the proteins of the chylomicrons has intrigued investigators for many years. The possibility was considered that some of the protein might be derived from the serum and is added to the particle in the lymph. Recent studies have concentrated on the analysis of the various apolipoproteins present in intestinal particles, both VLDL and chylomicrons. When isolated from the lymph, they were shown to contain the full apolipoprotein component found in serum VLDL (KOSTNER and HOLASEK, 1972; ALAUPOVIC et al., 1968). When the incorporation of labeled lysine into proteins was studied in the isolated perfused intestine, it was found that all the major apolipoproteins of VLDL became labeled, however, little or no label was found in the low molecular weight peptides, which are derived apparently from the serum (WINDMUELLER and SPAETH, 1972).

The major function of chylomicrons is the transport of dietary lipids and the various biochemical and ultrastructural studies of lipid absorption in the small intestine have provided much information concerning the intracellular transport and secretion of chylomicrons. Three main steps can be recognized in this process, the first consisting of transmembrane diffusion, the second of intracellular synthesis and transport, and the third of extracellular release. The first step has been studied extensively in various model systems consisting of intestinal slices of everted sacs, and it was shown that the absorption of free fatty acid from a micellar solution occurs at 0° C and hence is not an energy-dependent step (STRAUSS, 1966). The mode of absorption of free cholesterol is presumably similar, namely by passive diffusion, whereupon the cholesterol mixes within the intracellular pool of free cholesterol (DIETSCHY and WILSON, 1970b). The second step during which esterification of fatty acids occurs, does require energy and at the ultrastructural level it is characterized by the appearance of electron opaque osmiophilic particles within the cisternae of the endoplasmic reticulum. These particles become larger with time and are present also in the Golgi apparatus and appear in the interstitial spaces (STRAUSS, 1968). Studies using labeled precursors such as glucose (JERSILD, 1966a), fatty acids (JERSILD, 1966b; DERMER, 1968; CARLIER et al., 1969; CARLIER, 1971), or glycerol (JERSILD, 1968) and electron-microscopic radioautography provided further information concerning the site of synthesis and intracellular transport of chylomicrons. When ^{3}H-oleic acid was introduced into ligated segments of jejunum, the radioautographic reaction seen 1 min later was present over the elements of the endoplasmic reticulum (JERSILD, 1966b). Similarly, introduction of labeled glucose resulted, 2 min later, in the appearance of silver grains over lipid droplets in the endoplasmic reticulum, indicating that triglyceride formation had occurred in that organelle (JERSILD, 1966a). The finding of a concentration of label over the Golgi apparatus at later time intervals after the introduction of the label (JERSILD, 1966b; CARLIER et al., 1969) as well as in pulse chase experiments (DERMER, 1968) has provided evidence that this organelle plays an active role in the intracellular transport of chylomicrons. It should be pointed out that in abetalipoproteinemia no chylomicron particles are seen in the Golgi apparatus, even though the cell is full of lipid droplets (DOBBINS, 1966). The role of the Golgi apparatus, as well as the final steps of release will be discussed further in the section dealing with VLDL transport and secretion.

Following their entry into circulation, the chylomicrons are removed by various tissues, the adipose tissue and muscle being the major sites of chylomicron triglyceride catabolism (ROBINSON, 1970), while the liver participates mainly in the removal of cholesterol esters (QUARFORDT and GOODMAN, 1967). The ultrastructural aspects of chylomicron triglyceride uptake by the liver (STEIN and STEIN, 1967a) and adipose tissue (STEIN and STEIN, 1971; SCOW, 1970) were studied by radioautography and histochemistry (BLANCHETTE-MACKIE and SCOW, 1971). While in the newborn rat chylomicrons can pass through intercellular gaps of capillary endothelium (SUTER and MAJNO, 1965), this does not occur anymore in the adult. When parametrial fat pads were perfused with ^{3}H-glycerol labeled chylomicrons, and the fate of the label was studied with radioautography, it was found that the label remained associated with chylomicrons only within the lumen of the blood vessels (Fig. 1). Since the extravascular and intracellular label was not associated with chylomicrons, it was suggested that the chylomicron triglyceride had undergone hydrolysis (SCOW, 1970; STEIN and STEIN, 1971). With the help of histochemistry, the site of the hydrolysis was localized to the endothelial cells, and it was concluded that the lipolytic reaction occurs within vesicles and vacuoles of the endothelial cell and in the subendothelial space (BLANCHETTE-MACKIE and SCOW, 1971). The liver participates only moderately in the removal of chylomicrons, and about 20% of injected labeled chylomicron triglyceride is recovered in the liver 5–10 min later (STEIN and STEIN, 1967a). Electron-microscopic radioautography has shown the presence of label over chylomicrons taken up by some endothelial cells, while the label seen over the parenchymal cells was not associated with chylomicrons. This study has provided evidence that unlike the Kupffer cells, the parenchymal liver cell does not take up intact chylomicrons. It was not resolved, however, whether it does take up intact triglyceride molecules, or only the products of their hydrolysis. In contradistinction to triglyceride, more than 70% of the chylomicron cholesterol ester is taken up by the liver (QUARFORDT and GOODMAN, 1967). This dual fate of the two neutral lipid components has prompted a study of the various steps involved in chylomicron catabolism (REDGRAVE, 1970). When functionally hepatectomized rats were injected with chy-

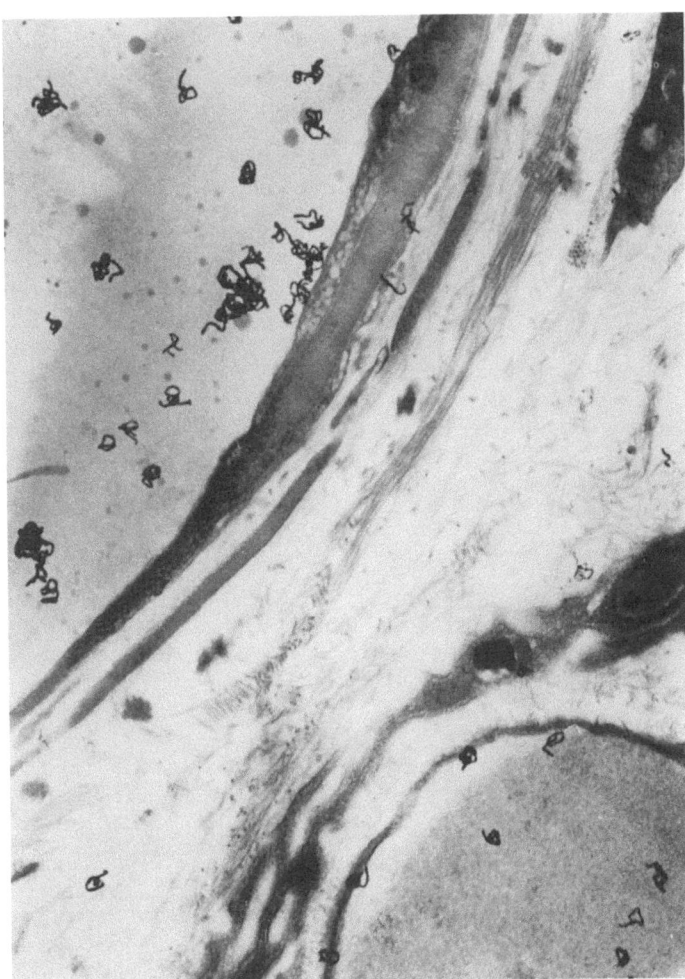

Fig. 1. Adipose tissue of rat perfused for 14 min with chylomicrons containing triglyceride labeled with glycerol-^{3}H. Radioautographic reaction seen inside blood vessel lumen can be related in part to chylomicrons, whereas the few grains in interstitial space are not related to chylomicrons. In adipocyte, label is seen over bulk lipid. ×12,000. (From STEIN and STEIN, 1971, reproduced by permission of Academic Press, Inc., New York)

lomicrons, little or no cholesterol ester became cleared, while removal of triglyceride was quite considerable. When the serum obtained from such rats was injected into normal animals, there was a rapid removal of both triglyceride and cholesterol ester by the liver. These studies seem to indicate that degradation of chylomicrons occurs in two steps, the first involving removal of most of the triglyceride by peripheral tissues and formation of a "remnant", which then is taken up by the liver. This remnant should contain most or all of the original chylomicron's cholesterol ester.

Radioautography was used to study the mode of uptake of the cholesterol ester moiety of chylomicrons (STEIN et al., 1969). Thirty minutes after injection of chylomicrons labeled in their cholesterol ester moiety, the radioautographic reaction was present predominantly over the sinusoidal cell boundary (Fig. 2). Only at later time intervals, when most of the label was found in the form of free cholesterol, did the radioautographic reaction become predominantly intracellular. These findings may indicate that hydrolysis of the ester bond precedes the uptake of cholesterol and that the hydrolysis occurs at the cell surface. In this study cholesterol hydrolase active at a neutral pH was found also in the plasma membrane. That the parenchymal liver cell, rather than the Kupffer cell, plays a predominant role in the uptake of cholesterol esters, was shown both by radioautography (STEIN et al., 1969) and by determination of radioactivity following separation of both types of cells (NILSSON and ZILVERSMIT, 1971).

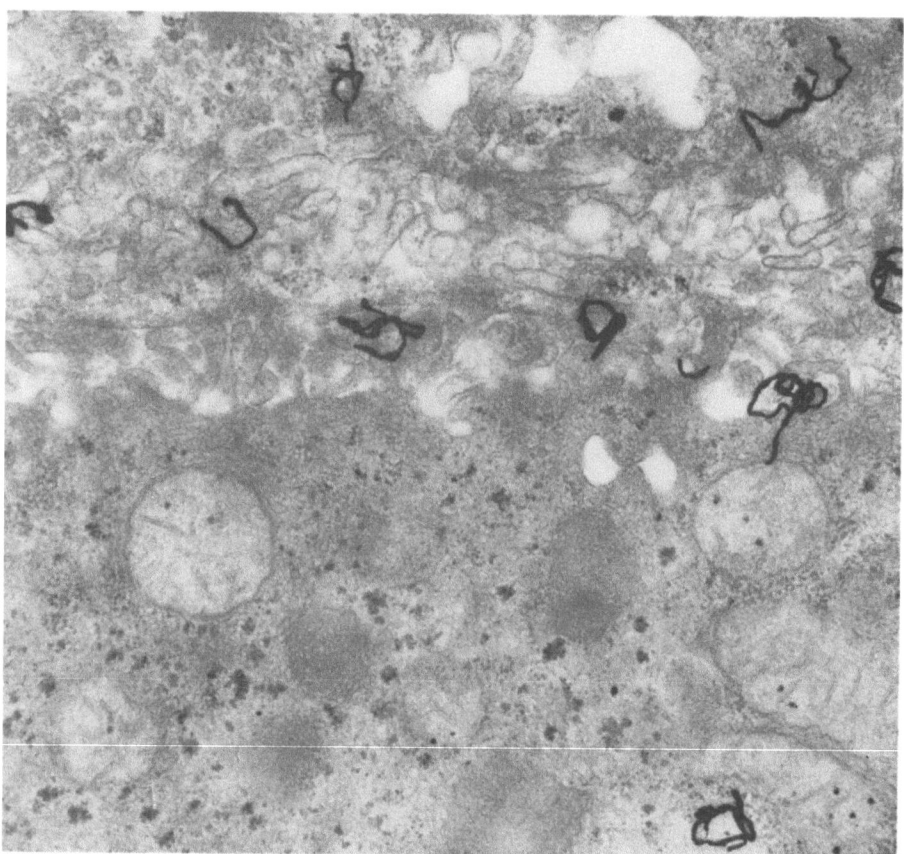

Fig. 2. Liver of rat 27 min after injection of chylomicrons containing cholesterol-^{3}H (70% in the form of cholesterol ester). Silver grains are seen over sinusoidal cell boundary and there are no recognizable chylomicrons. ×27,000. (From O. STEIN et al., 1969, reproduced by permission of the Editor of J. Cell Biol.)

B. The Origin and Fate of Very Low and Low Density Lipoproteins (VLDL and LDL)

Very low density lipoproteins of serum are considered to be the main carriers of "endogenous" triglycerides in contradistinction to chylomicrons, which carry "exogenous" triglycerides. With respect to size, they form a rather heterogenous family of particles, ranging from 300 to 800 Å in diameter, and are characterized by their high triglyceride content, 50–70% by weight, which is responsible for their density of less than 1.006. The other components of VLDL are cholesterol, phospholipids, carbohydrates, and proteins. The protein moiety, which will be designated apolipoprotein contributes 6–13% of weight and during the last few years it has been shown to consist of several different protein molecules. Low density lipoproteins have an average particle size of 200 Å and are considered the main carriers of serum cholesterol, which makes up 40–45% of their weight. The other major component, protein (20–25% by weight) consists mainly of a single molecular species which is the same as the major VLDL apolipoprotein. The two lipoprotein classes (VLDL and LDL) will be considered together, since as will be discussed subsequently, there exists between them a precursor-product relationship. The source of origin of serum VLDL has been shown to be confined mostly to the liver (STEIN and SHAPIRO, 1959; HAVEL et al., 1962) and to a more limited extent to the small intestine (ROHEIM et al., 1966a; OCKNER et al., 1969; WINDMUELLER et al., 1970; TYTGAT et al., 1971).

I. Intracellular Sites of Synthesis of VLDL Components

Two approaches have been used to study the cellular site of synthesis of VLDL components, i.e., subcellular fractionation and radioautography. First came the demonstration that the microsomal fraction derived from liver homogenates is the richest in enzymes active in esterification of fatty acids to triglycerides (STEIN and SHAPIRO, 1958; WEISS et al., 1960). Next the role of the microsomes in triglyceride synthesis was studied in rat liver perfused with labeled fatty acid and it was shown that the triglyceride with the highest specific activity was first isolated from the microsomal fraction (STEIN and SHAPIRO, 1959). Likewise, enzymes active in the various steps of phospholipid synthesis are present mainly in the microsomal fraction of both liver (STEIN and SHAPIRO, 1957, 1958; WEISS et al., 1956) and intestine (BRINDLEY and HÜBSCHER, 1965). Improvements in isolation techniques permitted the subfractionation of the microsomes into rough (ribosome bearing) and smooth microsomes. In the liver both these subfractions have been shown to catalyze the synthesis of lecithin from labeled glycerol (GLAUMAN and DALLNER, 1968) and of cholesterol from labeled mevalonate (CHESTERTON, 1968). Autoradiography permitted for the first time to localize in the intact cell the synthetic pathways studied hitherto in isolated fractions. With the help of this method it became possible to demonstrate the presence of labeled triglyceride in the endoplasmic reticulum of liver already 2 min after injection of labeled fatty acids or glycerol. This radioautographic reaction was seen over both rough and smooth endoplasmic reticulum and often the regions of transition between the two showed the presence of labeled triglyceride (STEIN and STEIN, 1966, 1967b). Similarly, radioautography at the electron-microscope level was instrumental in the intracellular localization of triglyceride synthesis to the elements of the endoplasmic reticulum in the cell of the small intestine (JERSILD, 1966b; STRAUSS, 1968). One of the sites of cholesterol esterification might be present also in the endoplasmic reticulum, as VLDL isolated either from the Golgi apparatus of rat liver (MAHLEY et al., 1969) or from rat intestinal lymph (OCKNER et al., 1969) contain two thirds of their cholesterol in esterified form. However, it should be pointed out that in the human, cholesterol esterification occurs predominantly in the circulation. The reaction is catalyzed by lecithin-cholesterol-acyl-transferase (LCAT) which transfers the fatty acid from the 2 position of lecithin to free cholesterol (GLOMSET, 1968). Indeed, familial deficiency of LCAT results in the absence of cholesterol ester from serum lipoproteins (NORUM and GJONE, 1967).

Even though a minor component, the protein moiety of VLDL, of both liver and intestinal origin, plays a major role in the secretion of the particle into the circulation. Thus, interruption of protein synthesis by puromycin (ROBINSON and SEAKINS, 1962; JONES et al., 1967) ethionine (ROBINSON and HARRIS, 1961; SCHLUNK et al., 1968), or cycloheximide (BAR-ON et al., 1973) results in a marked depression of serum lipoproteins. The proteins of the VLDL belong to the class of secretory proteins, the synthesis of which is usually effected on membrane-bound ribosomes (REDMAN, 1968). Synthesis of specific serum lipoproteins (BUNGENBERG DE JONG and MARSH, 1968) has been also carried out in an in vitro system in the presence of rat liver ribosomes. The mechanism which controls the rate of apolipoprotein synthesis has not been elucidated so far. Under certain experimental conditions, such as partial hepatectomy followed by regeneration (INFANTE et al., 1969; GIRARD et al., 1971) or high concentrations of fatty acid (RUDERMAN et al., 1968; ALCINDOR et al., 1970) in a liver perfusion system, there seems to be stimulation of apolipoprotein synthesis. There is some evidence that the increased fatty acid influx affects mRNA availability, since pretreatment with Actinomycin D for 1 h depressed the stimulatory effect, but had no effect on the basal rate of apolipoprotein synthesis (ALCINDOR et al., 1970). It should be pointed out that longer pretreatment with Actinomycin D depresses considerably the incorporation of amino acids into serum lipoproteins (FALOONA et al., 1968). The realization that the protein moiety of VLDL can be separated by column chromatography or by polyacrylamide gel electrophoresis into various components, prompted the search for the origin of these apolipoproteins. In a recent study WINDMUELLER et al. (1973) have demonstrated that while synthesis of all apolipoproteins of VLDL does occur in the liver, the small intestine is able to synthesize little or none of the apolipoproteins characterized by a rapid mobility on polyacrylamide gel (and was designated in that study as group III in contradistinction to the more slowly moving proteins of groups I and II). These investigators postulated that VLDL of intestinal origin acquire the small apolipoproteins in the intestinal lymph and in the circulation (WINDMUELLER and SPAETH, 1972; WINDMUELLER et al., 1973).

The carbohydrate constituents which have been identified in human plasma lipoproteins are glucosamine, galactose, mannose, and sialic acid, and are present in the form of glycoproteins (MARSHALL and KUMMEROW, 1962). During the formation of glycoproteins the various sugars are added in a stepwise manner to the protein moiety. Thus, N-acetyl glucosamine may be added to the nascent polypeptide chain still at the polysomal level (MOLNAR, 1967). The addition of mannose is catalyzed by enzymes present in the membranes of the rough endoplasmic reticulum, however, the addition of galactose, a precursor of glucosamine occurs mainly at the level of the Golgi apparatus (WHUR et al., 1969; WAGNER and CYNKIN, 1971). The final step of glycosidation of serum lipoproteins in the liver occurs also in the Golgi apparatus, as the highest specific activity of the enzyme which transfers glucosamine to serum lipoproteins was found in that fraction (LO and MARSH, 1970). More recently a high specific activity of galactosyl transferase has been found in a purified Golgi fraction derived from rat intestinal mucosa (MAHLEY et al., 1971). But no information is available whether the VLDL of intestinal origin do contain carbohydrate residues.

II. Secretory Pathways

From the foregoing discussion it is evident that the enzymes which catalyze the synthesis of the components of VLDL are localized in the rough and smooth endoplasmic reticulum and that the addition of the terminal carbohydrate occurs in the Golgi apparatus. It was indeed in the transition zone between the rough and smooth endoplasmic reticulum and in the vacuoles of the Golgi apparatus, of both the liver (STEIN and STEIN, 1967b; JONES et al., 1967; HAMILTON et al., 1967) and intestinal cell (TYTGAT et al., 1971; JONES and OCKNER, 1971) that osmiophilic particles 300—800 Å in diameter were found and were thought to represent the intracellular counterpart of VLDL (Fig. 3). However, as long as the sole characterization of such particles in the hepatocyte was their size and osmiophilia, their chemical nature and origin were disputed (STEIN and STEIN, 1967b). The first indication that they contain triglycerides was obtained from radioautographic studies in the liver, in which labeled fatty acids were used as precursors of triglycerides, and the radioautographic reaction was seen over the particles in the Golgi apparatus (Figs. 4 and 5). The finding of concentrations of radioautographic grains over clusters of particles in hepatocytes following injection of tritiated glycerol, at a time when no lipid radioactivity was present in the circulation, helped to ascertain their hepatic origin (STEIN and STEIN, 1967b). Early studies with labeled fatty acids have shown that about 20 min elapse between the time of formation of labeled triglyceride in the liver and its appearance in the circulation (STEIN and SHAPIRO, 1959; HAVEL et al., 1962). Since the half-life of the fatty acid in the circulation is extremely brief, it was possible to consider the labeling of liver triglyceride as a pulse labeling and follow the intracellular route of labeled triglyceride from the site of synthesis to the site of secretion, with the help of radioautography. These studies have shown that the above mentioned lag period can be accounted for

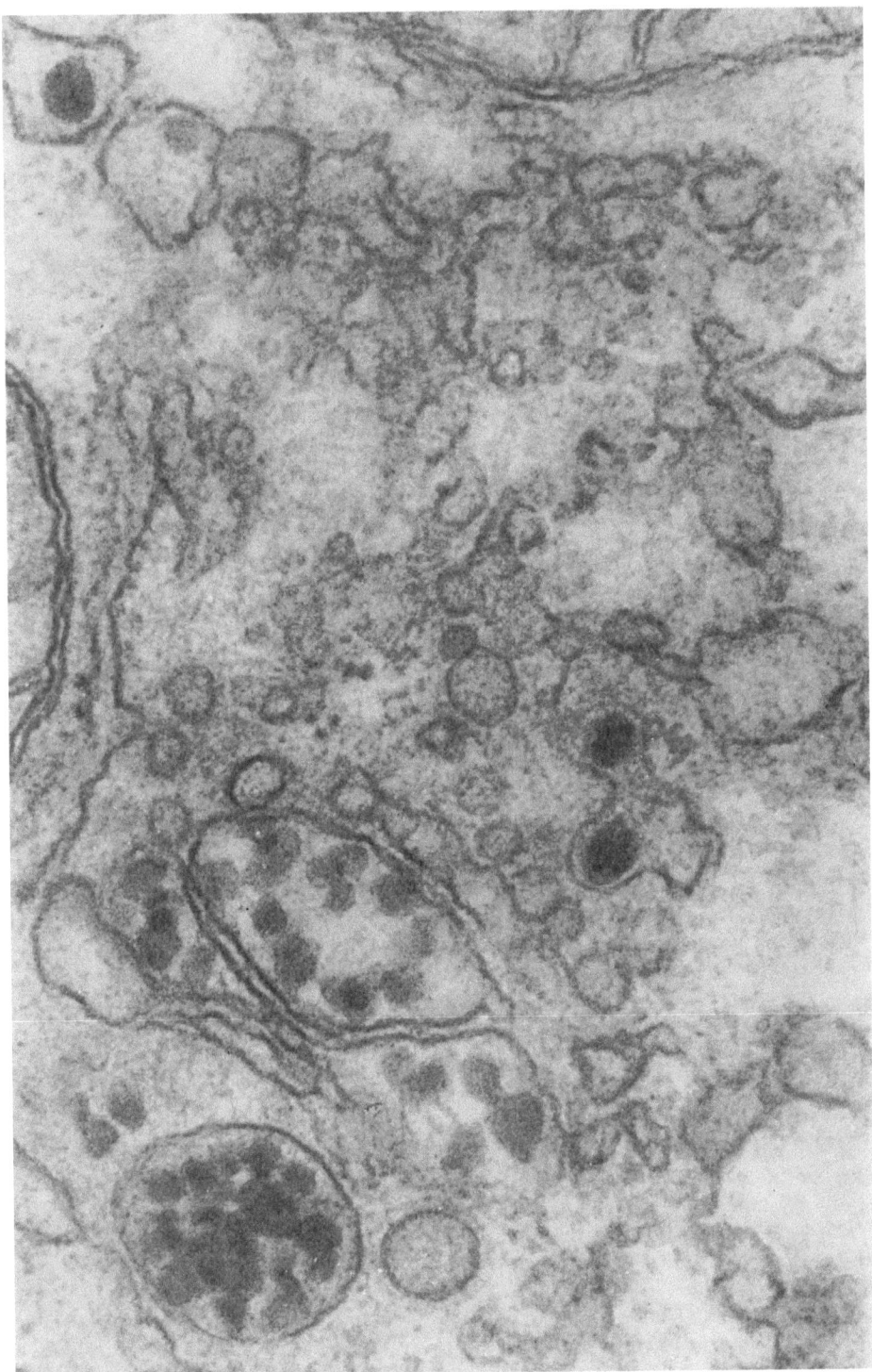

Fig. 3. Electron micrograph of a portion of rat hepatocyte showing VLDL particles in cisternae of endoplasmic reticulum and in Golgi apparatus. ×150,000. (From O. STEIN et al., 1973a, reproduced by permission of Grune & Stratton, Inc., New York)

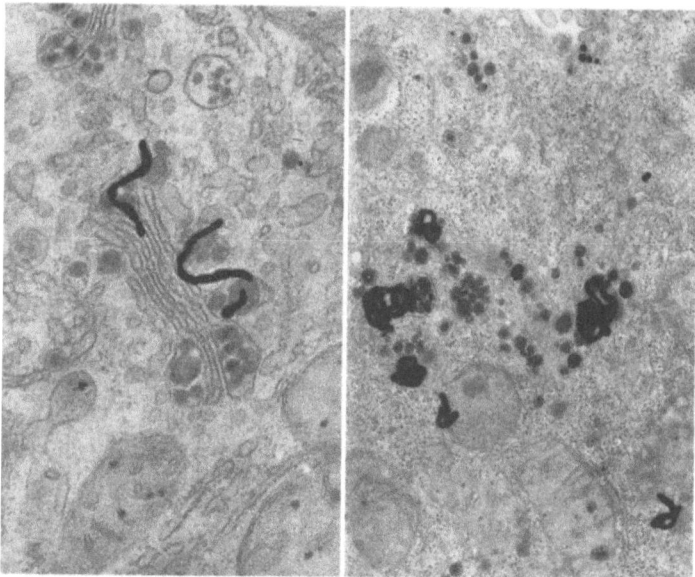

Figs. 4 and 5. Liver of fasted and ethanol-treated rats 10 min after injection with palmitic acid-^{3}H or oleic acid-^{3}H. Silver grains are seen over clusters of lipoprotein particles in Golgi apparatus. Fig. 4 ×37,500. Fig. 5 ×18,600. (Fig. 4, from STEIN and STEIN, 1967b, reproduced by permission of the Editor of J. Cell Biol. Fig. 5, from STEIN and STEIN, 1971, reproduced by permission of Academic Press, Inc., New York)

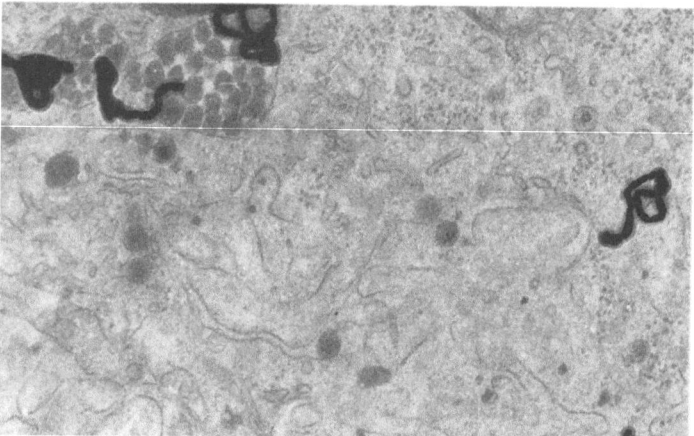

Fig. 6. Liver of ethanol-treated rat 20 min after injection of palmitic acid-^{3}H. Silver grains are seen over lipoprotein-containing vacuoles adjacent to sinusoidal cell boundary. ×40,000. (From STEIN and STEIN, 1967b, reproduced by permission of the Editor of J. Cell Biol.)

by the findings that the VLDL particles, which originate in the endoplasmic reticulum, are first transported to the Golgi apparatus and subsequently reach the sinusoidal cell border inside membrane-bound vacuoles (Figs. 4—6) (STEIN and STEIN, 1967b). The final step in the secretory process consists of the fusion of the membranes of secretory vesicles with the plasma membrane and release of the lipoprotein particles into the space of Disse. A similar sequence of events is envisaged also for the intracellular transport and secretion of VLDL in the small intestine in fasting animals and in man (TYTGAT et al., 1971; JONES and OCKNER, 1971).

Diversion of bile or administration of cholestyramine resulted in the disappearance of VLDL particles from the intestinal cells (JONES and OCKNER, 1971). The question whether intestinal VLDL should be considered as small chylomicrons (WINDMUELLER et al., 1970; TYTGAT et al., 1971), or a distinct particle population (MAHLEY et al., 1971) has not been resolved so far. In Golgi apparatus isolated from rat intestinal mucosa, VLDL particles and chylomicrons were found in separate secretory vesicles; this was interpreted as an indication that they might be segregated in the Golgi apparatus (MAHLEY et al., 1971).

Even though the general route of the secretory pathway of VLDL has been outlined and is similar to that proposed for the secretory pathways in both exocrine and endocrine glands, the finer details of the mode and mechanism of transport and their regulation is still incomplete. Thus the site of the coupling between the lipid and protein moieties has yet to be localized. Lipoprotein granules, large enough to be distinguished from the matrix are first noted at the regions of transition between the rough and smooth endoplasmic reticulum, and we could speculate that it is there that the lipoprotein particle is formed. How did the lipid and the protein reach this site, were both secreted into the lumen of the cisterna? Recently the transport of serum glycoproteins was studied in rat liver microsomes and it was proposed that the polypeptide chain which is released from the ribosome may not reach the lumen of the cisterna, but travel inside the membrane of the rough endoplasmic reticulum proper till it reaches the smooth endoplasmic reticulum or the Golgi apparatus (REDMAN and CHERIAN, 1972). This is in contradistinction to albumin which reaches the lumen of the cisterna directly after its release from the ribosome. Since serum lipoproteins are complex proteins, one might envisage the possibility that the apolipoprotein portion might be transported in a manner similar to that of the glycoprotein. If such a mechanism were operative, one might consider the presence of an apolipoprotein pool, from which the lipoprotein particles are formed during their passage through the cisternae of the endoplasmic reticulum. The presence of a pool of apolipoproteins and the question of lipid protein attachment was studied in the intact rat and in perfused rat liver (BUCKLEY et al., 1968; BAR-ON et al., 1973). In the former study it was concluded that lipid and protein moieties are synthesized separately. Since following injection of labeled fatty acid and amino acid the label appeared first in the lipid portion of serum lipoprotein, it was postulated that the lipid had been added to preexisting protein, and this finding was taken as indication for the presence of a hepatic apolipoprotein pool. In the more recent study (BAR-ON et al., 1973) the nature of the apolipoprotein pool was further explored. Rat liver was perfused with a medium containing red blood cells, but no serum, and the rate of release of labeled VLDL was studied after labeling of the protein moiety with leucine and the lipid with palmitic acid. The ratio of labeled triglyceride to labeled protein, and of labeled triglyceride to phospholipid in the VLDL released into the perfusate were determined. When cycloheximide was introduced into the perfusion system there was no measurable incorporation of labeled amino acid in perfusate proteins, but esterification of newly added fatty acid into complex lipids proceeded at a normal rate. For about an hour after interruption of protein synthesis, secretion of VLDL proceeded at about 60% the normal rate indicating that intracellular transport and release of VLDL are not dependent on concomitant protein synthesis. The VLDL released during that period was labeled in its protein and lipid moieties by leucine and palmitic acid, which had been introduced prior to inhibition of protein synthesis. However, the ratios of labeled protein to labeled triglyceride, as well as the ratio of labeled triglyceride to labeled phospholipid was quite different from that encountered prior to the introduction of cycloheximide. Thus it seems that there is in the liver cell a small pool of apolipoproteins which may serve as acceptor of lipid synthesized after inhibition of protein synthesis. Separation of the apolipoproteins of VLDL secreted after cycloheximide on polyacrylamide gel electrophoresis, pointed out that the hepatic apolipoprotein pool did not contain all components at proportions normally present in serum VLDL.

The secretory pathway which was studied extensively in exocrine pancreas has been shown to have two energy dependent steps, one between the endoplasmic reticulum and the Golgi, the other at the final release of the secretory product from the cell (JAMIESON and PALADE, 1968). Some circumstantial evidence suggests that the transfer of VLDL into the Golgi apparatus of the hepatocyte might also require energy. This is based on the finding of accumulation of VLDL particles in the cisternae of the endoplasmic reticulum and their absence from the Golgi apparatus 3–5 hrs after administration of ethionine, at a time when there is a significant fall in cellular ATP (FARBER, 1967; BAGLIO and FARBER, 1965).

III. Role of Microtubules in VLDL Secretion

The delivery of the VLDL from its intracellular site of formation is achieved by a secretory vesicle which migrates from the Golgi apparatus and fuses with the sinusoidal cell membrane. Recently several reports have appeared, which have dealt with the participation of microtubules in the process of secretion in endocrine glands (LACY et al., 1968; WILLIAMS and WOLFF, 1970; MALAISSE-LAGAE et al., 1971; PELLETIER and BORNSTEIN, 1972). Hence it seemed of interest to determine the role of microtubules in the secretion of VLDL by the rat liver. In rats pretreated with colchicine and injected with ^{14}C-palmitic acid or ^{3}H-leucine, there is a fivefold reduction in labeled triglyceride or labeled protein in the circulation. The dose of colchicine employed caused no impairment in esterification of fatty acids into triglycerides. By the use of Triton WR 1339 it was possible to demonstrate that the fall in both labeled and total triglyceride in the serum of cholchicine treated rats was due to impairment of VLDL release from the liver. Likewise colchicine and vinblastine were shown to block release of triglycerides from perfused mouse liver (ORCI et al., 1973; LEMARCHAND et al., 1973). In order to study the effect of these agents on the protein moiety of lipoproteins, rats were pretreated with colchicine and injected with ^{3}H-leucine. While incorporation of the precursor amino acid into proteins remained normal, there was a marked depression of the release of labeled proteins into the serum. Concomitantly, there was a decrease in the levels of VLDL (by 80%) and of HDL (by 30%) (STEIN et al., 1974b). A similar effect of antimicrotubular agents on release of serum albumin (REDMAN, 1973) and serum lipoproteins (LEMARCHAND et al., 1974) from rat liver slices or perfused mouse liver was described, thus complementing the results obtained in vivo (STEIN et al., 1974b). The morphological counterpart of the impaired release is the accumulation of large secretory vesicles, filled with nascent VLDL, in the hepatocyte (Fig. 7) (STEIN and STEIN, 1973; STEIN et al., 1974b). Thus it seems that the final pathways of intracellular transport and secretion of serum lipoproteins and albumin are subject to a common transport mechanism, the interruption of which resulted in the accumulation of secretory vesicles. It remains to be shown whether all secretory products are present in the same vesicle. The finding of the secretory vesicles in the vicinity of the plasma membrane suggests that colchicine treatment has interfered with the final step of release of the secretory product. One could postulate that the integrity of the microtubular system is mandatory for a specific organization of the plasma membrane, which permits the fusion with the secretory vesicles and release of lipoprotein into the blood stream.

IV. Regulation of VLDL Secretion

One approach to the study of the regulation of VLDL metabolism is through investigation of the various types of fatty liver. As already mentioned in a previous section, interference with protein synthesis by injection of puromycin, ethionine, or carbon tetrachloride results in a decrease in lipoprotein secretion and in the development of fatty liver. It seems of interest to point out that the degree of lipid accumulation in the liver was not related to the degree of inhibition of protein synthesis, but rather to a rise in serum free fatty acids. This is borne out also by the finding that cycloheximide, which causes a very marked inhibition of protein synthesis, leads to a very limited lipid accumulation, and there is actually a fall in the circulating free fatty acids (BAR-ON et al., 1972). Moreover, induction of fatty liver by carbon tetrachloride, ethionine, or Pactomycin could be prevented by administration of adenine, which lowered serum free fatty acids but failed to relieve inhibition of protein synthesis (GLASER and MAGER, 1972). Another compound which was also shown to induce fatty liver formation through increased mobilization of free fatty acids is allylisopropylacetamide (ROHEIM et al., 1971b). The accumulation of the lipid

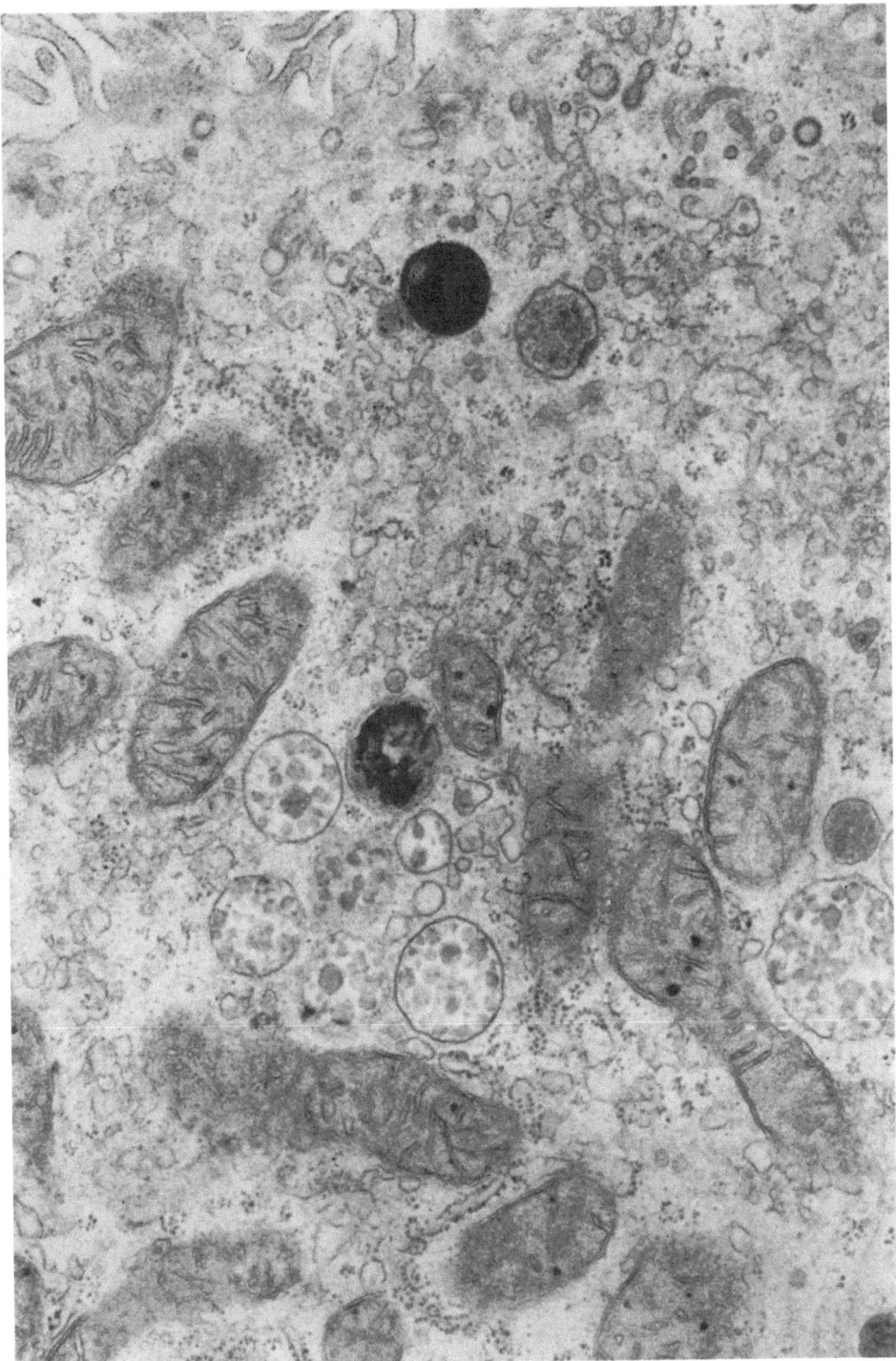

Fig. 7. Electron micrograph of liver of rat, 180 min after injection with colchicine (1.0 mg/100 g body weight). Note accumulation of secretory vesicles containing VLDL particles in cytoplasm of hepatocyte. ×31,300

in the liver proved to be of a transient nature and the fall in liver lipid was accompanied by a rise in serum VLDL concentration. The latter could be shown to be due to an increase in the synthesis of VLDL protein, especially after repeated injections of the drug. That study has suggested that accumulation of triglyceride, in the face of normal protein synthetic activity might act as a trigger for the synthesis and secretion of serum VLDL, which has also found its ultrastructural expression in the form of numerous VLDL particles in the Golgi apparatus of the hepatocyte (ROHEIM et al., 1971b). Additional support for the role of high concentration of liver triglyceride in the stimulation of VLDL synthesis and secretion was derived from the finding that feeding of a high sucrose diet to rats results in a very marked increase of incorporation of amino acids into VLDL protein and a rise in serum VLDL levels (SHIFF et al., 1971). It seems plausible that the trigger for the enhancement of the synthesis of VLDL protein described above is linked to the process of mobilization of the accumulated triglyceride which is stored in the liver in the form of large cytoplasmic droplets. The mobilization of triglyceride from the lipid droplets was investigated (BAR-ON et al., 1971) and the question asked was whether whole triglyceride molecules are utilized as such or whether they have to undergo hydrolysis. To that end liver triglycerides were labeled with ^{3}H-glycerol and ^{14}C-palmitic acid and liver perfusion was started at a time when most of the labeled triglyceride was in the form of the storage lipid. During three hours of perfusion secretion of labeled triglyceride occurred, and the ratio of ^{14}C-palmitate/^{3}H-glycerol in triglycerides of the perfusate and of liver microsomes were similar and differed from that in the storage fat. This ratio rose at later times of perfusion, indicating that the ^{14}C-palmitate moiety of the storage triglyceride had been used for the newly synthesized lipoprotein molecules. Moreover, while the specific activity of the palmitic acid labeled triglyceride in the microsomes and in the storage lipid was similar, the specific activity of glycerol labeled triglyceride in the microsomes was only half of the storage fat. Thus, when the triglycerides of the storage fat are mobilized for secretion they have to undergo hydrolysis and it is the fatty acid portion which is mostly reutilized.

In that study we have attempted also to determine the role of liver lecithin as fatty acid donor in the synthesis of VLDL triglyceride. To that end livers were prelabeled with ^{3}H-palmitoyl-lysolecithin and ^{14}C-palmitic acid. The former became mostly acylated to lecithin and only a small portion of ^{3}H-palmitate entered the triglyceride pool, while the latter became incorporated into both lecithin and triglyceride. Under the experimental conditions, at the beginning of perfusion, the ratio of ^{3}H-palmitate to ^{14}C-palmitate in storage triglyceride was 1.0, it was 2.0 in microsomal triglyceride and 4.0 in microsomal lecithin. During perfusion there was a rise in the ^{3}H/^{14}C ratio in microsomal triglyceride as well as in the secretory product in the perfusate. These findings indicate that in addition to storage triglycerides, liver lecithin is yet another endogenous donor of fatty acids utilized for the formation of VLDL triglyceride.

Another type of fatty liver, which helped to elucidate an important aspect of VLDL secretion was induced by orotic acid. Incorporation of this drug into a synthetic diet, results in the accumulation of osmiophilic particles in the cisternae of endoplasmic reticulum (NOVIKOFF et al., 1966) and a failure to secrete VLDL into the circulation (WINDMUELLER and LEVY, 1967). The interference with VLDL secretion occurred in spite of no reduction in protein synthesis (DEAMER et al., 1965) and secretion of serum proteins of density greater than 1.21 (i.e., serum albumin) (ROHEIM et al., 1966b). In a recent study the osmiophilic droplets ("liposomes") were isolated from orotic acid-treated livers, and their apolipoproteins examined on polyacrylamide gel electrophoresis (POTTENGER and GETZ, 1971). It became evident that apolipoproteins derived from the "liposomes" had the same composition as normal serum VLDL, apart from one missing band. This band has been shown to be immunologically identical with one just preceding it, and the faster mobility of the latter was due to a different sialic acid content (BROWN et al., 1970). Thus it appears that interference with the glycosidation process does affect the intracellular transport and secretion of otherwise fully assembled VLDL particles.

V. Catabolism of Serum VLDL

The catabolism of serum VLDL is a multi-step process which involves removal of triglyceride and phospholipid, formation of an intermediate particle and of LDL, transfer of some of the apolipoproteins to HDL, and finally egress of the LDL particle from the circulation.

The half-life in the circulation of the different components of VLDL was shown to vary markedly in different species. Thus in the human the $t\frac{1}{2}$ of VLDL triglyceride was measured in hours (FARQUHAR et al., 1965), while in rabbits (HAVEL et al., 1962) and rats (LAURELL, 1959) it did not exceed 20 min. The fate of the triglyceride varied with respect to the nutritional state of the animal. Two hours after injection of VLDL labeled in the triglyceride portion into fasted rabbits, 24—38% was recovered in the liver, while in refed rabbits the liver accounted for 10—14% of injected label and 41—64% were found in adipose tissue (HAVEL et al., 1962). The removal of VLDL triglyceride involves hydrolysis of the molecule by lipoprotein lipase, the localization of which was discussed in the section on chylomicrons. Following injection of VLDL labeled in their protein moiety with ^{125}I into humans, about 40% of the label was found in the circulation after 24 hrs. The determination of the distribution of radioactivity in the various serum lipoprotein fractions revealed that most of the ^{125}I-apoB was found in serum LDL and 12% of all label in HDL (EISENBERG et al., 1973; BILHEIMER et al., 1972). The transfer of ^{125}I-apoB from VLDL to LDL was shown to proceed in two stages. The labeled apoB was first recovered in a lipoprotein fraction isolated in an intermediate fraction at d 1.006—1.019 (S_f 12—20). The label in this fraction increased for 6 hr and thereafter there was appearance of ^{125}I-apoB in the LDL fraction (EISENBERG et al., 1973).

In the rat the rate of disappearance of the labeled VLDL from the circulation was rapid and the $t\frac{1}{2}$ of apo B was 6—10 min. In contradistinction to the findings in man only a small amount of apo B was transferred to LDL and more than 90% of the injected apo B disappeared from the circulation in 60 min. In view of the finding that during this time most of the ^{125}I-apo C remained in the circulation it was concluded that the apo B derived from VLDL was cleared from the blood stream in the form of an intermediate particle which was rich in apo B and poor in apo C (EISENBERG and RACHMILEWITZ, 1973a and b). A similarly rapid removal of lysine-^3H labeled apo B was observed also when biosynthetically labeled VLDL was injected into rats (FAEGERMAN et al., 1974). Since 30 min after injection of ^{125}I-VLDL about 40% of the injected dose was recovered in the liver (EISENBERG and RACHMILEWITZ, 1973; STEIN et al., 1974a) the uptake of the particles by the liver was studied with the help of radioautography. At 5 and 30 min after injection the radioautographic reaction in the liver was concentrated mainly at the sinusoidal cell boundary while only 40% of the grains were seen over the hepatocyte cytoplasm (Fig. 8). At later time interval (120 min) most of the radioautographic reaction was intracellular and concentration of grains was seen over secondary lysosomes (STEIN et al., 1974a). The finding of a concentration of label at the sinusoidal cell surface at early time intervals after injection could indicate that a saturation of binding sites occurs, which might be limiting in remnant uptake. This study left unresolved the question whether hydrolysis of the remnant lipids precedes the interiorization of the protein. Even though triglyceride esterase (ASSMAN et al., 1973) as well as phospholipases A_1 and A_2 (NEWKIRK and WAITE, 1973) have demonstrated in the liver plasma membrane, neutral cholesterol esterase of the plasma membrane (STEIN et al., 1969) is apparently far less active than the acid cholesterol esterase of lysosomes (RIDDLE et al., 1975). The very efficient removal of the very low density lipoprotein remnants by rat liver could be responsible for the low levels of rat plasma low density lipoprotein (EISENBERG and RACHMILEWITZ, 1973a). Studies carried out in vitro (EISENBERG and RACHMILEWITZ, 1975) or in the "supradiaphragmatic" rat (MJØS et al., 1974) have shown that during the production of remnant particles from VLDL there is a conservation of apoB and cholesterol. Since a similar relationship was shown to exist also between VLDL and LDL

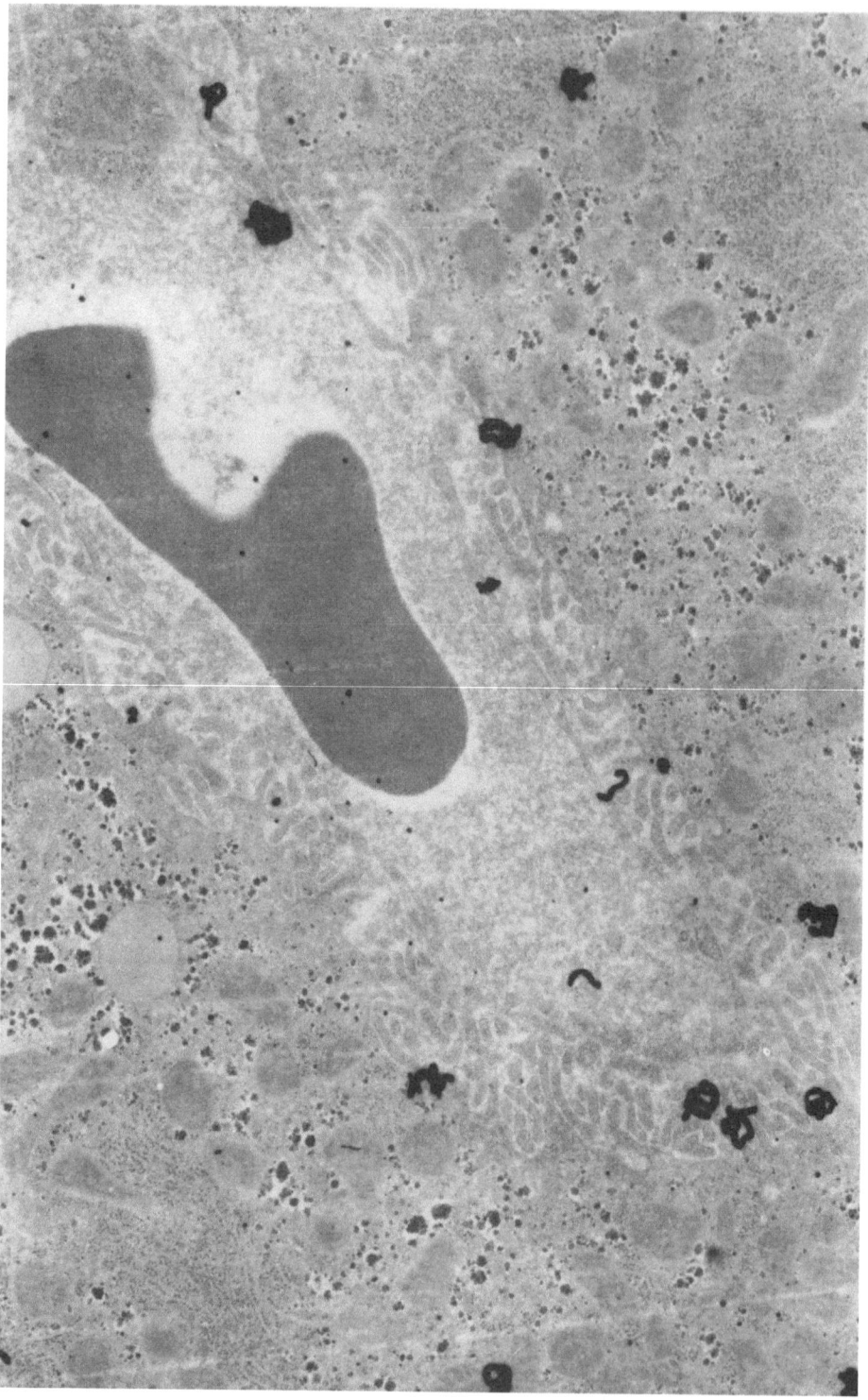

Fig. 8. Electron-microscopic radioautograph of a section of rat liver 5 min after injection of ^{125}I-VLDL. The radioautographic reaction is concentrated at sinusoidal cell boundary. ×17,000

it has been postulated that one VLDL particle produces one remnant particle which can be converted to one LDL particle (EISENBERG and RACHMILEWITZ, 1975).

The LDL thus formed is the main carrier of esterified cholesterol in the human serum and several studies have dealt with the elucidation of the site of LDL degradation. When rats were injected with ^{125}I-LDL a rather high percent of the injected label was recovered in the liver (HAY et al., 1971). However, studies in pigs have shown that removal of the liver not only does not result in a longer intravascular survival of injected LDL, but on the contrary is accompanied by a shortening of its half life in the circulation (SNIDERMAN et al., 1974; STEINBERG et al., 1974). These findings have redirected the attention from the liver to the peripheral tissue as the primary sites of LDL degradation.

In recent years several groups of investigators have used vascular smooth muscle cells and skin fibroblasts of man and various mammals to study the degradation of serum lipoproteins by peripheral cells (BIERMAN et al., 1973; BIERMAN et al., 1974; STEIN and STEIN, 1975a and b; BIERMAN and ALBERS, 1975; WEINSTEIN et al., 1974; ASSMAN et al., 1975; BROWN and GOLDSTEIN, 1974; BROWN et al., 1974; GOLDSTEIN and BROWN, 1974). Both cell types take up LDL preferentially to HDL and in general skin fibroblasts (GOLDSTEIN and BROWN, 1974) show a higher rate of LDL degradation than vascular smooth muscle cells (BIERMAN and ALBERS, 1975; STEIN and STEIN, 1975a and b). Moreover, while LDL cholesterol is very efficient in the feedback regulation of HMG CoA reductase, HDL cholesterol at equimolar concentration is far less effective (BROWN et al., 1974). The fate of the protein moiety of LDL as well as of other lipoproteins was studied in cultures of aortic smooth muscle cells (BIERMAN et al., 1973, 1974). With the help of radioautography a concentration of label was shown over secondary lysosomes following exposure of cells to labeled LDL (Fig. 9) (STEIN and STEIN, 1975a) or VLDL remnants (BIERMAN et al., 1973). These results indicate that mesenchymal cells are capable of degrading serum LDL under in vitro conditions and perhaps do play an important role in this process in the intact organism.

C. Origin and Fate of HDL

Serum high density lipoproteins are composed of about 50% protein, 30% phospholipid, and 20% cholesterol, the latter mostly in the form of cholesterol ester. Like the other lipoproteins described so far, they originate mostly from the liver (WINDMUELLER and SPAETH, 1967) and to some extent also from the small intestine (WINDMUELLER and SPAETH, 1972). Their independent origin from serum VLDL has been indicated by the presence of α protein in patients with abetalipoproteinemia (GOTTO et al., 1971). In experimental animals use was made of orotic acid, known to inhibit release of β lipoproteins from the liver, in order to study the synthesis and release of HDL. Livers of orotic acid-fed rats were shown to release labeled phospholipid and cholesterol into the perfusate, but hardly any triglyceride (WINDMUELLER and LEVY, 1967). The synthesis of the protein moiety of serum HDL was studied with the help of labeled precursors and incorporation of label into HDL protein was demonstrated both in a perfused liver (ROHEIM et al., 1966b) and in vivo (SHIFF et al., 1971; FALOONA et al., 1968). More recently HDL protein was shown to be released into the lymph and into the perfusion medium by isolated rat intestine (WINDMUELLER and SPAETH, 1972). Analysis of the various HDL apolipoproteins following perfusion with radioactive amino acids revealed that while all the apolipoproteins of HDL released by the liver were labeled, in the case of the intestine, the fast moving components were not labeled. These findings indicate that while the liver secretes apparently a complete HDL particle, the HDL derived from the intestine obtains some of its apolipoproteins from the serum (WINDMUELLER et al., 1973).

The secretory pathway of the HDL particle has not been elucidated so far. "Nascent" HDL was isolated from perfusates of liver either in the presence of LCAT inhibitor (HAMILTON et al., 1973) or from a non-recirculating system (MARSH, 1974). Such particles appeared as circular discs 44×190 Å, contained all the apoproteins and were low in cholesterol ester. Hence it has been postulated that the HDL acquires its final form and composition after the formation of cho-

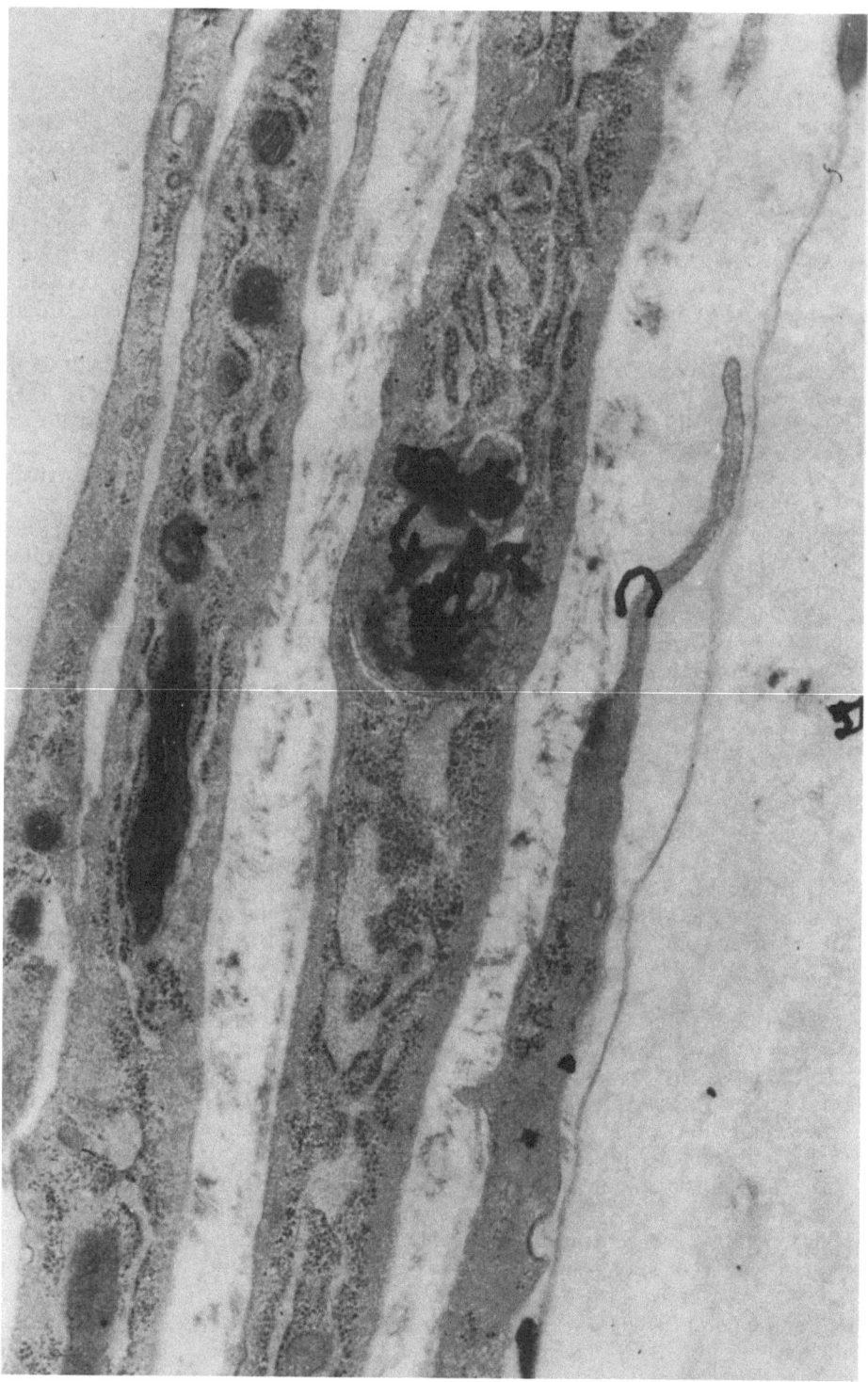

Fig. 9. Electron-microscopic radioautograph of section of rat aortic smooth muscle cells in culture, incubated with ^{125}I-LDL for 24 hrs. Silver grains, representing labeled protein are concentrated over secondary lysosome. ×31,000

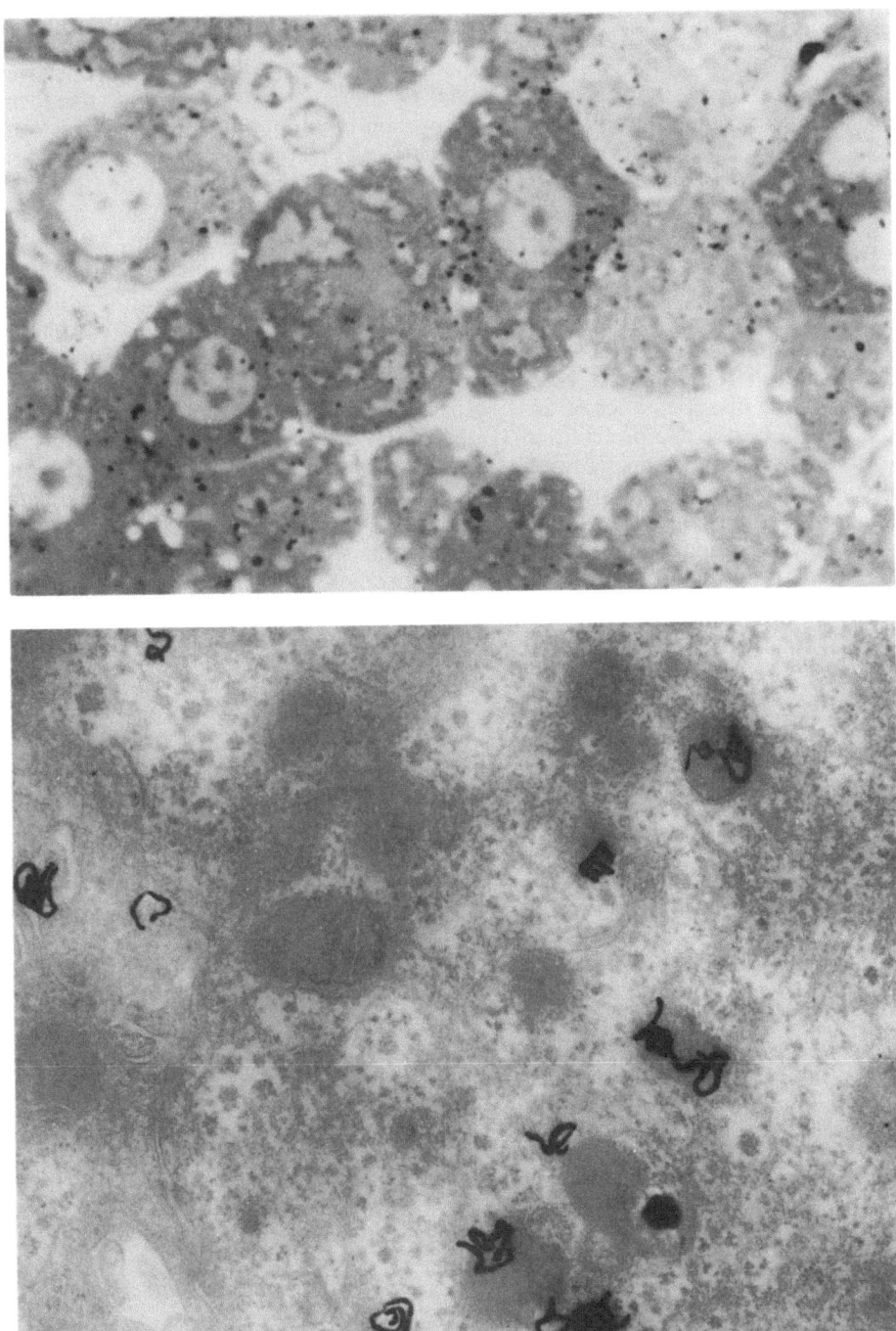

Figs. 10 and 11. Radioautographs of rat liver 6 hrs after injection of rat ^{125}I-HDL. On light microscopic radioautography (Fig. 10) the label is seen predominantly over hepatocytes and concentrations of grains are seen in vicinity of bile capillaries. On electron-microscopic radioautography (Fig. 11) concentrations of grains are seen over secondary lysosomes of hepatocytes. Fig. 10 ×1,500. Fig. 11 ×28,000. (Fig. 11 from STEIN et al., 1973a, reproduced by permission of Grune & Stratton, Inc., New York)

lesterol ester which proceeds in the circulation and is catalyzed by the LCAT reaction (HAMILTON et al., 1973).

The fate of the protein moiety of serum HDL has been studied in the rat. Following injection of ^{125}I-HDL the disappearance curve showed at least two components. Screening by passage through a rat for 12 hr eliminated the fast component and so the $t_{\frac{1}{2}}$ of the HDL-protein in the circulation was found to be $10\frac{1}{2}$ hrs (ROHEIM et al., 1971a). In view of the presence of several apolipoproteins in the HDL particle, attempts were made to determine whether the fast component, observed in the disappearance of unscreened HDL, might be due to a preferential loss of one or more apolipoproteins. However, the lack of change of the distribution of label among the main apolipoproteins (separated by polyacrylamide gel electrophoresis) at different times after injection, has shown that the HDL is cleared from the circulation as an intact particle (ROHEIM et al., 1972). In 6 hrs about 10% of the injected dose was recovered in the liver and about 5% in the small intestine. In the liver most of the label was present in the form of protein-bound radioactivity. However, only 30% was recognizable by a specific antibody at 1 hr and only 19% at 6 hr (RACHMILEWITZ et al., 1972). These findings have indicated that the liver participates actively in the catabolism of the protein moiety of HDL. With the help of radioautography the label was found predominantly over parenchymal liver cells (Fig. 10) and some label was seen also over endothelial and Kupffer cells. The intracellular localization of the labeled HDL was studied by electron-microscopic radioautography. It was postulated that HDL was most probably taken up by the process of pinocytosis and transported towards the site of its catabolism in secondary lysosomes (Fig. 11) (RACHMILEWITZ et al., 1972). Similar localization was also seen in the epithelial cells of the small intestine.

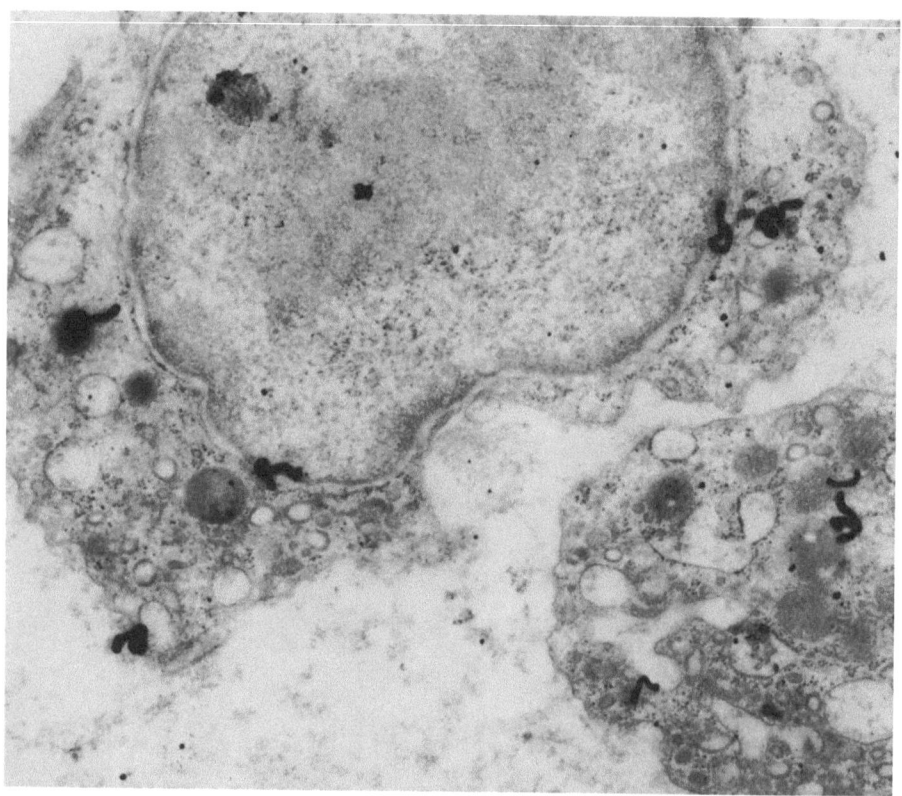

Fig. 12. Section of macrophage in heart myocardium 1 hr after perfusion with rat ^{125}I-HDL. Silver grains are seen over vesicles and secondary lysosomes. ×20,000

It seems of interest to point out that labeled HDL could also be demonstrated in the macrophages in the interstitium of the heart, following perfusion with ^{125}I-HDL. Thus it seems that these cells participate in the catabolism of HDL after its entrance into the extravascular space (STEIN et al., 1973b) (Fig. 12).

Acknowledgments

The preparation of this study was supported through the Special Foreign Currency Program of the National Library of Medicine, National Institutes of Health, Public Health Service, U.S. Department of Health, Education, and Welfare, Bethesda, Maryland, under an agreement with the Israel Journal of Medical Sciences, Jerusalem, Israel.

References

ALAUPOVIC, P., FURMAN, R.H., FALOR, W.H., SULLIVAN, M.L., WALRAVEN, S.L., OLSON, A.C.: Isolation and characterization of human chyle chylomicrons and lipoproteins. Ann. N.Y. Acad. Sci. 149, 791–807 (1968).

ALCINDOR, L.G., INFANTE, R., SOLER-ARGILAGA, C., RAISONNIER, A., POLONOVSKI, J., CAROLI, J.: Induction of the hepatic synthesis of β-lipoproteins by high concentrations of fatty acids. Effect of actinomycin D. Biochim. Biophys. Acta 210, 483–486 (1970).

ASSMAN, G., BROWN, B.G., MAHLEY, R.W.: Regulation of 3-hydroxy-3-methylglutaryl coenzyme A reductase activity in cultured swine aortic smooth muscle cells by plasma lipoproteins. In press, 1975.

ASSMANN, G., KRAUSS, R.M., FREDRICKSON, D.S., LEVY, R.I.: Characterization, subcellular localization, and partial purification of a heparin-released triglyceride lipase from rat liver. J. Biol. Chem. 248, 1992–1999 (1973).

BAGLIO, C.M., FARBER, E.: Reversal by adenine of the ethionine-induced lipid accumulation in the endoplasmic reticulum of the rat liver: a preliminary report. J. Cell Biol. 27, 591–601 (1965).

BAR-ON, H., ROHEIM, P.S., STEIN, O., STEIN, Y.: Contribution of floating fat triglyceride and of lecithin towards formation of secretory triglyceride in perfused rat liver. Biochim. Biophys. Acta 248, 1–11 (1971).

BAR-ON, H., STEIN, O., STEIN, Y.: Multiple effects of cycloheximide on the metabolism of triglycerides in the liver of male and female rats. Biochim. Biophys. Acta 270, 444–452 (1972).

BAR-ON, H., KOOK, A.I., STEIN, O., STEIN, Y.: Assembly and secretion of very low density lipoproteins by rat liver following inhibition of protein synthesis with cycloheximide. Biochim. Biophys. Acta 306, 106–114 (1973).

BIERMAN, E.L., EISENBERG, S., STEIN, O., STEIN, Y.: Very low density lipoprotein "remnant" particles; uptake by aortic smooth muscle cells in culture. Biochim. Biophys. Acta 329, 163–169 (1973).

BIERMAN, E.L., STEIN, O., STEIN, Y.: Lipoprotein uptake and metabolism by rat aortic smooth muscle cells in tissue culture. Circulation Res. 35, 136–150 (1974).

BIERMAN, E.L., ALBERS, J.J.: Lipoprotein uptake by cultured human arterial smooth muscle cells. Biochim. Biophys. Acta 388, 198–202 (1975).

BILHEIMER, D.W., EISENBERG, S., LEVY, R.I.: The metabolism of very low density lipoprotein proteins. I. Preliminary in vitro and in vivo observations. Biochim. Biophys. Acta 260, 212–221 (1972).

BLANCHETTE-MACKIE, E.J., SCOW, R.O.: Sites of lipoprotein lipase activity in adipose tissue perfused with chylomicrons. J. Cell Biol. 51, 1–25 (1971).

BRINDLEY, D.N., HÜBSCHER, G.: The intracellular distribution of the enzymes catalysing the biosynthesis of glycerides in the intestinal mucosa. Biochim. Biophys. Acta 106, 495–509 (1965).

BROWN, W.V., LEVY, R.I., FREDRICKSON, D.S.: Further characterization of apolipoproteins from the human plasma very low density lipoproteins. J. Biol. Chem. 245, 6588–6594 (1970).

BROWN, M.S., DANA, S.E., GOLDSTEIN, J.L.: Regulation of 3-hydroxy-3-methylglutaryl coenzyme A reductase activity in cultured human fibroblasts. Comparison of cells from a normal subject and from a patient with homozygous familial hypercholesterolemia. J. Biol. Chem. 240, 789–796 (1974).

BROWN, M.S., GOLDSTEIN, J.L.: Familial hypercholesterolemia: defective binding of lipoproteins to cultured fibroblasts associated with impaired regulation of 3-hydroxy-3-methylglutaryl coenzyme A reductase activity. Proc. Nat. Acad. Sci. USA 71, 788–792 (1974).

BUCKLEY, J.T., DELAHUNTY, T.J., RUBINSTEIN, D.: The relationship of protein synthesis to the secretion of the lipid moiety of low density lipoprotein by the liver. Canad. J. Biochem. 46, 341–349 (1968).

BUNGENBERG DE JONG, J.J., MARSH, J.B.: Biosynthesis of plasma lipoproteins by rat liver ribosomes. J. Biol. Chem. 243, 192–199 (1968).

CARLIER, H., CLEMENT, G., NOIROT-TIMOTHEE, C.: Application de la technique de radioautographie en microscopie electronique a l'étude de l'absorption intestinale des lipides chez le rat. C.R. Acad. Sc. Paris 268, 1627–1629 (1969).

CARLIER, H.: Absorption en fonction due temps par un segment d'intestin de rat in situ de monopalmitine, d'acide palmitique et d'acide oleique tritie. J. Microscopie 12, 193–204 (1971).

CHESTERTON, C.J.: Distribution of cholesterol precursors and other lipids among rat liver intracellular structures. J. Biol. Chem. 243, 1147–1151 (1968).

CLARK, B., HÜBSCHER, G.: Biosynthesis of glycerides in the mucosa of the small intestine. Nature 185, 35–37 (1960).

DEAMER, D.W., KRUGER, F.A., CORNWALL, D.G.: Total liver protein and amino acid incorporation into liver protein in orotic acid-induced fatty liver. Biochim. Biophys. Acta 97, 147–149 (1965).

DERMER, G.B.: An autoradiographic and biochemical study of oleic acid absorption by intestinal slices including determinations of lipid loss during preparation for electron microscopy. J. Ultrastruct. Res. 22, 312–325 (1968).

Dietschy, J.M., Wilson, J.D.: Regulation of cholesterol metabolism. I. New Engl. J. Med. **282**, 1128—1138 (1970a).

Dietschy, J.M., Wilson, J.D.: Regulation of cholesterol metabolism. II. New Engl. J. Med. **282**, 1179—1183 (1970b).

Dobbins, W.I. III: An ultrastructural study of the intestinal mucosa in congenital β-lipoprotein deficiency with particular emphasis upon the intestinal absorptive cell. Gastroenterology **50**, 195—210 (1966).

Eisenberg, S., Bilheimer, D.W., Levy, R.I., Lindgren, F.T.: On the metabolic conversion of human plasma very low density lipoprotein to low density lipoprotein. Biochim. Biophys. Acta **326**, 361—377 (1973).

Eisenberg, S., Rachmilewitz, D.: Metabolism of rat plasma very low density lipoprotein. I. Fate in circulation of the whole lipoprotein. Biochim. Biophys. Acta **326**, 378—390 (1973a).

Eisenberg, S., Rachmilewitz, D.: Metabolism of rat plasma very low density lipoproteins. II. Fate in circulation of apoprotein subunits. Biochim. Biophys. Acta **326**, 391—405 (1973b).

Eisenberg, S., Rachmilewitz, D.: Interaction of rat plasma very low density lipoprotein with lipoprotein lipase rich (post heparin) plasma. J. Lipid Res. **16**, 341—351 (1975).

Faergeman, O., Sato, T., Kane, J.R., Havel, R.J.: Metabolism of apoprotein B of plasma very low density lipoproteins in the rat. Circulation, Suppl. **III**, 114 (1974).

Faloona, G.R., Stewart, B.N., Fried, M.: The effects of actinomycin D on the biosynthesis of plasma lipoproteins. Biochemistry **7**, 720—725 (1968).

Farber, E.: Ethionine fatty liver. Advances Lipid Res. **5**, 119—183 (1967).

Farquhar, J.W., Gross, R.C., Wagner, R.M., Reaven, G.M.: Validation of an incompletely coupled two-compartment nonrecycling catenary model for turnover of liver and plasma triglyceride in man. J. Lipid Res. **6**, 119—134 (1965).

Friedman, H.I., Cardell, R.R.: Effects of puromycin on the structure of rat intestinal epithelial cells during fat absorption. J. Cell Biol. **52**, 15—40 (1972).

Girard, A., Roheim, P.S., Eder, H.A.: Lipoprotein synthesis and fatty acid mobilization in rats after partial hepatectomy. Biochim. Biophys. Acta **248**, 105—113 (1971).

Glaser, G., Mager, J.: Biochemical studies on the mechanism of action of liver poisons. II. Induction of fatty livers. Biochim. Biophys. Acta **261**, 500—507 (1972).

Glauman, H., Dallner, G.: Lipid composition and turnover of rough and smooth microsomal membranes in rat liver. J. Lipid Res. **9**, 720—729 (1968).

Glomset, J.A.: The plasma lecithin: cholesterol acyltransferase reaction. J. Lipid Res. **9**, 155—167 (1968).

Goldstein, J.L., Brown, M.S.: Binding and degradation of low density lipoproteins by cultured human fibroblasts. Comparison of cells from a normal subject and from a patient with homozygous familial hypercholesterolemia. J. Biol. Chem. **249**, 5153—5162 (1974).

Gotto, A.M., Levy, R.I., John, K., Fredrickson, D.S.: On the protein defect in abetalipoproteinemia. New Engl. J. Med. **284**, 813—818 (1971).

Hamilton, R.L., Regen, D.M., Gray, M.E., LeQuire, V.S.: Lipid transport in liver. I. Electron microscopic identification of very low density lipoproteins in perfused rat liver. Lab. Invest. **16**, 305—319 (1967)

Hamilton, R.L., Williams, M.C., Havel, R.J., Fielding, C.J.: Structure of nascent high density lipoprotein (HDL). In: Atherosclerosis III, Proceedings of the Third International Symposium (Schettler, G., Weizel, A., eds.), p. 936 (1973).

Havel, R.J., Felts, J.M., Van Duyne, C.M.: Formation and fate of endogenous triglycerides in blood plasma of rabbits. J. Lipid Res. **3**, 297—308 (1962).

Hay, R.V., Pottenger, L.A., Reingold, A.L., Getz, G.S., Wissler, R.W.: Degradation of ^{125}I-labelled serum low density lipoprotein in normal and estrogen-treated male rats. Biochem. Biophys. Res. Commun. **44**, 1471—1477 (1971).

Infante, R., Alcindor, G., Raisonnier, A., Petti, D., Polonovski, J., Caroli, J.: Biosynthese des lipoproteines plasmatiques par le foie en regeneration. Biochim. Biophys. Acta **187**, 335—344 (1969).

Isselbacher, K.J., Budz, D.M.: Synthesis of lipoproteins by rat intestinal mucosa. Nature **200**, 364—365 (1963).

Jamieson, J.D., Palade, G.E.: Intracellular transport of secretory proteins in the pancreatic exocrine cell. IV. Metabolic requirements. J. Cell Biol. **39**, 589—603 (1968).

Jersild, R.A., Jr.: A radioautographic study of glyceride synthesis in vivo during intestinal absorption of fats and labeled glucose. J. Cell Biol. **31**, 413—427 (1966a).

Jersild, R.A., Jr.: A time sequence study of fat absorption in the rat jejunum. Am. J. Anat. **118**, 135—162 (1966b).

Jersild, R.A., Jr.: A radioautographic comparison of glycerol-H^3 and galactose-H^3 uptake during intestinal glyceride synthesis. Anat. Rec. **160**, 217—230 (1968).

Johnston, J.M., Brown, J.L.: The intestinal utilization of doubly labeled α-monopalmitin. Biochim. Biophys. Acta **59**, 500—501 (1962).

Johnston, J.M.: Comprehensive Biochemistry, Lipid Metabolism. Amsterdam: Elsevier 1970, Vol. XVIII, p. 1—18.

Jones, A.L., Ruderman, N.B., Herrera, M.G.: Electron microscopic and biochemical study of lipoprotein synthesis in the isolated perfused rat liver. J. Lipid Res. **8**, 429—446 (1967).

Jones, A.L., Ockner, R.K.: An electron microscopic study of endogenous very low density lipoprotein production in the intestine of rat and man. J. Lipid Res. **12**, 580—589 (1971).

Kostner, G., Holasek, A.: Characterization and quantitation of the apolipoproteins from human chyle chylomicrons. Biochemistry **11**, 1217—1223 (1972).

Lacy, P.E., Howell, S.L., Young, D.A., Fink, C.J.: New hypothesis of insulin secretion. Nature **219**, 1177—1179 (1968).

Laurell, S.: Recycling of intravenously injècted palmitic acid-1-C^{14} as esterified fatty acid in the plasma of rats and turnover rate of plasma triglycerides. Acta Physiol. Scand. **47**, 218—232 (1959).

LeMarchand, Y., Singh, A., Assimacopoulos-Jeannet, F., Orci, L., Rouiller, Ch., Jeanrenaud, B.: A role for the microtubular system in the release of very low density lipoproteins by perfused mouse livers. B. Biol. Chem. **248**, 6862—6870 (1973).

LeMarchand, Y., Patzelt, C., Assimacopoulos-Jeannet, F., Loten, E.G., Jeanrenaud, B.: Evidence for a role of the microtubular system in the secretion of newly synthesized albumin and other proteins by the liver. J. Clin. Invest. **53**, 1512–1517 (1974).

Lo, C.H., Marsh, J.B.: Biosynthesis of plasma lipoproteins. Incorporation of ^{14}C-glycosamine by cells and subcellular fractions of rat liver. J. Biol. Chem. **245**, 5001–5006 (1970).

Mahley, R.W., Hamilton, R.L., Lequire, V.S.: Characterization of lipoprotein particles isolated from the Golgi apparatus of rat liver. J. Lipid Res. **10**, 433–439 (1969).

Mahley, R.W., Bennett, B.D., Morre, D.J., Gray, M.E.: Lipoproteins associated with the Golgi apparatus isolated from epithelial cells of rat small intestine. Lab. Invest. **25**, 435–444 (1971).

Malaisse-Lagae, F., Greider, M.H., Malaisse, W.J., Lacy, P.E.: The stimulus-secretion coupling of glucose-induced insulin release. IV. The effect of Vincristine and Deuterium oxide on the microtubular system of the pancreatic beta cell. J. Cell Biol. **49**, 530–535 (1971).

Marsh, J.B.: Lipoproteins in a nonrecirculating perfusate of rat liver. J. Lipid Res. **15**, 544–550 (1974).

Marshall, W.E., Kummerow, F.A.: The carbohydrate constituents of human serum β-lipoprotein: galactose, mannose, glucosamine and sialic acid. Arch. Biochem. Biophys. **98**, 271–273 (1962).

Mjøs, O.D., Faergeman, O., Hamilton, R.L., Havel, R.J.: Characterization of remnants of lymph chylomicrons and lymph and plasma very low density lipoproteins in "supradiaphragmatic" rats. Eur. J. Clin. Invest. **4**, 382–383 (1974).

Molnar, J.: Attachment of glucosamine to protein at the ribosomal site of rat liver. Biochemistry **6**, 1941–1947 (1967).

Newkirk, J.D., Waite, M.: Phospholipid hydrolysis by phospholipases A_1 and A_2 in plasma membranes of rat liver. Biochim. Biophys. Acta **298**, 562–576 (1973).

Nilsson, A., Zilversmit, D.B.: Distribution of chylomicron cholesteryl ester between parenchymal and Kupffer cells of rat liver. Biochim. Biophys. Acta **248**, 137–142 (1971).

Norum, K.R., Gjone, E.: Familial plasma lecithin:cholesterol acid transferase deficiency. Biochemical study of a new inborn error of metabolism. Scand. J. Clin. Lab. Invest. **20**, 231–243 (1967).

Novikoff, A.B., Roheim, P.S., Quintana, N.: Changes in rat liver cells induced by orotic acid feeding. Lab. Invest. **15**, 27–49 (1966).

Ockner, R.K., Hughes, F.B., Isselbacher, K.J.: Very low density lipoproteins in intestinal lymph: Origin, composition and role in lipid transport in the fasting state. J. Clin. Invest. **48**, 2079–2088 (1969).

Orci, L., LeMarchand, Y., Singh, A., Assimacopoulos-Jeannet, F., Rouiller, Ch., Jeanrenaud, B.: Role of microtubules in lipoprotein secretion by the liver. Nature (Lond.) **244**, 30–32 (1973).

Pelletier, G., Bornstein, M.B.: Effect of colchicine on rat anterior pituitary gland in tissue culture. Exp. Cell Res. **70**, 221–223 (1972).

Pottenger, L.A., Getz, G.S.: Serum lipoprotein accumulation in the livers of orotic acid-fed rats. J. Lipid Res. **12**, 450–459 (1971).

Quarfordt, S.H., Goodman, D.S.: Metabolism of doubly-labeled chylomicron cholesteryl esters in the rat. J. Lipid Res. **8**, 264–272 (1967).

Rachmilewitz, D., Stein, O., Roheim, P.S., Stein, Y.: Metabolism of iodinated high density lipoproteins in the rat. II. Autoradiographic localization in the liver. Biochim. Biophys. Acta **270**, 414–425 (1972).

Redgrave, T.G.: Formation of cholesteryl ester-rich particulate lipid during metabolism of chylomicrons. J. Clin. Invest. **49**, 465–471 (1970).

Redman, C.M.: The synthesis of serum proteins on attached rather than free ribosomes of rat liver. Biochem. Biophys. Res. Commun. **31**, 845–850 (1968).

Redman, C.M.: Colchicine and vinblastine inhibit the secretion of albumin by rat liver slices. Ninth International Congress of Biochemistry, Stockholm. 259 (1973).

Redman, C.M., Cherian, M.G.: The secretory pathways of rat serum glycoproteins and albumin. J. Cell Biol. **52**, 231–245 (1972).

Riddle, M.C., Smuckler, E.A., Glomset, J.A.: Cholesteryl ester hydrolytic activity of rat liver plasma membrane. Biochim. Biophys. Acta **388**, 339–348 (1975).

Robinson, D.S., Harris, P.M.: Ethionine administration in the rat. 2. Effects on the incorporation of [^{32}P] orthophosphate and dl[1-^{14}C] leucine into the phosphatides and proteins of liver and plasma. Biochem. J. **80**, 361–369 (1961).

Robinson, D.S., Seakins, A.: The development in the rat of fatty livers associated with reduced plasma-lipoprotein synthesis. Biochim. Biophys. Acta **62**, 163–165 (1962).

Robinson, D.S.: Removal of triglyceride fatty acids from the blood. In: Comprehensive Biochemistry. Amsterdam: Elsevier 1970, Vol. XVIII, p. 51–116.

Roheim, P.S., Gidez, L.I., Eder, H.A.: Extrahepatic synthesis of lipoproteins of plasma and chyle role of the intestine. J. Clin. Invest. **45**, 297–300 (1966a).

Roheim, P.S., Switzer, S., Girard, A., Eder, H.A.: Alterations of lipoprotein metabolism in orotic acid-induced fatty liver. Lab. Invest. **15**, 21–26 (1966b).

Roheim, P.S., Rachmilewitz, D., Stein, O., Stein, Y.: Metabolism of iodinated high density lipoproteins in the rat. I. Half-life in the circulation and uptake by organs. Biochim. Biophys. Acta **248**, 315–329 (1971a).

Roheim, P.S., Biempica, L., Edelstein, D., Kosower, N.S.: Mechanism of fatty liver development and hyperlipemia in rats treated with allylisopropylacetamide. J. Lipid Res. **12**, 76–83 (1971b).

Roheim, P.S., Hirsch, H., Edelstein, D., Rachmilewitz, D.: Metabolism of iodinated high density lipoprotein subunits in the rat. III. Comparison of the removal rate of different subunits from the circulation. Biochim. Biophys. Acta **278**, 517–529 (1972).

Ruderman, N.B., Richards, K.C., Valles de Bourges, V., Jones, A.L.: Regulation of production and release of lipoprotein by the perfused rat liver. J. Lipid Res. **9**, 613–619 (1968).

Sabesin, S.M., Isselbacher, K.J.: Protein synthesis inhibition: mechanism for production of impaired fat absorption. Science **147**, 1149–1150 (1965).

Schlunk, F.F., Longnecker, D.S., Lombardi, D.: On the ethionine-induced inhibition of protein synthesis in male and female rats—lack of effect of intestinal mucosa. Biochim. Biophys. Acta **158**, 425–434 (1968).

Scow, R.O., Stein, Y., Stein, O.: Incorporation of dietary lecithin and lysolecithin into lymph chylomi-

crons in the rat. J. Biol. Chem. **242**, 4919–4924 (1967).
Scow, R.O.: In: Parenteral Nutrition, p. 294. Springfield: C.C. Thomas 1970.
Senior, J.R., Isselbacher, K.J.: Direct esterification of monoglycerides with palmityl coenzyme A by intestinal epithelial subcellular fractions. J. Biol. Chem. **237**, 1454–1459 (1962).
Shiff, T.S., Roheim, P.S., Eder, H.A.: Effects of high sucrose diets and 4-aminopyrazolopyrimidine on serum lipids and lipoprotein in the rat. J. Lipid Res. **12**, 596–603 (1971).
Sniderman, A.D., Carew, T.E., Chandler, J.G., Steinberg, D.: Paradoxical increase in rate of catabolism of low-density lipoproteins after hepatectomy. Science **183**, 526–528 (1974).
Stein, O., Stein, Y.: Visualization of intravenously injected 9,10-^{3}H$_2$-palmitic acid in rat liver by electronmicroscopic autoradiography. Israel J. Med. Sci. **2**, 239–242 (1966).
Stein, O., Stein, Y.: The role of the liver in the metabolism of chylomicrons, studied by electron microscopic autoradiography. Lab. Invest. **17**, 436–446 (1967a).
Stein, O., Stein, Y.: Lipid synthesis, intracellular transport, storage and secretion. I. Electron microscopic radioautographic study of liver after injection of tritiated palmitate or glycerol in fasted and ethanol-treated rats. J. Cell Biol. **33**, 319–339 (1967b).
Stein, O., Stein, Y., Fidge, A., Goodman, D.S.: The metabolism of chylomicron cholesteryl ester in rat liver. A combined radioautographic-electron microscopic and biochemical study. J. Cell Biol. **43**, 410–431 (1969).
Stein, O., Stein, Y.: Light and electron microscopic radioautography of lipids: techniques and biological applications. In: Advances in Lipid Research Vol. 9, pp. 1–72. New York: Academic Press 1971.
Stein, O., Stein, Y.: Colchicine induced inhibition of very low density lipoprotein release by rat liver in vivo; possible role of microtubules. Biochim. Biophys. Acta **306**, 142–147 (1973).
Stein, O., Bar-On, H., Stein, Y.: Lipoproteins and the liver. In: Progress in Liver Disease. Vol. IV. New York: Grune and Stratton 1973a, p. 45–62.
Stein, O., Stein, Y., Eisenberg, S.: A radioautographic study of the transport of ^{125}I-labeled serum lipoproteins in rat aorta. Cell Tiss. Res. **138**, 223–237 (1973b).
Stein, Y., Shapiro, B.: The synthesis of neutral glycerides by fractions of rat liver homogenates. Biochim. Biophys. Acta **24**, 197–198 (1957).
Stein, Y., Shapiro, B.: Glyceride synthesis by microsome fractions of rat liver. Biochim. Biophys. Acta **30**, 271–277 (1958).
Stein, Y., Shapiro, B.: Assimilation and dissimilation of fatty acids by the rat liver. Amer. J. Physiol. **196**, 1238–1241 (1959).
Stein, O., Rachmilewitz, D., Sanger, L., Eisenberg, S., Stein, Y.: Metabolism of iodinated very low density lipoprotein in the rat; Autoradiographic localization in the liver. Biochim. Biophys. Acta **360**, 205–216 (1974a).
Stein, O., Sanger, L., Stein, Y.: Colchicine-induced inhibition of lipoprotein and protein secretion in the serum and lack of interference with secretion of biliary phospholipids and cholesterol by rat liver in vivo. J. Cell Biol. **62**, 90–103 (1974b).

Stein, O., Stein, Y.: Comparative uptake of rat and human serum low density lipoproteins by rat aortic smooth muscle cells in culture. Circulation Res. **35**, 436–443 (1975a).
Stein, O., Stein, Y.: Surface binding and interiorization of homologous and heterologous serum lipoproteins by rat aortic smooth muscle cells in culture. Biochim. Biophys. Acta **398**, 377–384 (1975b).
Steinberg, D.E., Carew, T., Chandler, J.G., Sniderman, A.D.: The role of the liver in metabolism of plasma lipoproteins. In: Regulation of Hepatic Metabolism. Lundquist, F. (ed.). New York: Academic Press 1974, pp. 144–156.
Strauss, E.W.: Electron microscopic study of intestinal fat absorption in vitro from mixed micelles containing linolenic acid, monoolein and bile salts. J. Lipid Res. **7**, 307–323 (1966).
Strauss, E.W.: In: Handbook of Physiology. Alimentary Canal. Vol. III, p. 1377. Washington D.C.: Amer. Physiol. Soc. 1968.
Suter, E.R., Majno, G.: Passage of lipid across vascular endothelium in newborn rats. J. Cell Biol. **27**, 163–177 (1965).
Tytgat, G.N., Rubin, C.E., Saunders, D.R.: Synthesis and transport of lipoprotein particles by intestinal absorptive cells in man. J. Clin. Invest. **50**, 2065–2078 (1971).
Wagner, R.R., Cynkin, M.A.: Glycoprotein biosynthesis. Incorporation of glycosyl groups into endogenous acceptors in a Golgi apparatus-rich fraction of liver. J. Biol. Chem. **246**, 143–151 (1971).
Weinstein, D.B., Carew, T.E., Steinberg, D.: Uptake and degradation of low density lipoprotein by porcine arterial smooth muscle cells with inhibition of cholesterol biosynthesis. Circulation **50**, 111–170 (1974).
Weiss, S.B., Kennedy, E.P., Kiyasu, J.Y.: The enzymatic synthesis of triglyceride. J. Biol. Chem. **235**, 40–44 (1960).
Weiss, S.B., Kennedy, E.P.: The enzymatic synthesis of triglycerides. J. Am. Chem. Soc. **78**, p. 3550 (1956).
Whur, P., Herscovics, A., Leblond, C.P.: Radioautographic visualization of the incorporation of galactose-^{3}H and mannose-^{3}H by rat thyroids in vitro in relation to the stages of thyroglobulin synthesis. J. Cell Biol. **43**, 289–311 (1969).
Williams, J.A., Wolff, J.: Possible role of microtubules in thyroid secretion. Proc. Nat. Acad. Sci. **67**, 1901–1908 (1970).
Windmueller, H.G., Levy, R.I.: Total inhibition of hepatic β-lipoprotein production in the rat by orotic acid. J. Biol. Chem. **242**, 2246–2254 (1967).
Windmueller, H.G., Spaeth, A.E.: De novo synthesis of fatty acid in perfused rat liver as a determinant of plasma lipoprotein production. Arch. Biochem. Biophys. **122**, 362–369 (1967).
Windmueller, H.G., Lindgren, F.T., Lossow, W.J., Levy, R.I.: On the nature of circulating lipoproteins of intestinal origin in the rat. Biochim. Biophys. Acta **202**, 507–516 (1970).
Windmueller, H.G., Spaeth, A.E.: Fat transport and lymph and plasma lipoprotein biosynthesis by isolated intestine. J. Lipid Res. **13**, 92–105 (1972).
Windmueller, H.G., Herbert, P.N., Levy, R.I.: Biosynthesis of lymph and plasma lipoprotein apoproteins by isolated perfused rat liver and intestine. J. Lipid Res. **14**, 215–223 (1973).

Metabolismus der Lipoproteine

JAN AUGUSTIN, GERT MIDDELHOFF und W. VIRGIL BROWN

Mit 13 Abbildungen und 6 Tabellen

A. Einleitung

Die enge Beziehung zwischen Plasmalipiden, Lipoproteinen und der Arteriosklerose führte in den letzten Jahrzehnten zu einer Konzentration der Biochemie auf diesen Stoffwechselsektor. Die Lipoproteine wurden erstmals von MACHEBOEUF (1929) in der Literatur beschrieben. Sie stellen die Vehikel von wasserunlöslichen oder ungenügend löslichen Lipiden dar. Der Organismus verfügt dadurch über ein Transportsystem, mit dessen Hilfe die Lipide nach ihrer Resorption oder Synthese zum Ort ihrer Verwendung gelangen. Mehr als 100 Gramm Triglyzeride, Cholesterin und Phospholipide setzt der menschliche Körper täglich auf diesem Wege um. Unter pathologischen Bedingungen kann diese Rate enorm gesteigert sein. Alle im Plasma zirkulierenden Lipoproteine bestehen aus Lipiden und einem Apolipoproteinanteil. Ihr Molekulargewicht schwankt zwischen 100000 und mehreren Millionen Daltons, ihr Durchmesser zwischen 50 und etwa 10000 Å. Sie werden definiert durch ihre unterschiedliche Zusammensetzung aus Lipiden und Apoproteinen, die eine Trennung und Charakterisierung mit Hilfe der analytischen und präparativen Ultrazentrifuge, der Elektrophorese und der Gel-Filtration erlaubt. Diese Verfahren trennen das Plasmaproteinspektrum gewöhnlich in vier Klassen, die sich hinsichtlich ihrer physikalischen und chemischen Charakteristika unterscheiden: Chylomikronen, Very Low Density Lipoproteine (VLDL), Low Density Lipoproteine (LDL) und High Density Lipoproteine (HDL). Eine durch die herkömmlichen Trennungsverfahren bedingte mögliche Beeinflussung der Größe und Gestalt der Partikel lassen diese Einteilung willkürlich erscheinen; daher muß die Einteilung der Lipoproteine als praktischen Gesichtspunkten genügend angesehen werden, eine Trennung nach funktionellen Kriterien wäre wünschenswert, ist jedoch derzeit noch nicht möglich.

Der Proteinanteil der Lipoproteine besteht aus spezifischen, in den letzten Jahren in ihrer Struktur zumindest teilweise aufgeklärten Apolipoproteinen. Die Eigenschaften dieser Proteine, insbesondere auch im Hinblick auf ihre Fähigkeit, Lipide zu binden, sind Gegenstand zahlreicher Übersichten in den letzten Jahren (SHORE u. SHORE, 1972; FREDRICKSON et al., 1972; SCANU u. RITTER, 1973; STOFFEL et al., 1974; MORRISETT et al., 1975; GOTTO, 1976; STOFFEL, 1976; MIDDELHOFF et al., 1976) wie auch anderer Beiträge dieses Buches und sollen daher nicht näher erläutert werden. Die Einteilung der Apolipoproteine erfolgt hier nach der ABC-Nomenklatur (ALAUPOVIC, 1971). Apo AI und AII sind die hauptsächlichen Proteine der HDL-Fraktion, LDL besteht im wesentlichen aus Apo B, und die drei niedermolekularen Peptide CI, CII und CIII sind in der VLDL- wie auch der HDL-Fraktion nachweisbar.

Wegen ihres Lipid-Anteiles sind Synthese und Metabolismus der Lipoproteine nicht mit denen anderer Plasmaproteine vergleichbar. Die Synthese kann durch Faktoren beeinflußt werden, die das Angebot an Lipiden, die Formierung der Apolipoproteine, die Kopplung der beiden letzteren oder die Sekretion des gesamten Lipoproteinkomplexes zu regulieren vermögen. Der Umsatz der Serumlipoproteine beinhaltet den Abbau beider Anteile des Molekülkomplexes und wird durch den permanenten Austausch bestimmter Lipide zwischen den Serumlipoproteinen und den körperlichen Geweben kompliziert (MARGOLIS, 1969). Daher ähnelt der Stoffwechsel dieser Partikel eher dem der zellulären Elemente des Kreislaufs als dem der anderen Serumproteine. Zahlreiche hervorragende Übersichten in der angelsächsischen Literatur sind hierüber vorhanden (FARQUHAR u. WAYS, 1966; NESTEL, 1967; FREDRICKSON, 1967; SCHUMAKER u. ADAMS, 1969; MARSH, 1969; NIKKILA, 1969; HAVEL, 1969; ROBINSON, 1970; NESTEL, 1970; DIETSCHY u. WILSON, 1970; FREDRICKSON, 1972; FELTS u. RUDEL, 1975; HALLER et al., 1975; EISENBERG, 1976; PAOLETTI u. GOTTO, 1976).

Im folgenden sollen in Kürze allgemein die Synthese der Lipoproteine und ihre Regulationsmechanismen dargestellt werden. Weiterhin erfolgt eine Einführung in die methodischen Probleme der Messung des Lipoproteinumsatzes. Im Anschluß daran wird über neuere Erkenntnisse zur Enzymatik des Lipoproteinmetabolismus berichtet. In weiteren Abschnitten werden dann die neueren Daten zum Stoffwechsel der einzelnen Lipoproteinklassen angeführt. Jeder Abschnitt enthält jeweils Information über die Struktur, die Synthese und den Metabolismus der einzelnen Lipoproteinklassen. Schließlich wird der Versuch unternommen, in einer Zusammenfassung die Beziehungen der einzelnen Plasmalipoproteine zueinander darzustellen, die in einem dynamischen Gleichgewicht aus Transport, Austausch und Transfer ihrer Apoproteine bestehen. Die Pathogenese der Hyperlipoproteinämien ist mit diesen Mechanismen eng korreliert.

B. Synthese der Lipoproteine

Die bisherigen Daten zur Lipoproteinsynthese wurden im wesentlichen an intakten Ratten oder isolierten, perfundierten Rattenorganpräparaten erhoben. Inwieweit diese Erkenntnisse auch auf den menschlichen Organismus übertragen werden können, bleibt abzuwarten.

Perfusionsversuche haben gezeigt, daß VLDL und HDL durch die Leber wie auch den Dünndarm in das Perfusat sezerniert werden, während der Nachweis einer Sekretion von LDL bisher nicht gelang (ROHEIM et al., 1966; OCKNER et al., 1968; WINDMÜLLER u. LEVY, 1968; OCKNER et al., 1969; KESSLER et al., 1970; JONES u. OCKNER, 1971; MAHLEY et al., 1971; TYTGAT et al., 1971; WINDMÜLLER u. SPÄTH, 1972; HAMILTON, 1972; WINDMÜLLER et al., 1973). Daher scheint Apo B, Bestandteil der Chylomikronen und VLDL und hauptsächliches Protein der LDL, nur in Abhängigkeit der Synthese der ersteren beiden Lipoproteine gebildet zu werden. Anhand der VLDL-Produktion der Rattenleber soll im folgenden die Synthese der Apoproteine, ihre Glykosylierung, die Ankopplung der Lipide, die Rolle des Golgi-Apparates in dieser Zelleistung und schließlich die Freisetzung der Lipoproteine in die Zirkulation dargestellt werden. Die gleichzeitige Synthese einer Lipoprotein-Fraktion in mehreren Körpergeweben (VLDL in Leber und Dünndarm) erklärt auch das Vorkommen von Subpopulationen, L-VLDL und I-VLDL (PEARLSTEIN u. ALADJEM, 1972).

I. Synthese und Glykosylierung der Apoproteine

Menschliche und tierische VLDL bestehen aus mehreren chemisch und immunologisch differenzierbaren Peptiden (CAMEJO, 1967; BROWN et al., 1969; KOGA et al., 1969; ALBERS u. SCANU, 1971; PEARLSTEIN u. ALADJEM, 1972; ALAUPOVIC et al., 1972; EISENBERG u. RACHMILEWITZ, 1973), so daß ihre Synthese wohl gleichen Gesetzen genügt, wie die anderer Serumproteine mit nicht identischen Untereinheiten (SHAPIRO et al., 1966; DELOVITCH et al., 1972; KAZAZIAN JR., 1972). Danach ist die Primärstruktur der VLDL-Peptide durch individuelle messenger-RNS determiniert, die durch Actinomycin D supprimiert werden kann (FALOONA et al., 1968; ALCINDOR et al., 1970). Da die meisten Apoproteine Glykoproteine sind (MARSHALL u. KUMMEROW, 1962; SCANU, 1966; MARSH u. FRITZ, 1970), ist anzunehmen, daß sie in membrangebundenen Ribosomen des rauhen endoplasmatischen Retikulums gebildet werden (MARSH, 1963; BUNGENBERG DE JONG u. MARSH, 1966; BUNGENBERG DE JONG u. MARSH, 1968; LO u. MARSH, 1970). Die wachsenden Peptidketten werden schließlich in die Zisternen des endoplasmatischen Retikulums sezerniert, wo sie in Kontakt mit dem Glykosyltransferasesystem gelangen (SCHACHTER et al., 1970; REDMAN u. CHERIAN, 1972; SAUER u. BURROW, 1972).

Radioaktive Aminosäuren werden nach Perfusion von Leber oder Dünndarm in die Apolipoproteine inkorporiert (RADDING et al., 1958; HAFT et al., 1962; ROHEIM et al., 1971; WINDMÜLLER u. SPÄTH, 1972; WINDMÜLLER et al., 1973). In beiden Organen war die Aktivität mit den VLDL und den HDL assoziiert, markierte LDL konnten nicht isoliert werden. Die den menschlichen Apo-B-Proteinen analogen Fraktionen hatten eine wesentlich höhere spezifische Aktivität als die C-Peptide, während aus intestinaler Lymphe gewonnene VLDL und HDL in ihrer C-Fraktion keine Aktivität zeigten. Hieraus muß auch geschlossen werden, daß die C-Peptide nicht oder zumindest nur in unzureichender Menge in intestinalen Zellen gebildet werden, sondern mittels Transfer von den HDL auf die VLDL übertragen werden (MAHLEY et al., 1970; MAHLEY et al., 1971; HAMILTON, 1972).

Das membrangebundene Multiglykosyltransferasesystem katalysiert die stufenweise Ankopplung von Kohlenhydraten, beginnend im rauhen endoplasmatischen Retikulum mit N-Azetyl-Glukosamin („Bridge Sugars") (LAWFORD u. SCHACHTER, 1966; HALLINAN et al., 1968; REDMAN u. CHERIAN, 1972). Dann werden die mehr innerhalb des Moleküls gelegenen Kohlenhydratkomponenten, insbesondere Mannose und erneut N-Azetyl-Glukosamin („Core Sugars") angehängt (MARSH, 1963; SCHACHTER et al., 1970; CHOI et al., 1971), während sich das Apoprotein zum Golgi-Apparat hinbewegt. Hier erfolgt dann der Transfer der terminalen Zuckeranteile, insbesondere Galaktose, Fukose und N-Azetyl-Neuraminsäure (FLEISCHER et al., 1969; SCHACHTER et al., 1970; HELGELAND et al., 1972; BERGERON et al., 1973; MERRITT u. MORRÈ, 1973; PELLETIER, 1974). Analog zu anderen Plasmaglykoproteinen könnte der Kohlenhydratanteil der Lipoproteine ein Regulativ für die Sekretion der Lipoproteine sein, für ihre Bindung an spezifische Rezeptoren und damit auch für ihren Abbau (WINTERBURN u. PHELPS, 1972; YOGEESWARAN et al., 1974).

II. Bildung und Transport der Lipoproteine

Die Translokation der Lipoproteine vom rauhen endoplasmatischen Retikulum zu den glatten Membranen kann elektronenmikroskopisch verfolgt werden (HAMILTON et al., 1967; STEIN u. STEIN, 1967; MAHLEY et al., 1968; LEIGHTON et al., 1969; ARSTILA u. TRUMP, 1972; EHRENREICH et al., 1973; STURGESS et al., 1973; STEIN, SANGER u. STEIN, 1974), (Abb. 1), wobei die Lipoproteine in zahlreichen bläschenartigen Membranstrukturen transportiert werden. Solche glattwandigen Vesikel können noch das rauhe endoplasmatische Retikulum kontaktieren oder bereits zwischen letzterem und dem Golgi-Apparat lokalisiert sein (JONES et al., 1967; CLAUDE, 1970; EHRENREICH et al., 1973). Die Lipoproteinpartikel in diesen Vesikeln stellen wahrscheinlich Vorläufer der Plasmalipoproteine dar, die bereits einen Teil der Lipidausstattung tragen und in ihrem Proteinanteil den Plasmalipoproteinen sehr ähneln (MAHLEY et al., 1970; BERSOT et al., 1970; CHAPMAN et al., 1972; CHAPMAN et al., 1973; EISENBERG u. RACHMILEWITZ, 1973a; EISENBERG u. RACHMILEWITZ, 1973c).

Die die Syntheserate der Lipidkomponenten limitierenden Enzyme sind vorzugsweise in den Mikrosomen lokalisiert, was für Triglyceride und Phospholipide auch autoradiographisch nachgewiesen wurde (STEIN u. SHAPIRO, 1959; STEIN u. STEIN, 1966; STEIN u. STEIN, 1967; CHESTERTON, 1968; STEIN u. STEIN, 1969). Das für die Cholesterinsynthese entscheidende Enzym Hydroxy-Methyl-Glutaryl-Coenzym-A-Reductase (HMG-CoA-Reductase) scheint hingegen mit dem glatten endoplasmatischen Retikulum verhaftet (GOLDFARB, 1972). Auf dem Wege zu den Golgimembranen werden die Lipoproteine zunehmend mit Lipiden beladen. In der Golgi-Fraktion von Meerschweinchenleber konnten Lipoproteine mit zumindest zwei Dichteklassen nachgewiesen werden (CHAPMAN et al., 1972; CHAPMAN et al., 1973), wo-

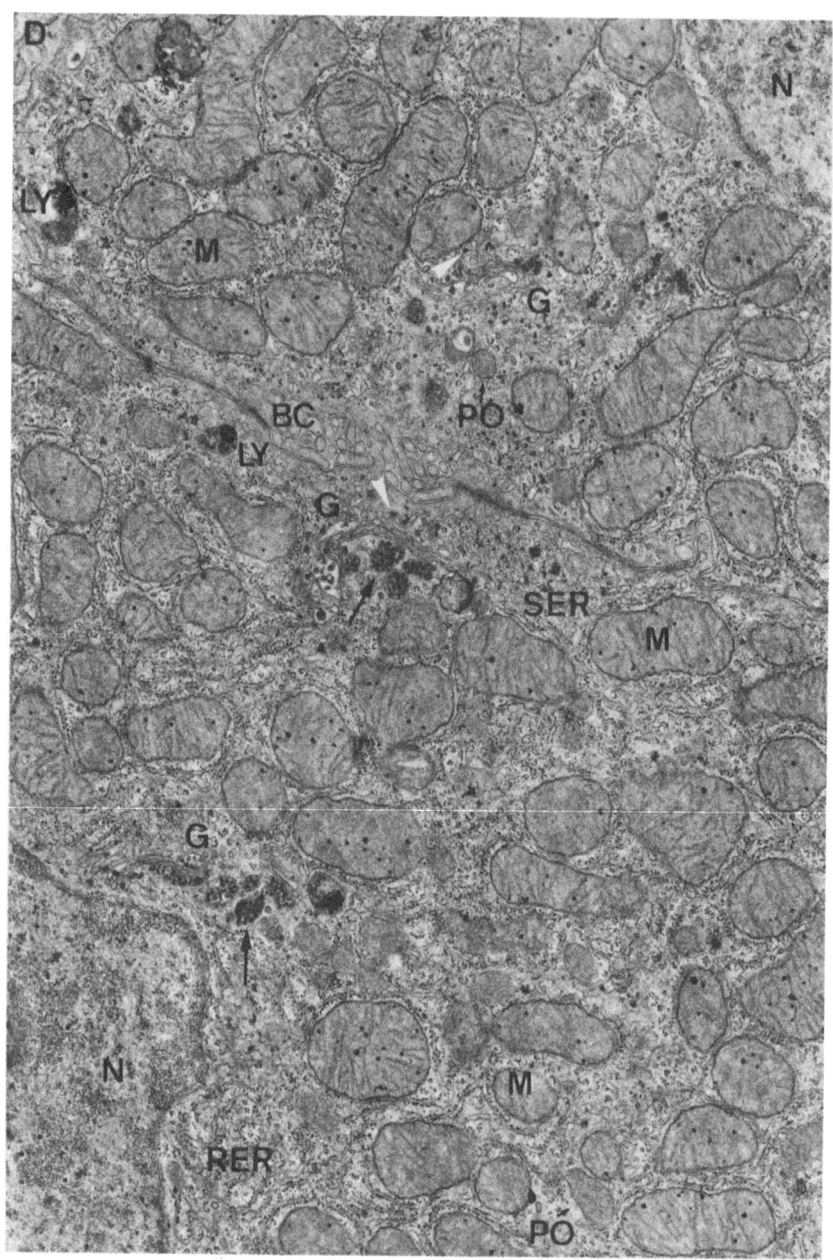

Abb. 1. Normale Rattenleber. Das Zytoplasma der beiden benachbarten Hepatozyten enthält zahlreiche Golgi-Komplexe. Mehr oder weniger parallel verlaufende Membranen von glatter Oberfläche bilden die Golgi-Strukturen (Dictyosomen). Die Art der Vesikel an beiden Seiten des Membransystems zeigen seine funktionelle Polarität. Auf der einen Seite, dem Formationsanteil des Golgi-Apparates, finden sich kleine Vesikel oder Tubuli (Pfeilspitzen), einige enthalten elektronendichte Vorläufer der VLDL und scheinen letzere vom endoplasmatischen Retikulum zu den Golgi-Lamellen zu transportieren. Nachdem die Bildung der VLDL weiter fortgeschritten ist (Glykosylierung), können diese in sezernierten Granula (Pfeile) lokalisiert werden, welche sich an der entgegengesetzten Seite des Golgi-Apparates, dem Sekretionsanteil, befinden. Jede dieser Sekretionsvakuolen enthält eine große Zahl von VLDL-Partikeln und wird schließlich zu den den Disseschen Raum (D) begrenzenden Plasmamembranen transportiert. Hier könnte die Freisetzung der VLDL-Partikel von den Sekretionsvakuolen in den extrazellulären Raum erfolgen. Die Markierung der anderen Organellen der Hepatozyten ergibt sich wie folgt: *N* Nuklei; *M* Mitochondrien; *Ly* Lysosomen; *SER* glattes endoplasmatisches Retikulum; *RER* rauhes endoplasmatisches Retikulum; *PO* (mit Pfeil) Peroxysomen; *BC* markiert einen Gallengang. Vergr. 16 300fach. [Mit freundlicher Genehmigung von Herrn W. Stäubli und R. Hess: Lipoprotein Formation in the Liver Cell (Ultrastructural and Functional Aspects Relevant to Hypolipidemic Action). In: Handbuch der experimentellen Pharmakologie, Vol. 41 (David Kritchevsky, ed.). Berlin-Heidelberg-New York: Springer 1975]

bei der Anteil höherer Dichte den LDL und der zweite mehr den VLDL ähnelte. Die Beladung des VLDL-Vorläufers LDL mit Triglyzeriden an der Verbindung zwischen den Membranen des endoplasmatischen Retikulums und dem Golgi-Apparat würde die Entstehung der VLDL bewirken. Eine ähnliche Information beinhaltet der Nachweis eines relativ lipidarmen, N-Azetyl-Neuraminsäure angereicherten Lipoproteins in der Rattenleber (BIZZI u. MARSH, 1973).

Der hier detaillierter beschriebene Transport der Lipoproteine wurde auch für menschliche Dünndarmzellen nachgewiesen (TYTGAT et al., 1971). Dennoch sollte erwähnt werden, daß von anderen Autoren eine alternative Transportmöglichkeit, direkte Beförderung der die Lipoproteine tragenden glattwandigen Vesikel unter Umgehung des Golgi-Apparates vom rauhen endoplasmatischen Retikulum zu den den Disseschen Raum begrenzenden Plasmamembranen vorgeschlagen wird (JONES et al., 1967; FRANKE et al., 1971). Die Isolierung der VLDL aus Golgi-Fraktionen (Abb. 2) steht allerdings in erheblichem Gegensatz zu dieser Theorie. Der Phospholipidanteil in diesen Partikeln scheint jedoch größer, der Proteinanteil kleiner als der vergleichbarer Plasmalipoproteine, gleichzeitig ist die elektrophoretische Mobilität vermindert. Inkubation mit HDL in vitro führt zu einer Nivellierung dieser Unterschiede.

III. Freisetzung der Lipoproteine

Die sog. „umgekehrte Pinozytose", die Fusion der sezernierten Granula mit den die Sinusoide begrenzenden Plasmamembranen, scheint dem Mechanismus der Freisetzung der Lipoproteine zugrunde zu liegen (HAMILTON et al., 1967; EHRENREICH et al., 1973; STEIN et al., 1974). Die mitosehemmenden Alkaloide Colchizin und Vinblastin führen zu einer Inhibierung dieser Sekretion in Präparaten von Ratten- und Mäuseleber (LE MARCHAND et al., 1973; ORCI et al., 1973; STEIN u. STEIN, 1973; STEIN et al., 1974), was als Hemmung der Kontaktierung der VLDL-transportierenden Vesikel mit den Plasmamembranen der Hepatozyten mittels Beeinflussung mikrotubulärer Strukturen interpretiert wurde. Das Ergebnis wäre die Akkumulation von VLDL in den Leberzellen (LE MARCHAND et al., 1973; STEIN et al., 1974).

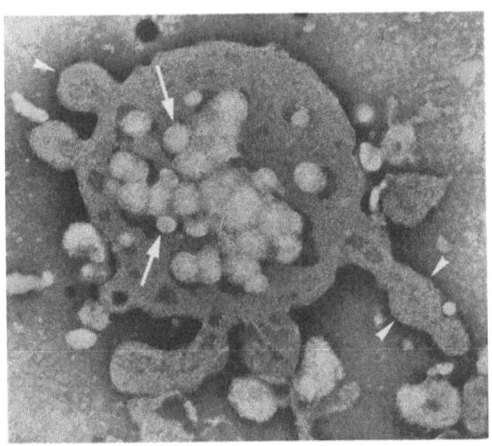

Abb. 2. Golgi-Membranreiche Fraktion der Rattenleber. Die hier dargestellte Struktur könnte einer direkten Aufsicht auf eine individuelle Golgi-Lamelle entsprechen. Im Zentrum finden sich einige elektronendurchlässige Partikel (Pfeile), welche als VLDL interpretiert werden. Die tubulären Ausstülpungen in der Peripherie der Lamellen (Pfeilspitzen) könnten entweder Kanälen entsprechen, durch die die VLDL in den Golgi-Apparat gelangen oder sie führen zur Bildung der Sekretionsvakuolen. Negativ stain, Vergr. 56000fach. [Mit freundlicher Genehmigung von Herrn W. STÄUBLI und R. HESS: Lipoprotein Formation in the Liver Cell (Ultrastructural and Functional Aspects Relevant to Hypolipidemic Action). In: Handbuch der experimentellen Pharmakologie, Vol. 41 (David Kritchevsky, ed.). Berlin-Heidelberg-New York: Springer 1975]

IV. Zusammenfassung

Der derzeitige Wissensstand erlaubt folgendes Schema für die Biosynthese und Sekretion der in der Leber gebildeten Lipoproteine (Abb. 3): Die VLDL-Polypeptide werden mittels membrangebundener Ribosomen gebildet. Die entstehenden Peptidketten wachsen in das Kanalsystem des rauhen endoplasmatischen Retikulums. Während dieser Elongation werden bereits die ersten Saccharidketten angehängt. Nach ihrer Ablösung von den Ribosomen erfolgt der kontinuierliche Strom durch die Zisternen. Auf diesem Wege werden weitere Zuckerreste sowie die Lipide hinzugefügt, Cholesterin und

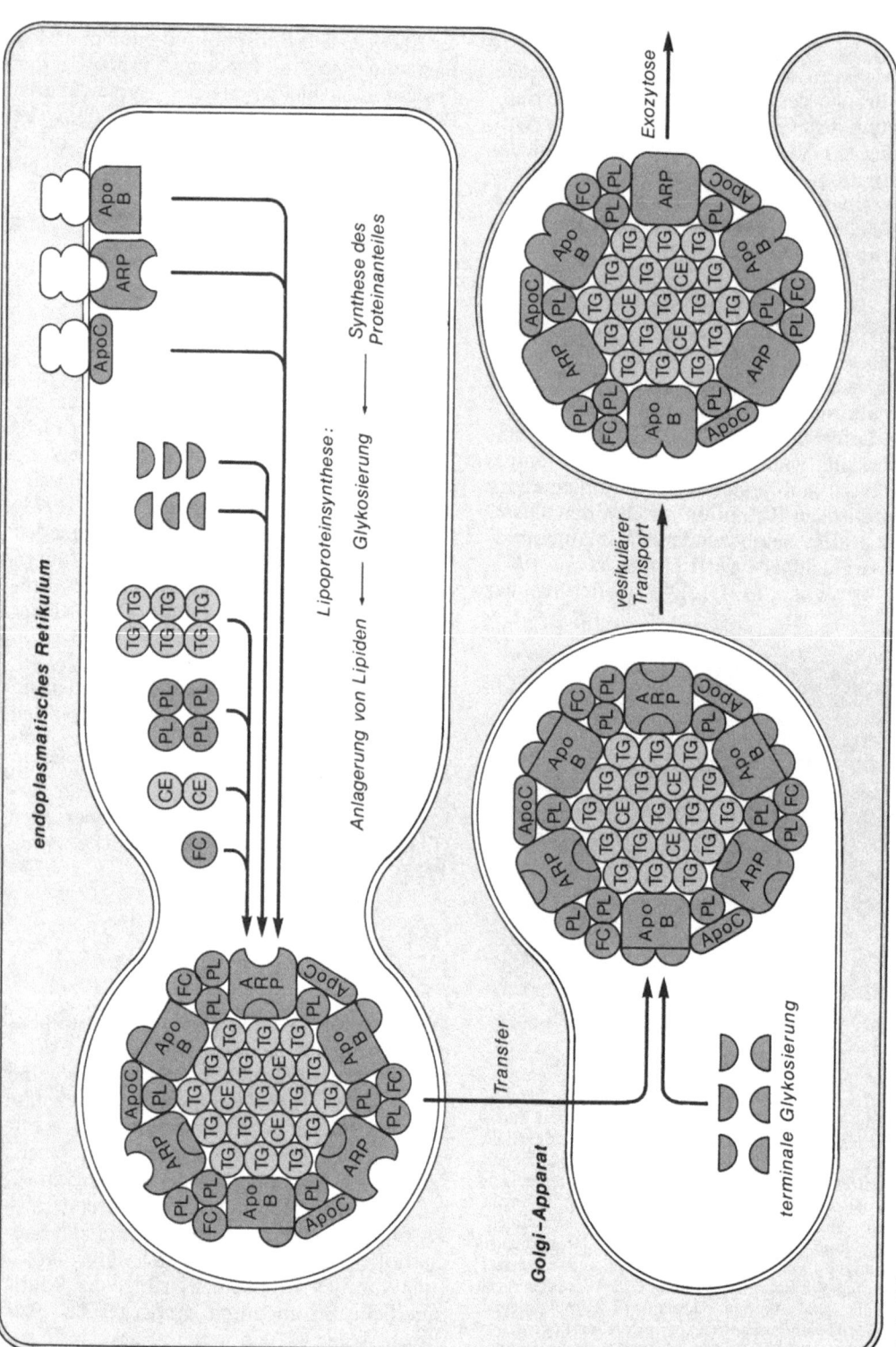

Abb. 3. Schematische Darstellung von Synthese und Sekretion der Very Low Density Lipoproteine (*VLDL*). *Apo B* und *C* Apolipoprotein B und C; *ARP* arginine rich peptide; *CE* Cholesterinester; *FC* Freies Cholesterin; *PL* Phospholipide; *TG* Triglyzeride (s. auch S. 223)

seine Ester zuletzt, so daß an der Verbindung zwischen rauhem und glattem endoplasmatischen Retikulum schließlich die Komplettierung der einzelnen Polypeptide beendet ist. Nach dem Transfer in den Golgikomplex erfolgt die terminale Glykosylierung. Zahlreiche VLDL werden dann in kleinen, dem Golgi-Apparat entstammenden Vesikeln, zur Plasmamembran transportiert und mittels umgekehrter Pinozytose in den extrazellulären Raum abgegeben. Obgleich viele Schritte dieses Schemas für den Aufbau der Lipoproteine den Befunden über die Synthese anderer Proteine entnommen wurden, bietet es doch eine interessante Arbeitshypothese für die Entstehung eines heterogenen Makromoleküls.

C. Methodik zum Umsatz der Lipoproteine (Peptid Turnover)

Serumlipoproteine werden, wie andere Serumproteine, kontinuierlich abgebaut und durch neue Lipoproteine ersetzt, wobei die Gesamtmenge des Körpers aus der Balance zwischen Synthese und Elimination resultiert (Steady State). Der Umsatz der Lipide ist nicht mit dem des Apoproteinanteils identisch, daher müssen für quantitative Aussagen beide Fraktionen getrennt bestimmt werden. Obgleich der Umsatz der Lipoproteinlipide in zahlreichen Arbeiten an Menschen und Tieren gemessen wurde, sind die Aussagen im Hinblick auf den Lipoproteinstoffwechsel begrenzt, da ein schneller Austausch der radioaktiv markierten Lipide zwischen den Lipoproteinen untereinander und den Zellen erfolgt und die markierten Lipide zur Synthese neuer Lipoproteine wiederum verwandt werden. Daher stellt die Markierung der Lipoproteinpeptide eine genauere Methode zur Bestimmung des Lipoproteinumsatzes dar. Eine ausführliche Diskussion zu diesem Thema wird in mehreren Übersichten gegeben (SCHULTZE u. HEREMANS, 1966; MARGOLIS et al., 1972). Hier soll nur in Kürze auf die Problematik der Methoden zur Messung des Proteinumsatzes hingewiesen werden.

Studien dieser Art erfordern die Präparation eines Lipoproteinmoleküls mit einer radioaktiven Markierung im Peptidanteil. Eine ideale Markierung muß folgende Eigenschaften aufweisen (MARGOLIS et al., 1972):
1. Die Markierung sollte die biologischen Charakteristika des Proteins nicht verändern.
2. Die Markierung sollte nur parallel der Elimination des gesamten Lipoproteins entfernt werden.
3. Die Markierung sollte nach dem Abbau nicht erneut zur Synthese von Lipoproteinen verwandt werden.

Grundsätzlich stehen zwei Verfahren zur Auswahl:
1. Markierung in vitro durch chemische Modifikation, etwa mit ^{125}J oder
2. Einbau markierter Aminosäuren während der Lipoproteinsynthese in vivo.

Für die Markierung mit ^{125}J stehen zahlreiche Techniken zur Verfügung (McFARLANE, 1956; McFARLANE, 1958; HUNTER u. GREENWOOD, 1962; WALTON et al., 1965). Schon geringe Alterationen des Lipoproteins, die einer Erfassung durch Elektrophorese oder durch Ultrazentrifuge entgehen, können zu einer deutlichen Beschleunigung des Abbaus und damit zu einer falschen Eliminationshalbwertzeit führen. Bei der Markierung mit ^{125}J kann auch eine Absorption des Radiojods im Lipidanteil erfolgen, und nur wenn dieser Anteil gering gehalten wird (unter 5–10%), ist die Abnahme der Plasmaradioaktivität als Maß für den Abbau des betreffenden Lipoproteins verwertbar.

Bei in vivo Markierungen treten die genannten Probleme zwar nicht auf, ihre Nachteil liegt jedoch in der kontinuierlichen Reutilisation der markierten Aminosäuren für die Synthese neuer Lipoproteine. Die Applikation von in vivo markierten Proteinen sollte daher nicht im gleichen Versuchstier erfolgen.

Nach intravenöser Injektion von mit ^{125}J markierten Lipoproteinen reflektiert die anfangs rasche Abnahme der Radioaktivität im Plasma neben dem Abbau dieser Partikel auch den Austausch intravaskulärer mit denen extravaskulärer Lipoproteine. Der letztere Vorgang ist normalerweise nach ein bis zwei Tagen abgeschlossen, so daß der darauffolgende Aktivitätsverlust ein echtes Maß für den Metabolismus darstellt. Das ^{125}J

wird im Urin ausgeschieden. Mittels einer graphischen Darstellung der semilogarithmisch aufgetragenen Plasmaradioaktivität gegen die Zeit läßt sich die physikalische Halbwertzeit der Elimination (HWZ) bestimmen. Die Neigung der Geraden ergibt die sog. „fractional catabolic rate" $k = 0,693 \times$ HWZ, die auch über die Urinausscheidung der Radioaktivität ermittelt werden kann: $k = du/dt \times p$, wobei du nach dt die Urinradioaktivität/24 Std und p die mittlere Plasmaradioaktivität/24 Std bedeutet.

Die Beziehung zwischen Proteinumsatz und Plasmaproteinkonzentrationen (PPK) unterliegt unterschiedlichen Gesetzen (FREEMAN u. GORDON, 1965; SCHULTZE u. HEREMANS, 1966).

1. k ist unabhängig von der PPK. Dies gilt z.B. für Fibrinogen (MCFARLANE et al., 1964).

2. k ist umgekehrt proportional zur PPK, was für Transferrin und Haptoglobin gezeigt wurde (CROMWELL, 1964; FREEMAN, 1965).

3. k ist direkt proportional zur PPK, Albumin und Gammaglobulin sind Beispiele hierfür (BENNHOLD u. KALLEE, 1959; COHEN u. HANSON, 1962; OLHAGEN et al., 1964).

Der Plasmalipoproteinmetabolismus scheint unter normalen Bedingungen der unter 1. genannten Kinetik zu unterliegen (HURLEY, 1968). Im Abschnitt Lipoproteinmetabolismus wird jeweils auf die genannten Parameter verwiesen.

D. Lipoproteinmetabolismus und Enzymatik

Die Bedeutung lipolytischer intravasaler Enzyme für den Stoffwechsel der Lipoproteine ist seit langem bekannt. Insbesondere zwei Systeme rückten in den letzten Jahren in den Mittelpunkt des Interesses, die nach intravenöser Heparin-Injektion im Plasma nachweisbare sogenannte postheparinlipolytische Aktivität (PHLA) sowie eine Hydrolase, die ihrem Wesen nach eher einer Transazetylase entspricht, die Lezithin-Cholesterin-Azyltransferase (LCAT). Erstere soll in dieser Übersicht ausführlich behandelt werden, während letztere Gegenstand eines Beitrages über ein in Norwegen familiär auftretendes Lei-den, den LCAT-Mangel darstellt. Die hier angeführten Daten über LCAT beziehen sich daher im wesentlichen auf den normalen Lipoproteinmetabolismus.

I. Lezithin-Cholesterin-Azyltransferase (LCAT)

Nachdem SPERRY (SPERRY, 1936) schon 1935 der Nachweis einer Cholesterinveresterung im menschlichen Plasma gelang, erfolgte die richtige Einschätzung dieses Befundes erst 1962, als die Aktivität der Plasma-Cholesterin-Esterase und einer Plasma-Lezithinase als einem Transazylierungssystem zugehörig erkannt wurde (GLOMSET et al., 1962; GLOMSET, 1962).

Die Transazylierung erfolgt von der β-Position des Lezithins, an die fast ausschließlich ungesättigte Fettsäuren gebunden sind (HANAHAN et al., 1960). Bevorzugtes Substrat sind die HDL, deren Gehalt an unverestertem Cholesterin nach Inkubation mit LCAT-Präparationen deutlich abnimmt (AKANUMA u. GLOMSET, 1968) (Tabelle 1).

Tabelle 1. Inkubation menschlicher Plasma-Lipoproteine mit LCAT[a]

Lipoprotein	Freies Cholesterin (µM/ml)	
	0 h	24 h
HDL	0,260	0,065
LDL	0,365	0,320
VLDL	0,758	0,747

[a] Aus: JOHN GLOMSET, Plasma Lecithin-Cholesterol Acyltransferase. In: Blood, Lipids, and Lipoproteins. (Ed. G. NELSON). New York: Wiley-Interscience 1972.

Die Wirkung des Enzyms, seine Synthese in der Leber sowie seine Aktivitäten gegenüber zahlreichen Substraten sind in den letzten Jahren ausführlich dargelegt worden (GLOMSET, 1968; GLOMSET, 1972; GLOMSET u. NORUM, 1973). HDL ist nicht nur ein bevorzugtes Substrat, sondern das Enzym ist während der Zirkulation an Lipoproteine dieser Dichteklasse gebunden und benötigt Apoprotein AI als spezifischen Aktivator (FIELDING et al., 1972).

Die Funktion des Enzyms im menschlichen Cholesterin- und Lipoproteinstoffwechsel kann zwar derzeit nicht vollständig beurteilt werden, jedoch haben Beobachtungen bei Patienten mit LCAT-Mangel gezeigt, daß das Enzym die Struktur und den Metabolismus der Lipoproteine entscheidend beeinflußt. Danach sind LCAT und HDL in den enormen Umsatz von mehr als 4 g nicht veresterten Cholesterins/Tag eingeschaltet, das aus dem Abbau von Chylomikronen und VLDL stammt (GLOMSET u. NORUM, 1973) und gegenüber der resorbierten (0,2—0,5 g) und täglich ausgeschiedenen (1—1,5 g) Cholesterinmenge beachtlich ist.

Beim LCAT-Mangel enthalten alle Plasmalipoproteine einen abnorm hohen Anteil an unverestertem und einen niedrigen an verestertem Cholesterin. Mittels Gel-Filtration lassen sich in der LDL- und HDL-Fraktion scheibenförmige Lipoproteine abtrennen, die dem LpX ähnlich sind, das bei Patienten mit Cholestase gefunden wird. Viele dieser heterogenen Partikel stellen möglicherweise Überreste (remnants) von Chylomikronen- und VLDL-Oberflächenmaterial dar. Die Triglyzeride würden danach zuerst durch die PHLA hydrolysiert und der weitere Abbau der remnants erfolgte durch das LCAT-System (SCHUMAKER u. ADAMS, 1969).

Wenn bei Patienten mit LCAT-Mangel in der Diät langkettige Triglyzeride durch kurz- oder mittelkettige Triglyzeride ersetzt wurden, nahm die Konzentration dieser an Phosphatidylcholin und unverestertem Cholesterin reichen Partikel im Plasma ab. Die Variation der Cholesterinzufuhr bewirkte hingegen keine Änderung (GLOMSET, 1976). Hierdurch konnte eine indirekte Beziehung zwischen der Absorption langkettiger Triglyzeride und den abnormen VLDL, LDL und HDL der Patienten gezeigt werden.

In vitro Inkubation vom Plasma dieser Patienten mit partiell angereicherter LCAT führte zu einer erheblichen Senkung des an die remnants gebundenen freien Cholesterins und Lezithins und zu einer Zunahme der Cholesterinester in Partikeln, die normalen VLDL, LDL und HDL entsprachen. Letztere könnten also als Vehikel für den Transport von Oberflächenlipiden der Plasmachylomikronen in bestimmte Zellen dienen. Der Gehalt an VLDL- und LDL-Cholesterinestern wird bei dieser Inkubation um das Zwei- bzw. Fünffache erhöht, ohne daß eine Änderung der Triglyzeridkonzentration dieser Fraktionen auftritt. Wahrscheinlich erfolgt dieser Anstieg durch Transfer von HDL-Cholesterinestern, wobei Plasmaapoproteine involviert sein mögen. Denn während dieser in vitro Inkubation steigt in den VLDL der Gehalt an Arginin-reichem Apoprotein (arginine rich peptide) an, der an Apo B und C nimmt ab. Apo C wird auf die HDL-Fraktion transferiert, so daß das aus den HDL stammende arginine rich peptide als physiologischer Carrier von Cholesterinestern angesehen werden kann (HAVEL et al., 1973).

Auch die Abnahme von Apo B in den VLDL und deren Zunahme in den LDL könnte von physiologischer Bedeutung sein. Die LCAT-Reaktion könnte in vivo zur Bildung von LDL aus Chylomikronen und VLDL beitragen.

Drastischen Veränderungen sind die heterogenen HDL-Fraktionen der LCAT-Mangel-Patienten durch Inkubation mit LCAT unterworfen. Die Cholesterinestermenge wird um das zehnfache erhöht, das arginine rich peptide auf die VLDL transferiert, und die abnormen HDL-Partikel (scheibenförmig und kleinglobulär) ähneln nach der Reaktion normalen HDL_2- und HDL_3-Partikeln.

Die Zusammenfassung der erwähnten Befunde erlaubt das folgende Bild für die Rolle der LCAT im menschlichen Plasma (Abb. 4): Das aus Chylomikronen, VLDL und Zellmembranen stammende freie Cholesterin wird an HDL gebunden und mittels Transesterifikation von Lezithin verestert. Die Veresterung führt zu einer Veränderung der Polarität der Cholesterinmoleküle und zu ihrer Verlagerung in das Innere der HDL-Partikel, wodurch an der Oberfläche die Kapazität zur Aufnahme freien Cholesterins restauriert würde. Der Akkumulation der Cholesterinester in den HDL wird durch Transfer dieser Moleküle auf VLDL und LDL entgegengewirkt. Die Übertragung des freien Cholesterins auf die HDL wird durch die C-Apoproteine, die Entfernung des veresterten Cholesterins von den HDL durch das arginine rich peptide vermittelt.

Inwieweit der normale menschliche Lipoproteinstoffwechsel tatsächlich dieser LCAT-Funktion unterliegt, muß derzeit un-

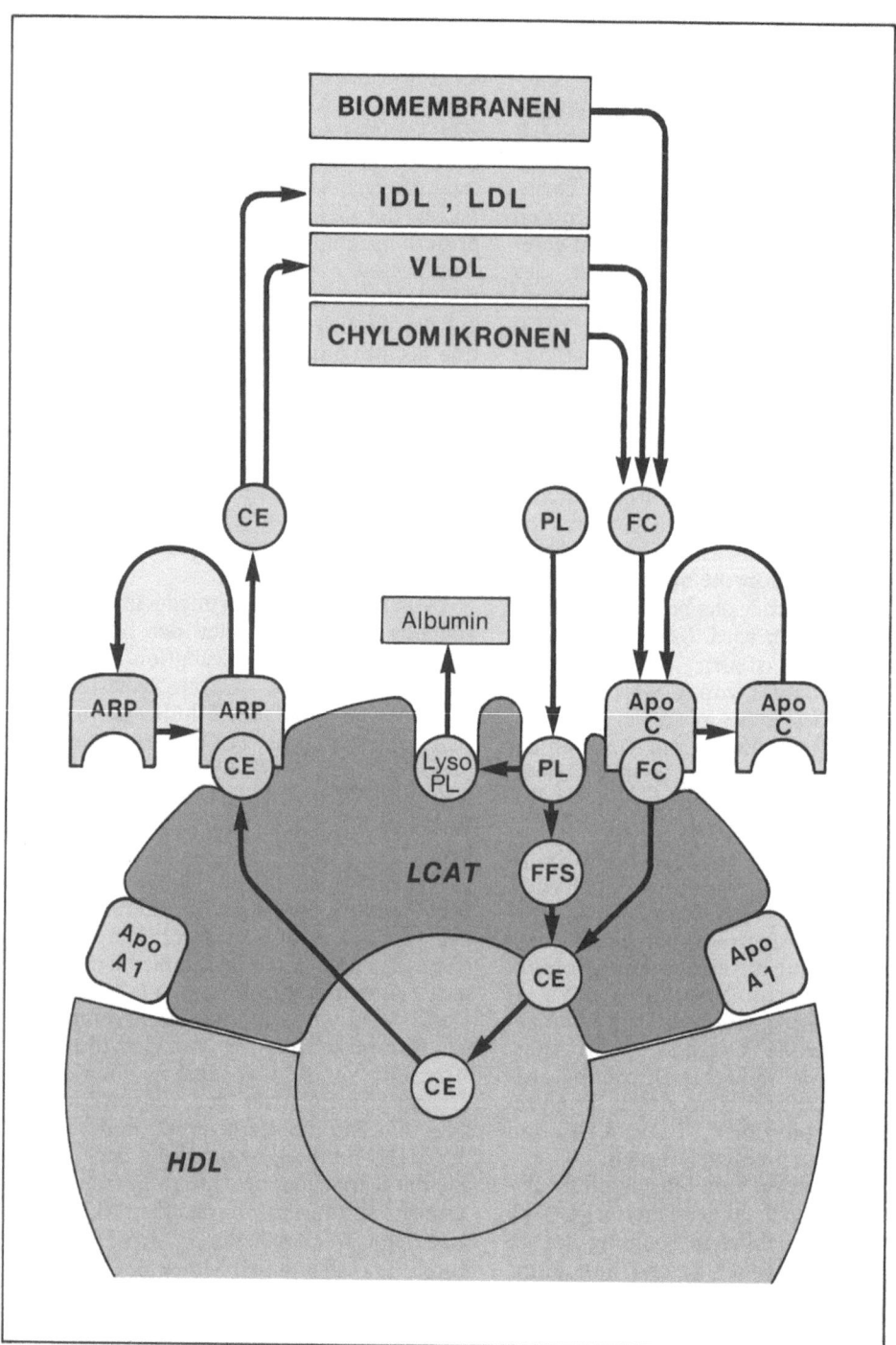

Abb. 4. Schematische Darstellung der Lezithin-Cholesterin-Azyltransferase-(LCAT-)Reaktion. Das Enzym ist an die High Density Lipoproteine (*HDL*) gebunden und wird durch Apolipoprotein A I (*Apo A 1*) aktiviert. *FFS* Freie Fettsäuren; *Lyso PL* Lysolezithin, das mit Serumalbumin transportiert wird; übrige Symbole wie in Abb. 3 (s. auch S. 227)

geklärt bleiben, insbesondere auch, wie die molekularen Mechanismen wie Veresterung, Transfer von Lipiden und Proteinen, von einem Enzymsystem bewältigt zu werden vermögen und ob noch weitere bisher unbekannte Faktoren für die LCAT-Reaktion von Bedeutung sind.

II. Postheparinlipolytische Aktivität (PHLA)

1943 beobachtete HAHN beim Studium der Zirkulation von Erythrozyten an Hunden einen eigenartigen Effekt (HAHN, 1943). Die intravenöse Injektion von Heparin führte bei Tieren mit postprandial lipämischem Plasma zu einer Klärung innerhalb weniger Minuten. Die in vitro-Inkubation dieses durch Chylomikronen getrübten Plasmas mit Heparin zeigte keine Wirkung. Weitere Befunde (ANDERSON u. FAWCETT, 1950; ANFINSEN et al., 1952; SHORE et al., 1953; GORDON JR. et al., 1953) wiesen daraufhin, daß ein Klärfaktor (clearing factor), eine lipolytische Aktivität, durch Heparin in vivo freigesetzt wurde und den raschen Abbau der Chylomikronen bewirkte. KORN (1955) führte diese Aktivität auf eine Gewebs-Triglyzeridhydrolase, die Lipoproteinlipase, zurück, die in zahlreichen Organen gefunden werden konnte. Das Enzym wurde durch Inkubation der Gewebshomogenate mit Heparin und einem anfangs nicht näher definierten Plasmafaktor aktiviert, durch hohe Ionenstärken (1 M NaCl) oder Protaminsulfat in vitro gehemmt. Dieser clearing factor oder Postheparinlipolytische Aktivität (PHLA) (Abb. 5) besteht aus einer ganzen Reihe von Enzymaktivitäten, auf die im folgenden näher eingegangen werden soll (Tabelle 2 und 3).

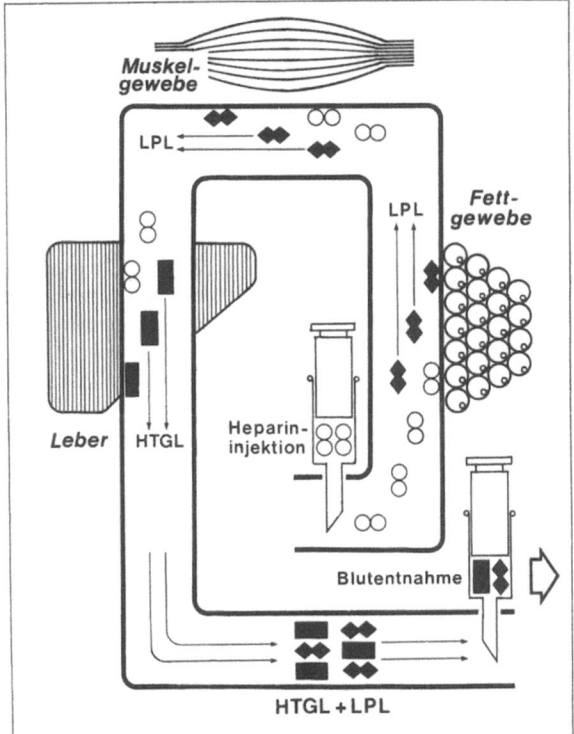
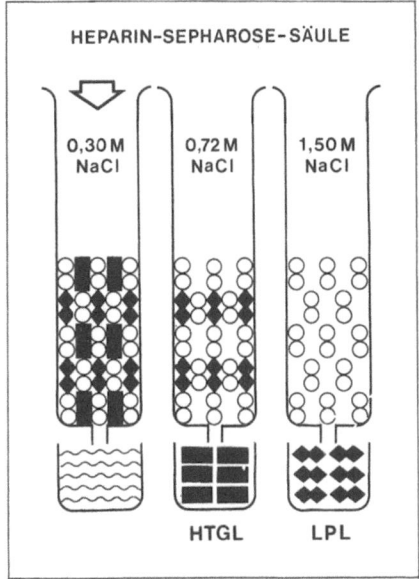

Abb. 5. Isolierung der Postheparinlipolytischen Aktivität (*PHLA*). Die intravenöse Heparininjektion führt zur Freisetzung der hepatischen Triglyzeridlipase (*HTGL*) und der Lipoproteinlipase (*LPL*). Nach Zentrifugation des entnommenen Blutes wird das Plasma direkt auf Heparin-Sepharose-Säulen appliziert. HTGL und LPL werden ionisch an Heparin gebunden und durch stufenweise Erhöhung der Ionenstärke im Puffer selektiv eluiert (0,72 M für HTGL, 1,5 M für LPL) (s. auch S. 234)

Tabelle 2

Postheparinlipolytische Aktivität
1 Lipoproteinlipase (aktiv nur in Anwesenheit von Apo CII als Kofaktor) aus: a) Fettgewebe b) Muskulatur (glatte und quergestreifte) c) Brustdrüse d) Herzmuskel e) Niere f) Intestinum g) Milz h) Gehirn i) Haut
2 Hepatische Triglyzeridlipase a) pI 4,95 b) pI 5,35 c) pI > 6,00
3 Monoglyzerid-Hydrolase
4 Diglyzerid-Hydrolase
5 Coenzym-A-Ester-Hydrolase
6 Histaminase
7 Phospholipase A_1

Tabelle 3. Postheparinlipolytische Aktivität[a]

	Hepatische Triglyzerid-Lipase	Lipoproteinlipase
pI	4,95–6,00	4,50–4,90
pH-Optimum	8,8	8,2
Optimale [NaCl]	0,7 M	0,15 M
Kofaktor	–	Apo CII
Protamin	resistent	inhibiert
Molekulargewicht	69 500 D	67 500 D
Kohlenhydratanteil	16,5%	13,0%

[a] AUGUSTIN, BOBERG, TEJADA u. BROWN (1974); EHNHOLM, SHAW, GRETEN u. BROWN (1975).

PHLA führt zu einer drastischen Veränderung des Plasmalipid- und -lipoproteinspektrums (GRAHAM et al., 1951; LINDGREN et al., 1955). Schon wenige Minuten nach einer Heparininjektion fällt der Plasmatriglyzeridspiegel für etwa 2 Std ab, um dann innerhalb von 6–24 Std (LA ROSA et al., 1971) wiederum den Ausgangswert zu erreichen. Parallel zum Abfall der Triglyzeride erfolgt ein steiler Anstieg der freien Fettsäuren im Plasma. In der Lipoproteinelektrophorese wird die Intensität der Prä-β-Bande vermindert, die der α-Bande dagegen erhöht. In der Ultrazentrifuge sinkt die Konzentration der triglyzeridreichen Lipoproteine niedriger Dichte, Chylomikronen ($S_f > 400$) und VLDL (S_f 20–400), während die von LDL (S_f 0–12) und HDL ansteigt (GRAHAM et al., 1951). Ähnlichen Veränderungen sind Chylomikronen und VLDL nach Inkubation mit PHLA in vitro unterworfen (GRAHAM et al., 1951). Die Plasmacholesterinkonzentration wird zwar nicht beeinflußt, aber doch umverteilt. VLDL-Cholesterin sinkt ab, begleitet von einem Anstieg des Cholesterins in der LDL- und HDL-Fraktion. Gleichzeitig werden die als Apolipoprotein C bezeichneten drei niedermolekularen Polypeptide von den Chylomikronen und VLDL auf die HDL transferiert (GUSTAFSON et al., 1966; BROWN et al., 1970a; LA ROSA et al., 1971).

1. Lipoproteinlipase (LPL)

Das Enzym wurde in zahlreichen Geweben gefunden und erstmals nach Extraktion mit Aceton-Äther aus Rattenherzen charakterisiert (KORN, 1955). Die Hydrolyserate mit natürlichen Substraten (Chylomikronen) ist wesentlich höher als mit Triglyzeridemulsionen, Zusatz von Lipoproteinen zu letzteren führte zu einer Aktivierung, ein Phänomen, das dem Enzym seinen Namen gab (KORN, 1955). Aus den Lipoproteinen konnte als spezifischer Aktivator das Apolipoprotein C II ermittelt werden (LINDGREN et al., 1955; HAVEL et al., 1970), ein Polypeptid mit dem Molekulargewicht 10 000 und der carboxyterminalen Aminosäure Glutaminsäure (Apo Lp-Glu). C II wird im Apoproteinanteil von Chylomikronen (KOSTNER u. HOLASEK, 1972), VLDL (BROWN et al., 1970a) und HDL (HAVEL et al., 1973) gefunden. Die oberflächenaktiven Eigenschaften von C II erlauben offenbar die Bindung des Enzyms an die Lipid-Wasser-Schranke und den Zugang zu den Triglyzeriden, welche im inneren Anteil der Lipoproteine transportiert werden (MILLER u. SMITH, 1973). Der Effekt ist spezifisch, C II, in hochgereinigter Form, aktiviert LPL auch in vitro, während die anderen C-Peptide das Enzym hemmen (BROWN u. BAGINSKY, 1972; BENSADOUN et al., 1974). Das pH-Optimum liegt bei 8,2, die Aktivität wird durch 1 M NaCl und Protaminsulfat gehemmt. Der molekularchemische Beweis einer zweiten, durch Apo C I aktivierbaren Lipoproteinlipase ist bisher nicht erfolgt.

2. Hepatische Triglyzeridlipase (HTGL)

Die Hydrolaseaktivität der PHLA wurde lange nur der Lipoproteinlipase zugerechnet. Spezifische Hemmfaktoren der LPL wie hohe Ionenstärken und Protaminsulfat hatten jedoch unterschiedliche Effekte auf die PHLA (FREDRICKSON et al., 1963; DATTA u. WIGGINS, 1964). Die Anwesenheit von Heparin in Leberperfusionsmedien bewirkt die Freisetzung einer protaminresistenten Lipaseaktivität (SPITZER u. SPITZER, 1956; HAMILTON, 1965). Versuche mit Lipaseaktivitäten aus verschiedenen Rattenorganen zeigten, daß nur das Enzym aus der Leber in Gegenwart von 1 M NaCl oder Protaminsulfat aktiv blieb (LA ROSA et al., 1972). Hingegen hat die PHLA hepatektomierter Tiere nur die Charakteristika der LPL (EHNHOLM et al., 1973; GRETEN et al., 1974). Die genannten Befunde sprachen für eine Heterogenität der PHLA und die Tatsache, daß sie aus der Summe von Lipoproteinlipase und einer Leber-Triglyzeridhydrolase besteht. Ein entsprechendes Enzym wurde aus Ratten- (ASSMANN et al., 1973) und Hundeleber (GRETEN et al., 1974) sowie Hunde- (GRETEN, 1974), Schweine- (EHNHOLM et al., 1973) und menschlichem Plasma (GRETEN et al., 1972) isoliert. Es wird durch LPL-Inaktivatoren nicht beeinflußt, steigende Ionenstärken (bis 0,5 M NaCl) aktivieren das Enzym und bewirken einen Shift im pH-Optimum von 7,4 nach 8,8 durch Disaggregation in monomere Einheiten (EHNHOLM et al., 1974). Ein Kofaktor ist bisher nicht bekannt.

3. Mono- und Diglyzeridhydrolaseaktivität

In vitro Experimente mit LPL (FIELDING, 1972; EGELRUD u. OLIVECRONA, 1973) demonstrierten, daß das Enzym relativ unspezifisch und in der Lage ist, neben Triglyzeriden auch Di- und Monoglyzeride zu spalten sowie eine ganze Reihe wasserlöslicher Ester. Gleiches gilt für HTGL (EHNHOLM et al., 1975), so daß die Diglyzeridhydrolase-Aktivität der PHLA aus der Summe von LPL und HTGL zu bestehen scheint. Eine zusätzliche Monoglyzeridhydrolase (MGH) läßt sich chromatographisch von den beiden genannten Enzymen trennen (NILSSON-EHLE u. BELFRAGE, 1972). Patienten mit einem LPL-Mangel haben normale MGH-Spiegel im Plasma (GRETEN et al., 1969). Auch akkumulieren Monoglyzeride während der Reaktion von Tri- und Diglyzeriden mit angereicherter LPL in vitro (NILSSON-EHLE et al., 1973). Letzteres gilt nicht für die HTGL, so daß dieses Enzym in der Lage wäre, evtl. akkumulierende Plasmamonoglyzeride zu spalten. Der endgültige Nachweis einer Monoglyzeridhydrolase steht derzeit noch aus.

4. Thioesteraseaktivität

Die Thioester von Coenzym A und langkettigen Fettsäuren werden ebenfalls von der PHLA gespalten (JANSEN u. HULSMAN, 1973; JANSSEN u. HULSMAN, 1974). Im Vergleich zwischen Triolein und Palmitoyl-CoA als Substrat ist die Triglyzeridhydrolaseaktivität von HTGL 1,4 bis 1,6fach größer als gegenüber Thioestern, für LPL ergibt sich ein Verhältnis von 6—8 (BAGINSKY et al., 1975). HTGL ist also eine relativ bessere Thioesterase als LPL, und obgleich diese Lipide normalerweise nicht an Lipoproteine gebunden sind, muß abgewartet werden, welche physiologische Bedeutung der Esteraseaktivität von PHLA zukommt.

5. Histaminase

Eine Histaminase wird nach Heparininjektion ebenfalls freigesetzt (HANSSON, 1973) und scheint bei einigen Patienten mit genetisch bedingtem LPL-Mangel erniedrigt zu sein (BAYLIN et al., 1973). Eine Beziehung dieser Aktivität zum Lipoproteinstoffwechsel ist jedoch derzeit nicht bekannt.

6. Phospholipase A_1

Die Oberfläche der Lipoproteine enthält Phospholipide, so daß die Beschreibung einer Phospholipase A_1 (PLA_1) großes Inter-

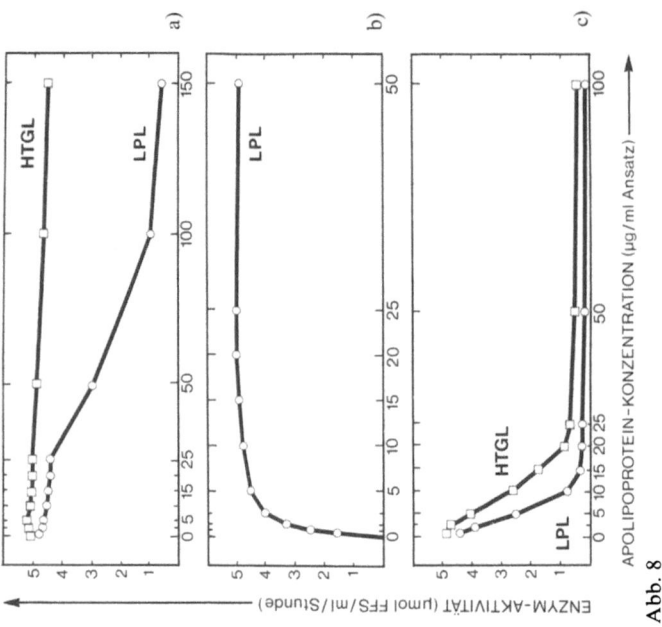

Abb. 6. Die Postheparinlipolytische Aktivität nach intravenöser Heparininjektion (60 U/kg Körpergewicht). HTGL und LPL wurden nach Trennung der Enzyme mittels Heparin-Sepharose-Säulen selektiv gemessen.

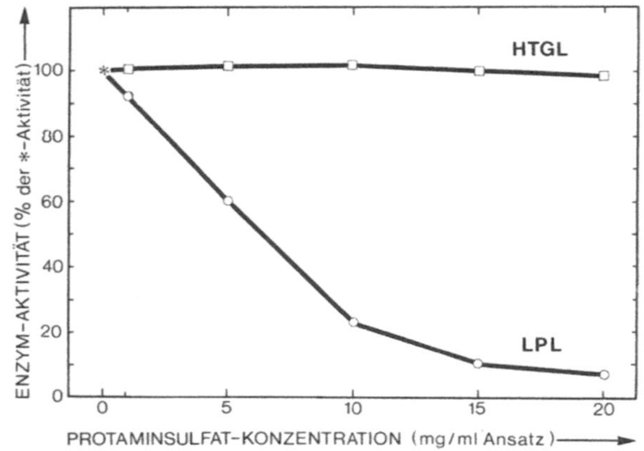

Abb. 7. Einfluß von Protaminsulfat auf die hepatische Triglyzeridlipase (*HTGL*) und die Lipoproteinlipase (*LPL*). Die Aktivitäten wurden jeweils nach Zusatz steigender Mengen von Protaminsulfat zum Inkubationsmedium gemessen.

Abb. 8a–c. Einfluß der C-Peptide auf die hepatische Triglyzeridlipase (*HTGL*) und die Lipoproteinlipase (*LPL*). (a) Selektive Inhibierung der LPL durch Apolipoprotein CI. (b) Selektive Aktivierung der LPL durch Apolipoprotein CII. (c) Inhibierung von HTGL und LPL durch Apolipoprotein CIII

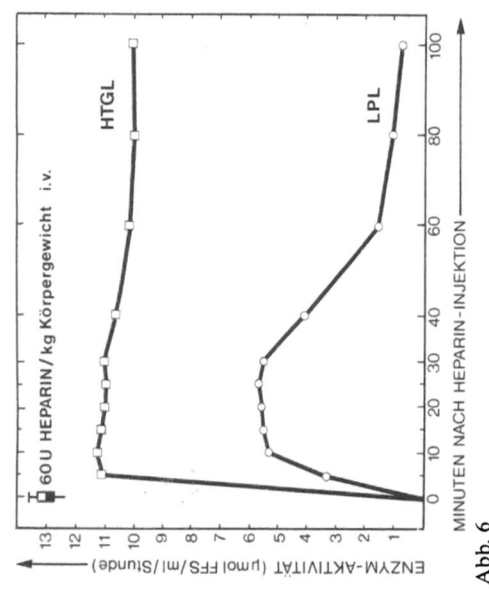

Abb. 6

Abb. 7

esse hervorrief. Die Aktivität spaltet die in α-Position gebundenen Fettsäuren von Phosphatidyläthanolamin und Phosphatidylcholin (VOGEL u. BIERMAN, 1967). Die maximale Reaktionsgeschwindigkeit (V_{max}) ist mit ersterem Substrat 25mal größer als mit letzterem. Eine optimale Aktivität wird nur in hohen Konzentrationen von Gallensäuren und einem pH von etwa 9,9 erreicht. Die Phospholipidkonzentration im Plasma wird durch Heparininjektion praktisch nicht verändert. Allerdings könnte die Hydrolyse der polaren Lipide den Zugang der LPL zum Kern der Lipoproteine, zu den Triglyzeriden, erleichtern und so zu einem verstärkten Triglyzeridabbau führen. Der Gehalt der VLDL an Phospholipiden sinkt im menschlichen Postheparinplasma ab, ohne daß es jedoch zu einer Erhöhung der α-Lysolezithinkonzentration kommt (VOGEL u. BIERMAN, 1968). Dieses Phänomen wurde aber an der Ratte beobachtet (INFANTE et al., 1967). Zahlreiche Befunde (VOGEL u. BIERMAN, 1970; ZIEVE u. ZIEVE, 1972; EHNHOLM, SHAW et al., 1975) sprechen dafür, daß die PLA_1 mit der in der Leber gebildeten Triglyzeridhydrolase, der HTGL, identisch ist, wobei die V_{max} für beide Substrate gleiche Werte ergibt. Auch die LPL hat eine gewisse Phospholipaseaktivität, aber die V_{max} mit Triglyzeriden ist ungleich höher. Die Signifikanz der PLA_1-Aktivität für den Lipoproteinkatabolismus ist unbekannt.

Die Bedeutung der PHLA für den Abbau der mit Triglyzeriden beladenen Lipoproteine wurde an Patienten mit familiärer Hyperlipoproteinämie Typ I demonstriert, die sehr niedrige Lipaseaktivitäten im Postheparinplasma (HAVEL u. GORDON, 1960; FREDRICKSON et al., 1963) und in Extrakten aus Fettgewebsbiopsien aufwiesen (HARLAND et al., 1967). Andere Befunde waren weniger eindeutig oder widersprüchlich (FREDRICKSON et al., 1963; GRETEN, 1972; BROWN u. GRETEN, 1973; KRAUSS et al., 1974). Allerdings wurde bei diesen Untersuchungen jeweils die gesamte PHLA gemessen, so daß die jetzt vorliegenden Möglichkeiten der selektiven Bestimmung von HTGL und LPL im Postheparinplasma größeren Aufschluß erbringen sollten.

7. Selektive Bestimmung der PHLA

a) Protamininhibierungsassay. Diese Methode basiert auf der Beobachtung von KORN (KORN, 1959), daß Fettgewebslipase durch Protaminsulfat gehemmt wird. Auch die plasmatische LPL wird inhibiert, während die HTGL unbeeinflußt bleibt (LA ROSA et al., 1972). Die gesamte PHLA resultiert danach aus einer Protamin-resistenten HTGL und einer Protamin-sensitiven LPL (LA ROSA et al., 1972; KRAUSS et al., 1973; KRAUSS et al., 1974). Die Enzymaktivität wird bestimmt, indem Postheparinplasma einer durch ein Detergens (Triton X 100) stabilisierten Trioleinemulsion zugesetzt und die Menge der freien Fettsäuren nach einer bestimmten Zeit gemessen wird. Durch Zugabe von Protaminsulfat zu dieser Emulsion wird nur der Protamin-resistente Anteil der PHLA ermittelt. Die Heparindosis von 10 U/kg Körpergewicht war sehr niedrig gewählt worden, entsprechend einer höchstens halbmaximalen Freisetzung der PHLA, wodurch erhebliche methodische Probleme auftraten, die z.T. allerdings auch vom Assay selbst herrührten. Dennoch konnte bei 12 Patienten mit Hyperlipoproteinämie Typ I eine deutliche Verminderung des Plasmaspiegels der Protamin-inhibierbaren Lipase, der LPL, demonstriert werden. Bei 45 Typ-V-Patienten mit Hyperchylomikronämie lagen die Werte für beide Enzyme im Normvariationsbereich, was auch für zahlreiche Typ-IV-Patienten zutraf.

b) Heparinaffinitätsassay. Kovalent an Sepharose gebundenes Heparin absorbiert die Lipasen der PHLA, was erstmals mit Hilfe der Affinitätschromatographie zu einer enormen Anreicherung einer LPL aus Kuhmilch (EGELRUD u. OLIVECRONA, 1972), dann aus Fettgewebe von Ratten (GRETEN u. WALTER, 1973), Huhn (EGELRUD, 1973) und Schwein (BENSADOUN et al., 1974) führte. Ähnliche Erfolge konnten mit HTGL aus Leberextrakten (ASSMANN et al., 1973; GRETEN et al., 1974) und Postheparinplasma erzielt werden. EHNHOLM et al. (1973) konnten zeigen, daß die zur Elution der Enzyme erforderliche Ionenstärke für die HTGL nur etwa halb so groß ist (0,6–0,75 M NaCl) wie für die LPL (1,2–1,5 M NaCl) (EHNHOLM *et al.*, 1975). Dieser Sachverhalt führte zum Aufbau eines Affinitätschromatographieassays (EHNHOLM *et al.*, 1973), bei dem die beiden Enzyme der PHLA selektiv gemessen werden konnten. Der Ausbau und weitere Verbesserungen ermöglichten es, Postheparinplasma direkt auf kleinste (1 ml) Heparin-Sepharose-Säulen zu applizieren und die HTGL und LPL selektiv mit hoher Präzision und Reproduzierbarkeit zu eluieren (BOBERG *et al.*, 1974) (Abb. 5). Der entscheidende Vorteil der Methode liegt darin begründet, daß die Enzymlösungen nach Elution frei von endogenem Substrat wie Chylomikronen oder VLDL sind, so daß deren unterschiedlicher Einfluß auf die Aktivitäten aufgehoben wird. Ein Nachteil stellt der größere Zeit- und damit verbunden auch Arbeitsaufwand dar. Mehrere 100 Probanden mit unterschiedlichen Plasmatriglyzeridspiegeln wurden im Hinblick auf ihre PHLA untersucht. 10 min nach intravenöser Injektion von 60 U Heparin/kg Körpergewicht wurde das Postheparinplasma aus Armvenenblut gewonnen. Für die HTGL lagen die Werte bei 19,6 U für gesunde Männer und 13,5 U für Frauen (1 U = 1 µM Fettsäurefreisetzung/ml Plasma), für die LPL bei 6,6 U bzw. 7,7 U. Die HTGL zeigte keine Korrelation mit dem Plasmatriglyzerid-Spiegel oder der LPL-Aktivität. Gesunde Probanden wiesen eine hochsignifikante negative Korrelation zwischen LPL und Plasmatriglyzeriden auf, was für Patienten mit Hypertriglyzeridämie nicht bestätigt werden konnte. Die Ergebnisse zeigen die Berechtigung der Annahme, daß die LPL ein wichtiger Faktor im Abbau der Plasmatriglyzeride ist; sie weisen aber auch darauf hin, daß die bisherige Einteilung der Hypertriglyzeridämien vereinfacht ist; Patienten mit abnormer Produktion wie ungenügender Fähigkeit, die Plasmatriglyzeride zu metabolisieren oder mit beiden Defekten gemeinsam wurden bisher einem Hyperlipoproteinämietyp zugeordnet.

c) Lipasen-Antikörper-Assay. Antikörper gegen HTGL (EHNHOLM *et al.*, 1973; EHNHOLM *et al.*, 1975; GRETEN *et al.*, 1976) sowie LPL stehen seit einiger Zeit für die selektive Hemmung der beiden Enzyme zur Verfügung. Der Vorteil der Methode liegt in der guten Reproduzierbarkeit und dem geringen Zeitaufwand der Messung. Klinische Daten sind mit einem Antikörper gegen die HTGL erhoben worden (EHNHOLM *et al.*, 1973; GRETEN *et al.*, 1976). Die PHLA wird im Plasma als gesamte Enzymaktivität gemessen. Anschließend erfolgt mit Hilfe des Antikörpers die selektive Präzipitation der HTGL, so daß die im Plasma verbleibende Restaktivität der LPL entspricht. Der Assay ähnelt damit der Protaminsulfatinhibierung, wobei allerdings in letzterem Fall die LPL gehemmt wird. Ein Antikörper gegen LPL aus Kuhmilch zeigt eine Kreuzreaktion gegen menschliche LPL aus Postheparinplasma (EHNHOLM *et al.*, 1973) und könnte somit ebenfalls für einen Präzipitationsassay eingesetzt werden. Da die LPL in der Kuhmilch in wesentlich höheren Konzentrationen auftritt als im menschlichen Postheparinplasma und somit die Isolierung des reinen Enzymproteins geringerem Aufwand unterliegt, ist auch die Gewinnung von Antikörpern erleichtert. Daher könnte auch die zuletzt beschriebene Methode vielversprechend in bezug auf die selektive Bestimmung der LPL im Postheparinplasma sein.

Die Relevanz der bisherigen Untersuchungen muß noch an einer größeren Probandenzahl und durch Vergleich mit den beiden anderen Methoden geklärt werden. Nachteilig ist auch hier der mögliche störende Einfluß eventuell abnormer Substrate, da die Aktivitäten direkt im Plasma gemessen werden. Andererseits gibt die Bestimmung der PHLA im Plasma die wirkliche Situation der Enzyme vielleicht besser wieder.

d) Lipoproteinlipase des Fettgewebes. Die LPL des Fettgewebes ist dem Ernährungszustand der Versuchstiere angepaßt (HOLLENBERG, 1959; ROBINSON, 1960). Lang anhaltendes Fasten führt zu einer deutlichen Minderung der Freisetzung der LPL durch Heparin, während die Inkubation des Gewebes in vitro mit Glukose und Insulin die Aktivität wieder normalisiert. Letzteres kann durch Proteinsyntheseinhibitoren blockiert werden. Die Mobilisierung freier Fettsäuren im Hungerzustand durch die intrazelluläre hormonsensitive Lipase soll zu einer Hemmung der Synthese oder Aktivierung der LPL führen (WING u. ROBINSON, 1968; PATTEN, 1970). Auch die intrazelluläre Konzentration der freien Fettsäuren mag eine metabolische

Kontrollfunktion bei diesem Zusammenspiel ausüben (NIKKILÄ u. PYKÄLISTÖ, 1968).

Auch aus Fettgewebsbiopsien des Menschen konnte die LPL bestimmt werden (HARLAND et al., 1967; PERSSON u. HOOD 1970; PERSSON et al., 1970). Eine negative Korrelation zwischen der LPL und der Serumtriglyzeridkonzentration konnte wie beim Heparinaffinitätsassay demonstriert werden (PERSSON, 1973). Bei Frauen lag die Aktivität höher, eine Beziehung zum Alter bestand nicht.

8. Molekularchemische Charakterisierung der PHLA

Das Verständnis der Freisetzung der PHLA vom Kapillarendothel sowie ihrer Wirkung auf die Lipoproteine erforderte die chemische Analyse hochgereinigter Enzymproteine. Molekulargewichtsbestimmungen gelangen erstmals für die LPL aus Kuhmilch (EGELRUD u. OLIVECRONA, 1972), Schweinefettgewebe (BENSADOUN et al., 1974), Rattenpostheparinplasma (FIELDING et al., 1974) und für die HTGL aus menschlichem Plasma (EHNHOLM et al., 1975). Die Anreicherung größerer Mengen von HTGL und LPL von gesunden Probanden gelang kürzlich und erlaubt eine weitgehende Charakterisierung beider Enzyme (AUGUSTIN et al., 1974; AUGUSTIN et al., 1975; AUGUSTIN et al., 1976). Mit Hilfe der Affinitätschromatographie über Heparin-Sepharose und Concanavalin-A-Sepharose sowie weiterer Gel-Filtrationsschritte konnten spezifische Aktivitäten gewonnen werden, die etwa 30000fach über den im Plasma gemessenen Werten lagen.

Für die HTGL ergab sich ein Molekulargewicht von 69 500 D, für die LPL 67 500 D, bestimmt mit Hilfe der Gel-Filtration sowie der Gel-Elektrophorese. Beide Enzyme scheinen nur aus jeweils einer Peptidkette zu bestehen mit Glyzin als amino- und Alanin als carboxyterminaler Aminosäure. Die Aminosäurezusammensetzung der Enzyme ist identisch und zeigt keine auffällige Bevorzugung einer bestimmten Aminosäure. Da die Wirkung der Enzyme an hydrophil-hydrophoben Grenzen erfolgt, wäre ein gewisses Übergewicht an apolaren Aminosäuren zu erwarten gewesen. Eine nicht randomisierte Verteilung und damit Anhäufung der apolaren Aminosäuren am aktiven Zentrum würde gleichermaßen polare und apolare Regionen schaffen und den Enzymen damit die ideale Struktur für ihren Wirkungsmechanismus geben.

Die Andauung der Enzyme mit Trypsin (peptide mapping) erbrachte die gleiche Anzahl von Peptiden. Aus den genannten Daten muß geschlossen werden, daß der Proteinanteil der Enzyme weitgehend gleich, wenn nicht identisch ist. So konnten auch Antikörper mit Kreuzreaktionen gegen beide Lipasen gewonnen werden, die offenbar gegen den Proteinanteil gerichtet sind. Andererseits gelang die Entwicklung von Antikörpern, die spezifisch gegen die HTGL bzw. LPL gerichtet sind. Die antigene Determinante könnte in diesem Fall der Kohlenhydratanteil der Enzyme sein, der bei der HTGL 16,5 und bei der LPL 13% des Molekulargewichts ausmacht. Beide Glykoproteine enthalten beträchtliche Mengen der Aminozucker Glukosamin und Galaktosamin sowie der Neutralzucker Glukose, Mannose und Galaktose, wobei erhebliche quantitative Unterschiede bestehen, die letztlich die Molekulargewichtsdifferenzen erklären. Überraschend erscheint neben der Abwesenheit des sonst für Serumglykoproteine typischen Zuckers Fukose die Präsenz der Glukose in beiden Molekülen. Letztere wurde bisher nur in Glykoproteinen der Basal- sowie der Erythrozytenmembranen gefunden.

Der isoelektrische Punkt für LPL liegt etwa bei 4,5, HTGL läßt sich bei der Fokussierung in drei Fraktionen mit einem pI bei 4,9, 5,3 und 6 auftrennen. Die unterschiedlichen Ladungscharakteristica werden durch N-Azetyl-Neuraminsäure hervorgerufen, LPL enthält 4 Moleküle und die HTGL-Fraktionen entsprechend weniger.

9. Die Enzymfreisetzung durch Heparin

Die Rolle der Kohlenhydratanteile der Glykoproteine im Organismus ist derzeit noch unklar. So scheint die Stabilität der Proteine direkt korreliert zur Quantität ihrer gebundenen Zuckermoleküle, möglich erscheint auch eine Stabilisierung der dreidimensionalen Konformation zur Aufrechterhaltung der katalytischen Aktivität. Vor allem aber sind viele Glykoproteine über ihre Zuckerketten an spezifische Rezeptoren gebunden. Das Mucopolysaccharid Heparin ist nicht, wie ursprünglich angenommen, als prosthetische Gruppe Teil der Enzyme, könnte aber wegen seiner strukturellen Ähnlichkeit mit den Zuckerketten der Lipasen kompetitiv die Glykoproteine von ihren spezifischen Rezeptoren am Kapillarendothel verdrängen.

Die Freisetzung der Enzyme durch Heparin ist keine spezifische Reaktion, zahlreiche weitere Polysaccharide haben nach intravenöser Injektion den gleichen Effekt (CONSTANTINIDES et al., 1954; ROBINSON et al.). Der Mechanismus wurde vor allem an der LPL des Fettgewebes untersucht (WING et al., 1967; PAYZA et al., 1967). LPL wird nach Inkubation mit Heparin auch in Gegenwart von Proteinsyntheseinhibitoren aus Speichern freigesetzt, begleitet von einem sofortigen Abfall der LPL-Konzentration im Gewebe. Die Entleerung der Speicher ist biphasisch. Zuerst wird rasch und ohne Energieverbrauch, offenbar extrazellulär aus Stroma, eine LPL_A freigesetzt, dieser Vorgang funktioniert auch in delipidierten Gewebshomogenaten (Ho et al., 1967; BENSADOUN et al., 1974). Die weitere Freisetzung ist verzögert, erfordert Energie, wird gehemmt durch ATP-Syntheseinhibitoren, nicht hingegen durch Blocker der Proteinsynthese (ROBINSON u. WING, 1970; STEWART u. SCHOTZ, 1974; CAYER et al., 1975) und scheint intrazellulärer Natur (LPL_B). Der energieverbrauchende Prozeß führt zur Aktivierung der LPL_B aus einer inaktiven Vorstufe. Auch die Perfusion von Fettgewebe mit Heparinlösungen ergibt die Enzymfreisetzung nach diesem biphasischen Muster (Ho et al., 1967).

Das Enzym würde also als LPL_B in den Adipozyten gebildet und in Speichervesikeln transportiert (CHAJEK et al., 1975). Die Konversion zur LPL_A wäre energieabhängig und könnte der Kontrolle anderer Stoffwechselfaktoren unterliegen. Dann erfolgte der Transport in das interstitielle Bindegewebe und weiter zur Oberfläche des Kapillarendothels, wo das Enzym an seinen spezifischen Rezeptor gebunden würde. Der Aktivierungs-Sekretionsprozeß unterliegt, wie mit Insulin-behandelten Ratten gezeigt wurde, der metabolischen Regulation (GARFINKEL et al., 1976) (Abb. 9).

Der Rezeptor könnte selbst das Transportvehikel für das Enzym oder als großmolekulares Proteoglykan Bestandteil der Plasmamembran der Endothelzelle sein. Solche Glykane (Chondroitin-, Heparan- und Dermatansulfat) wurden aus zahlreichen verschiedenen Zellen, auch Endothelzellen, isoliert (THUNELL et al., 1967; KRAEMER, 1971; KRAEMER, 1971; BOUNASSISI, 1973; BOUNASSISI, 1975). Sie könnten etwa 20–50 nm in das Lumen der Gefäße hineinragen und würden ideale Bindungsplätze für die Lipasen darstellen (OLIVECRONA et al., 1976) (Abb. 8, s.S. 253). Zahlreiche Enzymmoleküle könnten simultan das gleiche vorbeiströmende Lipoprotein attackieren und die Hydrolyse der Triglyzeride in Gang setzen. Die gebildeten freien Fettsäuren könnten interspatial per diffusionem in die Zellen der Organe gelangen. Eine Diffusion des ganzen Lipoproteins wäre nicht erforderlich oder würde, in Form von remnants, nur in bestimmte, für deren Abbau vorgesehene Zellen erfolgen. Nach den Arbeiten von BLANCHETTE-MACKIE und SCOW (BLANCHETTE-MACKIE u. SCOW, 1971) hingegen würde sich eine große Zahl von Rezeptor-Lipase-Einheiten aus der Membran lösen und sich analog anderen Zelloberflächen-Rezeptoren (EDELMAN et al., 1973; UKENA et al., 1974) an das Lipoprotein binden (Abb. 10). Der ganze Komplex würde dann in Form von Vesikeln in die Adipozyten migrieren. Diese elektronenmikroskopisch gestützte Hypothese erklärt jedoch nicht das Auftreten der remnant particles, da letztere dann ja nach partieller Hydrolyse wieder von den Zellen sezerniert werden müßten. Möglicherweise existieren auch beide Mechanismen mit organspezifischer Präferenz. So könnten auch die Lipaserezeptoren durchaus heterogener Natur sein und unterschiedliche Affinitäten gegenüber den Enzymen aufweisen. Diese Hypothese soll im folgenden kurz dargelegt werden.

Die in der Leber gebildete HTGL ist normalerweise in wesentlich höheren Konzentrationen als die LPL im Postheparinplasma nachweisbar (Abb. 6), obgleich nur ein geringer Anteil der in Form von Chylomikronen transportierten Triglyzeride durch die Leber aus dem Blutstrom entfernt wird. Entweder würden die Chylomikronen nicht von der HTGL attackiert, was nach neueren Befunden unwahrscheinlich ist (AUGUSTIN

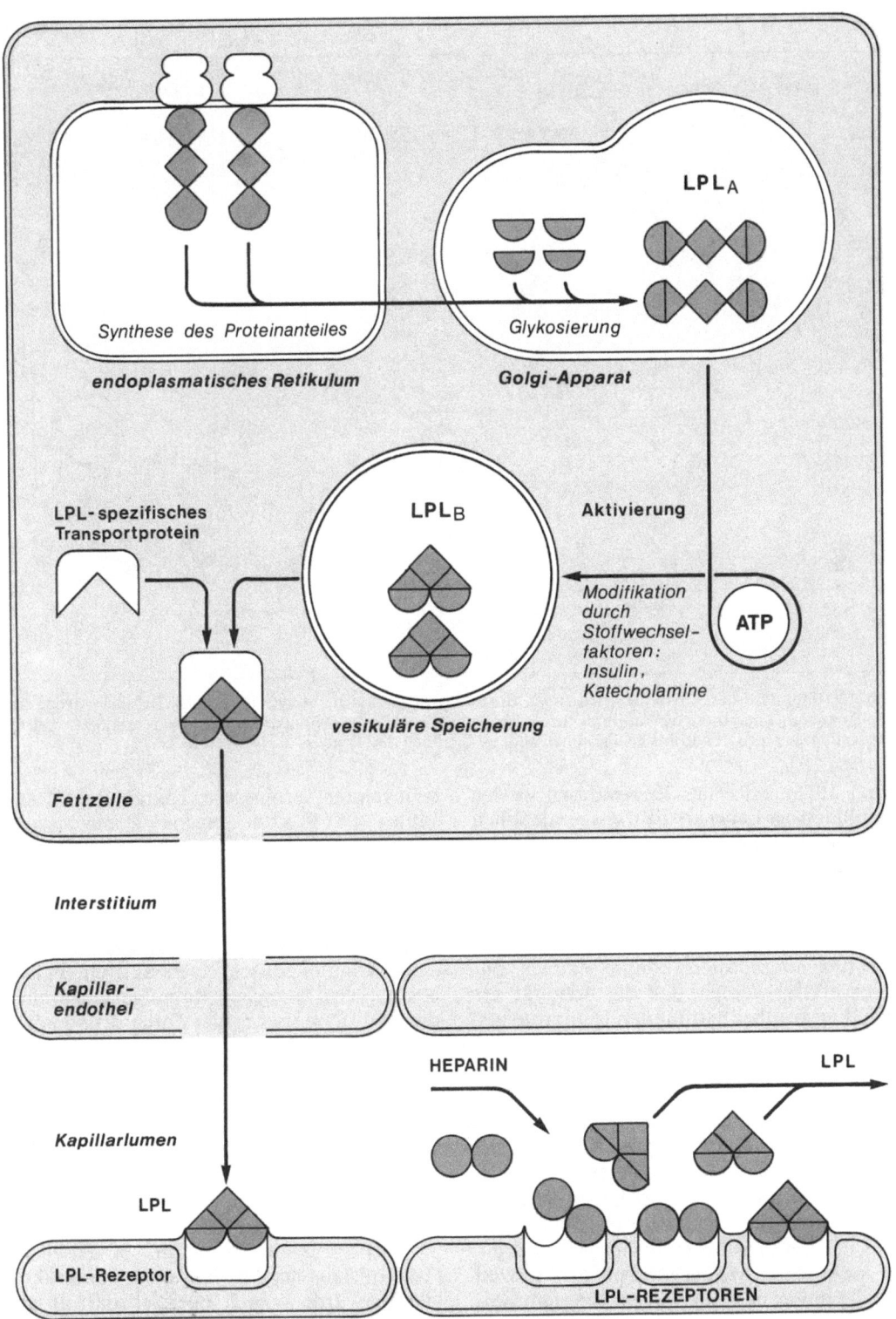

Abb. 9. Schematische Darstellung von Synthese, Aktivierung, Speicherung und Transport der Lipoproteinlipase (*LPL*) zu den Rezeptoren am Kapillarendothel, wo die Freisetzung durch Heparin erfolgt. LPL_A inaktive Vorstufe der LPL, die durch Energieverbrauch (*ATP*) in die aktive Form des Enzyms (LPL_B) überführt wird (s. auch S. 236)

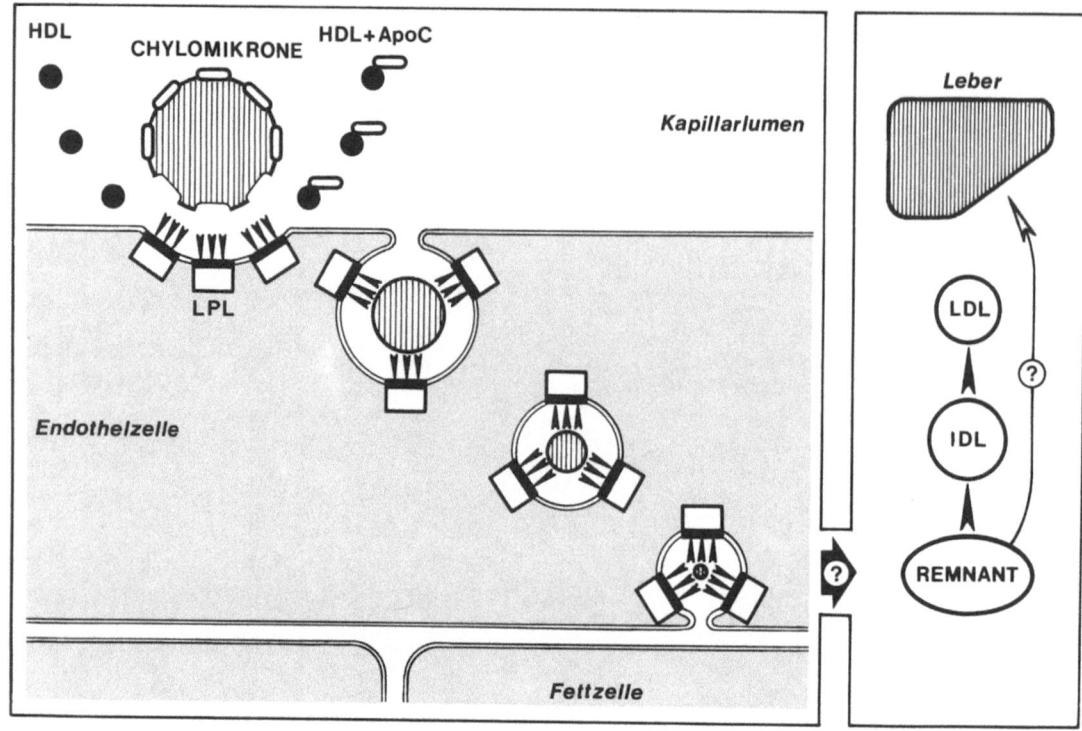

Abb. 10. Hydrolyse der Chylomikronen (nach BLANCHETTE-MACKIE u. SCOW, 1971). Die Partikel werden am Kapillarendothel durch die hier an ihre Rezeptoren gebundene Lipoproteinlipase (*LPL*) initial attakiert, und die Penetration durch das Endothel erfolgt unter weiterer Spaltung der Triglyzeride (s. auch S. 236)

et al., 1976), oder das Enzym wird in den Kapillaren der Leber an die triglyzeridreichen Lipoproteine angekoppelt und setzt die Hydrolyse extrahepatisch fort, wobei die anfallenden freien Fettsäuren an Serumalbumin gebunden würden (Abb. 11). Der Mechanismus der Koppelung bzw. Freisetzung von den Enzymrezeptoren könnte einfach dadurch erklärt werden, daß die Affinität der HTGL gegenüber bestimmten Lipoproteinen größer wäre als gegenüber dem eigenen Membranrezeptor. Das Enzym würde im Falle einer aktuellen postalimentären Hyperlipämie im gesamten Organismus intravasal verteilt und damit der Lipolyse ubiquitär zur Verfügung stehen. Auch eine aktive Sekretion der HTGL durch die Leber käme in Frage, ausgelöst durch eine intravasale Erhöhung der triglyzeridreichen Lipoproteine, die an spezifischen Meldezentralen den Prozeß der Sekretion in Gang setzen könnten. Solche Zentralen könnten die Freisetzung von Heparin oder einem ähnlichen Polysaccharid bewirken, das die HTGL kompetitiv von ihren Rezeptoren verdrängt. Die postalimentär

beobachtete verminderte Koagulabilität des Blutes (AUGUSTIN, eigene Beobachtung) fände ebenso eine Erklärung wie die Hypertriglyzeridämie mit Heparin-Antikörpern im Gefolge bestimmter Autoimmunerkrankungen (GLUECK *et al.,* 1969). Die schließlich verbleibenden, kleinen, triglyzeridarmen remnants könnten durch einen aktiven Transport in den Disseschen Raum gelangen, und die Hydrolyse würde hier durch ortsständige HTGL fortgesetzt und abgeschlossen. Die LPL, die in vielen verschieden anderen Geweben gebildet wird, könnte dagegen mehr den organspezifischen, aktuellen Bedürfnissen nach freien Fettsäuren und Glyzeriden genügen, denn auch sie ist in der Lage, die Triglyzeride der Chylomikronen und VLDL zu hydrolisieren (BAGINSKY *et al.,* 1975). Der in einem früheren Abschnitt beschriebene Mechanismus der Enzymsynthese und -aktivierung würde je nach Energiebedarf ausgelöst. Demnach wäre diese Hydrolyse zumindest initial mehr ortsständig. Ob die Penetration partiell hydrolisierter Lipoproteine durch die Kapillarendothelien und die Plasmamembranen der Zellen, wie sie elektronenmikroskopisch nachgewiesen wurde (BLANCHETTE-MACKIE u. SCOW, 1971), bei der Clearance der triglyzeridreichen Partikel von Bedeutung ist, bedarf weiterer experimenteller Befunde. Die Hydrolyse würde während dieses Vorgangs durch die LPL fortgesetzt, was zu einer Verkleinerung und damit Beschleunigung der Penetration der Lipoproteine führen würde. Die Apoproteine bzw. remnants müßten nach Abschluß der enzymatischen Reaktion wieder aus den Zellen eliminiert und der Leber zugeführt werden.

Während die Aminosäuresequenz der Glykoproteine genetisch codiert und damit immer gleich ist, wird die Ankopplung einer oder mehrerer Kohlenhydratketten mannigfaltigen Zufällen unterworfen, die bei Glykoproteinen das Phänomen der Mikroheterogenität hervorrufen. Sogar innerhalb einer Zelle zählen identische Synthesen der Zuckerketten zu den Seltenheiten. Die LPL, die in zahlreichen Geweben synthetisiert wird, könnte daher auch organspezifisch in bezug auf ihren Kohlenhydratanteil sein. Letzterer dürfte daher auch von überragender Bedeutung im Hinblick auf die Wechselwirkung zwischen Enzymen und Rezeptoren bzw. Lipoproteinen sein.

Eine Genkontrolle findet für die Zuckerketten nur insofern statt, als die Synthese der Enzyme genetisch kontrolliert ist, die in die Biosynthese der Glykoproteine eingeschaltet sind. Die familiäre Hyperlipoproteinämie Typ I zeichnet sich durch einen Mangel oder völliges Fehlen der LPL aus. Wenn jedoch die Peptidketten von HTGL und LPL identisch sind, müßten auch Patienten mit diesem hereditären Leiden den Proteinanteil der LPL synthetisieren können, denn sie weisen meist normale HTGL-Spiegel auf. Wahrscheinlicher erscheint daher eine Störung im Transfer der LPL-spezifischen Zucker vom Kohlenhydrat-Nukleotid auf die funktionelle Gruppe der Peptidanteile des Enzyms. Diese Übertragung erfolgt im Golgi-Apparat durch die Peptidyl-Glykosyl-Transferase. Ob das Enzym bei der Typ-I- oder anderen Hyperlipoproteinämien von Bedeutung ist, bleibt abzuwarten.

E. Lipoproteinmetabolismus

I. Chylomikronen

Chylomikronen wurden anfangs als Fettpartikel intestinalen Ursprungs charakterisiert (GAGE, 1920; GAGE u. FISH, 1924). Sie sind die größten Lipoproteine mit einer Dichte von weniger als 0,95 g/ml ($S_f > 400$). Wegen ihres Durchmessers von bis zu 1 μ sind sie lichtmikroskopisch sichtbar. Ihr Molekulargewicht beträgt zwischen 100 und 1000 Mill. Daltons. Sie werden im Darm während der intestinalen Fettabsorption gebildet und transportieren die exogen zugeführten Triglyzeride (ZILVERSMIT, 1969) im Blut. Durch ihre lichtbrechenden Eigenschaften erscheint das Plasma wolkig oder milchig trübe, um sich im Reagenzglas innerhalb von 12—24 Std dadurch zu klären, daß die Chylomikronen eine cremige, weiße Oberschicht bilden. In der Agarose-Gel- und Papierelektrophorese wandern sie nicht, zeigen aber in Stärke- und Zellulose-Azetat-Systemen die Mobilität der α_2-Globuline (FREDRICKSON u. LEVY, 1972). Nach einer Fastenperiode von 12 bis 16 Std ist die Anwesenheit von Chylomikronen im Plasma als pathologisch zu werten.

Struktur und Zusammensetzung. Die Lipid- und Proteinanteile der Chylomikronen variieren entsprechend ihrer unterschiedlichen Größe sowie des Anreicherungsverfahrens. Sogenannte „primary particles" aus der Lymphe enthalten weniger Protein, dafür mehr Phospholipide als „secondary particles", die aus dem Plasma stammen (BIERMAN et al., 1965). Bei großen Chylomikronen ist der Protein- und Phospholipidanteil geringer als bei kleinen Partikeln. Eine willkürliche Auftrennung in drei S_f-Klassen mit Hilfe der Zentrifugation in Dichtegradienten (S_f I 3719 – 10^5, II 908 – 3176, III 374 – 1069) ergab 1,17%, 1,81% und 2,90% Protein, 2,8%, 5,5% und 9,4% Phospholipide (LOSSOW et al., 1969; LINDGREN et al., 1972). Bei der Isolierung mit Hilfe der Gel-Filtration betrug der Phospholipidanteil bei kleinen Partikeln bis zu 10%, bei großen 2,5% (ZILVERSMIT, 1969), und der Proteinanteil schwankt zwischen 2,5 und 0,5% (GUSTAF-

Tabelle 4. Die Plasma-Lipoproteine

Lipoprotein	S_f^a	Dichte (g/ml)	Molekular-gewicht (D)	Größe (Å)	Mobilität in der Elektrophorese
Chylomikronen	>400	<0,95	10^8-10^9	$750-10^4$	—
VLDL	20—400	0,95 —1,006	$5 \times 10^6-10^8$	300—800	prä-β
LDL	0—12	1,019—1,063	$2-4 \times 10^6$	200—250	β
HDL	—	1,063—1,21	$2-4 \times 10^5$	75—100	α

[a] S_f = SVEDBERG-Einheiten (10^{-13} cm/sec/dyn/g in NaCl [$d=1,063$ g/ml] 26° C)

Tabelle 5. Die Zusammensetzung der Plasma-Lipoproteine

Lipoprotein	Protein (mg/100 mg lipo.)	Triglyzeride	Phospholipide	Cholesterin frei	Cholesterin verestert
Chylomikronen	1—2	85—90	4—8	1— 3	2—5
VLDL	10	55—65	15—20	5—10	10—15
LDL	25	5—10	20—25	5—10	35—45
HDL	45—55	3—5	25—30	5—10	15—25

Tabelle 6. Verteilung der Apolipoproteine

Lipoprotein	A I	A II	B	C I	C II	C III
	in Prozent des gesamten Proteinanteils					
Chylomikronen	Spuren	Spuren	5—20	15	15	40
VLDL	Spuren	Spuren	40	10	10	30
LDL	—	—	95—98	Spuren	Spuren	Spuren
HDL	65—70	20—25	Spuren	1—2	1—2	2—4

SON et al., 1965; FREDRICKSON et al., 1967; ZILVERSMIT, 1969). 85—95% der Chylomikronenmasse sind Triglyzeride, bei einer Präparation aus dem menschlichen Darm während der Fettresorption sogar 97% (TYTGAT, 1971), die Phospholipid- und Cholesterinmenge schwankt zwischen 5 und 10% bzw. 3 und 5%, das Verhältnis von freiem zu verestertem Cholesterin liegt bei 0,9, und das von Lezithin zu Sphingomyelin bei 5,8. 1—3% der Chylomikronen sind Apoproteine (NICHOLS, 1967; SKIPSKI et al., 1967; KOSTNER u. HOLASEK, 1972; SKIPSKI, 1972), wobei nur wenige Daten verfügbar sind. Eine Präparation aus menschlicher Lymphe enthielt jeweils 3—5% Apo A I und A II, 20% Apo B und 70% Apo C. Der Apo C-Anteil sollte starken Schwankungen unterliegen, denn diese Apoproteine werden während der Zirkulation von den HDL auf die Chylomikronen übertragen (HAVEL et al., 1973). Auch ist nicht bekannt, wie sich das Verhältnis der einzelnen Apoproteine zueinander in Chylomikronen verschiedener Größe verändert. Die Apoproteine bedecken bis zu 20% der Partikeloberfläche (LOSSOW, 1967), wo sie zusammen mit Phospholipiden und freiem Cholesterin in einer monomolekularen Schicht angeordnet sind (FRAZER, 1970). Derartiges Oberflächenmaterial konnte von Chylomikronen aus Hundelymphe gewonnen werden (ZILVERSMIT, 1968; ZILVERSMIT, 1969), und Apo B konnte in intakten Partikeln immunchemisch identifiziert werden (SCHONFELD et al., 1974). Die Triglyzeride bilden danach mit verestertem Cholesterin den Kern der Chylomikronen.

Bei Patienten mit A-β-Lipoproteinämie fehlt das Apoprotein B im Plasma, während Apo A und Apo C nachweisbar sind (GOTTO, 1971). Glyzeride akkumulieren bei diesem Synthesedefekt in Leber und Intestinum ohne ins Plasma zu gelangen. Es werden weder Chylomikronen noch VLDL noch LDL gebildet und die Patienten haben extrem niedrige Werte an Plasmalipiden, die alle an HDL gebunden sind (FREDRICKSON et al., 1972).

Synthese. Die Chylomikronen werden während der Fettabsorption in den Mukosazellen des Dünndarms gebildet. Wenn dieser Vorgang abgeschlossen ist, sezerniert die Mukosa VLDL und HDL. Die hierfür benötigten Lipide stammen aus dem enterohepatischen Kreislauf und eigener Synthese. Die Lipoproteine können in Vesikeln des endoplasmatischen Retikulums der Mukosazellen an der Seite des Darmlumens nachgewiesen werden (KOSTNER u. HOLASEK, 1972), die Aufnahme der Lipide erfolgt praktisch nur in Form von freiem Cholesterin, Lysophosphatiden, Monoglyzeriden und freien Fettsäuren (EISENBERG, 1973). Die Partikel werden dann zum Golgi-Apparat und schließlich zur Zelloberfläche transportiert, von wo sie mittels umgekehrter Pinozytose sezerniert und durch einen unbekannten Mechanismus in das intestinale Lymphsystem lanciert werden. Da die Synthese der Chylomikronen offenbar im wesentlichen vom Angebot an Lipiden im Darmlumen abhängt, VLDL hingegen permanent gebildet wird, liegt es nahe, daß die Formation der triglyzeridreichen Partikel durch Bindung der absorbierten Lipide an VLDL erfolgt. C-Proteine würden je nach Bedarf aus ebenfalls vorhandenen HDL assoziiert. Für diese Hypothese fehlen allerdings noch experimentelle Befunde.

Metabolismus. Die Chylomikronen werden als „primary particles" in den Zisternen des intestinalen Lymphsystems gesammelt und dann über den Ductus thoracicus als „secondary particles" in die Blutbahn abgegeben, wo sie sofort mannigfaltigen Einflüssen und Veränderungen unterliegen, denn sie werden von allen Lipoproteinen am schnellsten aus dem Kreislauf entfernt. Die Halbwertzeit beträgt bei der Ratte nur wenige Minuten (HARRIS u. HARRIS, 1973) und schwankt beim Menschen zwischen 10 min und weniger als 1 Std (NESTEL, 1964; HATCH u. LEES, 1968; TYTGAT et al., 1971). Phospholipide (HAVEL u. CLARKE, 1958; NICHOLS et al., 1962), freies Cholesterin (GUSTAFSON et al., 1965) und Apoproteine (LOSSOW et al., 1967) können in dieser Zeit mit den Bestandteilen anderer Lipoproteine, insbesondere HDL, ausgetauscht werden. Die Triglyzeride und Cholesterinester nehmen an diesem Prozeß praktisch nicht teil. Ihr Schicksal wurde ausführlich an Ratten studiert und läuft in zwei offenbar voneinander unabhängigen Schritten ab. Etwa 80% der Triglyzeride werden extrahepatisch katabolisiert, vor allem im Muskel- und Fettgewebe, 20% werden von der Leber abgebaut (FREDRICKSON et al., 1958; OLIVECRONA, 1962; OLIVECRONA u. BELFRAGE, 1965), teils mittels Pinozytose (GOODMAN, 1965). Der größte Teil der Cholesterinester und die Phospholipide dagegen werden fast ausschließlich in der Leber metabolisiert, wo sie im Parenchym nachgewiesen werden können (QUARFORDT u. GOODMAN, 1967; QUARFORDT u. GOODMAN, 1969; STEIN et al., 1969). Bei hepatektomierten Ratten erscheint der Abbau der Glyzeride nur mäßig gestört und resultiert in der Akkumulation eines cholesterinester- und phospholipidreichen Partikels, das als „remnant" bezeichnet wird (REDGRAVE, 1970).

Der größte Teil der Chylomikronen wird extrahepatisch in den Kapillaren an den Bindungsplätzen der Lipoproteinlipase sowie intraluminal durch die Enzyme der PHLA abgebaut. Das Apoproteinmuster garantiert durch das Vorhandensein des C-II-Peptids die optimale Aktivierung der LPL (Abb. 8). Der molekulare Mechanismus ist in einem der vorhergehenden Abschnitte ausführlich behandelt worden. Das C-III-Apoprotein ist in höheren Konzentrationen ein Inhibitor der LPL wie auch der HTGL (LA ROSA et al., 1972; AUGUSTIN u. BROWN, 1976) (Abb. 8), so daß bei fortdauernder Hydrolyse ohne Transfer dieses Peptids auf andere Lipoproteine die Aktivität der PHLA zunehmend gehemmt wird. Dieses Phänomen wird im Abschnitt VLDL-Metabolismus diskutiert. Die C-Apoproteine könnten auch für die Bindung der Chylomikronen an die Enzyme von Bedeutung sein. Eindrucksvolle Befunde demonstrieren eine Initialhydrolyse der Partikel intravasal und an den LPL-Rezeptoren mit anschließender Penetration durch die Plasmamembran der Endothelzellen (BLANCHETTE-MACKIE u. SCOW, 1971; SCOW et al., 1972; SCOW et al., 1973a; SCOW et al., 1973b). Glyzerin und freie Fettsäuren könnten dann in den Blutstrom zurück transportiert werden. Die Hydrolyse der Phospholipide könnte partiell durch die HTGL erfolgen, der Rest, freies Cholesterin sowie die C-Peptide würden durch das LCAT-System auf die HDL transferiert (Abb. 11).

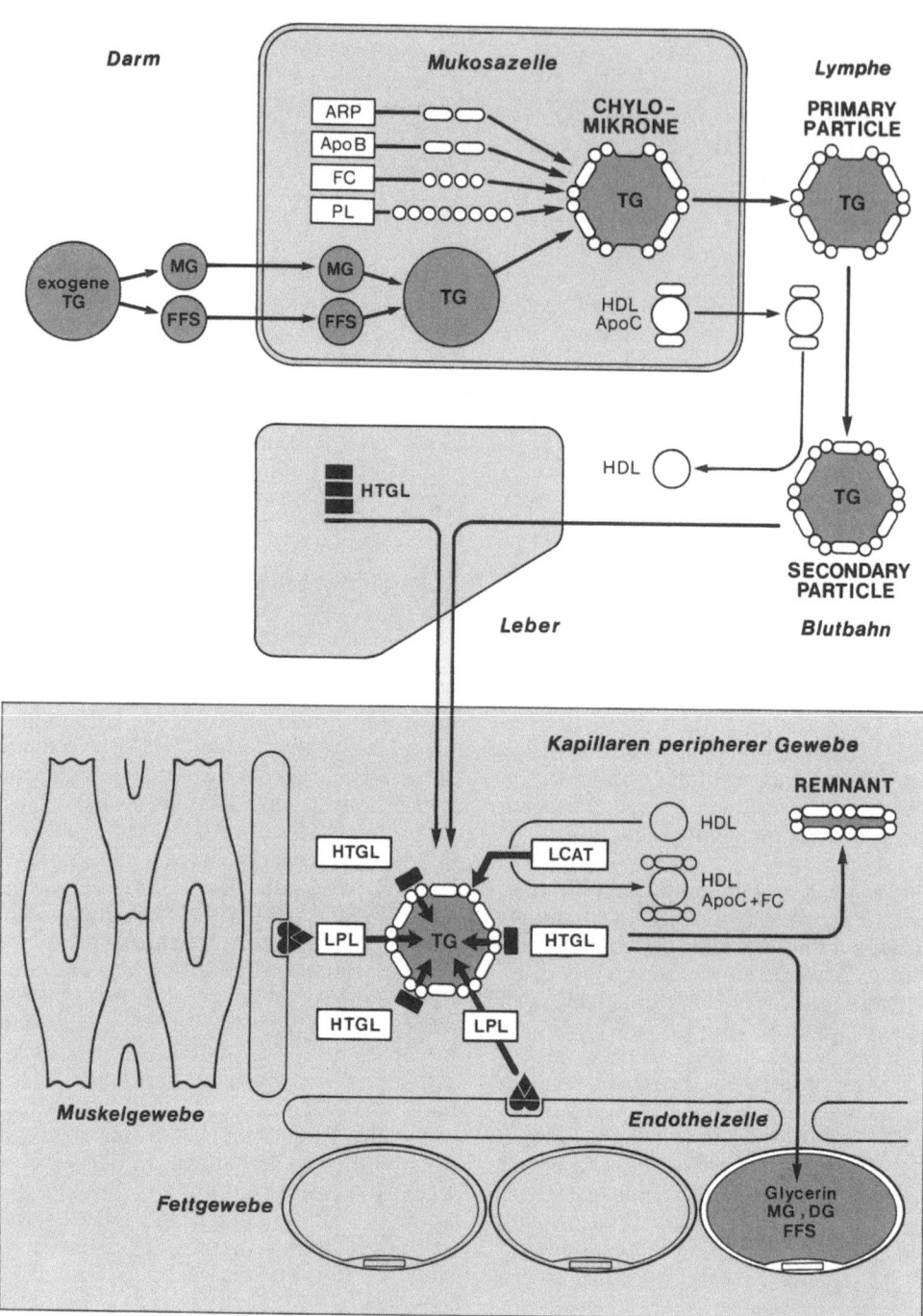

Abb. 11. Schematische Darstellung zum Metabolismus der Chylomikronen. *MG* Monoglyzeride; *DG* Diglyzeride; übrige Symbole wie in Abb. 3, 4 und 5 (s. auch S. 241)

Die letztlich relativ triglyzeridarmen und cholesterinreichen Chylomikronen werden bei der Ratte von der Leber aus dem Plasma entfernt (STEIN et al., 1969). Cholesterinester werden während dieses Vorgangs in freies Cholesterin und Fettsäuren hydrolysiert. Dieser letzte Schritt ist PHLA-unabhängig. Der an Ratten demonstrierte Katabolismus der Chylomikronen-remnants gilt aber wahrscheinlich nicht für den menschlichen Organismus, dessen Leber die remnants in LDL transformiert und erneut in die Zirkulation befördert, so daß die Leber nur einen geringen Prozentsatz der Chylomikronen real aus dem Blutstrom entfernt.

Bei Patienten mit exzessiver Hypertriglyzeridämie können die triglyzeridreichen Lipoproteine auch durch Pinozytose vom reticuloendothelialen System abgebaut werden (FREDRICKSON u. LEVY, 1969; FERRANS et al., 1973). Dieser Hilfsmechanismus ist aber wohl nur unter pathologischen Bedingungen von Bedeutung.

Eine gesteigerte Apoproteinsynthese wird für das Auftreten von Chylomikronämie bei der alkohol-induzierten Hyperlipoproteinämie, beim nephrotischen Syndrom und nach partieller Hepatektomie verantwortlich gemacht (MARSH, 1971), während wohl die meisten Formen durch einen defekten Abbau hervorgerufen werden. Bei der Hyperlipoproteinämie Typ I fehlt die LPL, bei Typ V ist sie zumindest häufig vermindert (BRUNZELL et al., 1973). Patienten mit Typ-III-Hyperlipoproteinämie weisen manchmal sogar bei normeln oder gering erhöhten Plasmatriglyzeridspiegeln eine Chylomikronämie auf (HAZZARD u. PORTE et al., 1970; FREDRICKSON u. LEVY, 1972). Neuere Erkenntnisse weisen auf eine Alteration in der Synthese dieser Partikel hin, deren Abbau durch die Enzyme der PHLA dann gestört ist (AUGUSTIN et al., 1976 b). Dieser Mechanismus mag auch für andere Hyperlipoproteinämieformen gelten, auch Synthesedefekte der Rezeptoren, der Lipasen oder der Transportvehikel könnten für das Phänomen der Chylomikronämie verantwortlich sein.

Die Chylomikronen zählen zu den interessantesten Partikeln des Lipoproteinspektrums, wegen ihrer mangelnden Stabilität, ihrer rapiden Halbwertszeit und ihres geringen Apoproteinanteils ist ihr Metabolismus in menschlichem Stoffwechsel auch heute noch völlig ungeklärt, scheint jedoch viele Parallelen mit dem der VLDL aufzuweisen, der im nächsten Abschnitt ausführlich behandelt wird.

II. Very Low Density Lipoproteine (VLDL)

Die Very Low Density Lipoproteine (VLDL) sind verantwortlich für den Transport der endogen synthetisierten Triglyzeride. Ihre Dichte liegt im Bereich von 0,95–1,006 g/ml (S_f 20–400), so daß sie physikalisch kleinen Chylomikronen entsprechen können. Der Durchmesser schwankt zwischen 300–800 Å, das Molekulargewicht reicht von 5–130 Mill. Daltons (LINDGREN et al., 1972). Obgleich sie auch nach 24 Std im Reagenzglas keine Oberschicht bilden, kann das Plasma bei ausgeprägter Vermehrung der VLDL analog den Chylomikronen ebenfalls wolkig bis milchig erscheinen. VLDL wandern in den meisten Elektrophoresemedien mit präbeta- (alpha$_2$)-Mobilität und werden daher auch als prä-β-Lipoproteine bezeichnet. Sie werden auch nach längerem Fasten im Plasma angetroffen.

Weil die VLDL ein relativ weites Spektrum von Lipoproteinen mit unterschiedlicher Größe und Molekulargewicht repräsentieren, ist auch ihre chemische Zusammensetzung diesen Faktoren unterworfen. Im Durchschnitt enthalten VLDL-Präparationen 10% Protein, 60–70% Triglyzeride und bis zu 15% Phospholipide und Cholesterin. Das Verhältnis von freiem zu verestertem Cholesterin ist wie bei den Chylomikronen etwa 1,0, das von Lezithin zu Sphingomyelien etwa 4,0 (LEVY et al., 1966; LEVY et al., 1971; SKIPSKI, 1972). Der Proteinanteil besteht zu 40% aus Apo B (SHORE u. SHORE, 1969; GOTTO et al., 1972), 50% Apo C (GUSTAFSON et al., 1966; BROWN et al., 1969; BROWN et al., 1970a) und 10% anderer Apoproteine (FREDRICKSON, 1972), vor allem dem „arginine rich peptide" (SHORE u. SHORE, 1973). Gel-Filtration und Salzdichtegradienten im Swinging Bucket Rotor wurden von mehreren Arbeitsgruppen auch zur Fraktionierung der VLDL-Dichteklassen angewandt (LOSSOW et al., 1969; HAZZARD et al., 1970;

SATA et al., 1972; LINDGREN et al., 1972), die Resultate ähnelten den bei Chylomikronen gewonnenen und dort ausführlich genannten Daten. Die VLDL enthalten mit abnehmender Größe relativ weniger Triglyzeride und mehr Cholesterin, Phospholipide und Apoproteine. Die Fraktionierung von VLDL mit Dichtegradienten zeigte, daß kein konstantes Verhältnis von Apo B- zu Apo C-Peptiden besteht (EISENBERG et al., 1972; EISENBERG et al., 1973a). Große Partikel enthalten relativ mehr Apo C als kleinere. Die Arbeiten ermöglichten die selektive Berechnung des Protein- und Lipidanteils eines einzelnen Lipoproteins, die im Gegensatz zu den bisher vorhandenen Daten über die durchschnittliche Zusammensetzung der VLDL steht. Der Anstieg der Protein-, Phospholipid- und Cholesterinkonzentration der kleineren VLDL ist nur scheinbar, in Wirklichkeit nimmt ihre Menge in kleinen Partikeln deutlich ab. Die relative Zunahme wird nur durch eine unverhältnismäßig starke Verminderung der Triglyzeride erreicht, deren Katabolismus den der anderen VLDL-Bestandteile bei weitem überschreitet. Danach verlieren die VLDL während ihrer intravasalen Passage enorme Mengen von Triglyzeriden, aber auch Cholesterin, Phospholipide und C-Peptide, während die absolute Menge an Apo B, also Moleküle Apo B pro Molekül VLDL, in etwa konstant bleibt. Ähnliche Ergebnisse wurden für LDL erzielt, so daß der Gehalt an Apo B in den VLDL und in den LDL auch während ihres Metabolismus konstant zu bleiben scheint und unabhängig von Größe, Gewicht oder Lipid- und Proteinanteil ist. Ob dieser Mechanismus auch für Chylomikronen gilt, ist unbekannt. Er beinhaltet jedoch ein großartiges Konzept:

Triglyzeridreiche Lipoproteine enthalten einen stabilen Apo B-Anteil, der nicht metabolisiert, sondern während des gesamten Abbaus beibehalten und schließlich in der Leber oder extrahepatisch zusammen mit Lipiden zum LDL konvertiert wird. Auf diesen Sachverhalt wird während der nächsten Abschnitte näher eingegangen werden.

Ähnlich den Chylomikronen scheint der Kern der VLDL von Triglyzeriden und Cholesterinestern ausgefüllt, die Hülle dagegen von Apoproteinen, Phospholipiden und freiem Cholesterin gebildet zu sein (LOSSOW et al., 1969; SATA et al., 1972).

Synthese. VLDL werden in der Leber und in der Dünndarmmukosa gebildet (JONES u. OCKNER, 1971), die Synthese erfolgt nach den im Abschnitt „Synthese der Lipoproteine" genannten Kriterien. Sie werden zuerst in Vesikeln des glatten endoplasmatischen Retikulums identifiziert (TYTGAT et al. 1971) und zu den Golgi-Zisternen transportiert, wo sie akkumulieren. Die VLDL werden dann mittels umgekehrter Pinozytose in den extrazellulären Raum befördert. Dieser Vorgang ist vor allem an der Rattenleber untersucht worden (STEIN u. STEIN, 1967; HAMILTON, 1968; HAMILTON, 1972; STEIN u. STEIN, 1973; STEIN et al., 1974; STEIN u. STEIN, 1974). Die Inkorporation radioaktiv markierter Aminosäuren in den Syntheseprozeß der VLDL gelang an Leber- und Darmpräparaten (WINDMÜLLER et al., 1973). Die aus Darmperfusaten isolierten VLDL enthielten keine markierten C-Proteine, die aus der Leber gewonnenen einen wesentlich geringeren Anteil als von dem Gehalt an Apo C zirkulierender Plasma-VLDL zu erwarten gewesen wäre. Aus Golgi-Zisternen der Leber isolierte VLDL enthielten C-Proteine (MAHLEY et al., 1969; MAHLEY et al., 1970), in entsprechenden Präparationen des Dünndarms konnten sie nicht nachgewiesen werden. Auch der Gehalt an Phospholipiden ist bei diesen Partikeln geringer als in Plasma-VLDL, und sie weisen eine langsamere Mobilität in der Elektrophorese auf (HAMILTON, 1972). Nach Inkubation mit HDL werden diese Partikel den Plasma-VLDL ähnlicher. Die Befunde zeigen, daß die C-Proteine für die Synthese und die Sekretion der VLDL von untergeordneter Bedeutung sind und offenbar im Intestinum gar nicht und in der Leber im Zusammenhang mit der VLDL-Synthese nur in geringen Mengen gebildet werden. Ihre Anwesenheit in VLDL der Lymphe ist somit ausschließlich, in denen des Plasmas partiell durch einen Transfer von HDL gewährleistet. Da die VLDL während ihrer Metabolisierung ständig C-Proteine verlieren, scheinen letztere auch die Struktur der VLDL kaum zu beeinflussen. Diese Rolle fällt somit dem Apo B zu, so daß das Fehlen der Chylomikronen und auch der VLDL bei der A-β-Lipoproteinämie eine Erklärung findet (FREDRICKSON u. LEVY, 1972).

Aus Leberperfusaten der Ratte konnten

zwar VLDL und HDL isoliert werden, jedoch kein LDL, so daß unklar ist, ob Apo B überhaupt unabhängig von der Chylomikronen- und VLDL-Synthese produziert wird (HAMILTON, 1972).

Das Angebot an freien Fettsäuren wird als wesentlicher Faktor in der Steuerung der VLDL-Synthese angesehen (MARSH, 1971). So kann durch Steigerung der Konzentration freier Fettsäuren in Leberperfusaten die Syntheserate erhöht werden (RÜDERMANN et al., 1968). Diabetische Stoffwechsellage, Insulin und kohlenhydratreiche Ernährung stimulieren die VLDL-Synthese über den gleichen Effekt (NIKKILÄ, 1969; BIERMAN, 1972; FREDRICKSON u. LEVY, 1972), exzessiver Fettsäurentransport beim Diabetes, verstärkte Synthese durch Insulin und Kohlenhydrate.

Die Apoproteinsynthese als Regulativ der VLDL-Synthese wird ebenfalls diskutiert, so beim nephrotischen Syndrom und der alkohol-induzierten Hyperlipämie (MARSH, 1971).

Proteinsyntheseinhibitoren bewirken auch das Sistieren der Lipoproteinformation in der Rattenleber (JONES et al., 1967) sowie im Intestinum (SABESIN u. ISSELBACHER, 1964). Allerdings scheint auch ein VLDL-Pool in der Leber zu bestehen, der die Sekretion markierter VLDL nach Perfusion der Rattenleber mit Cycloheximid erklären könnte (BARON et al., 1973).

Metabolismus. Die Enzyme der PHLA hydrolisieren die Triglyzeride der VLDL ähnlich wie die der Chylomikronen in der extrahepatischen Kapillarstrombahn. Nach intravenöser Heparininjektion werden bis zu 80% der Triglyzeride innerhalb von 30 min abgebaut. Große Partikel werden leichter hydrolisiert als kleine, so daß eine Akkumulation kleiner VLDL erfolgt (BARTER u. NESTEL, 1972; AUGUSTIN et al., 1976a). Ein Teil der VLDL-Triglyzeride und des Cholesterins findet sich in den Plasma-LDL wieder (HAVEL et al., 1962; QUARFORDT et al., 1970; WILSON u. LEES, 1972). Die Halbwertszeit der VLDL-Triglyzeride in der Zirkulation beträgt beim Menschen etwa 2—4 Std. Diese Kalkulation beruht auf komplexen Multicompartmentmodellen (GITLIN et al., 1958; SHAMES et al., 1970; HAVEL, 1970) und ergibt für die Hyperlipoproteinämie Typ I und IV eine verzögerte Abbaurate der VLDL-Triglyzeride, bei der kohlenhydratinduzierten Hypertriglyzeridämie eine erhöhte Syntheserate.

Das erweiterte Wissen über die Apoproteine der VLDL sowie ihre Markierung mit Isotopen führte zu der Erkenntnis, daß der größte Teil der LDL-Bestandteile über einen Interkonversionsprozeß aus den VLDL gebildet wird. Schon 1958 fanden GITLIN u. Mitarb. (GITLIN et al., 1958), daß nach intravenöser Injektion von mit ^{125}J-markierten VLDL die Aktivität zu einem großen Teil auf die LDL übertragen wurde. Das radioaktive ^{125}J wird zu etwa 50% von Apo B, zu 40% von CII und CIII und zu etwa 10% vom „arginine rich peptide" des Proteinanteils der VLDL absorbiert. Apo CI wird bei diesem Verfahren nicht markiert, da dieses Peptid kein Tyrosin enthält (BILHEIMER et al., 1971a; BILHEIMER et al., 1971b; BILHEIMER, 1972; EISENBERG et al., 1972; EISENBERG, 1973). Die in vitro Inkubation der jodierten VLDL mit Plasma oder anderen Lipoproteinen resultiert in einer raschen Equilibrierung zwischen den C-Proteinen der VLDL und HDL, der Transfer ist in beiden Richtungen möglich. Auch nach intravenöser Injektion von ^{125}J-VLDL an menschlichen Probanden konnte der Transfer innerhalb von 10 min beobachtet werden, die Konzentration der markierten C-Proteine war proportional der Menge Apo C in VLDL und HDL des Plasmas.

Ein ähnlicher Austausch konnte an der Ratte nachgewiesen werden, die Abnahme der Konzentration der markierten C-Proteine im Plasma verlief parallel, gleichgültig ob radioaktives VLDL, HDL oder nur Apo C injiziert wurde (EISENBERG u. RACHMILEWITZ, 1973a; EISENBERG u. RACHMILEWITZ, 1973b). Diese Befunde sprechen dafür, daß die C-Proteine im Plasma einen Pool darstellen, der je nach ihrer Konzentration auf die Chylomikronen, VLDL und HDL verteilt ist (Abb. 12).

Völlig anders hingegen verläuft der Metabolismus des Apo B der VLDL. Bei in vitro Inkubation mit Plasma wie auch kurz nach Injektion markierter VLDL wurde Apo B immer nur wieder in VLDL lokalisiert. Etwa 6 Std nach der Injektion wurde das Apo B in der Dichteklasse 1,006 bis 1,019 g/ml gefunden, die dem sogenannten „intermediate" Lipoprotein (IDL) entspricht. Mit einem Maximum nach 24 Std wird die Aktivität

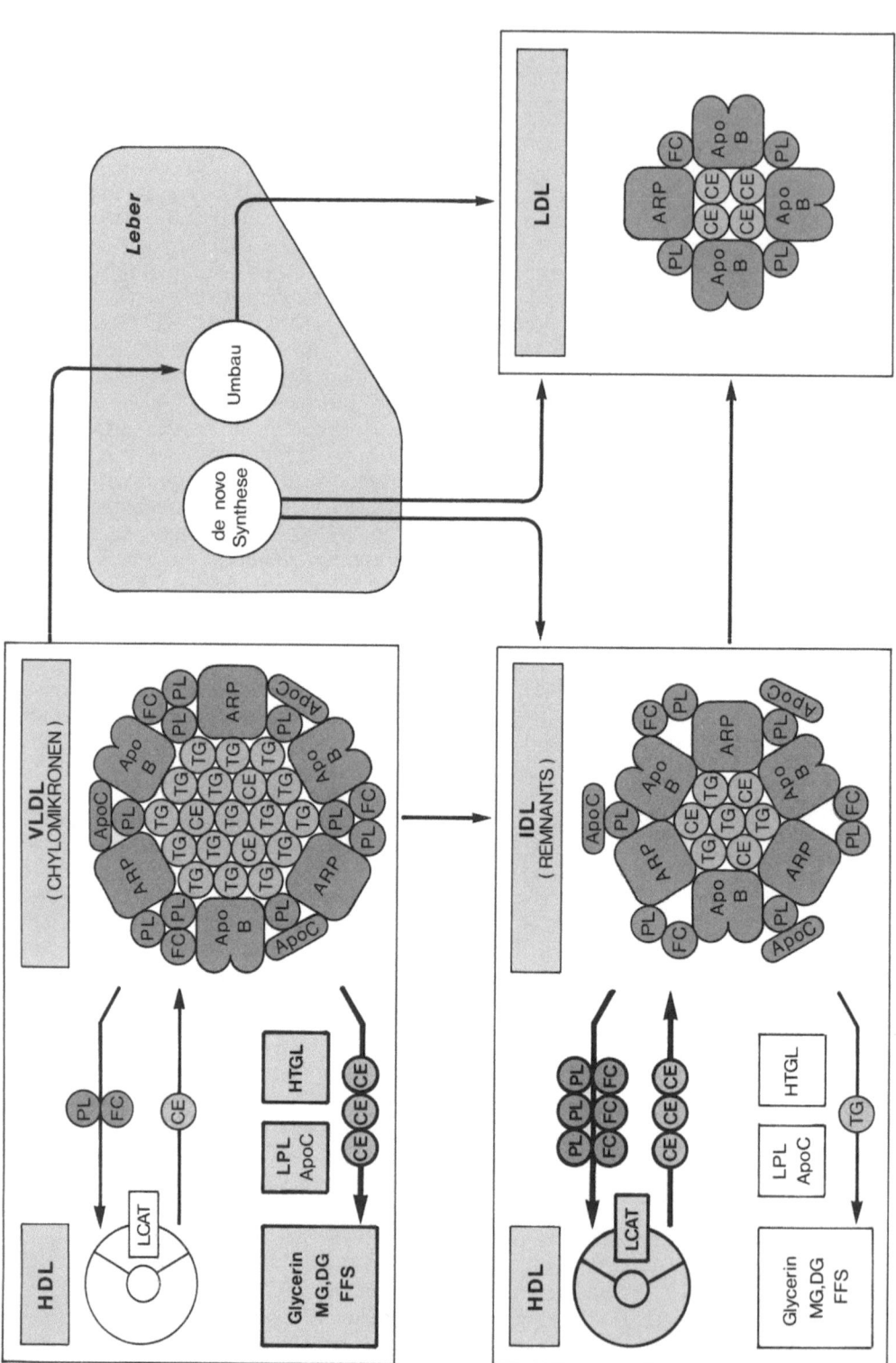

Abb. 12. Schematische Darstellung zum Metabolismus der Very Low Density Lipoproteine (*VLDL*) und ihrer Konversion zu Intermediate Density Lipoproteinen (*IDL*) und Low Density Lipoproteinen (*LDL*). Symbole wie in den vorhergehenden Abbildungen (s. auch S. 244—247)

dann auf die Dichteklasse der LDL transferiert. Diese Ergebnisse zeigen, daß das Apo B der VLDL auf die LDL übertragen wird und daß die LDL somit die „remnants" des VLDL-Stoffwechsels darstellen. Der Transfer ist biphasisch, wie die Injektion von Heparin und damit die Aktivierung der PHLA 10 min nach der VLDL-Injektion zeigt (EISENBERG et al., 1973c). Parallel zur schnellen Abnahme der Plasma-Triglyzeridkonzentration bildete sich das IDL, während der weitere Transfer der Apo B Einheiten auf die LDL von der Heparininjektion unabhängig war (Abb. 12).

Somit können im VLDL-Stoffwechsel zwei Schritte unterschieden werden. Mittels der PHLA und wahrscheinlich auch des LCAT-Systems werden die Triglyzeride hydrolisiert, die C-Proteine und ein Teil der Phospholipide und des Cholesterins auf die HDL übertragen (LA ROSA, 1971), und es bildet sich das IDL. Ein PHLA-unabhängiger Prozeß formiert dann aus diesen Partikeln die nächst höhere Dichteklasse, die LDL.

Während das LDL beim Menschen den größten Teil der Plasmalipoproteine ausmacht, ist es bei der Ratte nur in geringen Konzentrationen nachweisbar. Auch bei der Ratte werden IDL im Plasma gebildet, aber dann von der Leber aus der Zirkulation entfernt (EISENBERG u. RACHMILEWITZ, 1973a; EISENBERG u. RACHMILEWITZ, 1973b; ASSMANN et al., 1973; STEIN et al., 1974).

Das Intermediate ·Lipoprotein (IDL). Menschliche IDL (Dichte 1,006—1,019 g/ml) enthalten etwa 15% Protein, 7% Cholesterin, 25% Cholesterinester, 17% Phospholipide und 36% Triglyzeride (SHORE u. SHORE, 1962). Der Gehalt an Apo B ist etwa doppelt so hoch wie der an Apo C. Wie schon erwähnt, kommt es nach Heparininjektion in vivo zu einer Akkumulation kleiner VLDL und nur etwa $1/3$ der Partikel findet sich wirklich in der Dichteklasse der IDL, so daß die Isolierung und Charakterisierung schwierig ist (NICHOLS et al., 1968; EISENBERG et al., 1973b).

Ausführliche Resultate liegen bei der Ratte vor, so daß sie hier kurz erwähnt werden sollen (EISENBERG u. RACHMILEWITZ, 1973c; EISENBERG u. RACHMILEWITZ, 1975).

Die IDL wurden durch Inkubation von markierten VLDL mit Postheparinplasma gewonnen. Mit Ausnahme von Apo B ist ihr Gehalt an Apoproteinen und Lipiden geringer als bei den VLDL. Etwa 80% der Triglyzeride und 60% der Phospholipide werden durch die PHLA abgebaut. Lezithin wird dabei zu Lysolezithin hydrolisiert (VOGEL u. ZIEVE, 1964; VOGEL u. BIERMAN, 1967; VOGEL u. BIERMAN, 1968; ZIEVE u. ZIEVE, 1972), letzteres auf die HDL transferiert, begleitet von 60% des freien Cholesterins (LINDGREN et al., 1955; LA ROSA et al., 1971). Dagegen verbleiben die Cholesterinester mit den IDL. Ob das LCAT-System an dem Metabolismus der VLDL beteiligt ist, bleibt abzuwarten. Die Cholesterinester in den LDL ähneln in ihrer Fettsäurezusammensetzung mehr denen in den HDL als in den VLDL, so daß während der Konversion der VLDL zu LDL durchaus ein Transfer bzw. Austausch mit Cholesterinestern der HDL stattfinden könnte (FAERGEMAN et al., 1974; FAERGEMAN u. HAVEL, 1975).

Somit werden während der Metabolisierung der VLDL Lipide aus Kern und Oberfläche entfernt, wodurch der Kern relativ beladener mit Cholesterinestern wird. Die Oberfläche wird reicher an Sphingomyelin.

Durch die Hydrolyse des Lezithins könnte der Kern der VLDL den Lipasen zugänglich werden, so daß der Abbau der Triglyzeride beginnen könnte. Der Transfer von Apo C und freiem Cholesterin auf die HDL würde einer Akkumulation dieser Moleküle an der Oberfläche der VLDL entgegenwirken und so die Kontinuität der Triglyzeridhydrolyse garantieren. Demnach käme auch eine gemeinsame Wirkung der HTGL, die eine ausgesprochene Phospholipasenaktivität besitzt, und der LPL in Betracht.

Der Transfer von mehr als 90% der C-Proteine auf die HDL beläßt die IDL mit dem gesamten Apo B und etwa 60% des arginine rich peptides der VLDL. Dieser von EISENBERG u. Mitarb. formulierte Mechanismus würde bedeuten, daß aus einem VLDL-Partikel jeweils ein IDL und schließlich beim Menschen ein LDL entsteht. Die Befunde bedürfen jedoch noch weiterer Abklärung, zeigen aber, daß die LDL durchaus im Plasma selbst entstehen können. Natürlich könnte dieser Vorgang auch in der Leber durch die HTGL induziert werden. Andererseits verfügen zahlreiche Zelltypen über Apo B Rezeptoren (s. nächstes Kapitel), die IDL könnten hieran gebunden werden und in peripheren Geweben intrazellulär abgebaut werden.

Wie bereits für die Chylomikronen diskutiert, könnten zahlreiche Defekte auf dieser molekularen Ebene zu den Phänomenen der Hypertriglyzeridämie bzw. erhöhter VLDL-Spiegel im Plasma führen. Diese sind von EISENBERG ausführlich diskutiert worden (EISENBERG, 1976): Hypertriglyzeridämie ohne Vermehrung der VLDL-Partikel durch Störung der Konversion und damit unverhältnismäßig große Zahl triglyzeridreicher Partikel oder umgekehrt, Vermehrung der Zahl der VLDL-Partikel (triglyzeridarm) ohne oder mit nur geringer Hypertriglyzeridämie, so daß der absolute Apo-B-Spiegel der VLDL im Plasma die Situation der VLDL besser beschreiben würde. Das zweite Beispiel entspricht der Typ-III-Hyperlipoproteinämie mit Vermehrung von IDL-artigen Partikeln. Auch über das Zusammenwirken von VLDL-Synthese, Abbau und schließlich Entfernung der IDL aus der Zirkulation ist wenig bekannt. Erhöhte VLDL-Synthese müßte bei ausreichender Metabolisierungsfähigkeit zu einem Ansteigen der Plasma-LDL führen (Hyperlipoproteinämie Typ II). Ist dieses System jedoch auf irgendeiner Stufe, vielleicht individuell unterschiedlich, saturierbar, könnten die Hyperlipoproteinämien Ausdruck zahlreicher verschiedener Defekte sein. Die Heterogenität der Fettstoffwechselstörungen ist damit eindrucksvoll bewiesen.

III. Low Density Lipoproteine (LDL)

Low Density Lipoproteine (LDL) wurden ursprünglich als Lipoproteine der Dichte 1,006—1,063 g/ml oder $S_f 0-20$ isoliert. Die Definition der IDL begrenzte diese Fraktion auf die Dichteklasse 1,019—1,063 g/ml oder S_f 0—12. Ihr Molekulargewicht wurde mit 2,12 bis 2,36 Mill. Daltons, ihr Diameter mit 200 bis 250 Å bestimmt (HAMMOND u. FISHER, 1971; LINDGREN et al., 1972). In der Elektrophorese wandern sie mit den β-Globulinen, so daß sie häufig auch β-Lipoproteine genannt werden. Auch exzessive Erhöhung der LDL im Plasma bei Hyperlipoproteinämie Typ II verursacht keine Trübung des Plasmas. Die LDL stellen mit 40—50% den größten Teil der Plasmalipoproteine. 45% der LDL-Masse ist Cholesterin, das im Plasma bis zu 80% an LDL gebunden ist. Weiterhin besteht LDL zu 25% aus Protein, 20—30% Phospholipiden und 5—10% Triglyzeriden (FREDRICKSON et al., 1967). Das Verhältnis von freiem zu verestertem Cholesterin beträgt etwa 4,0 die Ester enthalten fast ausschließlich ungesättigte Fettsäuren, insbesondere Linolsäure. Das Verhältnis von Lezithin zu Sphingomyelin ist etwa 2,0—3,0 (SKIPSKI, 1972), so daß sie von allen Lipoproteinen am meisten Sphingolipide enthalten. Die Deutung dieses Befundes steht aus. LDL-Protein besteht zu 95% aus Apo B. Letzteres ist auch immunchemisch nachweisbar (ZILVERSMIT, 1968) und in LDL unterschiedlichen Molekulargewichts in relativ konstanten Mengen vorhanden und damit unabhängig von der Größe der Partikel. Nach Delipidierung ist das Apo B unlöslich in Wasser, Harnstoff und Guanidin und nur durch chemische Modifikation in eine lösliche Form konvertierbar. Daher schwanken Molekulargewichtsbestimmungen zwischen 10000 und 250000 Daltons (KANE et al., 1970; SMITH et al., 1972; CHEN u. ALADJEM, 1974), und die Zahl der Apo-B-Moleküle pro LDL-Partikel ist unbekannt (POLLARD et al., 1969; MATEU et al., 1972). C-Proteine werden in dieser Fraktion nur in Spuren gefunden. Der Proteinanteil und die Phospholipide bilden wie bei anderen Lipoproteinen die Oberfläche der Partikel (POLLARD u. DEVI, 1971), und letztere können durch die PHLA hydrolisiert werden (AGGERBECK u. SCANU, 1971; SCANU, 1972). Allerdings inhibiert in vitro Apo B in höheren Konzentrationen die HTGL, was eine Steuerung der Phospholipidhydrolyse bedeuten kann (REDGRAVE, 1970).

Synthese. Wie bereits erwähnt, ist unklar, ob Apo B überhaupt unabhängig von der VLDL- und Chylomikronensynthese gebildet wird. Die LDL werden wahrscheinlich gemäß den im vorigen Abschnitt beschriebenen Ergebnissen aus VLDL gebildet und ihre Syntheserate hängt wesentlich von der Apo-B-Sekretion in den VLDL ab. Mindestens drei weitere Quellen sind denkbar. Der Apoproteinanteil der Chylomikronen besteht zu 0,5% aus B-Protein, und über das Schicksal der Chylomikronen remnants ist bisher nichts bekannt. Ein Großteil dieser Apo B-Einheiten könnte LDL bilden (FELLIN et al., 1974). Weitere Möglichkeiten sind die direkte Synthese und Sekretion von IDL- und LDL-Partikeln durch die Leber, was bei Affen nachgewiesen wurde (ILLINGWORTH u. PORTMAN, 1973) und auch beim Menschen zumindest in pathologischen Stoffwechselsituationen von Bedeutung sein könnte (Abb. 12).

Metabolismus. In zahlreichen Arbeiten wurde der Plasma-Turnover des Cholesterins bestimmt. Die im Abschnitt „peptide turnover" dargelegten Probleme gelten ganz besonders für Cholesterin. Das markierte Lipid wird sofort mit dem Cholesterin der anderen Lipoproteine und der Gewebe ausgetauscht und erneut zur Bildung von Lipoproteinen herangezogen. Mit diesen Messungen wird daher nicht der Lipoprotein-, sondern der Gesamtkörper-Turnover des Cholesterins bestimmt.

LDL, in seinem Apo-B-Anteil mit ^{125}J markiert, ist hingegen geeignet, den Umsatz der LDL zu verfolgen, es ist von nativen LDL mit biochemischen Methoden nicht zu unterscheiden (WALDMANN u. STROBER, 1969). Nach intravenöser Injektion ist die Abnahme der Plasmaradioaktivität diexponential, die Verteilung zwischen intra- und extravaskulärem Compartment, die Halbwertszeit in der Zirkulation, die Syntheserate und der Anteil des intravaskulären Pools, der täglich abgebaut wird (fractional catabolic rate) können leicht bestimmt werden. Die Halbwertszeit bei gesunden Probanden beträgt 2,5 – 3,5 Tage, die fractional catabolic rate schwankt zwischen 0,385 und 0,633. 12 – 18,2 mg LDL/kg Körpergewicht werden täglich gebildet. Die LDL-Konzentration im Plasma scheint durch die Katabolisierungsrate bestimmt zu werden, es besteht eine lineare Korrelation.

Cholesterinarme Diät und die Gabe von Cholestyramin reduzieren den LDL-Pool und erhöhen die catabolic rate (LEVY u. LANGER, 1972a). Nicotinsäure dagegen vermindert die Syntheserate der LDL und die Plasmakonzentration (LANGER et al., 1969; LEVY u. LANGER, 1972a). Bei Patienten mit Hyperlipoproteinämie Typ II konnte in diesen Arbeiten nur eine Abnahme der catabolic rate gezeigt werden. MYANT (REICHL et al., 1974; SIMONS et al., 1975) und BILHEIMER (BILHEIMER, 1976) demonstrierten bei homozygoten Typ-IIa-Patienten neben dieser Abnahme eine zusätzliche erhebliche Überproduktion von LDL.

Der Leber wird eine überragende Rolle im Abbau der Lipoproteine zugeschrieben (VOGEL u. ZIEVE, 1964; HAY et al., 1971; ROHEIM et al., 1971; RACHMILEWITZ et al., 1972; EISENBERG u. RACHMILEWITZ, 1973a; EISENBERG u. RACHMILEWITZ, 1975). Die Leber akkumuliert ^{125}J LDL und markiertes Cholesterin, was wegen ihrer Bedeutung für die Sekretion der Sterole mit der Galle auch natürlich erscheint (SCOTT u. HURLEY, 1970; HAY et al., 1971). Daß dieser Vorgang aber wesentlich komplexer sein dürfte, bewiesen die Befunde der letzten Jahre.

Bei der Messung des LDL-Turnovers an Schweinen und Hunden konnte gezeigt werden, daß die Leber bei weitem der größte extravaskuläre Pool für die LDL ist (SNIDERMAN et al., 1973; SNIDERMAN et al., 1974). Entgegen den Erwartungen führte die Hepatektomie bei diesen Tieren zu einer Abnahme der Halbwertszeit der Plasma-LDL auf weniger als die Hälfte und die fractional catabolic rate verdoppelte sich. Die Rolle der Leber im Metabolismus der LDL könnte daher im Gegensatz zu der ursprünglichen Annahme die Steuerung oder sogar Verzögerung des LDL-Abbaus sein.

Der portocavale Shunt führte bei einem Mädchen mit homozygoter Hyperlipoproteinämie Typ IIa zu einem enormen Abfall des LDL-Cholesterins im Plasma (STARZL et al., 1973). Zahlreiche Faktoren der Ernährung, Hormone, Gallensäuren mögen diesen Effekt beeinflussen. Die Leber könnte für die Aufrechterhaltung einer bestimmten LDL-Konzentration im Plasma verantwortlich sein. LDL-Moleküle könnten aus der Zirkulation zur Leber zurückkehren und hier chemische Modifikationen erfahren, die ihre Halbwertszeit erhöhen. Sie könnten extrahepatisch Lipide aufladen, die dann in der Leber wieder abgekoppelt und schließlich metabolisiert werden.

Die Befunde zeigen eindeutig, daß das periphere extrahepatische Gewebe die LDL ausreichend metabolisieren kann. Ob dieser Weg unter physiologischen Bedingungen allerdings auch beschritten wird, bleibt abzuwarten.

Als Modell für extrahepatische Gewebe und den dort möglichen LDL-Metabolismus dienen in Kulturen gezüchtete Fibroblasten und glatte Muskelzellen. Vor allem die an menschlichen Fibroblasten gewonnenen Resultate eröffneten völlig neue Erkenntnisse über den Lipoproteinstoffwechsel.

Menschliche Fibroblasten sind in der Lage, große Mengen Cholesterin selbst zu synthetisieren. BROWN und GOLDSTEIN (BROWN et al., 1973; BROWN et al., 1974; BROWN u. GOLDSTEIN, 1974a; BROWN u. GOLDSTEIN, 1974b; GOLDSTEIN u. BROWN, 1974) wiesen nach, daß die Synthese gehemmt wird, wenn das Kulturmedium Serum mit LDL enthält. Das intrazelluläre Enzym 3-Hydroxy-3-Methyl-Glutaryl-Coenzym-A-Reduktase (HMG-CoA-Reduktase), das auch in der Leber die Syntheserate des Cholesterins limitiert, wird selektiv durch die LDL inhibiert. Patienten mit A-β-Lipoproteinämie, denen zirkulierende LDL fehlen, weisen gegenüber gesunden Probanden eine etwa 5fach gesteigerte Cholesterinsynthese in frischem Hautbiopsiematerial auf (BROWN et al., 1976), so daß die normalerweise niedrige Cholesterinsynthese in extrahepatischen Geweben nicht durch mangelnde Synthesefähigkeit, sondern durch Suppression und Regulation bewirkt wird. Die Zellen besitzen an ihrer Oberfläche einen spezifischen Rezeptor für Plasma-LDL. In ihrem Protein- oder Cholesterinanteil markierte LDL wurden für die Arbeiten an menschlichen Fibroblasten verwandt und demonstrierten eindrucksvoll den LDL-Metabolismus extrahepatischer Gewebe.

Das Lipoprotein wird an einen Rezeptor gebunden. Letzterer ist saturierbar und hochspezifisch. Nur Lipoproteine mit einem Apo-B-Anteil zeigen Affinität, also LDL und auch VLDL. Nachdem es gebunden ist, wird das LDL in endozytotische Vesikel der Zelle inkorporiert. Die Vesikel fusionieren mit den Lysosomen, und der Apoproteinanteil wird durch lysosomale Enzyme zu Aminosäuren und kleinen Peptiden hydrolisiert. Die Cholesterinester werden durch eine saure lysosomale Lipase gespalten, und das freie Cholesterin wird zu den Mikrosomen transportiert und reguliert hier die Aktivität von 2 mikrosomalen Enzymen: es hemmt die HMG-CoA-Reduktase und damit die Cholesterinsynthese und aktiviert die Azyl-CoA-Cholesteryl-Azyltransferase, so daß das freie Cholesterin verestert und gespeichert werden kann. Während die Cholesterinester im Plasma-LDL vorwiegend mehrfach ungesättigte Fettsäuren wie Linoleat enthalten, ist das intrazelluläre Cholesterin an einfach ungesättigte Fettsäuren wie Oleat gebunden (Abb. 13).

So wird durch den LDL-Rezeptor in menschlichen Fibroblasten die intrazelluläre Konzentration an freiem und verestertem Cholesterin erhöht. Falls dieser Mechanismus auch in vivo von Bedeutung ist, würde der Rezeptor eine überragende Rolle spielen in der Regulation des Cholesterinhaushalts und im Metabolismus der LDL und die Plasma-LDL-Konzentration sowie die Cholesterinsynthese in extrahepatischen Geweben kontrollieren.

Die Aktivität des LDL-Rezeptors wird durch einen Feedback-Mechanismus reguliert. Wenn den Zellen Cholesterin fehlt, werden mehr LDL-Rezeptoren gebildet und an die Zelloberfläche geschleust, um größere Mengen LDL-Cholesterin aufzunehmen. Außerdem wird die HMG-CoA-Reduktase zur eigenen Cholesterinsynthese stimuliert. Wenn die Zelle genügend Cholesterin aufgenommen hat, werden die LDL-Rezeptorsynthese und die HMG-CoA-Reduktase gehemmt, und die Zelle schützt sich vor einer Überflutung mit Cholesterin. In vivo reicht das von den LDL abgegebene Cholesterin für die Zellen normalerweise aus, so daß keine intrazelluläre Cholesterinsynthese erforderlich ist.

Bei Patienten mit homozygoter Hyperlipoproteinämie Typ IIa fehlt der LDL-Rezeptor in den Fibroblasten. Diese Zellen sind daher nicht in der Lage, LDL zu binden, aufzunehmen und zu metabolisieren und die Aktivität der HMG-CoA-Reduktase zu hemmen. Die Eltern dieser homozygoten Patienten besitzen in ihren Fibroblasten etwa 50% der normalen Menge an LDL-Rezeptoren. Den homozygoten Patienten fehlt offenbar ein Gen, das für die Synthese des LDL-Rezeptors verantwortlich ist.

Inwieweit der fehlende LDL-Rezeptor bei diesen Patienten für die bereits genannten

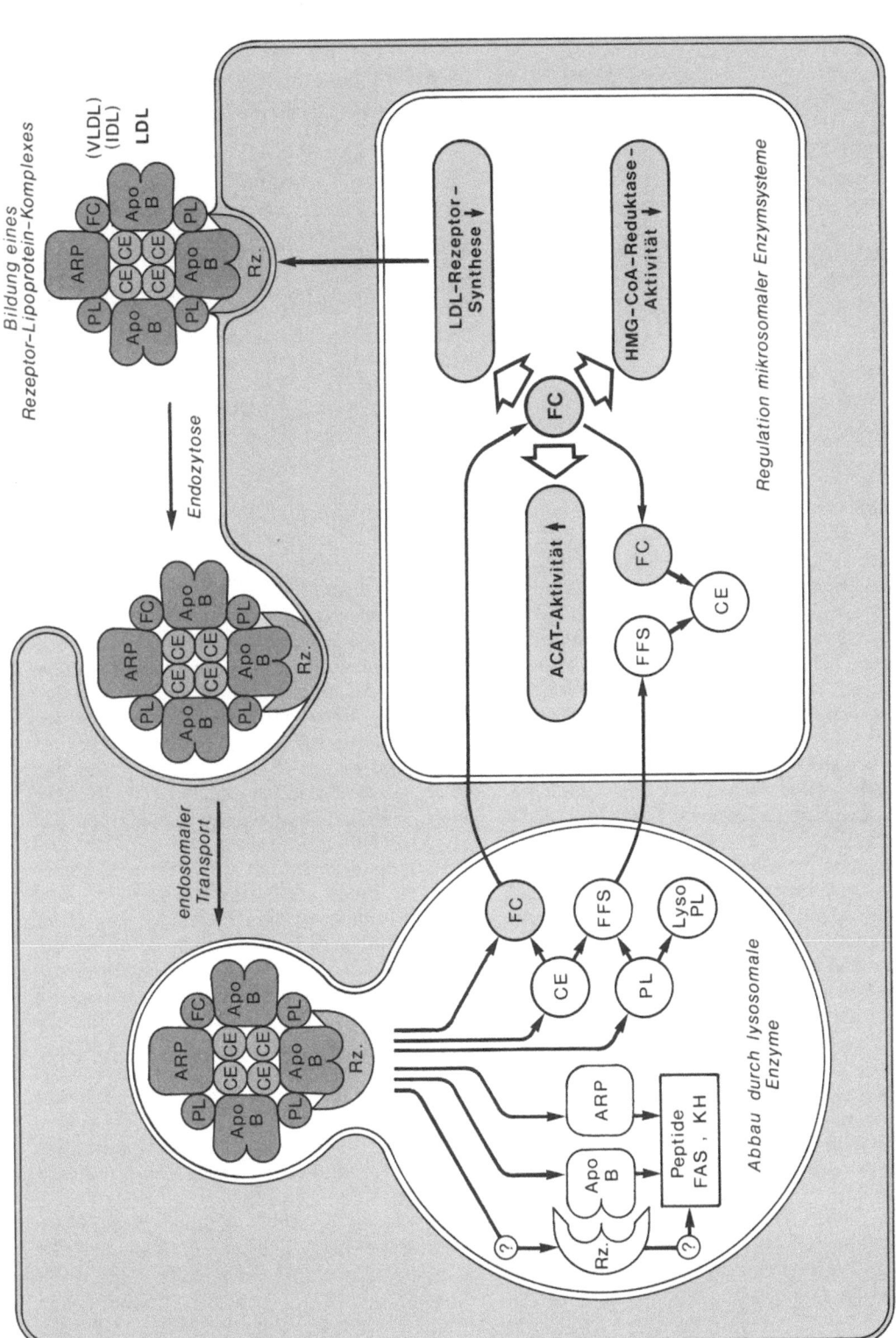

Abb. 13. Schematische Darstellung zum Metabolismus der Low Density Lipoproteine (*LDL*) in menschlichen Fibroblasten. *ACAT* Azyl-Coenzym-A-Cholesteryl-Azyltransferase; *FAS* Freie Aminosäuren; *HMG-CoA-Reduktase*, 3-Hydroxy-3-Methyl-Glutaryl-Coenzym-A-Reduktase; *KH* Kohlenhydrate; *RZ* Apolipoprotein-B-Rezeptor; übrige Symbole wie in den vorhergehenden Abbildungen (s. auch S. 250)

Befunde, gesteigerte LDL-Produktion, erhöhter Turnover der LDL trotz Störung des Abbaus mit erniedrigter fractional catabolic rate, verantwortlich ist, muß derzeit fraglich bleiben. Vor allem müßte geklärt werden, in welchen Geweben des Körpers der Rezeptor normalerweise in den Metabolismus der LDL eingeschaltet ist und ob seine Funktion in extrahepatischen Geweben mit der in der Leber vergleichbar ist, denn hier scheint die Cholesterinsynthese nicht durch LDL, sondern durch das mit der Nahrung aufgenommene Cholesterin gesteuert (DIETSCHY u. WILSON, 1970).

IV. High-Density-Lipoproteine (HDL)

High-Density-Lipoproteine (HDL) sind die lipidärmsten und kleinsten Partikel des Lipoproteinspektrums mit einem Durchmesser von 50—100 Å in der Dichte 1,063—1,21 g/ml. Sie werden meist unterteilt in HDL_2 ($d=1,063-1,125$ g/ml) und HDL_3 ($d=1,125-1,21$ g/ml). HDL_2 hat ein Molekulargewicht von 360000 Daltons und besteht zu 60% aus Lipiden und 40% Protein. Das Molekulargewicht von HDL_3 ist 175000 Daltons, es enthält 55% Apoproteine. Der Lipidanteil der HDL setzt sich zu etwa 40% aus hauptsächlich verestertem Cholesterin und 60% Phospholipiden, im wesentlichen Phosphatidylcholin, zusammen. Triglyzeride finden sich nur in Spuren. Das Verhältnis von Lezithin zu Sphingomyelin und verestertem zu freiem Cholesterin ist größer in HDL_3 als in HDL_2 (FREDRICKSON et al., 1967; HAZELWOOD, 1958; FORTE et al., 1968; SHORE u. SHORE, 1972). Die HDL wandern in der Elektrophorese mit den α_1-Globulinen, daher werden sie auch als α-Lipoproteine bezeichnet. Im Dichtebereich der HDL wird ein weiteres Lipoprotein gefunden, das Lp (A) oder „sinking prebeta"-Lipoprotein mit einer Dichte von 1,055—1,075 g/ml (SIMONS et al., 1970; LEVY et al., 1972b). Das Lp-(A)-Lipoprotein wurde kürzlich bei 92% eines größeren Kollektivs gefunden, so daß es wahrscheinlich, wenn auch nur in geringen Mengen, im Organismus konstant vorkommt (ALBERS u. HAZZARD, 1974). Die physiologische Bedeutung ist unbekannt. Ein weiteres, interessantes Partikel ist das bei Cholestase auftretende Lp (X), über das in einem anderen Beitrag zu diesem Buch berichtet wird (SEIDEL et al., 1969).

90% des HDL-Apoproteinanteils besteht aus Apo A I und Apo A II in einem Verhältnis von 3:1 (FAINARU et al., SHORE u. SHORE, 1968; KOSTNER u. ALAUPOVIC, 1971). Apo A I wirkt als Kofaktor der LCAT-Reaktion (FIELDING et al., 1972). 5—10% des HDL-Apoproteins sind C-Proteine, C I und C II jeweils 1—2%, C III 2—4%. Da bei gesunden Individuen die Apo-HDL-Menge die des Apo-VLDL im Plasma um fast das 10fache übertrifft, ist Apo C etwa gleichermaßen auf die VLDL- und HDL-Fraktion verteilt, frei austauschbar und offenbar kein die Struktur des HDL determinierender Faktor. Die Bedeutung der C-Proteine für die Lipasen wurde bereits im Abschnitt „PHLA" erwähnt. In geringen Mengen wird auch Apo A III in den HDL gefunden, bekannt auch als Apo D oder „thin line peptide". Auch dieses Peptid mag für die LCAT-Reaktion von Bedeutung sein. Die Bindung von Lipiden an die HDL-Apoproteine wurde in den letzten Jahren ausführlich untersucht. Aufgrund der erhobenen Daten wurden mehrere Strukturmodelle für HDL entworfen (ASSMAN u. BREWER, 1974; SEGREST et al., 1974; MULLER et al., 1974; STOFFEL et al., 1974), die allerdings hinsichtlich der strukturellen Anordnung von Lipiden und Proteinen beträchtlich differieren. Gemeinsam ist ihnen, daß die Apoproteine und Phospholipide an der Oberfläche der HDL liegen und daß hydrophobe Bereiche des Proteins mit Helixstruktur die Bindung mit Fettsäureresten der Phospholipide eingehen. HDL ist demnach eine sphärische Mizelle mit einem Durchmesser von 120 Å. Apo A II bindet die Lipide etwa 10fach stärker als Apo A I. Allerdings enthalten etwa 10% der HDL nur Apo A I (ALBERS u. ALADJEM, 1971). Partikel, die nur Apo A II enthalten (ASSMAN et al., 1976), treten beim familiären HDL-Mangel, „Tangier's disease" auf. Apo A II ist ebenfalls deutlich vermindert. HDL-Cholesterin beträgt nur noch 5% der normalen Konzentration (GOTTO et al., 1971; LUX et al., 1972). Die Befunde sprechen für eine wichtige Rolle der HDL im Cholesterintransport, denn die Patienten akkumulieren Cholesterinester im retikuloendothelialen System. Intaktes HDL erhöht den Ausstrom von Cholesterin aus verschiedenen Gewebekulturen (ROTHBLAT, 1969; STEIN u. STEIN, 1973; BATES u. ROTHBLAT, 1974; STEIN et al., 1975) und reguliert somit den intrazellulären Cholesterinspiegel.

Synthese. Nur wenig ist bisher über die HDL-Synthese beim Menschen bekannt. Die Inkorporation von radioaktiven Aminosäuren in HDL, die in der Rattenleber gebildet wurden, resultierte in der Markierung der Apo A- und Apo C-Proteine, während HDL aus der intestinalen Lymphe nur im Apo A markiert waren. Erst nach Eintritt der intestinalen HDL in die Zirkulation werden diesen Partikeln C-Proteine durch Transfer von HDL und VLDL übertragen. Ein aus Leberperfusaten der Ratte isoliertes HDL ist abnorm gestaltet und enthält besonders viel Phosphatidylcholin. Inkubation mit Plasma läßt die Partikel normale Gestalt annehmen (MAHLEY, 1969).

Tangier's disease, Ausdruck einer schweren HDL-Synthesestörung, wird in einem anderen Kapitel beschrieben.

Metabolismus. Der Lipidanteil der HDL erfährt in der Zirkulation kontinuierliche Veränderungen, die bereits im Abschnitt „LCAT" erwähnt wurden. Das LCAT-System transferiert Fettsäuren von Lezithin auf freies Cholesterin, so daß der Gehalt an Cholesterinestern ansteigt. Die Ester könnten auf die Lipoproteine niedrigerer Dichte übertragen werden. Andererseits ist der Cholesterinestergehalt neu synthetisierter Chylomikronen und VLDL mehr als ausreichend, um alle Apo B enthaltenden Metaboliten, im wesentlichen IDL und LDL, entsprechend mit Estern zu versorgen. Das LCAT-System mag daher eher der Entfernung überschüssigen freien Cholesterins aus der Zirkulation dienen. Es ist unbekannt, wie das dann veresterte Cholesterin aus dem Plasma entfernt wird.

FURMAN bestimmte den Turnover von HDL beim Menschen. ^{125}J-HDL hatte eine Halbwertszeit von 3,3–3,8 Tagen (FURMAN et al., 1964). Die Abnahme der Plasmaradioaktivität entsprach einem einfachen Ein-Kompartment-Modell. Bei Patienten mit Hyperchylomikronämie war die Halbwertszeit auf etwa 1,8 Tage vermindert, während sie bei allen anderen Hyperlipoproteinämien im Normbereich lag. Gesunde Probanden mit der kürzesten Halbwertszeit hatten auch die niedrigsten Plasma-HDL-Spiegel, ein gesteigerter Umsatz scheint zu einer Verminderung des Pools in Beziehung zu stehen. Ein geringer aber konstanter Prozentsatz der Radioaktivität war mit den Chylomikronen assoziiert, besonders 2–3 Std nach einer fetthaltigen Mahlzeit, was erneut auf einen Transfer von C-Proteinen der HDL auf die Chylomikronen weist.

Die Halbwertzeit der ^{125}J-HDL ist nach Injektion des reinen Apoproteins gleich wie nach Injektion intakter HDL-Partikel. In beiden Fällen wird mehr als 90% der Radioaktivität in der Dichteklasse 1,063–1,21 g/ml gefunden. Die Plasmakonzentration von Apo AI und Apo AII nimmt proportional ab, so daß sie beim Menschen offenbar gemeinsam metabolisiert werden (LEVY et al., 1976).

Bei der Ratte beträgt die Halbwertszeit etwa 11 Std (SNIDERMAN et al., 1973; EISENBERG et al., 1973a). 4–6% der Plasmaradioaktivität wurde sofort durch C-Proteintransfer auf die VLDL übertragen (EISENBERG et al., 1973b). Die Aktivität im Apo AI nahm im Gegensatz zum menschlichen Organismus langsamer ab als die im Apo AII-Anteil. Die Leber ist das wichtigste Organ für den Abbau der HDL (ROHEIM et al., 1972), aber auch extrahepatische Gewebe, wie glatte Muskelzellen, können HDL metabolisieren (BIERMAN et al., 1974). Neben starken Schwankungen der Plasma-HDL-Konzentration bei Gesunden und Patienten mit Hyperlipoproteinämie ist auch die Lipidausstattung sehr unterschiedlich (FREDRICKSON et al., 1967; FREDRICKSON u. LEVY, 1972). Frauen weisen höhere Plasma-HDL-Spiegel als Männer gleichen Alters auf. Nach der Menopause ist dieser Unterschied nicht mehr vorhanden. Kohlenhydratreiche Ernährung und auch Hypertriglyzeridämie führen zu einer Steigerung des Katabolismus der HDL.

Es ist bisher nicht bekannt, welche Aufgabe den HDL im Triglyzeridstoffwechsel neben seiner Rolle als C-Protein-Donator zukommt. Auch die Funktion im Cholesterintransport ist derzeit schwer verständlich. So bedarf die Hypothese, die das HDL als Transporteur intrazellulären Cholesterins ausweist, weiterer experimenteller Befunde.

F. Zusammenfassung

Der in den vorangegangenen Abschnitten beschriebene Wissensstand über die Lipoproteine zeigt, daß der Metabolismus der einzelnen Lipoproteinklassen jeweils als Teil eines integrierten Ganzen aufzufassen ist, in dem ein dynamisches Gleichgewicht mit Transfer, Transport und Austausch von Proteinen und Lipiden aufrechterhalten wird. Dem intravasalen Raum muß dabei eine besondere Bedeutung zugebilligt werden, weniger in seiner Rolle als passives Fetttransportsystem als vielmehr in seiner Fähigkeit, die für das Equilibrium nötigen Enzyme bereitzustellen. Obgleich viele der enzymatisch gesteuerten Reaktionen unverständlich oder bisher nicht nachgewiesen sind, steht außer Frage, daß die Enzymkomplexe LCAT und PHLA entscheidend in den Lipoproteinmetabolismus eingreifen. HDL ist diesen Enzymen als Donor und Akzeptor der Reaktionsprodukte beigeordnet und steuert gleichzeitig die Reaktion selbst durch die spezifischen Aktivatoren und Inhibitoren.

Am Beginn der Dynamik finden wir die Chylomikronen und VLDL, die in Darm und Leber gebildet werden und als gemeinsame Struktureinheit das Apolipoprotein B enthalten. Die C-Proteine werden, aus den HDL stammend, assoziiert, so daß der Katabolismus der triglyzeridreichen Partikel durch die Lipasen erfolgen kann. Während dieser komplexen Reaktion verarmen die Lipoproteine zunehmend an Lipiden (Triglyzeriden, Phospholipiden, Cholesterin) und Proteinen (vornehmlich Apo C). Triglyzeride und Phospholipide werden hydrolisiert, Apo C und Cholesterin dagegen transferiert. Wieder kommt dem HDL, in diesem Fall nicht als Aktivator, sondern als Akzeptor, eine wichtige Funktion zu. Es wirkt schließlich als Träger der LCAT-Reaktion, wobei das auf den HDL veresterte Cholesterin auf unbekanntem Wege aus der Zirkulation entfernt wird. Auch hier stünde dem HDL mit dem „arginine rich peptide" ein Transportpeptid zur Verfügung. Die enzymatisch und durch Transfer gesteuerten Reaktionen hinterlassen schließlich ein Lipoprotein, das den ursprünglich triglyzeridreichen in seinem Proteinanteil wieder ähnelt, das intermediate Lipoprotein, das zum größten Teil aus Apo B besteht und auf unbekanntem Wege in LDL transformiert wird. Während die Struktureinheit in Form von Apo B im wesentlichen erhalten bleibt, ist der Lipidanteil völlig verändert, an die Stelle der Triglyzeride sind die Cholesterinester getreten. Der bis zu dieser Reaktion vorwiegend in der Zirkulation ablaufende Metabolismus wird nach Änderung der Lipidausstattung in den intrazellulären Raum verlagert. Neben den HDL werden offenbar nur die „intermediates" und die LDL, also die cholesterinesterreichen Partikel, in diesen Prozeß involviert, die in der Zelle desintegriert und katabolisiert werden.

Viele der in den vorigen Abschnitten beschriebenen Schemata zum Stoffwechsel der Lipoproteine sind noch unvollständig, ihre Aussagekraft ist zum Teil zweifelhaft und befindet sich noch im Stadium der Hypothese. Dennoch bilden sie eine hervorragende Grundlage, von der aus die Biochemie in den nächsten Jahren die Kenntnis über diese so wichtigen Stoffwechselwege erweitern kann.

Für die freundliche Unterstützung bei der Erarbeitung des Manuskriptes danken wir Herrn Prof. Dr. H. Greten, für die Erstellung des Literaturverzeichnisses Frl. Ellen Stanbrough. Die grafische Gestaltung erfolgte durch Herrn Rüdiger Franke, Werderstraße 42, 6900 Heidelberg.

Literatur

Aggerbeck, L.P., Scanu, A.M.: On the structure of human serum low density lipoprotein: Kinetics of hydrolysis by phospholipase A. Circulation (Suppl. II) II (1971).

Akanuma, Y., Glomset, J.A.: In vitro incorporation of cholesterol ^{14}C into very low density lipoprotein cholesteryl esters. J. Lipid Res. 9, 620–626 (1968).

Alaupovic, P.: Apolipoproteins and Lipoproteins. Atherosclerosis 13, 141–146 (1971).

Alaupovic, P., Lee, D.M., McConathy, W.J.: Studies on the composition and structure of plasma lipoproteins. Distribution of lipoprotein families in major density classes of normal human plasma lipoproteins. Biochim. biophys. Acta (Amst.) 260, 689–707 (1972).

Albers, J.J., Aladjem, F.: Precipitation of ^{125}I-labelled lipoproteins with specific polypeptide antisera: Evidence for two populations with differing polypeptide compositions in human high density lipoproteins. Biochemistry 10, 3436–3442 (1971).

Albers, J.J., Hazzard, W.R.: Lipids 9, 15 (1974).

Albers, J.J., Scanu, A.M.: Isoelectric fractionation and characterization of polypeptides from human serum very low density lipoproteins. Biochim. biophys. Acta (Amst.) **236**, 29–37 (1971).
Alcindor, L.G., Infante, R., Soler-Argilaga, C., Raisonnier, A., Polonovski, J., Caroli, J.: Induction of the hepatic synthesis of betalipoproteins by high concentrations of fatty acids. Effect of actinomycin D. Biochim. biophys. Acta (Amst.) **210**, 483–486 (1970).
Anderson, N.G., Fawcett, B.: An antichylomicronemic substance produced by heparin injections. Proc. Soc. exp. Biol. (N.Y.) **74**, 768–771 (1950).
Anfinsen, C.B., Boyle, E., Brown, R.K.: The role of heparin in lipoprotein metabolism. Science **115**, 583–586 (1952).
Arstila, A.U., Trump, B.F.: Ethionine induced alterations in the Golgi apparatus and in the endoplasmic reticulum. Virchows Arch. Abt. B Zellpath. **10**, 344–353 (1972).
Assman, G., Brewer, H.B.: A molecular model of high density lipoproteins. Proc. nat. Acad. Sci. (Wash.) **71**, 1534–1538 (1974).
Assman, G., Fredrickson, D.S., Herbert, P.N., Forte, T., Heinen, R.: An A-II lipoprotein particle in Tangier disease. Circulation (Suppl. III), 259 (1974).
Assmann, G., Krauss, R.M., Fredrickson, D.S., Levy, R.I.: Characterization, subcellular localization and partial purification of a heparin-released triglyceride lipase from rat liver. J. biol. Chem. **248**, 1992–1999 (1973).
Augustin, J.: (eigene Beobachtung).
Augustin, J., Boberg, J., Tejada, P., Brown, W.V.: Purification of human lipoprotein lipase. Circulation **50** (Suppl. III), 259 (1974).
Augustin, J., Brown, W.V.: (in Prep., 1976).
Augustin, J., Freeze, H., Boberg, J., Brown, W.V.: Human postheparin plasma lipolytic activities. In: Lipoprotein Metabolism, pp. 7–12. Ed. H. Greten. Berlin-Heidelberg-New York: Springer 1976.
Augustin, J., Freeze, H., Brown, W.V.: Comparison of hepatic triglyceride lipase and lipoprotein lipase from human postheparin plasma. Circulation **52** (Suppl. II), 83 (1975).
Augustin, J., Geursen, R., Klose, G., Greten, H.: Degradation of chylomicrons with purified human plasma hepatic triglyceride lipase and lipoprotein lipase. Tenth Annual Meeting, European Society for Clinical Investigation, Abstr. **131**, 17 p (1976 a).
Augustin, J., Geursen, R., Wieland, H., Greten, H.: Hydrolysis of normal and abnormal chylomicrons with purified plasma hepatic triglyceride lipase and lipoprotein lipase. The IVth International Symposium on Atherosclerosis, Tokyo, Japan. Abstr. Nr. F 212 (1976 b).
Baginsky, M., Augustin, J., Brown, W.V.: A comparative study of two human heparin-releasable enzymes each with thioesterase and lipase activities. Abstracts of the 1975 Pacific Slope Biochemical Conference, Honolulu, Hawaii, June 16–19 (1975).
Bar-On, H., Kook, A.I., Stein, O., Stein, Y.: Assembly and secretion of very low density lipoproteins by rat liver following inhibition of protein synthesis with cycloheximide. Biochim. biophys. Acta (Amst.) **306**, 106–114 (1973).
Barter, P.J., Nestel, P.J.: Precursor-production relationship between pools of very low density lipoprotein triglyceride. J. clin. Invest. **51**, 174–180 (1972).
Bates, S.R., Rothblat, G.H.: Regulation of cellular sterol flux and synthesis by human serum lipoproteins. Biochim. biophys. Acta (Amst.) **360**, 38–55 (1974).
Baylin, S.B., Beaven, M.A., Krauss, R.M., Keiser, H.R.: Response of plasma histaminase activity to small doses of heparin in normal subjects and patients with hyperlipoproteinemia. J. clin. Invest. **52**, 1985–1993 (1973).
Bennhold, H., Kalle, E.: Comparative studies on the half-life of ^{131}I-labeled albumins in a case of analbuminemia. J. Clin. Invest. **38**, 863–872 (1959).
Bensadoun, A., Ehnholm, C., Steinberg, Brown, W.V.: Purification and characterization of lipoprotein lipase from pig adipose tissue. J. biol. Chem. **249**, 2220–2227 (1974).
Bergeron, J.J.M., Ehrenreich, J.H., Siekevitz, P., Palade, G.E.: Golgi fractions prepared from rat liver homogenates. II. Biochemical characterization. J. Cell Biol. **59**, 73–88 (1973).
Bersot, T.P., Brown, W.V., Levy, R.I., Windmüller, H.G., Fredrickson, D.S., Le Quire, V.S.: Further characterization of the apolipoproteins of rat plasma lipoproteins. Biochemistry **9**, 3427–3433 (1970).
Bierman, E.L.: Insulin and hypertriglyceridemia. Israel J. med. Sci. **8**, 303–307 (1972).
Bierman, E.L., Porte, D., O'Hara, D.D., Schwartz, D.H., Wood, F.C.: Characterization of fat particles in plasma of hyperlipemic subjects maintained on fat-free high-carbohydrate diets. J. clin. Invest. **44**, 261–270 (1965).
Bierman, E.L., Stein, O., Stein, Y.: Lipoprotein uptake and metabolism by rat aortic smooth muscle cells in tissue culture. Circulat. Res. **35**, 136–150 (1974).
Bilheimer, D.W.: Low density lipoprotein metabolism and cholesterol synthesis in familial homozygous hypercholesterolemia: Influence of portocaval shunt surgery. In: Lipoprotein Metabolism, pp. 44–55. H. Greten, Ed. Berlin-Heidelberg-New York: Springer 1976.
Bilheimer, D.W., Eisenberg, S., Levy, R.I.: Abnormal metabolism of very low density lipoproteins (VLDL) in type III hyperlipoproteinemia. Circulation **44** (Suppl. II), 186 (1971 a).
Bilheimer, D.W., Eisenberg, S., Levy, R.I.: Human plasma very low density lipoprotein (VLDL) metabolism. J. clin. Invest. **50**, 81 a (1971 b).
Bilheimer, D.W., Eisenberg, S., Levy, R.I.: The metabolism of very low density lipoproteins. I. Preliminary in vitro and in vivo observations. Biochim. biophys. Acta (Amst.) **260**, 212–221 (1972).
Bizzi, A., Marsh, J.B.: Further observations on the attachment of carbohydrate to lipoproteins by rat liver Golgi membranes. Proc. Soc. exp. Biol. (N.Y.) **144**, 762–765 (1973).
Blanchette-Mackie, E.J., Scow, R.O.: Sites of lipoprotein lipase activity in adipose tissue perfused with chylomicrons. Electron microscope cytochemical study. J. Cell Biol. **51**, 1–25 (1971).
Boberg, J., Augustin, J., Baginsky, M., et al.: Quantitative determination of hepatic and lipoprotein lipase activities from human post-heparin plasma. **50** (Suppl. III), 21 (1974).
Buonassisi, V.: Sulfated mucopolysaccharide synthesis and secretion in endothelial cell cultures. Exp. Cell Res. **76**, 363–368 (1973).

BUONASSISI, V., ROOT, M.: Enzymatic degradation of heparin-related mucopolysaccharides from the surface of endothelial cell cultures. Biochim. biophys. Acta (Amst.) **385**, 1–10 (1975).

BROWN, M.S., DANA, S.E., GOLDSTEIN, J.L.: Regulation of 3-hydroxy-3-methylglutaryl coenzyme A reductase activity in human fibroblasts by lipoproteins. Proc. nat. Acad. Sci. (Wash.) **70**, 2162–2166 (1973).

BROWN, M.S., DANA, S.E., GOLDSTEIN, J.L.: Regulation of 3-hydroxy-3-methylglutaryl coenzyme. A reductase activity in cultured human fibroblasts: Comparison of cells from a normal subject and from a patient with homozygous familial hypercholsterolemia. J. biol. Chem. **249**, 789–796 (1974).

BROWN, M.S., GOLDSTEIN, J.L.: Expression of familial hypercholesterolemia gene in hetero-zygotes: Mechanism for a dominant disorder in man. Science **185**, 61–63 (1974 a).

BROWN, M.S., GOLDSTEIN, J.L.: Familial hypercholesterolemia: Defective binding of lipoproteins to cultured fibroblasts associated with impaired regulation of 3-hydroxy-3-methylglutaryl coenzyme A reductase activity. Proc. nat. Acad. Sci. (Wash.) **71**, 788–792 (1974 b).

BROWN, M.S., LUSKEY, K., BOHMFALK, H.A., HELGESON, J., GOLDSTEIN, J.L.: Role of the LDL receptor in the regulation of cholesterol and lipoprotein metabolism. In: Lipoprotein Metabolism. H. GRETEN, Editor, pp. 82–89. Berlin-Heidelberg-New York: Springer 1976.

BROWN, W.V., BAGINSKY, M.L.: Inhibition of lipoprotein lipase by an apolipoprotein of human very low density lipoprotein. Biochem. biophys. Res. Commun. **46**, 375–382 (1972).

BROWN, W.V., GRETEN, H.G.: Type I Hyperlipoproteinemia. Clin. Endocr. and Metabolism **2**, 73–80 (1973).

BROWN, W.V., LEVY, R.I., FREDRICKSON, D.S.: Studies of the proteins in human plasma very low density lipoprotein. J. biol. Chem. **244**, 5687–5694 (1969).

BROWN, W.V., LEVY, R.I., FREDRICKSON, D.S.: Further characterization of apolipoproteins from the human plasma very low density lipoproteins. J. biol. Chem. **245**, 6588–6594 (1970 a).

BROWN, W.V., LEVY, R.I., FREDRICKSON, D.S.: Further separation of the apoproteins of the human plasma very low density lipoproteins. Biochim. biophys. Acta (Amst.) **200**, 573–575 (1970 b).

BRUNZELL, J.D., HAZZARD, W.R., PORTE, D., BIERMAN, E.L.: Evidence for a common, saturable, triglyceride removal mechanism for chylomicrons and very low density lipoproteins in man. J. clin. Invest. **52**, 1578–1585 (1973).

BUNGENBERG DE JONG, J.J., MARSH, J.B.: Synthesis of plasma lipoproteins. Fed. Proc. **25**, 581 (1966).

BUNGENBERG DE JONG, J.J., MARSH, J.B.: Biosynthesis of plasma lipoproteins by rat liver ribosomes. J. biol. Chem. **243**, 192–199 (1968).

CAMEJO, G.: Structural studies on rat plasma lipoproteins. Biochemistry **6**, 3228–3241 (1967).

CAYER, A., DAVIES, P., WILLIAMS, E.C.: The clearing-factor lipase activity of isolated fat cells. Biochem. J. **146**, 481–488 (1975).

CHAJEK, T., STEIN, O., STEIN, Y.: Colchicine-induced inhibition of plasma lipoprotein lipase release in the intact rat. Biochim. biophys. Acta (Amst.) **380**, 127–131 (1975).

CHAPMAN, M.J., MILLS, G.L., TAYLAUR, C.E.: Lipoprotein particles from the Golgi apparatus of guinea-pig liver. Biochem. J. **128**, 779–787 (1972).

CHAPMAN, M.J., MILLS, G.L., TAYLAUR, C.E.: The effect of a lipid-rich diet on the properties and composition of lipoprotein particles from the Golgi apparatus of guinea-pig liver. Biochem. J. **131**, 177–185 (1973).

CHEN, C.J., ALADJEM, F.: Subunit structure of the apolipoprotein of human serum low density lipoproteins. Biochem. biophys. Res. Commun. **60**, 549–556 (1974).

CHESTERTON, C.J.: Distribution of cholesterol precursors and other lipids among rat liver intracellular structures. Evidence for the endoplasmic reticulum as the site of cholesterol and cholesterol ester synthesis. J. biol. Chem. **243**, 1147–1151 (1968).

CHOI, Y.S., KNOPF, P.M., LENNOX, E.S.: Intracellular transport and secretion of an immunoglobulin light chain. Biochemistry **10**, 668–679 (1971).

CLAUDE, A.: Growth and differentiation of cytoplasmic membranes in the course of lipoprotein granule synthesis in the hepatic cell. I. Elaboration of elements of the Golgi complex. J. Cell Biol. **47**, 745–766 (1970).

COHEN, S., HANSEN, J.D.L.: Metabolism of albumin and -globulin in Kwashiorkor. Clin. Sci. **23**, 351–359 (1962).

CONSTANTINIDES, P., CAIRNS, A., WERNER, A.: Antilipemic activity of sulfated polysaccharides. Arch. int. Pharmacodyn. **99**, 334–345 (1954).

CROMWELL, S.: In: Protides of the Biological Fluids. H. PEETERS, Editor, pp. 484–486. Amsterdam: Elsevier 1964.

DATTA, D.V., WIGGINS, H.S.: New effects of sodium chloride and protamine on human post-heparin plasma "lipoprotein lipase" activity. Proc. Soc. exp. Biol. (N.Y.) **115**, 788–792 (1964).

DELOVITCH, T.L., DAVIS, B.K., HOLME, G., SEHON, A.H.: Isolation of messenger like RNA from immunochemically separated polyribosomes. J. molec. Biol. **69**, 373–386 (1972).

DIETSCHY, J.M., WILSON, J.D.: Regulation of cholesterol metabolism. Parts 1 to 3. New Engl. J. Med. **282**, 1128–1138; 1179–1183; 1241–1249 (1970).

EDELMAN, G.M., YAHARA, I., WANG, J.L.: Receptor mobility and receptor-cytoplasmic interactions in lymphocytes. Proc. nat. Acad. Sci. (Wash.), **70**, 1442–1446 (1973).

EGELRUD, R.: Reversible binding of lipoprotein lipase from hen adipose tissue to insolubilized heparin. Biochim. biophys. Acta (Amst.) **296**, 124–129 (1973).

EGELRUD, T., OLIVECRONA, T.: The purification of a lipoprotein lipase from bovine skim milk. J. biol. Chem. **247**, 6212–6217 (1972).

EGELRUD, R., OLIVECRONA, T.: Purified bovine milk (lipoprotein) lipase: Activity against lipid substrates in the absence of exogenous serum factors. Biochim. biophys. Acta (Amst.) **306**, 115–127 (1973).

EHNHOLM, C., BENSADOUN, A., BROWN, W.V.: Separation and partial purification of two types of triglyceride lipase from swine post-heparin plasma. J. clin. Invest. **52**, 26a (1973).

EHNHOLM, C., GRETEN, H., BROWN, W.V.: A comparative study of postheparin lipolytic activity and a purified human plasma triacylglycerol lipase. Biochim. biophys. Acta (Amst.) **360**, 68–77 (1974).

EHNHOLM, C., HUTTUNEN, J.K., KINNUNEN, P.J., MIETTINEN, T.A., NIKKILÄ, E.A.: Effect of oxandrolone on postheparin plasma lipases. New Engl. J. Med. **292**, 1314–1317 (1975).

EHNHOLM, C., SHAW, W., GRETEN, H., BROWN, W.V.: Purification from human plasma of a heparin-released lipase with activity against triglyeride and phospholipid. J. biol. Chem. **250**, pp. 6756–6761 (1975).

EHNHOLM, C., SHAW, W., HARLAN, W. et al.: Separation of two types of triglyceride lipase from human postheparin plasma. Circulation **48** (Suppl. IV), 112 (1973).

EHRENREICH, J.H., BERGERON, J.J.M., SIEKEVITZ, P., PALADE, G.E.: Golgi fractions prepared from rat liver homogenates. I. Isolation procedure and morphologial characterization. J. Cell Biol. **59**, 45–72 (1973)

EISENBERG, S.: Absorption of dietary lipids and postnatal development. In: Dietary Lipids and Post-natal Development. Edd. C. GALLI, G. JACINI, and A. PECILE, pp. 57–71. New York: Raven Press 1973.

EISENBERG, S.: Lipoprotein Metabolism and Hyperlipidemia in: Atherosclerosis Reviews, Vol. 1, Eds. PAOLETTI, R., and GOTTO, A.M., pp. 23–60. New York: Raven Press 1976.

EISENBERG, S.: Metabolism of very low density lipoproteins. In: Lipoprotein Metabolism. H. GRETEN, Editor, pp. 32–43. Berlin-Heidelberg-New York: Springer 1976

EISENBERG, S., BILHEIMER, D.W., LINDGREN, F.T., LEVY, R.I.: On the apoprotein composition of human plasma very low density lipoprotein subfractions. Biochim. biophys. Acta (Amst.) **260**, 329–333 (1972).

EISENBERG, S., BILHEIMER, D.W., LINDGREN, F.T., LEVY, R.I.: On the metabolic conversion of human plasma very low density lipoprotein to low density lipoprotein. Biochim. biophys. Acta (Amst.) **326**, 361–377 (1973).

EISENBERG, S., RACHMILEWITZ, D.: Metabolism of rat plasma very low density lipoprotein. I. Fate in circulation of the whole lipoprotein. Biochim. biophys. Acta (Amst.) **326**, 378–390 (1973 a).

EISENBERG, S., RACHMILEWITZ, D.: Metabolism of rat plasma very low density lipoprotein. II. Fate in circulation of apoprotein subunits. Biochim. biophys. Acta (Amst.) **326**, 391–405 (1973 b).

EISENBERG, S., RACHMILEWITZ, D.: Production and fate of rat plasma very low density lipoprotein (VLDL) "Remnant". Circulation (Suppl. III), III (1973 c).

EISENBERG, S., RACHMILEWITZ, D.: The interaction of rat plasma very low density lipoprotein with lipoprotein lipase rich (post-heparin) plasma. J. Lipid Res. **16**, 451–461 (1975).

EISENBERG, S., WINDMÜLLER, H.G., LEVY, R.I.: The metabolic fate of rat and human lipoprotein apoproteins in the rat. J. Lipid Res. **14**, 446–458 (1973).

FAERGEMAN, O., HAVEL, R.J.: Metabolism of cholesteryl esters of rat very low density lipoproteins. J. clin. Invest. **55**, 1210–1218 (1975).

FAERGEMAN, O., SATA, T., KANE, J.P., HAVEL, R.J.: Metabolism of apoprotein B of plasma very low density lipoproteins in the rat. Circulation (Suppl. III) 114 (1974).

FAINARU, M., GLANGEAUD, M.C., EISENBERG, S.: Radioimmunoassay of human high density lipoprotein apo A-I. Biochim. biophys. Acta (Amst.) **386**, 432–443 (1975).

FALOONA, G.R., STEWART, B.N., FRIED, M.: The effect of actinomycin D on the biosynthesis of plasma lipoproteins. Biochemistry **7**, 720–725 (1968).

FARQUHAR, J.W., WAYS, P.: The Metabolic Basis of Inherited Disease, 2nd ed., J.B. STANBURY, J.B. WYNGAARDEN, and D.S. FREDRICKSON, Eds., pp. 509–522. New York: McGraw-Hill 1966.

FELTS, J.M., RUDEL, L.L.: Mechanism of Hyperlipidemia in: Hypolipidemic Agents. Ed. KRITCHEVSKY, D., pp. 151–189. Berlin-Heidelberg-New York: Springer 1975.

FELLIN, R., AGOSTINE, B., ROST, W., SEIDEL, D.: Isolation and analysis of human plasma lipoproteins accumulating postprandial in an intermediate density fraction (d. 1.006–1.019 g/ml). Clin. chim. Acta **54**, 325–333 (1974).

FERRANS, V.J., ROBERTS, W.C., LEVY, R.I., FREDRICKSON, D.S.: Chylomicrons and the formation of foam cells in type I hyperlipoproteinemia. Amer. J. Path. **70**, 253–272 (1973).

FIELDING, C.J.: Further characterization of lipoprotein lipase and hepatic post-heparin lipase from rat plasma. Biochim. biophys. Acta (Amst.) **280**, 569–578 (1972).

FIELDING, C.J., SHORE, V.G., FIELDING, P.E.: A protein cofactor of lecithin: cholesterol acyltransferase. Biochem. biophys. Res. Commun. **46**, 1493–1498 (1972).

FIELDING, P.E., SHORE, V.G., FIELDING, C.J.: Lipoprotein Lipase: Properties of the enzyme isolated from post-heparin plasma. Biochemistry **13**, 4318–4323 (1974).

FLEISCHER, B., FLEISCHER, S., OZAWA, H.: Isolation and characterization of Golgi membranes from bovine liver. J. Cell Biol. **43**, 59–79 (1969).

FORTE, G.M., NICHOLS, A.V., GLAESER, R.M.: Electron microscope of human serum lipoproteins using negative staining. Chem. Phys. Lipids **2**, 396–408 (1968).

FRANKE, W.W., MORRÉ, D.J., DEUMLING, B., CHEETHAM, R.D., KARTENBECK, J., JARASCH, E.-D., ZENTGRAF, H.-W.: Synthesis and turnover of membrane proteins in rat liver: an examination of the membrane flow hypothesis. Z. Naturforsch. **26 b**, 1031–1039 (1971).

FRAZER, R.: Size and lipid composition of chylomicrons of different Svedberg units of flotation. J. Lipid Res. II, 60–65 (1970).

FREDRICKSON, D.S.: Disorders characterized by evidence of abnormal lipid. In: The Metabolic Basis of Inherited Disease, 3rd Ed. J.B. STANBURY, J.B. WYNGAARDEN, and D.S. FREDRICKSON, Edd., pp. 491–803. New York: McGraw-Hill 1972.

FREDRICKSON, D.S., GOTTO, A.M., LEVY, R.I.: Familial lipoprotein deficiency. In: Metabolic Basis of Inherited Disease. Edd. STANBURY, J.B., WYNGAARDEN, J.B., FREDRICKSON, D.S., 3rd Ed., pp. 493–530. New York: McGraw-Hill 1972.

FREDRICKSON, D.S., LEVY, R.I.: Familial hyperlipoproteinemia. In: The Metabolic Basis of Inherited Disease. Edd. STANBURY, J.B., WYNGAARDEN, J.B., FREDRICKSON, D.S., 3rd Ed., pp. 545–638. New York: McGraw-Hill 1972.

FREDRICKSON, D.S., LEVY, R.I., LEES, R.S.: Fat transport in lipoproteins an integrated approach to mechanisms and disorder. New Engl. J. Med. **276**, 34, 94, 148, 278 (1967).

FREDRICKSON, D.S., LUX, S.E., HERBERT, P.N.: The apolipoproteins. Advanc. exp. Med. **26**, 25–56 (1972).

FREDRICKSON, D.S., MCCOLLISTER, D.L., ONO, K.: The role of unesterified fatty acid transport in chylomicron metabolism. J. clin. Invest. **37**, 1335–1341 (1958).

FREDRICKSON, D.S., ONO, K., DAVIS, L.L.: Lipolytic activity of post-heparin plasma in hypertriglyceridemia. J. Lipid Res. **4**, 24–33 (1963).

FREEMAN, T.: In: Protides of the Biological Fluids, H. PEETERS, Editor, pp. 344–352. Amsterdam: Elsevier 1965.

FREEMAN, T., GORDON, A.H.: Bibl. haemat. **23**, 1108–1115 (1965).

FURMAN, R.H., SANBAR, S.S., ALAUPOVIC, P., BRADFORD, R.H., HOWARD, R.P.: Studies of the metabolism of radioiodinated human serum alpha lipoprotein in normal and hyperlipidemic subjects. J. Lab. clin. Med. **63**, 193–204 (1964).

GAGE, S.H.: The free granules (chylomicrons) of the blood as shown by the dark-field microscope. Cornell Vet. **10**, 154–155 (1920).

GAGE, S.H., FISH, P.A.: Fat digestion and assimilation in man and animals as determined by dark-field microscope and fat soluble dye. Amer. J. Anat. **34**, 1–85 (1924).

GARFINKEL, A.S., NILSSON-EHLE, P., SCHOTZ, M.C.: Regulation of lipoprotein lipase, induction by insulin. Biochim. biophys. Acta (Amst.) **424**, 264–273 (1976).

GITLIN, D., CORNWELL, D.G., NA'CASATO, D., ONCLEY, J.L., HUGHES, W.L., JANEWAY, C.A.: Studies on the metabolism of plasma proteins in the nephrotic syndrome. II. The lipoproteins. J. clin. Invest. **37**, 172–186 (1958).

GLOMSET, J.A.: The mechanism of the plasma cholesterol esterification reaction and plasma fatty acid transferase. Biochim. biophys. Acta (Amst.) **65**, 128–135 (1962).

GLOMSET, J.A.: The plasma lecithin-cholesterol acyltransferase reaction. J. Lipid Res., **9**, 155–167 (1968).

GLOMSET, J.A.: Plasma lecithin: cholesterol acyltransferase. In: Blood Lipids and Lipoproteins: Quantitation, Composition and Metabolism. Edit. by G.J. NELSON, pp. 745–787. New York: Wiley-Interscience 1972.

GLOMSET, J.A.: Recent studies of the role of the Lecithin-cholesterol acyltransferase Reaction in plasma. In: Lipoprotein Metabolism, Ed. H. GRETEN, pp. 28–30. Berlin-Heidelberg-New York: Springer 1976.

GLOMSET, J.A., NORUM, K.R.: The metabolic role of lecithin-cholesterol acyltransferase: Perspectives from pathology. Adv. Lipid Res. **11**, 1–65 (1973).

GLOMSET, J.A., PARKER, F., TJADEN, M., WILLIAMS, R.H.: The esterification in vitro of free cholesterol in human and rat plasma. Biochim. biophys. Acta (Amst.) **58**, 398–406 (1962).

GLUECK, C.J., LEVY, R.I., GLUECK, H.I., GRALNICK, H.R., GRETEN, H., FREDRICKSON, D.S.: Acquired Type I hyperlipoproteinemia with systemic lupus erythematodus, dysglobulinemia, and heparin resistance. Amer. J. Med. **47**, 318–324 (1969).

GOLDFARB, S.: Submicrosomal localisation of hepatic 3-hydroxy-3-methylglutaryl coenzyme A (HMG-CoA) reductase. FEBS Letters **24**, 153–155 (1972).

GOLDSTEIN, J.L., BROWN, M.S.: Binding and degradation of low density lipoproteins by cultured human fibroblast: Comparison of cells from a normal subject and from a patient with homozygous familial hypercholesterolemia. J. biol. Chem. **249**, 5153–5162 (1974).

GOODMAN, D.S.: Cholesterol ester metabolism. Physiol. Lev. **45**, 747 (1965).

GORDON, R.S., JR., BOYLE, E., BROWN, R.K.: Role of serum albumin in lipemia-clearing reaction. Proc. Soc. exp. Biol. (N.Y.) **84**, 168–172 (1953).

GOTTO, A.M., BROWN, W.V., LEVY, R.I., BIRNBAUMER, M.E., FREDRICKSON, D.S.: Evidence for the identity of the major apoprotein in low density and very low density lipoproteins in normal subjects and patients with familial hyperlipoproteinemia. J. clin. Invest. **51**, 1486–1499 (1972).

GOTTO, A.M., JR., JACKSON, R.L., MORRISETT, J.D., POWNALL, H.J., SPARROW, J.T.: Molecular Association of Lipids and Proteins in the Plasma Lipoproteins. A Review. In: Lipoprotein Metabolism. Edit. by H. GRETEN, pp. 152–157. Berlin-Heidelberg-New York: Springer 1976.

GOTTO, A.M., LEVY, R.I., JOHN, K., FREDRICKSON, D.S.: On the protein defect in abetalipoproteinemia. New Engl. J. Med. **284**, 813–818 (1971).

GRAHAM, D.M., LYON, T.P., GOFMAN, J.W.: Blood lipids and human atherosclerosis. II. Influence of heparin upon lipoprotein metabolism. Circulation **4**, 666–673 (1951).

GRETEN, H.: Post-heparin plasma phospholipase in normals and patients with hyperlipoproteinemia. Klin. Wschr. **50**, 39–41 (1972).

GRETEN, H., DEGRELLA, R., KLOSE, G., RASCHER, W.L., DE GENNES, J.L., GJONE, E.: Measurement of two plasma triglyceride lipases by an immunochemical method: Studies in patients with hypertriglyceridemia. J. Lipid Res. **17**, 203–210 (1976).

GRETEN, H., LEVY, R.I., FREDRICKSON, D.S.: Evidence for separate monoglyceride hydrolase and triglyceride lipase in post-heparin human plasma. J. Lipid Res. **10**, 326–330 (1969).

GRETEN, H., SNIDERMAN, A.D., CHANDLER, J.G.: Evidence for the hepatic origin of a canine post-heparin plasma triglyceride lipase. FEBS Letters **42**, 157–160 (1974).

GRETEN, H., WALTER, B.: Purification of rat adipose tissue lipoprotein lipase. FEBS Letters **35**, 36–40 (1973).

GRETEN, H., WALTER, B., BROWN, W.V.: Purification of human post-heparin plasma triglyceride lipase. FEBS Letters **27**, 306–310 (1972).

GUSTAFSON, A., ALAUPOVIC, P., FURMAN, R.H.: Studies of the composition and structure of serum lipoproteins: Isolation, purification and characterization of very low density lipoproteins in human serum. Biochemistry **4**, 596–605 (1965).

GUSTAFSON, A., ALAUPOVIC, P., FURMAN, R.H.: Studies of the composition and structure of serum lipoproteins. Separation and characterization of phospholipid-protein residues obtained by partial delipidation of very low density lipoproteins of human serum. Biochemistry **5**, 632–640 (1966).

HAFT, D.E., ROHEIM, P.S., WHITE, A., EDER, H.A.: Plasma lipoprotein metabolism in perfused rat livers. I. Protein synthesis and entry into the plasma. J. clin. Invest. **41**, 842–849 (1962).

HAHN, P.F.: Abolishment of alimentary lipemia following injection of heparin. Science **98**, 19–20 (1943).

HALLER, H., HANEFELD, M., JAROSS, W.: Lipidstoffwechselstörungen: Diagnostik, Klinik und Therapie. Jena: VEB Gustav Fischer 1975.

HALLINAN, T., MURTY, C.N., GRANT, J.H.: The exclusive function of reticulum bound ribosomes in glycoprotein biosynthesis. Life Sci. 7, 225–232 (1968).

HAMILTON, R.L.: Post-heparin plasma lipase from the hepatic circulation. Diss. Abstr. 26, 24 (1965).

HAMILTON, R.L.: Ultrastructural aspects of hepatic lipoprotein synthesis and secretion. In: Proceedings of the Deuel Conference on Lipids, The Turnover of Lipids and Lipoproteins, pp. 3–28. U.S. Public Health Service Publication 1968.

HAMILTON, R.L.: Synthesis and Secretion of plasma lipoproteins. Adv. exp. Med. Biol. 26, 7–24 (1972).

HAMILTON, R.L., REGEN, D.M., GRAY, M.E., LE QUIRE, V.S.: Lipid transport in liver. I. Electron microscopic identification of very low density lipoproteins in perfused rat liver. Lab. Invest. 16, 305–319 (1967).

HAMMOND, M.G., FISHER, W.: The characterization of a discrete series of low density lipoproteins in the disease hyperpre-beta-lipoproteinemia: Implications relating to the structure of plasma lipoproteins. J. biol. Chem. 246, 5454–5465 (1971).

HANAHAN, D.J., WATTS, R.M., PAPPAJOHN, D.: Some chemical characteristics of the lipids of human and bovine erythrocytes and plasma. J. Lipid. Res. 1, 421–432 (1960).

HANSSON, R.: Heparin-induced increase of diamine oxidase/histaminase in blood and lymph. Scan. J. clin. Lab. Invest. 31 (Suppl. 129), 1–23 (1973).

HARLAND, W.R., WINESETT, P.S., WASSERMAN, A.J.: Tissue lipoprotein lipase in normal individuals and in individuals with exogenous hypertriglyceridemia and the relationship of this enzyme to assimilation of fat. J. clin. Invest. 46, 239–247 (1967).

HARRIS, K.L., HARRIS, P.A.: Kinetics of chylomicron triglyceride removal from plasma in rats: Effect of dose on the volume of distribution. Biochim. biophys. Acta (Amst.) 236, 12–16 (1973).

HATCH, F.W., LEES, R.S.: Practical methods for plasma lipoprotein analysis. Advanc. Lipid Res. 6, 1 (1968).

HAVEL, R.J.: Intern. Med. 15, 117–154 (1969).

HAVEL, R.J., CLARKE, J.C.: Metabolism of chylomicron phospholipids. Circulat. Res. 6, 264 (1958).

HAVEL, R.J., FELTS, J.M., VAN DUYNE, C.M.: Formation and fate of endogenous triglycerides in blood plasma of rabbits. J. Lipid Res. 3, 297–308 (1962).

HAVEL, R.H., GORDON, R.S.: Idiopathic hyperlipemia: Metabolic studies in an affected family. J. clin. Invest. 39, 1777–1790 (1960).

HAVEL, R.J., KANE, J.P., BELASSE, E.O., SEGEL, N., BASSO, L.V.: Splanchnic metabolism of free fatty acids and production of triglycerides of very low density lipoproteins in normotriglyceridemic and hypertriglyceridemic humans. J. clin. Invest. 49, 2017–2035 (1970).

HAVEL, R.J., KANE, J.P., KASHYAP, M.L.: Interchange of apolipoproteins between chylomicrons and high density lipoproteins during alimentary lipemia in man. J. clin. Invest. 52, 32–38 (1973).

HAVEL, R.J., SHORE, V.G., SHORE, B., BIER, D.M.: Role of specific gylcopeptides of human serum lipoprotein in the activation of lipoprotein lipase. Circul. Res. 27, 595–600 (1970).

HAY, R.V., POTTENGER, L.A., REINGOLD, A.L., GETZ, G.S., WISSLER, R.W.: Degradation of ^{125}I-labelled serum low density lipoprotein in normal and estrogen-treated male rats. Biochem. biophys. Res. Commun. 44, 1471–1477 (1971).

HAZELWOOD, R.N.: Molecular weights and dimensions of some high-density human serum lipoproteins. J. Amer. chem. Soc. 80, 2152–2156 (1958).

HAZZARD, W.R., LINDGREN, F.T., BIERMAN, E.L.: Very low density lipoprotein subfractions in a subject with broad-beta disease (Type III hyperlipoproteinemia) and a subject with endogenous lipemia (Type IV): Chemical Composition and Electrophoretic Mobility. Biochim. biophys. Acta (Amst.) 202, 517–525 (1970).

HAZZARD, W.R., PORTE, D., BIERMAN, E.L.: Abnormal lipid composition of chylomicrons in broad-beta disease (Type III hyperlipoproteinemia). J. clin. Invest. 49, 1853–1858 (1970).

HELGELAND, L., CHRISTENSEN, T.B., JANSON, T.L.: The distribution of proteinbound carbohydrates in submicrosomal fractions from rat liver. Biochim. biophys. Acta (Amst.) 286, 62–71 (1972).

HO, S.J., HO, R.J., MENG, H.C.: Comparison of heparin-released and epinephrine-sensitive lipases in rat adipose tissue. Amer. J. Physiol. 212, 284–290 (1967).

HOLLENBERG, C.H.: Effect of nutrition on activity and release of lipase from rat adipose tissue. Amer. J. Physiol. 197, 667–670 (1959).

HUNTER, W.M., GREENWOOD, F.C.: Preparation of iodine-131 labelled human growth hormone of high specific activity. Nature (Lond.) 194, 495–496 (1962).

HURLEY, P.J.: Ph.D. thesis, University of Otago, Auckland, New Zealand. (1968).

ILLINGWORTH, D.R., PORTMAN, O.W.: Secretion of newly synthesized apo low density lipoprotein (LDL) into the plasma of squirrel monkeys (SM). Circulation (Suppl. III), 110 (1973).

INFANTE, R., POLONOVSKI, J., DONON, O.: Phospholipase plasmatique post-heparine chez le rat. Biochim. biophys. Acta (Amst.) 144, 490–492 (1967).

JANSSEN, H., HULSMAN, W.C.: Long-chain acyl-CoA hydrolase activity in serum: Identity with clearing factor lipase. Biochim. biophys. Acta (Amst.) 296, 241–248 (1973).

JANSSEN, H., HULSMAN, W.C.: Liver and extrahepatic contributions to post-heparin serum lipase actvity of the rat. Biochim. biophys. Acta (Amst.) 369, 387–397 (1974).

JONES, A.L., OCKNER, R.K.: An electron microscopic study of endogenous very low density lipoprotein production in the intestine of rat and man. J. Lipid Res. 12, 580–589 (1971).

JONES, A.L., RUDERMANN, N.B., HERRERA, M.G.: Electron microscopic and biochemical study of lipoprotein synthesis in the isolated perfused rat liver. J. Lipid Res. 8, 429–446 (1967).

KANE, J.P., RICHARDS, E.G., HAVEL, R.J.: Subunit heterogenity in human serum beta lipoprotein. Proc. nat. Acad. Sci. (Wash.) 66, 1075–1082 (1970).

KAZAZIAN, H.H., JR.: Separation of alpha and beta-globin messenger RNAs. Nature (Lond). New Biol. 238, 166–169 (1972).

KESSLER, J.I., STEIN, J., DANNACKER, D., NARCESSIAN, P.: Biosynthesis of low density lipoprotein by cell-free preparations of rat intestinal mucosa. J. biol. Chem. 245, 5281–5288 (1970).

KOGA, S., HORWITZ, D.L., SCANU, A.M.: Isolation and properties of lipoproteins from normal rat serum. J. Lipid Res. 10, 577–588 (1969).

KORN, E.D.: Clearing factor, a heparin-activated lipoprotein lipase. I. Isolation and characterization of the enzyme from normal rat heart. J. Biochem. **215**, (1955).

KORN, E.D.: Clearing factor, a heparin activated lipoprotein lipase. II. Substrate specificity and activation of coconut oil. J. biol. Chem. **215**, 15–26 (1955).

KORN, E.D.: The assay of lipoprotein lipase in vivo and vitro. Methods Biochem. Anal. **7**, 145–192 (1959).

KOSTNER, G., ALAUPOVIC, P.: Studies of the composition and structure of plasma lipoproteins. C- and N-terminal amino acids of the two nonidentical ploypeptides of human plasma apolipoprotein A. FEBS Letters **15**, 320–324 (1971).

KOSTNER, G., HOLASEK, A.: Characterization and quantitation of the apolipoproteins from human chyle chylomicrons. Biochemistry **11**, 1217–1223 (1972).

KRAEMER, P.M.: Heparan sulfates of cultured cells. I. Membrane-associated and cell-sap species in Chinese hamster cells. Biochemistry **10**, 1437–1445 (1971a).

KRAEMER, P.M.: Heparan sulfates of cultured cells. II. Acid-soluble and -precipitable species of different cell lines. Biochemistry **10**, 1445–1451 (1971b).

KRAUSS, R.M., LEVY, R.I., FREDRICKSON, D.S.: Selective measurement of two lipase activities in postheparin plasma from normal subjects and patients with hyperlipoproteinemia. J. clin. Invest. **54**, 1107–1124 (1974).

KRAUSS, R.M., WINDMÜLLER, H.G., LEVY, R.I., FREDRICKSON, D.S.: Selective measurement of two different triglyceride lipase activities in rat post-heparin plasma. J. Lipid. Res. **14**, 286–295 (1973).

LA ROSA, J.C., LEVY, R.I., BROWN, W.V., FREDRICKSON, D.S.: Changes in high density lipoprotein protein composition after heparin-induced lipolysis. Amer. J. Physiol. **220**, 785–791 (1971).

LA ROSA, J.C., LEVY, R.I., HERBERT, P., FREDRICKSON, D.S.: A specific apoprotein activator for lipoprotein lipase. Biochem. biophys. Res. Commun. **41**, 57–62 (1970).

LA ROSA, J.C., LEVY, R.I., WINDMÜLLER, H.G., FREDRICKSON, D.S.: Comparison of the triglyceride lipase of liver, adipose tissue and post-heparin plasma. J. Lipid. Res. **13**, 356–363 (1972).

LANGER, I., FREDRICKSON, D.S., LEVY, R.I.: Dietary and pharmacologic pertubation of beta lipoprotein (BLP) turnover. Circulation **40** (Suppl. III), 14 (1969).

LAWFORD, G.R., SCHACHTER, H.: Biosynthesis of glycoprotein by liver. The incorporation in vivo of ^{14}C-glucosamine into protein-bound hexosamine and sialic acid of rat liver subcellular fractions. J. biol. Chem. **241**, 5408–5418 (1966).

LE MARCHAND, J., SINGH, A., ASSIMACOPOULOS-JEANNET, F., ORCI, L., ROULLER, CH., JEANRENAUD, B.: A role of the microtubular system in the release of very low density lipoproteins by perfused mouse livers. J. biol. Chem. **248**, 6862–6870 (1973).

LEIGHTON, F., POOLE, B., LAZAROW, P.B., DE DUVE, C.: The synthesis and turnover of rat liver peroxisomes. I. Fractionation of peroxisome proteins. J.Cell Biol. **41**, 521–535 (1969).

LEVY, R.J., BILHEIMER, D.W., EISENBERG, S.: The structure and metabolism of chylomicrons and very low density lipoproteins (VLDL). In: Plasma lipoproteins, pp. 3–17. Ed. R.M.S. SMELLIE. London-New York: Academic Press 1971.

LEVY, R.I., BLUM, C.B., SCHAEFFER, E.J.: The composition, structure, and metabolism of high density lipoprotein. In: Lipoprotein Metabolism. Ed. H. GRETEN, pp. 56–64. Berlin-Heidelberg-New York: Springer 1976.

LEVY, R.I., FREDRICKSON, D.S., SHULMAN, R., BILHEIMER, D.W., BRESLOW, J.L., STONE, N.J., LUX, S.E., SLOAN, H.RL., KRAUSS, R.M., HERBERT, P.N.: Dietary and drug treatment of primary hyperlipoproteinemia. Ann. intern. Med. **77**, 267–294 (1972).

LEVY, R.I., LANGER, I.: Hypolipidemic drugs and lipoprotein metabolism. Advanc. exp. Med. Biol. **26**, 155–163 (1972).

LEVY, R.I., LEES, R.S., FREDRICKSON, D.S.: On the nature of prebeta lipoproteins. J. clin. Invest. **45**, 63–77 (1966).

LINDGREN, F.T., JENSEN, L.C., HATCH, F.T.: The isolation and quantitative analysis of serum lipoproteins. In: Blood Lipids and Lipoproteins. Ed. by G. NELSON, pp. 181–272. New York: Wiley-Interscience (1972).

LINDGREN, F.T., JENSEN, L.C., WILLS, R.D., STEVENS, G.R.: Subfractionation of S_f 4–10^5, S_f 4–20, and high density lipoproteins. Lipids **7**, 194–201 (1972).

LINDGREN, F.T., NICHOLS, A.V., FREEMAN, N.K.: Physical and chemical composition studies on the lipoproteins of fasting and heparinized human sera. J. Phys. Chem. **59**, 930–938 (1955).

LO, C., MARSH, J.B.: Biosynthesis of plasma lipoproteins. Incorporation of ^{14}C-glucosamine by cells and subcellular Fractions of rat liver. J. biol. Chem. **245**, 5001–5006 (1970).

LOSSOW, W.J., LINDGREN, F.T., JENSEN, L.C.: Net uptake of rat serum protein by S_f Greater than 400 lymph chylomicrons in vitro. Biochim. biophys. Acta (Amst.) **144**, 670 (1967).

LOSSOW, W.J., LINDGREN, F.T., MURCHIO, J.C., STEVENS, G.R., JEWSEN, J.C.: Particle size and protein content of six fractions of the S_f 20 plasma lipoproteins isolated by density Gradient centrifugation. J. Lipid Res. **10**, 68–79 (1969).

LUX, S.E., LEVY, R.I., GOTTO, A.M., FREDRICKSON, D.S.: Studies on the protein defect in Tangier disease: Isolation and characterization of an abnormal high density lipoprotein. J. clin. Invest. **51**, 2505–2519 (1972).

MACHEBOEUF, M.M.A.: Recherches sur les phosphoaminolipides et les sterides du serum et du plasma sanguins. I. Entrainement des phospholipids, des sterols et des sterides par les diverses fractions au cours de fractionement des protudes du serum. Bull. Soc. chem. Biol. **11**, 268–293 (1929).

MAHLEY, R.W., BENNETT, B.D., MORRÉ, D.J., GRAY, M.E., THISTLETHWAITE, W., LE QUIRE, V.S.: Lipoproteins associated with the Golgi apparatus isolated from epithelial cells of rat small intestine. Lab. Invest. **25**, 435–444 (1971).

MAHLEY, R.W., BERSOT, T.P., LE QUIRE, V.S., LEVY, R.I., WINDMÜLLER, H.G., BROWN, W.V.: Identity of very low density lipoprotein apoproteins of plasma and liver Golgi apparatus. Science **168**, 380–382 (1970).

MAHLEY, R.W., GRAY, M.E., HAMILTON, R.L., LE QUIRE, V.S.: Lipid transport in liver. II. Electron microscopic and biochemical studies of alterations in lipoprotein transport induced by cortisone in the rabbit. Lab. Invest. **19**, 358–369 (1968).

MAHLEY, R.W., HAMILTON, R.L., LE QUIRE, V.S.: Characterization of lipoprotein particles isolated from the Golgi apparatus of rat liver. J. Lipid Res. **10**, 433–439 (1969).

MARGOLIS, S.: In: Structural and Functional Aspects of Lipoproteins in Living Systems. E. TRIA and A.M. SCANU, Eds., pp. 369–424. New York: Academic Press 1969.

MARSH, J.B.: The incorporation of amino acids into soluble lipoproteins by cell-free preparations from rat liver. J. biol. Chem. **238**, 1752–1756 (1963).

MARGOLIS, S., CAPUZZI, D.: Serum-Lipoprotein Synthesis and Metabolism, in: Blood Lipids and Lipoproteins: Quantitation, Composition, and Metabolism, Ed. GARY NELSON, pp. 825–880. New York: Wiley-Interscience (1972).

MARSH, J.B.: In: Structural and Functional Aspects of Lipoproteins in Living Systems, E. TRIA and A.M. SCANU, Edd., pp. 447–464. New York: Academic Press 1969.

MARSH, J.B.: Biosynthesis of plasma lipoproteins. In: Plasma Lipoproteins, pp. 89–98. London-New York: Academic Press 1971.

MARSH, J.B., FRITZ, R.: The carbohydrate components of rat serum lipoproteins. Proc. Soc. exp. Biol. (N.Y.) **133**, 9–10 (1970).

MARSHALL, W.E., KUMMEROW, F.A.: The carbohydrate constituents of human serum betalipoprotein: galactose, mannose, glucosamine and sialic acid. Arch. Biochem. biophys. **98**, 271–273 (1962).

MATEU, L., TARDIEU, A., LUZZATI, V., AGGERBECK, L., SCANU, A.M.: On the structure of human serum low density lipoprotein. J. molec. Biol. **70**, 105–116 (1972).

MCFARLANE, A.S.: Labelling of plasma proteins with radioactive iodine. Biochem. J. **62**, 135–143 (1956).

MCFARLANE, A.S.: Efficient trace-labelling of proteins with iodines. Nature (Lond.) **182**, 53 (1958).

MCFARLANE, A.S., TODD, D., CROMWELL, S.: Fibrinogen catabolism in humans. Clin. Sci. **26**, 415–420 (1964).

MERRITT, W.D., MORRÉ, J.D.: A glycosyl transferase of high specific activity in secretory vesicles from isolated Golgi apparatus of rat liver. Biochim. biophys. Acta (Amst.) **304**, 397–407 (1973).

MIDDELHOFF, G., AUGUSTIN, J., KLOSE, G., GRETEN, H.: Lipid-Protein-Wechselwirkungen menschlicher Apolipoproteine. Klin. Wschr. (in press) (1976).

MILLER, A.L., SMITH, L.C.: Activation of lipoprotein lipase by apolipoprotein glutamic acid. J. biol. Chem. **248**, 3359–3362 (1973).

MORRISETT, J.D., JACKSON, R.L., GOTTO JR., A.M.: Lipoproteins: structure and function. Ann. Rev. Biochem. **44**, 183–207 (1975).

MULLER, K., LAGGNER, P., KRATKY, O., KOSTNER, G., HOLASEK, A., GLATTER, O.: X-ray small angle scattering of human plasma high density lipoprotein LpA from HDL$_2$: Application of a new evaluation method. FEBS Letters **40**, 213–218 (1974).

NESTEL, P.J.: Relationship between plasma triglycerides and removal of chylomicrons. J. clin. Invest. **43**, 943–949 (1964).

NESTEL, P.J.: In: Newer Methods of Nutritional Biochemistry, Vol. 3. A.A. ALBANESE, Ed., pp. 243–302. New York: Adademic Press 1967.

NESTEL, P.J.: Cholesterol turnover in man. Advanc. Lipid Res. **8**, 1–39 (1970).

NICHOLS, A.V.: Human serum lipoproteins and their interrelationships. Adv. Biol. Med. Phys. II, 110–158 (1967).

NICHOLS, A.V., REHNBORG, C.S., LINDGREN, F.T., WILLS, R.: Lipoprotein fatty acids and oil ingestion. Univ. Calif. Radiat. Lab. **102** (II), 104 (1962).

NICHOLS, A.V., STRISOWER, E.H., LINDGREN, F.T., ADAMSON, G.L., COGGIOLA, E.L.: Analysis of the change in ultracentrifugal lipoprotein profiles following heparin and ethyl-p-chlorophenoxy-isobutyrate administration. Clin. chim. Acta **20**, 277–283 (1968).

NIKKILÄ, E.A.: Control of plasma and liver triglyceride kinetics by carbohydrate metabolism and insulin. Advan. Lipid Res. **7**, 63–134 (1969).

NIKKILÄ, E.A., PYKALISTO, O.: Induction of adipose tissue lipoprotein lipase by nictinic acid. Biochim. biophys. Acta (Amst.) **152**, 421–423 (1968).

NILSSON-EHLE, P., BELFRAGE, P.: A monoglyceride hydrolyzing enzyme in human post-heparin plasma. Biochim. biophys. Acta (Amst.) **270**, 60–64 (1972).

NILSSON-EHLE, P., EGELRUD, T., BELFRAGE, P., OLIVECRONA, T., BORGSTRÖM, B.: Positional specificity of purified milk lipoprotein lipase. J. biol. Chem. **248**, 6734–6737 (1973).

OCKNER, R.K., BLOCH, K.J., ISSELBACHER, K.J.: Very low density lipoprotein in intestinal lymph: evidence for presence of the A protein. Science **162**, 1285–1286 (1968).

OCKNER, R.K., HUGHES, F.B., ISSELBACHER, K.J.: Very low density lipoproteins in intestinal lymph: origin, composition, and role in lipid transport in the fasting state. J. clin. Invest. **48**, 2079–2088 (1969).

OLHAGEN, B., BIRKE, G., PLANTIN, L.-O., AHLINDER, S.: Protides of the Biological Fluids. H. PEETERS, Editor, pp. 487–490. Amsterdam: Elsevier 1964.

OLIVECRONA, T.: Metabolism of chylomicrons labelled with ^{14}C-glycerol-^{3}H-palmitic acid in the rat. J. Lipid Res. **3**, 439–444 (1962).

OLIVECRONA, T., BELFRAGE, P.: Mechanismus of Removal of chyle triglyceride from the circulating blood as studied with (^{14}C) glycerol and (^{3}H) palmitici acid labelled chyle. Biochim. biophys. Acta (Amst.) **98**, 81–93 (1965).

OLIVECRONA, T., BENGTSSON, G., HÖÖR, M., LINDAHL, U.: Physiologic implications of the interaction between lipoprotein lipase and some sulfated glycosaminoglycans. Lipoprotein Metabolism. Ed. H. GRETEN, pp. 13–19. Berlin-Heidelberg-New York: Springer 1976.

ORCI, L., LE MARCHAND, Y., SINGH, A., ASSIMACOPOULOS-JEANNET, F., ROUILLER, CH., JEANRENAUD, B.: Role of microtubules in lipoprotein secretion by the liver. Nature (Lond.) **244**, 30–32 (1973).

PAOLETTI, R., GOTTO, A.M.: Atherosclerosis Reviews. Vol. 1. New York: Raven Press 1976.

PATTEN, R.L.: The reciprocal regulation of lipoprotein lipase activity and hormone-sensitive lipase activity in rat adipocytes. J. biol. Chem. **245**, 5577–5584 (1970).

PAYZA, A.N., EIBER, H.B., WALTERS, S.: Studies with clearing-factor. V. State of tissue lipase. After injection of heparin. Proc. Soc. exp. Biol. (N.Y.) **125**, 188–192 (1967).

PEARLSTEIN, E., ALADJEM, F.: Subpopulations of human serum very low density lipoproteins. Biochemistry **11**, 2553–2558 (1972).

Pelletier, G.: Autoradiographic studies of synthesis and intracellular migration of glycoproteins in the rat anterior pituitary gland. J. Cell Biol. **62**, 185–197 (1974).

Persson, B.: Lipoprotein lipase activity of human adipose tissue in different types of hyperlipidemia. Acta med. scand. **193**, 447–456 (1973).

Persson, B., Hood, B.: Characterization of lipoprotein lipase activity eluted from adipose tissue. Atherosclerosis Rev. **12**, 241–251 (1970).

Persson, B., Hood, B., Angervall, G.: Effects of prolonged fast on lipoprotein lipase activity eluted from human adipose tissue. Acta med. scand. **188**, 225–229 (1970).

Pollard, H.B., Devi, S.K.: Construction of a three dimensional iso-density map of the low-density lipoprotein particle from human serum. Biochim. biophys. Res. Commun. **44**, 593–599 (1971).

Pollard, H., Scanu, A.M., Taylor, E.W.: On the geometrical arrangement of the protein subunits of human serum low density lipoprotein: Evidence for a dodecahedral model. Proc. nat. Acad. Sci. (Wash.) **64**, 304–310 (1969).

Quarfordt, S.H., Frank, A., Shames, D.M., Bermann, M., Steinberg, D.: Very low density lipoprotein triglyceride transport in type IV hyperlipoproteinemia and the effects of carbohydrates-rich diet. J. clin. Invest. **49**, 1181–1197 (1970).

Quarfordt, S.H., Goodman, D.S.: Metabolism of doubly labelled chylomicron cholesterol esters in the rat. J. Lipid Res. **8**, 266–272 (1967).

Quarfordt, S.H., Goodman, D.S.: Chylomicron cholesterol ester metabolism in the perfused rat liver. Biochim. biophys. Acta (Amst.) **176**, 863–872 (1969).

Rachmilewitz, D., Stein, O., Roheim, P.S., Stein, Y.: Metabolism of iodinated high density lipoproteins in the rat. II. Autoradiographic localization in the liver. Biochim. biophys. Acta (Amst.) **270**, 414–415 (1972).

Radding, C.M., Bragdon, J.H., Steinberg, D.: The synthesis of low and high density lipoproteins by rat liver in vitro. Biochim. biophys. Acta (Amst.) **30**, 443–444 (1958).

Redgrave, T.C.: Formation of cholestryl ester-rich particulate lipid during metabolism of chylomicrons. J. clin. Invest. **49**, 465–471 (1970).

Redman, C.M., Cherian, M.G.: The secretory pathways of rat serum glycoproteins and albumin. Localization of newly formed proteins within the endoplasmic reticulum. J. Cell Biol. **52**, 231–245 (1972).

Reichl, D., Simons, L.A., Myant, N.B.: Clin. Sci. Mol. Med. **47**, 635–638 (1974).

Robinson, D.S.: Comprehensive Biochemistry, Vol. 18. M. Florkin and E.H. Stotz, Edd., pp. 51–116. New York: Elsevier 1970.

Robinson, D.S.: The effect of changes in nutritional state on the lipolytic activity of rat adipose tissue. J. Lipid Res. **1**, 332–338 (1960).

Robinson, D.S., Harris, P.M., Ricketts, C.R.: The production of lipolytic activity in rat plasma after intravenous injection of dextran sulfates. Biochem. J. **71**, 286–293 (1959).

Robinson, D.S., Wing, D.R.: Regulation of adipose tissue clearing-factor lipase activity. In: Adipose Tissue Regulation and Metabolic Functions. Edd. Jeanrenaud, B. and Hepp, D., pp. 41–46. Stuttgart: Georg Thieme 1970.

Roheim, P.S., Biempica, L., Edelstein, D., Kosower, N.S.: Mechanism of fatty liver development and hyperlipemia in rats treated with allylisopropylacetamide. J. Lipid Res. **12**, 76–83 (1971).

Roheim, P.S., Gidez, L.I., Eder, H.A.: Extrahepatic synthesis of lipoproteins of plasma and chyle: role of the intestine. J. clin. Invest. **45**, 297–300 (1966).

Roheim, P.S., Hirsch, H., Edelstein, D., Rachmilewitz, D.: Metabolism of iodinated high density lipoprotein subunits in the rat. III. Comparison of the removal rate of different subunits from the circulation. Biochim. biophys. Acta (Amst.) **278**, 517–529 (1972).

Roheim, P.S., Rachmilewitz, D., Stein, O., Stein, Y.: Metabolism of iodinated high density lipoproteins in the rat. I. Half-line in the circulation and uptake by organs. Biochim. biophys. Acta (Amst.) **268**, 315–329 (1971).

Rothblat, G.H.: Lipid metabolism in tissue cultured cells. Adv. Lipid Res. **7**, 135–161 (1969).

Rüdermann, H.B.: Richards, K.C., Valles de Bourges, V., Jones, A.L.: Regulation of production and release of lipoproteins by the perfused rat liver. J. Lipid Res. **9**, 613–619 (1968).

Sabesin, S.M., Isselbacher, K.J.: Protein synthesis inhibition: Mechanism for the production of impaired fat absorption. Science **147**, 1149–1157 (1964).

Sata, T., Havel, R.J., Jones, A.L.: Characterization of subfractions of triglyceride-rich lipoproteins separated by gel. chromatography from blood plasma of normolipemic humans. J. Lipid Res. **13**, 757–768 (1972).

Sauer, L.A., Burrow, C.N.: The submicrosomal distribution of radioactive proteins released by puromycin from the bound ribosomes of rat liver microsomes labelled in vitro. Biochim. biophys. Acta (Amst.) **277**, 179–187 (1972).

Scanu, A.M.: Forms of human serum high density lipoprotein protein. J. Lipid Res. **7**, 295–306 (1966).

Scanu, A.M.: Structural studies on serum lipoproteins. Biochim. biophys. Acta (Amst.) **265**, 471–508 (1972).

Scanu, A.M., Ritter, M.C.: The proteins of plasma lipoproteins: Properties and significance. Advanc. clin. Chem. **16**, 111–153 (1973).

Schachter, H.I., Jabral, R.L., Hudgin, R.L., Pinteric, L., McGuire, E.J., Roseman, S.: Intracellular localization of liver sugar nucleotide glycoprotein glycosyltransferases in a Golgi-rich fraction. J. biol. Chem. **245**, 1090–1100 (1970).

Schonfeld, G., Lees, R.S., George, P.K., Pfleger, B.: Assay of total plasma lipoprotein B concentration in human subjects. J. clin. Invest. **53**, 1458–1467 (1974).

Schultze, H.E., Heremans, J.F.: Molecular Biology of Human Proteins, Vol. 1, pp. 450–517. Amsterdam: Elsevier 1966.

Schumaker, V.N., Adams, G.H.: Circulating lipoproteins. Ann. Rev. Biochem. **38**, 113–136 (1969).

Scott, P.J., Hurley, P.J.: The distribution of radioiodinated serum albumin and low density lipoprotein in tissues and the arterial wall. Atherosclerosis Rev. **II**, 77–103 (1970).

Scow, R.O., Blanchette-Mackie, E.J., Hamosh, M., Evans, A.J.: Catabolism of chylomicrons. Dtsch. Ges. Ernähr. **23**, 100–114 (1973).

Scow, R.O., Hamosh, M., Blanchette-Mackie, E.J.,

Evans, A.J.: Uptake of blood triglycerides by various tissues. Lipids 7, 497–505 (1972).
Scow, R.O., Mendelson, C.R., Zinder, O., Hamosh, M., Blanchette-Mackie, E.J.: Role of lipoprotein lipase in the delivery of dietary fatty acids to lactating mammary glands. In: Dietary Lipids and Postnatal Development. Edd. C. Galli, G. Jacini, and A. Pecile, pp. 91–114. New York: Raven Press (1973).
Segrest, J.P., Jackson, R.L., Morrisett, J.D., Gotto, A.M.: A molecular theory of lipid protein interactions in the plasma lipoproteins. FEBS Letters, 38, 247–253 (1974).
Seidel, D., Alaupovic, P., Furman, R.H.: A lipoprotein characterizing obstructive jaundice. I. Method of quantitative separation and identification of lipoproteins in jaundiced patients. J. clin. Invest. 48, 1211–1223 (1969).
Shames, D.M., Frank, A., Steinberg, D., Bergman, M.: Transport of plasma free fatty acids and triglycerides in man: A theoretical analysis. J. clin. Invest. 49, 2298–2314 (1970).
Shapiro, A.L., Scharff, M.D., Maizel, J.V., Jr., Uhr, J.W.: Polyribosomal synthesis and assembly of the H and L chains of gammaglobin. Proc. nat. Acad. Sci. (Wash.) 56, 216–221 (1966).
Shaw, W.A.: Phosphoglyceride lipase from post-heparin plasma. Ann Arbor, Michigan: University Microfilms.
Shore, B., Nichols, A.V., Freeman, N.K.: Evidence of lipolytic action by human plasma obtained after intravenous administration of heparin. Proc. Soc. exp. Biol. (N.Y.) 83, 216–220 (1953).
Shore, B., Shore, V.G.: Some physical and chemical properties of the lipoproteins produced by lipolysis of human serum S_f 20–400 lipoproteins by post-heparin plasma. J. Atheroscler Res. 2, 104–114 (1962).
Shore, B., Shore, V.G.: Isolation and characterization of polypeptides of human serum lipoproteins. Biochemistry 8, 4510–4516 (1969).
Shore, V.G., Shore, B.: Some physical and chemical studies on the polypeptide components of high density lipoproteins of human serum. Biochemistry 7, 3396–3403 (1968).
Shore, V.G., Shore, B.: The apolipoproteins: their structure and functional roles in human serum lipoproteins. In: Blood Lipids and Lipoproteins: Quantitation, Composition and Metabolism. Ed. Nelson, G.J., pp. 789–824. New York: Wiley-Interscience 1972.
Shore, V.G., Shore, B.: Heterogeneity of human very low density lipoproteins: Separation of species differing in protein components. Biochemistry 12, 502–507 (1973).
Simons, K., Ehnholm, C., Renkonen, O., Bloth, B.: Characterization of the LP (a) lipoprotein in human plasma. Acta path. microbiol. scand., Sect B 73, 459–466 (1970).
Simons, L.A., Reichl, D., Myant, N.B., Mancini, M.: The metabolism of the apoprotein of plasma low density lipoprotein in familial hyperbetalipoproteinemia in the homozygous form. Atherosclerosis Res. 21, 283–289 (1975).
Skipski, V.P.: Lipid composition of lipoproteins in normal and diseased states. In: Blood Lipids and Lipoproteins: Quantitation, Composition, and Metabolism. Ed. G.J. Nelson, pp. 471–483. New York: Wiley-Interscience 1972.
Skipski, V.P., Barclay, M., Barclay, R.K., Fetzer, V.A., Good, J.J., and Archibald, F.M.: Lipid composition of human serum lipoproteins. Biochem. J. 104, 340–352 (1967).
Smith, R., Dawson, J.R., Tanford, C.: The size and number of polypeptide chains in human serum low density lipoprotein. J. biol. Chem. 247, 3376–3381 (1972).
Sniderman, A.D., Carew, T.E., Chandler, J.G., Hayes, S., Steinberg, D.: The role of the liver in metabolism of low density lipoprotein (LDL). J. clin. Invest. 52, 79a (1973).
Sniderman, A.D., Carew, T.E., Chandler, J.G., Steinberg, D.: Paradoxical increase in rate of catabolism of low density lipoproteins after. Hepatectomy. Science 183, 526–528 (1974).
Sperry, W.M.: The relationship between total and free cholesterol in human blood serum. J. biol. Chem. 114, 125–133 (1936).
Spitzer, J.A., Spitzer, J.J.: Effect of liver on lipolysis by normal and post-heparin sera in the rat. Amer. J. Physiol. 185, 18–22 (1956).
Starzl, T.E., Putnam, C.W., Chase, H.P., Porter, K.A.: Portocaval shunt in hyperlipoproteinemia. Lancet 2, 940–944 (1973).
Stein, O., Glangeaud, M.C., Fainaru, M., Stein, Y.: The removal of cholesterol from aortic smooth muscle cells in culture and Landschutz ascites cells by fractions of human high density apolipoproteins. Biochim. biophys. Acta (Amst.) 380, 106–118 (1975).
Stein, O., Rachmilewitz, D., Sanger, L., Eisenberg, S., Stein, Y.: Metabolism of iodinated very low density lipoprotein in the rat: Autoradiographic localization in the liver. Biochim. biophys. Acta (Amst.) 360, 205–216 (1974).
Stein, O., Sanger, L., Stein, Y.: Colchicine-induced inhibition of lipoprotein and protein secretion into the serum and lack of interference with secretion of biliary phospholipids and cholesterol by rat liver in vivo. J. Cell Biol. 62, 90–103 (1974).
Stein, Y., Shapiro, B.: Assimilation and dissimilation of fatty acids by the rat liver. Amer. J. Physiol. 196, 1238–1241 (1959).
Stein, O., Stein, Y.: Colchicine-induced inhibition of very low density lipoprotein release by rat liver in vivo. Biochim. biophys. Acta (Amst.) 306, 142–147 (1973).
Stein, O., Stein, Y.: Electron microscopic autoradiography of ^{3}H-glycerol labelled lipid in ethanol induced fatty liver. Exp. Cell, Res. 42, 198–201 (1966).
Stein, O., Stein, Y.: Lecithin synthesis, intracellular transport, and secretion in rat liver. IV. A radioautographic and biochemical study of choline-deficient rats injected with choline-^{3}H. J. Cell Biol. 40, 461–483 (1969).
Stein, O., Stein, Y.: Lipid synthesis, intracellular transport, storage and secretion. I. Electron microscopic radioautographie study of liver after injection of tritiated palmitate or glycerol in fasted or ethanol-treated rats. J. Cell Biol. 33, 319–339 (1967).
Stein, Y., Stein, O.: Lipoprotein synthesis, intracellular transport and secretion in vivo. In: Atherosclerosis III. Edit. by G. Schettler and A. Weizel, pp. 652–657. Berlin-Heidelberg-New York: Springer 1974.
Stein, O., Stein, Y.: The removal of cholesterol from Landschutz ascites cells by high density apolipo-

protein. Biochim. biophys. Acta (Amst.) **326**, 232–244 (1973).

STEIN, O., STEIN, Y., FIDGE, A., GOODMAN, D.S.: The metabolism of chylomicron cholesterol ester in rat liver. A combined radioautographic-electron microscopic and biochemical study. J. Cell Biol. **43**, 410–431 (1969).

STEWART, J.E., SCHOTZ, M.C.: Release of Lipoprotein lipase activity from isolated fat cells. J. biol. Chem. **249**, 904–907 (1974).

STOFFEL, W.: Carbon 13 NMR-spectroscopic studies on liposomes and human high density lipoproteins: In: Lipoprotein Metabolism. Ed. H. GRETEN, pp. 132–151. Berlin-Heidelberg-New York: Springer 1976.

STOFFEL, W., ZIERENBERG, O., TUNGGAL, B., SCHREIBER, E.: ^{13}C nuclear magnetic resonance spectroscopic evidence for hydrophobic lipoprotein interactions in human serum high density lipoproteins. Proc. nat. Acad. Sci. (Wash.) **71**, 3696–3700 (1974).

STURGESS, J.M., KATONA, E., MOSCARELLO, M.A.: The Golgi complex. I. Isolation and ultrastructure in normal rat liver. J. Membrane Biol. **12**, 367–384 (1973).

THUNNELL, S., ANTONOPOULOS, C.A., GARDELL, S.: Analysis of aortic glycosaminoglycans from various animal species by CPC-cellulose column procedures. Atherosclerosis Res. **7**, 283–294 (1967).

TYTGAT, G.N., RUBIN, C.E., SAUNDERS, D.R.: Synthesis and transport of lipoprotein particles by intestinal absorptive cells in man. J. clin. Invest. **50**, 2065–2078 (1971).

UKENA, T.E., BORYSENKO, J.Z., KARNOVSKY, M.J., et al.: Effects of cholchicine, cytochalasin B, and 2-deoxyglucose on the topographical organization of surface-bound Concavalin A in normal and transformed fibroblasts. J. Cell Biol. **61**, 70–82 (1974).

VOGEL, W.C., BIERMAN, E.L.: Post-heparin human lecithinase in man and its positional specificity. J. Lipid Res. **8**, 46–53 (1967).

VOGEL, W.C., BIERMAN, E.L.: Evidence for "in vivo" activity of post-heparin plasma lecithinase in man. Proc. Soc. exp. Biol. (N.Y.) **127**, 77–80 (1968).

VOGEL, W.C., BIERMAN, E.L.: Correlations between post-heparin lipase and phospholipase activities in human plasma. Lipids **5**, 385–391 (1970).

VOGEL, W.C., ZIEVE, L.: Postheparin phospholipase. J. Lipid Res. **5**, 177–183 (1964).

WALDMANN, T.A., STROBER, W.: Metabolism of immunoglobulins. Proj. Allergy **13**, 1–110 (1969).

WALTON, K.W., SCOTT, P.J., DYKES, P.W., DAVIS, W.L.: The significance of alterations in serum lipids in thyroid dysfunction. II. Alterations of the metabolism and turnover of ^{131}J-low density lipoproteins in hypothyroidism and thyrotoxicosis. Clin. Sci. **29**, 217–238 (1965).

WILSON, D.E., LEES, R.S.: Metabolic relationships among the plasma lipoproteins: Reciprocal changes in the concentrations of very low and low density lipoproteins in man. J. clin. Invest. **51**, 1051–1057 (1972).

WINDMÜLLER, H.G., HERBERT, P.N., LEVY, R.I.: Biosynthesis of lymph and plasma lipoprotein apoproteins by isolated perfused rat liver and intestine. J. Lipid Res. **14**, 215–223 (1973).

WINDMÜLLER, H.G., LEVY, R.I.: Production of beta-lipoprotein by intestine in the rat. J. biol. Chem. **243**, 4878–4884 (1968).

WINDMÜLLER, H.G., SPÄTH, A.E.: Fat transport and lymph and plasma lipoprotein biosynthesis by isolated intestine. J. Lipid Res. **13**, 92–105 (1972).

WING, D.R., FIELDING, C.J., ROBINSON, D.S.: The effect of cycloheximide on tissue clearing-factor lipase activity. Biochem. J. **104**, 45c–46c (1967).

WING, D.R., ROBINSON, D.S.: Clearing-factor lipase in adipose tissue. Possible role of adenosine 3′,5′-(cyclic)-monophosphate in the regulation of its activity. Biochem. J. **109**, 841–849 (1968).

WINTERBURN, P.J., PHELPS, C.F.: The significance of glycosylated proteins. Nature (Lond.) **236**, 147–151 (1972).

YOGEESWARAN, G., LAINE, R.A., HAKOMOTI, S.: Mechanism of cell contact-dependent glycolipid synthesis: further studies with glycolipid-glass complex. Biochem. biophys. Res. Commun. **59**, 591–599 (1974).

ZIEVE, F.J., ZIEVE, L.: Post-heparin phospholipase and post-heparin lipase have different tissue origins. Biochem. biophys. Res. Commun. **47**, 1480–1485 (1972).

ZILVERSMIT, D.B.: The surface coat of chylomicrons: Lipid Chemistry. J. Lipid Res. **9**, 180–192 (1968).

ZILVERSMIT, D.B.: The chylomicrons. In: Structural and functional aspects of lipoproteins in living systems, pp. 329–368. Edd. TRIA, A., SCANU, A.M.: London-New York: Academic Press 1971.

III.
Hyperlipoproteinämien
1. Primäre Hyperlipoproteinämien

Hyperlipoproteinämie Typ I

Heiner Greten und W. Virgil Brown

Mit 1 Abbildung

Die Hyperlipoproteinämie Typ I ist eine seltene Stoffwechselerkrankung, bei der in charakteristischer Weise nach zwölfstündiger Nahrungskarenz erhöhte Plasmalipide gefunden werden, die ausschließlich aus zirkulierenden Chylomikronen bestehen. Patienten mit dieser Fettstoffwechselerkrankung leiden häufig an akuten abdominellen Schmerzattacken oder — über einen Zeitraum von Monaten oder Jahren — an immer wiederkehrenden Schmerzen im Oberbauch. Mat hat diese Krankheit auch als idiopathische Lipämie, familiäre Hyperchylomikronämie, fettinduzierte Hyperlipämie oder Bürger-Grützsche Erkrankung bezeichnet. Da keiner dieser Begriffe das Syndrom, das sich aus charakteristischen klinischen und laborchemischen Befunden ergibt, zutreffend beschreibt, verwendet man die Bezeichnung Hyperlipoproteinämie mit Typ I Lipoproteinmuster, womit gleichzeitig auf die notwendige Unterscheidung von anderen Fettstoffwechselstörungen mit einer Erhöhung der Plasmalipoproteine hingewiesen werden soll.

Die erste Beschreibung der Hyperlipoproteinämie Typ I stammt von Bürger und Grütz im Jahre 1932 (Bürger u. Grütz, 1932). Ihr Patient war ein Junge, der an rezidivierenden abdominellen Koliken litt und die inzwischen klassischen Anzeichen eruptive Xanthome, Hepatosplenomegalie und Lipaemia retinalis aufwies. Sie stellten fest, daß es sich um eine familiäre Störung handelt, und verordneten eine fettarme Diät, die bis heute der wesentliche Bestandteil der Therapie dieser Erkrankung geblieben ist.

In der amerikanischen Literatur berichteten 1939 Holt, Aylward und Timbres erstmals sehr ausführlich über die klinische Symptomatologie der Erkrankung (Holt et al., 1939). In den letzten Jahren war diese seltene Stoffwechselstörung insofern von besonderer Bedeutung, als die Erforschung der Pathogenese dieser Erkrankung wesentliche Beiträge zum Verständnis der Physiologie und Pathophysiologie des Fetttransports im Plasma vermittelte.

A. Chylomikronenstoffwechsel

Unsere Nahrung enthält im Durchschnitt täglich mehr als 100 g Fett. Davon wird der größte Teil als Fettsäuren und Monoglyceride resorbiert und nach der Passage durch die Dünndarmmucosa zu Triglyceriden synthetisiert. In den Zellen der Darmmucosa erfolgt die Bildung der Chylomikronen mit einem hydrophoben inneren Kern, der im wesentlichen aus den exogenen Triglyceriden besteht, und einer hydrophilen Außenschicht, die aus Apoproteinen, Phospholipiden und Cholesterin gebildet wird. Diese großen sphärischen Makromoleküle mit einem Durchmesser von etwa $0{,}1-1{,}0$ μ gelangen über den Ductus thoracicus in die Vena cava superior. Beim gesunden Menschen werden die Chylomikronen im Plasma schnell abgebaut und sind $6-10$ Std nach einer Mahlzeit nicht mehr nachweisbar. Die in der postabsorptiven Phase meßbaren Plasmatriglyceride eines Menschen mit normalem Fettstoffwechsel befinden sich fast ausschließlich in den very-low-density-Lipoproteinen (VLDL). Die VLDL besitzen Prä-β-Mobilität in der Papier- oder Agarose-

Elektrophorese, während die Chylomikronen nicht vom Start wegwandern. Dieses unterschiedliche Verhalten in der Lipoproteinelektrophorese ermöglicht eine einfache Unterscheidung der Chylomikronen von den VLDL oder der exogenen Triglyceride von den endogenen Triglyceriden.

Im Plasma von Patienten mit Hyperlipoproteinämie Typ I ist die Lebensdauer der Chylomikronen deutlich verlängert (QUARFORDT et al., 1970). Nach der Fettresorption steigt die Triglyceridkonzentration sehr rasch an, und 24—48 Std nach der letzten Mahlzeit können noch Chylomikronen im Plasma vorhanden sein. Andere Plasmalipoproteine sind bei Patienten mit Hyperlipoproteinämie Typ I unter normaler Kost, die auch Fett enthält, im allgemeinen nur in geringer Konzentration vorhanden. Während bei fettfreier Diät die low density-Lipoproteine (β-Lipoproteine) wieder annähernd ihre normale Konzentration erreichen, bleiben die high density oder α-Lipoproteine deutlich vermindert. Im Gegensatz zu den Chylomikronen, die nur sehr langsam im Plasma abgebaut werden können, erfolgt der Katabolismus der very-low-density-Lipoproteine offensichtlich normal. So steigen die Triglyceridwerte bei fettfreier und kohlenhydratreicher Diät normalerweise nicht über 400 mg/100 ml an (FREDRICKSON u. LEVY, 1972). Die Ursache für diesen Unterschied im Triglyceridstoffwechsel zwischen den in den Chylomikronen enthaltenen und den in den very-low-density-Lipoproteinen transportierten Triglyceriden bei Patienten mit Hyperlipoproteinämie Typ I ist unbekannt.

B. Enzymmangel bei der Hyperlipoproteinämie Typ I

Die Pathogenese der Hyperlipoproteinämie vom Typ I ist bekannt. Ursache der Erkrankung ist eine Störung in dem für den intravasalen Katabolismus der Chylomikronen vorhandenen lipolytischen System. Ein solcher Defekt wurde erstmals von HAVEL und GORDON 1959 nachgewiesen (HAVEL u. GORDON, 1959). Der Abbau der Chylomikronen vollzieht sich zumindest partiell entlang dem Kapillarendothel. Hier befinden sich wahrscheinlich eine Anzahl membrangebundener lipolytischer Enzyme, die im Plasma direkt nicht nachweisbar sind. Bereits wenige Minuten nach der Injektion von Heparin wird jedoch die Lipolyse erheblich verstärkt, und eine Reihe lipolytischer Enzyme können in diesem sogenannten Post-Heparin-Plasma bestimmt werden, die zusammenfassend als Post-Heparin-lipolytische Aktivität (PHLA) bezeichnet werden (GRETEN, 1974). Bei der Inkubation von künstlichen Triglyceridemulsionen mit Post-Heparin-Plasma von Patienten mit Hyperlipoproteinämie Typ I werden fast immer geringere Mengen an freigesetzten Fettsäuren gemessen als dies mit Post-Heparin-Plasma von Gesunden der Fall ist (FREDRICKSON et al., 1963). Der Mangel an einer Triglyceridlipase (TGL) bot somit die beste Erklärung für den Stoffwechseldefekt der familiären Hyperlipoproteinämie Typ I. GRETEN et al. konnten zeigen, daß die Hydrolyse von Diglyceriden, Monoglyceriden und Phospholipiden bei den untersuchten Patienten mit Hyperlipoproteinämie Typ I normal war (GRETEN et al., 1969; GRETEN, 1969). Eine geringe TGL-Aktivität war jedoch auch bei Patienten mit Hyperlipoproteinämie Typ I nachweisbar (FREDRICKSON u. LEVY, 1972; FREDRICKSON et al., 1963). Diese Beobachtungen fanden in jüngster Zeit ihre Erklärung in dem Nachweis einer zweiten Triglyceridlipase, die sich ebenfalls im Post-Heparin-Plasma bestimmen läßt. Dieses Enzym hydrolysiert künstliche Triglyceridemulsionen schneller als Chylomikronen und ist in vitro in Gegenwart von hoher Kochsalzkonzentration aktiver als bei physiologischer Salzkonzentration (LA ROSA et al., 1972; EHNHOLM et al., 1974). Ein Enzym mit diesen Merkmalen gibt es in der Leber, aber nicht im Fettgewebe oder im Muskel (ASSMANN et al., 1973). GRETEN und BROWN gelang die Isolierung und Charakterisierung dieser Plasmatriglyceridlipase hepatischen Ursprungs (GRETEN et al., 1972). Eine TGL, die bevorzugt Chylomikronen hydrolysiert und durch hohe Kochsalzkonzentrationen gehemmt wird, ist vorwiegend im Fettgewebe, aber auch im Herzmuskel und in anderen Organen vorhanden. Dieses Enzym benötigt zur vollen Aktivität einen Cofaktor und wird deshalb als Lipoproteinlipase bezeichnet (KORN, 1955). Es handelt sich bei

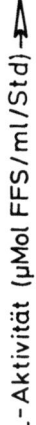
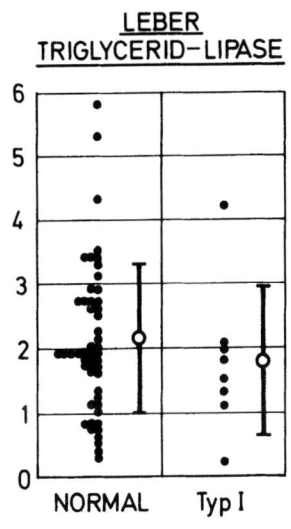
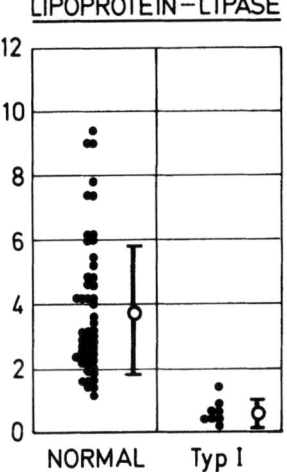

Messung der Lebertriglyceridlipase und der Lipoproteinlipase im Plasma nach intravenöser Injektion von Heparin bei Normalpersonen und Patienten mit Hyperlipoproteinämie Typ I.
Die selektive Messung der beiden Enzyme erfolgte mit Hilfe spezifischer Enzym-Antikörperpräzipitation (GRETEN et al., 1975).

diesem Cofaktor um ein Apoprotein, das vorwiegend in den VLDL, aber auch in den HDL vorhanden ist (LA ROSA et al., 1970; HAVEL et al., 1970). Die selektive Messung der Lipoproteinlipase und der hepatischen Plasma-TGL sowohl mit Inhibitoren (KRAUSS et al., 1974) als auch mit Hilfe spezifischer Enzym-Antikörperpräzipitation (GRETEN et al., 1975) ergab eindeutig, daß bei Patienten mit familiärer Hyperlipoproteinämie Typ I ein Mangel an Lipoproteinlipase besteht, während die hepatische TGL normal vorhanden ist. Diese Ergebnisse stehen in Einklang mit direkten Messungen der Lipoproteinlipase aus Fettgewebsbiopsien von Patienten mit Hyperlipoproteinämie Typ I (HARLAN et al., 1967).

C. Klinik

Der auffälligste klinische Befund bei Patienten mit Hyperlipoproteinämie Typ I sind abdominelle Schmerzen. Ein leichtes Unwohlsein über mehrere Tage kann ein erstes Anzeichen bilden, im allgemeinen treten jedoch heftigste Oberbauchkoliken plötzlich und oft wenige Stunden nach einer fettreichen Mahlzeit auf. Die Symptome sind von Patient zu Patient unterschiedlich, aber bei einem bestimmten Patienten bleibt die Erscheinungsform jedesmal annähernd die gleiche. Die Abstände zwischen den einzelnen Schmerzzuständen können Wochen und Monate, manchmal sogar Jahre betragen. Der erste Anfall ereignet sich meistens in der Kindheit (vor dem 10. Lebensjahr), obwohl, wie sich bei Familienuntersuchungen herausstellte, einige wenige Patienten nie ernstzunehmende Oberbauchschmerzen hatten. Bei der Palpation des Abdomens wird gewöhnlich eine Vergrößerung von Leber und Milz und eine deutliche Druckempfindlichkeit dieser beiden Organe festgestellt. Der durch die Palpation verursachte Schmerz kann, obwohl er am stärksten im Oberbauch auftritt, diffus sein oder in jedem beliebigen Quadranten lokalisiert werden. Darmgeräusche sind im allgemeinen vorhanden, können jedoch auch vermindert sein. Die Patienten können über Übelkeit und Erbrechen, Verstopfung oder sogar leichten Durchfall klagen. Oft kommt es zu leichtem Fieber und mäßiger Leukozytose, in seltenen Fällen bildet sich ein akuter Kreislaufschock aus. Aufgrund dieser unterschiedlichen Befunde sind eine Vielzahl von Fehldiagnosen im Zusammenhang mit dem akuten Abdomen bei Patienten mit Hyperlipoproteinämie Typ I gestellt worden. Bei vielen Patienten wurden unter dem Eindruck eines akuten Abdomens operative Eingriffe wie Appendektomie und/oder Cholezystektomie durchgeführt. Dabei wurden dann oft geringe Mengen einer trüben Peritonealflüssigkeit gefunden. Der Dünndarm erschien bei der Inspektion schlecht durchblutet. Bei manchen Patienten wurde eine entzündliche Veränderung des Pankreas festgestellt, bei anderen Patienten jedoch erschien die Bauchspeicheldrüse normal.

Das Blut von Patienten mit Hyperlipoproteinämie Typ I besitzt die Farbe von „geschmolzenem Erdbeereis" oder „Tomatencremesuppe". Das nach langsamer Zentrifugation gewonnene Plasma hat ein cremigmilchiges Aussehen. Die ausnahmslos immer vorhandene massive Lipämie interferiert mit vielen Laborbestimmungsmethoden, so daß der Laborarzt oft der erste war, der eine Hyperlipoproteinämie vermutet hat. Bei einigen Patienten wurden im Krankenhaus die Lipidwerte unmittelbar vor und während der Kolik gemessen (HOLT et al., 1939). Diese Untersuchungen haben die Auffassung bestätigt, daß zwischen Chylomikronenkonzentration und der Kolik ein Zusammenhang besteht. Viele Patienten verhalten sich mit einer Triglyceridkonzentration von über 2000 mg/100 ml monatelang asymptomatisch. Der Mechanismus, durch den die hohen Lipidkonzentrationen Schmerzen im abdominellen Bereich hervorrufen, ist unbekannt. Wie bereits erwähnt, kommt es oft zu einer Pankreatitis, die offensichtlich durch die Hyperchylomikronämie verursacht wird. Histologische Untersuchungen von Leberbiopsien ergaben Vakuolenbildung sowohl in den Leberparenchymzellen als auch in den Kupfferschen Sternzellen. Man nimmt an, daß das retikuloendotheliale System in der Lage ist, von einer bestimmten Triglyceridkonzentration an sehr schnell Chylomikronen zu speichern. Die Vergrößerung der mit diesen Zellen gefüllten Organe verursacht Schmerzen, die entweder durch die Ausdehnung der Bindegewebskapsel bedingt sind oder eine direkte Folge der durch mangelhafte Durchblutung entstandenen Ischämie sind.

D. Xanthome

Innerhalb weniger Tage können Hautveränderungen in Form von kleinen gelben Papeln (1–5 mm Durchmesser) mit einem umgebenden rötlichen Hof auftreten. Diese Papeln können konfluieren oder vereinzelt auftreten. Das schnelle Erscheinen dieser Hautveränderungen führte dazu, daß man sie als eruptive Xanthome bezeichnete. Die Streckseiten der Extremitäten sind gewöhnlich zuerst befallen, aber auch jede andere Stelle der Haut und sogar die Schleimhaut kann solche Xanthome aufweisen. Sie sind am Anfang schmerzempfindlich und können fälschlicherweise für Furunkel gehalten werden. Sobald die erhöhten Lipidwerte zurückgehen, blassen die Xanthome ab, wobei sie zunächst ihren zentralen gelben Kern verlieren und eine oft juckende, rötliche Makula zurücklassen. Sie können innerhalb weniger Wochen völlig verschwinden. Bleiben die Fettwerte jedoch erhöht, so können sie mehrere Monate vorhanden sein. Biopsien von frisch entstandenen Xanthomen zeigten das Vorhandensein von lipidhaltigen Makrophagen. Die Analytik dieser Lipide ergab große Ähnlichkeit mit dem Lipidanteil zirkulierender Chylomikronen, und man nimmt deshalb an, daß Chylomikronen direkt durch die Haut in die Xanthome gelangen und dort gespeichert werden.

E. Lipaemia retinalis

Die Arterien und Venen der Netzhaut besitzen ein gelblich-rosafarbenes Aussehen, das man am besten in der Peripherie des Fundus sieht. Solche Veränderungen erscheinen im allgemeinen erst bei Triglyceridwerten über 2000 mg/100 ml. Die erfolgreiche Therapie einer hohen Triglyceridkonzentration kann leicht durch tägliches Augenspiegeln verfolgt werden.

F. Sekundäre Hyperlipoproteinämie Typ I

Hyperlipoproteinämien mit Typ I Muster können als sekundäre Stoffwechselstörungen bei verschiedenen anderen primären Grundkrankheiten vorkommen, wie insbesondere bei Pankreatitis (KESSLER et al., 1963), schlecht eingestelltem insulinbedürftigen Diabetes mellitus (BIERMAN et al., 1966) und bei bestimmten Dysgammaglobulinämien (GLUECK et al., 1969). In diesen Fällen korreliert das Ausmaß der Hyperchylomikronämie direkt mit der Schwere der Grundkrankheit. Eine Remission der primären Krankheit, wie z.B. der Pankreatitis, führt fast immer parallel zu einem Abfall der erhöhten exogenen Triglyceridkonzentration (KESSLER et al., 1963).

Es ist nach wie vor ungeklärt, warum es bei manchen Patienten zu Erhöhungen der Triglyceridkonzentration kommt, während bei den meisten an Pankreatitis Erkrankten während des Krankheitsverlaufs oder danach keine Hyperlipoproteinämie auftritt. Eine Unverträglichkeit gegenüber Nahrungsfetten ist oft die Folge eines schlecht eingestellten insulinabhängigen Diabetes mellitus (BIERMAN et al., 1966). Die Erhöhung der Chylomikronenkonzentration und der Nachweis einer niedrigen PHLA erlaubt in diesen Fällen die Diagnose einer Hyperlipoproteinämie Typ I. Eine fettfreie Diät führt bei diesen Patienten oft nicht zu einem Absinken der Triglyceridkonzentration auf normale Werte, da auch die Prä-β-Lipoproteine erhöht sind, so daß es berechtigt wäre, diese Form als Hyperlipoproteinämie mit Typ V Muster zu bezeichnen. Die Gabe von Insulin beseitigt gewöhnlich die Hyperchylomikronämie und führt zu normalen PHLA-Werten. Bei guter Einstellung des Diabetes erreichen solche Patienten fast immer normale Lipoproteinwerte. Es ist nicht geklärt, warum nur bestimmte Diabetiker bei unzureichender Behandlung mit Insulin diese Störung im Fettstoffwechsel aufweisen. Die niedrige PHLA beruht wahrscheinlich auf einer verminderten Synthese der Lipoproteinlipase. Diese Feststellung stützt sich auf Beobachtungen von EAGLE und ROBINSON (EAGLE u. ROBINSON, 1964), die die Wirkung von Insulin auf die Aktivität dieses Enzyms im isolierten Fettgewebe untersuchten.

Eine erworbene Hyperlipoproteinämie Typ I mit dem typischen Lipoproteinmuster und dem Nachweis verminderter lipolytischer Aktivität nach intravenöser Injektion von Heparin wurde bei Patienten mit verschiedenen Dysglobulinämien und bei Patienten mit Lupus erythematodes beschrieben (GLUECK et al., 1969). Diese Autoren konnten zeigen, daß Heparin-bindende Proteine im Plasma dieser Patienten zu einer sekundären Hyperlipoproteinämie führen. Eine Differenzierung dieser sekundären Fettstoffwechselstörungen von den primären, genetisch bedingten Formen ist durch die Gabe von hohen i.v. Heparindosen möglich. Während bei der familiären Hyperlipoproteinämie Typ I auch nach hoher Heparindosis im Plasma keine Lipoproteinlipase-Aktivität nachweisbar ist, gelingt der Enzymnachweis bei den sekundären Formen immer, wenn entsprechend hohe Heparindosen gespritzt werden. In vereinzelten Fällen wurden Hypertriglyceridämien bei Hypothyreose und nach Gabe von oralen Kontrazeptiva beobachtet und mit einem PHLA-Mangel in Verbindung gebracht (KRAUSS et al., 1974; HAZZARD et al., 1972).

Differentialdiagnose von
Hyperlipoproteinämie Typ I und Typ V

Es ist oft nicht leicht festzustellen, ob die postabsorptive Hyperchylomikronämie eines Patienten unter Typ I oder Typ V einzuordnen ist. Im allgemeinen tritt die familiäre Hyperlipoproteinämie Typ I vor dem 20. Lebensjahr auf und müßte schon bei der Geburt festzustellen sein. Man nimmt an, daß die Krankheit autosomal rezessiv vererbt wird (FREDRICKSON und LEVY, 1972). Der Glukosetoleranztest sowie die Insulinwerte sind gewöhnlich normal. Bei der Hyperlipoproteinämie Typ V manifestiert sich die Störung selten vor dem 20. Lebensjahr. Eltern und Kinder dieser Patienten haben sehr oft ebenfalls eine Hyperlipoproteinämie (Typ IV oder Typ V), und fast immer ist eine Glukoseintoleranz nachweisbar. Die Bestimmung der PHLA versagt in der Differentialdiagnose insofern oft, als die gesamte Triglyceridlipase-Aktivität bei Patienten mit Typ V oft normal, gelegentlich jedoch auch deutlich erniedrigt ist (GRETEN et al., 1975). Nach FREDRICKSON und LEVY (FREDRICKSON u. LEVY, 1972) ist mit Hilfe einer Diät, die weniger als 5 g Fett pro Tag enthält und so lange fortgesetzt wird, bis die Chylomikronen aus dem Plasma verschwunden sind, eine genauere Differenzierung möglich. Sowohl bei Patienten mit Typ I als auch mit Typ V sinken dann die Plasmatriglyceridwerte; der Patient mit Typ V Muster wird jedoch häufig aufgrund der erhöhten Prä-β-Lipoproteine wieder eine Triglyceridkonzentration erreichen, die sich um 400 mg/100 ml bewegt. Der Patient mit Typ I Muster kann bei dieser Diät auch leicht erhöhte Prä-β-Lipoproteinwerte haben; sie bleiben jedoch erfahrungsgemäß unter 400 mg/100 ml.

Die Bestimmung der Post-Heparin-Plasma-TGL-Aktivität wird am besten in einem Labor durchgeführt, das in der Beurteilung von Hyperlipoproteinämien Erfahrung hat. Unterschiedliche Untersuchungsmethoden haben oft die Auswertung der Tests erschwert. Die gewöhnliche Untersuchung, wie sie für die Pankreaslipase angewandt wird, erbringt keine brauchbare Information über die PHLA. Ein sehr einfacher qualitativer Test für den Nachweis dieses Enzyms kann jedoch in jedem Labor durchgeführt werden, das eingerichtet ist, Lipoproteinelektrophoresen durchzuführen. Er besteht in einem Vergleich zwischen den Lipoproteinmustern von Plasma, das unmittelbar vor der intravenösen Injektion von Heparin abgenommen wurde, und von solchem, das 10 min danach gewonnen wurde.

G. Therapie

Seitdem die Wirksamkeit einer fettarmen Diät durch BÜRGER und GRÜTZ (BÜRGER u. GRÜTZ, 1932) gezeigt wurde, ist die Reduzierung des Fetts in der Nahrung bis heute der wesentliche Bestandteil der Therapie für die familiäre Hyperlipoproteinämie Typ I geblieben. Durch eine solche Diät sollte die Chylomikronenkonzentration auf einen Wert reduziert werden, bei dem keine klinischen Symptome mehr auftreten. Die meisten Patienten werden eine Diät, die weniger als 60 g Fett pro Tag enthält, ohne Schwierigkeiten einhalten können. Man sollte jedoch versuchen, den Fettgehalt der Nahrung auf weniger als 30 g pro Tag zu reduzieren. In der Praxis wird die Fettmenge, die ein Patient nach sorgfältiger Unterweisung durch den Arzt pro Tag zu sich nimmt, unterschiedlich sein, und der einzelne wird die Menge oft selbst entsprechend seinem Wohlbefinden und seiner persönlichen Erfahrung regulieren. Man sollte jedoch die Lipidwerte beobachten und die Patienten vor zu hohen Triglyceridkonzentrationen (mehr als 1000 mg/100 ml) warnen, da sie leicht abdominelle Koliken verursachen können. Es gibt gegenwärtig noch keine wirksamen Medikamente gegen diese Erkrankung; auch eine Gewichtsreduktion scheint über die Einschränkung der Fettzufuhr hinaus keine wesentlichen Vorteile zu bringen. Eine Diät mit stark eingeschränkter Fettzufuhr erscheint unbedenklich, da selbst eine so geringe Menge wie 5 g Triglyceride pro Tag durchaus noch eine relativ schmackhafte Diät erlaubt und die erforderlichen essentiellen Fettsäuren enthalten kann. Bei einigen wenigen Patienten sind Triglyceride mit mittelkettigen Fettsäuren mit Erfolg angewandt worden. Da diese direkt über die Pfortader aufgenommen werden, erhöhen sie die Konzentration der Chylomikronen nicht.

Vaskuläre Erkrankungen konnten bisher bei jugendlichen Patienten mit dieser Fettstoffwechselstörung nicht nachgewiesen werden. Vor einer endgültigen Beurteilung dieses Risikofaktors bedarf es jedoch weiterer Beobachtung, da die Gruppe der Patienten mit Hyperlipoproteinämie Typ I klein ist und der Beobachtungszeitraum noch nicht lang genug erscheint. Die Behandlung der akuten Krankheitsphase mit abdominellen Koliken erfolgt nach ähnlichen Richtlinien, wie sie für die Therapie der akuten Pankreatitis gelten.

Literatur

ASSMANN, G., KRAUSS, R.M., FREDRICKSON, D.S., LEVY, R.I.: Characterization, subcellular localisation and partial purification of a heparin-released triglyceride lipase from rat liver. J. biol. Chem. **248**, 1992–1999 (1973).

BAGDADE, J.D., PORTE, D., JR., BIERMAN, E.L.: Diabetic lipemia. Form of acquired fat-induced lipemia. New Engl. J. Med. **276**, 427–433 (1967).

BÜRGER, M., GRÜTZ, O.: Über hepatosplenomegale Lipoidose mit xanthomatösen Veränderungen in Haut und Schleimhaut. Arch. Derm. Syph. (Berl.) **166**, 542–575 (1932).

EAGLE, G.R., ROBINSON, D.S.: Ability of actinomycin D to increase clearing factor lipase activity of rat adipose tissue. Biochem. J. **93**, 10c–11c (1964).

EHNHOLM, C., GRETEN, H., BROWN, W.V.: A comparative study of post-heparin lipolytic activity and a purified human plasma triacylglycerol lipase. Biochim. biophys. Acta (Amst.) **360**, 68–77 (1974).

FREDRICKSON, D.S., LEVY, R.I.: Familial hyperlipoproteinemia. In: The Metabolic Basis of Inherited Disease (Ed. STANBURY, J.B., WYNGAARDEN, J.B., FREDRICKSON, D.S.), 3rd Ed., Kap. 28. New York: McGraw Hill 1972.

FREDRICKSON, D.S., LEVY, R.I., JONES, E., BONNELL, M., ERNST, N.: The dietary management of hyperlipoproteinemia: Type I diet. U.S. Government Printing Office No. 3047 (1969).

FREDERICKSON, D.S., ONO, K., DAVIS, L.L.: Lipolytic activity of post-heparin plasma in hyperglyceridemia. J. Lipid Res. **4**, 24–33 (1963).

GLUECK, C.J., KAPLAN, A.P., LEVY, R.I., GRETEN, H., GRALNICK, H., FREDRICKSON, D.S.: A new mechanism of exogenous hyperglyceridemia. Ann. intern. Med. **71**, 1051–1062 (1969).

GRETEN, H.: Post-heparin plasma phospholipases in normals and patients with hyperlipoproteinemia. Klin. Wschr. **50**, 39–41 (1972).

GRETEN, H.: Untersuchungen zum Stoffwechsel menschlicher Chylomikronen. Klin. Wschr. **52**, 947–955 (1974).

GRETEN, H., DEGRELLA, R., KLOSE, G., RASCHER, W., DE GENNES, J.-L., GJONE, E.: Measurement of two plasma triglyceride lipases by an immunochemical method: studies in patients with hypertriglyceridemia. J. Lipid Res. **17**, 203–210 (1976).

GRETEN, H., LEVY, R.I., FREDRICKSON, D.S.: Evidence for separate monoglyceride hydrolase and triglyceride lipase in post-heparin human plasma. J. Lipid Res. **10**, 326–330 (1969).

GRETEN, H., WALTER, B., BROWN, W.V.: Purification of a human post-heparin plasma triglyceride lipase. FEBS Letters **2**, 306–310 (1972).

HARLAN, W.T., WINESETT, P.S., WASSERMANN, A.T.: Tissue lipoprotein lipase in normal individuals and in individuals with exogenous hypertriglyceridemia and the relationship of this enzyme to assimilation of fat. J. clin. Invest. **46**, 239–247 (1967).

HAVEL, R.J., GORDON, R.S., JR.: Idiopathic hyperlipemia. Metabolic studies in an affected family. J. clin. Invest. **39**, 1777–1790 (1960).

HAVEL, R.J., SHORE, V.G., SHORE, B., BIER, D.M.: Role of specific glycopeptides of human serum lipoproteins in the activation of lipoprotein lipase. Circulat. Res. **27**, 595–600 (1970).

HAZZARD, W.R., NOTTER, D.T., SPIGER, M.J., BIERMAN, E.L.: Oral contraceptives and triglyceride transport: Acquired heparin resistance as the mechanism for impaired post-heparin lipolytic activity. J. clin. Endocr. **35**, 425–437 (1972).

HOLT, L.E., JR., AYLWARD, F.X., TIMBRES, H.G.: Idiopathic familial lipemia. Bull. Johns Hopk. Hosp. **64**, 279 (1939).

KESSLER, J.I., KNIFFEN, J.C., JANOWITZ, H.D.: Lipoprotein lipase inhibition in the hyperlipemia of acute alcoholic pancreatitis. New Engl. J. Med. **269**, 943–948 (1963).

KORN, E.D.: Clearing factor, a heparin activated lipoprotein lipase. I. Isolation and characterization of the enzyme from normal rat heart. J. biol. Chem. **215**, 1–14 (1955).

KRAUSS, R.M., LEVY, R.I., FREDRICKSON, D.S.: Selective measurement of two lipase activities in postheparin plasma from normal subjects and patients with hyperlipoproteinemia. J. clin. Invest. **54**, 1107–1124 (1974).

LA ROSA, J.C., LEVY, R.I., HERBERT, P., LUX, S.E., FREDRICKSON, D.S.: Specific apoprotein activator for lipoprotein lipase. Bioch. biophys. Res. Commun. **41**, 57–62 (1970).

LA ROSA, J.C., LEVY, R.I., WINDMUELLER, H.G., FREDRICKSON, D.S.: Comparison of the triglyceride lipase of liver, adipose tissue, and post-heparin plasma. J. Lipid Res. **13**, 356–363 (1972).

QUARFORDT, S.H., FRANK, A., SHAMES, D.M., BERMAN, M., STEINBERG, D.: Very low density lipoprotein triglyceride transport in Type IV hyperlipoproteinemia and the effects of carbohydrate-rich diets. J. clin. Invest. **49**, 2281–2297 (1970).

Type II-Hyperlipoproteinemia*

N.B. Myant and J. Slack

With 4 Figures and 4 Tables

A. Introduction

Type II hyperlipoproteinemia is characterized by an abnormally high plasma β-lipoprotein concentration. Hence, an alternative name for the Type II lipoprotein pattern is hyper-β-lipoproteinemia. Although this pattern commonly occurs in the absence of any other lipoprotein abnormality, it may also occur in association with a raised concentration of plasma pre-β-lipoprotein. It has therefore been suggested that the Type II abnormality should be subdivided into Type IIa (increased concentration of β-lipoprotein alone) and Type IIb (increased concentrations of β- and pre-β-lipoprotein) (Beaumont et al., 1970). This classification is empirical and will doubtless change with increasing knowledge of the mechanisms underlying plasma lipid abnormalities. In the meantime, the terms "Type IIa" and "Type IIb" may be regarded as convenient shorthands for written and spoken communication. In neither case does the abnormal pattern constitute a disease in any acceptable sense of the word. Just as hyperglycaemia is not a disease, so hyper-β-lipoproteinemia is not a disease, but a symptom common to several metabolic disorders. The problem of defining hyper-β-lipoproteinemia is discussed below (see "The Normal Range").

* This chapter is based on material presented by N.B. Myant and Joan Slack in Clinics in Endocrinology and Metabolism, Vol. 2. No. 1. Disorders of Lipid Metabolism, ed. B.M. Rifkind, by courtesy of W.B. Saunders, Ltd., London.

B. Variability of the Plasma β-Lipoprotein Concentration

Plasma lipid concentrations vary within and between populations and in a given individual under different conditions. There have been very few surveys of β-lipoprotein concentrations, but a great deal of information has been collected about plasma cholesterol concentration in many countries in relation to age, sex, occupation and other factors. This information is relevant to Type II hyperlipoproteinemia, because in unselected populations the plasma cholesterol concentration is closely correlated with the concentration of β-lipoprotein, the lipoprotein fraction in which most of the plasma cholesterol is carried in health.

1. Variability Within Populations

The plasma cholesterol concentration in different individuals varies over a wide range in any population. Surveys in Britain and the United States have shown that the distribution of plasma cholesterol concentrations in male and female adults is skewed to the right. A limited number of observations suggests that this is also true of plasma β-lipoprotein concentrations. This intra-population variability is probably caused by several factors, including differences in the habitual diet eaten by different individuals and differences in their genetic make-up. The age- and sex-related differences described below must also contribute to the variability in plasma cholesterol concentrations within populations not selected for age or sex. The relative contributions of environmental and genetic factors to the distribution curve for plasma cholesterol concentration cannot be assessed with absolute certainty in any population. However, studies of plasma cholesterol concentrations in families (ADLERSBERG et al., 1957) and in sets of twins (JENSEN et al., 1965; PIKKARAINEN et al., 1966) indicate that there is a substantial genetic component, and that this may account for as much as 40% of the total variability. The results of these studies suggest that the genetic component includes polygenic effects as well as the effect of the mutant allele responsible for FH[1] (the FH gene). A bimodal distribution of plasma cholesterol level has not been demonstrated in any unselected population, but it has been suggested that the skewness of the distribution curve in white American males is due to the presence of two genetically distinct sub-groups, the smaller sub-group having a mean plasma cholesterol concentration about 60 mg/100 ml higher than that of the main sub-group (THOMAS et al., 1964).

2. Variability Between Populations

The plasma cholesterol concentration in adults living in countries with a predominantly agricultural economy is usually lower than that in adults from urban areas of industrialized countries (Table 1). The reasons for this are not fully understood. There is a positive correlation between mean plasma cholesterol level and the consumption of saturated fat in different populations, but several communities are now known in which the mean plasma cholesterol level in adults is less than 180 mg/100 ml despite a high intake of saturated fat. Inter-population differences in mean cholesterol level may be partly genetic in origin, but it should be noted that people who emigrate to the United States from countries where the mean level is low usually acquire the high levels characteristic of North American adults.

---

[1] The abbreviation used in this chapter is: FH, familial hyper-β-lipoproteinemia.

Table 1. Plasma total cholesterol concentrations in some populations in which mean values are lower than in white adults in Britain and the United States

Population	Mean cholesterol (mg/100 ml)	Reference
Naples (working-class men)	171	KEYS and FIDANZA (1960)
Navajo Indians (young men)	178	PAGE et al. (1956)
Yemenites in Israel (men 5 years after immigration)	146	TOOR et al. (1960)
Uganda Africans (men aged > 40)	145	SHAPER and JONES (1959)
Ushibuka, Japan (men aged 40–59)	140[a]	KEYS (1970)

[a] Approximate median value.

3. Variability Within Individuals

In individuals of a given age and sex, the plasma cholesterol level is influenced by a number of environmental factors, including physical trauma, a fatty meal, pregnancy and, possibly, acute emotional stress. Seasonal changes in the plasma cholesterol level in adults have also been described, the level being higher during the winter than the summer. Experimental modification of the diet also leads to substantial and sustained changes in plasma cholesterol concentration. It has not been possible to demonstrate any correlation between habitual diet, assessed from dietary histories, and plasma cholesterol level in free-living individuals within a given population. However, in view of the well-established effects of dietary modification under controlled conditions, it is reasonable to assume that some of the variability in plasma cholesterol level within populations is due to individual differences in the intake of saturated fat and, perhaps, of other dietary constituents including cholesterol and non-absorbable residue.

The plasma cholesterol level changes with age. There is an increase during the first week of life to nearly twice the level at birth (DARMADY et al., 1972). Then, after a further slight increase up to about the fourth month, there is little further change until the middle of the third decade. Subsequent changes appear to depend on sex and environment. In urban communities in Western Europe and the United States, the level in men rises from the mid-20's until about the age of 45 (ADLERSBERG et al., 1956). After the age of 50 there may be a slight fall, possibly owing to selective death of men with high plasma cholesterol levels. In women the rise is delayed until the mid-30's and it then continues until at least age 60. The few surveys that have been carried out in underdeveloped countries suggest that the increase from birth to early adult life takes place, but that there is little or no increase after the mid-20's.

4. The Normal Range

For practical purposes it is useful to define a range of plasma β-lipoprotein concentration within which all values are to be considered normal. Preferably, the values should be expressed in terms of β-lipoprotein concentration, but since these are not always available, it is also necessary to consider a normal range of values for plasma total cholesterol concentration. As with any biological characteristic that varies continuously, the value chosen to demarcate the upper limit of the normal range is to a large extent arbitrary and may differ according to the end in view. The choice of an upper limit should certainly not be taken to imply that any value below this limit is compatible with ideal health.

Prospective studies in the United States have shown that the probability that a person aged 40–59 will develop ischaemic heart disease within 12 years is directly related to his or her plasma cholesterol concentration. This relationship holds over a range of concentration that extends downwards to well below the mean for the whole population. It could therefore be argued that in the United States the cholesterol level in most adults is high enough to increase the risk of developing ischaemic heart disease and that, in this sense, it is not "normal". This conclusion is not an unreasonable one. In some populations in Eastern Europe and Japan, the mean plasma cholesterol concentration in adults is less than 180 mg/100 ml (Table 1). In these communities the age-standardized death rate from ischaemic heart disease is much lower than in the United States, and this low mortality is not balanced by a higher death rate from causes other than heart disease (KEYS, 1970). Moreover, in these communities there is no demonstrable correlation between plasma cholesterol level and the incidence of heart disease. This raises the possibility that any increase in plasma cholesterol level above about 200 mg/100 ml increases the risk of heart disease, and that below this the risk is independent of plasma cholesterol level. It might therefore seem preferable to define the upper limit of the normal range in adults in terms of a concentration nearer 200 than 240 mg of total cholesterol/100 ml. It could also be argued that the rise in plasma cholesterol level that begins in adult life in some populations is biologically abnormal and, hence, that the upper limit of the normal range should not be adjusted for age after the end of the second decade.

This approach may be justified in relation to public health programmes designed to lower the incidence of ischaemic heart disease in whole populations. However, for other purposes, a different approach is needed, for example, in genetic studies and in the clinical assessment of an individual whose plasma cholesterol concentration lies at the upper end of the population distribution. In both cases, it is necessary to adopt an upper limit based on the distribution of values within each population and to adjust each value according to the age and sex of the individual. Thus, if one wishes to assess the clinical significance of an individual's plasma cholesterol concentration, one must compare this with the plasma cholesterol concentration in people of the same age and sex in the population in which the individual normally lives.

In the light of these considerations, hyper-β-lipoproteinemia may be defined provisionally as follows:

An individual has hyper-β-lipoproteinemia if the plasma β-lipoprotein concentration, after appropriate correction for age and sex, exceeds a certain concentration selected from the distribution of values observed in the population in which the individual normally lives.

Table 2. Mean and arbitrary upper limits of plasma lipid concentrations in samples of apparently healthy subjects in Britain and the United States

	Sex	Age (years)	Total cholesterol	Total triglyceride	LDL	VLDL
Britain[a]	Male	40	224 (325)	105 (210)	–	
	Female	40	226 (311)	72 (130)	–	
United States[b]	Male and female combined	0–19	175 (230)	65 (140)	103 (170)	12 (25)
		20–29	180 (240)	70 (140)	112 (170)	16 (25)
		30–39	205 (270)	75 (150)	126 (190)	17 (35)
		40–49	225 (310)	85 (160)	134 (190)	19 (35)
		50–59	245 (330)	95 (190)	161 (210)	25 (40)

All concentrations are mean values, with upper limits in parentheses, expressed in mg/100 ml. Values for LDL and VLDL are expressed in mg of cholesterol/100 ml.

[a] Values taken from NEVIN and SLACK (1968), who adopted an upper limit equal to 2 S.D. above the mean. Since the skewness of the distribution curves are greater for men than for women, the upper limits based on the mean and S.D. are higher for men than women.
[b] Values taken from FREDRICKSON and LEVY (1972), with upper limits set at the upper 95th percentile.

NEVIN and SLACK (1968) adopted an upper limit for total plasma cholesterol concentration equal to the mean plus 2 S.D. of the values obtained in a group of normal subjects in Britain. This cut-off point was chosen because it gave the best separation between normal subjects and those who were carriers of the gene for FH. FREDRICKSON and LEVY (1972), on the other hand, use a cut-off point set at the upper 95th percentile of values for plasma total cholesterol concentration obtained in a sample of normal males and females from the United States. Table 2 shows the means and upper limits of values from the two groups of normal subjects. Although the concentration of total cholesterol in the plasma generally reflects the concentration of β-lipoprotein, hyper-β-lipoproteinemia can occur in the presence of a normal plasma total cholesterol concentration if the concentration of HDL cholesterol is abnormally low. Likewise, hypercholesterolemia can occur in the absence of hyper-β-lipoproteinemia if the pre-β-lipoprotein level is raised. For these reasons it is desirable to measure the concentration of cholesterol in the β-lipoprotein fraction, either directly or by the indirect method described below (see Detection of hyper-β-lipoproteinemia). Table 2 shows the mean and cut-off point at the upper 95th percentile of values for β-lipoprotein cholesterol concentrations in a group of normal subjects from the United States (FREDRICKSON and LEVY, 1972).

It will be noted that if hyper-β-lipoproteinemia is defined in terms of the distribution of values within each population, the cut-off point will differ from one population to another. Moreover, if there are secular changes in mean β-lipoprotein concentration within populations, then the cut-off point will change with time. This unsatisfactory state of affairs will not be resolved until we know much more about the causes of variation in plasma lipid concentration within and between populations.

C. Detection of the Type II Pattern

1. Methods

Ideally, detection of the Type II abnormality requires measurement of plasma β-lipoprotein concentration under standardized conditions and comparison of the value so obtained with a cut-off value based on the distribution of β-lipoprotein concentrations in the population in which the subject normally lives. The β-lipoprotein concentration may be estimated in the analytical ultracentrifuge, although this is not convenient for routine clinical work. Since plasma β-lipoprotein has a more or less constant composition, its concentration may be expressed in terms of plasma cholesterol concentration in the LDL fraction separated in the preparative ultracentrifuge. Alternatively, plasma LDL cholesterol concentration may be determined by a combination of preparative ultracentrifugation and a simple precipitation procedure (BEAUMONT et al., 1970). The lipoprotein fraction of density <1.006 is first removed by ultracentrifugation of the plasma at its own density. LDL is then precipitated selectively from the fraction of density >1.006 by the addition of dextran sulphate and Mn^{2+}. If an ultracentrifuge is not available, β-lipoprotein cholesterol concentration may be estimated by selective precipitation of lipoprotein classes (SCHOLNICK et al., 1972), or indirectly as the difference between total plasma cholesterol concentration and the sum of HDL- and VLDL cholesterol concentrations (see BEAUMONT et al., 1970). Indirect estimates of β-lipoprotein cholesterol concentration are usually in fair agreement with direct estimates unless the plasma triglyceride level is higher than about 300 mg/ml, as in the presence of a moderately raised VLDL concentration, or in the Type III abnormality.

Useful information can also be obtained by zonal electrophoresis of whole serum using filter paper, cellulose acetate or agarose gel as supporting medium. Zonal electrophoresis is not easy to quantitate and is of doubtful value in the detection of minor degrees of hyper-β-lipoproteinemia, except as an aid to differential diagnosis.

2. Collection of the Sample

The sample of plasma or serum should be obtained from the subject after he has fasted overnight for 12 h and, if practicable, after he has been eating his habitual diet for at least two weeks. The subject should not be taking drugs known to influence plasma lipid concentrations and should not be suffering from a febrile illness. Since the plasma cholesterol level falls within a few days of a myocardial infarct and does not return to the pre-infarct level for several weeks, investigation of the lipoprotein pattern should be delayed until at least two months after a heart attack. Pregnancy and the taking of oral contraceptives lead to increased plasma lipid concentrations, due mainly to increased VLDL concentration. Both conditions could therefore convert an underlying Type IIa pattern into the Type IIb pattern. If the sample is not analysed immediately, it should be stored at $0-4°$ C. Under these conditions lipoprotein analyses may be carried out after storage for up to 7 days. Samples that have been frozen and thawed are not suitable for lipoprotein analysis but may be used for measurement of total cholesterol and triglyceride concentrations.

3. Diagnosis of Type IIa

In the Type IIa pattern the plasma is translucent, total cholesterol concentration is almost always raised and triglyceride concentration is normal. This combination of findings gives the correct diagnosis in the great majority of cases. Zonal electrophoresis often shows increased intensity of staining of the β-band, with normal staining of the pre-β-band. However, the β-band may appear normal if the lipoprotein abnormality is slight. The diagnosis is established by demonstrating increased LDL concentration with normal VLDL concentration.

4. Diagnosis of Type IIb

In the Type IIb pattern both cholesterol and triglyceride concentrations are raised. The plasma may be translucent, but if the triglyceride concentration is above about 300 mg/100 ml there may be some turbidity owing to the presence of VLDL particles at a concentration high enough to scatter light. Electrophoresis often shows increased intensity of the β-band and may also show an abnormally intense pre-β-band. The diagnosis is established by demonstrating increased concentrations of both LDL and VLDL. Acceptable upper limits for plasma VLDL and total triglyceride concentrations are shown for Britain and the United States in Table 2.

5. Differential Diagnosis

There is seldom any difficulty in distinguishing the Type IIa pattern from other lipoprotein abnormalities. A diagnosis based on the presence of hypercholesterolemia with a normal plasma triglyceride level is generally adequate in routine clinical practice, but for research purposes more rigid diagnostic criteria are desirable. In genetic studies, for example, it may be important to exclude the possibility that an individual whose plasma cholesterol concentration is normal has a raised concentration of LDL with a subnormal concentration of HDL, and vice versa.

The Type IIb pattern must be distinguished from Types III and IV, in both of which there may be a concomitant increase in the concentrations of cholesterol and triglyceride in the plasma. The cholesterol/triglyceride concentration ratio in whole plasma is usually above 2 in Type IIb and is usually less than 2 in Types III and IV, but this difference is not diagnostic. If the β- and pre-β-bands are well separated on zonal electrophoresis the Type III pattern is unlikely to be present, but cannot be excluded. An abnormally intense β-band excludes the Type IV pattern, but may not be apparent if the increase in β-lipoprotein concentration is slight.

D. Causes of the Type II Pattern

1. Secondary Type II

The Type II lipoprotein abnormality may be secondary to a number of disorders that influence the metabolism of lipids. These include the hypothyroid state, the nephrotic syndrome, hepatic obstruction, acute porphyria and an unusual autoimmune disorder in which auto-antibodies to plasma lipoproteins are present in the circulation. Hyperlipidemia frequently occurs in diabetes, but in this condition the underlying lipoprotein abnormality is usually the Type IV or the Type V pattern. It has been suggested that some individuals whose plasma cholesterol concentration is raised, but who otherwise appear healthy, are suffering from a mild deficiency of thyroid hormone, sufficient to affect cholesterol metabolism but not to cause clinical signs or symptoms of hypothyroidism. However, a diagnosis of "subclinical myxoedema" should not be considered without evidence of increased plasma concentration of thyrotrophic hormone.

2. Primary Type II

The Type II lipoprotein pattern also occurs as a primary abnormality, not due to any known metabolic disorder. Many individuals who have primary hyper-β-lipoproteinemia are carriers of the FH gene, as discussed in the next section. However, some whose plasma cholesterol concentration lies at the upper end of the population distribution are not carriers of this gene. In these individuals the hypercholesterolemia is presumably an extreme expression of the effects of those environmental and polygenic factors that are responsible for intra-population variability in plasma cholesterol concentration. Hence, there are two categories of primary hyper-β-lipoproteinemia: that due to the FH gene and that due to other causes. The relative proportions of the total population in each of these two categories are difficult to assess. (The frequency of the FH gene in Britain is discussed below.) In general, the higher the cut-off point chosen to define hypercholesterolemia and the lower the mean plasma cholesterol concentration in the population, the greater will be the proportion of individuals with primary hyper-β-lipoproteinemia who are carriers of the FH gene.

E. Familial Hyper-β-Lipoproteinemia

1. Synonyms

The disease now known as *familial Type II hyperlipoproteinemia* or *FH* may be assumed to be the same as the condition referred to as *essential familial hypercholerolemia*

(WILKINSON et al., 1948) or *hypercholesteremic familial xanthomatosis* (THANNHAUSER, 1958) by earlier writers. Most of the patients described under these last two headings were almost certainly suffering from what we should now call FH, though some of them may have had the Type III or the Type IV abnormality. Since the disease is genetically determined, it is perhaps unfortunate that the word "familial" rather than "hereditary" is used in naming this condition.

2. Clinical Features

FH is an inherited disorder characterized by hypercholesterolemia due to hyper-β-lipoproteinemia, together with xanthomatous lesions in skin or tendons, premature atherosclerotic heart disease and a family history of xanthomatosis or premature death from heart disease.

In the rare homozygous state, the plasma cholesterol concentration is usually above 600 mg/100 ml and may exceed 1,000 mg/100 ml in the untreated state. Skin or tendon xanthomas usually develop in childhood and corneal arcus is common before the age of 20. Skin xanthomas are occasionally present at birth. In the largest recorded group of homozygous patients, the median age at which skin xanthomas were first noted was 4 years and corneal arcus was present in over 60% of the whole group (KHACHADURIAN, 1972). Ischaemic heart disease commonly develops during the first decade, leading to death in childhood or early adult life, very few homozygous individuals surviving beyond the age of 30.

Transient attacks of arthritis, lasting a few days and affecting most frequently the knees, ankles and hands, occur in about 50% of homozygotes (KHACHADURIAN, 1968). The affected joints become inflamed, swollen, painful and tender, and there may be fever during the attack. Since patients who are homozygous for FH usually have persistent elevation of the erythrocyte sedimentation rate (KHACHADURIAN and DEMIRJIAN, 1967) and may also have a precordial systolic murmur, the attacks are difficult to distinguish from rheumatic fever. In the polyarthritis of homozygous FH the anti-streptolysin titre is usually normal.

In the heterozygous state the severity of the disease is variable, as regards both plasma lipid abnormality and clinical manifestations. The plasma cholesterol concentration varies in different heterozygous individuals from less than 300 to more than 500 mg/100 ml. Within families, the clinical signs tend to be more marked in heterozygous males than in heterozygous females. The males may develop ischaemic heart disease with angina of effort in the third decade, whereas the females may survive into old age without symptoms. For example, SLACK (1969) found that 51% of heterozygous males, but only 12% of heterozygous females, had a heart attack by age 50.

Hyperuricaemia does not seem to be associated with FH in either the homozygous or the heterozygous form of the disease. We have not found a raised plasma uric acid level in any homozygous patients, and this has also been the experience of KHACHADURIAN (1972) and of FREDRICKSON and LEVY (1972). In the large kindred studied by HARLAN et al. (1966) there was no significant difference between plasma uric acid levels of heterozygotes and those of unaffected individuals. The ratio of plasma esterified to total cholesterol and the fatty acid composition of the plasma cholesteryl esters are both normal in FH.

3. Xanthomatous Lesions

Yellowish deposits of lipid, known as xanthomas (Gr., *xanthos* = yellow), are found in the skin and tendons and beneath the periosteum in FH. The skin lesions may be either tuberous or planar (Fig. 1). Tuberous lesions occur in heterozygotes and homozygotes and are most frequently found over the elbows and heels. The flat, slightly raised, planar lesions are more common in homozygotes than heterozygotes and tend to be distributed over the buttocks, thighs, elbows, knees and webs of fingers. Plane xanthomas in the skin round the eyes are called xanthelasmas; these lesions may occur in heterozygotes and homozygotes, but they may also occur in adults who are not hyperlipidemic. Tendinous xanthomas are found in both the FH genotypes, most frequently in the Achilles tendons and

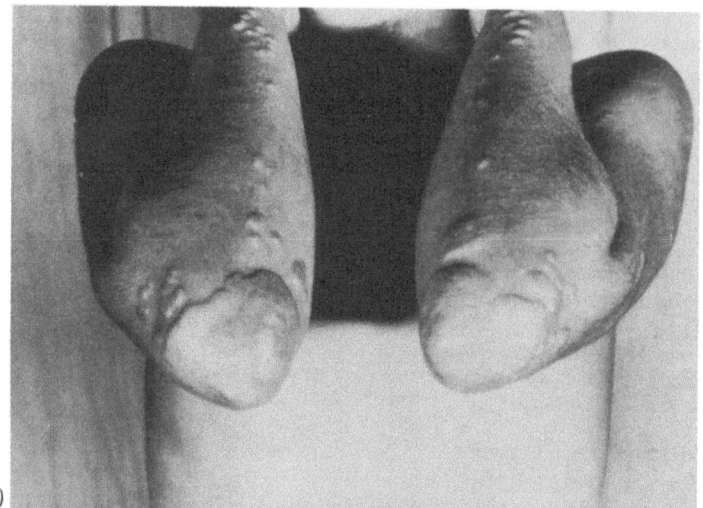

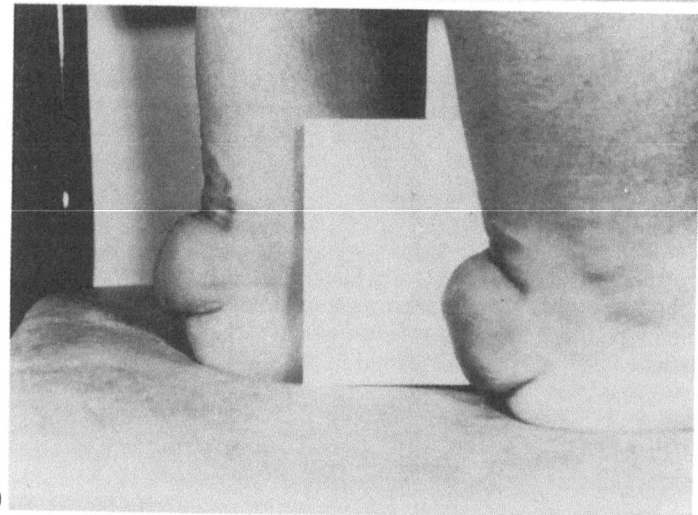

Fig. 1 A and B. Skin xanthomas in two patients with FH in the homozygous form. (A) Plane xanthomas in a 10-year-old girl; plasma total cholesterol concentration, 900–1,000 mg/100 ml. Angina was present at age 9 and death from coronary thrombosis occurred at age 11.
(B) Tuberous xanthomas in the heels of a 17-year-old girl; plasma total cholesterol concentration, 700–750 mg/100 ml. The patient is still alive at age 21.

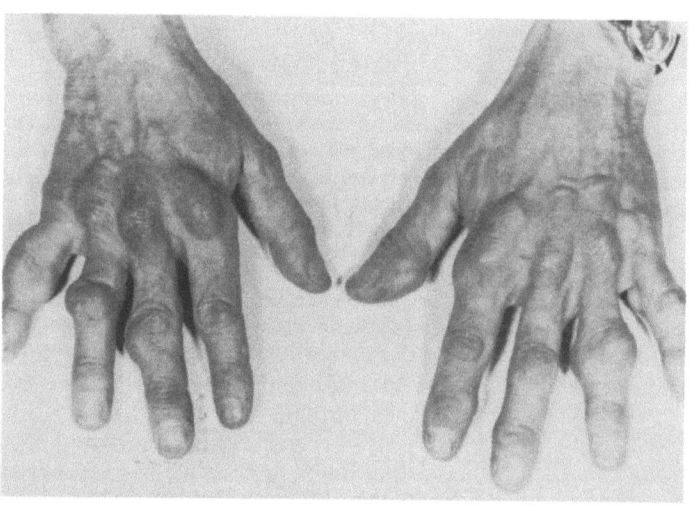

Fig. 2. The hands of a 41-year-old man with FH in the heterozygous form, showing xanthomas in the extensor tendons. X-Ray showed small erosions at the base of the proximal phalanx of both index fingers and of the terminal phalanx of the right thumb. Before treatment the plasma total cholesterol concentration was over 600 mg/100 ml. The patient died from coronary thrombosis aged 42.

in the extensor tendons of the hands. The tendinous lesions in the hands occasionally cause distortion and erosion of the finger joints (Fig. 2). Subperiosteal xanthomas may be present below the knees and in the olecranon processes in both genotypes.

The major lipid in the xanthomatous lesions of FH is cholesterol, both free and esterified, but phospholipids and triglycerides are also present. It is generally thought that the cholesterol in the lesions originates in the plasma rather than by local synthesis. In agreement with this, labelled cholesterol and labelled LDL injected intravenously have been shown to enter skin xanthoma. However, the possibility that local synthesis contributes significantly to the cholesterol of skin xanthomas should be reconsidered in the light of recent work on cholesterol synthesis in skin fibroblasts from homozygous FH patients (see below). The fatty acid composition of the cholesteryl esters of xanthomas differs from that of the plasma cholesteryl esters. There must therefore be some modification of the cholesterol that reaches the lesions from the plasma, either by esterification of free cholesterol or by hydrolysis and re-esterification of cholesteryl esters.

4. Cardiovascular Manifestations

In many heterozygotes without symptoms of cardiovascular disease, a systolic murmur can be heard over the precordium and an electrocardiogram taken after exercise shows evidence of myocardial ischaemia. More severely affected individuals, particularly those who are homozygous, often have symptoms of angina, usually on exertion but sometimes during an emotional upset when at rest. In these patients an electrocardiogram shows myocardial ischaemia at rest, with or without signs of pre-existing infarction, and clinical examination may reveal left ventricular hypertrophy and signs of aortic stenosis. There may also be evidence of atherosclerosis of peripheral arteries. Examination of these patients *post mortem* shows extensive atherosclerosis of the coronary arteries, often with extreme narrowing of the lumen, with involvement of the aortic valves and of the ascending and descending aorta. Atherosclerosis may also be present in the carotid arteries and other peripheral vessels, including the cerebral arteries (DE GENNES et al., 1968). There is no evidence to suggest that the atherosclerotic lesions seen in FH differ, other than in their severity, from those seen in the general population.

5. The Type II Pattern in Ischaemic Heart Disease

HEINLE et al. (1969) observed primary Type II hyperlipoproteinemia in 29% of a group of patients from Boston with angiographic evidence of coronary artery disease. The frequency of the Type II abnormality was higher in patients under 50 than in those over 50. Although the relatives of these patients were not examined, it is likely that a substantial number of the Type II patients had FH. Cox et al. (1972) found an equally high incidence of Type II hyperlipoproteinemia in a group of patients, investigated in Glasgow, who had had myocardial infarction. As in the study of HEINLE et al. (1969), the Type II pattern was especially common in patients under 50. Examination of first-degree relatives of half the patients with the Type II disorder suggested that over 60% of the patients had FH. PATTERSON and SLACK (1972) investigated 193 patients admitted to hospitals in London with myocardial infarction. Eleven % of the males and 20% of the females had Type II hyperlipoproteinemia, diagnosed on the basis of plasma total cholesterol and total triglyceride concentrations, together with examination of the electrophoretic pattern. The frequency of the Type II disorder was higher in males under 55 than in older males. Investigation of the first-degree relatives of all the patients with the Type II disorder indicated that only about a quarter of the index patients had FH and that in most of the others the Type II disorder was polygenically determined.

All three studies agree in suggesting that FH makes a significant contribution to the incidence of ischaemic heart disease in the general population, though there is disagreement as to the extent of this contribution. It is also apparent that the association between primary Type II hyperlipoproteinemia and ischaemic heart disease is greater in young than in old subjects.

6. Genetics

It is generally agreed that FH is due to the inheritance of an autosomal mutant allele at a single gene locus, with more marked expression in the homozygous than in the heterozygous state. The disease is not confined to any country or racial group, but its prevalence is considerably higher in some geographical regions than in others.

A striking demonstration of the mode of inheritance of FH is provided by the studies of KHACHADURIAN (1964, 1972) on affected families in Lebanon, where conditions are especially favourable for working out the genetics of this disease. In Lebanon, the frequency of the FH gene seems to be unusually high and consanguineous marriages are common. Furthermore, the mean plasma cholesterol concentration in the general population is considerably lower than that in Britain and the United States, so that heterozygotes for FH are more clearly differentiated from unaffected individuals with respect to plasma cholesterol level. This makes it easier to demonstrate the bimodal or trimodal distribution of plasma cholesterol levels that would be expected in the relatives of index patients if FH is a single-gene effect.

In the members of 31 families of severely affected index patients, assumed to be homozygous for FH, KHACHADURIAN found that plasma cholesterol level was distributed trimodally, the three modes presumably representing individuals who were normal, those who were heterozygous and those who were homozygous for FH. In some cases, a trimodal distribution could be demonstrated within single families, as in the kindred shown in Fig. 3. In the 31 families there were 55 homozygotes in a total of 163 sibs, compared with an expected number of 53.3, and the ratio of homozygous males to homozygous females was 0.96. When all the sibs of 19 homozygous index patients were grouped together, the proportions of homozygous to heterozygous to normal sibs were found to be remarkably close to the expected Mendelian ratios (Table 3). On the basis of the information derived from these studies, KHACHADURIAN concluded that in Lebanon the mean plasma cholesterol concentration in homozygotes is approximately twice that in heterozygotes and about four times that in the general population.

In the United States, EPSTEIN et al. (1959) demonstrated bimodality for plasma cholesterol concentration in the first-degree male relatives of index patients identified by hypercholesterolemia and xanthomatosis, but were unable to demonstrate bimodality in the female relatives. Bimodality for plasma cholesterol level was also observed by SCHROTT et al. (1972) in a single four-generation kindred from Alaska. In Britain, NEVIN and SLACK (1968) were able to show a bimodal distribution of plasma cholesterol concentration, corrected for age and sex, in both male and female first-degree relatives of index patients with xanthomas and hypercholesterolemia. The point of intersection of the two distributions, representing unaffected and heterozygous relatives, was near the population mean plus 2 S.D., suggesting that this value gives the least overlap between unaffected members of the population and

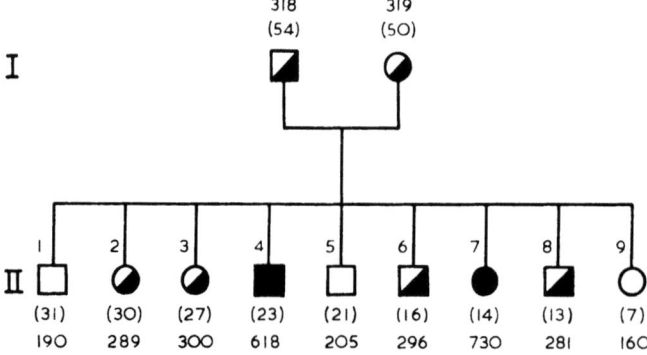

Fig. 3. The pedigree of a Lebanese family illustrating the mode of inheritance of familial hyper-β-lipoproteinemia. The parents are first cousins and both are presumed to have FH in the heterozygous form. Subjects II(1), (5) and (9) are presumed to be normal; subjects II(2), (3), (6) and (8) are presumed to be heterozygous and subjects II(4) and (7) to be homozygous for FH. The father had xanthelasmas; II(4) and (7) had extensive xanthomatosis. Numbers above parents and below offspring are ages (in parentheses) and plasma total cholesterol concentrations. (Modified from KHACHADURIAN, 1964)

Table 3. FH in the sibs of 19 homozygous index patients in Lebanon

	Homozygotes	Heterozygotes	Normal
Observed[a]	17	41	19
Expected	17	34	17

[a] The observed numbers were obtained by removing the 19 homozygous index patients and distributing 9 unexamined sibs among heterozygotes and normals.

those who have the FH gene. FREDRICKSON and LEVY (1972) have examined the first-degree relatives, under 30 years old, of index patients identified by hyper-β-lipoproteinemia (defined by the limits shown in Table 2) together with an affected first-degree relative or the presence of tendon xanthomas. A bimodal distribution of plasma β-lipoprotein cholesterol concentration was observed in the relatives, with a trough between the two peaks at a β-lipoprotein cholesterol concentration of about 170 mg/100 ml, suggesting that this is a suitable cut-off point for detecting individuals with the FH gene in the general population in the United States.

Both the Type IIa and the Type IIb patterns may be found in different members of the same kindred, discordance in plasma lipoprotein occurring in the same and in different generations. Moreover, in the large Alaskan kindred reported by SCHROTT et al. (1972) the plasma triglyceride concentrations in the affected members were not significantly different from those in the unaffected members. It is therefore unlikely that the two Type II patterns are expressions of two different single-gene abnormalities. Nevertheless, the fact that the severity of the disease varies widely from one family to another does raise the possibility that FH is genetically heterogeneous. As in the genetic abnormalities of haemoglobin, genetic heterogeneity in FH could be due either to the presence of different mutant alleles within a single gene locus, or (if the abnormal gene product in FH consists of more than one protein subunit) to mutant alleles at different loci. In favour of the presence of some genetic heterogeneity in FH, GOLDSTEIN et al. (1975) have found that homozygotes can be divided into two classes on the basis of the behaviour of their skin fibroblasts (see below). However, in view of the many genetic and environmental factors known to influence cholesterol metabolism, one would expect to find some degree of variability in the severity of the clinical signs in different individuals carrying the same mutant allele. In those parts of the world where the prevalence of FH is unusually high, as in certain restricted regions of Lebanon, it is likely that all affected individuals have the same gene mutation.

GOLDSTEIN et al. (1973) have recently published evidence suggesting the existence of an inherited form of hyperlipidemia, different from FH. This condition (*"combined hyperlipidemia"*) is due to a single gene mutation with variable expression, different individuals in an affected family having either the Type IIa, or the Type IIb or the Type IV plasma lipoprotein pattern. The gene mutation causing combined hyperlipidemia appears to differ from the mutation responsible for FH, but there is as yet no way of distinguishing between FH and combined hyperlipidemia expressed as the Type IIa or Type IIb pattern, other than by genetic analysis of the relatives of index patients. The Type II pattern apparently does not occur in children who are carriers of the gene for combined hyperlipidemia, whereas the FH gene is expressed at birth (see p. 295).

In the absence of any known genetic marker by which FH can be identified in every affected heterozygous subject, the frequency of the gene is difficult to assess in any population. CARTER et al. (1971) tried to deduce the frequency of heterozygotes in England and Wales by estimating the proportion of homozygotes in the population. They concluded that the proportion of heterozygotes was less than $1:200$.[2] In the Framingham study of 5127 adults (KANNEL et al., 1971), only six individuals with hypercholesterolemia and xanthomatosis were observed, suggesting a heterozygote frequency of about

---

[2] It may be shown from the Hardy-Weinberg equation that, if the proportion of individuals in a population who are homozygous for a mutant gene is P, the proportion who are heterozygous will be $2 \times \sqrt{P}$ when mating is random. If it is assumed that in England and Wales there are 50 homozygotes for FH and that the total number of individuals in England and Wales aged $0-30$ is 16×10^6, the proportion of heterozygotes will be $1:280$ and the gene frequency will be $1:560$. It is unlikely that there are, in fact, as many as 50 homozygotes for FH in England and Wales, but if there were 100, the proportion of heterozygotes would still be only $1:200$.

1:850. This may be an underestimate of the true frequency in Framingham since not all adult heterozygotes have xanthomas. However, both these estimates suggest that less than 10% of individuals whose plasma cholesterol concentrations are above the upper 95th percentile in Britain and the United States are carriers of the FH gene.

In Lebanon, the frequency of heterozygotes may be as high as 1:80.[3] The relatively high frequency of the Lebanese gene for FH, together with an apparent lack of heterozygous advantage that would favour rapid spread of the gene, suggest that it has been present in Lebanon for many generations. Prolonged survival of the gene is consistent with the fact that its effect on genetic fitness in the heterozygous state is small, most heterozygotes surviving well into the reproductive period of life. One of our homozygous patients is a member of the Maronite community in Cyprus, a small inbred Christian community which, according to tradition, is descended from Maronites who left Lebanon at the time of the Crusades, presumably to escape the ravages of the Crusaders. This raises the possibility that the FH gene was brought to Cyprus from Lebanon several hundred years ago. The FH gene present in the American kindred of HARLAN et al. (1966) appears to have been taken to the United States from Britain in 1723.

7. Genetic Counselling

If one parent of a child is heterozygous for FH, the child has a 50% chance of being heterozygous and, hence, a 25% chance of being a heterozygous male, in whom the disease may become severe enough to cause death in the fourth or fifth decade. The parents should therefore be advised to have the child tested for hyper-β-lipoproteinemia as soon after the fourth month as possible, when it may be possible to establish or exclude a diagnosis of FH. If both parents are known to be heterozygous, each of their children has a 50% chance of being heterozygous for FH and a 25% chance of being homozygous. These risks should be explained to the parents. In such a marriage it is of the utmost importance to detect any homozygous offspring at the earliest opportunity, so that treatment can be begun in infancy.

8. Diagnosis

Primary Type II hyperlipoproteinemia is diagnosed by excluding all known metabolic causes of the Type II pattern in a subject who has hyper-β-lipoproteinemia, as defined above. The primary Type II pattern is usually discovered in subjects who present with premature heart disease or xanthomatosis, but it may also be encountered in epidemiological surveys and in investigations of the relatives of patients with FH. When a subject is found to have primary Type II hyperlipoproteinemia, it is important to try to establish whether or not the abnormality is due to FH and, if FH is present, to determine whether the condition is homozygous or heterozygous.

The incidence of ischaemic heart disease in heterozygous FH (SLACK, 1969) appears to be considerably higher than the incidence that would be expected in people with a comparable degree of hypercholesterolemia in the general population, as judged by the relation between plasma cholesterol concentration and incidence of heart attacks observed in the United States National Pooling Project (STAMLER et al., 1970). If this is so, and it would not be surprising in view of the likelihood that any individual with FH has been hypercholesterolemic throughout life, it may be particularly important to treat patients with FH. Apart from this consideration, ascertainment of the genetic status of an individual with primary hyper-β-lipoproteinemia is important from the point of view of genetic counselling, as explained above.

There is no difficulty in detecting FH in all homozygotes and in many heterozygotes. In homozygotes the disease manifests itself unmistakeably in childhood and may be clinically apparent at birth. The presence of ex-

---

[3] This estimate is based on the reasonable assumptions that 20% of Lebanese marriages are consanguineous (Dr. V.M. DER KALOUSTIAN, personal communication) and that in Lebanon there are at least 100 homozygotes for FH in a population of 1×10^6 aged 0–30. If the incidence of consanguineous marriages is less than 20%, then the estimated heterozygote frequency would be greater than 1:80.

tensive xanthomatous lesions before the age of 10, together with a plasma total cholesterol concentration above 500 mg/100 ml, is not diagnostic of the homozygous state since we have seen one such patient who had a normal parent, but it makes the diagnosis very probable. The discovery of a normal parent would, of course, rule out the possibility that the patient was homozygous for FH. In many heterozygotes, tendon or tuberous xanthomas are present by the age of 20 and may even appear in childhood. FREDRICKSON and LEVY (1972) regard primary hyper-β-lipoproteinemia in the presence of tendon xanthomas as diagnostic of FH, since they have encountered this combination in only one subject with two normal parents.

However, a diagnosis of FH may be difficult to establish in heterozygotes whose β-lipoprotein concentration is close to the upper 95th percentile of the population distribution if there are no xanthomas. This difficulty arises because in most populations the effects of environmental and polygenic factors on plasma β-lipoprotein concentration overlap with those of the FH gene. This problem will remain until a genetic marker for FH is discovered. The problem of early diagnosis of FH is discussed in the section on *Paediatric aspects of FH*.

9. The Underlying Defect in FH

The accumulation of cholesterol in the plasma and tissues of patients with FH suggests that in this disease there is either an abnormally high rate of synthesis of cholesterol in tissues from which the plasma cholesterol is derived, or a defect in the mechanisms responsible for disposing of cholesterol from the body. Increased absorption of dietary cholesterol can be ruled out as a possible cause of cholesterol accumulation because the hypercholesterolemia of FH is not reversed by feeding cholesterol-free diets.

As soon as it was established that FH is monogenic, it became clear that all the clinical and biochemical abnormalities of the disease would have to be explained in terms of a single abnormal gene product. Early attempts to identify the underlying metabolic lesions were focused on the metabolism of cholesterol in the whole bodies of FH patients. One possibility that attracted a good deal of attention was that the gene mutation caused a structural abnormality in an enzyme catalyzing the rate-limiting step in cholesterol biosynthesis, such that the enzyme did not respond to regulation and therefore synthesized cholesterol at an excessive rate. Another explanation, still favoured by some workers, was that the gene mutation led to the absence or deficiency of an enzyme required for the conversion of cholesterol into bile acids, the major end-products of cholesterol metabolism.

Cholesterol Synthesis. Measurements of incorporation of labelled acetate into the plasma cholesterol and of net sterol balance have not consistently shown an increased rate of synthesis of cholesterol in FH, although it is possible that an increase too small to be detected by current methods could lead to a rise in plasma cholesterol concentration if continued for long enough. In our homozygous patients in whom we have measured cholesterol synthesis in biopsies of liver, the average rate of synthesis was higher than in control subjects (MOUTAFIS and MYANT, unpublished observations). However, the control subjects could not be matched for age with the patients.

Cholesterol Removal. Since the predominant route for removal of cholesterol from the body is *via* the intestine, the rate of removal can be estimated by measuring the daily faecal excretion of total steroids of endogenous origin, i.e., the total faecal steroids other than those derived from unabsorbed dietary cholesterol. Such measurements have shown that the rate of removal, expressed in g per day, in patients with FH is not significantly different from that in normal subjects. Since the plasma cholesterol concentration is raised in FH, the fraction of the plasma cholesterol removed per day must be abnormally low. This can be seen if faecal excretion of endogenous steroids is expressed as a volume of plasma cleared of cholesterol per day. In a group of patients with FH investigated at Hammersmith Hospital, the faecal clearance rate in two homozygous patients was about half that in heterozygotes and about a quarter of that in normal controls (MYANT, 1971). This finding is consistent with the presence of a defect in the mechanisms for removing cholesterol from the plasma that is more marked in the homozygous than in the heterozygous state.

Bile Acid Output. In support of the view that the hypercholesterolemia of FH is due to failure to convert cholesterol into bile acids, MIETTINEN et al. (1967) have described a family with FH in which the affected members excreted abnormally low amounts of total bile acids per day. However, LEWIS and MYANT (1967) found no difference between faecal output of bile acids in control subjects and a patient with FH in the homozygous form. Moreover, MOUTAFIS and MYANT (1972) found no evidence of diminished capacity for increasing bile-acid output in response to cholestyramine in FH homozygotes. In keeping with these observations on faecal bile acids, EINARSSON, HELLSTRÖM and KALLNER (1974) have shown that the absolute rate of turnover of cholic acid plus chenodeoxycholic acid (the two primary bile acids formed in man) in patients with Type IIa hyperlipoproteinemia is not significantly different from that in normal subjects. It should, however, be noted that a normal output of bile acids in the presence of a high plasma cholesterol concentration is not inconsistent with the presence of some defect in the mechanisms by which plasma cholesterol is converted into bile acids.

Metabolism of apo-LDL. The failure of studies of cholesterol and bile-acid metabolism to provide a definitive explanation of the metabolic basis of FH has led to increasing interest in the metabolism of the protein component of LDL (apo-LDL) in patients with this disease. LANGER et al. (1969) have studied the metabolism of LDL labelled in the apoprotein with ^{125}I ("labelled LDL") in normal subjects and in FH patients. They have shown that the fractional rate of catabolism (FCR) of labelled LDL from heterozygous patients, injected into their own circulations, is lower than that of labelled LDL from normal subjects within their own circulations. They have also shown that labelled LDL from normal subjects and heterozygotes behaves identically in the circulation of a heterozygote. They concluded that, in FH, apo-LDL is normal but the mechanism for catabolizing it is defective. SIMONS et al. (1975) have extended these observations to FH homozygotes. In agreement with LANGER et al. (1969), they found that the FCR of LDL in FH patients is decreased. However, they also found that the absolute rate of catabolism of labelled LDL in their patients was more than twice that in normal subjects. Since the plasma LDL concentration was constant throughout the investigation in all their subjects, they concluded that the rate of synthesis of apo-LDL is increased in FH in the homozygous form. This raises the possibility that the diminished FCR of LDL in FH is simply a consequence of the saturation of a normal catabolic mechanism due to excessive synthesis of LDL. However, for reasons discussed by LANGER et al. (1969), this seems unlikely. SIMONS et al. (1975) found that labelled LDL from homozygotes and normal subjects was catabolized at the same rate in the circulation of a normal subject. This confirms the conclusion of LANGER et al. that the apo-LDL in the plasma of FH patients is not abnormal and suggests that the unusual lipid composition of LDL found in FH (BEAUMONT et al., 1965; SLACK and MILLS, 1970) is a consequence, rather than a cause, of the prolonged half-life of LDL in patients with this disease.

The fractional rate of turnover of the cholesteryl esters of LDL is diminished in FH (MYANT et al., 1973). This may be a consequence of the diminished FCR of apo-LDL in these patients.

Cholesterol and LDL Metabolism in Skin Fibroblasts. The work discussed above shows that in FH the FCR of apo-LDL is diminished, probably owing to a defect in the catabolic mechanism, and that apo-LDL synthesis is increased in homozygotes. There may also be some hindrance to the disposal of cholesterol from the plasma, not necessarily due to a defect in bile acid formation, and there may be some increase in cholesterol synthesis, though this last change has been difficult to substantiate. Recent work on the behaviour of skin fibroblasts in FH suggests a possible explanation of these changes in terms of a single gene mutation (for references, see BROWN and GOLDSTEIN, 1974; GOLDSTEIN et al., 1975).

Cultured skin fibroblasts from normal human subjects possess receptor sites which enable these cells to bind apo-LDL specifically and with high affinity. Binding of LDL by the receptor sites leads to hydrolysis of apo-LDL and to intracellular uptake of cholesterol carried in LDL. Uptake of cholesterol leads, in turn, to repression of the synthesis of hydroxymethylglutaryl-CoA reductase (HMG-CoA reductase) and to the formation of intracellular cholesteryl esters. In addition to binding by the high-affinity sites, normal skin fibroblasts can take up and hydrolyze apo-LDL, present at high concentrations, by a non-specific mechanism.

Skin fibroblasts from patients with FH in the homozygous form lack the apo-LDL receptor sites and are therefore unable to bind LDL by the specific binding mechanism. Hence, they are capable of hydrolyzing apo-LDL only at a greatly diminished rate, their HMG-CoA reductase activity remains high in the presence of LDL, and they are unable to synthesize cholesteryl esters. Since HMG-CoA reductase catalyzes the rate-limiting step in cholesterol biosynthesis, the rate of synthesis of cholesterol in the presence of LDL in the incubation medium is about 50 times higher in fibroblasts from FH homozygotes than in normal fibroblasts. Values for specific binding of LDL and for LDL-mediated suppression of HMG-CoA reductase activity in skin fibroblasts from FH heterozygotes lie between those found in fibroblasts from normal subjects and those from homozygotes. In the skin fibroblasts from some patients who have all the attributes of the homozygous state, including the presence of the FH gene in both parents, specific binding of LDL is markedly diminished but is not absent (GOLDSTEIN et al., 1975). This suggests the existence of two different mutant alleles affecting the number or binding affinity of the LDL receptors.

The complete or partial absence of LDL receptors in skin fibroblasts in FH provides a possible explanation of at least some of the abnormalities in this disease, including the low fractional rate of turnover of apo-LDL and of the plasma cholesterol. Nevertheless, some features of the disease are difficult to explain in terms of what is known of the behaviour of skin fibroblasts from affected subjects.

Deficiency of LDL-receptors in skin fibroblasts would explain the low FCR in FH if skin is a major site of the catabolism of the plasma apo-LDL. No evidence as to the tissues responsible for degrading LDL is available at present, but it is known that skin is accessible to the plasma apo-LDL, since apo-LDL is detectable in lymph draining human skin (REICHL et al., 1973) and lymph apo-LDL becomes labelled after intravenous injection of ^{125}I-labelled LDL (REICHL, MYANT and PFLUG, unpublished observation). In any case, it is reasonable to suppose that cells other than skin fibroblasts, including those responsible for degrading the plasma LDL, possess the LDL receptors in normal subjects and lack them in FH. Diminished ability of cells to bind LDL might also explain the low clearance rate of the plasma cholesterol and the low fractional rate of turnover of LDL cholesteryl esters in FH. The increased rate of apo-LDL synthesis in FH homozygotes is more difficult to explain. One possibility is that the plasma apo-LDL suppresses its own synthesis and that suppression requires the presence of the LDL receptor on the surfaces of the cells in which apo-LDL is synthesized. Another possibility is that synthesis of apo-LDL is co-ordinated with that of cholesterol in the cells which secrete lipoproteins into the circulation, and that cholesterol synthesis in these cells is increased. However, as discussed above, it has been very difficult to demonstrate increased synthesis of cholesterol in the whole bodies of FH patients. This, in itself, requires explanation in view of the very marked increase in cholesterol synthesis exhibited by FH skin fibroblasts in vitro. Possibly, cholesterol synthesis in heterozygous subjects is maintained at or near the normal level by the abnormally high plasma LDL concentration. But this cannot explain the near-normal rate of synthesis of cholesterol that appears to be characteristic of homozygous patients, since there is no suppression of cholesterol synthesis by skin fibroblasts in vitro from homozygotes when the LDL concentration in the medium is raised to 500 times the level capable of complete suppression in normal skin fibroblasts (BROWN and GOLDSTEIN, 1974).

F. Treatment of Primary Type II Hyperlipoproteinemia

1. Objectives and Indications

The well-established predictive association between plasma cholesterol level and ischaemic heart disease in Western populations has not been proved to be one of cause and effect. Nor is there proof that lowering the plasma cholesterol level in people with the Type II pattern delays or reverses the atherosclerotic lesions they tend to develop. Nevertheless, in the light of current knowledge, the assumption that therapy aimed at reversing the abnormal lipid pattern is beneficial provides the only rational basis for treatment. Hence, the problem of treatment is essentially that of finding effective and acceptable methods of achieving a permanent reduction of the plasma β-lipoprotein concentration, as estimated by a fall in plasma cholesterol concentration. Needless to say, a method that lowered the plasma cholesterol level by displacing cholesterol from the plasma into the walls of the arteries would not be acceptable. Since it is now thought that hypertriglyceridemia has an atherogenic influence independent of that of hypercholesterolemia, it is desirable to lower the plasma concentration of triglycerides, as well as that of cholesterol, in patients with the Type IIb pattern who are selected for treatment.

The indications for treatment are the subject of wide controversy. At one extreme there are those who believe that whole populations should be encouraged to change their dietary habits in order to lower plasma cholesterol concentrations to what are considered to be biologically optimal levels. Others are not convinced that there is enough evidence of a causal connection between hyperlipidemia and atherosclerosis to justify attempting to lower plasma lipid levels even in the more severely affected individuals. Our own view is that it is not practicable, or logically defensible, to treat every individual found to have the Type II pattern, as defined in terms of the age-adjusted upper 95th percentile for plasma β-lipoprotein or total cholesterol concentration, but that many of these individuals do require treatment. No hard-and-fast rules can be laid down for the selection of patients for treatment. All patients with FH in the homozygous form and all heterozygous males should be treated. The need to treat heterozygous females is, in our view, less compelling since many of them live a normal life span without symptoms. A woman discovered to have symptomless FH in the heterozygous form, and in whom the plasma β-lipoprotein level is not markedly raised, should not necessarily be given life-long treatment to lower her plasma cholesterol level. On the other hand, if other members of her own family are affected and require treatment, it would be reasonable to advise the whole family to eat a modified diet. The question of early diagnosis and treatment of FH in children is considered in the section on *Paediatric aspects of FH*.

The most difficult decisions usually arise over men who have primary hyper-β-lipoproteinemia of mild degree. Suppose, for example, that a 40-year-old man was found to have primary hyper-β-lipoproteinemia with a plasma cholesterol level of 300–320 mg/100 ml on repeated measurement and no tendon or skin xanthomas. In a case such as this the decision should be based on a consideration of all the clinical findings and the family history. One would be more persistent in advising this man to undergo life-long treatment if he had electrocardiographic evidence of myocardial ischaemia, mild hypertension or a family history suggestive of FH, than if none of these factors was present.

Since it is now thought that the chances of developing premature atherosclerosis increase as the number of risk factors increases, special attention should be paid to other risk factors such as hypertension, cigarette smoking and pre-diabetes in the treatment of patients with the Type II pattern, whether or not this is due to the FH gene.

2. Diet

Modification of the diet is the basis of all current methods for treating patients with primary Type II hyperlipoproteinemia. Dietary experiments on human beings have shown that when total calories are kept constant the plasma cholesterol level falls if the proportion of the total calories derived from saturated fat is decreased and the proportion derived from polyunsaturated fat is increased, the fall in cholesterol level being mediated by a fall in β-lipoprotein concentration. Contrary to earlier belief it is now recognised that a high intake of cholesterol in the diet increases the plasma cholesterol level.

All long-chain fatty acids with two or more double bonds appear to be equally effective in lowering the plasma cholesterol level. There is disagreement as to whether the results of dietary experiments can be explained entirely by a "cholesterol-raising" effect of saturated fat, the effect of polyunsaturated fat being merely to permit a lower intake of saturated fat at a given intake of total calories from fat, or whether polyunsaturated fat has an independent "cholesterol-lowering" effect. In practice, the distinction is unimportant because in the treatment of patients with the Type II pattern, particularly of those with raised plasma triglyceride levels (Type IIb), a high carbohydrate intake should be avoided. The best way to achieve a low intake of saturated fat without increasing the proportion of calories derived from carbohydrate is to substitute polyunsaturated for saturated fat. The dietary experiments of KEYS et al. (1965) suggest that the "cholesterol-raising" effect of 1 g of saturated fat is counteracted by 2 g of polyunsaturated fat. Accordingly, diets for Type II patients are usually designed to give a ratio of polyunsaturated to saturated fat as near 2:1 as possible.

In most natural diets eaten in Western countries, 35–40% of the total calories are provided by fat, of which less than 20% is polyunsaturated. Therefore the 2:1 ratio requires considerable modification to the normal diet. Formula diets that conform to this ratio are not, of course, suitable for the long-term treatment of free-living individuals. However, experience has shown that a substantial and permanent fall in plasma cholesterol level can be brought about in most subjects by modified diets in which the meals are composed of everyday foods and have sufficient variety to be palatable. In principle, the diet should be such that cholesterol intake is limited (not more than 300 mg/day for adults and not more than 150 mg/day for children), saturated fat intake is reduced and polyunsaturated fat intake is increased. Total calories should be adequate to maintain normal growth and body weight, and the proportions of the total calories derived from fat and carbohydrate should be approximately 30% and 50% respectively. Foods rich in cholesterol should be avoided. These include egg yolk, shellfish, butter, milk, cream and organ meats (brain, liver, heart and sweetbreads). Intake of saturated fat should be minimized by eliminating dairy products, by removing visible fat from cuts of meat, by partial substitution of poultry and fish for other meats and by substituting polyunsaturated for saturated fats in cooking. The intake of polyunsaturated fat should be increased by using it in cooking and in other ways such as in salad dressings. Corn oil and safflower oil are both rich in polyunsaturated fats, but certain vegetable oils, such as coconut oil, are predominantly saturated. Substitutes for dairy products, including margarines and milks, with a high linoleic acid content are now available in many food shops.

When dietary treatment is prescribed, the patient should be referred to the dietitian, who should then work out with the patient a series of alternative menus based on the above principles. A set of suggestions that we have found useful for patients undergoing treatment for Type II hyperlipoproteinemia are shown at the end of this Chapter. These form the basis for the patient's initial interview with the dietitian. A more detailed list of suggestions, with specimen menus, has also been published by the National Heart and Lung Institute (FREDRICKSON et al., 1970).

3. Drugs

In most subjects with the primary Type II pattern, and in many of those with FH in the heterozygous form, adherence to a modified diet lowers the plasma β-lipoprotein concentration to near the mean for the general population. However, in the more severely affected heterozygotes, and in all homozygotes, dietary treatment must be supplemented by drugs.

Clofibrate (Atromid-S). Clofibrate usually has little effect on the plasma lipids in patients with Type IIa hyperlipoproteinemia, but may be useful in lowering the plasma triglyceride level in patients with the Type IIb pattern. The oral dose of clofibrate is 2 g/day, the effect of the drug on plasma lipid levels being maximal at this dose. Toxicity and undesirable side-effects are conspicuously absent and the drug may be given to children. The mode of action of clofibrate on lipid metabolism is not fully understood, but there is evidence to suggest that it has some inhibitory effect on cholesterol synthesis in the liver. For this reason, it is worth trying in combination with cholestyramine in patients who do not respond to cholestyramine alone, as discussed below.

Cholestyramine and DEAE-Sephadex. Cholestyramine is a non-absorbable anionic exchange resin that binds bile salts in the intestinal lumen and thus prevents their reabsorption from the ileum. This leads to increased faecal excretion of bile salts and depletion of the bile-salt pool in the enterohepatic circulation. Depletion of the bile-salt pool leads to increased breakdown of cholesterol to bile acids by releasing bile-salt synthesis from negative feedback. In normal subjects and in most patients with FH in the heterozygous form the increased catabolism of cholesterol leads to a fall in plasma cholesterol level within a few weeks and this is frequently followed by regression of skin xanthomas if these are present. However, in some severely affected patients with FH the plasma cholesterol level does not fall despite treatment with maximal doses of cholestyramine for many months. In some of these patients the skin lesions regress, despite absence of a fall in plasma cholesterol level, suggesting that mobilization of cholesterol from the tissues compensates for the increased catabolism of plasma cholesterol. In others, however, it seems more likely that increased catabolism of cholesterol is balanced by increased synthesis of cholesterol in the liver (MOUTAFIS and MYANT, 1969). In these patients a combination of cholestyramine with another drug that counteracts the increase in cholesterol synthesis may bring about a substantial fall in plasma cholesterol level and, eventually, the disappearance of the skin lesions. The two drugs that have been used in combination with cholestyramine for the treatment of patients severely affected with FH are clofibrate (SEGALL et al., 1970) and nicotinic acid (MOUTAFIS et al., 1971). When used to supplement cholestyramine the dosages of these two drugs are as described under *Clofibrate* and *Nicotinic Acid.*

Cholestyramine (Cuemid or Questran) is given as a suspension in fruit juice in divided doses of up to 24 g/day. Since the drug is not absorbed it has no general toxic effects, though it may cause constipation, flatulence and, very occasionally, steatorrhoea. Symptoms due to malabsorption of fat-soluble vitamins should be watched for, but do not occur if the vitamin content of the diet is adequate. Some patients, particularly children, find cholestyramine unpalatable. Hence, a search for alternative resins is desirable. DEAE-Sephadex, a tasteless, unabsorbable substance capable of binding bile acids in the intestinal lumen, is at present under investigation and may turn out to be effective in lowering the plasma β-lipoprotein concentration in FH, either alone or in combination with drugs that depress cholesterol synthesis in the liver.

Nicotinic Acid. Since the discovery that nicotinic acid lowers the plasma cholesterol level when given by mouth (ALTSCHUL et al., 1955) this drug has been used extensively in the treatment of patients with the primary Type II pattern. It should be given in an initial dose of 250 mg by mouth, preferably after meals, and the daily dose should then be increased progressively over a period of several weeks as the patient develops tolerance to the circulatory effects causing flushing and palpitations. Doses of up to 12 g/day may eventually be tolerated. The plasma cholesterol level usually begins to fall within two weeks of the first dose and the fall may be sustained indefinitely if the treatment is maintained. Nicotinic acid may be used as an addition to diet treatment, or it may be used in conjunction with diet and cholestyramine, as described above. Slow-release preparations and analogues of nicotinic acid have been developed in an attempt to obtain more sustained blood levels after oral medication and to minimize the side-effects. In addition to the unpleasant side-effects due to vaso-dilatation, some patients complain of gastro-intestinal symptoms. In a few patients, nicotinic acid in the doses required to lower the plasma cholesterol level causes reversible damage to the liver, as indicated by increases in plasma concentrations of alkaline phosphatase and lactate dehydrogenase. Patients under treatment with nicotinic acid should therefore be tested at three-monthly intervals for signs of liver damage. If signs of damage appear, the nicotinic acid should be withdrawn or the dose decreased until the plasma enzyme concentrations become normal. It may then be possible to continue treatment with a smaller daily dose.

Other Drugs. The use of oestrogens is not recommended for the treatment of men with Type II hyperlipoproteinemia, since it is usually impossible to obtain a significant effect on the plasma cholesterol level without causing gynaecomastia.

In some patients with primary hyper-β-lipoproteinemia D-thyroxine, in oral doses of up to 8 mg/day, may bring about a significant and sustained fall in plasma cholesterol level. Circulatory side-effects may be minimized by giving a β-blocking agent such as propranolol (40 mg/day), but D-thyroxine should not be given if the patient has clinical or electrocardiographic evidence of myocardial ischemia.

Neomycin, an incompletely absorbed antibiotic, lowers the plasma cholesterol level in subjects with primary Type II hyperlipoproteinemia when given in oral doses of up to 2 g/day. It is a useful addition to the list of drugs available for supplementing the effects of dietary modification, but it may cause steatorrhoea and the malabsorption syndrome.

4. Ileal by-Pass

An operation for by-passing the ileum has been advocated in the treatment of hypercholesterolemia. By-pass of the ileum lowers the plasma cholesterol concentration by preventing the re-absorption of bile acids and is therefore the surgical equivalent of treatment with an anionic exchange resin. Ileal by-pass does not seem to be any more effective than cholestyramine in heterozygous FH and in our experience of the use of this operation in one patient with homozygous FH the fall in plasma cholesterol concentration was not sustained (JOHNSTON *et al.,* 1967).

5. Portacaval Shunt

Surgical diversion of portal blood into the inferior vena cava has been used successfully in the treatment of glycogen storage disease during the past decade. Although the initial purpose in carrying out this operation was to divert dietary glucose to the extrahepatic tissues, it was noted that a portacaval shunt abolishes the hyperlipidemia that always accompanies the disease. The reason for this unexpected effect is not clear, but STARZL *et al.* (1973a) have suggested that it is due to diversion, from the liver, of pancreatic hormones essential for the maintenance of hepatic intracellular elements (particularly the rough endoplasmic reticulum) concerned in the synthesis of lipoproteins.

With this possibility in mind, STARZL *et al.* (1973) have carried out a portacaval shunt on a 12-year-old girl with FH in the homozygous form who had failed to respond to medical treatment. Before the operation this child's plasma cholesterol concentration was 700–800 mg/100 ml, she had extensive skin and tendon xanthomas, and there was angiographic evidence of diffuse stenosis of the coronary arteries. She also had severe angina pectoris and congestive heart failure. Six months after the operation her plasma cholesterol concentration had fallen to 250–300 mg/100 ml, the skin lesions had regressed and her attacks of angina had ceased. An angiogram carried out 16 months after the operation showed absence of the diffuse narrowing of the coronary arteries present before the operation. The patient died in congestive cardiac failure less than two years after the operation.

Despite this unfortunate outcome, these remarkable results, especially the regression of the lesions in the coronary arteries, suggest that her life might have been prolonged if she had had her operation when younger. In the light of this single clinical experience, it is not easy to assess the value of a portacaval shunt in the management of patients with FH in the homozygous form. Portacaval shunts have recently been carried out in the United States and in South Africa on several other homozygous patients, all of whom had failed to respond to dietary and drug treatment. When the initial results of these operations have been reported in one or two years' time, it should be possible to compare the immediate advantages and disadvantages of this new form of treatment with those of other methods. It will not, of course, be possible to assess the effect of a portacaval shunt on life expectancy in homozygous FH for many years.

G. Paediatric Aspects of FH

In this section we shall bring together and re-emphasize some of the special problems that are likely to be encountered in the management and early diagnosis of FH in children.

1. Management of the Homozygous Child

Homozygotes are likely to be identified early in childhood because of the early appearance of xanthomas associated with exceptionally high levels of plasma cholesterol, reflecting extreme elevation of β-lipoprotein concentration. The probability that a child presenting with these clinical features is homozygous for FH is high. However, both parents should be tested before the diagnosis is accepted, since the implications of the diagnosis of the homozygous state are serious. As already mentioned (p. 287), heterozygotes may occasionally develop xanthomas and marked hypercholesterolemia in childhood. For the homozygous child the risk of death from coronary heart disease or aortic stenosis before adult life is so high that vigorous measures to reduce the plasma β-lipoprotein level are obligatory, though the success of treatment in terms of increased expectation of life has yet to be evaluated. The diagnosis of one homozygous child in a family poses a problem for the whole family, so that the homozygous child cannot be considered in isolation. For the child, the treatment itself necessitates constant rigid diet and medication, with increasing cardiac involvement and a high risk of sudden premature death. Both parents will be affected with the same condition, so that while the child's own health is declining he is likely to witness ischemic heart disease in at least one parent, probably his father. His siblings may be affected as homozygotes, or as heterozygotes, or they may be normal. The strain on the whole family is severe and the physician may be more useful in support than in therapy.

2. Management of the Heterozygous Child

Heterozygous children may be detected in future through routine screening, but at present they are usually detected because the disease has been diagnosed in a parent or close relative during a routine screening procedure or investigation for premature heart disease. The vigour with which treatment is imposed on a child by the physician and parents will depend in part upon the circumstances in which the diagnosis is made, but should depend also upon the risks inherent in FH for that child.

For heterozygous girls, the available evidence suggests that there is a 50% chance of developing ischemic heart disease by age 60, a risk that is higher than that for women in the general population. However, since 85% of female heterozygotes have a normal expectation of life rigid dietary control, with its social implications, constant reminders of the presence of a disease and no certainty of improvement in the prognosis, may well be considered unjustifiable. For heterozygous boys, on the other hand, there is a 50% risk of death between 40 and 60, and a substantial risk of developing ischaemic heart disease at an even earlier age. Hence, vigorous treatment aimed at lowering the plasma β-lipoprotein concentration is obligatory.

Treatment of the heterozygous child is a problem for the family as a whole and should aim not only at reduction of plasma β-lipoprotein concentration but also at the reduction of all factors known to increase the risk of coronary atherosclerosis. The whole family will benefit from abstention from cigarette smoking and from a pattern of work and leisure that includes moderate exercise. Thrombogenic effects of contraceptive pills in girls with FH may further increase their risk of coronary thrombosis. FH may therefore be a condition in which, in contrast to that in the general population, the risk of taking contraceptive pills outweighs the risk of pregnancy itself.

3. Treatment

The methods available for treatment are those outlined above. When there are several affected members in a family it may be feasible for the whole family to eat a modified diet low in cholesterol and saturated fat and rich in polyunsaturated fat. Heterozygous children who have responded satisfactorily to treatment can learn to take considerable initiative and responsibility in their treatment, so that they are able to participate in many of the activities enjoyed by those without dietary restriction. Careful records of growth and development of all children taking a modified diet should be kept, and the possibility of deficiency of fat-soluble vitamins should be borne in mind. Affected children who do not respond adequately to diet alone may be given cholestyramine, clofibrate or nicotinic acid, the doses being varied according to individual response. We have treated two homozygous children with cholestyramine (20 g/day) for a minimum of two years and have not noticed any unfavourable effect on their growth. Ideally, the treatment of children with FH should be aimed at establishing life-long dietary habits, with or without medication, but with the minimum of restriction and anxiety, for even with restrictions there is no guarantee of a normal expectation of life.

4. Detection of FH in the Neonatal Period

Since the treatment of FH is most likely to be effective if it is begun in infancy or childhood, a method for detecting the disease in the neonatal period would be of great value.

KWITEROVICH et al. (1973) have tested the feasibility of detecting FH in the newborn offspring of known carriers of the gene. They examined 29 infants, each with one parent known to be heterozygous for FH. Sixteen of these infants were found to have raised cord-blood plasma LDL concentrations. Twelve of the hyperlipidemic infants were re-examined at age one. Eleven of these were found to have raised plasma LDL concentrations. Seven of the 13 infants who were normal at birth were re-examined at one year and were all found to be normal. KWITEROVICH et al. concluded that FH in the offspring of heterozygous parents can be diagnosed at birth by measurement of the plasma LDL cholesterol concentration in cord blood. However, the majority of infants who have FH are not born to known carriers of the gene. It is therefore very desirable to be able to detect FH by a screening procedure applicable to unselected infants in the general population.

GLUECK et al. (1971) examined the cord blood of 1,800 consecutive newborn American infants. In 65, the plasma cholesterol concentration exceeded 100 mg/100 ml. Seventeen of these were subsequently found by TSANG et al. (1974) to have hypercholesterolemic parents, but only eight of the 17 were considered to have FH, as judged by the presence of either hypercholesterolemia in three successive generations, or hypercholesterolemia and tendon xanthomas in one parent. A follow-up carried out at age one showed that, of the eight infants in whom FH was diagnosed at birth, five had normal plasma cholesterol concentrations and three had concentrations above the upper 95th percentile. Four of the five infants whose plasma cholesterol concentration was normal at age one had been given a diet containing less than 300 mg of cholesterol/day; the others had had a "regular" diet containing more than 500 mg of cholesterol/day. TSANG et al. (1974) concluded that FH can be detected at birth in unselected infants provided that a careful examination of the relatives is carried out to exclude neonatal hypercholesterolemia not due to FH, but that the disease may be masked at age one if the diet is low in cholesterol.

DARMADY et al. (1972), adopting the same upper limit for cord blood cholesterol as that used by GLUECK et al. (1971), examined 302 babies in London and found no evidence of FH among the first-degree relatives of any of the 34 infants with plasma concentrations in cord blood above 100 mg/100 ml. Furthermore, at one year the plasma cholesterol concentrations of these infants were scattered throughout the distribution of levels found in the whole group. One infant whose plasma cholesterol concentration at birth was 85 mg/100 ml was found to have FH at one year, suggesting a heterozygote frequency of 1 in 302 for the whole group, with no predictive value for plasma cholesterol concentration greater than 100 mg/100 ml in cord blood. The possibility that false negative, as well as false positive, results may occur is also suggested by the finding of GRETEN et al. (1973) that 1 of 65 German infants with normal plasma cholesterol concentration at birth had hypercholesterolemia at age one.

Thus, it does not seem that a completely reliable method for diagnosing FH in infancy in an unselected population is yet available. One question that needs to be settled is the diagnostic value of plasma LDL cholesterol concentration compared with that of plasma total cholesterol concentration measured in cord blood. Since HDL carries a much greater proportion of the total plasma cholesterol in the newborn than in the adult, variations in HDL concentration could mask the presence of hyper-β-lipoproteinemia in cord blood if the measurements are restricted to total cholesterol. The findings of KWITEROVICH et al. (1973) and of GRETEN et al. (1973) suggest that this may, in fact, occur. It would also be of interest to see whether the false negative results obtained in one-year-old infants given diets low in cholesterol can be eliminated by testing their response to a period of controlled cholesterol feeding.

Until the plasma lipid pattern of all adults in the community is known through routine screening, a more promising approach to the detection of FH in infancy might be to screen all mothers in the first trimester of pregnancy and fathers before the birth of their first infant. The infants could then be registered "at risk for FH" in the "At Risk Registers" kept by the local Public Health Authority, and appropriate investigations of the child could be carried out between four months and one year, when arrangements for treatment and follow-up of the whole family could be made.

5. An Illustrative Pedigree of a Family with FH

Fig. 4 and Table 4 show the pedigree of a family with FH illustrating some of the clinical and genetic aspects of the heterozygous and homozygous states that have been discussed in this Chapter. The index patient was noted in childhood to have severe and widespread xanthomatous lesions, her plasma cholesterol concentration remaining persistently above 700 mg/100 ml despite treatment by diet and drugs. She developed aortic stenosis and angina, with electrocardiographic signs of myocardial ischaemia, in

TYPE II HYPERLIPOPROTEINEMIA

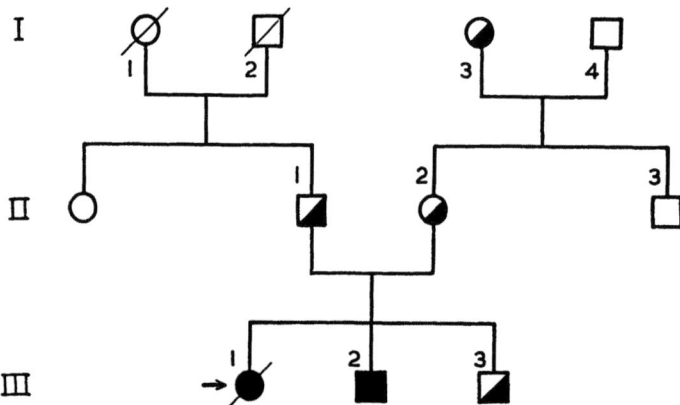

Fig. 4. The pedigree of an English family with FH investigated by the authors. White = normal; half black = heterozygote; black = homozygote; / = dead; → = index patient

Table 4. Details of the kindred shown in Fig. 4

Subject		Age at test	Xanthomas	IHD[a]	Plasma cholesterol (mg/100 ml)	Age at death
I	1	–[b]	–	–	–	61
	2	–	–	–	–	27 (Suicide)
	3	65	Xanthelasmas	Nil	346	Alive
	4	65	Nil	Nil	224	Alive
II	1	45	Tendinous	Yes	418	Alive
	2	45	Nil	Nil	375	Alive
	3	29	Nil	Nil	210	Alive
III	1	19	Tendinous and tuberous	Yes	795	20
	2	16	Tendinous and tuberous	Yes	622	Alive
	3	9	Nil	Nil	375	Alive

[a] Ischaemic heart disease.
[b] = No details available.
For clinical details see text.

her teens and died suddenly at age 20. She has one heterozygous brother and one homozygous brother, both of whom are still alive. The heterozygous brother has no xanthomas and no symptoms of heart disease. The father of the index patient has symptoms and signs of ischaemic heart disease and small tendinous xanthomas, but the mother has no evidence of heart disease and no xanthomatous lesions. The maternal grandparents are both alive at 69 years. The maternal grandfather is unaffected, but the maternal grandmother has a plasma cholesterol level of 346 mg/100 ml and xanthelasmas, with no evidence of heart disease.

As in the Lebanese kindred shown in Fig. 3, there is a clear suggestion of trimodality for plasma cholesterol concentration among the members of this family and the probable mode of inheritance can be deduced without formal genetic analysis. This family illustrates clearly the general rule that the heterozygote with one gene for FH has hypercholesterolemia in childhood, that he or she may develop xanthomas later in life and that there is a risk of early onset of ischaemic heart disease which is especially high in males. As in the Lebanese kindreds, the homozygotes have plasma cholesterol concentrations about twice those in the heterozygotes, xanthomas are extensive and develop in childhood and there is a high risk of developing ischaemic heart disease before age 20, with a high risk of early death.

Suggestions to Patients for Diets Low in Cholesterol, Low in Saturated Fat and High in Polyunsaturated Fat

Foods Allowed

Lean meat, poultry and fish.
Home-made cakes and pastry made with polyunsaturated margarine.
Clear soups, fruits and fruit juices.
Sugar, jam, boiled sweets, marmalade and honey.
Bread, Ryvita, potato, green vegetables and cereals.

Foods Not Allowed

Whole milk, fresh or condensed.
Cream and cheeses with high fat content (low-fat cottage cheese or skimmed milk allowed).
Suet, lard, butter and ordinary margarine.
Horlicks, Ovaltine and chocolate.
Fat on meat, tinned soups and meats, sausages, paté, goose and duck.
Organ meats, shellfish, fish roes and egg yolk.

Suggested Outline for Diet
Daily Allowance

1 pt of separated or skimmed milk.
6 oz cooked weight of lean meat, poultry or fish.
1½ oz polyunsaturated margarine.
1½ oz corn oil for use in cooking, baking, or salad dressings.

Breakfast

Glass of fruit juice or serving of porridge or cereal with skimmed milk from allowance.
Slice of grilled lean ham.
Two slices bread, with polyunsaturated margarine and marmalade or honey.
Tea or coffee with skimmed milk and sugar.

Mid-Morning

Tea or coffee with milk from allowance.

Ryvita biscuit and special margarine or piece of fresh fruit.

Mid-Day

Clear soup.

Serving of lean meat, fish or chicken, preferably having used corn-oil in cooking.

Serving of fresh vegetables or salad (corn-oil and vinegar dressing with salad).

Small serving of boiled potato or rice, or potato roasted or fried in corn-oil.

Skimmed-milk pudding or serving of fruit fresh, canned or stewed.

Tea or coffee with skimmed milk.

Tea-Time

One slice of bread or Ryvita crispbread with polyunsaturated margarine.

Jam, or honey, or salad vegetables.

Tea with skimmed milk and sugar.

Evening Meal

As at mid-day.

Bed-Time

Skimmed milk drink.

Fresh fruit, or low-fat cheese and Ryvita biscuits with polyunsaturated margarine.

References

ADLERSBERG, D., SCHAEFER, L.E., STEINBERG, A.G.: Studies on genetic and environmental control of serum cholesterol level. Circulation **16**, 487–488 (1957).

ADLERSBERG, D., SCHAEFER, L.E., STEINBERG, A.G., WANG, C.-I.: Age, sex, serum lipids, and coronary atherosclerosis. J. Amer. med. Ass. **162**, 619–622 (1956).

ALTSCHUL, R., HOFFER, A., STEPHEN, J.D.: Influence of nicotinic acid on serum cholesterol in man. Arch. Biochem. **54**, 558–559 (1955).

BEAUMONT, J.L., CARLSON, L.A., COOPER, G.R., FEJFAR, Z., FREDRICKSON, D.S., STRASSER, T.: Classification of hyperlipidemias and hyperlipoproteinemias. Bull. Wld Hlth Org. **43**, 891–915 (1970).

BEAUMONT, J.-L., SWYNGHEDAUW, B., BEAUMONT, V.: Composition chimique des lipoprotéines de Sf 0–12 dans l'hypercholestérolémie familiale xanthomateuse. Rev. franç. Étud. Clin. Biol. **10**, 221–224 (1965).

BROWN, M.S., GOLDSTEIN, J.L.: Expression of the familial hypercholesterolemia gene in heterozygotes: mechanism for a dominant disorder in man. Science **185**, 61–63 (1974).

CARTER, C.O., SLACK, J., MYANT, N.B.: Genetics of hyperlipoproteinemias. Lancet **1971 I**, 400–401.

COX, D., RIFKIND, B.M., ROBINSON, J., LAWRIE, T.D.V., MORGAN, H.G.: Primary hyperlipoproteinaemias in myocardial infarction. In: Protides of the Biological Fluids, Proceedings of the Nineteenth Colloquium, Bruges, 1971 (Ed. PEETERS, H.), p. 279–282. Oxford: Pergamon Press 1972.

DARMADY, J.M., FOSBROOKE, A.S., LLOYD, J.K.: Prospective study of serum cholesterol levels during first year of life. Brit. med. J. **1972 II**, 685–688.

EINARSSON, K., HELLSTRÖM, K., KALLNER, M.: Bile acid kinetics in relation to sex, serum lipids, body weights, and gallbladder disease in patients with various types of hyperlipoproteinemia. J. clin. Invest. **54**, 1301–1311 (1974).

EPSTEIN, F.H., BLOCK, W.D., HAND, E.A., FRANCIS, T., JR.: Familial hypercholesterolemia, xanthomatosis and coronary heart disease. Amer. J. Med. **26**, 39–53 (1959).

FREDRICKSON, D.S., LEVY, R.I.: Familial hyperlipoproteinemia. In: The Metabolic Basis of Inherited Disease, 3rd edition (Ed. STANBURY, J.B., WYNGAARDEN, J.B., FREDRICKSON, D.S.), p. 545–614. New York: McGraw-Hill Book Company 1972.

FREDRICKSON, D.S., LEVY, R.I., JONES, E., BONNELL, M., ERNST, N.: Dietary Management of Hyperlipoproteinemia. A Handbook for Physicians. Bethesda/Maryland: National Heart and Lung Institute 1970.

GENNES, J.-L. DE, ROUFFY, J., CHAIN, F.: Complications vasculaires cérébrales des xanthomatoses tendineuses hypercholestérolémiques familiales. Bull. Soc. méd. Hôp. Paris **119**, 569–586 (1968).

GLUECK, C.J., HECKMAN, F., SCHOENFELD, M., STEINER, P., PEARCE, W.: Neonatal familial Type II hyperlipoproteinemia: cord blood cholesterol in 1,800 births. Metabolism **20**, 597–608 (1971).

GOLDSTEIN, J.L., DANA, S.E., BRUNSCHEDE, G.Y., BROWN, M.S.: Genetic heterogeneity in familial hypercholesterolemia: evidence for two different mutations affecting the functions of low-density lipoprotein receptor. Proc. nat. Acad. Sci. (Wash.) **72**, 1092–1096 (1975).

GOLDSTEIN, J.L., SCHROTT, H.G., HAZZARD, W.R., BIERMAN, E.L., MOTULSKY, A.G.: Hyperlipidemia in coronary heart disease. II. Genetic analysis of lipid levels in 176 families and delineation of a new inherited disorder, combined hyperlipidemia. J. clin. Invest. **52**, 1544–1568 (1973).

GRETEN, H., WENGELER, H., WAGNER, H.: Early diagnosis of familial type II hyperlipoproteinemia. Nutr. Metabol. **15**, 128 (1973).

HARLAN, W.R., JR., GRAHAM, J.B., ESTES, H.E.: Familial hypercholesterolemia: genetic and metabolic study. Medicine (Baltimore) **45**, 77–110 (1966).

HEINLE, R.A., LEVY, R.I., FREDRICKSON, D.S., GORLIN, R.: Lipid and carbohydrate abnormalities in patients with angiographically documented coronary artery disease. Amer. J. Cardiol. **24**, 178–186 (1969).

JENSEN, J., BLANKENHORN, D.H., CHIN, H.P., STURGEON, P., WARE, A.G.: Serum lipids and serum uric acid in human twins. J. Lipid Res. **6**, 193–205 (1965).

JOHNSTON, I.D.A., DAVIS, J.A., MOUTAFIS, C.D., MYANT, N.B.: Ileal by-pass in the management of familial hypercholesterolemia. Proc. roy. Soc. Med. **60**, 746–748 (1967).

KANNEL, W.B., CASTELLI, W.P., GORDON, T., MCNAMARA, P.M.: Serum cholesterol, lipoproteins, and the

risk of coronary heart disease. Ann. intern. Med. **74**, 1–12 (1971).
KEYS, A. (Ed.): Coronary heart disease in seven countries. Circulation **41**, No. 4, Suppl. 1, American Heart Association Monograph No. 29 (1970).
KEYS, A., ANDERSON, J.T., GRANDE, F.: Serum cholesterol response to changes in the diet. I. Iodine value of dietary fat versus 2S-P. Metabolism **14**, 747–758 (1965).
KEYS, A., FIDANZA, F.: Serum cholesterol and relative body weight of coronary patients in different populations. Circulation **22**, 1091–1106 (1960).
KHACHADURIAN, A.K.: The inheritance of essential familial hypercholesterolemia. Amer. J. Med. **37**, 402–407 (1964).
KHACHADURIAN, A.K.: Migratory polyarthritis in familial hypercholesterolemia (Type II hyperlipoproteinemia). Arthr. and Rheum. **11**, 385–393 (1968).
KHACHADURIAN, A.K.: A general review of clinical and laboratory features of familial hypercholesterolemia (Type II hyperbetalipoproteinemia). In: Protides of the Biological Fluids, Proceedings of the Nineteenth Colloquium, Bruges, 1971 (Ed. PEETERS, H.), p. 315–318. Oxford: Pergamon Press 1972.
KHACHADURIAN, A.K., DEMIRJIAN, Z.N.: Persistent elevation of the erythrocyte sedimentation rate (ESR) in familial hypercholesterolemia with a preliminary report on the effect of plasma beta-lipoproteins on ESR. Lebanese med. J. **20**, 31–43 (1967).
KWITEROVICH, P.O., LEVY, R.I., FREDRICKSON, D.S.: Early detection and treatment of familial Type II hyperlipoproteinemia. Circulation **42**, No. 4, Suppl. III, p. III-11 (1970).
KWITEROVICH, P.O., LEVY, R.I., FREDRICKSON, D.S.: Neonatal diagnosis of familial type II hyperlipoproteinemia. Lancet **1973 I**, 118–122.
LANGER, T., STROBER, W., LEVY, R.I.: Familial Type II hyperlipoproteinemia: a defect of beta lipoprotein apoprotein catabolism? J. clin. Invest. **48**, 49a (1969).
LEWIS, B., MYANT, N.B.: Studies in the metabolism of cholesterol in subjects with normal plasma cholesterol levels and in patients with essential hypercholesterolemia. Clin. Sci. **32**, 201–213 (1967).
MIETTINEN, T.A., PELKONEN, R., NIKKILÄ, E.A., HEINONEN, O.: Low excretion of fecal bile acids in a family with hypercholesterolemia. Acta med. scand. **182**, 645–650 (1967).
MOUTAFIS, C.D., MYANT, N.B.: The metabolism of cholesterol in two hypercholesterolemic patients treated with cholestyramine. Clin. Sci. **37**, 443–454 (1969).
MOUTAFIS, C.D., MYANT, N.B.: Cholestyramine and the excretion of faecal bile acids in hyperbetalipoproteinemia in the homozygous and heterozygous forms. In: Pharmacological Control of Lipid Metabolism, Proceedings of the Fourth International Symposium on Drugs Affecting Lipid Metabolism (Ed. HOLMES, W.L., PAOLETTI, R., KRITCHEVSKY, D.), p. 309–310. New York: Plenum Press 1972.
MOUTAFIS, C.D., MYANT, N.B., MANCINI, M., ORIENTE, P.: Cholestyramine and nicotinic acid in the treatment of familial hyperbetalipoproteinemia in the homozygous form. Atherosclerosis **14**, 247–258 (1971).
MYANT, N.B.: The transport and turnover of the plasma cholesterol. In: Plasma Lipoproteins, Biochemical Society Symposium No. 33 held in University College, London, April, 1971 (Ed. SMELLIE, R.M.S.), p. 99–121. London: Academic Press 1971.
MYANT, N.B., BALASUBRAMANIAM, S., MOUTAFIS, C.D., MANCINI, M., SLACK, J.: Turnover of cholesteryl esters in plasma low-density and high-density lipoproteins in familial hyperbetalipoproteinemia. Clin. Sci. Molec. Med. **45**, 551–560 (1973).
NEVIN, N.C., SLACK, J.: Hyperlipidemic xanthomatosis. II. Mode of inheritance in 55 families with essential hyperlipidemia and xanthomatosis. J. med. Genet. **5**, 9–28 (1968).
PAGE, I.H., LEWIS, L.A., GILBERT, J.: Plasma lipids and proteins and their relationship to coronary disease among Navajo Indians. Circulation **13**, 675–679 (1956).
PATTERSON, D., SLACK, J.: Lipid abnormalities in male and female survivors of myocardial infarction and their first degree relatives. Lancet **1972 I**, 393–399.
PIKKARAINEN, J., TAKKUNEN, J., KULONEN, E.: Serum cholesterol in Finnish twins. Amer. J. hum. Genet. **18**, 115–126 (1966).
REICHL, D., SIMONS, L.A., MYANT, N.B., PFLUG, J.J., MILLS, G.L.: The lipids and lipoproteins of human peripheral lymph, with observations on the transport of cholesterol from plasma and tissues into lymph. Clin. Sci. Molec. Med. **45**, 313–329 (1973).
SCHOLNICK, H.R., BURSTEIN, M., EDER, H.A.: A simple method for the detection and identification of various types of hyperlipoproteinaemia. In: Protides of the Biological Fluids, Proceedings of the Nineteenth Colloquium, Bruges, 1971 (Ed. PEETERS, H.), p. 289–292. Oxford: Pergamon Press 1972.
SCHROTT, H.G., GOLDSTEIN, J.L., HAZZARD, W.R., MCGOODWIN, M.M., MOTULSKY, A.G.: Familial hypercholesterolemia in a large kindred. Evidence for a monogenic mechanism. Ann. intern. Med. **76**, 711–720 (1972).
SEGALL, M.M., FOSBROOKE, A.S., LLOYD, J.K., WOLFF, O.H.: Treatment of familial hypercholesterolemia in children. Lancet **1970 I**, 641–644.
SHAPER, A.G., JONES, K.W.: Serum-cholesterol, diet, and coronary heart-disease in Africans and Asians in Uganda. Lancet **1959 II**, 534–537.
SIMONS, L.A., REICHL, D., MYANT, N.B., MANCINI, M.: The metabolism of the apoprotein of plasma low density lipoprotein in familial hyperbetalipoproteinemia in the homozygous form. Atherosclerosis **21**, 283–298 (1975).
SLACK, J.: Risks of ischaemic heart-disease in familial hyperlipoproteinemic states. Lancet **1969 II**, 1380–1382.
SLACK, J., MILLS, G.L.: Anomalous low density lipoproteins in familial hyperbetalipoproteinemia. Clin. chim. Acta **29**, 15–25 (1970).
STAMLER, J., BEARD, R.R., CONNOR, W.E., DE WOLFE, V.G., STOKES, J., WILLIS, P.W.: Primary prevention of the atherosclerotic diseases. Circulation **42**, A55–A95 (1970).
STARZL, T.E., CHASE, H.P., PUTNAM, C.W., PORTER, K.A.: Portacaval shunt in hyperlipoproteinemia. Lancet **1973 II**, 940–944.
STARZL, T.E., FRANCAVILLA, A., HALGRIMSON, C.G., FRANCAVILLA, F.R., PORTER, K.A., BROWN, T., PUTNAM, C.W.: The origin, hormonal nature, and action of hepatotrophic substances in portal venous blood. Surg. Gynec. Obstet. **137**, 179–199 (1973a).

Thannhauser, S.J.: Lipidoses. In: Diseases of the Intracellular Lipid Metabolism, 3rd edition, p. 102. New York: Grune & Stratton 1958.

Thomas, C.B., Murphy, E.A., Bolling, D.R.: The precursors of hypertension and coronary disease: statistical consideration of distributions in a population of medical students. Bull. Johns Hopk. Hosp. 114, 290–312 (1964).

Toor, M., Katchalsky, A., Agmon, J., Allalouf, D.: Atherosclerosis and related factors in immigrants to Israel. Circulation 22, 265–279 (1960).

Tsang, R.C., Fallat, R.W., Glueck, C.J.: Cholesterol at birth and age 1: comparison of normal and hypercholesterolemic neonates. Pediatrics 53, 458–470 (1974).

Wilkinson, C.F., Hand, E.A., Fliegelman, M.T.: Essential familial hypercholesterolemia. Ann. intern. Med., 29, 671 (1948).

Type III-Hyperlipoproteinemia

R.I. Levy and G. Assmann

With 9 Figures and 5 Tables

A. Introduction

Familial type III hyperlipoproteinemia (synonyms: "floating beta" disorder, familial "broad beta" disease, dysbetalipoproteinemia) is an uncommon genetically determined disorder of lipoprotein metabolism (Fredrickson et al., 1967; Quartfordt et al., 1971; Hazzard et al., 1972; Fredrickson and Levy, 1972). The exact metabolic defect and genetic mode of inheritance are not yet established. It is characterized by an apparent abnormal lipoprotein form, elevation in plasma cholesterol and triglyceride levels, typical cutaneous and subcutaneous lesions and premature peripheral and coronary vessel disease. The abnormal lipoprotein ("β-VLDL") has flotation properties of very low density lipoproteins (VLDL), but exhibits an unusual electrophoretic mobility, extending from the β- to the α₂-zone on paper electrophoresis, and an abnormal composition, including significantly more cholesterol in proportion to triglyceride. The phenotypic expression of the inheritable defect(s) is related to maturity, men are usually much earlier affected than women. Dietary and drug therapy usually effectively lowers plasma lipid levels to normal in this disorder. Type III lipoprotein patterns may be secondary to severe insulinopenic diabetes, hypothyroidism or dysglobulinemia.

Lipid abnormality: Both total plasma triglyceride and cholesterol concentrations are elevated in type III hyperlipoproteinemia, often to the same extent (Table 1). Characteristically, the ratio of plasma triglyceride to cholesterol is about 1:0. The plasma glycerides concentrations may vary from 150 to more than 1,500 mg per 100 ml, the plasma cholesterol concentrations from 200 to more than 1,400 mg per 100 ml. Standing plasma is usually turbid and frequently contains a chylomicron "cream" layer. The extreme variability of triglyceride and cholesterol concentrations in type III in part reflects the sensitivity of lipoprotein levels in these patients to changes in the content and total calorie level of the diet.

When the relative cholesterol concentration of individual lipoprotein density fractions is examined, it is normal in the low (LDL) and high density lipoproteins (HDL) but disproportionately high in the very low density lipoproteins (VLDL) (Table 2; Hazzard et al., 1972; Fredrickson and Levy, 1972).

The lipoprotein abnormality: The uniqueness of type III hyperlipoproteinemia as

Table 1. Plasma lipids and lipoproteins in 67 patients with Type III-Hyperlipoproteinemia

Age, yr	No.		Cholesterol, mg/100 ml (mean ± 1 s.d.)				Triglyceride plasma, mg/100 ml
	M	F	Plasma	VLDL	LDL	HDL	
20—29	7	1	282 ± 71	153 ± 81	98 ± 20	98 ± 6	512 ± 267
30—39	18	1	477 ± 150	339 ± 168	102 ± 27	36 ± 10	752 ± 489
40—49	7	9	378 ± 138	222 ± 142	115 ± 36	45 ± 27	455 ± 235
50—59	7	9	435 ± 104	275 ± 119	119 ± 30	42 ± 10	602 ± 348
60+	3	5	434 ± 153	280 ± 149	113 ± 50	37 ± 11	568 ± 224

Table 2. Chemical composition of VLDL, MG/100 ML plasma

	Cholesterol	Phospholipid	Triglyceride	Protein	C/TG[a]
Normal A	5	8	35	5	0.14
Normal B	49	62	260	48	0.9
Type II	26	37	120	25	0.22
Type III	163	107	380	88	0.43
Type IV	42	65	195	41	0.22
Type V	80	104	560	77	0.14

[a] C/TG, cholesterol/triglyceride.

Note: VLDL=all lipoproteins of density <1.006. The normal represented one subject samples (A) on a regular diet, and (B) after 1 week on a fat-free diet in which carbohydrate provided 80 percent of calories. Each of the types of hyperlipoproteinemia represents pools from four or more patients on regular diets.

compared to other forms of hyperlipoproteinemias resides in the presence of lipoproteins that have β mobility but very low density (FREDRICKSON et al., 1967). Paper, agarose, cellulose acetate or starch block electrophoresis of the supernatant fraction of plasma after ultracentrifugation (16 hr; 100,000 g/min) at its unadjusted salt density of 1.006 reveals β-migrating lipoproteins. In the normal, and in other types of hyperlipoproteinemia, only pre-β migrating lipoproteins and chylomicrons are present in the lipoprotein fraction of density <1.006 and all the lipoproteins of β mobility remain in the infranatant (density >1.006) fraction (Fig. 1). On paper, agarose or cellulose acetate electrophoresis, there is often a broad, intensely staining lipoprotein band beginning in the normal β zone but extending continuously into the pre-β region. Such migration obliterating the normal separation between β and pre-β lipoprotein bands, occurs in about two-thirds of untreated patients with type III. α-migrating lipoproteins usually appear normal. A faint chylomicron band is often present, even during periods of very low fat intake.

Starch block electrophoresis of isolated VLDL from patients with type III hyperlipoproteinemia reveals two subclasses (Fig. 2):

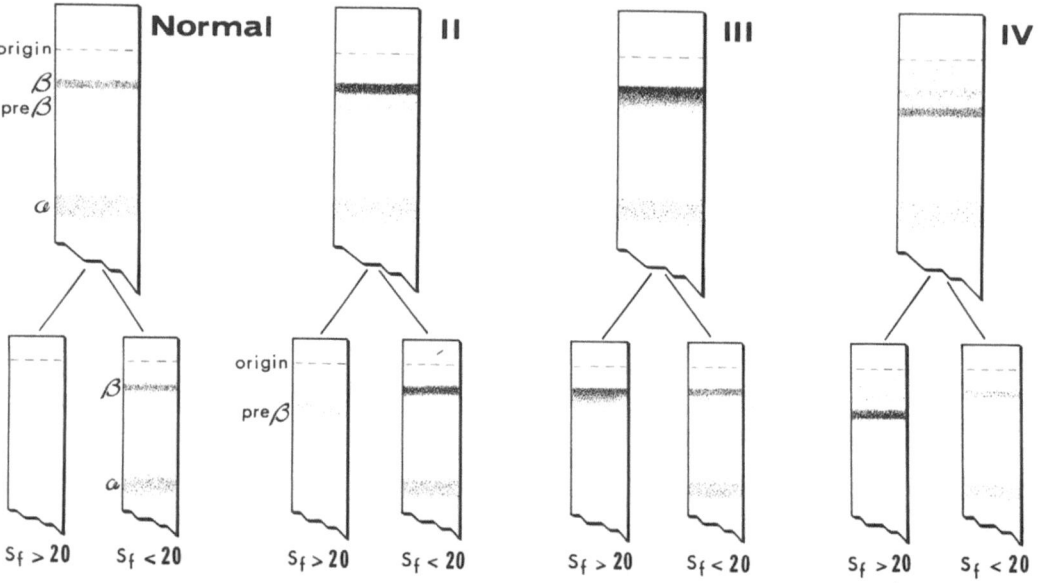

Fig. 1. Schematic presentation of the distinction between type III and all other forms of hyperlipoproteinemia. In type III β-migrating lipoproteins appear in the ultracentrifuge fractions of density <1.006 (S_f >20)

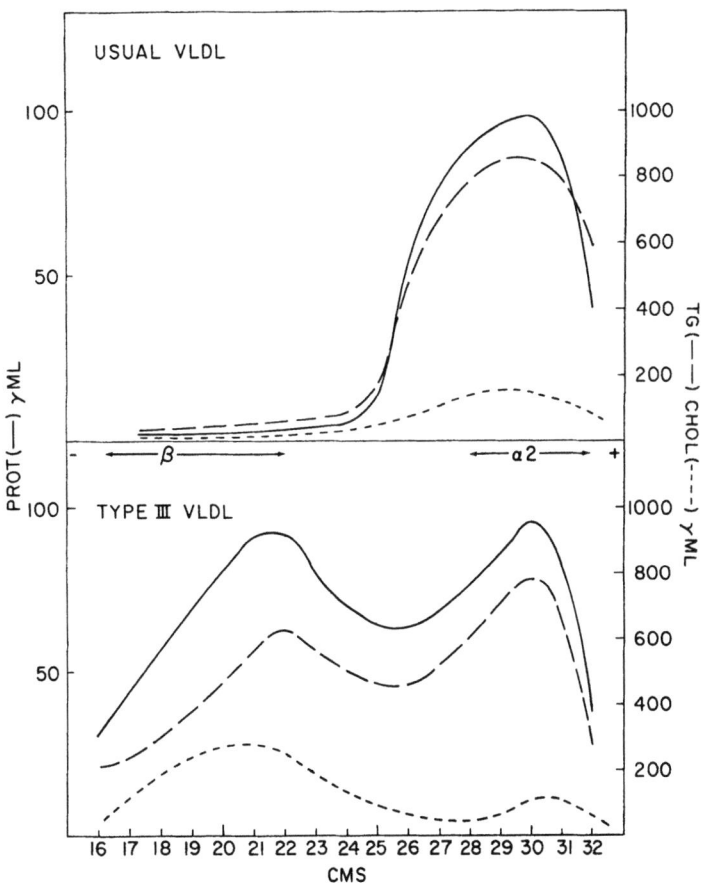

Fig. 2. The distribution of the usual very low density lipoproteins (density < 1.006) (top) compared with that of VLDL from type III (bottom) as obtained on starch block electrophoresis. The distributions of protein (prot.), triglycerides (TG), and cholesterol (chol.) are shown. cms = centimeters of distance along the block. [Note the presence of a second component (β-VLDL) in type III (QUARFORDT et al., 1971)]

one of these, having α_2 mobility (α_2 VLDL), has a content of lipid and protein and physical characteristics similar to VLDL from normal subjects; the other, having β mobility (β-VLDL), contains more cholesterol and less triglyceride in relation to protein, than normal (VLDL) (QUARTFORDT et al., 1971). The apoprotein composition of the α_2-VLDL fraction is immunochemically indistinguishable from that of normal VLDL: only the apoprotein moiety of low density lipoprotein is immunochemically detectable in the β-VLDL fraction (BROWN et al., 1969; GOTTO et al., 1972). On polyacrylamide gel electrophoresis a broadened VLDL band is present at the running gel interface and no lipoproteins are seen in the usual position occupied by β-lipoproteins (LDL) on this medium. The presence of β-migrating lipoproteins on paper, agarose or cellulose acetate in the absence of a discernible β lipoprotein band in polyacrylamide is regarded as a presumptive test for the type III anomaly and is about 95% accurate (MASKET et al., 1973).

A recent analysis of triglyceride-rich lipoproteins in type III as defined by size after gel chromatography has suggested the presence of three different lipoprotein populations (SATA et al., 1972). Two populations with mean diameters of 800 and 350 Å were found to have an increased content of cholesteryl ester and decreased content of triglyceride, one population of particles of intermediate size had a lipid composition resembling VLDL from normal subjects.

In the analytical ultracentrifuge, the predominant lipoprotein abnormalities include a decrease in the LDL subclass of density $1.019-1.063$ (S_f $0-12$) and a moderate increase in the LDL subclass of density $1.006-1.019$ (S_f $12-20$ (Fig. 3)). The VLDL subclasses S_f $20-60$, $60-100$, and $100-400$ are often markedly elevated, with the majority

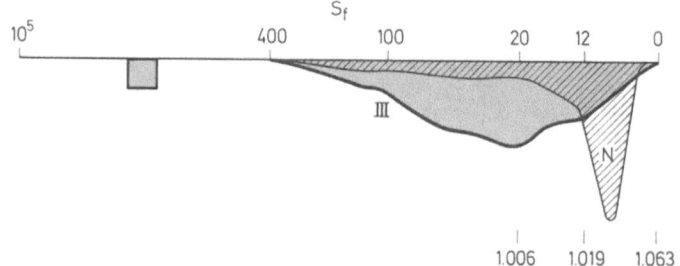

Fig. 3. Schematic comparison of the typical analytical ultracentrifugal pattern in a normal and a type III (N=normal, III=type III) 1.006, 1.019, 1.063 represent density measurements

of the lipoprotein increase between S_f 12 and 60 (GOFMAN et al., 1954; FREDRICKSON et al., 1968). The bulk of the β-VLDL has a flotation constant of S_f 20–60 (QUARTFORDT et al., 1971; HAZZARD et al., 1970). The inversion of the usual concentration of LDL and VLDL provides a characteristic, though not always diagnostic pattern in type III. At present the demonstration of "floating β" by combination of preparative ultracentrifugation and electrophoresis is required to establish the diagnosis. Other diagnostic tests have to be compared against this standard. A recent analysis at the Clinical Center, Bethesda, has revealed that these criteria, though pathognomonic, may not be fulfilled sometimes (21%) in patients treated to maximal effect (cholesterol < 200, triglyceride < 150) (MORGANROTH et al., 1973).

B. Pathogenesis

The formation of an abnormal lipoprotein in type III hyperlipoproteinemia was originally attributed to a structural defect of its protein moiety, apoLDL (FREDRICKSON et al., 1967). This possibility still suffers from lack of adequate knowledge of the normal protein composition of apoLDL and remains to be excluded. However, the apoLDL moiety of β-VLDL is identical in immunochemical, chromatographic and optical properties as well as amino acid composition to the apoLDL from normal subjects (GOTTO et al., 1972). In addition, structural abnormalities of the lipid moiety of β-VLDL have not been detected. The biochemical basis of interaction between lipids and lipoprotein-

apoproteins is not yet understood. Structural abnormalities conceivably might be caused by a defect in the binding mechanism, which is thought to start with the synthesis of the protein core and the lipid moiety at the rough endoplasmic reticulum of hepatic cells (REDMAN, 1968; BUNGENBERG DE JONG and MARSH, 1968).

Recently, attention has focused on very low density lipoprotein degradation and the accumulation of β-VLDL has been suggested to result from a defect in the normal metabolic conversion of plasma VLDL to LDL. The understanding of the degradative pathway of very low density lipoproteins is complicated by the fact that these molecules are heterogeneous with respect to size (280 to 750 Å in diameter), density (0.95 to 1.006 mg per ml), and S_f rate (20 to greater than 400). They enter the blood continuously from the liver and to a small extent from the mucosal cells of the small intestine via the thoracic duct. Four major apoproteins of VLDL have been isolated and partially characterized as apoLDL, apoLP-ser, apoLP-glu and apoLP-ala (BROWN et al., 1969; BROWN et al., 1970a, b; HERBERT et al., 1971). Several other components, some possible contaminants, have been reported (SHORE and SHORE, 1970). The less-dense particles have relatively more triglyceride and less protein and overlap with chylomicrons. Particles with higher density have more protein and less triglyceride and merge with low density lipoproteins. The relative composition of apoproteins within this lipoprotein class varies considerably, apoLDL being relatively enriched in the smaller molecules (EISENBERG et al., 1972).

A precursor product relationship between plasma VLDL and LDL has been suggested in the past for total human VLDL protein(s)

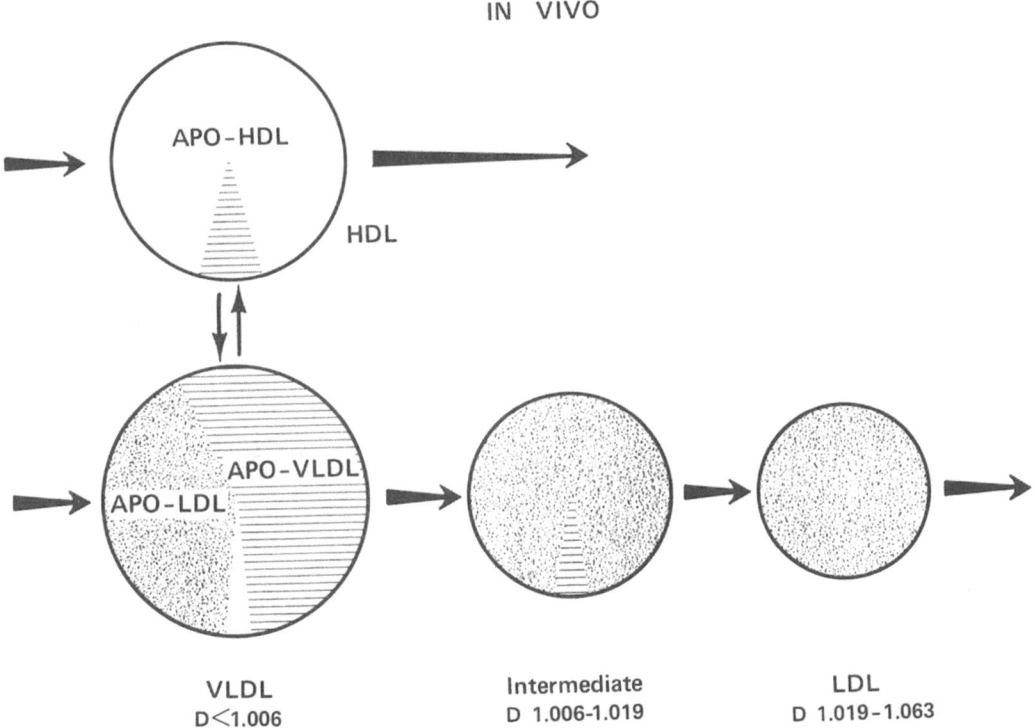

Fig. 4. Schematic representation of very low density lipoprotein (VLDL) metabolism. These lipoproteins are released from the intestine and liver and converted into low density lipoproteins (LDL) during their transit through the plasma. In type III the defect apparently lies in a blocked conversion of intermediate to LDL

and triglycerides (GITLIN et al., 1958; FARQUAR et al., 1965; QUARTFORDT et al., 1970). Reciprocal changes in the concentration of very low density and low density lipoproteins in man following dietary manipulations and drug administration have been observed (WILSON and LEES, 1972). The process of conversion of VLDL to LDL requires hydrolysis of most of the triglyceride and the removal or transfer of VLDL apoproteins other than apoLDL (Fig. 4). The following observations have been made:

a) Following injection of ^{125}I-labeled very low density lipoproteins into humans, the apoLDL moiety of very low density lipoprotein disappears rapidly from very low density lipoprotein, whereas apoLP-glu and apoLP-ala decay at a much slower rate; the labeled apoLDL moiety accumulates after injection in a lipoprotein of intermediate density (1.006 to 1.019 mg/ml; S_f 12–20) which peaks at six hours. Radioactivity later peaks 12–24 hours after injection with the protein moiety of low density lipoproteins (D 1.019–1.063) (BILHEIMER et al., 1971a, b; BILHEIMER et al., 1972). It has been calculated that all plasma LDL could be derived from VLDL breakdown (LEVY et al., 1971), from the amount of apoLDL in VLDL (40% of VLDL apoproteins), the turnover of apoLDL (900–1,200 mg/day) and estimates of VLDL turnover.

b) *In vitro*, apoLP-glu and apoLP-ala are transferred from very low density lipoprotein to other plasma lipoproteins, mainly high density lipoprotein, whereas apoLDL is not involved in this transfer. ApoLP-glu and ApoLP-ala also readily transfer back to very low density lipoprotein, thus representing, at least in part, an exchange phenomenon. The transfer and exchange of apoLP-glu and apoLP-ala was also observed *in vivo*. The distribution of these two apoproteins between very low and high density lipoproteins appeared to be related to the actual concentrations of lipoproteins in plasma (*in vitro*) and/or plasma triglyceride levels (*in vivo*). Factors governing these processes are presently poorly understood. In contrast, the apoLDL moiety of very low density and low density lipoproteins seems not to recycle or exchange *in vivo*. Its continuous disappearance from VLDL and appearance in LDL through the formation of a lipoprotein of intermediate density appears to be a unidirectional process (LANGER et al., 1971; BILHEIMER et al., 1972; EISENBERG et al., 1972).

c) The effect of heparin on the metabolism of very low density lipoproteins was recently investigated (EISENBERG et al., 1973). Heparin is known to release lipolytic activity of hepatic and extra-hepatic origin into the plasma. When administered to patients shortly after injection of ^{125}I-VLDL, it was found that a massive net transfer of labeled apoLP-glu and apoLP-ala from very low density to high density lipoproteins occurred within 30 min and correlated with the acute fall in VLDL produced by the brisk intravascular glyceride hydrolysis. In contrast the amount of labeled lipoproteins of intermediate density (d=1.006–1.019) and low density (d=1.019–1.063) formed during the same time interval, was similar to that observed when heparin was not administered.

At different time intervals following heparin injection, radioactivity in very low density lipoproteins was associated with different density subclasses. S_f 20–60 lipoprotein, relatively enriched with labeled apoLDL, appeared shortly after the administration of heparin and subsequently decayed to low density lipoproteins at a relatively slow rate.

These results suggest that there might exist a precursor product relationship between very low density particles of large and smaller size (BARTTER and NESTEL, 1970; BARTER and NESTEL, 1972; QUARFORDT et al., 1973), lipolytic enzymes released by heparin from their site of origin [e.g., capillary endothelium of adipose tissue (BLANCHETTE-MACKIE and SCOW, 1971), plasma membranes of hepatic cells (ASSMANN et al., 1973)] seem to be involved. The biochemical mechanism behind the degradation of lipoproteins of intermediate density (S_f 12–60) to lipoproteins of low density is not yet understood.

C. The Probable Defect in Type III

Evidence that the abnormal lipoprotein found in subjects with type III (β-VLDL) might be identical to the intermediate density lipoprotein fraction formed during the initial catabolism of very low density lipoproteins has been obtained. The same data suggest that a specific metabolic error in late VLDL catabolism (catabolism of the intermediate lipoprotein form) results in the type III abnormality.

a) After intravenous injection of 1-^{14}C palmitate into patients with type III hyperlipoproteinemia, α_2-VLDL triglyceride specific activity intersects β-VLDL triglyceride specific activity at about its maximum specific activity, suggesting, but not proving, a direct precursor product relationship between these two substances (QUARFORDT et al., 1973). Furthermore, whereas the label associated with α_2-VLDL rapidly decayed, that associated with β-VLDL persisted in the plasma disappearing at a much slower rate.

b) When ^{125}I-labeled VLDL, prepared from either patients with type III or type IV hyperlipoproteinemia, was injected into patients with type IV hyperlipoproteinemia, catabolism occurred in a fashion similar to that described before, the apoLDL moiety of very low density lipoprotein transferring to LDL through a lipoprotein of intermediate density. In contrast, when patients with type III hyperlipoproteinemia were injected with their own VLDL or VLDL from patients with type IV hyperlipoproteinemia, the amount of radioactivity accumulating in the lipoprotein of intermediate density was several folds higher than that observed in normal humans or patients with type IV hyperlipoproteinemia. Whereas the first step of VLDL catabolism, as measured by the increase of radioactivity in the lipoprotein of intermediate density, was not altered, appearance of label in LDL was greatly delayed (BILHEIMER et al., 1971).

These studies suggest that the formation of an abnormal lipoprotein in type III hyperlipoproteinemia is of functional, rather than structural, origin. The defect appears probably to be associated with the final conversion of the intermediate density lipoprotein to low density lipoprotein (Fig. 4).

c) Recently, evidence has been gathered to suggest that in type III patients a similar defect in catabolism or clearance exists in the metabolism of the other triglyceride laden lipoprotein (chylomicrons). Chylomicrons are normally formed in the intestinal mucosa cells and serve to carry dietary triglyceride into the body. The majority of chylomicron triglyceride (90%) is taken up by adipose tissue and muscle as a result of intravascular lipolysis mediated by extra-hepatic triglyceride lipase (lipoprotein lipase). The remnant particle containing essentially all the chylomicron cholesterol and phospholipid and still of $S_f > 400$ is then removed by the liver (REDGRAVE, 1970). In type III patients chylomicron remnants labeled *in vivo* with vitamin A persist in the plasma for an inordinate period of time (HAZZARD and BIERMAN, 1971).

This observation may help to explain the chylomicronemia frequently seen in type III patients and support earlier concepts that VLDL and chylomicron remnants are catabolized or cleared through a common pathway. These findings have also been used to explain the two abnormal families of glyceride laden particles seen in type III subjects after gel chromatography, one form theoretically representing chylomicron remnant, the other β-VLDL (SATA et al., 1972).

In summary then, there is a great deal of evidence linking the apoLDL of very low density and low density lipoproteins through the catabolism of VLDL to LDL. The concept of the identity of the intermediate lipoprotein fraction as seen in the kinetic analyses of VLDL metabolism and β-VLDL needs further experimental support. Furthermore, the identification of triglyceride-rich VLDL remnants with beta mobility on electrophoresis and an $S_f > 20$ during normal VLDL catabolism remains to be clearly established. All the enzymes involved in the conversion and clearance of chylomicra and VLDL are not yet characterized. Their localization and isolation may contribute to a further understanding of the defect in type III hyperlipoproteinemia. It should be emphasized, however, that at present, there is no proof that all patients with type III hyperlipoproteinemia have the same basic genetic defect. Abnormalities in lipoprotein structure as well as enzymatic catalysis may later be discovered in patients with the type III lipoprotein abnormality.

D. Clinical Course

Since the definition of the lipoprotein abnormality in type III (β-VLDL; floating beta lipoprotein) and the separation of the disorder from other forms of hyperlipoproteinemia was not firmly made until 1967 (FREDRICKSON et al., 1967), present knowledge on the prevalence, genetics, clinical manifestation and responsiveness to therapy is based on a limited number of studies. Patients, now recognized as having type III hyperlipoproteinemia, have been described in the past as having xanthoma tuberosum, idiopathic hypercholesterolemic xanthomatosis with hyperlipemia, familial hypercholesterolemic xanthomatosis with hypertriglyceridemia, or mixed hyperlipemia (LEVER et al., 1954; GOFMAN et al., 1954; BORRIE, 1957).

The first reported linkage of patients with "xanthoma tuberosum" to a unique pattern of lipoproteins as observed in the analytical ultracentrifuge was made by GOFMAN et al. (1954a, b). They noted the characteristic appearance of skin lesions on "extensor surfaces of the elbows, buttocks, extensor aspects of the knees, the hands, especially the volar surfaces, and over the ankle malleoli, especially laterally." In addition, a familial character with a preponderance of male propositi and a delayed clinical expression (after childhood) was noted. A second group of patients with type III hyperlipoproteinemia, defined by planar xanthomas, paper electrophoresis, and plasma lipid analysis, has been described by BORRIE (1957, 1969). His patients were detected because of xanthomas; their age of onset ranged from 24 to 53 years.

The largest reported collection of patients with type III hyperlipoproteinemia, 86 patients in 68 kindreds, has been assembled at the Clinical Center, N.I.H. (FREDRICKSON and LEVY, 1972). None of these patients developed symptoms in the first 20 years of

Table 3. Frequency of clinical features in patients with Type III[a]

Ischemic heart disease	Peripheral vascular disease	Fasting hyperglycemia	Abnormal glucose tolerance	Hypertension	Abdominal pain	Xanthomas			
						planar	tendon	tuberous	eruptive
55	49	6.4	46	33	5.9	65	19	60	10

[a] Percentage of 51 patients from FREDRICKSON and LEVY (1972).

life. The mean age of detection of symptoms was 33 years in males and 48 years in females. Initial symptoms were usually related to the triad of xanthomatosis, vascular disease, and hyperlipoproteinemia (Table 3). Although over 70 children of propositi were screened, the type III pattern was not observed in any subject under 20 years of age.

There is, however, one report in the literature of a 10 year old boy with type III hyperlipoproteinemia who presented with multiple xanthomas of two months duration, moderate lipemia retinalis, obesity and hyperlipidemia (GODOLPHIN et al., 1972). The diagnosis was confirmed by the demonstration of β-migrating lipoproteins in the very low density lipoprotein fraction prepared by ultracentrifugation.

Cases of acquired, rather than inherited, type III hyperlipoproteinemia have been described in patients with diabetic ketoacidosis and systemic lupus erythematosis (STERN et al., 1972). None of these patients have had palmar xanthomata. Dysgammaglobulinemia "autoimmune hyperlipoproteinemia" has resulted in a clinical picture, including the palmar planar xanthoma and combined hypercholesterolemia and hypertriglyceridemia as seen in type III but the lipoprotein abnormality has not been looked for there (BEAUMONT, 1967).

Hypothyroidism is usually associated with the type II abnormality (increased normal LDL): occasionally it also results in floating beta lipoprotein. Concurrent hypothyroidism will aggravate the hypercholesterolemia and hypertriglyceridemia in type III hyperlipoproteinemia (HAZZARD and BIERMAN, 1972); during replacement therapy with thyroid hormone cholesterol and triglyceride levels may be reduced toward normal. The relationship between post-heparin lipolytic activity, thyroid function and lipoprotein levels in type III hyperlipoproteinemia is currently under investigation in our laboratory; a careful thyroid evaluation in subjects with type III hyperlipoproteinemia, as well as in those with other forms of hypercholesterolemia and hypertriglyceridemia, is clearly indicated.

E. Vascular Disease

An increased incidence of intermittent claudication, angina pectoris, myocardial infarction, or other evidence of arteriosclerosis at relatively young ages in patients with type III hyperlipoproteinemia is well-established (FREDRICKSON and LEVY, 1972). Although the prevalence of premature vascular disease seems unquestionably to be high, the exact figure remains to be determined. Of 51 patients with type III studied clinically at the N.I.H., 27 (53%) had a history, or signs of, ischemic heart disease and 49% had peripheral vascular disease, as indicated by decreased pulses in the femoral, popliteal, or smaller leg arteries. In the aggregate, over 80% of the men and about 25% of the women under age 50 years with type III had evidence of vascular disease. Peripheral vascular disease appears to have a particularly high frequency in type III, and a history of intermittent claudication in a patient with hyperlipidemia should suggest this phenotype. Young males between ages 25 and 35 with intermittent claudication should be especially suspected of having this disorder.

Peripheral arterial blood flow in patients with type III has been demonstrated to increase, sometimes strikingly, after the blood lipid levels have been lowered by therapy (ZELIS et al., 1970). A necroscopy report of a 57 year old type III female who suffered from angina pectoris, recurrent myocardial infarction (cause of death), intermittent claudication and diabetes mellitus, revealed 75–100% occlusions of major coronary vessels by collections of foam cells with deposits of fibrous tissue (ROBERTS et al., 1970). No complicated plaques or cholesterol clefts were noted, calcifications were rare. Beyond that, severe arteriosclerosis (often of the foam cell variety) was found in the entire aorta, iliac arteries, carotid arteries and smaller arteries in kidneys, adrenal glands and pancreas. Focal lipid deposits were present on the endocardium of the left atrium. Histologically, these deposits consisted of collections of foam cells, which stained strongly for fat by oil red 0. Similarly oil red 0- and PAS-positive foam cells were found in spleen and bone marrow, but none were seen in the liver or other organs. Since foam cells have also been found in type I and type V, but not in type II and IV, one may speculate that either high plasma triglyceride levels per se or chylomicrons rather than VLDL provoke foam cell reaction.

Two other autopsy cases have been reported, both confirming severe premature arteriosclerosis (ROBERTS et al., 1973). However, foam cell involvement of the arterial wall was not apparent. A detailed lipid analysis of vessel lesions or foam cells has not been performed.

F. Xanthomatosis

Xanthomatosis has to be regarded as a consequence of the lipid elevation rather than as the primary expression of the underlying pathogenic mechanism. However, there is a rough correlation between total serum lipids or individual lipid fractions and incidence of xanthomas. Factors responsible for the development of xanthomas in individual cases are poorly understood. GOFMAN et al., 1954, tried to correlate different forms of xanthomas with prevailing lipoprotein patterns. They observed tuberous and eruptive xanthomas correlated with elevation of the S_f 20–100 and S_f 100–400 lipoprotein classes, respectively; whereas tendon xanthomas occurred with elevation of S_f 0–12 lipoproteins (GOFMAN et al., 1954). However, all types of xanthomata are found in type III

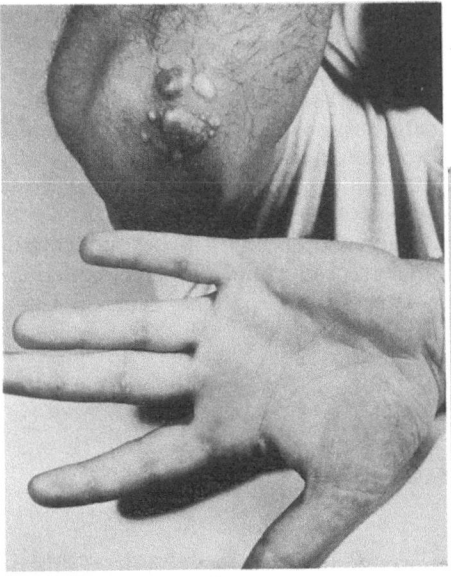
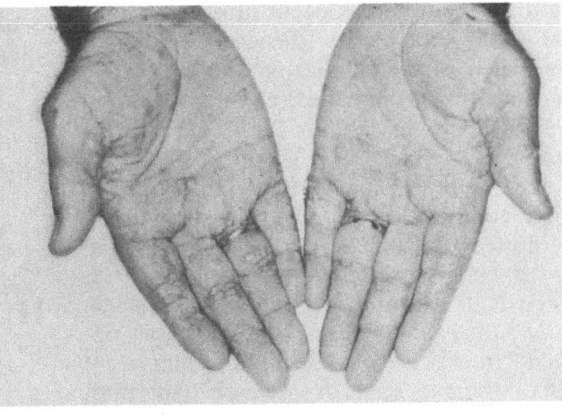

(a) (b)

Fig. 5. Xanthomas commonly seen in type III (A) tuberoeruptive xanthomas on elbows, planar xanthomas on the hand (B) planar xanthomas on the creases and other surfaces of the palms and fingers

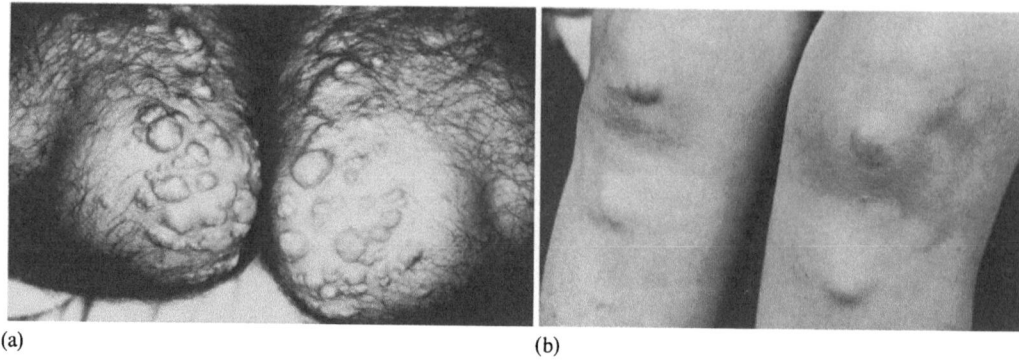

Fig. 6. Xanthomas commonly seen in type III tuboeruptive xanthomas (A) elbows and (B) knees

hyperlipoproteinemia. Borrie reported eruptive xanthomata in 5 and planar xanthomata of the palmar aspects of the fingers or hands in 13 of 18 of his type III patients (BORRIE, 1957). All patients had tuberous xanthomata. In the NIH series, the frequent appearance of yellowish elevations on the palmar surface of the hands and fingers, so-called palmar planar xanthomas, was one of the most characteristic, although not pathognomonic features of type III (Fig. 5 and 6). These palmar lesions may also occur with the severe hyperbetalipoproteinemia as seen in the type II homozygotes (FREDRICKSON and LEVY, 1972) and the dyslipoproteinemia of obstructive liver disease or dysglobulinemia (WALER and SNEDDON, 1968; WILSON, 1963). Tuberoeruptive xanthomas were frequently found on the elbows, buttocks, knees, and ankles of affected patients; subperiosteal xanthomas occur most often over the tibial tuberosities. Tendon xanthomas (primarily of the achilles tendon and extensor tendons of the hands) and corneal arcus was present in about 20% of patients reported by the N.I.H. group (Table 3). In type III xanthelasma were less common. The lipid composition of tuberous and tuberoeruptive xanthomas in type III hyperlipoproteinemia has been determined (WILSON, 1963; RETCHER and GLOSTER, 1964; JEPSON et al., 1965; BAES et al., 1968). It was not found to differ from the lipid composition of xanthomas seen in type II hyperlipoproteinemia.

G. Other Metabolic Abnormalities

Abnormal glucose tolerance tests, hyperuricemia and obesity may coexist with hyperlipoproteinemia in patients with familial type III, but little data is available that show their prevalence in families selected without bias. There is undoubtedly a significant association of type III and type IV lipoprotein patterns in family members of type III probands (FREDRICKSON and LEVY, 1972). The prevalence of type IV in parents or adult siblings of type III probands is roughly 20%, and about 20% of type III patients have hyperuricemia. Roughly 40% of all patients with familial type III observed at the N.I.H. have a diabetic response to standard oral glucose tolerance test, none has been ketotic or has required insulin. The insulin response during glucose tolerance test was normal in 17 of 31 patients with type III hyperlipoproteinemia, hypersecretion and hyposecretion of insulin was found in 7 patients each (GLUECK et al., 1969).

H. Genetics

At the present time, the exact mode of inheritance of the metabolic defect(s) in type III is unclear. Some confusion is derived from the fact that families with type III disease may include members with a type IV lipoprotein pattern (FREDRICKSON and LEVY, 1972). In addition, assessing different lipoprotein patterns has not always been handled uniquely. Thus, it has been proposed that the disorder may be inherited as an incomplete dominant trait, or that type III and type IV are different phenotypic expressions of the same mutant gene(s) (FREDRICKSON et al., 1967; NEVIN and SLACK, 1968; MATTHEWS, 1968; FREDRICKSON and LEVY, 1972). A recent study of 36 kindred with type III hyperlipoproteinemia, selected according to the presence of β-VLDL (utilizing paper electrophoresis after ultracentrifugal separation of VLDL) has revealed the following facts (FREDRICKSON and LEVY, 1972):

a) The prevalence of type IV hyperlipoproteinemia in all the relatives of type III probands is about 14%.

b) The disease is subject to a long latent period and earlier expressed in man than in women. It has to be noted, however, that manifestation of skin or vascular complications may not necessarily coincide with the expression of the abnormal lipoprotein pattern.

c) Both parents of affected offspring may be normal, but vertical transmission has been observed in 5 of 36 families.

d) Male-to-male transmission occurs, but there is no evidence to support sex-linked factors.

All available data is consistent with the interpretation that type III hyperlipoproteinemia is an autosomal dominant disorder with incomplete expression in many heterozygotes. Mixed heterozygosity of different mutant alleles or a double dosage of an autosomal recessive gene are not excluded.

Further progress in understanding the heredity of type III will require a definition of the precise biochemical mechanism of hyperlipoproteinemia (or marker) in each isolate or family, and study of the transmission of that trait. Additional population studies will contribute further to our understanding of hereditary mechanisms.

Table 4. Summary of dietary and drug treatment for Type III-Hyperlipoproteinemia

Factor	Type III[a]
Dietary prescription	Low cholesterol approximately: 20% cal. protein 40% cal. fat 40% cal. CHO
Calories	Achieve and maintain "ideal" weight-reduction diet if necessary
Protein	High protein
Fat	Controlled to 40% to 45% calories (polyunsaturated fats recommended in preference to saturated fats)
Cholesterol	Less than 300 mg, only source of cholesterol is meat
Carbohydrates	Controlled; most concentrated sweets eliminated
Alcohol	Limited to 2 servings (substituted for carbohydrate)
Hypolipidemic agents	Clofibrate (1 gm BID) (Atromid S) Nicotinic acid (1 gm TID)

[a] cal. = calories; CHO = carbohydrate.

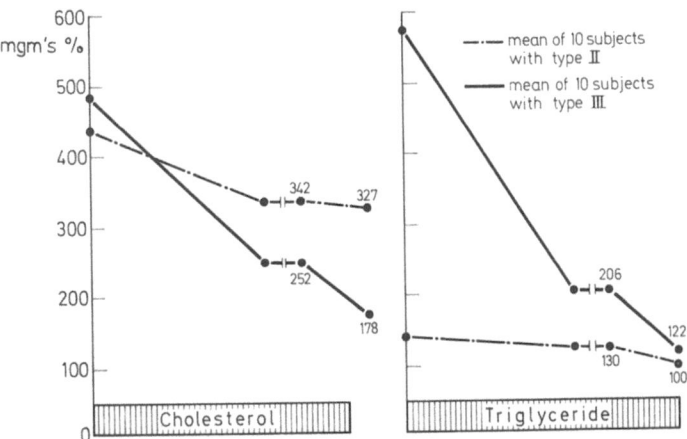

Fig. 7. The effect of weight reduction on basic diet response in patients with type II and type III hyperlipoproteinemia

I. Treatment

The response to therapy in type III is more gratifying than in any other form of hyperlipoproteinemia (LEVY et al., 1968; LEVY and FREDRICKSON, 1970; STRISOWER et al., 1968).

Reduction to ideal body weight is the keystone of diet management in type III. Normal plasma lipid levels can be produced through weight reduction alone if the patient is overweight. After ideal body weight is reached, patients are maintained on a diet containing 40% of calories derived from car-

Table 5. Effect of clofibrate (2 GMS/day) VS placebo on plasma lipids and lipoproteins in 11 Type III patients

Medication Period	Plasma[a] Cholesterol (mg%)	Plasma Triglyceride[a] (mg%)	HDL (as Cholesterol in mg%)	LDL (as[a] Cholesterol in mg%)	VLDL (as[a] Cholesterol in mg%)
I (Diet only)	260 ± 57	288 ± 102	38 ± 13	92 ± 34	129 ± 37
II (Diet + Placebo)[E] Week 4:	275 ± 67	332 ± 209	37 ± 11	105 ± 22	133 ± 55
III (Diet + Clofibrate)[s] Week 4:	186 ± 77	187 ± 77	41 ± 17	84 ± 270	61 ± 17
IV (Diet only)	257 ± 50	300 ± 93	40 ± 13	95 ± 22	122 ± 31

[a] Mean ± standard deviation.
[b] Placebo values represent the mean values ± S.D. regardless of sequence.
[c] Clofibrate values represent the mean values ± S.D. regardless of sequence.

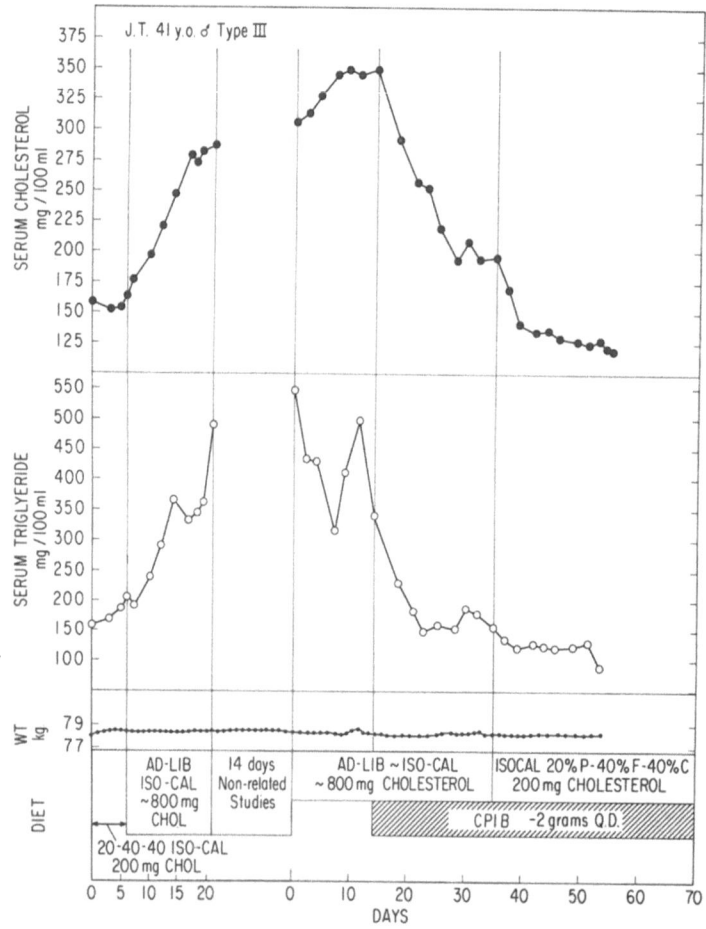

Fig. 8. Response of plasma cholesterol and triglyceride to diet and CPIB (atromid-S) in a patient with type III hyperlipoproteinemia. Note the increase in cholesterol and triglyceride on an *ad lib* diet, the dramatic fall with clofibrate and the further fall with diet added

bohydrate and 40% from fats high in polyunsaturated fatty acids. Cholesterol intake should not exceed 300 mg per day, and alcohol intake is restricted (Table 4) (FREDRICKSON et al., 1970; LEVY et al., 1971). The response of both plasma cholesterol and triglyceride levels in patients with type II and type III hyperlipoproteinemia to diet is illustrated in Fig. 7. The patient's lipid levels may decline to normal or nearly normal and skin lesions may completely disappear with diet therapy alone. The "floating β" lipoprotein abnormality, however, will usually persist.

Though diet alone can normalize plasma cholesterol and triglyceride in most patients with type III hyperlipoproteinemia, combination with drug is usually more effective than either employed individually (Table 5; Fig. 8). In recent years, the drug clofibrate (Atromid-S; chlorophenoxyisobutyric acid) has gained widespread attention as an effective and relatively nontoxic agent for lowering plasma levels of cholesterol and triglycerides in man. The molecular basis of the interaction of clofibrate with lipid or lipoprotein metabolism is not yet understood. Empirically, however, it has proven to be dramatically effective in subjects with type III (LEVY et al., 1968; LEVY and FREDRICKSON, 1970; FREDRICKSON et al., 1970; LEVY et al., 1971; LEVY et al., 1972). A double-blind evaluation of clofibrate in 11 patients with type III resulted in a mean fall of 30% in plasma cholesterol, 40% in plasma triglyceride and 53% in very low density lipoprotein cholesterol after four weeks of therapy with 2 g/day (Table 5) (LEVY et al., 1968; LEVY and FREDRICKSON, 1970). Tuberoeruptive xanthomas usually completely resolve after combined diet and drug therapy. Diet cannot be neglected when patients are placed on drug therapy. Our long-term experience with clofibrate has shown that none of the patients with type III hyperlipoproteinemia have developed tachyphylaxis to the drug.

Nicotinic acid and D-thyroxine are also known to be effective in patients with type III. They are, in general, less useful because of side effects. Cholestyramine, and other bile acid sequestrants, though very effective in treatment of type II hyperlipoproteinemia, cannot be recommended in the treatment of type III. This can be seen by comparing the response of a patient with type III hyperlipoproteinemia to clofibrate and cholestyramine (Fig. 9). This differential response to clofibrate and cholestyramine therapy in type III emphasizes the importance of differentiating the type of hyperlipoproteinemia one is dealing with before instituting therapy (LEVY et al., 1972).

Though improvement of peripheral blood flow as measured by plethysmographic methods (ZELIS et al., 1970) and some subjective decrease in angina or claudication after therapy have been reported, objective evidence of retardation in the progression of vascular disease as a consequence of lowering plasma lipid levels is still insufficient.

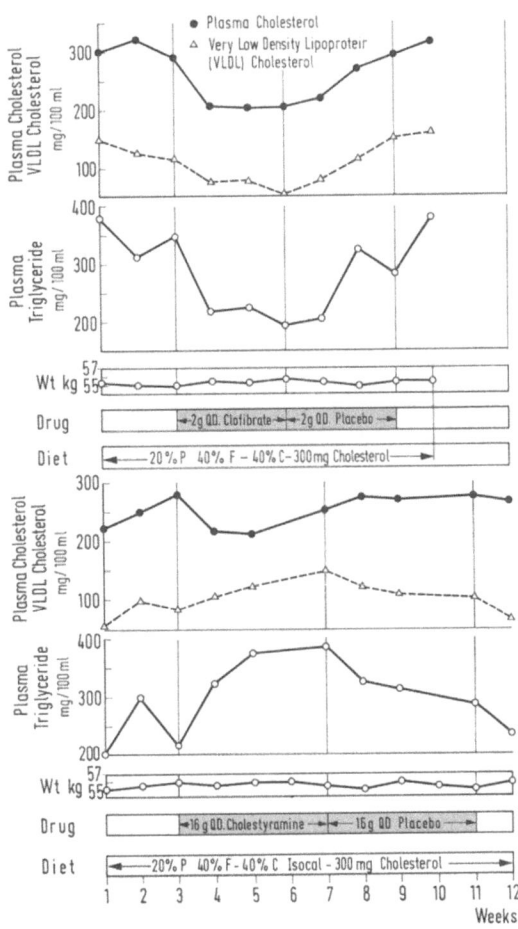

Fig. 9. The response of a patient with type III hyperlipoproteinemia to clofibrate (above) and cholestyramine (below) during double-blind study. P=protein, F=fat, C=carbohydrate, ISOCAL=isocaloric. (From LEVY et al., 1972)

In summary then, type III hyperlipoproteinemia is uniquely defined by the presence of lipoproteins with the flotation properties of VLDL and the electrophoretic mobility of LDL. The abnormal lipoproteins ("β-VLDL") are best detected by a combination of preparative ultracentrifugation and electrophoresis. Type III is characterized by elevations in plasma cholesterol and triglyceride levels to such a degree that the ratio of their concentrations approaches unity. Clinically, the disorder features planar xanthoma on the hands and premature peripheral vascular disease. Only adults are affected and men earlier than women, unless the latter are obese or prematurely menopausal. The genetic mode of transmission is not yet established and a significant number of relatives have type IV patterns. The blood lipids can be effectively normalized by a combination of dietary and drug therapy.

References

Assmann, G., Krauss, R.M., Fredrickson, D.S., Levy, R.I.: Characterization, subcellular localization and partial purification of a heparin-released triglyceride-lipase from rat liver. J. biol. Chem. **248**, March (1973).

Baes, H., Gent, C.M., Van Pries, C.: Lipid composition of various types of xanthoma. J. invest. Derm. **51**, 280–293 (1968).

Bartter, P.J., Nestel, P.J.: The distribution of triglyceride in subclasses of very low density plasma lipoproteins. J. Lab. clin. Med. **76**, 925–932 (1970).

Bartter, P.J., Nestel, P.J.: Precursor-product relationship between pools of very low density lipoprotein triglyceride. J. clin. Invest. **51**, 174–180 (1972).

Beaumont, S.L., Jacotot, B., Beaumont, V.: L'hyperlipidemie par autoanticorps une diabetic ketoacidosis cause d'atherosclerose. Presse Med. **75**, 2315 (1967).

Bilheimer, D.W., Eisenberg, S., Levy, R.I.: Abnormal metabolism of very low density lipoproteins (VLDL) in type III hyperlipoproteinemia (type III). Circulation **2**, 56 (1971).

Bilheimer, D.W., Eisenberg, S., Levy, R.I.: Human plasma very low density lipoprotein metabolism. J. clin. Invest. **50**, 8a (1971).

Bilheimer, D.W., Eisenberg, S., Levy, R.I.: The metabolism of very low density lipoprotein proteins. 1. Preliminary *in vitro* and *in vivo* observations. Biochim. biophys. Acta (Amst.) **260**, 212–221 (1972).

Blanchette-Mackie, E.J., Scow, R.O.: Sites of lipoprotein lipase activity in adipose tissue perfused with chylomicrons. Electron microscope cytochemical study. J. Cell Biol. **51**, 1–25 (1971).

Borrie, P.: Essential hyperlipaemia and idiopathic hypercholesterolaemic xanthomatosis. Brit. med. J. **1957 II**, 911–915.

Borrie, P.: Type III hyperlipoproteinemia. Brit. Med. J. **1969 II**, 665–667.

Brown, W.V., Levy, R.I., Fredrickson, D.S.: Studies of the proteins in human plasma very low density lipoproteins. J. biol. Chem. **244**, 5687–5694 (1969).

Brown, W.V., Levy, R.I., Fredrickson, D.S.: Further separation of the apoproteins of the human plasma very low density lipoproteins. Biochim. biophys. Acta (Amst.) **200**, 573–575 (1970).

Brown, W.V., Levy, R.I., Fredrickson, D.S.: Further characterization of apolipoproteins from the human plasma very low density lipoproteins. J. biol. Chem. **245**, 6588–6594 (1970).

Bungenberg de Jong, J.J., Marsh, J.B.: Biosynthesis of plasma lipoproteins by rat liver ribosomes. J. biol. Chem. **243**, 192–199 (1968).

Eisenberg, S., Bilheimer, D.W., Levy, R.I.: The metabolism of very low density lipoprotein proteins. II. Studies on the transfer of apoproteins between plasma lipoprotein. Biochim. biophys. Acta (Amst.) **280**, 94–104 (1972).

Eisenberg, S., Bilheimer, D.W., Lindgren, F.T., Levy, R.I.: On the apoprotein composition of human plasma very low density lipoprotein subfractions. Biochim. biophys. Acta (Amst.) **260**, 329–333 (1972).

Eisenberg, S., Bilheimer, D.W., Levy, R.I., Lindgren, F.T.: On the metabolic conversion of human plasma very low density lipoprotein to low density lipoprotein. Biochim. Biophys. Acta (Amst.) **326**, 361–377 (1973).

Farquhar, J.W., Gross, R.C., Wagner, R.M., Reaven, H.M.: Validation of an incompletely coupled two-compartment nonrecycling catenary model for turnover of liver and plasma triglyceride in man. J. Lipid Res. **6**, 119–134 (1965).

Feiwel, M.: Xanthomatosis in cryoglobulinaemia and other paraproteinaemias with report of a case. Brit. J. Derm. **80**, 719–729 (1968).

Fredrickson, D.S., Levy, R.I.: Familial hyperlipoproteinemia. In: The Metabolic Basis of Inherited Disease. (Ed. Stanbury, J.B., Wyngaarden, J.B., Fredrickson, D.S.), 3rd Ed. p. 545. New York: McGraw-Hill 1972.

Fredrickson, D.S., Levy, R.I., Jones, E., Bonnell, M., Ernst, N.: The Dietary Management of Hyperlipoproteinemia: A Handbook for Physicians. Washington: U.S. Department of Health, Education and Welfare, Public Health Service 1970.

Fredrickson, D.S., Levy, R.I., Lees, R.S.: Fat transport in lipoproteins an integrated approach to mechanisms and disorders. New Engl. J. Med. **276**, 34–44, 94–103, 148–156, 215–224, 273–281 (1967).

Fredrickson, D.S., Levy, R.I., Lindgren, F.T.: A comparison of heritable abnormal lipoprotein patterns as defined by two different techniques. J. clin. Invest. **47**, 2446–2457 (1968).

Gitlin, D., Cornwell, D.G., Nakasato, D., Oncley, F.L., Hughes, W.L., jr., Janeway, C.A.: Studies on the metabolism of plasma proteins in

the nephrotic syndrome II. The Lipoproteins. J. clin. Invest. 37, 172–184 (1958).
GLUECK, C.J., LEVY, R.I., FREDRICKSON, D.S.: Immunoreactive insulin, glucose tolerance, and carbohydrate: Inducibility in types II, III, IV and V hyperlipoproteinemia. Diabetes 18, 739–747 (1969).
GODOLPHIN, W.J., CONRADI, G., CAMPBELL, D.I.: Type III Hyperlipoproteinemia in a child. Lancet 1972 I, 209–210.
GOFMAN, J.W., DE LALLE, O., GLAZIER, F., FREEMAN, N.K., LINDGREN, F.T., NICHOLS, A.D., STRISHOWER, E.H., TAMPLIN, A.R.: The serum lipoprotein transport system in health, metabolic disorders, atherosclerosis and coronary heart disease. Plasma 2, 413 (1954).
GOFMAN, J.W., RUBIN, L., MCGINLEY, J.P., JONES, H.B.: Hyperlipoproteinemia. Amer. J. Med. 17, 514 (1954).
GOTTO, A.M., BROWN, W.D., LEVY, R.I., BIRNBAUBER, M.E., FREDRICKSON, D.S.: Evidence for the identity of the major apoprotein in low density and very low density lipoproteins in normal subjects and patients with familial hyperlipoproteinemia. J. clin. Invest. 51, 1486–1494 (1972).
HAZZARD, W.R., BIERMAN, E.L.: Impaired removal of very low density lipoprotein (VLDL) "Remnants" in the pathogenesis of broad β disease (type III hyperlipoproteinemia). Clin. Res. 19, 476 (1971).
HAZZARD, W.R., BIERMAN, E.L.: Aggravation of broad-β disease (type 3 hyperlipoproteinemia) by hypothyroidism. Arch. intern. Med. 130, 822–828 (1972).
HAZZARD, W.R., LINDGREN, F.T., BIERMAN, E.L.: Very low density lipoprotein subfractions in a subject with broad β disease (type III hyperlipoproteinemia) and a subject with endogenous lipemia (type IV). Chemical composition and electrophoretic mobility. Biochim. biophys. Acta (Amst.) 202, 517–525 (1970).
HAZZARD, W.R., PORTE, D., JR., BIERMAN, E.L.: Abnormal lipid composition of very low density lipoproteins in diagnosis of broad-beta disease (type III hyperlipoproteinemia). Metabolism 21, 1009–1019 (1972).
HERBERT, P., LEVY, R.I., FREDRICKSON, D.S.: Correction of COOH-terminal amino acids of human plasma very low density apolipoproteins. J. biol. Chem. 246, 7068–7071 (1971).
JEPSON, E.M., BILLIMORIA, J.D., MACLAGAN, N.F.: Serum and tissue lipids in patients with familial xanthomatosis. Clin. Sci. 29, 383–390 (1965).
LANGER, T., STROBER, W., LEVY, R.I.: The metabolism of low density lipoprotein in familial type II hyperlipoproteinemia. J. clin. Invest. 5, 1528–1536 (1972).
LEVER, W.F., SMITH, P.A.J., HURLEY, N.A.: Idiopathic hyperlipemic and primary hypercholesteremic xanthomatosis. I. Clinical data and analysis of the plasma lipids. J. invest. Derm. 22, 33–51 (1954).
LEVY, R.I., BILHEIMER, D.W., EISENBERG, S.: The structure and metabolism of chylomicrons and very low density lipoproteins (VLDL), in plasma lipoproteins. Biochemical Society Symposia No. 33 (Ed. SMELLIE, R.M.S.), p. 3–17. London and New York: Academic Press 1971.
LEVY, R.I., BONNELL, M., ERNST, N.D.: Dietary management of hyperlipoproteinemia. J. Amer. diet. Ass. 58, 406–416 (1971).

LEVY, R.I., FREDRICKSON, D.S.: The current status of hypolipidemic drugs. Postgrad. Med. 47, 130–136 (1970).
LEVY, R.I., FREDRICKSON, D.S., SHULMAN, R., BILHEIMER, D.W., BRESLOW, J.L., STONE, N.J., LUX, S.E., SLOAN, H.R., KRAUSS, R.M., HERBERT, P.N.: Dietary and drug treatment of primary hyperlipoproteinemia. Ann. intern. Med. 77, 267–294 (1972).
LEVY, R.I., QUARFORDT, S.H., BROWN, W.D., SLOAN, H.R., FREDRICKSON, D.S.: In: Drugs Affecting Lipid Metabolism (Ed. HOLMES, W.L., CARLSON, L.A., PAOLETTI, R.), p. 377. New York: Plenum Press 1969. [Proceedings of the Third International Symposium on Drugs Affecting Lipid Metabolism, Milan, Italy, Sept. 8–11 (1968)].
MASKET, B.H., LEVY, R.I., FREDRICKSON, D.S.: The use of polyacrylamide gel electrophoresis in differentiating type III hyperlipoproteinemia. J. Lab. clin. Med. 81, 794–802 (1973).
MATTHEWS, R.J.: Type III and IV familial hyperlipoproteinemia, evidence that these two syndromes are different phenotypic expressions of the same mutant gene(s). Amer. J. Med. 44, 188–199 (1968).
MORGANROTH, J., LEVY, R.I., FREDRICKSON, D.S.: The biochemical, clinical and genetic features of type III hyperlipoproteinemia. Ann. Intern. Med. 82, 158–174 (1975).
NEVIN, N.C., SLACK, J.: Hyperlipidaemic xanthomatosis II. Mode of inheritance in 55 families with essential hyperlipidaemia and xanthomatosis. J. med. Genet. 5, 9–28 (1968).
QUARFORDT, S.H., FRANK, A., SHAMES, D.M., BERMAN, M., STEINBERG, D.: Very low density lipoprotein triglyceride transport in type IV hyperlipoproteinemia and the effects of carbohydrate-rich diets. J. clin. Invest. 49, 2281–2297 (1970).
QUARFORDT, S.H., LEVY, R.I., FREDRICKSON, D.S.: On the lipoprotein abnormality in type III hyperlipoproteinemia. J. clin. Invest. 50, 754–761 (1971).
QUARFORDT, S.H., LEVY, R.I., FREDRICKSON, D.S.: The kinetic properties of type III very low density lipoprotein triglyceride. Biochim. biophys. Acta (Amst.) 296, 572–576 (1973).
REDMAN, C.M.: The synthesis of serum proteins on attached rather than free ribosomes of rat liver. Biochim. biophys. Res. Commun. 31, 845–850 (1968).
REDGRAVE, T.G.: Formation of cholesteryl ester-rich particulate lipid during metabolism of chylomicrons. J. clin. Invest. 49, 465–471 (1970).
RETCHER, R.F., GLOSTER, J.: The lipids in xanthomata. J. clin. Invest. 43, 2104–2111 (1964).
ROBERTS, W.C., FERRANS, D.J., LEVY, R.I., FREDRICKSON, D.S.: Cardiovascular pathology in hyperlipoproteinemia. Amer. J. Cardiol. 31, 557–570 (1973).
ROBERTS, W.C., LEVY, R.I., FREDRICKSON, D.S.: Hyperlipoproteinemia: A review of the five types with first report of necropsy findings in type 3. Arch. Path. 90, 46–56 (1970).
SATA, T., HAVEL, R.I., JONES, A.L.: Characterization of subfractions of triglyceride-rich lipoproteins separated by gel chromatography from blood plasma of normalipemic and hyperlipemic humans. J. Lipid Res. 13, 757–768 (1972).
SHORE, B., SHORE, D.: Isolation and characterization of polypeptides of human serum lipoproteins. Biochemistry 8, 4510–4516 (1969).

Stern, M.P., Kolkmann, O.G., Mc Devitt, H., Reaven, G.M.: Acquired type III hyperlipoproteinemia. Report of three cases associated with systemic lupus erythematosus. Arch. intern. Med. **130**, 817–821 (1972).

Strisower, E.H., Adamson, G., Strisower, B.: Treatment of hyperlipidemias. Amer. J. Med. **45**, 488–501 (1968).

Walker, A.E., Sneddon, I.B.: Skin xanthoma following erythroderma. Brit. J. Derm. **80**, 580–587 (1968).

Wilson, J.D.: Studies on the origin of the lipid components of xanthomata. Circulat. Res. **12**, 472–478 (1963).

Wilson, D.E., Lees, R.S.: Metabolic relationships among the plasma lipoproteins. Reciprocal changes in the concentrations of very low and low density lipoproteins in man. J. clin. Invest. **51**, 1051–1057 (1972).

Zelis, R., Mason, D.T., Braunwald, E., Levy, R.I.: Effects of hyperlipoproteinemias and their treatment on the peripheral circulation. J. clin. Invest. **49**, 1007–1015 (1970).

Hyperlipoproteinämie Typ IV

G. Schlierf

Mit 4 Abbildungen und 4 Tabellen

A. Definition

Nach der Definition von Fredrickson und Levy (1972) ist das Syndrom der Typ IV-Hyperlipoproteinämie charakterisiert durch eine Vermehrung von VLDL-Lipoproteinen, die sich elektrophoretisch als Prä-β-Lipoproteine darstellen. Chylomikronen fehlen. Die vermehrten Triglyceride sind endogenen Ursprungs und werden nach heutiger Kenntnis vorwiegend in der Leber und zu einem geringen Teil in der Darmmukosa aus Fettsäuren synthetisiert, die nicht direkt der Nahrung entstammen. Die Konzentration der endogenen Triglyceride bzw. der VLDL-Lipoproteine im Nüchternserum ist meist höher, wenn ein wesentlicher Teil der Nahrungskalorien als Kohlenhydrate zugeführt wird („kohlenhydratinduzierte" Hypertriglyceridämie), als wenn fettreiche Kostformen verabreicht werden. Die sogenannte Kohlenhydratinduktion ist jedoch nicht spezifisch für Patienten mit Typ IV-Hyperlipoproteinämie (s. S. 325).

Aus dieser zahlenmäßig größten Gruppe der Hyperlipoproteinämien lassen sich sekundäre Formen abtrennen, die bei einer Anzahl verschiedener Krankheiten auftreten können (s. Tabelle 1). Auch nach Abgrenzung dieser Formen bleibt das Syndrom der primären Typ IV-Hyperlipoproteinämie heterogen. Der Befund einer familiären Häufung von Patienten mit Typ IV-Muster — nach Fredrickson und Levy (1972) bei ungefähr der Hälfte von Verwandten ersten Grades — paßt nach Ansicht dieser Autoren zur Annahme eines einzigen autosomalen Gens mit nahezu kompletter Penetranz. Inzwischen häufen sich Befunde, daß bei der Mehrzahl von Probanden mit Typ IV-Muster ein genetisches Syndrom dieser Einfachheit nicht nachweisbar ist (Patterson u. Slack, 1972; Miettinen et al., 1972; Goldstein u.Mitarb., 1973; Schlierf et al., 1974; Nikkilä u. Aro, 1973). So fanden Goldstein u.Mitarb. (1973) bei Familien von 500 unausgewählten Infarktpatienten Hinweise auf das Vorliegen von 5 verschiedenen Syndromen, wobei sie aufgrund der Verteilungsmuster von Triglyceriden und Cholesterin drei hereditäre Hyperlipidämien differenzieren konnten. Lipoproteinmuster waren in dieser Untersuchung unspezifisch und nicht für die Zuordnung zu verschiedenen hyperlipidämischen, genetisch determinierten Syndromen geeignet. Die Problematik wurde kürzlich von Lees (1973) zusammenfassend diskutiert.

Ungeachtet der noch offenen Fragen erscheint jedoch die zusammenfassende Diskussion des Syndroms der „primären" Typ IV-Hyperlipoproteinämie (Hyper-Prä-β-Lipoproteinämie) durch Gemeinsamkeiten der Pathogenese — gestörter Stoffwechsel der endogenen Triglyceride bzw. der triglyceridreichen VLDL-Lipoproteine — und der ähnlichen diätetischen und medikamentösen Maßnahmen gerechtfertigt und folgt damit einem Vorschlag der WHO (Beaumont et al., 1970). Es wird Aufgabe der weiteren Lipidforschung sein, innerhalb des Syndroms der „Typ IV-Hyperlipoproteinämie" bzw. der „endogenen Hypertriglyceridämien" durch Nachweis gestörter Stoffwechselschritte zu einer besseren, weil ätiologischen Unterteilung zu kommen.

Tabelle 1. Sekundäre Typ IV-Hyperlipoproteinämie (KWITEROVICH u. MARGOLIS, 1973)

Endokrin und metabolisch	
Diabetes mellitus	
Juveniler	BIERMAN et al. (1966)
Erwachsenen-	LEVY und GLUECK (1969)
Hypothyreoidismus	PORTE et al. (1966a)
Hypopituitarismus	SUMMERS, HIPKIN und DAVIS (1967)
Gicht	BERKOWITZ (1966); BLUESTONE et al. (1971)
Lipodystrophie	SENIOR und GELLIS (1964)
Schwangerschaft	AURELL, CRAMER und RYBO (1966)
Renal	
Nephrotisches Syndrom	BAXTER, GOODMAN und HAVEL (1960); JENSEN (1967)
Urämie	BAGDADE (1970)
Renale Transplantation	JONES, ENGLEMAN und NAJARIAN (1965)
Hämolytisch-urämisches Syndrom	KAPLAN (1971)
Exogene Ursachen	
Kontrazeptiva	HAZZARD et al. (1969); WYNN et al. (1969)
Alkohol	LOSOWSKY et al. (1963); ISSELBACHER und GREENBERGER (1964)
Zieve's Syndrom	ZIEVE (1958)
Oestrogene bei Männern	KONTTURI und SOTANIEMI (1971)
Steroid-Therapie	BAGDADE, PORTE und BIERMAN (1970)
Akut und vorübergehend	
nach Herzinfarkt	BESTERMAN (1957)
Pankreatitis	GREENBERGER et al. (1966)
Verbrennung	BIRKE, CARLSON und LILJEDAHL (1965)
Speicherkrankheiten	
Lecithin-Cholesterin-Acyl-Transferase-Mangel	NORUM, GLOMSET und GJONE (1972)
Niemann-Pick	FREDRICKSON und SLOAN (1972c)
Gaucher	FREDRICKSON und SLOAN (1972d)
Glykogenosen	JAKOVCIC, KHACHADURIAN und HSIA (1966); FERNANDES (1969)
Maligne Erkrankungen	
Paraproteinämie	FEIWEL (1968)
Hepatom	HAVEL (1969)
Andere Ursachen	
Progeria (Hutchinson-Gilford-Syndrom)	MACNAMARA et al. (1970)
WERNER's Syndrom	EPSTEIN et al. (1966)

B. Historischer Überblick

Während symptomatische Hyperlipämien, in erster Linie bei Diabetes mellitus, bereits vor der Jahrhundertwende beschrieben wurden (Lit. bei EGGSTEIN, 1959; KINSELL et al., 1967; FREDRICKSON u. LEVY, 1972), entwikkelte sich das Syndrom der „essentiellen Hyperlipämie" in den 30er Jahren dieses Jahrhunderts mit zahlreichen Fallbeschreibungen bei Kindern und Jugendlichen. Nachdem diese, retrospektiv meist als Typ I bzw. „fettinduzierte" HL einzuordnenden Fälle anfänglich recht homogen erschienen, wurde es in den 50er Jahren klar, daß das Krankheitsbild der „essentiellen Hyperlipämie" klinisch und pathophysiologisch uneinheitlich war. Einem Hinweis von THANNHAUSER (1950) auf die Eigenständigkeit eines Syndroms von Hyperlipämie mit Glykosurie bzw. mildem Diabetes — deutlich unterschieden von der sekundären Hyperlipämie der diabetischen Ketoazidose — folgend, diskutierten SCHRADE (1954), SCHETTLER u. Mitarb. (1958) sowie CARLSON und OHLHAGEN (1959) Störungen im Stoffwechsel der endogenen Triglyceride als Grundlage dieser Form von Hyperglyceridämie.

Im Jahr 1961 publizierten AHRENS u. Mitarb. ihr Konzept der „fett-" und „kohlenhydratinduzierten" Hyperlipämie, nachdem seit 1957 mehrere Untersuchungen zur Rolle von Kohlenhydraten bezüglich der Beeinflussung von Triglyceridspiegeln veröffentlicht worden waren. Diese Arbeit erwies sich als außerordentlich stimulierend für Untersuchungen zur Pathogenese und Therapie der endogenen Hypertriglyceridämien, die auch heute noch andauern.

In Erweiterung eines Konzeptes von GOFMAN (1954) propagierten dann FREDRICKSON u. Mitarb. (1967) ein inzwischen weit verbreitetes System zur Einteilung von Hyperlipidämien aufgrund von Lipoproteinmustern, basierend auf der Methode der Lipoproteinelektrophorese (LEES u. HATCH, 1963; RAPP u. KAHLKE, 1968; NOBLE, 1968). Dieses Konzept der Phenotypisierung von Hyperlipoproteinämien brachte die Definition der sogenannten Typ III-Hyperlipoproteinämie als neues Syndrom, wurde von der WHO übernommen (BEAUMONT et al., 1970) und hat viel zur Entwicklung einer gemeinsamen Sprache in der klinischen Lipidstoffwechselforschung beigetragen. Die Heterogenität von Probanden mit identischen Lipoproteinmustern — von FREDRICKSON u. Mitarb. immer wieder betont — wird durch neuere Untersuchungen (NIKKILÄ u. ARO, 1973; MIETTINEN u. Mitarb., 1972; PATTERSON u. SLACK, 1972; GOLDSTEIN u. Mitarb., 1973; SCHLIERF u. Mitarb., 1974) nachdrücklich bestätigt. Vor der Identifizierung spezifischer enzymatischer Defekte mit der Möglichkeit einer ätiologischen Diagnose für die einzelnen hyperlipidämischen Syndrome müssen jedoch Lipid- und Lipoproteinmuster als Richtschnur für die einzuschlagende diätetische und medikamentöse Therapie sowie für die Prognosestellung ausreichen. Die „Typ IV-HLP" im Sinne der eingangs ausgeführten Definition ist deshalb mit den genannten Einschränkungen Gegenstand mehrerer zusammenfassender Darstellungen aus jüngster Zeit (FREDRICKSON u. LEVY, 1972; KWITEROWICH u. MARGOLIS, 1973; SCHLIERF u. KAHLKE, 1973).

C. Vorkommen und Häufigkeit

Die Typ IV-Hyperlipoproteinämie als Ausdruck einer gestörten Bilanz zwischen der Produktion und Verwertung endogener, triglyceridreicher VLDL-Lipoproteine ist eine Erkrankung des Erwachsenenalters. Ihre Manifestation bei Kindern ist selten. LEVY und RIFKIND (1973) fanden nur bei 4 von 25 Kindern aus Typ IV-Familien eine Hypertriglyceridämie vor dem 20. Lebensjahr. Bei allen 4 Kindern bestand Übergewicht. Auch beim Erwachsenen scheint, analog zum Diabetes mellitus, Überernährung ein wichtiger, manifestationsfördernder Faktor zu sein. Dafür spricht die Häufigkeit der manifesten Stoffwechselstörung in Populationen mit einer hohen Inzidenz an Adipositas und die Tatsache, daß 60 bis 80% von Patienten mit Typ IV-Hyperlipoproteinämie mehr oder weniger deutliches Übergewicht aufweisen (GLUECK et al., 1969; FREDRICKSON u. LEVY, 1972; KWITEROWICH u. MARGOLIS, 1973).

Zur Häufigkeit der verschiedenen Hyperlipoproteinämie-Typen in der Bevölkerung fehlen repräsentative Untersuchungen. Angaben aus entsprechenden Studien an relativ kleinen Kollektiven sind wie folgt: Die Häufigkeit der Typ IV-Hyperlipoproteinämie bei 1 301 Blutspendern (BROWN et al., 1973) war für Männer 26%, für Frauen 8%. WOOD u. Mitarb. (1972) fanden in Kalifornien bei einer Hyperlipidämiehäufigkeit von insgesamt 12,3% eine Typ IV-Hyperlipoproteinämie bei 8,6% der Untersuchten. In der Untersuchung von PATTERSON und SLACK (1972) war die Hyperlipoproteinämiehäufigkeit (alle Typen) 5% bei Männern und 14% bei weiblichen Kontrollen; die Rate für Typ IV-Hyperlipoproteinämie war etwa 7%.

In einer Stichprobe aus Vermont, USA, fanden GIBSON und WHORTON (1973) bei 290 Probanden bei 21% der Männer und 10% der Frauen eine Typ IV-HLP. Nach mehreren in Abstrakten vorliegenden Berichten jüngsten Datums zur Prävalenz von HLP (Atherosclerosis III, Proc. III. Int. Symp. on Atherosclerosis, Berlin 1973) ergeben sich ähnliche Zahlen.

WOLLENWEBER et al. (1973) fanden im Krankengut einer Diagnoseklinik bei einer Hyperlipoproteinämiehäufigkeit von 23,0% bei Männern und 6,4% bei Frauen einen Anteil von 73% von Patienten mit Typ IV-Muster (12,8% des Gesamtmaterials). Eine zufällig ausgewählte Stichprobe von ca. 500 Probanden aus der Population einer medizinischen Klinik (SCHLIERF et al., 1972) ergab eine Häufigkeit von 10% für „primäre" Typ IV-Hyperlipoproteinämien. Eine ähnliche

Zahl (12%) bei Männern wurde von HARTMANN (1967) für ein Krankenhauskollektiv angegeben. Wesentlich niedrigere Zahlen nennen GOLDSTEIN u. Mitarb. (1973). In ihrer Untersuchung an 500 Patienten nach Herzinfarkt und deren Familien ergab sich als Häufigkeit für genetisch determinierte Hyperlipoproteinämien ca. 1%.

Die unterschiedlichen Angaben zur Häufigkeit dieser Stoffwechselstörung müssen zum Teil auf Unterschiede der Kollektive, zum Teil auf die angewandten Normwerte zurückgeführt werden. Dessen ungeachtet wird deutlich, daß die Häufigkeit der Hyperlipoproteinämien und speziell der Typ IV-Hyperlipoproteinämie jene des Diabetes mellitus übertreffen dürfte, und diese Hyperlipoproteinämie damit als die häufigste Stoffwechselstörung aufzufassen ist.

Die relative Häufigkeit der Typ IV-Hyperlipoproteinämie liegt zwischen 24 und 80% (SCHATZ, 1969; HERRMANN, 1970; SCHLIERF et al., 1972; WOOD et al., 1972; WOLLENWEBER et al., 1973).

Auf Untersuchungen zur *Genetik* wurde bereits einleitend kurz eingegangen. Während nach FREDRICKSON und LEVY (1972) bei etwa 50% der Verwandten ersten Grades von Probanden mit familiärer Typ IV-Hyperlipoproteinämie derselbe Hyperlipoproteinämie-Typ nachweisbar ist, ergaben sich bei der ebenfalls bereits erwähnten Untersuchung von GOLDSTEIN u. Mitarb. (1973) an 500 Patienten nach Myokardinfarkt und deren Verwandten Hinweise auf das Vorliegen von 5 unterschiedlichen Hyperlipoproteinämien, von denen drei aufgrund der Lipidverteilung sowie der Stammbäume als genetisch determiniert angesehen werden müssen. Dabei ließ das Vorliegen eines Typ IV-Musters bei einem Indexpatienten keine Zuordnung zu einem der genetisch determinierten Hyperlipidämie-Typen zu, und in einer Familie mit einem bestimmten Hyperlipidämie-Typ fanden sich meist verschiedene Hyperlipoproteinämien.

Eine ähnlich angelegte Untersuchung von PATTERSON und SLACK (1972) an Patienten mit Myokardinfarkt und deren Familien ergab zwar bei einem Drittel der Patienten mit Typ II-Hyperlipoproteinämie Anhaltspunkte für das Vorliegen einer familiären Stoffwechselstörung, bei den Verwandten der Typ IV-Patienten war jedoch lediglich der mittlere Triglyceridspiegel erhöht, ohne daß sich eine familiäre Genese nachweisen ließ. Ähnliche Befunde erhoben MIETTINEN *et al.* (1972), NIKKILÄ und ARO (1973) sowie SCHLIERF *et al.* (1974) als Hinweis darauf, daß bei einer großen Zahl von Patienten mit Typ IV-Hyperlipoproteinämie ein multikausales Syndrom vorliegen dürfte, wobei exogene Faktoren gegenüber genetischen Einflüssen dominieren. Eine zusammenfassende Diskussion der genetischen Probleme geben GOTTO und SCOTT (1973).

Auf das häufig gleichzeitige Vorkommen von Typ IV und Typ V bei Familienuntersuchungen weisen FREDRICKSON und LEVY (1972) hin. Ähnliche Befunde erhoben NIXON *et al.* (1969). Nach FREDRICKSON und LEVY würden solche Familien dem Typ V zugerechnet werden. Auf die Problematik der Unterscheidung dieser beiden Typen wird noch eingegangen (s. S. 336).

D. Ätiologie und Pathogenese

Untersuchungen zur Ätiologie und Pathogenese der Typ IV-Hyperlipoproteinämie bzw. der endogenen Hypertriglyceridämien haben zu Ergebnissen geführt, die keine einheitliche Deutung zulassen. Übersichtsarbeiten stammen von FREDRICKSON u. Mitarb. (1967), NESTEL *et al.* (1970), SANDHOFER u. Mitarb. (1971), OETTE (1972), NIKKILÄ und KEKKI (1971), NIKKILÄ (1973), SCHLIERF und KAHLKE (1973), NESTEL (1973), BOBERG (1971). Bei ihrer Bewertung muß im Auge behalten werden, daß unterschiedliche Resultate sowohl durch Heterogenität des Patientenmaterials als auch durch unterschiedliche Versuchsbedingungen bedingt sein können. Bei der Bestimmung von Triglyceridumsatzraten mit markierten Substanzen ergeben sich unterschiedliche Befunde je nach Poolgröße, Ernährungszustand u.a. Es ist wahrscheinlich, daß bei einzelnen Patienten abnorme Produktions- bzw. Eliminationsraten für endogene Triglyceride nur zu gewissen Zeiten vorliegen, besonders dann, wenn die Triglyceridspiegel infolge diätetischer und anderer Manipulationen ansteigen oder abfallen, während bei Erreichung eines neuen „steady state" wieder normale Umsätze gemessen werden können. Umsatzbestimmungen zum Zeitpunkt variabler TG-Spiegel sind jedoch mit bisher verfügbaren Methoden nicht möglich. Schließlich wurde die Mehrzahl der bisher vorliegenden Untersuchungen aus methodischen Gründen im Nüchternzustand durchgeführt und reflektiert damit höchstwahrscheinlich nur sehr unzureichend die komplexen metabolischen Vorgänge unter den Bedingungen der Nahrungsaufnahme (BARTER et al., 1971; SCHLIERF et al., 1971; NESTEL, 1973).

1. Freie Fettsäuren

Als besonders wichtige Determinante des Plasmatriglyceridspiegels gilt die Fraktion der freien Fettsäuren (FFS). Die Aufnahme und Veresterung von freien Fettsäuren durch die Leber ist in weiten Konzentrationsbereichen der FFS und unter einer großen Zahl experimenteller Bedingungen proportional zur Konzentration der FFS (NESTEL u.Mitarb., 1970; HAVEL u.Mitarb., 1970; BARTER und NESTEL, 1972). Selbst unter kohlenhydratreicher Kost ist im Nüchternzustand der Beitrag der Fettsäure-Neosynthese zu den Triglyceridfettsäuren gering; diese reflektieren bezüglich ihrer Zusammensetzung auch nach längeren Perioden mit kohlenhydratreicher Kost jene des Fettgewebes (OETTE, 1972).

Eine Erhöhung der Konzentration der FFS als pathogenetisches Prinzip bei Typ IV-Hyperlipoproteinämie wurde diskutiert. Hier stehen sich Befunde mit normalen und erhöhten Spiegeln freier Fettsäuren gegenüber (SCHLIERF et al., 1971; SCHLIERF u. RAETZER, 1972; FREDRICKSON u. LEVY, 1972; NESTEL, 1973). Eine Interpretation der unterschiedlichen Befunde wird dadurch erschwert, daß sich die Einflüsse von Adipositas, Kohlenhydratstoffwechselstörung und Typ IV-Hyperlipoproteinämie meist nicht differenzieren lassen. Gegen eine pathogenetisch entscheidende Rolle erhöhter Konzentrationen von FFS bei Typ IV-Hyperlipoproteinämie spricht, daß bei Adipositas, wo die FFS-Konzentrationen signifikant erhöht sind, zwar meist eine Korrelation zwischen FFS-Konzentrationen und Umsatz einerseits und

Triglyceridproduktion (ROBERTSON et al., 1973) und Triglyceridspiegeln im Serum andererseits besteht (NESTEL et al., 1970), ausgeprägte Hypertriglyceridämien aber in der Regel nicht beobachtet werden. Als pathogenetisches Modell interessant sind Untersuchungen von TAGGART und CARUTHERS (1971), denen zufolge bei Rennfahrern innerhalb weniger Stunden nach dem Rennen ein Triglyceridanstieg auf das 3- bis 4fache der Ausgangswerte beobachtet werden konnte. Diese Veränderungen verhielten sich parallel zur streßinduzierten Lipolyse. Die Möglichkeit einer gesteigerten streßinduzierten Lipolyse und Triglyceridsynthese als pathogenetisches Prinzip bei einigen Formen der Typ IV-Hyperlipoproteinämie wurde noch nicht ausreichend untersucht.

2. Triglyceridsynthese

Versuche zur Bestimmung des Ausmaßes der Triglyceridsynthese durch Einbau markierter Präkursoren führten zu widersprüchlichen Ergebnissen (zusammenfassende Diskussion bei SANDHOFER et al., 1971; NESTEL, 1973; NIKKILÄ, 1973; KEKKI, 1971). So schlossen REAVEN u.Mitarb. (1965) aus ihren Untersuchungen mit ^{14}C-Glycerin auf eine bei Hyperglyceridämie vermehrte hepatische Triglyceridproduktion, und NIKKILÄ und KEKKI (1971) kamen mit derselben Methode zu Ergebnissen, die, wenigstens für eine Gruppe von Patienten mit endogener Hypertriglyceridämie, ebenfalls auf eine Mehrproduktion von Triglyceriden hinweisen.

Eine vermehrte Triglyceridsynthese bzw. einen vermehrten Einbau von ^{14}C-Glukose fanden SANDHOFER u.Mitarb. (1968) sowie BRECH und GORDON (1968), während FINE u.Mitarb. (1962) keine eindeutigen Unterschiede der Inkorporation von ^{14}C-Glukose in Plasmatriglyceride bei Kontrollpersonen und Patienten mit endogener Hyperlipämie nachweisen konnten. Zur Bewertung von Untersuchungen zum Einbau von Glukose in Plasmatriglyceride muß erwähnt werden, daß die genannten Untersucher übereinstimmend nachweisen konnten, daß der Einbau von Radioaktivität vorwiegend in die Glycerinfraktion und nur zu einem sehr kleinen Maße in die Fettsäurenfraktion der Triglyceride erfolgte. Dagegen fand NESTEL (1973) unter Kohlenhydratzufuhr 70% des markierten Kohlenstoffs in den VLDL-Triglyceridfettsäuren.

Untersuchungen zur Triglyceridsynthese nach Gabe *markierter Fettsäuren* (RYAN u. SCHWARZ, 1965; SAILER u.Mitarb., 1966) zeigten keine oder nur geringe Unterschiede im Triglyceridinflux zwischen Normalpersonen und Hyperlipämikern, so daß die genannten Autoren eine verringerte Triglyceridclearance als pathogenetischen Mechanismus der Hypertriglyceridämie diskutieren. Zu einem ähnlichen Schluß kommen HAVEL u.Mitarb. (1970), denen zufolge der größte Teil der Triglyceridfettsäuren der VLDL aus der Fraktion der FFS stammen. Obwohl der durchschnittliche Influx von Triglyceridfettsäuren bei Patienten mit Hypertriglyceridämie größer war als bei Kontrollpersonen, korrelierte der Influx nicht mit der Triglyceridkonzentration, so daß die Effizienz der Mechanismen für die extrahepatische Elimination als wesentliche Determinante der Triglyceridkonzentration im Plasma bei normolipämischen und hyperlipämischen Personen angesehen wurde.

ADAMS et al. (1974) schließen von Umsatzstudien mit markierter Palmitinsäure vom Befund eines gesteigerten Triglyceridumsatzes bei normaler Clearance auf eine gesteigerte Triglyceridproduktion und vermuten als Ursache eine Insulinresistenz mit vermehrter Freisetzung von FFS.

Eine ausführliche Untersuchung zur Pathophysiologie der Typ IV-Hyperlipoproteinämie mit Einbeziehung verschiedener Diätperioden stammt von NESTEL u.Mitarb. (1970). In dieser Untersuchung war die Veresterung von FFS zu Triglycerid-FS unter Glukose größer als unter Fruktose, die Triglyceridspiegel nach den beiden Diätperioden jedoch ähnlich, so daß die Clearance unter Glukose ebenfalls höher gewesen sein mußte. Der Versuch von BOLZANO u.Mitarb. (1972), die Veresterungsrate von Fettsäuren während einer Glukosegabe zu messen, zeigte sowohl bei Normalpersonen als auch bei Typ IV-Patienten eine verringerte Umsatz- und Veresterungsrate der Fettsäuren unter Glukosegabe, jedoch war die Suppression der Konzentration von FFS unter Glukose bei Typ IV-Patienten weniger ausgeprägt als bei Normalpersonen. Der letztere Befund ist nur beschränkt verwertbar, da die Gruppe der untersuchten Typ IV-Patienten im Gegensatz zur Kontrollgruppe Übergewicht aufwies. An dieser Stelle sei darauf hingewiesen, daß nach Ansicht von NIKKILÄ und KEKKI (1971) die Infusionsmethode mit FFS zur Bestimmung des Triglyceridinfluxes ungeeignet ist.

Auf die Rolle von Äthanol bei Patienten mit primärer Hypertriglyceridämie weisen u.a. CHAIT u.Mitarb. (1972) hin. Demnach führt Äthanol zu einer vermehrten hepatischen Sekretion von triglyceridreichen Lipoproteinen und zur Hypertriglyceridämie bei einem prädisponierten Personenkreis, der eine reaktiv oder absolut niedrige Triglyceridclearance aufweist. Ähnlich wie die Zusammenhänge zwischen HL und Diabetes sind auch jene zwischen Alkoholkonsum und HL komplex (Literatur bei LIEBER u. BARAONA, S. 389ff.). Im Einzelfall ist häufig die Differentialdiagnose einer primären oder sekundären HL nicht möglich.

3. Triglyceridkatabolismus

Der Abbau der VLDL erfolgt unter der Einwirkung von mehreren Lipasen, wobei durch Triglyceridabbau aus VLDL über ein Zwischenprodukt („intermediäres Lipoprotein", IDL) LDL entstehen. Apo-Lipoprotein A wird abgespalten, Apo-Lipoprotein C kann zwischen verschiedenen Lipoproteinklassen ausgetauscht werden (BILHEIMER *et al.,* 1972; BARTER u. NESTEL, 1972). Reziproke Veränderungen von VLDL und LDL im Plasma können einerseits Ausdruck dieser Präcursor-Produktbeziehung sein, andererseits wird auch eine Rückkoppelungshemmung der LDL-Produktion der Leber durch VLDL diskutiert (WILSON u. LEES, 1972).

Die Hydrolyse der Triglyceride erfolgt unter Einwirkung des Lipoproteinlipasesystems nach bisher geltender Ansicht vorwiegend im Bereich der Kapillaren des Fettgewebes, wobei Apo-Lipoproteine der VLDL als Aktivatoren (Apo-Glu-LP) bzw. Inaktivatoren (Apo-Ala-LP) funktionieren. Neben der seit etwa einem Jahrzehnt (FREDRICKSON *et al.,* 1963) relativ gut definierten, durch NaCl und Protamin hemmbaren Triglyceridlipase aus dem Fettgewebe, deren Aktivität bei der Typ I-Hyperlipoproteinämie vermindert ist (GRETEN, 1974), weisen Untersuchungen der letzten Jahre darauf hin (LaRosa et al., 1972; Greten, 1972; Krauss et al., 1973), daß am Triglyceridabbau auch hepatische Lipasen beteiligt sind. Nach LaRosa u.Mitarb. (1972) zeigt die Gesamtpostheparinlipaseaktivität im Plasma mehr die Eigenschaften der Leber- als der Fettgewebslipase.

Im Gegensatz zu den Befunden von Vogel et al. (1971) sprechen die Untersuchungen von Greten (1972) außerdem für das Vorhandensein von Postheparinphospholipasen, die sich von anderen lipolytischen Enzymen im Plasma durch unterschiedliches Verhalten gegenüber Inhibitoren und Temperaturen unterscheiden.

Nach älteren Untersuchungen finden sich im Gegensatz zu den Typ I- und Typ V-Hyperlipoproteinämien bei den endogenen Hypertriglyceridämien normale „Postheparinlipaseaktivitäten" (Fredrickson et al., 1963; Schreibman et al., 1969; Bolzano et al., 1967). Nach Greten (1972) ist auch die Postheparinphospholipaseaktivität bei Typ IV im Normbereich. Dagegen war nach Befunden von Boberg (1972) bei 63 Männern und 25 Frauen mit Hypertriglyceridämie, die allerdings nicht nach Lipoproteinmustern differenziert waren, die Postheparinlipaseaktivität signifikant niedriger als bei Kontrollpersonen. Persson (1973) fand bei Patienten mit Typ IV-Hyperlipoproteinämie eine verminderte Lipoproteinlipaseaktivität im Fettgewebe auf der Basis des Feuchtgewichts, während die Gesamtaktivität durch die vermehrte Fettgewebsmasse normal war. Die Fettgewebslipoproteinlipaseaktivität war bei Männern geringer als bei Frauen. Übergewicht korrelierte negativ mit der Lipoproteinlipaseaktivität im Fettgewebe. Eine erneute Überprüfung der gesamten Komplexe erscheint erforderlich, da sowohl die Heterogenität des Patientenmaterials als auch unterschiedliche Untersuchungsmethoden für divergente Ergebnisse verantwortlich gemacht werden können und verbesserte Untersuchungsmethoden verfügbar sind (Greten, 1974).

Nach Brunzell et al. (1973) werden Chylomikronen und VLDL durch ein beiden Fraktionen gemeinsames Abbausystem katabolisiert. Aus diesem Grunde besteht auch eine kompetitive Hemmung des Abbaus der einen durch den der anderen Fraktion. Die freigesetzten Fettsäuren lassen sich zu zwei Drittel im Fettgewebe, zu einem Drittel in der Fraktion der FFS nachweisen (Scow et al., 1972), wobei die Verteilung der Triglyceridfettsäuren auch durch den Ernährungszustand beeinflußt wird. Bei dem Abbau der VLDL-Triglyceride durch Lipoproteinlipasen bzw. beim Einbau der Triglyceridfettsäuren ins Fettgewebe kommt dem Insulin eine zentrale Rolle zu (Schlierf, 1969; Barter et al., 1971; Sandhofer et al., 1971; Nikkilä, 1969). Nach Nikkilä (1969) und Tzargournis et al. (1972) ist die intrazelluläre Konzentration von FFS ein wichtiger Regulator der Lipoproteinlipase. Insulin führt durch Lipolysehemmung in der Fettgewebszelle sowie durch eine Steigerung der FFS-Wiederveresterungsrate nach Stimulation des Glukosestoffwechsels der Fettgewebszelle zum Abfall intrazellulärer FFS-Spiegel und damit zu Bedingungen, die nicht nur mit einer erhöhten Aktivität der Lipoproteinlipase einhergehen, sondern auch die Veresterung der Triglyceridfettsäuren aus Lipoproteinen im Fettgewebe begünstigen. Dementsprechend ließ sich in zahlreichen Untersuchungen durch Insulin ein Abfall der Plasmatriglyceridkonzentration nachweisen (Kane u.Mitarb., 1965; Schlierf u. Kinsell, 1965; Nikkilä, 1969; Barter et al., 1971; Schlierf u. Dorow, 1973). Der häufige Befund einer gestörten Glukosetoleranz bei Typ IV-HLP war in diesem Zusammenhang Anlaß zahlreicher Untersuchungen zur Pathogenese der Fettstoffwechselstörung, die weiter unten diskutiert werden.

Wie bereits erwähnt, kommen Ryan und Schwartz (1965) sowie Sailer u.Mitarb. (1966) aufgrund von Tracer-Studien mit Injektion bzw. Infusion markierter Fettsäuren zum Ergebnis, daß bei der Typ IV-Hyperlipoproteinämie eine gestörte Triglyceridclearance vorliegt. Auch Havel u.Mitarb. (1970) schließen aus der fehlenden Korrelation der splanchnischen Triglyceridproduktion mit den Serumtriglyceridspiegeln auf einen Clearancedefekt bei der Typ IV-Hyperlipoproteinämie. Zu einem ähnlichen Ergebnis kommt Boberg (1972) und Boberg et al. (1972) unter anderem mit der Methodik einer direkten Messung der transhepatischen Triglyceridbilanz. Beim Vergleich verschiedener Methoden zur Umsatzbestimmung der endogenen Triglyceride fand er bei 7 von 14 Patienten mit Typ IV-Hypertriglyceridämie hohe Umsatzraten und bei allen eine verminderte Eliminationskapazität. QUARFORDT u.Mitarb. (1970) untersuchten den Triglyceridumsatz nach Kohlenhydratinduktion bei Typ IV-Patienten und bei Normalpersonen. Bei beiden Gruppen war der Anstieg der Triglyceridspiegel unter kohlenhydratreicher Kost nur teilweise durch eine Überproduktion von VLDL-Triglyceridfettsäuren erklärlich, wobei die Produktionssteigerung bei Patienten und Kontrollpersonen ähnlich war. Die höheren Triglyceridspiegel bei den Patienten wurden auf gestörte Eliminationsmechanismen zurückgeführt. Die aufwendige Untersuchung von NESTEL u.Mitarb. (1970) mit Variation verschiedener Nahrungskomponenten bei Normalpersonen und Typ IV-Patienten weist auf die komplexen Beziehungen zwischen Triglyceridsynthese und Elimination hin. Während es beim Hungern zu einer verminderten Plasmatriglyceridkonzentration, aber einem vermehrten Einbau von freien Fettsäuren in Triglyceridfettsäuren kam, war der Anstieg der Triglyceridkonzentration bei überkalorischer Ernährung im wesentlichen auf einen Eliminationsdefekt zurückzuführen. Ernährungsformen mit einem hohen Anteil an gesättigten Fetten führten bei Normalpersonen und bei der Patientengruppe zu höheren Plasmatriglyceridkonzentrationen im Vergleich zu einer polyensäurereichen Kost, obwohl die Inkorporation von FFS in Triglyceridfettsäuren unter der Ernährung mit gesättigtem Fett geringer war als unter jener mit mehrfach ungesättigten Fettsäuren, so daß auf eine verminderte Elimination der Plasmatriglyceride unter der Kost mit gesättigtem Fett geschlossen werden mußte. Der Anstieg der Plasmatriglyceridspiegel bei „Kohlenhydratinduktion" war anfangs mit einem Ansteigen, später mit einem Abfall der Inkorporation von FFS in Triglyceridfettsäuren verbunden. Bei eukalorischen, kohlenhydratreichen Kostformen fand sich eine gute Korrelation zwischen den Plasmatriglyceridkonzentrationen, dem Einbau der freien Fettsäuren in Triglyceridfettsäuren, dem FFS-Umsatz, der Insulinausschüttung und dem Gewichtsindex. Beim Vergleich verschiedener Kohlenhydrate fanden sich unter Saccharose höhere Triglyceridkonzentrationen, eine stärkere Insulinausschüttung und eine höhere Einbaurate von FFS in Triglyceridfettsäuren im Vergleich zur Stärke, und bei der saccharosereichen Kost war auch die Rate der Triglycerideliminaton vermindert. Der Anstieg der Plasmatriglyceridspiegel beim Vergleich von Glukose und Fruktose war ähnlich, jedoch der Einbau von freien Fettsäuren in Triglyceridfettsäuren unter Glukose wesentlich größer als unter Fruktose. Diese Untersuchung von NESTEL u.Mitarb. (1970) unterstreicht nachdrücklich den Einfluß exogener und insbesondere ernährungsbedingter Einflüsse auf die Triglyceridkinetik. Über eine direkte Messung des Einbaus von Triglyceridfettsäuren ins Fettgewebe berichten WALLDIUS et al. (1973) und finden dabei eine Störung bei der Inkorporation von Fettsäuren in das Fettgewebe bei Hyperlipoproteinämien. Diese in vitro-Befunde fügen sich zwanglos in die eben diskutierten Ergebnisse von in vivo-Studien ein.

4. Glukoseintoleranz und endogene Hypertriglyceridämie

Die frühzeitig erkannte Häufigkeit einer abnormen Glukosetoleranz bzw. eines latenten oder manifesten, typischerweise nicht insulinbedürftigen Diabetes bei Patienten mit „essentieller" Hyperlipämie war Anlaß zahlreicher Untersuchungen von Glukosetoleranz und Plasmainsulinspiegeln bei Patienten mit Typ IV-Hyperlipoproteinämie, in der Hoffnung, durch den Befund von Abnormitäten im Bereich des Kohlenhydrat- bzw. Insulinstoffwechsels Hinweise zur Pathogenese des Syndroms zu finden. Die nachgewiesenen Wirkungen des Insulins in der Leber im Sinne einer Steigerung der Triglyceridsynthese und vermehrten VLDL-Produktion (REAVEN u.Mitarb., 1967), im Fettgewebe im Sinne einer vermehrten Lipoproteinlipaseaktivität und Clearance von Triglyceriden (s. oben) könnten sowohl bei erniedrigten als auch bei erhöhten Insulinspiegeln zur Entstehung erhöhter Triglyceridspiegel beitragen. Entsprechend schließen ALBRINK und DAVIDSON (1966) aus Glukosetoleranzbestimmungen bei Patienten mit unterschiedlichen Triglyceridspiegeln auf die Möglichkeit, daß eine Erhöhung der Plasmatriglyceridspiegel als Ausdruck der Insulinresistenz (DAVIDSON u. ALBRINK, 1965) angesehen werden kann und ein Stadium in der Entwicklung des Erwachsenendiabetes oder eines diabetesähnlichen Zustandes darstellen könnte.

Nach verschiedenen Untersuchern läßt sich in 50—80% von Patienten mit Typ IV-Hyperlipoproteinämie eine Störung der Glukosetoleranz nachweisen (FORD et al., 1968; SCHLIERF, 1969; GLUECK et al., 1969; LEVY u. GLUECK, 1969; TZAGOURNIS et al., 1972). Dabei finden sich erhöhte, normale und niedrige Insulinspiegel (NIKKILÄ, 1969; GLUECK et al., 1969). Erhöhte Plasmainsulinspiegel korrelierten in der Mehrzahl der entsprechenden Untersuchungen mit dem Körpergewicht bzw. einer gleichzeitig bestehenden Adipositas, so daß BIERMANN und PORTE (1968), SCHLIERF (1969) und BAGDADE et al. (1971) in einer eingehenden Diskussion der Zusammenhänge zwischen Kohlenhydrattoleranz und Lipämie zum Schluß kommen, daß es wenig Hinweise für eine Ursache-Wirkungsbeziehung zwischen Kohlenhydratintoleranz und endogener Lipämie gibt.

Der Mechanismus der Kohlenhydratintoleranz wäre demnach ähnlich dem bei Erwachsenendiabetes, wo durch Insulinresistenz bei Adipositas, möglicherweise vermittelt durch erhöhte Konzentration freier Fettsäuren (SCHALCH u. KIPNIS, 1965), eine diabetische Stoffwechsellage manifest wird, wenn die Kompensationsmöglichkeiten des Inselapparates erschöpft sind. Der Zusammenhang zwischen „Diabetes" und Hyperlipämie ist durch das gemeinsame Bindeglied Adipositas gegeben.

Die genannten Überlegungen unterstreichen die ungünstige Wirkung einer übermäßigen Kalorienzufuhr bei der Manifestation der Typ IV-Hyperlipoproteinämie.

Eine bereits im normalen Konzentrationsbereich der Plasmatriglyceridspiegel nachweisbare Korrelation von Körpergewicht bzw. Körperfett und Plasmatriglyceridkonzentration (BROWN et al., 1973; GIBSON et al., 1973) sowie die Vermehrung der endogenen Triglyceridsynthese bei hyperkalorischer Ernährung (NESTEL u. WHYTE, 1968; NESTEL et al., 1970) dürften in erster Linie für die hohe Manifestationsrate der Typ IV-Hyperlipoproteinämie in der „Überflußgesellschaft" verantwortlich sein. Ungeachtet der letztlich noch ungeklärten Ätiologie der Typ IV-Hyperlipoproteinämien, ob mit vermehrter Produktion von hepatischen Triglyceriden bzw. VLDL-Lipoproteinen und/oder gestörten Clearancemechanismen einhergehend, wird ein chronisch vermehrter Triglyceridinflux dazu führen, daß ein grenzwertig reguliertes System zum Entgleisen gebracht wird. Eine ausführlichere Diskussion der Problematik bringen SANDHOFER et al. (1971), NIKKILÄ und KEKKI (1969) und NIKKILÄ (1973).

Nicht unerwähnt bleiben sollen Befunde von EATON und SCHADE (1973), denen zufolge erhöhte Glukagonwerte bei Typ IV-Hyperlipoproteinämie als Ausdruck einer Glukagonresistenz für die gestörte Glukosetoleranz und die erhöhten Triglyceridspiegel verantwortlich sein könnten.

5. Kohlenhydratinduktion

Unter kohlenhydratreicher Kost kommt es bei *Normalpersonen* zu einer vorübergehenden (ANTONIS u. BERSOHN, 1961) Vermehrung der endogenen Triglycerid- bzw. Prä-β-Lipoproteinspiegel. Die ersten Beobachter dieser Erscheinung waren WATKINS u.Mitarb. (1950), HATCH et al. (1955), AHRENS (1957) sowie KUO und CARSON (1959). Nach Untersuchungen von LEES und FREDRICKSON (1965) liegt die zur reproduzierbaren Induktion der „kohlenhydratinduzierten Hypertriglyceridämie" beim Gesunden erforderliche Kohlenhydratmenge bei 7 Gramm pro Kilogramm Körpergewicht. Die Triglyceridspiegel steigen im Durchschnitt um 50—100% und nur in Einzelfällen über 400 mg-% an. Das Maximum der Kohlenhydratinduktion wird nach 5—7 Tagen erreicht. Eine kohlenhydratinduzierte Erhöhung der Triglyceridspiegel wird nur bei oraler, nicht jedoch bei intravenöser Verabreichung der Kohlenhydrate beobachtet (DENBESTEN et al., 1973). Nach ANTAR et al. (1970) gelingt eine „Kohlenhydratinduktion" der Hypertriglyceridämie durch Saccharose nur bei gleichzeitiger Gabe von gesättigtem Fett. Die Fettsäuren der Plasmatriglyceride bei kohlenhydratreicher Ernährung zeigen eine Verminderung von Linolsäure und Vermehrung von Palmitin- und Palmitoleinsäure als Ausdruck der gesteigerten endogenen Fettsäuresynthese (MACDONALD u. BRAITHWHAITE, 1964; ZOELLNER et al., 1966). Die hepatische Fettsäuresynthese wird andererseits durch Fettzufuhr gedrosselt (ABRAHAM, 1970; OETTE,

1970), wobei bei manchen Spezies Linoleat wirksamer ist als gesättigte Fettsäuren (MUTO u. GIBSON, 1970).

Es ist nicht bekannt, ob eine vermehrte Triglyceridsynthese oder ein verminderter Katabolismus der VLDL-Triglyceride bzw. eine verringerte Triglyceridclearance für den Triglyceridanstieg im Serum bei kohlenhydratreicher Kost maßgeblich verantwortlich ist.

Generell scheint die Elimination der VLDL-Triglyceride mit ca. 2 g/Std wesentlich langsamer vor sich zu gehen als die der Chylomikronen (REAVEN et al., 1965).

Bei zahlreichen Normalpersonen läßt sich auch eine unterschiedliche Wirkung verschiedener Kohlenhydrate bezüglich der Entstehung der Hypertriglyceridämie nachweisen. Bereits MACDONALD und BRAITHWHAITE (1964) fanden bei männlichen Versuchspersonen signifikant höhere Triglyceridspiegel mit Saccharose als mit Stärke. Andere Arbeiten (z.B. GRANDE et al., 1974; MANN et al., 1974) wiederum konnten derartige Unterschiede nicht bestätigen.

Nach zahlreichen Untersuchungen wird der deutlichste Einfluß auf die Triglyceridspiegel durch die Fruktose ausgeübt. Eine Zusammenstellung derartiger Studien am Menschen zum Einfluß verschiedener Kohlenhydrate auf die Plasmatriglycerid- und Cholesterinspiegel findet sich bei SCHLIERF (1977). Befunde zum Einfluß einer oralen Glycerinzufuhr auf den Triglyceridspiegel beim Menschen wurden von MACDONALD (1970) publiziert. Im akuten Versuch kam es nach Gabe von 1 ml Glycerin pro kg Körpergewicht bei jungen männlichen Versuchspersonen innerhalb von $1^1/_2 - 2$ Std zu einem Anstieg der Triglyceridspiegel um etwa 15 mg-%, der bei jungen Frauen ausblieb. Die Zugabe von derselben Menge Glycerin zur üblichen Kost für die Dauer von 42 Tagen zeigte bei jungen Männern einen geringgradigen reversiblen Triglyceridanstieg und ähnliche Befunde bei jungen Frauen.

Die praktische Bedeutung der zu diesem Problem durchgeführten Untersuchungen ist durch die Anwendung unphysiologischer, extremer Diätformen, zum Teil mit Auftreten gastrointestinaler Unverträglichkeitserscheinungen, durch die meist kleine Zahl der Versuchspersonen und häufig durch die begrenzte Dauer der Diätperioden begrenzt.

Divergente Ergebnisse erklären sich ferner durch die Verschiedenheit von Versuchsanordnungen und Untersuchungsgut. Die von MACDONALD (1966) und früher von BEVERIDGE et al. (1964) publizierten Befunde einer fehlenden hypertriglyceridämischen Wirkung von Fruktose bei jungen weiblichen Versuchspersonen im Gegensatz zu Frauen nach der Menopause und zu Männern ist nicht unwidersprochen (KAUFMANN et al., 1966).

Zur formalen Pathogenese der akuten Triglyceridveränderung unter Kohlenhydrateinfluß liegen Untersuchungen von HAVEL (1957), KUO und CARSON (1959), FREDRICKSON (1969), SCHLIERF et al. (1970) sowie SCHLIERF et al. (1971) und BARTER et al. (1971) vor. Demnach kommt es nach Glukosezufuhr bzw. tagsüber unter einer fettarmen, kohlenhydratreichen Formeldiät oder Saccharosegabe zu einem Abfall der Triglyceridspiegel, der in der Nacht von einem Anstieg, parallel mit der Bewegung der Serumkonzentration der freien Fettsäuren abgelöst wird (s. Abb. 1).

Das Phänomen der *Kohlenhydratinduktion bei endogenen Hypertriglyceridämien* wurde

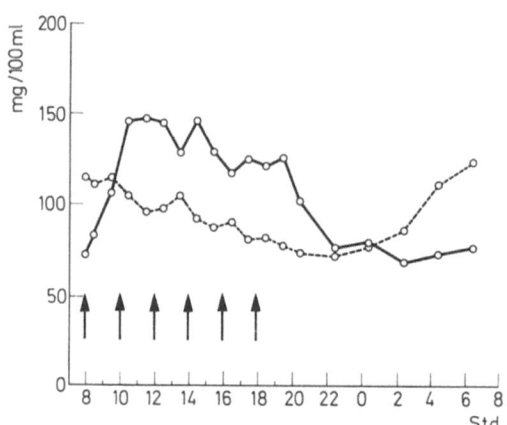

Abb. 1. Tagesverlauf der Triglyceride bei Normalpersonen unter fettreicher und kohlenhydratreicher Kost nach 5tägiger Gewöhnung an die betreffenden Diätformen. Die Nahrung wurde tagsüber in gleich großen Portionen zu den durch die Pfeile markierten Zeiten verabreicht. Bei fettreicher Kost niedrige Nüchternspiegel, aber deutliche postprandiale Lipämie, bei kohlenhydratreicher Kost höhere Nüchternspiegel, Abfall am Tag und Anstieg in der Nacht. Mittlere Triglyceridspiegel über 24 Std bei beiden Diätformen ähnlich. [Aus Nutrition and Metabolism 13, 80—91 (1971)] o— fettreiche; o···· kohlenhydratreiche Kost

erstmals von AHRENS u.Mitarb. (1961) herausgestellt, deren kontrollierte Diätstudien zeigten, daß bei einer Mehrzahl von untersuchten Patienten mit Hypertriglyceridämie ein isokalorischer Ersatz von Fett durch Kohlenhydrat zu höheren Triglyceridspiegeln führte als eine relativ fettreiche Diät (s. Abb. 2). Die Ahrensschen Befunde wurden inzwischen von zahlreichen Autoren bestätigt, modifiziert und erweitert (KUO u. BASSET, 1963, 1965; KINSELL u. SCHLIERF, 1966; FURMAN, 1967; FREDRICKSON et al., 1967; GLUECK et al., 1969; FREDRICKSON u. LEVY, 1972). Nach GLUECK u.Mitarb. (1969) besteht bei der Typ IV-Hyperlipoproteinämie eine Korrelation zwischen Nüchterntriglyceridspiegeln und dem Triglyceridanstieg bei kohlenhydratreicher Kost. Dieser macht nach RUDERMANN u.Mitarb. (1971) etwa 200% bei einem Maximum nach 13—14 Tagen aus. Nach QUARFORDT u.Mitarb. (1970) ist die Steigerung der Triglyceridsynthese durch eine kohlenhydratreiche Kost bei Normalpersonen und bei Typ IV-Hyperlipoproteinämie von ähnlicher Größenordnung; ein stärkerer absoluter Anstieg bei Typ IV-Hyperlipoproteinämie kommt durch eine Störung der Triglyceridclearance zustande. Nach REAVEN et al. (1965) besteht eine lineare Beziehung zwischen dem Logarithmus der Plasmatriglyceridkonzentration und der Triglyceridumsatzrate = Produktions- bzw. Eliminationsrate (s. Abb. 3). Daraus geht hervor, daß eine Steigerung der Triglyceridproduktion bei hohen Ausgangswerten zu wesentlich höheren Triglyceridkonzentrationen führt als bei niedrigeren Ausgangswerten (s. auch NIKKILÄ u. KEKKI, 1971; NESTEL, 1973).

Die VLDL bei Typ IV-Hyperlipoproteinämie sind größer und triglyceridreicher als die korrespondierende Lipoproteinfraktion bei Normalpersonen (ROSE, 1970; SCHONFELD, 1970). Weitere Abnormitäten der VLDL-Lipoproteine bei Typ IV wurden bisher nicht nachgewiesen, insbesondere ist der Apolipoproteingehalt qualitativ und quantitativ normal.

Unzureichende Information liegt zur Frage der Langzeitwirkung kohlenhydratreicher Kostformen bei Patienten mit Typ IV-Hyperlipoproteinämie vor. Es ist nicht bekannt, ob bei Typ IV-Hyperlipoproteinämie, ähnlich wie bei Normalpersonen unter Langzeitverabreichung entsprechender Kostformen, eine Anpassung auftritt, wie sie von ANTONIS und BERSOHN (1961) bei Normalpersonen nachgewiesen wurde. Epidemiologische Beobachtungen an Bevölkerungen mit einer fettarmen, kohlenhydratreichen Kost sind in diesem Zusammenhang schlecht verwertbar, da bei den betreffenden Bevölkerungsgruppen fast immer eine knappe Gesamtkalorienzufuhr gefunden wird. Nach Untersuchungen an Arbeitern in Zuckerrohrplantagen kommt es selbst bei massiver Saccharosezufuhr, mehr als 350 g pro Tag, bei gleichzeitiger anstrengender körperlicher Arbeit nicht zur Erhöhung der Plasmatriglyceridspiegel (TRUSWELL et al., 1971).

Wie bei Normalpersonen besteht bei Patienten mit Typ IV-Hyperlipoproteinämie eine Abhängigkeit des Serumtriglyceridspiegels nicht nur von der Menge, sondern auch von der Art der Nahrungskohlenhydrate. Auf die unterschiedliche hypertriglyceridämische Wirkung von Zucker und Stärke haben erstmals KUO und BASSET (1965) anhand von Untersuchungen bei 5 Patienten mit en-

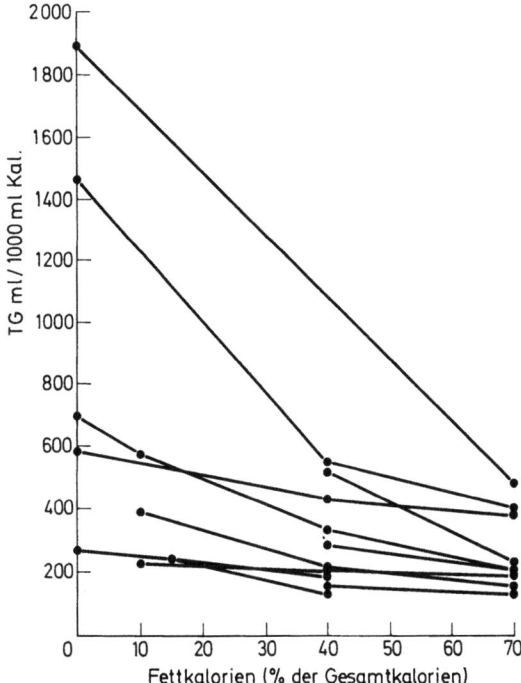

Abb. 2. Vergleich von 3 isoenergetischen Kostformen mit verschiedenem Fettgehalt. Höchste Triglyceridspiegel finden sich bei der fettarmen Kost, jedoch sind bei den meisten Probanden die Unterschiede der Nüchternspiegel gering (AHRENS et al., 1961)

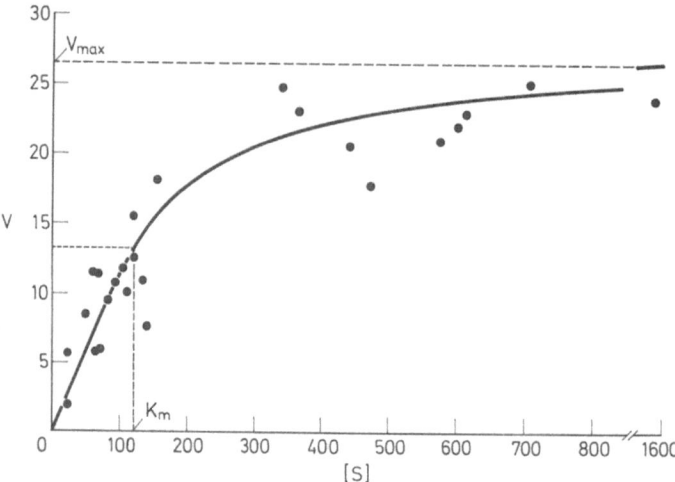

Abb. 3. Beziehung zwischen $S_f > 20$-Triglycerid-Umsatz-Rate(V) und Konzentration [S]. Einheiten: V(Geschwindigkeit)=$S_f > 20$-Triglycerid-Umsatz (mg/100 ml) pro Kilogramm Körpergewicht in der Stunde; [S] = Milligramm $S_f > 20$-Triglycerid in 100 ml) pro Kilogramm Körperberechnete Geschwindigkeit; K_m =[S] bei der $^1/_2$-maximalen Geschwindigkeit

dogener Hypertriglyceridämie hingewiesen. Eine ähnliche Beobachtung an einem 50jährigen Patienten wurde von COHEN et al. (1966) publiziert. GROEN et al. (1966) fanden bei einem 44jährigen Patienten deutlich niedrigere Triglyceridspiegel, wenn der Hauptanteil der Kohlenhydrate durch Brot gedeckt wurde im Vergleich zu einer „Zuckerdiät" (392 g Kohlenhydrate, davon 266 g Mono- und Disaccharide). Ein Vergleich von Fruktose, Glukose, Saccharose und Stärke durch KAUFMANN u. Mitarb. (1966) bei ebenfalls 5 Patienten mit endogener Hypertriglyceridämie zeigte trotz erheblicher individueller Variabilität im allgemeinen höhere Triglyceridspiegel bei Gabe von Fruktose als bei Gabe von Saccharose, Glukose oder Stärke. Die Triglyceridspiegel bei Glukose waren wiederum höher als die bei Stärkeernährung.

Untersuchungen von HERMAN u. Mitarb. zur Lipidsynthese in der menschlichen Leber an Biopsieproben, die während Routineoperationen entnommen worden waren, ergaben eine erheblich größere Kapazität der menschlichen Leber zur Phosphorylierung von Fruktose im Vergleich zu Glukose. Die Inkorporation von ^{14}C-Fruktose in Fettsäuren war größer als jene von ^{14}C-Glukose.

In vivo fanden MARUHAMA (1970) bei Patienten mit Typ IV-HLP nach Gabe von ^{14}C-Glukose bzw. ^{14}C-Fruktose und Messung der Radioaktivität in der Triglyceridfraktion

1. eine 10- bis 20fach höhere Aktivität im Glycerinanteil im Vergleich zum Fettsäureanteil der Triglyceride und

2. eine 3- bis 4mal stärkere Aktivität nach Gabe der markierten Fruktose im Vergleich zur Glukose.

Die Interpretation derartiger Untersuchungen ist durch die unterschiedlichen Poolgrößen der verwendeten Zucker außerordentlich schwierig.

Eine Zusammenstellung und Diskussion der in der Literatur dokumentierten Untersuchungen zu diesem Fragekomplex findet sich bei KAUFMANN und STEIN (1970) und bei SCHLIERF (1977). Eine Übersichtsarbeit zum Triglyceridumsatz des Menschen unter dem Einfluß von Kohlenhydraten stammt von NESTEL (1973).

Auf die Befunde bei Tiermodellen zu dieser Fragestellung sei nur kurz hingewiesen, wobei berücksichtigt werden muß, daß besonders auf diesem Gebiet Befunde vom Tier nur sehr bedingt auf den Menschen übertragbar sind. So findet zum Beispiel im Gegensatz zum Menschen, bei dem als Vorläufer für die hepatische Triglyceridsynthese fast ausschließlich die FFS-Fraktion des Serums zu gelten hat, bei der Ratte eine sehr aktive Lipogenese in der Leber statt. TOPPING und MAYES (1970) fanden eine direkte Stimulation der VLDL-Sekretion der perfundierten Rattenleber durch Insulin und Fruktose. CHEVALLIER u. Mitarb. (1972) konnten eine Hypertriglyceridämie nur bei erwachsenen, nicht jedoch bei heranwachsenden Ratten unter fruktosereicher Kost nachweisen. Nach SCHONFELD und PFLEGER (1971) kommt es, ebenfalls bei der Ratte, unter einer kohlenhydrat-(fruktose)reichen Kost zu einer gesteigerten Bildung von VLDL-Triglyceriden mit exogenen Fettsäuren aus der FFS-Fraktion. Nach CHEVALLIER u. Mitarb. (1972) findet unter Fruktosefütterung der Ratten eine Verschiebung der Lipogenese vom Fettgewebe zur Leber statt. Nach ZAKIM und HERMAN (1968) läßt sich keine Vermehrung von α-Glycerophosphat unter fruktosereicher Fütterung bei Ratten nachweisen, so daß die Fruktoseeffekte auf den Lipidstoffwechsel der Leber durch andere Mechanismen erklärt werden müssen.

E. Pathologie und Histopathologie bei Typ IV-Hyperlipoproteinämie

Nach einer Anzahl von Berichten über histopathologische Befunde bei „essentieller Hyperlipämie" mit Nachweis lipidgefüllter Zellen des RES-Systems in Leber, Milz und Knochenmark (KINSELL u. Mitarb., 1967) finden sich nur noch vereinzelte patho-anatomische Mitteilungen bei Hyperlipoproteinämie. Die Histopathologie der Xanthome nach THANNHAUSER (1957) ist ausgezeichnet durch spindelförmige Zellen in einer kollagenen Grundsubstanz, gelegentlichem Auftreten von Schaumzellen und, besonders an der Grenze der Läsionen, perivaskulärer extrazellulärer Ablagerung von Lipiden mit sekundären entzündlichen Veränderungen. Neuere Untersuchungen zur Ultrastruktur von Xanthomen stammen von PARKER et al. (1973). Bei Leberbiopsien wird fast immer der Befund einer Fettleber erhoben.

Untersuchungen zur Frage, ob, ähnlich wie beim Diabetes mellitus, Veränderungen an der Basalmembran der Kapillaren nachweisbar sind, wurden von KINSELL u. Mitarb. (1967) sowie ZOELLNER und HERRLINGER (1974) durchgeführt. Dabei konnten Veränderungen der Basalmembranen nicht nachgewiesen werden. Auf die vielfältigen Erscheinungen der Arteriosklerose kann an dieser Stelle nicht eingegangen werden. BJÖRNTORP et al. (1971) untersuchte die Fettzellgröße bei Patienten mit Typ IV und gleichzeitig bestehender mäßiger Adipositas. Er fand vergrößerte Fettzellen und eine Korrelation zwischen den Nüchterninsulinwerten und der Fettzellgröße. Derartige Befunde bei adipösen Patienten sind nicht spezifisch für die Typ IV-Hyperlipoproteinämie.

Ein Fall einer schweren, zum Tode führenden Pankreatitis bei einer Typ IV-V-Hyperlipoproteinämie mit detaillierter patho-anatomischer Befunddokumentation wurde kürzlich von SAILER et al. (1973) mitgeteilt.

F. Klinik und Laborbefunde

1. Gefäßbeteiligung

Im Vordergrund der klinischen Symptomatik bei Patienten mit Typ IV-Hyperlipoproteinämie stehen Zeichen von seiten des Gefäßsystems im Sinne koronarer und peripherer Durchblutungsstörungen (BRAUNSTEINER u. Mitarb., 1968; FREDRICKSON u. LEVY, 1972). Durch das Fehlen entsprechender klinischer Daten bei einer ausreichend großen Gruppe von Typ IV-Patienten, repräsentativ für eine bestimmte Bevölkerung, sind detaillierte Angaben zur Häufigkeit und Lokalisation des Gefäßbefalls derzeit nicht möglich. Tabelle 2 gibt entsprechende klinische Befunde im selektierten Material von FREDRICKSON und LEVY. Nach dieser Untersuchung finden sich Zeichen einer ischämischen Herzkrankheit bei 38% von Probanden und Verwandten mit Typ IV- und V-Hyperlipoproteinämien, bei 17% fand sich eine Claudicatio intermittens. Die Brauchbarkeit dieser Zahl wird dadurch beeinträchtigt, daß zahlreiche der untersuchten Patienten neben erhöhten Lipidspiegeln auch erhöhte Blutdruckwerte oder Diabetes mellitus hatten. Nach SLACK (1969) ist das Risiko für koronare Herzkrankheit bei Typ IV wie folgt:

Alter	% Inzidenz an koronarer Herzkrankheit
< 40	0
40–49	30
50–59	53
60–69	100

Tabelle 2. Häufigkeit klinischer Befunde bei über 25 jährigen Patienten mit Hyperlipoproteinämie, zusammengestellt aus der Krankengeschichte[a] (aus Fredrickson u. Levy, 1972)

Typ-IV-Patienten	Gesamt	Abnormale Glukose Toleranz	Koronare Herzkrankheit	Claudicatio	Eruptive Xanthome	Hepatomegalie	Splenomegalie	Abdominaler Schmerz
Bei Typ IV-Familien								
Probanden (A)	26	8/23	17/22	5/22	4/22	4/23	0/22	2/22
Verwandte (B)	32	1/20	2/23	0/7	1/5	0/3	0/3	1/5
Bei Typ V-Familien (C)	26	2/15	0/12	0/7	0/8	0/4	0/4	0/4
Typ IV (familiäre Störung nicht gesichert) (D)	55	5/20	11/21	4/18	3/19	8/18	1/18	5/19
Gesamt	139	16/78	30/78	9/54	8/54	12/48	1/47	8/50
Prozent positiv	...	20	38	17	15	25	2	16

[a] Analysen der Daten von Patienten und Verwandten. Viele wurden nur ambulant untersucht, und die Information ist unvollständig. Der Prozentsatz der Patienten über 50 Jahre in (A), (B), (C) und (D) beträgt 31, 41, 31 und 36.

Im Material von Miettinen und Aro (1973) fanden sich bei ungefähr $1/4$ von 42 Patienten mit „familiärer Hyperglyceridämie" Gefäßgeräusche. Barndt et al. (1974) konnten bei allen 10 untersuchten Patienten Hinweise auf atheromatösen Befall der Arteria femoralis finden. Weitere Untersuchungen zur Häufigkeit von koronarer und peripherer Arteriosklerose bei Typ IV-Hyperlipoproteinämie wurden anläßlich des III. International Symposium on Atherosclerosis, Berlin 1973, mitgeteilt (Blankenhorn et al., 1973; Brunzell et al., 1973; Olson et al., 1973; Schneider et al., 1973).

Umgekehrt ist die Typ IV-Hyperlipoproteinämie die häufigste Stoffwechselstörung bei Patienten mit klinischen oder angiographischen Zeichen einer Koronarkrankheit bzw. Koronarsklerose. Auf die Häufigkeit der Hyper-Prä-β-Lipoproteinämie bei Patienten mit Myokardinfarkt wiesen erstmals Smith (1957) und Bestermann (1957) hin. Diese Befunde wurden seither durch eine große Anzahl von Untersuchungen bestätigt (Lit. bei Kwiterovich u. Margolis, 1973; Goldstein et al., 1973; Aro, 1973; Klemens, 1973). Nach Heinle u. Mitarb. (1969) fanden sich bei 25% von Patienten, bei denen eine Koronarsklerose koronarangiographisch dokumentiert war, erhöhte Triglyceridspiegel bzw. eine Typ IV-Hyperlipoproteinämie.

Die Typ IV-Hyperlipoproteinämie als Risikofaktor für die koronare Herzerkrankung geht aus der Untersuchung von Carlson und Boettiger (1972) hervor, die 3168 Männer in einer prospektiven Studie beobachteten und nachweisen konnten, daß das Risiko bei erhöhten Triglyceridspiegeln unabhängig von jenem bei Hypercholesterinämie ist. Auch Familienuntersuchungen bei Infarktpatienten (Aro, 1973) lassen eine hohe Rate von Typ IV-HLP nachweisen (s. auch S. 317).

Auf akute Effekte hoher Triglyceridspiegel bezüglich der Sauerstoffversorgung des Herzens weisen Kwiterovich und Margolis (1973) hin. Nach den dort zitierten Untersuchungen wird die Sauerstoffversorgung des Myokards durch erhöhte Triglyceridspiegel beeinträchtigt und kann, im Fall der alimentären Lipämie, nach Heparininjektion verbessert werden.

Ein Zusammenhang zwischen zerebrovaskulären Gefäßerkrankungen und Hypertriglyceridämie ist fraglich (Kwiterovich u. Margolis, 1973). Der Befall dieses Teils des Gefäßsystems scheint weniger durch die Serumlipidspiegel — also auch nicht durch die Cholesterinspiegel —, sondern durch Risikofaktoren wie Bluthochdruck und Diabetes beeinflußt zu sein.

2. Xanthome

Xanthome wurden erstmals beschrieben von Addison und Gull (1850) und später ausführlich von Thannhauser und Magendantz (1938) sowie Crocker (1951). Eine Zuordnung zu den verschiedenen Hyperlipoproteinämieformen stammt von Gofman u. Mitarb. (1954), von Fredrickson (1960) und von PÒLANO (1974). Die bei Typ IV-Hyperlipoproteinämie vorkommenden eruptiven Xanthome sind gelbe bis rötlichgelbe Knötchen, meist in Gruppen am Gesäß, den Oberschenkeln und streckseitig an den oberen Extremitäten. Diffuses Auftreten ist beschrieben. Gelegentlich werden die etwas größeren tubero-eruptiven Xanthome beobachtet.

Nach FREDRICKSON und LEVY (1972) treten Xanthome nur dann auf, wenn die Triglyceridkonzentration über 1500 mg/100 ml liegt, und sind bei Abfall der Triglyceridspiegel reversibel. Eruptive Xanthome wurden bei 15% der Patienten mit Typ IV-Hyperlipoproteinämie und dreimal so häufig bei Typ V-Hyperlipoproteinämie beobachtet.

Bei epidemiologischen Untersuchungen zur Hyperlipidämiehäufigkeit sind extrem hohe Lipidwerte und damit Xanthome sehr selten (GOLDSTEIN u.Mitarb., 1973; PATTERSON u. SLACK, 1972; SCHLIERF u.Mitarb., 1972). Nach PARKER und ODLAND (1973) stammen die Lipide in eruptiven Xanthomen von Chylomikronen und unterscheiden sich deutlich von den Lipiden tuberöser Xanthome.

3. Pankreatitis bzw. abdominelle Krisen

Während bei Patienten mit Typ I- und Typ V-Hyperlipoproteinämie Zustände mit anfallsweisem akutem Abdomen bzw. Pankreatitis so häufig sind, daß sie in vielen Fällen zur Diagnosestellung führen, sind Attacken von Pankreatitis bei Typ IV-Hyperlipoproteinämie wesentlich seltener und kommen wahrscheinlich nur dann vor, wenn bei fettreicher Ernährung und stark erhöhten Triglyceridspiegeln auch Chylomikronen vermehrt sind, also zum Zeitpunkt des Auftretens der Attacken ein Typ V-Muster nachweisbar ist. Die Pankreatitis soll durch Fettembolien innerhalb des Pankreas oder durch intrapankreatische Hydrolyse von Chylomikronentriglyceriden unter der Einwirkung pankreatischer Lipasen und konsekutivem Anstieg der freien Fettsäuren mit Verklumpung von Chylomikronen und Ischämie zustande kommen. In anderen Fällen sind Serum- und Urinamylasewerte normal. Hier wurde eine akute Schwellung von Leber und Milz durch Fettphagozytose seitens des retikuloendothelialen Systems und schmerzhafter Kapselspannung sowie Ischämie des Organs postuliert. Seröse oder chylöse Ergüsse sollen dadurch zustande kommen, daß der Ductus thoracicus durch verklumpte Chylomikronen zeitweise blockiert wird und ein triglyceridreiches Transsudat in der Nachbarschaft des Pankreas durch Lipasen mit Freisetzung von Fettsäuren hydrolysiert wird (FREDRICKSON u. LEVY, 1972; KWITEROVICH u. MARGOLIS, 1973).

Nach einer prospektiven Studie jüngsten Datums (FARMER u.Mitarb., 1973) hatten 10 von 75 Patienten mit akuter Pankreatitis eine ausgeprägte Hyperlipoproteinämie. Nach diesem Befund stellte die Hyperlipoproteinämie eine häufige Ursache der Pankreatitis dar und sollte bei der Klärung der Ätiologie durch Inspektion des Serums oder Triglyceridbestimmung gesucht werden.

Nach FALLAT et al. (1973) können sich bei der Amylasebestimmung im hypertriglyceridämischen Serum methodische Probleme ergeben, die zu falsch normalen Amylasewerten führen und durch Serumverdünnung eliminiert werden.

Seltener dürfte eine Pankreatitis zur (sekundären) HL führen. So berichten BAGDADE u.Mitarb. (1969) über eine „diabetische Lipämie" als Komplikation einer akuten Pankreatitis.

4. Weitere klinische Befunde

Eine Hepatomegalie bei Typ IV-Hyperlipoproteinämie ist häufig. Dem klinischen Befund entspricht der histologische Nachweis einer Fettleber. In der Übersichtsarbeit über „essentielle Hyperlipämie" bei KINSELL u.Mitarb. (1967) konnte bei 54 von 122 Fällen aus der Literatur eine Hepatomegalie, bei 34 eine Splenomegalie nachgewiesen werden. Die dort gesammelten Fälle stellen jedoch eine Mischung aus Typ I-, III-, IV- und V-Hyperlipoproteinämie dar. Eine Lipaemia retinalis tritt dann auf, wenn Triglyceridspiegel über 2–3 g-% gemessen werden (Literatur bei KINSELL u.Mitarb., 1967).

Eine Häufung von Beschwerden seitens des Stütz- und Bewegungsapparates bei Hyperlipämie publizierten GOLDMAN et al. (1972); umgekehrt seien erhöhte Blutlipidspiegel bei den bekannten rheumatischen Krankheiten häufig.

Nach BASSETT et al. (1973) fanden sich bei Röntgenuntersuchungen des Magens bzw. Duodenums bei Typ IV-Hyperlipoproteinämie ungewöhnlich häufig Veränderungen im Sinne von Schleimhautverdickungen bzw. -prolaps, deren Bedeutung noch unklar ist.

WILKE et al. (1974) publizierten einen Fall multipler aseptischer Knochennekrosen bei Typ IV-Hyperlipoproteinämie und vermuten ätiologische Zusammenhänge.

5. Hyperurikämie und Gicht

Erhöhte Harnsäurespiegel fanden sich bei 9 von 22 Typ IV-Patienten der Serie FREDRICKSON und LEVY (1972). Ähnliche Befunde wurden von SCHREIBMAN u. Mitarb. (1969) mitgeteilt. Umgekehrt weisen eine Reihe von Publikationen auf die Häufigkeit von Hypertriglyceridämie bei Gicht hin (FELDMANN u. WALLAS, 1964; BERKOWITZ, 1966; BARLOW, 1968; BLUESTONE et al., 1971; LANG, 1974). Die Ursache des gemeinsamen Vorkommens von endogener Hypertriglyceridämie (Typ IV-Hyperlipoproteinämie) und Hyperurikämie ist nicht geklärt. Sie könnte durch eine genetische Verwandtschaft beider Störungen bzw. durch einen gemeinsamen Stoffwechseldefekt erklärt werden. Wahrscheinlicher ist, daß Überernährung als manifestationsfördernder Faktor sowohl für Hypertriglyceridämie als auch Hyperurikämie gilt. Für letztere Deutungsmöglichkeit spricht das ähnliche epidemiologische Verhalten der Störungen in der Nachkriegszeit (GRIEBSCH u. ZOELLNER, 1973).

6. Gallensäurestoffwechsel und Cholelithiasis

Auf eine erhöhte Rate von Cholelithiasis bei Typ IV-HLP weisen unter anderem AHRENS (1973) und CAHLIN et al. (1973) hin. Entsprechend finden sich Abnormitäten der Gallenzusammensetzung (Verminderung von Gallensäuren und Lecithin; CAHLIN et al., 1973), des GS-Pools und des GS-Umsatzes in mehreren Untersuchungen (KOTTKE, 1969; WOLLENWEBER u. STIEHL, 1972; EINARSSON u. HELLSTRÖM, 1972). Cholsäurekonjugate im Serum waren normal in der Untersuchung von KORMAN et al. (1975).

7. Blutkörperchensenkungsgeschwindigkeit

Untersuchungen zur *Blutkörperchensenkungsgeschwindigkeit* stammen von BÖTTIGER u. Mitarb. (1973). Demnach findet sich bei ca. 25% der Patienten mit Typ IV-Muster eine erhöhte BKS; nach Ansicht der Autoren ist sie auf die gleichzeitig bestehende Arteriosklerose zurückzuführen.

8. Gerinnungssystem

Befunde zum *Gerinnungssystem* bei Hyperlipoproteinämien stammen von REIMERS et al. (1972). Sie fanden bei 4 von 7 Patienten mit Typ IV-Hyperlipoproteinämie einen erhöhten Thrombozytenumsatz, und zwar bei den Patienten, bei denen klinische Zeichen einer Arteriosklerose nachweisbar waren. Auch die Fibrinogenspiegel waren gegenüber 5 Normalpersonen vermehrt. Nach Befunden von CARVALHO et al. (1974) war die Plättchenfunktion bei 11 Patienten mit Typ IV-Hyperlipoproteinämie normal, während sie bei Patienten mit Typ II-Hyperlipoproteinämie deutlich gestört war.

9. Glukoseintoleranz und Insulinspiegel

Bei 50 bis 80% von Patienten mit Typ IV-Hyperlipoproteinämie (Literatur bei SCHLIERF, 1969; GLUECK et al., 1969; NIKKILÄ, 1969) findet sich eine latente oder manifeste diabetische Stoffwechsellage. Im Gegensatz zum insulinabhängigen Diabetes besteht keine Neigung zur ketoazidotischen Entgleisung des Stoffwechsels. Die Beziehungen zum hereditären „Diabetes" sind noch ungeklärt (s. auch S. 363 ff.), doch finden sich bei Patienten mit endogener Hyperlipämie ungewöhnlich häufig normolipämische Familienmitglieder mit Diabetes (SCHLIERF u. KINSELL, 1965; BRAUNSTEINER et al., 1965).

Zur Diskussion stehen einerseits primäre Abnormitäten von Glukosestoffwechsel und Insulinwirkung sowohl im Fettgewebe als auch in der Leber (FARQUHAR et al., 1966; REAVEN et al., 1967; OLEFSKY et al., 1974), andererseits die Entstehung der Kohlenhydratintoleranz als ein sekundäres Phänomen und Folge einer Insulinresistenz (DAVIDSON u. ALBRINK, 1965), welche mit der Erhöhung der Plasmatriglyceridspiegel korreliert (DAVIDSON u. ALBRINK, 1966; OSTRANDER et al., 1967; DEBRY et al., 1974). Durch akute Erhöhung der Plasmatriglyceridkonzentration nach intravenöser Infusion einer Triglyceridemulsion lassen sich allerdings weder Störungen der Glukosetoleranz noch der Insulinspiegel provozieren (GIBSON et al., 1974); dagegen finden einige Autoren (Literatur bei NIKKILÄ, 1969, und SCHLIERF, 1969) eine Störung der Glukosetoleranz, wenn die FFS-Fraktion im Plasma ansteigt.

Schließlich wird auch die Möglichkeit einer Koinzidenz beider häufiger Stoffwechselstörungen auf dem Boden einer für die Kohlenhydrat- und Fettstoffwechselabnormität prädisponierenden Überernährung bzw. Übergewichtigkeit diskutiert (BIERMAN u. PORTE, 1968; SCHLIERF, 1969). Mögliche pathogenetische Mechanismen im Zusammenhang mit einer gestörten Kohlenhydrattoleranz bzw. abnormen Insulinspiegeln oder Insulinaktivität und das Phänomen der „Kohlenhydratinduktion" der Hyperlipämie wurden an anderer Stelle diskutiert (s. S. 324 ff.).

G. Diagnose und Differentialdiagnose

1. Lipidanalysen

Während die Diagnose früher meist durch den Zufallsbefund eines getrübten Serums oder durch die nur in schweren Fällen von Typ IV-Hyperlipoproteinämie auftretenden Xanthome bzw. abdominelle Krisen gestellt wurde, erfolgt die Entdeckung der Typ IV-Hyperlipoproteinämie heute in zunehmendem Maße im Rahmen von Screening-Verfahren auf der Suche nach Risikofaktoren bzw. bei Vorsorgeuntersuchungen. Wegen der Häufigkeit der Typ IV-Hyperlipoproteinämie (s. S. 319) ist es wünschenswert, daß *Triglycerid-* und *Cholesterinbestimmungen* im

Tabelle 3. Bei folgenden Leitsymptomen sollten Lipidanalysen durchgeführt werden:

1. Trübung des Serums.
2. Arcus lipoides vor dem 40. Lebensjahr.
3. Xanthome.
4. Klinische Zeichen oder Symptome einer Arteriosklerose.
5. Übergewicht.
6. Hormontherapie (Kortikosteroide, Kontrazeptiva).
7. Hyperlipidämie bei einem Familienmitglied.
8. Bei den in Tabelle 1 genannten Erkrankungen.

Rahmen derartiger Untersuchungen bei allen Erwachsenen ab dem 20. Lebensjahr durchgeführt werden. Wo diese Möglichkeiten nicht gegeben sind, empfiehlt sich als Minimalprogramm die Durchführung von Lipidanalysen bei dem besonders gefährdeten Personenkreis der Tabelle 3.

Die Bedingungen für die Probenentnahme sind wie folgt (RIFKIND, 1973):

1. Probenentnahme unter den üblichen Ernährungsgewohnheiten des Patienten einschließlich des für ihn üblichen Alkoholkonsums.
2. Gewichtskonstanz.
3. Keine akute Erkrankung. Wegen des Auftretens von Lipid- und Lipoproteinveränderungen unmittelbar nach Infarkt werden bei Infarktpatienten aussagefähige Werte erst ab etwa 6 Wochen nach dem Infarktereignis möglich.
4. Keine lipidsenkende oder den Lipidspiegel beeinflussende Medikamente.
5. Nahrungs-(einschließlich Alkohol-)Karenz 12 bis 16 Std vor der Blutentnahme. Nach einem Vorschlag von DE GENNES et al. (1972) ist eine nur 8stündige Nüchternperiode als Suchtest für Typ III- und IV-HLP geeignet.

Bei Erhöhung von Triglyceridspiegeln über 250 mg-% (KWITEROVICH u. MARGOLIS, 1973) ist eine weitere Differenzierungsmöglichkeit durch die Inspektion des Serums gegeben. Dabei sollte das Serum sowohl bald nach der Blutentnahme als auch am darauffolgenden Morgen nach Aufbewahrung im Kühlschrank bei +4° C inspiziert werden. Eine Trübung des frischen Serums wird sowohl bei erhöhten VLDL-Lipoproteinen als auch bei Chylomikronen beobachtet. Letztere rahmen über Nacht auf. Bei dann klarem Unterstand muß in erster Linie daran gedacht werden, daß der Patient bei der Blut-

Tabelle 4a. Normalwerte für Plasmalipide (95%-Grenzen) für männliche Personen in Dänemark und in den USA (WOLLENWEBER et al., 1971)

Alter (Jahre)	95%-Grenzen nach LUND u.Mitarb. (1961)	95%-Grenzen nach Fredrickson u.Mitarb. (1967)		Obere Normgrenze (diese Untersuchung)	
	Cholesterin (mg/100 ml)	Cholesterin (mg/100 ml)	Triglyceride (mg/100 ml)	Cholesterin (mg/100 ml)	Triglyceride (mg/100 ml)
20—29	111—262	120—240	10—140	—	—
30—39	132—295	140—270	10—150	260	150
40—49	134—305	150—310	10—160	280	160
50—59	138—305	160—330	10—190	300	190
≧60	—	160—330	10—190	300	190

entnahme nicht nüchtern war. Alternativ liegt eine Typ I-Hyperlipoproteinämie vor. Bei Aufrahmen und trübem Unterstand handelt es sich um eine Typ III- oder V-Hyperlipoproteinämie. Bleibt ein Aufrahmen aus, das heißt, besteht auch am nächsten Morgen noch eine diffuse Serumtrübung, so handelt es sich mit großer Wahrscheinlichkeit um eine Vermehrung der VLDL-Lipoproteine, das heißt, um die Hyperlipoproteinämien II-b, III oder IV.

Die exakte Diagnose einer Hyperlipidämie ergibt sich aus dem Ergebnis der *Triglycerid- und Cholesterinanalysen*. „Normwerte", wie sie für amerikanische und westeuropäische Populationen vorgeschlagen wurden, gibt Tabelle 4. Derartige, mit statistischen Methoden in einer „Normalbevölkerung" gewonnenen Norm- oder besser Durchschnittswerte liegen immer höher als sogenannte Idealwerte, das heißt solche, die mit einem geringstmöglichen Risiko für die Entwicklung von Gefäßkomplikationen vergesellschaftet sind. „Idealwerte" stammen von Populationen mit einer geringen Durchseuchung an degenerativen Gefäßkrankheiten. Geht man vom Gesichtspunkt des durch erhöhte Triglyceride vermehrten Risikos aus, gibt es keine guten Anhaltspunkte, daß dieses in verschiedenen europäischen bzw. US-amerikanischen Populationen für identische Lipidspiegel unterschiedlich ist. Aus diesem Grunde wären, ungeachtet des Befundes unterschiedliche „Normwerte" verschiedener Untersucher, die einheitliche Übernahme fixer Grenzwerte als Grundlage für Untersuchungen zur Epidemiologie und Häufigkeit von Stoffwechselstörungen wünschenswert. Schließlich muß darauf hingewiesen werden, daß durch Unterschiede der Methodik für Cholesterin- und Triglyceridbestimmungen eine Variabilität zwischen Populationen vorgetäuscht wird, die bei Standardisierung von Methoden in Wegfall kommt.

Phospholipide: Nach Befunden von KUNZ et al. (1970) sowie NOEL et al. (1972) findet sich eine Vermehrung der Gesamtphosphatide und ein relativer Anstieg von Phosphatidylcholin. Jedoch sind Phosphatidanalysen für die Diagnostik der Typ IV-Hyperlipoproteinämie nicht erforderlich.

2. Lipoproteine

Eine Typ IV-Hyperlipoproteinämie liegt per definitionem dann vor, wenn Prä-β-Lipoproteine (VLDL-Lipoproteine) vermehrt, LDL-Lipoproteine im Normbereich und Chylomikronen nicht nachweisbar sind. Mindestens ein Teil der VLDL-Lipoproteine bei Typ IV sind größer als „normale" VLDL und weisen einen höheren TG/Cholesterin-Quotienten auf (ROSE, 1970). Der Befund erhöhter Triglyceridspiegel bei normaler Serumcholesterinkonzentration erlaubt mit großer Wahrscheinlichkeit (SCHLIERF et al., 1975) den Ausschluß der Typ II-b- und III-Hyperlipoproteinämien. Durch das Fehlen von Chylomikronen (Inspektion des Plasmas, s. oben, oder Lipoproteinelektrophorese) lassen sich die Typen I und V ausschließen. Detaillierte Lipoproteinanalysen sind nicht erforderlich (FREDRICKSON, 1972; SCHLIERF et al., 1975).

Bei gleichzeitiger Erhöhung von Serumcholesterin- und Triglyceridspiegeln kann als nächster Schritt die Lipoproteinelektrophorese eingesetzt werden. Von den in erster Linie für die Differentialdiagnose in Frage

Tabelle 4b. Triglycerid-(mmol/l) und Cholesterin-(mg/100 ml) Konzentration bei Männern und Frauen im Gesamtserum und in den 3 hauptsächlichen Lipoproteinklassen (CARLSON u. ERICSSON, 1975). Mittelwert ±S.E.M. für das Gesamtmaterial (T) und nach Abzug der übergewichtigen Personen (−O) definiert als Gewicht/Länge-Index [kg/(cm − 100)] über 1.10

Gruppen	Gesamt				VLDL				LDL				HDL			
	TG		Chol		TG		Chol		TG		Chol		TG		Chol	
	T	−O	T	−O	T	−O	T	−O	T	−O	T	−O	T	−O	T	−O
Männer																
30–39 N=18 T	1.78 ±0.17		244 ±11		1.01 ±0.12		21 ±3		0.50 ±0.04		162 ±9		0.23 ±0.01		53 ±3	
N=17 −O		1.74 ±0.17		242 ±11		0.99 ±0.13		20 ±3		0.50 ±0.04		162 ±9		0.23 ±0.01		54 ±3
40–49 N=17 T	1.89 ±0.14		259 ±13		1.09 ±0.12		22 ±3		0.52 ±0.04		175 ±10		0.23 ±0.01		50 ±3	
N=13 −O		1.80 ±0.14		257 ±15		0.99 ±0.10		21 ±3		0.53 ±0.04		173 ±12		0.24 ±0.02		51 ±4
50–59 N=25 T	2.20 ±0.19		251 ±9		1.31 ±0.16		26 ±3		0.55 ±0.03		160 ±6		0.26 ±0.01		51 ±2	
N=17 −O		1.87 ±0.14		245 ±9		1.03 ±0.16		20 ±3		0.53 ±0.03		158 ±7		0.24 ±0.1		53 ±3
60–69 N=20 T	1.82 ±0.18		251 ±11		0.97 ±0.15		18 ±3		0.54 ±0.03		168 ±8		0.25 ±0.02		56 ±4	
N=14 −O		1.63 ±0.16		260 ±13		0.78 ±0.12		16 ±3		0.54 ±0.04		173 ±10		0.25 ±0.02		60 ±4
Frauen																
30–39 N=15 T	1.26 ±0.10		219 ±8		0.59 ±0.07		12 ±2		0.41 ±0.03		133 ±7		0.26 ±0.02		63 ±3	
N=12 −O		1.17 ±0.08		213 ±7		0.52 ±0.06		10 ±2		0.39 ±0.02		127 ±6		0.26 ±0.02		64 ±3
40–49 N=15 T	1.57 ±0.21		253 ±14		0.82 ±0.15		16 ±3		0.51 ±0.04		159 ±12		0.28 ±0.02		65 ±4	
N=12 −O		1.36 ±0.11		250 ±17		0.69 ±0.06		14 ±2		0.47 ±0.03		157 ±15		0.26 ±0.02		66 ±4
50–59 N=24 T	1.75 ±0.13		286 ±9		0.85 ±0.08		18 ±2		0.58 ±0.03		184 ±8		0.30 ±0.01		69 ±3	
N=18 −O		1.58 ±0.13		289 ±10		0.76 ±0.08		15 ±2		0.55 ±0.04		187 ±9		0.29 ±0.02		75 ±3
60–69 N=23 T	1.83 ±0.14		287 ±13		1.00 ±0.11		21 ±3		0.59 ±0.05		190 ±11		0.25 ±0.01		69 ±4	
N=13 −O		1.54 ±0.11		282 ±11		0.78 ±0.09		15 ±2		0.53 ±0.06		185 ±11		0.24 ±0.02		76 ±5

TG = Triglyceride, Chol = Cholesterin.

kommenden Typen II-b, III oder IV lassen sich durch diese Methode insofern Hinweise gewinnen, als bei Typ II-b eine prominente β-Bande, bei Typ III häufig eine verbreiterte Prä-β-Lipoproteinbande imponiert. Da jedoch eine zufriedenstellende quantitative Auswertung der Lipoproteinelektropherogramme noch nicht möglich ist, sind zur Differenzierung dieser zwei Typen weitere Lipoproteinanalysen erforderlich. Der Ausschluß der Typ III-Hyperlipoproteinämie wird durch den Nachweis des floating β-Lipoproteins nach präparativer Ultrazentrifugation bzw. durch immunologische oder Präzipitations-Verfahren möglich (SEIDEL u. GRETEN, 1970; WIELAND et al., 1973). Der Nachweis erhöhter LDL-Lipoproteine und damit des Typs II-b erfordert die Bestimmung des β-Cholesterins, wobei eine präparative Ultrazentrifugation zur Abtrennung der VLDL-Lipoproteine erforderlich ist.

Bei der Bewertung der Lipoproteinelektrophorese muß das bei etwa 10% der Bevölkerung vorkommende, sogenannte „sinking" Prä-β-Lipoprotein beobachtet werden, das sich in der Dichtefraktion > 1,006 findet, jedoch Prä-β-Mobilität hat und zu einer vermehrten Anfärbbarkeit dieser Bande bei normalen Triglyceridspiegeln (geringer Triglyceridgehalt des sinking Prä-β-Lipoproteins) führt (FREDRICKSON, 1972).

Der nächste Schritt in der Diagnostik, nachdem ein Typ IV-Muster durch die lipidchemischen Untersuchungen gesichert worden ist, besteht im Ausschluß der sekundären Formen (s. Tabelle 1).

Hier helfen sowohl Anamnese (Alkoholkonsum, Gebrauch von Kontrazeptiva, Schwangerschaft, Anamnese von Diabetes, Gicht und Nierenkrankheiten) als auch klinische und Laborbefunde. Die häufigsten sekundären Typ IV-Hyperlipoproteinämien werden beobachtet bei Diabetes mellitus, bei Leber- und Nierenerkrankungen (Diskussion der Problematik S. 363ff.), bei Schwangerschaft, Einnahme der „Pille" (DE GENNES et al., 1973; FALLAT u. GLUECK, 1974), Kortikosteroid-Therapie und Alkoholismus (VOGELBERG et al., 1971) (s. auch Übersichtsarbeit von KWITEROVICH u. MARGOLIS, 1973).

Nachdem die Diagnose der primären Typ IV-Hyperlipoproteinämie gesichert ist, sollte durch Familienuntersuchungen versucht werden, ein familiäres Vorkommen nachzuweisen. Dies war, wie auf S. 320 ausgeführt ist, bei etwa 50% der Verwandten im Material von FREDRICKSON und LEVY (1972) möglich, während in den von anderen Indexpatienten ausgehenden Untersuchungen von PATTERSON und SLACK (1972), von MIETTINEN et al. (1972), von GOLDSTEIN u. Mitarb. (1973), von NIKKILÄ und ARO (1973) und von SCHLIERF et al. (1974) ein familiäres Vorkommen wesentlich seltener war und außerdem häufig verschiedene Lipoproteinmuster in einer Familie nachgewiesen werden konnten. Derartige Befunde unterstreichen die bereits oben diskutierte Heterogenität des Syndroms.

3. Post-Heparin-Lipoproteinlipaseaktivität

Wie bereits (s. S. 323) ausgeführt, besteht nach den meisten vorliegenden Untersuchungen und bisher geltender Meinung bei Typ IV-Hyperlipoproteinämie kein Defekt im Bereich des Lipoproteinlipasesystems. Nachdem seit der ersten Arbeit zu diesem Thema (FREDRICKSON u. Mitarb., 1963) verschiedene Lipoproteinlipasen und spezifische Bestimmungsmethoden bekannt geworden sind und andererseits sich Hinweise auf die Heterogenität des primären Typ IV-Hyperlipoproteinämie-Syndroms häufen, erscheint eine erneute Untersuchung dieses Fragekomplexes mit verbesserten Methoden lohnend.

4. Kohlenhydratbelastung bzw. Diättestung

Eine Diätbelastung mit kohlenhydratreicher Kost im Rahmen der diagnostischen Abklärung der Typ IV-Hyperlipoproteinämie bringt keine zusätzliche diagnostische Information, da der prozentuale Anstieg des Nüchterntriglyceridspiegels bei verschiedenen Hyperlipoproteinämien und bei Normalpersonen in ähnlicher Größenordnung liegt (GLUECK et al., 1969). Sie ist jedoch wegen der starken Variabilität der „Kohlenhydratinduzierbarkeit" bei demselben Typ der Hyperlipoproteinämie (nach FREDRICKSON u. LEVY, 1972, zum Beispiel Δ TG 35−213 mg-% bei 20 Patienten mit Typ IV-HLP) gelegentlich nützlich für die diätetische Dauertherapie.

5. Freie Fettsäuren

Berichte über die Konzentrationen von freien Fettsäuren bei Typ IV-Hyperlipoproteinämie müssen vorsichtig interpretiert werden, da die methodischen Probleme bei der Bestimmung dieser mengenmäßig kleinen Lipidfraktion in Gegenwart sehr stark erhöhter Triglycerid- und Lipoproteinspiegel meist unterschätzt werden. Außerdem ist es erforderlich, wegen des raschen Umsatzes und den starken Fluktuationen der FFS bezüglich Utilisation und Freisetzung in sehr kurzen Zeiträumen zu messen. Die Bestimmungsmethoden müssen mit äußerster Sorgfalt standardisiert werden. 24-Std-Profile unter verschiedenen Diätformen bei Normalpersonen und Patienten mit Typ IV-Hyperlipoproteinämie (SCHLIERF et al., 1970; SCHLIERF et al., 1971; SCHLIERF u. RAETZER, 1972; SCHLIERF u. DOROW, 1973) zeigen eine Tendenz zu höheren Werten bei Typ IV-Hyperlipoproteinämie. Es ist nicht bekannt, ob dieser Befund Ausdruck des meist vorhandenen Übergewichts, der gestörten Glukosetoleranz oder der Fettstoffwechselstörung als solcher ist. Weitere Referenzen über freie Fettsäuren finden sich bei KINSELL et al. (1967).

H. Therapie

Für eine detaillierte Diskussion besonders der medikamentösen Maßnahmen muß auf zusammenfassende Arbeiten verwiesen werden [s.u.a. SCHLIERF (1971, 1972); LEES und WILSON (1971); LaRosa (1972); LEVY et al. (1972); IRSIGLER und LAGEDER (1973); FREDRICKSON et al. (1973); WOLFRAM (1973)].

1. Ernährungsmaßnahmen

Die Prinzipien der diätetischen Behandlung sind:
a) Einschränkung der Gesamtkalorienzufuhr bei Übergewicht.
b) Kontrolle des Kohlenhydratkonsums und Elimination niedermolekularer Kohlenhydrate.
c) Reduktion bzw. Elimination des Alkoholkonsums.
d) Flankierende Maßnahmen sind Fettaustausch, wie bei der Typ II-Diät beschrieben, da bei Gabe polyensäurereicher Diäten Plasmatriglyceride niedriger sind als bei derselben Fettmenge als gesättigtes Fett (MACDONALD, 1972), und die Triglyceridclearance infolge einer erhöhten Lipoproteinlipaseaktivität verbessert wird (BAGDADE et al., 1970; NESTEL u. BARTER, 1973). Die Maßnahme des Ersatzes gesättigter durch mehrfach ungesättigte Fettsäuren ebenso wie die Einschränkung des Cholesterinverzehrs auf etwa 300 mg pro Tag wirkt auch der bei Behandlung häufig beobachteten reziproken Erhöhung der β-Lipoproteine entgegen (WILSON u. LEES, 1972; CARLSON et al., 1974).

Bei Übergewicht führt eine Reduktionskost regelmäßig zu Reduktion und häufig zur Normalisierung erhöhter Triglyceridspiegel (LEES, 1974), wie sie rasch auch im Rahmen einer sogenannten Null-Diät erreicht werden kann. Eine derartige Therapie kann dann als kausal angesehen werden, wenn man Überernährung als den wesentlichsten manifestationsfördernden Faktor für die Typ IV-Hyperlipoproteinämie ansieht (ALBRINK et al., 1962; HARTMANN, 1974).

Die Dauerkost bei Normalgewicht ist relativ eiweißreich (15–20% der Kalorien), der Kohlenhydratgehalt und die Kohlenhydratzusammensetzung entspricht der Diabetesdiät. Bezüglich der Proportion von Fett und Kohlenhydraten herrscht noch keine völlige Übereinstimmung. Während einerseits fettreiche Kostformen (40–60 Kalorien-%) zu niedrigsten Nüchternspiegeln führen und inzwischen nicht nur im Stoffwechselversuch, sondern auch auf ambulanter Basis für längere Zeiträume angewendet wurden (REISSELL et al., 1966; BROWN u. DOYLE, 1967; KUO et al., 1967; HULLEY et al., 1972), sehen andere Autoren keine Notwendigkeit für fettreiche Kostformen (SCHLIERF, 1971, 1972; HALL u. Mitarb., 1972), da sie möglicherweise trotz niedriger Nüchternspiegel eine im Tagesprofil insgesamt schlechtere Einstellung bewirken können (s. Abb. 4). Auf eine derart schlechte „Fettoleranz" bei Patienten „mit Arteriosklerose" wurde bereits früher hingewiesen (Literatur bei SCHETTLER, 1961). Die gegenüber Normalpersonen erheblich gesteigerte alimentäre Lip-

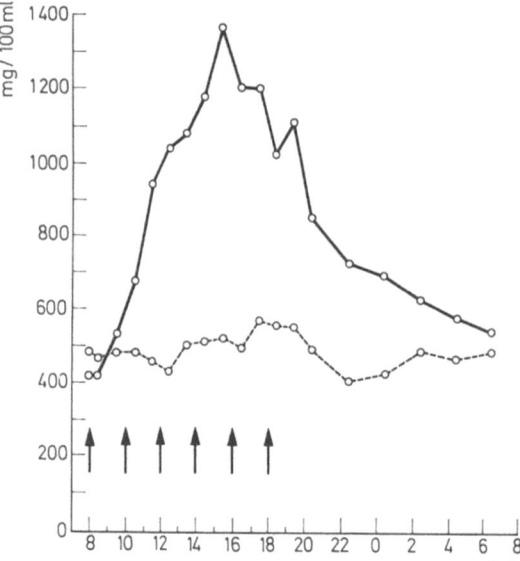

Abb. 4. Tagesverlauf der Triglyceride bei Patienten mit endogener Hypertriglyceridämie (Typ IV) unter fettreicher und kohlenhydratreicher Kost nach 5tägiger Gewöhnung an die betreffenden Diätformen. Die Nahrung wurde tagsüber in gleich großen Portionen zu den durch die Pfeile markierten Zeiten verabreicht. Bei fettreicher Kost niedrigere Nüchternspiegel als bei kohlenhydratreicher Kost, aber sehr ausgeprägte postprandiale Lipämie. Mittlere Triglyceridspiegel über 24 Std, daher bei fettreicher Kost deutlich höher als bei kohlenhydratreicher Kost. [Aus Nutr. Metab. **13**, 80–91 (1971)] o— fettreiche o···· kohlenhydratreiche Kost

ämie ist aus der Tatsache erklärlich, daß beim Menschen ein für VLDL und Chylomikronen gemeinsamer saturierbarer Eliminationsprozeß nachgewiesen wurde (BRUNZELL et al., 1973; NIKKILÄ u. KEKKI, 1971) und infolge einer linearen Korrelation zwischen dem Logarithmus der Plasmatriglyceridspiegel und dem Triglyceridumsatz bei gleichem Triglyceridinput (in mg oder g/Std) ein um so stärkerer Triglyceridanstieg resultiert, je höhere Ausgangsspiegel vorliegen.

Fettreiche Kostformen werden daher bei allen Patienten kontraindiziert sein, bei denen der Unterschied der Nüchternspiegel unter kohlenhydratreicher und fettreicher Kost nur gering ist und unter beiden Ernährungsformen hohe Nüchternspiegel nachweisbar sind. Hier können trotz etwas höherer Nüchternspiegel kohlenhydratreiche Kostformen im Tagesprofil zu wesentlich besseren Werten führen als fettreiche Kostformen. Letztere sollten lediglich versucht werden, wenn die Triglyceridspiegel unter kohlenhydratreicher Kost sehr hoch, unter fettreicher Kost *normal* sind. Diese Konstellation ist nicht häufig. Selbst dann ist zu beachten, daß keine ausreichende Information zur Stabilität des Phänomens „Kohlenhydratinduktion" vorliegt, da kohlenhydratreiche Kostformen über mehr als 3–4 Wochen bei Typ IV-Hyperlipoproteinämie noch nicht in ausreichender Zahl durchgeführt worden sind.

Nicht nur die Fettmenge, sondern auch die Menge und Art der gleichzeitig mit dem Nahrungsfett aufgenommenen Kohlenhydrate beeinflußt die Plasmalipidspiegel im Tagesprofil. So konnten ALBRINK und MAN (1957) durch Glukosegabe die alimentäre Lipämie im Anschluß an ein fetthaltiges Probefrühstück verhindern, und MANN et al. (1972) publizierten Befunde einer Potenzierung der alimentären Lipämie durch Saccharose. Entsprechend fanden NIKKILÄ und PELKONEN (1966) eine Steigerung der alimentären Lipämie durch gleichzeitige Fruktosegabe. Zusammenfassend referiert derartige Studien EDLICH (1975). Systematische Untersuchungen zu diesem Komplex für Patienten mit Typ IV-HLP stehen noch aus, sind jedoch dringend erforderlich.

Mit Bezug auf die Nüchternlipidspiegel erbrachten Versuche zum Vergleich von Zukker und Stärke häufig divergente Ergebnisse (Lit. bei SCHLIERF, 1975).

Ausführliche Diätanleitungen für die verschiedenen Hyperlipoproteinämietypen stammen von FREDRICKSON u. Mitarb. (1973). Hier wird eine Kalorienverteilung von Protein/Fett/Kohlenhydrat 20/40/40 empfohlen. Nach eigenen Erfahrungen (SCHLIERF et al., 1975) ist bei den meisten Patienten mit Typ IV-Hyperlipoproteinämie eine fettmodifizierte Diabetesdiät (Protein/Fett/Kohlenhydrat 15–20/35–37/∼45) gleichermaßen geeignet. Diese wird auch zur Therapie der meisten Patienten mit Typ II- und Typ III-HLP empfohlen. Auch DE GENNES et al. (1973) und STAMLER (1972) empfehlen eine gemeinsame Kostform für die häufigsten Hyperlipidämien.

Nach Untersuchungen von RIFKIND et al. (1966) und FRIEDMANN et al. (1970) erwies sich bereits die Restriktion von Zucker ohne sonstige Diätmaßnahmen bei der Therapie von Patienten mit mäßig erhöhten Triglyceridspiegeln als wirksam. Sie führte zu einer

Gewichtsreduktion und zu einem Abfall der Triglyceridspiegel.

Zusammenfassend empfiehlt es sich, bei Patienten mit Typ IV-Hyperlipoproteinämie einen Fettgehalt von 40% der Gesamtkalorien nicht zu überschreiten, so lange Langzeituntersuchungen mit Ernährungsformen höheren Fettgehalts noch ausstehen. Es ist darauf zu sehen, daß die Kalorienberechnung sehr sorgfältig erfolgt. Von zuckerhaltigen Nahrungsmitteln ist abzuraten, dagegen kann der Fettaustausch bzw. die Cholesterinzufuhr liberaler als beim Typ II gehandhabt werden. In Einzelfällen, vorerst noch als experimentelle Maßnahme und besonders bei Patienten mit echt „kohlenhydratinduzierter" Hyperlipämie, kann eine Erhöhung des Fettgehaltes über 50 und mehr Kalorien-% versucht werden.

Alkohol führt bei Patienten mit Typ IV-Hyperlipoproteinämie häufig zu einem Anstieg der Plasmatriglyceridspiegel (GINSBERG et al., 1974), der jenen bei Normalpersonen erheblich übersteigt. Neben der Rolle des Äthanols als Kalorienträger scheinen spezifische Stoffwechselwirkungen die Hypertriglyceridämie zu begünstigen. Nach BARAONA und LIEBER (S. 389—407) wird die Alkoholwirkung durch fetthaltige Mahlzeiten verstärkt. Verlängerte Alkoholzufuhr führt zu einer variablen lipämischen Reaktion, die von der Dauer und der Dosierung der Alkoholzufuhr abhängt, aber auch von gleichzeitig bestehender Leberschädigung. Hier besteht ein gleitender Übergang zur sekundären Hyperlipoproteinämie im Sinne des Zieve-Syndroms (ZIEVE, 1958). Der primäre Mechanismus der Alkoholhyperlipämie scheint eine vermehrte hepatische Lipoproteinproduktion, vorwiegend von VLDL, zu sein (VOGELBERG et al., 1971). Im Einzelfall, insbesondere bei habituellem Alkoholgenuß, empfiehlt sich daher durchaus die Alkoholkarenz als erste therapeutische Maßnahme, die häufig ausreicht, um den Triglyceridspiegel zu normalisieren.

Die Wirkung von Koffein auf Plasmalipidspiegel ist umstritten (Literatur bei SCHLIERF, 1975).

Unter dem Stichwort „Diät" in weiterem Sinne sei noch erwähnt, daß es gelingt, Triglyceridspiegel durch vermehrte körperliche Aktivität zu senken (HOLLOSZY et al., 1964; OSCAI et al., 1972).

2. Typ IV-Hyperlipoproteinämie und Langzeitstudien zur primären und sekundären Prävention der koronaren Herzkrankheit durch Ernährungsumstellung

Bei den meisten bisher durchgeführten Langzeituntersuchungen zur primären und sekundären Prophylaxe der koronaren Herzkrankheit (Diet Heart Review Panel, AHRENS, 1969) zielte die Ernährung auf eine Senkung der Plasmacholesterinspiegel. Triglyceridspiegel wurden häufig erst in späteren Stadien der Untersuchung gemessen und eine Typisierung nach Lipoproteinmustern im allgemeinen nicht durchgeführt. Aus der Häufigkeitsverteilung der Hyperlipoproteinämien (s. S. 319) ist jedoch anzunehmen, daß ein erheblicher Prozentsatz der Patienten mit „Hypercholesterinämie" der Typ IV-Hyperlipoproteinämie zugeordnet werden müßte.

Bei den diätetischen Maßnahmen lag die Betonung auf einer kaloriengerechten Ernährung mit der Verringerung des Konsums gesättigter Fette und des Cholesterinverzehrs; eine Kohlenhydratbeschränkung wurde im allgemeinen nicht durchgeführt. Aufgrund der vorliegenden Daten läßt sich nicht entscheiden, ob der Erfolg der Langzeitstudien auf Patienten mit bestimmten Hyperlipoproteinämie-Typen konzentriert war und ob ggf. mit anderen Diätformen bessere Wirkungen auf die Typ IV-Hyperlipoproteinämie und damit auf Mortalität und Morbidität hätte erreicht werden können. STAMLER (1972) ist jedoch der Ansicht, daß die verwendeten „prudent" Diätformen sowohl Hypercholesterin- als auch Hypertriglyceridämien günstig beeinflussen und derartige Differenzierungen bei epidemiologischen Studien nicht nötig sind.

Die Reversibilität der diätinduzierten Atherosklerose im Tierversuch (ARMSTRONG u. Mitarb., 1970) sowie die Reduktion durch lipidsenkende Ernährungsmaßnahmen, nicht nur der Hypertriglyceridämie, sondern auch des Übergewichts und der gestörten Glukosetoleranz, lassen eine derartige Langzeittherapie bereits jetzt ärztlich indiziert und mit großer Wahrscheinlichkeit vorteilhaft erscheinen (MIETTINEN et al., 1972). Die Möglichkeit der Diätumstellung in frei lebenden

Bevölkerungsgruppen wurden in den USA in der Diet-Heart Study (BROWN, 1968), in Deutschland in kleinerem Rahmen von HARTUNG u. Mitarb. (1970) erprobt. Bei entsprechender Information und Motivation gelingt eine Umstellung im Sinne einer vernünftigen Diät bei einem erheblichen Prozentsatz von Patienten. Offizielle Gremien wie die skandinavischen Gesundheitsbehörden, die American Heart Association sowie der Food and Nutrition Board, National Research Council, und in Anlehnung an deren Empfehlungen das Bundesgesundheitsamt, haben die Implementation lipidsenkender diätetischer Maßnahmen im breiten Rahmen empfohlen (SCHETTLER, 1974).

3. Medikamentöse Therapie

Bleiben erhöhte Lipidspiegel nach Einleitung diätetischer Maßnahmen bestehen, ist eine medikamentöse lipidsenkende Dauerbehandlung indiziert, nach LEVY und FREDRICKSON (1970) und FREDRICKSON (1972) beispielsweise dann, wenn Triglyceridspiegel trotz diätetischer Maßnahmen über 250—300 mg-% liegen. Neuere Übersichtsarbeiten zu dieser Frage stammen von LEVY und FREDRICKSON (1970), LEES und WILSON (1971), SCHLIERF (1972), LEVY et al. (1972), LaROSA (1972), LEVY et al. (1974) und BUCHWALD et al. (1974).

Eine wirksame lipidsenkende Substanz bei vielen Fällen von Typ IV-Hyperlipoproteinämie ist *Clofibrat*. Seine lipidsenkende Wirkung wird seit 1962 am Menschen erprobt. Die Erfahrungen der ersten Jahre sind bei KINSELL u. Mitarb. (1967) zusammengefaßt. Seither wurden zahlreiche kontrollierte Untersuchungen zur Wirksamkeit von Clofibrat bei verschiedenen Hyperlipoproteinämie-Typen publiziert. Während nach FREDRICKSON u. Mitarb. (Literatur bei LEVY et al., 1972) bei Typ IV durch Clofibrat nur ein mäßiger Erfolg (mittlere Triglyceridspiegelsenkung von 18%) erzielt werden konnte, sind die Erfahrungen von SCHLIERF u. Mitarb. (1970) besser. Hier wurde bei 15 Patienten mit Typ IV-Hyperlipoproteinämie der mittlere Triglyceridspiegel auf 54% des Ausgangswertes, also um 46% gesenkt. Allerdings findet sich in dieser Untersuchung bezüglich des Triglyceridabfalls ein Bereich von —5 bis 74%, so daß die Wirksamkeit dieser Therapie jeweils im Einzelfall überprüft werden muß.

Nach BERKOWITZ (1971) kam es bei Clofibrat-Behandlung von 50 Patienten, die allerdings bezüglich der vorliegenden Lipoproteinmuster nicht differenziert waren, in 6—8 Jahren zu einer Normalisierung der Cholesterinspiegel in allen Fällen und zu einer Normalisierung der Triglyceridspiegel bei 38 von 50 Patienten (Werte unter 150 mg-%). Während dieser Zeit wurden 4 Cholezystektomien erforderlich, die dabei durchgeführten Leberbiopsien ergaben Normalbefunde. Nach MIETTINEN u. Mitarb. (1972) kommt es unter der lipidsenkenden Dauertherapie mit Clofibrat zu einem Abfall der Triglycerid- und Prä-β-Lipoproteinkonzentration, während die β-Lipoproteinkonzentration bei Typ IV geringgradig ansteigen kann. Über ähnliche Befunde berichten WILSON und LEES (1972) sowie CARLSON et al. (1974). In der Untersuchung von MIETTINEN et al. (1972) ließen sich bei einem Drittel der Patienten die Plasma-Lipide durch Clofibrat normalisieren. Vergleichbare Effekte bei Typ IV-Hyperlipoproteinämie werden durch Alufibrat erreicht (STÄHELIN u. HARTMANN, 1974).

Neben der lipidsenkenden Wirkung kann es unter Clofibrat zu einer Verbesserung der Glukosetoleranz (FENDERSON et al., 1974, BRUNS u. JUNG, 1972; dagegen BIERMAN, 1972) sowie zu einem Abfall der Fibrinogenkonzentrationen kommen. Clofibrat potenziert die Wirkung von Cumarin, so daß bei gleichzeitiger Antikoagulantienbehandlung die Cumarindosis im allgemeinen $1/3$ bis $1/2$ reduziert werden muß.

Sonstige Nebenwirkungen sind selten. Ein von LANGER und LEVY (1968) und später von SEKOWSKI und SAMUEL (1972) beobachtetes Syndrom mit Muskelschmerzen und Erhöhung der Kreatininphosphokinase konnte von VESTER u. Mitarb. (1969) nicht bestätigt werden. Seltene Nebenwirkungen sind Übelkeit, Leukopenie, Alopezie sowie vorübergehender Anstieg von SGOT und SGPT. Der Zusammenhang der Administration von Clofibrat und einem Fall von vermehrter Irritabilität des Herzmuskels mit Bigeminus ist nicht gesichert (LaROSA et al., 1969).

Der Wirkungsmodus von Clofibrat ist ungeklärt. Zahlreiche Untersuchungen, teils am

Versuchstier, teils am Menschen, kamen zu völlig unterschiedlichen Ergebnissen, die zum Teil bei KINSELL (1967) zusammengefaßt sind. In neuerer Zeit fanden MARAGUDAKIS u.Mitarb. (1972) bei Ratten eine Hemmung der hepatischen Acetyl-CoA-Carboxylase und ADAMS u.Mitarb. (1971) eine Verminderung der hepatischen Glycerolipidsynthese bzw. der Veresterungsrate von ^{14}C-Glycerin. Nach GREENE et al. (1970) hemmt Clofibrat die Adenylcyclase bei der Ratte und damit die Freisetzung von freien Fettsäuren; nach TOLMANN (1970) läßt sich eine gesteigerte Aktivität der Lipoproteinlipase nachweisen und nach WESTERFELD u.Mitarb. (1972) eine Verminderung der alimentären Lipämie bei demselben Versuchstier. Entsprechend fanden NESTEL und AUSTIN (1968) eine Beschleunigung der Aufnahme von markierten Triglyceridfettsäuren durch Rattenfettgewebe unter Clofibrat.

FULTON und HSIA (1972) beobachteten beim Menschen eine Verminderung der Synthese von Hautlipiden aus ^{14}C-Acetat und U-^{14}C-Glukose durch Clofibrat; am ausgeprägtesten war die Hemmung der Sterolsynthese. Nach SODHI u.Mitarb. (1971) ließ sich kein eindeutiger Effekt von Clofibrat auf die Inkorporation von ^{14}C-Acetat und ^{3}H-Glycerin in Plasmatriglyceride und Phospholipide bei 9 Probanden mit normalen oder erhöhten Serumlipidspiegeln nachweisen; die Autoren postulieren eine erhöhte Triglyceridclearance durch Clofibrat. Eine solche wird auch von KISSEBAH et al. (1974) beobachtet; zusätzlich fand sich eine Verringerung des FFS-Umsatzes und der hepatischen Triglyceridproduktion.

Nach mehreren Untersuchungen kommt es unter Clofibrat zu einer Beeinflussung der Sterolbilanz. GRUNDY et al. (1972) fanden bei allen Hyperlipoproteinämietypen mit Ausnahme des Typs I unter Clofibrat eine gesteigerte fäkale Steroidausscheidung bei gleichzeitig verringerter Cholesterinsynthese und schließen auf eine Mobilisierung von Gewebscholesterin. Als klinisches Äquivalent berichteten ZELIS u.Mitarb. (1970), allerdings bei Patienten mit Typ III, eine Verbesserung der peripheren Durchblutung und einen Rückgang von Xanthomen. Eine vermehrte Ausscheidung von Cholesterin und Gallensäuren im Stuhl (bei Typ II-Patienten) fanden HORLICK u.Mitarb. (1971) im Gegensatz zu Befunden von MITCHELL und MURCHISON (1972). Auch nach SODHI u.Mitarb. (1973) kommt es unter Clofibrat zu einer Mobilisierung und Exkretion von Gewebscholesterin und damit zu einer effektiven Verminderung des Cholesterin-Pools.

Eine Neigung zu Cholelithiasis unter Clofibrat infolge der Bildung einer „lithogenen" Galle wird diskutiert (AHRENS, 1973; STAMLER, 1975).

Bei nephrotischem Syndrom und bei Niereninsuffizienz muß die Dosis wegen der verminderten Albuminbindung bzw. gestörten Ausscheidung von Clofibrat auf ca. $^{1}/_{4}$ verringert werden (WESSELS et al., 1975).

Nach dem Ergebnis von drei Langzeitstudien (OLIVER u.Mitarb., 1971; DEWAR u.Mitarb., 1971; sowie KRASNO u. KIDERA, 1972) gibt es Anhaltspunkte, daß durch eine Langzeittherapie mit Clofibrat nicht nur der Plasmalipidspiegel, sondern die Rate der koronaren Herzkrankheit im Sinne der primären und sekundären Prävention vermindert werden kann. Da der Effekt bezüglich der Verringerung von Morbidität und Mortalität in den ersten genannten Studien nur bei Patienten mit Angina pectoris nachweisbar und nicht mit der lipidsenkenden Wirkung von Clofibrat korreliert war, werfen diese Untersuchungen noch zahlreiche Fragen auf. Ergebnisse einer Untersuchung zur sekundären Prävention der koronaren Herzkrankheit mit Clofibrat und Nikotinsäure in den USA (STAMLER, Coronary Drug Project Research Group, 1975) sind negativ.

Nikotinsäure und einige Derivate führen nicht nur zu einer Senkung erhöhter Cholesterinspiegel, sondern häufig auch zu einer Normalisierung von Triglyceridspiegeln bzw. VLDL-Konzentrationen bei Typ IV-Hyperlipoproteinämie (LEVY et al., 1972; LAROSA u.Mitarb., 1972; KLEMENS und v. LÖWIS OF MENAR, 1972). Auch der Wirkungsmodus der Nikotinsäure ist nicht aufgeklärt, obwohl eine Hemmung der Fettsäurenmobilisation im Fettgewebe (CARLSON, 1970) und eine gesteigerte Aktivität der Lipoproteinlipase (NIKKILÄ, 1969) nachgewiesen wurden. Nach KISSEBAH et al. (1974) ist der FFS-Umsatz und der TG-Umsatz unter Tetranicotinylfruktose erniedrigt. Nach CARLSTRÖM und LAURELL (1968) sind allerdings unter Nikotinsäuretherapie die 24-Std-Profile der freien Fettsäuren höher als unter Placebo aufgrund des ausgeprägten rebound-Effekts dieses Medikaments. Nebenwirkungen der erforderlichen Dosen (mit langsamer Steigerung 2—4 g, gelegentlich höher) sind eine anfallsweise Hautrötung mit Juckreiz (flush), gastrointestinale Beschwerden, in seltenen Fällen bis zur Ulkusbildung, eine Beeinträchtigung der Glukosetoleranz ohne Beeinflussung der Insulinspiegel, eine Erhöhung der Serumharnsäure sowie gelegentliche Erhöhungen von GOT und GPT oder eine Cholestase (PARSONS, 1961). Die Veränderungen sind nach Absetzen des Medikamentes reversibel. Die Nebenwirkungen der Nikotinsäure verhindern bei etwa 25% der Patienten eine Dauertherapie mit diesem Medikament. Auf die Langzeituntersuchungen des Coronary Drug Projects mit Nikotinsäure wurde hingewiesen (S. 341).

D-Thyroxin übt seine wesentliche Wirkung auf die Sf 0—20-Fraktion aus, während die 20—400-(VLDL-)Fraktion nur wenig beeinflußt wird (STRISOWER u.Mitarb., 1968). Nach KRIKLER u.Mitarb. (1971) und LEWIS (1971) lassen sich die möglichen Nebenwirkungen (Angina pectoris und Arrhythmien) durch die gleichzeitige Gabe von Propranolol verhüten, jedoch zeigt diese Untersuchung bei zwei Patienten mit erhöhten Triglyceridspiegeln unter der Kombinationsbehandlung keine Wirkung auf diese Lipidfraktion. Neue, hochgereinigte Präparate sind nebenwirkungsarm. Ihr Indikationsbereich ist jedoch die Typ-II-Hyperlipoproteinämie.

GLUECK u.Mitarb. (1971) berichten über die Wirkungen von *Norethindronacetat,* einem synthetischen Progestagen, bei Patienten mit Typ I-, III-, IV- und V-Hyperlipoproteinämien. Die ausgeprägteste triglyceridsenkende Wirkung wurde bei Frauen mit Typ V-Hyperlipoproteinämie beobachtet, es kam jedoch auch bei Patienten mit Typ III- und IV-Hyperlipoproteinämie zu einem Abfall der Triglyceridspiegel bei einem Anstieg der Postheparin-lipolytischen Aktivität. Eine ähnliche Wirkung wurde mit dem anabol-androgen wirkenden Oxandrolon von GLUECK u.Mitarb. (1972) und FALLAT (1974) nachgewiesen. Es kam zu einer Vergrößerung der Umsatzrate der Triglyceride und zu einem Absinken des Triglyceridspiegels von 539 auf 254 mg-% bei 16 Patienten mit familiärer Typ IV-Hyperlipoproteinämie.

Erfolge bei endogenen Hypertriglyceridämien wurden auch nach Injektion von Heparin und heparinähnlichen Präparaten (s. KINSELL u.Mitarb., 1967), nach PAS-Therapie (RYTKÖNEN, 1969) und nach Insulin beobachtet. Die Wirkung von Biguaniden wird an anderer Stelle diskutiert (S. 373). Eine lipidsenkende Kombinationstherapie, bei welcher sich verschiedene Angriffspunkte von lipidsenkenden Substanzen ergänzen könnten, wurde noch nicht systematisch erprobt. Dies gilt insbesondere für die Kombination von Clofibrat und Nikotinsäure. Vorliegende Ergebnisse wurden kürzlich von BUCHWALD *et al.* (1974) zusammengestellt.

Literatur

ABRAHAM, S.: Effect of diet on hepatic fatty acid synthesis. Amer. J. clin. Nutr. **23**, 1120 (1970).

ADAMS, P.W., KISSEBAH, A.H., HARRIGAN, P., STOKES, T., WYNN, V.: The kinetics of plasma free fatty acid and triglyceride transport in patients with idiopathic hypertriglyceridaemia and their relation to carbohydrate metabolism. Europ. J. clin. Invest. **4**, 149—162 (1974).

ADAMS, L.L., WEBB, W.W., FALLON, H.J.: Inhibition of hepatic triglyceride formation by clofibrate. J. clin. Invest. **50**, 2339—2346 (1971).

ADDISON, T., GULL, W.: On a certain affection of the skin, vitiligoidea (a) plana, (b) tuberosa with remarks. Guy's Hosp. Rep. **7**, 265 (1850).

AHRENS, E.H., JR.: Nutritional factors and serum lipid levels. Amer. J. Med. **23**, 928 (1957).

AHRENS, E.H., JR.: Case records of the Massachusetts General Hospital. New Engl. J. Med. **288**, 620 (1973).

AHRENS, E.H., JR., OETTE, K., FARQUHAR, J.W., STEIN, Y.: Carbohydrate-induced and fat-induced lipemia. Trans. Ass. Amer. Phycns **74**, 134 (1961).

ALBRINK, M.J., DAVIDSON, P.C.: Impaired glucose tolerance in patients with hypertriglyceridemia. J. Lab. clin. Med. **67**, 573 (1966).

ALBRINK, M.J., MAN, E.B.: Effect of carbohydrate ingestion on postprandial lipemia. Amer. J. dig. Dis. **2**, 649 (1957).

ALBRINK, M.J., MEIGS, J.W., GRANOFF, M.A.: Weight gain and serum triglycerides in normal men. New Engl. J. Med. **266**, 484 (1962).

ANTAR, M.A., LITTLE, J.A., LUCAS, C., BUCKLEY, G.C., CSIMA, A.: Interrelationship between the kinds of dietary carbohydrate and fat in hyperlipoproteinemic patients. Synergistic effect of sucrose and animal fat on serum lipids. Atherosclerosis **11**, 191 (1970).

ANTONIS, A., BERSOHN, I.: The influence of diet on serum triglycerides. Lancet **1961 I**, 3.

ARMSTRONG, M.L., WARNER, E.D., CONNOR, W.E.: Regression of coronary atheromatosis in Rhesus monkeys. Circulat. Res. **27**, 59 (1970).

ARO, A.: Serum lipids and lipoproteins in first degree relatives of young survivors of myocardial infarction. Acta med. scand. Suppl. 553 (1973).
AURELL, M., CRAMER, K., RYBO, G.: Serum lipids and lipoproteins in human pregnancy. Clin. chim. Acta 13, 278 (1966).
BAGDADE, J.D.: Diabetic lipaemia complicating acute pancreatitis. Lancet 1969 II, 1041 – 1043.
BAGDADE, J.D.: Uremic lipemia. Arch. intern. Med. 126, 875 (1970).
BAGDADE, J.D., BIERMAN, E.L., PORTE, A.D., JR.: Influence of obesity on the relationship between insulin and triglyceride levels in endogenous hypertriglyceridemia. Diabetes 20, 664 (1971).
BAGDADE, J.D., HAZZARD, W.R., CARLIN, A.J.: Effect of unsaturated dietary fat on plasma lipoprotein lipase activity in normal and hyperlipemic states. Metabolism 19, 1020 (1970).
BAGDADE, J.D., PORTE, D., JR., BIERMAN, E.L.: Steroid-induced lipemia – a complication of high-dosage corticosteroid therapy. Arch. intern. Med. 125, 129 (1970).
BARAONA, E., LIEBER, C.S.: Alcoholic hyperlipemia. In: Handbuch Inn. Med., Bd. VII/4: Fettstoffwechsel, S. 389 – 407. Berlin-Heidelberg-New York: Springer 1976.
BARLOW, K.A.: Hyperlipidemia in primary gout. Metabolism 17, 289 (1968).
BARNDT, R., BLANKENHORN, D.H., CRAWFORD, D.W.: Prevalence of asymptomatic femoral artery atheromas in hyperlipoproteinemic patients. Atherosclerosis 20, 253 (1974).
BARTER, P.J., CARROLL, K.F., NESTEL, P.J.: Diurnal fluctuations in triglyceride, free fatty acids, and insulin during sucrose consumption and insulin infusion in man. J. clin. Invest. 50, 583 (1971).
BARTER, P.J., NESTEL, P.J.: Precursor-product relationship between pools of very low density lipoprotein triglyceride. J. clin. Invest. 51, 174 (1972).
BARTER, P.J., NESTEL, P.J.: Plasma free fatty acid transport during prolonged glucose consumption and its relationship to plasma triglyceride fatty acids in man. J. Lipid Res. 13, 483 (1972).
BASSETT, D.R., MOELLERING, R.C., JR., LIESE, G.J.: Upper gastrointestinal radiologic findings in hyperlipoproteinemic subjects. Amer. J. clin. Nutr. 26, 1269 (1973).
BAXTER, J.H., GOODMAN, H.C., HAVEL, R.J.: Serum lipid and lipoprotein alterations in nephrosis. J. clin. Invest. 39, 455 (1960).
BEAUMONT, J.-L., CARLSON, L.A., COOPER, G.R., FEJFAR, Z., FREDRICKSON, D.S., STRASSER, T.: Classification of hyperlipidaemias and hyperlipoproteinaemias. W.H.O. Bull. 43, 891 (1970).
BERKOWITZ, D.: Gout, hyperlipidemia, and diabetes interrelationships. J. Amer. med. Ass. 197, 77 (1966).
BERKOWITZ, D.: Long-term treatment of hyperlipidemic patients with clofibrate. J. Amer. med. Ass. 218, 1002 (1971).
BESTERMAN, E.M.M.: Lipoproteins in coronary artery disease. Brit. Heart J. 19, 503 (1957).
BEVERIDGE, J.M.R., JAGANNATHAN, S.N., CONNEL, W.F.: The effect of type and amount of dietary fat on the level of plasma triglycerides in human subjects in the postabsorptive state. Canad. J. Biochem. 42, 999 (1964).
BIERMAN, E.L.: Nutrition and diabetes mellitus. VI Capri Conference. Acta diabetol. latina IX Suppl. 1, 1972.

BIERMAN, E.L., BAGDADE, J.D., PORTE, D., JR.: A concept of the pathogenesis of diabetic lipemia. Trans. Amer. Ass. Phycns 79, 348 (1966).
BIERMAN, E.L., PORTE, D., JR.: Carbohydrate intolerance and lipemia. Ann. intern. Med. 68, 926 (1968).
BILHEIMER, D.W., EISENBERG, S., LEVY, R.: The metabolism of very low density lipoprotein proteins I. Preliminary in vitro and in vivo observations. Biochim. biophys. Acta (Amst.) 260, 212 (1972).
BIRKE, G., CARLSON, L.A., LILJEDAHL, S.O.: Lipid metabolism and trama III. Plasma lipids and lipoproteins in burns. Acta med. scand. 178, 337 (1965).
BJÖRNTORP, P., GUSTAFSON, A., PERSSON, B.: Adipose tissue fat cell size and number in relation to metabolism in endogenous hypertriglyceridemia. Acta med. scand. 190, 363 (1971).
BLANKENHORN, D.H., BARNDT, R., CRAWFORD, D.W., SELZER, R.H., BECKENBACH, E.S.: Prevalence and distribution of femoral atheromas in human hyperlipoproteinemia, type II and IV. In: Atherosclerosis III (Eds. SCHETTLER, G., WEIZEL, A.), p. 484. Berlin-Heidelberg-New York: Springer 1974.
BLUESTONE, R., LEWIS, B., MERVART, I.: Hyperlipoproteinaemia in gout. Ann. rheum. Dis. 30, 134 (1971).
BOBERG, J.: Mechanisms of hypertriglyceridemia in man. Studies of the metabolism of blood plasma triglycerides. A methodological and clinical investigation. Acta Univ. Upsaliensis 1971.
BOBERG, J.: Heparin-released blood plasma lipoprotein lipase activity in patients with hyperlipoproteinemia. Acta med. scand. 191, 97 (1972).
BOBERG, J., CARLSON, L.A., FREYSCHUSS, U., LASSERS, B.W., WAHLQVIST, M.L.: Splanchic secretion rates of plasma triglycerides and total and splanchic turnover of plasma free fatty acids in men with normo- and hypertriglyceridaemia. Europ. J. clin. Invest. 2, 454 (1972).
BÖTTIGER, L.E., CARLSON, L.A., EKELUND, L.G., OLSSON, A.G.: Raised erythrocyte sedimentation rate in asymptomatic hyperlipidemia. Brit. med. J. 1973 II, 681.
BOLZANO, K., SAILER, S., SANDHOFER, F., BRAUNSTEINER, H.: Über das Verhalten der endogenen Lipoproteidlipase-Aktivität im Plasma während einer intravenösen Fettinfusion bei Normalpersonen und Patienten mit Hypertriglyceridämie. Klin. Wschr. 45, 1104 (1967).
BOLZANO, K., SAILER, S., SANDHOFER, F., BRAUNSTEINER, H.: Beeinflussung endogener und Postheparin-Lipoproteinlipase-Aktivität im Plasma. Klin. Wschr. 49, 473 (1971).
BRAUNSTEINER, H., DiPAULI, R., SAILER, S., SANDHOFER, F.: Hyperlipämie und latenter Diabetes mellitus. Klin. Wschr. 43, 715 (1965).
BRAUNSTEINER, H., HERBST, M., SAILER, S., SANDHOFER, F.: Familienuntersuchungen bei essentieller „kohlenhydratinduzierter" Hyperlipämie. Dtsch. med. Wschr. 92, 646 (1967).
BRAUNSTEINER, H., HERBST, M., SAILER, S., SANDHOFER, F.: Häufigkeit kardiovasculärer Erkrankungen bei der primären „kohlenhydratinduzierten" Hypertriglyceridämie. Schweiz. med. Wschr. 98, 828 (1968).
BRECH, W.J., GORDON, E.S.: Lipidsynthese aus Glukose bei der kohlenhydratinduzierten Hyperlipämie. 74. Tagung d. Dt. Ges. f. inn. Med., 1968.
BROWN, H.B.: The National Diet-Heart Study – Implications for Dietitians and Nutritionists. J. Amer. diet. Ass. 52, 279 (1968).

Brown, D.F., Doyle, J.T.: Pre-beta lipoproteinemia. Its bearing on the dietary management of serum lipid disorders as related to ischemic heart disease. Amer. J. clin. Nutr. 20, 324 (1967).
Brown, H.B., Lewis, L.A., Page, I.H.: Mixed hyperlipemia, a sixth type of hyperlipoproteinemia. Atherosclerosis 17, 181–196 (1973).
Bruns, W., Jung, H.-D.: Einteilung der Hyperlipoproteinämien. Münch. med. Wschr. 114, 1038 (1972).
Brunzell, J.D., Hazzard, W.R., Porte, D., jr., Bierman, E.: Evidence for a common saturable, triglyceride removal mechanism for chylomicrons and very low density lipoproteins in man. J. clin. Invest. 52, 1578 (1973).
Brunzell, J., Schrott, H., Goldstein, J., Motulsky, A., Bierman, E.: Frequency of myocardial infarction in families of patients with hypertriglyceridemia. In: Atherosclerosis III (Ed. Schettler, G.), p. 484. Berlin-Heidelberg-New York: Springer 1974.
Buchwald, H., Moore, R.B., Varco, R.L.: Surgical treatment of hyperlipidemia. I. Apologia. II. The laboratory experience. III. Clinical status of the partial ileal bypass operation. Circulation 49 u. 50, Suppl. I-1 ff. (1974).
Cahlin, E., Jönsson, J., Nilsson, S., Schersten, T.: Biliary lipid composition in normolipidemic and prebeta hyperlipoproteinemic gallstone patients. Scand. J. Gastroent. 8, 449 (1973).
Cahlin, E., Jönsson, J., Persson, B., Stakeberg, H., Björntorp, P., Gustafson, A., Schersten, T.: Sucrose feeding in man. Effects on substrate incorporation into hepatic triglycerides and phosphoglycerides in vitro and on removal of intravenous fat in patients with hyperlipoproteinemia. Scand. J. clin. Lab. Invest. 32, 21 (1973).
Carlson, L.A.: Pharmacologic control of free fatty acid mobilization. Atherosclerosis, 2nd International Symposium. Berlin-Heidelberg-New York: Springer 1970.
Carlson, L.A., Böttiger, L.E.: Ischaemic heart-disease in relation to fasting values of plasma triglycerides and cholesterol. Stockholm Prospective Study. Lancet 1972 I, 865.
Carlson, L.A., Ericsson, M.: Quantitative and qualitative serum lipoprotein analysis. Atherosclerosis 21, 417 (1975).
Carlson, L.A., Ohlhagen, B.: The electrophoretic mobility of chylomicrons in a case of essential hyperlipemia. Scand. J. clin. Lab. Invest. 6, 70 (1954).
Carlson, L.A., Ohlhagen, B.: Studies on a case of essential hyperlipemia. Blood lipids, with special reference to the composition and metabolism of the serum triglycerides before, during and after the course of a viral hepatitis. J. clin. Invest. 38, 854 (1959).
Carlson, L.A., Olsson, A.G., Orö, L., Rössner, S., Walldius, G.: Effects of hypolipidemic regimes on serum lipoproteins. In: Atherosclerosis III (Eds. Schettler, G., Weizel, A.), p. 768. Berlin-Heidelberg-New York: Springer 1974.
Carlström, S., Laurell, S.: The effect of nicotinic acid on the diurnal variation of the free fatty acids of plasma. Acta med. scand. 184, 121 (1968).
Carvalho, A.C.A., Colman, R.W., Lees, R.S.: Platelet function in hyperlipoproteinemia. New Engl. J. Med. 290, 434 (1974).
Chait, A., February, A.W., Mancini, M., Lewis, B.: Clinical and metabolic study of alcoholic hyperlipidaemia. Lancet 1972 II, 62–64.
Chevalier, M., Wiley, J.H., Leveille, G.A.: The age-dependent response of serum triglycerides to dietary fructose. Proc. Soc. exp. Biol. (N.Y.) 139, 220 (1972).
Chevalier, M., Wiley, J.H., Leveille, G.A.: Effect of dietary fructose on fatty acid synthesis in adipose tissue and liver of the rat. J. Nutr. 102, 337 (1972).
Cohen, A.M., Kaufmann, N.A., Poznanski, R., Blundheim, S.H., Stein, Y.: Effect of starch and sucrose on carbohydrate-induced hyperlipaemia. Brit. med. J. 1966 I, 339.
Coronary Drug Project Research Group: The Coronary Drug Project: Findings leading to further modifications of its protocol with respect to dextrothyroxine. J. Amer. med. Ass. 220, 996 (1972).
Crocker, A.C.: Skin xanthomas in childhood. Pediatrics 8, 573 (1951).
Davidson, P.C., Albrink, M.J.: Insulin resistance in hyperglyceridemia. Metabolism 14, 1059 (1965).
Davidson, P., Albrink, M.: Abnormal plasma insulin response with high plasma triglycerides independent of clinical diabetes or obesity. J. clin. Invest. 45, 100 (1966).
Debry, G., Drouin, P., Mejean, L.: Influence of triglyceridemia level on glucose tolerance and insulinemia in subjects with type IV hyperlipoproteinemia. Horm. Metab. Res. 6, 421 (1974).
Den Besten, L., Reyna, R.H., Connor, W.E., Stegink, L.D.: The different effects on the serum lipids and fecal steroids of high carbohydrate diets given orally or intravenously. J. clin. Invest. 52, 1384 (1973).
Dewar, H.A., Oliver, M.F.: Secondary prevention trials using clofibrate: a joint commentary on the Newcastle and Scottish trials.
Diet-Heart Review Panel, Ahrens, E.H. (Chairman): Mass field trials of the diet-heart question. Amer. Heart Ass. Monograph Nr. 28, 1969.
Eaton, R.P., Schade, D.S.: Glucagon resistance as a hormonal basis for endogenous hyperlipaemia. Lancet 1973 I, 973.
Edwards, K.D.: Antilipaemic drugs and nephrotic hyperlipidaemia. In: Progr. Biochem. Pharmacol., Vol. 7: Drugs affecting kidney function and metabolism (Ed. Edwards, K.D., Paoletti, R.). Basel: Karger 1972.
Edlich, S.: Zum Einfluß verschiedener Nahrungskohlenhydrate auf die Tagesprofile von Blutlipiden, Blutzucker und Insulin bei Normalpersonen. Dissertationsarbeit, Heidelberg 1972.
Eggstein, M.: Die symptomatischen Lipidämien. In: Klinik der Gegenwart, Bd. IX. München-Berlin: Urban und Schwarzenberg 1959.
Einarsson, K., Hellström, K.: The formation of bile acids in patients with three types of hyperlipoproteinaemia. Europ. J. clin. Invest. 2, 225 (1972).
Epstein, C.J., Martin, G.M., Schutz, A.L., Motulsky, A.G.: Werner's syndrome. Medicine (Baltimore) 45, 177 (1966).
Fallat, R., Glueck, Ch.J.: Effects of anabolic and progestational agents upon triglycerides and triglyceride kinetics in normals and hyperlipemic patients. Lipids 9, 117 (1974).
Fallat, R.W., Vester, J., Glueck, Ch.J.: Suppression of amylase activity by hypertriglyceridemia. J. Amer. med. Ass. 225, 1331 (1973).

FARMER, R.G., WINKELMAN, E.I., BROWN, H.B., LEWIS, L.A.: Hyperlipoproteinemia and pancreatitis. Amer. J. Med. **54**, 161 (1972).

FARQUHAR, J.W., FRANK, A., GROSS, R.C., REAVEN, G.M.: Glucose, insulin and triglyceride responses to high and low carbohydrate diets in man. J. clin. Invest. **45**, 1648 (1966).

FEIWEL, M.: Xanthomatosis in cryoglobulinaemia and other paraproteinaemias with report of a case. Brit. J. Derm. **80**, 719 (1968).

FELDMANN, E.B., WALLACE, S.L.: Hypertriglyceridemia in gout. Circulation **29**, 508 (1964).

FENDERSON, R.W., JR., SEKOWSKI, I., MOHAN, N.C., DEUTSCH, ST., BENJAMIN, F., SAMUEL, P.: Effect of clofibrate on plasma glucose and serum immunoreactive insulin in patients with hyperlipoproteinemia. Amer. J. clin. Nutr. **27**, 22–28 (1974).

FERNANDES, J.: Hyperlipemia in children with liver glycogen disease. Amer. J. clin. Nutr. **22**, 617 (1969).

FINE, M., MICHAELS, G., SHAH, S., CHAI, B., FUKAYAMA, G., KINSELL, L.: The incorporation of C^{14} from uniformly labeled glucose into plasma triglycerides in normals and hyperglyceridemics. Metabolism **11**, 893 (1962).

FORD, ST., JR., BOZIAN, R.C., KNOWLES, H.C., JR.: Interactions of obesity, and glucose and insulin levels in hypertriglyceridemia. Amer. J. clin. Nutr. **21**, 904 (1968).

FREDRICKSON, D.S.: Essential familial hyperlipidemia In: The Metabolic Basis of inherited disease (Ed. STANBURY, J.B., WYNGAARDEN, J.B., FREDRICKSON, D.S.), 1st Ed. New York: McGraw-Hill 1960.

FREDRICKSON, D.S.: The regulation of plasma lipoprotein concentrations as effected in human mutants. Proc. nat. Acad. Sci. (N.Y.) **64**, 1138 (1969).

FREDRICKSON, D.S.: A physician's guide to hyperlipidemia. Mod. Conc. cardiov. Dis. **41**, 31 (1972).

FREDRICKSON, D.S., ONO, K., DAVIS, L.L.: Lipolytic activity of postheparin plasma in hyperglyceridemia. J. Lipid Res. **4**, 24 (1963).

FREDRICKSON, D.S., LEVY, R.I.: Familial hyperlipoproteinemia. In: The metabolic basis of inherited disease (Ed. STANBURY, J.B., WYNGAARDEN, J.B., FREDRICKSON, D.S.), 3rd Ed., Ch. 26. New York: McGraw-Hill 1972.

FREDRICKSON, D.S., LEVY, R.I., BONELL, M., ERNST, N.: The dietary management of hyperlipoproteinemia. A handbook for physicians. Washington: Govt. Prtg. Off. 1973.

FREDRICKSON, D.S., LEVY, R.I., LEES, R.S.: Fat transport in lipoproteins—an integrated approach to mechanisms and disorders. New Engl. J. Med. **276**, 94 (1967).

FREDRICKSON, D.S., SLOAN, H.R.: Sphingomyelin lipidosis: Niemann-Pick Disease. In: The Metabolic Basis of inherited disease (Ed. STANBURY, J.B., WYNGAARDEN, J.B., FREDRICKSON, D.S.), 3rd Ed., Ch. 33. New York: McGraw-Hill 1972.

FREDRICKSON, D.S., SLOAN, H.R.: Glucosyl ceramide lipidosis: Gaucher's Disease. In: The Metabolic Basis of inherited disease (Ed. STANBURY, J.B., WYNGAARDEN, J.B., FREDRICKSON, D.S.), 3rd Ed., Ch. 33. New York: McGraw-Hill 1972.

FRIEDMAN, M., ROSENMAN, R.H., BYERS, S.O., ELEVITCH, F.R.: Effect of low sugar intake upon blood lipids and insulin levels of hyperlipemic subjects. Proc. Soc. exp. Biol. (N.Y.) Med. **135**, 785 (1970).

FULTON, J.E., JR., HSIA, S.L.: Inhibition of lipid synthesis by clofibrate: comparative study of human skin, rat skin and rat liver in vitro. J. Lipid Res. **13**, 78 (1972).

FURMAN, R.H.: Diet and coronary artery disease. Postgrad. Med. **42**, 172 (1967).

DE GENNES, J.-L., TURPIN, G., TRUFFERT, J.: Dépistage et identification des hyperlipidémies idiopathiques. Un nouveau test. Nouv. Presse méd. **1**, 1627 (1972).

DE GENNES, J.-L., TURPIN, G., TRUFFERT, J.: Correction thérapeutique des hyperlipidémias idiopathiques héréditaires. Nouv. Presse méd. **37**, 2457 (1973).

DE GENNES, J.-L., TURPIN, G., TRUFFERT, J., KARTANAGERA, S.: Influence et dangers des oestro-progestatifs dans les hyperlipidémies idiopathiques. Rapports de la XI réunion des Endocrinologists de langue francaise pour l'étude des hormones et régulations métaboliques. Paris: Masson 1973.

GIBSON, T., FULLER, J.H., GRAINGER, S.L., JARRETT, R.J., KEEN, H.: Intralipid triglyceride and oral glucose tolerance. Diabetologia **10**, 97 (1974).

GIBSON, T.C., WHORTON, E.B.: The prevalence of hyperlipidemia in a natural community. J. chron. Dis. **26**, 227 (1973).

GINSBERG, H., OLEFSKY, J., FARQUHAR, J.W., REAVEN, G.M.: Moderate ethanol ingestion and plasma triglyceride levels. Ann. intern. Med. **80**, 143–149 (1974).

GLUECK, C.J., LEVY, R.I., FREDRICKSON, D.S.: Immunoreactive Insulin, Glucose Tolerance and Carbohydrate Inducibility in Types II, III, IV and V Hyperlipoproteinemia. Diabetes **18**, 739 (1969).

GLUECK, C.J., LEVY, R.I., FREDRICKSON, D.S.: Norethindrone acetate, postheparin lipolytic activity and plasma triglycerides in familial types I, III, IV and V hyperlipoproteinemia. Studies in 26 patients and 5 normal persons. Ann. intern. Med. **75**, 345–352 (1971).

GLUECK, C.J., SCHEEL, D., FISHBACK, J., STEINER, P.: Progestagens, anabolic-androgenic compounds, estrogens: effects on triglycerides and postheparin lipolytic enzymes. Lipids **7**, 110–113 (1972).

GLUECK, C.J., TSANG, R.C.: Pediatric familial type II hyperlipoproteinemia: effects of diet on plasma cholesterol in the first year of life. Amer. J. clin. Nutr. **25**, 224 (1972).

GLUECK, C.J., TSANG, R., BALISTRERI, W., FALLAT, R.: Plasma and dietary cholesterol in infancy: effects of early low or moderate dietary cholesterol intake on subsequent response to increased dietary cholesterol. Metabolism **21**, 1181 (1972).

GOFMANN, J., RUBIN, L., MCGINLEY, J.P., JONES, H.B.: Hyperlipoproteinemia. Amer. J. Med. **17**, 514 (1954).

GOLDIE, J.H., SIMMONS, A., LITTLE, J.A.: Crystalline cholesterol. Effect on serum cholesterol levels in patients with hyperlipidemia. Amer. J. clin. Nutr. **22**, 710 (1969).

GOLDMAN, J.A., GLUECK, C.J., ABRAMS, N.R., STEINER, P.: Musculoskeletal disorders associated with type IV-hyperlipoproteinaemia. Lancet **1972 I**, 449.

GOLDSTEIN, J.L., HAZZARD, W.R., SCHROTT, H.G., BIERMAN, E.L., MOTULSKY, A.G.: Hyperlipidemia in coronary heart disease. J. clin. Invest. **52**, 1533, 1544, 1569 (1973).

GOTTO, A.M., SCOTT, L.: Dietary aspects of hyperlipidemia. J. Amer. diet. Ass. **62**, 617 (1973).

GRANDE, F., ANDERSON, J.T., KEYS, A.: Sucrose and various carbohydrate-containing foods and serum lipids in man. Amer. J. clin. Nutr. **27**, 1043 (1974).

GREENBERGER, N.J., HATCH, F.T., DRUMMEY, G.D., ISSELBACHER, K.J.: Pancreatitis and hyperlipemia. Medicine (Baltimore) **45**, 161 (1966).

GREENE, H.L., HERMAN, R.H., ZAKIM, D.: The effect of clofibrate on rat tissue adenyl cyclase. Proc. Soc. exp. Biol. (N.Y.) **134**, 1035 (1970).

GRETEN, H.: Post-heparin plasma phospholipase in normals and patients with hyperlipoproteinemia. Klin. Wschr. **50**, 39 (1972).

GRETEN, H.: Untersuchungen zum Stoffwechsel menschlicher Chylomikronen. Klin. Wschr. **52**, 947 (1974).

GRIEBSCH, A., ZOELLNER, N.: Normalwerte der Plasmaharnsäure in Süddeutschland. Z. klin. Chem. **11**, 348 (1973).

GROEN, J.J., BALOGH, M., YARON, E., COHEN, A.M.: Effect of interchanging bread and sucrose as main source of carbohydrate in a low fat diet on the serum cholesterol levels of healthy volunteers subjects. Amer. J. clin. Nutr. **19**, 46 (1966).

GRUNDY, S.M., AHRENS, E.H., JR., SALEN, G., SCHREIBMAN, P.H., NESTEL, P.J.: Mechanisms of action of clofibrate on cholesterol metabolism in patients with hyperlipidemia. J. Lipid Res. **13**, 531 (1972).

HALL, Y., STAMLER, J., COHEN, D.B., MOHONNIER, L., EPSTEIN, M.B., BERKSON, D.M., SHIPPLE, I.T., CATCHINGS, S.: Effectiveness of a low saturated fat, low cholesterol, weight-reducing diet for the control of hypertriglyceridemia. Atherosclerosis **16**, 389 (1972).

HARTMANN, G.: Häufigkeit und Differenzierung der Hyperlipidämien. Helvetica med. Acta, Suppl. 47, 1967.

HARTMANN, G.: Dietary management of hyperlipidemia. In: Atherosclerosis III., Proc. III. International Symposion Atherosclerosis, Berlin 1973. Berlin-Heidelberg-New York: Springer 1974.

HARTUNG, A., BRAND, G., MEYER, U., ZÖLLNER, N.: Untersuchungen über Möglichkeiten einer linolsäurereichen Kost unter normalen Ernährungsbedingungen. Verhandl. Dtsch. Ges. inn. Med. **76**, 814 (1970).

HATCH, F.T., ABELL, L.L., KENDALL, F.E.: Effects of restriction of dietary fat and cholesterol upon serum lipids and lipoproteins in patients with hypertension. Amer. J. Med. **19**, 48 (1955).

HAZZARD, W.R., SPIGER, M.J., BAGDADE, J.D., BIERMAN, E.L.: Studies on the mechanism of increased plasma triglyceride levels induced by oral contraceptives. New Engl. J. Med. **280**, 471 (1969).

HAVEL, R.J.: Early effects of fasting and of carbohydrate ingestion on lipids and lipoproteins of serum in man. J. clin. Invest. **36**, 855 (1957).

HAVEL, R.J.: Pathogenesis, differentiation and management of hypertriglyceridemia. Advanc. intern. Med. **15**, 117 (1969).

HAVEL, R.J., KANE, R.P., BALASSE, E.O., SEGEL, N., BASSO, L.V.: Splanchic metabolism of free fatty acids and production of triglycerides of very low density lipoproteins in normotriglyceridemic and hypertriglyceridemic humans. J. clin. Invest. **49**, 2017 (1970).

HEINLE, R.A., LEVY, R.I., FREDRICKSON, D.S., GORLIN, R.: Lipid and carbohydrate abnormalities in patients with angiographically documented coronary artery disease. Amer. J. Cardiol. **24**, 178 (1969).

HERMAN, R.H., ZAKIM, D., STIFEL, F.B.: Effect of diet on lipid metabolism in experimental animals and man. Fed. Proc. **29**, 1302 (1970).

HERRMANN, G.R.: Hyperlipoproteinemias in the prematurely aged. Geriatrics, April 1970, p. 103.

HOLLOSZY, J.O., SKINNER, J.S., TORO, G., CURETON, T.K.: Effects of a six month program of endurance exercise on the serum lipids of middle-aged men. Amer. J. Cardiol. **14**, 735–753 (1964).

HORLICK, L., DUDCHODKAR, B.J., SODHI, H.S.: Mode of action of chlorophenoxyisobutyric acid on cholesterol metabolism in man. Circulation **43**, 299 (1971).

HULLEY, ST.B., WILSON, W.S., BURROWS, M.I., NICHAMAN, M.Z.: Lipid and lipoprotein responses of hypertriglyceridaemic outpatients to a low-carbohydrate modification of the A.H.A. Fat-Controlled Diet. Lancet **1972 II**, 551.

IRSIGLER, K., LAGEDER, H.: Diätbehandlung der Hyperlipidämie. In: Störungen des Fettstoffwechsels (Hrsg. SCHWANDT, P.). München: O. Spatz 1973.

ISSELBACHER, K.J., GREENBERGER, N.J.: Metabolic effects of alcohol on liver. New Engl. J. Med. **270**, 351 (1964).

JAKOVIC, S., FUHRMANN, W., HSIA, D.Y.: Essential familial hyperlipoproteinemia in childhood. Pediatrics **34**, 822 (1964).

JENSEN, H.: Plasma protein and lipid pattern in the nephrotic syndrome. Acta med. scand. **182**, 465 (1967).

JONES, J.P., ENGELMAN, E.P., NAJARIAN, J.S.: Systematic fat embolism after renal homotransplantation and treatment with corticosteroids. New Engl. J. Med. **273**, 1453 (1965).

KAHLKE, W., RAPP, W.: Pathologische Muster von Serumlipoproteinen, dargestellt mit einer neuen Methode der Lipoproteinelektrophorese. Verh. Dtsch. Ges. inn. Med. **73**, 828 (1967).

KANE, J.P., LONGCOPE, C., PAVLATOS, F.C., GRODSKY, G.M.: Studies of carbohydrate metabolism in idiopathic hypertriglyceridemia. Metabolism **14**, 471 (1965).

KAPLAN, B.S.: Hemolytic-uremic syndrome. Pediatrics **47**, 776 (1971).

KAUFMANN, N.A., POZNANSKI, R., BLONDHEIM, S.H., STEIN, Y.: Effect of fructose, glucose, sucrose and starch on serum lipids in carbohydrate induced hypertriglyceridemia and in normal subjects. Israel J. medical Sci. **2**, 715 (1966).

KAUFMANN, N.A., POZNANSKI, R., BLONDHEIM, S.H., STEIN, Y.: Changes in serum lipid levels of hyperlipemic patients following the feeding of starch, sucrose and glucose. Amer. J. clin. Nutr. **18**, 261 (1966).

KAUFMANN, N.A., STEIN, Y.: Carbohydrate-induced lipemia. Atherosclerosis **11**, 365 (1970).

KINSELL, L.W., SCHLIERF, G.: Alimentary and nonalimentary hyperglyceridemia. In: Pathophysiologische und klinische Aspekte des Fettstoffwechsels (Hrsg. SCHETTLER, G., SANWALD, R.). Stuttgart: Thieme 1966.

KINSELL, L.W., SCHLIERF, G., KAHLKE, W., SCHETTLER, G.: Essential hyperlipemia. In: SCHETTLER, G.: Lipids and Lipidoses. Berlin-Heidelberg-New York: Springer 1967.

KINSELL, L.W., SIPERSTEIN, M.D., ESTRICH, D.L., MICHAELS, G.: Hyperlipidemia, hyperglycemia and diabetes mellitus. Diabetes **16**, 505 (1967).

KISSEBAH, A.H., ADAMS, P.W., HARRIGAN, P., WYNN, V.: The mechanism of action of clofibrate and tetranicotinoylfructose (bradilan) on the kinetics of plasma free fatty acid and triglyceride transport in type IV and type V hypertriglyceridaemia. Europ. J. clin. Invest. **4**, 163 (1974).

KLEMENS, U.H.: Hyperlipidämie und Herzinfarkt. In: Störungen des Fettstoffwechsels (Hrsg. SCHWANDT, P.). München: O. Spatz 1973.

KLEMENS, U.H., v. LÖWIS OF MENAR, P.: Behandlung primärer Hyperlipoproteinämien der Typen IIa, IIb und IV mit β-Pyridylcarbinol. Dtsch. med. Wschr. **98**, 1197–1202 (1973).

KONTTURI, M., SOTANIEMI, E.: Effect of estrogen on the serum cholesterol and triglyceride levels of prostatic cancer patients. J. Urol. (Baltimore) **105**, 847 (1971).

KORMAN, M.G., ELLEFSON, R.D., HOFMAN, A.F.: Fasting serum bile acid levels in the primary hyperlipoproteinemias. Proc. Mayo Clin. **50**, 76 (1975).

KOTTKE, B.: Differences in bile acid excretion. Primary hypercholesterolemia compared to combined hypercholesterolemia and hypertriglyceridemia. Circulation **40**, 13 (1969).

KRASNO, L.R., KIDERA, G.J.: Clofibrate in coronary heart disease. J. Amer. med. Ass. **219**, 845 (1972).

KRAUSS, R.M., WINDMUELLER, H.G., LEVY, R.I., FREDRICKSON, D.S.: Selective measurement of two different triglyceride lipase activities in rat postheparin plasma. J. Lipid Res. **14**, 286 (1973).

KRIKLER, D.M., LEFEVRE, D., LEWIS, B.: Dextrothyroxine with propranolol in treatment of hypercholesterolemia. Lancet **1971 I**, 934.

KUNZ, F., MATT, G., HACKL, H.: Plasma phospholipids in type IV hyperlipoproteinemia. Atherosclerosis **11**, 265 (1970).

KUO, P.T., BASSETT, D.R.: Primary hyperlipidemias and their management. Ann. intern. Med. **59**, 495 (1963).

KUO, P.T., BASSETT, D.R.: Dietary sugar in the production of hyperglyceridemia. Ann. intern. Med. **62**, 1199 (1965).

KUO, P.T., CARSON, J.C.: Dietary factors and diurnal serum triglyceride levels in man. J. clin. Invest. **38**, 1384 (1959).

KUO, P.T., FENG, L., COHEN, N.N., FITTS, W.T., JR., MILLER, L.D.: Dietary carbohydrates in hyperlipemia (Thyperglyceridemia). Hepatic and Adipose Tissue lipogenic activities. Amer. J. clin. Nutr. **20**, 116 (1967).

KWITEROVICH, P.O., JR., MARGOLIS, S.: Type IV Hyperlipoproteinemia. Clin. Endocr. Metab. **2**, 41 (1973).

LANG, P.D.: Fettstoffwechselstörungen bei Gicht. Münch. med. Wschr. **116**, 909 (1974).

LANGER, T., LEVY, R.I.: Acute muscular syndrome associated with administration of clofibrate. New Engl. J. Med. **279**, 856 (1968).

LAROSA, J.C.: Hyperlipoproteinemia, 1. Diagnosis and clinical significance. 2. Dietary Management. 3. Drug Therapy. Postgrad. Med. **51**, 63; **52**, 75; **52**, 128 (1972).

LAROSA, J.C., BROWN, W.V., FROMMER, P.L., LEVY, R.I.: Clofibrate-induced ventricular arrhythmia. Amer. J. Cardiol. **23**, 266 (1969).

LAROSA, J.C., LEVY, R.I., WINDMUELLER, H.G., FREDRICKSON, D.S.: Comparison of the triglyceride lipase of liver, adipose tissue and postheparin plasma. J. Lipid Res. **13**, 356 (1972).

LEES, R.S.: A progress report on lipoprotein phenotyping. J. Lab. clin. Med. **82**, 529 (1973).

LEES, R.S.: Dietary management of hyperlipidemia. In: Atherosclerosis III, Proc. III Symp. Atheroscl. Berlin 1973. Berlin-Heidelberg-New York: Springer 1973.

LEES, R.S., FREDRICKSON, D.S.: The Differentiation of exogenous and endogenous hyperlipemia by paper electrophoresis. J. clin. Invest. **44**, 1968 (1965).

LEES, R.S., HATCH, F.T.: Sharper separation of lipoprotein species by paper electrophoresis in albumin-containing buffer. J. Lab. clin. Med. **61**, 518 (1963).

LEES, R.S., WILSON, D.E.: The treatment of hyperlipidemia. New Engl. J. Med. **284**, 186–195 (1971).

LEVY, R.I., FREDRICKSON, D.S.: The current status of hypolipidemic drugs. Postgrad. Med. **47**, 130–137 (1970).

LEVY, R.I., FREDRICKSON, D.S., SHULMAN, R., BILHEIMER, D.W., BRESLOW, J.L., STONE, N.J., LUX, S.E., SLOAN, H.R., KRAUSS, R.M., HERBERT, P.N.: Dietary and drug treatment of primary hyperlipoproteinemia. Ann. intern. Med. **77**, 267–294 (1972).

LEVY, R.I., GLUECK, CH.J.: Hypertriglyceridemia, diabetes mellitus and coronary vessel disease. Arch. intern. Med. **123**, 220 (1969).

LEVY, R.I., MORGANROTH, J., RIFKIND, B.M.: Drug Therapy. Treatment of Hyperlipidemia. New Engl. J. Med. **290**, 1295–1301 (1974).

LEVY, R.I., RIFKIND, B.M.: Diagnosis and management of hyperlipoproteinemia in infants and children. Amer. J. Cardiol. **31**, 547 (1973).

LEWIS, B.: Dextrothyroxine with propranolol in treatment of hypercholesterolaemia. Lancet **1971 I**, 934–936.

LOSOWSKY, M.S., JONES, D.P., DAVIDSON, C.S., LIEBER, C.S.: Studies of alcoholic hyperlipemia and its mechanism. Amer. J. Med. **35**, 794 (1963).

LUND, E., GEILL, T., ANDERSEN, P.H.: Serum cholesterol in normal subjects in Denmark. Lancet **1961 II**, 1383.

MACDONALD, I.: Lipid response to dietary carbohydrates. In: Advances in lipid research, Vol. 4. New York-London: Academic Press 1966.

MACDONALD, I.: The lipid response of postmenopausal women to dietary carbohydrates. Amer. J. clin. Nutr. **18**, 86 (1966).

MACDONALD, I.: Influence of fructose and glucose on serum lipid levels in men and pre- and postmenopausal women. Amer. J. clin. Nutr. **18**, 369 (1966).

MACDONALD, I.: Effects of dietary glycerol on the serum glyceride level of men and women. Brit. J. Nutr. **24**, 537 (1970).

MACDONALD, I.: Relationship between dietary carbohydrates and fats in their influence on serum lipid concentrations. Clin. Sci. **43**, 265 (1972).

MACDONALD, I., BRAITHWAITE, D.M.: The influence of dietary carbohydrates on the lipid pattern in serum and in adipose tissue. Clin. Sci. **27**, 23 (1964).

MACNAMARA, G.P., FARN, K.T., MITRA, A.K., LLOYD, J.K., FOSBROOKE, A.S.: Progeria – case report with long-term studies of serum lipids. Arch. Dis. Childh. **45**, 553 (1970).

MANN, J.I., TRUSWELL, A.S.: Effect of controlled breakfast on serum cholesterol and triglycerides. Amer. J. clin. Nutr. **24**, 1300 (1971).

MANN, J.I., TRUSWELL, A.S.: Effects of isocaloric exchange of dietary sucrose and starch on fasting serum lipids, postprandial insulin secretion and alimentary lipaemia in human subjects. Brit. J. Nutr. **27**, 395 (1972).

Mann, J.I., Truswell, A.S., Manning, E.B., Randles, J.: Effects of omitting dietary sucrose and isoenergetic substitution of starch in primary type IV hyperlipoproteinaemia. Proc. Nutr. Soc. **33**, 2A (1974).

Maragoudakis, M.E., Hankin, H., Wasvary, J.M.: On the mode of action of lipid-lowering agents. J. biol. Chem. **247**, 342 (1972).

Maruhama, Y.: Conversion of ingested carbohydrate-C into glycerol and fatty acids of serum triglyceride in patients with myocardial infarction. Metabolism **19**, 1085 (1970).

Miettinen, T.A., Aro, A.: Comparison of clinical findings in patients with hyperglyceridaemia and familial hypercholesterolaemia. Ann. clin. Res. **5**, 1–6 (1973).

Miettinen, T.A., Penttilä, I.M., Lampainen, E.: Familial occurrence of mild hyperlipoproteinaemias. Clin. Genet. **3**, 271 (1972).

Miettinen, T.A., Penttilä, I.M., Lampainen, E.: Change of lipoprotein pattern by clofibrate in hyperglyceridaemia and mixed hyperlipidaemia. Acta med. scand. **192**, 177 (1972).

Miettinen, M., Turpeinen, O., Karvonen, M.J., Elusuo, R., Paavilainen, E.: Effect of cholesterol-lowering diet on mortality from coronary heart disease and other causes. A twelve-year clinical trial in men and women. Lancet **1972 II**, 835.

Mitchell, W.D., Murchison, L.E.: The effect of clofibrate on serum and faecal lipids. Clin. chim. Acta **36**, 153 (1972).

Muto, Y., Gibson, D.M.: Selective dampening of lipogenic enzymes of liver by exogenous polyunsaturated fatty acids. Biochemical biophysical Res. Commun. **38**, 9 (1970).

Nestel, P.J.: Triglyceride turnover in man. Effects of dietary carbohydrate. Progr. biochem. Pharmacol. **8**, 125 (1973).

Nestel, P.J., Whyte, H.M.: Plasma free fatty acid and triglyceride turnover in obesity. Metabolism **17**, 1122 (1968).

Nestel, P.J., Austin, W.: The effect of ethyl chlorophenoxyisobutyrate (CPIB) on the uptake of triglyceride fatty acids, activity of lipoprotein lipase and lipogenesis from glucose in fat tissue of rats. J. Atheroscler. Res. **8**, 827 (1968).

Nestel, P.J., Barter, P.J.: Triglyceride clearance during diets rich in carbohydrates or fats. Amer. J. clin. Nutr. **26**, 241 (1973).

Nestel, P.J., Carroll, K.F., Havenstein, N.: Plasma Triglyceride Response to Carbohydrates, Fats and Caloric Intake. Metabolism **19**, 1 (1970).

Nestel, P.J., Havenstein, N., Whyte, H.M., Scott, T.J., Cook, L.J.: Lowering of plasma cholesterol and enhanced sterol excretion with the consumption of polyunsaturated ruminant fats. New Engl. J. Med. **288**, 279 (1973).

Nestel, P., Havenstein, N., Scott, T., Cook, L.: Polyunsaturated ruminant fats and cholesterol metabolism in man. In: Atherosclerosis III (Ed. Schettler, G., Weizel, A.), p. 788. Berlin-Heidelberg-New York: Springer 1973.

Nikkilä, E.A.: Control of plasma and liver triglyceride kinetics by carbohydrate metabolism and insulin. A review. Adv. Lipid Res. **7**, 63–134 (1969).

Nikkilä, E.A.: Triglyceride Metabolism in diabetes mellitus. Progr. biochem. Pharmacol. **8**, 271 (1973).

Nikkilä, E.A., Aro, A.: Family study of serum lipids and lipoproteins in coronary heart-disease. Lancet **1973 I**, 954.

Nikkilä, E.A., Kekki, M.: Polymorphism of plasma triglyceride kinetics in normal human adult subjects. Acta med. scand. **190**, 49 (1971).

Nikkilä, E.A., Kekki, M.: Measurement of plasma triglyceride turnover in the study of hyperglyceridemia. Scand. J. clin. Lab. Invest. **27**, 97 (1971).

Nikkilä, E.A., Pelkonen, R.: Enhancement of alimentary hyperglyceridemia by fructose and glycerol in man. Proc. Soc. exp. Biol. (N.Y.) **123**, 91 (1966).

Nixon, J.C., Martin, W.G., Kalab, M., Monahan, G.J.: Type V Hyperlipoproteinemia, a study of a patient and family. Clin. Biochem. **2**, 389 (1969).

Noble, R.P.: Electrophoretic separation of plasma lipoproteins in agarose gel. J. Lipid Res. **9**, 693 (1968).

Noel, C., Marcel, Y.L., Davignon, J.: Plasma phospholipids in the different types of primary hyperlipoproteinemia. J. Lab. clin. Med. **79**, 611 (1972).

Norum, K.R., Glomset, J.A., Gjone, E.: Familial lecithin: cholesterol acyl transferase deficiency. In: The Metabolic Basis of Inherited Disease (Ed. Stanbury, J.B., Wyngaarden, J.B., Fredrickson, D.S.), 3rd Ed., Ch. 27. New York: McGraw-Hill 1972.

Oette, K.: Die Fettsäure-Neubildung und -Veresterung in der Leber und ihre pathogenetische Bedeutung für die kohlenhydrat-induzierte Hyperlipämie. In: Klinische Ernährungslehre, Bd. III. Darmstadt: Steinhoff 1970.

Oette, K.: Zur Pathophysiologie des Plasmalipoprotein-Stoffwechsels unter besonderer Berücksichtigung der primären Hyperlipoproteinämien. Leber, Magen, Darm **2**, 156 (1972).

Olefsky, J.M., Farquhar, J.W., Reaven, G.M.: Reappraisal of the role of insulin in hypertriglyceridemia. Amer. J. Med. **57**, 551 (1974).

Oliver, M.F., et al.: Ischaemic heart disease: a secondary prevention trial using clofibrate. Brit. medical J. **1971 IV**, 197.

Olsson, A.G., Carlson, L.A., Ekelund, L.-G., Eklund, B.: Signs of coronary and peripheral atherosclerosis in different types of asymptomatic hyperlipoproteinaemia. In: Atherosclerosis III (Ed. Schettler, G., Weizel, A.), p. 846. Berlin-Heidelberg-New York: Springer 1974.

Oscai, L.B., Patterson, J.A., Bogard, D.L., Beck, R.J., Rothermel, B.L.: Normalization of serum triglycerides and lipoprotein electrophoretic patterns by exercise. Amer. J. Cardiol. **30**, 775 (1972).

Ostrander, L.D., jr., Neff, B.J., Block, W.D., Francs, T., jr., Epstein, F.H.: Hyperglycemia and hypertriglyceridemia among persons with coronary heart disease. Ann. intern. Med. **67**, 34 (1967).

Parker, F., Odland, G.F.: Ultrastructural and lipid biochemical comparisons of human eruptive, tuberous and planar xanthomas. Israel J. med. Sci. **9**, 395 (1973).

Parsons, W.B., jr.: Studies of nicotinic acid use in hypercholesterolemia. Arch. intern. Med. **107**, 85 (1961).

Patterson, D., Slack, J.: Lipid abnormalities in male and female survivors of myocardial infarction and their first-degree relatives. Lancet **1972 I**, 393.

Pearce, M.L., Dayton, S.: Incidence of cancer in men on a diet high on polyunsaturated fat. Lancet **1971 I**, 464.

Persson, B.: Lipoprotein lipase activity of human adipose tissue in different types of hyperlipidemia. Acta med. scand. **193**, 447 (1973).

POLANO, M.K.: Xanthomatosis and Hyperlipoproteinemia. Dermatologia (Napoli) 149, 1 (1974).
PORTE, D., JR., BIERMAN, E.L., BAGDADE, J.D.: Substitution of dietary starch for dextrose in hyperlipemic subjects. Proc. Soc. experimental Biol. (N.Y.) 123, 814 (1966).
QUARFORDT, S.H., FRANK, A., SHAMES, D.M., BERMAN, M., STEINBERG, D.: Very low density lipoprotein triglyceride transport in type IV hyperlipoproteinemia and the effects of carbohydrate-rich diets. J. clin. Invest. 49, 2281 (1970).
REAVEN, G.M., HILL, D.B., GROSS, R.C., FARQUHAR, J.W.: Kinetics of triglyceride turnover of very low density lipoproteins of human plasma. J. clin. Invest. 44, 1826 (1965).
REAVEN, G.M., LERNER, R.L., STERN, M.P., FARQUHAR, J.W., NAKANISHI, R.: Role of insulin in endogenous hypertriglyceridemia. J. clin. Invest. 46, 1756 (1967).
REIMERS, H.J., SCHMAHL, F.W., HUTH, K., LASCH, H.G.: Blutgerinnung, insbesondere Thrombocytenumsatz bei Hyperlipoproteinämien. Klin. Wschr. 50, 12–20 (1972).
REISSELL, P.K., MANDELLA, P.A., POON-KING, T.M.W., HATCH, F.T.: Treatment of hypertriglyceridemia. Amer. J. clin. Nutr. 19, 84 (1966).
RIFKIND, B.M.: Lipoproteins and hyperlipoproteinaemia. In: Clin. Endocr. Metab. 2, 3 (1973).
RIFKIND, B.M.: Immediate and long-range benefits in relation to costs of screening programs for atherosclerosis. III. Int. Symp. Atherosclerosis, West-Berlin 1973.
RIFKIND, B.M., LAWSON, D.H., GALE, M.: Effect of short-term sucrose restriction on serum-lipid levels. Lancet 1966 II, 1379.
ROBERTSON, R.P., GAVARESKI, D.J., HENDERSON, J.D., PORTE, D., BIERMAN, E.L.: Accelerated triglyceride secretion. A metabolic consequence of obesity. J. clin. Invest. 52, 1620 (1973).
ROSE, H.G.: Familial hyper-pre-betalipoproteinemia with observations on the metabolism of endogenous particles. J. Lab. clin. Med. 76, 92 (1970).
RUDERMAN, N.B., JONES, A.L., KRAUSS, R.M., SHAFRIR, E.: A biochemical and morphologic study of very low density lipoproteins in carbohydrate-induced hypertriglyceridemia. J. clin. Invest. 50, 1355 (1971).
RYAN, W.G., SCHWARTZ, T.B.: Dynamics of plasma triglyceride turnover in man. Metabolism 14, 1243 (1965).
RYTKÖNEN, R.: Effect of para-aminosalicylic acid on serum lipids. Acta med. scand. 186, 539 (1969).
SAILER, S., SANDHOFER, F., BRAUNSTEINER, H.: Umsatzraten für freie Fettsäuren und Triglyceride im Plasma bei essentieller Hyperlipämie. Klin. Wschr. 44, 1032 (1966).
SAILER, S., SANDHOFER, F., BRAUNSTEINER, H.: Diabetes mellitus und Hyperlipämie. In: Handbuch des Diabetes Mellitus (Hrsg. PFEIFFER, E.), S. 775. München: Lehmann 1971.
SAILER, D., SCHMIDT, H.L., ROESCH, W.: Acute abdomen in excessive hyperlipidemia. Acta hepato gastroenterol. 20, 166 (1973).
SANDHOFER, F., BOLZANO, K., BRAUNSTEINER, H.: Über den Einbau von Plasmaglukose-Kohlenstoff in Plasmatriglyzeride bei Normalpersonen und Hyperlipämikern. Klin. Wschr. 46, 158 (1968).
SANDHOFER, F., SAILER, S., BRAUNSTUNER, H.: Pathophysiologie der primären Hypertriglyceridämien. Ergebn. inn. Med. Kinderheilk. 31, 1 (1971).

SCHALCH, D.S., KIPNIS, D.M.: Abnormalities in carbohydrate tolerance associated with elevated plasma nonesterified fattyacids. J. clin. Invest. 44, 2010 (1965).
SCHATZ, I.J.: Classification of primary hyperlipidemia. J. Amer. med. Ass. 210, 701 (1969).
SCHETTLER, G.: Arteriosklerose. Stuttgart: Thieme 1961.
SCHETTLER, G.: Der fettstoffwechselgestörte Gefäßkranke in der Praxis. Herz-Kreislauf 6, 417 (1974).
SCHETTLER, G., EGGSTEIN, M., JOBST, H.: Die essentielle Hyperlipämie. Dtsch. med. Wschr. 83, 1 (1958).
SCHLIERF, G.: Zur Kohlenhydratintoleranz bei primärer endogener Hyperglyceridämie (Typ IV Hyperlipoproteinämie). Habilitationsschrift, Heidelberg 1969.
SCHLIERF, G.: Zusammenhänge zwischen Ernährung und koronarer Herzkrankheit. Med. Ernährung 12, 198 (1971).
SCHLIERF, G.: Was ist gesichert in der Therapie der Hyperlipidämien? Internist (Berl.) 13, 503 (1972).
SCHLIERF, G.: Kohlenhydratinduzierte Fettstoffwechselstörungen. Ärztl. Fortbild. 22, 262 (1972).
SCHLIERF, G.: Fettstoffwechsel. In: Handbuch d. Ernährungslehre und Diätetik (Hrsg. ZÖLLNER, N., et al.). Stuttgart: Thieme i. Druck.
SCHLIERF, G., DOROW, E.: Diurnal patterns of triglycerides, free fatty acids, blood sugar and insulin during carbohydrate-induction in man and their modification by nocturnal suppression of lipolysis. J. clin. Invest. 52, 732 (1973).
SCHLIERF, G., FROTSCHER, H., GRETTLER, W.: Familienuntersuchungen bei Hyperlipoproteinämien. Inn. Med. 3, 156 (1974).
SCHLIERF, G., GEISS, R., VOGEL, G.: Ernährung bei Fettstoffwechselstörungen. Stuttgart: Thieme 1976.
SCHLIERF, G., KAHLKE, W.: Fettstoffwechsel. In: Klinische Pathophysiologie (Hrsg. SIEGENTHALER, W.). Stuttgart: Thieme 1973.
SCHLIERF, G., KAHLKE, W., REINHEIMER, W.: Langzeitbehandlung primärer Hyperlipidämien mit Clofibrat. Fortschr. Med. 88, 907 (1970).
SCHLIERF, G., KINSELL, L.W.: Effect of insulin in hypertriglyceridemia. Proc. Soc. exp. Biol. (N.Y.) 120, 272 (1965).
SCHLIERF, G., RAETZER, H.: Diurnal patterns of blood sugar, plasma insulin, free fatty acid and triglyceride levels in normal subjects and in patients with type IV hyperlipoproteinemia and the effect of meal frequency. Nutr. Metabol. 14, 113 (1972).
SCHLIERF, G., REINHEIMER, W., STOSSBERG, V.: Diurnal patterns of plasma triglycerides and free fatty acids in normal subjects and in patients with endogenous (Type-IV) hyperlipoproteinemia. Nutr. Metabol. 13, 80 (1971).
SCHLIERF, G., SEIDEL, D., CLAASSEN, U., WIDMANN, S.: Zur Differenzierung gemischter Hyperlipidämien. Z. klin. Chem. 13, 5 (1975).
SCHLIERF, G., STOSSBERG, V.: Diurnal patterns of plasma triglyceride, free fatty acid, blood sugar and insulin levels on high fat and high-carbohydrate diets in normals and in patients with primary endogenous hyperlipidemia. In: Atherosclerosis (Eds. JONES, R.J.). Berlin-Heidelberg-New York: Springer 1970.
SCHLIERF, G., WEINANS, G., WEINANS, T., REINHEIMER, W., KAHLKE, W.: Häufigkeit und Typenverteilung von Hyperlipoproteinämien bei stationären Patienten einer medizinischen Klinik. Dtsch. med. Wschr. 97, 1371 (1972).

SCHNEIDER, J., NEITZERT, A., MÜHLFELLNER, G. u. O., ZÖFEL, P., ELTZE, CH., FÜRST, G., KAFFARNIK, H.: Coronary and peripheral artery reserve in different types of hyperlipoproteinemia. In: Atherosclerosis III (Eds. SCHETTLER, G., WEIZEL, A.). Berlin-Heidelberg-New York: Springer 1974.

SCHONFELD, G.: Changes in the composition of very low density lipoprotein during carbohydrate induction in man. J. Lab. clin. Med. 75, 206 (1970).

SCHONFELD, G., PFLEGER, B.: Utilization of exogenous free fatty acids for the production of very low density lipoprotein triglyceride by livers of carbohydrate-fed rats. J. Lipid Res. 12, 615 (1971).

SCHRADE, W., BECKER, G., BÖHLE, E.: Das Krankheitsbild der idiopathischen Hyperlipämie. Dtsch. Arch. klin. Med. 201, 344 (1954).

SCHREIBMAN, P.H., WILSON, D.E., ARKY, R.A.: Familial type IV hyperlipoproteinemia. New Engl. J. Med. 281, 981 (1969).

SCOW, R.O., HAMOSH, M., BLANCHETTE-MACKIE, E.J., EVANS, A.J.: Uptake of blood triglyceride by various tissues. Lipids 7, 497 (1972).

SEIDEL, D., GRETEN, H.: Hyperlipoproteinämie – Typ III. Eine Möglichkeit zur immunologischen Diagnostik. Clinica chim. Acta 30, 31–36 (1970).

SEKOWSKI, I., SAMUEL, P.: Clofibrate-induced acute muscular syndrome. Amer. J. Cardiol. 30, 572 (1972).

SENIOR, B., GELLIS, S.S.: The syndromes of total lipodystrophy and of partial lipodystrophy. Pediatrics 33, 593 (1964).

SLACK, J.: Risks of ischemic heart-disease in hyperlipoproteinemic states. Lancet 1969 II, 1380.

SMITH, E.B.: Lipoprotein patterns in myocardial infarction. Lancet 1957 II, 910.

SODHI, H.S., KUDCHODKAR, B.J., HORLICK, L.: Effect of chlorophenoxyisobutyrate on the metabolism of endogenous glycerides in man. Metabolism 20, 3 (1971).

SODHI, H.S., DUCHODKAR, B.J., HORLICK, L.: Hypocholesterolemic agents and mobilization of tissues cholesterol in man. Atherosclerosis 17, 1–19 (1973).

SUMMERS, V.K., HIPKIN, L.J., DAVIS, J.C.: Serum lipids in diseases of the pituitary. Metabolism 15, 1106 (1967).

STÄHELIN, H.B., HARTMANN, G.: Die Langzeitwirkung von Alufibrat (Atherolip) bei verschiedenen Hyperlipidämie-Typen. Dtsch. med. Wschr. 99, 1392–1402 (1974).

STAMLER, J.: Diet. In: The artery and the process of arteriosclerosis. Adv. exp. Med. Biol. 16B, 93 (1972).

STAMLER, J., et al.: Clofibrate and Niacin in Coronary Heart Disease. J. Amer. med. Ass. 231, 360 (1975).

STRISOWER, E.H., ADAMSON, G., STRISOWER, B.: Treatment of Hyperlipidemias. Amer. J. Med. 45, 488 (1968).

TAGGART, P.: Endogenous hyperlipidaemia induced by emotional stress of racing driving. Lancet 1971 I, 363.

THANNHAUSER, S.J.: Lehrbuch des Stoffwechsels und der Stoffwechselkrankheiten (Hrsg. ZÖLLNER, N.), 2. Aufl. Stuttgart: Thieme 1957.

THANNHAUSER, S.J.: Lipidoses, Diseases of the Intracellular Lipid Metabolism, 3rd. Ed. New York: Grune and Stratton 1958.

THANNHAUSER, S.J., MAGENDANTZ, H.: The different clinical groups of xanthomatous diseases; a clinical and physiological study of 22 cases. Ann. intern. Med. 11, 1662 (1938).

TOLMAN, E.L., TEPPERMAN, H.M., TEPPERMAN, J.: Effect of ethyl p-chlorophenoxyisobutyrate on rat adipose lipoprotein lipase activity. Amer. J. Physiol. 218, 1313 (1970).

TOPPING, D.L., MAYES, P.A.: Direct stimulation by insulin and fructose of very-low-density lipoprotein secretion by the perfused liver. Biochem. J. 119, 48 (1970).

TRUSWELL, A.S., MANN, J.I., CAMPBELL, G.D.: Serumlipids in sugar-cane cutters. Lancet 1971 I, 602.

TZAGOURNIS, M., CHILES, R., HERROLD, J., SKILLMAN, T.: The role of endogenous insulin in different hyperlipidemic states. Diabetologica 8, 215 (1972).

VESTER, J., SABEH, W., DANOWSKI, G.: No muscle damage from clofibrate. New Engl. J. Med. 280, 110 (1969).

VOGEL, W.C., BRUNZELL, J.D., BIERMAN, E.L.: A comparison of triglyceride, monoglyceride and phospholipid substrates for post heparin lipolytic activities from normal and hypertriglyceridemic subjects. Lipids 6, 805 (1971).

VOGELBERG, K.H., GRIES, F.A., MISS, H.D., JAHNKE, K.: Die Hyperlipämie bei chronischem Alkoholabusus. Dtsch. med. Wschr. 96, 13–21 (1971).

WALLDIUS, G., OLSSON, A.G., CARLSON, L.A.: Impaired fatty acid incorporation into adipose tissue. A new defect in hypertriglyceridemia. III. Int. Symp. on Atherosclerosis, West-Berlin 1973.

WATKINS, D.M., FROEB, H.F., HATCH, F.T., GUTMAN, A.B.: Effects of diet in essential hypertension. II. Results with unmodified Kempner rice diet in fifty hospitalized patients. Amer. J. Med. 9, 441 (1950).

WESSELS, G., KORTE, R., LOEW, H.: Untersuchungen über die Wirksamkeit von Clofibrat bei Dauerdialysepatienten mit Hyperlipoproteinämie. Med. Welt (Stuttg.) 26 (N.F.) 1911–1913, (1975).

WESTERFELD, W.W., ELWOOD, J.C., RICHERT, D.A.: Effect of clofibrate on the handling of dietary and liver fat. Biochem. Pharmacol. 21, 1117–1125 (1972).

WIELAND, H., SEIDEL, D.: Improved techniques for assessment of serum lipoprotein patterns II. Rapid method for diagnosis of type III hyperlipoproteinemia without ultracentrifugation. Clin. Chem. 19, 1139 (1973).

WIELAND, O., SUYTER, M.: Glycerokinase. Its isolation and properties. Biochem. Z. 329, 320 (1957).

WILKE, H., FRAHM, H., ZSERNAVIEZKY, J., TORKLUS, D.V.: Multiple aseptische Knochennekrosen bei Hyperlipämie, Hyperurikämie und latentem Diabetes mellitus. Dtsch. med. Wschr. 99, 1530–1532 (1974).

WILSON, D.E., LEES, R.S.: Metabolic relationships among the plasma lipoproteins. J. clin. Invest. 51, 1051 (1972).

WOLFRAM, G.: Medikamentöse Therapie der Hyperlipidämien. In: Störungen des Fettstoffwechsels (Hrsg. SCHWANDT, P.). München: O. Spatz 1973.

WOLLENWEBER, J., CHRISTL, H.L., SCHLIERF, CHR., WOHLENBERG, H.: Hyperlipoproteinämien bei ambulanten Patienten. Dtsch. med. Wschr. 98, 463–469 (1973).

WOLLENWEBER, J., STIEHL, A.: Größe des Pools und Turnover der primären Gallensäuren bei Hyperlipoproteinämien: Unterschiedliche Befunde bei Typ II und Typ IV Hyperlipoproteinämie. Klin. Wschr. 50, 33 (1972).

Wood, P.D.S., Stern, M.P., Silvers, A., Reaven, G.M., v. d. Groeben, J.: Prevalence of plasma lipoprotein abnormalities in a free living population of the Central Valley, California. Circulation **45**, 114 (1972).

Wynn, V., Doar, J.W.H., Mills, G.L.: Fasting serum triglyceride, cholesterol and lipoprotein levels during oral contraceptive therapy. Lancet **1969 I**, 456.

Zakim, D., Herman, R.H.: The effect of intravenous fructose and glucose on the hepatic-glycero-phosphate concentration in the rat. Biochim. biophys. Acta (Amst.) **165**, 374 (1968).

Zakim, D., Herman, R.H., Gordon, W.C., jr.: The conversion of glucose and fructose to fatty acids in the human liver. Biochem. Medicine **2**, 427 (1969).

Zelis, R., Mason, D.T., Braunwald, E., Levy, R.I.: Effects of hyperlipoproteinemias and their treatment on the peripheral circulation. J. clin. Invest. **49**, 1007 (1970).

Zieve, L.: Jaundice, hyperlipemia and hemolytic anemia: heretofore unrecognized syndrome associated with alcoholic fatty liver and cirrhosis. Ann. intern. Med. **48**, 471 (1958).

Zöllner, N., Herrlinger, H.: Thickness of basal laminas in muscle capillaries of patients with hyperlipidemias. Nutr. Metab. **17**, 268 (1974).

Zöllner, N., Wolfram, G., Londong, W.: Untersuchungen über die Plasmalipoide bei extrem fettarmer, kohlenhydratreicher Kost. Z. ges. exp. Med. **140**, 24 (1966).

Type V-Familial Hyperprebeta-Lipoproteinemia and Hyperchylomicronemia*

C.J. GLUECK, S. FORD, and R. FALLAT

With 1 Figure and 4 Tables

A. Definitions and Diagnosis

The Type V pattern on lipoprotein electrophoresis is characterized by a combination of chylomicrons at the electrophoretic origin, and increased staining density of the prebeta-lipoproteins. This combination of chylomicrons (exogenous triglycerides) and very low density lipoproteins (endogenous triglycerides) is often described in descriptive phrases which are synonymous with Type V: familial endogenous and exogenous hyperglyceridemia, familial mixed hyperlipemia.

The presence of chylomicrons in patients with Type V (as determined by electrophoresis) is often at best qualitative, and is particularly difficult in the presence of marked elevations of the prebeta-lipoproteins. Particularly when total triglyceride is >1,000 mg % one is often reduced to visual observation of the plasma after standing overnight, with chylomicrons visible at the very top of the plasma, or use of PVP or starch block (BIERMAN et al., 1962). The Type V pattern is also often of short temporal duration, with many Type V patients "losing" their chylomicron band with moderate decrements in triglyceride. Finally, Type V patterns are often observed in patients with primary endogenous hypertriglyceridemia (Type IV) who have superimposed dietary fat and caloric excess on their usual dietary state. This change in diet often produces a Type V pattern in a patient with previously reproducible Type IV patterns. As noted by FREDRICKSON et al. (1972a) the phenotypic distinction between Types V and IV is a "fine" one, and in families with Type V probands, one very often finds Type IV in siblings or children.

The distinction between Types IV and V appears to be valid, however, in that clinical, genetic, and probably etiologic differences can be demonstrated.

B. Lipids and Lipoproteins in Type V

The diagnosis of Type V hyperlipoproteinemia begins with identification of the phenotype and quantitation of plasma cholesterol and triglyceride levels. Substantial elevations of plasma triglycerides with a lower end of the triglyceride range of 600–800 mg % characterize patients with Type V hyperlipoproteinemia. In 18 adult propositi evaluated at the General Clinical Research Center (Cincinnati General Hospital) plasma triglycerides ranged from 1,180 to 11,250 mg % with an average of 3,735 mg % (Table 1). The average patient with Type IV hyperlipoproteinemia usually has considerably lower triglyceride levels than patients with Type V. Mean plasma triglycerides in 25 first degree Type IV adult relatives of the 18 Type V propositi were 520 mg % with a range of 215 to 1,340 mg %.

Elevated triglycerides in patients with Type V are accompanied by concurrent elevations of cholesterol, often above 400 mg % (Table 1). The plasma cholesterol to triglyceride ratio in Type V ($.23 \pm .02$) is much

---

* Supported, in part, by N.I.H. Grant 1 RO1 HD 04851, and by the General Clinical Research Center Grant RR-00068-10. A portion of this work was done during Dr. Glueck's tenure as an Established Investigator of the American Heart Association, 1971–1976.

Table 1. Plasma lipids in 18 adult probands with Type V Hyperlipoproteinemia (mg/100 ml)

	Cholesterol	Triglyceride
Mean (±SEM)	431 ± 70	3,735 ± 711
Range	199—1,380	1,180—11,250

lower than in Type IV (.86 ± .03) (FREDRICKSON et al., 1968b) because the chylomicron which accounts for much of the triglyceride elevation in Type V incorporates less cholesterol than does the prebeta-lipoprotein. We have found it particularly important to obtain at least two "index" samples for determinations of lipid levels in Type V, after a 12—14 h fast, and with the individual on his "usual" diet regimen. Acute reductions in calories (LOSSOW et al., 1972), ethanol intake, or dietary fat intake (FREDRICKSON et al., 1972a) will often sharply reduce plasma triglyceride and chylomicron triglyceride levels, making the "index" diagnostic samples unreliable. Levels of low density (beta) lipoproteins, and high density (alpha) lipoproteins are usually decreased in the presence of triglycerides over 1,000 mg %, and transiently increase when triglyceride level is reduced by diet or drug therapy.

C. Clinical Features

1. Differentiation between Primary and Secondary Type V

Initial detection of most propositi occurs (in our hands) either through chance observation of hyperlipemia on routine screening, or referral because of severe abdominal pain, pancreatitis, eruptive xanthomas, or concurrence of persistent hyperlipemia with well controlled diabetes mellitus. The distinction between primary and secondary Type V must be made after initial confirmation of the Type V phenotype with lipoprotein electrophoresis and quantitation of cholesterol and triglyceride levels. This distinction is particularly important since secondary hypertriglyceridemia often has many of the clinical features found with the primary disorder. The phenocopies most often seen are secondary to severe insulinopenic diabetes (BAGDADE et al., 1967a), nephrotic syndrome or renal failure (BAGDADE et al., 1968b), dysglobulinemias (GLUECK et al., 1969a), alcoholism (VOGELBERG et al., 1971) and alcoholic pancreatitis (KUDZMA et al., 1971), and more rarely, hypothyroidism and glycogen storage disease. A frequent clinical problem involves the relationship of pancreatitis with "secondary" hypertriglyceridemia (CAMERON et al., 1971), especially in the alcoholic with repeated admissions for chronic pancreatitis (STRUM et al., 1971). This distinction becomes even more difficult to make when both insulinopenic diabetic mellitus and pancreatitis coincide BAGDADE (1969c). Care must be taken to distinguish between pancreatitis caused by hyperchylomicronemia (LOFFLER et al., 1971; GLUECK et al., 1972b, 1969c), and pancreatitis with associated Type V patterns (BANKS, 1971; ZIEVE, 1968). Severe hypertriglyceridemia with Type V patterns is not seen in well controlled juvenile diabetics (LEVY et al., 1969a) and usually cannot be ascribed to adult onset diabetes mellitus, even when control is moderate. The Type V pattern may be induced in patients with Type IV or augmented in the asymptomatic Type V by birth control pills (BANK, 1970) or postmenopausal estrogenic supplementation (GLUECK et al., 1972b).

After ruling out secondary causes for Type V, the confirmation of familial Type V should involve determinations of plasma lipids in adult family members, and probably in children, ages 12 and older. Screening of parents and adult siblings of Type V propositi usually reveals about equal numbers of individuals with Type IV, Type V and normal patterns (FREDRICKSON et al., 1972a). Diagnosis of asymptomatic hypertriglyceridemia in relatives of the propositus then offers the opportunity to lower plasma triglycerides prior to development of clinical morbidity or mortality. In the criteria for diagnosis of familial Type V then, we employ the following criteria:

a) Type V pattern on electrophoresis plus observations of chylomicrons in standing plasma, or by PVP-starch block.

b) Type IV or V hyperlipoproteinemia in one or more adult first degree relatives.

c) Exclusion of phenocopies.

2. Clinical Features and Laboratory Abnormalities

In unselected populations the prevalence of Type V has been estimated to be about 0.2% (STERN et al., 1972). Data on clinical features in Type V are severely biased by the nature of referral populations (who usually are symptomatic or have the most severe hypertriglyceridemia). Table 2 summarizes common clinical and laboratory abnormalities in 18 adult propositi with well documented familial Type V, referred to the General Clinical Research Center in Cincinnati. Their average age was 42, range 22—58. Most often, Type V is rarely expressed in patients below age 21, although, it has been observed in a 13 year-old (FREDRICKSON et al., 1972a). Fasting glycosuria and abnormal glucose tolerance were observed in $^1/_3$ and $^2/_3$ of the Cincinnati propositi respectively. More than 75% of patients with Type V in the NIH index group (FREDRICKSON et al., 1972a) also had abnormal glucose tolerance. Although a majority of patients with Type V have concurrent hyperinsulinemia (GLUECK et al., 1969d) no uniform glucose/insulin relationships were observed in familial Type V. Forty percent of the 18 Cincinnati propositi required therapy with hypoglycemic drugs. Evidence for ischemic heart disease was found in 28% of the propositi, and in only 4.5% of 22 probands reviewed by FREDRICKSON et al. (1972a). Although comparison of the frequency of ischemic heart disease in Type IV and Type V populations is fraught with hazard because of sampling and referral bias, cardiovascular mortality and morbidity in Type V seems to be substantially lower than in Type IV. Perhaps the chylomicron triglyceride does not play an adverse role in development of atherosclerosis, a finding most marked by the absence of accelerated atherosclerosis in Type I (FREDRICKSON et al., 1972).

Abdominal pain or recurrent pancreatitis are very common in Type V propositi (Table 2) and together are probably observed in at least $^3/_4$ of referred patients with Type V. Development of pancreatitis following administration of oral contraceptives or estrogens often suggests previously covert Type V (GLUECK et al., 1972b; BANK, 1970). Pancreatitis in Type V may be severe and recurrent with progression to pancreatic insufficiency (LOFFLER et al., 1971; SALEN et al., 1970).

Additional clinical findings also include gout or hyperuricemia, hepatosplenomegaly or eruptive xanthomas (SCHREIBER et al., 1969; PARKER et al., 1970). Lipemia retinalis is often seen when plasma triglycerides are above 2,000 mg %. Occasionally patients complain of paresthesias (usually over extensor surfaces of forearms) or legs which resemble diabetic neuropathy.

3. Case Histories, Kindred Analysis, Genetics

The B.B. kindred is presented as representative of familial Type V comparable to other large kindreds reviewed by (NIXON et al., 1969; SANDHOFER et al., 1968) including many of the diagnostic and clinical features summarized above, and re-emphasizing the close relationship of Types IV and V hyperlipoproteinemia.

4. Type V

B.B., a 56 year-old white female (II-5 in Fig. 1, Table 3) developed recurrent episodes of abdominal pain at age 25. These episodes

Table 2. Clinical abnormalities in 18 adult probands with Type V Hyperlipoproteinemia. (Percent patients affected)

Fasting glycosuria	Abnormal glucose tolerance	Therapy with hypoglycemic drugs	Ischemic heart disease	Peripheral vascular disease
33%	67%	40%	28%	6%
Abdominal pain	Pancreatitis	Gout or hyperuricemia	Hepatomegaly splenomegaly	Eruptive xanthomas
72%	50%	33%	33%	22%

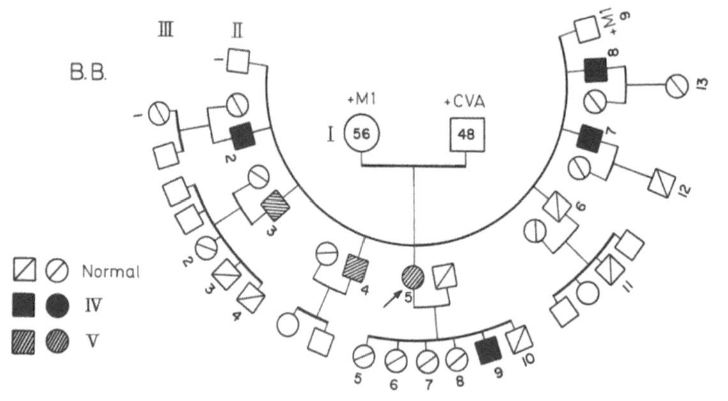

Fig. 1. B.B. Kindred; Familial Type V Hyperlipoproteinemia

were associated with nausea and vomiting, and were often precipitated by dietary excess. At ages 30, 36, 40 and 52 she was admitted to local hospitals because of recurrent pancreatitis with triglyceride elevations to 11,240 mg %. At age 52, following the episode of pancreatitis by six months, she developed glycosuria and hyperglycemia, unresponsive to oral hypoglycemic agents, and required 30 units Lente insulin for adequate blood sugar control. Despite weight reduction and limitation of dietary fat to less than 70 gm/day, recurrent abdominal pain persisted. She was referred to the General Clinical Research Center, University of Cincinnati, at age 55 following a severe exacerbation of abdominal pain (which followed two months after inception of "supplementary postmenopausal estrogen therapy"). Complete family screening (Fig. 1, Table 3) revealed two brothers with asymptomatic Type V and three with Type IV. None of the affected relatives knew of their hyperlipoproteinemia prior to kindred screening, and none were symptomatic. The proband, B.B. was treated with Oxandrolone (GLUECK, 1971e), a synthetic anabolic-androgenic steroid, with reduction of triglyceride levels to the 180—360 mg % range and total resolution of the recurrent abdominal pain.

Table 3. Plasma cholesterol and triglyceride in members of the B.B. kindred. (Familial Type V)

Kindred	Position	Age	Cholesterol	Triglyceride	Lipoprotein pattern
II	1	44	—	—	—
	2	37	240	368	IV
	3	50	209	700	V
	4	54	276	720	V
	5	56	406	2,240	V
	6	40	138	79	N
	7	46	166	176	IV
	8	42	161	680	IV
III	1	17	141	30	N
	2	18	178	43	N
	3	19	178	104	N
	4	21	234	128	N
	5	36	212	108	N
	6	34	216	60	N
	7	35	193	111	N
	8	34	207	92	N
	9	20	179	170	IV
	10	35	247	104	N
	11	8	138	79	N
	12	21	156	137	N
	13	23	227	109	N

5. Genetics

As observed in the B.B. kindred (Fig. 1) first degree adult relatives of Type V proband are roughly divided into $1/3$ normal, $1/3$ with Type IV and $1/3$ with Type V. Fourteen of the 18 Clinical Research Center propositi had first degree adult relatives who could be screened, with the results summarized in Table 4. Roughly one half of the relatives were normal, and the preponderance of hypertriglyceridemia in affected relatives was Type V. FREDRICKSON et al. (1972a) reported on 88 parents and adult sibs of 22 Type V propositi, finding 33 normal, 32 with Type IV and 23 with Type V. He concluded that Type V patients were genotypically different from those with Type IV, which itself appears to be distributed as an autosomal dominant trait. FREDRICKSON et al. (1967c) has also speculated that Type IV and Type V are the heterozygous and homozygous genotypes, respectively, for identical mutant alleles. Concurrently the genetic transmission of Type V remains speculative because of the relative non-specificity of the phenotype. Type V may represent potentially an autosomal dominant trait related closely to type IV but further definition awaits study of more kindreds, better lipoprotein lipase assays, and a more specific phenotypic identification (FALLAT et al., 1976).

Table 4. Familial Type V. (Relatives of 14 propositi)

	Normal	V	IV	Total
Parents	2	1	3	6
Sibs	11	11	2	24
	13	12	5	30

6. Treatment

As in all of the hypertriglyceridemias, maintenance of ideal weight or reduction towards ideal weight is particularly important. Maintenance diet is difficult in Type V because excesses of both fat and carbohydrate respectively increase exogenous and endogenous hypertriglyceridemia (FREDRICKSON et al., 1972a; LOSSOW et al., 1972). The N.I.H. Type V diet is then relatively high in protein and relatively low in both fat and carbohydrate (FREDRICKSON et al., 1970d). Caloric restriction designed to maintain ideal body weight is probably the most important dietary program in Type V. Nicotinic acid, 3–6 gm/day is perhaps the most effective drug (LEVY et al., 1970b) but is often relatively to absolutely contraindicated by the concurrent problems of hyperglycemia and recurrent abdominal pain in Type V patients. Norethindrone Acetate (a synthetic steroid with progestational activity) and Oxandrolone (a synthetic steroid with anabolic-androgenic activity) both are very useful in reduction of plasma triglyceride levels (GLUECK et al., 1971g, e, 1972f). These two compounds appear to increase levels of post heparin triglyceride lipases and to improve triglyceride hydrolysis.

Avoidance of substantial fasting hyperglycemia (>150 mg %) and glycosuria is important as an adjunct to primary therapy of the hypertriglyceridemia and improved diabetic control may further lower plasma triglyceride levels (MORRIS et al., 1964; SCHWARTZ et al., 1966). Clofibrate (Atromid) in our hands has proven to be only rarely effective in patients with Type V, and a striking triglyceride increase (post Atromid therapy) has been observed in several patients.

7. Etiologic/Biochemical Defects in Type V

The chylomicronemia of Type V (similar qualitatively to Type I) leads to suggestions that Type V may represent the effects of a partial defect in post-heparin lipolytic activity, with consequent retardation in chylomicron and prebeta-lipoprotein removal. Post heparin lipolytic activity in some patients with Type V may be as low as that observed in Type I homozygotes (GLUECK et al., 1969c, 1971e, 1972b) and is often in the "low-normal range". PHLA and post heparin triglyceride lipase are also very low in patients with secondary Type V hyperlipoproteinemia (GLUECK et al., 1969a). Both progestational and anabolic, androgenic compounds which elevate plasma post heparin lipolytic activity in patients with Type V, concurrently diminish chylomicron and prebeta-lipoprotein triglyceride (GLUECK et al., 1971e, 1972f). The correlation, however, between levels of post heparin lipoprotein lipolytic activity and actual rates of triglyceride clearance or efficiency of triglyceride removal is at best speculative, and low levels of PHLA are not always related to presence of chylomicronemia and may occur with normal clearance of exogenous fat (HAZZARD et al., 1969). Although the reduction of PHLA in many patients (coupled with hyperchylomicronemia) suggests that Type V may represent a partial clearance defect (qualitatively similar to Type I), further understanding in this area awaits more specific and quantitative determinations of lipases both in plasma and in tissue.

Elevated levels of plasma glucose and insulin, with consequent overproduction of hepatic triglyceride have been implicated in the genesis of hypertriglyceridemia (REAVEN et al., 1967), and have also been reviewed recently by NIKKILA (1969). Although the majority of patients with Type V have both hyperglycemia and relative "hyperinsulinism" (GLUECK et al., 1969d) the marked heterogeneity of insulin and glucose levels in all patients with Type V makes it difficult to implicate hyperinsulinism as a uniform etiology for Type V.

The metabolic "errors" implicit in Type V remain, then, still speculative. Development of more reliable methodology in triglyceride turnover and determination of plasma and tissue lipases will further understanding of the mixed hypertriglyceridemia in Type V.

References

BAGDADE, J.D.: Diabetic lipemia complicating acute pancreatitis. Lancet **1969c I**, 1041–1043.
BAGDADE, J.D., PORTE, D., JR., BIERMAN, E.: Diabetic Lipemia (A Form of Acquired Fat-Induced Lipemia). New Engl. J. Med. **276**, 427–433 (1967a).
BAGDADE, J.D., PORTE, D., JR., BIERMAN, E.L.: Hypertriglyceridemia: A metabolic consequence of chronic renal failure. New Engl. J. Med. **279**, 181–185 (1968b).
BANK, S., MARKS, I.N.: Hyperlipaemic pancreatitis and the pill. Postgrad. Med. J. **46**, 576–578 (1970).
BANKS, P.A.: Acute pancreatitis. Gastroenterology **61**, 382–397 (1971).
BIERMAN, E.L., GORDIS, E., HAMLIN, J.I., III: Heterogeneity of fat particles in plasma during alimentary lipemia. J. clin. Invest. **41**, 2254 (1962).
CAMERON, J.L., CRISLER, C., MARGOLIS, S., DEMEESTER, T.R., ZUIDEMA, G.D.: Acute pancreatitis with hyperlipemia. Surgery **70**, 53–61 (1971).

FALLAT, R.W., GLUECK, C.J.: Familial and acquired type V hyperlipoproteinemia. Atherosclerosis **23**, 41–62 (1976).
FREDRICKSON, D.S., LEVY, R.I.: Familial hyperlipoproteinemia. In: The Metabolic Basis of Inherited Disease (Eds. STANBURY, J.B., WYNGAARDEN, J.B., FREDRICKSON, D.S.), 3rd Ed. New York: McGraw-Hill 1972a.
FREDRICKSON, D.S., LEVY, R.I., JONES, E., BONNELL, M., ERNST, N.: The dietary management of hyperlipoproteinemia. A Handbook for Physicians, p. 83. Washington: U.S. Dept. of Health, Education, and Welfare, Public Health Service 1970d.
FREDRICKSON, D.S., LEVY, R.I., KWITEROVICH, P.O., JOVER, A.: The typing of hyperlipoproteinemia: a progress report. Drugs Affecting Lipid Metabolism (Eds. HOLMES, W.L., CARLSON, L.A., PAOLETTI, R.). New York: Plenum Press 1968b.
FREDRICKSON, D.S., LEVY, R.I., LEES, R.S.: Fat transport in lipoproteins: an integrated approach to mechanisms and disorders. New Engl. J. Med. **276**, 32–44, 94–103, 215–226, 273–281 (1967c).
GLUECK, C.J.: Effects of oxandrolone on plasma triglycerides and post-heparin lipolytic activity in patients with types III, IV and V familial hyperlipoproteinemia. Metabolism **20**, 691–712 (1971e).
GLUECK, C.J., BROWN, W.V., LEVY, R.I., GRETEN, H., FREDRICKSON, D.S.: Amelioration of hypertriglyceridemia by progestational drugs in familial type V hyperlipoproteinemia. Lancet **1969c I**, 1290–1291.
GLUECK, C.J., KAPLAN, A.P., LEVY, R.I., GRETEN, H., GRALNICK, H.R., FREDRICKSON, D.S.: A new mechanism of exogenous hyperglyceridemia. Ann. intern. Med. **71**, 1051–1062 (1969a).
GLUECK, C.J., LEVY, R.I., FREDRICKSON, D.S.: Immunoreactive insulin, glucose tolerance, and carbohydrate inducibility in types II, III, IV, and V hyperlipoproteinemia. Diabetes **18**, 739–747, (1969d).
GLUECK, C.J., LEVY, R.I., FREDRICKSON, D.S.: Norethindrone acetate, post-heparin lipolytic activity and plasma triglycerides in patients with familial types I, III, IV, and V hyperlipoproteinemia. Ann. intern. Med. **75**, 345–352 (1971g).
GLUECK, C.J., SCHEEL, D., FISHBACK, J., STEINER, P.: Estrogen induced pancreatitis in patients with previously covert familial type V hyperlipoproteinemia. Metabolism **21**, 657–665 (1972b).
GLUECK, C.J., SCHEEL, D., FISHBACK, J., STEINER, P.: Progestagens, anabolic-androgenic compounds, estrogens: Effects on triglycerides and post-heparin lipolytic enzymes. Lipids **7**, 110–113 (1972f).
HAZZARD, W.R., SPIGER, M.J., BIERMAN, E.L.: Studies on the mechanism of hypertriglyceridemia induced by oral contraceptives. In: Metabolic Effects of Gonadal Hormones and Contraceptive Steroids (Eds. SALHANICK, H.A., KIPNIS, D.M., VANDE WIELE, R.S.), p. 232. New York: Plenum Press 1969.
KUDZMA, D.J., SCHONFELD, G.: Alcoholic hyperlipidemia: Induction by alcohol but not by carbohydrate. J. Lab. clin. Med. **77**, 384–395 (1971).
LEVY, R.I., GLUECK, C.J.: Hypertriglyceridemia, diabetes mellitus and coronary vessel disease. Arch. intern. Med. **123**, 220–228 (1969a).
LEVY, R.I., FREDRICKSON, D.S.: The current status of hypolipidemic drugs. Postgrad. Med. **47**, 130–136 (1970b).

LOFFLER, A., FILIPPINI, L., PULVER, W.: Exocrine pancreatic insufficiency with familial hyperlipoproteinemia. Schweiz. med. Wschr. **101**, 634–637 (1971).

LOSSOW, W.J., LINDGREN, F.T., WEIZEL, A., WOOD, P.D.: A study of a type V hyperlipoproteinemic patient. Clin. chimica Acta **36**, 33–41 (1972).

MORRIS, J.H., WEST, D.A., BOLINGER, R.E.: Effect of oral sulfonylurea on plasma triglycerides in diabetic. Diabetes **13**, 87–89 (1964).

NIKKILA, E.A.: Control of plasma and liver triglyceride kinetics by carbohydrate metabolism and insulin. Advanc. Lipid Res. **7**, 63–134 (1969).

NIXON, J.C., MARTIN, W.G., KALAB, M., MONAHAN, G.J.: Type V hyperlipoproteinemia. A study of a patient and family. Clin. Biochem. **2**, 389 (1969).

PARKER, F., BAGDADE, J.D., ODLAND, G.F., BIERMAN, E.L.: Evidence for the chylomicron origin of lipids accumulating in diabetic eruptive xanthomas: A correlative lipid, biochemical, histochemical and electron microscopic study. J. clin. Invest. **49**, 2187 (1970).

REAVEN, G.M., LERNER, R.L., STERN, M.P., FARQUHAR, J.W.: Role of insulin in endogenous hypertriglyceridemia. J. clin. Invest. **46**, 1756–1767 (1967).

SALEN, S., KESSLER, J.I., JANOWITZ, H.D.: The development of pancreatic secretory insufficiency in a patient with recurrent pancreatitis and a type V hyperlipoproteinemia. J. Mount Sinai Hosp. **37**, 103–107 (1970).

SANDHOFER, F.: Studies of a clinical case of fat-induced (exogenous) hypertriglyceridemia. Schweiz. med. Wschr. **98**, 458–461 (1968).

SCHREIBER, M.M., SHAPIRO, S.I.: Secondary eruptive xanthoma. Arch. Derm. **100**, 601–603 (1969).

SCHWARTZ, M.J., MIRSKY, S., SCHAEFER, L.E.: The effect of phenformin hydrochloride on serum cholesterol and triglyceride levels of the stable adult onset diabetic. Metabolism **15**, 808–822 (1966).

STEINER, G.: Lipoprotein lipase in fat-induced hyperlipemia. New Engl. J. Med. **279**, 70–74 (1968).

STERN, M.P., SILVERS, A., REAVEN, G.M., GROEBIN, J. VON DER: Prevalence of plasma lipoprotein abnormalities in a free living population of the Central Valley, California. Circulation **45**, 114–126 (1972).

STRUM, W.B., SPIRO, H.M.: Chronic pancreatitis. Ann. intern. Med. **74**, 91–95 (1971).

VOGELBERG, K.H., GRIES, F.A., MISS, H.D., JAHNKE, K.: The hyperlipemia in chronic alcohol abuse. Dtsch. med. Wschr. **96**, 13–21 (1971).

ZIEVE, L.: Relationship between acute pancreatitis and hyperlipemia. Med. Clin. N. Amer. **52**, 1493–1501 (1968).

2. Sekundäre Hyperlipoproteinämien

Hyperlipidämien (Hyperlipoproteinämien) bei Diabetes mellitus

G. SCHLIERF

Mit 2 Abbildungen und 2 Tabellen

A. Definition

Die Beziehungen zwischen Zucker- und Fettstoffwechsel sind vielfältig und komplex. Das gemeinsame Auftreten von Hyperlipidämie und Hyperglykämie bildet ein breites Spektrum bezüglich der Ausprägung der einen und der anderen Stoffwechselstörung. Am einen Ende dieses Spektrums stehen die endogenen Hypertriglyceridämien (Typ II-b bis Typ V-Hyperlipoproteinämie), in deren Gefolge in 60 bis 80% der Fälle latente oder manifeste Störungen der Glukosetoleranz nachgewiesen werden können (s. S. 324). Die Fettstoffwechselstörung ist sowohl bezüglich des Zeitpunkts des Auftretens als auch bezüglich der Schwere der Stoffwechselstörung führend, der „Diabetes" ist typischerweise insulinunabhängig und nicht ketotisch (s. S. 332). Am anderen Ende des Spektrums findet sich der ketoazidotisch dekompensierte Insulinmangel-Diabetes mit Hyperlipidämie, bei dem die Kohlenhydratstoffwechselstörung vor der Fettstoffwechselstörung besteht und bei der ein wesentliches Kriterium einer sekundären Hyperlipoproteinämie, nämlich die Reversibilität bei erfolgreicher Behandlung der Grundkrankheit, erfüllt ist. Bei guter Diabeteseinstellung sind hier die Blutlipidspiegel normal. Zwischen diesen beiden Enden des Spektrums finden sich zum einen primäre Hyperlipoproteinämien mit einer schweren Dekompensation des Kohlenhydratstoffwechsels, wie sie im Verlauf von Jahren bei primären Hyperlipoproteinämien aufzutreten scheint (JAHNKE, 1966) uns sich schließlich als sekundäre Hyperlipidämie des Insulinmangels auf die primäre Fettstoffwechselstörung aufpropft. Zum anderen lassen sich hier die meist geringgradig ausgeprägten sekundären Hyperlipoproteinämien des erwachsenen Diabetikers ansiedeln, bei denen die Ausprägung der Hyperlipidämie weniger mit dem Blutzuckerspiegel als mit dem Körpergewicht korreliert. In einer Vielzahl dieser Fälle läßt sich nicht entscheiden, welche der beiden Stoffwechselstörungen führt bzw. als primär bezeichnet werden kann, zumal häufig die grundlegende Therapiemaßnahme bei Hypertriglyceridämie, nämlich die Gewichtsreduktion, sowohl eindeutig primäre Hyperlipoproteinämien (Typ III, Typ IV) als auch sekundäre Hypertriglyceridämien bei Erwachsenen-Diabetes zum Verschwinden bringen kann.

Mit diesen Einschränkungen folgen wir GRIES (1972), der als wesentliches Kriterium für die sekundäre Fettstoffwechselstörung bei der Zuckerkrankheit die Normalisierung der Blutfette bei optimaler Diabeteseinstellung (Nüchternblutzucker < 120 mg-%, postprandialer Blutzucker < 150 mg-%) ansieht. Werden Triglyceridspiegel von 200 mg-% trotz optimaler Einstellung überschritten, ist eine primäre Hyperlipoproteinämie *mit* Diabetes anzunehmen. Stark vereinfacht definiert FREDRICKSON (1972) alle Hyperlipidämien beim nicht-ketotischen Diabetes als primär.

Die folgende Darstellung der diabetischen Lipämie erhebt keinen Anspruch auf Vollständigkeit, sondern versucht anhand neuerer Originalarbeiten eine aktuelle Darstellung der Problematik. Auf zahlreiche Übersichtsarbeiten kann verwiesen werden (EGGSTEIN, 1959; SAILER, 1970; TEUSCHER, 1970; SAILER et al., 1971; NIKKILÄ, 1973; VOGELBERG u. GRIES, 1973).

B. Geschichtlicher Rückblick

Bereits im Jahre 1799 beschrieb MARIET (zit. nach EGGSTEIN, 1959) das gemeinsame Vorkommen von Lipämie und Zuckerkrankheit. Wie bei den folgenden Schilderungen dieses Syndroms (s. EGGSTEIN, 1959; KINSELL et al., 1967) läßt sich retrospektiv meist nicht entscheiden, ob Hyperlipoproteinämie oder Diabetes im Vordergrund standen bzw. als primär angesehen werden mußten. Auf die Rolle der Blutfette für das Schicksal des Diabetikers hinweisend formulierte JOSLIN (1917): "With an excess of fat diabetes begins and from an excess of fat diabetics die".

Mehrere Fälle von massiver Hyperlipämie und leichtem Diabetes, von ADLERSBERG und WANG (1955) publiziert, müssen nach den eingangs genannten Kriterien den primären Hyperlipoproteinämien zugeordnet werden. Eine klare Unterscheidung der Hyperlipämie-Diabetes-Syndrome stammt von THANNHAUSER (1958). Er differenziert die sekundäre Hyperlipämie, die bei schweren, unbehandelten Diabetesfällen auftritt, von der „idiopathischen" Hyperlipämie mit leichter Glykosurie, wenngleich wir seinen Folgerungen, daß die letztere durch eine fettarme Diät zu bessern sei und nicht auf Insulin anspreche, die erstere dagegen durch eine fettarme Diät nicht eindeutig beeinflußt werde, aber durch Insulinbehandlung geheilt werden könne, nicht in jedem Falle folgen können. Eine gründliche Literaturübersicht und ausführliche Kasuistik zum Thema bringt EGGSTEIN (1959).

C. Pathophysiologie

Trotz einer großen Zahl von Untersuchungen zur Pathogenese der diabetischen Lipämie ergibt sich noch kein abgerundetes Bild dieser sekundären Hyperlipidämie. Dafür können mehrere Gründe genannt werden:
 1. Die Ergebnisse von Tierversuchen lassen sich häufig nicht auf den Menschen übertragen.
 2. Trotz der — definitionsgemäß — allen Diabetikern gemeinsamen Störung des Kohlenhydratstoffwechsels ergeben sich im Einzelfall erhebliche Unterschiede bei anderen Faktoren, die den Triglyceridspiegel beeinflussen: niedrige, normale oder erhöhte Insulinspiegel, Normalgewicht und Übergewicht, Geschlechts- und Altersunterschiede und Unterschiede der Ernährung.
 3. In vitro-Untersuchungen, selbst unter Verwendung menschlichen Gewebsmaterials, reflektieren nicht die komplexen Interrelationen von Stoffwechselvorgängen und Hormonmustern in vivo, und
 4. „steady state"-Bedingungen im Nüchternzustand, für Umsatzuntersuchungen unentbehrlich, reflektieren nur unzureichend die komplexen Vorgänge während der Assimilation von Fett, Kohlenhydraten und Eiweiß, die den größeren Teil einer 24-Stundenperiode einnehmen.

Insulinbedürftiger (Insulinmangel-) Diabetes

Triglyceridsynthese: Die *de novo-Fettsäuresynthese* ist bei diabetischen Tieren stark reduziert (DRURY, 1940; STETTEN u. BOXER, 1944; NIKKILÄ, 1969). Beim Menschen, bei dem meist im Gegensatz zum Tierversuch kein absoluter Insulinmangel besteht, wurde eine Hemmung der Fettsäuresynthese in der Leber bisher nicht nachgewiesen und wird, wenn vorhanden, möglicherweise durch die Hyperglykämie überspielt (NIKKILÄ, 1973).

Triglyceridsynthese aus freien Fettsäuren. Erhöhte Spiegel von FFS[1] im Plasma gehören zu den charakteristischen biochemischen Störungen beim Diabetes (LAURELL, 1956; BIERMAN et al., 1957). Den erhöhten FFS-Konzentrationen liegt eine verstärkte Lipolyse (BUCKLE, 1963; CARLSON u. ÖSTMAN, 1963) und eine verringerte Wiederveresterung im Fettgewebe zugrunde; den erhöhten Serumspiegeln entspricht ein erhöhter Umsatz (LAURELL, 1956; BIERMAN et al., 1966; MORRIS, 1963; KISSEBAH et al., 1974).

Da die Aufnahme der FFS und ihre Veresterung in der Leber unter zahlreichen physiologischen und pathologischen Bedingungen mit der Serumkonzentration von FFS korreliert, müßte auf eine erhöhte Veresterungsrate auch beim Diabetes geschlossen werden. In seiner kürzlich erschienenen Lite-

---
[1] FFS = Freie Fettsäuren.

raturzusammenstellung stellt NIKKILÄ (1973) fest, daß „aufgrund der vorliegenden Unterlagen der Schluß erlaubt ist, daß ein akuter oder chronischer Diabetes mit Insulinmangel im Prinzip nicht mit der Fähigkeit der Leber zur Aufnahme von FFS und Glycerin und der Triglyceridsynthese interferiert. Daraus folgt, daß das Ausmaß der hepatischen Triglyceridsynthese bei Diabetes bestimmt wird durch die Konzentrationen von FFS und Glycerin im Plasma einerseits und durch die kompetitiven Wege des Fettsäurestoffwechsels, nämlich der Ketogenese, Oxydation und Inkorporation in Phospholipide oder andere Lipidester andererseits. Es ist bekannt, daß der Diabetiker mehr Fettsäuren zu Ketonkörpern umbaut und mehr Fettsäuren oxydiert als der Gesunde; angesichts der vermehrten FFS-Aufnahme aus dem Plasma dürfte jedoch auch die absolute Menge der Triglyceride, die in der Leber aus Plasma-FFS synthetisiert werden, vermehrt sein. Andererseits könnte eine vermehrte Triglyceridsynthese aus FFS mehr oder weniger durch eine verminderte Verfügbarkeit endogener Fettsäuren kompensiert sein. Das Ergebnis dieser gegensätzlich wirkenden Faktoren ist nicht bekannt und wahrscheinlich variabel. Darüber hinaus kann der Blutzuckerspiegel einen wichtigen Faktor darstellen, der den hepatischen Fettsäure- und Triglyceridstoffwechsel unabhängig vom Insulin beeinflußt. So kann Hyperglykämie teilweise die Wirkungen des Insulinmangels aufheben, wie zum Beispiel in den Daten von HAFT (1967) ersichtlich".

Die Ergebnisse von in vivo-Untersuchungen beim Menschen zur Triglyceridsekretion bzw. zum Triglyceridumsatz zeigen in der Mehrzahl gegenüber Normalpersonen erhöhte Werte (NIKKILÄ, 1973). In einer ausführlichen Studie von NIKKILÄ und KEKKI (1973), auf die noch mehrmals eingegangen wird, zeigten 10 Diabetiker mit Ketoazidose sowie 26 jugendliche Diabetiker, teils mit schlechter, teils mit guter Einstellung, einen deutlich erhöhten Triglyceridumsatz. Eine vermehrte Sekretion von VLDL[2] referieren auch VOGELBERG und GRIES (1973). Dazu paßt die Beobachtung von ALBRINK u. Mitarb. (1958), die zeigen konnten, daß es beim Insulinmangel-Diabetes in einer Nacht zu einem Anstieg der TG-Konzentration um 3 mÄq/l kommen kann.

Gegensätzliche Befunde stammen von SAILER et al. (1967), die nicht nur eine Verminderung der Veresterungsrate von FFS, bezogen auf den FFS-Umsatz, sondern auch eine absolut niedrigere Triglyceridproduktion aus FFS bei Diabetes fanden, wobei die Veresterungsraten von freien Fettsäuren am höchsten bei Blutzuckerwerten zwischen 200 und 250 mg-% waren. Bei Blutzuckerwerten außerhalb dieses Bereiches waren die Veresterungsraten erheblich geringer, um bei Blutzuckerwerten unter 50 bzw. über 500 mg-% zu sistieren.

Zusammenfassend formuliert jedoch NIKKILÄ (1973): „... daß die Hypertriglyceridämie beim Insulinmangeldiabetes des Menschen vorwiegend durch eine vermehrte Freisetzung von Triglyceriden in das Blut und nicht durch eine Störung des Triglyceridkatabolismus bedingt ist."

Triglyceridkatabolismus bzw. Triglycerideliminiation. Die Clearance der *endogenen* Triglyceride scheint beim Insulinmangeldiabetes normal zu sein. Entsprechende Befunde stammen von SAILER u. Mitarb. (1967) und von NIKKILÄ und KEKKI (1973) bei Diabetikern mit Ketoazidose sowie bei schlecht und gut eingestellten juvenilen Diabetikern. KISSEBAH et al. (1974) fanden allerdings eine gestörte Triglyceridclearance bei normalgewichtigen, nichtketotischen erwachsenen Diabetikern.

Unterschiedliche Angaben gibt es zum Katabolismus *exogener Triglyceride*. Während NIKKILÄ und KEKKI bezüglich der Elimination intravenös verabfolgter Fettemulsionen keinen Unterschied zwischen Diabetikern und Normalpersonen und bei beiden eine hyperbole Relation zwischen Triglyceridkonzentration und Eliminationskonstante nachweisen konnten, berichten LEWIS u.Mitarb. (1972) über eine Beeinträchtigung der Elimination intravenös verabfolgter Triglyceride. Bezüglich des Katabolismus von Nahrungsfett lassen bereits frühere Berichte über die diabetische Lipämie (Literatur bei SAILER *et al.*, 1971) auf eine gestörte Assimilation schließen. Orale Fettbelastungen zeigen eine verlängerte alimentäre Lipämie (HIRSCH *et al.*, 1953; SANDBERG *et al.*, 1960; KALLIO, 1967). Nach den Untersuchungen von KALLIO (1967) weisen bereits nichtdiabetische

---

[2] VLDL = very low density lipoproteins.

normotriglyceridämische Verwandte von Diabetikern häufig eine gestörte Fettoleranz auf.

Während NIKKILÄ (1973) dazu neigt, die geschilderten Phänomene zum größten Teil auf die vermehrte Poolgröße zu beziehen, beschreiben BAGDADE u.Mitarb. (1967) 5 Patienten mit Insulinmangeldiabetes und „fettinduzierter" Hyperlipämie, bei denen ein deutlicher, durch Insulinbehandlung reversibler Lipoproteinlipase-Defekt nachgewiesen werden konnte und die Lipämie durch diätetische Fetteinschränkung beherrschbar war. Die widersprüchlichen Befunde bezüglich der Post-Heparin-lipolytischen Aktivität beim Diabetiker sind ausführlich bei NIKKILÄ (1973) diskutiert.

Zusammenfassend muß aufgrund der vorliegenden Daten angenommen werden, daß als Ursachen der sekundären Hyperlipämie bei Insulinmangeldiabetes sowohl eine vermehrte Triglyceridproduktion bei erhöhtem Umsatz freier Fettsäuren als auch ein gestörter Katabolismus von Triglyceriden bzw. triglyceridreichen Lipoproteinen statthaben kann. Die Bedingungen für das Überwiegen der einen oder anderen Störung sind noch unzureichend bekannt.

Triglyceridstoffwechsel beim Diabetes vom Erwachsenen-Typ

Noch mehr als beim Insulinmangeldiabetes sind die Bedingungen für eine Triglyceridüberproduktion beim Diabetiker vom Erwachsenen-Typ gegeben. So sind nicht nur Blutzuckerspiegel, sondern auch Insulinspiegel häufig erhöht, nach REAVEN et al. (1967) ideale Bedingungen für eine gesteigerte hepatische Triglyceridsynthese. Die in etwa 80% gleichzeitig bestehende Adipositas stellt einen weiteren Faktor bezüglich einer vermehrten Triglyceridsynthese dar (s. S. 21).

Entsprechend zeigten in der Untersuchung von NIKKILÄ und KEKKI (1973) 21 erwachsene übergewichtige Diabetiker sowohl bei guter als auch bei schlechter Blutzuckereinstellung erhöhte Triglyceridspiegel bei erhöhtem Triglyceridumsatz. Auch GRIES und OBERDISSE (1970) konnten mit ^{14}C-markierten Chylomikronen einen vermehrten Triglyceridumsatz nachweisen.

Lipoatrophischer Diabetes. Die Fettstoffwechselstörung des lipoatrophischen Diabetes wurde von NIKKILÄ (1973) zusammenfassend dargestellt. Hier sind bei fehlendem oder nur in Spuren vorhandenem Fettgewebe die Spiegel von FFS normal und eine vermehrte TG-Synthese aus FFS unwahrscheinlich. Untersuchungen sprechen für einen defekten Katabolismus von Lipoproteinen bei verminderter Lipoproteinlipaseaktivität (HAVEL et al., 1967; ÖSTMAN, 1967; SEGALL u. LLOYD, 1969; KIKKAWA et al., 1972).

Möglicherweise sind Synthese und Freisetzung von endogenen Triglyceriden, deren Fettsäuren aus der de novo-Synthese stammen, gesteigert. Entsprechend lassen sich bei der Lipoproteinelektrophorese entweder Typ IV- oder Typ V-Muster nachweisen.

D. Lipide bei verschiedenen Diabetesformen

I. Latenter (subklinischer) Diabetes

Eine Untersuchung an 289 Verwandten ersten Grades von Diabetikern, die Daten zu dieser Frage bringt, stammt von KATTERMANN und KÖBERLING (1969). Die Probanden wurden vier Gruppen zugeteilt:

1. Normaler
   Glukosetoleranztest   Normalgewicht
2. Normaler
   Glukosetoleranz   Übergewicht
3. Pathologischer
   Glukosetoleranztest   Normalgewicht
4. Pathologischer
   Glukosetoleranztest   Übergewicht

Die Nüchternblutzuckerwerte lagen bei allen Gruppen im Normbereich, so daß bei den Gruppen mit pathologischem Glukosetoleranztest die Kriterien des „latenten" Diabetes erfüllt sind. Die Lipidwerte waren wie folgt (s. nächste Seite).

Die Werte der Gruppe 1 stimmen weitgehend mit den in der Literatur (FREDRICKSON et al., 1967; WOLLENWEBER et al., 1971; CARLSON, 1975) für diese Altersgruppen angegebenen Mittelwerten überein.

	Triglyceride (jeweils mg/100 ml)	Cholesterin (jeweils mg/100 ml)
Gruppe 1	102,5 ± 10,2	235,2 ± 11,5
Gruppe 2	160,8 ± 20,5	261,8 ± 11,4
Gruppe 3	138,9 ± 18,6	264,4 ± 10,1
Gruppe 4	204,7 ± 31,0	246,8 ± 10,7

In den übergewichtigen Gruppen 2 und 4 ergeben sich signifikante Triglyceriderhöhungen. Interessant ist, daß die Triglyceride in Gruppe 3 niedriger liegen als in Gruppe 2. Bei gleicher familiärer Disposition scheint demnach Übergewicht einen stärker triglyceridsteigernden Effekt auszuüben als eine bereits gestörte Kohlenhydrattoleranz.

CARLSON und WAHLBERG (1966) fanden unter 100 Patienten mit koronarer Herzkrankheit keine Beziehung zwischen Höhe der Serumlipide und dem Grad der Glukosetoleranzstörung bei intravenöser Glukosebelastung.

Nach Untersuchungen von REIMER u.Mitarb. (1973) an 34 vorwiegend übergewichtigen Patienten (85% der Fälle Gewichtsindex >1,10, Durchschnittsalter 50,3 Jahre, Bereich 20–76 Jahre) mit chemischem Diabetes zeigten sich von 19 untersuchten Männern bei 27% Triglyceride >200 mg-%; von 15 untersuchten Frauen bei 37% Triglyceride >200 mg-%. Die Cholesterinwerte (Grenze 280 mg-%) waren bei 26% der Männer und bei 40% der Frauen erhöht.

Demnach ist beim latenten Diabetes weniger der Grad der Glukosetoleranzstörung als das Körpergewicht bezüglich der Plasmatriglyceridspiegel von Bedeutung. Dies belegt auch die Übersichtsarbeit von VOGELBERG und GRIES (1973). Erhöhte Triglyceridspiegel beim subklinischen und kompensierten Diabetes mellitus sind auf gleichzeitig bestehende Adipositas zurückzuführen (KATTERMANN u. KÖBBERLING, 1969; GRIES u. OBERDISSE, 1970).

II. Manifester juveniler Diabetes mellitus

Beim jüngeren Diabetiker ohne Stoffwechseldekompensation finden sich meist normale Plasmalipidspiegel (CHAIKOFF et al., 1936; ALBRINK et al., 1963; NEW et al., 1963; STERKY et al., 1963/1966). Erst mit der Entwicklung eines nephrotischen Syndroms kommt es zu einem Anstieg der Blutfette (ÖSTMANN, 1971).

Nach REIMER u.Mitarb. (1973) lag der mittlere Triglyceridspiegel bei diabetischen Männern und Frauen in der Altersklasse unter 29 Jahren bei 85 bzw. 81 mg-%. Auch in der Untersuchung von WAHL u.Mitarb. (1974) fanden sich bei jüngeren Diabetikern wesentlich niedrigere Triglycerid- und Cholesterinspiegel als bei älteren.

III. Manifester Erwachsenendiabetes

Im Gegensatz zu den eben genannten Befunden sind Serumlipid-, insbesondere Triglyceridspiegel beim Diabetes vom Erwachsenentyp sehr häufig vermehrt. Die wesentlichen Einflußgrößen (s. auch S. 17ff.) sind Körpergewicht und Diabeteseinstellung (HIRSCH et al., 1953; ALBRINK, 1958; KATTERMANN u. KÖBERLING, 1969; GRIES u. OBERDISSE, 1970; MISS u. JAHNKE, 1970) (s. auch Abb. 1).

Einige Originalarbeiten hierzu seien kurz erwähnt: EGGSTEIN (1959) fand bei 59 mit oralen Antidiabetika behandelten Patienten im Mittel deutlich erhöhte Neutralfette, jedoch normale Cholesterin- und Phosphatidwerte. Die Gesamtlipide waren in der Hälfte der Fälle erhöht (s. Tabelle 1).

Im Material von NEW u.Mitarb. (1963), 195 Diabetiker vorwiegend mittlerer und älterer Altersgruppen betreffend, fanden sich Hypertriglyceridämien nur bei Patienten über 30 Jahren, während Hypercholesterinämien bei allen Altersstufen nachgewiesen wurden.

In einer Untersuchung von PERRET u.Mitarb. (1974) an 118 Diabetikern mit verschiedenen Formen der Therapie fanden sich er-

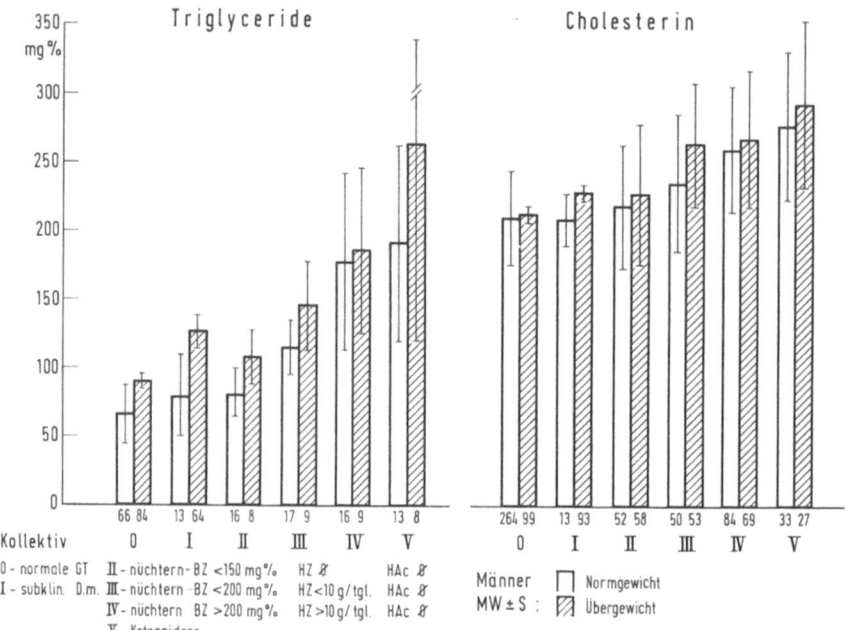

Abb. 1. Serumlipide bei Männern mit Diabetes mellitus in Abhängigkeit von der Stoffwechsellage. Offene Säulen: Normgewicht; schraffierte Säulen: über 10% Übergewicht nach BROCA; Anzahl im Säulenfuß; Mittelwert ± Streuung. (Nach VOGELBERG u. GRIES, 1973)

Tabelle 1. Blutfette bei kompensiertem „eingestelltem" Diabetes mellitus (EGGSTEIN, 1959)

Neutralfett	Cholesterin	Phosphatide	Gesamtfett
>150 mg-% bei 83%	>250 mg-% bei 33%	>250 mg-% bei 60%	>750 mg-% bei 48%
>200 mg-% bei 52%	>300 mg-% bei 12%	>300 mg-% bei 23%	>1000 mg-% bei 23%

höhte Triglyceridspiegel bei 12 von 100 medikamentös behandelten Diabetikern.

Die Hyperlipidämiehäufigkeit in dem Material von REIMER u. Mitarb. (1973), das 366 Patienten vorwiegend mittlerer und höherer Altersgruppen umfaßte, lag bei 49% (eindeutige Hyperlipidämien); bei 12,4% waren die Lipide grenzwertig. In den Altersgruppen von 50 bis 59 und 60 bis 69 Jahren waren 59,8 bzw. 63,4% hyperlipidämisch (Grenzwerte: TG >200 mg-%, Cholesterin >280 mg-%). In der Untersuchung von WAHL u. Mitarb. (1974) betrug die Hyperlipidämiehäufigkeit 42,2% bei Frauen und 27,5% bei Männern. Grenzwerte: TG >200 mg-%, Cholesterin >300 mg-%.

Die einzelnen Faktoren von Bedeutung für die Blutlipidspiegel werden weiter unten diskutiert.

IV. Dekompensierter, ketoazidotischer Diabetes

Bei der diabetischen Ketoazidose ist eine Erhöhung der Serumlipidspiegel die Regel. Vermehrt sind vorwiegend VLDL-Triglyceride infolge Überproduktion aus FFS aufgrund der ungezügelten Lipolyse. Seltener (BAGDADE u. Mitarb., 1967) findet sich eine „fettinduzierte" Lipämie bzw. Chylomikronämie mit verminderter Lipoproteinlipaseaktivität. In allen Fällen kommt es zu einer raschen Normalisierung durch Insulintherapie. „Fettinduzierte Hyperlipämien" entwickeln sich bevorzugt in Fällen, in denen der Diabetes mellitus über längere Zeit entgleist ist (SHIPP et al., 1964; BAGDADE et al., 1967; BAGDADE et al., 1968). Exogene Hyperlipoproteinämien waren auch in der Vorinsulinära, als fettreiche Diäten empfohlen wurden, relativ häufig (VOGELBERG u. GRIES, 1973). Leichtere Formen von Hyperchylomikronämie sind demnach beim Insulinmangel häufig und ausgesprochen abhängig von den Nährstoffrelationen der Diäten (BAGDADE u.Mitarb., 1967). Daß diese Zusammenhänge nicht ohne Einschränkung gelten, zeigt die Untersuchung von BRAUNSTEINER u.Mitarb. (1966), wo von 4 Gruppen von Diabetikern jene mit Ketonurie trotz hoher Konzentrationen von FFS die niedrigsten Triglyceridspiegel aufwiesen.

Ein Beispiel der ausgeprägten und rasch reversiblen Hypertriglyceridämie bei ketotisch entgleistem Diabetes mellitus schildern ALBRINK und MAN (1958). Die Triglyceridkonzentration von 38,6 mmol/l (3 386 mg-%) bildete sich in 19 Std. auf 9,4 mmol/l (825 mg-%) zurück. Nach EGGSTEIN (1959) kommt es bei der diabetischen Azidose zwar regelmäßig zur Triglyceridvermehrung, jedoch in der Regel nicht zu einer ausgesprochenen Hyperlipämie, die Ausdruck einer ungewöhnlich schweren oder lang dauernden und schweren Azidose sei. Von 6 Patienten, die aufgrund des „Aufnahmebefundes" als diabetische Hyperlipämie angesprochen waren, bestätigte sich nur bei 2 diese Diagnose, während bei den anderen Patienten eine Kombination von behandlungsbedürftigem Diabetes mit einer „essentiellen Hyperlipidämie" vorlag.

E. Abhängigkeiten der Blutfettkonzentrationen von Blutzucker und Therapieform, Alter, Geschlecht und Körpergewicht

I. Blutzucker sowie Therapiequalität und Therapieform

Abgesehen vom Zusammenhang der Hypertriglyceridämie des dekompensierten, ketoazidotischen Diabetes mit der Diabeteseinstellung und damit den Blutzuckerspiegeln, hier bereits in der Definition dieses Syndroms enthalten, sind Zusammenhänge zwischen Blutzuckerhöhe und Plasmalipidspiegeln nicht eindeutig. Das gilt insbesondere für die Glukosetoleranzstörung bei koronarer Herzkrankheit, wo CARLSON und WAHLBERG (1966) an einem großen Patientengut keine Beziehung zwischen Höhe der Serumlipide und Grad der Glukosetoleranzstörung bei intravenöser Glukosebelastung nachweisen konnten.

Zum manifesten Diabetes seien einige neuere Arbeiten zitiert: In Untersuchungen von VOGELBERG und GRIES (1973) an 269 konsekutiv stationär beobachteten Diabetikern wurde bei Fehlen einer metabolischen Stoffwechselentgleisung nur bei 20,3% eine Hyperlipoproteinämie beobachtet, also nicht häufiger als in einem durchschnittlichen Krankengut (SCHLIERF et al., 1972). In der Untersuchung von PERRETT u.Mitarb. (1972) wurden 118 Diabetiker verschiedener Altersklassen einer von drei Gruppen zugeteilt (Gruppe 1 gute Einstellung, Gruppe 2 ordentliche Einstellung und Gruppe 3 schlechte Einstellung, jedoch ohne Ketonurie). Bei den meisten Patienten wurden zwei oder mehr Lipidbestimmungen in monatlichen Abständen durchgeführt. Es fand sich keine signifikante Differenz der mittleren Cholesterin- oder Triglyceridspiegel zwischen den Gruppen.

In der Untersuchung von REIMER u.Mitarb. (1973) stellt sich das Problem des Zusammenhangs zwischen Blutfett- und Blutzuckerspiegeln wie folgt dar: Die Eingruppierung von 366 manifesten Diabetikern je nach Einstellungsqualität der Gruppen 1 (gut eingestellt), 2 (befriedigend) und 3 (schlecht eingestellt), gemessen an dem Nüchternblutzucker, zeigte ein gleich häufiges Vorkommen des Typ II-a und damit erhöhter Cholesterinspiegel unabhängig von der Qualität der Einstellung, jedoch waren die Typen II-b und IV, also Hypertriglyceridämien, bei schlechterer Einstellung des Diabetes signifikant häufiger.

Ein noch größeres Patientenmaterial untersuchte WAHL u.Mitarb. (1974) unter Verwendung eines multivariaten statistischen Verfahrens. Während eine Korrelation zwischen Nüchternblutzucker und Cholesterinspiegel nicht nachweisbar war, fand sich eine eindeutige Korrelation zwischen Nüchtern-

II. Lebensalter

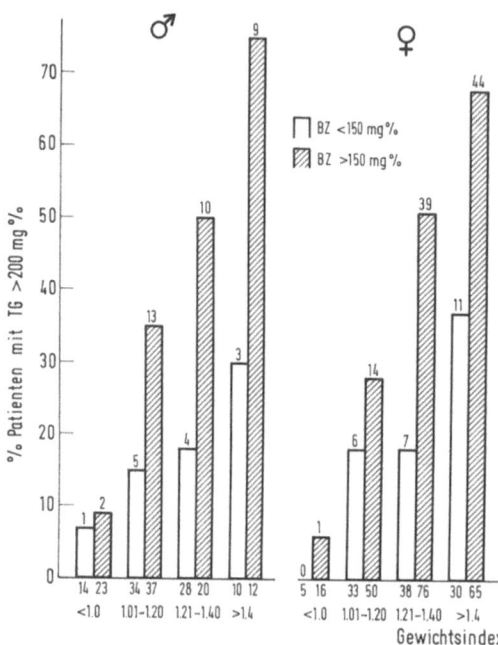

Abb. 2. Beziehung zwischen relativem Körpergewicht und Triglyceriden bei „gut und schlecht eingestellten" Diabetikern (Wahl et al., 1974)

blutzucker und Triglyceridspiegel, die an Bedeutung nur durch die Korrelation Körpergewicht und Triglyceridspiegel übertroffen wurde (Abb. 2).

Bei gleichem Körpergewicht und „guter Einstellung" des Diabetes hatten nach Befunden von SAILER et al. (1966) insulinbehandelte Patienten höhere Plasmatriglyceridspiegel als Patienten unter Sulfonylharnstofftherapie.

Auch VOGELBERG und GRIES zitieren Untersuchungen, denen zufolge beim manifesten Diabetes mellitus in der Regel gut eingestellte Patienten niedrigere Lipide aufweisen als dekompensierte Diabetiker (HIRSCH et al., 1953; ALBRINK u. MAN, 1958; GRIES u. OBERDISSE, 1970; MISS u. JAHNKE, 1970).

Die Abhängigkeit der Triglyceridspiegel von der Blutzuckerlage kommt auch in Abb. 1 sowohl für norm- als auch für übergewichtige Patienten zum Ausdruck.

Zusammenfassend scheint eine gute Diabeteseinstellung, gemessen am Blutzucker, für die Kontrolle der Plasmalipidspiegel nicht ohne Bedeutung zu sein.

Auf die Lipidbefunde beim „juvenilen" Diabetes wurde bereits hingewiesen. Höhere Blutfettspiegel in höheren Altersgruppen sind mehrfach beschrieben. Im Untersuchungsgut von PERRETT u. Mitarb. (1974) hatten von 60 insulinbehandelten Diabetikern zwei in der Altersgruppe unter 50 (n=29), dagegen 7 in der Altersgruppe über 50 (n=31) erhöhte Lipidwerte. Die Auswertung der mit Tabletten behandelten Gruppe ist dadurch beeinträchtigt, daß hier bis auf 5 Personen alle (n=45) über 50 Jahre alt waren. Eine Altersabhängigkeit der Lipidwerte beschreiben auch REIMER u. Mitarb. (1973). Bei manifesten Diabetikern fanden sich als Triglyceridmittelwert in der Altersgruppe <29 – 85 mg-%, in der Altersgruppe 30 – 49 195 mg-% und in der Altersgruppe >50 237 mg-% bei Männern. Die entsprechenden Zahlen bei Frauen waren 81, 238 und 209 mg-%. Die Befunde bezüglich der Lipoproteinmuster in verschiedenen Altersklassen gibt Tabelle 2 wieder.

Auch in der Untersuchung von NEW u. Mitarb. (1963) bei 195 Diabetikern zeigte sich ein altersabhängiger Anstieg der Triglycerid- und Cholesterinspiegel mit einem Mittel von 73 mg-% TG und 181 mg-% Cholesterin bei den 30jährigen (n=35) und 123 mg-% TG und 235 mg-% Cholesterin bei den über 30jährigen (n=160).

Die multivariate statistische Auswertung der Arbeit von WAHL u. Mitarb. (1974) berücksichtigt ebenfalls die Abhängigkeit zwischen Lebensalter und Lipidspiegeln. In dieser Untersuchung fand sich bezüglich der Cholesterinspiegel und der Triglyceridspiegel nur bei Frauen eine Korrelation zum Alter.

Tabelle 2. Prozentuale Häufigkeit der Lipoproteinmuster in verschiedenen Altersklassen (N = 321 manifeste Diabetiker). Die Patienten mit fraglichem Lipidmuster wurden nicht berücksichtigt (REIMER et al., 1973)

Alters-klassen	N	Typ in %				
		IIa	IIb	IV	V	o.B.
≤29	14	12,3	—	—	—	87,7
30—49	56	14,0	12,3	26,3	—	47,4
50—59	76	9,8	13,0	36,4	1,3	40,2
60—69	115	19,2	17,7	25,6	0,9	36,6
≥70	60	13,4	25,0	16,6	—	45,0

Ein Anstieg der Lipidspiegel mit dem Lebensalter ist demnach bei den meisten Untersuchungen nachweisbar, wird jedoch abgeschwächt, wenn durch multivariate Verfahren für andere Parameter korrigiert wird.

III. Geschlecht

Die Befunde und Aussagen hierzu sind nicht einheitlich. BRAUNSTEINER et al. (1966) sowie REIMER u.Mitarb. (1973) konnten keine Unterschiede der Lipidämiehäufigkeit bei Männern und Frauen mit Diabetes nachweisen, so daß erstere bei ihrer Auswertung das Geschlecht der Diabetiker nicht berücksichtigten. Dagegen fanden WAHL u.Mitarb. bei diabetischen Frauen signifikant häufiger Hyperlipidämien (42,2%) als bei diabetischen Männern (27,5%). In der Untersuchung von PERRETT waren die Frauen signifikant schwerer als die Männer, so daß die größere Häufigkeit von Hyperlipidämien bei Frauen im Vergleich zu Männern auf diese Gewichtsunterschiede zurückzuführen sein dürfte.

IV. Körpergewicht

Wie bei Normalpersonen besteht auch bei Patienten mit Erwachsenendiabetes eine hoch-signifikante Korrelation zwischen Triglyceridspiegeln und Körpergewicht. Nach SAILER u.Mitarb. (1966) findet sich bei Normalpersonen pro 10 kg Übergewicht ein Anstieg von 8 mg-%, bei Tolbutamid-behandelten Diabetikern von 28 mg-% und bei insulinbehandelten Patienten von 39 mg-%. Der Zusammenhang zwischen Übergewicht und erhöhtem Triglyceridspiegel ist bei gut, mäßig und schlecht eingestellten Diabetikern auch in der Untersuchung von PERRETT u.Mitarb. deutlich. Erhöhte Triglyceridspiegel bei übergewichtigen im Vergleich zu normalgewichtigen Diabetikern sind für Gruppen mit unterschiedlicher Qualität der Einstellung auch in Abb. 1 nach VOGELBERG und GRIES (1973) dokumentiert. Eine positive Korrelation zwischen der Häufigkeit pathologischer Lipoproteinmuster und Körpergewicht wird auch in der Untersuchung von REIMER u.Mitarb. (1973) deutlich. Mit dem Gewicht korrelierten insbesondere die Typen II-b und IV, und zwar bei Männern deutlicher als bei Frauen. Schließlich wurden auch in dem großen Material von WAHL u.Mitarb. (491 Patienten) bei beiden Geschlechtern die deutlichsten Korrelationen zwischen Körpergewicht und Triglycerid- bzw. Cholesterinspiegeln festgestellt (Abb. 2).

F. Klinische Manifestationen

Wie beim hyperlipidämischen Nichtdiabetiker sind spezifische klinische Zeichen der (sekundären) Hyperlipidämie selten. Eine akute *Xanthomatose*, vor der Verfügbarkeit von Insulin offensichtlich recht häufig, gelangt nur dann zur Beobachtung, wenn exzessiv hohe Triglyceridspiegel (über 2000 bis 3000 mg-%) mehrere Tage und Wochen persistieren. In diesen Fällen unterscheidet sich die eruptive Xanthomatose mit vorwiegender Lokalisation an den Streckseiten der Extremitäten, an den Oberschenkeln und Hüften nicht von jener der ausgeprägten Typ I- oder Typ V-Hyperlipoproteinämie. Entsprechende Fallschilderungen stammen von BAGDADE u.Mitarb. (1967) und von VOGELBERG und GRIES (1973).

Eine detaillierte Untersuchung zur Entstehung der eruptiven Xanthome beim insulinabhängigen dekompensierten Diabetes stammt von PARKER u.Mitarb. (1970). Histochemische und elektronenmikroskopische Befunde weisen darauf hin, daß zirkulierende Chylomikronen wesentlich zur xanthomatösen Lipidspeicherung beitragen.

Eine Zusammenstellung der älteren Literatur über die „Xanthomatose des Diabetikers" stammt von EGGSTEIN (1959). Demnach sollen bis 1951 219 entsprechende Fälle bekannt geworden sein. Neben der Xanthomatose kommt es auch zur Vergrößerung von Leber, Milz und Lymphknoten durch Lipidspeicherung.

Bei extremen Hyperlipämien, bei deren Genese eine fettreiche Ernährung eine besondere Rolle spielen soll (BIERMAN et al., 1966;

BAGDADE et al., 1967) sind akute Oberbauchsyndrome bzw. Pankreatitiden oder eine Lipaemia retinalis nicht selten.

Probleme der Arteriosklerose werden in Abschnitt H diskutiert.

G. Laborbefunde

Bestimmungen von Triglyceriden und Cholesterin und deren regelmäßige Kontrollen sind beim Diabetiker obligatorisch. Lipoproteinanalysen, orientierend mittels der Lipoproteinelektrophorese, lassen exogene bzw. endogene Hypertriglyceridämien differenzieren (s. oben). SCHONFELD et al. (1974) beschreiben eine veränderte Zusammensetzung der LDL- und HDL-Lipoproteine mit vermehrtem Triglyceridgehalt bei Diabetes mellitus. Eine Erhöhung der freien Fettsäuren läßt sich meist nachweisen, führt jedoch bezüglich der Therapie zu keinen weiteren Konsequenzen als die Bestimmung des Blutzuckers und der Triglycerid- und Cholesterinspiegel. Die Entwicklung einer Glomerulosklerose mit nephrotischem Syndrom kompliziert die sekundäre Hyperlipidämie des Diabetes. Nach MAN u.Mitarb. (1949) kommt es mit der Abnahme des Serumeiweißgehaltes zum Cholesterinspiegelanstieg. (Triglyceride wurden nicht gemessen.) Auf starke Lipid- und Lipoproteinschwankungen innerhalb von Stunden je nach Stoffwechsellage weisen VOGELBERG und GRIES (1973) hin. Bei der endogenen diabetischen Hyperlipoproteinämie kommen charakteristische Tagesschwankungen vor, besonders deutlich beim insulinbedürftigen Patienten, der nur eine Morgendosis eines intermediären Insulins spritzt. Einen nächtlichen Konzentrationsanstieg der Triglyceride um 200 bis 300 mg-% bei unzureichend eingestellten insulinspritzenden Diabetikern haben bereits ALBRINK und MAN (1958) beschrieben. Die Beurteilung des Lipidstoffwechsels beim Diabetiker sollte deshalb, wie bei anderen Hyperglyceridämien, auch Messungen im Laufe des Tages beinhalten, obwohl ein derartiges Vorgehen noch nicht standardisiert ist und „Normwerte" nicht angegeben werden können.

H. Bedeutung der Lipide für Verlauf und Prognose des Diabetes mellitus

Mehr als die massive, jedoch rasch reversible Hyperlipoproteinämie des ketoazidotisch dekompensierten Diabetes scheint die meist mäßig ausgeprägte Hyperlipoproteinämie beim Diabetiker vom Erwachsenentyp den Verlauf der Erkrankung bezüglich vaskulärer Komplikationen zu bestimmen (GRIES u. OBERDISSE, 1970).

Während Entstehung und Verlauf der Mikroangiopathie (Retinopathie, Glomerulosklerose) sowie der Nephropathie von dem Grad der Dekompensation des Kohlenhydratstoffwechsels abzuhängen scheinen, sind verschiedene Autoren (ALBRINK et al., 1963; SANTEN et al., 1972; RIGHETTI et al., 1973; ALBRINK, 1964; BRAUNSTEINER et al., 1966; GRIES u. OBERDISSE, 1970) der Ansicht, daß die Arteriosklerose des Diabetikers, die schließlich zum Myokardinfarkt oder zur peripheren arteriellen Verschlußkrankheit mit Befall der großen Gefäße führt, eine enge Beziehung zum Risikofaktor Hyperlipidämie aufweist.

NEW u.Mitarb. (1963) untersuchten 195 Diabetiker nach Vorliegen oder Fehlen klinischer Komplikationen, zu denen Retinopathie, Myokardinfarkt, periphere Verschlußkrankheit, Neuropathie und Nephropathie gerechnet wurden. Für diese Komplikationen zusammengenommen fanden sich nur in der Altersgruppe 31–50 Jahre höhere Triglyceridspiegel bei vorhandenen Komplikationen als bei Fehlen dieser Komplikationen. Nach EGGSTEIN (1959) haben 75% der Diabetiker mit erhöhten Neutralfettwerten arteriosklerotische Veränderungen; bei Hinzutreten erhöhter Cholesterinwerte sind atherosklerotische Komplikationen die Regel. Einschränkend stellt jedoch auch EGGSTEIN fest, daß es Diabetiker mit Gefäßkomplikationen ohne eindeutige Lipidvermehrungen gibt. Eine ausführliche Untersuchung zum Atheroseproblem bei Diabetes in Beziehung zu Lipidspiegeln, Übergewicht und Seruminsulinkonzentrationen stammt von SANTEN u.Mitarb. (1972). Diabetiker mit klinischen Zeichen einer Arteriosklerose hatten höhere Triglycerid- und Cholesterinspiegel, höhere Insulin/Glukose-Quotienten und eine höhere Frequenz von Prä-β-Lipoprotein-Vermehrung als Diabetiker ohne Arteriosklerose oder Kontrollpersonen. Diabetiker mit Arteriosklerose konnten von solchen ohne Arteriosklerose durch die Triglyceridspiegel besser unterschieden werden als durch Cholesterinbestimmungen. Die Beziehung blieb auch gültig nach der Aufteilung in drei Gewichtsklassen. Basale Insulinspiegel, Triglyceridkonzentrationen und Gewichtsindex zeigten eine hochsignifikante Korrelation bei den Diabetikern mit Arteriosklerose.

Abgesehen von der Rolle erhöhter Blutfette bei der Entstehung arteriosklerotischer Komplikationen gibt es Hinweise, daß erhöhte Blutfettspiegel zu einer Insulinresistenz beitragen und die Behandlung der Glukosestoffwechselstörung erschweren (VOGELBERG u. GRIES, 1973).

I. Therapie der sekundären Hyperlipoproteinämie bei Diabetes mellitus

Diät. Für die *Diättherapie* der sekundären Hyperlipämie bei Diabetes mellitus gelten zunächst ähnliche Regeln wie beim (meist übergewichtigen) Erwachsenendiabetes ohne Hyperlipidämie. Nachdem die sekundäre Hyperlipoproteinämie im wesentlichen als *endogene* Hypertriglyceridämie bzw. Typ IV-Hyperlipoproteinämie imponiert, steht an erster Stelle der diätetischen Maßnahmen die *Reduktion* der Kalorienzufuhr (ALBRINK, 1964, 1974). Beim normgewichtigen Diabetiker mit sekundärer Hyperlipoproteinämie finden die Diätprinzipien der Typ II- bzw. Typ IV-Hyperlipoproteinämie Anwendung: Kontrolle des Kohlenhydratkonsums, mäßige Reduktion des Fettverzehrs auf 25 bis 35% der Kalorien bei Substitution gesättigter durch mehrfach ungesättigte Fettsäuren und Einschränkung der Cholesterinzufuhr mit der Nahrung (SCHLIERF, 1971; VOGELBERG u. GRIES, 1973; FREDRICKSON *et al.*, 1973). Eine Normalisierung der Fettstoffwechselstörung bei Gewichtsnormalisierung und guter Blutzuckereinstellung macht das Vorliegen einer sekundären Hyperlipoproteinämie wahrscheinlich, während das Persistieren der Hypertriglyceridämie unter diesen Bedingungen auf das Vorliegen einer primären Hyperlipidämie hinweist. Die Differenzierung der primären bzw. sekundären Hyperlipidämie mit bzw. bei Diabetes ex juvantibus wird allerdings dadurch beeinträchtigt, daß auch primäre Hyperlipidämien durch die genannten Diätmaßnahmen häufig eine Remission zeigen.

Eine stärkere Fettbeschränkung ist bei der *exogenen* diabetischen Hyperlipidämie (BAGDADE u. Mitarb., 1967) erforderlich. Bei Vorwiegen dieses Typs der sekundären Hyperlipidämie beim ketotischen, insulinbedürftigen Diabetes empfehlen auch ALBRINK und MAN (1958) kohlenhydratreiche Ernährungsformen. Im allgemeinen ist eine Einstellung der exogenen Hyperlipidämie bei Insulinmangeldiabetes durch diätetische Maßnahmen allein nicht möglich. Hier führt Insulinzufuhr zu einer raschen Normalisierung von Blutfettspiegeln. Eine extreme Fettbeschränkung und entsprechende Diätpläne werden von EGGSTEIN (1959) empfohlen. Hier liegt der Fettgehalt um 20%. Der praktischen Durchführbarkeit dieser Diätform dürften Grenzen gesetzt sein.

Der Wert einer polyensäurereichen, cholesterinarmen Kost wurde von SALT u. Mitarb. (1960) und STERKY *et al.* (1966) bei der Therapie diabetischer Kinder untersucht. Bei insulinbehandelten Kindern führte die Gabe von mehrfach ungesättigten Fettsäuren zur Senkung von β-Lipoprotein-, Cholesterin- und Triglyceridspiegeln auf 60 bis 80% der Ausgangswerte und bei einigen Patienten zu einem verringerten Insulinbedarf.

Die medikamentöse Therapie der sekundären Hyperlipidämie des Diabetes hat das Ziel einer guten Diabetes-Einstellung. Die Auswahl der Medikamente richtet sich nach anerkannten Kriterien der Diabetestherapie. Wie bereits erwähnt, führt die Behandlung des Komas bzw. des ketotisch dekompensierten Diabetes mit Insulin zu einer raschen Normalisierung nicht nur der Blutzucker-, sondern auch der Lipidspiegel (BAGDADE *et al.*, 1967). Bei unzureichendem Diäteffekt beim übergewichtigen Erwachsenen-Diabetes empfehlen sich wegen einer unerwünschten zusätzlichen Insulinwirkung Biguanide

(Literatur bei TEUSCHER, 1970; KISSEBAH et al., 1974), die auch beim Nichtdiabetiker in vielen Fällen eine Typ IV-Hyperlipoproteinämie günstig beeinflussen (LANG u. Mitarb., 1973). Jedoch kann auch die Behandlung mit Sulfonylharnstoffen neben der Blutzuckersenkung zu einem Abfall von Lipidspiegeln führen. Es sind allerdings Fälle beschrieben, in denen die Hyperlipoproteinämie mit Wahrscheinlichkeit primär und die diabetische Stoffwechselstörung sekundär war und wo Insulintherapie (BRAUNSTEINER u. Mitarb., 1968) bzw. die Gabe von Sulfonylharnstoffen zu einer Verschlechterung der Fettstoffwechselstörung führte (Literatur bei KINSELL et al., 1967, und VOGELBERG u. GRIES, 1973).

Die rasche Rückbildung der diabetischen Hyperlipidämie unter Insulintherapie schildern ALBRINK und MAN (1958), EGGSTEIN (1959) und VOGELBERG und GRIES (1973). Bei der Therapie der exogenen diabetischen Hyperlipoproteinämie kann sich das Lipoproteinmuster innerhalb von Stunden von einem Typ V- über ein Typ IV-, III- und II-Muster verändern, bevor eine Normalisierung der Hyperlipoproteinämie eintritt.

Kontrollierte Untersuchungen zur Frage einer Therapie der diabetischen Lipämie mit Lipidsenkern (Clofibrat etc.) liegen nicht vor (ALBRINK, 1974). Die Möglichkeit, daß die Häufigkeit arteriosklerotischer Komplikationen beim Diabetiker durch die Fettstoffwechselstörung entscheidend mitbestimmt wird, rechtfertigt jedoch erforderlichenfalls den Einsatz einer medikamentösen lipidsenkenden Dauertherapie.

Literatur

ADLERSBERG, D., WANG, C.: Syndrome of idiopathic hyperlipemia, mild diabetes mellitus and severe vascular damage. Diabetes **4**, 210 (1955).
ALBRINK, M.J.: Long-term problems: role of lipids. In: Diabetes mellitus: diagnosis and treatment. New York: American Diabetes Association 1964.
ALBRINK, M.J.: Dietary and Drug Treatment of Hyperlipidemia in Diabetes. Diabetes **23**, 913 (1974).
ALBRINK, M.J., LAVIETES, P.H., MAN, E.B.: Vascular disease and serum lipids in diabetes mellitus. Ann. intern. Med. **58**, 305 (1963).
ALBRINK, M.J., MAN, E.V.: Serum triglycerides in health and diabetes. Diabetes **7**, 194 (1958).
BAGDADE, J.D., PORTE, D., JR., BIERMAN, E.L.: Diabetic Lipemia. New Engl. J. Med. **276**, 427 (1967).
BAGDADE, J.D., PORTE, D., JR., BIERMAN, E.L.: Acute insulin withdrawal and the regulation of plasma triglyceride removal in diabetic subjects. Diabetes **17**, 127 (1968).
BIERMAN, E.L., AMARAL, J.A.P., BELKNAP, B.H.: Hyperlipemia and diabetes mellitus. Diabetes **15**, 675 (1966).
BIERMAN, E.L., DOLE, V.P., ROBERTS, T.N.: An abnormality of non-esterified fatty acid metabolism in diabetes. Diabetes **6**, 475 (1957).
BRAUNSTEINER, H., HERBST, M., SAILER, S., SANDHOFER, F.: Diabetes mellitus bei primärer Hypertriglyceridämie mit Kontraindikation zur Insulinbehandlung. Wien. klin. Wschr. **80**, 415 (1968).
BRAUNSTEINER, H., SAILER, S., SANDHOFER, F.: Plasmalipide bei Patienten mit Diabetes mellitus. Klin. Wschr. **44**, 116 (1966).
BUCKLE, R.M.: Mobilization of free fatty acids from adipose tissue from normal and diabetic subjects. Influence of glucose and insulin. Diabetes **12**, 133–140 (1963).
CARLSON, L.A., ERICSSON, M.: Quantitative and qualitative serum lipoprotein analysis Part 1 (Studies in healthy men and women). Atherosclerosis **21**, 417 (1975).
CARLSON, L.A., ERICSSON, M.: Quantitative and qualitative serum lipoprotein analysis Part 2 (Studies in male survivors of myocardial infarction). Atherosclerosis **21**, 435 (1975).
CARLSON, L.A., ÖSTMAN, J.: In vitro studies on the glucose uptake and fatty acid metabolism of human adipose tissue in diabetes mellitus. Acta med. scand. **174**, 215 (1963).
CARLSON, L.A., WAHLBERG, F.: Serum lipids, intravenous glucose tolerance and their interrelation studied in ischemic cardiovascular disease. Acta med. scand. **180**, fasc 3, 307 (1966).
CHAIKOFF, I.L., SMYTH, F.S., GIBBS, G.E.: The blood lipids of diabetic children. J. clin. Invest. **15**, 627 (1936).
DRURY, D.R.: Role of insulin in carbohydrate metabolism. Amer. J. Physiol **131**, 536 (1940).
EGGSTEIN, M.: Die symptomatischen Lipidämien. In: Klinik der Gegenwart, Bd. IX, S. 597. München-Berlin: Urban und Schwarzenberg 1959.
FREDRICKSON, D.S.: A Physician's Guide to Hyperlipidemia. Modern concepts of cardiovascular disease **41**, 31–36 (1972).
FREDRICKSON, D.S., LEVY, R.I., BONNELL, M., ERNST, N.: Dietary management of hyperlipoproteinemia. Natl. Heart and Lung Institute, Bethesda, Maryland. DHEW Publication No. (NIH) 73–110, 1973.
FREDRICKSON, D.S., LEVY, R.I., LEES, R.S.: Fat Transport in lipoproteins. An integrated approach to mechanisms and disorders. New Engl. J. Med. **276**, 32–44, 94–103, 148–156, 215–226, 273–281 (1967).
GRIES, F.A.: Klinik und Differentialdiagnose der primären Hyperlipoproteinämien. Leber Magen Darm **2**, 163 (1972).
GRIES, F.A., OBERDISSE, K.: Fettstoffwechselstörungen und Diabetes mellitus. Dtsch. med. Wschr. **95**, 727 (1970).
HAFT, D.E.: Effects of insulin on glucose metabolism by the perfused normal rat liver. Amer. J. Physiol. **213**, 219–230 (1967).

HAVEL, R.J., BASSO, L.V., KANE, J.P.: Mobilization and storage of fat in congenital and late-onset form of "total lipodystrophy" (abstract). J. clin. Invest. **47**, 1068 (1967).
HIRSCH, E.F., PHIBBS, B.P., CARBONARO, L.: Parallel relation of hyperglycemia and hyperlipemia (esterified fatty acids) in diabetes. Arch. intern. Med. **91**, 106–117 (1953).
JAHNKE, K.: Kohlenhydratstoffwechsel bei essentieller Hyperlipämie im Erwachsenenalter. In: Pathophysiologische und klinische Aspekte des Fettstoffwechsels (Hrsg. SCHETTLER, G., SANWALD, R.). Stuttgart: Thieme 1966.
JOSLIN, E.P., BLOW, W.R., GRAY, H.: The blood lipids in diabetes. J. Amer. med. Ass. **69**, 375 (1917).
KALLIO, V.: Fat loading test in males with diabetic heredity, as compared to controls, diabetics and coronary patients. Acta med. scand. suppl. **467**, 1–67 (1967).
KATTERMANN, R., KÖBBERLING, J.: Serumlipide bei Verwandten ersten Grades von Diabetikern in Abhängigkeit von Körpergewicht und Glukosetoleranz. Dtsch. med. Wschr. **94**, 1273–1277 (1969).
KIKKAWA, R., HOSHI, M., SHIGETA, Y., IZUMI, K.: Lack of ketosis in lipoatrophic diabetes. Diabetes **21**, 827–831 (1972).
KINSELL, L.W., SCHLIERF, G., KAHLKE, W., SCHETTLER, G.: Essential Hyperlipemia. In: Lipids and Lipidoses (Hrsg. SCHETTLER, G.). Berlin-Heidelberg-New York: Springer 1967.
KISSEBAH, A.H., ADAMS, P.W., WYNN, V.: Inter-Relationship between Insulin secretion and plasma free fatty acid and triglyceride transport kinetics in maturity onset diabetes and the effect of phenethylbiguanide (phenformin). Diabetologia **10**, 119 (1974).
LANG, P.D., VOLLMAR, J., KLEMENS, U.H., v. LÖWIS OF MENAR, P., GRIES, F.A., KOSCHINSKY, TH., HUTH, K., PILZ, E., SCHLIERF, G., KREMER, G.J., LENHART, P., SCHWANDT, P., HAMMERL, H., STUDLAR, M.: Die lipidsenkende Wirkung von Phenformin bei primärer Hyperlipoproteinämie Typ IV. Dtsch. med. Wschr. **98**, 2280–2286 (1973).
LAURELL, S.: Plasma free fatty acids in diabetic acidosis and starvation. Scand. J. clin. Lab. Invest. **8**, 81–82 (1956).
LEWIS, B., MANCINI, M., MATTOCK, M., CHAIT, A., FRASER, T.R.: Plasma triglyceride and fatty acid metabolism in diabetes mellitus. Europ. J. clin. Invest. **2**, 445–453 (1972).
MANN, G.V., GARDNER, C., ROOT, H.F.: Clinical Manifestation of intercapillary glomerulosclerosis in diabetes mellitus. Amer. J. Med. **7**, 1–3 (1949).
MISS, H.D., JAHNKE, K.: Zur Differentialdiagnose der Hyperlipidämie bei Diabetes mellitus. Verh. dtsch. Ges. inn. Med. **76**, 415 (1970).
MORRIS, B.: Some factors affecting the metabolism of free fatty acids and chylomicron triglycerides by the perfused rat's liver. J. Physiol. (Lond.) **168**, 584–598 (1963).
NEW, M.I., ROBERTS, T.N., BIERMAN, E.L., READER, G.G.: The significance of blood lipid alterations in diabetes mellitus. Diabetes **12**, 208 (1963).
NIKKILÄ, E.A.: Control of plasma and liver triglyceride kinetics by carbohydrate metabolism and insulin. A review. Adv. Lipid Res. **7**, 63–134 (1969).
NIKKILÄ, E.A., KEKKI, M.: Plasma triglyceride transport kinetics in diabetes mellitus. Metabolism **22**, 1 (1973).
NIKKILÄ, E.A.: Triglyceride Metabolism in Diabetes mellitus. Progr. Biochem. Pharmacol. **8**, 271–299 (1973).
ÖSTMAN, J.: In vitro metabolism of omental adipose tissue in lipoatrophic diabetes (abstract). In: Proc. 6th Congr. Int. Diab. Fed, p. 162. Amsterdam: Excerpta Medica Foundation 1967.
ÖSTMAN, J.: Lipids and lipoproteins in diabetes mellitus in man. In: Handbuch des Diabetes mellitus (Hrsg. PFEIFFER, E.F.), Bd. II, S. 307. München: Lehmanns Verlag 1971.
PARKER, F., BAGDADE, J.D., ODLAND, G.F., BIERMAN, E.L.: Evidence for the chylomicron origin of lipids accumulating in diabetic eruptive xanthomas: a correlative lipid biochemical, histochemical, and electron microscopic study. J. clin. Invest. **49**, 2172 (1970).
PERRETT, A.D., ROWE, A.S., SHAHMANESH, M., ALLISON, S.P., HARTOG, M.: Blood Lipids in treated diabetics. Diabetologia **10**, 115–118 (1974).
REAVEN, G.M., LERNER, R.L., STERN, M.P., FARQUHAR, J.W.: Role of insulin in endogenous hypertriglyceridemia. J. clin. Invest. **46**, 1756 (1967).
REIMER, F., KREMER, G.J., MULLER, D.: Häufigkeit von Fettstoffwechselstörungen bei asymptomatischen und manifesten Diabetikern. Klin. Wschr. **51**, 973–978 (1973).
RIGHETTI, A., SCHERRER, J.R., MICHELI, H., POMETTA, D.: Etude clinique des relations entre le diabète, les hyperlipoproteinémies et l'athéromatose. Schweiz. med. Wschr. **103**, 668 (1973).
SAILER, S.: Diabetes mellitus und Hyperlipämie. Kongr.-Zbl. ges. inn. Med. **76**, 73 (1970).
SAILER, S., SANDHOFER, F., BRAUNSTEINER, H.: Overweight and triglyceride level in normal persons and patients with diabetes mellitus. Metabolism **15**, 135–137 (1966).
SAILER, S., SANDHOFER, F., BRAUNSTEINER, H.: Beziehungen zwischen Blutzuckerspiegel, Umsatzrate der freien Fettsäuren und Fettsäureeinbau in Plasmatriglyceride bei Diabetikern. Klin. Wschr. **45**, 86 (1967).
SAILER, S., SANDHOFER, F., BRAUNSTEINER, H.: Diabetes mellitus und Hyperlipämie. In: Handbuch des Diabetes mellitus (Hrsg. PFEIFFER, E.F.), Bd. II. München: Lehmanns Verlag 1971.
SALT, H.B., WOLFF, O.H., NESTADT, A., LLOYD, J.K.: Control of lipaemia in children with diabetes mellitus. Lancet **1960 I**, 71.
SANDBERG, H., SOK MIN, B., FEINBERG, L., BELLET, S.: I^{131} triolein tolerance curves in patients with diabetes mellitus. Arch. intern. Med. **105**, 866 (1960).
SANTEN, R.J., WILLIS, P.W., FAJANS, ST.S., ARBOR, A.: Atherosclerosis in diabetes mellitus. Arch. intern. Med. **130**, 833 (1972).
SEGALL, M., LLOYD, J.: Observation on fat and carbohydrate metabolism in generalized lipodystrophy. Arch. Dis. Childh. **44**, 779 (1969).
SHIPP, J.C., WOOD, F.C., JR., MARBLE, A.: Hyperlipemia following sulfonylurea therapy in young diabetics. J. Amer. med. Ass. **188**, 468–470 (1964).
SCHLIERF, G.: Diättherapie der Hyperlipidämien. In: Fettstoffwechselstörungen (Hrsg. SCHETTLER, G.). Stuttgart: Thieme 1971.
SCHLIERF, G., WEINANS, G., WEINANS, T., REINHEIMER, W., KAHLKE, W.: Häufigkeit und Typenverteilung von Hyperlipoproteinämien bei stationären Patien-

ten einer Medizinischen Klinik. Dtsch. med. Wschr. **97**, 1371–1375 (1972).
SCHONFELD, G., BIRGE, C., MILLER, P., KESSLER, G., SANTIAGO, J.: Apolipoprotein B levels and altered lipoprotein composition in diabetes. Diabetes **23**, 827 (1974).
STERKY, G., LARSSON, Y., PERSSON, B.: Blood lipids in diabetic and non-diabetic school-children. Acta paediat. (Uppsala) **52**, 11 (1963).
STERKY, G.C.G., PERSSON, B.E.H., LARSSON, Y.A.A.: Dietary fats, the diurnal blood lipids and ketones in juvenile diabetes. Diabetologia **2**, 14–19 (1966).
STETTEN, D., BOXER, G.E.: Studies in carbohydrate metabolism. III. Metabolic defects in alloxan diabetes. J. biol. Chem. **156**, 271 (1944).
THANNHAUSER, S.J.: Lipidoses. New York-London: Grune & Stratton 1958.

TEUSCHER, A.: Hyperlipidämie und Diabetes. In: Die Hyperlipidämien in Klinik und Praxis (Hrsg. HARTMANN, WYSS, F.). Bern-Stuttgart-Wien: Huber 1970.
VOGELBERG, K.H., GRIES, F.A.: Hyperlipoproteinämie bei Diabetes mellitus. MMW-Taschenbuch: Störungen des Fettstoffwechsels, S. 140. München: Otto Spatz 1973.
WAHL, P., HASSLACHER, CH., VOLLMAR, J.: Diabetes mellitus und andere Stoffwechselerkrankungen. I. Diabetes und Hyperlipoproteinämien. Dtsch. med. Wschr. **29**, 2158–2165 (1974).
WOLLENWEBER, J., DOENECKE, P., GRETEN, H., HILD, R., NOBBE, F., SCHMIDT, F.H., WAGNER, E.: Zur Häufigkeit von Hyperlipidämie, Hyperurikämie, Diabetes mellitus, Hypertonie und Übergewicht bei arterieller Verschlußkrankheit. Dtsch. med. Wschr. **96**, 103 (1971).

Hyperlipoproteinämie bei Erkrankungen der Leber

D. Seidel

Zusammenfassung

Störungen der Leberfunktion führen häufig zu erhöhten Plasmalipidwerten. Mit der sich in den letzten Jahren entwickelten Analytik der Plasmalipoproteine hat sich eine Vielzahl von Hinweisen ergeben, die neue Einblicke in die Zusammenhänge dieser Störungen gestatten und darüber hinaus von differentialdiagnostischer Bedeutung sind.

So ist es gelungen, aus dem Plasma von Patienten mit intra- oder extrahepatischer Cholestase ein abnormes Lipoprotein (LP-X) zu isolieren, für das später eine einfache und empfindliche Nachweismethode entwickelt wurde. Dieser Parameter gilt heute als der sicherste klinisch-chemische Test zum Nachweis oder Ausschluß einer Cholestase. Zusätzlich können sich, besonders bei der cholestasebedingten Leberschädigung, triglyceridreiche Lipoproteine im Plasma ansammeln, die — durch einen Lipasemangel hervorgerufen — zu der Hypertriglyceridämie jener Patienten führen. Das Verschwinden der prä-β- und α-Lipoproteinbanden in der Agaroseelektrophorese als häufiges Zeichen einer schweren Leberschädigung gleich welcher Genese wird wahrscheinlich durch ein defektes Apolipoprotein A verursacht, dessen Bindungskapazität für bestimmte Lipidfraktionen vermindert oder aufgehoben ist.

Obgleich man heute noch weit davon entfernt ist, alle Mechanismen zu kennen, die bei Störungen der Leberfunktion zu den strukturellen Veränderungen der Plasmalipoproteine und zur Hyperlipoproteinämie führen, unterstreichen die neuen Befunde die zentrale Rolle, die die Leber in der Synthese und im Abbau der Plasmalipoproteine spielt.

I. Einleitung

Aufgrund zahlreicher experimenteller Untersuchungen, die bei verschiedenen Tierspezies, an isolierten Organen, an Zellen und an Zellorganellen vorgenommen wurden, ist gesichert, daß die Leber neben der Darmwand das hauptsächliche Syntheseorgan der Plasmalipide darstellt. Darüber hinaus wirkt die Leber direkt sowie indirekt regulierend auf den Katabolismus der im Plasma zirkulierenden Lipide, indem sie diese z.T. selbst ab- oder umbaut, ausscheidet und zusätzlich im Plasmapool wirksame, lipolytische Enzymsysteme bildet. Es ist daher gut verständlich und auch seit langem bekannt, daß Störungen der Leberfunktion häufig mit abnormen Plasmalipidkonzentrationen einhergehen.

Lange Zeit stand die isolierte Lipidanalytik des Plasmas im Mittelpunkt der Betrachtungen und Bewertung der Fettstoffwechselstörungen, wie sie sekundär bei Lebererkrankungen auftreten können. Hierbei wurden in erster Linie Bestimmungen der Gesamtlipide, des Cholesterins, der Triglyceride und der Phospholipide vorgenommen. Die beschränkte Aussagekraft solcher Untersuchungen wurde jedoch mit der wachsenden Kenntnis des Fettstoffwechsels und seiner möglichen Störungen deutlich. So haben die Ergebnisse der Lipidforschung der letzten Jahre gezeigt, daß vielmehr den Plasmalipoproteinen die zentrale Stellung bei der Beurteilung und in der Suche nach den pathophysiologischen Zusammenhängen des Lipidstoffwechsels bei Leberstörungen zukommt. Dies sind jene konjugierten Protein-Lipid-Komplexe, in deren Form alle Lipide des Plasmas (mit Ausnahme der freien Fettsäuren, die vorwiegend an Albumin gebunden sind) transportiert werden. Speziell bei den verschiedenen Formen von Hyperlipoproteinämien, wie sie im Verlauf von Lebererkrankungen auftreten, konnte in den letzten Jahren der Nachweis erbracht werden, daß sich die gefundenen abnormen Plasmalipidkonzentrationen häufig, wenn nicht insgesamt, in dem Auftreten abnorm strukturierter Lipoproteinkomplexe widerspiegeln. Aus diesem Grunde erscheint es sinnvoll, der Beschreibung unseres heutigen Wissensstandes der Hyperlipoproteinämien bei Lebererkrankungen eine kurze, auf das Wesentlichste beschränkte Zusammenfassung der Charakteristik normaler Plasmalipoproteine voranzustellen, ohne die das Verständnis des Folgenden beeinträchtigt wäre (s. auch Beitrag Kostner).

II. Charakteristik der normalen Plasmalipoproteine

Die physiko-chemischen und chemischen Eigenschaften der Plasmalipoproteine sind festgelegt durch die Art und die Konzentration ihrer einzelnen Protein- und Lipidkomponenten. Da die Lipide eine wesentlich niedrigere Dichte besitzen ($<0{,}9$ g/ml) als die Proteine ($1{,}3-1{,}35$ g/ml), zeichnen sich alle Plasmalipoproteine durch eine — im Vergleich zu den Plasmaproteinen — niedrigere Dichte aus. Das Plasmalipoproteinspektrum erstreckt sich über den Dichtebereich von $0{,}9-1{,}21$ g/ml. Die Plasmalipoproteine mit der niedrigsten Dichte bestehen vorwiegend aus Triglyceriden und sind die größten Lipoproteine, während mit steigender Dichte ihre Größe ab- und ihr Proteingehalt zunimmt. Sie alle setzen sich jedoch aus den 4 Komponenten Protein, Cholesterin, Triglyceriden und Phospholipiden zusammen.

Untersucht man das Plasmalipoproteinspektrum in der analytischen Ultrazentrifuge, so zeigen sich vier charakteristische Konzentrationsmaxima und Konzentrationsminima. Die Konzentrationsminima gelten als Grenzdichten zur Fraktionierung der Plasmalipoproteine nach Dichteklassen mit Hilfe der präparativen Ultrazentrifuge. Mit ihr lassen sich die Plasmalipoproteine in drei Dichteklassen fraktionieren:

1. Die VLDL (very low density lipoproteins) im Dichtebereich von $0{,}9-1{,}006$ g/ml,
2. die LDL (low density lipoproteins) im Dichtebereich von $1{,}006-1{,}063$ g/ml und
3. die HDL (high density lipoproteins) im Dichtebereich von $1{,}063-1{,}21$ g/ml.

Bedingt durch qualitative sowie quantitative Unterschiede in ihrem Proteinanteil lassen sich diese Dichtefraktionen der Plasmalipoproteine elektrophoretisch in vier Banden auftrennen, denen — entsprechend der Trennmethode — eine eigene Nomenklatur gegeben wurde:

1. Die nicht wandernden Chylomikronen;
2. die mit den β-Globulinen wandernden β-Lipoproteine, die den LDL entsprechen;
3. die mit den α_2-Globulinen wandernden prä-β-Lipoproteine, die den VLDL entsprechen;
4. die mit den α_1-Globulinen wandernden und den HDL entsprechenden α-Lipoproteine.

Chylomikronen

Die Chylomikronen sind mit einem Durchmesser, der bis zu 10000 Å reichen kann, die größten Lipoproteine. Sie werden in der Mukosa der Darmwand synthetisiert und bestehen zu 90% aus exogenen Glyceriden, als deren Vehikel sie betrachtet werden können. Über den Ductus thoracicus gelangen sie ins Plasma, wo sie dann durch Lipoproteinlipasen zu Plasmalipoproteinen höherer Dichte abgebaut werden.

Prä-β-Lipoproteine

Ähnlich den Chylomikronen bestehen die VLDL oder die prä-β-Lipoproteine zum überwiegenden Anteil aus Triglyceriden, die jedoch endogener Herkunft sind. Sie werden vorwiegend im Golgi-Apparat der Leberzellen synthetisiert, im Plasmapool selbst zu

LDL und HDL abgebaut und erreichen eine Größe von 300—700 Å.

β-Lipoproteine

Die LDL- oder die β-Lipoproteinfraktion besteht bis zu 50% aus Cholesterin, das zu $^2/_3$ mit Fettsäuren verestert ist. Die Partikel haben eine Größe von 150—250 Å. Durch die Wirkung der Lipoproteinlipasen werden sie im Plasma aus VLDL gebildet; der Ort und Weg ihres Abbaus ist noch nicht genau geklärt.

α-Lipoproteine

Die HDL oder α-Lipoproteine zeigen den geringsten Lipidanteil und bestehen zu 50% aus Protein. Sie besitzen nur noch einen Durchmesser von 75—100 Å. Obgleich Phospholipide den Hauptteil der Lipide der HDL ausmachen, kommt dieser Fraktion eine besondere Bedeutung im Cholesterin-Stoffwechsel zu. Sie stellt das Lipidproteinsubstrat der Lecithin: Cholesterin-Acyl-Transferase dar. Diese auch als LCAT bekannte Transferase fungiert nicht nur als Schlüsselenzym der Veresterung des Plasmacholesterins, sondern wirkt darüber hinaus indirekt regulierend auf die Lipidzusammensetzung von Zellmembranen, besonders der Erythrozytenmembran.

Apolipoproteine

Diese, auf Dichteklassen und elektrophoretischen Banden beruhenden Einteilsysteme der Lipoproteine haben jedoch nur dann Gültigkeit, wenn es sich um normale Plasmalipoproteine handelt und wenn Nüchternplasma analysiert wird. Wir wissen heute, daß die Einteilung der Plasmalipoproteine im Hinblick auf die Verteilung ihrer Proteinanteile, der sog. Apolipoproteine, zu heterogenen Gruppen und Fraktionen führt. Man kennt eine Reihe verschiedener Träger-Proteine der Plasmalipide, die sich unterschiedlich über das Lipoproteinspektrum verteilen und sich in ihren biologischen Funktionen, in ihren immunologischen Eigenschaften, ihrem Molekulargewicht, ihrer Aminosäuresequenz und in ihrem Kohlenhydratanteil voneinander unterscheiden. Näher charakterisiert sind bis heute das Apolipoprotein A (Apo A), das Apolipoprotein B (Apo B) und das Apolipoprotein C (Apo C). Als zusätzliche Apolipoproteine, die allerdings in geringer Konzentration im Plasma vorkommen, sind bekannt das Apolipoprotein D (Apo D), das „Argininreiche" Apolipoprotein, sowie das $LP_{(a)}$-Apolipoprotein. Die Bedeutung der Apolipoproteine für die Komposition und Struktur, sowie für die Stabilität der einzelnen Plasmaproteine ergibt sich deutlich aus der Erkennung und Charakterisierung abnorm formierter Plasmalipoproteine. Bei fast allen dieser abnorm strukturierten Plasmalipoproteine, die bisher isoliert wurden, konnten Normabweichungen in ihrem Proteinanteil festgestellt werden, die erst sekundär zu einer Verschiebung der Plasmalipidkonzentration führen. Die Verhältnisse, so wie sie sich bei Störungen der Leberfunktion ergeben können, sind Gegenstand der folgenden Betrachtung.

III. Charakteristisches Plasmalipoprotein bei Cholestase (LP-X)

FLINT (1862) beschrieb als erster eine Abweichung der Cholesterinwerte im Plasma von Patienten mit Verschlußikterus. Seither wurden zahlreiche Untersuchungen von mehreren Arbeitsgruppen angestellt, um die Verschiebung der einzelnen Plasmalipide bei Patienten mit Leberstörung zu charakterisieren (FEIGL u.Mitarb., 1918; ROTHSCHILD u. FELSEN, 1919; TANNHAUSER u. SCHOBER, 1926; EPSTEIN, 1931). Eine Erhöhung des Gesamtcholesterins wird bedingt durch die Erhöhung des freien Cholesterins. Dies hat ein Anwachsen im Verhältnis freies Cholesterin/Gesamtcholesterin zur Folge, das solange bestehen bleibt, solange die Leber in ihrer Funktion nicht weiter eingeschränkt ist. Daß es beim Verschlußikterus zu keinem erhöhten Cholesteringehalt der Leber kommt, ist heute unbestritten; die Ursache der Hyperlipoproteinämie ist noch nicht völlig abgeklärt. Die Mehrzahl der vorliegenden Untersuchungen weist auf eine gesteigerte Cholesterinsynthese in der Leber unter der Cholestase hin (FREDRICKSON u.Mitarb., 1954;

KATTERMANN u. REIMOLD, 1970). Gleiches gilt für die Cholesterinsynthese in der Darmwand beim Verschlußikterus (DIETSCHY u. SIPERSTEIN, 1965). Während die Plasmaglyceridwerte keine eindeutigen Normenabweichungen bei der Cholestase zeigen, kommt es sehr häufig zu einer Steigerung der Phospholipidkonzentration im Plasma mit einem Absinken des Verhältnisses Gesamtcholesterin/Phospholipide, was ein stärkeres Ansteigen der Phospholipide gegenüber dem Cholesterin anzeigt. Zugleich ändert sich die Zusammensetzung der Phospholipide, indem das Lecithin relativ und absolut am stärksten zunimmt. Die Phospholipide (speziell das Lecithin) stellen unter normalen Verhältnissen den Hauptbestandteil der Galle dar und werden wahrscheinlich beim Gallengangsverschluß retiniert (QUARFORDT u.Mitarb., 1973). Das Ausmaß dieser Retention könnte für den Phospholipidanstieg im Plasma ausreichend sein. Eine gesteigerte Synthese des Lecithins in der Leber beim Verschlußikterus konnte bisher nicht sicher nachgewiesen werden. AHRENS und KUNKEL (1949a, b) und FRIEDMANN u.Mitarb. (1965) diskutierten als erste, daß speziell die Phospholipiderhöhung im Plasma verantwortlich ist für die Hyperlipoproteinämie bei der Cholestase. Es wurde angenommen, daß die Phospholipide die Stabilität der Plasmalipoproteinkomplexe erhöhen und damit die Bindungskapazität für das Cholesterin steigern.

KUNKEL und AHRENS (1949) und KUNKEL und SLATER (1952) fanden bei Verwendung der Zonen-Elektrophorese eine Korrelation zwischen dem Anstieg der Gesamtlipide und der Konzentration der β-Globuline. GOFMAN (1954) beschrieb unter Verwendung der analytischen Ultrazentrifuge als erster einen charakteristischen Konzentrationsanstieg der low density Lipoproteine (S_f 0−10 und 10−20; d=1,006−1,063 g/ml) und mehrere andere Gruppen (FURMAN u.Mitarb., 1954; HAVEL u.Mitarb., 1955; FURMAN u. CONRAD, 1957; LINDGREN u. NICHOLS, 1960) zusätzlich einen Konzentrationsabfall der high density Lipoproteine (d=1,063−1,21 g/ml) im Plasma von Patienten mit Verschlußikterus. RUSS u.Mitarb. (1956) fanden hingegen, daß der charakteristische Anstieg an freiem Cholesterin und Phospholipiden bedingt ist durch ein Lipoprotein mit abnormer Protein-Lipid-Zusammensetzung in der Cohn-Fraktion IV−VI, in der normalerweise die high density Lipoproteine oder α-Lipoproteine enthalten sind. Dieselben Autoren konnten diesen scheinbaren Widerspruch wenigstens teilweise beheben, indem sie zeigten, daß die in der Cohn-Fraktion IV−VI enthaltenen Lipoproteine bei Cholestase zum Teil eine Dichte von d=1,035−1,049 g/ml besitzen, aber nicht mit Antiserum immunologisch reagieren, das gegen β-Lipoproteine gerichtet ist. Ebenso beschrieb SWITZER (1967) bei Patienten mit Verschlußikterus in der LDL-Fraktion ein Lipoprotein, welches nicht mit Anti-β-Lipoproteinserum reagierte und sich durch einen (für ein low density Lipoprotein) ungewöhnlich niedrigen Protein-, aber hohen Phospholipid- sowie freien Cholesterin-Anteil auszeichnete. Wegen der Tatsache, daß die high density Lipoproteine oder α-Lipoproteine den prozentual höchsten Phospholipidgehalt aufweisen, und durch den immunologischen Nachweis von LP-A (als Hauptbestandteil der high density Lipoproteine) (DELALLA u.Mitarb., 1957) in der LDL-Fraktion von Patienten mit Verschlußikterus wurde vermutet (FREDRICKSON u.Mitarb., 1967), daß der Konzentrationsanstieg der LDL-Fraktion bei Cholestase durch eine Verschiebung des LP-A aus der HDL- in die LDL-Fraktion bedingt sein könnte. Ähnlich berichteten BURSTEIN und CAROLI (1968) über ein β-Lipoprotein im Plasma von Patienten mit Verschlußikterus, das nach totaler Delipidierung in der Papierelektrophorese eine α_1-Globulin-Mobilität zeigte. Da das Apo B unter normalen Bedingungen unlöslich ist, nicht aber das Apo A, kamen die Autoren auch zu dem Schluß, daß es sich bei dem abnormen low density Lipoprotein um eine besondere Form eines α-Lipoproteins handeln könnte. Obwohl diese Vorstellung, wie sich später zeigte, widerlegt werden konnte, ist sie theoretisch denkbar, wenn man annimmt, daß ein LP-A aus der high density Lipoprotein-Fraktion durch eine zusätzliche Lipidanlagerung (besonders von Cholesterin) seine Dichte erniedrigt und so zu einem low density Lipoprotein wird. Daß es zu einem Austausch von Lipiden zwischen den einzelnen Lipoproteinfraktionen kommen kann, gilt als gesichert.

Um die bisher widersprüchlichen Befunde zu klären und das Plasmalipoproteinmuster, wie es sich bei der Cholestase zeigt, analysieren zu können, war eine Methode gefordert, die eine Fraktionierung der angereicherten LDL-Fraktion in Plasmalipoproteinklassen mit gleichen Apo-Lipoproteinen ermöglicht. Eine solche Methode ist durch die Kombination von Ultrazentrifugation, Cohn-Fraktionierung und Polyanionenpräzipitation gegeben (SEIDEL u. Mitarb., 1969). Gestützt auf eingehende chemische, physikochemische und immunologische Kriterien finden sich in der LDL-Fraktion von Patienten mit histologisch und/oder anatomisch gesicherter Cholestase drei voneinander verschiedene Lipoproteine:

1. LP-A mit Apo A als Apolipoprotein,
2. LP-B mit Apo B als Apolipoprotein und
3. ein Lipoprotein mit einem Proteinanteil, der verschieden von Apo A und Apo B ist. Dieses Lipoprotein wurde als LP-X bezeichnet (SEIDEL u. Mitarb., 1969).

Die Protein-Lipid-Zusammensetzung des LP-X ist sehr konstant und offensichtlich unabhängig von der absoluten Konzentration des LP-X im Plasma der Patienten. Sie zeichnet sich durch einen hohen Gehalt an Phospholipiden und freiem Cholesterin aus, sowie durch einen für ein low density Lipoprotein sehr niedrigen Gehalt an Protein. Dies hat ein ungewöhnlich hohes Phospholipid/Proteinverhältnis von 11 zur Folge. Die Lipidanalyse der 2 Haupt-low density Lipoproteine des LP-B und des LP-X zeigte, daß die abnormen Lipidwerte der LDL-Fraktion und somit auch des Plasmas der Patienten mit Cholestase vorwiegend durch die abnorme Protein-Lipidzusammensetzung des LP-X bedingt ist (SEIDEL u. Mitarb., 1969). In Untersuchungen mit der analytischen Ultrazentrifuge wurden für das LP-X S_f-Werte zwischen 13 und 17 angegeben (MILLS u. Mitarb., 1969).

Das elektrophoretische Verhalten von LP-X ist nicht einheitlich in allen Medien. Während es auf Papier, in Stärkegel, in Agarose und Polyacrylamid eine Mobilität zeigt, die der normaler β-Lipoproteine ähnlich ist, wandert es in Agar-Gel zur Kathode (SEIDEL u. Mitarb., 1969). Hierin unterscheidet es sich grundlegend von allen anderen bekannten Lipoproteinen. Daß es sich bei dem LP-X jedoch nicht um ein γ-Globulin handeln kann, beweist seine Dichte, sein Lipidanteil und die Tatsache, daß es nicht mit Anti-γ-Globulinserum immunologisch reagiert.

Ebenso wenig reagiert LP-X mit Antihumanserum, wenn dies mit Nüchternplasma gesunder Kontrollpersonen hergestellt ist. Obgleich das isolierte und rein dargestellte LP-X nur mit Anti-LP-X-Serum immunologisch reagiert, findet sich nach partieller Delipidisation mit n-Heptan zusätzlich Albumin neben dem spezifischen Proteinanteil. Die Trennung des Albumins vom spezifischen Proteinanteil des LP-X ist mit Hilfe der Ultrazentrifugation nach Delipidisation bei einer Dichte von $d = 1,21$ g/ml möglich (SEIDEL u. Mitarb., 1970a). Es ist bemerkenswert, daß dem Albumin konstant 40% des Proteins am LP-X zukommt und seine antigene Determinante durch Lipide im intakten Molekül blockiert zu sein scheint. Bisher ist kein anderes Lipoprotein beschrieben worden (Ausnahme $LP_{(a)}$, s. Abschnitt KOSTNER), in dem das Albumin einen wesentlichen Anteil am Molekül ausmacht. Inwieweit das Albumin mitbestimmend ist bei der Lipidzusammensetzung des LP-X, ist noch ungeklärt. Der konstante Anteil des Albumins am LP-X spricht aber für eine bedeutende Rolle bezüglich der Struktur und des Stoffwechsels dieses Lipoproteins.

Wird das partiell delipidierte und albuminfreie LP-X mit einem Äthanoläthergemisch total delipidiert, so erhält man ein wasserlösliches Apo-Lipoprotein-X, dessen elektrophoretische Mobilität gegenüber dem LP-X verändert ist. Das Apo X enthält weniger als 0,1% Phospholipide und unterscheidet sich sowohl in seinen terminalen Aminosäuren als auch in seiner Aminosäurezusammensetzung von Apo A und Apo B. Kürzlich ist der Nachweis erbracht worden, daß es sich bei dem spezifischen Apo X um das Apo C handelt, das hauptsächliche Apo-Lipoprotein der VLDL-Fraktion. Alle drei dem Apo C zugehörigen Peptidketten konnten im Apo X identifiziert werden (SEIDEL u. Mitarb., 1970a). Es gibt darüber hinaus Hinweise dafür, daß neben dem Albumin und dem Apo C die kürzlich charakterisierte Apo-Lipoprotein-D-Komponente im LP-X vorliegt.

Nicht nur in seiner Protein-Lipid-Zusammensetzung unterscheidet sich das Lipoprotein-X in auffälliger Weise von normalen Lipoproteinen, sondern auch in seiner Struktur und Morphologie. Nach negativem Staining erscheint das LP-X im Elektronenmikroskop als runder Partikel mit einem mittleren Durchmesser von 300—700 Å und einer starken Tendenz zur Aggregation und Scheibenbildung (SEIDEL u.Mitarb., 1972c; HAMILTON u.Mitarb., 1971). Ähnliche lamellären Strukturen wurden bei künstlichen Phospholipid-Protein- und Phospholipid-Apo-Lipoproteinkomplexen beschrieben. Auf der anderen Seite wurde gezeigt, daß der hohe Gehalt an freiem Cholesterin als Ursache für diese Tendenz zur Aggregation in Frage kommt.

Erst kürzlich ist es gelungen, nähere Einblicke in den Stoffwechsel des LP-X und in die Zusammenhänge seiner Formation unter den Bedingungen der Cholestase zu erhalten (SEIDEL u.Mitarb., 1975; MANZATO u.Mitarb., 1975; SEIDEL u. BAGGIO, 1975). Durch diese Studien konnte der Nachweis erbracht werden, daß es bei der Cholestase zu einem Reflux eines — normalerweise mit der Galle ausgeschiedenen — Lipoproteins kommt, aus dem LP-X im Plasma entsteht. Die Umformung des Gallenlipoproteins in LP-X wird bedingt durch die besonderen physikochemischen Gegebenheiten im Plasma und läßt sich in in-vitro-Experimenten nachvollziehen.

Es ist zu vermuten, daß die abnorme Transportart des Cholesterins in Form des LP-X ungeeignet ist, den endogenen negativen Feed-back-Mechanismus der Cholesterinsynthese auszulösen, und daß im Gegenteil der hohe Phospholipidgehalt des LP-X sogar zu der bekannten gesteigerten Cholesterinsynthese in der Leber führt. Dies ist um so wahrscheinlicher, nachdem bekannt ist, daß die Steuerung der Cholesterinsynthese eng an das Apo B geknüpft ist (BROWN u. GOLDSTEIN, 1974), und daß Infusionen von Phospholipiden zu einer Steigerung der Cholesterinsynthese und zur Hypercholesterinämie führen (DI LUZIO u. ZILVERSMIT, 1960; BYERS u.Mitarb., 1962).

Die biologische Halbwertszeit des LP-X konnte bisher nur im Tierexperiment bestimmt werden und liegt für die Ratte bei ~10 Std; für den Hund bei ~37 Std. Für den Menschen konnte sowohl in vivo als auch in vitro gezeigt werden, daß LP-X durch die Postheparin-Lipasen ab- oder umgebaut wird (SEIDEL u.Mitarb., 1975). Bei den hierfür verantwortlichen Enzymen handelt es sich wahrscheinlich nicht um die Triglycerid-, sondern eher um die — auch durch Heparin freigesetzten — Phospholipasen des Plasmas.

Aufgrund seiner abnormen elektrophoretischen Mobilität in Agar wurde es möglich, ein einfaches, schnelles und ebenso sicheres Test-System für den Nachweis dieser abnormen Lipidproteinkomponente zu entwickeln (WIELAND u. SEIDEL, 1973). Nachdem sich gezeigt hatte, daß das LP-X im Plasma gesunder Kontrollpersonen nicht nachzuweisen ist, lag es nahe, den Test auf LP-X in der Differentialdiagnose des Ikterus einzusetzen.

Hierzu wurden in den letzten Jahren in verschiedenen Ländern unabhängig voneinander eine Reihe gut dokumentierter Untersuchungen angestellt (SEIDEL u.Mitarb., 1970b; POLEY u.Mitarb., 1970; PREXL u. PETEK, 1973; RITLAND u.Mitarb., 1973; VERGANI u.Mitarb., 1973; ROSTI u.Mitarb., 1974), um die klinisch-chemische Treffsicherheit des LP-X-Tests abzuklären. Die Ergebnisse dieser Arbeiten zeigten in Übereinstimmung eindeutig die hohe Treffsicherheit dieses Tests zum Nachweis oder Ausschluß einer Cholestase an, wenn als Kriterium ein klarer anatomischer Befund eingesetzt wird. Die Unterscheidung zwischen intra- und extrahepatischer Cholestase ist jedoch aufgrund des Nachweises des LP-X nicht möglich. Kombinierte Methoden, wie die der zusätzlichen Bestimmung des LCAT-Enzyms (WENGELER u.Mitarb., 1972) oder des Bengal-Rose-Tests (POLEY u.Mitarb., 1970), scheinen diesbezüglich erfolgversprechend, bedürfen aber der weiteren Überprüfung. Der große Vorteil des LP-X-Tests liegt in seiner ja-nein-Aussage und in der Tatsache, daß man nur 10 µl Serum zur Analyse braucht, was besonders in der Pädiatrie positiv zu bewerten ist. Hier kommt dem Test auf LP-X überdies eine besondere Bedeutung zu, da die konventionellen blutchemischen Untersuchungen in der Differentialdiagnose der Gallengangsatresie beim Säugling häufig unzuverlässige Werte liefern. Sowohl in seiner Spezifität wie in seiner Sensitivität ist der LP-X-Test allen anderen blutchemischen Parametern in der Differentialdiagnose des Ucterus überlegen.

IV. Sekundäre Hypertriglyceridämie bei Störungen der Leberfunktion: Charakterisierung eines triglyceridreichen LDL

Die Erhöhung der Plasmatriglyceride bei der alkoholischen Leberschädigung ist seit langem bekannt; der heutige Wissensstand ist in einem gesonderten Abschnitt (LIEBER) dieses Bandes dargestellt.

Daß es, unabhängig von dem Einfluß des Alkohols, bei Patienten mit Leberdysfunktion zu einer deutlichen Hypertriglyceridämie kommen kann, fand hingegen erst in den letzten Jahren Beachtung. Klinische Untersuchungsreihen wiesen darauf hin und ließen vermuten, daß die schwere Cholestase häufig auch mit einer Hypertriglyceridämie einhergeht (KLÖR u.Mitarb., 1972; ALCINDOR u.Mitarb., 1972; PEARSON, 1972; FELLIN u. SEIDEL, 1973). Mit der Identifizierung und weitgehenden Charakterisierung eines weiteren abnormen low density-Lipoproteins im Nüchternserum von Patienten mit sekundärer Hypertriglyceridämie im Verlauf von Lebererkrankungen konnte diese Vermutung gesichert werden. Wegen einer Vielzahl gemeinsamer physiko-chemischer Eigenschaften mit normalem β-Lipoprotein wurde dieses triglyceridreiche Lipoprotein der LDL-Fraktion als β_2-LP bezeichnet (MÜLLER u.Mitarb., 1974). Die Fraktionierung der Plasmalipoproteine solcher Patienten in Dichteklasse ergab, daß es trotz eines geringfügigen Anstiegs der Triglyceride in der VLDL-Fraktion zu einem deutlichen Absinken des Verhältnisses VLDL-Triglyceride/Triglyceride der Serumfraktion $d > 0,006$ g/ml kommt. Dies weist darauf hin, daß der überwiegende Anteil der triglyceridbindenden Lipoproteine bei diesen Patienten nicht wie normalerweise in der VLDL-Fraktion, sondern in den Lipoproteinfraktionen mit höherer Dichte transportiert wird. Die immunelektrophoretische Analyse der LDL-Fraktion ergab dann das Vorliegen von drei verschiedenen Lipoproteinkomponenten in der Dichteklasse 1,019—1,063, die normalerweise nur β-Lipoproteine enthält. Neben dem bereits charakterisierten LP-X fand sich hier das als β_2 bezeichnete Lipoprotein, dessen Proteinanteil mit Sicherheit aus Apo B und Apo C, unter Umständen sogar aus geringen Mengen von Apo A besteht. Sowohl die Protein-Lipidzusammensetzung als auch die Form und Größe des isolierten β_2-Lipoproteins ließ vermuten, daß es sich bei diesem Partikel um ein „intermediate" zwischen VLDL und LDL handeln könnte. Daß ähnliche Partikel in der Postprandialphase stoffwechselgesunder Probanden auftreten können, ist bekannt und das Persistieren bis in die Nüchternphase hinein (12 Std) legt die Vermutung nahe, daß ein Mangel an lipolytischen Enzymen für die Anreicherung des β_2-Lipoproteins verantwortlich sein könnte. Diese Vermutung wird unterstützt durch die Tatsache, daß bei solchen Patienten die deutliche Verminderung der Gesamtpostheparinlipolytischen Aktivität vollständig oder nahezu vollständig auf Kosten der Protamininsensitiven Lipase, d.h. der Leberlipase zurückzuführen ist (MÜLLER u.Mitarb., 1974). Hiermit ergibt sich eine mögliche und plausible Erklärung für die ursächlichen Zusammenhänge der Hypertriglyceridämie jener Patienten.

V. Lipoproteinveränderungen im Bereich der VLDL- und HDL-Fraktion

Obgleich die Normabweichungen im Lipoproteinmuster bei Störungen der Leberfunktion am auffälligsten im Bereich der LDL-Fraktion sind, wurden solche auch für die VLDL- und HDL-Dichteklassen beschrieben.

Seit durch die Entwicklung der analytischen Ultrazentrifuge die Möglichkeit gegeben wurde, Konzentrationsverschiebungen der einzelnen Dichteklassen festzustellen, war bekannt, daß Leberschädigungen zu einem Absinken der HDL-Fraktion führen können (FURMAN, 1955; FURMAN u. CONRAD, 1957; LINDGREN u. NICHOLS, 1960). Später konnte zusätzlich gezeigt werden, daß es unter Verwendung der Lipoproteinelektrophorese zu einer starken Verminderung, ja sogar zum Verschwinden der prä-β- und α-Proteinbanden kommen kann (WOLLENWEBER u. KAHLKE, 1972). Dieses Phänomen, das bisher nicht einer spezifischen Form von Leberdysfunktion zugeordnet werden kann und bei den verschiedensten Störungen dieses Organs auftritt, bedeutet nun aber nicht notwendigerweise, daß im Plasma der betroffenen Patienten keine VLDL- oder HDL-Lipoproteine zirkulieren, sondern es war ebenso denkbar, daß das abnorme Lipoproteinmuster durch Strukturveränderungen der normalen prä-β- bzw. α-Lipoproteine verursacht sein könnte. Nach Isolierung und eingehender physiko-chemischer wie chemischer und immunologischer Charakterisierung hat sich dann ergeben, daß die α-Lipoproteine bei schwerer Leberschädigung durchaus vorhanden sind, sich aber nicht mit den üblichen Nachweismethoden, z.B. der Lipoproteinelektrophorese zur Darstellung bringen lassen (SEIDEL u.Mitarb., 1972a). Mit immunologischen Methoden konnte der Nachweis erbracht werden, daß das Apo A als Hauptlipoproteinkomponente der normalen strukturierten α-Lipoproteine in seine beiden Peptide (A1 und A2) gespalten ist und damit offensichtlich die Bindungskapazität für Neutralfette verlorengeht. Die isolierte α-Lipoprotein-Fraktion jener Patienten zeigt nahezu keine oder keine am Aufbau des Lipoproteins beteiligten Triglyceride. Da jedoch speziell die Neutralfette für die Anfärbbarkeit der Lipoproteine mit Lipidfarbstoffen verantwortlich sind, erklärt sich die fehlende Lipidproteinbande im Lipidelektropherogramm jener Patienten. Kürzlich beschrieb BLOMHOFF (1974) bei Patienten mit Cholestase zusätzlich das Auftreten abnorm großer (150–250 Å) und triglyceridreicher HDL-Partikel, die eine starke Tendenz zur Aggregation zeigten. Die Herkunft und Bedeutung dieser Fraktion ist bisher ungeklärt.

Die Konzentration der VLDL bei Patienten mit Leberstörungen ist, obgleich keine prä-β-Lipoproteine in der Lipidelektrophorese nachweisbar sind, nicht vermindert, in einzelnen Fällen sogar erhöht. Diese Fraktion wandert aber nicht wie unter normalen Bedingungen in prä-β-, sondern in β-Position. Sowohl die Größe wie die Protein-Lipidzusammensetzung jener Partikel weicht nur geringfügig von der Norm ab. Hingegen finden sich Abweichungen in der Proteinkomposition der am Aufbau der VLDL beteiligten Apolipoproteine. Während normale VLDL aus den Apolipoproteinen A, B, C bestehen, zeigen sich bei Leberstörungen in der VLDL-Fraktion lediglich Apo B und Apo C. Die unterschiedliche Apo-Lipoproteinkomposition (SEIDEL u.Mitarb., 1972a) wurde als ursächlich für die abnorme elektrophoretische Mobilität angesehen.

Diese Vorstellungen konnten durch in vitro-Experimente unterstützt werden, in denen sich zeigte, daß VLDL isoliert aus dem Plasma von Leberpatienten nach Inkubation mit normalen α-Lipoproteinen prä-β-Mobilität entwickelten (SEIDEL u.Mitarb., 1972a). Es ist somit denkbar, daß den Normabweichungen im Bereich der HDL- und VLDL-Fraktion von Patienten mit Störungen der Leberfunktion ursächlich eine Störung in der Apo A-Struktur zugrunde liegt. Für die HDL-Fraktion könnte dies den Verlust der Bindungskapazität für Neutralfette bedeuten und damit die Nichtanfärbbarkeit dieser Lipoproteine in der Lipoproteinelektrophorese erklären. Für die VLDL-Fraktion, die zum überwiegenden Anteil aus Triglyceriden besteht, könnte es — durch den gleichen Mechanismus bedingt — zu einem Verlust der Apo A-Komponente und damit zu einer veränderten elektrophoretischen Mobilität kommen. In welchem Bereich und wodurch diese strukturellen Veränderungen am Apolipoprotein A bedingt sind, ist allerdings noch völlig offen. Es ist denkbar, daß hierbei dem Kohlenhydratanteil des Apo A eine Bedeutung zukommt.

Obgleich man heute noch weit davon entfernt ist, alle Mechanismen zu kennen, die bei Störungen der Leberfunktion zu den in diesem Kapitel beschriebenen strukturellen Veränderungen der Plasmalipoproteine führen, unterstreichen diese Befunde die zentrale Rolle, die die Leber in der Synthese und dem Abbau der Plasmalipoproteine spielt. Darüber hinaus zeigt sich an den hier dargestellten Beispielen abnormer Plasmalipoproteinmuster die große Bedeutung, die den Apo-Lipoproteinen für die Erhaltung der normalen Struktur von Lipoproteinen zukommt. Alle Abweichungen von der normalen Proteinlipidkomposition und die daraus resultierenden Abweichungen in dem physiko-chemischen Verhalten der Lipoproteine laufen parallel mit Normabweichungen in der Proteinkomposition jener Proteinlipidkomplexe.

Bei dem Versuch, nähere Einblicke in die Pathophysiologie des gestörten Lipoproteinmusters bei Störungen der Leberfunktion zu erhalten, sind Lipoproteinveränderungen so wie sie sich bei Patienten mit familiärer Form von Lecithin: Cholesterin-Acyltransferasemangel zeigen, von größtem Interesse. Es hat sich ergeben, daß diese seltene Form von angeborener Stoffwechselstörung zu sehr ähnlichen Lipoproteinkomplexen (das LP-X eingeschlossen) führt (SEIDEL u.Mitarb., 1972b; TORSVIK u.Mitarb., 1973; GLOMSET u.Mitarb., 1973), wie sie für Lebererkrankungen heute bekannt sind (SEIDEL u.Mitarb., 1974), obgleich diese Patienten keine eindeutigen Störungen ihrer Leberfunktion zeigen. Umgekehrt kann die schwere Leberschädigung zu einem Absinken der Lecithin: Cholesterin-Acyltransferaseaktivität im Plasma führen (WENGELER u.Mitarb., 1972). Es ist daher denkbar, daß dieses, wahrscheinlich in der Leber synthetisierte und im Plasma aktive Enzym nicht nur bezüglich der Cholesterinveresterung bedeutungsvoll ist, sondern darüber hinaus eine insgesamt entscheidende Rolle im Stoffwechsel der Plasmalipoproteine spielt. Die Verminderung dieser Enzymaktivität bei Erkrankungen der Leber kann hingegen nicht als notwendige Voraussetzung und Ursache für die beschriebenen Plasmalipoproteinveränderungen angesehen werden, nachdem sich gezeigt hat (WENGELER u.Mitarb., 1972), daß z.B. bei der Cholestase das LP-X sehr wohl nachweisbar ist, auch dann, wenn die LCAT-Aktivität normale oder sogar erhöhte Werte zeigt. Dies wird unterstützt durch quantitative Bestimmungen an LP-X und LCAT-Aktivität bei Patienten mit Lebererkrankungen und der familiären Form von LCAT-Mangel durch RITTLAND (1975), der keine negative Korrelation der beiden Parameter statistisch sichern konnte.

Die Bildung abnormer Lipoproteine, wie sie in diesem Kapitel beschrieben wurde, ebenso wie veränderte LCAT-Aktivitäten im Plasma, sind ohne Frage als direkte Folge einer Störung der normalen Leberfunktion zu betrachten. Die wahrscheinlich vielfältigen Mechanismen, die hierbei ursächlich eine Rolle spielen können, bedürfen allerdings in vielen Punkten der weiteren Abklärung.

Literatur

AHRENS, E.H., KUNKEL, H.G.: The relationship between serum lipids and skin xanthomata in 18 patients with primary biliary cirrhosis. J. clin. Invest. **28**, 1565 (1949).

AHRENS, E.H., JR., KUNKEL, H.G.: The stabilization of serum lipid emulsions by serum phospholipids. J. exp. Med. **90**, 409 (1949).

ALCINDOR, L.G., INFANTE, R., CAROLI, J.: Plasma VLDL catabolism in cholestasis. Abstr. 5th meeting of the int. Ass. for the study of the liver. Versailes, July 1972.

BALFOUR, W.M.: Human plasma phospholipid formation: a study made with the aid of radiophosphorus. Gastroenterology **9**, 686 (1947).

BARR, D.P., RUSS, E.M., EDER, H.A.: Protein-lipid relationships in human plasma II. In atherosclerosis and related conditions. Amer. J. Med. **11**, 480 (1951).

BLOMHOFF, J.P.: High density lipoproteins in cholestasis. Scand. J. Gastroent. **9**, 591 (1974).

BROWN, M.S., GOLDSTEIN, J.L.: Role of the low density Lipoprotein receptor in regulating the content of free and esterified cholesterol in human fibroblasts. J. clin. Invest. **55**, 783 (1975).

BURSTEIN, M., CAROLI, J.: Isolement et étude des lipoprotéines sériques anormales au cours des ictères par rétention après floculation par le polyvinyl-pyrrolidone. Rev. franç. Etud. clin. Biol. **13**, 387 (1968).

BYERS, S.O., FRIEDMAN, M., SUGIYAMA, T.: Mechanism underlying phosphatide-induced hypercholesterolemia. J. biol. Chem. **237**, 3375–3380 (1962).

DIETSCHY, J.M., SIPERSTEIN, M.D.: Cholesterolsynthesis by the gastrointestinal tract: Localization and mechanism of control. J. clin. Invest. **44**, 1311 (1965).

EDER, H.A., RUSS, E.M.: Plasma protein-lipid relationships in acute hepatitis. J. clin. Invest. **32**, 564 (1953).

EDER, H.A., RUSS, E.M., PRITCHETT, R.A.R., WILBER, M.M., BARR, D.P.: Protein-lipid relation-ships in human plasma: In biliary cirrhosis, obstructive jaundice, and acute hepatitis. J. clin. Invest. **34**, 1147 (1955).

EPSTEIN, E.Z.: Cholesterol of the blood plasma in hepatic and biliary diseases. Arch. intern. Med. **50**, 203 (1932).

FEIGL, J.: Neue Untersuchungen über akute gelbe Leberatrophie. III. Fette und Lipide des Blutes. Chemische Beiträge zur Kenntnis der Entwicklung und Charakteristik spezifischer Lipämien. Biochem. Z. **86**, 1 (1918).

FELLIN, R., SEIDEL, D.: Behaviour of serum lipoproteins in cholestasis. 1. Int. Symp. on cholestasis, Florence, June 1973. Proc. in Press.

FLINT, A., JR.: Experimental researches into a new excretory function of the liver, consisting in the removal of cholesterine from the blood, and its discharge from the body in the form of stercorine. Am. J. med. Sci. **44**, 305 (1862).

FREDRICKSON, D.S., LEVY, R.I., LEES, R.S.: Fat transport in lipoproteins – An integrated approach to mechanisms and disorders. N. Engl. J. Med. **276**, 273 (1967).

FREDRICKSON, D.S., LOUD, A.V., HINKELMANN, B.T., SCHNEIDER, H.S., FRANTZ, J.D.: The effect of ligation of the common bile duct on cholesterol synthesis in the rat. J. exp. Med. **99**, 43 (1954).

FRIEDMAN, M.S., BYERS, O., ROSENMAN, R.H.: Lipogenic hypercholesterolemia. A guide for reorientation in the consideration of lipid-cholesterol relationships. Arch. intern. Med. **116**, 807 (1965).

FURMAN, R.H., CONRAD, L.L.: Ultracentrifugal characterization of the lipoprotein spectrum in obstructive jaundice: Studies of serum lipid relationships in intra- and extrahepatic biliary obstruction. J. clin. Invest. **36**, 713 (1957).

FURMAN, R.H., CONRAD, L.L., HOWARD, R.P.: A serum lipoprotein pattern characteristic of biliary obstruction, with some comments on "jaundice due to methyltestosterone". Circulation **10**, 586 (1954).

GLOMSET, J.A., NICHOLS, A.V., NORUM, K.B., KIND, W., FORTE, T.: Plasma lipoproteins in familial lecithin: cholesterol acyltransferase deficiency: Further studies on very low and low density lipoprotein abnormalities. J. clin. Invest. **52**, 1078 (1973).

GOFMAN, J.: The serum lipoprotein transport system in health, metabolic disorders, atherosclerosis, and coronary artery diseases. Plasma **2**, 484 (1954).

HAMILTON, R.L., HAVEL, R.J., KANE, J.P., BLAUROCK, A.E., SATA, T.: Cholestasis: Lamellar structure of abnormal human serum lipoprotein. Science **172**, 475 (1971).

HAVEL, R.J., EDER, H.A., BRAGDON, J.H.: The distribution and chemical composition of ultracentrifugally separated lipoproteins in human serum. J. clin. Invest. **34**, 1345 (1955).

KATTERMANN, R., REIMOLD, W.V.: Leberschaden und Lipidstoffwechsel. Acta hepato-splenol. (Stuttg.) **17**, 75 (1970).

KLÖR, U., DITSCHUNEIT, H.H., RABOW, D., DITSCHUNEIT, H.: Further characterization of dyslipoproteinemia in hepatic disease. Abstracts. Europ. J. clin. Invest. **2**, 291 (1972).

KUNKEL, H.G., AHRENS, E.H., JR.: The relationship between serum lipids and the electrophoretic pattern, with particular reference to patients with primary biliary cirrhosis. J. clin. Invest. **28**, 1575 (1949).

KUNKEL, H.G., SLATER, R.J.: Lipoprotein patterns of serum obtained by zone electrophoresis. J. clin. Invest. **31**, 677 (1952).

DELALLA, L., LEVINE, L., BROWN, R.K.: Immunologic studies of human high density lipoproteins. J. exp. Med. **106**, 261 (1957).

LEMAIRE, A., ETIENNE, G., ETIENNE, J., POLONOVSKI, J., HOUSSET, E., COTTET, J.: Un nouveau test biologique de la cholestase. Presse Med. **78**, 3245 (1965).

LINDGREN, F.T., NICHOLS, A.V.: Structure and function of human serum lipoproteins. In: The Plasma Proteins (F. PUTNAM, Ed.), Vol. 2, p. 1. New York: Academic Press 1960.

DI LUZIO, N.R., ZILVERSMIT, D.B.: Effect of intravenous phospholipid and Triton on lipids of normal and ethanoltreated rats. Amer. J. Physiol. **199**, 991–994 (1960).

MAN, E.B., KARTIN, B.L., DURLACHER, S.H., PETERS, J.P.: The lipids of serum and liver in patients with hepatic diseases. J. clin. Invest. **24**, 623 (1945).

MANZATO, E., FELLIN, R., BAGGIO, G., NEUBECK, W., SEIDEL, D.: Formation of lipoprotein-X: Its relationship to bile compounds. In press.

MILLS, G.L., SEIDEL, D., ALAUPOVIC, P.: Ultracentrifugal characterization of a lipoprotein occuring in obstructive jaundice. Clin. chim. Acta **26**, 239 (1969).

MÜLLER, P., FELLIN, R., LAMBRECHT, J., AGOSTINI, B., WIELAND, H., ROST, W., SEIDEL, D.: Hypertriglyceridaemia secondary to liver disease. Europ. J. clin. Invest. **4**, 419 (1974).

PEARSON, A.J.G.: Triglycerides in obstructive liver disease. Abstr. 5th meeting of the int. Ass. for the study of the liver, Versailes, July 1972.

PETERSEN, V.P.: The individual plasma phospholipids in acute hepatitis. Acta med. scand. **144**, 333 (1953).

PHILLIPS, G.B.: The lipid composition of serum in patients with liver disease. J. clin. Invest. **39**, 1639 (1960).

PICARD, J., VEISSIERE, D., VOYER, F.: Isolation and properties of abnormal serum lipoproteins in cholestasis. Protides Biol. Fluids **19**, 249–253 (1972).

POLEY, J.R., ALAUPOVIC, P., SEIDEL, D., MCCONATHY, W.J.: Differential diagnosis between neonatal hepatisis and extrahepatic biliary arteria in infants: A new test. Gastroenterology **58**, 983 (1970).

PREXL, H.J., PETEK, W.: Die Bedeutung des Lipoprotein-X und der Serumcholinesterase in der präoperativen Diagnostik des Verschlußikterus. Chirurg **44**, 310 (1973).

QUARFORDT, S.H., OELSCHLAGER, H., KRIGBAUM, W.R., JAKOBI, L., DAVIS, R.: Effect of biliary obstruction on canine plasma and biliary lipids. Lipids **8**, 522 (1973).

RITTLAND, S., BLOMHOFF, J.P., ELGJO, K., GJONE, E.: Lipoprotein-X (LP-X) in liver disease. Scand. J. Gastroent. **8**, 155 (1973).

RITTLAND, S., GJONE, E.: Quantitative determination of LP-X in familial LCAT deficiency and during cholesterol esterification. Clin. chim. Acta **59**, 109 (1975).

ROSTI, D., GASPARI, G.C.: Valore diagnostico della LP-X negli itteri neonatali. Abstract. Minerva Pediat. **1** (1974).

ROTHSCHILD, M.A., FELSEN, J.: The cholesterol content of the blood in various hepatic conditions. Arch. intern. Med. **24**, 520 (1919).

RUSS, E.M., RAYMUNT, J., BARR, D.P.: Lipoproteins in primary biliary cirrhosis. J. clin. Invest. **35**, 133 (1956).

SEIDEL, D., AGOSTINI, A., MÜLLER, P.: Structure of an abnormal plasma lipoprotein (LP-X) characterizing obstructive jaundice. Biochem. biophys. Acta (Amst.) **260**, 146–152 (1972).

SEIDEL, D., ALAUPOVIC, P., FURMAN, R.H.: A lipoprotein characterizing obstructive jaundice. I. Method for quantitative separation and identification of lipoproteins in jaundiced subjects. J. clin. Invest. **48**, 1211 (1969).

SEIDEL, D., ALAUPOVIC, P., FURMAN, R.H., MCCONATHY, W.J.: A lipoprotein characterizing obstructive jaundice. II. Isolation and partial characterization of the protein moieties of low density lipoproteins. J. clin. Invest. **49**, 2396 (1970a).

SEIDEL, D., BAGGIO, G.: Origin and Metabolism of lipoprotein-X. Europ. Soc. for the study of the liver. Barcelona, 11.–13. Sept. 1975.

SEIDEL, D., BUFF, H.K., FAUSER, U., BLEYL, K.: On the metabolism of lipoprotein-X. Clin. chim. Acta (1976), in press.

SEIDEL, D., GJONE, E., BLOMHOFF, J.P., GEISEN, H.P.: Plasma lipoproteins in patients with familial plasma lecithin: cholesterol acyltransferase (LCAT) deficiency – Studies on the apolipoprotein composition of isolated fractions with identification of LP-X. Int. Symp. on Lipid Metabolism, Obesity and Diabetes

mellitus, Impact upon Atherosclerosis, Wiesbaden, April 1972b.
SEIDEL, D., GRETEN, H., GEISEN, H.P., WENGELER, H., WIELAND, H.: Further aspects on the characterization of high and very low density lipoproteins in patients with liver disease. Europ. J. clin. Invest. **2**, 359 (1972a).
SEIDEL, D., GRETZ, H., RUPPERT, C.: Significance of the LP-X test in differential diagnosis of jaundice. Clin. chem. **19**, 86 (1973).
SEIDEL, D., SCHMITT, E.A., ALAUPOVIC, P.: An abnormal low density lipoprotein in obstructive jaundice. II. Significance in differential diagnosis of jaundice. Dtsch. med. Wochenschr. **15**, 671 (1970b).
SMITH, S.C., SCHEIG, R.L., KLATSKIN, G., LEVY, R.I.: Lipoprotein abnormities in liver disease. Clin. Res. **15**, 330 (1967).
SWITZER, S.: Plasma lipoproteins in liver disease. I. Immunologically distinct low-density lipoproteins in patients with biliary obstruction. J. clin. Invest. **46**, 1855 (1967).
THANNHAUSER, S.J., SCHABER, H.: Über die Beziehungen des Gleichgewichtes Cholesterin und Cholesterinester in Blut und Serum zur Leberfunktion. Klin. Wochenschr. **5**, 252 (1926).

TORSVIK, H., BERG, K., MAGNANI, H.N., MCCONATHY, W.J., ALAUPOVIC, P., GJONE, E.: Identification of the abnormal cholestatic lipoprotein (LP-X) in familial lecithin: cholesterol acyltransferase deficiency. FEBS Letters **24**, 165 (1973).
VERGANI, C., PIETROGRANDE, M., GRONDANA, M.C., PIZZOLATO, A.: Studio di una lipoproteina anomala (LP-X) caratteristica della colestasi. Clin. Med. **64**, 1461 (1973).
WENGELER, H., GRETEN, H., SEIDEL, D.: Serum cholesterol esterification in liver disease. Combined determination of lecithin: cholesterol acyltransferase and lipoprotein-X. Europ. J. clin. Invest. **1**, 372 (1971).
WIELAND, H., SEIDEL, D.: Eine neue und vereinfachte Methode zum Nachweis des LP-X, eines cholestasespezifischen Lipoproteins. Dtsch. med. Wschr. **98**, 1474 (1973).
WOLLENWEBER, J., KAHLKE, W.: Vergleichende Untersuchungen der Lipoproteine des Serums mit der Agarosegel-Elektrophorese und der Diskelektrophorese in Polyacrylamid-Gel. Clin. chim. Acta **29**, 411 (1970).
ZIEVE, L.: Studies of liver function tests. III. Dependence of percentage cholesterol esters upon the degree of jaundice. J. Lab. clin. Med. **42**, 134 (1953).

Alcoholic Hyperlipemia*

E. BARAONA and C.S. LIEBER

With 8 Figures

A. Introduction

The occurrence of hyperlipemia following episodes of alcohol intoxication was first reported by FEIGL in 1918. Twenty-four years later, occasional lactescence of the serum in patients with alcoholic fatty liver was alluded to by KEEFER and FRIES (1942). In 1957, ALBRINK and KLATSKIN described the association of serum lactescence with pancreatitis in chronic alcoholics following a bout of excessive drinking. One year later, ZIEVE (1958) reported the association of alcoholic hyperlipemia with hemolytic anemia in patients with alcoholic fatty liver or cirrhosis. Milder degrees of hyperlipemia were found by CACHERA et al. (1950) to be rather common in alcoholic subjects with hepatic steatosis, but less so in patients with a well established cirrhosis. Many of the clinical and chemical features of alcoholic hyperlipemia were described in the European literature (HORST, 1950; OLESEN, 1952; FROEHLICH, 1958; EISENBETH, 1960; EISENBETH and RAAB, 1960).

Subsequently, hyperlipemia was produced in human volunteers by ethanol[1] administration (LIEBER et al., 1963; JONES et al., 1963; LOSOWSKY et al., 1963) and the mechanism of this effect has been extensively studied during the last decade. It is now apparent that many factors can contribute to the development of alcoholic hyperlipemia including various associated pathological conditions as well as the direct metabolic effects of ethanol itself.

---

* Supported by USPHS grants AM 12511, AA 00224, AA 70409, and the Veterans Administration.
[1] The terms ethanol and alcohol are used synonymously in this article.

B. Clinical Features

Alcoholic hyperlipemia follows diabetes as the second major cause of non-familial hyperlipemias (CHAIT et al., 1972) and therefore it must be considered in any differential diagnosis of a hyperlipemic state.

Hyperlipemia occurs as a transient or recurrent condition in some alcoholics after bouts of excessive drinking. While some degree of hyperlipemia is consistently produced by moderate doses of alcohol both in patients with a history of alcoholism (JONES et al., 1963) and in normal individuals (VERDY and GATTEREAU, 1967), its occurrence in alcoholics is far from constant. In one series, hyperlipemia was reported in 34 of 100 consecutive patients hospitalized because of alcoholism, within 24–48 hrs of alcohol withdrawal (MYERS et al., 1969). However, the general incidence of hyperlipemia in alcoholics is difficult to assess from published data partly because serum lipids are rapidly cleared after alcohol withdrawal and partly because serum triglycerides (the fraction where the major changes occur) are rarely determined in alcoholics unless lactescence of the serum or high cholesterol levels are found. Furthermore, the incidence of the hyperlipemia also appears to be influenced by the type of associated alcoholic liver damage, the frequency being greatest in patients with fatty liver (MARZO et al., 1970).

Usually, alcoholic hyperlipemia is first suspected because of the incidental observation of serum lactescence or of hypercholesterolemia. It is commonly associated with hepatic, gastrointestinal or pancreatic complications of alcoholism; when symptoms are present they are usually attributed to these associated conditions. The symptoms most frequently found are anorexia, nausea, vomiting, abdominal pain, fever and jaundice. There is weight loss, but the state of nutrition is not greatly impaired.

Crises of crampy or dull pain in the upper abdomen may become so alarming as to result in exploratory laparotomy (KESSEL, 1962). Abdominal pain suggestive of pancreatic injury is common, but serum amylase and lipase activities are only occasionally elevated. Hyperamylasemia appears to be less frequent in patients with surgically proven pancreatitis and hyperlipemia (ALBRINK and KLATSKIN, 1957; CAMERON et al., 1971). It has been suggested that serum lactescence may interfere with the enzyme determination (GREENBERGER et al., 1966; FALLAT et al., 1973).

Jaundice and hepatomegaly reflect the frequent association of hyperlipemia with alcoholic fatty liver. In patients with alcoholic hyperlipemia, liver function tests are usually moderately altered and return to normal within a few weeks.

Some patients with alcoholic hyperlipemia also develop transient hemolysis (ZIEVE, 1958) which subsides during remission of the hyperlipemia (BALCERZAK et al., 1968). Sometimes, no anemia is present, but a shortened red cell life-span can be demonstrated as well as increased erythropoiesis. Red cell osmotic fragility has been reported to be increased (ZIEVE, 1958), normal (KESSEL, 1962) or decreased (WESTERMAN et al., 1968). These divergent observations may be due to the fact that populations of cells with, increased and decreased osmotic fragility can coexist in the same patient (WESTERMAN et al., 1968) and the result could vary with changes in the relative sizes of these populations with time after withdrawal of the causal agent.

At variance with some other hyperlipemic states, xanthomata have been exceptionally reported in patients with recurrent forms of alcoholic hyperlipemia (NESTEL, 1967).

The diagnosis of alcoholic hyperlipemia is based on the visible turbidity or lactescence of the fasting serum and on the chemical determination of serum lipids. Serum lactescence is due to the increase in fat particles rich in triglycerides (ALBRINK et al., 1955). In addition to hypertriglyceridemia, there is an increased concentration of serum cholesterol and phospholipids. Serum free fatty acids (FFA) were found to be increased in one study (VOGELBERG et al., 1971).

The increased particulate fat behaves as very low density lipoproteins (d < 1.006, VLDL) on ultracentrifugation and as pre-beta-lipoprotein on electrophoresis. Thus, alcoholic hyperlipemia is usually classified as Type IV according to the International Classification of Hyperlipidemia and Hyperlipoproteinemias (BEAUMONT et al., 1970). The increase mainly in the triglycerides and also in phospholipids and cholesterol was found in the pre-beta-lipoproteins in 20% of alcoholics (MYERS et al., 1969). In an additional 8%, it was also found in chylomicrons or chylomicron-like particles which can be increased even in the fasting state (CHAIT et al., 1972). These patients should be classified as Type V. Furthermore, 6% of alcoholics have hypercholesterolemia due to hyper-beta-lipoproteinemia (Type II). Alpha-lipoproteins have also been found to increase in some alcoholics (JOHANSSON and LAURELL, 1969). The difficulty in classifying hyperlipemia in a single type probably derives from the fact that serum lipid pattern changes ra-

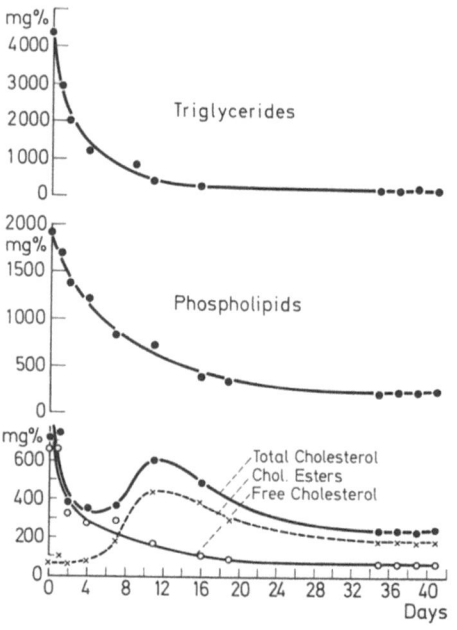

Fig. 1. Changes in plasma lipid fractions of a patient during recovery from alcoholic hyperlipemia (from LOSOWSKY et al., 1963)

pidly after ethanol withdrawal. Cloudy or lactescent serum clears within a few days. Triglyceride clearance is the fastest, whereas the decrease in serum cholesterol and phospholipids is slower (Fig. 1). Initially, the hypercholesterolemia is mainly due to an increase in free cholesterol. After the hypercholesterolemia had subsided, the esterified fraction may increase probably reflecting an improvement in hepatic function; the total cholesterol may be secondarily raised (LO-SOWSKY et al., 1963).

C. Pathogenesis

Clinical alcoholic hyperlipemia appears to result both from direct effects of ethanol on serum lipids and from associated conditions which modify the lipemic effect of ethanol.

I. Effects of Ethanol on Serum Lipids

1. Effects of Ethanol Administration to Human Volunteers

a) Acute Administration

The oral or intravenous administration of ethanol, resulting in blood concentrations of 140 to 250 mg per 100 ml produces a rapid increase in serum triglycerides (JONES et al., 1963) (Fig. 2). A similar rise is observed after the ingestion of ethanol in a dose equivalent to approximately 4 oz. of 90 proof whiskey, the peak triglyceride increase being reached in 7 to 9 hrs (VERDY and GATTEREAU, 1967). Half of this dose did not produce consistent changes in either pre or postprandial serum triglyceride values (FRIEDMAN et al., 1965).

The effects of ethanol on serum triglycerides are greatly enhanced if alcohol administration is followed or accompanied by a fat-containing meal (TALBOTT and KEATING, 1962; BREWSTER et al., 1966; VERDY and GATTEREAU, 1967; BARBORIAK and MEADE,

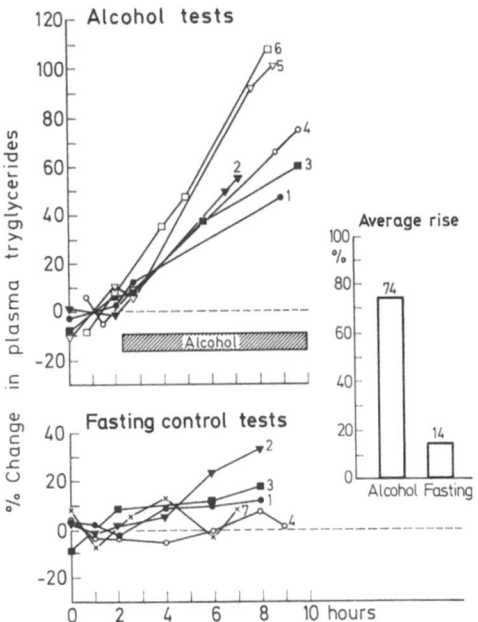

Fig. 2. Per cent change of plasma triglycerides during ethanol administration to fasting human volunteers. Ethanol was administered by continuous intravenous infusion to subjects 3 and 6 and orally to the remaining individuals. (From JONES et al., 1963)

1968a; WILSON et al., 1970). Under these conditions, doses of alcohol which result in blood ethanol levels of less than 100 mg per 100 ml usually produce a several fold increase in serum triglycerides which persists for more than 12 hrs. The lipemic response to the combination of fat and ethanol is significantly higher than the sum of the individual changes due to fat or ethanol given alone (WILSON et al., 1970).

The hypertriglyceridemia occurs mainly in the very low density lipoprotein fraction of the serum, which exhibits a pre-beta motility on paper electrophoresis, but increases in chylomicrons and other serum lipoprotein fractions are also found in the postprandial state (WILSON et al., 1970). Blood cholesterol and phospholipids remained unchanged (MIETTINEN, 1962; JONES et al., 1963; VERDY and GATTEREAU, 1967) unless alcohol administration was continued for several days in which case a moderate increase could be observed (GRANDE et al., 1960; LIEBER et al., 1963; JONES et al., 1963).

The effects of ethanol on the plasma free fatty acid concentration depend upon the

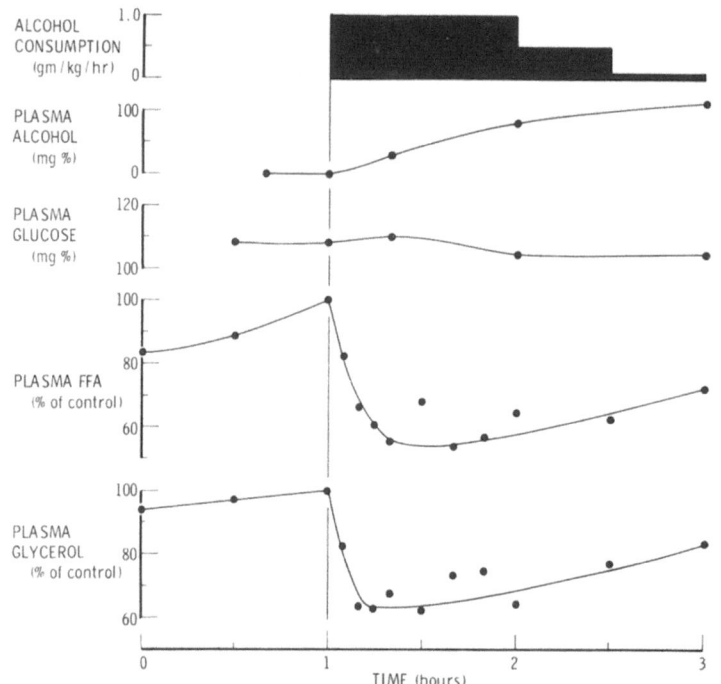

Fig. 3. Effect of ethanol on mean plasma glucose, FFA, and glycerol concentrations in 5 subjects. FFA and glycerol concentrations are expressed as percent of the value immediately preceding alcohol administration. (From FEINMAN and LIEBER, 1967)

dose. Administration of a moderate dose of ethanol (0.5–1 g/kg/h) produces a rapid fall of short duration in the plasma concentration of FFA (LIEBER et al., 1962; JONES et al., 1963) and a reduction in circulating glycerol (FEINMAN and LIEBER, 1967) (Fig. 3). By contrast, the administration of doses which result in blood ethanol levels of approximately 300 mg per 100 ml or more produces a significant increase in the plasma concentration of FFA (LIEBER et al., 1963; SCHAPIRO et al., 1965). An initial fall of the FFA concentration followed by a secondary rise has also been reported (BOUCHIER and DAWSON, 1964). The action of ethanol on plasma FFA is the result of two opposing effects. The decrease in plasma FFA with moderate amounts of ethanol is due to inhibition of FFA release from adipose tissue (LIEBER et al., 1962; JONES et al., 1965; FEINMAN and LIEBER, 1967) and is mediated by acetate (CROUSE et al., 1968), a major product of hepatic ethanol metabolism (LUNDQUIST et al., 1962). The increase in plasma FFA concentration after administration of a high dose of ethanol could result from mobilization of depot fat due to adrenergic stimulation since the stimulatory response is inhibited by beta-adrenergic blocking agents (BOUCHIER and DAWSON, 1964).

b) Chronic Administration

Prolonged administration of ethanol to alcoholics given nutritionally adequate diets also produces striking modifications of the serum lipids (LIEBER et al., 1963; JONES et al., 1963; LOSOWSKY et al., 1963; SCHAPIRO et al., 1965). The ingestion of 300 to 400 g of ethanol per day produced a several fold increase in triglycerides and faint turbidity of the serum (Fig. 4). In these patients, the lipemic response was self-limited and, after 2–3 weeks of ethanol administration, serum triglycerides returned to normal despite continuation or even an increase of the alcohol intake. The same (but less marked) trend was followed by phospholipids and cholesterol. Plasma free fatty acid concentration remained unchanged until high blood alcohol levels (over 250 mg per 100 ml) were achieved by increasing the dose (LIEBER et al., 1963; SCHAPIRO et al., 1965).

These observations indicate that alcoholics may have either normal serum lipids or hyperlipemia depending upon the duration

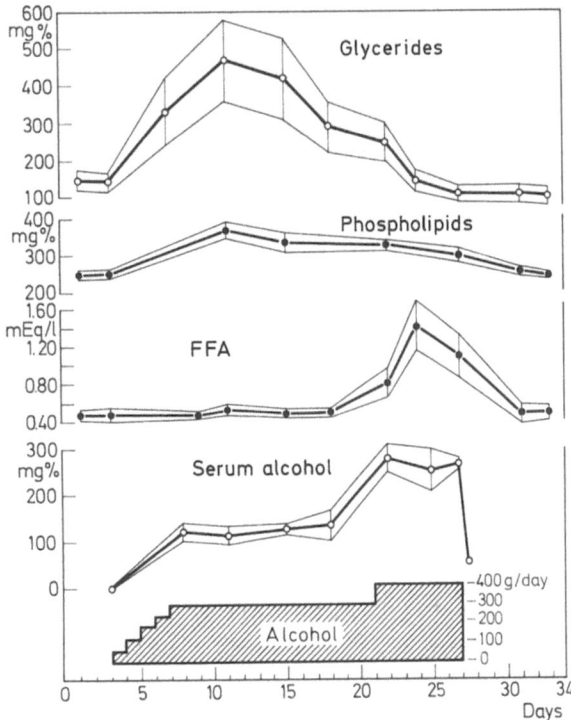

Fig. 4. Effect of prolonged alcohol intake on serum lipids in 7 chronic alcoholic individuals. The initial elevation of plasma glycerides was not maintained despite continuation of ethanol intake. Serum FFA levels rose appreciably only after the ethanol intake was raised sufficiently to increase its serum concentration above 200 mg per 100 ml. (From LIEBER et al., 1963)

and dose of the alcohol intake. The mechanism for this transient lipemic response to ethanol is unknown, but it has been suggested that the return of blood lipids to normal may be due to progressive impairment of hepatic functions by ethanol administration.

Marked hyperlipemia, with lactescence of the serum and sometimes associated hemolytic anemia (as in the cases reported by ZIEVE, 1958) has not been reproduced experimentally by ethanol administration. It must be pointed out that the amount of alcohol administered has been lower than the spontaneous consumption of many alcoholics. However, since prolonging or increasing the intake of alcohol does not seem to result in greater hyperlipemia, it is likely that other factors in addition to alcohol contribute to the development of the marked hyperlipemia observed in some alcoholics.

2. Effects of Ethanol Administration to Animals

Various experimental models have been developed to study the mechanism of alcoholic hyperlipemia. Most of the investigators have used the rat as an experimental animal, despite the fact that this species does not develop hyperlipemia as readily as men or rabbits. The resistance to the development of hyperlipemia could be due, at least in part, to the greater capacity of the rat to remove lipids from the blood (BARBORIAK et al., 1966).

Unlike its effects on man (LIEBER et al., 1963; JONES et al., 1963; NESTEL and HIRSCH, 1965) and in the rabbit (BEZMAN-TARCHER et al., 1966; WARENBOURG et al., 1965), the administration of a high dose of ethanol—over 5 g per kg body weight—to the fasting rat, does not produce consistent hyperlipemia. A lipemic response has been described a few hours after acute ethanol administration, especially in male rats (HORNING et al., 1964). Other investigators, however, found either no changes in serum triglycerides (ELKO et al., 1961; SEAKINS and ROBINSON, 1964; WOOLES, 1966; MOOKERJEA and CHOW, 1969; HIRAYAMA and HIROSHIGE, 1970) or even a decrease 3 to 4 hrs after the alcohol administration (DAJANI and KOUYOUMJIAN, 1967; MADSEN, 1969). The two latter results suggest that the blood ethanol concentrations produced by the administration of such high doses may actually interfere with lipoprotein secretion. This interpretation is supported by the observation that perfusion of isolated normal rat liver with concentrations of ethanol from 285 to 400 mg per 100 ml of perfusate decreased the release of triglycerides (SCHAPIRO et al., 1964) and phospholipids (WILSON, 1972). A similar inhibitory effect on the incorporation of glucosamine into the carbohydrate moiety of serum lipoproteins has been found a few hours after administration of a high dose of alcohol to the rat (MOOKERJEA and CHOW, 1969).

Ten to 16 hours after administration of an acute dose of ethanol, when the blood alcohol concentration has decreased considerably, a mild increase in serum triglycerides was observed by some (DI LUZIO and POGGI, 1963; MISTILIS and OCKNER, 1972), but not by others (ELKO et al., 1961; SEAKINS and ROBINSON, 1964; WOOLES, 1966; HIRAYAMA and HIROSHIGE, 1970).

In contrast to man, the rat develops no or only mild hyperlipemia after an oral load of fat (BARAONA and LIEBER, 1970; THOMASSON et al., 1971) and this effect is not changed significantly if ethanol (3 g per kg body weight) is administered together with the fat containing meal (BARAONA et al., 1973). The mild hyperlipemia sometimes observed 10—16 hrs after a large dose of alcohol (6 g per kg body weight) is enhanced if a lipid load is given simultaneously with ethanol (DI LUZIO and POGGI, 1963; BARBORIAK and MEADE, 1968b). This had been used as a model for the study of postprandial alcoholic hyperlipemia. However, the same effect is observed whether the lipids were administered orally, intraperitoneally or intravenously (DI LUZIO and POGGI, 1963). This enhancement of the lipemic response was associated with an increased accumulation of fat in the liver. At the time when hyperlipemia occurred, hepatic lipid concentration had reached its maximum and the blood alcohol levels were greatly decreased. This suggests that this hyperlipemia may be the result of the recovery from a transient fatty liver rather than a direct effect of ethanol. In support of this interpretation is the observation that the specific activity of plasma triglycerides after injection of labeled fatty acids is reduced in the ethanol treated rat (DI LUZIO, 1965). A similar observation has been made in patients with alcoholic fatty liver several days after alcohol withdrawal: the specific activity of triglyceride-fatty acids (which in the postabsorptive state reaches 80—100% of that of plasma FFA during infusion of labeled FFA to normal subjects) did not exceed 50% of that of plasma FFA in these patients with fatty liver (BARTER et al., 1972). This seems to indicate that plasma triglycerides under these conditions are mainly derived from stored, unlabeled, hepatic fat. The relevance of this model to human alcoholic hyperlipemia is therefore questionable. In man, hyperlipemia represents a prompt response to alcohol administration, precedes or accompanies the development of fatty liver (LIEBER et al., 1963; JONES et al., 1963), is maximal during alcohol intoxication and subsides rapidly after ethanol withdrawal (LOSOWSKY et al., 1963; KALLIO et al., 1969).

Only after the administration of ethanol for several weeks do rats develop a prompt and intense hyperlipemia after a fatty meal (Fig. 5). The increase in serum lipids, mainly as very low density lipoproteins and chylomicrons, reaches the peak in 90 min, at which time marked turbidity or even lactescence of the serum are observed (BARAONA and LIEBER, 1970; BARAONA et al., 1973). This enhancement of postprandial hyperlipemia occurs even in the absence of an acute load

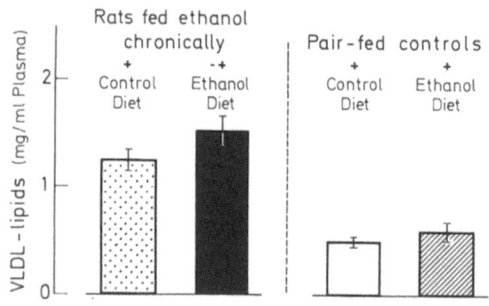

Fig. 5. Comparison between acute and chronic ethanol administration on postprandial lipemia in the rat. Animals were pair-fed liquid diets containing either ethanol (36% of total calories) or isocaloric carbohydrates (controls) for 3—4 weeks. Alcohol fed rats developed hyperlipemia in response to a load of diet with or without ethanol; by contrast, control fed rats did not develop hyperlipemia in response to an acute administration of ethanol containing diet (3 g ethanol per kg body weight)

of ethanol, although it decreases rapidly after ethanol withdrawal (BARAONA et al., 1973). This capacity to respond with hyperlipemia coincides with the development of a chronic fatty liver. In these rats, ethanol (36% of total calories) was administered in nutritionally adequate liquid diets for 3—4 weeks and its effects compared to pair-fed controls given diets in which ethanol was isocalorically substituted by carbohydrate. When ethanol was administered chronically in drinking water—a method which results in much lower alcohol intake—the lipemic response had been variable. DAJANI and KOUYOUMJIAN (1967) showed that a large dose of ethanol decreased serum triglyceride within 3.5 hrs, both in control rats and in rats fed alcohol in the drinking water for 6 weeks. However, it is apparent from their results that the ethanol-treated rats had higher serum triglycerides than the controls either after administration of the acute dose of ethanol or water. On the other hand, the lipemic response observed in rats 16 hrs after a high dose of ethanol was not different from that of rats given alcohol for the first time (BARBORIAK et al., 1969a). Also in rabbits, the lipemic effect of acute ethanol administration can be enhanced by chronic ethanol feeding (WAREMBOURG et al., 1970).

Two major problems concerning the pathogenesis of alcoholic hyperlipemia have been investigated both in man and in these experimental models, namely what is the mechanism of serum lipid accumulation and what is the site at which the effect of ethanol takes place.

3. Mechanism of the Lipemic Effect of Ethanol

Accumulation of lipid in the blood occurs when its rate of entry into the blood exceeds its rate of removal. Thus, hyperlipemia can be produced either by an excessive production and release of triglycerides into the circulation or by defective removal from the blood or by a combination of both mechanisms. The different ways in which ethanol could interfere with these processes are illustrated in Fig. 6.

While serum triglycerides are hydrolysed extensively in the body and their component fatty acids are oxidized by many tissues or stored in adipose tissue, they are produced only at two main sites: the intestine and the liver. In those organs, they are released as chylomicrons (preferentially by the intestine) or as VLDL (preferentially by the liver). At both sites, enhanced production of serum triglycerides could result from increased availability due to stimulation of their uptake or synthesis or to inhibition of their oxidation. Ethanol could also increase the capacity of these organs to produce or release serum lipoproteins.

Lipoprotein lipase activity was not affected by ethanol in vitro (LOSOWSKY et al., 1963; VERDY and GATTEREAU, 1967). In man, TOBIAS and DAWSON (1966) reported a 15% decrease in lipoprotein lipase activity following the administration of ethanol, but this has not been confirmed by others (VERDY and GATTEREAU, 1967; WILSON et al., 1970; KUDZMA and SCHONFELD, 1971).

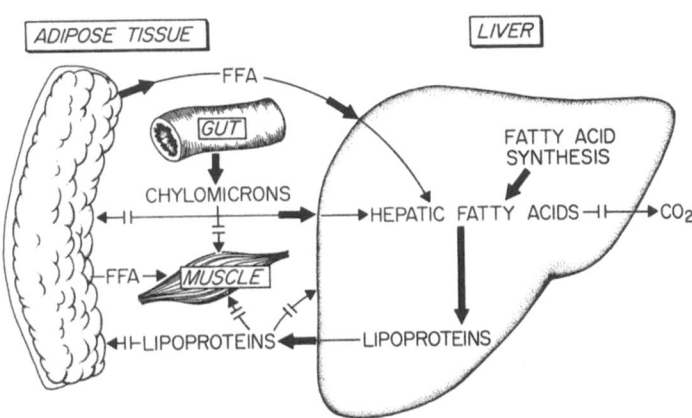

Fig. 6. Theoretical mechanisms for alcoholic hyperlipemia. Ethanol intake could result in hyperlipemia either by enhancing the pathways illustrated by wide arrows or by blocking those illustrated by broken lines. (From LIEBER, 1973)

Moreover, postheparin plasma clearing activity (BREWSTER et al., 1966) and the triglyceride extraction by the forearm tissues (NESTEL and HIRSCH, 1965) were found to be unaffected during alcohol-induced hyperlipemia.

In the rat, lipolytic activity can be measured in the fasting plasma even in the absence of heparin. BARBORIAK (1966) reported a decreased activity of this pre-heparin lipolytic activity in rats given a high dose of ethanol. However, the much greater activity that follows the injection of heparin was unaffected by the administration of ethanol (BARBORIAK, 1966). Moreover, chylomicron disappearance from the blood was consistently observed to be unaltered either by acute (DI LUZIO, 1965) or by chronic (LIEBER et al., 1966; BARAONA and LIEBER, 1970) ethanol administration to the rat. The clearance of chylomicrons was similarly unchanged whether these particles were obtained from normal or ethanol treated rats or whether this was tested in the course of an ethanol-induced hyperlipemia (BARAONA and LIEBER, 1970).

The block of serum lipid removal by the use of Triton WR 1339, which inhibits lipoprotein lipase by complexing with the lipid moiety of serum lipoproteins (SCANU and ORIENTE, 1961), has been used to measure the rate of entry of lipid into the blood (OTWAY and ROBINSON, 1961; WINDMUELLER and LEVY, 1968; LOMBARDI et al., 1968). As may be expected from the difficulty found in producing consistent hyperlipemia after acute ethanol administration to the rat, the effects of the Triton block have been variable in this experimental model. DAJANI and KOUYOUMJIAN (1967) reported a decreased accumulation of lipid in the serum of rats given Triton, 3.5 hrs after 6 g per kg ethanol. They concluded that ethanol interferes with triglyceride secretion into the blood. Sixteen hours after a similarly high dose of ethanol, DI LUZIO (1965) found a lipemic response to the Triton block comparable to that of controls which suggested that alcohol does not impair triglyceride secretion. A similar interpretation was given by ZAKIM et al. (1965) who found an increased accumulation of blood lipids after Triton, 4 hrs after acute administration of ethanol to the rat.

The hyperlipemia which develops in rats fed ethanol chronically was associated with increased serum lipid accumulation when the removal was completely blocked by Triton (BARAONA and LIEBER, 1970). This indicates that, under these conditions, the alcohol-induced hyperlipemia is not due to a decreased removal in alcohol-fed rats, but to an excessive entry of lipids into the blood.

The effects of ethanol on the incorporation of different precursors into serum lipoproteins have also varied depending on the model used. In the rabbit, acute administration of ethanol produces both hyperlipemia and increased incorporation of labeled fatty acid into hepatic and plasma triglycerides (BEZMAN-TARCHER et al., 1966). Similar results have been found in man given ethanol (JONES et al., 1965; NESTEL and HIRSCH, 1965) but, as pointed out by JONES et al. (1965), the changes in triglyceride labeling are not conclusive because this effect occurred concomitantly with a decreased turnover of plasma free fatty acids and an increase in their specific activity.

The administration of diets containing 3 g of ethanol per kg body weight to rats not previously fed alcohol did not produce significant hyperlipemia. The incorporation of dietary fatty acids and intravenously injected amino acids into the lipid and protein moieties of serum lipoproteins was also unaffected (BARAONA et al., 1973). By contrast, in rats rendered hyperlipemic by chronic ethanol feeding, the incorporation of precursors into the lipid and protein moieties of serum lipoproteins was significantly increased (BARAONA and LIEBER, 1970; BARAONA et al., 1973) (Fig. 7A and B). While the incorporation of fatty acids might be affected by the transient decrease in plasma fatty acid concentration after ethanol or the increased lipid pool in the fatty liver, amino acid precursors are not affected by such changes. Thus, amino acid incorporation into the protein moiety of serum lipoproteins is a better indication of the rate of synthesis. This incorporation was not only enhanced by chronic ethanol feeding but it also resulted in increased specific activity. This finding supports the interpretation that hyperlipemia produced in the rat by chronic ethanol feeding is due to increased production of serum lipoproteins rather than to decreased removal of serum lipids.

4. Site of the Ethanol Effect

Both in men and in rats, ethanol-induced hyperlipemia results in increased concentrations of the various serum lipoprotein fractions, but the main change occurs in the lipoproteins of $d < 1.006$. In the postprandial state, this fraction includes very low density lipoproteins and chylomicrons. In patients with alcoholic hyperlipemia, chylomicron-like particles have been observed in the fasting state (CHAIT et al., 1972). In the rat rendered hyperlipemic by ethanol feeding, the lipid/protein ratio of the $d < 1.006$ lipoproteins approaches that of chylomicrons (BARAONA et al., 1973). However, the site of origin of these particles cannot be deduced with certainty from physical or chemical characteristics. Indeed, in other states of accelerated lipoprotein production, such as carbohydrate-induced hyperlipemia, the lipid/protein ratio and particle size of the $d < 1.006$ lipoproteins increases even in the absence of dietary fat (RUDERMAN et al., 1971). The increase in serum lipoproteins of higher density both in man (WILSON et al., 1970) and in rats (BARAONA and LIEBER, 1970) indicates that the hyperlipemia is not merely of intestinal origin and that the liver participates in this process. However, one must consider the possibility that the hepatic contribution could be the result of an increased load of fat to the liver from the intestine or from some other source.

It has been shown that ethanol increases the release of plasma free fatty acids from the adipose tissue (MALLOV, 1961), but this effect only occurs when alcohol is administered in very high doses. At lower doses, the increase in serum triglycerides had been shown to accompany a fall in plasma free fatty acid (JONES et al., 1963) due to decreased turnover (JONES et al., 1965). This indicates that the hyperlipemia is not due to an increased mobilization of free fatty acids from the adipose tissue.

Another source of increased fat load could be the intestine. The enhancement of postalimentary lipemia by ethanol has long been suspected to be due to an effect of ethanol on the rate of fat absorption mainly because of changes in gastric emptying. Both stimulatory (BARLOW et al., 1936; PIHKANEN, 1957; HARICHAUX and MOLINE, 1964) and inhib-

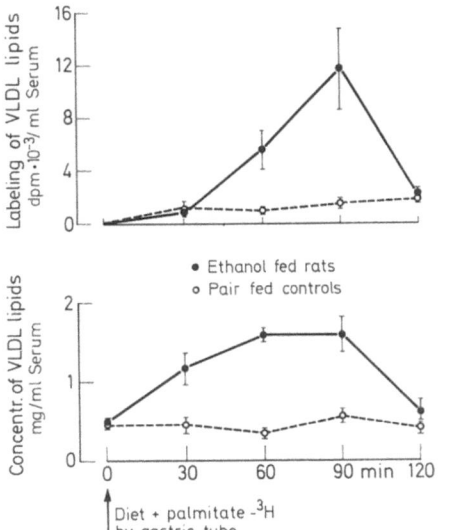

Fig. 7A. Postprandial hyperlipemia and increased incorporation of dietary fatty acids into serum VLDL lipids in rats pair-fed diets containing either ethanol or isocaloric carbohydrate (controls). (From BARAONA and LIEBER, 1970)

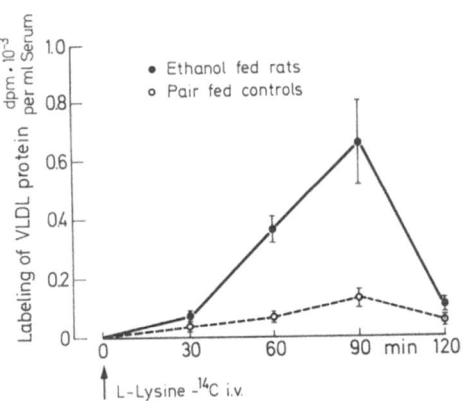

Fig. 7B. Increased incorporation of intravenously injected amino acids into the protein moiety of serum VLDL in the course of postprandial hyperlipemia in rats fed ethanol chronically. (From BARAONA and LIEBER, 1970)

The conversion of lymph chylomicrons into endogenous very low density lipoproteins has also been shown to be enhanced by chronic ethanol feeding (BARAONA and LIEBER, 1970).

itory (FRANZEN, 1928; TENNENT, 1941; GREENBERG et al., 1942; BARBORIAK and MEADE, 1970) effects of ethanol on gastric emptying have been reported in man and animals. A delayed gastric emptying has been postulated to explain the late appearance of hyperlipemia in the rat given a high dose of ethanol (BARBORIAK and MEADE, 1968b) but a similar delay in lipemia is observed in fasted rats or in animals given fat parenterally (DI LUZIO and POGGI, 1963). Moreover, the postprandial hyperlipemia observed in rats fed ethanol chronically occurs in the absence of any change in the disappearance of either labeled fatty acid or triglycerides from the gastrointestinal tract (BARAONA and LIEBER, 1970).

The possibility still remains that after alcohol feeding the intestine releases more lipid into the lymph, either by decreasing oxidation of fatty acids used as a preferential source of energy by the intestine (HULSMANN, 1971) or by increasing the synthesis of lipids from sources other than dietary fat (WINDMUELLER and LEVY, 1968; OCKNER et al., 1969). Alcohol ingestion has variable effects on intestinal lipid metabolism in the rat (CARTER et al., 1971; BARAONA et al., 1975). These intestinal alterations are probably the consequence of a direct injury produced by ethanol in the epithelial cells, which results in decreased survival and subsequent changes in mucosal cell populations (BARAONA et al., 1974). Moreover, these changes in lipid metabolism do not account for the changes in lymph lipid output following ethanol administration. The latter depends mainly on the lymphagogue effects of ethanol (BARAONA and LIEBER, 1975).

MISTILIS and OCKNER (1972) have shown that intraduodenal infusion of 10% ethanol to the fasted rat, in a dose of 5 g per kg, produces a mild increase in the very low density lipoprotein output in the lymph. They postulated that this increase in non-dietary lymph lipid could contribute to the hyperlipemia, because both alterations occur 16 hours after ethanol administration. By contrast, BARAONA et al. (1973) have found that, although intragastric administration of diets containing ethanol (3 g ethanol per kg body weight) increases both intestinal lymph flow and lipid output in rats not previously fed alcohol, postprandial hyperlipemia is not

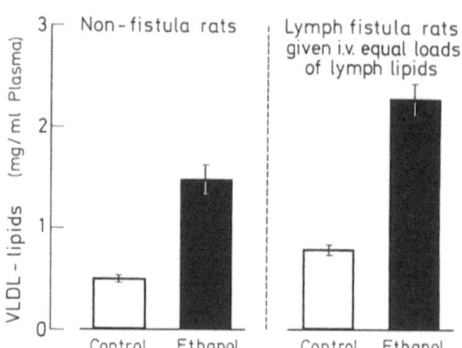

Fig. 8. Postprandial hyperlipemia in rats fed an ethanol containing diet for 3–4 weeks. The effect persisted even when an equal load of lymph lipid was maintained by means of mesenteric lymph diversion and a controlled intravenous infusion of lymph lipids.

produced under these conditions. Actually, the acute load of an ethanol containing diet did not increase lymph lipid output in rats fed alcohol for several weeks compared to their pair-fed controls; however, marked hyperlipemia developed in the alcohol fed rats. Moreover, when a similar lymph lipid load was infused intravenously to alcohol pretreated and control rats with diversion of intestinal lymph, the alcohol fed rats developed hyperlipemia (Fig. 8). If lymph depletion was not prevented by intravenous replacement, hepatic and plasma lipids decreased and alcoholic hyperlipemia did not occur. This indicates that, although an adequate supply of dietary lipids represents a permissive factor needed to induce alcoholic hyperlipemia in the rat, changes in lymph lipid output do not seem to play a major role in the lipemic effect of ethanol, and that the site of origin of the increased production of serum lipoprotein is a non-intestinal one, most likely hepatic.

The mechanism for the increase in lipids other than triglycerides in the course of alcoholic hyperlipemia remains unknown. This is partly due to the fact that the role of cholesterol and phospholipids in serum lipoproteins has not been clarified. Most of these substances, mainly phospholipids (which account for the majority of the lipid mass of serum lipoproteins), could play a structural role (FREDRICKSON et al., 1967). Consequently, the changes in the plasma concentration of these lipids could be a reflection of variations in the mass of serum lipoprotein secondary to changes in triglyceride transport.

Cholesterol is readily synthetized by most tissues and some transport probably occurs toward the liver, which has the unique capacity to excrete cholesterol as such or as bile salts. Ethanol increases cholesterogenesis in the liver (LIEBER and DE CARLI, 1964; LEFEVRE et al., 1972) and in the small intestine (MIDDLETON et al., 1971). Furthermore, ethanol feeding decreases bile acid excretion (LEFEVRE et al., 1972).

5. Relationships between Ethanol-Induced Hyperlipemia and Alcoholic Liver Injury

Ethanol is preferentially oxidized in the liver and produces striking alterations in hepatic lipid metabolism. It decreases fatty acid oxidation (LIEBER and SCHMID, 1961) and increases the synthesis of fatty acids (LIEBER and SCHMID, 1961) and alpha-glycerophosphate (NIKKILA and OJALA, 1963) both of which are the precursors for the production of triglycerides in the liver. The excess of triglycerides can be released into the blood as lipoproteins or accumulate in the liver if this disposal mechanism is overwhelmed. This capacity to dispose of the excess of hepatic triglycerides as serum lipoproteins seems to vary with the species, the duration of alcohol intake and depends perhaps on genetic factors. Acute administration of ethanol readily produces hepatic steatosis in the rat without consistent hyperlipemia; by contrast, marked hyperlipemia is produced in the rabbit without significant fatty liver (BEZMAN-TARCHER et al., 1966). As previously mentioned, alcoholic hyperlipemia due to increased serum lipoprotein synthesis can be induced in the rat by prolonged ethanol feeding (BARAONA et al., 1973).

The mechanism for this postulated increased capacity of lipoprotein production is unknown, but it could be linked to the proliferation of endoplasmic reticulum produced by prolonged alcohol feeding. Ribosomes (BUNGENGERG DE JONG and MARSH, 1968), microsomal membranes (STEIN and SCHAPIRO, 1958) and the Golgi apparatus (LO and MARSH, 1970) are known to be the site of synthesis of the protein, lipid and carbohydrate moieties of serum lipoproteins respectively. The hepatic smooth endoplasmic reticulum and the Golgi apparatus have been shown to be increased by chronic ethanol feeding both morphologically (ISERI et al., 1966; LANE and LIEBER, 1966; RUBIN and LIEBER, 1967) and biochemically (ISHII et al., 1973). Very low density lipoproteins are visualized as small osmiophilic particles in the cisternae of these systems (HAMILTON et al., 1967; STEIN and STEIN, 1967; JONES et al., 1967). These are prominent after alcohol (ISERI et al., 1966; RUBIN and LIEBER, 1967). Moreover, the activities of microsomal enzymes involved in triglyceride synthesis (JOLY et al., 1973) and of enzymes from the Golgi apparatus implicated in the attachment of carbohydrate to serum lipoprotein (GANG et al., 1973) have been shown to increase significantly during prolonged ethanol feeding.

Alcoholic hyperlipemia appears to be an adaptive phenomenon which tends to decrease fat accumulation in the liver. Various conditions associated with alcoholism could interfere with this adaptive process, thereby aggravating fatty liver. It is known, for example, that choline (LOMBARDI et al., 1968) and protein deficiencies (OLSON et al., 1958; FLORES et al., 1970a and b; SEAKINS and WATERLOW, 1972) decrease hepatic production of serum lipoproteins. They also strikingly potentiate the steatogenic effect of ethanol in the liver (LIEBER et al., 1969). In the rat, chronic alcohol feeding progressively increases the concentration of hepatic triglycerides during the first 2–3 weeks; afterwards these concentrations remain stable at a higher level for at least up to 22 weeks (LIEBER and DE CARLI, 1970). The development of an increased capacity to produce serum lipoproteins could be at least one of the mechanisms responsible for this stabilization of the steatosis. Eventually this adaptation could be abolished by deleterious effects of ethanol on the hepatocyte.

II. Other Factors Contributing to Alcoholic Hyperlipemia

Ethanol-induced hyperlipemia is usually moderate. However, some alcoholic patients develop marked hyperlipemia, which suggests that other factors in addition to ethanol itself contribute to this alteration.

A possible role of postheparin lipoprotein lipase activity (PHLA) in alcoholic hyperlipemia has been suggested on the basis of the finding that 6 of the 8 patients with marked hyperlipemia reported by LOSOWSKY et al. (1963) had a decreased PHLA. Furthermore, a mild decrease in the fractional turnover rate of intravenously injected exogenous triglycerides has been reported in alcoholics who develop marked degree of hyperlipemia (CHAIT et al., 1972). However, in most of the subjects reported by LOSOWSKY et al. (1963) the PHLA remained decreased after the hyperlipemia had subsided and after alcohol had been withdrawn for weeks or months. This alteration could not be reproduced either by ethanol in vitro (LOSOWSKY et al., 1963) or by the administration of ethanol in vivo (VERDY and GATTEREAU, 1967; WILSON et al., 1969; KUDZMA and SCHONFELD, 1971). Thus one factor in the development of hyperlipemia could be the existence of a defective removal of serum lipids in some patients. Furthermore, some of the reported alcoholic patients with marked hyperlipemia had other conditions which can contribute to the hyperlipemia such as diabetes (LOSOWSKY et al., 1963; KUDZMA and SCHONFELD, 1971) or pancreatitis (ALBRINK and KLATSKIN, 1957). The latter condition has been reported to be associated with the production of an inhibitor of PHLA (KESSLER et al., 1963).

Another possible mechanism could be an increased capacity to secrete serum lipoproteins. This may account for the observation that some alcoholic patients appear to have an unusual sensitivity to the hyperlipemic effect of ethanol (KUDZMA and SCHONFELD, 1971). Thus, patients with normal PHLA have been shown to develop hyperlipemia with doses of ethanol (120–160 g per day) that do not produce hyperlipemia in normal subjects or individuals with endogenous hypertriglyceridemia (Type IV). The mechanism for the increased capacity of these patients to develop alcoholic hyperlipemia remains unknown. Since ethanol consumption results in an increased capacity to secrete lipoproteins in response to a lipid load (BARAONA et al., 1973), one may wonder whether the difference in response to ethanol between some alcoholics and some individuals with type IV hyperlipemia may be secondary, at least in part, to a difference in prior alcohol consumption.

A third factor which may contribute to exacerbation of alcoholic hyperlipemia is the pre-existence of a type IV hyperlipemic defect. These subjects have greater lipemic response to ethanol when compared to controls with equal degree of alcoholism (MENDELSON and MELLO, 1973; GINSBERG et al., 1974). This raises the possibility that moderate alcohol consumption may unmask subclinical hyperlipemic states.

D. Complications

There is no evidence that alcohol induced hyperlipemia has a serious prognostic significance. However, some alterations such as hemolytic anemia and pancreatitis are associated with hyperlipemia in some alcoholics and a pathogenic relationship cannot be excluded.

I. Alcoholic Hyperlipemia and Hemolytic Anemia

Transient hemolytic anemia can accompany episodes of hyperlipemia in alcoholics (ZIEVE, 1958). Moreover, rats rendered hyperlipemic by chronic alcohol feeding have mild hemoglobinemia, reticulocytosis and increased osmotic fragility of the erythrocytes, which correlate with the degree of hyperlipemia (BARAONA and LIEBER, 1969). The hemolysis in patients with Zieve's syndrome is associated with changes in the lipid composition of the erythrocytes (WESTERMAN et al.

1968; BALCERZAK et al., 1968). During the acute stage of the syndrome there is an increased content of total lipids, cholesterol and phospholipids in the red cells. Hyperlipemia induced in animals by high fat diets (OKEY and GREAVES, 1939; PRIEST and NORMAN, 1962; SILVER et al., 1964) is also associated with hemolytic anemia and changes in red cell lipid composition (WESTERMAN et al., 1970). The plasticity of red cell, a requirement for their survival in the circulatory stream, depends upon the lipid composition of red cell membrane (SHOHET, 1972). Red cells are incapable of de novo synthesis of their membrane lipids, thereby depending upon exchange with plasma lipids (COOPER and SHATTIL, 1971). However, erythrocytes can maintain a normal lipid composition in some other hyperlipemic states (NEERHOUT, 1968; BAGDADE and WAYS, 1970), indicating that red cells are provided with efficient mechanisms for maintaining their composition despite plasma lipid alterations (COOPER, 1970).

Increased destruction of transfused normal, compatible, red cells to patients with Zieve's syndrome (BALCERZAK et al., 1968), suggests an extracorpuscular factor. At first, the presence of an abnormal lipid (lysolecithin) was postulated in Zieve's syndrome (ZIEVE, 1958), but subsequently no hemolytic concentrations of this phospholipid were detected (ZIEVE and HILL, 1961).

In models in which hyperlipemia is associated with hemolytic anemia, there is also some degree of liver damage. Hemolytic anemia (CHAPLIN and MOLLISON, 1953) and alterations in the lipid composition of the erythrocytes (NEERHOUT, 1968) are common in diseases of the liver, with or without hyperlipemia. In both obstructive and hepatocellular liver diseases, there is increased free cholesterol and, to a lesser extent, phospholipids in red cells. These alterations can be associated with morphological changes of the erythrocyte (JANDL, 1955) ("target cells"), which reflects an increase in the membrane surface area (COOPER and JANDL, 1968). In severe liver diseases, with even greater accumulation of red cell cholesterol, the red cell morphology becomes extremely bizarre ("Spur cells") (SMITH et al., 1964), resembling the acanthocytes of abetalipoproteinemia, though chemically the two conditions differ (COOPER, 1969). Target cells are also found in a rare familial disorder characterized by a marked deficiency of plasma lecithin-cholesterol acyl transferase (L-CAT) (NORUM and GJONE, 1967). This enzyme is produced by the liver (OSUGA and PORTMAN, 1971) and participates in the esterification of cholesterol in the plasma (GLOMSET, 1970). This enzyme is decreased in liver diseases (SIMON, 1971; GJONE et al., 1971) and its activity correlates inversely with the increased red cell free cholesterol content (SIMON, 1971) which is known to exchange freely with unesterified plasma cholesterol. Increased surface-active bile salts (COOPER and JANDL, 1968), and abnormal lipoprotein substrate for L-CAT (SEIDEL et al., 1969) could also contribute to cholesterol accumulation in red cells of patients with obstructive hepatic diseases.

In conclusion, the hemolytic anemia associated with alcoholic hyperlipemia could be the consequence of the associated liver damage rather than of the increased plasma lipids. However, it is possible that the red cell alterations associated with the liver damage are influenced by the coexistent hyperlipemia.

II. Alcoholic Hyperlipemia and Pancreatitis

The relationships between alcohol, pancreatitis and hyperlipemia have been discussed in detail elsewhere (PIROLA and LIEBER, 1973).

Essential hyperlipemias (Types I, IV and V) clearly predispose to the development of pancreatitis (KLATSKIN and GORDON, 1952; FREDRICKSON et al., 1967). The mechanism of this effect is unknown. Alcoholism produces both hyperlipemia and pancreatitis. Approximately one third of patients with pancreatitis give a history of excessive drinking (PIROLA and LIEBER, 1973). On the other hand, patients with marked alcoholic hyperlipemia develop episodes of fever and abdominal pain suggesting pancreatitis and the latter condition is occasionally demonstrated (ALBRINK and KLATSKIN, 1957; KESSEL, 1962). Furthermore, both hyperlipemia and pancreatitis occur predominantly in alcoholics with moderate degree of liver damage and a well preserved nutritional state (MARKS and BANK, 1963; SARLES, 1963). It is therefore tempting to speculate that alcoholic hyperlipemia and pancreatitis might be pathogenetically related. The assessment of this hypothesis presents several difficulties.

Because of the unreliable means for diagnosis, the frequency of pancreatitis can be underestimated, especially in alcoholic hyperlipemia, a condition in which serum amylase and lipase values are frequently normal, even in cases of surgically proven pancreatitis (ALBRINK and KLATSKIN, 1957; CAMERON et al., 1971).

Most instances of alcoholic pancreatitis are associated with mild or no hyperlipemia and only occasionally with serum lactescence (WANG et al., 1959). However, the frequency of hyperlipemia in alcoholic pancreatitis can be underestimated because of its frequent transient and asymtomatic nature.

Finally, non-alcoholic pancreatitis is sometimes associated with hyperlipemia (WANG et al., 1959). Experimentally induced pancreatic damage also produced alterations of serum lipids resulting in hyperlipemia (KESSLER, 1962; STACKHOUSE et al., 1966). The current view is that most cases of hyperlipemia in patients with pancreatitis are secondary to the pancreatic damage. However, ZIEVE (1968) has put forward evidence to suggest that alcoholism rather than pancreatic injury is the main mechanism of hyperlipemia in alcoholics with pancreatitis.

In conclusion, alcohol seems to produce pancreatitis by mechanisms other than hyperlipemia, but the possibility that coexistent hyperlipemia could favor the development of pancreatitis has not been ruled out.

III. Alcoholic Hyperlipemia and Atherosclerosis

Some hyperlipemic patients have an increased risk of atherosclerotic vascular disease (Report of a Cooperative Study of Lipoproteins and Atherosclerosis). The risks appear to relate to the concentration of those lipoproteins which contain most of the plasma cholesterol, mainly the low density or beta-lipoproteins and, in a lesser degree, the VLDL or pre-beta-lipoproteins (KANNEL et al., 1964; BROWN and DOYLE, 1967).

Chronic alcohol consumption increases serum cholesterol concentration both in man (DUCCESCHI and BARILARI, 1916; AMATUZIO and HAY, 1958; GRANDE et al., 1960; LIEBER et al., 1963; JONES et al., 1963) and in animals (DUCCESCHI, 1915; EBERHARD, 1936; GOTTLIEB et al., 1959; NIKKILA and OLLILA, 1959; GRANDE et al., 1960; LEFEVRE et al., 1972). Hypercholesterolemia, similarly to the changes in other serum lipids, is a transient phenomenon in alcoholics and subsides despite continuation of ethanol administration (LIEBER et al., 1963).

Ethanol administration did not affect the development of atherosclerosis (the spontaneous or the experimental variety) (EBERHARD, 1936; NICHOLS et al., 1956; NIKKILA and OLLILA, 1959; BOYANER, 1969). GOTTLIEB et al. (1959) reported an increased vascular sudanophilia associated with ethanol-induced hypercholesterolemia in the rat.

On the other hand, the concept that chronic alcoholism protects against atherosclerosis (CABOT, 1904) was challenged by WILENS (1947), who demonstrated that the apparent low incidence of atherosclerosis depended upon the shorter life span of alcoholics (HUNTER, 1932). Also, conditions which favor the development of atherosclerosis, such as hypertension, diabetes and obesity, have a low incidence in alcoholics (WILENS, 1947). The severity of atherosclerosis in alcoholics has been reported as reduced (EDMONSON et al., 1956), increased (KIMURA, 1955) or similar to a control non-alcoholic group (VIEL et al., 1966). However, a more likely relationship could exist in individuals not usually considered alcoholics, but who develop a chronic hyperlipemic state under the influence of daily moderate intake of alcohol.

E. Summary

Ethanol produces a consistent and rapid increase in serum lipids, mainly triglycerides, in normal subjects. This effect is enhanced if alcohol is administered together with a fat containing meal. Prolonged alcohol consumption results in a variable lipemic response depending upon the duration and dose of alcohol intake, associated liver damage and conditions which modify the capacity of either production or removal of serum lipoproteins. The primary mechanism of alcoholic hyperlipemia appears to be the increased hepatic production of serum lipoproteins, mainly very low density lipoproteins. The development of hyperlipemia opposes fat accumulation in the liver. In animals, an adaptive increase in the capacity to produce serum lipoproteins has been observed during prolonged ethanol feeding. This effect may be prevented by malnutrition or a further increase in alcohol consumption, which can result in more severe hepatic damage. The consequences of hyperlipemia on other tissues are unknown, but the possibility exists that the development of pancreatitis, atherosclerosis and hemolytic anemia may be favored.

References

ALBRINK, M.J., KLATSKIN, G.: Lactescence of serum following episodes of acute alcoholism and its probable relationship to acute pancreatitis. Amer. J. Med. **23**, 26–33 (1957).

ALBRINK, M.J., MAN, E.B., PETERS, J.P.: The relation of neutral fat to lactescence of serum. J. clin. Invest. **34**, 147–157 (1955).

AMATUZIO, D.S., HAY, L.J.: Dietary control of essential hyperlipemia. Arch. intern. Med. **102**, 173–178 (1958).

BAGDADE, J.D., WAYS, P.O.: Erythrocyte membrane lipid composition in exogenous and endogenous hypertriglyceridemia. J. Lab. clin. Med. **75**, 53–60 (1970).

BALCERZAK, S.P., WESTERMAN, M.P., HEINLE, E.W.: Mechanism of anemia in Zieve's syndrome. Amer. J. med. Sci. **255**, 277–287 (1968).

BARAONA, E., LIEBER, C.S.: Fatty liver, hyperlipemia, and erythrocyte alterations produced by ethanol feeding in the rat. Amer. J. clin. Nutr. **22**, 356–357 (1969).

BARAONA, E., LIEBER, C.S.: Effects of chronic ethanol feeding on serum lipoprotein metabolism in the rat. J. clin. Invest. **49**, 769–778 (1970).

BARAONA, E., LIEBER, C.S.: Intestinal lymph formation and fat absorption: stimulation by acute ethanol administration and inhibition by chronic ethanol feeding. Gastroenterology **68**, 495–502 (1975).

BARAONA, E., PIROLA, R., LIEBER, C.S.: Pathogenesis of postprandial hyperlipemia in rats fed ethanol-containing diets. J. clin. Invest. **52**, 296–303 (1973).

BARAONA, E., PIROLA, R., LIEBER, C.S.: Small intestinal damage and changes in cell population produced by ethanol ingestion in the rat. Gastroenterology **66**, 226–234 (1974).

BARAONA, E., PIROLA, R., LIEBER, C.S.: Acute and chronic effects of ethanol on intestinal lipid metabolism. Biochim. biophys. Acta **388**, 19–28 (1975).

BARBORIAK, J.J.: Effect of ethanol on lipoprotein lipase activity. Life Sci. **5**, 237–241 (1966).

BARBORIAK, J.J., MEADE, R.C.: Enhancement of alimentary lipemia by preprandial alcohol. Amer. J. med. Sci. **255**, 245–251 (1968a).

BARBORIAK, J.J., MEADE, R.C.: Postalcoholic lipemia in the rat. Quart. J. Stud. Alcohol **29**, 283–289 (1968b).

BARBORIAK, J.J., MEADE, R.C.: Effect of alcohol in gastric emptying in man. Amer. J. clin. Nutr. **23**, 1151–1153 (1970).

BARBORIAK, J.J., WILSON, A.S., MEADE, R.C.: Modifications of lipemic responses to an alcohol-corn oil mixture. J. Nutr. **97**, 437–440 (1969).

BARLOW, O.W.: Studies on pharmacology of ethyl alcohol. Comparative study of pharmacologic effects of grain and synthetic ethyl alcohols. J. Pharmacol. exp. Ther. **56**, 117–146 (1936).

BARTER, P.J., NESTEL, P.J., CARROLL, K.F.: Precursors of plasma triglyceride fatty acid in humans. Effects of glucose consumption, clofibrate administration, and alcoholic fatty liver. Metabolism **21**, 117–124 (1972).

BEAUMONT, J.L., CARLSON, L.A., COOPER, G.R., FEJFAR, Z., FREDRICKSON, D.S., STRASSER, T.: Classification of hyperlipidaemias and hyperlipoproteinamias. Bull. WHO **43**, 891–915 (1970).

BEZMAN-TARCHER, A., NESTEL, P.J., FELTS, J.M., HAVEL, R.J.: Metabolism of hepatic and plasma triglycerides in rabbits given ethanol or ethionine. J. Lipid Res. **7**, 248–257 (1966).

BOUCHIER, I.A., DAWSON, A.M.: The effect of infusions of ethanol on the plasma free fatty acids in man. Clin. Sci. **26**, 47–54 (1964).

BOYANER, H.G.: Influence of alcohol on coronary function in rabbits with atherosclerosis induced by cholesterol. Nature (Lond.) **221**, 1066–1067 (1969).

BREWSTER, A.C., LANKFORD, H.G., SCHWARTZ, M.G., SULLIVAN, J.F.: Ethanol and alimentary lipemia. Amer. J. clin. Nutr. **19**, 255–259 (1966).

BROWN, D.F., DOYLE, J.T.: Prebeta lipoproteinemia: its bearing on the dietary management of serum lipid disorders as related to ischemic heart disease. Amer. J. clin. Nutr. **20**, 324–332 (1967).

BUNGENBERG DE JONG, J.J., MARCH, J.B.: Biosynthesis of plasma lipoproteins by rat liver ribosomes. J. biol. Chem. **243**, 192–199 (1968).

CABOT, R.C.: The relation of alcohol to arteriosclerosis. J. Amer. med. Ass. **43**, 774–775 (1904).

CACHERA, R., LAMOTTE, M., LAMOTTE-BARRILLON, S.: Étude clinique, biologique et histologique des stéatoses du foie chez les alcooliques. Sem. Hôp. Paris **26**, 3497–3514 (1950).

CAMERON, J.L., CRISLER, C., MARGOLIS, S., DEMEESTER, T.R., ZUIDEMA, G.D.: Acute pancreatitis with hyperlipemia. Surgery **70**, 53–61 (1971).

CARTER, E.A., DRUMMEY, G.D., ISSELBACHER, K.J.: Ethanol stimulates triglyceride synthesis by the intestine. Science **174**, 1245–1247 (1971).

CHAIT, A., MANCINI, M., FEBRUARY, A.W., LEWIS, B.: Clinical and metabolic study of alcoholic hyperlypidaemia. Lancet **1972 II**, 62–64.

CHAPLIN, H., MOLLISON, P.L.: Red cell life span in nephritis and hepatic cirrhosis. Clin. Sci. **12**, 351–360 (1953).

COOPER, R.A.: Anemia with spur cells: a red cell defect acquired in serum and modified in the circulation. J. clin. Invest. **48**, 1820–1831 (1969).

COOPER, R.A.: Lipids of human red cell membrane: normal composition and variability in disease. Semin. Hematol. **7**, 298–322 (1970).

COOPER, R.A., JANDL, J.H.: Bile salts and cholesterol in the pathogenesis of target cells in obstructive jaundice. J. clin. Invest. **47**, 809–822 (1968).

COOPER, R.A., SHATTIL, S.J.: Mechanisms of hemolysis – The minimal red cell defect. New Engl. J. Med. **285**, 1514–1520 (1971).

CROUSE, J.R., GERSON, C.D., DE CARLI, L.M., LIEBER, C.S.: Role of acetate in the reduction of plasma free fatty acids produced by ethanol in man. J. Lipid Res. **2**, 509–512 (1968).

DAJANI, R.M., KOUYOUMJIAN, C.: A probable direct role of ethanol in the pathogenesis of fat infiltration in the rat. J. Nutr. **91**, 535–539 (1967).

DI LUZIO, N.R.: Effect of acute ethanol intoxication on liver and plasma lipid fractions of the rat. Amer. J. Physiol. **194**, 453–456 (1958).

DI LUZIO, N.R.: An evaluation of plasma triglyceride formation as a factor in the development of the ethanol-induced fatty liver. Life Sci. **4**, 1373–1382 (1965).

DI LUZIO, N.R., POGGI, M.: Abnormal lipid tolerance and hyperlipemia in acute ethanol-treated rats. Life Sci. **10**, 751–758 (1963).

DUCCESCHI, V.: Sopra la genesi della intossicazione alcoolica: La colesterina del sangue nella intossicazione per alcool. Arch. Fisiol. **13**, 147 (1915).

DUCCESCHI, V., BARILARI, V.: Sopra la genesi della intossicazione alcoolica: Ricera sull'uomo. Arch. Fisiol. **14**, 21–27 (1916).

EBERHARD, T.P.: Effect of alcohol on cholesterol-induced atherosclerosis in rabbits. Arch. Path. **21**, 616–622 (1936).

EDMONDSON, H.A., HALL, E.M., MYERS, R.O.: Pathology of alcoholism. In: THOMPSON, G.N.: Alcoholism. Springfield/Ill. Ch.C. Thomas 1956.

EISENBETH, R.: Hyperlipémie avec lactescence du sérum au cours d'une cirrhose éthylique avec anorexie sévère. Strasbourg méd. **11**, 343–347 (1960).

EISENBETH, R., RAAB, J.: L'hyperlipémie des alcooliques. Arch. Mal. Appar. dig. **49**, 572–579 (1960).

ELKO, E.E., WOOLES, W.R., DI LUZIO, N.R.: Alterations and mobilization of lipids in acute ethanol-treated rats. Amer. J. Physiol. **201**, 923–926 (1961).

FALLAT, R.W., VESTER, J.W., GLUECK, C.J.: Suppression of amylase activity by hypertriglyceridemia. JAMA **225**, 1331–1334 (1973).

FEIGL, J.: Neue Untersuchungen zur Chemie des Blutes bei akuter Alkoholintoxikation und bei chronischem Alkoholismus mit besonderer Berücksichtigung der Fette und Lipoide. Biochem. Z. **92**, 282–317 (1918).

FEINMAN, L., LIEBER, C.S.: Effect of ethanol of plasma glycerol in man. Amer. J. clin. Nutr. **20**, 400–403 (1967).

FLORES, H., PAK, N., MACCIONI, A., MONCKEBERG, F.: Lipid transport in kwashiorkor. Brit. J. Nutr. **24**, 1005–1011 (1970)

FLORES, H., SIERRALTA, W., MONCKEBERG, F.: Triglyceride transport in protein-depleted rats. J. Nutr. **100**, 375–379 (1970).

FRANZEN, G.: Untersuchungen über Alkohol. VII. Alkohol-Wirkungen auf die Magenverdauung. Arch. Exp. Path. Pharmakol. **134**, 129–141 (1928).

FREDRICKSON, D.S., LEVY, R.I., LEES, R.S.: Fat transport in lipoproteins – An integrated approach to mechanism and disorders. New Engl. J. Med. **276**, 32–44, 94–103, 148–156 (1967).

FRIEDMAN, M., ROSENMAN, R.H., BYERS, S.O.: Effect of moderate ingestion of alcohol upon serum triglyceride responses of normo- and hyperlipemic subjects. Proc. Soc. exp. Biol. (N.Y.) **120**, 696–698 (1965).

FROEHLICH, A.L.: L'hyperlipémie de l'intoxication alcoolique aiguë. Acta gastro-ent. belg. **21**, 33–40 (1958).

GANG, H., LIEBER, C.S., RUBIN, E.: Ethanol increases glycosyl transferase activity in the hapatic Golgi apparatus. Nature (New Biology) **243**, 123–125 1973.

GINSBERG, H., OLEFSKY, J., FARQUHAR, J.W., REAVEN, G.M.: Moderate ethanol ingestion and plasma triglyceride levels. A study in normal and hypertriglyceridemic persons. Ann. int. Med. **80**, 143–149 (1974).

GJONE, E., BLOMHOFF, J.P., WIENCKE, I.: Plasma lecithin: cholesterol acyltransferase activity in acute hepatitis. Scand. J. Gastroent. **6**, 161–168 (1971).

GLOMSET, J.A.: Physiological role of lecithin-cholesterol acyltransferase. Amer. J. clin. Nutr. **23**, 1129–1136 (1970).

GOTTLIEB, L.S., BROITMAN, S.A., VITALE, J.J., ZAMCHECK, N.: The influence of alcohol and dietary magnesium upon hypercholesterolemia and atherogenesis in the rat. J. Lab. clin. Med. **53**, 433–441 (1959).

GRANDE, F., HAY, L.J., HEUPEL, H.W., AMATUZIO, D.S.: Effect of ethanol on serum cholesterol concentration in dog and man. Circulat. Res. **8**, 810–819 (1960).

GREENBERG, L.A., LOLLI, G., RUBIN, M.: The influence of intravenously administered alcohol on the emptying time of the stomach. Quart. J. Stud. Alcohol **3**, 371–375 (1942).

GREENBERGER, N.J., HATCH, F.T., DRUMMEY, G.D., ISSELBACHER, K.J.: Pancreatitis and hyperlipemia: a study of serum lipids alterations in 25 patients with acute pancreatitis. Medicine (Baltimore) **45**, 161–174 (1966).

HAMILTON, R.L., REGEN, D.M., GRAY, M.E., LE QUIRE, V.S.: Lipid transport in the liver. I. Electron microscopic identification of very low density lipoproteins in perfused rat liver. Lab. Invest. **16**, 305–319 (1967).

HARICHAUX, P., MOLINE, J.: Influence d'une ingestion d'ethanol a 10 p. 100 sur l'evacuation gastrique chez le rat. C.R. Soc. Biol. (Paris) **158**, 1389–1392 (1964).

HIRAYAMA, C., HIROSHIGE, K.: Effect of α-tocopherol and tocopheronolactone on ethanol induced fatty liver and triglyceridemia. Experientia (Basel) **26**, 1306–1308 (1970).

HORNING, M.G., KNOX, K.L., MANI, L.: Drugs and lipid transport. J. Amer. Oil Chem. Soc. **41**, 697–701 (1964).

HORST, W.: Beitrag zum Lipoidstoffwechsel bei chronischer Unterernährung. Klin. Wschr. **28**, 184–188 (1950).
HÜLSMANN, W.C.: Preferential oxidation of fatty acids by rat small intestine. FEBS Letters **17**, 35–38 (1971).
HUNTER, A.: Longevity and mortality as affected by the use of alcohol. In: EMERSON, H.: Alcohol and man. New York: MacMillan 1932.
ISERI, O.A., LIEBER, C.S., GOTTLIEB, L.S.: The ultrastructure of fatty liver induced by prolonged ethanol ingestion. Amer. J. Path. **48**, 535–555 (1966).
ISHII, H., JOLY, J.-G., LIEBER, C.S.: Effect of ethanol on the amount and enzyme activities of hepatic rough and smooth microsomal membranes. Biochim. biophys. Acta (Amst.) **291**, 411–420 (1973).
JANDL, J.H.: The anemia of liver disease: observations on its mechanism. J. clin. Invest. **34**, 390–404 (1955).
JOHANSSON, B.G., LAURELL, C.B.: Disorders of serum α-lipoproteins after alcoholic intoxication. Scand. J. clin. Lab. Invest. **23**, 231–233 (1969).
JOLY, J.-G., FEINMAN, L., ISHII, H., LIEBER, C.S.: Effect of chronic ethanol feeding of hepatic microsomal glycerophosphate acyltransferase activity. J. Lipid Res. **14**, 337–343 (1973).
JONES, D.P., LOSOWSKY, M.S., DAVIDSON, C.S., LIEBER, C.S.: Effects of ethanol on plasma lipids in man. J. Lab. clin. Med. **62**, 675–682 (1963).
JONES, D.P., PERMAN, E.S., LIEBER, C.S.: Free fatty acid turnover and triglyceride metabolism after ethanol ingestion in man. J. Lab. clin. Med. **66**, 804–813 (1965).
JONES, A.L., RUDERMAN, N.B., HERRERA, M.G.: Electron microscopic and biochemical study of lipoprotein synthesis in the isolated perfused rat liver. J. Lipid Res. **8**, 429–446 (1967).
KALLIO, V., SAARIMAA, H., SAARIMAA, A.: Serum lipids and postprandial lipemia in alcoholics after a drinking bout. Quart. J. Stud. Alcohol **30**, 565–569 (1969).
KANNEL, W.B., DAWBER, T.R., FRIEDMAN, G.D., GLENNON, W.E., MC NAMARA, P.M.: Risks factors in coronary heart disease: an evaluation of several serum lipids as predictors of coronary heart disease: The Framingham study. Ann. intern. Med. **61**, 888–899 (1964).
KEEFER, C.S., FRIES, E.D.: The fatty liver. Its diagnosis and clinical course. Trans. Ass. Amer. Phycns **57**, 283–289 (1942).
KESSEL, L.: Acute transient hyperlipemia due to hepatopancreatic damage in chronic alcoholics (Zieve's syndrome). Amer. J. Med. **32**, 747–757 (1962).
KESSLER, J.I., KNIFFEN, J.C., JANOWITZ, H.D.: Lipoprotein lipase inhibition in rabbits with experimental pancreatitis. Proc. Soc. exp. Biol. (N.Y.) Med. **110**, 24–26 (1962).
KESSLER, J.I., KNIFFEN, J.C., JANOWITZ, H.D.: Lipoprotein lipase inhibition in the hyperlipemia of acute alcoholic pancreatitis. New Engl. J. Med. **269**, 943–948 (1963).
KIMURA, N.: Analysis of 10,000 postmortem examinations in Japan. In: KEYS, A., WHITE, P.D.: Cardiovascular epidemiology. New York: Hoeber 1956.
KLATSKIN, G., GORDON, M.: Relationship between relapsing pancreatitis and essential hyperlipemia. Amer. J. Med. **12**, 3–23 (1952).

KUDZMA, D.J., SCHONFELD, G.: Alcoholic hyperlipemia: induction by alcohol but not by carbohydrate. J. Lab. clin. Med. **77**, 384–395 (1971).
LANE, B.P., LIEBER, C.S.: Ultrastructural alterations in human hepatocytes following ingestion of ethanol with adequate diets. Amer. J. Path. **49**, 593–603 (1966).
LEFEVRE, A.F., DE CARLI, L.M., LIEBER, C.S.: Effect of ethanol on cholesterol and bile acid metabolism. J. Lipid Res. **13**, 48–55 (1972).
LIEBER, C.S.: Ethanol and the liver. In: Alcoholism: Progress in Research and Treatment (BOURNE, P.G., FOX, R., Eds.). New York: Academic Press 1973.
LIEBER, C.S., DE CARLI, L.M.: Quantitative relationship between amount of dietary fat and severity of alcoholic fatty liver. Amer. J. clin. Nutr. **23**, 474–478 (1970).
LIEBER, C.S., JONES, D.P., MENDELSON, J., DE CARLI, L.M.: Fatty liver, hyperlipemia and hyperuricemia produced by prolonged alcohol consumption, despite adequate dietary intake. Trans. Ass. Amer. Phycns **76**, 289–300 (1963).
LIEBER, C.S., LEEVY, C.M., STEIN, S.W., GEORGE, W.S., CHERRICK, G.R., ABELMANN, W.H., DAVIDSON, C.S.: Effects of ethanol on plasma free fatty acids in man. J. Lab. clin. Med. **59**, 826–832 (1962).
LIEBER, C.S., MENDELSON, J., DE CARLI, L.M.: Experimentally induced chronic intoxication and withdrawal in alcoholics, Part 8: Serum lipids and uric acid. Quart. J. Stud. Alcohol, Suppl. **2**, 100–107 (1964).
LIEBER, C.S., SCHMID, R.: The effect of ethanol on fatty acid metabolism; stimulation of hepatic fatty acid synthesis in vitro. J. clin. Invest. **40**, 394–399 (1961).
LIEBER, C.S., SPRITZ, N., DE CARLI, L.M.: Role of dietary, adipose, and endogenously synthesized fatty acids in the pathogenesis of the alcoholic fatty liver. J. clin. Invest. **45**, 51–62 (1966).
LIEBER, C.S., SPRITZ, N., DE CARLI, L.M.: Fatty liver produced by dietary deficiencies: its pathogenesis and potentiation by ethanol. J. Lipid Res. **10**, 283–287 (1969).
LO, C.-H., MARSH, J.B.: Biosynthesis of plasma lipoproteins. Incorporation of ^{14}C-glucosamine by cells and subcellular fractions of rat liver. J. biol. Chem. **245**, 5001–5006 (1970).
LOMBARDI, B.P., PANI, P., SCHLUNK, F.F.: Choline-deficiency fatty liver: impaired release of hepatic triglycerides. J. Lipid Res. **9**, 437–446 (1968).
LOSOWSKY, M.S., JONES, D.P., DAVIDSON, C.S., LIEBER, C.S.: Studies of alcoholic hyperlipemia and its mechanism. Amer. J. Med. **35**, 794–803 (1963).
LUNDQUIST, E., TYGSTRUP, N., WINKLER, K., MELLENGAARD, K., MUNCH-PETERSON, S.: Ethanol metabolism and production of free acetate in the human liver. J. clin. Invest. **41**, 955–961 (1962).
MADSEN, N.P.: Reduced serum low-density lipoprotein levels after acute ethanol administration. Biochem. Pharmacol. **18**, 261–262 (1969).
MALLOV, S.: Effect of ethanol intoxication on plasma free fatty acids in the rat. Quart. J. Stud. Alcohol **22**, 250–253 (1961).
MARKS, I.N., BANK, S.: The aetiology, clinical features and diagnosis of pancreatitis in the South Western Cape. A review of 243 cases. S. Afr. med. J. **37**, 1039–1053 (1963).

Marzo, S., Ghirardi, P., Sardini, D., Prandini, B.D., Albertini, A.: Serum lipids and total fatty acids in chronic alcoholic liver disease at different states of cell damage. Klin. Wschr. **48**, 949–950 (1970).

Mendelson, J.H., Melo, N.K.: Alcohol-induced hyperlipemia and beta-lipoproteins. Science **180**, 1372–1374 (1973).

Middleton, W.R.J., Carter, E.A., Drummey, G.D., Isselbacher, K.J.: Effect of oral ethanol administration on intestinal cholesterogenesis in the rat. Gastroenterology **60**, 880–887 (1971).

Mistilis, S.P., Ockner, R.K.: Effects of ethanol on endogenous lipid and lipoprotein metabolism in small intestine. J. Lab. clin. Med. **80**, 34–46 (1972).

Mookerjea, S., Chow, A.: Impairment of glycoprotein synthesis in acute ethanol intoxication in rats. Biochim. biophys. Acta (Amst.) **184**, 83–92 (1969).

Myers, G.E., Rosen, A., Fend, L.Y., Kuo, P.T.: Incidence and type of hyperlipoproteinemia in chronic alcoholism. Fed. Proc. **28**, 626 (1969).

Nestel, P.J.: Some clinical and chemical manifestations of alcohol-induced hyperlipemia. Aust. Ann. Med. **16**, 139–143 (1967).

Nestel, P.J., Hirsch, E.Z.: Mechanism of alcohol-induced hypertriglyceridemia. J. Lab. clin. Med. **66**, 357–365 (1965).

Nichols, C.W., Siperstein, M.D., Gaffey, W., Lindsay, S., Chaikoff, I.L.: Does the ingestion of alcohol influence the development of arteriosclerosis in fowls? J. exp. Med. **103**, 465–475 (1956).

Nikkila, E.A., Ojala, K.: Role of hepatic L-α-glycerophosphate and triglyceride synthesis in the production of fatty liver by ethanol. Proc. Soc. exp. Biol. (N.Y.) **113**, 814–817 (1963).

Nikkila, E.A., Ollila, O.: Effect of alcohol ingestion on experimental chicken atherosclerosis. Circulat. Res. **7**, 588–594 (1959).

Norum, K.R., Gjone, E.: Familial serum cholesterol esterification failure. A new inborn error of metabolism. Biochim. biophys. Acta (Amst.) **144**, 698–700 (1967).

Ockner, R., Hughes, F.B., Isselbacher, K.J.: Very low density lipoproteins in intestinal lymph: Origin, composition and role in lipid transport in the fasting state. J. clin. Invest. **48**, 2079–2088 (1969).

Okey, R., Greaves, V.: Anemia caused by feeding cholesterol to guinea pigs. J. biol. Chem. **129**, 111–123 (1939).

Olesen, I.: Massiv hyperlipaemi ved alkoholintoxication. Ugeskr. Læg. **114**, 243–246 (1952).

Olson, R.E., Jablonsky, J.R., Taylor, E.: The effect of dietary protein, fat, and choline upon serum lipids and lipoproteins of the rat. Amer. J. clin. Nutr. **6**, 111–118 (1958).

Osuga, T., Portman, O.W.: Origin and disappearance of plasma lecithin: cholesterol acyltransferase. Amer. J. Physiol. **220**, 735–741 (1971).

Otway, S., Robinson, D.S.: The use of a non-ionic detergent (Triton WR 1339) to determine rates of triglyceride entry into the circulation of the rat under different physiological conditions. J. Physiol. (Lond.) **190**, 321–332 (1967).

Pihkanen, T.A.: Neurological and physiological studies on distilled and brewed beverages. Ann. Med. exp. Fenn. **35**, Suppl. 9 (1957).

Pirola, R.C., Lieber, C.S.: Acute and chronic pancreatitis. In: The Biology of Alcoholism (Eds. Kissen, B., Begleiter, H.), Vol. III. New York: Plenum Press 1973.

Priest, R.E., Norman, S.G.: Diet induced hemolytic anemia in the rat: concomitant renal hemosiderosis. Arch. Path. **74**, 423–426 (1962).

Report of a cooperative Study of Lipoproteins and Atherosclerosis: Evaluation of serum lipoprotein and cholesterol measurements as predictors of clinical complications of atherosclerosis. Circulation **14**, 691–741 (1956).

Rubin, E., Lieber, C.S.: Experimental alcoholic hepatic injury in man: ultrastructural changes. Fed. Proc. **26**, 1458–1467 (1967).

Ruderman, N.B., Jones, A.L., Krauss, R.M., Shafrir, E.: A biochemical and morphological study of very low density lipoproteins in carbohydrate-induced hypertriglyceridemia. J. clin. Invest. **50**, 1355–1368 (1971).

Sarles, H.: Proposal adopted unanimously by the participants in pancreatitis symposium, Marseilles, 1963. Bibl. Gastroent. (Basel) **7**, (1965).

Scanu, A., Oriente, P.: Triton hyperlipemia in dogs. I. In vitro effect of the detergent on serum lipoproteins and chylomicrons. J. exp. Med. **113**, 735–756 (1961).

Schapiro, R.H., Drummey, G.D., Shimizu, Y., Isselbacher, K.J.: Studies on the pathogenesis of ethanol-induced fatty liver. II. Effect of ethanol on palmitate-1-C14 metabolism by isolated perfused rat liver. J. clin. Invest. **43**, 1338–1347 (1964).

Schapiro, R.H., Scheig, R.L., Drummey, G.D., Mendelson, J.H., Isselbacher, K.J.: Effect of prolonged ethanol ingestion on the transport and metabolism of lipids in man. New Engl. J. Med. **272**, 610–615 (1965).

Seakins, A., Robinson, D.S.: Changes associated with the production of fatty livers by white phosphorus and by ethanol in the rat. Biochem. J. **92**, 308–312 (1964).

Seakins, A., Waterlow, J.C.: Effect of a low-protein diet on the incorporation of amino acids into rat serum lipoproteins. Biochem. J. **129**, 793–795 (1972).

Seidel, D., Alaupovic, P., Furman, R.H.: A lipoprotein characterizing obstructive jaundice. I. Method for quantitative separation and identification of lipoproteins in jaundice subjects. J. clin. Invest. **48**, 1211–1223 (1969).

Shohet, S.B.: Hemolysis and changes in erythrocyte membrane lipids. New Engl. J. Med. **286**, 577–583, 638–644 (1972).

Silver, M.M., McMillen, G.C., Silver, M.D.: Hemolytic anemia in cholesterol-fed rabbits. Brit. J. Haemat. **10**, 271–280 (1964).

Simon, J.B.: Red cell lipids in liver disease: relationship to serum lipids and to lecithin-cholesterol acyltransferase. J. Lab. clin. Med. **77**, 891–900 (1971).

Smith, J.A., Lonergan, E.T., Sterling, K.: Spur-cell anemia. Hemolytic anemia with red cells resembling acantocytes in alcoholic cirrhosis. New Engl. J. Med. **271**, 396–398 (1964).

Stackhouse, K.L., Glass, D.D., Zimmerman, B.: Relationships of lipoproteins lipase and hyperlipemia in pancreatitis. Sug. Forum **17**, 343–344 (1966).

Stein, Y., Shapiro, B.: Glyceride synthesis by microsomes fractions of rat liver. Biochim. biophys. Acta (Amst.) **30**, 271 (1958).

Stein, O., Stein, Y.: Lipid synthesis, intracellular trans-

port, storage and secretion. I. Electron microscopic radioautographic study of liver after injection of tritiated palmitate or glycerol in fasted and ethanol-treated rats. J. Cell Biol. 33, 319–339 (1967).
TALBOTT, G.D., KEATING, B.M.: Effects of preprandial whiskey on postalimentary lipemia. Geriatrics 17, 802–808 (1962).
TENNENT, D.R.: The influence of alcohol on the emptying time of stomach and absorption of glucose. Quart. J. Stud. Alcohol 2, 271–276 (1941).
THOMASSON, H.J., MACDONALD, I., VAN DER BEEK, A.: Fat-induced lipaemia in rats. Nutr. Metabol. 13, 178–185 (1971).
TOBIAS, H., DAWSON, A.M.: Free fatty acid mobilization and plasma triglyceride clearance in alcoholic hyperlipemia. Gastroenterology 50, 393 (1966).
VERDY, M., GATTEREAU, A.: Ethanol, lipase activity and serum-lipid levels. Amer. J. clin. Nutr. 20, 997–1003 (1967).
VIEL, B., DONOSO, S., SALCEDO, D., ROJAS, P., VARELA, N., ALESSANDRI, R.: Alcoholism and socioeconomic status, hepatic damage, and arteriosclerosis. Arch. intern. Med. 117, 84–91 (1966).
VOGELBERG, K.H., GRIES, F.A., MISS, H.D., JAHNKE, K.: Die Hyperlipämie bei chronischem Alkoholabusus. Dtsch. med. Wschr. 96, 1–7 (1971).
WANG, C., ADLERSBERG, D., FELDMAN, E.B.: Serum lipids in acute pancreatitis. Gastroenterology 36, 832–840 (1959).
WAREMBOURG, H., BISERTE, G., JAILLARD, J., SEZILLE, G., SCHERPEREEL, P.: Modifications du metabolisme lipidique au cours de l'intoxication éthylique aiguë du lapin. C.R. Soc. Biol. (Paris) 163, 671–674 (1969).
WAREMBOURG, H., BISERTE, G., JAILLARD, J., SEZILLE, G., SCHERPEREEL, P.: Modifications des lipides sériques et hépatiques induites par l'alcool au cours de l'intoxication éthylique chronique du lapin. Rev. Europ. Etud. Clin. Biol. 15, 649–653 (1970).
WESTERMAN, M.P., BALCERZAK, S.P., HEINLE, E.W.: Red cell lipids in Zieve's syndrome: their relation to hemolysis and red cell osmotic fragility. J. Lab. clin. Med. 72, 663–669 (1968).
WESTERMAN, M.P., WIGGANS, R.G., MAO, R.: Anemia and hypercholesterolemia in cholesterol-fed rabbits. J. Lab. clin. Med. 75, 893–902 (1970).
WILENS, S.L.: The relationship of chronic alcoholism to atherosclerosis. J. Amer. med. Ass. 135, 1136–1139 (1947).
WILSON, D.E., SCHREIBMAN, P.H., BREWSTER, A.C., ARKY, R.A.: The enhancement of alimentary lipemia by ethanol in man. J. Lab. clin. Med. 75, 264–274 (1970).
WILSON, E.C.: The effect of ethanol on the release of phospholipids and triglycerides from the rat liver. Gastroenterology 62, 830 (1972).
WINDMUELLER, H.G., LEVY, R.I.: Production of β-lipoprotein by intestine in the rat. J. biol. Chem. 243, 4878–4884 (1968).
WOOLES, W.R.: Depressed fatty acid oxidation as a factor in the etiology of acute ethanol-induced fatty liver. Life Sci. 5, 267–276 (1966).
ZIEVE, L.: Jaundice, hyperlipemia and hemolytic anemia: a heretofore unrecognized syndrome associated with alcoholic fatty liver and cirrhosis. Ann. intern. Med. 48, 471–496 (1958).
ZIEVE, L.: Relationship between acute pancreatitis and hyperlipemia. Med. Clin. N. Amer. 52, 1493–1501 (1968).
ZIEVE, L., HILL, E.: Two varieties of hemolytic anemia in cirrhosis. Sth. med. J. (Bgham, Ala.) 54, 1347–1352 (1961).

Hyperlipidämie bei Erkrankungen der Niere

W. Brech

Die Erkenntnis, daß manche Erkrankungen der Niere mit einer Störung des Fettstoffwechsels bzw. einer milchigen Trübung des Plasmas einhergehen können, wurde schon sehr früh von Blackall (1813) und Bright (1927) gewonnen. Die Pathogenese dieser Störung konnte jedoch bis heute noch nicht voll aufgeklärt werden. Bönninger (1901) gelang zunächst der Nachweis, daß tatsächlich die Blutfette bei einem Nierenkranken erhöht waren, während eine Erhöhung des Serumcholesterins, der Triglyceride oder der Phospholipide erst in späteren differenzierten Untersuchungen gezeigt werden konnte (Eppstein, 1917; Daniels, 1925; Page, 1936; Peters u. Man, 1943; Thomas, 1951). Heute weiß man, daß bei der Betrachtung des Zusammenhanges zwischen Nierenerkrankungen und Hyperlipidämie zunächst von der Art der Nephropathie ausgegangen werden muß, die je nach ihren Auswirkungen auf den gesamten Organismus eine spezifische Form einer Hyperlipidämie hervorrufen kann. Es sind dabei, um die Darstellung zu einem gewissen Grade zu vereinfachen, im wesentlichen zwei Erkrankungen der Nieren zu nennen, welche einer getrennten Darstellung bedürfen, nämlich

a) Erkrankungen, die mit einer Ausscheidungsinsuffizienz der Niere einhergehen (urämische Hyperlipidämie),

b) Erkrankungen, die zu einem renalen Eiweißverlust führen (nephrotisches Syndrom).

Sicherlich gibt es darüber hinaus auch andere Auswirkungen von Erkrankungen der Niere, die sekundär einen Einfluß auf den Fettstoffwechsel nehmen können, wie etwa die Hypokaliämie mit ihrer angeblichen Hemmung der Insulinwirkung oder die renale Hypertonie, die vermutlich vor allem unter krisenhaftem Blutdruckanstieg zu einer Erhöhung der freien Fettsäuren (FFS) im Plasma führen kann. Untersuchungen über solche Zusammenhänge sind in der Literatur jedoch nicht bekannt.

Andererseits wird die Pathogenese der Hyperlipidämien bei Erkrankungen der Niere erst durch die Kenntnis der Beeinflussung des Kohlenhydratstoffwechsels durch die gesunde und erkrankte Niere, vor allem im Stadium der Urämie, verständlich. Die Besprechung der renalen Hyperlipidämien muß also zwangsweise eine Beschreibung des renalen Insulinabbaus und der urämischen Glukoseintoleranz einschließen. Sicherlich spielen die Nieren keine primäre Rolle im Kohlenhydrat- und Lipidstoffwechsel. Dieser kann sich auch beim anephrischen Individuum in einer ausgeglichenen Balance befinden, sofern durch entsprechende Dialysebehandlung das Auftreten einer urämischen Stoffwechsellage verhindert wird. Es müssen jedoch 3 Punkte genannt werden, in denen die Nieren den Stoffwechsel der Kohlenhydrate und Fette tangieren, nämlich als Organ, das

1. eine große Bedeutung bei dem Abbau von Insulin besitzt,

2. eine gewisse, noch nicht geklärte Rolle bei der Regulierung der α-Lipoproteine im Blut spielt und

3. eine große Kapazität zur Glukoneogenese aufweist.

A. Die normale Rolle der Niere im Kohlenhydrat- und Fettstoffwechsel

I. Insulinabbau

Entsprechend seinem Molekulargewicht von 6000 ist anzunehmen, daß Insulin der glomerulären Filtration unterliegt. In der Tat konnten CHAMBERLAIN und STIMMLER (1967) durch Messung der renalen arterio-venösen Insulindifferenz zeigen, daß die renale Extraktion von Insulin sich in einer Größenordnung von 190 ml/min bewegt, unter der Voraussetzung eines normalen renalen Plasmaflusses von 650 ml/min. Diese Extraktionsrate liegt weit über der normalen Filtrationsrate der Niere, so daß die Autoren zu dem Schluß kamen, die Insulin-Clearance könne nicht nur auf einer glomerulären Filtration beruhen, sondern Insulin werde entweder tubulär sezerniert oder vom Nierengewebe metabolisiert. Ähnlich große arterio-venöse Insulindifferenzen wurden auch von RUBENSTEIN und SPITZ (1968) genannt. Nach neueren Untersuchungen von RABKIN et al. (1970) am Menschen werden etwa 40% des in den renalen Blutkreislauf tretenden Insulins unabhängig vom Ernährungszustand oder von der arteriellen Insulinkonzentration extrahiert.

Demgegenüber ist die Harnausscheidung von Insulin äußerst gering mit einer Clearance-Rate von 0,37 ml/min (CHAMBERLAIN u. STIMMLER, 1967) oder von 0,42 ml/min nach SPITZ et al. (1970). Pro Stunde werden nach den Berichten der letztgenannten Autoren 834 µE Insulin ausgeschieden. Auffallend war dabei, daß diese Insulin-Clearance bei gesunden Versuchspersonen bei Plasmainsulin-Spiegeln von 8–400 µE/ml konstant und unabhängig vom Harnfluß war.

Andererseits schieden Patienten mit schwerer Niereninsuffizienz (Kreatinin-Clearance unter 25 ml/min) große Mengen von Insulin mit dem Urin aus, so daß die Urin-Clearance sich der glomerulären Filtrationsrate annäherte. Diese Patienten haben, wie später noch ausführlich besprochen werden wird, erhöhte Insulinspiegel im Blut. Ähnlich hohe Insulinspiegel werden beispielsweise auch bei einigen Hypertonikern, bei Patienten mit peripher-vaskulären Erkrankungen und im letzten Trimester einer Schwangerschaft beobachtet, ohne daß dabei die Ausscheidung von Insulin gesteigert wäre. Die Insulin-Clearance ist hier im Gegenteil eher erniedrigt (RUBENSTEIN et al., 1967).

Diese Untersuchungen gestatten die Annahme, daß Insulin unter normalen Umständen glomerulär filtriert und fast vollständig tubulär rückresorbiert wird. Wie aus autoradiographischen Studien mit ^{131}J-Insulin hervorgeht (BECK u. FEDYNSKJ, 1967), findet diese Rückresorption im proximalen Tubulus statt. Dabei scheint Insulin weitgehend metabolisch verbraucht zu werden (ZAHARKO et al., 1966). Die Zellen des proximalen Tubulus besitzen eine hohe Insulinase-Aktivität (MIRSKY u. BROH-KAHN, 1949). Indirekt kann man auf diese Lokalisation der tubulären Rückresorption von Insulin aus den Befunden schließen, daß Patienten mit proximal tubulären Erkrankungen, wie akuter tubulärer Nekrose, Fanconi-Syndrom oder Cadmium-Vergiftung, große Mengen von Insulin ausscheiden. Auch bei diesen Patienten kann sich die Harn-Clearance von Insulin der Höhe der glomerulären Filtrationsrate nähern. Bemerkenswert ist die Koinzidenz, daß auch Glukose vom proximalen Tubulus rückresorbiert wird. Jedoch ist es nicht möglich, eine Aussage über einen evtl. Zusammenhang zwischen der Rückresorption von Glukose und Insulin zu machen.

Es werden von der Niere täglich 7,3 E Insulin abgebaut, das sind etwa 18% der täglichen gesamten pankreatischen Insulinproduktion. Bei eingeschränkter Nierenfunktion nimmt dieser renale Insulinabbau entsprechend der geringeren gesamten filtrierten Insulinmenge ab (4 E Insulin bei einer Kreatinin-Clearance von 22,5–45 ml/min und 0,17 E bei einer Kreatinin-Clearance unter 6 ml/min, gemessen jeweils an einer einzelnen Niere).

Dieser herabgesetzte Insulin-Katabolismus bei Niereninsuffizienz dürfte gegenüber der auch bei nicht-diabetischen urämischen Patienten herabgesetzten peripheren Glukoseverwertung eine gewisse Kompensation bedeuten. Bei Diabetikern ist seit langem das Phänomen bekannt, daß mit dem Auftreten einer Niereninsuffizienz sich der exogene Insulinbedarf verringert (HATCH u. PARRISH, 1961; RUNJAN et al., 1955). Sicherlich ist der verminderte Abbau des Insulins nicht die einzige Erklärung für diese Beobachtung. Es sind dabei weitere Faktoren zu berücksichtigen, wie Veränderungen der Ernährung und der kalorischen Bilanz, damit verbundene Abnahme des Körpergewichts, Veränderungen der Glukoneogenese, Faktoren, deren Wertigkeit im Zusammenhang mit einer chronischen Niereninsuffizienz noch unklar ist.

II. Die Regulierung des Spiegels der α-Lipoproteine im Blut

LEWIS und PAGE (1953) vermuteten, daß die Niere eine gewisse Rolle bei der Regulierung der α-Lipoproteine im Blut spielen könnte, nachdem sie beim nephrotischen Syndrom niedrige Plasmaspiegel von α-Lipoproteinen festgestellt hatten. Später wurde von derselben Arbeitsgruppe (1966) über das fast völlige Verschwinden der α-Lipoproteine aus dem Blut bilateral nephrektomierter Patienten berichtet. Diese Ergebnisse wurden durch Papier-elektrophoretische Untersuchungen nach DURRUM (1958) gewonnen, wobei die in den untersuchten Seren vorhandene Menge von α- oder β-Lipoproteinen durch visuelle Auswertung abgeschätzt wurde. Ein Vergleich mit Ultrazentrifugation bei einer Dichte von 1,21 zeigte, daß diese Auswertung niedrige α-Lipoprotein-Spiegel von 120 mg-% in der Tat richtig klassifizieren konnte.

Auch Patienten mit chronisch terminaler Niereninsuffizienz zeigten sehr niedrige α-Lipoprotein-Spiegel. Nach einer Nierentransplantation kehrten die α-Lipoproteine in den Normbereich zurück. Die sehr niedrigen α-Lipoprotein-Spiegel im Stadium der Niereninsuffizienz oder nach Nephrektomie konnten nicht auf Eiweißmangel oder ein mangelndes Lipidangebot zurückgeführt werden. Das erneute Auftreten von α-Lipoproteinen im Blute der Patienten nach Transplantation beruht sicherlich auch nicht auf der notwendigen Medikation mit Kortikoiden oder anderen immunosupressiven Medikamenten.

Während einer Abstoßungsreaktion fielen nämlich die α-Lipoproteine im Blut wieder ab, wobei die entsprechende Medikation weiterhin verabreicht wurde. Auch schien die Normalisierung der α-Lipoproteine unabhängig von der Ausscheidungsfunktion der transplantierten Niere zu sein.

Die Autoren schlossen aus diesen Beobachtungen auf eine gewisse Rolle der Niere bei der Regulierung von α-Lipoproteinen im Plasma, ohne über die Art dieser Funktion etwas aussagen zu können.

III. Die renale Glukoneogenese

Die Niere besitzt eine große Kapazität zur Glukoneogenese. Schlüsselenzyme zur Glukoneogenese, wie etwa die Pyruvatcarboxylase, finden sich in der Niere in fast ebenso hoher Konzentration wie in der Leber (BRECH et al., 1970). Die renale Netto-Produktion von Glukose soll 5–12% des hepatogenen Ausstromes betragen (MC CANN u. JUDE, 1958). Die Rolle der renalen Glukoneogenese bei der Homöostase des Blutzuckers ist jedoch ungewiß. Es wird von manchen Autoren angenommen, daß die Niere unter normalen Verhältnissen keine Glukose sezerniert.

Im Stadium der metabolischen Azidose nach Verabreichung von Ammoniumchlorid ist die Fähigkeit der Niere zur Synthese von Glukose gesteigert (GOODMAN et al., 1966). Da diese gesteigerte Glukoseproduktion aus den Vorstufen Oxalacetat, Glutamin, Glutamat oder α-Keto-Glutarat erfolgen kann, ist anzunehmen, daß die Azidose ihre stimulierende Wirkung auf einen geschwindigkeitsbegrenzenden Syntheseschritt zwischen Oxalat und Glukose ausübt. GOODMAN et al. (1966) stellten die Hypothese auf, daß der Anstieg der kortikalen Glutaminase I- und Glutamin-Transaminasen-Aktivität und Ammoniak-Bildung bei metabolischer Azidose oder bei Kaliummangel auf eine verminderte intrazelluläre Konzentration von Glutamat und α-Keto-Glutarat zurückzuführen sei. Diese wiederum sei durch eine erhöhte Bildung von Glukose aus Glutamat und α-Keto-Glutamat bedingt. Der Glukoneogenese würde damit eine bedeutende

Rolle bei der renalen Regulierung des Säure-Basen-Haushaltes spielen. Darüber hinaus könnte die gesteigerte renale Glukoneogenese an der herabgesetzten Kohlenhydrat-Toleranz bei Kaliummangel oder bei metabolischer Azidose bzw. im Stadium der Urämie beteiligt sein.

B. Sekundäre Hyperlipidämien bei Erkrankungen der Niere

I. Die urämische Hyperlipidämie

Milchig trübes Plasma wurde bereits im Jahre 1813 von BLACKALL bei Erkrankungen der Niere beobachtet. Jedoch erst in neurer Zeit hat man sich intensiv mit den pathogenetischen Hintergründen dieser Hyperlipidämie beschäftigt und dank den Forschungen der Arbeitsgruppe um BAGDADE, BIERMAN, HAMPERS und SPITZ einige Mechanismen ihrer Entstehung klären können. Bei der Urämie stellt sich vor allen Dingen eine Hypertriglyceridämie heraus, die in enger Verbindung zu der bei diesen Patienten zu beobachtenden Glukoseintoleranz zu stehen scheint. Eine solche Vermutung setzte die in den letzten Jahren gesammelten Erkenntnisse über den Zusammenhang zwischen Kohlenhydratstoffwechsel, Insulin und Triglycerid-Synthese voraus (BIERMAN u. PORTE, 1968; REAVEN et al., 1967; FORD et al., 1967).

Es ist daher nicht möglich, die bei der Urämie auftretenden Veränderungen der Serumlipide zu verstehen, ohne die gleichzeitig oder primär vorhandenen Störungen des Glukosestoffwechsels, einige Grundbegriffe der diätetischen Behandlung einer chronischen Niereninsuffizienz und die Einwirkung der chronischen Hämodialyse auf die Glukosehomöostase zu kennen.

1. Die urämische Glukoseintoleranz

Das Auftreten einer Glukoseintoleranz bei chronisch urämischen Patienten ist seit langem bekannt und läßt sich unschwer durch intravenöse oder orale Toleranzteste nachweisen (HORTON et al., 1968; WESTERVELT u. SCHREINER, 1962; HUTCHINGS et al., 1966; HAMPERS et al., 1966). Es ist aber erst seit der Einführung der chronischen Hämodialysebehandlung möglich geworden, zwischen urämischer Glukoseintoleranz und „echter" diabetischer Stoffwechsellage zu unterscheiden. Dadurch konnten sekundäre Einflüsse, wie Faktoren der Ernährung, ausgeschlossen und Patienten unter annähernd gleichen Bedingungen wie ein Kontrollkollektiv untersucht werden. In etwa korreliert die urämische Glukoseintoleranz mit dem Ausmaß der Niereninsuffizienz. Obwohl der Glukosetoleranztest (GTT) ein pathologisches Ergebnis zeigt, sind die Nüchternblutzuckerwerte in der Regel nicht oder nur wenig erhöht (WESTERVELT u. SCHREINER, 1962; CERLETTY u. ENGBRING, 1967). BRIGGS et al. (1967) fanden bei Urämikern nach oraler Glukosegabe einen normalen Anstieg des Blutzuckers, der jedoch nach 60, 90 und 120 min noch signifikant erhöht blieb. Zugleich war das Seruminsulin im nüchternen Zustand erhöht, zeigte nach Glukosebelastung einen mehr oder weniger normalen Anstieg, fiel aber gegenüber normalen Versuchspersonen nur sehr verzögert wieder zum Ausgangspunkt ab. Es zeigt sich also zunächst ein relativ normaler Anstieg des Blutzuckers und des Plasmainsulins, so daß Störungen der Glukoseresorption oder der Insulinsekretion selbst unwahrscheinlich sind, vielmehr sprechen die erhöhten Nüchternwerte des Insulins und der verzögerte Kurvenabfall für Glukose und Insulin eher für die Hypothese, daß eine periphere Störung der Glukoseverwertung bzw. ein Insulinantagonismus vorliegt.

Die in der Literatur mitgeteilten Ergebnisse der intravenösen Toleranzteste mit Glukose und Tolbutamid sind jedoch sehr kontrovers. HAMPERS et al. (1966) und TCHOBRUTSKY et al. (1965) beschrieben einen verzögerten und verminderten Anstieg des Plasmainsulins nach intravenöser Injektion von Glukose in der initialen Phase des Tests, während in der späteren Phase die Insulinwerte normal erschienen. WESTERVELT und SCHREINER (1962) fanden bei urämischen Patienten nach der Injektion von Tolbutamid einen normalen Abfall des Blutzuckers trotz vorhandener oraler Glukoseintoleranz. Andere Autoren beobachteten nach intravenöser Tolbutamidgabe bei Urämikern eine erhöhte Insulinsekretion (CERLETTY u. ENGBRING, 1967; HAMPERS et al., 1968).

Nach der intravenösen Injektion von exogenem Insulin wird jedoch allgemein eine verminderte Wirkung auf den Blutzucker beschrieben (HORTON et al., 1968; PERKOFF et al., 1958; WESTERVELT u. SCHREINER, 1962). Unklarheit herrscht jedoch noch darüber, ob dies auf eine verminderte Ansprechbarkeit der Peripherie auf die Wirkung von Insulin oder auf einen zirkulierenden Insulinantagonisten zurückzuführen ist. Letztere Vermutung lag um so näher, als es gelang, die urämische Glukoseintoleranz und mehr oder weniger alle erwähnten Toleranzteste durch eine Hämodialysebehandlung zu normalisieren (HAMPERS et al., 1966; ALFREY et al., 1967; SPITZ et al., 1970). Es müßte sich dabei um eine kleinmolekulare Substanz handeln, die in der Lage ist, die Dialysemembran zu passieren. Die bisherigen Versuche, eine solche Substanz zu isolieren, haben jedoch zu keinem eindeutigen Ergebnis geführt.

Andererseits vertreten verschiedene Autoren (WESTERVELT, 1969; COHEN u. HOROWITZ, 1968; DAVIDSON et al., 1969) die Ansicht, daß die urämische Glukoseintoleranz weniger zu Lasten eines im Blut zirkulierenden Insulinantagonisten gehe, als vielmehr auf eine Störung des zellulären Stoffwechsels infolge der Urämie zurückzuführen sei. Untersuchungen mit intraarteriellen Infusionen von Insulin am Arm zeigten beim Urämiker eine verminderte Glukose- und Phosphataufnahme, jedoch eine normale Kaliumaufnahme und Laktatproduktion. Diese Ergebnisse könnten für eine Störung der Glukosephosphorylierung sprechen (WESTERVELT, 1969).

Es wurde auch versucht, Veränderungen der Kalium-Homöostase für die bei der Niereninsuffizienz auftretende Glukoseintoleranz verantwortlich zu machen, jedoch ist der Kaliumhaushalt je nach dem Grade der Polyurie bei der chronischen Niereninsuffizienz großen Veränderungen unterworfen. Erst im terminalen Stadium der chronischen Niereninsuffizienz oder beim akuten Nierenversagen kommt es zu einer Hyperkaliämie. Andererseits ist die Frage, ob Kaliumverarmung allein zu einer Glukoseintoleranz führen kann, neuerdings bestritten worden (KAESS et al., 1970).

Welcher Mechanismus auch immer für die Glukoseintoleranz bei der Niereninsuffizienz verantwortlich zu machen ist, folgende Punkte sind für die Beurteilung der Lipidveränderungen bei der Urämie von Bedeutung:
1. Eine periphere Glukoseintoleranz,
2. Ein Hyperinsulinismus verbunden mit einem verzögerten Abfall von Insulin nach Stimulation der Insulinsekretion durch Glukose und
3. Veränderungen der Ernährung.

Die von GIORDANO im Jahre 1963 und GIOVANETTI und MAGGIORE (1964) beschriebene und von KLUTHE und QUIRIN (1971) auf mitteleuropäische Eßgewohnheiten abgestimmte Diät für chronisch niereninsuffiziente Patienten beruht auf einer Ernährung mit einer minimalen Eiweißmenge bei ausreichender kalorischer Versorgung. Zwangsläufig werden bei einer solchen Diät relativ viele Kohlenhydrate gegeben werden müssen. Bei einer Zufuhr von 1800–2000 Kalorien täglich setzt sich diese Diät etwa folgendermaßen zusammen: 4% Eiweiß, 56% Kohlenhydrate und 40% Fett.

Darüber hinaus ist bei einem Hämodialysepatienten mit einer zusätzlichen Zufuhr von Kohlenhydraten zu rechnen. In der Regel wird die Dialyse gegen eine Glukosekonzentration im Dialysebad von 200–400 mg-% durchgeführt. Außerdem enthält das Dialysebad unterschiedliche Mengen von Acetat (z.B. 30 mval/l). Glukose und Acetat können selbstverständlich die Dialysemembran passieren und gelangen so in den Körper des Patienten, wo sie metabolisch umgesetzt werden müssen. Gleichzeitig kommt es zu einer Stimulierung der Insulinsekretion (BRECH et al., 1971).

2. Die Hypertriglyceridämie bei Urämie

Es wurde bereits auf die milchige Trübung mancher urämischer Seren hingewiesen, und daß es sich dabei um eine Erhöhung der Neutralfette handelt. BAGDADE (1970) verglich die Serumtriglyceride chronischer Hämodialysepatienten mit denen von chronischen Urämikern, die nicht mit der Hämodialyse behandelt wurden, und stellte sie einem Kollektiv nicht urämischer Patienten von gleichem Alter und gleichem Körpergewicht gegenüber. Er fand bei den Dialysepatienten Triglyceridwerte im Serum von 276 mg-% (Maximum 1333 mg-%), bei nicht dialysierten Urämikern 164 mg-% und bei dem Kontrollkollektiv 68 mg-%. Auch schlecht ernährte Urämiker zeigten eine Hypertriglyceridämie.

Auffallend war die weitaus stärker ausgeprägte Hyperlipidämie bei den Dialysepatienten. Es wurde bereits darauf hingewiesen, daß bei diesen während der Dialyse mit einer zusätzlichen Kohlenhydratzufuhr in Form von Glukose und Acetat zu rechnen ist. Ähnlich hohe Triglyceridwerte wurden auch von LOSOWSKY und KENWARD (1968) bei akuter und chronischer Niereninsuffizienz beobachtet. Diese Triglyceride fanden sich vor allen Dingen in der Fraktion der very low density Lipoproteine (VLVL). Ihre Höhe korrelierte jedoch nicht mit dem Ausmaß der Urämie.

Das Serumcholesterin war bei den urämischen Patienten erniedrigt. Es handelt sich also nicht um eine mit dem nephrotischen Syndrom vergleichbare Lipidstörung. Wie zu erwarten, waren vor allem bei Patienten mit akutem Nierenversagen, die sich ja ausschließlich in einer negativen kalorischen Bilanz und in einer bedrohlichen Krankheitsphase befinden, die Freien Fettsäuren (FFS) ungewöhnlich stark erhöht. Im Verlaufe der Hämodialyse fielen diese jedoch auf annähernd normale Werte ab, was vermutlich auf die Wirkung der aus dem Dialysebad in das Blut einströmenden Glukose bzw. auf die allgemeine Besserung der urämischen Stoffwechsellage zurückzuführen ist. Chronische Dialysepatienten im kalorischen Gleichgewicht zeigten jedoch normale FFS-Werte im Serum, so daß eine übermäßige Fettsäuremobilisierung bzw. eine Störung der FFS-Utilisation unwahrscheinlich ist. Wie bei normalen Versuchspersonen (REAVEN, 1967; FORD et al., 1968) und bei Patienten mit endogener Hyperlipidämie konnte von BAGDADE auch bei Dialysepatienten eine direkte Beziehung zwischen dem Seruminsulinspiegel und der Höhe der Plasmatriglyceride nachgewiesen werden. Die basalen Insulinspiegel stellen mehr oder weniger ein Kriterium für die endogene Triglyceridproduktion dar. Es ist ja bekannt, daß Insulin zur Lipogenese erforderlich ist. Obwohl kein direkter Beweis dafür vorliegt, daß der Grad der Exposition der Leber gegenüber erhöhten Insulinspiegeln die Triglyceridsyntheserate bestimmt, dürfte der vielfach beobachtete lineare Zusammenhang zwischen Insulinspiegel und Triglyceridspiegel nicht zufälliger Natur sein (BIERMAN u. PORTER, 1968).

Es wurde bereits darauf hingewiesen, daß die Insulinspiegel im nüchternen Zustand und nach Stimulation bei der Urämie erhöht sind. Man ist heute der Anschauung, daß ein Insulinantagonist oder eine Resistenz des peripheren Gewebes gegenüber der Wirkung von Insulin auf den Glukosetransport zu einer feed back-Stimulation des Pankreas führt. Um den Antagonismus zu überwinden, wird mehr Insulin produziert. Hiermit ist die Urämie in eine ganze Reihe von Stoffwechselstörungen einzuordnen, welche von einem Insulinantagonismus begleitet werden, wie Fettsucht, Übersekretion von Wachstumshormon, Kortikosteroiden oder Oestrogenen. Es ist in diesem Zusammenhang auch zu erwähnen, daß bei der Urämie erhöhte Spiegel an Wachstumshormon gemessen wurden (HORTON et al., 1968; WRIGHT et al., 1968; SAMANN u. FREEMAN, 1970). Welche Rolle jedoch das Wachstumshormon bei der Entstehung der urämischen Glukoseintoleranz oder bei der Entwicklung der Hypertriglyceridämie spielen könnte, ist unbekannt.

BAGDADE (1970) führte jedoch aus, daß die im Serum der urämischen Patienten gefundenen Triglyceridwerte die am Insulinspiegel gemessen zu erwartende Höhe überschritten. Die Dialysepatienten könnten also entweder eine ungewöhnlich hohe Empfindlichkeit der hepatischen Triglycerid-Bildung gegenüber einem gewissen Insulinspiegel besitzen, oder es könnte ein Defekt der Triglyceridklärung vorliegen.

Bekanntlich ist das Enzym Lipoprotein-Lipase (LPL) an der Triglyceridklärung beteiligt. Die LPL läßt sich quantitativ indirekt durch die Messung der lipolytischen Aktivität eines Plasmas nach intravenöser Injektion von Heparin bestimmen (post-Heparin lipolytic acticity, PHLA). Es wird vermutet, daß diese PHLA in etwa den Gewebsspiegel der LPL widerspiegelt. Bei chronischer Urämie ist die PHLA im Serum erniedrigt (BAGDADE *et al.*, 1968). Die Ursachen hierfür sind unbekannt; man weiß aber, daß diese Aktivität nach entsprechender Hämodialysebehandlung wieder ansteigt, so daß auch hier ein dialysabler, zirkulierender, hemmender Faktor vermutet wurde (BOYER u. SCHEIG, 1970). Eine erniedrigte PHLA fand sich jedoch auch bei Patienten mit normalen Serumtriglyceriden, so daß der Faktor einer defekten Klärung als Ursache der urämischen Hyperlipidämie weniger große Bedeutung haben dürfte. Eine Störung der LPL müßte sich außerdem in einer Hyperchylomikronämie nach einer Fettmahlzeit anzeigen. Dies wurde jedoch bei Urämie nur selten beobachtet (BIERMAN, 1970).

Sofern die urämische Stoffwechsellage selbst als Ursache der erhöhten endogenen Triglyceridbildung und der verminderten Triglyceridklärung verantwortlich gemacht werden soll, müßten sich diese metabolischen Lipidveränderungen durch eine rigorose Hämodialysebehandlung bessern lassen. Dies wurde von BAGDADE (1970) am Patienten nachgewiesen, die unter den Bedingungen einer geschlossenen Stoffwechselstation bei ausgeglichener kalorischer Bilanz untersucht wurden. Die Blutspiegel von Triglyceriden, Insulin, Glukose und Kreatinin fielen bei diesen Patienten unter einem Dialyseregime von 40 Std pro Woche signifikant gegenüber einem Regime von 18 Std pro Woche ab. Um auszuschließen, daß dabei das während der Hämodialyse verabreichte Heparin eine zusätzliche Rolle spiele, wurden identische Heparindosen auch während der Kontrollperioden und an dialysefreien Tagen verabreicht.

Die metabolische Konsequenz der urämischen Stoffwechsellage ist also eine erhöhte VLDL-Produktion auf der einen und eine verminderte LPL-Aktivität auf der anderen Seite. Die resultierende Hyperlipidämie wurde von BAGDADE (1970) als „mixed lipemia" bezeichnet. Die Ursachen dürften in dem beschriebenen Insulinantagonismus des peripheren Gewebes mit daraus resultierender Hyperinsulinämie liegen, welche sekundär zu einer erhöhten endogenen Lipidsynthese führt. Anderseits dürfte der Insulinantagonismus den peripheren Triglyceridabbau behindern, zumal gezeigt wurde, daß die normale Aktivität der LPL Insulin-abhängig ist (BAGDADE *et al.*, 1967).

II. Das nephrotische Syndrom

Das nephrotische Syndrom ist der charakteristische Ausdruck einer spezifischen glomerulären Funktionsstörung der Niere, bei der eine große Menge von Plasmaprotein, vor allem Albumin mit dem Harn ausgeschieden wird. Sobald dieser Albuminverlust die hepatische Albuminsynthese übersteigt, beginnt sich der volle Komplex der Symptome zu entwickeln, der als nephrotisches Syndrom (NS) bekannt ist: Proteinurie, Hypalbuminämie, Hypercholesterinämie und Ödeme. Aus diesem Spektrum soll im folgenden nur ein Teilaspekt herausgegriffen werden, der sich auf die mit dem NS vergesellschaftete Hyperlipidämie bezieht.

Man muß sich dabei bewußt sein, daß die Hyperlipidämie beim NS durch verschiedene Faktoren beeinflußt werden kann, die nicht unmittelbare Folge des nephrotischen Krankheitskomplexes sind. So stellt die diabetische Glomerulosklerose eine häufige Grundkrankheit des NS dar. Dabei werden sich die diabetischen Störungen des Fettstoffwechsels denen des NS überlagern. Glukokortikoide gehören heute zu den bedeutendsten Medikamenten, die zur Behandlung des NS eingesetzt werden. Diese Substanzen können bekanntlich eine Insulinresistenz, einen Hyperinsulinismus und auf dieser Grundlage eine Hyperlipidämie induzieren. Die Betrachtung der Hyperlipidämie beim NS muß also diese sekundären Faktoren ausklammern.

Es werden beim NS nicht nur Albumine, sondern auch andere Proteine über den Harn verloren in einer Menge, die ihrem Molekulargewicht umgekehrt proportional ist. Von den Lipoproteinen erscheint daher nur die kleinste Klasse, die high density lipoproteins (HDL) im Harn, während die ausgeschiedene Menge an größeren Lipoproteinen wie LDL und VLDL zu vernachlässigen ist. Immerhin ist jedoch schon seit vielen Jahrzehnten das Auftreten von doppelbrechendem anisotropem kristallinem Material im Harnsediment bekannt, das aufgrund seiner Gestalt als Malteserkreuz bezeichnet worden ist. ZIMMER *et al.* (1961) identifizierten dieses Material als Cholesterinester und freies Cholesterin. Es konnten jedoch im Harn nephrotischer Patienten auch Triglyceride und

Phospholipide nachgewiesen werden (KLAHR et al., 1967). Diese Autoren fanden eine Verteilung der verschiedenen Cholesterinester im Urin, die derjenigen im Serum glich. Die Höhe der Cholesterinausscheidung korrelierte gut mit dem Ausmaß der Proteinurie. Eine Besserung der Proteinurie unter Kortikoiden hat eine Abnahme der Cholesterinausscheidung zur Folge, obwohl zu diesem Zeitpunkt das Serumcholesterin noch nicht abgefallen war. Die Autoren kamen zu dem Schluß, daß die Lipidurie direkt von der Proteinurie abhängig sei, und daß das Auftreten von Fetten im Urin auf eine glomeruläre Filtration von Lipoproteinen zurückzuführen sei.

Auch SCHRADE et al. hatten bereits im Jahre 1955 über die Ausscheidung von Lipoproteinen durch die geschädigten Glomeruli bei Patienten mit Proteinurie hingewiesen. Injiziert man Patienten mit NS-Lipoproteine, die mit Radiojod markiert sind, so kann man einen Teil der Radioaktivität in den Proteinen des Harns nachweisen (GITLIN et al., 1958). Bei Patienten mit einer Hypercholesterinämie anderer Ursache konnte jedoch kein Cholesterin im Urin nachgewiesen werden.

Man stellt sich vor, daß Lipoproteine das geschädigte Filter der Glomeruli passieren können, jedoch zum Teil von den Tubulusepithelien wieder rückresorbiert werden. Hierbei geht entweder der Lipidanteil verloren, oder die mit Fettsubstanzen überladenen Epithelzellen degenerieren und werden abgestoßen, so daß freie Fette im Urin erscheinen können (REUBI u. FRANKHAUSER, 1963).

Der Hyperlipidämie beim NS scheint eng mit dem Ausmaß der Proteinurie verbunden zu sein. In der Regel ist der Anstieg der Serumlipide um so höher, je niedriger der Albuminspiegel des Serums abgefallen ist. Dies gilt, wie BAXTER et al. 1960 und 1962 gezeigt haben, nicht nur für das Cholesterin, sondern auch für die Triglyceride und Phospholipide. Die Autoren fanden bei ihren Untersuchungen über das Verhältnis zwischen Plasma-Albumin und -Lipiden keine lineare, sondern eine hyperbole Beziehung: in sehr niedrigen Albuminbereichen um 1 g-% und darunter stiegen die Serumlipide sehr rasch an. Dies wurde bei den Triglyceriden am deutlichsten sichtbar, die bei einem Albuminspiegel über 1 g-% nur mäßig erhöht waren und erst bei weiterem Abfall des Albumins scharf anstiegen.

Entsprechend verhielten sich auch die durch Ultrazentrifugation bei einer Dichte kleiner 1,006 gewonnenen VLDL. Diese Fraktion enthielt erwartungsgemäß annähernd die gesamten Triglyceride des Serums. Ihr Gehalt an Cholesterin und Phospholipiden war jedoch ebenfalls angestiegen. Das Verhältnis des Gesamtcholesterin zu Phospholipiden erschien gegenüber der Norm erhöht. Demgegenüber war die Lipidfraktion im Dichtebereich 1,09 bis 1,063, die low density Lipoproteins (LDL), bei den schwersten Formen des nephrotischen Syndroms, d.h. bei der Gruppe mit den niedrigsten Serumalbuminen und den höchsten VLDL- und Triglycerid-Werten relativ niedrig.

Bei einer nur mäßig ausgeprägten Hyperalbuminämie sah man also bei klarem Plasma vor allem eine Erhöhung des Cholesterins und der LDL, die elektrophoretisch den β-Lipoproteinen entsprechen; bei den schweren Hypalbuminämien unter 1 g-% war das Plasma milchig trüb mit einer vorwiegenden Erhöhung der VLDL (Prä-β-Lipoproteine) und Triglyceride. Die Triglyceridspiegel im Serum waren jedoch großen Schwankungen ausgesetzt, die sich auch am selben Patienten an verschiedenen Tagen bemerkbar machten, selbst wenn sein Zustand stabil erschien. Das Serumcholesterin wies dagegen eine größere Konstanz auf, abhängig vom jeweiligen Grad der Hypalbuminämie. Somit zeigt das Lipoproteinmuster beim NS eine große Variationsbreite im Bereiche der LDL und VLDL, entsprechend einer Klassifikation nach FREDRICKSON vom Typ II, III und IV.

Die enge Verknüpfung zwischen Hypalbuminämie und Hyperlipidämie beim NS geht auch aus der klinischen Erfahrung hervor, daß durch Infusion von Humanalbumin die Serumlipide gesenkt werden können. Ein solches Vorgehen hat natürlich nur einen palliativen Charakter, da dadurch keineswegs der Grundprozeß der Erkrankung beeinflußt wird. Vielmehr steigt entsprechend der erhöhten Albuminzufuhr die Proteinurie in der Regel an, so daß mit einem vorübergehenden Anstieg des Serumalbumins gerechnet werden kann.

Ein typisches NS läßt sich im Tierversuch durch die Injektion von Anti-Nieren-Serum und von Aminonucleosid erzeugen. HEYMANN und HACKEL (1955) konnten mit einem solchen Tiermodell nachweisen, daß die Gegenwart intakten Nierengewebes für die Entwicklung einer Hyperlipidämie notwendig ist. ROSENMAN et al. (1956) zeigten darüber hinaus, daß der Verlust von Eiweiß durch die Niere die Voraussetzung für die Entstehung der nephrotischen Hyperlipidämie ist. Die Autoren konnten durch Unterbinden der Ureteren oder durch eine Anastomose zwischen Ureter und Vena cava der einen Seite und Ligatur des Ureters der anderen Seite nach der Injektion von Anti-Nieren-Serum bei der Ratte den Anstieg der Blutfette verhindern, obwohl histologisch die typischen Veränderungen an den Glomeruli und Tubuli zu sehen waren, die bei den Kontrolltieren zum Vollbild eines nephrotischen Syndroms geführt hatten. Es konnte außerdem nachgewiesen werden, daß Albumin die im Urin verlorene Eiweißfraktion war, die für die Entwicklung der Hyperlipidämie verantwortlich zu machen ist. Wenn genügend Albumin nephrotischen Ratten substituiert wurde, konnte die Hyperlipidämie verhindert oder zumindestens gebessert werden.

Andererseits fanden HEYMANN et al. (1958) keine strenge Beziehung zwischen Hyperlipidämie und Serumalbuminspiegel bei nephrotischen Ratten. Die Hyperlipidämie trat vielmehr bereits vor der Hypalbuminämie auf. Subtotale Hepatektomie verhinderte die Entwicklung der Hyperlipidämie. Dies wird aus der Rolle der Leber als Stätte der Lipoproteinsynthese verständlich.

SCHREINER (1970) weist darauf hin, daß auch in der klinischen Medizin Fälle mit einem sehr niedrigen Serumalbumin- und normalem Cholesterin-Spiegel beobachtet werden, und daß beim NS der Lupus-Nephritis ein normaler oder niedriger Cholesterinspiegel gefunden werden soll. Jedoch zeigen fast alle Patienten, die unter dieser Kategorie von SCHREINER in ein Diagramm aufgenommen wurden, ein Serumcholesterin-Spiegel über 200 mg-%. SCHREIBER berichtet ferner auch über einen nephrotischen Patienten, der schließlich eine Anurie entwickelte. Proteinverluste über die Niere waren also jetzt nicht mehr möglich. Das Serumalbumin stieg von 1,2 auf 3,2 g-% an. Trotzdem blieb das Cholesterin auf 352 bis 416 mg-% erhöht. Es sind auch Patienten beschrieben worden, die über einen Zeitraum von 6 Monaten täglich mindestens 12 g Eiweiß verloren, ohne daß ihr Albuminspiegel abfiel. Es ist also nicht in jedem einzelnen Falle eine strenge Beziehung zwischen Proteinurie, Hypalbuminämie und Hypercholesterinämie nachzuweisen.

Die Mechanismen, welche zur Entwicklung einer Hyperlipidämie beim NS führen, sind noch nicht eindeutig geklärt. Es werden vor allem zwei Hypothesen diskutiert, nämlich:

1. die Produktion einer Hyperlipidämie-induzierenden Substanz durch die Niere und

2. eine Erhöhung der Triglycerid-, Cholesterin- und Lipoproteinsynthese in der Leber bei gleichzeitig verminderter Triglyceridklärung infolge eines Defektes des LPL-Systems.

Wie bereits erwähnt wurde, ist die Beziehung zwischen Hyperlipidämie und Hypalbuminämie beim NS nicht immer eindeutig nachzuweisen. HEYMANN u. Mitarb. (1958) konnten darüber hinaus zeigen, daß durch unilaterale Nephrektomie bei der nephrotischen Ratte die Hyperlipidämie teilweise korrigiert werden konnte. Die Autoren postulierten daher eine „Hyperlipidämie-induzierende" Substanz der Niere, die irgendwie die Lipidsynthese der Leber stimuliere. Eine direkte Beziehung zwischen renalem Eiweißverlust, renal-tubulärer Eiweißrückresorption und hepatischer Proteinsynthese wurde von TRACY (1964) nachgewiesen.

Gegenüber diesen an der Ratte gewonnenen Resultaten erscheinen in diesem Zusammenhang auch die Befunde von LAGRUE et al. (1947) bemerkenswert, die am Kaninchen mit einseitiger oder beidseitiger Konstriktion der Vena renalis gewonnen wurden. Trotz vergleichbarer Proteinurie und Hypoproteinämie entwickelte sich eine Hyperlipidämie erst nach beidseitiger Konstriktion der Vena renalis. Es wurde die Vermutung ausgesprochen, daß durch normales Nierengewebe die nephrotische Hyperlipidämie verhindert werden könne, unter Umständen durch eine Substanz, welche die Lipidsynthese zu hemmen vermag.

Demgegenüber wird heute jedoch weitgehend die Ansicht über die Pathogenese der nephrotischen Hyperlipidämie akzeptiert, die auf die Befunde von ROSENMAN et al.

(1956) und MARSH und DRABKIN (1960) zurück geht, daß nämlich die Hypalbuminämie in der Leber die Synthese von Proteinen stimuliere. Dieser Anreiz zur Proteinsynthese ist unspezifisch und erfaßt nicht nur die Albumine, sondern auch die Lipoproteine. Die Albumine regulieren dabei als Schlüsselsubstanz über einen negativen Rückkoppelungsmechanismus die Proteinsynthese. Da hauptsächlich Albumine wegen ihres kleinen Molekulargewichtes im Harn verlorengehen, wird durch eine erhöhte Synthese eine ausgleichende „kinetische Bilanz" angestrebt. Unmittelbaren Anreiz zur Proteinsynthese könnte eine Abnahme des kolloidosmotischen Druckes des Plasmas als Folge der Hypalbuminämie sein.

Diese Anschauungen werden in einer kürzlich vorgelegten Publikation von HAVEL dargelegt (EARLY et al., 1971). Es wird angenommen, daß Albumine, VLDL und andere Plasmaproteine gemeinsame Stoffwechselwege der Synthese und Sekretion besitzen. Der Sekretionsmechanismus für VLDL konnte mit Hilfe des Elektronenmikroskopes direkt sichtbar gemacht werden (HAMILTON et al., 1967; STEIN, 1967). Ein ähnlicher Mechanismus scheint auch für neu synthetisiertes Albumin gültig zu sein (PETERS et al., 1971). In der Tat wurde bei nephrotischen Ratten nach der Injektion von Anti-Nieren-Serum eine gesteigerte Albumin- und VLDL-Synthese in Leberschnitten und in der perfundierten Leber nachgewiesen (MARSH u. DRABKIN, 1960). Im Falle der VLDL-Synthese wurde gezeigt, daß die gesteigerte Syntheserate sowohl den Lipid- als auch den Proteinanteil des großmolekularen Lipoproteinkomplexes betraf. Bei der Aminonucleosidnephrose fand man eine erhöhte Mobilisierung und Verschiebung von Aminosäuren aus der Muskulatur in die Leber, eine verminderte Umwandlung von Aminosäure-Kohlenstoff in Kohlenhydrate und eine erhöhte Umwandlung in Proteine und bestimmte Lipide (MARSH u. DRABKIN, 1960). Auch der Glukosestoffwechsel wird zur Neusynthese von Aminosäuren umgeleitet. Infolge des erhöhten Glukosebedarfes kommt es bei einem alimentären Glukosedefizit zu einem Verbrauch der Glykogenreserven in Muskulatur, Fettgewebe und Leber (MALMENDIER, 1969).

Mit Hilfe von ^{131}J-markierten Lipoproteinen konnten GITLIN et al. (1958) zeigen, daß normalerweise VLDL in Lipoproteine höherer Dichte umgewandelt werden. Dieses geschieht vermutlich durch die Abgabe von Triglyceriden unter der Einwirkung von LPL. Es wird heute die Ansicht vertreten (BILHEIMER et al., 1971), daß LDL gewissermaßen ein Abbauprodukt der VLDL darstellen. Man kann sich vorstellen, daß angesichts einer erhöhten Synthese- und Sekretionsrate von VLDL durch die Leber beim nephrotischen Syndrom die Kapazität der extrahepatischen Gewebe wie Muskulatur und Fettgewebe zur Triglyceridaufnahme überschritten wird (s. auch die spätere Erörterung über den beim NS erhöhten FFS/Albumin-Quotienten). Die Umwandlung von VLDL in LDL wäre damit limitiert. Eine solche Situation könnte aus dem reziproken Verhältnis zwischen VLDL und LDL beim NS abgeleitet werden. So lange dieser Umwandlungsprozeß noch nicht maximal gesättigt ist, also bei mäßig schweren Formen des NS mit einer mäßigen Steigerung der VLDL-Synthese, kommt es im Plasma vor allen Dingen zu einer Erhöhung der LDL-Fraktion und des Cholesterins. Nach Überschreiten der Umwandlungskapazität von VLDL zu LDL findet sich VLDL-Anhäufung mit einer vorwiegenden Erhöhung der Triglyceride im Blut. Dies tritt ein, wenn der Serumalbuminspiegel unter 1 g-% abfällt.

Die Aufnahme von VLDL bzw. deren Triglyceride durch periphere Gewebe geschieht unter dem Einfluß von LPL. Bei diesem Prozeß entstehen freie Fettsäuren (FFS), die im Serum durch das Albumin gebunden werden. Bei einem Albuminmangel ist notwendigerweise die Kapazität des Serums zur Bindung von FFS herabgesetzt. Dies dürfte einen weiteren Faktor darstellen, der die Umwandlung von VLDL in LDL limitiert. Daß Albumin einen integralen Bestandteil der LPL-Aktivität darstellt, wurde von NIKKILÄ und GRÄSBECK (1954) gezeigt. Eine verminderte LDL-Aktivität wurde im Fettgewebe nephrotischer Ratten nachgewiesen (GUTMAN u. SHAFRIR, 1963). Die post-Heparin-lipolytische Aktivität im Plasma nephrotischer Patienten ist jedoch normal (NIKKILÄ u. GRÄSBECK, 1954). Da bei diesen Untersuchungen in vitro als Fettsäure-Akzeptoren Albumine zugesetzt werden, kann daraus jedoch über die aktuelle Aktivität der LPL beim nephrotischen Patienten mit Hypalbuminämie nichts ausgesagt werden.

Selbst bei einem normalen Spiegel an FFS beim NS mit Hypalbuminämie ist das molare Verhältnis FFS/Albumin 2- bis 5fach erhöht, mit einer zusätzlichen Erhöhung der nicht gebundenen FFS (KEKKI u. NIKKILÄ, 1971). Die ungebundenen FFS stellen wahrscheinlich diejenigen Fettsäuren dar, die sich unmittelbar im Gleichgewicht zwischen Zellen und plasmatischem Transportvehikel befinden. Die Aufnahme von FFS durch subzelluläre Fraktionen der Leber ist direkt proportional dem Verhältnis FFS/Albumin im umgebenden Medium (RESHEF u. SHAPIRO, 1965). Die hepatische Triglyceridproduktion kann andererseits durch eine erhöhte FFS-Konzentration im Perfusionsmedium gesteigert werden. Es ist denkbar, daß eine solche Stimulation auch durch eine Abnahme der Albuminkonzentration bei gleichbleibenden FFS erfolgen kann. KEKKI und NIKKILÄ (1971) vertreten die Ansicht, daß das erhöhte molare Verhältnis von FFS/Albumin sowohl zu einer Überproduktion als auch zu einer verminderten Verwertung von Plasmatriglycerid führe. Sie konnten in der Tat durch kinetische Untersuchungen der Triglycerid-Synthese und des Triglycerid-Abbaus mit Hilfe einer Glycerin-2-H^3-Markierung eine Hemmung der Triglycerideliminaton beim NS nachweisen. Sofern die LPL eines der wesentlichen Enzyme für den Abbau endogener Triglyceride darstellt, könnte die verminderte Elimination von Triglyceriden beim NS ebenfalls auf die Hypalbuminämie und den erhöhten FFS/Albumin-Quotienten im Plasma zurückgeführt werden, da hierbei die primären Bindungsloci für FFS am Albuminmolekül vermindert sind. Damit dürfte auch die geringere FFS-Mobilisierung durch Noradrenalin bei nephrotischen Patienten gegenüber normalen Personen in Zusammenhang stehen (BOGDONOFF et al., 1961). Die Synthese der LPL im Fettgewebe wird durch eine erhöhte intrazelluläre FFS-Konzentration gehemmt. Diese Befunde mögen den Zusammenhang zwischen Hypalbuminämie, erhöhtem FFS/Albumin-Quotienten bei erniedrigter LPL-Aktivität und erniedrigtem Triglyceridabbau beim NS erklären (KEKKI u. NIKKILÄ, 1971).

Die *klinische Bedeutung* der nephrotischen Hyperlipidämie wurde bisher wenig beachtet. Es ist aus zahlreichen Studien, die in diesem Zusammenhange nicht einzeln zitiert werden müssen, neuerdings bekannt geworden, daß Hypercholesterinämie und Hypertriglyceridämie Risikofaktoren für arteriosklerotische Gefäßveränderungen, vor allem für koronare Herzerkrankungen darstellen. Während früher die Prognose des NS als sehr ungünstig angesehen werden mußte, und die Patienten vielfach an interkurrenten Infekten oder an Niereninsuffizienz zugrunde gingen, gelingt es heute durch den Einsatz von antibiotischen, antihypertensiven und diuretischen Medikamenten und, besonders bei Kindern, von Kortikosteroiden oder gelegentlich auch von Endoxan, das Leben der Patienten um viele Jahre bis Jahrzehnte zu verlängern. Es stellte sich dabei heraus, daß eine fortgeschrittene Atherosklerose (koronare und zerebrovaskuläre Erkrankung, periphere Arteriosklerose) bei Patienten mit chronischem NS keine Seltenheit ist und als limitierender Faktor für die Lebenserwartung des Patienten auftreten kann (SCHWARZ u. KOHN, 1935; MALLRICK u. BERLYNE, 1969; EDWARDS u. PAOLETTI, 1970). Hinzu kommen beim NS erhöhte Plasmaspiegel von Fibrinogen und Gerinnungsfaktoren, erhöhte Thrombozytenzahlen und eine verlängerte Fibrinolysezeit, die möglicherweise eine intravasale Blutgerinnung begünstigen (TAKETA u. CHEN, 1967; MARSH, 1969). Therapeutische Studien am Menschen mit dem Ziele, die dem NS vergesellschaftete Hyperlipidämie medikamentös oder diätetisch zu beeinflussen und so die Rate einer vaskulären Komplikation zu vermindern, liegen bisher noch nicht vor. Tierexperimentelle Studien weisen aber darauf hin, daß durch Äthylchlorphenoxy-isobutyrat (Atromid-S) und Natrium-β-benzalbutyrat (Kata-Lipid) die Hyperlipidämie der Aminonucleosid-nephrose gesenkt werden kann (EDWARDS u. PAOLETTI, 1970).

Literatur

ALFREY, A.C., SUSSMAN, K.E., HOLMES, J.H.: Changes in glucose and insulin metabolism induced by dialysis in patients with chronic uremia. Metabolism **16**, 733 (1967).

BAGDADE, J.D., PORTE, D., BIERMANN, E.L.: Diabetic

Lipemia: form of aquired fat-induced Lipemia. New Engl. J. Med. 276, 427.

BAGDADE, J.D.: Uremic lipemia. Arch. intern. Med. 126, 875 (1970).

BAGDADE, J.D., PORTE, D., BIERMANN, E.L.: Hypertriglyceridmia, a metabolic consequence of chronic renal failure. New Engl. J. Med. 279, 181 (1968).

BAXTER, J.H., GOODMAN, H.C., HAVEL, R.J.: Serum lipid and lipoprotein alterations in nephrosis. J. clin. Invest. 39, 455 (1960).

BAXTER, J.H., GOODMAN, H.C., HAVEL, R.J.: Hyperlipoproteinemia in nephrosis. Arch. intern. Med. 109, 146 (1962).

BECK, L.V., FEDYNSKJ, N.: Evidence from combined immunoassay and radioautography procedures that intact insulin-J 125 molecules are concentrated by munse kidney proximal tubule cells. Endocrinology 81, 475 (1967).

BIERMANN, E.L.: Abnormialities of carbohydrate and lipid metabolism in Uremia. Arch. intern. Med. 126, 790 (1970).

BIERMANN, E.L., PORTE, D.: Carbohydrate intolerance and lipemia. Ann. int. Med. 68, 926 (1968).

BILHEIMER, D., EISENBERG, S., LEVY, R.I.: Human plasma very low density lipoprotein metabolism. J. clin. Invest. 50, 8a (1971) (Abstr.).

BLACKALL, J.: Observations on the nature and cure of dropsies and particularly on the presence of the coagulable part of the blood in dropsical urine, p. 58, 98. London: Longman, Hurst, Rees, Orme, Browne 1813.

BOGDONOFF, M.D., LINHART, J., KLEIN, R.F., ESTES, E.H.: The effect of serum albumin infusion upon lipid mobilization in the nephrotic syndrome in man. J. clin. Invest. 40, 1024 (1961).

BÖNNINGER, M.: Über die Methode der Fettbestimmung im Blut und den Fettgehalt des menschlichen Blutes. Z. klin. Med. 42, 65 (1901).

BOYER, J.L., SCHEIG, L.: Inhibition of postheparin lipolytic activity in uremia and its relationship to hypertriglyceridemia. Proc. Soc. exp. Biol. (N.Y.) 134, 603 (1970).

BRECH, W., PIAZOLO, P., FRANZ, H.E., SCHRÖDER, K.E.: Untersuchungen des Glukosestoffwechsels bei Hämodialysen mit einem glukosefreien Dialysat. Ärztl. Forsch. 25, 287 (1971).

BRECH, W., SHRAGO, E., WILKEN, D.: Studies on pyruvate carboxylas! in rat and human liver. Biochim. biophys. Acta (Amst.) 201, 145 (1970).

BRIGGS, J.D., BUCHANAN, K.D., LUKI, R.G., MCKIDDIE, M.T.: Role of insulin in glucose intolerance in uremia. Lancet 1967 I, 462.

BRIGHT, R.: Reports of medical cases, selected with a view of illustrating the symptoms and cure of diseases by a reference to morbid anatomy, Vol. 1. London: Longman 1827.

CERLETTY, J.M., ENGBRING, N.H.: Azotemia and carbohydrate intolerance. Clin. Res. 13, 423 (1965).

CHAMBERLAIN, M.J., STIMMLER, L.: The renal handling of insulin. J. clin. Invest. 46, 911 (1967).

COHNEN, B.D., HOROWITZ, H.L.: Carbohydrate metabolism in uremia. Inhibition of phosphor release. Amer. J. clin. Nutr. 21, 407 (1968).

DANIELS, W.B.: Plasma lipids in renal disease. Brit. J. exp. Path. 6, 283 (1925).

DAVIDSON, M.B., LOWRIE, E.G., HAMPERS, C.L.: Lack of dialysable insulin antagonist in uremia. Metabolism 18, 387 (1969).

DURRUM, E.L.: In: A Manual of Paper Chromatography and Paper Electrophoresis, Second Ed. (Eds. BLOCK, R.J., DURRUM, E.L., ZWEIG, G.), p. 523. New York: Academic Press 1958.

EARLEY, L.E., HAVEL, R.J., HOPPER, J., GRANSZ, H.: Nephrotic Syndrome. Calif. Med. 115, 23 (1971).

EDWARDS, K.D.G., PAOLETTI, R.: Hyperlipemia in experimental nephrosis and its control by chlorophenoxy-isobutyrate and betabenzalbutyrate. Med. J. Aust. 1, 474 (1970).

EPPSTEIN, A.A.: The nature and treatment of chronic parenchymatous nephritis (nephrosis). J. Amer. med. Ass. 69, 444 (1917).

FORD, F., BOZIAN, R.C., KNOWLES, H.C.: Interactions of obesity, insulin and glucose levels in hypertriglyceridemia. Clin. Res. 15, 428 (1967).

GIORDANO, C.: Use of exogenous and endogenous urea for protein synthesis in normal and uraemic patients. J. Lab. clin. Med. 62, 231 (1963).

GIOVANNETTI, S., MAGGIORE, Q.: A low nitrogen diet with proteins of high biological value for severe chronic uraemia. Lancet 1964 I, 1000.

GITLIN, D., CORNWELL, D.G., NAKASATO, D., ONCTEY, J.L., HUGHES, W.L., JANEWAY, C.A.: Studies on the metabolism of plasma proteins in the nephrotic syndrome. I. Lipoproteins. J. clin. Invest. 37, 172 (1958).

GOODMANN, A.D., FUISZ, R.E., CAHILL, G.F.: Renal gluconeogenesis in acidosis, alkalosis and potassium deficiency: Its possible role in regulation of renal ammonia production. J. clin. Invest. 45, 612 (1966).

HAMILTON, R.L., REGEN, D.M., GRAG, M.E.: Lipid transport in liver. I. Electron microscopic indentification of very low density lipoproteins in perfused rat liver. Lab. Invest. 16, 305 (1967).

HAMPERS, C.L., STUART, J., DOAK, P.B., MERRILL, J.P.: Effect of chronic renal failure and hemodialysis on carbohydrate metabolism. J. clin. Invest. 45, 1719 (1966).

HAMPERS, C.L., SOELDNER, J.S., GLEASON, R.E., BAILEY, G.L., DIAMOND, J.A., MERRILL, J.P.: Insulin-glucose relationship in uremia. Amer. J. clin. Nutr. 5, 414 (1968).

HATCH, F.E., PARRISH, A.E.: Apparent remission of a severe diabetic on developing the Kimmelstiel-Wilson syndrome. Ann. intern. Med. 54, 544 (1961).

HEYMANN, W., HACKEL, D.B.: Role of kidney in pathogenesis of experimental nephrotic hyperlipemia in rats. Proc. Soc. exp. Biol. (N.Y.) 89, 329 (1955).

HEYMANN, W., NASH, G., GILKEY, C., LEWIS, M.: Studies on the causal role of hypoaluminemia in experimental nephrosis. J. clin. Invest. 37, 808 (1958).

HORTON, R.H., JOHNSON, C., LEBOVITZ, H.E.: Carbohydrate metabolism in uremia. Ann. intern. Med. 68, 63 (1968).

HUTCHINGS, R.H., HEGSTROM, R.M., SCRIBNER, B.H.: Glucose intolerance in patients on long-term intermittend hemodialysis. Ann. intern. Med. 65, 275 (1966).

KAESS, H., SCHLIERF, G., EHLERS, W., VON MIKULICZ-RADECKI, J.G., WALTER, K., BRECH, W., HENGSTMANN, J.: The carbohydrate metabolism of normal subjects during potassium depletion. Diabetologia 7, 82 (1971).

KEKKI, M., NIKKILÄ, E.A.: Plasma triglyceride metabolism in the adult nephrotic syndrome. Europ. J. clin. Invest. 1, 345 (1971).

Klahr, S., Tripathy, K., Bolanos, O.: Qualitative and quantitative analysis of urinary lipids in the nephrotic syndrome. J. clin. Invest. **46**, 1475 (1967).

Kluthe, R., Quirin, H.: Diätbuch für Nierenkranke. Stuttgart: Thieme 1971.

Lagrue, G., Halpern, B., Milliez, P., Branellac, A.: C. R. Soc. Biol. (Paris) **151**, 1839 (1957).

Lewis, L.A., Page, I.H.: Electrophoretic and ultracentrifugal analysis of serum lipoproteins in normal, nephrotic and hypertensive persons. Circulation **7**, 707 (1953).

Lewis, L.A., Ziehlke, V., Nakomoto, S., Kolff, W.J., Page, I.H.: Renal regulation of α-Lipoproteins. Decrease of α-lipoproteins in the absence of renal function. New Engl. J. Med. **275**, 1097 (1966).

Losowsky, M.S., Kenward, D.H.: Lipid metabolism in acute and chronic renal failure. J. Lab. clin. Med. **71**, 736 (1968).

Mallrick, M.P., Berlyne, G.M.: Ischaemie heart disease developing in the nephrotic syndrome. Free Communications Abstracts. IVth. Int. Congr. Nephrol., Stockholm 1969.

Malmendier, C.L.: Le Métabolisme Lipidique dans le syndrome néphrotique. Coll. Médico-Monographies d'Agrégés. Bruxelles: Ed. Arscia S.A. 1969.

Marsh, J.B., Drabkin, D.L.: Experimental construction of metabolic pattern of lipid nephrosis: key role of hepatic protein synthesis in hyperlipemia. Metabolism **9**, 946 (1960).

Marsh, N.A.: The fibrinolytic enzyme system of the rat. The effect of aminonucleosid-induced nephrotic syndrome. Brit. J. exp. Path. **50**, 1 (1969).

Mc Cann, W., Jude, J.R.: The synthesis of glucose by the kidney. Bull. Johns Hopk. Hosp. **103**, 77 (1958).

Mirsky, I.A., Broh-Kahn, R.H.: The inactivation of insulin by tissue extracts. I. The distribution and properties of insulin inactivating extracts (insulinase). Arch. Biochem. **20**, 1 (1949).

Nikkilä, E., Gräsbeck, R.: Heparin in lipoid nephrosis. Observations of the effects on edema, proteinuria serum proteins, Lipids, and Lipoproteins. Acta med. scand. **150**, 39 (1954).

Page, I.H., Kirk, E., van Slyke, D.D.: Plasma lipids in chronic hemorrhagic nephritis. J. clin. Invest. **15**, 101 (1936).

Perkoff, G.T., Thomas, C.L., Newton, J.D., Sellman, J.C., Tyler, F.H.: Mechanism of impaired glucose tolerance in uremia and experimental hyperazotemia. Diabetes **7**, 375 (1958).

Peters, J.P., Man, E.B.: The interrelation-ship of serum lipids in patients with diseases of the kidneys. J. clin. Invest. **22**, 271 (1943).

Peters, P., Gleischer, B., Fleischer, S.: The biosynthesis of rat albumin. IV. Apparent passage of albumin through the Golgi apparatus during secretion. J. biol. Chem. **216**, 240 (1971).

Rabkin, R., Simon, N.M., Steiner, S., Colwell, J.A.: Effect of renal disease on renal uptake and excretion of insulin in man. New Engl. J. Med. **282**, 182 (1970).

Reaven, G.M., Lerner, R.L., Stern, M.P., Farquhar, J.W.: Role of insulin in endogenous hypertriglyceridemia. J. clin. Invest. **46**, 1756 (1967).

Reshef, L., Shapiro, B.: Fatty acid absorption by liver and adipose tissue particles. Biochim. Biophys. Acta **98**, 73 (1965).

Reubi, F., Frankhauser, .: Le métabolisme des proteines et des lipides au cours de syndrome néphrotique 34. Congrès de médicines, Synd. Néphr. S. 64—87 (1963).

Rosenman, R.H., Friedman, ., Byers, S.O.: The causal role of plasma albumin deficiency in experimental nephrotic hyperlipemia and hypercholesterolemia. J. clin. Invest. **35**, 522 (1956).

Rubenstein, A.H., Lowy, C., Fraser, R.T.: Radioimmunoassay of insulin in urine. Diabetologia, **3**, 453 (1967).

Rubenstein, A.H., Spitz, I.: Role of the kidney in insulin metabolism and excretion. Diabetes **17**, 161 (1968).

Runjan, J.W., Hurwitz, D., Robbins, S.L.: Effect of Kimmelstiel-Wilson-Syndrome on insulin requirements in diabetes. New Engl. J. Med. **252**, 388 (1955).

Samaan, N.A., Freeman, R.M.: Growth-hormone levels in severe renal failure. Metabolism **19**, 102 (1970).

Schrade, W.E., Böhle, E., Becker, G.: Über die Ausscheidung von Lipoprotein im Urin bei den sogenannten Albuminurien. Dtsch. Arch. klin. Med. **202**, 415 (1955).

Schreiner, G.E.: The nephrotic Syndrome. In: Diseases of the Kidney (Ed. Strauss, M.B., Welt, L.G.). Boston: Little Brown.

Schwarz, H., Kohn, J.L.: Lipid nephrosis. A clinical and pathological study based on 15 years observation with special reverence to prognosis. Amer. J. Dis. Child. **49**, 579 (1935).

Spitz, I.M., Rubenstein, A.H., Bersohn, I., Abrahms, C., Lowy, C.: Carbohydrate metabolism in renal disease. Quart. J. Med. **39**, 201 (1970).

Stein, O., Stein, Y.: Lipid synthesis, intracellular transport, storage and secretion. I. Electron microscopic antoradiographic study of liver after injection of tritiated palmitate or glycerol in fasted and ethanol treated rat. J. Cell Biol. **33**, 319 (1967).

Takeda, Y., Chen, A.Y.: Fibrinogen metabolisma and distribution in patients with nephrotic syndrome. J. Lab. clin. Med. **70**, 678 (1967).

Thomas, E.M., Rosenblum, A.H., Lander, H.B., Fisher, R.: Relationships between blood lipids and blood protein levels in the nephrotic syndrome. Amer. J. Dis. Child. **81**, 207 (1951).

Tracy, R.E.: Lab. Invest. **13**, 16 (1964).

Tschobroutsky, G., de L'Hortet, G.C., Rosselin, G., Assan, R., Derot, M.: Studies on the glycoregulation in chronic renal insufficiency. Diabetologia **1**, 101 (1965).

Westervelt, F.B.: Insulin effect in uremia. J. Lab. clin. Med. **74**, 79 (1969).

Westervelt, F.B., Schreiner, G.E.: The carbohydrate intolerance of uremic patients. Ann. intern. Med. **57**, 266 (1962).

Wreight, A.D., Lowy, C., Fraser, T.R., Spitz, I.M., Rubenstein, A.H.: Serum growth-hormone and glucose intoleance in renal failure. Lancet **1968 II**, 798.

Zaharko, D.S., Beck, L.V., Blankenbaker, R.: Role of the kidney in the disposal of radioiodinated and non-radioiodinated insulin in dogs. Diabetes **15**, 680 (1966).

Zimmer, J.G., Devey, R., Waterhouse, C., Terry, R.: The origin and nature of anisotropic urinary lipids in the nephrotic syndrome. Arch. intern. Med. **54**, 205 (1961).

Einfluß der Schilddrüsenhormone auf den Lipidstoffwechsel

H. Wieland

Obwohl das Vorhandensein der Schilddrüse nicht als lebensnotwendig erachtet wird, zeigen doch ein athyreoter Kretin oder ein Patient im myxödematösem Koma als wie abnorm ein Leben ohne Schilddrüse anzusehen ist.

Es ist unwahrscheinlich, daß es im menschlichen Organismus ein Gewebe gibt, das nicht irgendwie von der Schilddrüse beeinflußt wird. In vivo haben Schilddrüsenhormone Auswirkungen auf die Atmung, die Temperaturregulation, das Wachstum, die Entwicklung, den Effekt der Hormone, die Nervenfunktion, und den Stoffwechsel von Elektrolyten, Nucleinsäuren, Vitaminen, Elektrolyten, Proteinen, Kohlenhydraten und von Lipiden. Mit diesem letzten winzigen Teilaspekt soll sich das folgende Kapitel befassen.

Die relativ einfache Struktur von Thyroxin lädt geradezu dazu ein, die Mechanismen der Hormonwirkung zu untersuchen und auf einen einfachen gemeinsamen Nenner zu bringen. Dies ist aber bis heute noch nicht gelungen.

Ein häufig beobachteter Effekt von Schilddrüsenhormonen ist die Stimulierung der Proteinsynthese (Tata, 1964), die wegen der Vielfalt der biologisch aktiven Proteine im Körper ein großes Spektrum biologischer Auswirkungen nach sich ziehen kann.

Der Wirkort ist wahrscheinlich direkt die DNA im Zellkern, an die Thyroxin mit hoher Affinität gebunden wird, und zwar an die in der Transskription aktiven Subfraktionen (Baxter u.Mitarb., 1974).

Auf diese Art und Weise können Schilddrüsenhormone u.U. die Bildung aller Enzyme, die für Synthese und Abbau von freien Fettsäuren, Triglyceriden, Cholesterin und Lipoproteinen, sowie deren Proteinanteilen, den Apoproteinen, notwendig sind beeinflussen. Ebenso kann das Vorhandensein oder die Menge von Rezeptoren für Apoproteine oder Cholesterin an Zelloberflächen von Schilddrüsenhormonen reguliert werden. Dasselbe gilt auch für intrazelluläre oder membrangebundene Carrierproteine, die im Lipidstoffwechsel eine Rolle spielen mögen.

Leider ist die Erforschung des Stoffwechsels von Lipiden und besonders von Lipoproteinen noch nicht so weit fortgeschritten wie die des Glucosestoffwechsels, so daß man vorerst noch sehr wenige genaue Vorstellungen darüber hat, wie dieser auf molekularer Ebene vor sich geht.

Die Bindung von Thyroxin an DNA und nachfolgende Stimulation der Proteinsynthese erfolgt auch in vitro, aber nur, wenn Mitochondrien in der Präparation enthalten sind (Sokoloff u.Mitarb., 1968). Deshalb postuliert man einen Faktor, ein Reaktionsprodukt von Thyroxin und Mitochondrien, der erst die Bindung an DNA vermittelt.

Der Einfluß von Schilddrüsenhormon auf die Mitochondrien ist besonders ausgeprägt. Die Aktivität mitochondrialer Enzyme wird stimuliert, die Fähigkeit zur oxydativen Phosphorylierung moduliert, ebenso wie die Membranpermeabilität. Letztere hat eine gewisse Bedeutung für die Quantität des Abbaus von Fettsäuren, die ja die Mitochondrienmembran nur als Carnitylester passieren können, ebenso wie für die Ausschleusung von C_2-Bruchstücken zur Herstellung von Acetyl-CoA in Form von Citrat.

Im Muskel und anderen Geweben stimuliert Thyroxin die membrangebundene Na^+-K^+-abhängige ATPase, deren Aktivität z.B.

am Galleufer der Leberzelle den Gallenfluß regulieren kann.

Neuere Erkenntnisse erlauben es nicht, den Triglycerid- und Cholesterinstoffwechsel unter dem Gesichtspunkt der Biochemie und Physiologie dieser Lipidklassen allein zu betrachten.

Der Transport dieser Lipide im Plasma erfolgt immer in proteingebundener Form als ein Lipoprotein; ihre Sekretion in das Plasma und die folgende Entfernung geschieht immer in Verbindung mit einem Lipoprotein.

Für den hauptsächlich an diesem Kapitel interessierten Leser soll zum besseren Verständnis eine knappe Beschreibung des Plasmalipoproteinsystems vorausgeschickt werden. In der Elektrophorese wandern die Lipoproteine mit den α_1-, α_2- und β-Globulinen (α-, prä-β- und β-Lipoproteine) oder bleiben am Startort liegen (Chylomikronen). Eine zur Darstellung der Lipoproteine mit Lipidfarbstoff gefärbte Plasmaproteinelektrophorese heißt Lipoproteinelektrophorese. Diese stellt ein wertvolles diagnostisches Mittel zur Unterscheidung von Hyperlipoproteinämien dar (FREDRICKSON u. Mitarb., 1967).

Eine andere Art der Einteilung beruht auf verschiedenen Grenzdichten, bei denen die Lipoproteine in der Ultrazentrifuge flotieren (DELALLA u. GOFMAN, 1954). Mit abnehmender Dichte unterscheidet man zwischen HDL (high density lipoproteins), LDL (low density lipoproteins) und VLDL (very low density lipoproteins) und den Chylomikronen. Mit zunehmender Dichte steigt der Proteingehalt der Lipoproteine; Triglyceridgehalt und Partikelgröße nehmen ab. Die LDL enthalten prozentual das meiste Cholesterin. Die Chylomikronen werden vom Dünndarm während der Fettabsorption gebildet und enthalten daher die mit der Nahrung zugeführten (exogenen) Lipide. Die VLDL stammen zu einem geringen Teil ebenfalls vom Dünndarm (OCKNER u. Mitarb., 1969), hauptsächlich jedoch aus der Leber, und enthalten die endogenen Triglyceride. Die LDL gelten nach heute vorherrschender Meinung als Abbauprodukte von Chylomikronen und VLDL. Der Weg der Chylomikronen zu LDL soll über die VLDL gehen. Über den Stoffwechsel der HDL beim Menschen ist wenig bekannt. Im Nüchternserum Gesunder entsprechen die HDL den α- und die LDL den β-Lipoproteinen. Die VLDL haben α_2-Mobilität und heißen prä-β-Lipoproteine.

Da alle Lipoproteine Triglyceride, Phospholipide und Cholesterin, wenn auch in stark unterschiedlichen Ausmaßen, enthalten, muß bei konstanten Konzentrationen der high density lipoproteine (HDL) und very low density lipoproteine (VLDL) der ausgeprägte Cholesterinanstieg im Plasma bei einer Vermehrung der LDL auch mit einer begleitenden, wenn auch wesentlich geringeren Triglyceriderhöhung einhergehen.

Die Dichteklassen und elektrophoretischen Banden enthalten nicht ausschließlich homogene Proteinanteile (Apo-Proteine). Die Hauptapoproteine der α- und β-Lipoproteine heißen Apo-A bzw. Apo-B. Die prä-β-Lipoproteine enthalten hauptsächlich Apo-B und Apo-C. Weiterhin kennt man Apo-D und Apo-E. Mit empfindlichen immunologischen und elektrophoretischen Methoden hat man in jeder Dichteklasse z.B. Apo-B, Apo-C und Apo-D festgestellt (ALAUPOVIC u. Mitarb., 1972).

Da es gelungen ist, Lipoproteine mit nur einem Apo-Protein zu isolieren (Lp-A, Lp-B usw.), ergibt sich eine dritte Einteilung nach dem Proteinanteil. Diese erscheint chemisch und biologisch am gerechtfertigsten. Die Möglichkeit der Quantifizierung dieser Lipoproteine und der Komplexe, die sie untereinander eingehen können, würde wohl noch am ehesten zur klinisch relevantesten Einteilung der Hyperlipoproteinämien nach der Pathogenese führen. Die Proteinanteile lassen sich mit chromatographischen Methoden weiter auftrennen, z.B. Apo-A in A-I und A-II, Apo-C in C-I, C-II und C-III. Apo-B ist relativ wenig erforscht, da es in wäßrigen Lösungsmitteln unlöslich ist. Alle Lipoproteine, die Apo-B enthalten, gelten als atherogen, außer den Chylomikronen. Von A-I, A-II, C-I und C-III sind die Aminosäuresequenzen bekannt. Ungefähr die Hälfte des Proteinanteils der VLDL besteht aus Apo-C. Apo-E enthält beim Menschen in relativ hohem Prozentsatz die Aminosäure Arginin und wird deshalb auch als arginine rich peptide bezeichnet. Die Apoproteine haben bestimmte Funktionen im Stoffwechsel, die sicher noch nicht alle bekannt sind. So aktivieren C-I und C-II verschiedene Lipoproteinlipasen, die für den Abbau der Chylomikronen und VLDL verantwortlich sind (GANESAN u.Mitarb., 1975). Cholesterin wird im Serum nur verestert, wenn es in der HDL-Fraktion vorkommt. Wahrscheinlich spielen A-I und Apo-D hierbei eine Rolle.

Über die metabolische Funktion der anderen Apo-Proteine ist noch wenig bekannt. Mittlerweile kann man mit Hilfe der quantitativen Immunelektrophorese oder des Radioimmunoassays die Konzentration mancher Apoproteine im Serum und den Dichtefraktionen messen. Die quantitative Polyacrylamid-Elektrophorese erlaubt es, fast alle Apoproteine, außer Apo-B, in den Dichtefraktionen quantitativ zu messen. Solche Quantifizierungen sind bei Schilddrüsenfunktionsstörungen bis jetzt noch nicht vorgenommen worden, so daß über eine eingehende Analytik der Plasmalipoproteine — zumindest was ihre Struktur und den Proteinanteil angeht — hier nicht berichtet werden kann. Die Darstellung stützt sich deshalb mehr auf Bestimmungen der Lipidkonzentrationen, analytische Ultrazentrifuge und Lipoproteinelektrophorese.

Durch klinische Beobachtungen und Tierexperimente weiß man schon seit langer Zeit, daß der Fettstoffwechsel von der Schilddrüse beeinflußt wird.

Durch die Kalorienverschwendung bei Hyperthyreose schwindet das Fettgewebe, die freien Fettsäuren im Plasma sind erhöht (RICH u.Mitarb., 1959). Letztere Tatsache wurde sogar als Ursache für den erhöhten O_2-Verbrauch angesehen (STEINBERG, 1963).

Seit über 50 Jahren ist ein Zusammenhang zwischen der Schilddrüsenfunktion und dem Auftreten von Gefäßverkalkungen bekannt. So beobachtete man bei einem $2^3/_4$jährigen Athyreoten (HOELZER, 1940) bereits eine schwere Atherosklerose. Zudem ist bekannt, daß Myxödempatienten häufig an Verschlußkrankheiten der Gliedmaßen- oder der Koronararterien leiden (VANHAELST u.Mitarb., 1967).

Dies wurde schnell in Zusammenhang gebracht mit einer Erhöhung des Plasmacholesterinspiegels. Die Gesamtcholesterinkonzentration im Nüchternplasma (freies und verestertes Cholesterin) erreicht beim Erwachsenen selten mehr als 280 mg/100 ml. Bei Schilddrüsenunterfunktion kann sie bis über 700 mg/100 ml ansteigen, manchmal aber auch im Normbereich sein (GILDEA u.Mitarb., 1939), ist aber zumeist höher als bei 95% der Normalpersonen. Diese Erhöhung betrifft freies und verestertes Cholesterin zu gleichen Teilen, so daß der Quotient frei/verestert im Bereich von 0,24—0,32 bleibt (PETERS u. MAN, 1950).

Die Cholesterinerhöhung läßt sich auch tierexperimentell durch Entfernen der Schilddrüse hervorrufen; dabei variiert das Ausmaß stark von einer Spezies zur anderen. Menschen und Hunde z.B. zeigen einen relativ viel stärkeren Anstieg als die Ratte; bei Kaninchen beobachtet man — wenn überhaupt — nur eine sehr geringe Hypercholesterinämie (TURNER u.Mitarb., 1938).

Beim Hund und auch beim Menschen wird der Blutcholesterinspiegel in engen Grenzen konstant gehalten und nicht durch mäßige Schwankungen der Cholesterinzufuhr beeinflußt. Es ist nicht möglich, beim Hund durch Cholesterinfütterung Atherosklerose zu erzeugen. Bei thyreoidektomierten Hunden schwankt der Cholesterinspiegel beträchtlich und ist bei normaler Kost immer erhöht, es läßt sich sogar diätetisch Atherosklerose erzeugen (STEINER u. KENDALL, 1946). Bei hypothyreoten Patienten wird der Plasmacholesterinspiegel ebenfalls stark von der Zufuhr mit der Nahrung beeinflußt (HURXTHAL, 1948), bei Mangelernährung ergeben sich normale Werte (PETERS u. MAN, 1950).

Cholesteringabe führt schon bei euthyreoten Kaninchen zu einer Erhöhung des Plasmacholesterins mit nachfolgender Atherosklerose (TURNER u.Mitarb., 1938), dabei wird die Bildung eines dem menschlichen Apo-E entsprechenden Apoproteins induziert (SHORE u.Mitarb., 1974). Dies läßt sich durch gleichzeitige Verfütterung getrockneter Schilddrüse verhindern. Bei der Ratte muß man zusätzlich zum Cholesterin noch Cholsäure geben, um Atherosklerose zu erzeugen. Hierdurch entstandene Plaques, die schon 6 Monate bestanden haben, ließen sich durch Gabe thyroxinartiger Substanzen zum Verschwinden bringen (CUTHBERTSON u.Mitarb., 1960).

Beim Menschen scheint der Anstieg des Plasmacholesterins bei Hypothyreose vom Vorhandensein einer intakten Hypophyse abzuhängen, denn bei sekundärer Hypothyreose steigt der Cholesterinspiegel nicht (PETERS u.Mitarb., 1949). Dies ist beim Hund nicht der Fall (ENTENMAN u.Mitarb., 1942).

So sind beim Menschen klinische Zeichen einer Hypothyreose und normales Serumcholesterin sehr verdächtig auf eine hypophysäre Ursache (SKANSE, 1961).

Die Hypercholesterinämie bei Hypothyreose ist mit demselben Risiko zur Entwicklung einer Atherosklerose verbunden, wie die familiäre Hyperlipoproteinämie vom Typ II a nach FREDRICKSON.

Vor der Besprechung der Veränderungen des Triglycerid- und Cholesterinstoffwechsels soll eine knappe Beschreibung des Cholesterinstoffwechsels vorausgeschickt werden, wobei besonderes Gewicht auf die Tatsache gelegt wird, daß der Cholesterintransport im Plasma immer in Form von Lipoproteinen vor sich geht.

Cholesterin kommt im tierischen Organismus in jeder Zelle vor. Es hat Wachstums-, Struktur- und Transportfunktionen. Der Gehalt in den einzelnen Tierarten und Organen variiert, der Serumcholesterinspiegel beträgt allgemein um 100 mg/100 ml. Radioaktiv markiertes Cholesterin findet man nach Injektion in allen Geweben außer dem Gehirn (CHOBANIAN u. Mitarb., 1962). Nach genügend langer Zeit für die Gleichgewichtseinstellung nähert sich die spezifische Aktivität des Gewebecholesterins der des Plasmacholesterins. Die Halbwertszeit im Blut beträgt ungefähr 75 Tage, der totale austauschbare Gehalt des menschlichen Körpers ist 150 g.

Allgemein gilt, daß die Konzentration im Serum die im Gewebe widerspiegelt. Ausnahmen von dieser Regel beruhen auf der Tatsache, daß Cholesterin nicht in physikalisch gelöster Form im Serum vorkommt, sondern in Form von Lipoproteinen transportiert wird. Die zur Verfügung stehende Menge an Trägerproteinen kann so unter Umständen den Plasmacholesterinspiegel beeinflussen.

Die Menge des Cholesterins im Körper und damit der Plasmaspiegel ist abhängig sowohl von Zufuhr und endogener Synthese als auch von der Ausscheidungsrate.

Obwohl alle Körperzellen Cholesterin synthetisieren können, fallen anteilsmäßig mit 95% nur Leber und Dünndarm ins Gewicht (DIETSCHY u. WILSON, 1970). Neben einer unwesentlichen Menge, die durch die Haut ausgeschieden wird, wird alles Cholesterin von der Leber aus dem Körper entfernt. 82% werden zu Gallensalzen abgebaut, 8% gelangen unverändert als Cholesterin mit der Galle in den Darm, wo sie zu neutralen Steroiden werden (WOOD, 1969). Zusätzlich gibt es noch eine geringe Cholesterinausscheidung direkt in den Darm.

Die Absorption des Cholesterins unterliegt keiner Regulation und beträgt abhängig von der Art der Nahrung bis zu 30% der zugeführten Menge (MATTSON u. Mitarb., 1972). Die absorbierte Menge fällt mit durchschnittlich 300 mg gegenüber dem endogen synthetisierten Cholesterin von 1 g/Tag nicht sehr ins Gewicht. 50% der in der Galle ausgeschiedenen Menge werden während des enterohepatischen Kreislaufes wieder zurückgewonnen.

Das Ausmaß der hepatischen Cholesterinsynthese ist unter anderem abhängig von der Menge an Cholesterin, die mit den Chylomikronen die Leber erreicht (BHATTATHIRY u. SIPERSTEIN, 1963). Würde dieses negative Feedbacksystem fehlerlos funktionieren, dürfte Nahrungscholesterin beim Gesunden überhaupt keinen Effekt auf die Cholesterinkonzentration im Blut haben. Dies ist nicht der Fall.

Der Hauptangriffspunkt der Mechanismen, die die Cholesterinsynthese regulieren, scheint das Schlüsselenzym, die mikrosomale β-Hydroxymethylglutaryl(HMG)-CoA-Reductase zu sein, dessen Synthese durch induzierende und reprimierende Substanzen reguliert wird (BORTZ, 1973a).

Zum Beispiel führt eine Erhöhung des Angebots an freien Fettsäuren an die Leber — entweder postprandial oder nach hormonaler Lipolyse — zu einer Steigerung der Cholesterinsynthese. Da langkettige Fettsäuren die Fettsäuresynthese durch Hemmung der CoA-Carboxylase bremsen, induzieren die nach der Fettsäureoxydation vorliegenden CoA-Einheiten die HMG-CoA-Reductase, und somit wird vermehrt Cholesterin gebildet (BORTZ, 1967). Andererseits führt die Notwendigkeit, die anfallenden Fettsäuren wieder aus der Leber zu entfernen, zu einer gesteigerten VLDL-Synthese (KOHUT u. Mitarb., 1971). Da VLDL immer dieselbe Menge an Cholesterin enthalten, muß die Cholesterinsynthese hierbei angekurbelt werden. Der Mechanismus ist noch nicht bekannt. Die hepatische Cholesterinproduktion ist also proportional der VLDL-Synthese (HEIMBERG u. Mitarb., 1965). Da der

VLDL-Turnover 10mal größer ist als der von LDL und HDL, muß bei Zuständen mit erhöhter VLDL-Produktion die Cholesterinsynthese ansteigen. SODHI und KUDCHODKAR (1971) fanden eine ausgezeichnete Korrelation zwischen Cholesterinsynthese und Plasmatriglyceriden. Hieraus geht hervor, daß ein wichtiger Faktor zur Regulierung der Cholesterinsynthese die Notwendigkeit der Leber, Lipoproteine herzustellen, darstellt.

Teleologisch gesehen spielt Cholesterin im Fetttransport eine wichtige Rolle. Es stabilisiert die Transportvehikel, seine Abbauprodukte, die Gallensalze erleichtern die Fettaufnahme im Darm. Gallensalzmangel führt zu verminderter Fettresorption und damit zu verringerter Bildung von Chylomikronen, die ja die hepatische Cholesterinsynthese hemmen können (WEIS u. DIETSCHY, 1971).

Gallensalze hemmen ebenfalls die Cholesterinsynthese (FIMOGNARI u. RODWELL, 1965). Nahrungsfett steigert den Gallenfluß und vermindert somit den Gallensalzgehalt der Leber und steigert dadurch die hepatische Cholesterinsynthese (BORTZ u.Mitarb., 1973b).

Beim Affen und der Ratte bewirkt die Ableitung der Galle durch denselben Mechanismus eine Steigerung der Cholesterinsynthese in der Leber auf das dreifache, im Dünndarm bis zu 10fach (DIETSCHY u. WILSON, 1970).

Für den Menschen sind entsprechende Daten nicht vorhanden. Eine ähnliche Situation ergibt sich aber nach oraler Gabe des Ionenaustauscherharzes Cholestyramin.

Diese Substanz bindet im Darm Gallensalze, entzieht sie dem enterohepatischen Kreislauf und führt zu einem gesteigerten Turnover der Gallensalze und damit zu vermehrtem Abbau des Cholesterins. Die de novo Cholesterinsynthese in der Leber gleicht aber vollständig den Verlust aus (GOODMAN u. NOBLE, 1968).

Die gesteigerte Synthese würde zu einer Hyperlipoproteinämie führen, wenn der Abbau der LDL, der Hauptcholesterintransporteure, nicht gleichfalls gesteigert wäre, so daß schließlich eine Senkung des Plasmacholesterinspiegels erreicht wird (LEVY u. LANGER, 1972).

Ein bedeutender, die Cholesterinsynthese hemmender Faktor ist der Cholesteringehalt der Zelle. Cholesterin kann unter physiologischen Bedingungen nur in die Zelle gelangen, wenn es in Form eines Lipoproteins angeboten wird. An der Zelloberfläche gibt es spezifische Rezeptoren für Apo-B, deren Anzahl genetisch determiniert ist (BROWN u.Mitarb., 1974).

Diese Befunde, die an Fibroblasten erhoben wurden, werden zur Erklärung der Pathogenese der familiären Hyperlipoproteinämie vom Typ IIa nach FREDRICKSON herangezogen. Hiernach (BROWN u. GOLDSTEIN, 1975) werden LDL über den Proteinanteil spezifisch an Rezeptoren an der Oberfläche von Fibroblasten gebunden und enzymatisch zu 3 Bruchstücken und Tyrosin hydrolysiert. Dabei wird das Cholesterin in die Zelle abgegeben, in den mikrosomalen Membranen angereichert und hemmt die Neubildung der HMG-CoA-Reductase. Derselbe Mechanismus konnte an isolierten Rattenhepatozyten beobachtet werden (EDWARDS, 1975).

Gestörte Bindung wegen zu weniger oder gar keiner Rezeptoren führt zu Hypercholesterinämie bzw. isolierter LDL-Erhöhung, wie sie charakteristisch für die Hyperlipoproteinämie vom Typ IIa ist. Bei nur verminderten Rezeptoren steigt die LDL-Konzentration so weit an, bis die HMG-CoA-Reductase-Aktivität ausreichend gehemmt ist, so daß eine „normale" Menge von LDL synthetisiert bzw. abgebaut wird. Entgegengesetzt zum Normalzustand sind nun alle Rezeptoren besetzt, genug Cholesterin gelangt in die Zelle und die Cholesterinsynthese wird deshalb nicht mehr als erhöht gefunden.

Daß bei total fehlenden Rezeptoren die LDL-Konzentration nicht ins Unendliche ansteigt, muß an einer noch nicht bekannten „Notbremse" liegen. ·Dies ist der Fall bei der homozygoten Form.

Über den Mechanismus der Cholesterinaufnahme in die Zelle gibt es genaue Vorstellungen (BAILEY, 1967). Nach der Bindung der Lipoproteine an die Oberfläche der Zellmembran diffundiert das freigesetzte Cholesterin an die Membran, an die es ebenfalls gebunden wird (BAILEY, 1973). Diese Sterolbindung ist sehr selektiv (BING u. SARMA, 1975). Von der äußeren Zellmembran gelangt das Cholesterin in die Zelle, wo es von Sterol-Carrierproteinen aufgenommen und zu den Mikrosomen transportiert wird. Hier akkumuliert es (EDWARDS u. GOULD, 1974).

Cholesterin kann außerdem durch Phagozytose und Pinozytose ganzer Lipoproteine in das Zellinnere gelangen, mit und ohne vorherige spezifische Bindung an die Zelloberfläche (BAILEY, 1967; BIERMAN u. Mitarb., 1974).

Der Weg über Zellbindung und enzymatische Hydrolyse des Proteinanteils scheint einen bedeutenden Abbauweg des LDL und damit des Plasmacholesterins darzustellen.

Da auch das gesamte extrahepatische Cholesterin über die Leber ausgeschieden wird und dorthin nur als Lipoprotein gelangen kann, steht der LDL-Katabolismus stellvertretend für den Abbau und Ausscheidung des gesamten Körpercholesterins; denn in der Leber und im Dünndarm synthetisiertes Cholesterin wird zuerst in Plasmalipoproteine eingebaut, bevor es dem Katabolismus unterliegt (BRICKER, 1971). Dasselbe gilt für das Nahrungscholesterin, das mit den Chylomikronen zur Leber gelangt und dort in neu synthetisierte Plasmalipoproteine inkorporiert wird (BHATTACHARYYA u. Mitarb., 1971). Die zu VLDL katabolisierten Chylomikronen sind ohnehin Plasmalipoproteine.

Das Cholesterin in der Leber kann somit folgenden Ursprung haben:

a) Nahrung (Chylomikronen),
b) endogen aus dem Darm (in Form intestinaler Lipoproteine),
c) aus dem Lipoproteinkatabolismus,
d) in der Leber synthetisiert.

Zu b): Neben Chylomikronen kann der Dünndarm in der Nüchternphase auch VLDL synthetisieren (OCKNER u. Mitarb., 1969), der Anteil des Dünndarms an der gesamt VLDL-Produktion ist nicht bekannt, er wird bis zu 40% geschätzt.

Das Cholesterin in der Leber gehört zu mindestens drei verschiedenen Pools: zu einem anabolen Poom zur Synthese von Lipoproteinen und zu zwei katabolen Pools, zu dem, aus dem die Gallensalze gebildet werden und zu dem, aus dem das Cholesterin unverändert in die Galle ausgeschieden wird.

Clofibrat und Thyroxin führen zu einer vermehrten Mobilisation von Gewebecholesterin, das als Cholesterin in die Galle ausgeschieden wird (QUINTÃO u. Mitarb., 1971).

Cholesterinstoffwechsel bei Schilddrüsenerkrankungen

Die Plasmacholesterinkonzentration ist bei Hyperthyreotikern nicht generell ausgeprägt erniedrigt. Regelmäßig findet man aber eine Abnahme in ein und demselben Individuum nach Gabe von Thyroxin, auch wenn das PBJ vorher normal war (PETERS u. MAN, 1950). Die Hypothyreose geht regelmäßig mit einer Erhöhung des Plasmacholesterins einher, deren besonderes Kennzeichen es ist, nach Schilddrüsenhormongabe rasch zu verschwinden.

Theoretisch können Mechanismen, die die Cholesterinkonzentration im Plasma verändern, auf Absorption im Darm, Synthese in Darm und Leber, Verteilung zwischen Blut und Gewebe und auf den Abbau einwirken.

Die Aufnahme des Nahrungscholesterins wird nicht durch Schilddrüsenhormone beeinflußt. Hier sollen vorerst nur Einflüsse auf die Cholesterinsynthese und den Abbau und die Ausscheidung interessieren.

KARP und STETTEN (1949) untersuchten bei Ratten den Einfluß von Schilddrüsenhormon auf die Inkorporation von DHO im Körperwasser in die Lipide der Leber und fanden diese nach Hormongabe erhöht, Behandlung mit Thiouracil bewirkte das Gegenteil.

Der Einbau von oral gegebenen ^{14}C-Acetat ins Plasmacholesterin ist bei Hyperthyreotikern abnorm hoch, bei Myxödempatienten stark erniedrigt (GOULD u. Mitarb., 1955; LIPSKY u. Mitarb., 1955).

In-vitro-Experimente haben gezeigt, daß alle diese Effekte durch einen Einfluß von Schilddrüsenhormon auf die hepatische Cholesterinsynthese erklärt werden können.

Die Leberschnitte thyroxinbehandelter Ratten synthetisieren 2—3mal mehr Cholesterin aus Acetat als die von unbehandelten Kontrolltieren (FLETCHER u. MYANT, 1958). In Leberschnitten hypothyreoter Ratten ist die Cholesterinsynthese herabgesetzt (FLETCHER u. MYANT, 1958; BOYD, 1959).

Da Thyroxin keinen Effekt auf die Synthese von Cholesterin aus Mevalonsäure hat, nimmt man an, daß die Umwandlung von Essigsäure zur Mevalonsäure den Hauptangriffspunkt darstellt.

Tatsächlich konnte gezeigt werden, daß die Kapazität der HMG-CoA-Reductase in Lebern von Thyroxin-behandelten Ratten erhöht ist, während athyreote Ratten eine verminderte Kapazität zeigen (GRIES u. Mitarb., 1963).

Hieraus wird deutlich, daß Schilddrüsenhormone die Cholesterinsynthese steigern. Auf welche Art und Weise ist nicht bekannt. Wahrscheinlich wird bei einer allgemeinen Steigerung der Proteinsynthese vermehrt HMG-CoA-Reductase gebildet.

Wenn Thyroxin zu einer gesteigerten Cholesterinsynthese und dennoch zu einem Abfall der Serumcholesterinkonzentration führt, müssen Abbau und Ausscheidung in vermehrten Maße aktiviert werden. Es konnte gezeigt werden, daß Schilddrüsenhormon die fäkale Ausscheidung von ^{14}C-markiertem Plasmacholesterin in Form von radioaktiven neutralen Steroiden und Gallensalzen beschleunigt (WEISS u. MARX, 1955; MIETTINEN, 1968). Die Ausscheidung von endogenem Cholesterin steigt mehr als die von Nahrungscholesterin. Der Anteil der neutralen Steroide überwiegt den der Gallensalze, was auf einen verschiedenen katabolen Pool dieser Substanzen hinweist (SODHI u. KUDCHODKAR, 1971).

ROSENMAN u. Mitarb. (1952) zeigten, daß die fractional catabolic rate von ^3H-markiertem Plasmacholesterin bei thyreotoxischen Ratten abnorm hoch und bei thyroidektomierten Tieren erniedrigt ist. Diese Resultate zeigen, daß der Mechanismus, über den Cholesterin aus dem Körper entfernt wird, ebenfalls durch Schilddrüsenhormone stimuliert wird.

Ein Weg, Cholesterin aus dem Organismus zu entfernen, ist die Umwandlung in Gallensalze.

In der thyreotoxischen Ratte ist die totale Gallensalzproduktion um 50% höher als im Normaltier (STRAND, 1963). Die Cholsäureausscheidung ist zwar verringert, was aber mehr als wettgemacht wird durch vermehrte Produktion von Chenodesoxycholsäure. Für den Menschen gibt es ähnliche Ergebnisse (HELLSTRÖM u. LINDSTEDT, 1964). Thyroxin stimuliert die Seitenkettenoxydation des Cholesterins (MITROPOULOS u. MYANT, 1965), die Produkte dieser Reaktion sind keine Substrate für die 12α-Hydroxylase, die den Abbau zu Cholsäure katalysiert. Chenodesoxycholsäure kann noch gebildet werden. Zudem wurde dieses Enzym in den Mikrosomen von Lebern thyreotoxischer Ratten vermindert gefunden.

Bei Hypothyreose ist der Cholesterinstoffwechsel genau entgegengesetzt der Hyperthyreose beeinflußt. Der Einbau von ^{14}C-Acetat in Cholesterin ist erniedrigt, läßt sich aber durch Schilddrüsenhormone stimulieren (GOULD u. Mitarb., 1955; LIPSKI u. Mitarb., 1955). Dennoch findet man eine Hypercholesterinämie. Radioaktiv markiertes Cholesterin verschwindet langsamer aus dem Plasma bei hypothyreoten Patienten. Dies läßt sich ebenfalls durch Substitutionstherapie normalisieren. Die Gallensäureproduktion ist bei hypothyreoten Patienten erniedrigt (HELLSTRÖM u. LINDSTEDT, 1964). Bei thyreoidektomierten Ratten ist sowohl die Cholesterinausscheidung in der Galle als auch die Umwandlung zu Gallensalzen erheblich gestört. Die verminderte Gallensalzausscheidung könnte vom quantitativen Gesichtspunkt für das Entstehen der Hypercholesterinämie verantwortlich sein (BYERS u. FRIEDMAN, 1973).

Neben der Umwandlung in Gallensalze kann Cholesterin auch als solches mit der Galle oder direkt in den Darm ausgeschieden werden.

Beim Menschen scheint dieser Mechanismus besonders von Schilddrüsenhormonen stimuliert zu werden (MIETTINEN, 1968). Hypothyreoten Patienten wurde mehrere Wochen vor Beginn der Substitutionstherapie ^3H-Cholesterin verabreicht und dann der Abfall der spezifischen Aktivität, die Gallensalzausscheidung, die Cholesterinausscheidung und das Plasmacholesterin während der Therapie mit Schilddrüsenhormonen gemessen. Der Plasmacholesterinspiegel fiel stark ab, die Cholesterinausscheidung stieg erheblich an. Die Gallensalzausscheidung verstärkte sich weniger stark und war kein konstanter Befund. Die spezifische Aktivität nahm wider Erwarten kaum ab. Eine erhöhte Cholesterinsynthese würde eine Verdünnung des radioaktiv markierten Cholesterins nach sich ziehen, die sich in einer Verminderung der spezifischen Aktivität ausdrücken müßte. Da dies nicht der Fall war, konnte eine Steigerung der Cholesterinsynthese nicht zweifelsfrei nachgewiesen werden. Falls vorhanden, wäre sie anscheinend in jedem Falle durch das Ausströmen von Cholesterin mit hoher spezifischer Aktivität aus dem Gewebe maskiert worden.

Es soll nun nach Abhandlung der Schilddrüsen-bedingten Veränderungen des hepatischen Cholesterinstoffwechsels nicht vergessen werden, daß der Transport des Cholesterins in die Leber und die Abgabe synthetisierten Cholesterins an das Plasma in Form von Lipoproteinen vor sich geht und daß deshalb auch Veränderungen des hepatischen Cholesterinstoffwechsels sehr eng mit dem der Plasmalipoproteine verknüpft sind (SODHI u. KUDCHODKAR, 1973).

Die Plasmacholesterinerhöhung bei Hypothyreose drückt sich in einem Konzentrationsanstieg der β-Lipoproteine aus, die der LDL-Fraktion angehören. Dies führt zu einem relativen Anstieg des Anteils des Gesamtcholesterins, der in den β-Lipoproteinen transportiert wird (MALMROS u. SWAHN, 1953).

In der analytischen Ultrazentrifuge findet man hauptsächlich einen Anstieg der Lipoproteine mit der Flotationskonstanten S_f 0—12, entsprechend der LDL_2-Fraktion (GOFMAN u. Mitarb., 1950).

Wie zu erwarten, verhält sich der LDL-Katabolismus unter Einfluß von Schilddrüsenhormon ähnlich wie der des Cholesterins. Entsprechend der erhöhten fractional catabolic rate von ^{3}H-Cholesterin bei Hyperthyreose wurde die von ^{125}J-markierten LDL ebenfalls beschleunigt gefunden (WALTON u. Mitarb., 1965). Die Halbwertszeit von LDL ist stark verkürzt.

Bei Hypothyreose gehen der erhöhte Cholesterinspiegel und die LDL-Vermehrung einher mit einer Vermehrung des Körperpools an gesamten austauschbaren LDL. Die fractional catabolic rate ist herabgesetzt, was sich in einer vermehrten biologischen Halbwertszeit des LDL-Proteins ausdrückt.

Diese Ergebnisse zeigen, daß auch der Proteinanteil der Hauptcholesterintransporteure einem verlangsamten Abbau unterliegt.

Diese Lipoproteinstoffwechselveränderungen werden begleitet von Verlangsamungen des Stoffwechsels einer Vielzahl von Proteinen (WALTON u. Mitarb., 1965).

Zusätzlich zum vermehrten Turnover des Proteinanteils der β-Lipoproteine findet man bei Hyperthyreose regelmäßig bei bis zu 50% der β-Lipoproteine einen abnormen Proteinanteil, der zu einer anderen Dichte des Makromoleküls führt (WIELAND u. SEIDEL, 1972). Bei der Hyperthyreose sind die Plasmacholesterinwerte immer an der unteren Normgrenze. Im Gegensatz dazu zeigt die Lipoproteinelektrophorese nicht eine Verminderung der β-Lipoproteine, sondern ein normales Bild. Die Untersuchung der einzelnen Dichtefraktionen ergab den auffälligen Befund einer starken β-Lipoproteinbande in der HDL-Fraktion. Diese Lipoproteine wurden β-HDL genannt.

Es gelang, das β-HDL zu isolieren und zu charakterisieren. Anstatt des bei β-Lipoproteinen der LDL-Fraktion üblichen Gehaltes an Protein von 25% und Cholesterin von 40% sind die Verhältnisse gerade umgekehrt: 40% Protein und nur 25% Cholesterin. Das Auftreten dieses abnormen Lipoproteins erklärt die Diskrepanz zwischen normaler Lipoproteinelektrophorese und erniedrigtem Serumcholesterin. Bei dem vermehrten Proteinanteil handelt es sich nicht um Apo-B, sondern um ein bisher noch nicht bekanntes Protein, das aber immunologisch nicht an der Oberfläche des Lipoproteins, jedoch manchmal im Normalserum nachzuweisen war. Der Phospholipid- und Triglyceridgehalt des β-HDL ist normal. Die anderen Lipoproteinfraktionen des Serums von Hyperthyreotikern weisen in ihren Protein-Lipid-Zusammensetzungen keine Besonderheiten auf. Ihre Konzentrationen mögen variieren.

Auf welche Art und Weise es zu dem verlangsamten Abbau von Cholesterin und Lipoprotein kommt, ist nicht geklärt. Betrachtet man sich den Cholesterinabbau von dem Gesichtspunkt, daß er nur möglich in Verbindung mit einem Lipoprotein ist, dann liegt es nahe, nach einem Defekt in der Zellbindung (wie beim Typ IIa) oder in den Stufen danach zu vermuten. BYERS und FRIEDMAN (1973) fanden bei thyreoidektomierten Ratten das Lebercholesterin nicht erhöht, aber die Gallensalzproduktion herabgesetzt. Eine intrazelluläre Cholesterinerhöhung kann also nicht für die im Falle der Hypothyreose herabgesetzte Menge an HMG-CoA-Reductase verantwortlich sein. Es handelt sich wohl eher um eine hormonmangelbedingte verminderte Neubildung. Da in der Leber synthetisiertes Cholesterin nicht sofort in Gallensalze umgebaut wird, sondern in

Form von Lipoproteinen sezerniert wird, stammt das in normaler Menge vorhandene Lebercholesterin wahrscheinlich zum größeren Teil aus zelleigener Produktion und das zur Gallensalzproduktion bestimmte LDL-Cholesterin gelangt aus irgend einem Grunde nicht in die Leberzelle, was zu einer verminderten Gallensalzproduktion führt. Es ist auch denkbar, daß der normale Gehalt der Leber an Cholesterin nicht ausschließlich intrazellulär lokalisiert ist. LDL könnte außen an der Zelle gebunden sein, das Cholesterin aber nicht in die Zelle gelangen können; sei es wegen eines Defektes der Zellmembran oder eines Mangels an Sterol-Carrierproteinen oder an proteolytischem Enzym für die LDL-Degradation. Es ist z.B. für die Mitochondrienmembran im Falle der Hypothyreose ein Defekt bezüglich der Durchlässigkeit für Fettsäure-Carnitylester und C_2-Bruchstücke in Form von Citrat beschrieben worden (s.u.).

Die Cholesterinabgabe an die Zelle und die LDL-Degradation würden im Falle der Hyperthyreose sozusagen exzessiv verlaufen. Dabei könnte es durchaus zu strukturell alterierten cholesterinarmen β-Lipoproteinen kommen. Daß vermehrt intrazelluläres Cholesterin nicht zu einer starken Hemmung der HMG-CoA-Reductase führt, wäre auf die hormoninduzierte vermehrte Bildung dieses Enzyms zurückzuführen wie auf die Tatsache, daß ein erhöhtes Angebot an freien Fettsäuren, wie es bei der Hyperthyreose der Fall ist, die Synthese der HMG-CoA-Reductase induziert.

Es muß aber betont werden, daß die Ausführungen hier einen stark spekulativen Charakter haben. Viele experimentelle Beweise stehen noch aus. Immerhin wird bei Hyperthyreose der Cholesteringehalt der Leber oft erhöht gefunden.

Einfluß der Schilddrüsenhormone auf den Stoffwechsel der Fettsäuren

Mit zum Wesen der Hyperthyreose gehört eine Energieverschwendung, die u.a. durch unnützen gesteigerten Turnover der wertvollsten Kalorienträger, der freien Fettsäuren, vor sich geht. Bei der Hyperthyreose liegt neben einem erhöhten Plasmaspiegel eine gesteigerte Synthese der Fettsäuren in der Leber vor, begleitet von einer verstärkten Lipolyse aus dem Fettgewebe und einem gesteigerten Abbau in den Mitochondrien (KARP u. STETTEN, 1949; BRAY u. GOODMAN, 1965; DAYTON u. Mitarb., 1960; RICH u. Mitarb., 1959). Bei Hypothyreose findet man das exakte Gegenteil (ROSENQUIST, 1972; ARMSTRONG u. Mitarb., 1974; BRAY, 1968).

Sowohl die Synthese von Fettsäuren in der Leber als auch der Abbau ist vermindert. Wegen der völlig unterschiedlichen Enzymsysteme, die hierbei beteiligt sind, nimmt man einen Defekt der Mitochondrienmembran an (BRAY, 1968).

Die Antwort des Fettgewebes auf lipolytische Agenzien ist bei Hypothyreose vermindert, läßt sich aber mit α-Rezeptorenblockern normalisieren (ROSENQUIST, 1972). Gabe von Schilddrüsenhormonen verstärkt die lipolytische Reaktion, aber erst nach einer Latenzzeit von 3 Std (BRAY u. GOODMAN, 1965). Große Mengen von Schilddrüsenhormonen haben in vitro bei Fettgewebe oder Fettzellen einen unmittelbaren lipolytischen Effekt, der aber wahrscheinlich nicht den physiologischen T_3-Effekt darstellt.

Zweifelsfrei besteht ein Zusammenhang zwischen Adrenalinwirkung und Thyroxin, der jedoch nicht geklärt ist. Man diskutiert

a) direkte Wirkungen auf β-Rezeptoren, wie sie z.B. auch Hormonanaloga ausüben,

b) Stimulierung eines anderen Angriffspunktes und folgende Freisetzung von cAMP und

c) Einfluß auf den Abbau von cAMP.

Die Aktivierung der Lipolyse durch β-Rezeptoren geht über Stimulierung der Adenylcyclaseproduktion mit nachfolgender vermehrter Bildung von zyklischem AMP (cAMP) (KRISHNA u. Mitarb., 1968). Da dieses System bei Hypothyreose intakt ist, postuliert ROSENQUIST (1972) einen modulierenden Effekt von Thyroxin auf das jeweilige Überwiegen von α- oder β-Rezeptoren. α-Rezeptoren haben einen hemmenden Effekt auf die Adenylcyclasesynthese. Durch ungenügende Aktivierung der membrangebundenen K^+-Na^+-abhängigen ATPase würde bei Hypothyreose Na^+ sich intrazellulär ansammeln und zur Ca^{++}-Mobilisation führen. Dies ist ein Zustand wie nach Stimulation der α-Rezeptoren. Na^+ und Ca^{++} hemmen die Adenylcyclaseaktivität (BIRNBAUER u. Mitarb., 1969).

In den Fettgewebszellen von Patienten mit Hyperthyreose ist die Konzentration an zyklischem AMP erhöht. Bei Hypothyreoten ist sie normal bis leicht erniedrigt (KARLBERG u. Mitarb., 1974). Die intrazelluläre Konzentration an cAMP hängt auch ab von der Aktivität des abbauenden Enzyms, der Phosphodiesterase.

In Fettgewebszellen hypothyreoter Ratten ist die membrangebundene Form dieses Enzyms, die eine höhere Affinität zu cAMP als die lösliche Form hat, vermehrt (ARMSTRONG u. Mitarb., 1974).

Eine Steuerung des Abbaus von cAMP durch Schilddrüsenhormone könnte ein generelles Wirkungsprinzip darstellen. Ungeklärt ist aber, warum bei vermehrtem Abbau die Konzentration in der Zelle nicht wesentlich verringert ist.

Die Plasmakonzentration an cAMP liegt bei hypothyreoten Patienten wesentlich niedriger als bei euthyreoten.

Einfluß der Schilddrüsenhormone auf den Triglyceridstoffwechsel

Wenn man den Gesamttriglycerid-Turnover bei Hyperthyreose bestimmt, so findet man diesen erhöht, hauptsächlich bewirkt durch einen vermehrten Abbau. Mögliche Mechanismen wären:

1. eine erhöhte postheparinlipolytische Aktivität (PHLA),
2. vermehrter Blutfluß an die für den Triglyceridabbau verantwortlichen Stätten oder
3. eine Kombination von beiden.

Da NIKKILÄ und KEKKI (1972) keine vermehrte PHLA fanden, nahmen sie an, daß ein gesteigerter Blutfluß zur Haut (Unterhautfettgewebe!) und der Muskulatur den verstärkten Abbau der Triglyceride verursacht. Körperliche Betätigung, die ja zu ähnlichen hämodynamischen Verhältnissen führt, bewirkt auch ein Absinken der Plasmatriglyceridkonzentration (GRANDE u. TAYLOR, 1965; FREY, 1967).

Entgegen den Erwartungen sind die Stoffwechselverhältnisse der Triglyceride bei der Hypothyreose nicht genau entgegengesetzt. Die Triglyceridproduktion der Leber ist nicht vermindert, obwohl die Konzentration der freien Fettsäuren niedriger als bei normalen Kontrollpersonen ist (NIKKILÄ u. KEKKI, 1972). Bei Hypothyreose ist der Abbau der Triglyceride, oder besser gesagt, der triglyceridreichen Lipoproteine, stark verlangsamt. Dies gilt sowohl für die Lipoproteine, die endogene Triglyceride enthalten, als auch für die Clearance einer exogen zugeführten Triglycerid-Phospholipid-Emulsion (intravenöser Fett-Toleranz-Test) (NIKKILÄ u. KEKKI, 1972; RÖSSNER, 1974). Als Grund hierfür wird eine erniedrigte PHLA angesehen, da die Synthese der Lipaseproteine mangels Schilddrüsenhormon herabgesetzt ist (KIRKEBEY, 1968; PORTE u. Mitarb., 1966). Nach Substitutionstherapie normalisiert sich die PHLA. Der Triglyceridspiegel ist bei der Hypothyreose aber nicht notwendigerweise erhöht.

Wie eingangs erwähnt, kann schon die ausgeprägte Erhöhung nur einer Lipoproteinfraktion zu einem erhöhten Triglyceridspiegel führen, sofern diese Fraktion ausreichend Triglyceride enthält. Deshalb soll nun im Anschluß an die isolierte Betrachtung des Triglycerid-Turnovers eine eingehendere Besprechung des Stoffwechsels der Lipoproteine erfolgen, die hauptsächlich die endogenen Triglyceride transportieren, der VLDL. Der Stoffwechsel der LDL wurde bereits in Verbindung mit dem Cholesterinstoffwechsel behandelt. RÖSSNER u. Mitarb. (1974) isolierten die VLDL, LDL und HDL von hypothyreoten Frauen mit Hypertriglyceridämie und fanden keine Triglyceriderhöhung in VLDL, sondern in den LDL. Sie nahmen eine Erhöhung der triglyceridreichen LDL_1-Fraktion an (d = 1,006 – 1,019 g/ml), die sich nach Substitutionstherapie normalisierte. Diese Tatsache sei für die bei Hypothyreose häufig beobachtete Hypertriglyceridämie verantwortlich. STRISOWER (1969) konnte bei seinen Patientinnen manchmal zusätzlich eine Vermehrung der schwereren VLDL (S_f 20 – 100) sehen. Keine Untersuchung konnte eine Erhöhung der S_f 100 – 400 (leichte VLDL) oder der Chylomikronen feststellen.

Übereinstimmend wurde eine häufige Erhöhung der LDL-Fraktion und eine entsprechende Verstärkung der β-Lipoproteinbande beschrieben, die sich phänotypisch als Hyperlipoproteinämie vom Typ IIa nach FREDRICKSON darstellt, und zur bekannten Hypercholesterinämie führt.

Ähnliche Ergebnisse wurden mit der Lipoproteinelektrophorese erzielt (KOPPERS u. PALUMBO, 1972). Man fand jedoch häufiger in den Fällen von Hypercholesterinämie mit Hypertriglyceridämie zusätzlich zur verstärkten β-Bande auch eine verstärkte prä-β-Bande (Typ IIb nach FREDRICKSON), die ja den VLDL entspricht. Man findet manchmal eine sog. Maskulinisierung in der Lipoproteinelektrophorese (zusätzlich zur verstärkten β-Bande eine Abnahme der α-Bande) (JONES u.Mitarb., 1955).

Relativ selten scheint das Muster eines Typ III nach FREDRICKSON bei Hypothyreose vorzukommen.

Zur Zeit der Abgrenzung dieses Typs der Hyperlipoproteinämie galt eine breite β-Bande in der Lipoproteinelektrophorese als Kennzeichen (Broad-β-Disease) (FREDRICKSON u.Mitarb., 1967).

Die Diagnose wurde gestellt aufgrund des Vorkommens einer Lipoproteinbande mit β-Position in der VLDL-Fraktion des Patienten (d < 1,006 g/ml). Normalerweise wird eine β-Bande nur in der LDL-Fraktion gefunden, deshalb wurde dieses abnorme Lipoprotein, auf dessen Nachweis die Diagnose des Typ III beruht, floating-β genannt. Nun wurde neuerdings gezeigt, daß eine bessere Grenzdichte zur Entdeckung dieses abnormen Lipoproteins die Dichte 1,025 g/ml darstellt (PATSCH u. SAILER, 1973). Dieser Befund paßt zur häufigen Beobachtung einer Konzentrationserhöhung der Lipoproteine mit S_f 12–20 (LDL_1) bei der Hypothyreose.

Es kann somit zweifelsfrei festgestellt werden, daß bei Hypothyreose auch eine sekundäre Hyperlipoproteinämie mit einem Typ-III-Muster auftreten kann (LASSER u.Mitarb., 1973). Hierzu paßt auch die Beobachtung von RÖSSNER eines erhöhten Cholesterin-Triglycerid-Verhältnisses in den VLDL von hypothyreoten Patienten, wie man es auch beim Typ III findet. Man nimmt an, daß das abnorme, für den Typ III charakteristische Lipoprotein ein relativ cholesterinreiches Abbauprodukt der VLDL ist, das nicht weiter zu Lipoproteinen höherer Dichte abgebaut werden kann.

Kürzlich wurde entdeckt, daß unter dem Begriff der PHLA mindestens 3 verschiedene lipolytische Aktivitäten zusammengefaßt werden müssen: *eine*, wahrscheinlich von der Leber gebildete, keinen Kofaktor benötigende, die nicht durch eine 1,5 M-Konzentration von Kochsalz gehemmt wird und *eine*, die Apo-C als Kofaktor benötigt und durch Kochsalz hemmbar ist (KRAUSS u.Mitarb., 1973).

Diese konnte in allerneuester Zeit weiter differenziert werden (GANESAN u. BASS, 1975) in *eine*, die sich ausschließlich durch C-I und eine andere, die sich nur durch C-II aktivieren läßt. Beim Typ III ist nur die C-II aktivierbare Lipoproteinlipase vermindert, was zu einem verlangsamten Abbau der VLDL mit Akkumulation des abnormen charakteristischen Lipoproteins führt (GANESAN u.Mitarb., 1976). Es ist gut vorstellbar, daß eine, durch starken Schilddrüsenhormonmangel bedingte Verminderung dieser Lipoproteinlipase sekundär zu einer Hyperlipoproteinämie vom Typ III führen kann. So wurde z.B. beobachtet, daß die Hemmbarkeit der PHLA durch Kochsalz unter der Substitutionstherapie der Hypothyreose stark zunimmt (PORTE u.Mitarb., 1966). Anscheinend kann Schilddrüsenhormonmangel auch eine bereits vorliegende Hyperlipoproteinämie vom Typ III verstärken (HAZZARD u. BIERMAN, 1972).

Die Hyperlipoproteinämie vom Typ III birgt ebenfalls ein erhebliches Risiko zur Entwicklung einer Atherosklerose in sich. Ebenso wie beim Typ III findet man bei der Hypothyreose einen höheren Gehalt an Apo-E in den VLDL und zusätzlich in den LDL (SHORE u. SHORE, 1974).

Klinische Bedeutung der Lipoproteinstoffwechselveränderungen bei Schilddrüsenfunktionsstörungen

Es läßt sich denken, daß die Senkung des Cholesterinspiegels durch Schilddrüsenhormone das Risiko einer Atherosklerose beträchtlich senkt. Es werden deshalb Versuche gemacht, Schilddrüsenhormone hierbei therapeutisch und prophylaktisch bei Hypercholesterinämie einzusetzen. Zufuhr von Schilddrüsenhormon muß bei diesen enthyreoten Patienten zwangsläufig zur Hyperthyreose führen, so daß man D-Thyroxin, das Analoge des natürlichen L-Thyroxins, verwendet. Es scheint, als ob D-Thyroxin desto weniger andere schilddrüsenhormonartige Wirkungen zeigt — außer erhöhtem LDL-Abbau — je reiner es ist (KOSCHINSKY u. Mitarb., 1974). Ob das abnorme β-HDL unter D-Thyroxin-Medikation enthyreoter Patienten auftritt, ist noch nicht genau erforscht.

Die bei Hyperthyreose gelegentlich auftretende Diarrhoe ist wahrscheinlich cholerrhoeischer Natur (MIETTINEN, 1972).

Wegen des seltenen Vorkommens und dem Befall älterer Patienten gilt die Hypothyreose nicht als Risikofaktor (DOWLER, 1969). Zudem läßt sich die Hyperlipoproteinämie durch Hormongaben leicht normalisieren. Jedoch bei bereits fortgeschrittener Atherosklerose ist hierbei Vorsicht geboten. Der hormoninduzierte erhöhte Sauerstoffbedarf des Myokards kann zum Herzinfarkt führen.

Das Myxödem des Erwachsenen ist zumeist das Ergebnis einer totalen Zerstörung der Schilddrüse durch eine lymphozytäre Thyreoiditis, die als Autoimmunkrankheit aufzufassen ist. Tatsächlich findet man ebenfalls beim klinisch euthyreoten Patienten mit Hypercholesterinämie manchmal zirkulierende Autoantikörper gegen Schilddrüsengewebe (DONIACH u. ROITT, 1969). Die Biopsie zeigt dann eine noch nicht ausgedehnte Thyreoiditis. Diese sog. subakute oder assymptomatische Thyreoiditis, die häufig bei Frauen nach der Menopause auftritt, bewirkt, daß ihre Trägerin dasselbe Atherosklerose-Risiko trägt wie ein Mann gleichen Alters (BASTENIE, 1972). Geringste Dosen D-Thyroxin bewirken bei diesen Patienten binnen 2 Monaten gewöhnlich eine Normalisierung des Cholesterinspiegels. Ein Merkmal aller schilddrüsenbedingten Fettstoffwechselstörungen ist, daß sie sich durch Hormongaben rasch normalisieren lassen. So gilt der Cholesterinspiegel als ein guter Marker für die Therapie der Hypothyreose, er soll um 30— sinken (BARTELS, 1950).

Literatur

ALAUPOVIĆ, P., LEE, D.M., MCCONATHY, W.J.: Studies on the composition and structure of plasma lipoproteins. Biochim. biophys. Acta (Amst.) **260**, 689 (1972).

ARMSTRONG, K.-J., STOUFFER, J.E., VON IMWEGEN, R.G., THOMPSON, W.J., ROBINSON, A.G.: Effects of thyroid hormone deficiency on cyclic Adenosine 3'5' monophosphate and control of lipolysis in fat cells. J. biol. Chem. **249**, 4226 (1974).

BAILEY, J.M.: In: Lipid metabolism in tissue culture cells (G.H. ROTHBLAT, D. KRITCHEVSKY, Eds.), p. 85. Wistar Symp. Monogr. No. 6. Philadelphia: Wistar Inst. Press 1967.

BAILEY, J.M.: In: Atherogenesis=Initiating factors. Ciba Foundation Symposium (2C new series), p. 63. Amsterdam: Elsevier, Excerpta Medica 1973.

BARTELS, E.C.: Basal metabolic rate and plasma cholesterol as aids in the clinical study of thyroid disease. J. clin. Endocr. **10**, 1126 (1950).

BASTENIE, P.A.: Thyroide et Lipides Plasmatiques. Acta cardiol. (Brux.) Suppl **XV**, 49 (1972).

BAXTER, J.-D., CHARLES, M.A., RYFFEL, G., MCCARTHY, B.J., MACLEOD, K.M.: A molecular basis for early events in response to thyroid hormone. J. clin. Invest. **53**, 6.4 (1974).

BHATTATHIRY, E., SIPERSTEIN, M.: Feedback control of cholesterol synthesis in man. J. clin. Invest. **42**, (1963).

BHATTACHARYYA, A.K., CONNOR, W.E., SPECTOR, A.A.: Serum cholesterol turnover in normal and type III hypercholesterolemic patients. Circulation **44**, suppl. II, 2 (1971).

BIERMAN, E.L., STEIN, O., STEIN, Y.: Lipoprotein uptake and metabolism by rat aortic smooth muscle cells in tissue culture. Circulat. Res. **35**, 136 (1974).

BING, R.J., SARMA, J.S.M.: In vitro inhibition of cholesterol uptake in human and animal arteries by 7-Ketocholesterol. Biochem. biophys. Res. Commun. **62**, 711 (1975).

BIRNBAUER, L., POHL, S.L., RODBELL, M.: Adenylcyclase in fat cells. I. Properties and the effects of adrenocorticotropin and fluoride. J. biol. Chem. **244**, 3468 (1969).

BORTZ, W.: Fat feeding and cholesterol synthesis. Biochim. biophys. Acta (Amst.) **137**, 533 (1967).

BORTZ, W.: On the control of cholesterol synthesis. Metabolism **12** (1973).

BORTZ, W., ARKENS, L., GRUNDHOFER, B.: Studies on the alteration of hepatic cholesterol synthesis. Biochim. biophys. Acta (Amst.) **316**, 366 (1973).

BOYD, G.S.: In: Hormones and Atherosclerosis (G. PINCUS, Ed.), p. 49. New York: Academic Press 1959.

BRAY, G.A.: Metabolism of adipose tissue from normal and hyphothyroid rats. Endocrinology **82**, 860 (1968).

BRAY, G.A., GOODMAN, H.M.: Studies on the early effects of thyroid hormones. Endocrinology **76**, 323 (1965).

BRICKER, L.A.: Effects of dietary cholesterol on sterol synthesis and release by the perfused rat liver. J. clin. Invest. **50**, 12 A (1971).

BROWN, M.S., DANA, S.E., GOLDSTEIN, J.L.: Regulation of 3-hydroxy-3-methylglutaryl-coenzyme A-reductase activity in cultured human fibroblasts. Comparison of cells from a normal subject and from a homo-

zygous familial hypercholesterolemia. J. biol. Chem. **249**, 789 (1974).
BROWN, M.S., GOLDSTEIN, J.L.: Lipoprotein receptors and the genetic control of cholesterol metabolism in cultured human cells. Naturwissenschaften **62**, 385 (1975).
BYERS, S.O., FRIEDMAN, M.: Effect of thyroidectomy on conversion of cholesterol into bile acids. Proc. Soc. exp. Med. (N.Y.) **143**, 551 (1973).
CHOBANIAN, A., BURROWS, B., HOLLANDER, W.: Body cholesterol metabolism in Man. II. Measurement of the body cholesterol miscible pool and turnover rate. J. clin. Invest. **41**, 1738 (1962).
CUTHBERTSON, W.F.J., ELCOATE, D.V., IRELAND, D.M., MILLS, D.C.B., STEARLY, P.: Effect of diet, of 3=5 Diiodo-D-Thyroxin and of 3=5 Diiodo-4 (4'-Hydroxy-Phenoxy) Phenyl Acetic acid on the formation and regression of atherosclerotic lesions in the rat. J. Endocr. **21**, 69 (1960).
DAYTON, S., DAYTON, J., DRIMMER, F., KENDALL, F.E.: Rates of acetate turnover and lipid synthesis in normal, hypothyroid and hyperthyroid rats. Amer. J. Physiol. **199**, 71 (1960).
DE LALLA, O.F., GOFMAN, J.W.: Ultrazentrifugal analysis of serum lipoproteins. In: Methods of Biochemical Analysis (D. GLICK, Ed.), p. 459. New York: Interscience 1954.
DIETSCHY, J.M., WILSON, J.D.: Regulation of cholesterol metabolism. New Engl. J. Med. **1128**, 1179, 1241 (1970).
DONIACH, D., ROITT, I.M.: Autoimmune thyroid disease. In: Textbook of Immunopathology (Ed. MIESCHER), 2–516. London: Grune and Stratton 1969.
DOWLER, T.R.: Identification of excess cardiovascular risk. A practical approach. Symposium on the preventive aspects of cardiovascular disease. Minn. Med. **52**, 25 (1969).
EDWARDS, P.A.: Effect of plasma lipoproteins and lecithin-cholesterol dispersions on the activity of 3-hydroxy-3-methylglutaryl-coenzyme-A-reductase of isolated rat hepatozytes. Biochim. biophys. Acta (Amst.) **409**, 39 (1975).
EDWARDS, P.A., GOULD, R.G.: Dependence of the circadian rhythm of hepatic beta-hydroxy-beta-methylglutary coenzyme. A on ribonucleic acid synthesis. A possible second site of inhibition by dietary cholesterol. J. biol. Chem. **24**a, 2891 (1974).
ENTENMAN, C., CHAIKOFF, I.L., REICHERT, F.L.: Role of nutrition in response of blood lipids to thyroid ektomie. Endocrinology **30**, 794 (1942).
FIMOGNARI, G.M., RODWELL, V.W.: Cholesterol biosynthesis: mevalonate synthesis inhibited by bile salts. Science **147**, 1038 (1965).
FLETCHER, K., MYANT, N.B.: Influence of the thyroid on the synthesis of cholesterol by liver and skin in vitro. J. Physiol. (Lond.) **144**, 361 (1958).
FREDRICKSON, D.S., LEVY, R.-I., LEES, R.S.: Fat transport in lipoproteins–an integrated approach to mechanisms and disorders. New Engl. J. Med. **276**, 32, 94, 148, 215, 273 (1967).
FREY, H.M.M.: Pheripheral circulatory and metabolic consequences of thyrotoxicosis. I. Blood flow and oxygen consumption of resting and working skeletal muscle in thyrotoxicosis in the dog. Scand. J. clin. Lab. Invest. **19**, 4 (1967).
GANESAN, D., BASS, H.: Isolation of C-I and C-II activated Lipoprotein Lipases and Protamine insensitive triglyceride lipase by Heparin-Sepharose affinity chromatography. Febs Letters **53**, 1 (1975).
GANESAN, D., BRADFORD, R.H., GANESAN, G., McCONATHY, W.J., ALAUPOVIĆ, P.: Characterization of purified lipoprotein lipase from post-heparin-plasma of subjects with primary hyperlipoproteinemias = Lipoprotein C polypeptide activation and substrate specifity. Amer. J. appl. Physiol., im Druck 1976.
GILDEA, E.F., MAN, E.B., PETERS, J.B.: Serum lipids and proteins in hypothyroidism. J. clin. Invest. **18**, 739 (1939).
GOFMAN, J.W., JONES, H.B., LINDGREN, F.T., LYAN, T.P., ELLIOT, H.A., STRISOWER, B.: Blood lipids and human atherosclerosis. Circulation **2**, 161 (1950).
GOODMAN, D.S., NOBLE, R.P.: Turnover of dietary cholesterol in man. J. clin. Invest. **47**, 231 (1968).
GOULD, R.G., LEROY, G.V., OKITA, G., KABARD, J.J., KEEGAN, P., BERGENSTAL, D.M.: The use of C^{14} labeled acetate to study cholesterol metabolism in man. J. Lab. clin. Med. **46**, 372 (1955).
GRANDE, F., TAYLOR, H.C.: Adaptive changes in the heart vessels, and patterns of control under chronically high loads. In: Handb. Physiol., Sect. 2, p. 2615. Washington: American Physiological Society 1965.
GRIES, F.A., MATHSINSKY, F., WIELAND, O.: Induktion der β-Hydroxy-β-methylglutarylreductase durch Schilddrüsenhormone. Biochim. biophys. Acta (Amst.) **56**, 615 (1962).
HAZZARD, W.R., BIERMAN, E.L.: Aggravation of broad-β-disease (type-III hyperlipoproteinemia) by hypothyroidism. Arch. intern. Med. **130**, 822 (1972).
HEIMBERG, M., WEINSTEIN, I., DISHMAN, G., FRIED, M.: Lipoprotein lipid transport by livers from normal and CCl_4-poisoned rats. Amer. J. Physiol. **209**, 1053 (1965).
HELLSTRÖM, K., LINDSTEDT, S.: Cholic-acid turnover and biliary bile acid composition in humans with abnormal thyroid function. Bile acids and steroids 139. J. Lab. clin. Med. **63**, 666 (1964).
HOELZER, H.: Über die Arteriosklerose im Kindesalter bei angeborenem vollkommenen Schilddrüsenmangel. Zugleich ein Beitrag zur Funktion der Schilddrüse und zur Arteriosklerosefrage. Beitr. path. Anat. **104**, 289 (1940).
HURXTHAL, L.: Cretinism. Med. Clin. N. Amer. **32**, 122 (1948).
JONES, R.J., COHEN, C., CORBUS, H.: The serum lipid pattern in hyperthyradism, hypothyroidism and coronary atherosclerosis. Amer. J. Med. **19**, 71 (1955).
KARLBERG, B.E., HENRIKSSON, K.G., ANDERSSON, R.G.G.: Cyclic adenosine 3'5' monophosphate concentrations in plasma, adipose tissue and skeletal muscle in normal subjects and in patients with hyper- and hypo-thyroidism. J. clin. Endocr. **39**, 96 (1974).
KARP, A., STETTEN, D., JR.: The effect of thyroid on certain anabolic processes studied with the aid of deuterium. J. biol. Chem. **179**, 819 (1949).
KIRKEBY, K.: Postheparin plasma lipoproteinlipase in thyroid disease. Acta endocr. (Kbh.) **59**, 555 (1968).
KOHUT, M., KOHUTOVA, B., HEIMBERG, M.J.: The regulation of hepatic triglyceride metabolism by free fatty acids. J. biol. Chem. **246**, 5067 (1971).
KOPPERS, L.E., PALUMBO, P.J.: Lipid disturbances in endocrine disorders. Med. Clin. N. Amer. **56**, 1013 (1972).
KOSCHINSKY, T., VOGELBERG, K.H., GRIES, F.A.: Therapie primärer Hyperlipoproteinämien des Types IIa und IIb mit D-Thyroxin. Dtsch. med. Wschr. **99**, 494 (1974).

KRAUSS, R.M., WINDMUELLER, M.G., LEVY, R.I., FREDRICKSON, D.S.: Selective measurement of the two different triglyceride lipase activities in rat postheparin plasma. J. Lipid Res. 14, 286 (1973).

KRISHNA, G., HYNIE, S., BRODIE, B.B.: Effects of thyroid hormones on adenyl cyclase in adipose tissue and free fatty acids mobilisation. Proc. nat. Acad. Sci. (N.Y.) 59, 884 (1968).

LASSER, N.L., BURNS, J., SOLAR, S.: Type III hyperlipoproteinemia secondary to hypothyroidism. In: Atherosclerosis III. Proceedings of the third international Symposium (G. SCHETTLER, A. WEIZEL, Ed.), p. 621. Berlin-Heidelberg-New York: Springer 1973.

LEVY, R.I., LANGER, T.: Hypolipidemic drugs and Lipoprotein Metabolism. In: Pharmacological control of lipid metabolism, p. 155. Advances in Experimental Medicine and Biology, Vol. 26. New York, London: Plenum Press 1972.

LIPSKY, S.R., BONDY, P.K., MAN, E.B., McGUIRE, J.S.: The effects of triiodothyronine on the biosynthesis of plasma lipids from acetate$-I-C^{14}$ in myxoedematous subjects. J. clin. Invest. 34, 950 (1955).

MALMROS, H., SWAHN, B.: Lipid metabolism in myxoedema. Acta med. scand. 145, 361 (1953).

MATTSON, F., ERICKSON, B., KLIGMAN, A.: Effect of dietary cholesterol on serum cholesterol in man. Amer. J. clin. Nutr. 251, 475 (1967).

MIETTINEN, T.A.: Mechanism of serum cholesterol reduction by thyroid hormones in hypothyroidism. J. Lab. clin. Med. 71, 4, 537 (1968).

MIETTINEN, T.A.: Changes of cholesterol metabolism in patients with thyroid dysfunction. Scand. J. clin. Invest. 29, Suppl. 122, 43 (1972).

MITROPOULOS, K.A., MYANT, N.B.: The metabolism of cholesterol in the presence of liver mitochondria from normal and thyroxine-treated rats. Biochem. J. 94, 594 (1965).

NIKKILÄ, E.A., KEKKI, M.: Plasma triglyceride metabolism in thyroid disease. J. clin. Invest. 51, 2103 (1972).

OCKNER, R.K., HUGHES, F.B., ISSELBACHER, K.J.: Very low density lipoproteins in intestinal lymph: origin, composition and role in lipid transport in the fasting state. J. clin. Invest. 48, 2079 (1969).

PATSCH, J., SAILER, S.: Flotation characteristics of the lipoprotein accumulated in the plasma of type III patients. In: Atherosclerosis III, Proceedings of the third international symposium (G. SCHETTLER, A. WEIZEL, Ed.), p. 686. Berlin-Heidelberg-New York: Springer 1973.

PETERS, J.P., MAN, E.B.: The significance of serum cholesterol in thyroid disease. J. clin. Invest. 29, 1 (1950).

PORTE, D., JR., O'HARA, D.D., WILLIAMS, R.H.: The relation between postheparin lipolytic activity and plasma TG in myxoedema. Metabolism 15, 107 (1966).

QUINTÃO, E., GRUNDY, S.M., AHRENS, E.H.: Effects of dietary cholesterol on the regulation of total body cholesterol in man. J. Lipid Res. 12, 233 (1971).

RICH, C., BIERMAN, E.L., SCHWARTZ, I.L.: Plasma nonesterified fatty acids in hyperthyroid states. J. clin. Invest. 38, 275 (1959).

RÖSSNER, S., ROSENQUIST, U.: Serum lipoproteins and the intra venous fat tolerance test in hypothyroid patients before and during substitution therapy. Atherosclerosis 20, 365 (1974).

ROSENMAN, R.H., FRIEDMAN, M., BYERS, S.O.: Observations concerning the metabolism of cholesterol in the hypo- and hyperthyroid rat. Circulation 5, 589 (1952).

ROSENQUIST, U.: Adrenergic receptor response in hypothyroidism. Acta med. scand. Suppl. 532, 1972.

SHORE, B., SHORE, V.: An apoprotein preferentially enriched in cholesterylester rich very low density lipoproteins. Biochem. biophys. Res. Commun. 58, 1 (1974).

SHORE, V.G., SHORE, B., HART, R.G.: Changes in apolipoproteins and properties of rabbit very-low-density lipoproteins on induction of cholesterolemia. Biochemistry 13, 1579 (1974).

SKANSE, B.: On the difference in serum cholesterol between hypothyroidism of pituary and of thyroid origin. In: Advances in thyroid research (R. PITT-RIVERS, Ed.), p. 108. New York: Pergamon Press 1961).

SODHI, H.S., KUDCHODKAR, B.J.: Relationship of hypertriglyceridemia and endogenous synthesis of cholesterol in man. Circulation 44, suppl. II, 57 (1971).

SODHI, H.S., KUDCHODKAR, B.J.: Correlating metabolism of Plasma and tissue cholesterol with that of plasma-lipoproteins. Lancet March 10, 513 (1973).

SOKOLOFF, L., ROBERTS, PATRICIA A., JANUSKA, M.M., KLINE, J.E.: Mechanisms of stimulation of protein synthesis by thyroid hormones in vitro. Proc. nat. Acad. Sci. (Wash.) 60, 652 (1968).

STEINBERG, D., VAUGHN, M.: In: Proc. 5th Intern. Congr. Biochem. Moscow 1961, Vol. 7: Biosynthesis of lipids (POPJAK, Ed.), p. 162. New York: Pergamon Press 1963.

STEINER, A., KENDALL, F.E.: Atherosclerosis and arteriosclerosis in dogs following ingestion of cholesterol and thiouracil. Arch. Path. 42, 433 (1946).

STRAND, O.: Effects of D- and L-thyroxine and of propylthiouracil on the production of bile acids in the rat. J. Lipid Res. 4, 305 (1963).

STRISOWER, E.H.: The hypercholesterolemia of hypothyroidism. J. Amer. med. Ass. 208, 1475 (1969).

TATA, J.R.: In: Actions of hormones on molecular processes (G. LITWACK, D. KRITCHEVSKY, Eds.), p. 58. New York: Wiley 1964.

TURNER, K.B., PRESENT, C.H., BIDWELL, E.H.: The rôle of the thyroid in the regulation of the blood cholesterol of rabbits. J. exp. Med. 67, III (1938).

VANHAELST, L., NEVE, P., BASTENIE, P.: Coronary-artery disease in myxoedema. Lancet 1967 II, 1257.

WALTON, K.W., SCOTT, P.J., DYKES, P.W., DAVIES, J.W.L.: The significance of alterations in serum lipids in thyroid dysfunction. II: Alterations of the metabolism and turnover of ^{131}I-low-density-lipoproteins in hypothyroidism and thyrotoxicosis. Clin. Sci. 29, 217 (1965).

WEIS, H.J., DIETSCHY, J.M.: Presence of an intact cholesterol feedback mechanism in the liver in biliary stasis. Gastroenterology 61, 77 (1971).

WEISS, S.B., MARX, W.: Fate of radioactive cholesterol in mice with modified thyroid activities. J. biol. Chem. 213, 349 (1955).

WIELAND, H., SEIDEL, D.: Plasmalipoproteine bei Patienten mit Hyperthyreose: Isolierung und Charakterisierung eines abnormen High-Density-Lipoproteins. Z. klin. Chem. 10, 311 (1972).

WOOD, P.: The gastrointestinal tract in relation to cholesterol turnover. In: Proc. Deuel. Conf. on lipids (G. COWGILL, E. ESTRICH, P. WOOD, Eds.), p. 149. Washington/D.C.: US Public Health Service Publication 1969.

Die Hyperlipoproteinämie bei Pankreatitis

J. Papenberg, E. Stange

Bei der akuten (Fredrickson et al., 1967; Greenberger et al., 1966) und chronisch rezidivierenden (Strum u. Spiro, 1971) Pankreatitis werden primäre und sekundäre Hyperlipoproteinämien beobachtet. Am häufigsten geht die Pankreatitis mit einer Typ I- oder Typ V-Hyperlipoproteinämie einher. Es ist oft schwierig zu unterscheiden, ob eine akute Pankreatitis bei einer primären Hyperlipoproteinämie auftritt oder ob die Hyperlipoproteinämie sekundär durch die Pankreatitis verursacht ist. Eine Entscheidung darüber läßt sich nur treffen, wenn die Serumlipoproteine auch nach Abklingen der Pankreatitis untersucht werden und andere Ursachen der Hyperlipoproteinämie wie u.a. ein Alkoholabusus oder Diabetes mellitus ausgeschlossen worden sind.

Die Hyperlipoproteinämie tritt bei 5 bis 10% aller Patienten mit akuter Pankreatitis auf (Wang et al., 1959; Greenberger et al., 1966). Bei einem Teil der Patienten steht diese Hyperlipoproteinämie in engem Zusammenhang mit einem gleichzeitigen Alkoholabusus. Jedoch findet sich nicht bei allen Patienten mit einer Hyperlipoproteinämie und Pankreatitis ein Alkoholabusus in der Vorgeschichte (Farmer et al., 1973). Die Serumlipoproteinlipaseaktivität wird in einzelnen Fällen bei der Pankreatitis erniedrigt gefunden und es ist auch beobachtet worden, daß Chylomikronen bei diesen Patienten nach der Aufnahme einer fettreichen Mahlzeit langsamer metabolisiert werden (Greenberger et al., 1966). Es sind auch abnorme Lipoprotein-Triglycerid-Komplexe mit geringerer Substratspezifität für die Lipoproteinlipase bei der akuten Pankreatitis beobachtet worden (Kessler et al., 1967). Andere Faktoren, die bei der akuten Pankreatitis sekundär zu einer Hyperlipoproteinämie führen können, sind Sekretionsstörungen von Glukagon und Insulin.

A. Die Pankreatitis bei primären Hyperlipoproteinämien

Die Typ I-Hyperlipoproteinämie kann schon im Kindesalter gehäuft mit akuten oder chronisch rezidivierenden Pankreatitiden und einer Pankreasinsuffizienz einhergehen. Es kann als sicher angenommen werden, daß die Hypertriglyceridämie hier in nicht bekannter Weise die Pankreatitis auslöst. Bei der Typ I-Hyperlipoproteinämie kommt die Pankreatitis sekundär in etwa 4 bis 13% der Fälle vor (Banks u. Janowitz, 1969). Die Fettstoffwechselstörung und die Pankreatitis sprechen bei diesen Patienten gut auf eine Reduktion des Nahrungsfettes an. Da bei den meisten Patienten mit Pankreatitis die Plasmalipide vor der Erkrankung nicht bestimmt wurden, gibt es bisher keinen Hinweis für die Entstehung einer chronischen Hypertriglyceridämie nach Pankreatitis (Fredrickson u. Levy, 1972).

Über einen Patienten mit primärer Typ V-Hyperlipoproteinämie und rezidivierender Pankreatitis berichtete Cross (1969). Die Hyperlipoproteinämie war fettinduziert. Wenn sich dieser Patient nicht an eine Fettrestriktion hielt, dann traten jeweils eine Typ V-Hyperlipoproteinämie und Schübe einer Pankreatitis auf. Über je einen Patienten mit primärer Typ I- und Typ V-Hyperlipoproteinämie berichteten Klatskin und Gordon (1952), Salen et al. (1970), Cross (1969) und Howard *et al.* (1964). Die Hyperlipoproteinämie wurde bei diesen Patienten bereits vor dem Auftreten der Pankreatitis nachgewiesen. Ein Patient mit primärer Hyperlipoproteinämie vom Typ V wurde von SALEN *et al.* (1970) über 10 Jahre beobachtet. Es traten bei diesen Patienten rezidivierende Pankreatitiden und schließlich eine zunehmende Pankreasinsuffizienz auf.

B. Orale Kontrazeptiva und Pankreatitis

Orale Kontrazeptiva können zu einem Ansteigen der Prä-β-Lipoproteine im Serum führen. Außerdem kann die Verabreichung von Oestrogenen die Lipoproteinlipaseaktivität im Serum herabsetzen und eine Typ I-Hyperlipoproteinämie zur Folge haben. So können Patienten mit familiärer Typ IV-Hyperlipoproteinämie nach Oestrogenen eine Typ V-Hyperlipoproteinämie entwickeln. Die Hypertriglyceridämie nach oralen Kontrazeptiva kann gelegentlich so schwer sein, daß eine Pankreatitis auftritt (BANK u. MARKS, 1960).

BANK und MARKS (1960) berichteten über 2 Patienten mit Hyperlipoproteinämie und Pankreatitis nach Einnahme von Antikontrazeptiva. Bei einer Patientin handelte es sich dabei um eine familiäre Hyperlipoproteinämie vom Typ V, bei einer zweiten um eine erworbene Hyperlipoproteinämie nach Einnahme von Oestrogenen. GLUECK *et al.* (1972) beobachteten bei drei Frauen und einem Mann nach Oestrogenbehandlung in der Menopause und nach Prostatektomie ein Manifestwerden einer latenten familiären Typ V-Hyperlipoproteinämie durch eine Pankreatitis. Diese exogene und endogene Hypertriglyceridämie verschlechterte sich durch die Pankreatitis, ebenso verschlechterte sich der Glukosetoleranztest; die Aktivität der Serumlipoproteinlipase war während der Oestrogen-Therapie herabgesetzt. Die Pankreatitis besserte sich in allen 4 Fällen nach Absetzen der Oestrogen-Behandlung. Gleichzeitig gingen die Hypertriglyceridämie und die Hyperglykämie zurück und es stieg die Aktivität der Lipoproteinlipase im Serum an. Die Entwicklung einer Pankreatitis während einer Oestrogen-Therapie sollte den Verdacht auf eine vorher bestehende familiäre Hypertriglyceridämie aufkommen lassen. Deshalb sollten vor jeder Behandlung mit Oestrogenen bei Post-Menopausebeschwerden oder nach Prostatektomie die Nüchterntriglyceridspiegel bestimmt werden, um Komplikationen einer Oestrogen-induzierten akuten Pankreatitis zu vermeiden (GLUECK *et al.*, 1972).

Die Pankreatitis in der Schwangerschaft kann mit einer Hyperlipoproteinämie einhergehen (SPIRO, 1970).

C. Alkohol und Pankreatitis

Ein schwerer Alkoholabusus ist häufig bei Patienten mit akuter und chronisch rezidivierender Pankreatitis. Bei diesen Patienten ist es schwierig, die Hyperlipoproteinämie auf die Pankreatitis oder auf den Alkoholabusus zu beziehen. Vermutlich kann auch Alkohol zu einer Verminderung der Lipoproteinlipaseaktivität im Serum führen (JONES *et al.*, 1963) mit nachfolgender Typ I- oder Typ V-Hyperlipoproteinämie. Auch Patienten mit Zieve-Syndrom können eine Pankreatitis entwickeln. Bei diesen Patienten scheinen die Leberveränderungen nach Alkohol und nicht die Pankreatitis Ursache der Hyperlipoproteinämie zu sein (ZIEVE, 1968; SCHEIG, 1974). Nach ALBRINK und KLATSKIN (1957) können Alkoholintoxikationen eine akute Pankreatitis und eine Hypertriglyceridämie unabhängig voneinander induzieren.

Nach BANKS *et al.* (1969) ist die Typ V-Hyperlipoproteinämie bei einer Pankreatitis meist sekundär und in Verbindung mit einem Alkoholabusus zu sehen. Von 21 Patienten mit Pankreatitis und Typ V-Hyperlipoproteinämie zeigte sich in 9 Fällen eine primäre Typ V-Hyperlipoproteinämie, in 12 Fällen trat diese Hyperlipoproteinämie sekundär auf. CAMERON *et al.* haben 9 Patienten mit akuter Pankreatitis und Hyperlipoproteinämie untersucht. Sie fanden dabei Serum-Cholesterinspiegel zwischen 171 und 1 360 mg/100 ml, Phospholipidspiegel zwischen 113 und 1 725 mg/100 ml und Triglyceridspiegel zwischen 352 und 18 900 mg/100 ml. Bei allen 19 Patienten war das Auftreten der nicht familiären Hyperlipoproteinämie neben der Pankreatitis möglicherweise auch durch den gleichzeitigen Alkoholabusus oder einen Diabetes mellitus verursacht. Bei 13 der 19 Patienten haben die Autoren Serum-Lipoproteine auch elektrophoretisch untersucht. Dabei zeigte ein Patient eine Typ I- und 12 Patienten eine Typ V-Hyperlipoproteinämie. Drei der Typ V-Patienten zeigten noch Wochen bis Monate nach der akuten Pankreatitis eine Typ IV-Hyperlipoproteinämie. Bei den 19 untersuchten Patienten war die Serumamylase in der Mehrzahl der Fälle normal. KESSLER *et al.* (1963) beschreiben eine Lipoproteinlipasehemmung im Serum bei der akuten alkoholischen Pankreatitis mit Hyperlipoproteinämie. Diese Pankreatitis trat in Verbindung mit den Typen I-, IV- und V-Hyperlipoproteinämien auf. Über 4 Fälle von Hyperlipoproteinämie bei akuter Pankreatitis berichteten HOWARD *et al.* (1964). Bei allen 4 Patienten bestand ein Alkoholabusus. Bei einem Patienten wurde auch schon vor der Pankreatitis eine familiäre Hyperlipoproteinämie gefunden. Bei drei Patienten war die Hyperlipoproteinämie sekundär zur Pankreatitis. WANG *et al.* (1959) berichteten über 103 Patienten mit Pankreatitis. Hier trat die Hyperlipoproteinämie in 4 bis 8% der Fälle auf. Die Erhöhung der Serumlipide war dabei jeweils vorübergehend. WANG *et al.* (1959) konnten auch im Tierexperiment bei Hunden und bei Kaninchen mit

Pankreatitis eine Erhöhung aller Serumlipidfraktionen finden. Die Serumlipide normalisierten sich in diesen Experimenten nach Abklingen der Pankreatitis.

Die Hyperlipoproteinämie bei Pankreatitis tritt bei einer Reihe von Patienten auch ohne gleichzeitigen Alkoholabusus auf.

So berichteten FARMER et al. (1973) über 10 Patienten mit akuter Pankreatitis und Hyperlipoproteinämie von Typ V. Diese 10 Patienten zeigten keinen Alkoholabusus. Keiner der 10 Patienten zeigte eine familiäre Hyperlipoproteinämie. Die Blutspiegel der Triglyceride korrelierten nicht mit dem Schwerebild der Pankreatitis. Keiner der Patienten hatte klinisch, biochemisch oder histologisch eine Fettleber. Diese Leberbefunde stimmten mit den Ergebnissen von CAMERON et al. (1971) und CROSS (1969) überein. Sie standen jedoch im Gegensatz zu den Beobachtungen von ZIEVE (1968), der annimmt, daß eine Fettleber essentiell für die nicht familiäre Hyperlipoproteinämie bei Pankreatitis ist. FARMER et al. (1973) weisen darauf hin, daß es wichtig ist, die Hyperlipoproteinämie während und nach der Pankreatitis bzw. bei der chronisch rezidivierenden Pankreatitis im Intervall diätetisch mit einer fettarmen Diät zu behandeln. Dadurch lassen sich möglicherweise Schübe einer Pankreatitis verhindern.

Eine verminderte Insulinreserve des Pankreas wird bei Patienten mit chronisch rezidivierender Pankreatitis beobachtet. Dadurch kann es zu einer gesteigerten Lipolyse mit Hyperlipazidämie und Hyperlipoproteinämie kommen.

JOFFE et al. (1968) stimulierten bei 16 Patienten mit chronischer Pankreatitis die β-Zellen des Pankreas durch Glukagon und Tolbutamid nach oraler Glukosebelastung. Im Vergleich zu normalen Kontrollpersonen war die Abgabe von Insulin nach der Stimulation signifikant vermindert. BAGDADE (1969) berichtete über einen Patienten mit akuter Pankreatitis und Typ I-Hyperlipoproteinämie. Während der akuten Pankreatitis und ihrer Abheilungsphase konnte ein vorübergehender Zustand von Insulinmangel mit symptomatischem Diabetes mellitus und einer erworbenen fettinduzierten Typ I-Hyperlipoproteinämie festgestellt werden. Bei diesen Patienten spielte nicht der Alkoholabusus ursächlich eine Rolle für die Hyperlipoproteinämie, sondern eine gestörte Clearance der Serumchylomikronen. Die Prä-β-Lipoproteine, wie sie bei der alkoholinduzierten Hyperlipoproteinämie auftreten, waren normal. Die Serumlipoproteinlipaseaktivität war nur während der akuten Pankreatitis vermindert, sie zeigte Normalwerte nach deren Abklingen. Die Insulinbehandlung während der akuten Pankreatitis führte zu einer Normalisierung der Glukosetoleranz und der Serumlipoproteinlipase. Nach Abklingen der Pankreatitis zeigten sich bei diesen Patienten normale Blutglukose-, normale Plasmatriglycerid- und normale Lipoproteinlipaseaktivitätswerte im Serum.

Bei der chronisch rezidivierenden Pankreatitis kann es auch zu einer Erniedrigung der Serumlipide kommen. So berichteten JOFFE et al. (1970) über 20 Patienten mit chronisch rezidivierender Pankreatitis mit Insulinmangel und Diabetes mellitus. Diese Autoren fanden dabei signifikant erniedrigte Cholesterin-, Phospholipid- und Triglyceridwerte im Serum. Klinisch konnte bei diesen Patienten eine Maldigestion von Nahrungsfett ursächlich für die niedrigen Fettspiegel im Blut ausgeschlossen werden. Auch eine verminderte Nahrungsaufnahme von Fett kam für die Hypolipoproteinämie bei den beschriebenen Patienten nicht in Frage.

Faßt man die bisherigen Befunde über Hyperlipoproteinämie und Pankreatitis zusammen, so kommt die Hyperlipoproteinämie bei ungefähr 5 bis 10% der Patienten mit akuter Pankreatitis vor. Die meisten dieser Patienten sind Alkoholiker. Die Serum-Triglyceridwerte sind jeweils bis auf Werte von 1000 mg/100 ml erhöht. Bei der sekundären Hypertriglyceridämie geht dieser erhöhte Triglyceridspiegel ungefähr eine Woche nach Abklingen der Pankreatitis auf Normalwerte zurück. Das Serum-Cholesterin kann normal sein, es ist jedoch auch oft bis auf Werte zwischen 300 und 600 mg/100 ml erhöht und fällt rasch mit der Besserung der Pankreatitis auf Normalwerte ab.

Die Ursachen der Hyperlipoproteinämie bei akuter Pankreatitis sind unklar. Die Zusammenhänge zwischen Hyperlipoproteinämie und Pankreatitis sind die folgenden: 1. Eine vorübergehende Hyperlipoproteinämie kann sekundär bei einer akuten Pankreatitis auftreten (CAMERON et al., 1971; SPIRO, 1970). 2. Die Hyperlipoproteinämie kann der akuten Pankreatitis vorausgehen und ist möglicherweise ein Faktor für die Entstehung der Pankreatitis (FREDRICKSON et al., 1967, 1972; KLATSKIN u. GORDON, 1952; CAMERON et al., 1971). 3. Die Pankreatitis und die Hyperlipoproteinämie können unabhängig voneinander auftreten (ALBRINK u. KLATSKIN, 1957).

Pathophysiologisch gibt es eine Reihe von Erklärungsmöglichkeiten für die Hyperlipoproteinämie, die sekundär bei der Pankreatitis auftritt. Vorstellbar wäre eine massive Absorption von Fett des großen Netzes und des Peritoneum an den Stellen von Fettgewebsnekrosen bei Pankreatitis. Diese Möglichkeit ist jedoch unwahrscheinlich als Ursache der Hyper-Prä-β-Lipoproteinämie bei Pankreatitis, weil Fettembolien bei Fettgewebsnekrosen nicht beobachtet werden (HA-

VEL, 1969). GREENBERGER et al. (1966) diskutierten bei der Pankreatitis abnorme Chylomikronen, die durch die Lipoproteinlipase des Serum im Vergleich zu normalen Chylomikronen langsamer metabolisiert werden. Es ist am wahrscheinlichsten, daß die Pankreatitis zu einer Steigerung der Abgabe von Triglyceriden aus der Leber und zu einer Verminderung der Plasmalipoproteinlipaseaktivität führt und so eine Hyperlipoproteinämie verursacht (HAVEL, 1969).

Ursache dieser Lipoproteinlipaseaktivitätsminderung bei Pankreatitis kann auch der Alkohol sein (KESSLER et al., 1963; JONES et al., 1963), der die Lipoproteinlipase möglicherweise direkt hemmen kann. Auf der anderen Seite kann Alkohol direkt die Abgabe von Triglyceriden aus der Leber stimulieren.

Nach HAVEL (1969) ergeben sich folgende Zusammenhänge zwischen Pankreatitis, Hyperlipoproteinämie und Alkoholismus: 1. Alkohol kann eine Hyperlipoproteinämie, eine Fettleber, und eine verminderte Fettoleranz zur Folge haben. 2. Die meisten Patienten mit einer Pankreatitis, auch diejenigen, bei denen Alkohol ein prädisponierender Faktor zu sein scheint, sind nicht hyperlipämisch. 3. Außer solchen Patienten, die eine schwere präexistierende Hyperlipoproteinämie haben, sind die meisten Patienten mit einer Hyperlipoproteinämie und Pankreatitis Alkoholiker, die größere Alkoholmengen kurz vor dem Beginn der Pankreatitis zu sich genommen haben. 4. Eine Reihe von Patienten mit Hyperlipoproteinämie, Alkoholismus und Pankreatitis zeigen fortwährend eine leichtere Hyperlipoproteinämie, auch wenn die Patienten keinen Alkohol mehr trinken. Diese Beobachtungen sind ein Hinweis auf eine pathogenetische Sequenz Alkoholismus, Hyperlipoproteinämie und Pankreatitis (HAVEL, 1969).

Eine vermehrte Glukagon- und eine verminderte Insulinsekretion können zur Hyperlipoproteinämie bei Pankreatitis beitragen (HAVEL, 1969; CAMERON et al., 1971). Glukagon führt im Gegensatz zu Insulin zu einer vermehrten Lipolyse und zu einem Anstieg der freien Fettsäuren im Serum (BONDY, 1974). Diese Hyperlipazidämie kann eine vermehrte Synthese von Prä-β-Lipoproteinen in der Leber zur Folge haben.

HAVEL (1969) postuliert für das Auftreten einer Pankreatitis bei Hyperlipoproteinämie Zirkulationsstörungen im Pankreas. Die kapilläre Zirkulation des Pankreas könnte durch eine Hyperchylomikronämie oder Hyper-Prä-β-Lipoproteinämie gestört sein. Im Pankreas könnte es durch Lipasen in den Pankreaskapillaren zu einer Lipolyse von Chylomikronen und Prä-β-Lipoproteinen kommen. Die dabei freiwerdenden Fettsäuren könnten Calcium binden und „toxisch" mit den Kapillarmembranen reagieren. Auf der anderen Seite können die freien Fettsäuren nach Lipolyse auch zu einer Aktivierung der Gerinnungsfaktoren XI und XII im Plasma führen, was eine Bildung von Mikrothromben zur Folge haben könnte. Diese Mikrothromben und die kapilläre Schädigung würden dann zu einer Freisetzung von pankreatischer Lipase führen, die wiederum eine vermehrte Lipolyse der Chylomikronen und Prä-β-Lipoproteine bewirken würde.

Die meisten klinischen und experimentellen Befunde sprechen dafür, daß die Hyperlipoproteinämie bei Pankreatitis meist sekundärer Natur ist. Tierexperimente haben gezeigt, daß es zu einer Erhöhung der Blutlipide bei experimenteller und akuter Pankreatitis kommen kann (CAMERON et al., 1971).

D. Zusammenfassung

Bei der Pankreatitis tritt bei 5 bis 10% der Patienten eine Hyperlipoproteinämie meist vom Typ I oder V auf. Die Hyperlipoproteinämie kommt dabei primär oder sekundär vor. Bei den primären Hyperlipoproteinämien ist diese in bisher ungeklärter Weise auslösende Ursache der Pankreatitis.

Die sekundär bei Pankreatitis auftretende Hyperlipoproteinämie kann verursacht sein durch eine Verminderung der Lipoproteinlipaseaktivität im Serum. Zusätzlich können ein Alkoholabusus und seltener eine Oestrogenbehandlung oder eine Schwangerschaft ursächlich in Betracht kommen. Die oft bei der Pankreatitis auftretende vermehrte Abgabe von Glukagon und ein Insulinmangel sind weitere Faktoren der Hyperlipoproteinämie bei Pankreatitis.

Die Pankreatitis und eine Hyperlipoproteinämie können möglicherweise auch unabhängig voneinander auftreten.

Die Behandlung der Hypertriglyceridämie durch eine fettarme Kost ist besonders auch im symptomfreien Intervall der chronisch rezidivierenden Pankreatitis wichtig, da die Hypertriglyceridämie einen Schub einer Pankreatitis auslösen kann.

Ob eine Hyperlipoproteinämie bei einer Pankreatitis primär oder sekundär ist, entscheidet das Verhalten der Blutfette nach Abklingen der Pankreatitis. Normalisieren sich die Blutfette, dann ist die Hyperlipoproteinämie sekundär.

Literatur

ALBRINK, M.J., KLATSKIN, G.: Lactescence of serum following episodes of acute alcoholism and its probable relationship to acute pancreatitis. Amer. J. Med. **23**, 26–33 (1957).
BAGDADE, J.D.: Diabetic lipaemia complicating acute pancreatitis. Lancet **1969 II**, 1041–1043.
BANK, S., MARKS, J.N.: Hyperlipaemic pancreatitis and the pill. Postgrad. med. J. **46**, 576–588 (1960).
BANKS, P.A.: Acute pancreatitis. Gastroenterology **61**, 382–397 (1971).
BANKS, P.A., JANOWITZ, D.D.: Some metabolic aspects of exocrine pancreatic disease. Gastroenterology **56**, 601–617 (1969).
BONDY, P.K., FELIG, P.: Disorders of carbohydrate metabolism. Philadelphia: Saunders 1974.
CAMERON, J.L., CRISLER, C., MARGOLIS, S., DEMEESTER, T.R., ZUIDEMA, O.D.: Acute pancreatitis with hyperlipemia. Surgery **70**, 53–61 (1971).
CROSS, D.F.: Recurrent pancreatitis and fat-induced hyperlipoproteinemia. J. Amer. med. Ass. **208**, 149–194 (1969).
FARMER, R.G., WINKELMAN, E.J., BROWN, H.B., LEWIS, L.A.: Hyperlipoproteinemia and pancreatitis. Am. J. Med. **54**, 161–165 (1973).
FREDRICKSON, D.S., LEVY, R.I.: Familial hyperlipoproteinemia. New York: McGraw-Hill 1972.
FREDRICKSON, D.S., LEVY, R.I., LEES, R.S.: Fat transport in lipoproteins. New Engl. J. Med. **276**, 32–44, 94–103, 148–156, 215–226, 273–281 (1967).
GLUECK, C.J., SCHEEL, D., FISHBACH, J., STEINER, P.: Estrogen-induced pancreatitis in patients with previously covert familial type V hyperlipoproteinemia. Metabolism **21**, 657–666 (1972).
GREENBERGER, N.J., HATCH, F.T., DRUMNELY, D.G., ISSELBACHER, K.J.: Pancreatitis and hyperlipemia. Medicine (Baltimore) **45**, 161–174 (1966).
HAVEL, R.J.: Pathogenesis, differentiation and management of hypertriglyceridemia. Advanc. intern. Med. **15**, 117–154 (1969).
HOWARD, J.M., EHRLICH, E., SPITZER, J.J., SNIGHBECT, L.M.: Hyperlipemia in patients with acute pancreatitis. Ann. Surg. **160**, 210–214 (1964).
JOFFE, B.J., BANK, S., JACKSON, W.P.N., KELLER, P., O'REILLY, J.G., VINIK, A.J.: Insulin reserve in patients with chronic pancreatitis. Lancet **1968 II**, 890–892.
JOFFE, B.J., KRUT, L., BANK, S., MARKS, J.N., KELLER, P.: Serum lipid levels in diabetes secondar to chronic pancreatitis. Metabolism **19**, 87–89 (1970).
JONES, D.P., LOSOWSKY, M.S., DAVIDSON, C.S., LIEBER, C.S.: Low plasma lipoprotein lipase activity as a factor in the pathogenesis of alcoholic hyperlipemia. J. clin. Invest. **42**, 945–946 (1963).
KESSLER, J.J., KNIFFEN, J.C., JANOWITZ, H.D.: Lipoprotein lipase inhibition in the hyperlipemia of acute alcoholic pancreatitis. New Engl. J. Med. **269**, 943–948 (1963).
KESSLER, J.J., MILLER, M., BANZA, D., MISHKIN, S.: Hyperlipemia in acute pancreatitis. Metabolic studies in a patient and demonstration of abnormal lipoprotein-triglyceride complexes resistant to the action of lipoprotein lipase. Amer. J. Med. **42**, 968–976 (1967).
KLATSKIN, G., GORDON, M.D.: Relationship between relapsin pancreatitis and essential hyperlipoproteinemia. Amer. J. Med. **12**, 3–23 (1952).
SALEN, S., KESSLER, J.J., JANOWITZ, H.D.: The development of pancreatic secretory insufficiency in a patient with recurrent pancreatitis and type V hyperlipoproteinemia. J. Mt. Sinai Hosp. **37**, 103–107 (1970).
SCHEIG, R.: Lipid transport in serum. Philadelphia-London-Toronto: Saunders 1974.
SPIRO, H.M.: Hyperlipemia in acute pancreatitis. London: McMillan 1970.
STRUM, W.B., SPIRO, H.M.: Chronic pancreatitis. Ann. intern. Med. **74**, 264–277 (1971).
WANG, C., ADLERSBERG, D., FELDMAN, E.B.: Serum lipids in acute pancreatitis. Gastroenterology **36**, 832–840 (1959).
ZIEVE, L.: Relationship between acute pancreatitis and hyperlipemia. Med. Clin. N. Amer. **52**, 1493–1501 (1968).

Die Hyperlipoproteinämie bei Infektionskrankheiten

J. Papenberg

Bei Infektionskrankheiten werden Veränderungen der Plasmalipide, insbesondere Hypertriglyceridämien und Lipazidämien beobachtet. Hormonelle Faktoren für die Entstehung dieser Fettstoffwechselstörungen sind u.a. eine vermehrte Freisetzung von Katecholaminen und Glukagon. Bakterielle und virale Infektionen, sowie auch bakterielle Endotoxine zeigen in gleicher Weise diese Fettstoffwechselstörungen.

Bei Kaninchen führten Infektionen mit Escherichia coli und Staphylococcus aureus zu einem Anstieg der Triglyceride (Prä-β-Lipoproteine) und der freien Fettsäuren im Serum (Gallin et al., 1970). Diese Befunde ähnelten den Beobachtungen von Farshti und Lewis (1968), die eine Hypertriglyceridämie bei Kaninchen mit Bacillus anthracis- und Diplococcus pneumoniae-Infektionen demonstrieren konnten. Bei derselben Tierspezies führten auch Infektionen mit Mycobacterium bovis, Listeria moncytogenes, Pasteurella pseudotuberculosis und Mycobacterium avium zu Störungen des Lipoproteinstoffwechsels. Im Serum stiegen die Triglyceride, das Cholesterin und die Phospholipide an (Thoen et al., 1972). Der Anstieg dieser Lipidfraktionen nahm mit der Schwere der Infektion zu. Bei allen Kaninchen bildeten sich 21 bis 28 Tage nach Abklingen der Infektion die Hyperlipoproteinämien zurück. Von den Serumlipoproteinen zeigten besonders die Prä-β-Lipoproteine und teilweise auch die Chylomikronen einen Anstieg, während die β- und α$_1$-Lipoproteine abfielen (Thoen et al., 1972).

Thoen et al. (1972) nehmen als Ursache für die beschriebene Hyperlipoproteinämie eine Hemmung der Lipoproteinlipaseaktivität oder eine Störung der Umwandlung von Prä-β-Lipoproteinen in β- und α$_1$-Lipoproteine an. Auch die vermehrte Freisetzung von Katecholaminen bei Infektionskrankheiten mit gesteigerter Lipolyse des Fettgewebes und Anstieg der freien Fettsäuren im Serum könnte nach Ansicht der Autoren zu einer vermehrten Synthese von Prä-β-Lipoproteinen in der Leber führen. Die Autoren weisen auch darauf hin, daß eine Hyper-prä-β-Lipoproteinämie beim Menschen sich auf eine Infektion oder auch auf eine bereits durchgemachte Infektion beziehen kann.

In einer weiteren Arbeit konnten Thoen et al. (1972) zeigen, daß Kaninchen mit Mycobacterium bovis-Infektionen einen verminderten Turnover von ^{14}C-markiertem Cholesterin aus dem Serum haben. Die Autoren schließen daraus, daß die Hypercholesterinämie bei Mycobacterium bovis-Infektionen nicht durch eine vermehrte Cholesterin- und Lipoproteinsynthese zustande kommt, sondern durch einen verminderten Abbau von Cholesterin. Dieser verminderte Turnover des Serumcholesterins weist nach Ansicht der Autoren möglicherweise auf eine gestörte Leberfunktion hin.

Endotoxin von Salmonella typhi führte beim Kaninchen mit einer Kontrolldiät zu einem Anstieg der Triglyceridspiegel und auch zu einem mäßigen Ansteigen der Cholesterin- und Phospholipidspiegel im Serum (Földvari u. Kertai, 1967). Bei Kaninchen, die mit einer cholesterinreichen Diät vorbehandelt wurden, stiegen die Serumtriglyceride nach Endotoxin im Vergleich zu den Kontrollkaninchen geringer an. Nach Cholesterinvorbehandlung induzierte Endotoxin keine weitere Steigerung des Serumcholesterinspiegels beim Kaninchen, möglicherweise, weil bei diesen Kaninchen die Cholesterinsynthese und Abgabe aus der Leber in Form von β-Lipoproteinen so hochgradig gesteigert ist, daß durch Endotoxin keine weitere Steigerung mehr möglich ist. Auch der Anstieg der Serum-Phospholipidspiegel nach Endotoxin ist nur gering bei den Cholesterintieren. Es gibt daneben Endotoxin-tolerante Kaninchen, die keinen Anstieg der Serumlipide zeigen.

Die Wirkung von Endotoxin auf den Fettstoffwechsel beim Kaninchen erklärt sich nach Ansicht von FÖLDVARI und KERTAI (1967) durch den zytotoxischen Effekt, der die Aktivität der Lipoproteinlipase im Serum durch eine vermehrte Abgabe von ACTH und Cortison herabsetzt. Möglicherweise wird dieser blockierende Effekt verstärkt durch den Thrombozytenfaktor IV, der aus Thrombozyten durch Endotoxin freigesetzt wird. Die Endotoxin-Toleranz bezüglich des Lipidstoffwechsels bei Kaninchen ist nicht geklärt (FÖLDVARI u. KERTAI, 1967).

HIRSCH et al. (1964) konnten zeigen, daß bei Kaninchen kurz nach Gabe von Escherichia coli-Endotoxin die Fettsäuren des Serum ansteigen, und daß es später in der Folge auch zu einem Anstieg der Serum-Triglyceride kommt.

Bei Infektionskrankheiten kommt es zu einer vermehrten Abgabe von Glukagon aus den α-Zellen des Pankreas (BEISEL, 1973). Diese vermehrte Glukagon-Sekretion führt zu einer vorübergehenden Hyperglykämie und vermehrten Lipolyse mit dem Anstieg der freien Fettsäuren im Serum (BONDY u. FELIG, 1974).

ROCHA et al. (1973) konnten in einer Studie an 22 nicht diabetischen Patienten erhöhte Glukagon-Spiegel im Serum während Infektionskrankheiten nachweisen, die sich nach Ablauf der Infektion normalisierten. Tierexperimentell ließ sich diese Hyperglukagonämie bei der Pneumokokken-Pneumonie bei Hunden demonstrieren. Nach Ansicht der Autoren sind die β-Zellen des Pankreas während der Infektion anscheinend nicht in der Lage, diese Hyperglukagonämie durch eine vermehrte Abgabe von Insulin zu kompensieren. Dafür sprechen erniedrigte molare Insulin-Glukagon-Quotienten bei Patienten mit schweren Infektionen. Es ist nicht geklärt, in welcher Weise Infektionskrankheiten zu einer vermehrten Glukagon-Sekretion führen. Möglicherweise kommt dieser Effekt über eine adrenerge Wirkung auf die α-Zellen des Pankreas nach vermehrter Katecholaminfreisetzung bei Infektionskrankheiten zustande (ROCHA et al., 1973).

In einer kontrollierten Studie untersuchten LEES et al. (1972) bei Freiwilligen den Plasmalipid- und Lipoproteinstoffwechsel bei der experimentellen Virusinfektion Pappatacifieber. Die Probanden wurden während der Untersuchungsperiode mit einer bilanzierten flüssigen Diät mit 40% Fettkalorien behandelt. Im Plasma wurden die Spiegel für verestertes Cholesterin, Gesamt-Cholesterin, Phospholipide, freie Fettsäuren und Triglyceride gemessen. Die Plasmakonzentrationen dieser Lipidfraktionen zeigten einen Abfall mit dem Beginn oder schon etwas vor dem Beginn des Fiebers. Auch der Cholesterin- und Proteinanteil der Low Density-Lipoproteine erniedrigte sich. Über eine unterschiedlich lange Zeitperiode hielt der Abfall der Plasmalipide an. Die Plasma-Triglyceride stiegen dann während der Rekonvaleszenz über den Ausgangswert an. LEES et al. (1972) glauben, daß diese Plasmalipidveränderungen auf einen erhöhten Verbrauch der Lipidfraktionen während der Infektion hinweisen.

Kinetische Untersuchungen frühzeitig nach bakteriellen Infektionen bei Rhesusaffen zeigten, daß die Synthese und die Abgabe von Cholesterin an das Plasma gesteigert sind. In gleicher Weise gesteigert ist auch die Umsatzrate von freien Fettsäuren zu Serum-Triglyceriden. Wenn ähnliche kinetische Veränderungen im Lipidstoffwechsel auch für das Pappatacifieber zutreffen, dann zeigt der anfängliche Abfall von Plasma-Cholesterin und Triglyceriden eine vermehrte periphere Utilisation in der Anfangsperiode der Infektion an. Während der Konvaleszenz sprechen dann erhöhte Spiegel von Plasmatriglyceriden und Prä-β-Lipoproteinen für eine überhöhte Produktion dieser Plasmabestandteile.

LEES et al. (1972) weisen darauf hin, daß der Lipidstoffwechsel auf verschiedene Infektionen nicht mit einer stereotypen Antwort reagiert. Die Plasmalipidveränderungen variieren auch mit dem Vorhandensein oder Nichtvorhandensein eines bakteriellen Toxins, sowie auch besonders der Schwere und Länge der Infektionserkrankung. Die Plasmalipide können auch ein Index für die Schwere der Infektionskrankheit sein. Ein deutlich infektionsbezogener Anstieg von Plasmalipiden zeigt im allgemeinen eine schwere gramnegative Sepsis an. Die Hyperlipoproteinämie kann sich auch durch einen herabgesetzten peripheren Umsatz für Lipide entwickeln. Es kommt bei der Entwicklung einer Hyperlipoproteinämie bei Infektionen auch auf das Alter der Patienten und deren Ernährungszustand an.

In der Studie von LEES et al. (1972) konnten die Grundmechanismen für die Veränderungen des Lipidstoffwechsels bei Infektionserkrankungen nicht aufgeklärt werden. Das Fieber war nicht die direkte Ursache, weil Lipidveränderungen bereits vor Auftreten des Fiebers beobachtet werden. Auch eine verminderte Nahrungsaufnahme konnte als primäre Ursache für die Lipidveränderungen ausgeschlossen werden, da die Probanden mit einer Standarddiät ernährt wurden. Die während der Konvaleszenz beobachtete Hypertriglyceridämie ist anscheinend eine paradoxe Stoffwechselreaktion. Sie zeigt, daß der Mechanismus, der die Stoffwechselantwort auch bei milden Infektionen auslöst, plötzlich Vorrang über die gewöhnlichen Anforderungen des Energiestoffwechsels bekommt und die Kontrolle für die Kalorienausgabe des Körpers bestimmt. Das Anhalten einer Hypocholesterinämie auch einige Zeit nach dem Überstehen einer milden viralen Infektion sollte beachtet werden. Diese infektionsbedingte Hypocholesterinämie könnte die sehr niedrigen Cholesterinwerte erklären, die bei manchen Krankenhauspatienten beobachtet werden. Man sollte die Veränderungen des Lipidstoffwechsels während der Infektionserkrankungen immer beachten, nicht nur wegen der Ernährungsaspekte, sondern auch wegen der nicht gerechtfertigten klinischen Konsequenzen, die Abnormitäten der Serumlipide während der Infektion zur Folge haben können (LEES et al., 1972).

GALLIN et al. (1969) beobachteten deutliche Erhöhungen der Gesamtlipide bei Patienten mit gramnegativen Infektionen, die vorwiegend durch einen Anstieg der Serumtriglyceride und freien Fettsäuren zustande kamen. Im Gegensatz dazu zeigten Patienten mit grampositiven Infektionen normale Gesamtserumlipide. Patienten mit Hepatitis A oder B hatten mäßige Hypertriglyceridämien. Die Lipoprotein-Elektrophorese ergab bei gramnegativen Infektionen und bei Hepatitis eine Vermehrung der Prä-β-Lipoproteine.

Die Ergebnisse über die Veränderungen der Serumlipide bei Infektionserkrankungen sind in vieler Hinsicht noch widersprüchlich, weil sie meist nur Einmal-Bestimmungen berücksichtigen und kinetische Untersuchungen nicht beachten. Nach BEISEL und FISER (1970) können die bisherigen Beobachtungen über Störungen des Fettstoffwechsels bei Infektionen wie folgt zusammengefaßt werden:

1. Die Serumcholesterinspiegel zeigen während verschiedener Infektionen große Schwankungen. Beim Menschen sind niedrige Serumcholesterinsspiegel bei Virusinfektionen, der Pneumokokken-Pneumonie, Cholera, Tuberkulose, Virushepatitis und Malaria beobachtet worden. Erhöhte Serumcholesterinspiegel zeigen sich dagegen bei Infektionen in der Nachgeburtsperiode und auch bei Patienten mit Tuberkulose. Hohe Serumcholesterinspiegel sind tierexperimentell bei Hunden mit Escherichia coli-Infektionen beobachtet worden. Ein normales Serumcholesterin wurde bei Infektionen mit Schistosomiasis und Virushepatitis, sowie bei grampositiven und -negativen Infektionen beim Menschen oder beim experimentellen Gelbfieber des Affen gefunden.

2. Beim Menschen sind die Serumtriglyceridspiegel bei gramnegativer Sepsis erhöht, während Infektionen mit grampositiver Sepsis normale Serumtriglyceridspiegel zeigen.

3. Die Gesamtlipide im Serum des Menschen wurden erhöht gefunden bei Scharlach, Dysenterie, Typhus, Cholera, Virushepatitis, Schistosomiasis und Tuberkulose.

4. Eine Erhöhung der freien Fettsäuren im Serum findet sich bei Virushepatitis und bei gramnegativen Infektionen, während die freien Fettsäuren bei Tuberkulose, Malaria und Pneumonien normal gefunden wurden.

5. Die Prä-β-Lipoproteine sind erhöht bei gramnegativen Infektionen und bei der Hepatitis. Sie sind normal bei Influenza und grampositiven Infektionen.

6. Die β-Lipoproteine im Serum können erhöht sein bei bakteriellen und Virusinfektionen. Oft sind gleichzeitig die α-Lipoproteine erniedrigt.

7. Die Chylomikronen werden erhöht gefunden bei Kindern mit einer Sepsis, gleichzeitig sind die β- und α-Lipoproteine erniedrigt.

Mit großer Wahrscheinlichkeit werden die Stoffwechselveränderungen bei Infektionserkrankungen mit Bakterien, Rickettsien, Viren und Parasiten gesteuert über gestörte Sekretionsraten von Hormonen wie Thyrooxin, STH, Insulin, Glukokortikoide und Katecholamine sowie Glukagon. Katecholamine und Glukagon führen zu einer vermehrten Lipolyse des peripheren Fettgewebes mit einem Anstieg der freien Fettsäuren im Serum, die zu einer vermehrten Synthese und Sekretion von Prä-β-Lipoproteinen in der Leber führen. Ein zusätzlicher Faktor für die Hyperlipoproteinämie bei Infektionskrankheiten kann eine Erniedrigung der Serumlipoproteinlipase sein (BEISEL u. FISER, 1970).

Literatur

BEISEL, W.R., FISER, R.H.: Lipid metabolism during infectious illness. Amer. J. clin. Nutr. 23, 1069–1079 (1970).

BEISEL, W.R.: A role for glucagon during infection. N. Engl. J. Med. 288, 734–735 (1973).

BONDY, P.K., FELIG, P.: Disorders of carbohydrate metabolism. Philadelphia: Saunders 1974.

FARSHTI, D., LEWIS, V.J.: Effects of three bacterial infectioun on serum lipids in rabbits. J. Bact. 95, 1615–1621 (1968).

FÖLDERÁRI, P., KERTAI, P.: Changes in the serum lipid fractions of cholesterol-fed and control rabbits induced by Salmonella typhi endotoxin. J. Atheroscler. Res. 7, 714–717 (1967).

GALLIN, J.J., KAYE, D., O'LEARY, W.M.: Serum lipids in infection. N. Engl. J. Med. 281, 1081–1086 (1969).

GALLIN, J.J., O'LEARY, W.M., KAYE, D.: Serum concentrations of lipids in rabbits infected with Escherichia coli and Staphylococcus aureus. Proc. Soc. exp. Biol. (N.Y.) 133, 309–313 (1970).

HIRSCH, R.L., McKAY, D.G., TRAVERS, R.J., SKRALY, R.K.: Hyperlipidemia, fatty liver, and bromsulfophthalein retention in rabbits injected intravenously with bacterial endotoxins. J. Lipid Res. 5, 563–568 (1974).

LEES, R.S., FISHER, R.H., BEISEL, W.R., BARTELLONI, P.J.: Effects of an experimental viral infection on plasma lipid and lipoprotein metabolism. Metabolism 21, 825–833 (1972).

ROCHA, D.M., SANTENSANIO, F., FALOONA, G.R., UNGER, R.H.: Abnormal pancreatic α-cell function in bacterial infections. N. Engl. J. Med. 288, 700–703 (1973).

THOEN, C.O., KARLSON, A.G., ELLEFSON, R.D.: Serum lipid-lipoprotein profiles in rabbits infected with Mycobacterium bovis, Listeria monocytogenes, Pasteurella pseudotuberculosis and with M. avium. Proc. Mayo Clin. 47, 258–269 (1972).

THOEN, C.O., KARLSON, A.G., ELLEFSON, R.D.: Mechanisms of changes in serum lipid-lipoprotein profiles in infectious disease. Proc. Mayo Clin. 47, 270–272 (1972).

Secondary Hyperlipoproteinemia: The Relationship of Abnormalities of Gamma Globulins and Lipoprotein Metabolism*

C.J. GLUECK, R. FALLAT, S. FORD, JR.

A. Introduction

Abnormal binding of lipids or lipoproteins to plasma immunoglobulins has been cited as a cause of acquired hyperlipoproteinemia in both hyperglobulinemia and dysproteinemias. Elevations of cholesterol and low density lipoproteins, triglycerides, and very low density lipoproteins have been reported. Exogenous hyperlipemia secondary to immunoglobulin-lipase interaction has been reported, with the resultant Types I and V hyperlipoproteinemia and apparent defects in clearing chylomicron and very low density lipoprotein triglyceride. In these cases, there was no apparent immunoglobulin-lipoprotein binding, but hyperlipemia secondary to inhibition of heparin dependent clearing factor enzymes. Finally, hyperlipemia has been reported in subjects without evident dysproteinemias in whom globulin-lipoprotein complexes have been isolated. Although these immunoglobulin-lipoprotein, lipoprotein lipase interactions are probably rare, identification of the underlying dysproteinemia is useful clinically, and provides tools for better understanding of cholesterol and triglyceride metabolism.

* This work was supported in part by NIH-RO1-HD-04851-03, and by the General Clinical Research Center Grant RR-00068-10. A portion of this work was done during Dr. Glueck's tenure as an Established Investigator, American Heart Association, 1971–1976.

I. Binding of Lipids or Lipoproteins to Plasma Immunoglobulins

In early observations of the concurrence of myelomatoses with lipemia and xanthomata, abnormal binding of lipids or lipoproteins to plasma immunoglobulins was cited (LENNARD-JONES, 1960; LEVIN et al., 1964). KAYDEN and co-workers (1962) demonstrated interaction of myeloma gamma globulin with human beta-lipoprotein. Subsequently, LEWIS et al. (1965a, b) isolated an unusual serum lipoprotein-globulin complex in a patient with hyperlipemia. COHEN et al. (1966), in reporting a case of myelomatosis, hyperlipemia and xanthomatosis, noted a probable antibeta-lipoprotein antibody which blocked entry of beta-lipoprotein in a starch block system.

BEAUMONT and co-workers have widely expanded knowledge and understanding of the binding of lipids or lipoproteins to plasma immunoglobulins, starting from myeloma patients similar to those described above. BEAUMONT et al. (1967a, b, c, d) demonstrated that myeloma proteins from both IGA and IGG classes could bind lipoproteins in cases with multiple myeloma. The patients with myeloma and hyperlipidemia had increased levels of triglyceride and cholesterol, with primary increases in the 1.006–1.019 lipoprotein classes. These patients were found to have premature and accelerated atheromatosis. BEAUMONT noted that the circulating antibody produced soluble complexes with circulating beta-lipoproteins. Delayed clearing of plasma lipoproteins complexed with the antibody was indirectly shown. It was proposed that the antibody lipoprotein complex was cleared slowly, and that this complex then led to the acceleration of atherosclerosis. Concurrently, BEAUMONT and co-workers demonstrated lipoprotein antibodies in lipemic patients who did not have obvious or even demonstrable covert myelomatosis or dysglobulinemia (1967a, e, c, f). They proposed a classification of "auto-immune hyperlipidemia" for such patients, and speculated as to the frequency with which this particular phenomenon was found in the population of hyperlipidemics.

BEAUMONT et al. (1970e, h) have also reported on methodology for separating the immunoglobulin-lipoprotein complex. They noted in cases without concurrent myeloma, that anti-lipoprotein antibodies are hard to find since there is a great excess of lipoprotein "antigens" circulating in blood. These antibodies are also usually nonprecipitating, so that they form only soluble complexes in vivo. Finally, the separation process (1970e, h) must be specific and gentle enough to separate the antigen-antibody complex without affecting either component. Until further screening for antibody-lipoprotein complexes in unselected normal and hyperlipemic populations is carried out, the prevalence of covert "auto-immune hyperlipemia" will remain undetermined.

In the evaluation of patients with hyperlipoproteinemia, the concurrence of immunoglobulin-lipoprotein complexes, while rare, is probably common enough to include measurement of serum proteins and serum protein electrophoresis, anti-nuclear factor, and L.E. preparations as a minimal screen to rule out secondary disorders. Further simplification of screening tests for antibody-lipoprotein complexes in patients with normal serum proteins would help to rule out patients with "auto-immune hyperlipemias" BEAUMONT et al. (1970f). Therapy directed towards amelioration of the underlying myeloma or dysproteinemia may also be helpful in diminishing serum lipid levels. BEAUMONT has additionally speculated about efficacy of agents like Penacillamine for dissociation of lipoprotein-antibody complexes.

In addition to binding with lipoproteins, immunoglobulins may produce secondary hyperlipemia by interferring with enzyme mechanisms presumably responsible for triglyceride clearance.

II. Heparin Binding Immunoglobulins, Dysglobulinemias, and Hyperlipemia

Hyperlipemia may antedate as well as concur with the diagnosis of dysproteinemia, and may be caused by immunoglobulin-heparin binding. We initially observed a phenocopy of Type I hyperlipoproteinemia secondary to systemic lupus erythematosus. Chylomicronemia, fat induced increments in chylomicron triglyceride, and recurrent abdominal pain and pancreatitis that characterize familial Type I were faithfully reproduced in this patient (GLUECK et al., 1969a). The degree of hyperglobulinemia and hyperglyceridemia were temporally related. Remission of hyperglobulinemia was associated with a fall in plasma triglyceride to normal, and with improved fat tolerance. Subsequent studies of this patient, and others with systemic lupus, multiple myeloma, and dysglobulinemia (GLUECK et al., 1969b, c) revealed that both IGG and IGM immunoglobulin classes apparently bound in vivo heparin, and inhibited activation of post-heparin lipolytic activity which requires heparin as a co-factor in vivo. The distinction between familial and acquired Types I and V was further clarified by finding that both post-heparin lipolytic activity and post-heparin monoglyceride hydrolase were depressed in the acquired disorders, while monoglyceride hydrolase was normal in the familial cases. No direct binding between immunoglobulins and lipoproteins could be demonstrated. It appeared that the FaB portion of the IGG molecule mediated the heparin binding, presumptive evidence of a relatively specific antigen-antibody relationship (GLUECK et al., 1972c). It is of additional interest to note that Type V lipoprotein patterns and severe exogenous hypertriglyceridemia have been reported in lymphoma bearing hamsters (ALBRINK et al., 1971). It was proposed that these hamsters had defects in clearing of exogenous triglycerides similar to those proposed for patients with qualitatively comparable dysproteinemias.

Since the hyperchylomicronemia and increased levels of very low density lipoproteins may antedate the diagnosis of the underlying dysproteinemia by years (GLUECK et al., 1969a, b) routine screening of serum proteins, protein electrophoresis, and lupus preparation is useful in distinction between familial and acquired Types I and V hyperlipoproteinemia.

B. Summary

Although hyperlipemia secondary to dysproteinemias is probably quite rare, early diagnosis of this entity has been particularly useful in appropriate treatment of the underlying defect, dysproteinemia, and in understanding mechanisms of hyperlipemia by extension from these "experiments of nature".

References

ALBRINK, W.S., ALBRINK, M.J.: The hyperlipemia of lymphoma-bearing hamsters. Yale J. biol. Med. 43, 288–296 (1971).
BEAUMONT, J.L.: Hyperlipidemia with circulating anti-beta-lipoprotein auto-antibody in man. Progress Biochem. Pharmacol. 4, 110–121 (1968b).
BEAUMONT, J.L.: Gamma-globulines et hyperlipidemie. Ann. biol. Clin. 27, 611–618 (1969c).
BEAUMONT, J.L.: A second type of myeloma antilipoprotein autoantibody. C.R. Acad. Sci (Paris) 107, 10 (1969d).
BEAUMONT, J.L.: Auto-immune hyperlipidemia. An atherogenic metabolic disease immune origin. Rev. Europ. Etud. clin. Biol. 15, 1037–1041 (1970f).
BEAUMONT, J.L.: The phenomenon of agglutination of lipid particles in hyperlipidemia by autoantibodies. Test of agglutination of lipid emulsions. C.R. Acad. Sci. (Paris) 240, 4–7 (1971h).
BEAUMONT, J.L., BEAUMONT, V., ANTONNUCCI, M., LEMORT, N.: Myeloma anti-lipoprotein autoantibodies. Comparative study types anti-LP, P.G., IGA, and anti-lipoprotein A.S. IGG. Ann biol. Clin. 28, 387–399 (1970g).
BEAUMONT, J.L., JACOTOT, B., BEAUMONT, V.: L'hyperlipidemie par auto anticorps une cause d'atherosclerose. Presse Med. 75, 2315–2320 (1967a).
BEAUMONT, J.L., LORENZELLI, L., DELPLANQUE, B.: Use of a detergent for the purification of antilipoprotein antibodies. Immunochemistry 7, 131–136 (1970e).
COHEN, L., BLAISDELL, R.K., DJORDJEVICH, J., ORMISTE, V., DOBRIOLOVIC, L.: Familial xanthomatosis and hyperlipidemia and myelomatosis. Amer. J. Med. 40, 299–317 (1966).
GLUECK, C.J., KAPLAN, A.P., LEVY, R.I., GRETEN, H., GRALNICK, H.R., FREDRICKSON, D.S.: A new mechanism of exogenous hyperglyceridemia. Ann. intern. Med. 71, 1051–1062 (1969b).
GLUECK, C.J., LEVY, R.I., GRALNICK, H.R., GRETEN, H., FREDRICKSON, D.S.: Acquired Type I hyperlipoproteinemia with systemic lupus erythematosis, dysglobulinemia and heparin resistance. Amer. J. Med. 47, 318–324 (1969a).
GLUECK, H.I., MACKENZIE, M.R., GLUECK, C.J.: Crystalline IgG protein in multiple myeloma. Identification, effects on coagulation and on lipoprotein metabolism. J. Lab. clin. Med. 79, 731–744 (1972c).
KAYDEN, M.J., FRANKLIN, E.C., ROSENBERG, B.: Interaction of myeloma gamma globulin with human beta-lipoprotein. Circulation 26, 659 (1962).
LENNARD-JONES, J.E.: Myelomatoses with lipaemia and xanthomata. Brit. med. J. 1, 781–783 (1960).
LEVIN, W.C., ABOUMRAD, M.H., RITZMANN, S.E., BRANTLY, C.: Type I myeloma and xanthomatosis. Arch. intern. Med. 114, 688–693 (1964).
LEWIS, L.A., PAGE, I.M.: An unusual serum lipoprotein globulin complex in a patient with hyperlipemia. Amer. J. Med. 38, 286–297 (1965a).
LEWIS, L.A., VAN OMMEN, R.A., PAGE, I.H.: Association of cold-precipitability with beta-lipoprotein cryoglobulin. Amer. J. Med. 40, 785–793 (1966b).

Secondary Hyperlipoproteinemia: Oral Contraceptives and Pregnancy[*]

C.J. GLUECK and R.W. FALLAT

A complex multifactorial group of etiologies have been noted in evaluation of secondary hyperlipoproteinemia in normals and patients receiving mixed estrogen-progestin oral contraceptives or estrogens alone. Oral contraceptives containing both estrogens and progestins have generally been found to induce mild increments in plasma triglycerides and less substantial increments in plasma cholesterol. These changes appear to be caused by the estrogen component, as does the depression of post-heparin lipolytic activity (PHLA), deterioration of glucose tolerance and elevation of plasma insulin and growth hormone. The progestational component appears to have little to no effects on plasma lipids and may lower triglycerides in normals and patients. It elevates PHLA and has no reproducible effects on glucose tolerance, plasma insulin or growth hormone. When estrogens are administered to patients with pre-existing hypertriglyceridemia, marked increments of plasma triglycerides are often observed, while progestagens either have no effect or lower plasma triglycerides in patients with Types IV and V. This chapter will focus upon recent advances in understanding of the mode of action of oral contraceptives, estrogens and progestins, both in normals and in patients with hyperlipoproteinemia.

I. Oral Contraceptives, Estrogens and Plasma Lipids in Normals

Increases in plasma triglyceride levels have been reported in normal women of virtually every ethnic and national origin, from a multitude of countries, taking a variety of estrogen-progestin oral contraceptives. Recent reports include those of BRODY et al. (1968), GERSHBERG et al. (1968a), SACHS et al. (1969), HAZZARD et al. (1969), CORREDOR et al. (1970), KEKKI et al. (1971), PYORALA et al. (1971), ROSSNER et al. (1971), SCHENKER et al. (1971), STOKES et al. (1971) and WYNN (1971a). The triglyceride increments on these varied oral contraceptives were primarily within broad normal limits (usually less than 170 mg %), and were generally accompanied by increased prebeta-lipoproteins (HAZZARD et al., 1969; SACHS et al., 1969). In related studies (BRODY et al., 1968; GERSHBERG et al., 1968a, 1970b; ROSSNER et al., 1971; STOKES et al., 1971; WYNN, 1971a) all demonstrated that the estrogen component alone of the mixed oral contraceptive caused the elevation of plasma triglyceride. STOKES et al. (1971) reported that the "most estrogenic" mixed oral contraceptives gave the highest triglyceride values, and the "most progestational", the highest cholesterol values. In the other studies reviewed above, there were inconstant changes in plasma cholesterol, which for the most part is relatively unchanged by oral contraceptives. The plasma triglycerides do not always return to normal immediately after cessation of the oral contraceptive or estrogen (HAZZARD et al.,

---

[*] Supported in part by the N.I.H. Grant HD 04851-03, and by the General Clinical Research Center, N.I.H. Grant RR 0006810.

1969, and ROSSNER et al., 1971). Qualitatively, the changes in plasma triglyceride on oral contraceptives resemble some changes observed in pregnancy, probably because the estrogen/progestin dose in most oral contraceptives is pharmacologic, not physiologic WYNN (1971a) and more nearly represents "physiologic" levels made endogenously during pregnancy.

Estrogen therapy alone in normal and oophorectomized postmenopausal women has also been shown to significantly elevate plasma triglyceride (AITKEN et al., 1971; ROBINSON et al., 1965) with moderate hypocholesterolemic effects. As noted by AITKEN et al. (1971), potential disadvantages of estrogen included hypertriglyceridemia in the postmenopausal woman must be weighed against the attendant relative hypocholesterolemia with increased alpha/beta-lipoprotein cholesterol ratio.

The significance of moderate increases in plasma triglycerides observed in women taking oral contraceptives remains unclear. Where moderate elevations of triglycerides are present (HAZZARD et al., 1969; ROSSNER, et al., 1971; STOKES et al., 1971) the duration of their elevation over long-term therapy remains to be determined. Nevertheless, long-term oral contraceptive administration may cause persistent mild hypertriglyceridemia and primary increases in very low density lipoprotein triglyceride. Although no definite causal relationship has been shown between triglyceride increments on oral contraceptives and vascular disease, the incidence of myocardial infarction on oral contraceptives (OLIVER, 1970a), and cerebral vascular accidents (BICKERSTAFF et al., 1967; VESSEY et al., 1969) may be increased as compared to premenopausal women on no oral contraceptives. There is also concern that long-term moderate triglyceride elevations in otherwise normal women might augment one of the multifactorial risks associated with premature morbidity and mortality from heart disease (SLACK, 1969).

II. Oral Contraceptives, Estrogens and Plasma Lipids in Patients with Pre-Existing Hyperlipemia

In patients with pre-existing endogenous, or mixed endogenous and exogenous hypertriglyceridemia (Types IV and V), estrogens and oral contraceptives can further markedly increase triglyceride levels. Plasma triglycerides increased from the 250 mg % range to over 1,200 mg% in two hypertriglyceridemic patients treated with mestranol-chlormadinone acetate and mestranol (ZORRILLA et al., 1968). Plasma triglycerides increased from the 220–250 mg% range to 2,000 mg% range on mestranol, and sequential oral contraceptives (GERSHBERG, 1970b). Estrogens and oral contraceptives given to patients with covert hypertriglyceridemia can induce elevations of triglycerides to the 5,000–10,000 mg % range, with resultant pancreatitis (BANK et al., 1970; GLUECK et al., 1972a). DEGENNES et al. (1970) has also reported several cases of major vascular accidents in patients retrospectively shown to have primary hyperlipoproteinemia. As in normal individuals, the estrogenic component of the oral contraceptive has the primary effect on plasma triglycerides. It has been suggested (GLUECK et al., 1972a; DEGENNES et al., 1970) that routine measurements of cholesterol and triglyceride be made prior to beginning oral contraceptives or estrogens.

III. Progestational Oral Contraceptives, Progestagens, and Triglycerides in Normals

In direct contrast to estrogens, progestational oral contraceptives either lower, or have no effect on plasma triglycerides, and appear to increase post-heparin lipolytic activity. BRODY et al. (1968) reported that estrogens and progestins had opposite effects on triglycerides in oophorectomized women. SVANBORG et al. (1966) found no change in free fatty acids, triglycerides, cholesterol or total phospholipids in oophorectomized women given 17 alpha-hydroxy progesterone caproate. ENGELBERG et al. (1969) observed no changes in cholesterol or phospholipids in normal men and postmenopausal women given 10–30 mg progesterone per day for 3–6 months. BECK (1969a, b) reported no change in plasma triglycerides in normal women taking a progestational oral contraceptive (chlormadinone acetate). GLUECK et al. (1972b) reported that another purely progestational oral contraceptive, quingestanol acetate, actually lowered plasma triglycerides (within the normal range) in normal women.

IV. Progestational Oral Contraceptives, Progestagens and Triglycerides in Patients with Pre-existing Hypertriglyceridemia

Progestational oral compounds have a modest triglyceride lowering effect in patients with Types IV and V hyperlipoproteinemia (GLUECK et al., 1971c, 1969d, 1972e). Norethindrone acetate, a potent synthetic progestagen, lowered plasma triglycerides in normal subjects with an average 17% decrease while effecting a 20–40 percent triglyceride decrease in patients with Types III, IV and V hyperlipoproteinemia (GLUECK et al., 1971c).

V. Mechanisms of Action of Oral Contraceptives, and Estrogens and Progestins

The marked effects of estrogens and estrogen-progestin oral contraceptives on plasma triglycerides have fueled interest in possible mechanisms of action. Although many potential effects of oral contraceptives have been examined, interaction with post-heparin lipolytic activity and triglyceride clearing on the one hand, and with glucose, insulin and growth hormone on the other, are currently the two major areas of concentration.

Estrogen-progestin oral contraceptives have been shown to depress plasma postheparin lipolytic activity (PHLA) rather uniformly by several groups (HAZZARD et al., 1969; HAM et al., 1969; LARSSON-COHN, 1971a, b; ROSSNER et al., 1971). The estrogenic component of the mixed oral contraceptives has been identified as the culprit in depression of PHLA (HAZZARD et al., 1969; ROSSNER et al., 1971). Estrogens alone and the estrogenic effects in late pregnancy have also been shown to depress PHLA (FABIAN et al., 1967a, 1968b, 1970c; SANDHOFER et al., 1961; GLUECK et al., 1972a). PHLA is often diminished to levels comparable to those seen in familial Type I (HAZZARD et al., 1969; FABIAN et al., 1970c). Unlike Type I, chylomicrons have not been observed in normal women with depressed PHLA (HAZZARD et al., 1969; ROSSNER et al., 1971; LARSSON-COHN et al., 1971a, b). Intravenous fat tolerance (an indirect method of measuring exogenous triglyceride clearance) has also been reported to be normal, even in the face of severely depressed PHLA (LARSSON-COHN et al., 1971a, b; ROSSNER et al., 1971). The dichotomy of reduced PHLA and "normal" fat clearance is difficult to resolve within the limits of current methodology.

Previously it had been inferred that depression of total postheparin lipolytic activity reflected changes in lipoprotein lipases which could be related respectively to reduced efficiency of VLDL and chylomicron catabolism. Selective measurement of two lipases in postheparin plasma, extra-hepatic (lipoprotein lipase and hepatic lipase; EHNHOLM et al., 1975; KRAUSS et al., 1974) allows a better method for assessment of effects of estrogen on postheparin lipases. GLUECK et al. (1975a) reported in women with familial hypertriglyceridemia, that estrogens appeared to depress both protamine resistant (hepatic lipase) and protamine sensitive (extra-hepatic lipoprotein lipase) with concurrent elevations of triglycerides. Within two weeks of stopping estrogens, protamine resistant triglyceride lipase activity was notably increased, while extra-hepatic lipoprotein lipase remained depressed.

Possible mechanisms of action of estrogen-induced hypertriglyceridemia have generally been divided into two areas; impaired removal efficiency and increased synthesis. KEKKI et al. (1971) evaluated triglyceride kinetics in normals taking estrogen-progestin oral contraceptives. They speculated that the progestational component might increase triglyceride clearing efficiency and proposed that the estrogen increased triglyceride production. OLEFSKY et al. (1974) also proposed that overproduction and not underutilization of triglyceride was present in most hypertriglyceridemias. KISSEBAH et al. (1973) reported that estrogens increased triglyceride production rate and concentration, whereas there was no effect on triglyceride clearance. GLUECK et al. (1975b) conducted paired studies of triglyceride kinetics in 8 women on and off postmenopausal estrogen supplementation. Estrogens did not lengthen VLDL-triglyceride half-life or diminish the fractional turnover rate of VLDL-triglyceride. Estrogens increased triglyceride by augmenting triglyceride production rates. The increments in PHLA induced by progestational compounds (GLUECK et al., 1971c, 1972e) indirectly suggest an increased triglyceride clearing efficiency and coincide with speculations to this effect by KEKKI et al. (1971).

The anabolic-androgenic synthetic steroid, Oxandrolone, has been shown by GLUECK et al. (1973) to lower very low density lipoprotein triglyceride by substantially increasing fractional turnover rate and shortening half-life, while improving efficiency of VLDL-triglyceride removal. EHNHOLM et al. (1975) have subsequently shown that the increments in total postheparin lipolytic activity induced by Oxandrolone are attributable to major increases in hepatic triglyceride lipase. However, EHNHOLM et al. were unable to demonstrate correlations between Oxandrolone induced increments in hepatic lipase and the simultaneous decrements in triglyceride.

The finding of increased triglyceride synthesis by KEKKI et al. (1971), however, buttresses a second major group of explanations of the effects of oral contraceptives in development of hypertriglyceridemia. Basically this group of investigators implicates an estrogen mediated increase in synthesis, fueled by increased glucose, insulin, and free fatty acids. As demonstrated over both short and long-term administration (SPELLACY et al., 1967a, b, 1968c, 1969d, 1970e; HAZZARD et al., 1969) oral contraceptives generally elevate either fasting insulin levels or insulin response to glucose stimulus, and often diminish glucose tolerance (SPELLACY et al., 1967a, b, 1968c, 1969d, 1970e; JAVIER et al., 1968; WYNN et al., 1969b; GOLDMAN et al., 1969a). It has been proposed that elevated growth hormone levels on oral contraceptives (SPELLACY et al., 1967b, 1970e) may predispose to peripheral insulin resistance, with resultant hyperinsulinemia and/or hyperglycemia (HAZZARD et al., 1969). The estrogenic component alone, apparently is the cause of the diminished glucose tolerance (GOLDMAN et al., 1969a). Progestagens in contrast either improve glucose tolerance (BENJAMIN et al., 1968) or have no effects (GOLDMAN et al., 1968b, 1970c; BECK, 1969a, 1970b) on either glucose tolerance or insulin response. The combination of elevated insulin and/or elevated glucose levels has subsequently been proposed as an additional estrogen-related etiology of hypertriglyceridemia. Both REAVEN et al. (1967) and BIERMAN et al. (1968) have suggested that hepatic synthesis of triglyceride is increased in the face of elevated insulin and glucose levels, which are often, but not uniformly found, in primary endogenous hypertriglyceridemia. The increased synthesis rate found by KEKKI et al. (1971) in normal patients on oral contraceptives would neatly dovetail with this school of etiologic thought.

Almost all of the speculated mechanisms related to development of secondary hypertriglyceridemia on oral contraceptives are also implicated in the qualitatively similar metabolic state, pregnancy.

VI. Pregnancy and Hyperlipemia

Hyperlipemia of pregnancy is a physiologic event, as compared to the iatrogenic pharmacologic event of hyperlipemia on oral contraceptives. VIRCHOW (1847) was one of the earliest investigators to demonstrate that the "milky" plasma observed in later pregnancy was caused by elevated blood lipids (which he extracted into ether). In normal pregnancy there is a general increase in all lipid fractions except lysolecithin. There is often a relative decrease in sphingomyelin levels. Plasma triglycerides increase more than other lipid fractions, particularly the very low density lipoprotein triglyceride fraction. The increase in lipids begins gradually and early in pregnancy, with more marked increments at about the 28th to 32nd week, and a gradual decrease back to threshold levels by six weeks post-partum. The nature of these changes in plasma lipids in normal pregnancy is well summarized by the following authors: BOYD (1934), PETTERS et al. (1951), OLIVER et al. (1955b), RUSS et al. (1954), SVANBORG et al. (1965b) and AURELL et al. (1966). The relationship of serum lipids to pre-eclampsia and eclampsia has also been studied. DEALVAREZ et al. (1961) noted the appearance in early pre-eclampsia of early increments in plasma lipids, prior to their usual temporal sequence, but not quantitatively elevated after correction for time of appearance.

VII. Etiology of Hyperlipemia of Pregnancy

The hyperlipemia of pregnancy has been ascribed to a multitude of factors which (like those for oral contraceptives), can be grouped into two areas: depression of post-heparin lipolytic activity and presumably clearance of triglycerides, combined hormonal effects of glucose, insulin, free fatty acids and steroids leading to increased triglyceride synthesis.

Depression of PHLA in late pregnancy has been demonstrated by FABIAN et al. (1968b), SANDHOFER et al. (1961) and MENG et al. (1958). FABIAN et al. (1968b) have shown that there is a rapid increase in PHLA after delivery with return to normal values within a few days. As is the case for oral contraceptives, the relative hyperestrogenemia of pregnancy has been implicated as the cause for depression of post-heparin lipolytic activity. FABIAN et al. (1967a, 1970c) have shown that administration of exogenous estrogens to postmenopausal women produces a profound drop in PHLA, comparable to that seen in pregnancy. The depression of PHLA during pregnancy has been correlated with the increase in triglycerides, particularly very low density lipoprotein triglycerides, and with a presumed decrease in triglyceride clearance. Estrogenic depression of triglyceride turnover through depression of triglyceride hydrolyzing enzymes in pregnancy remains to be better defined in the future with better lipase assays, and turnover studies that can safely be done, if at all, in normal pregnancy.

Many pathways presumably leading to increased triglyceride synthesis have also been cited in evaluation of pregnancy and hyperlipemia. Increased growth hormone and a growth hormone-like free fatty acid mobilizing compound of placental origin have been cited by AURELL et al. (1966), as leading to increased free fatty acid flux to the liver with resultant increments in VLDL synthesis. BURT et al. (1960a, 1962b) and NELSON (1965) have reported appreciable elevations of free fatty acids during pregnancy, particularly after 30 weeks gestation. Gestational peripheral insulin resistance, perhaps related to increased growth hormone, would contribute to increased plasma free fatty acid levels (BURT et al., 1962b) and to diabetogenic trends during pregnancy (BLEICHER et al., 1964). Estrogen induced increments in 17 hydroxy corticoid production (ADLERCREUTZ et al., 1967) would further increase FFA flux, and also directly stimulate triglyceride synthesis. Estrogen may also directly stimulate hepatic triglyceride synthesis rates (KEKKI et al., 1971) in a comparable fashion to its stimulus of other hepatic protein and carrier protein synthesis (DOE et al., 1967). The combination of elevated insulin and glucose levels observed in pregnancy might also lead to increased hepatic synthesis of triglyceride (REAVEN et al., 1967; BIERMAN et al., 1968). It appears then, that there are several potent factors which individually and collectively predispose to increased triglyceride synthesis. The combination of increased synthesis, and (potentially) of decreased clearance of triglyceride probably accounts for much of the physiologic hyperlipemia of pregnancy.

VIII. Pregnancy in Patients with Familial Hyperlipoproteinemia

Superposition of the physiologic hyperlipemia of pregnancy on top of pre-existing hypertriglyceridemia might be expected to sharply increase triglyceride levels in a manner similar to estrogen exacerbated hypertriglyceridemia in patients with covert pre-existing hyperlipoproteinemia (GLUECK et al., 1972a). Apparently, however, symptomatic exacerbation of pre-existing hypertriglyceridemia during pregnancy is a rare event. KAPLAN et al. (1957) and MILLEN et al. (1956) have reported two cases of pregnancy complicated by pre-existing hypertriglyceridemia with resulting pancreatitis. GLUECK et al. (1972, unpublished data) have also observed pancreatitis in the 37th week of gestation in a patient with familial Type V hyperlipoproteinemia. Pancreatitis in pregnant women with Type V is apparently very rare. In several series on pancreatitis in pregnancy, exceptional triglyceride increments were not reported in a large number of patients studied (JOSKE, 1955a, b; LANGMADE et al., 1951). We have reviewed (GLUECK et al., 1972; unpublished data) 32 separate pregnancies in twelve women with documented Type V hyperlipoproteinemia without finding evidence for pancreatitis or even exacerbations of abdominal pain.

References

ADLERCREUTZ, H.: Simultaneous estimation of plasma, cholesterol, total and individual phospholipids, triglycerides, free fatty acids and cortisol and urinary estrogens, total 17-ketosteroids, individual 11 deoxy-17-kestosteroids, total 17 ketogenic steroids and pregnaneodiol during the menstrual cycle and in early pregnancy. Ann. Med. exp. Biol. fenn 45, 277—284 (1967).

AITKEN, J.M., LORIMER, A.R., HEART, D.M., LAWRI, T.D., SMITH, D.A.: The effects of oophorectomy and long-term mestranol therapy on the serum lipids of middle aged women. Clin. Sci. 41, 597—603 (1971).

AURELL, M., CRAMER, K.: Serum lipids and lipoproteins in human pregnancy. Clin. chim. Acta 13, 278—284 (1966).

BANK, S., MARKS, I.N.: Hyperlipemic pancreatitis and the pill. Postgrad. Med. J. 46, 576—578 (1970).

BECK, P.: Metabolic effects of gonadal hormones and contraceptive steroids (Eds. SALHANICK, H.A., KIPNIS, D.M., VAN DE WIELE, R.L.). New York: Plenum Press 1969a.

BECK, P.: Comparison of the metabolic effects of Chlormadinone Acetate and conventional contraceptive steroids in man. J. clin. Endocr. 30, 785—791 (1970b).

BENJAMIN, F., CASPER, D.J.: Alterations in carbohydrate metabolism induced by progesterone in cases of endometrial carcinoma and hyperplasia. Amer. J. Obstet. Gynec. 94, 991—996 (1968).

BICKERSTAFF, E.R., MACDONALD HOLMES, J.: Cerebral arterial insufficiency and oral contraceptives. Brit. med. J. 1967 I, 726—729.

BIERMAN, E.L., PORTE, D., JR.: Carbohydrate intolerance and lipemia. Ann. Intern. Med. 68, 926—933 (1968).

BLEICHER, S.J., O'SULLIVAN, J.B., FRIENKEL, N.: Carbohydrate metabolism in Pregnancy. New Engl. J. Med. 271, 866—872 (1964).

BOYD, E.M.: The lipemia of pregnancy. J. Clin. Invest. 13, 347—363 (1934).

BRODY, S., KERSTELL, J., NILSSON, L., SVANBORG, A.: The effects of some ovulation inhibitors on the different plasma lipid fractions. Acta Med. Scand. 183, 1—7 (1968).

BURT, R.L.: Plasma nonesterified fatty acids in pregnancy. Amer. J. Obstet. Gynec. 80, 965—970 (1960a).

BURT, R.L., LEAKE, N.H., DANNENBURG, W.N.: Plasma nonesterfied fatty acids in pregnancy. Amer. J. Obstet. Gynec. 84, 1081—1090 (1962b).

CORREDOR, D.G., MENDELSON, L.V., SABEH, G., SUNDER, J.H., DANOWSKI, T.S.: Serum lipids during oral contraceptives exposure. Clin. Pharmacol. Ther. 11, 188—193 (1970).

DEALVAREZ, R.R., BRATVOLD, G.E.: Serum lipids in pre-esclampsia-esclampsia. Amer. J. Obstet. Gynec. 81, 1140—1149 (1961).

DEGENNES, J.L., TURPIN, G., TRUFFERT, J.: Major vascular complications during treatment with oral contraceptives and retrospective discovery of idiopathic hyperlipemia- 9 cases. Presse Med. 78, 541—546 (1970).

DOE, R.P., MELLINGER, G.T., SWAIM, W.R., SEAL, U.S.:

Estrogen dosage effects on serum proteins: a longitudinal study. J. Clin. Endocr. **27**, 1081–1086 (1967).
EHNHOLM, C., HUTTUNEN, J.K., KINNUNEN, P.J., MIETTINEN, T.A., NIKKILA, E.A.: Effest of oxandrolone treatment on the activity of lipoprotein lipase, hepatic lipase and phospholipase A_1 of human postheparin plasma. New Engl. J. Med. **292**, 1314–1317 (1975).
ENGELBERG, H., GLASS, S.J.: Influence of physiologic doses of sex steroid hormones on serum lipids and lipoproteins in humans. Metabolism **4**, 298–301 (1969).
FABIAN, E., STORK, A., KOBILKOVA, J., SPONAROVA, J.: Activity of lipoprotein lipase and estrogens. Enzym. Biol. Clin. **8**, 451–455 (1967a).
FABIAN, E., STORK, A., KOBILKOVA, J., SPONAROVA, J.: Influence of oestrogens on the activity of enzymes of the lipid metabolism – Lipoprotein lipase and post-heparin esterase. Čas. Lék. čes. **43**, 1277–1280 (1970c).
FABIAN, E., STORK, A., KUCEROVA, L., SPONAROVA, J.: Plasma levels of free fatty acid, lipoprotein lipase, and post-heparin esterase in pregnancy. Amer. J. Obstet. Gynec. **100**, 904–907 (1968b).
GERSHBERG, H.: Effect of oral contraceptives in blood lipids. J. Reprod. Med. **5**, 15–20 (1970b).
GERSHBERG, H., HULSE, M.A., JAVIER, Z.: Hypertriglyceridemia during treatment with estrogen and oral contraceptives. Obstet. Gynec. **31**, 186–189 (1968a).
GLUECK, C.J., BROWN, W.V., LEVY, R.I., GRETEN, H., FREDRICKSON, D.S.: Amelioration of hypertriglyceridemia by progestational drugs in familial Type V hyperlipoproteinemia. Lancet **1969d I**, 1290–1291.
GLUECK, C.J., FALLAT, R.W., MENDOZA, S.: Effect of sex hormones on protamine inactivated and resistant postheparin plasma lipases. Clin. Res. **23**, 498A (1975), abstract.
GLUECK, C.J., FALLAT, R.W., SCHEEL, D.: Effects of estrogenic compounds on triglyceride kinetics. Metabolism **24**, 537–545 (1975b).
GLUECK, C.J., FORD, S., FALLAT, R.: Lipids and lipases in normal women on a progestational oral contraceptive. Clin. Res. **20**, 426 (1972b).
GLUECK, C.J., FORD, S., STEINER, P., FALLAT, R.W.: Triglyceride removal efficiency and lipoprotein lipase: effects of oxandrolone. Metabolism **22**, 807–814 (1973).
GLUECK, C.J., LEVY, R.I., FREDRICKSON, D.S.: Norethindrone acetate, post-heparin lipolytic activity, and plasma triglycerides in familial types I, III, IV and V hyperlipoproteinemia. Ann. Intern. Med. **75**, 345–352 (1971c).
GLUECK, C.J., SCHEEL, D., FISHBACK, J., STEINER, P.: Estrogen induced pancreatitis in patients with previously covert familial type V hyperlipoproteinemia. Metabolism **21**, 657–665 (1972a).
GLUECK, C.J., SCHEEL, D., FISHBACK, J., STEINER, P.: Progestagens, anabolic-androgenic compounds, estrogens: Effects on triglycerides and post-heparin lipolytic enzymes. Lipids **7**, 110–113 (1972e).
GOLDMAN, J.A., ECKERLING, B.: Blood glucose levels and glucose tolerance in prediabetic and subclinical diabetic women on a low dose progestogen contraceptive. Isr. J. Med. Sci. **6**, 703–707 (1970c).
GOLDMAN, J.A., OVADIA, J.L.: The effect of estrogen on intravenous glucose tolerance in women. Amer. J. Obstet. Gynec. **103**, 172–178 (1969a).
GOLDMAN, J.A., OVADIA, J.L., ECKERLING, B.: Effect of progesterone on glucose tolerance in women. Israel J. med. Sci. **4**, 878–882 (1968b).
HAM, J.M., ROSE, R.: Platelet adhesiveness and lipoprotein lipase activity in controls and in subjects taking oral contraceptives. Amer. J. Obstet. Gynec. **105**, 628–631 (1969).
HAZZARD, W.R., SPIGER, M.J., BAGDADE, J.D., BIERMAN, E.L.: Studies on the mechanism of increased plasma triglyceride levels induced by oral contraceptives. New Engl. J. Med. **280**, 471–474 (1969).
JAVIER, Z., GERSHBERG, H., HULSE, M.: Ovulatory suppressants, estrogens and carbohydrate metabolism. Metabolism **17**, 443–456 (1968).
JOSKE, R.A.: Aetiological factors in the pancreatitis syndrome. Brit. Med. J. **1955a II**, 1477–1481.
JOSKE, R.A.: Pancreatitis following pregnancy. Brit. Med. J. **1955b**, 124–128.
KAPLAN, S., BOSSAK, E.T., WANG, C.I., ADLERBERG, D.: Pregnancy complicated by idiopathic hyperlipemia and idiopathic hypercholesterolemia. J. Mt. Sinai Hosp. **24**, 39–43 (1957).
KEKKI, M., NIKKILA, E.A.: Plasma triglyceride turnover during use of oral contraceptives. Metabolism **20**, 878–889 (1971).
KISSEBAH, A.H., HARRIGAN, P., WYNN, V.: Mechanism of hypertriglyceridemia associated with contraceptive steroids. Horm. Metab. Res. **5**, 184–190 (1973).
KRAUSS, R.M., LEVY, R.I., FREDRICKSON, D.S.: Selective measurement of two lipase activities in postheparin plasma from normal subjects and patients with hyperlipoproteinemia. J. Clin. Invest. **54**, 1107–1124 (1974).
LANGMADE, C.F., EDMONDSON, H.A.: Acute pancreatitis during pregnancy and the postpartum period. Surg. Gynec Obstet. **92**, 43–52 (1951).
LARSSON-COHN, U.: Metabolic effects of contraceptive steroids with special reference to the lipid metabolism Acta endocr. (Kbh.) (Suppl.) **155**, 173 (1971a).
LARSSON-COHN, U., CARLSON, L.A., BOBERG, J.: Effects of an oral contraceptive agent on plasma lipids, plasma lipoproteins, the intravenous fat tolerance and the post-heparin lipoprotein lipase activity. Acta. Med. Scand. **190**, 301–305 (1971b).
MENG, H.C., MCGANITY, W.J.: Effects of pregnancy on heparin induced lipemia, clearing factor, and serum lipids. Fed. Proc. **17**, 110 (1958).
MILLEN, R.S., RUSS, E.M., EDER, H.A., BARR, D.P.: Pregnancy complicated by hyperlipemia. Amer. J. Obstet. Gynec. **71**, 326–330 (1956).
MINK, I.S., COUREY, N.G., MOORE, R.H., AMBRUS, C.M., AMBRUS, J.L.: Progestational agents and blood coagulation. IV. Changes induced by progestagen alone. Amer. J. Obstet. Gynec. **113**, 739–744 (1972).
NELSON, G.H.: Serum nonesterfied fatty acid levels in human pregnancy as determined by various titration procedures. Amer. J. Obstet. Gynec. **92**, 202–206 (1965).
OLEFSKY, J., FARQUHAR, J.W., REAVEN, G.M.: Sex difference in kinetics of triglyceride metabolism in normal and hypertriglyceridemic subject. Europ. J. Clin. Invest. **4**, 121 (1974).
OLIVER, M.F.: Oral contraceptives and myocardial infarction. Brit. med. J. **1970a II**, 210–213.
OLIVER, M.F., BOYD, G.S.: Plasma lipid and serum lipoprotein patterns during pregnancy and puerperium. Clin. Sci. **14**, 15–23 (1955b).

PETERS, J.P., HEINEMANN, M., MAN, E.B.: The lipids of serum in pregnancy. J. Clin. Invest. **30**, 388–394 (1951).
PYORALA, K., PYORALA, T., LAMPINEM, V., TASKINEN, M.R.: Glucose tolerance, plasma insulin and lipids in post-menopausal women during sequential estrogen-progestin treatment. Acta Obstet. Gynec. Scand. (Suppl.) **9**, 28–37 (1971).
REAVEN, G.M., LERNER, R.I., STERN, M.P., FARQUHAR, J.W.: Role of insulin in endogenous hypertriglyceridemia. J. Clin. Invest. **46**, 1756–1767 (1967).
ROBINSON, R.W., LEBEAU, R.J.: Effect of conjugated equine estrogens on serum lipids and the clotting mechanism. J. Atheroscler. Res. **5**, 120–124 (1965).
ROSSNER, S., LARSSON-COHN, U., CARLSON, L.A., BOBERG, J.: Effects of an oral contraceptive agent on plasma lipids, plasma lipoproteins, the intravenous fat tolerance and the post-heparin lipoprotein lipase activity. Acta Med. Scand. **190**, 301–305 (1971).
RUSS, E.M., EDER, H.A., BARR, D.P.: Protein lipid relationships in human plasma III. In pregnancy and the newborn. J. Clin. Invest. **33**, 1662–1669 (1954).
SACHS, B.A., WOLFMAN, L., HERZIG, N.: Plasma lipid and lipoprotein alterations during oral contraceptive administration. Obstet. Gynec. **34**, 530–535 (1969).
SANDHOFER, F., SAILER, S., BRAUNSTEINER, H., BRAITENBERG, H.: Post-heparin lipoprotein-lipase und Schwangerschaft. Wien. klin. Wschr. **73**, 392–393 (1961).
SCHENKER, J.G., PINSON, A., POLISHUK, Z.: The effect of oral contraceptives on serum lipids. Fertil. Steril. **22**, 604–607 (1971).
SLACK, J.: Risks of ischaemic heart disease in familial hyperlipoproteinemic states. Lancet **1969 II**, 1380–1382.
SPELLACY, W.N., BENDEL, R.P., BUHI, W.C., BIRK, S.A.: Insulin and glucose determinations after two and three years of use of a combination type oral contraceptive. Fertil. Steril. **20**, 892–902 (1969d).
SPELLACY, W.N., BUHI, W.C., SPELLACY, C.H., MOSES, L.E., GOLDZIEHER, J.W.: Glucose, insulin, and growth hormone studies in long-term users of oral contraceptives. Amer. J. Obstet. Gynec. **106**, 173–182 (1970e).
SPELLACY, W.N., CARLSON, K.L., BIRK, S.A.: Carbohydrate-metabolic studies after six cycles of combined type oral contraceptive tablets. Diabetes **16**, 590–594 (1967a).
SPELLACY, W.N., CARLSON, K.L., BIRK, S.A., SCHADE, S.L.: Glucose and insulin alterations after one year of combination type oral contraceptive treatment. Metabolism **17**, 496–501 (1968c).
SPELLACY, W.N., CARLSON, K.L., SCHADE, S.L.: Human growth hormone levels in normal subjects receiving oral contraceptives. J. Amer. Med. Ass. **202**, 451–454 (1967b).
STOKES, T., WYNN, V.: Serum lipids in women on oral contraceptives. Lancet **1971 II**, 677–680.
SVANBORG, A., VIKROT, O.: The effect of estradiol and progesterone on plasma lipids in oophorectomized women. Acta Med. Scand. **179**, 615–622 (1966a).
SVANBORG, A., VIKROT, O.: Plasma lipid fractions, including individual phospholipids, at various stages of pregnancy. Acta Med. Scand. **178**, 615–630 (1965b).
VESSEY, M.P., DOLL, R.: Investigation of relation between use of oral contraceptives and thromboembolic disease. A further report. Brit. med. J. **1969 II**, 651–657.
VIRCHOW, R.: Zur Entwicklungsgeschichte des Krebses Bemerkungen über Fettbildung im tierischen Körper und pathologische Resorption. Virchow's Arch. path. Anat. **1**, 94 (1847).
WYNN, V.: The effects of gonadal hormones and contraceptive steroids on serum lipids. Clin. Sci. **40**, 17 (1971a).
WYNN, V., DOAR, J.W.H.: Some effects of oral contraceptives on carbohydrate metabolism. Lancet **1969b II**, 761–765.
ZORRILLA, E., HULSE, M., HERNANDEZ, A., GERSHBERG, H.: Severe endogenous hypertriglyceridemia during treatment with estrogen and oral contraceptives. J. Clin. Endocr. **28**, 1793–1796 (1968).

IV.

Hypolipoproteinämien

Tangier-Krankheit

GERD ASSMANN

Mit 10 Abbildungen und 5 Tabellen

A. Einführung

Die Tangier-Krankheit ist eine seltene autosomal rezessiv vererbte Stoffwechselstörung. Die Krankheit wurde 1961 erstmalig beschrieben (FREDRICKSON u.Mitarb., 1961; FREDRICKSON u. ALTROCCHI, 1962) und ist benannt nach Tangier Island (Virginia), einer der Ostküste der Vereinigten Staaten von Nordamerika vorgelagerten Insel in der Chesapeake Bay, wo die zuerst bekannt gewordenen Patienten geheimatet sind. Tangier Island wurde 1608 durch Captain JOHN SMITH entdeckt. Viele der dort lebenden Fischer und deren Familien sind Abkommen des Engländers JOHN CROCKET, der dort 1686 die erste Siedlungsgemeinschaft gründete.

Außer den auf Tangier Island bekannt gewordenen 2 Fällen wurden in der Folgezeit 19 weitere Patienten mit dem gleichen Krankheitsbild beschrieben, davon 8 in den USA (FREDRICKSON, 1966; HOFFMANN u. FREDRICKSON, 1965; ENGEL u.Mitarb., 1967; FERRANS u. FREDRICKSON, 1975), 6 in Deutschland (HUTH u.Mitarb., 1970; GRETEN u.Mitarb., 1975; HECKERS, 1975; FUHRMANN, 1975; ASSMANN u.Mitarb., 1976a), 2 in Australien (BALE u.Mitarb., 1971), und je ein Fall in der Schweiz (KUMMER u.Mitarb., 1968), England (KOCEN u.Mitarb., 1967) und Neuseeland (HAAS u. BERGIN, 1970). Die klinische Symptomatik der bisher beschriebenen Fälle ist in Tabelle 1 zusammengefaßt.

Klinisch-chemisch findet man bei homozygoten Patienten folgende charakteristische Befunde: I. niedrige Plasma-Cholesterin-Konzentrationen (< 120 mg-%) und normale oder erhöhte Plasma-Triglyceridspiegel; II. nahezu völlige Abwesenheit der Lipoproteine hoher Dichte (High-density Lipoproteine, HDL) im Plasma, verbunden mit veränderter chemischer Zusammensetzung anderer Plasma-Lipoproteine; III. Anreicherung von Cholesterinestern in vielen Organen, vornehmlich in retikuloendothelialen Zellen in Tonsillen, Lymphknoten, Thymus, Knochenmark, Leber und Milz sowie rektaler Schleimhaut.

Die Kombination niedriger Plasma-Cholesterinkonzentrationen und vergrößerter, gelb-orange gefärbter Tonsillen wird als pathognomonisch für die Tangier-Krankheit angesehen.

B. Klinische Manifestationen

I. Tonsillenanomalie

Das auffallendste klinische Symptom der Tangier-Krankheit ist eine erhebliche Vergrößerung und gelblich-orange oder gelblich-graue Verfärbung der Tonsillen. Diese Verfärbung ist in der Regel streifen- oder netzförmig auf der Oberfläche der hyperplastischen Gaumen- bzw. Rachentonsillen bei näherer Inspektion des Pharynx erkennbar. Verfärbung und Hyperplasie werden bereits im frühen Kindesalter beobachtet. Dr. THOMAS EDMONDS (Northampton-Accomac Memorial Hospital, Virginia), dessen Aufmerksamkeit bei der klinischen Befundung der Tonsillen eines 5jährigen Jungen (T.L.) anläßlich einer Routine-Tonsillektomie zur Entdeckung dieser neuen Krankheit maßgeblich beitrug, schrieb die folgenden Notizen (FREDRICKSON u. ALTROCCHI, 1962):

"At no time... have I seen any tonsils that looked anything like these ... (They) are quite rayish-yellow in appearance and there are many lobulated areas... Honeycomb-like in appearance with many septa running between these yellowish-gray islands of tissue. Instead of being relatively smooth the tonsils appear to be somewhat wrinkled, like they were separate compartments. On removal of the adenoids, they had the same yellowish-gray appearance and appeared to be lobulated also."

Histologische Untersuchung ergab, daß das Tonsillengewebe mit zahlreichen lipidbeladenen Histiozyten durchsetzt war (FREDRICKSON u.Mitarb., 1961). Dieser als schaumzellige Xanthomatose im retikulohistozytären System zu bezeichnende Befund wurde bei histologischer Untersuchung der Tonsillen in allen nachfolgend bekannt gewordenen Fällen beschrieben.

Die Schaumzellen findet man in großer Anzahl im Bereich der fibrösen Septen und nur vereinzelt im Bereich der Keimzentren. Diese charakteristische Verteilung, in der die Schaumzellen im Bereich der fibrösen Septen die lymphoiden Follikel umgeben, erklärt offenbar den klinischen Befund der streifig-gelblichen Verfärbung der Tonsillen. Die Schaumzellen erreichen einen Durchmesser von 70 µ; das gespeicherte Material färbt sich mit fettlöslichen Farbstoffen an und zeigt im polarisierten Licht eine Doppelbrechung. Elektronenmikroskopische Befundung hat ergeben, daß sich die gespeicherten Fette vornehmlich extralysosomal im Zytoplasma der Schaumzelle befinden (FERRANS u. FREDRICKSON, 1975). Lipid-chemische Analyse der Tonsillen hat gezeigt, daß eine ca. 50–100fache Vermehrung der Cholesterinester vorliegt (FREDRICKSON u.Mitarb., 1961; FREDRICKSON, 1966).

Der klinische und histopathologische Befund der schaumzelligen Tonsillenhyperplasie ist differentialdiagnostisch in erster Linie abzugrenzen von der Niemann-Pickschen Krankheit, der Hand-Schüller-Christianschen Krankheit, dem Letterer-Siwe-Syndrom und dem eosinophilen Granulom (FREDRICKSON u.Mitarb., 1961; FERRANS u. FREDRICKSON, 1975).

II. Andere Organe

Lipidspeichernde Zellen können außer in den Tonsillen in einer Vielzahl von Organen bei den meisten Patienten gefunden werden. Besonders geeignet für bioptische Untersuchungen sind Knochenmark, Leber, Milz sowie Rektumschleimhaut. Ferner können Biopsiematerial aus Thymus, Lymphknoten, Haut und Dünndarmschleimhaut zum histologischen Nachweis von Schaumzellen herangezogen werden. Im einzelnen ergeben sich folgende Besonderheiten (Abb. 1):

1. Knochenmark: Die im Knochenmark sich befindenden Speicherzellen sind im frischen, nicht fixierten Ausstrichpräparat lichtmikroskopisch (Phasenkontrast, Polarisation, Nomarski-Interferenzkontrast) rasch identifizierbar. Die Zellen haben in der Regel einen Durchmesser von 15–30 µ und enthalten zytoplasmatische Fetttröpfchen, die sich mittels fettlöslicher Farbstoffe (Ölrot O, Sudanschwarz B, Sudan III, Scharlachrot) darstellen lassen und typische Malteserkreuz-Doppelbrechung im polarisierten Licht aufweisen.

Da die Schaumzellen bei der Aufbereitung von Ausstrichpräparaten leicht rupturieren, können sie im fixierten und gefärbten Ausstrich dem Nachweis entgehen.

Abb. 1a–f. (a) und (b) Knochenmark (Beckenkammbiopsie, Kryostatschnitt); Sudanschwarzfärbung unter Zusatz von Meerrettichperoxydase. Kernfärbung nach Feulgen (a): Speicherzellen und Fettzellen sudanophil; polarisiertes Licht (b): selektive Anisotrophie der Speicherzellen. (c) und (d) Milz, laparoskopisches Bild (c): zahlreiche, weißlich-gelbliche subkapsuläre „Stippchen" auf der Oberfläche des vergrößerten Organs. Speicherzellen aus einem Milzausstrich (d): Pappenheim-Färbung; gleichmäßig feinvakuoläre Durchsetzung des Zytoplasma mit Lipiden; ca. 40–50µ Durchmesser. (e) und (f) Colon descedens, koloskopisches Bild (e): regelmäßig verstreute, rötlich-bräunliche runde Flecken auf einem diffus gelblich-gefelderten Grund („Gepardenfell"). Paraffinschnitt aus einer Rektumbiopsie (f): Trichrom-Färbung nach Goldner, zahlreiche Speicherzellen (Schaumzellen) im Interstitium der Lamina propria

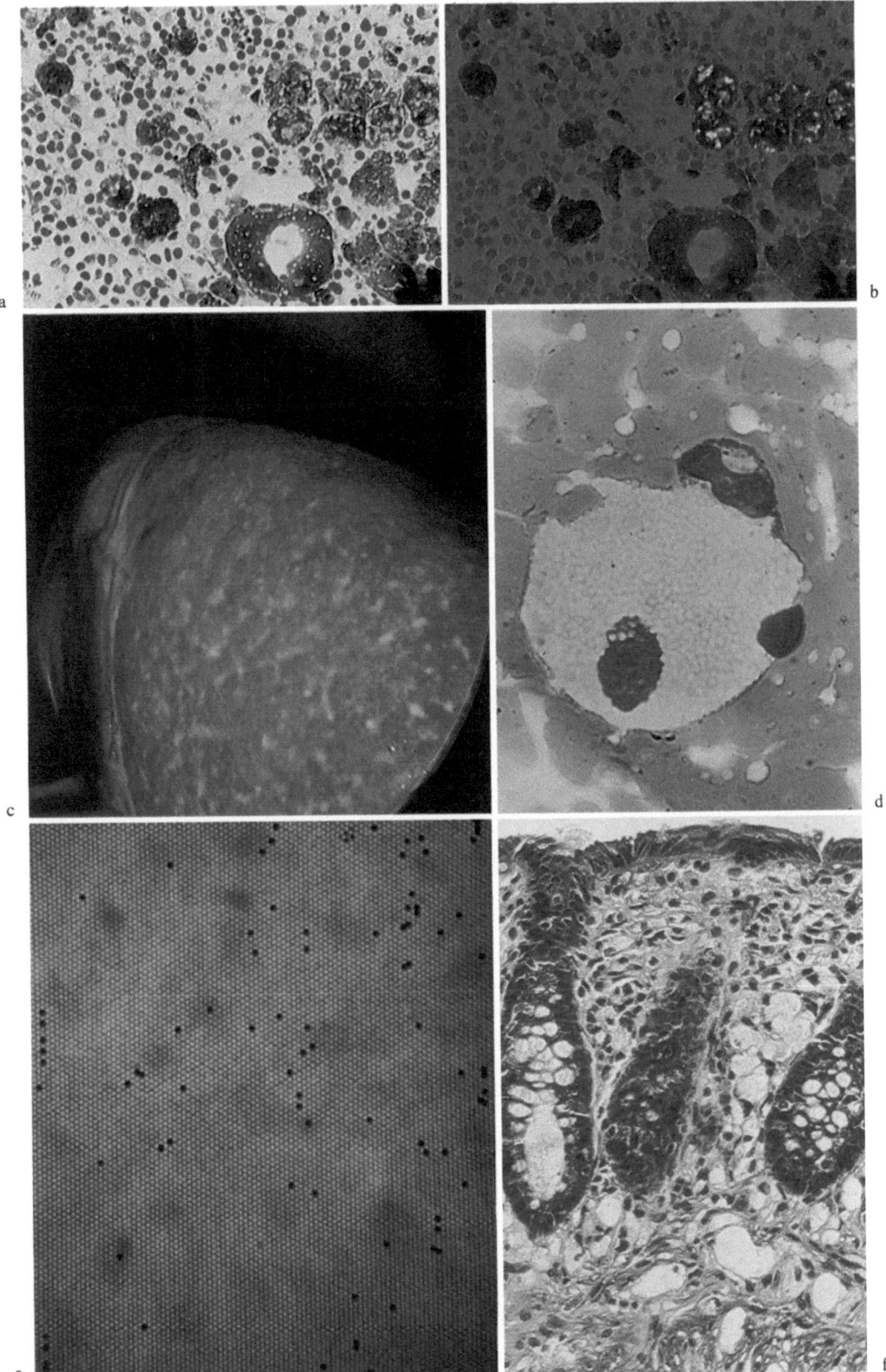

Abb. 1a–f

Morphologisch den Tangier-Schaumzellen sehr ähnliche Speicherzellen findet man lichtmikroskopisch bei Niemann-Pickscher Erkrankung und anderen Sphingolipidosen. Lediglich Gaucher-Speicherzellen sind morphologisch eindeutig unterscheidbar (LEE u.Mitarb., 1967; HIBBS u.Mitarb., 1970). Bei anderen nicht-lysosomalen metabolischen Erkrankungen können ebenfalls lipidspeichernde Zellen im Knochenmark nachgewiesen werden. Als Beispiele seien die Typ I-Glykogenspeicherkrankheit (Glukose-6-Phosphatase-Mangel) sowie bestimmte Formen der primären Hyperlipoproteinämien erwähnt (z.B. familiäre Hyperchylomikronämie) (FLEISCHMAYER, 1960; FERRANS u.Mitarb., 1973; ROBERTS u.Mitarb., 1970).

2. Milz: Die Splenomegalie kann gelegentlich, insbesondere im Erwachsenenalter, im Vordergrund der klinischen Symptomatik stehen und mit Leukopenie, Thrombozytopenie, geringfügiger Anämie sowie Retikulozytose einhergehen.

Bei einem kürzlich beobachteten Fall (J.S.) bot die Milz ein eindrucksvolles laparoskopisches Bild: das Organ war stark vergrößert und konsistenzvermehrt, die Oberfläche wies zahlreiche, weißlich-gelbliche subkapsuläre „Stippchen" auf und zeigte stellenweise großflächige eigelb verfärbte Areale (GHEORGHIU u.Mitarb., 1976).

Bei Untersuchung von Biopsiematerial können massenhaft Speicherzellen nachgewiesen werden, die sich nicht von denen in Tonsillen und Knochenmark morphologisch bzw. histochemisch unterscheiden (ASSMANN u.Mitarb., 1976a).

Bei einem Patienten (C.N.) wurde wegen Hyperspleniesyndrom eine Milzexstirpation vorgenommen. Bei histologischer Untersuchung fanden sich zahlreiche Schaumzellen, die chemische Untersuchung ergab eine beträchtliche Vermehrung von Cholesterinestern (FREDRICKSON, 1965). Während der postoperativen Phase entwickelte sich ein akneiformes, eruptives Exanthem im Bereich des Stammes. Bei histologischer Untersuchung der vornehmlich perifollikulär angeordneten, 2—3 mm großen Papeln fanden sich zahlreiche, mit Lipid beladene Makrophagen. Dieses Exanthem wurde auch in den folgenden Jahren beobachtet und tritt hin und wieder spontan auf. Chromatographische Analyse der aus den Papeln extrahierten Lipide sowie klinisch normaler Haut zeigte eine starke Konzentrationsvermehrung von Cholesterinoleat (WALDORF u.Mitarb., 1967). Bemerkenswert war ferner ein postoperativer Anstieg des Plasma-Cholesterin von 50 mg/100 ml auf 155 mg/100 ml, obwohl die niedrigen HDL-Cholesterinwerte persistierten.

3. Leber: Die Hepatomegalie war in den bisher beobachteten Fällen nur geringen Ausmaßes.

Laparoskopisch war beim Patienten J.S. die Leber vergrößert und konsistenzvermehrt, mit chagrinierter bis feinhöckriger Oberfläche, die eine eigentümliche, lachsfarben-zinnober-erdbeerrote Verfärbung aufwies. Gestaute Peritoneal- und Omentumgefäße deuteten auf eine mögliche beginnende portale Hypertension hin. Lichtmikroskopische Untersuchung eines Punktatzylinders (Prof. SCHÄFER) zeigte „eine erhaltene acinäre Grundstruktur bei erheblicher Verbreiterung der Periportalfelder, in denen sich massenhaft großleibige Schaumzellen befinden. Auch intralobulär treten in der Lokalisation den von Kupfferschen Sternzellen entsprechend gleichartige Schaumzellen meist einzeln gelagert auf. Die Zellen enthalten reichlich sudanophiles Material (Sudanschwarz-Färbung mit Meerrettich-Peroxydasezusatz zur Unterdrückung der durch endogene Peroxydase bedingten Sudanophilie; schwächer-positiv auch mit Sudan III), welches durchsetzt wird von unregelmäßig nadelig angeordneten anisotropen Kristallen. Dieses anisotrope Material ebenso wie die Masse der tropfenförmigen sudanophilen Einlagerungen wird durch Aceton bei Zimmertemperatur (5 min) vollständig herausgelöst. Bei dieser Extraktion bleibt jedoch in den Speicherzellen spärliches, grobgranuläres, ebenfalls sudanophiles Material erhalten, das auch gegenüber kochendem Aceton sowie Pyridin bei Zimmertemperatur resistent ist. Die Leberzellen enthalten nur vereinzelt kleine Fettvakuolen ohne doppelbrechendes Material".

Im Leberbiopsiezylinder fanden sich bei den bisher beschriebenen Fällen nur vereinzelt Schaumzellen im Bereich der periportalen Felder, wobei die Läppchenstruktur der Leber erhalten bleibt. Im Gegensatz zur Wolmanschen Krankheit und zur Choleste-

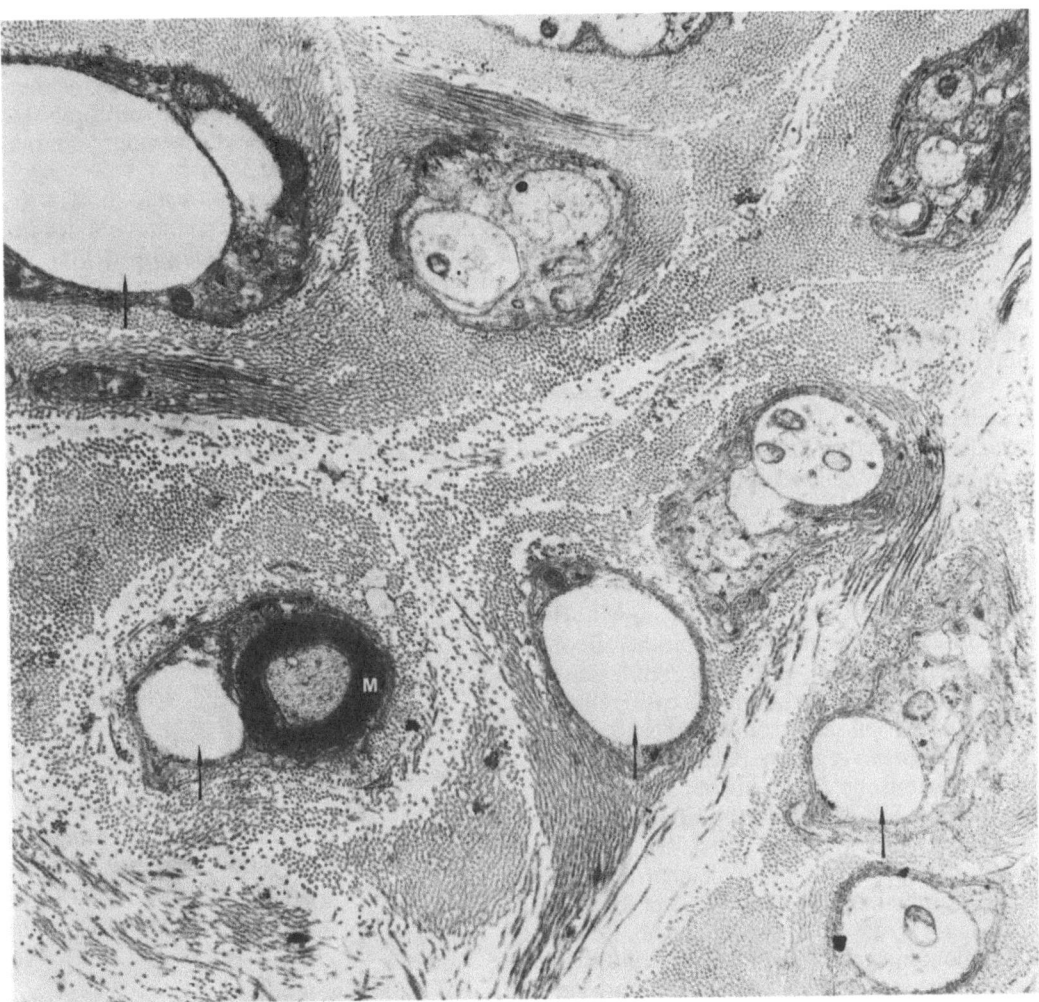

Abb. 2. Hautbiopsie: Lipideinlagerungen (Pfeile) in Schwannschen Zellen im Bereich der terminalen Aufzweigung eines Hautnerven mit vorwiegend marklosen und einer myelinisierten (*M*) Nervenfaser; Vergrößerung ca. 8000fach

rinester-Speicherkrankheit, denen ein lysosomaler Enzymdefekt mit konsekutiver Cholesterinester-Speicherung vorwiegend der Leber zugrunde liegt, sind die Hepatozyten bei der Tangier-Krankheit morphologisch weitgehend intakt (KUMMER u.Mitarb., 1968; FERRANS u. FREDRICKSON, 1975).

Vermehrung des indirekten Bilirubin, der alkalischen Phosphatase, mäßiggradig erhöhte Bromthalein-Retention, Verminderung der Thromboplastinzeit nach Quick sowie das passagere Auftreten von Lipoprotein-X sind verschiedentlich beobachtet worden und deuten darauf hin, daß Leber-Funktionsstörungen mäßigen Ausmaßes auftreten können

(HOFFMANN u. FREDRICKSON, 1965; KUMMER u.Mitarb., 1968; ASSMANN u.Mitarb., 1976a).

4. Darm: Rektoskopisch konnte man bisher in mehreren Fällen plaqueartige, orange-rötliche Verfärbungen der Schleimhaut beobachten. Bei unserem Patienten ließ sich im Rektum, noch ausgeprägter aber koloskopisch in den höheren Darmabschnitten ein sehr eigenartiges makroskopisches Bild nachweisen: Auf einem gefeldert-gelblich verfärbten Grund sind (wie bei Windpokken!) regelmäßig verstreute rundliche Flekken mit rötlich-bräunlichem Farbton zu sehen, die insbesondere der Mukosa das Aussehen eines Gepardenfelles vermitteln. Histologisch findet man zahlreiche Schaumzellen in der Rektumschleimhaut, die bei Betrachtung in polarisiertem Licht intrazytoplasmatische Malteserkreuze erkennen lassen.

In je einem Fall ist eine Colitis ulcerosa, die zur Kolektomie Veranlassung gab, sowie eine chronische Diarrhoe berichtet worden.

Im Gegensatz zum Rektum findet man Schaumzellen in der Dünndarmschleimhaut weniger zahlreich. Sie sind, wie mittels Jejunalbiopsie bei zwei Patienten festgestellt, im Bereich der Submukosa lokalisiert (FERRANS u. FREDRICKSON, 1975). Außer Histiozyten speichern jedoch hier auch die glatten Muskelzellen der Muscularis mucosae sowie die Schwannschen Zellen Lipide. Die Architektur der jejunalen Villi ist erhalten; inflammatorische Reaktionen sind nicht nachweisbar (FERRANS u. FREDRICKSON, 1975).

5. *Haut:* Während WALDORF u.Mitarb. (1967) aufgrund lichtmikroskopischer Beobachtungen mitteilen, daß sich Cholesterinester in der Haut vornehmlich extrazellulär ablagern, haben elektronenmikroskopische Untersuchungen ergeben, daß Makrophagen und Schwannsche Zellen kleiner Hautnerven der Ort der Lipidspeicherung sind (FERRANS u. FREDRICKSON, 1975; SCHÄFER u. ASSMANN, 1976). Die Lipidspeicherung der Schwannschen Zellen betrifft markhaltige und markarme Hautnerven (Abb. 2). Es kann nicht ausgeschlossen werden, daß diese Lipidspeicherung zur Kompression und Verdrängung von Axonen führt und ursächlich z.B. Sensibilitätsstörungen zugrunde liegt.

III. Neurologische Befunde

Erstmals haben ENGEL u.Mitarb. (1967) über eine intermittierende asymmetrische Polyneuropathie bei zwei Schwestern mit Tangier-Krankheit berichtet. Das klinische Bild variiert außerordentlich und die Polyneuropathie wird evtl. erst durch elektromyographische Untersuchungen sichergestellt. Bei 11 der bisher bekannt gewordenen Fälle sind Polyneuropathien beschrieben worden, wobei Muskelschwäche im Bereich der Extremitäten und dissoziierte Sensibilitätsstörungen (Schmerz- und Temperaturempfindlichkeit) im Vordergrund der Symptomatik stehen. Ferner sind Asymmetrie der Symptome und intermittierender Verlauf besonders charakteristisch (ENGEL u.Mitarb., 1967; SPIESS u.Mitarb., 1969; FREDRICKSON u.Mitarb., 1972). Histologische Untersuchungen des peripheren Nervensystems (Biopsie des N. radialis und suralis, Muskelbiopsien) haben gezeigt, daß Denervierungen, endoneurale Fibrose sowie Lipidspeicherung im Zytoplasma der Schwannschen Zellen beobachtet werden können. Extreme Lipidspeicherungen der Schwannschen Zellen sind ebenfalls in den kleinen Nerven klinisch normaler Haut sowie im Bereich des Plexus myentericus (jejunum) beschrieben worden (FERRANS u. FREDRICKSON, 1975). Differentialdiagnostisch können andere metabolische Erkrankungen, die mit intermittierender Polyneuropathie einhergehen (z.B. akute intermittierende Porphyrie, Refsumsche Krankheit), durch die Bestimmung der α-Lipoproteine abgegrenzt werden.

Im Gegensatz zur Abetalipoproteinämie sind bei der Analphalipoproteinämie Störungen im Bereich des Zentralnervensystems (z.B. zerebellare Ataxie) nicht bekannt geworden. Die geistige und körperliche Entwicklung der Patienten ist als normal zu betrachten.

IV. Ophthalmologische Befunde

Veränderungen der Cornea können ausschließlich mittels Spaltlampenuntersuchung festgestellt werden und sind beschrieben als "decreased transparency of the cornea, more marked centrally than peripherally, and more prominent in the posterior than the anterior stroma. This slight diffused opacity can be resolved into fine equidistand dots" (HOFFMANN u. FREDRICKSON, 1965).

Ähnliche Veränderungen sind bei 6 weiteren Patienten (s. Tabelle 1) beobachtet worden.

Bei funduskopischer Untersuchung sind größere Gefäße, Papille und Peripherie in

Tabelle 1. Klinik

Patient	Autor	Geschlecht	Alter bei Erstbeschreibung (Jahre)	Tonsillen-Hyperplasie (Xanthomatose)	Splenomegalie	Speicherzellen im Knochenmark	Verfärbung der Rektumschleimhaut	Hepatomegalie	Lymphadenopathie	Polyneuropathie	Corneatrübung
Tangier, USA 1 T.L.	FREDRICKSON u. Mitarb., 1961	m	5	+	+	+	−	+	+	+	o
2 E.L.		w	6	+	o	o	−	o	o	o	o
Missouri, USA 3 Pe.L.	FREDRICKSON, 1966	w	8	+	+	o	−	o	o	o	o
4 Pa.L.		w	12	+	+	o	−	o	o	o	o
Kentucky, USA 5 C.N.	HOFFMANN u. FREDRICKSON, 1965	m	42	+	+	+	+	o	+	+	+
6 L.N.		m	48	+	+	+	+	o	o	−	+
New Orleans, USA 7 I.Mi.	ENGEL u. Mitarb., 1967	w	16	+	+	+	−	o	o	+	o
8 C.Mi.		w	24	+	o	o	+	−	−	+	+
Leeds, England 9 P.Li.	KOCEN u. Mitarb., 1967	m	37	+	+	+	+	o	o	+	o
Bern, Schweiz 10 R.E.	KUMMER u. Mitarb., 1968	m	40	+	+	+	+	+	o	+	+
Gießen, BRD 11 A.J.	HUTH, KRACHT u. Mitarb., 1970	w	3	+	o	−	−	o	−	o	−
12 M.J.	FUHRMANN, 1975	w	2	+	−	o	o	−	−	−	−
Neuseeland 13 V.C.	HAAS u. BERGEN, 1970	m	47	−	+	−	+	+	−	+	−
Canberra, Australien 14 R.W.	BALE u. Mitarb., 1971	m	5	+	o	−	+	o	+	−	−
15 C.S.		w	6	+	o			o	o		
Heidelberg, BRD 16 T.S.	GRETEN u. Mitarb., 1974	w	5	+	o	−	−	o	o	o	o
Gießen, BRD 17 A.B.	HECKERS, 1975	m	51	+	+	+	+	+	+	+	+
Köln, BRD 18 J.S.	ASSMANN u. Mitarb., 1976a	m	42	+	+	+	+	+	−	−	+
19 E.G.		w	45	+	+	+	o	−	−	−	+
USA 20 J.St.	FERRANS u. FREDRICKSON, 1975	m	6	+	o	−	o	o	o	o	o
21 R.A.		m	6	+	+	+	−	+	o	o	o

+ vorhanden   − nicht vorhanden   o nicht vollständig untersucht

der Regel unauffällig. Mikroaneurysmen in der Makulagegend und minimale Sklerosierung retinaler Arteriolen sind jedoch beschrieben worden, ohne daß ein Zusammenhang mit der Grundkrankheit wahrscheinlich ist (KUMMER u. Mitarb., 1968; HOFFMANN u. FREDRICKSON, 1965). In einer Familie ist das Vorkommen einer hereditären Retinitis pigmentosa bekannt geworden.

Intermittierend auftretende Diplopie und Ptosis, wie für einige Patienten beschrieben, sind als Folge einer Denervierungsstörung im Rahmen der peripheren Polyneuropathie zu werten.

C. Verlauf

Der erstmalige Nachweis der Tangier-Krankheit bei 8 von insgesamt 21 Fällen im Alter zwischen 37 und 51 Jahren macht deutlich, daß die Anomalie so wenig Beschwerden verursacht, daß sie gelegentlich erst im fortgeschrittenen Alter diagnostiziert wird.

Bei einem Patienten (R.W.) mit zerebralem Geburtstrauma, der im Alter von $5^3/_4$ Jahren an einer Bronchopneumonie verstarb, wurde die Diagnose Tangier-Krankheit post mortem gestellt; ein weiterer Patient (L.N.) verstarb im Alter von 46 Jahren an einem Koronarinfarkt. Eine Sektion wurde jedoch nicht durchgeführt.

Ein ursächlicher Zusammenhang zwischen Tangier-Krankheit und Arteriosklerose kann bisher nicht als erwiesen gelten.

Tabelle 2. Serum-Lipidwerte

Patient (siehe Tabelle 1)	Gesamt-cholesterin mg/100 ml	freies Cholesterin mg/100 ml	Triglyceride mg/100 ml	Phospholipide mg/100 ml
1	98	25	118	130
2	85	23	237	82
3	112	33	224	137
4	72	20	151	104
5	38	14	142	86
6	69	21	213	114
7	68		138	70
8	84		164	118
9	47		332	110
10	61	20	116	23
11	61		196	70
12	64		181	95
15	59		136	
16	83		105	82
17	49	21	240	105
18	57	23	195	120
19	107	44	356	207
20	51		97	
21	83		207	

D. Laboratoriumsbefunde

I. Plasmalipide

Die Kombination sehr niedriger Cholesterinspiegel und erhöhter Triglyceridspiegel wird bei fast allen Patienten beobachtet (Tabelle 2). Ferner fällt eine deutliche Verminderung der Phospholipide auf. Eine kritische Analyse der vorliegenden Daten ist in Anbetracht der unterschiedlichen Methodik zur Lipidbestimmung in den jeweiligen Laboratorien nicht möglich. Insbesondere bleibt der Einfluß der Diät auf Cholesterin- und Triglyceridspiegel zumeist unberücksichtigt. ENGEL u. Mitarb. (1967) berichten, daß bei den Patienten I. Mi. und C. Mi. bei Umstellung von einer fett- auf eine kohlenhydratreiche Diät sich innerhalb kurzer Zeit die Triglyceride von 60(50) mg-% auf 260(180) mg-% erhöhten.

Der Anteil der Cholesterinester am Gesamtcholesterin ist in einigen Fällen normal, in anderen deutlich vermindert bestimmt worden (Tabelle 2).

II. Lipoproteine

Die genaue Analytik der Plasmalipoproteine ist Voraussetzung zur Stellung der Diagnose Tangier-Krankheit. Im einzelnen ergeben sich folgende Merkmale:

1. Mittels Papier- oder Agaroseelektrophorese des Nativplasmas sind α-Lipoproteine nicht nachweisbar; gelegentlich trennen sich elektrophoretisch β- und prä-β-Lipoproteine nicht deutlich auf, so daß eine „breite β-Bande" resultiert, wie man sie auch bei Typ III-Hyperlipoproteinämie findet; im Nüchternplasma sind oft Chylomikronen nachweisbar (Abb. 3).

2. Isolierung der Lipoproteine mittels präparativer Ultrazentrifugation ergibt, daß der Anteil der Lipoproteine sehr niedriger Dichte ($< 1{,}019$ g/ml KBr) in der Regel deutlich erhöht, der Anteil der Lipoproteine niedriger Dichte ($D = 1{,}019 - 1{,}063$ g/ml KBr) jedoch vermindert ist. Lipoproteine hoher Dichte ($D = 1{,}063 - 1{,}21$ g/ml KBr) sind nur in Spuren nachweisbar; Cholesterinbestimmung dieser Fraktion ergibt Werte < 5 mg/100 ml anstelle von ca. 50 mg/100 ml im Normalfall.

3. Mittels analytischer Ultrazentrifugation wird das abnorme Verteilungsmuster der Li-

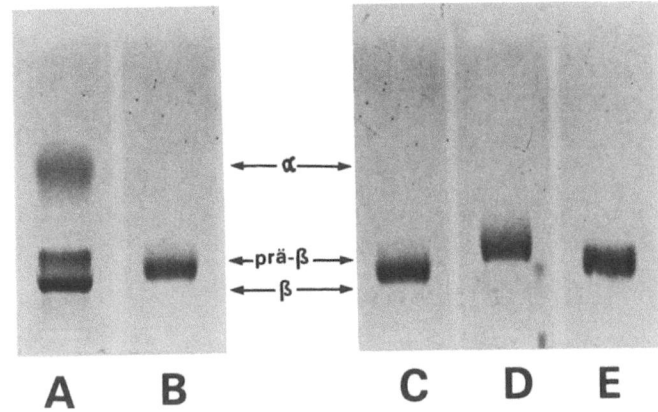

Abb. 3. Agarose-Lipoproteinelektrophorese.
A: Normalserum (β-, prä-β- und α-Lipoproteine);
B, C: Tangier-Serum („breite β-Bande");
D: Tangier-VLDL (D < 1,006 g/ml KBr-Fraktion);
E: Tangier-LDL (D = 1,006—1,063 g/ml KBr-Fraktion)

poproteine weitgehend bestätigt; es kommt zu keiner Darstellung der HDL$_2$- und HDL$_3$-Fraktionen.

4. Mittels Ouchterlony-Doppeldiffusion sowie der Immunelektrophorese des Nativserum findet man gegen anti-HDL nur sehr schwache Präzipitationslinien; in isolierten und konzentrierten Serumfraktionen sind mittels monospezifischer Antikörper Präzipitationslinien für die Apoproteine A-I und A-II deutlich nachweisbar (Abb. 4a, b; Abb. 7).

Im Gegensatz zu Apoprotein A-II, welches elektrophoretisch in α-Position wandert, ist der Hauptanteil des Apoprotein A-I in prä-β-Position nachweisbar (Abb. 4b). Die absolute Verminderung und Dissoziation der Apoproteine A-I und A-II ist somit ein wesentliches Merkmal der Tangier-Krankheit. Die HDL-Reaktivität der Tangier-α-Lipoproteine (HDL$_T$) (Abb. 4a; Abb. 7) ist ausschließlich auf Apoprotein A-II-Antigenität zurückzuführen (s. auch später).

III. Gewebslipide

Die lipidchemische Zusammensetzung der Tonsillen, Milz und Lymphknoten ist besonders charakteristisch. Die 2—3fache Vermehrung des Gesamtlipidanteils dieser Organe geht ausschließlich zu Lasten der Cholesterinester, deren Konzentration das 25—150fache der Norm erreichen kann. Die Chol-

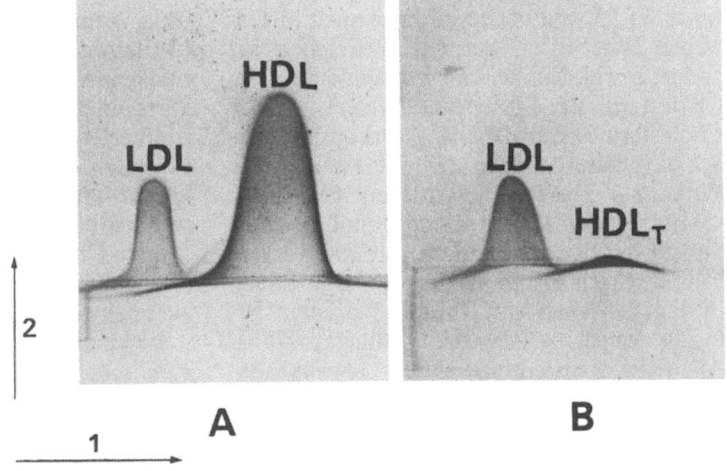

Abb. 4a. Zweidimensionale Immunelektrophorese von Normalserum (A) und Tangierserum (B): in der 1. Dimension wurden die Serumlipoproteine elektrophoretisch aufgetrennt (Lipoproteinelektrophorese), das Agarosegel der 2. Dimension enthält Antisera gegen α- und β-Lipoproteine (Elektroimmundiffusion)

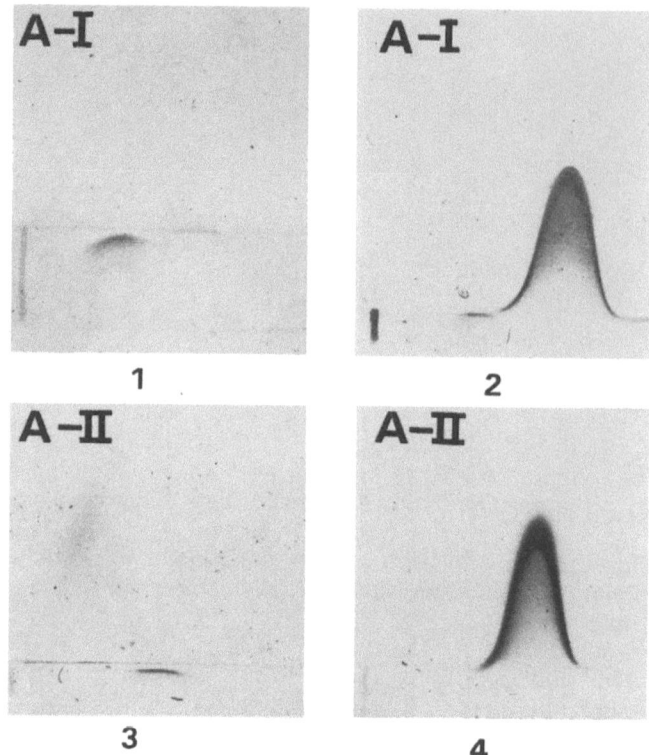

Abb. 4b. Zweidimensionale Immunelektrophorese von Tangierserum (1,3) und Normalserum (2,4). Das Agarosegel der 2. Dimension enthält monospezifische Antikörper gegen Apoprotein A-I (1,2) bzw. Apoprotein A-II (3,4)

esterinspeicherung ist vornehmlich auf die Schaumzellen innerhalb dieser Organe begrenzt. Das freie Cholesterin zeigt keine charakteristischen Veränderungen (FREDRICKSON, 1966).

Die zumeist gefundene Fettsäurekomponente in den Cholesterinestern ist Ölsäure (FREDRICKSON, 1966; HUTH u.Mitarb., 1970), und das allgemeine Fettsäuremuster ähnelt dem der Cholesterinester, welche normalerweise im Plasma vorliegen oder auch in Geweben angetroffen werden, in welchen bei anderen Erbkrankheiten (Wolman's Disease, Cholesterinester-Speicherkrankheit) eine Cholesterinesterspeicherung vorkommt. Weder oxygenierte Sterinester, wie kürzlich für Wolman's Disease beschrieben (ASSMANN u.Mitarb., 1975) noch Cholestanol oder β-Sitosterin oder andere dem Cholesterin verwandte Sterine sind trotz intensiver Suche in den Geweben von Tangier-Patienten gefunden worden (ASSMANN u.Mitarb., 1976a). Auch die Konzentration der Gewebsphospholipide und Sphingolipide ist normal.

Die Cholesterinesterspeicherung ist nicht auf die genannten Organe beschränkt; es ist wahrscheinlich, daß alle Gewebe, in denen Schaumzellen gefunden werden, diese Neutralfette vermehrt aufweisen.

Bis auf eine Erhöhung des Lecithin-Sphingomyelin-Quotienten scheint die Lipidzusammensetzung der Erythrozytenmembranen nicht signifikant verändert (FREDRICKSON u.Mitarb., 1961; SHACKLADY u.Mitarb., 1968).

Die intrazelluläre Cholesterinesteranhäufung könnte auf der Basis einer vermehrten Cholesterin-Biosynthese oder einer beeinträchtigten Cholesterinester-Hydrolyse erklärt werden. Sowohl die Cholesterin-Biosynthese, die mittels Azetat- und Mevalonsäure-Isotopeninkorporation in Tonsillen-Gewebsschnitten untersucht wurde (FREDRICKSON u.Mitarb., 1961) als auch die lysosomale Cholesterinester-Hydrolase-Aktivität (ASSMANN u.Mitarb., 1976a) wurden jedoch als normal bestimmt.

Elektronenmikroskopische Untersuchungen haben gezeigt, daß die intrazellulären Fettablagerungen in den Schaumzellen zumeist nicht von Membranen umgeben sind, sondern außerhalb der Lysosomen im Zytoplasma vorkommen (FERRANS u. FREDRICKSON, 1975). Dieser Befund spricht eindeutig gegen die Annahme einer lysosomalen Speicherkrankheit.

Die abnorme Cholesterinester-Speicherung könnte ebenfalls auf einem gestörten Abtransport des Cholesterins aus dem Gewebe ins Plasma sowie einem vermehrten Einstrom aus dem Plasma ins Gewebe beruhen. Letzterem Mechanismus könnte z.B. eine Phagozytose abnormer Chylomikronen- oder VLDL-Stoffwechselprodukte zugrunde liegen.

Die pathophysiologischen Zusammenhänge des gestörten Gleichgewichtes zwischen Gewebs- und Plasmacholesterin werden im folgenden diskutiert.

E. Pathophysiologie

I. Struktur der High-Density Lipoproteine

Untersuchungen zur Struktur der High-Density Lipoproteine haben in den bisherigen Bemühungen um die Aufklärung der Pathogenese dieser Erkrankung eine besondere Rolle gespielt. High-Density Lipoproteine werden in der präparativen Ultrazentrifuge zwischen den Dichten 1,063 und 1,21 g/ml KBr dargestellt (DE LALLA u. GOFMAN, 1959; HAVEL u.Mitarb., 1955) und wandern im elektrischen Feld (Papierelektrophorese, Agaroseelektrophorese) als α-Bande (MACHEBOEUF, 1929; COHN, 1946; JENCKS u.Mitarb., 1956; KUNKEL u. TRAUTMANN, 1956; FREDRICKSON u.Mitarb., 1967). HDL werden oftmals in zwei Fraktionen unterschiedlicher Dichte (HDL_2 und HDL_3) unterteilt (DE LALLA u. GOFMAN, 1959) wobei HDL_2 zwischen den Dichten 1,063 und 1,12 g/ml und HDL_3 zwischen den Dichten 1,12 und 1,21 g/ml KBr isoliert werden. Prinzipielle Unterschiede in der chemischen Zusammensetzung und Funktion von HDL_2 und HDL_3 sind bisher nicht beschrieben.

HDL sind sphärische Partikel mit einem Durchmesser von 80—150 Å (FORTIE u. NICHOLS, 1972). Sie enthalten relativ mehr Protein (45—55%) und weniger Lipide als andere Plasma-Lipoproteine. Die normale Lipidzusammensetzung der HDL ist wie folgt: 4% unverestertes Cholesterin, 16% Cholesterinester, 30% Phospholipide. Phosphatidylcholin und Sphingomyelin sind die hauptsächlich vorkommenden Phospholipide (Gewichtsverhältnis 4:1). HDL_3, eine der Unterfraktionen der HDL, enthält mehr Protein, weniger Gesamtcholesterin und ein höheres Gewichtsverhältnis von Cholesterinestern zu Cholesterin und Phosphatidylcholin zu Sphingomyelin als HDL_2 (SCANU, 1971).

Der Proteinanteil der HDL, apo HDL, kann durch Delipidierung mit organischen Lösungsmitteln dargestellt werden (LUX u.Mitarb., 1972b) und setzt sich aus mehreren Polypeptiden zusammen (FREDRICKSON u.Mitarb., 1972). Trennung und Reindarstellung der Polypeptide erfolgt durch Chromatographie mittels Gelfiltration an Sephadex G-200 oder Ionenaustauschverfahren mittels DEAE-Cellulose in 8 M Harnstoff bzw. einer Kombination beider Verfahren (SHORE u. SHORE, 1968, 1969; SCANU u.Mitarb., 1969, 1972; KOSTNER u. ALAUPOVIC, 1971; LUX u.Mitarb., 1972b; BROWN u.Mitarb., 1969, 1970a, b; RUDMAN u.Mitarb., 1970). Die Proteine apo A-I, apo A-II, apo C-I, apo C-II und apo C-III wurden als prinzipielle Strukturkomponenten mittels dieser Techniken erkannt (FREDRICKSON u.Mitarb., 1972a). Die Primärstrukturen von apo A-I (BAKER u.Mitarb., 1973, 1974, 1975) (Molekulargewicht: 28000, aminoterminales Ende: Aspartat, carboxylterminales Ende: Glutamin), apo A-II (BREWER u.Mitarb., 1972; LUX u.Mitarb., 1972c) (Molekulargewicht: 16000, aminoterminales Ende: Pyrrolincarbonsäure, carboxylterminales Ende: Glutamin), apo C-I (SHULMAN u.Mitarb., 1975; JACKSON u.Mitarb., 1974a) (Molekulargewicht: 6500, aminoterminales Ende: Threonin, carboxylterminales Ende: Serin) und apo C-III (SHULMAN u.Mitarb., 1974; BREWER u.Mitarb., 1974) (Molekulargewicht: 8700, aminoterminales Ende: Serin, carboxylterminales Ende: Alanin) sind beschrieben. Die Primärstruktur des apo C-II (Molekulargewicht: 9000, carboxylterminales Ende: Glutaminsäure) ist bisher nicht bekannt.

Die Apoproteine A-I, A-II und C-Apoproteine verteilen sich in HDL in einem Gewicht von 70:20:5. Während A-Apoproteine fast ausschließlich in der HDL-Fraktion vorkommen, ist die Gesamtmenge der C-Apoproteine im Plasma zwischen HDL und VLDL ungefähr gleichmäßig verteilt.

Die Art der Wechselbeziehung zwischen verschiedenen Proteinen, Proteinen und Lipiden sowie verschiedenen Lipiden in der intakten Quartärnärstruktur der HDL ist nur unzureichend bekannt (ASSMANN u. FREDRICKSON, 1974). Die Analyse der individuellen Funktionen der Apoproteine zur Gesamterhaltung der Struktur dieser Makromoleküle ist derzeit Gegenstand intensiver Forschung mehrerer Laboratorien. Während aufgrund der Ergebnisse physikalischer und biochemischer Methoden angenommen wird, daß HDL symmetrisch sphärische Partikel sind, in denen die polaren Gruppen der Phospholipide an der Oberfläche und Triglyceride sowie Cholesterinester im Inneren angeordnet sind, ist die sterische Integration der Apoproteine in der Gesamtstruktur dieser Makromoleküle noch nicht im einzelnen bekannt (ASSMANN u. FREDRICKSON, 1974; ASSMANN u. BREWER, 1974a, b; ASSMANN u.Mitarb., 1974c, d; STOFFEL u.Mitarb., 1974a, b; JACKSON u.Mitarb., 1975; LAGGNER u.Mitarb., 1972, 1973; MÜLLER u.Mitarb., 1974; SHIPLEY u.Mitarb., 1972; GLONECK u.Mitarb., 1974).

Da eine in vitro Rekombination der individuellen isolierten Apoproteine mit Lipiden, insbesondere Phospholipiden, möglich ist, läßt die physikalisch-chemische Analyse solcher Lipoproteinkomplexe einen wesentlichen Beitrag zum Verständnis der spezifischen Interaktion zwischen Apoprotein und Lipiden erwarten. Solche Versuche haben bisher gezeigt, daß die Apoproteine A-I, A-II, C-I und C-III mit Lecithin und Sphingomyelin in vitro Lipoproteinkomplexe mit definierten biochemischen und morphologischen Eigenschaften bilden (ASSMANN u. BREWER, 1974a; STOFFEL u.Mitarb., 1974b; JACKSON u.Mitarb., 1973a, b, 1974b, c; LUX u.Mitarb., 1972d; CAMEJO u.Mitarb., 1970; SCANU, 1967; SODHI u. GOULD, 1967).

Molekulare Modelle von Apoproteinen in α-Helixkonfiguration haben gezeigt, daß diese Oberflächen mit hydrophilen und hydrophoben Eigenschaften haben (ASSMANN u. BREWER, 1974b; SEGREST u.Mitarb., 1974). Inwieweit solch definierte molekulare Bereiche von Apoproteinen zur Oberflächenstabilität und/oder Lipid- und Protein-Integration beitragen, bedarf weiterer experimenteller Bestimmung. Da die Apoproteine A-I, C-I und C-II als Enzymaktivatoren (Lecithin-Cholesterin-Acyltransferase, Lipoproteinlipase) beschrieben sind, ist eine Funktionsteilung der Apoproteine innerhalb der HDL denkbar, in welcher apo A-II und apo C-III mehr strukturbezogen (Integration von Lipiden und Proteinen) und apo A-I, C-I und C-II funktionsbezogen (Enzymaktivierung) eingegliedert sind.

II. Funktion der High-Density Lipoproteine

Die vier Plasmalipoproteinklassen — Chylomikronen, VLDL, LDL, HDL — transportieren mit Ausnahme der freien Fettsäuren (gebunden an Albumin), des Vitamin A (spezifisches Transportprotein) und geringer Mengen von Lysolecithin alle anderen Lipide im Plasma (FREDRICKSON, 1973). Die Funktion der Chylomikronen, der VLDL und LDL liegt hauptsächlich im Transport und Stoffwechsel der Triglyceride. Im Gegensatz zur Synthese der Chylomikronen (Darm) (DOLE u. HAMLIN, 1962; TYTGAL u.Mitarb., 1971) und der VLDL (Leber und Darm) (ROHEIM u.Mitarb., 1966; WINDMÜLLER u.Mitarb., 1973; MAHLEY u.Mitarb., 1970) werden die LDL durch einen plasmaspezifischen Prozeß, an dem Enzyme beteiligt sind, aus VLDL gebildet (BILHEIMER u.Mitarb., 1972; EISENBERG u.Mitarb., 1972, 1973). Diese Enzyme sind die Lipoproteinlipase (HAHN, 1943; KORN, 1955; ROBINSON, 1963), welche die Hydrolyse von Glyceridesterbindungen katalysiert, und die Lecithin-Cholesterin-Acyltransferase (GLOMSET, 1968, 1972; GLOMSET u. NORUM, 1973), welche die Bildung von Cholesterinestern, vornehmlich in der HDL-Fraktion, mittels der Fettsäure aus der β-Stellung des Lecithin katalysiert.

Die Rolle der Apoproteine im Katabolismus der Chylomikronen und der VLDL ist zweifach: 1. Apoproteine A-I und C-I sind als Aktivatoren der Lecithin-Cholesterin-Acyltransferase beschrieben (FIELDING

u. Mitarb., 1972; SOUTAR u. Mitarb., 1975); Apolipoprotein C-II ist ein Aktivator der Lipoproteinlipase (LAROSA u. Mitarb., 1970; HAVEL u. Mitarb., 1970). Während des Katabolismus der VLDL kommt es zu einem nettransfer der C-Apoproteine zu den Lipoproteinen hoher Dichte, wie in VLDL-Turnover-Experimenten mit ^{125}J-markierten Apoproteinen erkannt wurde (EISENBERG u. Mitarb., 1973).

HDL sind somit in mehrfacher Hinsicht eine notwendige Komponente im Katabolismus triglyceridreicher Lipoproteine. Aufgrund des absoluten Mangels der HDL, und damit u.a. der Apoproteine A-I, C-I und C-II im Tangier-Plasma ist eine Beeinträchtigung des Katabolismus der Chylomikronen und der VLDL vorherzusagen, wie in der häufig gefundenen Hypertriglyceridämie dieser Patienten sowie Besonderheiten der chemischen Zusammensetzung der LDL zum Ausdruck kommt: die LDL-Konzentration, als Folge des beeinträchtigten Katabolismus der VLDL, ist sehr gering, häufig nur $^{1}/_{10}$ des Normalen. LDL hat einen verringerten Anteil an Cholesterin und einen erhöhten Triglyceridanteil (FREDRICKSON, 1966). Im Gegensatz zur familiären Abetalipoproteinämie, bei der eine vollkommene Abwesenheit des B-Proteins im Plasma vorliegt, ist die Menge an B-Proteinen bei der Tangier-Krankheit und bei der familiären Hypobetalipoproteinämie ausreichend, um schwere Organdefekte (Retinitis pigmentosa, Akanthozytose, Malabsorption) zu verhindern (FREDRICKSON u. Mitarb., 1972).

Als Folge des relativen LDL-Mangels sowie der Abwesenheit normaler HDL ist bei der Tangier-Krankheit die Transportkapazität für Cholesterin deutlich eingeschränkt. Cholesterin kann nahezu in allen Zellen des menschlichen Organismus synthetisiert werden, der Abbau zu Gallensäuren findet hingegen ausschließlich in der Leber statt. Ob die HDL eine spezifische Rolle beim Abtransport des Cholesterins aus den peripheren Körperzellen in die Leber ausüben, ist hypothetisch. Wie erwähnt, sind bei der Tangier-Krankheit die Zellen des retikuloendothelialen Systems von der Cholesterinspeicherung betroffen; diese begrenzte Lokalisation scheint einer ausschließlichen Rolle der HDL im Abtransport des Cholesterins aus der Körperperipherie zu widersprechen.

III. Biosynthese und Katabolismus

Bisherige Untersuchungen haben gezeigt, daß Leber und Darm HDL synthetisieren können (MARSH, 1974; NOEL u. RUBINSTEIN, 1974; WINDMÜLLER u. SPAETH, 1972). HDL hepatischen Ursprungs enthält die Apoproteine A-I, A-II und C-Apoproteine. Mittels elektronenmikroskopischer Untersuchungen konnten die von der Leber gebildeten HDL (Rattenleber-Perfusat) als 45 Å große Discs identifiziert werden (HAMILTON, 1972). Es ist wahrscheinlich, daß diese Partikel im Plasma durch LCAT-Aktivität und Cholesterinester-Anreicherung eine Umwandlung in die normalerweise gefundenen 100 Å großen sphärischen Partikel erfahren. Neuere immunfluoreszenzmikroskopische Untersuchungen haben ergeben, daß Apoprotein A-I und Apoprotein A-II in menschlichen Hepatozyten nachweisbar sind (ASSMANN u. Mitarb., 1976a).

Die Faktoren, die die Synthese der Apoproteine A-I und A-II sowie der HDL regulieren, sind bisher nicht verstanden. Die Mechanismen des Katabolismus der HDL beim Menschen sind ebenfalls weitgehend unbekannt. BLUM und LEVY (1975) haben in Turnover-Experimenten intakter ^{125}J-markierter HDL gezeigt, daß die Apoproteine A-I und A-II mit gleicher Halbwertzeit von ca. 2 Tagen aus dem Plasma verschwinden. Dieser Befund spricht dafür, daß HDL als Makromoleküle katabolisiert werden.

Rattenexperimente haben gezeigt, daß die Leber der hauptsächliche Ort des Katabolismus der HDL ist (RACHMILEWITZ u. Mitarb., 1972), BIERMAN u. Mitarb. (1974) haben gefunden, daß ebenfalls glatte Muskelzellen in der Gewebekultur HDL-Partikel katabolisieren können.

IV. Tangier-HDL (HDL$_T$)

Bereits die ersten Untersuchungen von FREDRICKSON und ALTROCCHI (1962) hatten ergeben, daß mittels immunologischer Techniken im unverdünnten Plasma (Patienten E.L. und T.L.) geringe Proteinmengen mit anti-

HDL-Reaktivität nachweisbar waren. Spätere Untersuchungen durch Lux u. Mitarb. (1972a) haben diese Ergebnisse bestätigt und erweitert. Die Autoren konnten zeigen, daß sich in der HDL-Dichteklasse verschiedener Tangier-Patienten nur 0,5 – 4,5% des normalerweise vorhandenen Proteins befinden und daß anstelle des normalen apo A-I : apo A-II-Konzentrationsverhältnisses von 3 : 1 ein solches von 1 : 12 vorliegt. Entsprechend der absoluten Verminderung des Proteinanteils findet man nur $^1/_{10} - ^1/_{50}$ des Normalen an Cholesterin bzw. Phospholipid in der HDL-Dichteklasse.

Neuere elektronenmikroskopische Untersuchungen haben ergeben, daß die durch Ultrazentrifugation isolierte HDL-Fraktion der Tangier-Patienten im Gegensatz zur HDL-Kontrollfraktion (homogene Partikel mit einem Durchmesser von 80 – 120 Å) eine heterogene Mischung von Partikeln verschiedener Größe und Strukturen darstellt (Assmann u. Mitarb., 1976b) (Abb. 5).

Außer vereinzelten großen Partikeln mit einem Durchmesser von 200 – 1000 Å und Konglomeraten von aggregierten Partikeln, sowie diskus-ähnlichen Gebilden findet man eine Anzahl kleinster runder Partikel mit einem Durchmesser von weniger als 60 Å (Abb. 6). Letztere Partikel konnten durch Chromatographie an 8% Agarosegel isoliert und weiter charakterisiert werden. Es handelt sich um abnorme Lipoproteine, die Apoprotein A-II als einzige Protein-Strukturkomponente besitzen (HDL_T) (Assmann u. Mitarb., 1974e) und elektrophoretisch in α-Position migrieren (Abb. 7).

Die Lipidzusammensetzung der HDL_T entspricht bis auf geringfügige Unterschiede sowohl qualitativ als auch quantitativ der der HDL von Kontrollpersonen (Tabelle 3).

Mittels Delipidierung gelingt es, aus HDL_T-Apoprotein A-II in reiner Form zu isolieren. Untersuchungen des Apoprotein A-II bezüglich der Immunreaktivität, der Ionenladung (Diskelektrophorese in 8 M Harnstoff), des Molekulargewichts (Diskelektrophorese in Natriumlaurylsulfat) der Aminosäurenzusammensetzung und Analyse der tryptischen Peptide konnten bisher keinen Hinweis auf Strukturveränderungen erbringen (Abb. 8, Tabelle 4).

Quantifizierung des Apoprotein A-II in Tangier-Plasma mittels Radioimmunoassay und zweidimensionaler Immunelektrophorese hat bestätigt, daß 90% dieses Apoproteins in der 1,063 – 1,21 g/ml KBr-Dichteklasse mittels präparativer Ultrazentrifugation isoliert werden können und für die ursprünglich beobachtete anti-HDL-Reaktivität verantwortlich sind (Assmann u. Mitarb., 1976b).

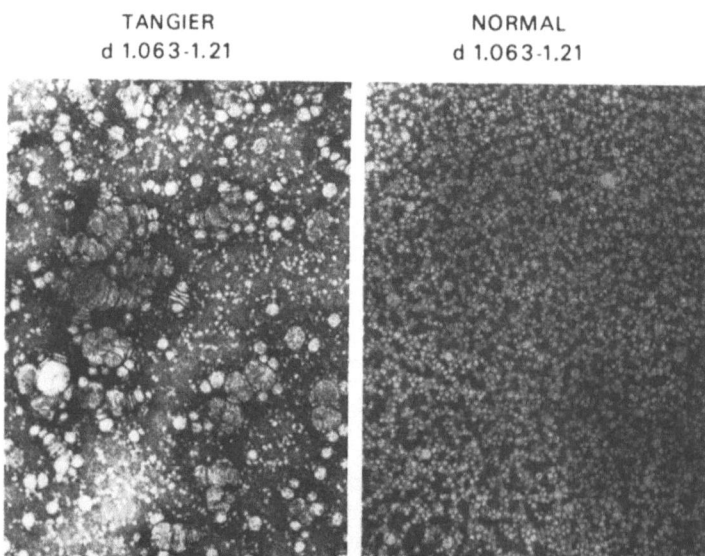

Abb. 5. Elektronenmikroskopische Darstellung der D = 1,063 – 1,21 g/ml KBr-Lipoproteinfraktion. (Aufnahmen: Dr. Trudy Forte, Berkeley, Kalifornien)

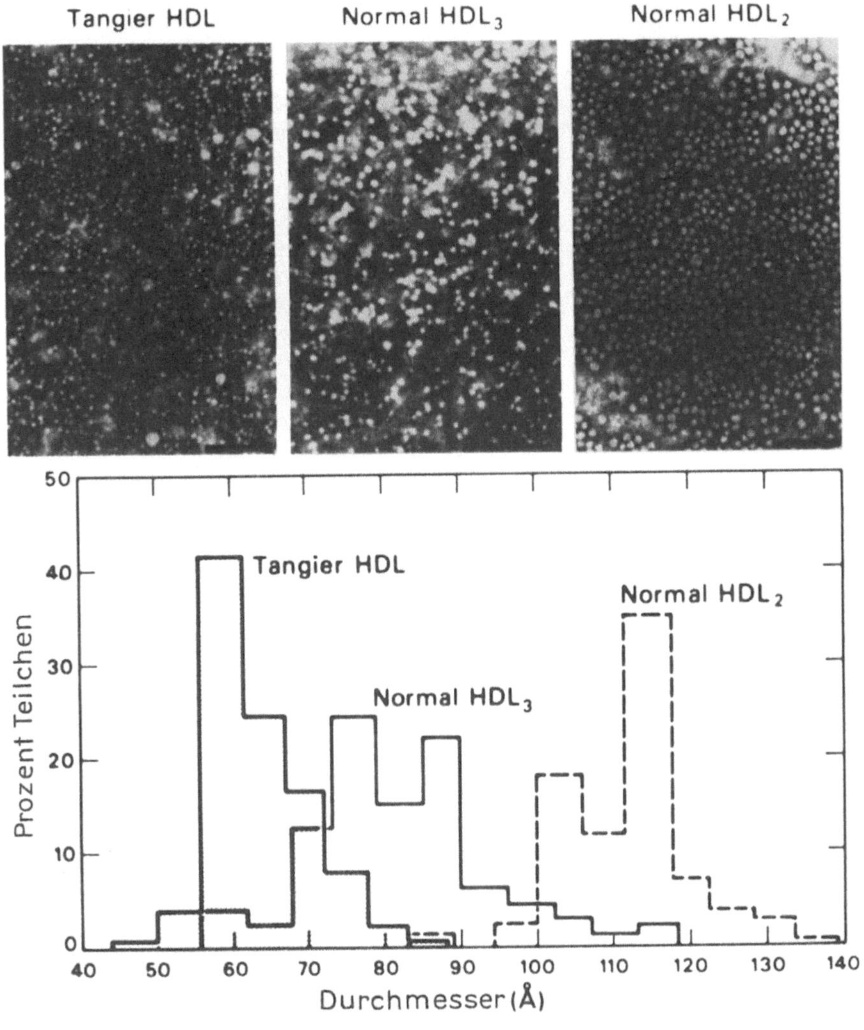

Tangier-HDL (HDL$_T$) 475

Abb. 6. Elektronenmikroskopische Darstellung von Tangier-HDL (HDL$_T$) im Vergleich zu HDL$_2$ und HDL$_3$ (Kontrollpräparation). (Aufnahmen: Dr. TRUDY FORTE, Berkeley, Kalifornien)

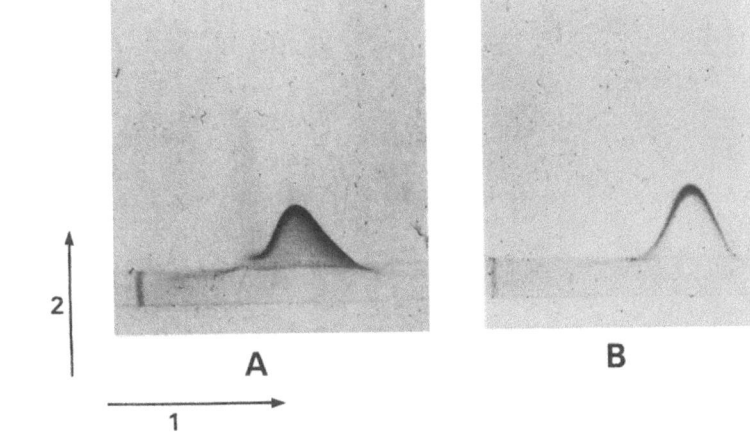

Abb. 7. Zweidimensionale Immunelektrophorese der Tangier-α-Lipoproteine.
1. Dimension: Lipoprotein-elektrophorese
2. Dimension: Elektroimmun-diffusion: Agargel enthält Antikörper gegen Apoprotein A-II (A) bzw. HDL (B)

Tabelle 3. Protein- und Lipid-Zusammensetzung von HDL$_T$ und HDL (% Gewicht) (Patienten T.L., P.L.)

	T.L. (HDL$_T$)	P.L. (HDL$_T$)	Kontrolle (HDL)
Protein	51	53	56
Phospholipide	23	25	23
davon in Phosphatidylcholin[a]	86	83	81
Sphingomyelin[a]	14	17	
Cholesterin	5	5	4
Cholesterinester	21	17	17

[a] Bestimmt nach der Methode von BARTLETT unter Nichtberücksichtigung von Phosphatidyläthanolamin, Phosphatidylserin, Lysophosphatidylcholin und Cardiolipin, welche nur in geringsten Mengen vorkommen.

Die Konzentration des Apoprotein A-I in Tangier-Plasma wurde mittels Radioimmunoassay mit 0,45 – 0,9 mg/100 ml bei drei Patienten (A.B., E.G., J.S.) zu ca. $^1/_{100} - ^1/_{200}$ der Normalkonzentration bestimmt (ASSMANN u. Mitarb., 1976c). Im Gegensatz zu Apoprotein A-II findet man Apoprotein A-I fast ausschließlich in der 1,21 g/ml KBr-Unterstandfraktion, aus der es mittels Immunpräzipitation dargestellt werden kann.

Analysen des in dieser Weise dargestellten Apoprotein A-I zweier nicht verwandter Patienten (A.B., J.S.) mittels Diskelektrophorese in 8 M harnstoffhaltigen Polyacrylamidgelen, Diskelektrophorese in Natriumlaurylsulfat-haltigen Gelen und isoelektrischer Fokussierung konnten bisher keinen Unterschied im Vergleich zu Kontrollpräparationen aufdecken (Abb. 9).

Wie durch Delipidierung des Apoprotein A-I-Antikörper-Immunkomplexes gezeigt werden konnte, ist der Lipidanteil des im

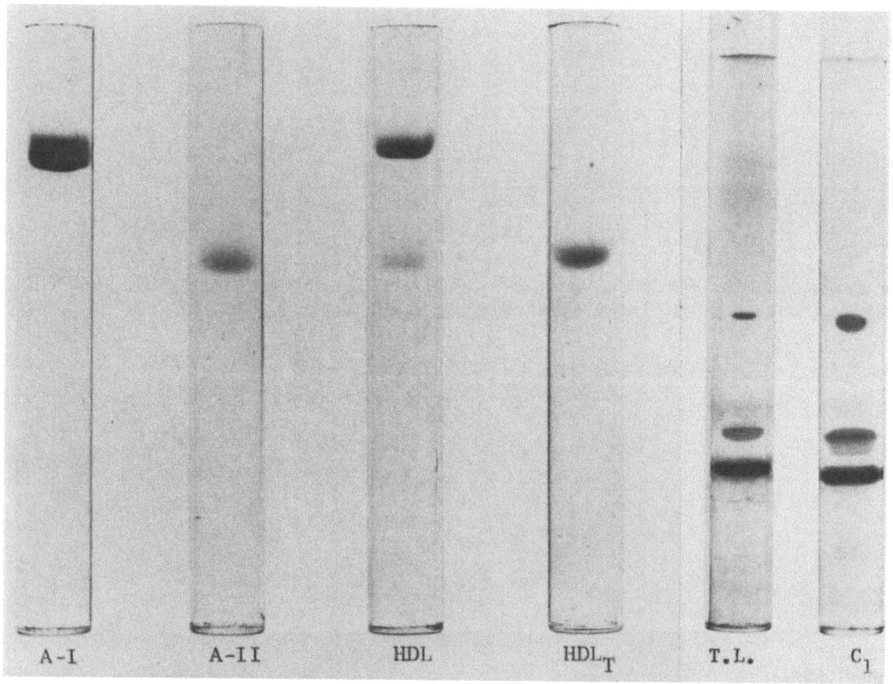

Abb. 8 (links). SDS-Polyacrylamidelektrophorese von Apoprotein A-I, Apoprotein A-II, HDL (Kontrollpräparationen) und HDL$_T$ (Apoprotein A-II als einzige Proteinstrukturkomponente) (rechts). Harnstoff-Polyacrylamidelektrophorese der tryptischen Peptide des Apoprotein A-II (dargestellt aus HDL$_T$, Patient T.L.) im Vergleich zur Kontrollpräparation (C_1)

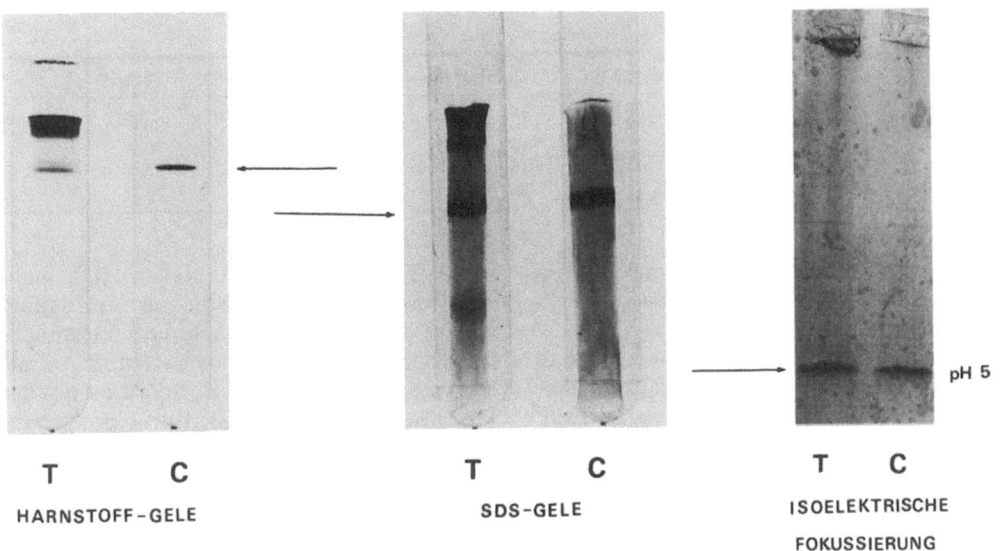

Abb. 9. Darstellung des Apoprotein A-I (Pfeile) aus Tangier-Serum mittels Immunpräzipitation (*T*) im Vergleich zu isoliertem Apoprotein A-I von Normalpersonen (*C*)

Tabelle 4. Aminosäuren-Zusammensetzung (%) des Apoprotein A-II (Patienten T.L., P.L., C.N.) im Vergleich zur Kontrollpräparation

	T.L.	P.L.	C.N.	Normal
ASP	4,0	5,1	5,3	4,1
THR	7,5	7,7	6,9	7,8
SER	7,5	7,8	7,3	7,7
GLU	21,7	21,2	19,6	20,5
GLY	3,9	4,4	4,9	4,1
ALA	6,7	7,2	6,6	6,4
VAL	6,8	7,8	7,6	7,6
MET	1,1	1,2	1,1	1,2
ILEU	1,0	1,2	1,7	1,4
LEU	10,4	10,5	10,4	10,7
TYR	5,4	4,5	5,0	5,2
PHE	5,6	5,0	5,1	5,4
LYS	11,9	11,0	11,1	11,7
PRO	6,2	5,3	5,6	5,2
HIS	—	—	—	—
ARG	—	—	—	—

Tangier-Plasma zirkulierenden Apoprotein A-I sehr gering; immunelektrophoretisch ist der Hauptanteil des Apoprotein A-I in prä-β- und nicht in α-Position nachweisbar (Abb. 4b).

Der endgültige Ausschluß einer Strukturmutation der Apoproteine A-I oder A-II bedarf jedoch weiterer Bestätigung durch ergänzende Analysen. Sequenzbereiche in der Tertiär- und Sekundärstruktur der Apoproteine A-I und A-II, welche spezifisch für eine Protein-Protein- und Protein-Lipid-Interaktion und damit der Gesamtstruktur der HDL-Makromoleküle von Bedeutung sind, konnten bisher nicht definiert werden. Da die strukturelle und funktionelle Integrität eines Lipoproteins in der Primärsequenz der Apoproteine determiniert ist, muß eine Apoprotein-Strukturmutation, wenn auch geringfügig, für die beobachtete Dissoziation von Apoprotein A-I und A-II und die dadurch bedingte vollständige Abwesenheit normaler HDL in Tangier-Plasma weiterhin in Betracht gezogen werden.

Die Mechanismen der Induktion und Repression der Apoprotein-Biosynthese sind derzeit nicht bekannt. Ein Regulator- oder Operator-Gendefekt der Apoprotein-Biosynthese sollte als Ursache der Tangier-Krankheit weiterhin mit in Erwägung gezogen werden.

V. Andere Lipoproteine

Im Gegensatz zur Abetalipoproteinämie ist bei der Tangier-Krankheit die Synthese von Chylomikronen und VLDL offenbar unge-

Tabelle 5. LDL-Zusammensetzung (g/100 g Trockengewicht)

Patient	Triglyceride	Cholesterin	Cholesterinester	Phospholipide	Protein
A.B.	35	6	12	23	24
J.S.	38	6	10	20	26
E.G.	40	5	10	20	25
Normal	10	12	36	17	25

stört. Die Fettresorption ist normal; es finden sich keinerlei Anzeichen eines Malabsorptionssyndroms.

Es ist wiederholt beobachtet worden, daß die Chylomikronen nach einer Mahlzeit länger als normal im Plasma nachweisbar sind. Ob die Ursache dafür in verminderter Lipoproteinlipase-Aktivität, veränderter chemischer Zusammensetzung der Partikel oder eines gestörten Katabolismus infolge Abwesenheit normaler HDL zu suchen ist, bedarf weiterer Untersuchungen. FREDRICKSON hat mitgeteilt, daß die Chylomikronen eine verminderte Konzentration an freiem Cholesterin und Cholesterinestern bei normaler Phospholipid-Konzentration aufweisen (FREDRICKSON, 1966).

Exakte Untersuchungen über den Gehalt an „C"-Apoproteinen in Tangier-Plasma sind bisher nicht durchgeführt worden. Mittels analytischer Polyacrylamidelektrophorese und immunchemisch sind die Apoproteine C-I, C-II, C-III$_1$ und C-III$_2$ nachweisbar. Im Gegensatz zu Normalplasma sind die C-Apoproteine weitgehend auf den VLDL-Dichtebereich begrenzt (ASSMANN, 1976a).

Die Sekretion exogen und endogen synthetisierter Triglyceride ist nicht gestört, ein Hinweis darauf, daß die C-Apoprotein- und die VLDL-Biosynthese trotz Abwesenheit normaler HDL unbeeinflußt bleiben. Die verminderte Konzentration der LDL im Tangier-Plasma sowie eine veränderte Lipidkomposition und Migration im elektrischen Feld (Abb. 3, Tabelle 5) deuten auf einen VLDL-LDL-Umwandlungsdefekt hin.

VI. Lipolytische Enzyme

Es stellt sich die Frage, ob die veränderte Komposition der LDL eine direkte Folge des gestörten Katabolismus der Chylomikronen bzw. VLDL ist. Einerseits stehen HDL nicht als C-Apoprotein-Reservoir zur Verfügung, andererseits könnte die absolute Verminderung der Apoproteine C-I, C-II und A-I als Enzymaktivatoren eine Einschränkung der Lipoproteinlipase und Lecithin-Cholesterin-Acyltransferase zur Folge haben.

Untersuchungen zur Lipoproteinlipase-Aktivität sind bisher nur in 2 Fällen durchgeführt worden. Während CLIFTON-BLIGH u.Mitarb. (1972) die lipolytische Aktivität im Post-Heparin-Plasma erheblich reduziert fanden, bestimmten GRETEN u.Mitarb. (1974) eine im Normbereich liegende lipolytische Aktivität. Sowohl die Leberlipase-Aktivität als auch die Fettgewebslipase-Aktivität waren im Post-Heparin-Plasma nachweisbar (GRETEN u.Mitarb. (1974).

Mit Ausnahme des von GRETEN u.Mitarb. (1974) untersuchten Falles wurden bei 8 wei-

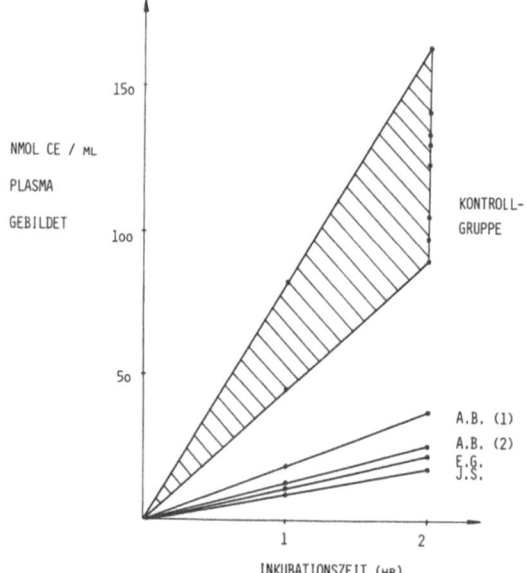

Abb. 10. Lecithin-Cholesterin-Acyltransferase-Aktivität, Patienten A.B., J.S., E.G.
A.B. (1) (2) nach 14tägiger Kohlenhydrat- bzw. fettreicher Diät

teren Tangier-Patienten die Lecithin-Cholesterin-Acyltransferase-Aktivität in vitro abnorm niedrig bestimmt (CLIFTON u. BLIGH u.Mitarb., 1972; SCHERER u. RUHENSTROTH-BAUER, 1973; ASSMANN u.Mitarb., 1976d) (Abb. 10). Die Verminderung der LCAT-Aktivität in vitro ist jedoch sehr wahrscheinlich eine Folge der geringen Apoprotein A-I- und HDL-Phosphatidycholin- und Cholesterin-Konzentrationen und weniger eine Folge absolut verminderter Enzymkonzentrationen.

Weitere Untersuchungen müssen über die LCAT-Aktivität in vivo Aufschluß geben (CLIFTON-BLIGH u.Mitarb., 1972).

VII. Cholesterinesterspeicherung

Die Ursache der Cholesterinesterspeicherung in den Geweben sollte in direktem Zusammenhang mit der Funktion der HDL betrachtet werden. Obwohl letztlich umstritten ist, ob die Anhäufung der Cholesterinester Folge eines intrazellulären lipolytischen Defektes ist, sprechen die gegenwärtigen Kenntnisse für eine extrazelluläre Stoffwechselursache dieser Abnormität. Es muß angenommen werden, daß die Abwesenheit der HDL einen defekten Katabolismus von Chylomikronen und VLDL mit gestörtem Stoffwechsel von C-Apoproteinen und deren Lipidkomplement zur Folge hat. Abnorme Lipoproteine (Chylomikronen- oder VLDL „remnants") könnten während der Lipolyse entstehen und phagozytär im RES gespeichert werden (HERBERT u.Mitarb., 1974). Es bedarf jedoch weiterer Untersuchungen, ob während des Katabolismus der Chylomikronen und VLDL durch LCAT-Reaktion entstandene Cholesterinester ursächlich für die exzessive Cholesterinestervermehrung der Organe verantwortlich sind.

Die Ursache der Lipidspeicherung der Schwannschen Zellen bleibt weiterhin rätselhaft.

Viele Fragen zur Struktur und Funktion der HDL und deren Bedeutung in der Physiologie des Transportes und Stoffwechsels der Fette bleiben noch unbeantwortet. Rätsel um den Zusammenhang zwischen intrazellulärer Cholesterinesteranreicherung in Histiozyten bestimmter Organe, vornehmlich der Tonsillen, abnormen Plasma-Lipoproteinen und defekten HDL mögen in einer veränderten Apoprotein-Primärstruktur zu suchen sein. Die weitere Einengung und eventuelle Aufklärung der zugrunde liegenden Mutation bei der Tangier-Krankheit wird bedeutsame Rückschlüsse zur Physiologie des Fettstoffwechsels zulassen.

F. Therapie

Eine spezifische Therapie ist derzeit nicht bekannt. Langzeit-Versuche mit alternierend kohlenhydrat- bzw. fettreicher Diät erscheinen sinnvoll, um abzuklären, ob sich die Cholesterinspeicherung der Gewebe unter der jeweiligen Stoffwechselsituation vermindert. Bei Hypersplenie-Syndrom scheint eine Splenektomie keine nachteiligen Folgen zu haben, wie bei einem Patienten gezeigt wurde (FREDRICKSON, 1966).

G. Genetik

Wie für die meisten Fettstoffwechselstörungen wird auch für die Tangier-Krankheit ein autosomal rezessiver Erbgang angenommen (FREDRICKSON u.Mitarb., 1964). In einigen der mitgeteilten Fälle bestand Blutsverwandtschaft der Eltern (FREDRICKSON u.Mitarb., 1964; HUTH u.Mitarb., 1970). Obwohl in Deutschland kürzlich mehrere Fälle beobachtet werden konnten, besteht kein Zweifel, daß dieser Stoffwechselkrankheit keine große Verbreitung zukommt, da sie mittels einfacher Methoden (Cholesterinbestimmung im Serum, Lipoproteinelektrophorese) entdeckt werden kann. Die HDL fehlen von Geburt an; früheste klinische Manifestation im Kindesalter scheint die Tonsillenhyperplasie zu sein. Eine Bevorzugung eines der beiden Geschlechter besteht offenbar nicht, ebenso wahrscheinlich keine Prädisposition einer Rasse. Die sichere Identifizierung heterozygoter Patienten ist noch problematisch. FREDRICKSON u. Mitarb. (1964) konnten zeigen, daß die meisten der obligat heterozygoten Patienten HDL-Cholesterin-Konzentrationen haben, die unterhalb der 5%-Grenze (32 mg/100 ml für Männer; 35 mg/100 ml für Frauen) einer entsprechenden Kontrollgruppe lagen. Es konnte gleichzeitig beobachtet werden, daß bei weiblichen obligat heterozygoten Patienten eine Tendenz zu variablen und gelegentlich normalen HDL-Cholesterin-Werten besteht. Die Schwierigkeit der Abgrenzung heterozygoter Patienten von der Normalpopulation ist z.T. begründet in der derzeitigen Unkenntnis der Mechanismen zur Kontrolle von Synthese und Katabolismus der HDL. Zum Beispiel werden bei Patienten mit primären oder sekundären Formen einer Hypertriglyceridämie ebenfalls häufig abnorm niedrige HDL-Cholesterinwerte gemessen. Künftige verbesserte Kriterien zur Identifizierung heterozygoter Patienten werden detailliertere Kenntnisse der zugrunde liegenden Mutation zur Voraussetzung haben.

Der Nachweis vereinzelter Speicherzellen im Knochenmark kann zur Identifizierung heterozygoter Patienten herangezogen werden (FERRANS u. FREDRICKSON, 1975).

H. Zusammenfassung

Die Tangier-Krankheit ist eine seltene autosomal-rezessive Stoffwechselkrankheit. Bei homozygoten Patienten sind α-Lipoproteine (HDL) im Plasma mittels Lipoproteinelektrophorese nicht nachweisbar, lipidchemisch sind Hypocholesterinämie und Hypertriglyceridämie besonders charakteristisch. Die Cholesterinesterspeicherung in Zellen des retikuloendothelialen Systems ist Ursache der grotesken Vergrößerung und Verfärbung der Tonsillen sowie der Veränderung anderer Organe (z.B. Hepatosplenomegalie). Die HDL-Apoproteine A-I und A-II sind immunchemisch in Tangier-Plasma identifizierbar und partiell charakterisiert. Bisherige Untersuchungen haben keinen Hinweis auf eine Apoprotein-Strukturmutation als Ursache der Analphalipoproteinämie erbracht.

Es wird diskutiert, ob ein defekter Katabolismus von Chylomikronen und VLDL als Folge der Analphalipoproteinämie zur Bildung abnormer Lipoproteine führt, die histiozytär gespeichert werden.

Literatur

ASSMANN, G., BREWER, H.B., JR.: Lipid-Protein interactions in high density lipoproteins. Proc. nat. Acad. Sci. (Wash.) **71**, 989–993 (1974a).

ASSMANN, G., BREWER, H.B., JR.: A molecular model of high density lipoproteins. Proc. nat. Acad. Sci. (Wash.) **71**, 1534–1538 (1974b).

ASSMANN, G., FREDRICKSON, D.S.: Function and Structure of Plasma Lipoproteins. In: Atherosclerosis, Vol. III (G. SCHETTLER, A. WEIZEL, Eds.), p. 641–651. Berlin-Heidelberg-New York: Springer 1974.

ASSMANN, G., FREDRICKSON, D.S., HERBERT, P.N., FORTE, T., HEINEN, R.: An A-II lipoprotein particle in Tangier disease. Circulation **49** and **50**, Suppl. III, Abs. 1000 (1974e).

ASSMANN, G., FREDRICKSON, D.S., HERBERT, P., FORTE, T., HEINEN, R.: Further studies on the protein defect in Tangier disease (I). Isolation and characterization of apoprotein A-II. In Vorbereitung (1976b).

ASSMANN, G., FREDRICKSON, D.S., SLOAN, H.R., FALES, H.M., HIGHET, R.J.: Accumulation of oxygenated steryl esters in Wolman's disease. J. Lipid Res. **16**, 28–38 (1975).

ASSMANN, G., HIGHET, R.J., SOKOLOSKI, E.A., BREWER, H.B., JR.: ^{13}C nuclear magnetic resonance spectroscopy of native and recombined lipoproteins. Proc. nat. Acad. Sci. (Wash.) **71**, 3701–3705 (1974d).

ASSMANN, G., SCHÄFER, H.-E., GHEORGHIU, T., ZACH, J.: Tangier disease: klinische, biochemische, morphologische und genetische Studien in zwei Fällen. In Vorbereitung (1976a).

ASSMANN, G., SCHMITZ, G., HECKERS, H., OETTE, K.: Lipolytic activity in Tangier-plasma. In Vorbereitung (1976d).

ASSMANN, G., SMOOTZ, E., ADLER, K., CAPURSO, A., OETTE, K.: Further studies on the protein defect in Tangier disease (II). Isolation and characterization of apoprotein A-I. In Vorbereitung (1976c).

ASSMANN, G., SOKOLOSKI, E.A., BREWER, H.B., JR.: ^{31}P nuclear magnetic resonance spectroscopy of native and recombined lipoproteins. Proc. nat. Acad. Sci. (Wash.) **71**, 549–553 (1974c).

BAKER, H.N., DELAHUNTY, T., GOTTO, A.M., JACKSON, R.L.: The primary structure of high-density apolipoprotein-glutamine I. Proc. nat. Acad. Sci. (Wash.) **71**, 3631–3634 (1974).

BAKER, H.N., GOTTO, A.M., JACKSON, R.L.: The primary structure of human plasma high-density apolipoprotein glutamine I (apo A-I). II. The amino acid sequence and aligment of cyanogen bromide fragments IV, III, and I. J. biol. Chem. **250**, 2725–2738 (1975).

BAKER, H.N., JACKSON, R.L., GOTTO, A.M., JR.: Isolation and characterization of the cyanogen bromide fragments from the high-density apolipoprotein glutamine I. Biochemistry **12**, 3866–3871 (1973).

BALE, M., CLIFTON-BLIGH, P., BENJAMIN, B.N.P., WHYTE, H.M.: Pathology of Tangier disease. J. clin. Path. 24, 609–616 (1971).

BIERMAN, E.L., STEIN, O., STEIN, Y.: Lipoprotein uptake and metabolism by rat aortic smooth muscle cells in tissue culture. Circulat. Res. 35, 136–150 (1974).

BILHEIMER, D.W., EISENBERG, S., LEVY, R.I.: The metabolism of very low density lipoprotein proteins. I. Preliminary in vitro and in vivo observations. Biochem. biophys. Acta (Amst.) 260, 212–221 (1972)

BLUM, C., LEVY, R.I.: Persönliche Mitteilung (1975).

BREWER, H.B., JR., LUX, S.E., RONAN, R., JOHN, K.M.: Amino acid sequence of human apo LP-GIn-II (apo A-II), an apolipoprotein isolated from the high-density lipoprotein complex. Proc. nat. Acad. Sci. (Wash.) 69, 1304–1308 (1972).

BREWER, H.B., JR., SHULMAN, R., HERBERT, P., RONAN, R., WEHRLY, K.: The complete amino acid sequence of alanine apolipoprotein (apo C-III), an apolipoprotein from human plasma very low density lipoproteins. J. biol. Chem. 249, 4975–4984 (1974).

BROWN, W.V., LEVY, R.I., FREDRICKSON, D.S.: Studies of the proteins in human plasma very low density lipoproteins. J. biol. Chem. 224, 5687–5694 (1969).

BROWN, W.V., LEVY, R.S., FREDRICKSON, D.S.: Further characterization of apolipoproteins from the human plasma very low density lipoproteins. J. biol. Chem. 245, 6588–6594 (1970a).

BROWN, W.V., LEVY, R.I., FREDRICKSON, D.S.: Further separation of the apoproteins of the human plasma very low density lipoproteins. Biochim. biophys. Acta (Amst.) 200, 573–575 (1970b).

CAMEJO, G., SUAREZ, Z.M., MUNOZ, V.: The apo-lipoproteins of human plasma high density lipoprotein: a study of their lipid binding capacity and interaction with lipid monolayers. Biochim. biophys. Acta (Amst.) 218, 155–166 (1970).

CLIFTON-BLIGH, P., NESTEL, P.J., WHYTE, H.M.: Tangier disease: report of a case and studies of lipid metabolism. New Engl. J. Med. 286, 567–571 (1972).

COHN, E.J.: Preparation and properties of serum and plasma proteins. IV. System for separation into fractions of protein and lipoprotein components of biological tissues and fluids. J. Amer. chem. Soc. 68, 459–475 (1946).

DOLE, V.P., HAMLIN, J.T.: Particulate fat in lymph and blood. Physiol. Rev. 42, 674–701 (1962).

EISENBERG, S., BILHEIMER, D.W., LEVY, R.I.: The metabolism of very low density lipoproteins. II. Studies on the transfer of apoproteins between plasma lipoproteins. Biochim. biophys. Acta (Amst.) 280, 94–104 (1972).

EISENBERG, S., BILHEIMER, D.W., LEVY, R.I., LINDGREN, F.T.: On the metabolic conversion of human plasma very low density lipoprotein to low density lipoprotein. Biochim. biophys. Acta (Amst.) 326, 361–377 (1973).

ENGEL, W.K., DORMAN, J.D., LEVY, R.I., FREDRICKSON, D.S.: Neuropathie in Tangier disease, α-Lipoprotein deficiency manifesting as familial recurrent neuropathy and intestinal lipid storage. Arch. Neurol. (Chic.) 17, 1–9 (1967).

FERRANS, V.J., FREDRICKSON, D.S.: The pathology of Tangier disease. Amer. J. Path. 78, 101–151 (1975).

FERRANS, V.J., ROBERTS, W.C., LEVY, R.I., FREDRICKSON, D.S.: Chylomicrons and the formation of foam cells in type I hyperlipoproteinemia. A morphological study. Amer. J. Path. 70, 253–262 (1973).

FIELDING, C.J., SHORE, V.G., FIELDING, P.E.: A protein cofactor of lecithin-cholesterol acyltransferase. Biochem. biophys. Res. Commun. 46, 1493–1498 (1972).

FLEISCHMAYER, R.: The Dyslipidoses, p. 178–187. Springfield/Ill.: Ch. C. Thomas 1960.

FORTE, T., NICHOLS, A.: Application of electron microscopy to the study of plasma lipoprotein structure. Advanc. Lipid Res. 10, 1–41 (1972).

FREDRICKSON, D.S.: Familial high-density lipoprotein deficiency: Tangier disease. In: The Metabolic Basis of Inherited Disease, 2nd Ed. (J.B. STANBURY, J.B. WYNGAARDEN, D.S. FREDRICKSON, Eds.), Ch. 23, p. 486–508. New York: McGraw-Hill 1966.

FREDRICKSON, D.S.: Plasma lipoproteins and apolipoproteins. Harvey Lectures 68, 185–237 (1972–1973).

FREDRICKSON, D.S., ALTROCCHI, P.H.: Tangier disease (familial cholesterolosis with high-density lipoprotein deficiency). In: Cerebral Sphingolipidoses, a symposium on Tay-Sachs' disease and allied disorders (S.M. ARONSON, B.W. VOLK, Eds.), p. 343–357. New York: Academic Press 1962.

FREDRICKSON, D.S., ALTROCCHI, P.H., AVIOLI, L.V., GOODMAN, D.S., GOODMAN, H.C.: Tangier disease. Ann. intern. Med. 55, 1016–1031 (1961).

FREDRICKSON, D.S., GOTTO, A.M., LEVY, R.I.: Familial lipoprotein deficiency (abetalipoproteinemia, hypobetalipoproteinemia and Tangier disease), 3rd Ed. (J.B. STANBURY, J.B. WYNGAARDEN, D.S. FREDRICKSON, Eds.), Ch. 26, p. 493–530. New York: McGraw-Hill 1972.

FREDRICKSON, D.S., LEVY, R.I., LEES, R.S.: Fat transport in lipoproteins–an integrated approach to mechanisms and disorders. New Engl. J. Med. 276, 32–44, 94–103, 148–156, 215–226, 273–281 (1967).

FREDRICKSON, D.S., LUX, S.E., HERBERT, P.N.: The Apolipoproteins. Advanc. exp. Med. Biol. 26, 25–56 (1972a).

FREDRICKSON, D.S., SHIRATORI, T., YOUNG, O.M.: Genetic control of high-density lipoprotein concentrations in man (Abstract). Circulation 26, 653 (1962a).

FREDRICKSON, D.S., YOUNG, O., SHIRATORI, T., BRIGGS, N.: The inheritance of high-density lipoprotein deficiency (Tangier disease). J. clin. Invest. 43, 228–236 (1964).

FUHRMANN, W.: Persönliche Mitteilung (1975).

GHEORGHIU, TH., ASSMANN, G., SCHÄFER, H.E.: Endoscopical findings in Tangier disease. Endoscopy 8, 164–169 (1976)

GLOMSET, J.A.: The plasma lecithin:cholesterol acyltransferase reaction. J. Lipid Res. 9, 155–167 (1968).

GLOMSET, J.A., Plasma lecithin:cholesterol acyltransferase. In: Blood lipids and lipoproteins: Quantitation, Composition, and Metabolism (G.J. NELSON, Ed.), p. 745–787. New York: Wiley Interscience 1972.

GLOMSET, J.A., NORUM, K.R.: The metabolic role of lecithin:cholesterol acyltransferase: perspectives from pathology. Advanc. Lipid Res. 11, 1–65 (1973).

Glonek, T., Henderson, O., Kruski, A.W., Scanu, A.M.: ^{31}P nuclear magnetic resonance: application to the study of human serum high-density lipoprotein. Biochim. biophys. Acta (Amst.) 348, 155–161 (1974).

Greten, H., Hannemann, T., Gusek, W., Vivell, O.: Lipoproteins and Lipolytic Plasma Enzymes in a case of Tangier disease. New Engl. J. Med. 291, 548–552 (1974).

Haas, L.F., Bergien, J.D.: Alpha lipoprotein deficiency with neurological features. Aust. Ann. Med. 1, 76 (1970).

Hahn, P.F.: Abolishment of alimentary lipemia following injection of heparin. Science 98, 19–20 (1943).

Hamilton, R.L.: Synthesis and secretion of plasma lipoproteins. Advanc. exp. Med. Biol. 26, 7–24 (1972).

Havel, R.J., Eder, H.A., Bragdon, J.H.: Distribution and chemical composition of ultracentrifugally separated lipoproteins in human serum. J. clin. Invest. 34, 1345–1353 (1955).

Havel, R.J., Shore, V.G., Shore, B., Bier, D.M.: Role of specific glycopeptides of human serum lipoproteins in the activation of lipoprotein lipase. Circulat. Res. 27, 595–600 (1970).

Heckers, H.: Persönliche Mitteilung (1975).

Herbert, P., Fredrickson, D.S., Heinen, R., Forte, T., Assmann, G.: Tangier Disease: A pathogenic mechanism. Circulation 49 und 50, Abstracts (1974).

Hibbs, R.G., Ferrans, V.J., Cipriano, P.R., Tardiff, K.J.: A histochemical and electron microscopic study of Gaucher cells. Arch. Path. 89, 137–154 (1970).

Hoffmann, H.N., Fredrickson, D.S.: Tangier disease (familial high density lipoprotein deficiency). Clinical and genetic features in two adults. Amer. J. Med. 39, 582–593 (1965).

Huth, K., Kracht, J., Schoenborn, W., Fuhrmann, W.: Tangier-Krankheit (Hyp-α-Lipoproteinämie). Dtsch. med. Wschr. 95, 2357–2361 (1970).

Jackson, R.L., Gotto, A.M., jr., Lux, S.E., John, K.M., Fleischer, S.: Human plasma high density lipoprotein. Interaction of the cyanogen bromide fragments from apolipoprotein glutamine II (A-II) with phosphatidylcholine. J. biol. Chem. 248, 8449–8456 (1973a).

Jackson, R.L., Mao, S.J.T., Gotto, A.M., jr.: Effects of maleylation on the lipid-binding and immunochemical properties of human plasma high density apolipoprotein A-II. Biochem. biophys. Res. Commun. 61, 1317–1324 (1974c).

Jackson, R.L., Morrisett, J.D., Gotto, A.M., jr., Segrest, J.P.: The mechanism of lipid-binding by plasma lipoproteins. Mol. Cell. Biochem. 6, 43–50 (1975).

Jackson, R.L., Morrisett, J.D., Pownall, H.J., Gotto, A.M., jr.: Human high density lipoprotein apolipoprotein glutamine II. The immunochemical and lipid-binding properties of apolipoprotein glutamine II derivatives. J. biol. Chem. 248, 5218–5224 (1973b).

Jackson, R.L., Morrisett, J.D., Sparrow, J.T., Segrest, J.P., Pownall, H.J., Smith, L.C., Hoff, H.F., Gotto, A.M., jr.: The interaction of apolipoprotein-serine with phosphatidylcholin. J. biol. Chem. 249, 5314–5320 (1974b).

Jackson, R.L., Sparrow, J.T., Baker, H.N., Morrisett, J.D., Taunton, O.D., Gotto, A.M., jr.: The primary structure of apolipoprotein-serine. J. biol. Chem. 249, 5308–5313 (1974a).

Jencks, W.P., Hyatt, M.R., Jetton, M.R., Mattingly, T.W., Durrum, E.L.: Study of serum lipoproteins in normal and atherosclerotic patients by paper electrophoretic techniques. J. clin. Invest. 35, 980–990 (1956).

Kocen, R.S., King, R.H.M., Thomas, P.K., Haas, L.F.: Nerve biopsy findings in two cases of Tangier disease. Acta neuropath. (Berl.) 26, 317–327 (1973).

Kocen, R.S., Lloyd, J.K., Lascelles, P.T., Fosbrook, A.S., Williams, D.: Familial α-lipoprotein deficiency (Tangier disease) with neurological abnormalities. Lancet 1967 I, 1341–1345.

Korn, E.D.: Clearing factor, a heparin-activated lipoprotein lipase. I. Isolation and characterization of the enzyme from normal rat heart. J. biol. Chem. 215, 1–14 (1955).

Kostner, G., Alaupovic, P.: Studies of the composition and structure of plasma lipoproteins. Separation and quantification of the lipoprotein families occurring in high density lipoproteins of human plasma. Biochemistry 11, 3419–3428 (1972).

Kracht, J., Huth, K., Schoenborn, W., Fuhrmann, W.: Hypo-α-Lipoproteinämie (Tangier disease). Verhdl. dtsch. Ges. Path. 54, 355–360 (1970).

Kummer, H., Laissue, J., Spiess, H., Pflugshaupt, R., Bucher, U.: Familiäre Analphalipoproteinämie (Tangier Krankheit). Schweiz. med. Wschr. 98, 406–412 (1968).

Kunkel, H.G., Trautmann, R.: α$_2$ Lipoproteins of human serum: correlation of ultracentrifugal and electrophoretic properties. J. clin. Invest. 35, 641–648 (1956).

Laggner, P., Kratky, O., Kostner, G., Sattler, J., Holasek, A.: Small angle x-ray scattering of Lp A, the major lipoprotein family of human plasma high density lipoprotein HDL$_3$. FEBS Letters 27, 53–57 (1972).

Laggner, P., Müller, K., Kratky, O., Kostner, G., Holasek, A.: Studies on the structure of lipoprotein A of human high density lipoprotein HDL$_3$. The spherically averaged electron density distribution. FEBS Letters 33, 77–80 (1973).

Lalla, de, O.F., Gofmann, J.W.: Ultracentrifugal analysis of serum lipoproteins. In: Methods of Biochemical Analysis (D. Glick, Ed.), p. 459. New York: Interscience 1954.

La Rosa, J.C., Levy, R.I., Herbert, R., Lux, S.E., Fredrickson, D.S.: A specific apoprotein activator for lipoprotein lipase. Biochem. biophys. Res. Commun. 41, 57–62 (1970).

Lee, R.E., Balcerzak, S.P., Westermann, M.P.: Gaucher's disease. Amer. J. Med. 42, 891–898 (1967).

Lux, S.E., Hirz, R., Shrager, R.I., Gotto, A.M.: The influence of lipid on the conformation of human plasma high density apolipoprotein. J. biol. Chem. 247, 2598–2606 (1972d).

Lux, S.E., John, K.M., Brewer, H.B., jr.: Isolation and characterization of apo LP-Gln (apo A-II), a plasma high density apolipoprotein containing two identical polypeptide chains. J. biol. Chem. 247, 7510–7518 (1972b).

Lux, S.E., John, K.M., Ronan, R., Brewer, H.B., jr.: Isolation and characterization of the tryptic and cyanogen bromide peptides of apo LP-Gln-II (apo A-II), a plasma high density apolipoprotein. J. biol. Chem. **247**, 7519–7527 (1972c).

Lux, S.E., Levy, R.T., Gotto, A.M., Fredrickson, D.S.: Studies on the protein defect in Tangier disease. Isolation and characterization of an abnormal high density lipoprotein. J. clin. Invest. **51**, 2505–2519 (1972a).

Macheboeuf, M.M.A.: Recherches sur les phosphoaminolipides et les stérides du sérum et du plasma sanguins; entraînement des phospholipides, des stérols et des stérides par les diverses fractions au cours du fractionement des protéides du sérum. Bull. Soc. Chim. biol. (Paris) **11**, 268–293 (1929).

Mahley, R.W., Bersot, T.P., LeQuire, V.S.: Identity of very low density lipoprotein apoproteins of plasma and liver Golgi apparates. Science **168**, 380–382 (1970).

Marsh, J.B.: Lipoproteins in a nonrecirculating perfusate of rat liver. J. Lipid Res. **15**, 544–550 (1974).

Müller, K., Laggner, P., Kratky, O., Kostner, G., Holasek, A., Glatter, O.: X-ray small angle scattering of human plasma high density lipoprotein LpA from HDL_2: application of a new evaluation method. FEBS Letters **40**, 213–218 (1974).

Noel, S.-P., Rubinstein, D.: Secretion of apolipoproteins in very low density and high density lipoproteins by perfused rat liver. J. Lipid Res. **15**, 301–308 (1974).

Rachmilewitz, D., Stein, O., Roheim, P.S., Stein, Y.: Metabolism of iodinated high density lipoproteins in the rat. II. Autoradiographic localization in the liver. Biochim. biophys. Acta (Amst.) **270**, 414–425 (1972).

Roberts, W.C., Levy, R.T., Fredrickson, D.S.: Hyperlipoproteinemia: a review of the five types with the first report of necroscopy findings in type III. Arch. Path. **90**, 46–56 (1970).

Robinson, D.S.: Clearing factor lipase and its action in transport of fatty acids between blood and tissues. Advanc. Lipid Res. **1**, 133–182 (1963).

Roheim, P.S., Gidez, L.I., Eder, H.A.: Extrahepatic synthesis of lipoproteins of plasma and chyl: Role of the intestine. J. clin. Invest. **45**, 297–300 (1966).

Rudman, D., Garcia, L.A., Howard, C.H.: A new method for isolating the nonidentical protein subunits of human plasma α-lipoprotein. J. clin. Invest. **49**, 365–372 (1970).

Scanu, A.: Binding of human serum high density lipoprotein apoprotein with aqueous dispersions of phospholipids. J. biol. Chem. **242**, 711–719 (1967).

Scanu, A., Toth, J., Edelstein, C., Koga, S., Stiller, E.: Fractionation of human serum high density lipoprotein in urea solutions. Evidence for polypeptide heterogeneity. Biochemistry **8**, 3309–3316 (1969).

Scanu, A.M.: Human Plasma High Density Lipoproteins Biochemical Society Symposia: Number 33: Plasma Lipoproteins (R.M.S. Smelly, Ed.), p. 29–45. New York: Academic Press 1971.

Scanu, A.M., Lim, C.T., Edelstein, C.: On the subunit structure of the protein of human serum high density lipoprotein. II. A study of Sephadex fraction IV. J. biol. Chem. **247**, 5850–5855 (1972).

Schäfer, H.-E., Assmann, G.: Histochemical and ultrastructural observations in Tangier disease. In Vorbereitung (1976).

Segrest, J.P., Jackson, R.L., Morrisett, J.D., Gotto, A.M., jr.: A molecular theory of lipid-protein interactions in the plasma lipoproteins. FEBS Letters **38**, 247–253 (1974).

Shacklady, M.M., Djardjouras, E.M., Lloyd, J.K.: Red-cell lipids in familiar alphalipoprotein deficiency (Tangier disease). Lancet **1968 II**, 151–153.

Shipley, G.G., Atkinson, D., Scanu, A.M.: Small angle x-ray scattering of human serum high-density lipoproteins. J. supramolec. Struct. **1**, 98–104 (1972).

Shore, B., Shore, V.: Heterogenity in protein subunits of human serum high-density lipoproteins. Biochemistry **7**, 2773–2777 (1968).

Shore, B., Shore, V.: Isolation and characterisation of polypeptides of human serum lipoproteins. Biochemistry **8**, 4510–4516 (1969).

Shulman, R.S., Herbert, P.N., Fredrickson, D.S., Wehrly, K., Brewer, H.B., jr.: Isolation and alignment of the tryptic peptides of alanine apolipoprotein, an apolipoprotein from human plasma very low density lipoproteins. J. biol. Chem. **249**, 4969–4974 (1974).

Shulman, R.S., Herbert, P.N., Wehrly, K., Fredrickson, D.S.: The complete amino acid sequence of C-I (apo LP-Ser), an apolipoprotein from human very low density lipoproteins. J. biol. Chem. **250**, 182–190 (1975).

Sodhi, H.S., Gould, R.S.: Combination of delipidized high density lipoprotein with lipids. J. biol. Chem. **242**, 1205–1210 (1967).

Soutar, A.H., Garner, C., Baker, H.N., Sparrow, J.T., Jackson, R.L., Gotto, A.M., Smith, L.C.: The effects of plasma apolipoproteins on lecithin-cholesterol acyltransferase. Biochemistry **14**, 3057–3064 (1975).

Spiess, H., Ludin, H.P., Kummer, H.: Polyneuropathie bei familiärer Analphalipoproteinämie. Nervenarzt **40**, 191–193 (1969).

Stoffel, W., Zierenberg, O., Tunggal, B.D., Schreiber, E.: ^{13}C nuclear magnetic resonance spectroscopic studies on lipid-protein interactions in human high-density lipoprotein (HDL). Hoppe-Seylers Z. physiol. Chem. **355**, 1381–1390 (1974a).

Stoffel, W., Zierenberg, O., Tunggal, B., Schreiber, E.: ^{13}C nuclear magnetic resonance spectroscopic evidence for hydrophobic lipid-protein interactions in human high-density lipoproteins. Proc. nat. Acad. Sci. (Wash.) **71**, 3696–3700 (1974b).

Tytgat, G.N., Rubin, C.E., Saunders, D.R.: Synthesis and transport of lipoprotein particles by intestinal absorptive cells in man. J. clin. Invest. **50**, 2065–2078 (1971).

Waldorf, D.S., Levy, R.I., Fredrickson, D.S.: Cutaneous cholesterol ester deposition in Tangier disease. Arch. Derm. **95**, 161–165 (1967).

Windmüller, H.G., Herbert, P.N., Levy, R.I.: Biosynthesis of lymph and plasma lipoprotein apoproteins by isolated perfused rat liver and intestine. J. Lipid Res. **14**, 215–223 (1973).

Windmüller, H.G., Spaeth, A.E.: Fat transport and lymph and plasma lipoprotein biosynthesis by isolated intestine. J. Lipid Res. **13**, 92–105 (1972).

The Hypobetalipoproteinemias

Peter N. Herbert and Donald S. Fredrickson

With 5 Figures and 10 Tables

The inherited lipoprotein deficiency states represent natural biochemical ablation experiments and their significance derives from their enormous potential for defining the physiological functions of the plasma lipoproteins. Such states have been recognized for approximately 15 years and there is little doubt that they embody lessons which medical science has not yet perceived. The clinical and biochemical manifestations of the hypolipoproteinemias will be described in detail in the following pages and efforts to establish the correlative pathophysiology will be made. It will be obvious, however, that much of our knowledge is simply descriptive, that epiphenomena and cause-effect relationships are still difficult to decipher, and that the biochemical lesions at the genetic and molecular levels are yet uncharted.

A. Abetalipoproteinemia

I. Definition, Historical Perspective, and Background

1. Definition

The world's literature contains fewer than fifty descriptions of this familial disorder characterized in the affected homozygote by the complete absence from the plasma of chylomicrons, very low density lipoproteins (VLDL), and low density lipoproteins (LDL). The disease is associated with clinical evidence of fat malabsorption, retinitis pigmentosa, neuropathic ataxia, and acanthocytic red blood cells.

2. Historical Perspective

The association of atypical retinitis pigmentosa, malformed erythrocytes, and a "form of Friedreich's ataxia" was first described in 1950 in an 18-years-old Jewish girl (Bassen and Kornzweig, 1950). Bassen and Kornzweig noted childhood "celiac-disease" in their patient which was shortly linked to fat malabsorption in another subject (Jampel and Falls, 1952). Profound hypocholesterolemia was added to the syndrome complex by Friedman et al. (1960) and in 1960 three laboratories independently demonstrated the total absence of LDL from the plasma of similar patients (Salt et al., 1960; Lamy et al., 1960; Marby et al., 1960). The potential etiologic implications of this finding were reflected in the rapid substitution of "abetalipoproteinemia" for the eponymic designation "Bassen-Kornzweig" syndrome. This focus is appropriate since no feature of "abetalipoproteinemia" is unique to the disorder except the absence of detectable plasma B-apolipoprotein (apoB).

3. Background

Other sections of this volume deal extensively with the biochemical and physiologic properties of the plasma lipoproteins. We wish to review briefly only those aspects particularly germane to the discussion of abetalipoproteinemia. We stress the protein component of the lipoproteins because there is no known genetic or acquired disorder characterized by an inability to synthesize any of the lipids of the lipoproteins.

The liver and intestine are the only organs known to elaborate lipoproteins. The newly synthesized lipoproteins that contain the B-apolipoprotein (apoB) are the chylomicrons, and the very low density lipoproteins (VLDL). Chylomicrons are elaborated by the intestinal mucosal cells and secreted into the mesenteric lymph during the active absorption of dietary fat. The capacity to produce chylomicrons is important not only for the absorption of dietary triglycerides but perhaps even more critically for the absorption of the fat soluble vitamins, particularly vitamins A, E, and K. Triglyceride accounts for 75–90% of the mass of the chylomicron, and protein for only 1–2%. Of this small quantity of chylomicron protein, apoB contributes no more than 20–30% (KOSTNER and HOLASEK, 1972; HERBERT et al., unpublished). The remainder is comprised mainly of apoA and apoC proteins all of which are present in abetalipoproteinemic plasma (KOSTNER et al., 1974; SCANU et al., 1974). Consequently, the total absence of chylomicrons in abetalipoproteinemia has been linked to a failure of the intestinal mucosal cell to synthesize the B-apolipoprotein. It should be noted, however, that the presence of apoB in the intestinal mucosal cell in abetalipoproteinemia has not been excluded by the application of sensitive immunochemical techniques to studies of mucosal biopsies.

VLDL are secreted by the liver in response to a variety of stimuli as reviewed elsewhere in this volume and in unknown quantities by the intestine in the postabsorptive state. VLDL chemically resemble chylomicrons in their high content of triglyceride (50–65%), and chylomicrons and VLDL appear to be catabolized in peripheral muscle and adipose tissue by a common saturable mechanism (BRUNZELL et al., 1973). The apoproteins of hepatic VLDL differ considerably from those found in lymph chylomicrons (KOSTNER and HOLASEK, 1972; WINDMUELLER et al., 1973) in that the major HDL apoproteins (apoA) contribute significantly to chylomicron but not to VLDL protein. VLDL, like chylomicrons, contain an appreciable amount of apoB (30–45% of total protein) and, as in the case of chylomicrons, the absence of plasma VLDL in abetalipoproteinemia has been attributed to a defect in apoB synthesis. The other VLDL apoproteins, including the C-apolipoproteins (apoC) which appear to be synthesized exclusively by the liver, are all found in the blood in abetalipoproteinemia.

Available experimental evidence suggests that no organ or tissue elaborates a lipoprotein of the size, electrophoretic mobility, or chemical composition of the normal LDL found in human plasma. LDL appears to arise solely from VLDL catabolism and in a sense the designation of "abetalipoproteinemia" is a misnomer. The absence from plasma of even immunochemical traces of apoB reflects the failure of both intestine and liver to secrete the triglyceride-rich VLDL and chylomicrons which contain the B-apolipoprotein.

The only major class of lipoproteins found in abetalipoproteinemia are the high density lipoproteins (HDL). These lipoproteins are known to be synthesized and secreted by both intestine and liver, and only minor abnormalities in the protein content of HDL from abetalipoproteinemic subjects have been reported (KOSTNER et al., 1974; SCANU et al., 1974). The phospholipid distribution of abeta-HDL has been found consistently abnormal with a striking increase in the relative content of sphingomyelin (SCHWARTZ et al., 1963; JONES and WAYS, 1967; SCHACKLADY et al., 1968; KOSTNER et al., 1974). The cause of this altered phospholipid distribution is not known.

II. Pathophysiology

There are no relevant data on the subcellular defect accounting for the failure of the intestine and liver to elaborate chylomicrons and VLDL, respectively. It may reflect problems in the transcription or translation of message for apoB, the assembly of the apoB with lipid, or even the intracellular transport of the completed lipoproteins. However, even if the precise nature of the genetic abnormality were known, we would still be left with the enormous clinical challenge of the correlative pathophysiology. Can the multisystem

Table 1. Pathophysiology in abetalipoproteinemia (schools of speculation)

A. "Milieu intérieur" – the plasma lipoproteins, particularly those containing the B-apolipoprotein, play a major role in stabilizing and preserving the integrity of plasma membranes – particularly the lipid-rich membranes of the erythrocyte, retinal pigment, and ganglion cells, and the myelin of the nervous system.

B. "Nutritional" – the inability to form chylomicrons leads to the malabsorption of one or more critical fat-soluble vitamins or other trace substances producing a sustained deficiency state and consequent multisystem organ dysfunction.

Table 2. Abetalipoproteinemia: gastrointestinal manifestations

Symptoms
Diarrhea, nausea, vomiting; regression of symptoms with increasing age

Signs
Unformed, foul-smelling, glistening stools; protuberant abdomen

Radiologic
Rarely: no demonstrable abnormality
Usually: mild small bowel dilatation; thickening of the valvulae conniventes; dilution, clumping and segmentation of contrast material; thickened haustra and prominent mucosal folds in large bowel

Laboratory
Duodenal aspirate: normal bile acids and pancreatic enzymes
Stools: Microscopic – occasionally neutral fat droplets; frequently fatty acid crystals
Fat absorption – 70–90% of ingested; polyunsaturated fat absorption increased selectively
Other: xylose absorption normal or slightly diminished; reduced absorption of vitamins A and E; B_{12} and glucose absorption normal

Mucosal Pathology
Light microscopy: normal villous structure; epithelial cells packed with vacuoles that stain for neutral lipids
Electron microscopy: normal brush border; numerous lipid troplets sometimes appear membrane-bound; no lipid accumulation in Golgi vacuoles and no chylomicrons in intercellular spaces or villus lamina propria

Hepatic Pathology
Light microscopy: uniform fatty metamorphosis; rarely distortion of architecture (see text)
Electron microscopy: lipid droplets inconsistently membrane-bound; no lipoproteins in Golgi apparatus and Golgi smooth endoplasmic reticulum vestigial

manifestations of abetalipoproteinemia be causally linked to the plasma lipoprotein defect? This is certainly not possible at the present time and it is conceivable that the deficiency of apoB-containing lipoproteins is a secondary manifestation of a more fundamental defect.

Two general lines of logic are invoked to relate the plasma lipoproteins to the signs, symptoms, and pathology in abetalipoproteinemia (Table 1). The intellectual descendants of Claude Bernard speculate that plasma lipoproteins, particularly those containing apoB, interact in an undefined way with the plasma membranes, contributing to their stability and integrity. Others believe that one or more unidentified but critical fat-soluble substance is malabsorbed, producing a sustained deficiency state that ultimately effects the pernicious widespread pathology of this disorder. Both schools of speculation are upheld by a few threads of fact, but neither satisfactorily accounts for all recorded observations.

III. Major Clinical Findings

1. Gastrointestinal Manifestations

The gastrointestinal histories elecited from patients with abetalipoproteinemia and described in the medical literature are steroypical. Fat malabsorption is undoubtedly present from birth and the neonatal period is characterized by poor appetite, vomiting, loose voluminous stools, and little weight gain. Symptoms have led to the correct diagnosis as early as 4–6 weeks (LLOYD, 1968; SHACKLADY et al., 1968), but usually the syndrome is confused with other disorders.

a) The Diagnosis: Roentgenographic examination of the upper gastrointestinal tract is never diagnostic. Findings (Table 2) have ranged from normal examinations (SCHWARTZ et al., 1963; WAYS et al., 1963; WAYS et al., 1967) to gross abnormalities with clumping and segmentation of contrast material (MIER et al., 1960; LAMY et al., 1960). Commonly, there is mild small bowel dilatation, and diffuse thickening of the mucosal folds (Table 1). As recently reviewed (WEINSTEIN et al., 1973) these abnormalities can be produced by a gamut of conditions, including amyloidosis, giardiasis, lymphomatous infiltration of the bowel, intestinal lymphangiectasia, and systemic mastocytosis. Most notably, Whipple's disease cannot be differentiated from abetalipoproteinemia by radiologic examination.

Celiac disease is also not definitely excluded by x-ray studies, but gluten-free diets fail to ameliorate the symptoms and analyses of stool contents (Table 2) reveal steatorrhea. The diagnosis of pancreatic cystic fibrosis is often next entertained, but normal stool trypsins and sweat tests eliminate this possibility (BECROFT et al., BACH et al., 1967; WAYS et al., 1967; BELANGER et al., 1971; SPERLING et al., 1971). In fact, simple light-microscopic examination of the stool should suggest that pancreatic and biliary digestive functions are not grossly disturbed because the stool fat is primarily digested and qualitative examination for fat globules is usually negative.

When duodenal aspirates have been available from patients with abetalipoproteinemia they have invariably failed to show abnormalities of total bile acids and pancreatic amylase, lipase and trypsin (FRIEDMAN et al., 1960; SCHWARTZ et al., 1963; FARQUHAR and WAYS, 1966). For this reason, and because of other studies to be described, it is presumed that the intraluminal phase of fat digestion is normal in abetalipoproteinemia. However, controlled studies of fat digestion to glycerol, fatty acids, and 2-mono-glycerides in the duodenum and jejunum of these subjects have not been described. In the one published instance where the absorption of triolein and oleic acid were compared, the absorption of triolein appeared selectively depressed (SCHWARTZ et al., 1963). Delayed absorption of corn oil also was suggested in morphological studies (DOBBINS, 1966), where the test meal was administered after 34 days of a fat-free diet. Finally, an explanation must be sought for the presence of visible quantities of unhydrolyzed fat in the stools of subjects ingesting moderate quantities of triglyceride (ISSELBACHER et al., 1964).

b) Mucosal Morphology: The jejunal biopsy of patients with abetalipoproteinemia is considered pathognomonic, and this is generally true. Light microscopy belies the diagnosis of celiac disease with the demonstration of unblunted, well-formed villi. The mucosal cells, particularly those near the villus tip, are extensively vacuolated (SCHWARTZ et al., 1963; DOBBINS, 1966; WEINSTEIN et al., 1973) and conventional stains (Fig. 1) show that the "vacuoles" are lipid droplets (ISSELBACHER et al., 1964; WAYS et al., 1966; BACH et al., 1967; SPERLING et al., 1971). In only one study to date has the lipid content of duodenojejunal mucosa in abetalipoproteinemia been compared to suitable controls. The total lipid was 1.5–3.5 times that of normals. Triglyceride accounted for virtually all the increase (WAYS et al., 1966) and represented 3–11% of the total biopsy weight. The excess mucosal lipid was reduced by 34 days of fat restriction, but lipophilic material was not cleared completely from the villus tip and the total mucosal lipid and triglyceride remained greater than normal.

The dietary origin of the mucosal lipid is not disputed. The morphologic relationship of the lipid droplets to those visualized during normal fat digestion is less clear. In most studies the lipid droplets near the villus tip have been more prominent toward the luminal border while in the villus cleft they seem to accumulate in the lower portion of the cell, frequently arranged in rows (ISSELBACHER et al., 1964; DOBBINS, 1966; SPERLING et al., 1971). The lipid droplets apparent during normal fat absorption quite clearly are bound by the membranes of the endoplasmic reticulum with an additional ring of increased density surrounding the lipid drop. Moreover, the Golgi vacuoles in the normal cell become distended with small lipid droplets, and lipophilic particles of chylomicron size are visualized in the intercellular "peg" areas and the lacteals in the lamina propria (DOBBINS, 1966). In contrast, in abetalipoproteinemia, it is often difficult to demonstrate membranous envelopes around the

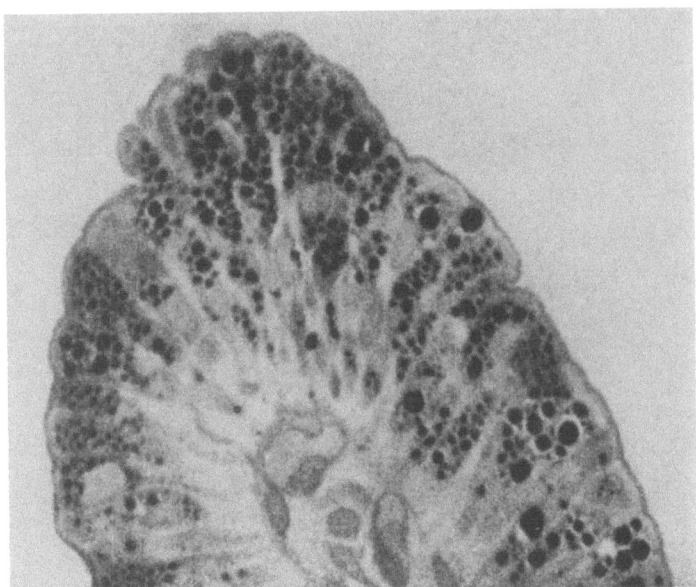

Fig. 1. Abetalipoproteinemia: jejunal biopsy after 18-h fast. Lipid droplets (darkly stained with osmium) present in mucosal cells but not in submucosa. [By permission of the author and the Williams and Wilkins Company; ISSELBACHER et al. (1964)]

larger lipid droplets (ISSELBACHER et al., 1964; DOBBINS, 1966), the continuity of the lipid droplets with the endoplasmic reticulum is less clear (Fig. 2), and the Golgi zone never accumulates lipoprotein size droplets. It is particularly interesting that the lipid droplets in the mucosa in abetalipoproteinemia lack the ring of increased density around the lipid droplet (DOBBINS, 1966). This finding can be extrapolated to the interpretation that the triglyceride in the affected cell does not receive the specific protein coating observed in the normal, is consequently not normally transported to the Golgi zone through the endoplasmic reticulum, and does not serve as a lipoprotein precursor.

c) *Intestinal Absorptive Function:* Since the mucosal cell in abetalipoproteinemia absorbs long chain fatty acids and normally reesterifies them with glycerol (ISSELBACHER et al., 1964; HOOGHWINKEL and BRUYN, 1967; BACH et al., 1967) the ultimate fate of the triglyceride so formed becomes a critical question. In this context the increased number and unusual appearance of lysosomes in the affected cell is of interest (DOBBINS, 1966), suggesting an auxillary mechanism may be operative in clearing the accumulated triglyceride. Because of the block in chylomicron formation, the triglyceride fatty acid must be deesterified and presumably transported into the blood bound to albumin in the portal system. Certain experiments in animals are relevant to this problem, and suggest that portal absorption of long chain fatty acids can take place to a significant degree when chylomicron formation is inhibited. Puromycin or acetohexamide treatment of rats induces progressive accumulation of fat in intestinal epithelial cells and by light and electron microscopy the mucosa resembles that found in abetalipoproteinemia. Chylomicronemia is not induced by a fatty meal and plasma levels of beta lipoprotein fall (SABESIN and ISSELBACHER, 1965). Nevertheless, puromycin treatment does not ultimately inhibit the absorption and eventual oxidation of long-chain fatty acids (KAYDEN and MEDICK, 1969). These, and other studies showing the portal transport of long-chain fatty acids in even normal animals, contribute to our understanding of the relatively mild degree of steatorrhae in abetalipoproteinemia. The total fat excreted in the stool rarely exceeds 15–25% of that ingested (Table 1).

The reduction of symptoms related to steatorrhea in older subjects with abetalipoproteinemia has often received comment. This may in part reflect acquired adaptive mechanisms but likely also is related to un-

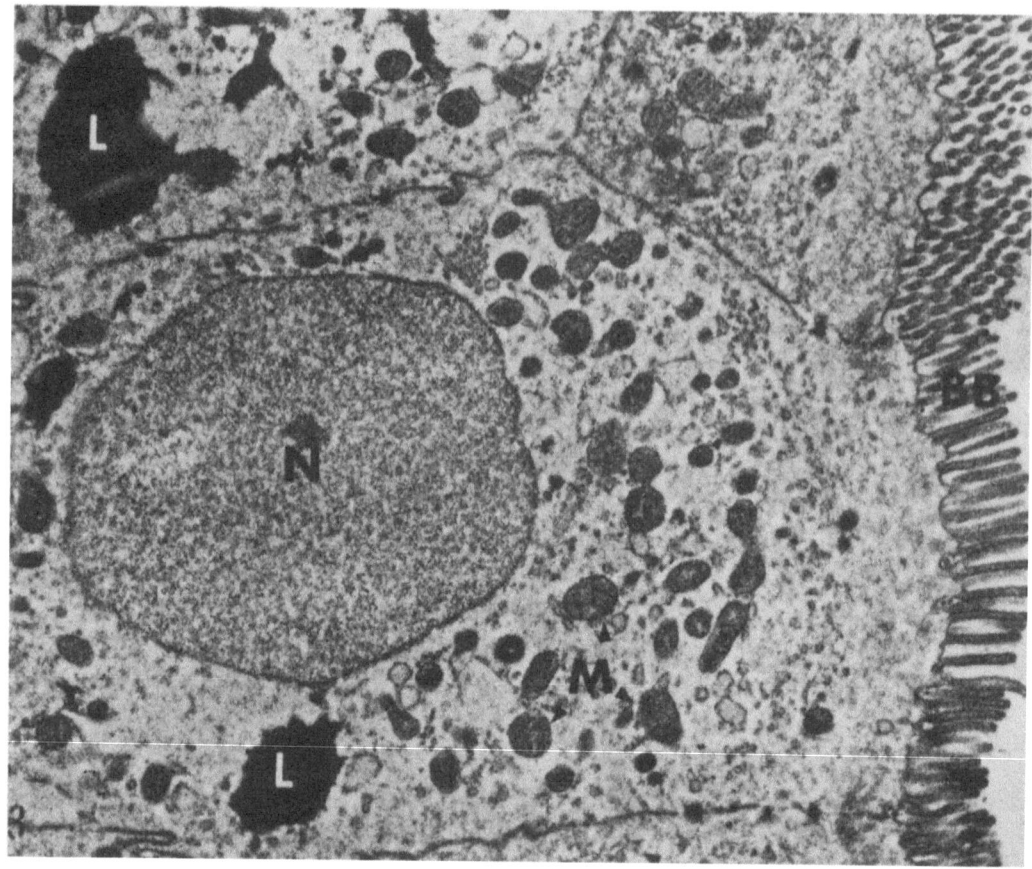

Fig. 2. Abetalipoproteinemia: electron micrograph of columnar epithelial cells from jejunal mucosa. Brush border (BB), mitochondria (M), and nucleus (N) appear normal. Lipid droplets (L) not clearly bound by limiting membrane. [By permission of the author and the Williams and Wilkins Company; ISSELBACHER et al. (1964)]

conscious dietary habits. It is our experience that older subjects who deny fatty food intolerance experience nausea, bloating, flatulence, and diarrhea when diets containing 100 g of fat are consumed. Under such circumstances, only 15–20% of the fat is excreted and the observed "toxicity" is probably related to the elevated stool free fatty acids.

Other absorptive functions of the intestine do not seem impaired in abetalipoproteinemia (Table 2). Mild depression of d-xylose absorption has been reported (SCHWARTZ et al., 1963; BELANGER et al., 1971) but results usually have been normal (LAMY et al., 1960; BECROFT et al., 1965; WAYS et al., 1967; SPERLING et la., 1971). The possible relationship of impaired xylose absorption to dietary fat content has been suggested in a case where xylose absorption returned to normal when fat intake was restricted (BACH et al., 1967). ISSELBACHER et al. (1964) found no lactase activity in the mucosal biopsy of one patient. This finding may have been coincidental and studies in other subjects with abetalipoproteinemia have not been reported. The severe malabsorption of fat-soluble vitamins has received extensive attention in studies of this disorder, and its clinical significance will be amplified in later sections of this report.

Of all the manifestations of abetalipoproteinemia the gastrointestinal findings are most easily attributed to a failure to synthesize apoB and to package and secrete absorbed fat as chylomicrons. Acceptance of this hypothesis is contingent on the eventual demonstration of apoB or its precursor in

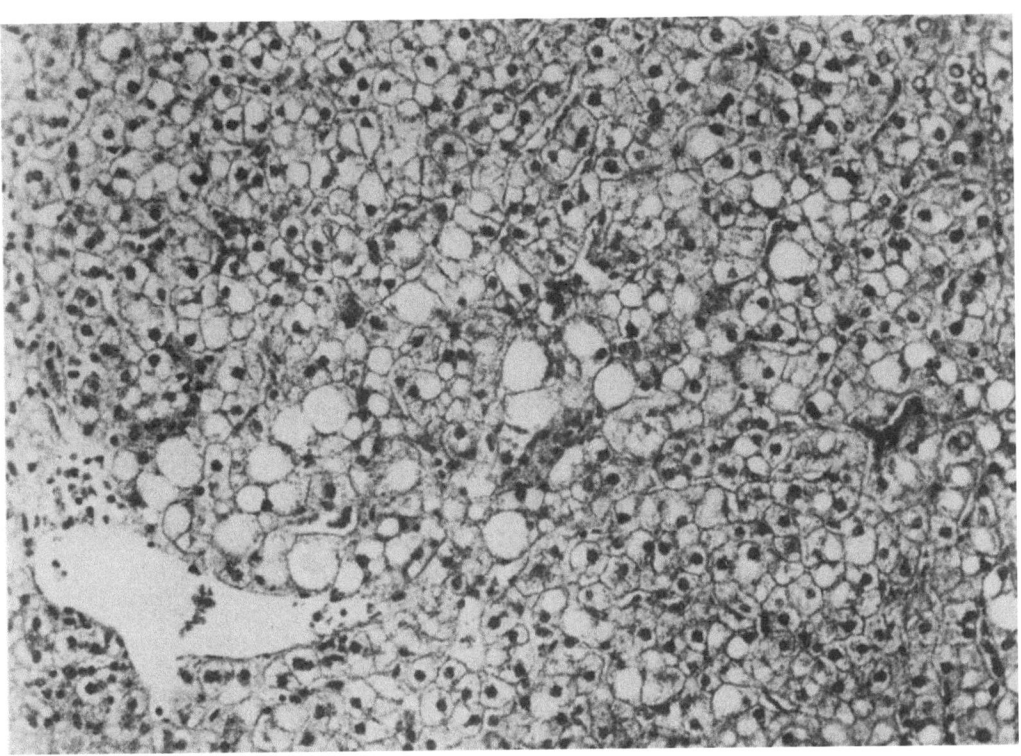

Fig. 3. Abetalipoproteinemia: hematoxylin and eosin-stained section of liver biopsy. Parenchymal cells foamy and vacuolated, but general architecture not disturbed. [By permission of the author and the Williams and Wilkins Company; ISSELBACHER et al. (1964)]

normal intestinal mucosa and the absence of apoB in similar specimens from subjects with abetalipoproteinemia.

d) *The Liver:* Gross hepatic enlargement has been described in only one child with abetalipoproteinemia (PARTIN et al., 1974) and elevation of the serum transaminase in two subjects (HOOGHWINKEL and BRUYN, 1966; PARTIN et al., 1974). Light-microscopic studies have demonstrated that most hepatocytes were extensively vacuolated and lipid-laden (Fig. 3), but gross disturbances of lobule architecture were not observed (ISSELBACHER et al., 1964; HOOGHWINKEL and BRUYN, 1967). Earlier electron-microscopic studies (HOOGHWINKEL and BRUYN, 1967) were not extensively interpreted, but the lipid lakes or cysts occasionally seen were felt to be lipid-engorged macrophages, and abnormalities of the cytoplasm and Golgi apparatus were not noted. In a recent report by PARTIN et al. (1974), the usual hepatic steatosis of this condition progressed to micronodular cirrhosis. The infant described was most unusual in that elevated transaminase levels in association with hepatomegaly were recorded throughout the period of observation. The Golgi zones in this case were devoid of VLDL-containing saccules and the smooth endoplasmic reticulum adjacent to the Golgi zone was vestigial. The development of hyalin degeneration and frank cirrhosis in this case was linked by the authors to treatment with medium chain triglycerides, but the interpretation is confounded by the pretreatment transaminase elevations and early portal bridging described (PARTIN et al., 1974).

Teleologically, it is most tempting to attribute the fatty liver of abetalipoproteinemia to an inability to synthesize apoB and elaborate VLDL. Triglyceride has been shown by thin-layer chromatography (ISSELBACHER et al., 1964) and quantitative analysis (PARTIN et al., 1974) to account for the bulk

(>80%) of the retained lipid. It is puzzling that massive fatty infiltration and hepatomegaly are the exception rather than the rule in this disorder. Also unexplained is the peculiar absence of free fatty acid in the liver lipids of the one case where they were examined (ISSELBACHER et al., 1964). Clearly, as in the case of the intestine, the liver is able to export excess calories as fat without VLDL synthesis, presumably by secreting the unesterified fatty acids. There has also been no evidence of derangement of any other of the secretory or excretory functions of the liver in abetalipoproteinemia, reflecting again the uniqueness of the genetic defect.

2. Neuromuscular Manifestations

The neuromuscular manifestations of abetalipoproteinemia, while not distinctive, are the most devastating (Table 3). Neonatal psychomotor development is usually slow, but the relationship of the motor retardation to the invariable nutritional problems is unclear. The majority of infants and children remain below the third percentile for height and weight. At least one-third of affected children have symptomatic neuromuscular problems in the first decade of life and virtually all have demonstrated moderate to severe ataxia before age 20. Only occasional patients are able to stand unassisted by their fourth decade.

a) Spinocerebellar Degeneration: The neurologic syndrome of abetalipoproteinemia has been nosologically considered one of the heredofamilial spinocerebellar degenerations. The disease selectively involves the pathways of the large, heavily myelinated sensory neurons whose cell bodies are in the spinal ganglia and whose fibers enter the spinal cord most medially in the dorsal root zone, adjacent to the lateral aspect of the posterior funiculus.

The earliest neurologic finding is the loss of stretch reflexes. Diminution of deep tendon reflexes at 17 months of age has been reported (BECROFT et al., 1965) with complete absence as early as 3–5 years (WAYS et al., 1963; LAMY et al., 1960; WOLF and BAUMAN, 1961). Preservation of any deep

Table 3. Abetalipoproteinemia: neuromuscular manifestations

Symptoms
Usually: unsteady gait, weakness
Rarely: stress incontinence, chorioathetoid movements

Signs
Common: absent stretch reflexes, loss of position and vibration senses, positive Romberg sign, ataxia, hypotonia, mild muscle weakness and atrophy, dysdiadochokinesia, nystagmus, strabismus, mild mental retardation, pes cavus and equinovarus deformities, kyphoscoliosis, and hyperlordosis
Unusual: athetosis, dysarthria, pain and temperature hypesthesia, ptosis, extensor plantar reflexes, fibrillations, and fasciculations; cardiac arrythmias, murmurs, congestive heart failure

Laboratory
Cerebral spinal fluid: normal
Electroencephalogram: usually normal; occasionally mild, nonspecific changes
Electromyography and nerve conduction: usually normal
Electrocardiogram: usually normal; occasionally T-wave flattening, premature ventricular beats

Pathology
Muscle: normal or mild atrophic
Heart: normal valves, myocardium, epicardium, and coronary arteries (SOBREVILLA et al., 1964); extensive interstitial fibrosis, lipochrome pigmentation and thick fibrous pericardium and epicardium (DISCHE and PORRO, 1966)
Peripheral nerves: normal; or patchy demyelinization with increased endoneuronal connective tissue
Central Nervous System: demyelinization of anterior and posterior columns, dorsal and ventral spinocerebellar tracts with increased glial fibrosis; cerebellum normal or slightly acellular (SOBREVILLA et al., 1964; DISCHE and PORRO, 1966)

tendon reflexes into the second decade has been described in only two instances (BASSEN and KORNZWEIG, 1950; SPERLING et al., 1971). The loss of stretch reflexes has been attributed to the posterior column degeneration and interruption of spinocerebellar pathways. However, the unusual severity and lack of sparing of the upper extremities warrants investigation of other possible causes, particularly selective loss of cell bodies in the spinal ganglia.

Disturbances of proprioceptive pathways to the brain also occur early. As in the case of the stretch reflexes, the degree of impairment is much greater than that characterizing the other forms of spinocerebellar degeneration. Position and vibratory sensation are lost and a positive Romberg sign typical of sensory ataxia can be elicited in most subjects. Pathologically, these findings are correlated with extensive demyelinization of the fasciculi gracilis and cuneatus in the posterior spinal columns (SOBREVILLA *et al.*, 1964; DISCHE and PORRO, 1966).

b) The Cerebellum: The spinocerebellar axis is undoubtedly interrupted in abetalipoproteinemia. Since the anterior and posterior spinocerebellar pathways are known to be involved in the demyelination process, the degree of primary cerebellar disease is difficult to appraise. Dysdiadochokinesia, dysmetria, scanning of speech, hypotonia, asthenia, and intention tremor have all been described. At postmortem examination, the cerebellum was normal in one case (DISCHE and PORRO, 1966) while showing some loss of molekular and Purkinje cell nuclei in another (SOBREVILLA *et al.*, 1964). It seems likely that in most instances the cerebellar signs are primarily of spinal and brain stem origin.

c) Pyramidal Tracts: Some involvement of the corticospinal (pyramidal) tracts has been suggested by the presence of extensor plantar responses in several patients (BASSEN and KORNZWEIG, 1950; SCHWARTZ *et al.*, 1963; SOBREVILLA *et al.*, 1964; HOOGHWINKEL and BRUYN, 1966). However, abdominal reflexes, when tested, have been present in all cases, even when a positive Babinski sign was elicited. Spasticity has also not been associated with abetalipoproteinemia and significant pyramidal tract disease, therefore, seems atypical of this disorder. Similarly, symptoms and signs of loss of lower motor neurons are unusual. SCHWARTZ *et al.* (1963) described fibrillations and fasciculation on electromyography in a patient with mild atrophy on muscle biopsy. Mild loss of anterior horn nuclei has also been noted (SOBREVILLA *et al.*, 1964). Nevertheless, electromyography has usually been normal (SCHWARTZ *et al.*, 1963; WAYS *et al.*, 1967), and the weakness and atrophy frequently exhibited are likely secondary to muscle disease or spinocerebellar degeneration.

d) Other Neurologic Pathways: Signs of non-specific or mixed peripheral neuropathy in abetalipoproteinemia have been rare. Mild hypesthesia to pain, temperature, and light touch have sometimes been noted, usually in a stocking-glove distribution (KORNZWEIG and BASSEN, 1957; LAMY *et al.*, 1960; SCHWARTZ *et al.*, 1963). This correlates with the paucity of published evidence of actual peripheral axon degeneration and the patchy or segmental nature of peripheral nerve demyelinization.

Well-defined cerebral cortical disease, additionally, is not a feature of Abetalipo-Proteinemit. Electroencephalography has been abnormal in only a minority of cases, and the irregularities described have been mild and nonspecific (MIER *et al.*, 1963; BACH *et al.*, 1967; BOHLMANN *et al.*, 1972). Mental retardation as measured by formal intelligence-testing and performance in school has been apparent in almost a third of reported cases and in all but two instances (MIER *et al.*, 1963; SPERLING *et al.*, 1971) the patient have been the issue of consanguineous relationships (SINGER *et al.*, 1952; LAMY *et al.*, 1960; FORSYTH *et al.*, 1965; KHACHADURIAN *et al.*, 1971; BOHLMANN *et al.*, 1972).

e) Musculoskeletal Involvement: The particular skeletal abnormalities described in this syndrome are similar to those of the other heredofamilial spinocerebellar degenerations and include pes cavus and equinovarus, kyphoscoliosis, and hyperlordosis (Fig. 4). These probably result from muscle imbalance during skeletal maturation and do not reflect primary bone disease.

Cardiac disturbance occurs in abetalipoproteinemia but the prevalence is difficult to judge from the published literature. Electrocardiographic findings have been reported in only eleven patients and just three have demonstrated T-wave changes or premature ventricular beats (DRUEZ, 1959; SOBREVILLA *et al.*, 1964; DISCHE and PORRO, 1966). Cardiac enlargement and murmurs have been noted in four subjects (BASSEN and KORNZWEIG, 1950; SCHWARTZ *et al.*, 1963; BECROFT *et al.*, 1965; DISCHE and PORRO, 1966). The necroscopy findings in the hearts of the only subjects so examined are included in

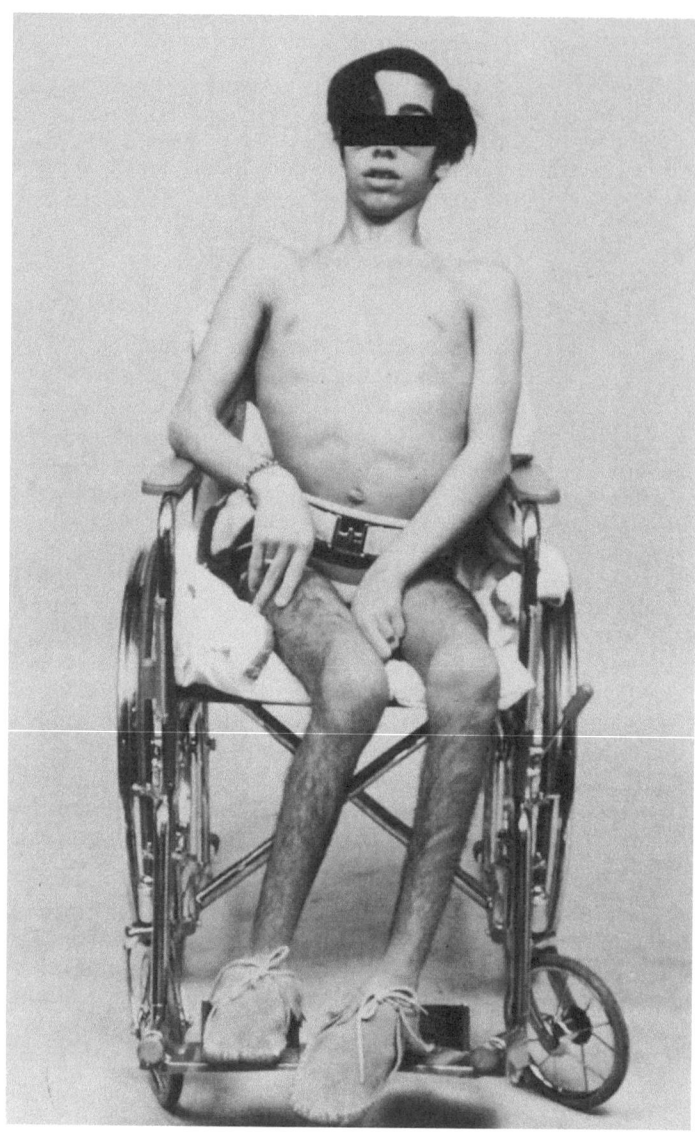

Fig. 4. Abetalipoproteinemia: seventeen year-old boy with severe kyphoscoliosis, lordosis and muscle weakness

Table 3. The changes noted in one case are reminiscent of those typifying Friedreich's ataxia, but the high incidence of early and severe cardiac involvement in the latter syndrome (BOYER et al., 1962) renders the parallelism somewhat uncertain.

f) Pathogenesis: The etiology of the neuromuscular abnormalities in abetalipoproteinemia is most obscure. The "nutritionist school" has focused on the abnormal amount of ceroid pigment in the cerebellum and other tissues in this disorder (DISCHE and PORRO, 1966). It is speculated that abnormal lipid peroxidation of the highly unsaturated phosphatides of myelin, secondary to prolonged vitamin E deficiency, underlies the neuronal degeneration. It should be noted, however, that other malabsorption syndromes (e.g., cystic fibrosis) are also associated with low vitamin E levels and extensive ceroid pigmentation without accompanying neuromuscular disease. Nevertheless, the degree of vitamin E deficiency in abetalipoproteinemia may be unique in its severity. The prescription of pharmacologic doses of this vitamin can induce detectable plasma levels and should eventually permit testing of the peroxidation theory.

Nothing is known of the role, if any, of the plasma lipoproteins in maintaining the structural integrity of the central nervous system. It seems highly likely that lipoproteins exchange free cholesterol, lecithin, and sphingomyelin with neuronal tissue as they do with other plasma membranes. Quantitative disturbances of this exchange process are probably responsible for the acanthocytic transformation of red blood cells in abetalipoproteinemia and conceivably are related to the demyelinization process described above. The testing of this hypothesis in patients seems currently impractical because of the slow progression of the disease and the necessity for years of repeated LDL infusions. The possibility of in vitro studies of myelin metabolism would appear more promising.

Table 4. Abetalipoproteinemia: ocular manifestations

Symptoms
Night blindness, myopia, decreased visual acuity

Signs
Common: strabismus, nystagmus, pigmentary retinal degeneration
Occasional: ptosis, pupillary inequality, lenticular opacities, macular hemorrhage

Laboratory
Visual field perimetry may reveal scotoma; electroretinogram abnormal or extinguished; rarely color blindness

Pathology
Gross: waxy yellow optic disk, vessel attenuation, extensive "bone corpuscle" pigmentation, areas of depigmentation
Microscopic: loss of rods, cones, and outer granular layer; pronounced vessel hyalinization; regions of defective pigment epithelium interspersed with heavy pigment deposition in inner retinal layers; unusual finding of reduced diameter of optic nerve containing peculiar round birefringent bodies; no demyelinization (VON SALLMANN et al., 1969)

3. Ocular Manifestations

As the neuromuscular abnormalities in abetalipoproteinemia appear to be a forme fruste of Friedreich's ataxia, so the ophthalmic findings bear a striking resemblance to other heredofamilial retinal pigmentary degenerations. Retinitis pigmentosa, in fact, occurs on rare occasions in Friedreich's ataxia, but it is ultimately always a finding with increasing age in abetalipoproteinemia.

a) Retinal Disease: The age of onset of the signs and symptoms of ocular abnormalities (Table 4) in this disorder is highly variable. Night blindness, secondary to rod degeneration, has been a complaint, particularly in younger children with rapidly progressing retinal disease (BASSEN and KORNZWEIG, 1950; SPERLING et al., 1971). Dark adaptometry likely would show delayed responses and elevated thresholds in the majority of patients. Loss of visual acuity has been documented as early as 7-9 years (FORSYTH et al., 1965; SCHWARTZ et al., 1963), and has been delayed as late as 30 years (SOBREVILLA et al., 1964). This reflects, in part, the degree of "macular sparing" and undoubtedly individual differences in the rate of progression of retinal degeneration. It is perhaps noteworthy that those patients with evidence of the severest macular degeneration and blindness have also had severe neuromuscular dysfunction (BASSEN and KORNZWEIG, 1950; JAMPEL and FALLS, 1958; DRUEZ, 1959; SCHWARTZ et al., 1963).

Fundoscopic evidence of retinal pigmentary changes were noted in a child of $2^1/_2$ years (BELANGER et al., 1971) while the absence of detectable abnormalities has been described in others as late as 12-13 years (SINGER et al., 1952; WAYS et al., 1963). Most patients develop recognizable pigment abnormalities sometime in their second decade, but without the extensive loss of vision seen in patients with "typical" retinitis pigmentosa. Wide variations in the extent of hyperpigmentation and depigmentation, "bone spicules", and vascular attenuation are evident in the published descriptions. At least one patient never developed typical findings of retinitis pigmentosa before her death at 36 years, although she had the onset at 30 years of recurrent macular hemorrhages and blurred vision attributed to "juvenile macular degeneration" (SOBREVILLA et al., 1964). In other cases, the retinal lesions were described as retinitis punctata albescens

(Druez, 1959; Mier et al., 1960) and in one instance typical pigmentary clumping later developed (Mier et al., 1960). This broad spectrum of ophthalmoscopic findings is also evident in "typical" retinitis pigmentosa, and indeed subjects with retinitis punctata albescens are seen in families with the classical fundus picture of retinitis pigmentosa.

b) Nystagmus, Ophthalmoplegia, and Color Vision: Nystagmus in abetalipoproteinemia conceivably could be secondary to lesions in the upper cervical spinal cord or cerebellum. However, a review of cases in which it has been a prominent finding suggests that it is of ocular origin, with impaired fixation from loss of central vision and macular degeneration. This contention is supported by an obvious association between pronounced loss of visual acuity and the description of more florid oscillating, vertical, horizontal, and dissociated nystagmus (Bassen and Kornzweig, 1950; Jampel and Falls, 1958; Lamy et al., 1960).

The cause of the frequently noted ophthalmoplegia (Kornzweig and Bassen, 1957; Friedman et al., 1960; Mier et al., 1960; Ways et al., 1963; Sperling et al., 1971; Khachadurian et al., 1971) is not known. It is hard to exclude a myopathic component without knowledge of the microscopic pathology, but a neurologic basis for the incoordinate action of the extrinsic ocular muscle currently seems more plausible. Similarly, the ptosis occasionally observed (Schwartz et al., 1963; Ways et al., 1963) is presumed to be neurogenic. A single patient with mild pupillary inequality has been described (Sobrevilla et al., 1964); the finding was stationary over several years of observation, and pupil reactivity to light was preserved bilaterally. Lenticular opacities, presumably posterior polar cataracts, were noted during life in one patient (Friedman et al., 1960). The infrequency of cataracts in abetalipoproteinemia contrasts with their prevalence in typical retinitis pigmentosa (Walsch et al., 1971). In the latter disorder a nutritional deficiency in the lens related to vessel attenuation is presumed causative.

Recently, a subject with yellow-blue color blindness in association with abetalipoproteinemia and retinitis pigmentosa was described (Khachadurian et al., 1971). It is not likely that this very rare form of tritanopia is characteristic of abetalipoproteinemia. It is surprising, however, that there has been little mention of even mild color vision impairment in view of the extensive cone degeneration. Visual field examinations, using formal perimetry testing, have often revealed complete or partial ring and sometimes central scotoma (Bassen and Kornzweig, 1950; Kornzweig and Bassen, 1957; Druez, 1959; Khachadurian et al., 1971). The electroretinogram in many cases has demonstrated scotopic impairment and frequently has been completely extinguished (e.g., Bassen and Kornzweig, 1950; Lamy et al., 1960; Bach et al., 1967; Bohlmann et al., 1972).

c) Pathogenesis: As is true for the neuromuscular syndrome, there are no data bearing directly on the molecular defect responsible for the retinal pigmentary degeneration. Just as the spinal posterior columns and spinocerebellar tracts appear peculiarly susceptible to genetic or metabolic insult, so the neuroepithelium of the retina appears unusually vulnerable to a variety of heredofamilial and metabolic defects (Levy, 1972). In contrast to the central nervous system, however, the ocular defects do not appear to involve neuronal demyelinization (von Sallmann et al., 1969). The retinitis pigmentosa is somewhat atypical in its indiscriminate destruction of cones in addition to rods, but in the majority of cases it is clinically indistinguishable from the more common forms of pigmentary degeneration of the retina.

It is not possible, clinically or pathologically, to dissociate degeneration of the pigment epithelium and the photoreceptors. They behave anatomically and physiologically as integrated units (Spitznas and Hogan, 1970). That the primary degeneration may take place in the lipid-rich bacillary layer of the rods and cones subjacent to the pigment epithelium is suggested by the observation that the electroretinogram is often extinguished before there is fundoscopic evidence of pigment migration.

Since vitamin A_1 aldehyde (retinene$_1$) is conjugated to specific proteins in both rods and cones (forming rhodopsin and iodopsin, respectively), much attention has been directed at the deficiency of this vitamin in abetalipoproteinemia. While the alcohol form of the vitamin (retinol) circulates in plasma bound to a specific transport protein (KANAI et al., 1968), the intestinal absorption of retinyl ester and carotenoid precursors is ultimately linked to normal fat absorption. The "vitamin" in foodstuffs in the unsupplemented diet is usually in the esterified form and becomes hydrolyzed to retinol in the intestinal lumen before absorption (GLOVER and WALKER, 1964). It is preferentially re-esterified, with palmitic acid; however, in transit through the mucosal cell it is secreted into the intestinal lymph in the chylomicron complex (HUANG and GOODMAN, 1965). If access to the circulation is gained, vitamin A ester and β-carotene eventually are transported exclusively by the serum lipoproteins with approximately 75% in the LDL fraction and the remainder in HDL (KRINSKY et al., 1958). The conversion of carotenes and retinyl esters to the physiologically active retinol takes place in the liver.

Vitamin A absorption curves in abetalipoproteinemia are characteristically flat (WAYS et al., 1963; FARQUHAR and WAYS, 1966; BACH et al., 1967) and low plasma levels are typical in untreated patients (SCHWARTZ et al., 1963; BELANGER et al., 1971; SPERLING et al., 1971; WALLIS et al., 1971). When large supplements are given, levels rise to the normal range. The mechanism of this increase is unclear, but may involve transport in the HDL secreted by the intestine. It is also conceivable that some unesterified vitamin may gain access to the circulation through direct uptake by the retinol binding protein.

Two patients in their twenties were treated with massive doses of vitamin A and partial or complete reversals of abnormalities of dark adaptation and the electroretinogram were induced (GOURAS et al., 1971). Less dramatic improvement was noted in two younger subjects receiving similar treatment (SPERLING et al., 1972), but the findings indicate that some of the ocular symptoms and signs in this condition may be related to vitamin A deficiency.

Several other lines of evidence, however, suggest this is not the basic defect. Efforts have been made to relate vitamin A deficiency to the classical form of retinitis pigmentosa (SHEARER, 1964; CAMPBELL et al., 1964), but, in the main, these have been unconvincing. The ocular effects of natural vitamin A deficiency in man (RODGER, 1964) and that induced by nutritional deficiency in animals (DOWLING, 1964; SCOTT et al., 1964) are not characterized by retinal pigmentary degeneration; and patients with abetalipoproteinemia do not exhibit typical manifestations of vitamin A deficiency. Finally, pharmacologic doses of water-miscible vitamin A administered for 3 years raised serum levels to normal in a child with abetalipoproteinemia, but failed to prevent the development of retinal degeneration (WOLFF et al., 1964).

There is no direct or indirect evidence associating altered lipid and lipoprotein metabolism with retinitis pigmentosa, but the possibility is tempting and difficult to exclude. Total plasma lipid levels as low, or lower than those in abetalipoproteinemia, have been recorded in patients with Tangier disease (familial high density lipoprotein deficiency) where no retinal lesions are found. Nevertheless, the absence of the B-apolipoprotein and the altered plasma phospholipid distribution are unique to abetalipoproteinemia. In summary, we are left with the hypothetical proposition that alterations in intracellular lipoprotein synthesis or in quantitative lipid exchange with the extracellular fluid effects the destruction of the lipid-rich retinal photoreceptors.

4. Hematologic Manifestations

a) Significance of the Acanthocyte: Malformation of the erythrocyte in abetalipoproteinemia led to the initial differentiation of this syndrome from other forms of retinitis pigmentosa (BASSEN and KORNZWEIG, 1950) and for 10 years was considered the diagnostic countermark (SINGER et al., 1952; KORNZWEIG and BASSEN, 1957; JAMPEL and FALLS, 1958; DRUEZ, 1959). The unusual morphology of the acanthocyte is no longer regarded as unique to abetalipoproteinemia, but it has appropriately received considerable attention as a signal reflection of the effects of the plasma lipoprotein abnormality on plasma membrane structure and function.

The proportion of red cells in the peripheral blood demonstrating acanthocytic transformation is somewhat inconstant but probably exceeds 50–70%. Many of the recorded

Table 5. Abetalipoproteinemia: hematologic manifestations

Symptoms
Usually none; occasionally abnormal bleeding

Signs
Only those of anemia

Laboratory
Hemoglobin and hematocrit: often profoundly reduced in children; mildly low or normal in adults
Blood smear: normal white cell number and distribution; 40–80% acanthocytes; mild to moderate reticulocytosis
Erythrocyte sedimentation rate: 0–2 mm/h
Erythrocyte fragility: increased autohemolysis; increased mechanical and lysolecithin fragility; variable response to osmotic lysis
Other: often hyperbilirubinemia (unconjugated), prolonged prothrombin time; negative Coomb's tests; probably normal folate, vitamin B_{12}, and iron absorption; normal hemoglobin electrophoresis and red cell enzymes; abnormal red cell membrane lipids (Table 6)

Bone Marrow
Occasionally normal; usually hyperplasia of erythroid precursors

hematologic laboratory abnormalities in this syndrome (Table 5) are secondary to the acanthocytosis. The thorny projections of typical cells (Fig. 5) prevent normal rouleaux formation and the erythrocyte sedimentation rate is very low. The life span of the red corpuscle, determined by the isotopic Cr^{51} method, is usually shortened (DRUEZ, 1959; MIER et al., 1960; WAYS et al., 1963), but may be normal (SCHWARTZ et al., 1963). Laboratory parameters reflecting increased red cell turnover include low or absent haptoglobins (SIMON and WAYS, 1964), hyperbilirubinemia (DRUEZ, 1959; MIER et al., 1960; HOOGHWINKEL and BRUYN, 1966), reticulocytosis (e.g., SCHWARTZ et al., 1963; WAYS et al., 1963; WAYS et al., 1967), and bone marrow erythroid hyperplasia (DRUEZ, 1959; SOBREVILLA et al., 1964; HOOGHWINKEL and BRUYN, 1966; FARQUHAR and WAYS, 1966).

b) Origin of the Acanthocyte: Acanthocytes are not found in the bone marrow in abetalipoproteinemia and the membrane distortion is presumed to be acquired after release into the peripheral circulation. PHILLIPS (1962) and SIMON and WAYS (1964) have presented morphologic evidence that younger red cells separated by centrifugation (top layer) were less spiculated while the older cells (bottom layer) were severely distorted. Similar studies in another case (SCHWARTZ et al., 1963) did not demonstrate this segregation. The total red cell lipid and phospholipid in acanthocytes is normal, but the distribution of the phospholipids is distinctly abnormal (Table 6) and appears unique to this disorder. Specifically, the usual ratio of phosphatidylcholine to sphingomyelin (1.3) is reversed in the acanthocyte (0.6). As discussed in the following section dealing with the plasma lipids and lipoproteins, the red cell phospholipid distribution qualitatively mirrors that in the plasma. While this might be viewed as presumptive evidence that the red cell membrane defect is acquired, this certainly cannot

Table 6. Red blood cell lipids in abetalipoproteinemia (% total phospholipids)[a]

Reference	1	1	1	2	2	2	3	3	3	3	4	4	Mean	Normal[c]
Phosphatidylcholine (PC)	20	18	22	22	27	20	22	24	21	25	23	22	22	33
Phosphatidylserine (PS)	18	21	17	12	12	12	14	15	17	12	16	47	15	14
Phosphatidylethanolamine (PE)	22	28	26	32	30	35	30	29	30	31	25		29	28
Sphingomyelin (Sph)	40	34	35	34	30	34	34	32	32	32	35	31	34	25
PC/Sph	0.5	0.5	0.6	0.6	0.9	0.6	0.7	0.7	0.7	0.8	0.7	0.7	0.6	1.3
Cholesterol/Phospholipid (P)[b]	12.7	9.0	11.1	11.6	11.7	11.4	12.9	12.9	11.5	12.0	11.1	10.6	11.5	10.1

[a] Percentages calculated ignoring 4–5% contribution from minor phospholipids
[b] Phospholipid (P) indicates lipid phosphorous
[c] Calculated from values of 38 normal subjects in references (2–5)
References: 1. WAYS et al. (1963), 2. COOPER and GULBRANDSEN (1971), 3. SHACKLADY et al. (1968), 4. SIMON and WAYS (1964), 5. WAYS and HANAHAN (1964)

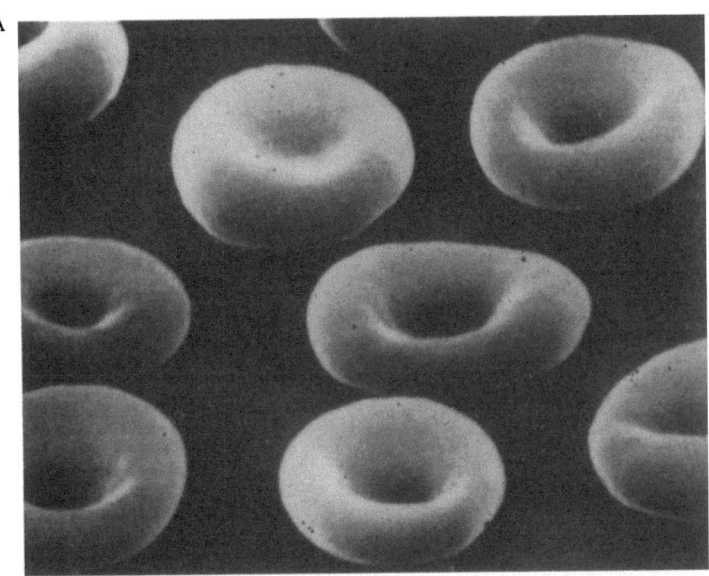
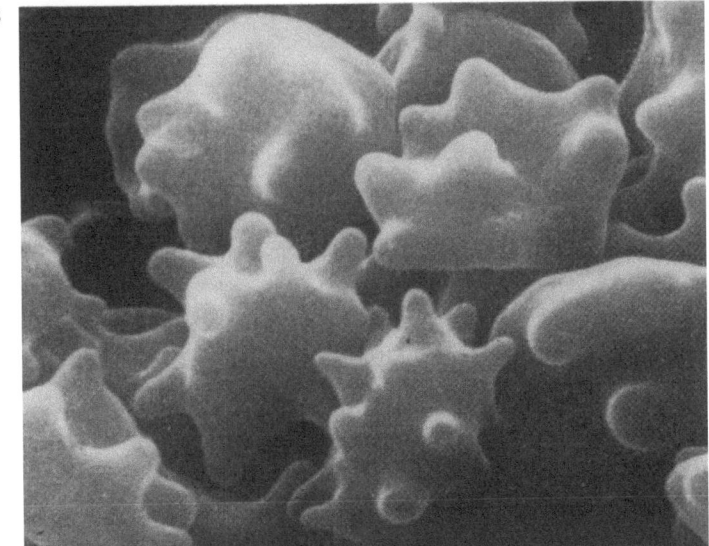

Fig. 5. Red blood cells, fixed in glutaraldehyde, viewed with scanning electron microscope. *A*: Normal erythrocytes; *B*: Acanthocytes from patient with abetalipoproteinemia. [By permission of the author and Grune & Stratton, Inc.; KAYDEN and BESSIS (1970)]

be considered proven. Even the youngest cells separated by WAYS and SIMON (1964) had an altered lecithin:sphingomyelin ratio and the possibility that this is true in even the newly synthesized red cell has not been excluded. Nevertheless, it is probably of note that the only patient recorded with minimal alteration of the plasma lecithin:sphingomyelin ratio also had a normal red cell phospholipid distribution (SCHWARTZ et al., 1963; PHILLIPS, 1962).

The slight but probably significant relative increase in acanthocyte cholesterol content (Table 6) has prompted comparisons with the morphologically indistinguishable spur cells found in subjects with hepatic failure. In the latter condition, the red cell membrane is loaded with free cholesterol, presumably derived from the abnormal lipoprotein of obstructive liver disease (LP-X). The red cell free cholesterol/phospholipid ratio correlates linearly with the same ratio in the plasma low density lipoproteins (r = 0.95) and the hematocrit is inversely proportional to the red cell membrane molar ratio of free cholesterol/phospholipid (r = −0.66). COOPER et al. (1974) have presented impressive data supporting the concept that cholesterol loading of the membrane increases the surface area and induces a scalloped contour. Remodeling of the membrane in the spleen, however, with loss of surface area and generation of spicules, is ultimately necessary to produce spurring.

MCBRIDE and JACOB (1970) have attempted to buttress the analogy between spur cells and acanthocytes in studies of the kinetics of cholesterol exchange between red cells and plasma. They showed that the abetalipoproteinemic plasma was "uniformly inefficient in accepting cholesterol from red cells" unless normal low density lipoproteins were added and reported similar findings with β-lipoprotein-deficient plasma from orotic acid-treated rats. The analogy, however, is far from perfect. The degree of cholesterol enrichment of the acanthocyte membrane reported by MCBRIDE and JACOB (1970) was greater than that usually found (Table 6) and was significantly less than that typical of spur cells (MCBRIDE and JACOB, 1970; COOPER et al., 1974). The cholesterol content of erythrocytes in familial lecithin:cholesterol acyl transferase deficiency is about double the normal concentration, but the lecithin content is similarly increased and target cells, rather than spur cells, are found (NORUM et al., 1972). The mechanism of the membrane cholesterol loading is undoubtedly quite dissimilar in the two conditions and hypersplenism and splenic remodeling of the membrane is probably a sine qua non in spur cell formation. The role of the spleen in producing acanthocytes in abetalipoproteinemia is unknown and splenic enlargement has not been reported in this condition. Finally, the phospholipid abnormalities characterizing acanthocytes are not found in spur cells.

With the exception of spur cells, the distinction of acanthocytes from other poikilocytes pathologically or artifactually produced is not often difficult, even when simple morphologic criteria are employed. As discussed in detail by BECROFT et al. (1965) red cells with which acanthocytes may be confused include "burr cells," "pyknocytes," and "microspherocytes." Artifacts induced in dried smears can be circumvented by observation of fresh preparations of erythrocytes in dilute suspensions of autologous plasma and by avoiding the membrane alterations induced by incompatible plasma and saline washing.

The in vitro conversion of acanthocytes to morphologically normal red cells has been achieved by a variety of techniques, but the interpretation of their significance is unclear. Partial or complete conversion to normal shape has been reported in 5% albumin solutions, reduction of the pH to 5.8 in isotonic buffer, and with small amounts of cationic detergents (FARQUHAR and WAYS, 1966). SWITZER and EDER (1962) described the conversion of acanthocytes to the normal biconcave disk by incubation with the nonionic detergent, Tween 80 (R). In studies with nonionic detergents, it was found that esters or ethers of oleic acid would effect this conversion while stearate derivatives were ineffective. This observation may be related to the fact that unsaturated fatty acids have larger cross-sectional areas than their saturated counterparts, pack less efficiently, and may expand membrane area (SHOHET, 1972). Noteworthy in this context is the profound linoleate deficiency typical of both total acanthocyte lipids and lecithin. Linoleic acid normally accounts for 10–14% of the esterified fatty acids in the red cell membrane (WAYS et al., 1963; SHACKLADY et al., 1968) while levels of 2–3% are found in the acanthocyte (WAYS et al., 1963; HOOGHWINKEL and BRUYN, 1966; SHACKLADY et al., 1968). This difference is magnified when the linoleic acid esterified to red cell lecithin in the acanthocyte (4–5%) is contrasted with the 18–25% normally present in erythrocyte lecithin (WAYS et al., 1963). However, WAYS and RUBIN (1966) were able to increase the acanthocyte linoleate esters from 0.8% on a fat-free formula diet to 4.2% with corn oil supplements, but described no change in erythrocyte morphology. Moreover, reduction of red cell linoleate content in the essential fatty acid-deficient rat to levels comparable to those in the acanthocyte does not induce membrane deformation (WATSON, 1963).

It, therefore, is not presently possible to define the mechanism of acanthocytic transformation. Acanthocytes have been found in abetalipoproteinemia in the absence of alteration of red cell phospholipid distribution (SCHWARTZ et al., 1963; PHILLIPS, 1962), and neither essential fatty acid deficiency nor cholesterol loading is sufficient alone to account for the morphologic change. Since short-term incubation with normal (SINGER et al., 1959) or hyperbetalipoproteinemic plasma (KHACHADURIAN et al., 1973) fails to correct the acanthocytic transformation, it would appear that the acanthocyte membrane is structurally remodeled in the peripheral circulation.

c) *Functional Abnormalities of the Acanthocyte:* When normal red cells are incubated for 24–48 h in sterile defibrinated blood, the degree of hemolysis does not exceed 3–4%. Such autohemolysis, when measured in abetalipoproteinemia, has been uniformly increased to values exceeding 20–40% (SIMON and WAYS, 1964; WAYS et al., 1967; BACH et al., 1967; LEES, 1967). Partial correction of the autohemolysis has been achieved by adding glucose which probably augments intracellular preservation of adenosine triphosphate, and normal serum alone completely corrects the abnormality (SIMON and WAYS, 1964; WAYS et al., 1964). WAYS and SIMON (1964) have shown that the protective factor(s) in serum are contained in the low and high density lipoproteins. The interpretation of this finding is somewhat difficult because normal plasma does not alter the membrane lipid content of acanthocytes. Later studies of the role of vitamin E in the autohemolysis of acanthocytes may be relevant to the above. A positive hydrogen peroxide hemolysis test is one of the earliest manifestations of vitamin E deficiency (GYÖRGY et al., 1952) and is typically found in patients with tocopherol deficiency secondary to malabsorption (BINDER et al., 1965). The lowest serum levels of vitamin E recorded in man have been found in abetalipoproteinemia (KAYDEN and SILBER, 1965; MULLER et al., 1970). KAYDEN and SILBER (1965) reduced autohemolysis from 90% to 10% by the addition of small quantities of tocopherol phosphate in vitro and produced comparable correction by the intramuscular administration of the vitamin to patients. The relationship of the abnormal autohemolysis to peroxidative hemolysis was strengthened by the observation that abnormal hemolysis of the acanthocytes on exposure to hydrogen peroxide was also prevented by treatment of the patients with α-tocopherol or the addition of the vitamin to the incubation medium (DODGE et al., 1967). In one patient vitamin E therapy produced a 3–4% increase in the hematocrit (WAYS et al., 1967).

Increased mechanical fragility of the acanthocyte (measured by shaking in a flask containing glass beads) has been described (SINGER et al., 1952; DRUEZ, 1959); it is a nonspecific finding common to senescent, sickled, spherocytic, and agglutinated corpuscles (WINTROBE, 1961). Osmotic fragility has been variously described as normal (KORNZWEIG and BASSEN, 1957; DRUEZ, 1959; SIMON and WAYS, 1964), decreased (BASSEN and KORNZWEIG, 1950; SINGER et al., 1952; MIER et al., 1960) and increased (SOBREVILLA et al., 1964; BACH et al., 1967; DISCHE and PORRO, 1970). The inconsistency of these findings is of interest because the susceptibility of the red cell to lysis in hypotonic saline can be viewed as a function of the redundancy of the cell membrane relative to its enclosed volume. Resistance to osmotic lysis is characteristic of thalassemia, sickle cell anemia, and disorders where thin "targeted" red cells are found. Acanthocyte osmotic fragility probably varies because of several factors, particularly with the relative abundance of older pyknotic cells which have reduced membrane surface area. The fact that uniform resistance to osmotic lysis has not been found contrasts with the behavior of the membrane-replete target cell and suggests that the spicules of the acanthocyte do not represent excess cell membrane.

With the exception of sickle trait in the patient originally described by MABRY et al. (1960) no abnormalities on hemoglobin electrophoresis have been described in acanthocytes (SINGER et al., 1952; DRUEZ, 1959; BACH et al., 1967). Cation transport does not appear altered (KHACHADURIAN et al., 1973), tests for red cell autoantibodies have been negative (SCHWARTZ et al., 1963; DISCHE and PORRO, 1970), and the capacity to maintain normal levels of glutathione and adenosine triphosphate has been demonstrated (SIMON and WAYS, 1964).

d) Anemia and Abnormal Hemostasis: Severe anemia with hemoglobin levels as low as 4–8 g/dl is not uncommon in young children with abetalipoproteinemia (SINGER et al., 1952; MIER et al., 1960; LEYLAND et al., 1969; DISCHE and PORRO, 1970) and in several instances has required transfusion. Most adults have not had significant anemia and that described in children is likely secondary to broad nutritional deficiencies attending gastrointestinal dysfunction. Correction of the anemia with parenteral iron or folate therapy is usually possible (BECROFT et al., 1965; FORSYTH et al., 1965; WAYS et al., 1967). Vitamin B_{12} absorption and plasma concentrations are normal (MIER et al., 1960; HOOGHWINKEL and BRUYN, 1966) and serum iron levels are maintained without specific supplements (WAYS et al., 1963; BELANGER et al., 1971). Prolongation of the prothrombin time secondary to vitamin K malabsorption is not an infrequent occurrence (SOBREVILLA et al., 1964; WAYS et al., 1967; LEES, 1967; DISCHE and PORRO, 1970), but abnormal bleeding has been surprisingly rare (BACH et al., 1967).

IV. Plasma Lipids and Lipoproteins

1. The Plasma Lipids

Table 7. Abetalipoproteinemia: plasma lipids, lipoproteins, apolipoproteins, and lipolytic enzymes

Plasma lipids:	Mean	Range mg/dl	Normal
Cholesterol[a]	42	18–96	~100–250
Triglyceride[b]	<10	0–36	~40–200
Phospholipid[c]	64	24–105	~150–250

Plasma unesterified fatty acids:
Occasionally normal; usually slightly diminished

Lipoproteins:

Chylomicrons ($S_f^0 > 400$)	absent
Very low density lipoproteins (S_f^0 20–400)	absent
Low density lipoproteins (S_f^0 0–20)	trace
High density lipoproteins-2 ($F_{1.2}$ 3.5–9)	normal
High density lipoproteins-3 ($F_{1.2}$ 0–3.5)	decreased

Apolipoproteins:

apoB: absent

apoA-I and apoA-II: present in usual proportions in HDL

apoC-I: present; relative concentration in HDL uncertain

apoC-II: present; relative concentration in HDL slightly increased

apoC-III-1: absent or present in only trace quantities

apoC-III-2: present in relatively normal concentrations in HDL

Enzymes:

Postheparin lipolytic activity: low
Lecithin:cholesterol acyltransferase: low

[a] Calculated from 53 values from 37 cases
[b] Calculated from 32 values from 27 cases
[c] Calculated from 33 values from 29 cases

Concentrations of all of the major plasma lipids are reduced to less than 50% of normal in abetalipoproteinemia (Table 7). Triglyceride concentrations, particularly, are usually below levels where they can be confidently measured by conventional laboratory procedures. This reflects the total absence of chylomicrons and very low density lipoproteins.

The range of plasma phospholipid concentrations reported is very wide and this is secondary not only to the diversity of analytical techniques employed but also to relatively wide variations among patients. It can be calculated from studies where several subjects were evaluated by identical techniques (JONES and WAYS, 1967; SHACKLADY et al., 1968) that total plasma phospholipids are reduced by approximately 75%. This reduction, moreover, is selective; phosphatidylcholine levels are only 15–20% of controls while sphingomyelin concentrations approach 50% of normal. This accounts for the widely recognized alteration of the plasma phosphatidylcholine:sphingomyelin ratio in this disorder (5:4 versus 3:1 in the normal) (Table 8).

About 70% of the plasma cholesterol in normal subjects is carried in the low density lipoproteins and the absence of these lipoproteins results in striking hypocholesterolemia. Virtually all of the plasma cholesterol in abetalipoproteinemia is associated with the high density lipoproteins, but their concentrations appear highly variable and occasional patients have been reported whose total plasma cholesterol is within the

Table 8. Abetalipoproteinemia: plasma and HDL phospholipid distribution

Plasma phospholipids (% total)[a]

	A-1	A-2	A-3	B-1	B-2	B-3	Mean	Normal
Phosphatidylcholine	61	44	54	51	49	45	51	65
Sphingomyelin	31	48	32	37	40	35	37	20
Phosphatidylethanolamine	3	1	6	5	4	7	4	5
Lysolecithin	5	7	8	7	8	13	8	9
Phosphatidylcholine/ Sphingomyelin	2.0	0.9	1.7	1.4	1.2	1.3	1.4	3.3

HDL phospholipids (% total)

	C-1	C-2	C-3	C-4	C-5	D-1	Mean	Normal (C)
Phosphatidylcholine	56	55	60	63	59	56	58	87
Sphingomyelin	44	45	40	37	41	44	42	13
Phosphatidylcholine/ Sphingomyelin	1.3	1.2	1.5	1.7	1.4	1.3	1.4	6.7

[a] Calculated assuming listed phospholipids comprised 100% of total
(A) From JONES and WAYS, 1967
(B) From SHACKLADY et al., 1968
(C) Calculated from SCANU et al., 1974
(D) Calculated from KOSTNER et al., 1974

accepted normal range (SCHWARTZ et al., 1963; LEVY et al., 1966; ZAIDMAN et al., 1971). The average plasma cholesterol level, however, is below 50 mg/dl and concentrations lower than 25 mg/dl have frequently been recorded (BECROFT et al., 1965; DISCHE and PORRO, 1970; SHACKLADY et al., 1968; BELANGER et al., 1971).

Plasma free fatty acid levels are slightly diminished or at the lower limits of normal (EDER, 1962; MIER et al., 1960; ISSELBACHER et al., 1964; LEVY et al., 1966; BACH et al., 1967; BELANGER et al., 1971). Unesterified fatty acids undoubtedly represent the bulk of "fat" transported in this disorder and the efficiency of this transport system accounts for the relatively mild hepatic steatosis in abetalipoproteinemia, and the absence of lipoatrophy and intolerance to starvation. The qualitative distribution of the free fatty acids is noteworthy in the relatively large amount of palmitoleic acid and reduced linoleic acid (Table 9) mirroring the fatty acid composition of adipose tissue in this disorder. The increased palmitoleic concentration is thought indicative of lipogenesis and the reduced linoleate a consequence of impaired absorption of this essential fatty acid. Normal levels of unesterified plasma linoleate have been induced by corn oil supplementation (BARNARD et al., 1970).

2. The Plasma Lipoproteins

Analytical ultracentrifugation reveals no low density lipoproteins (d < 1.063 g/ml) in abetalipoproteinemic plasma (FREDRICKSON et al., 1968) and lipoprotein electrophoresis has invariably failed to demonstrate lipoproteins of beta-mobility, even after the addition of excess free cholesterol and phosphatidylcholine to the plasma (COOPER and GULBRANDSEN, 1971). However, preparative ultracentrifugation of relatively large amounts of abetalipoproteinemic plasma has usually permitted recovery of some lipoprotein of density < 1.063 g/ml (KAYDEN and SILBER, 1965; LEVY et al., 1966; JONES and WAYS, 1967; KOSTNER et al., 1974; SCANU et al., 1974). LEVY et al. (1966) studied five patients and recovered an average of 29% of the total plasma cholesterol in this fraction, while most other workers have recovered 10% or less. FORTE and NICHOLS (1972) have presented elegant photomicrographs of these "LDL" which contrast sharply with their normal counterparts. The particles, rectangular or barrel-shaped in configuration, are 100–200 Å in length, 80–90 Å wide, and tend to aggregate in stacks. Free standing particles are somewhat more discoidal. When Kostner et al. (1974) compared the protein and lipid composition of these particles with normal LDL, they were shown to be distinctly rich in protein (32%) with a relatively low cholesteryl ester content (23%). It is not known whether such anomalous LDL comprise a minute fraction of the total LDL in normal subjects. They have alpha-mobility on electrophoresis and Kostner et al. (1974) detected only the A-I apolipoprotein in this density fraction. Scanu et al. (1974), however, found apoA-I, apoA-II, and the C-apolipoproteins associated with these particles and this has been true in the authors' experience[1], although the immunoreactivity with anti-apoA-I is most intense.

Abnormalities of the flotation pattern of HDL in abetalipoproteinemia have been demonstrated by ultracentrifugation. Jones and Ways (1967) separated HDL_2 ($1.063 < d < 1.110$ g/ml) and HDL_3 ($1.110 < d < 1.21$) from three patients by preparative ultracentrifugation. They recovered an average of 85 mg/dl in the HDL_2 fraction (95 mg/dl in controls) and 94 mg/dl in the HDL_3 (296 mg/dl in controls). Fredrickson et al. (1968) reported comparable abnormalities in the HDL profiles by analytical ultracentrifugation, findings confirmed and amplified by Scanu et al. (1974). The gross chemical composition of abetalipoproteinemic HDL is comparable to controls except for a small but significant increase in the free cholesterol content (Table 10). Normally, 70–80% of the HDL cholesterol is esterified as opposed to 60% in this disorder. Most of the excess free cholesterol is in the HDL_2 fraction (Jones and Ways, 1967; Scanu et al., 1974) while the ratio of free:esterified cholesterol in HDL_3 is similar to controls.

As might be anticipated from the analyses of plasma phospholipids already mentioned, the phospholipid distribution in the HDL is strikingly abnormal. Under ordinary circumstances, the plasma low density lipoproteins contain the greatest quantity of sphingomyelin relative to phosphoglyceride ($\sim 1:2.5$) and more than 50% of the total plasma sphingomyelin is transported in the LDL class. High density lipoproteins, 25–30% phospholipid by weight, normally contain 6–7 times as much phosphoglyceride as sphingomyelin. In abetalipoproteinemia, however, sphingomyelin accounts for 37–45% of the HDL phospholipid (Table 8). Both HDL_2 and HDL_3 share this threefold increase in sphingomyelin (Jones and Ways, 1967) and it will be recalled that a quantitatively similar augmentation of sphingomyelin content was exhibited in analyses of the acanthocyte phospholipid distribution. No plausible explanation for this aberration has been offered. It is possible that the HDL in abetalipoproteinemia represent HDL which have not undergone extensive lipid and protein exchange with the lower density classes of lipoproteins. Supporting this hypothesis is the report of a reduced lecithin: sphingomyelin ratio in one patient with familial hypobetalipoproteinemia (Van Buchem et al., 1966). In this context it would be useful to know if alterations of HDL phospholipid distribution accompany the induction of "experimental abetalipoproteinemia" in the orotic acid-fed rat. Alternatively, the altered phosphatidylcholine:sphingomyelin ratio in the HDL may be due to the elaboration of an abnormal lipoprotein by the intestine or liver and may be another manifestation of deranged cellular lipid and lipoprotein metabolism.

Considerable attention has also been given to the particular fatty acids esterified to the phosphatides and cholesterol in abetalipoproteinemia (Table 9). As noted in the case of plasma unesterified fatty acids, there are striking quantitative abnormalities in the particular fatty acids of HDL phosphatidylcholine, sphingomyelin, and cholesteryl esters. In both normals and abetalipoproteinemics, palmitate is the principal saturated fatty acid esterified to lecithin. In the normal, however, linoleate is the major polyunsaturated fatty acid in lecithin (25%) whereas in abetalipoproteinemics, it accounts for only one-third the usual quantity and oleic acid is the major unsaturated fatty acid (Table 9). Jones and Ways (1967) have additionally reported the virtual absence of arachidonic acid (C20:4), a 50% reduction in behenic

---

[1] Herbert, P.N., Heinen, R.J., and Fredrickson, D.S., unpublished observations.

Table 9. Abetalipoproteinemia: fatty acid distribution of HDL phosphatidylcholine, plasma unesterified fatty acids, and cholesteryl esters

Fatty acids of HDL phosphatidylcholine (% total)

	A-1	A-2	A-3	Mean	Normal
C 16:0	33	33	33	33	28
C 16:1	2	3	2	2	1
C 18:0	16	10	11	12	14
C 18:1	22	25	25	24	12
C 18:2	12	7	8	9	25
C 20:3	2	4	4	3	3
C 20:4	6	9	11	9	10
C 22:4	1	1	1	1	0.5
C 22:5	1	3	2	2	2
C 22:6	3	2	2	2	3

Unesterified fatty acids (B) (% total)			Cholesteryl ester fatty acids (B) (% total)		
	Abeta	Normal		Abeta	Normal
C 14:0	6	4	C 14:0	2	1
C 16:0	28	31	C 16:0	24	14
C 16:1	15	5	C 16:1	10	5
C 18:0	9	13	C 18:0	2	1
C 18:1	37	37	C 18:1	41	26
C 18:2	6	10	C 18:2	14	49
			C 20:4	6	6

(A) Adapted from JONES and WAYS, 1967
(B) From BARNARD et al., 1970

acid (C22:0), and a doubling of the normal nervonic acid (C24:1) content in the sphingomyelins. Most striking of all are the changes in the distribution of fatty acids esterified to cholesterol (Table 9), with a greater than threefold reduction in linoleate esters and a compensatory increase in cholesteryl palmitate and oleate.

These changes have been attributed to malabsorption of essential fatty acids coupled with the known avoidance of dietary fat by these patients. Diets supplemented with polyunsaturated fatty acids, however, do not completely reverse the described abnormalities. It seems plausible that absorption of polyunsaturated fats directly into the portal system and subsequent desaturation by the liver may play a role in perpetuating the essential fatty acid deficiency in peripheral lipids. Because of the requirement for unsaturation in the two-position of glyceryl phosphatides, the poverty of dietary unsaturates in abetalipoproteinemia itself may lead to insufficient lecithin synthesis and the resulting preponderance of sphingomyelins.

Still, it is unwise to assign any role to essential fatty acid deficiency in the clinical manifestation of abetalipoproteinemia and we concur with the conclusion of ISSELBACHER et al. (1964) that it is probably of little significance. The clinical findings in severe malabsorption states in humans, with comparable reductions of lipid polyunsaturated fatty acids, do not include neuromuscular degeneration, retinitis pigmentosa, or acanthocytosis. Moreover, while dietary fats influence the fatty acid patterns of erythrocytes in the human (FARQUHAR and AHRENS, 1963) experiments in the rat have shown that the fatty acid changes are not accompanied by alterations of the phosphatidylcholine: sphingomyelin ratio or morphologic changes in the red cell (WATSON, 1963).

3. The Plasma Apolipoproteins

Investigation of the plasma apolipoproteins in abetalipoproteinemia for the most part had been performed before the extensive heterogeneity of these proteins was recognized. The β-lipoprotein and its lipid-free apoprotein (apoB) have never been detected in the plasma of affected subjects. Two studies have suggested that abetalipoproteinemic plasma contains an antigen similar to apoB (LEES, 1967; GOTTO et al., 1969), but they are not easily interpreted, and in several respects are contradictory. LEES (1967) presented evidence that an antigen common to chylomicrons and acetylated-β-lipoprotein was detectable in abetalipoproteinemic plasma, although antisera raised to acetylated or arsanilated β-lipoprotein failed to produce precipitin lines on reaction with patients' or normal plasma. GOTTO et al. (1969), on the other hand, while failing to demonstrate reactivity to anti-apoB or anti-β-lipoprotein in abetalipoproteinemic sera, found reactivity with antisera to acetylated- and arsanilated-β-lipoprotein in normal and patient sera. As recognized by GOTTO et al. (1969) neither study convincingly demonstrated the presence of "cross-reacting material of the kind frequently synthesized by genetic mutants." In retrospect, it seems likely that chemical modification of the β-lipoprotein molecule probably unmasked the antigenic activity of minor apoproteins (fre-

Table 10. Abetalipoproteinemia: high density lipoprotein composition

Whole HDL (% dry weight)

	A-1	A-2	A-3	B	Mean	Normal (A)
Protein	45	43	46	41	44	45
Phospholipid	22	25	26	23	24	26
Free cholesterol	8	9	8	10	9	5
Cholesteryl ester	23	22	19	22	22	21
Triglyceride	2	1	1	2	2	2

% Cholesterol esterified (C): 58% (Normal = 70–80%)
(A) Values recalculated from JONES and WAYS, 1967
(B) Values from KOSTNER et al., 1974
(C) Values recalculated or derived from JONES and WAYS, 1967; KOSTNER et al., 1974; SCANU et al., 1974

quently associated with the most scrupulously purified β-lipoprotein) which likely are common to the plasma of normals and affected subjects. The failure to raise antibodies to these antigens when apoB is used for immunization is not surprising since, when lipid-free, the latter is not only a relatively poor antigen but also binds and masks minor contaminants within the apoB aggregate.

The apoA-I and apoA-II from HDL in this disorder are identical to their normal counterparts as judged by immunochemical (GOTTO et al., 1971; SCANU et al., 1974; KOSTNER et al., 1974) and electrophoretic (SCANU et al., 1974; KOSTNER et al., 1974) criteria and by amino acid analysis (SCANU et al., 1974). KOSTNER et al. (1974) concluded from column chromatography that the relative proportion of apoA-I:apoA-II was comparable to controls. SCANU et al. (1974) demonstrated the presence of an "intermediate" apoprotein of ~22,000 weight which they suggested might be unique to abetalipoproteinemic HDL. This protein, which was rich in serine, glutamine/glutamic, and glycine amino acids, however, has been commonly detected by the authors in normal HDL and in composition is similar though not identical to some minor VLDL proteins described earlier (SHORE and SHORE, 1973).

The three C-apolipoproteins common to both VLDL and HDL have been isolated from abetalipoproteinemic HDL by gel and ion-exchange chromatography. GOTTO et al. (1971) showed that the apoC-I and apoC-III from patients' HDL produced precipitin lines of immunologic identity with the corresponding apoC-proteins from normal plasma. The amino acid composition of the three C-apoproteins, including apoC-II, were not different from controls. No monosialylated apoC-III-1 was detected, however, and SCANU et al. (1975) interpreted this finding as indicative of an "oversialylation process favoring the formation of apoC-III-2," the polymorphic form containing two mole of sialic acid/mole protein. An alternative explanation has been proposed by HENDERSON et al. (1974). These workers detected a comparable absence of the less sialylated homologous apoC-III in the orotic acid-fed rat where VLDL release from the liver is blocked. They suggested that the polymorphic form of C-III that is particularly rich in sialic acid is normally elaborated with HDL, whereas its less sialylated counterpart is secreted in combination with VLDL.

KOSTNER et al. (1974) have additionally concluded from quantitative immunochemistry that abetalipoproteinemic HDL is peculiarly enriched in apoC-II. This observation is of potential interest since the amount of apoC-II in HDL is usually distinctly less than its relative concentration in the C-protein fraction of VLDL. As argued with respect to the HDL phospholipid distribution, the relative proportions of the C-apoproteins in HDL may more accurately reflect their relative concentration in nascent HDL when the opportunity to exchange with chylomicrons and VLDL is lost.

KOSTNER et al. (1974) also described normal relative concentrations of "apoA-III" [designated apoD by MCCONATHY and ALAUPOVIC (1973)] in abetalipoproteinemic HDL, but failed to detect the Lp(a) antigen (BERG, 1963) providing presumptive evidence that elaboration of the Lp(a) lipoprotein is linked to the secretion of β-lipoprotein. Evidence for the presence or absence of the so-called arginine-rich apolipoprotein in abetalipoproteinemia has not been published.

4. The Lipolytic Enzymes

The plasma post-heparin lipolytic activity (PHLA) in two patients with this disorder has been very low (KUO et al., 1965; BAR-

NARD et al., 1970). It cannot be inferred, however, that any absolute deficiency of PHLA exists in this state because of the well-known depression of post-heparin triglyceride lipases, particularly the extrahepatic lipoprotein lipase when dietary fat is restricted (an effect presumably mediated through failure of chylomicrons to be formed in abetalipoproteinemia).

Deficient plasma lecithin:cholesterol acyl transferase (LCAT) activity has also been shown in several studies of affected subjects. COOPER and GULBRANDSEN (1971) noted that the esterification of free cholesterol in abetalipoproteinemic serum was only 10% of normal in 24 h and the addition of heated (LCAT-inactivated) normal serum raised the activity to only 31% of controls. Even the addition of synthetic dimyristoyl lecithin, which greatly enhances LCAT activity in normal serum, did not correct the in vitro abnormality. Using different assay conditions, SCANU et al. (1974) found LCAT activity reduced to 30–60% of normal, but the *quantity* of cholesterol esterified approached that of control values when sera from subjects with familial LCAT deficiency was employed as substrate. However, experiments employing normal serum as enzyme and LCAT-deficient plasma as substrate were not reported for comparison and the *fraction* of cholesterol esterified was still ~50% lower than that effected by the normal plasma enzyme and its endogenous substrate. Finally, KOSTNER et al. (1974) found the LCAT activity of three abetalipoproteinemics to be less than 10% of controls when cholesterol emulsified in albumin was used as substrate; the activity was raised to about 50% of normal when heat-inactivated normal serum was added to the assay mixture.

Taken together these studies suggest that the HDL in abetalipoproteinemia is a poor substrate for the LCAT enzyme and this may well account for the abnormal free:ester cholesterol ratios. The absolute and relative deficiency of plasma phosphatidylcholine may be contributing and the greater relative deficiency of HDL_3 is of possible significance. FIELDING and FIELDING (1971) have shown that partially purified LCAT had very little activity against HDL_2, the dominant HDL species in abetalipoproteinemia. In abetalipoproteinemia, the HDL_2 is particularly rich in free cholesterol while the degree of esterification in HDL_3 approximates that in normals. The failure of normal serum lipoprotein substrates to correct the LCAT deficiency in abetalipoproteinemics may relate to binding of the enzyme to endogenous HDL but it is equally possible that some normal stimulus to LCAT synthesis or release by the liver is diminished. In any event, the relative LCAT deficiency documented in these patients is probably of little clinical consequence.

V. Genetics

Abetalipoproteinemia has been reported from nine countries, in Caucasians and Blacks, in Arabs and in a Maori, and 23% of affected subjects have been Jewish. One of the 43 patients recorded in the medical literature or known to the authors has been oriental.

The familial nature of the disease has not been questioned. Two or more cases have been documented in six sibships (KORNZWEIG and BASSEN, 1957; LEVY et al., 1966; FARQUHAR and WAYS, 1966; SPERLING et al., 1971; BOHLMANN et al., 1972) and seems likely in a seventh (LEYLAND et al., 1969). Males have been affected in 71% of cases and in the twenty families where all siblings have been examined, 46% of the males as opposed to 24% of the females had the disorder. The predominance of affected males has not been explained, but it is possible that the clinical expression of the disease is sex-influenced.

Available data are consistent with an autosomal recessive mode of inheritance. Fourteen affected subjects from eleven kindred have been the issue of consanguineous matings. Consanguinity, in fact, is apparent in almost 50% of pedigrees where any effort was made to establish the degree of parental relatedness. This finding attests to the rarity of the trait. Vertical transmission of the disease has never been described and a sex-linked recessive trait is rendered unlikely, not only by the fact that 29% of cases have been female, but by the observation that both sexes have been affected in six of the seven instances where more than one sibling had the disease. Chromosomal analyses have been infrequently reported, but in at least two instances normal karyotypes were found (FORSYTH et al., 1965; BELANGER et al., 1971).

Obligate heterozygotes for abetalipoproteinemia cannot presently be identified in the absence of an affected child. Detailed descriptions of plasma lipid and lipoprotein levels in clinically normal family members have been presented for less than a third of known cases. Nevertheless, the plasma cholesterol, triglyceride, and phospholipid levels do not distinguish heterozygotes from normals in the typical disease (as opposed to kindred with "homozygous hypobetalipoproteinemia" described in a later section). Mild to moderate hypercholesterolemia has, in fact, been found in five parents (FORSYTH et al., 1965; KHACHADURIAN et al., 1971; KOSTNER et al., 1974; HERBERT and FREDRICKSON, unpublished). These observations, though difficult to interpret, are not surprising. A variety of genetic and environmental factors influence the synthetic rate of VLDL, and its catabolic end product, LDL, is not thought to exert any feedback repression of VLDL synthesis. The presence of single normal allele coding for synthesis of the B protein may be more than sufficient to meet metabolic demands for VLDL production. It should be noted, however, that studies of VLDL and LDL kinetics have not been performed in any obligate heterozygotes, and all of our genetic considerations are based on the unproven premise that the defect indeed involves the synthesis of the B-apoprotein.

VI. Other Clinical Findings

Development abnormalities associated with abetalipoproteinemia have usually been limited to the skeletal system. Annular deformities of the fingers (BASSEN and KORNZWEIG, 1950; DRUEZ, 1959; KHACHADURIAN et al., 1971), brachymesophalangia (MIER et al., 1960; BOHLMANN et al., 1971), supernumerary digits (FRIEDMAN et al., 1960), microcephaly, prognathia, and high-arched palate (BOHLMANN et al., 1971) have all been described. Other stigmata of degeneration have included epicanthal folds and early Dupuytren's contracture (BASSEN and KORNZWEIG, 1950), webbing of fingers (FRIEDMAN et al., 1960) and small, tightly applied pinnae (MIER et al., 1960). Ureterovesical obstruction has been noted in a single case (LEYLAND et al., 1969).

Patients have widely been described as appearing younger than their chronologic age, and the majority, as noted earlier, remain in the lowest percentiles for height and weight. Bone age and density are usually normal (BASSEN and KORNZWEIG, 1950; WAYS et al., 1963; BACH et al., 1967; BOHLMANN et al., 1972), although transient "osteomalacia" has been described (LAMY et al., 1963; FORSYTH et al., 1965). Rickets secondary to deficiency of the fat-soluble vitamin D is not a feature of this disease, since the luminal phase of fat absorption is normal and the vitamin is probably transported from the intestinal mucosal cell by an α_2-globulin (AVIOLI, 1969). The growth hormone status of abetalipoproteinemics has not been extensively investigated, but in two patients of short stature the growth hormone rise to arginine infusion was normal (SPERLING et al., 1971). Abnormalities of thyroid function have not been reported. Symptoms of adrenocortical insufficiency do not occur and normal excretion of 17-keto- and ketogenic steroids have been found (FRIEDMAN et al., 1960; FORSYTH et al., 1965; WAYS et al., 1967). However, FRIEDMAN et al. (1960) could not detect a rise in urinary steroids after 7 days of ACTH injection, and low basal cortisol production rates have been described (SPERLING et al., 1971). In the latter case, urinary steroids increased normally after metyrapone administration, and in a different patient cortisol rose normally in response to ACTH.

In contrast to patients with Friedreich's ataxia, diabetes mellitus is uncommon in abetalipoproteinemia (DRUEZ, 1959; SOBREVILLA, 1964). Other unusual and probably unrelated abnormalities have included acrodermatitis enteropathica (ZAIDMAN et al., 1971), nonspecific amino aciduria (BECROFT et al., 1965), normal ceruloplasmin with increased copper excretion, schizophrenia (SOBREVILLA et al., 1964), hypoalbuminemia (SPERLING et al., 1971), and diminished plasma gamma globulin levels (BACH et al., 1967; BELANGER et al., 1971). Recurrent infections, usually respiratory, have received comment in several reports (BECROFT et al., 1965; FORSYTH et al., 1965; SPERLING et al., 1971; WALLIS et al., 1971), but again this feature does not appear distinctive.

The reproductive capacity of patients with abetalipoproteinemia is uncertain. Oligomenorrhea and amenorrhea have been noted in two postpubertal females (BASSEN and KORNZWEIG, 1950; DRUEZ, 1959) and only one woman, after three miscarriages, produced a child, who died at 2 months of bronchopneumonia weighing only 2 kg (DRUEZ, 1959). Male pubic hair distribution was found in two females (BASSEN and KORNZWEIG, 1950; SOBREVILLA et al., 1964). Among pubertal males, gonadal atrophy has been noted (JAMPEL and FALLS, 1958; KHACHADURIAN et al., 1971) whereas normal external genitalia or intact sexual potency has been evident in others (FRIEDMAN et al., 1960; MIER et al., 1960; SCHWARTZ et al., 1963). Conspicuous pelage has been cited in a number of males and females (FRIEDMAN et al., 1960; MIER et al., 1960; BOHLMAN et al., 1972). Since the majority of living patients are either very young or victims of severe neuromuscular disease and unmarried in their third decade, no definitive conclusions regarding gonadal function can be confidently reached.

VII. Treatment

Recognition of abetalipoproteinemia in the affected neonate can obviate much of the morbidity and possibly the early mortality which may accompany this disorder. Correct early diagnosis is the exception rather than the rule because of the rarity of the disease and the lack of uniqueness of the associated symptoms.

1. Medium Chain Triglycerides (MCT)

There is general agreement that long-chain fatty acid-triglyceride restriction is important in relieving the gastrointestinal manifestations in the infant and child with abetalipoproteinemia. Whether the prescribed diet should simply provide for isocaloric substitution of fat by protein and carbohydrate or whether MCT should be recommended in place of long-chain triglycerides is unresolved. The question is important for it is difficult to maintain caloric balance, let alone weight gain, on severely fat-restricted diets.

MCT are absorbed into the portal venous system and do not require chylomicron formation for transport. The wisdom of employing MCT supplements in patients with abetalipoproteinemia has been questioned (PARTIN et al., 1974). As described earlier, fatty metamorphosis of the liver is common in abetalipoproteinemia, and, in one case at least, MCT supplementation has not appeared to aggrevate the hepatic steatosis (ISSELBACHER et al., 1964). LAW (1968), however, treated a 29-year-old woman with MCT for 6 weeks and demonstrated a marked increase in hepatic fat. Interpretation of his findings was confounded by the intravenous injection of 500 ml of Intralipid (a cottonseed oil emulsion) 6 weeks before the follow-up biopsy. In neither of these cases was evidence of inflammatory reaction or hepatic fibrosis noted. PARTIN et al. (1974), however, have documented the evolution of micronodular cirrhosis in an infant receiving MCT feedings over a 14-month period. This latter case was unusual in that hepatomegaly, elevations of hepatic enzymes, and focal accumulations of inflammatory cells with the early evidence of portal fibrosis were evident before MCT supplements were begun. PARTIN et al. (1974) have postulated that expansion of the 2-carbon pool by MCT feeding may be analogous to chronic ethanol ingestion. It would seem reasonable at present not to specifically limit the use of MCT in abetalipoproteinemia when indicated to maintain caloric balance with the caveat that careful monitoring of liver function is mandatory.

2. Vitamin Supplementation

The rationale for the use of pharmacologic doses of the usually fat-soluble vitamins A and K has been considered already in the discussions of retinal function and coagulation defects in this disorder. The adequacy of supplementation is easily evaluated by measurements of serum levels of vitamin A and the prothrombin time. The importance and efficacy of vitamin E therapy is not so well understood, but of considerable theoretical importance. The correction of in vitro and possibly in vivo autohemolysis by vitamin E in this condition has received earlier comment. Of greater potential significance is the suggestion that vitamin E therapy may retard the progression or even induce clinical improvement in the retinal and neuromuscular abnormalities in abetalipoproteinemia (MULLER et al., 1970). The evaluation of such claims will require years of observation compatible with the slow but inexorable progression of the disease. It should be noted that doses of 100 mg/kg/day of either the water-miscible or fat-soluble preparations are necessary to maintain detectable serum levels of the vitamin (MULLER et al., 1974).

Needless to say, therapy directed at the unknown biochemical defect in this disorder is a most remote prospect at this time, and even knowledge of the fundamental lesion will not likely define paths to future therapeutic intervention. No long-term attempts to alter the plasma and extracellular lipoprotein milieu in these patients has been undertaken. Any effects of short-term provision of β-lipoprotein were not measurable, and thus do not encourage longer, more heroic efforts. If the ravages of this disease are related to an intrinsic defect in plasma membrane stability, alteration of the internal milieu probably would be ineffective.

B. Familial Hypobetalipoproteinemia

I. Definition and Historical Perspective

Familial hypobetalipoproteinemia is considered a genetic disorder distinct from classical abetalipoproteinemia. FREDRICKSON et al. (1972) proposed three diagnostic criteria:

1. LDL abnormally low but present and identifiable immunochemically, while concentrations of VLDL and HDL are normal, 2. absence of disease to which hypobetalipoproteinemia may be secondary, and to be certain, 3. detection of a similar pattern in a first-degree relative.

Consistent clinical abnormalities were not previously considered peculiar to this disorder which, in contrast to typical abetalipoproteinemia, appears to be transmitted as an autosomal dominant trait.

One of the earliest cases of abetalipoproteinemia, reported by SALT et al. (1960) may have represented the first description of familial hypobetalipoproteinemia in both heterozygous and homozygous form. A child clinically and chemically indistinguishable from subjects with typical abetalipoproteinemia was born to parents with low plasma cholesterol and low density lipoprotein levels. Six years later VAN BUCHEM et al. (1966) reported the occurrence in three brothers of moderate hypocholesterolemia and hypotriglyceridemia without acanthocytosis, fat malabsorption, and neuromuscular disease. They were described under the rubric "congenital β-lipoprotein deficiency" although the parents of the propositus were not tested and his two children had normal plasma lipid levels. In 1969 investigators in America and France reported vertical transmission of the trait for hypobetalipoproteinemia through three and two generations, respectively (MARS et al., 1969; RICHET et al., 1969), establishing both the familial nature of the disorder and an apparent autosomal dominant mode of inheritance. At least five other kindred with affected heterozygotes have been identified (LEVY et al., 1970; MAWATARI et al., 1972; FOSBROOKE et al., 1973; BROWN et al., 1974; TAMIR et al., 1976). In the last 3 years, two kindred in which homozygous hypobetalipoproteinemia occurred in three subjects have been reported (COTTRILL et al., 1974; BIEMER and MCCAMMON, 1965) and a third kindred has been evaluated by the authors. There seems little doubt that these cases, chemically indistinguishable from typical abetalipoproteinemia, represent a unique class of mutant(s).

II. Clinical Findings

1. Gastrointestinal Manifestations

Intolerance to fatty foods has been a prominant clinical complaint only in the heterozygotes described by Mars et al. (1969), of whom six of thirteen admitted to intolerance to animal fat. Biopsy of the jejunal mucosa in the propositus after a 12-hours fast did not reveal gross abnormalities, but histochemical techniques showed lipid accumulation in the mucosa and lipid-engorged macrophages in the submucosa. Chylomicrons were visualized in the lymphatic channels, but corn oil administration did not noticeably increase their numbers. Serum triglyceride and presumably chylomicrons, however, did rise after oral administration of both animal fat and safflower oil.

Diarrhea and vomiting were recurrent problems in infancy in the child reported by Fosbrooke et al. (1973), but fecal fat excretion and jejunal morphology were normal. Normal fat absorption and jejunal biopsy were also noted in another heterozygote (Van Buchem et al., 1966) and the child reported by Tamir et al. (1976) had a fat absorption coefficient of 92.5%. Intolerance to dietary fat was either not mentioned or denied in other heterozygotes (Van Buchem et al., 1966; Richet et al., 1969; Levy et al., 1970; Fredrickson et al., 1972; Mawatari et al., 1972; Brown et al., 1974).

Plasma levels of fat-soluble vitamins A and E have been diminished or at the lower limits of normal (Mars et al., 1969; Fredrickson et al., 1972) in some heterozygotes and consistently normal in another (Fosbrooke et al., 1973). Plasma vitamin E showed no rise 4 h after the administration of 250 mg of α-tocopherol in one case (Van Buchem et al., 1966), whereas a normal absorption curve for vitamin A was reported by Richet et al. (1968).

The cumulative evidence suggests that heterozygotes are capable of chylomicron formation, and quantitatively absorb dietary fat. An alteration in the kinetics of fat absorption secondary to a limited chylomicron synthetic rate has not been excluded. It is perhaps noteworthy in this regard that Fredrickson et al. (1972) described fasting chylomicronemia in several members of one kindred after an overnight fast when high fat meals had been fed the preceding day. One of several interpretations of this observation is that the capacity to synthesize chylomicron apoproteins may have been inadequate and chylomicron release persisted for many hours in the postabsorptive period. The only observations reflecting on a comparable defect in the heterozygote liver is the low plasma triglyceride concentrations usually demonstrated and the mild hepatic steatosis found in the one liver biopsy reported (Van Buchem et al., 1966).

The gastrointestinal findings in homozygous hypobetalipoproteinemia are typical of abetalipoproteinemia. Fecal fat excretion was mildly increased and the jejunal biopsy showed extensive vacuolation of the mucosal cells in the first patient described by Salt et al. (1960). Similarly, extensive neutral fat storage in the columnar absorptive epithelium and, in addition, hepatic steatosis, was demonstrated by biopsy in two other children (Cottrill et al., 1974). The patient described by Biemer and McCammon (1975) denied any history of fatty food intolerance or steatorrhea, but developed nausea, vomiting, and diarrhea when challenged with a diet containing 100 g of fat per day (Herbert and Fredrickson, unpublished). Moreover, her neonatal period was marked by failure to thrive, several hospitalizations, and several empirical diet modifications. In no homozygote has fat feeding induced detectable chylomicronemia (Salt et al., 1960; Cottrill et al., 1974; Biemer and McCammon, 1975) and the degree of steatorrhea in two children has been impressive (37% of ingested fat; Cottrill et al., 1974). Serum vitamin A levels were definitely depressed in all three homozygotes and serum vitamin E was undetectable in the patient originally described by Salt and coworkers (Muller et al., 1970). Interestingly, without supplementation, plasma α-tocopherol was 101 µg/dl (normal 500–1000 µg/dl) in the patient reported by Biemer and McCammon (assay performed by Dr. John G. Bieri, National Institute of Arthritis, Metabolism and Digestive Diseases, National Institutes of Health, Bethesda, Maryland) and the vitamin A level was 60 IU/dl (normal 65–275 IU/dl).

2. Neuromuscular Manifestations

No consistent syndrome of neuromuscular degeneration has emerged from published studies of subjects heterozygotic for hypobetalipoproteinemia. The kindreds reported by VAN BUCHEM et al. (1966), RICHET et al. (1969), FREDRICKSON et al. (1972), and FOSBROOKE et al. (1973) demonstrated no neurologic abnormalities. Three members of the family reported by MARS et al. (1969), including the propositus, had absent or diminished responses to local anesthetics. Sural nerve biopsy was unremarkable save for localized delipidation of the myelin sheath, and Schwann cells produced myelin when cultured in normal serum but, interestingly, not in the patient's own plasma or serum. The neuromuscular syndrome affecting the propositus included weakness, clumsiness, paresthesias, sphincter impairment, hyperactive deep tendon reflexes, positive Hoffman, Chaddock, and Babinski signs, and a negative Romberg sign—findings (in our view) most consistent with multiple sclerosis.

Two other subjects with heterozygous hypobetalipoproteinemia had microcephaly, one with an associated seizure disorder (TAMIR et al., 1976), and the other with psychomotor retardation and generalized hypotonia (BROWN et al., 1974). The patient described by MAWATARI et al. (1972), subsequent to a presumed viral infection, developed an ascending myelitis and increased cerebral spinal fluid pressure with bilateral papilledema. No direct association with hypobetalipoproteinemia could be inferred.

Since only four patients with homozygous hypobetalipoproteinemia have been described thus far, definite conclusions regarding the neuromuscular impairment in this disorder are not justified. The older of the two patients reported by COTTRILL et al. (1974) was only 6 years of age and neither child had neurologic involvement. Neuromuscular symptoms have not been noted to date in the girl originally reported by SALT et al. (1960), and the patient of BIEMER and McCAMMON (1975) is most interesting in this regard. She is now 43-years-old, has absent deep tendon reflexes, and an equivocal Romberg test. Her gait is not ataxic, she is fully ambulatory with normal strength, and no skeletal abnormalities, and is not limited in her capacity as a housewife and mother. The degree of neuromuscular sparing which she demonstrates is unique among all patients described to date with absent plasma betalipoprotein. In this context it is perhaps again worthy of note that she is also unique in having detectable plasma vitamin E levels without supplementation. Further observation in younger subjects with homozygous hypobetalipoproteinemia will be necessary to determine if, in this disorder, the plasma lipoprotein defect is indeed dissociated from the typical neuromuscular degeneration of abetalipoproteinemia.

3. Ocular Manifestations

Atypical retinitis pigmentosa has not developed in any patient heterozygous for hypobetalipoproteinemia. Normal corrected and twilight vision was found in one 46-years-old man whose fundi showed "bilateral fine shining dots" (VAN BUCHEM et al., 1966). A heterozygote from the kindred reported by BIEMER and McCAMMON (1975) has recently been evaluated by the authors and fundoscopic examination revealed slight irregularity and clumping of pigment at the equator in the inferonasal quadrant of both eyes. However, the electroretinogram was normal bilaterally and cone thresholds were elevated by 0.5 log units only in the right eye (YEE et al., in press).

Neither of the homozygous children described by COTTRILL et al. (1975) had retinopathy but SALT's original case had abnormal retinal pigmentation at 5 years (WOLFF et al., 1964). The oldest patient with this disorder had florid pigmentary degeneration when first examined at age 37 (BIEMER and McCAMMON, 1975). When seen by the authors 5 years later, her visual acuity was 20/30 in both eyes with the best spectacle correction, and pigmentary clumps but not bone spicules were present. In addition, she had incomplete ring scotoma and an extinguished electroretinogram. Thus, patients homozygous for hypobetalipoproteinemia appear to develop retinal degeneration indistinguishable from that found in abetalipoproteinemia and clinically asymptomatic retinal changes may accompany the heterozygous state.

4. Hematologic Manifestations

Heterozygotes for hypobetalipoproteinemia rarely have acanthocytes in their peripheral blood. MARS et al. (1968) were able to induce the acanthocytic transformation in red cells obtained from their patients with plasma cholesterols less than 100 mg/dl by incubation in tissue culture media 199 with 10% autologous serum. The effect was reversed by hypercholesterolemic sera, although the patients' sera did not alter the morphology of normal erythrocytes. These findings were duplicated in a patient reported later (BROWN et al., 1974) while MAWATARI et al. (1972) found no acanthocytosis under similar conditions. The heterozygote child reported by BIEMER and MCCAMMON (1975) was felt to have approximately 5% acanthocytes when examined at age 11 months when β-lipoprotein was undetectable in the plasma. At 26 months β-lipoprotein was definitely present and only "rare" acanthocytes were observed.

Red cells from the heterozygotes described by two groups (VAN BUCHEM et al., 1966; MARS et al., 1968) have had normal total phospholipid and cholesterol and probably unaltered phosphatidylcholine:sphingomyelin ratios. A slight increase in the oleic acid and a decrease in the linoleic acid esterified to erythrocyte phospholipids was found in the only case where the fatty acid composition was evaluated (VAN BUCHEM et al., 1966).

The four homozygotes reported to date have had typical acanthocytes. Red cell lipids from SALT's patient were included in the analyses reported by SHACKLADY et al. (1968). The findings, including increased cholesterol and sphingomyelin content, and reduced linoleic acid and increased oleic acid esterified to phosphatidylcholine were indistinguishable from the abnormalities in typical abetalipoproteinemia. In addition, symptomatic (BIEMER and MCCAMMON, 1975) and asymptomatic (COTTRILL et al., 1974) hypoprothrombinemia have been evident in two of the homozygotes.

III. Plasma Lipids and Lipoproteins

1. Heterozygous Hypobetalipoproteinemia

Mild to moderate hypolipidemia is present in all heterozygotes, but there is considerable overlap with the normal range. Plasma cholesterol levels in subjects identified as affected have ranged from 42 to 182 mg%, plasma phospholipids from 74 to 190 mg%, and triglycerides from 15 to 125 mg%. The obligate heterozygotic mother of SALT's homozygote has had cholesterols as high as 153 mg% (FOSBROOKE et al., 1973). The majority of heterozygotes, even adults, rarely have plasma triglycerides in excess of 100 mg%, and many have had levels of 50 mg% or less. Thus, hypotriglyceridemia seems the most distinctive simple chemical marker.

An increase in the relative contribution of sphingomyelin to the total plasma phospholipids has been found in two kindred (VAN BUCHEM et al., 1966; TAMIR et al., 1976), whereas normal phosphatidylcholine:sphingomyelin ratios have been reported in another (RICHET et al., 1969). FOSBROOKE et al. (1973) described a somewhat striking increase in the relative plasma lecithin content in a propositus and her mother, while the mother of SALT's homozygote, included for comparison, had a low phosphatidylcholine:sphingomyelin ratio. These data are contradictory and puzzling. A low lecithin:sphingomyelin ratio would suggest perturbation of the phospholipid distribution in a manner similar to abetalipoproteinemia. A high ratio, on the other hand, would be consistent with simple reduction of the plasma low density lipoproteins with a relative increase in the content of high density lipoproteins. However, the abnormal phospholipid distribution reported by FOSBROOKE et al. (1973) was correlated with a peculiarly low sphingomyelin content in the isolated low density lipoproteins as well. These findings do not permit ready generalization and we must raise the possibility that different mutants may be represented within even the few kindred described to date.

The fatty acids esterified to phospholipids and cholesteryl esters were examined in a heterozygote reported by VAN BUCHEM et al. (1966) and in the kindred described by MARS et al. (1968); no significant abnormalities were found. The degree of esterification of the plasma cholesterol has also been normal (VAN BUCHEM et al., 1966; RICHET et al., 1969; BROWN et al., 1974).

Very low density lipoprotein levels in heterozygous hypobetalipoproteinemia are typically low. The concentration was considered normal (33 mg/dl) in the propositus reported by BROWN et al. (1974), but was reduced (6 ± 6 mg/dl) in the remaining eight family members. The chemical composition of VLDL has been analyzed in one heterozygote (MARS et al., 1968) and was remarkable because of a pronounced increase in free cholesterol with reduced cholesteryl ester content.

The plasma LDL, by definition, are reduced in heterozygotes but to a variable extent. As determined by analytical ultracentrifugation, thirteen affected subjects in one large kindred had LDL levels approximately 25% of those found in their normal relatives (MARS et al., 1968). When LDL concentrations were estimated by methods employing preparative ultracentrifugation or polyanionic precipitation, levels of 10–50% (RICHET et al., 1969), 16–30% (LEVY et al., 1970), and 20–60% (FOSBROOKE et al., 1973) of normal means were found in heterozygotes. The composition of LDL in this disorder has not been systematically evaluated. LEVY et al. (1970) have reported that the LDL have a normal lipid:protein ratio, and ultracentrifugal and optical properties. Moreover, they found that the lipid-free protein had an amino acid composition and immunochemical reactivity indistinguishable from that of controls. FOSBROOKE et al. (1973), however, found the sphingomyelin content of the LDL from their patient and his mother was markedly reduced, and a heterozygote from another kindred had LDL enriched (21%) in triglyceride (MARS et al., 1968). Clearly, additional studies of LDL composition in heterozygotes with this disorder are indicated.

In an effort to define the cause of the reduced plasma low density lipoproteins, LEVY et al. (1970) studied the metabolism of radioiodinated LDL in three heterozygotes and seven normals. The extravascular distribution, half-life, and fractional catabolic rate of isologous LDL was not significantly different in the patients and controls. However, the synthetic rate of LDL in the hypobetalipoproteinemic heterozygotes was 4.25 ± 0.51 mg/kg/day as compared to 14.6 ± 1.9 mg/kg/day in the normals. These studies indicate that reduced synthesis rather than accelerated catabolism accounts for the diminished plasma LDL levels in at least a subset of subjects with hypobetalipoproteinemia.

Plasma HDL concentrations in heterozygotes have been reported to be high (BROWN et al., 1974; TAMIR et al., 1976), normal (MARS et al., 1968; FOSBROOKE et al., 1973), and low (RICHET et al., 1969; MAWATARI et al., 1972). The HDL levels influence the sensitivity of the simple plasma cholesterol determination in screening for this disorder, since large quantities of cholesterol carried in HDL will obscure the anticipated hypocholesterolemia. The gross chemical composition of the HDL was normal in the propositus reported by MARS et al. (1968), had a normal cholesterol:phospholipid ratio in RICHET's patients, and had a normal phospholipid distribution except for slight increases in lecithin content in the study of FOSBROOKE et al. (1973). While incomplete, these studies do not suggest gross alterations of HDL composition are typical in hypobetalipoproteinemia. No investigations of the HDL apolipoproteins in heterozygotes have been published.

2. Homozygotes

Persistent hypocholesterolemia led to detailed studies of fat absorption and lipid transport, and eventually to the diagnosis of abetalipoproteinemia in the first homozygote described (SALT et al., 1960). Profound hypocholesterolemia and hypotriglyceridemia have also been found in the three homozygotes subsequently reported (COTTRILL et al., 1974; BIEMER and McCAMMON, 1975).

The plasma phospholipid distribution has been evaluated only in the plasma of SALT's patient (SHACKLADY et al., 1968). The selective deficiency of phosphatidylcholine and relative increase in sphingomyelin was like that in typical abetalipoproteinemia. Studies of the fatty acids esterified to plasma phosphoglycerides and cholesteryl esters, and the degree of cholesterol esterification in homozygotes have not been reported.

Fat feeding does not induce chylomicronemia (SALT et al., 1960; COTTRILL et al., 1974; BIEMER and McCAMMON, 1975), and lipoproteins of beta and pre-beta mobility are absent from the plasma in homozygous hypobetalipoproteinemia. The B-apolipoprotein has not been found when conventional immunochemical methods for its detection have been employed. Small quantities of low density lipoproteins (d < 1.063 g/ml) can be recovered by preparative ultracentrifugation; electron microscopy reveals particles indistinguishable from those already described in abetalipoproteinemia (FORTE et al., unpublished). These LDL contain primarily the A-I apolipoprotein, but immunochemical traces of the A-II and C-apolipoproteins are found. ApoB is not detectable.

The serum HDL have been reduced in all four homozygotes. Detailed studies of the lipid and protein composition of the HDL are awaited. COTTRILL et al. (1974) found immunochemical and polyacrylamide gel electrophoretic evidence for all of the A and C apolipoproteins in the HDL with the exception of the monosialylated apoC-III. We have confirmed these findings in studies of the apolipoproteins from the HDL of BIEMER and McCAMMON's patient. These results are identical to those described in the usual autosomal recessive abetalipoproteinemia.

In summary, the limited information now available does not permit differentiation of typical abetalipoproteinemia and homozygous hypobetalipoproteinemia on the basis of the lipids, lipoproteins, or apolipoproteins present in plasma or serum.

IV. Genetics

Probable or definite kindred with familial hypobetalipoproteinemia have been reported from the Netherlands, France, Japan, Israel, England, and the United States. Fifty-seven heterozygotes with the disorder have been recorded of which 33 are males and 24 females. Male-to-male transmission of the trait has been documented in seven instances, and an autosomal dominant mode of inheritance is most consistent with the pooled data (FREDRICKSON et al., 1972).

The prevalence of familial hypobetalipoproteinemia is difficult to judge because the heterozygous condition is probably asymptomatic. Nevertheless, the observation that three of the four known homozygotes were the issue of consanguineous matings (COTTRILL et al., 1974; BIEMER and McCAMMON, 1975) indicates that the disorder is rare. The validity of classifying under this rubric the single "homozygote" who was the child of unrelated parents might even be questioned. Both maternal grandparents of this patient had normal LDL levels (SALT et al., 1960), and the child's mother has had LDL concentrations that were within the lower normal limit (FOSBROOKE et al., 1973).

Familial hypobetalipoproteinemia has emerged as a genetic disorder distinct from abetalipoproteinemia, and the clear expression of the trait in heterozygotes leaves little doubt that it involves a different gene locus. The identification of the products of the abnormal gene in either case remains a formidable challenge. The failure of the presumed normal allele in heterozygous hypobetalipoproteinemia to maintain even one-half of the usual rate of LDL synthesis has received comment previously (FREDRICKSON et al., 1972), and is most intriguing. It raises the possibility that suppression of VLDL synthesis, perhaps through elaboration of an abnormal repressor, is operative in familial hypobetalipoproteinemia.

V. Other Causes of Hypobetalipoproteinemia and Acanthocytosis

1. Hypobetalipoproteinemia

Hypobetalipoproteinemia with or without acanthocytosis has been reported in association with a number of less well-defined familial and acquired conditions. For the most part, they are readily segregated from abetalipoproteinemia and familial hypobetalipoproteinemia.

ANDERSON et al. (1961) have described one case that might legitimately be considered a forme fruste of abetalipoproteinemia. Jejunal biopsy from a 7-month-old child with persistent diarrhea and striking fat malabsorption demonstrated findings indistinguishable from abetalipoproteinemia. Villus architecture was normal, but columnar cells were extensively vacuolated and stained heavily with oil red 0. No fat was found in the lacteals of the lamina propria and few chylomicrons appeared after a fatty meal. The plasma cholesterol was 58 mg%, the alpha and beta lipoprotein levels were approximately 50% of normal and carotenoids were absent. However, there was no acanthocytosis and the unrelated Lebanese parents had normal β-lipoprotein levels. As interpreted by the authors, the findings were most consistent with a selective defect involving synthesis of chylomicrons within the mucosal cell.

Abnormalities of tryptophan metabolism appeared to underlie the hypolipidemia and growth retardation in two siblings reported by HOOFT et al. (1962). They had thin, singed dry hair, abnormalities of dentition, a squamous, erythematous rash, and an opaque leukonychia. One of the children had tapetoretinal degeneration. Relevant laboratory findings included indoluria, hyperaminoaciduria, normal fat absorption, plasma cholesterols of 90–115 mg%, and no acanthocytosis. The clinical and laboratory features appeared syndromic but the link between tryptophan and lipoprotein metabolism remains unknown.

Diarrhea and malnutrition are not uncommon causes of hypolipidemia, particularly in children. A severe malabsorption syndrome occurred precipitiously at 4 months of age in an Italian child who, at 22 months, had striking hypolipidemia (total lipids of 350 mg%; TOLENTINO et al., 1964), and what was felt to be acanthocytosis. Intestinal biopsy revealed the classic features of celiac disease, but the case is noteworthy because of the occurrence of pigmentary retinal degeneration apparently secondary to malabsorption. Transient acanthocytosis and hypobetalipoproteinemia has also been observed in 9 Australian aborigines with malnutrition and diarrhea, the latter often of infectious origin (GRACEY et al., 1972; GRACEY and HILTON, 1973). An Indian child presented with a similar clinical picture (PARAMATHYPATHY, 1970). Malabsorption, diarrhea, and acanthocytosis with hypobetalipoproteinemia has also been reported in a patient with Wolman's disease (ETO and KITAGAWA, 1970). The red blood cells in many of these cases appeared only mildly serrated, crenated, or spiculated and their relationship to true acanthocytes was uncertain.

DOBBINS (1968) has studied a 51-year-old woman with profound proximal muscle weakness and diarrhea, a fat absorption coefficient of 91%, plasma cholesterol levels of 84–98 mg%, hypergammaglobulinemia, and an intestinal biopsy consistent with mild lymphangiectasia. Acanthocytes were not observed. DOBBINS postulated that the primary defect was hypobetalipoproteinemia with defective chylomicron formation and secondary lymphangiectasia. Not excluded were the possibilities that protein-losing enteropathy or autoimmune hypobetalipoproteinemia were causative or contributory.

In this regard, the reports of hypobetalipoproteinemia in association with autoantibodies against beta lipoproteins are of interest. NOSEDA et al. (1972a) have described five patients with "primary chronic polyarthritis," a polyclonal (four cases) or monoclonal gammopathy and diminished plasma levels of beta lipoproteins. IgG from these subjects precipitated both lipidated and lipid free B-protein, and two of the cases also had precipitating antibodies against alpha lipoproteins. The kinetics of LDL metabolism in one of these patients was reported separately (NOSEDA et al., 1972b). Surprisingly, while only a minor part of the reduction in LDL levels could be attributed to immunoelimination (patient's fractional catabolic rate = 48% of intravenous pool/days vs. 42 ± 4% in controls), most of the reduction was due to an LDL synthetic rate that was half that of controls. NOSEDA and coworkers hypothesized that the low rate of synthesis could be caused "by an interaction of the autoantibodies with β-lipoprotein producing cells at the various sites of synthesis." The only indirect evidence supporting this hypothesis was a reciprocal rise and fall of LDL and IgG levels, respectively, as the arthritis responded to aspirin therapy.

Finally, hypobetalipoproteinemia secondary to an adverse drug reaction has been documented in at least one instance (SIMPSON et al., 1970). A woman treated with pyrazinamide for an atypical tubercle bacilli infection developed gastrointestinal and hepatic toxicity with mild steatorrhea, hyperbilirubinemia, hypoalbuminemia, and hypoprothrombinemia. When the bilirubin was 26.4 mg/dl, alpha lipoproteins were absent and beta lipoproteins markedly reduced with a plasma cholesterol level of 67 mg/dl. Recovery followed withdrawal of the drug, and the plasma lipoprotein concentrations rose. Severe liver injury of any etiology with loss of secretory function theoretically can lead to hypolipoproteinemia.

2. Acanthocytosis without Plasma Lipoprotein Abnormalities

ESTES et al. (1967) first described the presence of acanthocytes in the peripheral blood in a familial neurologic syndrome without an accompanying plasma lipoprotein deficiency. Confusion regarding the association of this disorder with hypobetalipoproteinemia is evident in the medical literature (AGGERBECK et al., 1974) because the family was originally and incorrectly thought to have hypobetalipoproteinemia (KUO and BASSET, 1962). Since the initial reports, three other families have been described that appear nosologically similar to the kindred studied by ESTES and coworkers (CRITCHLEY et al., 1967, 1968, 1970; AMINOFF, 1972).

The neuromuscular syndrome in acanthocytosis with normal plasma lipids shares features with Huntington's chorea, Charcot-Marie-Tooth patients, and the Gilles-de-la Tourette syndrome (ENGLE et al., 1967). Symptoms and signs have included ataxia, choreoathetoid movements of the trunk and limbs, orofacial tics, neck and shoulder girdle, gluteal and quadriceps weakness and wasting, diminished or absent deep tendon reflexes, and occasionally seizure disorders. The age of onset, constellation of symptoms, and rate of progression appear highly variable. The distinctive features appear to be the involuntary dystonia or choreiform movements, areflexia, and limb-muscle wasting in association with acanthocytosis.

In contrast to abetalipoproteinemia, the fraction of red cells which are acanthocytic in this syndrome seems well below 50%. ENGEL et al. (1967) commented that 60–80% acanthocytes were found in the Goode family of New England (ROVITO and PIRONE, 1963; ESTES et al., 1967; LEVINE et al., 1968), but the published photomicrographs suggest a much lower percentage. There is some inconclusive evidence that the acanthocytosis is related to a serum factor (ESTES et al., 1967; AMINOFF, 1972) which surprisingly has not been well investigated. The plasma lipid and lipoprotein levels are normal and no abnormalities of the red cell phospholipid distribution and esterified fatty acids have been found (ESTES et al., 1967; AMINOFF, 1972). The cholesterol content of the erythrocytes has not been described and the erythrocyte sedimentation rate in this disorder is usually normal.

Acanthocytosis without neurologic symptoms was present in both of the large kindreds reported (LEVINE et al., 1968; CRITCHLEY et al., 1968), one of which also contained members with neuromuscular disease without acanthocytosis (LEVINE et al., 1968). The degree of acanthocytosis has not correlated with the severity of neurologic symptoms. The disorder is not sex-linked and appears dominant since transmission through two or more successive generations has been documented.

Gastrointestinal symptoms and steatorrhea have been remarkable only in one of the two Goode brothers (ROVITO and PIRONE, 1963; ENGEL et al., 1967) and only one woman, in the Stevens kindred from Kentucky (CRITCHLEY et al., 1968), had Friedreich's ataxia and probably retinitis pigmentosa. Her plasma cholesterol concentration was 132 mg/dl, but she had few, if any, acanthocytes.

The mild acanthocytosis of this syndrome is the only feature that links it with abetalipoproteinemia. As in the case of the latter, it is tempting to hypothesize that a common biochemical lesion produces the nervous system destruction and the alteration of red cell morphology. There is, however, no direct experimental evidence supporting this conjecture in either case. Idle speculation is not encouraged if it is recalled that the acanthocyte in one instance is associated primarily with neuronal degeneration and in the other with long-tract neurologic disease.

References

AGGERBECK, L.P., MCMAHON, J.P., SCANU, A.M.: Hypobetalipoproteinemia: clinical and biochemical description of a new kindred with "Friedreich's ataxia". Neurology 24, 1051–1063 (1974).

AMINOFF, M.J.: Acanthocytosis and neurological disease. Brain 95, 749–760 (1972).

ANDERSON, C.M., TOWNLEY, R.R.W., FREEMAN, M., JOHANSEN, P.: Unusual causes of steatorrhea in infancy and childhood. Med. J. Aust. 2, 617–623 (1961).

AVIOLI, L.V.: Absorption and metabolism of vitamin D_3 in man. Amer. J. clin. Nutr. 22, 437–446 (1969).

BACH, C., POLONOVSKI, J., POLONOVSKI, C., LELUC, R., JOLLY, G., MOSZER, M.: Congenital absence of beta-lipoproteins. A new observation. Arch. franç. Pédiat. 24, 1093–1111 (1967).

BARNARD, G., FOSBROOKE, A.S., LLOYD, J.K.: Neutral lipids of plasma and adipose tissue in a-betalipoproteinemia. Clin. chim. Acta 28, 417–422 (1970).

BASSEN, F.A., KORNZWEIG, A.L.: Malformation of the erythrocytes in a case of atypical retinitis pigmentosa. Blood 5, 381–387 (1950).

BECROFT, D.M.O., COSTELLO, J.M., SCOTT, P.J.: A-betalipoproteinaemia (Bassen-Kornzweig syndrome). Arch. Dis. Childh. 40, 40–46 (1965).

BELANGER, M., TREMBLAY, M., LAPOINTE, J.R.: Absence congénitale des bêta-lipoprotéines: Syndrome rare et bizarre. Nouvelle observation. Laval Med. 42, 332–340 (1971).

BERG, K.: A new serum type system in man—the Lp system. Acta path. 59, 369–382 (1963).

BIEMER, J.J., MCCAMMON, R.E.: The genetic relationship of abetalipoproteinemia and hypobetalipoproteinemia: a report of the occurrence of both diseases within the same familiy. J. Lab. clin. Med. 85, 556–565 (1975).

BINDER, H.J., HERTING, D.C., HURST, V., FINCH, S.C., SPIRO, H.M.: Tocopherol deficiency in man. New Engl. J. Med. 273, 1289–1297 (1965).

BOHLMANN, H.G., THIEDE, H., ROSENSTIEL, K., HERDEMERTEN, S., PANITZ, D., TACKMANN, W.: A-β-Lipoproteinämie bei drei Geschwistern. Dtsch. med. Wschr. 97, 892–896 (1972).

BOYER, S.H., CHISHOLM, A.W., MCKUSICK, V.A.: Cardiac aspects of Friedreich's ataxia. Circulation 25, 493–505 (1962).

BROWN, B.J., LEWIS, L.A., MERCER, R.D.: Familial hypobetalipoproteinemia: report of a case with psychomotor retardation. Pediatrics 54, 111–113 (1974).

BRUNZELL, J.D., HAZZARD, W.R., PORTE, D., JR., BIERMAN, E.L.: Evidence for a common, saturable, triglyceride removal mechanism for chylomicrons and very low density lipoproteins in man. J. clin. Invest. 52, 1578–1585 (1973).

CAMPBELL, D.A., HARRISON, R., TONKS, E.L.: Retinitis pigmentosa. Vitamin A levels in relation to clinical findings. Exp. Eye Res. 3, 412–426 (1964).

COOPER, R.A., ARNER, E.C., WILEY, J.S., SHATTIL, S.J.: Modification of red cell membrane structure by cholesterol-rich lipid dispersions. J. clin. Invest. 55, 115–126 (1975).

COOPER, R.A., GULBRANDSEN, C.L.: The relationship between serum lipoproteins and red cell membranes in abetalipoproteinemia: deficiency of lecithin:cholesterol acyltransferase. J. Lab. clin. Med. 78, 323–333 (1971).

COOPER, R.A., KIMBALL, D., DUROCHER, J.R.: Role of the spleen in membrane conditioning and hemolysis of spur cells in liver disease. New Engl. J. Med. 290, 1279–1284 (1974).

COOPER, R.A., KIMBALL, D., DUROCHER, J.R.: Role of the spleen in membrane conditioning and hemolysis of spur cells in liver disease. New Engl. J. Med. 290, 1316–1317 (1974).

COTTRILL, C., GLUECK, C.J., LEUBA, V., MILLETT, F., PUPPIONE, D., BROWN, W.V.: Familial homozygous hypobetalipoproteinemia. Metabolism 23, 779–791 (1974).

CRITCHELY, E.: Acanthocytosis associated with tics and involuntary movements. Z. Neurol. 200, 336–340 (1971).

CRITCHLEY, E.M.R., BETTS, J.J., NICHOLSON, J.T., WEATHERALL, D.J.: Acanthocytosis, normolipoproteinaemia and multiple tics. Postgrad. med. J. 46, 698–701 (1970).

CRITCHLEY, E.M.R., CLARK, D., WIKLER, A.: An adult form of acanthocytosis. Trans. Amer. neurol. Ass. 92, 132–137 (1967).

CRITCHLEY, E.M.R., CLARK, D., WIKLER, A.: Acanthocytosis and neurological disorder without abetalipoproteinemia. Arch. Neurol. (Paris) 18, 134–139 (1968).

DI GEORGE, A.M., MABRY, C.C., AUERBACH, V.H.: A specific disorder of lipid transport (acanthrocytosis): treatment with intravenous lipids. Amer. J. Dis. Child. 102, 580 (1961).

DISCHE, M.R., PORRO, R.S.: The cardiac lesions in Bassen-Kornzweig syndrome. Amer. J. Med. 49, 568–571 (1970).

DOBBINS, W.O., III: An ultrastructural study of the intestinal mucosa in congenital β-lipoprotein deficiency with particular emphasis upon the intestinal absorptive cell. Gastroenterology 50, 195–210 (1966).

DOBBINS, W.O., III: Hypo-β-lipoproteinemia and intestinal lymphangiectasia. A new syndrome of malabsorption and protein-losing enteropathy. Arch. intern. Med. 122, 31–38 (1968).

DODGE, J.T., COHEN, G., KAYDEN, H.J., PHILLIPS, G.B.: Peroxidative hemolysis of red blood cells from patients with abetalipoproteinämia (acanthocytosis). J. clin. Invest. 46, 357–368 (1967).

DOWLING, J.E.: Nutritional and inherited blindness in the rat. Exp. Eye Res. 3, 348–356 (1964).

DRUEZ, G.: Un nouveau cas d'acanthocytose: Dysmorphie érythrocytaire congénitale avec rétinite, troubles nerveux et stigmates dégénératifs. Rev. Hémat. 14, 3–11 (1959).

EDER, H.: The medical grand rounds. Massachusetts General Hospital, case 525. Acanthocytosis. Amer. Pract. 13, 225–230 (1962).

ENGEL, W.K., LEVY, R.I., WATKINS, S.P., VROOM, F.Q.: Discussion: an adult form of acanthocytosis. Trans. Amer. neurol. Ass. **92**, 135–136 (1967).

ESTES, J.W., MORLEY, T.J., LEVINE, I.M., EMERSON, C.P.: A new hereditary acanthocytosis syndrome. Amer. J. Med. **42**, 868–881 (1967).

ETO, Y., KITAGAWA, T.: Wolman's disease with hypolipoproteinemia and acanthocytosis: clinical and biochemical observations. J. Pediat. **77**, 862–867 (1970).

FARQUHAR, J.W., AHRENS, E.H., JR.: Effects of dietary fats on human erythrocyte fatty acid patterns. J. clin. Invest. **42**, 675–685 (1963).

FARQUHAR, J.W., WAYS, P.: Abetalipoproteinemia, in *The Metabolic Basis of Inherited Disease*, 2nd ed., J.B. STANBURY, J.B. WYNGAARDEN and D.S. FREDRICKSON, eds., New York: McGraw-Hill 1966.

FIELDING, C.J., FIELDING, P.E.: Purification and substrate specificity of lecithin-cholesterol acyltransferase from human plasma. FEBS Lett. **15**, 355–358 (1971).

FORSYTH, C.C., LLOYD, J.K., FOSBROOKE, A.S.: A-betalipoproteinaemia. Arch. Dis. Childh. **40**, 47–52 (1965).

FORTE, T., NICHOLS, A.V.: Application of electron microscopy to the study of plasma lipoprotein structure. Advanc. Lipid Res. **10**, 1–40 (1972).

FOSBROOKE, A., CHOKSEY, S., WHARTON, B.: Familial hypo-β-lipoproteinemia. Arch. Dis. Childh. **48**, 729–732 (1973).

FREDRICKSON, D.S., GOTTO, A.M., LEVY, R.I.: Familial lipoprotein deficiency, in *The Metabolic Basis of Inherited Disease*, 3rd ed., J.B. STANBURY, J.B. WYNGAARDEN and D.S. FREDRICKSON, eds., New York: McGraw-Hill 1972.

FREDRICKSON, D.S., LEVY, R.I., LINDGREN, F.T.: A comparison of heritable abnormal lipoprotein patterns as defined by two different techniques. J. clin. Invest. **47**, 2446–2457 (1968).

FRIEDMAN, I.S., COHN, H., ZYMORIS, M., GOLDMAN, M.G.: Hypocholesterolemia in idiopathic steatorrhea. Arch. intern. Med. **105**, 112–120 (1960).

GLOVER, J., WALKER, R.J.: Absorption and transport of vitamin A. Exp. Eye Res. **3**, 327–348 (1964).

GOTTO, A.M., LEVY, R.I., JOHN, K., FREDRICKSON, D.S.: On the nature of the protein defect in abetalipoproteinemia. New Engl. J. Med. **284**, 813–818 (1971).

GOURAS, P., CARR, R.E., GUNKEL, R.D.: Retinitis pigmentosa in abetalipoproteinemia: effects of vitamin A. Invest. Ophthal. **10**, 784–793 (1971).

GRACEY, M., HILTON, H.B.: Acanthocytes and hypobetalipoproteinaemia. Lancet **1973 I**, 679.

GRACEY, M., WILSON, R.G., PETERSEN, M.: Transient acanthocytosis and hypobetalipoproteinaemia. Aust. N.Z. J. Med. **4**, 397–401 (1972).

GYÖRGY, P., COGAN, G., ROSE, C.S.: Availability of vitamin E in newborn infants. Proc. Soc. exp. Biol. (N.Y.) **81**, 536–538 (1952).

HENDERSON, L., HERBERT, P., WINDMUELLER, H., KRAUSS, R.: The C-apolipoproteins of the orotic acid rat: a model for abetalipoproteinemia. Circulation **50**, III–114 (1974).

HERMIER, M., PONCET, J., POUILLAUDE, J.M., GERMAIN, D., FRANCOIS, R.: A propos d'une observation d'hypobêtalipoprotéinémie asymptomatique. Pédiatrie **28**, 211–222 (1973).

HOOFT, C., DE LAEY, P., HERPOL, J., DE LOORE, F., VERBEECK, J.: Familial hypolipidaemia and retarded development without steatorrhea – another inborn error of metabolism? Helv. paediat. Acta **17**, 1–23 (1962).

HOOGHWINKEL, G.J.M., BRUYN, G.W.: Congenital lack of serum β-lipoproteins. A study of blood phospholipids in a patient and his family. J. neurol. Sci. **3**, 374–381 (1966).

HUANG, H.S., GOODMAN, D.S.: Vitamin A and carotenoids. I. Intestinal absorption and metabolism of ^{14}C-labeled vitamin A alcohol and betacarotene in the rat. J. biol. Chem. **240**, 2839–2844 (1965).

ISSELBACHER, K.J.: Discussion of medium chain triglycerides effects in other adult diseases, in *Medium Chain Triglycerides*, J.R. SENIOR, ed., Philadelphia: Univ. Penn. Press 1968.

ISSELBACHER, K.J., SCHEIG, R., PLOTKIN, G.R., CAUFIELD, J.B.: Congenital β-lipoprotein deficiency: an hereditary disorder involving a defect in the absorption and transport of lipids. Medicine **43**, 347–361 (1964).

JAMPEL, R.S., FALLS, H.F.: Atypical retinitis pigmentosa, acanthrocytosis, and heredodegenerative neuromuscular disease. Arch. Ophthal. (Chicago) **59**, 818–820 (1958).

JONES, J.W., WAYS, P.: Abnormalities of high density lipoproteins in abetalipoproteinemia. J. clin. Invest. **46**, 1151–1161 (1967).

KANAI, M., RAZ, A., GOODMAN, D.S.: Retinol-binding protein: the transport protein for vitamin A in human plasma. J. clin. Invest. **47**, 2025–2044 (1968).

KAYDEN, H.J., BESSIS, M.: Morphology of normal erythrocyte and acanthocyte using Normarski optics and the scanning electron microscope. Blood (J. Hematol.) **35**, 427–436 (1970).

KAYDEN, H.J., MEDICK, M.: The absorption and metabolism of short and long chain fatty acids in puromycin-treated rats. Biochim. biophys. Acta **176**, 37–43 (1969).

KAYDEN, H.J., SILBER, R.: The role of vitamin E deficiency in the abnormal autohemolysis of acanthocytosis. Trans. Ass. Amer. Phys. **78**, 334–342 (1965).

KHACHADURIAN, A.K., FREYHA, R., SHAMMA'A, M.M., BAGHDASSARIAN, S.A.: A-beta-lipoproteinemia and colour blindness. Arch. Dis. Childh. **46**, 871–873 (1971).

KHACHADURIAN, A.K., SHA'AFI, R.T., MURAD, S.: Studies on the sedimentation rate and membrane permeability of acanthocytes in abetalipoproteinemia. Leb. med. J. **26**, 425–434 (1973).

KORNZWEIG, A.L., BASSEN, F.A.: Retinitis pigmentosa, acanthrocytosis, and heredodegenerative neuromuscular disease. Amer. med. Ass. Arch. Ophthal. **58**, 183–187 (1957).

KOSTNER, G., HOLASEK, A.: Characterization and quantitation of the apolipoproteins from human chyle chylomicrons. Biochemistry **11**, 1217–1223 (1972).

KOSTNER, G., HOLASEK, A., BOHLMANN, H.G., THIEDE, H.: Investigation of serum lipoproteins and apoproteins in abetalipoproteinaemia. Clin. Sci. molec. Med. **46**, 457–468 (1974).

KUO, P.T., BASSETT, D.R.: Blood and tissue lipids in a family with hypobetalipoproteinemia. Circulation **26**, 660 (1962).

KUO, P.T., BASSETT, D.R., DI GEORGE, A.M., CARPENTER, G.G.: Lipolytic activity of post-heparin plasma in hyperlipemia and hypolipemia. Circulat. Res. **16**, 221–229 (1965).

LAMY, M., FREZAL, J., POLONOVSKI, J., REY, J.: L'absence congénitale de beta-lipoproteines. C. R. Soc. Biol. (Paris) **154**, 1974–1978 (1960).

LAW, D.H.: Medium chain triglycerides in the treatment of pancreatic insufficiency and abetalipoproteinemia, in *Medium Chain Triglycerides*, J.R. SENIOR, ed., Philadelphia: Univ. Penn. Press 1968.

LEES, R.S.: Immunological evidence for the presence of B protein (apoprotein of β-lipoprotein) in normal and abetalipoproteinemic plasma. J. Lipid Res. **8**, 396–405 (1967).

LEES, R.S., AHRENS, E.H., JR.: Fat transport in abetalipoproteinemia. New Engl. J. Med. **280**, 1261–1266 (1969).

LEVINE, I.M., ESTES, J.W., LOONEY, J.M.: Hereditary neurological disease with acanthocytosis. Arch. Neurol. (Paris) **19**, 403–409 (1968).

LEVY, I.S.: Pigmentary retinopathy associated with metabolic defects. Trans. ophthal. Soc. U.K. **92**, 285–287 (1972).

LEVY, R.I., FREDRICKSON, D.S., LASTER, L.: The lipoproteins and lipid transport in abetalipoproteinemia. J. clin. Invest. **45**, 531–541 (1966).

LEVY, R.I., LANGER, T., GOTTO, A.M., FREDRICKSON, D.S.: Familial hypobetalipoproteinemia, a defect in lipoprotein synthesis. Clin. Res. **18**, 539 (1970).

LEYLAND, F.C., FOSBROOKE, A.S., LLOYD, J.K., SEGALL, M.M., TAMIR, I., TOMKINS, R., WOLFF, O.H.: Use of medium-chain triglyceride diets in children with malabsorption. Arch. Dis. Childh. **44**, 170–179 (1969).

MABRY, C.C., DI GEORGE, A.M., AUERBACH, V.H.: Studies concerning the defect in a patient with acanthrocytosis. Clin. Res. **8**, 371 (1960).

MARS, H., LEWIS, L.A., ROBERTSON, A.L., JR., BUTKUS, A., WILLIAMS, G.H., JR.: Familial hypo-β-lipoproteinemia. A genetic disorder of lipid metabolism with nervous system involvement. Amer. J. Med. **46**, 886–899 (1969).

MAWATARI, S., IWASHITA, H., KUROIWA, Y.: Familial hypo-β-lipoproteinaemia. J. neurol. Sci. **16**, 93–101 (1971).

MCBRIDE, J.A., JACOB, H.S.: Abnormal kinetics of red cell membrane cholesterol in acanthocytes: studies in genetic and experimental abetalipoproteinaemia and in spur cell anaemia. Brit. J. Haemat. **18**, 383–397 (1970).

MCCONATHY, W.J., ALAUPOVIC, P.: Isolation and partial characterization of apolipoprotein D: a new protein moiety of the human plasma lipoprotein system. FEBS Lett. **37**, 178–182 (1973).

MIER, M., SCHWARTZ, S.O., BOSHES, B.: Acanthrocytosis, pigmentary degeneration of the retina and ataxic neuropathy: a genetically determined syndrome with associated metabolic disorder. Blood **5**, 1586–1608 (1960).

MULLER, D.R.P., HARRIES, J.T., LLOYD, J.K.: Vitamin E therapy in a-beta-lipoproteinaemia. Arch. Dis. Childh. **45**, 715 (1970).

MULLER, D.P.R., HARRIES, J.T., LLOYD, J.K.: The relative importance of the factors involved in the absorption of vitamin E in children. Gut **15**, 966–971 (1974).

NORUM, K.R., GLOMSET, J.A., GJONE, E.: Familial lecithin:cholesterol acyl transferase deficiency, in *The Metabolic Basis of Inherited Disease*, 3rd ed., J.B. STANBURY, J.B. WYNGAARDEN and D.S. FREDRICKSON, eds., New York: McGraw-Hill 1972.

NOSEDA, G., RIESEN, W., MORELL, A., SCHLUMPF, E.: Hyperkatabole Hypo-β-lipoproteinämie infolge Autoantikörper. Kongreß für Innere Medizin, LXXVIII, 1313–1316 (1972a).

NOSEDA, G., RIESEN, W., SCHLUMPF, E., MORELL, A.: Hypo-β-lipoproteinaemia associated with auto-antibodies against β-lipoproteins. Europ. J. clin. Invest. **2**, 342–347 (1972b).

PARAMATHYPATHY, K., AW, S.E.: Acanthocytosis with beta-lipoprotein deficiency in an Indian girl. Med. J. Aust. **2**, 1081–1084 (1970).

PARTIN, J.S., PARTIN, J.C., SCHUBERT, W.K., MCADAMS, A.J.: Liver ultrastructure in abetalipoproteinemia: evolution of micronodular cirrhosis. Gastroenterology **67**, 107–118 (1974).

PHILLIPS, G.B.: Quantitative chromatographic analysis of plasma and red blood cell lipids in patients with acanthocytosis. J. Lab. clin. Med. **59**, 357–363 (1962).

RERABEK, J., ELIASCH, H.: A contribution to the knowledge of the hypo-β-lipoproteinemia. Acta med. scand. **194**, 379–385 (1973).

RICHET, G., DUREPAIRE, H., HARTMANN, L., OLLIER, M.P., POLONOVSKI, J., MAITROT, B.: Hypolipoprotéinémie familiale asymptomatique prédominant sur les bêta-lipoprotéines. Presse méd. **77**, 2045–2048 (1969).

RODGER, F.C.: The ocular effects of vitamin A deficiency in man in the tropics. Exp. Eye Res. **3**, 367–372 (1964).

ROVITO, D.A., PIRONE, F.J.: Acanthrocytosis associated with schizophrenia. Amer. J. Psychiat. **120**, 182–185 (1963).

SABESIN, S.M., ISSELBACHER, K.J.: Protein synthesis inhibition: mechanism for the production of impaired fat absorption. Science **147**, 1149–1151 (1965).

SALT, H.B., WOLFF, O.H., LLOYD, J.K., FOSBROOKE, A.S., CAMERON, A.H., HUBBLE, D.V.: On having no beta-lipoprotein. A syndrome comprising a-betalipoproteinemia, acanthocytosis, and steatorrhea. Lancet **1960 II**, 325–329.

SCANU, A.M., AGGERBECK, L.P., KRUSKI, A.W., LIM, C.T., KAYDEN, H.J.: A study of the abnormal lipoproteins in abetalipoproteinemia. J. clin. Invest. **53**, 440–453 (1974).

SCHWARTZ, J.F., ROWLAND, L.P., EDER, H., MARKS, P.A., OSSERMAN, E.F., HIRSCHBERG, E., ANDERSON, H.: Bassen-Kornzweig syndrome: deficiency of serum beta-lipoprotein. Arch. Neurol. (Paris) **8**, 438–454 (1963).

SCOTT, P.P., GREAVES, J.P., SCOTT, M.G.: Nutritional blindness in the cat. Exp. Eye Res. **3**, 357–364 (1964).

SHACKLADY, M.M., DJARDJOURAS, E.M., LLOYD, J.K.: Red cell lipids in familial alpha-lipoprotein deficiency (Tangier disease). Lancet **1968 II**, 151–153.

SHEARER, A.C.I.: Absorption of β-carotene in human retinitis pigmentosa. Exp. Eye Res. **3**, 427–438 (1964).

SHOHET, S.: Hemolysis and changes in erythrocyte membrane lipids. New Engl. J. Med. **286**, 577–583 (1972).

SHORE, V.G., SHORE, B.: Heterogeneity of human plasma very low density lipoproteins. Separation of species differing in protein components. Biochemistry **12**, 502–507 (1973).

SIMON, E.R., WAYS, P.: Incubation hemolysis and red cell metabolism in acanthocytosis. J. clin. Invest. **43**, 1311–1321 (1964).

SIMPSON, A.J., MIRZA, A.M., MARTIN, J.F., O'BRIEN, T.F., JR.: Hepatitis secondary to pyrazinamide toxicity: accompaniments of transient hypolipoproteinemia, acanthocytosis, and changes in stomach and small bowel. Sth. med. (Bgham, Ala.) J. **63**, 138–144 (1970).

SINGER, K., FISHER, B., PERLSTEIN, M.A.: Acanthrocytosis: a genetic erythrocyte malformation. Blood **7**, 577–591 (1952).

SOBREVILLA, L.A., GOODMAN, M.L., KANE, C.A.: Demyelinating central nervous system disease, macular atrophy and acanthocytosis (Bassen-Kornzweig syndrome). Amer. J. Med. **37**, 821–828 (1964).

SPERLING, M.A., HENGSTENBERG, F., YUNIS, E., KENNY, F.M., DRASH, A.L.: Abetalipoproteinemia: metabolic, endocrine, and electron-microscopic investigations. Pediatrics **48**, 91–102 (1971).

SPERLING, M.A., HILES, D.A., KENNERDELL, J.S.: Electroretinographic responses following vitamin A therapy in a-beta-lipoproteinemia. Amer. J. Ophthal. **73**, 342–351 (1972).

SPITZNAS, M., HOGAN, M.J.: Outer segments of photoreceptors and the retinal pigment epithelium. Arch. Ophthal. (Chicago) **84**, 810–819 (1970).

SWITZER, S., EDER, H.A.: Interconversion of acanthocytes and normal erythrocytes with detergents. J. clin. Invest. **41**, 1404 (1962).

TAMIR, I., LEVTOW, O., LOTAN, D., LEQUIN, C., HELDENBERG, D., WERBIN, B.: Further observations on familial hypobetalipoproteinemia. Clin. Genet. **9**, 149–155 (1976).

TOLENTINO, P., SPIRITO, L., JANNUZZI, C.: Celiac syndrome, retinal dystrophy, acanthocytosis, without defect of beta lipoprotein. Ann. Paediat. **203**, 178–186 (1964).

VAN BUCHEM, F.S.P., POL, G., DE GIER, J., BÖTTCHER, C.J.F., PRIES, C.: Congenital β-lipoprotein deficiency. Amer. J. Med. **40**, 794–804 (1966).

VON SALLMANN, L., GELDERMAN, A.H., LASTER, L.: Ocular histopathologic changes in a case of a-betalipoproteinemia (Bassen Kornzweig syndrome). Docum. ophthal. ('s-Grav.) **26**, 451–460 (1969).

WALLIS, K., GROSS, M., ZAIDMAN, J.L., JULSARY, A., SZEINBERG, A., KOOK, A.I.: Tocopherol therapy in acanthocytosis. Pediatrics **48**, 669–671 (1971).

WALSH, F.B., HOYT, E.: *Clinical Neuro-ophthalmology,* 3rd ed., Baltimore: Williams & Wilkins 1969.

WATSON, W.C.: The morphology and lipid composition of the erythrocytes in normal and essential fatty-acid-deficient rats. Brit. J. Haemat. **9**, 32–38 (1963).

WAYS, P., HANAHAN, D.J.: Characterization and quantification of red cell lipids in normal man. J. Lipid Res. **5**, 318–328 (1964).

WAYS, P.O., PARMENTIER, C.M., KAYDEN, H.J., JONES, J.W., SAUNDERS, D.R., RUBIN, C.E.: Studies on the absorptive defect for triglyceride in abetalipoproteinemia. J. clin. Invest. **46**, 35–46 (1967).

WAYS, P., REED, C.F., HANAHAN, D.J. (technical assistance of DONG, D., PALMER, S., MURPHY, M., ROBERTS, G.): Red cell and plasma lipids in acanthocytosis. J. clin. Invest. **42**, 1248–1260 (1963).

WAYS, P., SIMON, E.R.: The role of serum in acanthocyte autohemolysis and membrane lipid composition. J. clin. Invest. **43**, 1322–1328 (1964).

WEINSTEIN, M.A., PEARSON, K.D., AGUS, S.G.: Abetalipoproteinemia. Radiology **108**, 269–273 (1973).

WINDMUELLER, H.G., HERBERT, P.N., LEVY, R.I.: Biosynthesis of lymph and plasma lipoprotein apoproteins by isolated perfused rat liver and intestine. J. Lipid Res. **14**, 215–223 (1973).

WINTROBE, M.M.: *Clinical Hematology,* Philadelphia: Lea & Febiger 1961.

WOLF, J.A., BAUMAN, W.A.: Studies concerning acanthocytosis: a new genetic syndrome with absent beta lipoprotein. J. Dis. Childh. **102**, 478–479 (1961).

WOLFF, O.H., LLOYD, J.K., TONKS, E.L.: A-beta-lipoproteinaemia with special reference to the visual defect. Exp. Eye Res. **3**, 439–442 (1964).

YEE, R.D., HERBERT, P.N., BERGSMA, D.R., BIEMER, J.J.: Atypical retinitis pigmentosa in familial hypobetalipoproteinemia. Amer. J. Ophthal., **82**, 64–71, 1976.

ZAIDMAN, J.L., JULSARY, A., KOOK, A.I., SZEINBERG, A., WALLIS, K., AZIZI, E.: Abetalipoproteinemia in acrodermatitis enteropathica. New Engl. J. Med. **284**, 1387 (1971).

V.
Lipidosen

Sphingomyelinosen (Niemann-Picksche Erkrankung)

K. Harzer und H.U. Benz

Mit 6 Abbildungen und 1 Tabelle

A. Einleitung

Der Begriff Niemann-Picksche Erkrankung umfaßt eine heterogene Gruppe erblicher Stoffwechselstörungen, bei denen die Speicherung des Lipids Sphingomyelin im Gehirn oder in den Körperorganen eine mehr oder weniger entscheidende Rolle spielt. Eine Niemann-Picksche Erkrankung wird klinisch im allgemeinen diagnostiziert, wenn eine Leber- und/oder Milzvergrößerung vorliegt, im Knochenmark und/oder den vergrößerten Organen „typische" Speicherzellen gefunden werden und Speicherkrankheiten wie Gangliosidosen, Mukopolysaccharidosen oder andere weitgehend ausgeschlossen werden können. Differentialdiagnostisch kommt vor allem noch der M. Gaucher in Frage. Für die Abgrenzung sind die bei *M. Niemann-Pick* im Vergleich zu *M. Gaucher* meist wesentlich geringeren röntgenologischen Knochenveränderungen evtl. bedeutsam (Fredrickson u. Sloan, 1972). Eindeutig wird der M. Gaucher jedoch biochemisch ausgeschlossen.

Die Niemann-Picksche Erkrankung ist in Deutschland selten. Jährlich dürften hier etwa 1 bis 3 Fälle zweifelsfrei diagnostiziert werden. Formal unterscheidet man die Typen A bis E (s. unten) der Niemann-Pickschen Erkrankung. Nur bei den Typen A und B des heterogenen Komplexes sind die biochemischen Zusammenhänge weit genug geklärt, um die Diagnose direkt durch den Nachweis des der Stoffwechselerkrankung zugrunde liegenden Enzym-Defektes, der die Sphingomyelinase betrifft, zu ermöglichen.

In Analogie zu den Gangliosidosen sollte für die Formen der Niemann-Pickschen Erkrankung mit auffälliger Sphingomyelin-Vermehrung die Bezeichnung „Sphingomyelinosen" bevorzugt werden. Diese können in Anlehnung an Crocker (1961) und nach Fredrickson und Sloan (1972) in die Typen A, B, C und E eingeteilt werden. Der Typ D nach Crocker (1961), die sogenannte Nova-Scotia-Variante, braucht nicht unbedingt als Sphingomyelinose aufgefaßt zu werden und wird hier nur am Rande berücksichtigt. Bei dieser Erkrankung, deren Vorkommen mit der Abstammung aus einem geographisch umschriebenen Bezirk (Nova Scotia in Kanada) verknüpft ist, steht eine Vermehrung von Cholesterin mehr im Vordergrund als eine solche von Sphingomyelin.

Der Typ A der Sphingomyelinosen macht angeblich um 75 bis 85% (Fredrickson u. Sloan, 1972; Crocker, 1961) aller Fälle von Niemann-Pickscher Erkrankung aus. Bei der Charakterisierung vor allem nach dem Krankheitsverlauf (Crocker) unterscheiden sich die Typen folgendermaßen: A = infantil, subakut bis akut, zerebrale Beteiligung, Todesalter meist unter 4 Jahren; B = chronisch, viszeral, ohne Beteiligung des zentralen Nervensystems, Todesalter bei meist infantilem Krankheitsbeginn über 20 Jahre; C = spätinfantil-juvenil, Todesalter meist unter 15 Jahren; Nova-Scotia-Variante, „Typ D", etwa wie C; E = adult, offenbar ohne zentral-nervöse Beteiligung, von B teils nicht zu unterscheiden.

Die Entscheidung, ob überhaupt eine Sphingomyelinose vorliegt oder nicht, ist vor einer Typenzuordnung vorrangig und sollte auf biochemischer Basis durch Nachweis der Sphingomyelin-Speicherung und/oder des Sphingomyelinase-Defektes (s. Abschnitt IV) getroffen werden. „Niemann-Pick-artige" Fälle ohne wesentliche Sphingomyelin-Vermehrung sollten von den Sphingomyelinosen abgetrennt werden. Liegt eine Sphingomyelinose vor, so erfolgt die Typeneinteilung heute nicht mehr nur nach klinischen, sondern auch nach biochemisch-enzymatischen Kriterien (FREDRICKSON u. SLOAN, 1972). Anders als bei den Gangliosidosen stellt allerdings die Art der Speichersubstanz kaum ein Unterscheidungsmerkmal der Typen dar. Zwar gibt es vom Sphingomyelin chemisch unterscheidbare Spezies und außer-

Tabelle 1. Übersicht einiger charakteristischer Fälle von Sphingomyelinosen (Niemann-Picksche Erkrankung)

Referenz (Literaturstelle)	Sphingomyelinose-Typ	Jüdische Abstammung bekannt	b = biochemisch gesichert h = histochemisch gesichert	Erkrankungsdauer Beginn	Erkrankungsdauer Tod	Hepatosplenomegalie (M=Milz bevorzugt betroffen)	Speicher ("Schaum")-zellen im Knochenmark (Klammer: Lymphozytenvakuolisierung)	Beteiligung des Zentralnervensystems	Krämpfe, Anfälle	Kirschroter Fleck der Makula	Röntgenuntersuchung: Diffuse Lungeninfiltration	Blutungsneigung (Hypersplenismus)
SCHÖNBERGER und KÖSSLING (1971)	A	–	h	$1/12$	$1\ 1/4$	++	+	++		+		
SCHÖNBERGER und KÖSSLIN (1971)	A	–	h	$7/12$	?	++	+, (+)	+		–		+
LAMPERT und TELLER (1967)	A	–	h	$1/12$	?	++	+, (+)	+		+ ($1/2$)	+	
KAMOSHITA u. Mitarb. (1969)	A	+	b	$2/12$	$5/12$	++	+	+		+ ($1/3$) Optikus-Atrophie		
MARTIN u. Mitarb. (1972)	A	–	b	3	$12\ 1/2$!	anzunehmen, Speicherprozeß nur histologisch beschrieben		+ (3)	+			
LOWDEN und LA RAMÉE (1972)	B	+	b	?	lebt mit 25	++	–	–			+	
LOWDEN und LA RAMÉE (1972)	B	–	b	?	lebt mit 6	++	–	–			+	
LOWDEN u. Mitarb. (1967)	C	–	b	$1\ 3/12$	$3\ 10/12$	++	+	+ (1)		–	+	

dem finden sich neben dem Sphingomyelin „sekundäre" Speichersubstanzen (s. Abschnitt IV). Beide Faktoren spielen aber bei der Unterscheidung der Typen A, B, C und E keine wichtige Rolle. Schon eher differiert Menge und Organverteilung des gespeicherten Sphingomyelins zwischen den einzelnen Typen (s. Tabelle 1). Ein wesentliches Kriterium für die Unterscheidung der Typen stellt heute die jeweils gefundene Aktivität des Sphingomyelin-abbauenden Enzyms, der Sphingomyelinase, dar. Die Enzymbestim-

Lipidvermehrung in den Organen: H = Hirn, L = Leber, M = Milz, N = Niere, NN = Nebenniere Zahl: Vermehrungsfaktor gegenüber der Kontrolle			Sphingo-myeli-nase-Aktivität	Zusätzliche Befunde
Sphingo-myelin	Cholesterin (oder wie angegeben)	„Niedere Ganglioside" G_{M2} und G_{M3}		
				Dystrophie, Durchfälle, Anämie, Hypotonie der unteren Extremität, diffuse Osteoporose
				Dystrophie, Lymphknotenvergrößerung, diffuse Osteoporose, Speicherzellen im Nasensekret bei chronischer Rhinitis, Transaminasen und saure Phosphatase erhöht, wechselnde Hypo-/Hypertonie der unteren Extremität
				Konsanguinität in der Familie. Von 5 Geschwistern 3 an Hepatosplenomegalie gestorben. Dystrophie. Atypisches Mucopolysaccharid-Muster im Urin: Anteil von Chondroitinsulfat B erhöht
H2—3 L17 M24	L1,5	H1,5—13	defekt	Vater geistig behindert, Mutter IQ 53—67, Großmutter imbezile, Patient: Beine in Froschstellung, Inguinalhernien, Hydrozelen. Pneumonien. Leberbiopsie: Außer Lipiderhöhung nicht-sulfatierte Mucopolysaccharide erhöht. Röntgenuntersuchung: Deformitäten der Röhrenknochen und Wirbel, Schädel. Megalenzephalie, aber Ventrikeldilatation. Biochemisch: Myelingehalt des Hirns 43% der Norm. Membranous cytoplasmic bodies enthalten viel Sphingomyelin. Abnormes Lipid in Milz und Leber. Langkettige Fettsäuren des Sphingomyelins vermindert
H1,5—2,5 L16—25 M10—30 N2	(Lysobis-phosphatid-säure in H, L, M vermehrt)	H > 10	defekt, Restakti-vitäten: H2,2% L < 1% M2,5% N1,1%	Zeitlich sehr atypischer Verlauf für Typ A. Patient hat 3 ähnlich erkrankte und 4 gesunde Geschwister. Ähnlichkeit zum Hallervorden-Spatz-Syndrom. Mit 8 Jahren geistig und motorisch stark retardiert, Tetraspastik, keine extrapyramidale Symptomatik. Tod im Status epilepticus. Postmortal: Schaumzellen in Leber, Milz, Lymphknoten, Lungen, autonomen Darmganglien. Hirn: Graue Substanz atrophisch, Ventrikel erweitert. Die meisten Neurone gebläht, in der Amygdala so stark wie bei M. Tay-Sachs. Glia normal. In Pallidum, Pars reticulata der Nigra und Dentatum Pigment (wie Lipofuscin), Eisen und Neutralfett. Mäßige Markatrophie
			defekt	Minderwuchs, Lehrerinnenexamen bestanden. Splenektomie durchgeführt
			defekt (Leukozyten) 0%	IQ 126, Minderwuchs
H1 L5 M3	H1			Von 4 Geschwistern haben noch 2 ähnliche Erkrankung. Patient: Chron. Husten, Speichelträufeln. Mit 3 Jahren Spastik, Schluckstörungen. Postmortal: Schaumzellen in Lungen, Lymphknoten, Darm. Hirn: Nur manche Neurone PAS-positiv (Glykolipid?). Biochemisch: Myelin nur 5% der Norm, Galaktolipide (myelintypisch) erniedrigt

Tabelle 1 (Fortsetzung)

Referenz (Literaturstelle)	Sphingomyelinose-Typ	Jüdische Abstammung bekannt	b = biochemisch gesichert h = histochemisch gesichert	Erkrankungsdauer Beginn	Erkrankungsdauer Tod	Hepatosplenomegalie (M = Milz bevorzugt betroffen)	Speicher („Schaum")-zellen im Knochenmark (Klammer: Lymphozyten-vakuolisierung)	Beteiligung des Zentralnervensystems	Krämpfe, Anfälle	Kirschroter Fleck der Makula	Röntgenuntersuchung: Diffuse Lungeninfiltration	Blutungsneigung (Hypersplenismus)
				Jahre				(Klammer: Beginn in Altersjahren)				
WIEDEMANN u. Mitarb. (1972)	C	−	h	<5$^{10}/_{12}$	lebt mit 14	++ (M)	+	−!	−	−	−	
WIEDEMANN u. Mitarb. (1972)	C	−	b	<3	9	+++ (M)	+, (+)	++	++ (7$^{1}/_{2}$)	−	+(8$^{1}/_{2}$)	+ (3)
WIEDEMANN u. Mitarb. (1972)	C	−	b	<$^{2}/_{12}$	lebt mit 10	++	+, (+)	+ (2)	+ (8)	−		+
WIEDEMANN u. Mitarb. (1972)	C	−	b	0	lebt mit 5$^{1}/_{2}$	+++	+, (+)	+ (3)	−	−	(+)	+
OPPENHEIMER u. Mitarb. (1967)	C	+	b	<$^{2}/_{12}$	6$^{3}/_{4}$	+++	+, (+)	+ (2)	−		+ (6)	
OPPENHEIMER u. Mitarb. (1967)	C	−	b	<4	22 Zwilling lebt	+++ (M)	+	+ (10)	+ (18)			
NORMAN u. Mitarb. (1967)	C		b	ca. 6	13	+ (M)	−!	+ (6)	+ (9)			
PHILIPPART u. Mitarb. (1969)	C	+	b	2	7	+	+	+(2$^{1}/_{2}$)	+(2$^{1}/_{2}$)	+(2$^{1}/_{2}$)		
PHILIPPART u. Mitarb. (1969)	C	+	b	2$^{1}/_{2}$	5$^{1}/_{2}$	(+)	+	+(2$^{1}/_{2}$)	+(2$^{1}/_{2}$)	+ (5)		
PILZ (1970)	E	−	b	<9	51	++	+	−	−		+	+
PILZ (1970)	E	−	b	<10	45	++	+	−	−		+	

Geschwister (WIEDEMANN rows 2–4; PHILIPPART rows)

Lipidvermehrung in den Organen: H=Hirn, L=Leber, M=Milz, N=Niere, NN=Nebenniere. Zahl: Vermehrungsfaktor gegenüber der Kontrolle			Sphingomyelinase-Aktivität	Zusätzliche Befunde
Sphingomyelin	Cholesterin (oder wie angegeben)	„Niedere Ganglioside" G_{M2} und G_{M3}		
				Bei diesem und den 3 nachfolgend aufgeführten Fällen handelt es sich um 4 Geschwister. Bei ihnen ist das Krankheitsbild äußerst unterschiedlich ausgeprägt. — Die Eltern haben Speicherzellen im Knochenmark, ein Befund, der als Zeichen der Heterozygotie gewertet wird
L2,5 M5	L3—4, M6 (Lysobisphosphatidsäure vermehrt)	M4 (Cerebroside: M5—6)	evtl. leicht vermindert	„Langsam progrediente neurologische Affektion", mit 7 Jahren imbezile, Ataxie; geht, steht, sitzt nicht, Schluckstörung. EEG diffus abnorm. Athetoidchoreatiforme Hyperkinesen. 5mal täglich tonische oder tonisch-klonische Entladungen, generalisierte Konvulsionen. Fixiert und hört offenbar noch. Röntgenuntersuchung: Knochenveränderungen an Händen, Femur, Schädel
			normal (Hautfibroblasten)	Mit 6½ Jahren IQ 75. Mit 10 Jahren Sonderschulbesuch unmöglich. Generalisierte tonisch-klonische Anfälle. Inkontinenz. Visus und Gehör anscheinend ungestört
				Icterus neonatorum prolongatus. Röntgenuntersuchung: Knochenveränderungen
H0,5! L1,5 M25	L2, M7 (Lecithin: L2,5, M2)			Lebervergrößerung wieder abnehmend, mit 5 Jahren kaum mehr zu tasten. Hirnatrophie (710 g anstatt 1 200 g). Häufige Atemwegsinfekte. Kontaktverlust zur Umgebung, aber sonst kein deutlicher neurologischer Befund
L2 M7	L0,8, M4,6 (Lecithin: L3,5, M2)			Eineiige Zwillinge mit weitgehend übereinstimmendem Krankheitsverlauf. Am Anfang starke Durchfälle bei beiden. Mit 7 Jahren geistig normal, mit 10 Jahren nachlassende Schulleistungen, mit 15 Jahren IQ von 45. Grandmal-Anfälle mit Antikonvulsiva kaum zu unterdrücken
L4 M17	L0,5 M5			„Lower-tissue-lipid"-Variante. Leber histologisch normal. Ab 6 Jahren neurologisch Verlangsamung, leichter Fußklonus, leichte Augenkonjugations-Störungen, zerebellare Dysarthrie, Schulrückstand, Hand- und Gleichgewichtskontrolle schlecht. Grand-mal mit Antikonvulsiva zu beherrschen. EEG reichlich high voltage, slow wave activity (4—7 Hz), generalisiert. Mit 9 Jahren „zerebro-zerebellare Degeneration". Mit 10 Jahren Schluckstörungen, Sondenernährung, immobil. Ob Intellekt gestört, fraglich. Postmortal: Kleines Gehirn (1 000 g), sehr starke zerebellare Atrophie
				Mit 2½ Jahren Ataxie, Spastik, geistiger Abbau, Sprachverlust, Inkontinenz
H1 L9	L1,2	H10		Mit 2½ Jahren „akinetische Anfälle". Mit 5 Jahren Apathie, Mikrozephalie, zerebellare Symptomatik, Muskelhypotonie, gesteigerte tiefe Sehnenreflexe. Schaumzellen und Sphingomyelinvermehrung in Tonsillen. Hirnbiopsie 1 Jahr vor dem Tod zeigte mehr Sphingomyelin, als Hirn postmortal, Kephalin und Lecithin haben in dieser Zeit nicht abgenommen. Als Zeichen der Entmyelinisierung haben aber Galaktolipide stark abgenommen. Glucocerebrosid und Cytosid aber stark erhöht (10—16fach). Histochemisch *kein* Lipidsubstrat für die starke Ganglienzellblähung. Glia auch betroffen, wohl wegen Entmyelinisierung
L, M, NN 28—30	L, M, NN 1,1			Als M. Gaucher fehldiagnostiziert. Mit 4 Jahren erstmals heftiges Nasenbluten. Mit 9 Jahren Minderwuchs, Hepatosplenomegalie, Lymphknotenschwellung, Subikterus, Anämie. Postmortal: Speicherzellen in Leber, Milz, Lymphknoten, Knochenmark, Lunge, Nebennierenrinde. Hirnblutung
L24				Als M. Gaucher fehldiagnostiziert. Splenektomie mit 10 Jahren

mung ist auch in vivo nicht mehr allzu schwierig (s. Abschnitt IV). Nach der früheren, oben angegebenen Definition der Typen zeigen zwar die klassischen Fälle des Typs A und die des Typs B den Sphingomyelinase-Defekt (BRADY u.Mitarb., 1966; SCHNEIDER u. KENNEDY, 1967; LOWDEN u. LA RAMÉE, 1972; FREDRICKSON u. SLOAN, 1972). Fälle, die ohne enzymatische Untersuchung zweifellos als Typ C einzuordnen wären (MARTIN u.Mitarb., 1972), zeigen jedoch teils auch den Enzymdefekt und umgekehrt zeigen ihn solche mitunter nicht, die sonst als Typ A einzuordnen wären. Dies ist nicht verwunderlich, solange für die Typen-Einteilung nur klinisch-morphologische Kriterien benutzt werden.

Nach dem heutigen Stand sollte man daher die Einteilung der Typen A bis C der Sphingomyelinosen direkt mit der jeweils gefundenen Sphingomyelinase-Aktivität in Zusammenhang bringen und die Typen etwa so definieren: A = infantil bis juvenil mit Beteiligung des zentralen Nervensystems, mit Sphingomyelinase-Defekt; B = infantil-juveniler Beginn, früh- oder spätadulter Verlauf, ohne Beteiligung des zentralen Nervensystems, mit Sphingomyelinase-Defekt; C = infantil bis adoleszent mit Beteiligung des zentralen Nervensystems, höchstens partieller Sphingomyelinase-Defekt. Der Typ E, adulte Sphingomyelinose, kann noch nicht neu definiert werden, da bisher keine enzymatischen Untersuchungen vorliegen. Ob er nur protrahierte bzw. atypische Verlaufsformen der Typen B oder C betrifft, kann noch nicht entschieden werden. Es wird vorgeschlagen, das Eponym „Niemann-Picksche Erkrankung" nur noch für den „klassischen" Typ A zu verwenden.

B. Klinik

In diesem Abschnitt werden zunächst die verschiedenen Sphingomyelinose-Typen in ihren wesentlichen Zügen stichwortartig charakterisiert. In einer Übersichtstabelle (S. 526) werden einige aufschlußreiche Fälle aus der Literatur zusammengefaßt und die jeweiligen Besonderheiten vermerkt. Hinweise für weitere Literatur finden sich am Ende der Charakteristiken jedes Typs und in der Tabelle.

1. Typ A

Meist handelt es sich um einen „schlaffen Säugling" oder ein bewegungsarmes Kleinkind; vorgewölbtes Abdomen bei vergrößerter Leber und Milz oft schon in den ersten Lebenswochen oder -monaten. Jüdische Abstammung nicht ganz selten. Im Alter von 1–2 Jahren nach „schlechtem Gedeihen", das durch Dystrophie bedingte Bild des aufgetriebenen Leibs „im Gegensatz zu den erschreckend dünnen Extremitäten" (die Verschlechterung kann aber auch nach anfänglich gutem Gedeihen, z.B. 1–3 Jahre!, auch mehr oder weniger akut eintreten). Speicher- („Schaum")zellen im Knochenmark. Evtl. vergrößerte Lymphknoten. Frühe oder spätere Entwicklung des kirschroten Flecks in der Macula lutea (*nicht* obligat, sondern in etwa 50% der Fälle). Schädelumfang nicht vergrößert, eher etwas verkleinert. Neigung zu Luftwegs- und Darminfekten. Röntgenologisch oft diffuse retikuläre Lungeninfiltration. Psycho-stato-motorische Retardierung. Muskuläre Hypo- oder Atonie. Fixieren und Lächeln mit 1 Jahr evtl. noch möglich, dann Verlust dieser und aller weiterer erlernter Fähigkeiten innerhalb von 1–2 Jahren. Bisweilen epileptiforme Anfälle. Tod fast immer vor dem Alter von 4 Jahren. — Morphologisch: Speicherzellen in den vergrößerten Viszeral-Organen und Lungen sowie in Lymphknoten, Tonsillen, autonomen Darmganglien u.a. Gehirn: Konsistenz-vermehrter, wachsig erscheinender Kortex; Nervenzellblähung und deutliche -rarefizierung; Markatrophie, jedoch zentrales Marklager oft erhalten, mit Gliafasern durchsetzt; Zahl der Purkinjezellen stark reduziert. Biochemisch: Sphingomyelin-Vermehrung im Hirn deutlich, in den großen Viszeral-Organen stark, Cholesterin-Vermehrung wechselnd, Sphingomyelinase-Defekt (in vivo in Leukozyten feststellbar).

Weitere Literatur: FREDRICKSON und SLOAN (1972); ferner DIDION (1949) und Tabelle 1.

2. Typ B

Im Alter von 2—4 Jahren wird im allgemeinen Milz- und/oder Lebervergrößerung bemerkt. Im Knochenmark meist schon Speicherzellen, röntgenologisch zeigen die Lungen bisweilen diffuse retikuläre (z.T. wohl durch alveoläre Lipidspeicherung bedingte) Infiltrationen. Evtl. Minderwuchs. Keine neurologischen Auffälligkeiten, Augenhintergrund normal. Leichte Transaminasen-Erhöhung möglich. Evtl. Lymphknotenvergrößerung. Weitgehend ungestörter Verlauf bis zum 2.—4. Lebensjahrzehnt (bzw. länger oder kürzer, kritisch können interkurrente Lungeninfektionen sein). Blutungsneigung und Panzytopenie können als Zeichen eines Hypersplenismus auftreten, daher wird evtl. Milzexstirpation durchgeführt. In der Leberbiopsie speichernde Zellen mit schaumigem Zytoplasma, biochemisch Sphingomyelin-Vermehrung und Sphingomyelinase-Defekt (mit oft etwas höheren Restaktivitäten als beim Typ A, FREDRICKSON u. SLOAN, 1972). Jüdische Abstammung nicht ganz selten. Manche Fälle können wohl als Typ E aufgefaßt werden.

Weitere Literatur: CROCKER und FARBER (1958); CROCKER (1961); SCHNEIDER und KENNEDY (1967); FREDRICKSON und SLOAN (1972); LOWDEN und LA RAMÉE (1972); MILLER und REIMANN (1972).

3. Typ C

Sehr variables, schlecht definierbares Krankheitsbild (vgl. Tabelle 1). Jüdische Abstammung spielt keine Rolle. Leber- und/oder Milzvergrößerung meist schon in den ersten Lebensmonaten nachweisbar, kann aber auch immer diskret bleiben oder wieder diskret werden. Im ersten bis zweiten Lebensjahr (oder später) können im Knochenmark Schaumzellen nachgewiesen werden. Körperhaltungs- und Koordinationsstörungen und andere leichtere neurologische Auffälligkeiten machen sich meist bis zum 5. Lebensjahr bemerkbar. In den nächsten Jahren zerebraler Abbau, allmähliche Verblödung, Sprechen usw. wird verlernt, desgleichen Gehen, Stehen. Grand-mal oder akinetische, auch Jackson-artige Anfälle treten auf; Inkontinenz, pathologische Reflexe, Spastik.

Lungen- und Leberbefunde können pathologisch ausfallen. Evtl. Blutungsneigung bei Hypersplenismus. Am Augenhintergrund wird in ca. 30—50% der Fälle ein kirschroter Fleck gefunden. Tod meist mit 5—15 Jahren. Morphologische Befunde: Speicherzellen in Milz und Leber, in Lymphknoten, Tonsillen oder Lunge. Gehirn: leichte Atrophie, geblähte und untergehende Neurone, teils schaumiges Zytoplasma. Biochemisch: Sphingomyelin-Vermehrung in der Milz gering bis stark, in der Leber gering, im Hirn nicht nachweisbar. Cholesterin-Vermehrung gering bis deutlich, Sphingomyelinase intakt oder partiell defekt (CALLAHAN u. Mitarb., 1974).

Weitere Literatur: CROCKER und FARBER (1958); FORSYTHE u. Mitarb. (1959); RABINOWICZ u. Mitarb. (1968); FREDRICKSON und SLOAN (1972); ANZIL u. Mitarb. (1973).

4. Typ D

(offenbar keine Sphingomyelinose)

Abstammung direkt oder indirekt aus Nova Scotia (Kanada). Verlauf etwa wie bei Typ C, jedoch ist anfänglicher oder anhaltender (Sub-)Ikterus charakteristisch, daher auch Erhöhung von Bilirubin und alkalischer Phosphatase. Morphologisch: Deutliche Leberzellparenchym-Schädigung. Biochemisch: Sphingomyelin-Vermehrung gering oder fehlend, Sphingomyelinase normal, jedoch starke Cholesterin-Vermehrung in Leber und Milz.

Weitere Literatur: CROCKER (1961); VETHAMANY u. Mitarb. (1972); FREDRICKSON und SLOAN (1972).

5. Typ E

Adulte Fälle bis ca. 50 Jahre alt, sonst wie bei Typ B oder evtl. milde Form von C.

Weitere Literatur: RUTISHAUSER (1942); DUSENDSCHON (1946); PFÄNDLER (1946); TERRY u. Mitarb. (1954); BARTSCH (1957); LYNN und TERRY (1964).

C. Morphologie

Das morphologische Korrelat der Lipidspeicherung bei Sphingomyelinosen besteht, ähnlich wie bei Gangliosidosen (s. vorhergehendes Kapitel), vor allem in intrazytoplasmatischen Einschlußkörpern, die lichtmikroskopisch aber etwas andere Färbeeigenschaften und elektronenmikroskopisch etwas andere Strukturierung zeigen als die Einschlüsse bei Gangliosidosen. Der lysosomale Ursprung der Einschlußkörper ist nicht so evident wie bei den Gangliosidosen (bei denen die sog. „membranous cytoplasmic bodies" nicht nur morphologisch, sondern auch biochemisch-enzymatisch charakterisiert sind und offensichtlich sekundären Lysosomen entsprechen). Trotzdem sind u.E. die Sphingomyelinosen zum Teil als „lysosomale Speicherkrankheiten" aufzufassen: Zumindest bei den Typen A und B erhellt dies aus dem Defekt des lysosomalen Enzyms Sphingomyelinase (WEINREB u.Mitarb., 1968); nach lipidchemischen Untersuchungen (KAMOSHITA u.Mitarb., 1969) sind die Einschlußkörper analog zu jenen bei Gangliosidosen zusammengesetzt. Im folgenden werden die wichtigsten morphologischen Befunde[1] bei Sphingomyelinosen für die einzelnen Typen nur dann getrennt aufgeführt, wenn wesentliche Unterschiede zwischen den Typen bestehen.

1. Makroskopischer Befund

Leber, Milz und Lymphknoten (besonders die mesenterialen und para-aortalen) sind bei allen Sphingomyelinose-Typen deutlich, wenn auch wechselnd stark vergrößert.

Auf Schnittflächen zeigt die vergrößerte Milz einen eigentümlichen lachsroten Farbton, während Leber und Lymphknoten gelb gefärbt sind. Die meist bräunlich-roten Lungen sind gelb gefleckt, besonders in den Septen und nahe der Pleura. Die Nebennieren können vergrößert sein.

Beim Typ A der Sphingomyelinosen zeigt sich meist eine beträchtliche Hirnatrophie mit klaffenden Hirnwindungen und deutlicher Hirngewichtsverminderung. Die grauen Strukturen von Hirnrinde, Stammganglien, Hirnstamm und vom Kleinhirn mit Dentatum sind verschmälert und erscheinen blaß (CROCKER u. FARBER, 1958). Pallidum und Substantia nigra können jedoch einen deutlich dunkelgelben Farbton besitzen (MARTIN u.Mitarb., 1972). Das Hirngewebe weist eine vermehrte, lederartige Konsistenz auf. Das Ventrikelsystem ist mäßig erweitert.

Eine größere Variationsbreite zeigen die makroskopischen Veränderungen beim Typ C. Sie reichen von einer nahezu normalen Großhirnrinde (NORMAN u.Mitarb., 1967) bis zur generalisierten Rindenatrophie (OPPENHEIMER u.Mitarb., 1967; WIEDEMANN u.Mitarb., 1972). Eine Kleinhirnbeteiligung kann fehlen (CROCKER u. FARBER, 1958) oder vorhanden sein (NORMANN u.Mitarb., 1967). Bei adulten Erkrankungen (Typ E) kann eine leichte Rindenatrophie vorliegen (RUTISHAUSER, 1942; DUSENDSCHON, 1946; PFÄNDLER, 1946, 1953; TERRY, 1954; THANNHAUSER, 1958).

2. Mikroskopischer Befund

Das dominierende histologische Charakteristikum der Sphingomyelinosen besteht in den bei allen Typen beschriebenen, histiozytären Speicherzellen („Schaumzellen") im Knochenmark und in fast sämtlichen viszeralen Organen (Abb. 1, 3). Auch in Leukozytenkonzentraten des peripheren Bluts sind ähnliche Speicherzellen beschrieben (VOLK u.Mitarb., 1972). Eine geringe Beteiligung der Haut ist nicht ausgeschlossen (CROCKER u. FARBER, 1958). Die Speicherzellen, sog. „Niemann-Pick-Zellen", kommen auch bei anderen Lipidosen vor (s.u. Abschnitt D). Sie haben einen Durchmesser von $20-90\,\mu$ und zeigen häufig einen oder zwei bis mehrere, oft randständige Zellkerne (CROCKER u. FARBER, 1958). Das Zytoplasma enthält zahlreiche feinste Tröpfchen, die in ihrer Größe variieren können (Abb. 1). Sie färben

---

[1] Ein morphologischer Befund, der dem Kliniker noch vor dem Nachweis der Speicherzellen im Knochenmark zugänglich ist, besteht in den Lymphozyten-Vakuolisierungen im peripheren Blut. Diese werden bei sorgfältigem Suchen relativ häufig gefunden. Der Grund mag sein, daß die Sphingomyelinosen, ähnlich wie die G_{M1}-Gangliosidosen und auch der Typ 2 der G_{M2}-Gangliosidosen (s. dort), bei denen man ebenfalls Lymphozyten-Vakuolisierungen findet, Sphingolipidosen mit stärkerer Beteiligung mesenchymaler Organe und Gewebe (also auch Blut) sind als z.B. der klassische M. Tay-Sachs (G_{M2}-Gangliosidose, Typ 1).

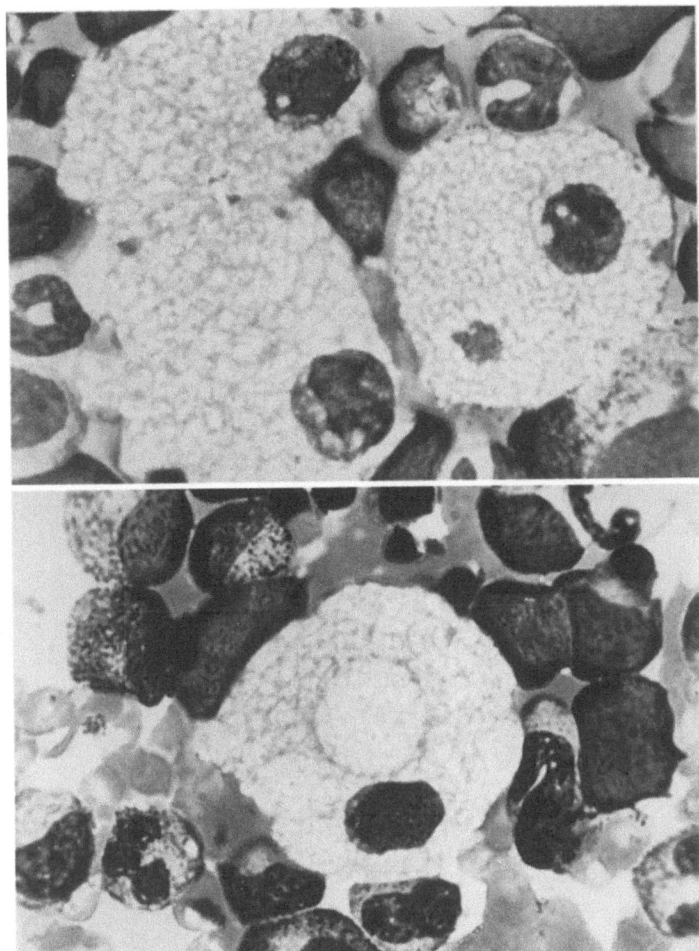

Abb. 1. Speicherzellen im Knochenmark-Punktat (Sternum) bei Niemann-Pickscher Erkrankung; Vergrößerung × 1000.
Oben: Im Zytoplasma der Speicherzellen eines Patienten mit Sphingomyelinose Typ A Anhäufung von ungefähr gleich großen Lipidtröpfchen, die der Zelle ein „maulbeerähnliches" Aussehen geben.
Unten: Intrazytoplasmatische Lipidtröpfchen unterschiedlicher Größe bei einem Patienten mit Sphingomyelinose Typ C

sich mit der für Knochenmark-Ausstriche gebräuchlichen Giemsa-Färbung nur schwach blau oder überhaupt nicht und werden gewöhnlich als Vakuolen angesprochen. Die Schaumzelle erhält durch die Vakuolen ein „maulbeerähnliches" Aussehen. Bei Betrachtung im polarisierten Licht sind zahlreiche der intrazytoplasmatischen Vakuolen doppelbrechend und geben im UV-Licht eine gelb-grüne Fluoreszenz. Zur Differenzierung gegenüber den sog. Gaucher-Zellen, die in ihrem Zytoplasma fibrilläre Strukturen enthalten, ist die Untersuchung im Phasenkontrast am unfixierten Präparat empfehlenswert (FREDRICKSON u. SLOAN, 1972).

Die Speichersubstanzen in Niemann-Pick-Zellen geben folgende histochemischen Reaktionen (CROCKER u. FARBER, 1958): blaß-orange mit Scharlach R oder Sudan III, grau-schwarz mit Sudanschwarz B, dunkelblau oder blau-schwarz mit Bakers saurem Hämatin und mit der Smith-Dietrich-Reaktion, beide zum Nachweis von Phospholipiden, ferner schwach blau mit Nilblausulfat und schwarz mit Osmiumtetroxyd. Mit der Schultzschen Methode gelingt der Nachweis von Cholesterin. Die PAS-Reaktion ist meist positiv (WOLMAN, 1950; LANDING u. FREIMANN, 1957; DIEZEL, 1957), kann jedoch gelegentlich negativ ausfallen (MCCUSKER u. PARSONS, 1962). Sie kann nicht als diagnostisches Kriterium zur Unterscheidung von Sphingomyelinosen und M. Gaucher herangezogen werden. Allgemein kann gesagt werden, daß die Histochemie unter Umständen Hinweise auf die Art der Speicherkrankheit erlaubt, eine sichere Identifikation des gespeicherten Lipids aber nur biochemisch

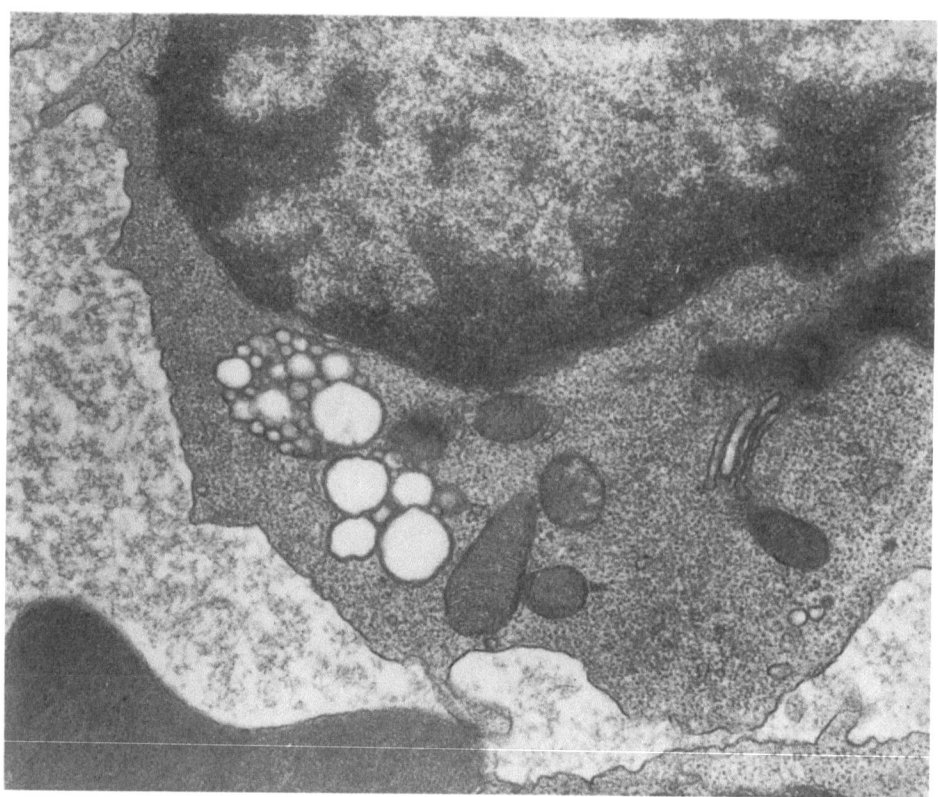

Abb. 2. Teil eines Lymphozyten aus dem peripheren Blut bei einem Patienten mit Sphingomyelinose Typ B. Neben multivesikulären Körperchen liegen im Zytoplasma membranbegrenzte Zytosomen, die aus geschichteten Lamellen bestehen; Vergrößerung × 30000 (Dr. HEYNE, Dresden)

möglich ist (ADAMS, 1962; WOLMAN, 1964). Vorwiegend bei älteren Patienten mit Sphingomyelinosen kann in viszeralen Organen und im Gehirn Ceroid, das sich durch Autofluoreszenz im UV-Licht, positive PAS- und Sudan III-Reaktion, sowie durch seine Säurefestigkeit auszeichnet, nachgewiesen werden. Über die Ursache der Pigmentanhäufung und ihre Beziehung zu anderen Stoffwechselerkrankungen, wie z.B. der neuronalen Ceroid-Lipofuszinose, sind keine sicheren Ergebnisse bekannt.

Leber: Die vergrößerte Leber enthält feine Vakuolen in den Hepatozyten und zeigt eine weitgehende Umwandlung der Leberparenchymzellen zu Schaumzellen mit fein- bis grobvakuolären Zytoplasma-Einschlüssen (auch in der Leberzell-Kultur, GAUTIER u.Mitarb., 1972) und meist randständigen pyknotischen Kernen. In gleicher Weise sind die Kupfferschen Sternzellen und Endothelzellen verändert. Schaumzellen finden sich auch im interlobulären Bindegewebe, so daß evtl. Pseudolobuli entstehen können. Die histochemischen Reaktionen der gespeicherten Lipide fallen ähnlich wie bei den Schaumzellen im Knochenmark aus. Der Aufbau des Lebergewebes ist bis in Spätstadien der Erkrankung weitgehend erhalten (Ausnahmen sind möglich, z.B. beim Typ A (IVEMARK u.Mitarb., 1963) und beim sog. Typ D, ,,Nova-Scotia-Variante").

Lymphatische Gewebe: In Milz (Abb. 3) und Lymphknoten sind die Retikulumzellen weitgehend in kleine Schaumzellen umgewandelt. Die Lymphfollikel sind großenteils verschwunden. Die Sinusendothelien können ebenfalls Speichervakuolen enthalten. Thymus und Tonsillen sind oft von Schaumzellen durchsetzt (OPPENHEIMER u.Mitarb., 1967; PHILIPPART u.Mitarb., 1969; WIEDEMANN u.Mitarb., 1972).

Im *Knochenmark* sind die Speicherzellen (Abb. 1), besonders entlang der Kortikalis

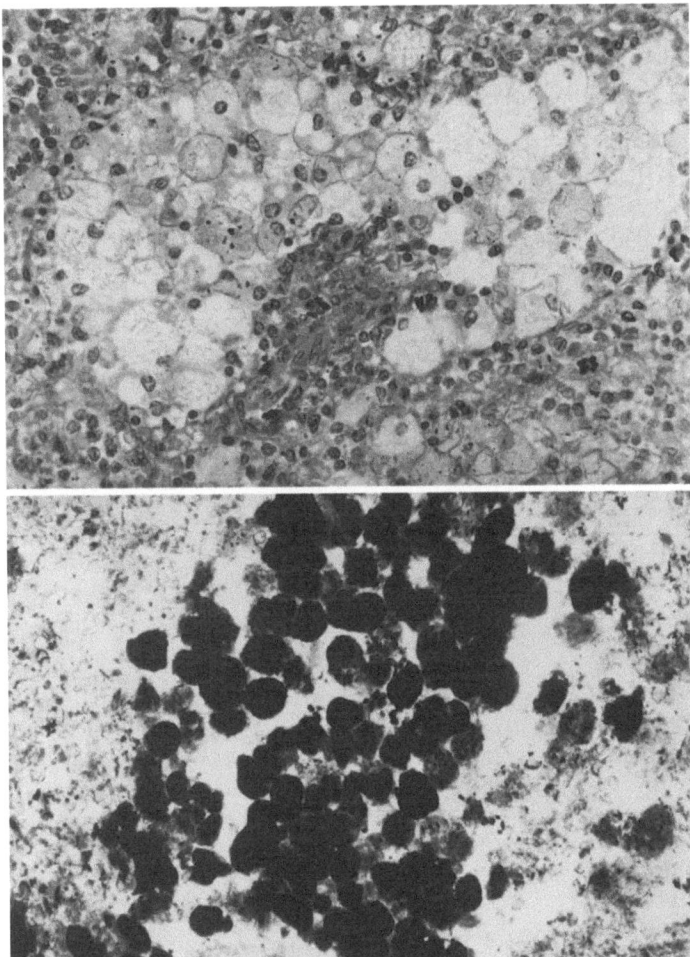

Abb. 3. Schaumzellnester in der Milz bei einem Patienten mit Sphingomyelinose Typ C; Vergrößerung × 250.
Oben: Feinschaumige „Vakuolisierung" des Zytoplasmas der Speicherzellen. Methacrylat-Einbettung, Hämatoxylin-Eosin-Färbung.
Unten: Positive Reaktion des Speichermaterials mit Sudanschwarz; Gefrierschnitt

und um die Spongiosabälkchen, in Verbänden gelagert, können aber auch im Periost vorkommen. Aus Untersuchungen am Feten mit Niemann-Pickscher Erkrankung kann geschlossen werden, daß die Zellen des retikuloendothelialen Systems am frühesten von dem Speicherprozeß betroffen werden (BURNE, 1953).

Lunge: Sämtliche Lungenalveolen können mit meist einkernigen, selten mehrkernigen Schaumzellen angefüllt sein. Weiter finden sich Schaumzellen in perivaskulären und peribronchialen Lymphbahnen, in den Alveolarsepten, in Bronchien und in der Trachea und können auch in der Pleura beobachtet werden. Gelegentlich finden sich im Lungengewebe nur verstreut große Schaumzellnester. In einzelnen Fällen des rasch verlaufenden Typs A und des sehr langsam progredienten Typs C konnten Schaumzellen in der Lunge nicht nachgewiesen werden. Der Nachweis von Speicherzellen im Sputum gelingt selten (FREDRICKSON u. SLOAN, 1972).

Weitere Organveränderungen: Grundsätzlich gilt der Satz von CROCKER: „Niemann-Pick-Zellen scheinen im Verhältnis zur Sorgfalt, mit der nach ihnen gesucht wird, gefunden zu werden" (CROCKER u. FARBER, 1958). Im *Epikard* werden häufig Schaumzellen angetroffen, selten im Interstitium des Herzmuskels (PFÄNDLER, 1946). In den *Nierenglomerula* können Endothelzellen gebläht und schaumig umgewandelt sein; vereinzelt liegen Schaumzellen auch im Interstitium.

Magen-Darm-Trakt: Die Schleimhautepithelschicht kann von Schaumzellen dicht durchsetzt sein, ebenso die Lamina propria. Die Peyerschen Plaques sind von Speicherzellen umgeben oder durchsetzt.

Die Nervenzellen des Plexus myentericus und submucosus sind gebläht (DIDION, 1949; CROCKER u. FARBER, 1958; LAKE, 1967; MARTIN u.Mitarb., 1972). Bei Aszites können im Sediment „Niemann-Pick-Zellen" gefunden werden. In wechselndem Ausmaß können im Bindegewebe von Pankreas, Harnblase, in endokrinen Drüsen wie Hypophyse, Thyreoidea, Nebenniere, Inselapparat des Pankreas, Gonaden und in Speicheldrüsen Schaumzellen angetroffen werden.

3. Zentralnervensystem

Die Nervenzellen des Zentralnervensystems zeigen bei den Typen A und C eine Blähung ihres Zytoplasmaleibes (Abb. 4) mit feiner Vakuolisierung. Die Nissl-Substanz ist, meist bis auf eine schmale perinukleäre Randzone, verschwunden. Die Zellkerne liegen meist randständig und sind oft pyknotisch. Der Grad der Speicherung kann von Hirnregion zu Hirnregion variieren. Gewöhnlich sind beim Typ A Kleinhirn, Hirnstamm und Rückenmark stärker betroffen als die Hirnrinde (IVEMARK u.Mitarb., 1963). (Die Zellbild-Veränderungen sind mit denen der G_{M2}-Gangliosidose [s. dort] weitgehend identisch.) Die histochemischen Reaktionen zeigen beim Typ A in den Ganglienzellen ähnliche Ergebnisse wie in den Schaumzellen.

Beim Typ C dagegen können die Reaktionen zum Nachweis von Cholesterin und Phospholipiden *negativ* ausfallen (OPPENHEIMER u.Mitarb., 1967; PHILIPPART u.Mitarb., 1969).

Im Kleinhirn sind gewöhnlich beim Typ A die Perikarya der Purkinjezellen gebläht, die Dendriten aufgetrieben. Die Zellzahl ist insgesamt vermindert. Die Körnerzellschicht ist gelichtet, ohne daß innerhalb der Zellen größere Mengen von Speichermaterial nachgewiesen werden können. Die Kleinhirnveränderungen können in einzelnen Fällen fehlen oder nur sehr gering ausgeprägt sein (HORA, 1937; VON CUBE u.Mitarb., 1943; MARTIN u.Mitarb., 1972).

Eine noch größere Variationsbreite der pathologischen Veränderungen im Kleinhirn findet sich beim Typ C: Sie reichen von einer ausgeprägten Kleinhirnrinden-Atrophie mit Blähung der restierenden Purkinjezellen und der Golgi-Zellen in der Körnerzellschicht (NORMAN u.Mitarb., 1967) über einen felderförmigen Untergang der nicht ballonierten Purkinjezellen, aber bei beträchtlicher Blähung der Golgi-Zellen (OPPENHEIMER u.Mitarb., 1967; PHILIPPART u.Mitarb., 1969), bis zum isolierten Befall des Nucleus dentatus (WIEDEMANN u.Mitarb., 1972).

In Stammganglien, Hirnstamm und Rückenmark enthalten die Ganglienzellen ebenfalls intrazytoplasmatisches Speichermaterial. Entsprechende Zellveränderungen weisen die Nervenzellen des autonomen Nervensystems auf.

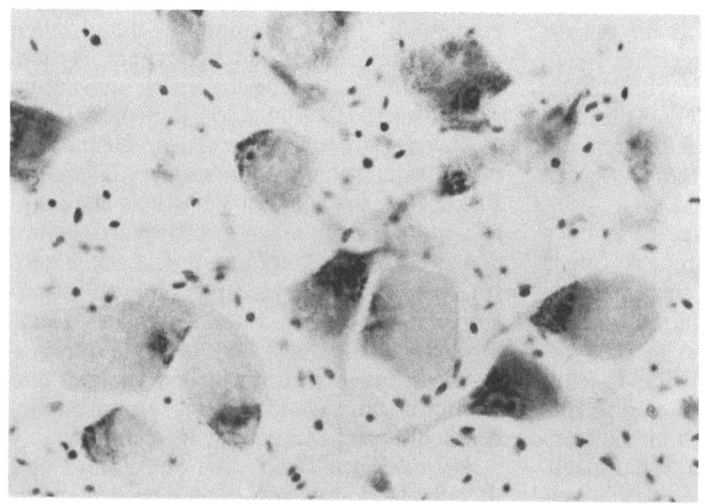

Abb. 4. Geblähte Nervenzellen in der Substantia nigra bei einem Patienten mit Sphingomyelinose Typ C. Die Zellen zeigen fein-granuläres Zytoplasma, randständige Kerne und meist nur noch perinukleär anzutreffende Nissl-Substanz. Celloidin, Nissl; Vergrößerung × 270 (Abb. freundlicherweise von Dr. A.P. ANZIL, München, überlassen)

Neben den Speichervorgängen in den Neuronen finden sich im Marklager von Groß- und Kleinhirn bei Sphingomyelinosen von Fall zu Fall verschieden stark ausgeprägte Entmarkungen (BIELSCHOWSKY, 1928; VAN BOGAERT u.Mitarb., 1963; IVEMARK u.Mitarb., 1963); teilweise mit sudanophilen Zellen in Umgebung der Gefäße. Entmarkungen der Hinterstrangbahnen des Rückenmarks sind beschrieben (OPPENHEIMER u.Mitarb., 1967). Ob es sich bei diesen Entmarkungsvorgängen, ähnlich wie bei den Gangliosidosen, um eine sekundäre Entmarkung infolge Nervenzelluntergang oder um eine Folge der stagnierenden Myelogenese handelt, oder ob die Markscheide direkt infolge der Stoffwechselstörung untergeht, ist unklar.

In Rinde und weißer Substanz von Groß- und Kleinhirn kann in unterschiedlicher Ausprägung eine dichte *Faserglios*e mit zum Teil ausgedehnter Proliferation der Astro- und Mikrogliazellen vorliegen (RABINOWICZ u.Mitarb., 1968). Beim Typ A finden sich Schaumzellen im *Plexus chorioideus* und in den Meningen. Die Ependymzellen sind schaumig umgewandelt, ebenso die Gefäßendothelien. Diese Veränderungen werden beim Typ C nur selten beobachtet.

Auge: Die Ganglienzellen der Retina sind beim Typ A gebläht und enthalten intrazytoplasmatische Vakuolen. Bei diesem Typ ist der „kirschrote Fleck", der in ca. 50% der Fälle von Typ A auftritt, durch eine ödematöse Schwellung der inneren retikulären Schicht im Makulagebiet und durch die Lipidanhäufung in den umgebenden Nervenzellen bzw. durch deren Untergang bedingt (vgl. Gangliosidosen-Kap.). Kornea und Linse können an dem Speicherprozeß beteiligt sein. Beim Typ C kann zwar ein kirschroter Fleck auftreten (PHILIPPART u.Mitarb., 1969), doch sind die Zellveränderungen in der Retina meist geringer ausgeprägt oder können ganz fehlen.

Weitere Literatur über Auge: GOLDSTEIN und WEXLER (1931); RINTELEN (1936); DIDION (1950); LARSEN und EHLERS (1965); COGAN und KUWABARA (1969); SEBESTYEN und GALFI (1969); EMERY u.Mitarb. (1972); ROBB und KUWABARA (1973).

4. Elektronenmikroskopie

Leber: In Hepatozyten, Kupfferschen Sternzellen und in den Schaumzellen zeigen sich intrazytoplasmatische, membranbegrenzte Zytosomen, die teils locker angeordnete, teils parallel ausgerichtete Membranen enthalten. Daneben sind elektronendichte granuläre Einschlüsse zu beobachten (VOLK u. WALLACE, 1966; WALLACE u.Mitarb., 1967; LUSE, 1967; WIEDEMANN u.Mitarb., 1972; KERN u.Mitarb., 1972).

Milz und Lymphknoten: In den Zellen des retikuloendothelialen Systems finden sich entsprechende intrazytoplasmatische Zytosomen wie in der Leber (TANAKA u.Mitarb., 1963; LUSE, 1967; WIEDEMANN u.Mitarb., 1972; KERSE u.Mitarb., 1972; ANZIL u.Mitarb., 1973; MILLER u.Mitarb., 1972). Bei den adulten Fällen (Typ E) enthalten die Einschlüsse osmiophile, meist zirkulär geschichtet Lamellen mit einer Periodizität von 25—30 Å (LYNN u. TERRY, 1964; WHITE u. SUNN, 1971) und entsprechen sog. „membranous cytoplasmic bodies" (s.u.).

Niere: In Glomerula und in Endothelien der Gefäße finden sich im Zytoplasma ebenfalls lamelläre Zytosomen (LUSE, 1967).

ZNS: In Nervenzellen von Groß- und Kleinhirn liegen meist 1—2 µ große, intrazytoplasmatische, wenig elektronendichte Körperchen, die teils lockere, konzentrisch geschichtete Lamellen, teils zirkulär angeordnete Membranen enthalten und weitgehend den „membranous cytoplasmic bodies (MCB's)" bei der G_{M2}-Gangliosidose entsprechen (WALLACE u.Mitarb., 1965; MCCUSKER u. PARSONS, 1962; WALLACE u.Mitarb., 1967; KAMOSHITA u.Mitarb., 1969).

Die MCB's liegen meist nahe den Zisternen des endoplasmatischen Retikulums. Die Mitochondrien einzelner Zellen erscheinen blaß, zeigen auseinandergebrochene Cristae oder enthalten dichte Myelinfiguren. In Mikrogliazellen liegen Zytosomen mit horizontal geschichteten Lamellen.

In den im Plexus myentericus des *Rektums* enthaltenen Nervenzellen und in Schaumzellen der Lamina propria und Submukosa zeigen sich zahlreiche MCB's (WALLACE u.Mitarb., 1967).

Auge: Neben MCB's in Ganglienzellen der Retina finden sich in einem Fall von Typ

A entsprechende Einschlußkörperchen in der Kornea und im Epithelbelag der Linse (ROBB u. KUWABARA, 1973), während beim Typ C (ebenfalls nur 1 Fall) kein Anhalt für eine Lipidspeicherung gefunden wurde (EMERY u.Mitarb., 1972).

Periphere Blutzellen: Lymphozyten enthalten Zytosomen (Abb. 2) mit dicht gepackten parallelen Membranen (LAZARUS u.Mitarb., 1967). Ähnliche Einschlüsse finden sich in Lymphozytenkulturen in der 2. Generation (LAZARUS u.Mitarb., 1968).

D. Biochemie

1. Vorbemerkung

Die klassische Niemann-Picksche Erkrankung, der Typ A der Sphingomyelinosen, war neben dem M. Gaucher die erste biochemisch charakterisierte Sphingolipidose. Nach LAMPERT und TELLER (1967) sei zitiert: „NIEMANN veröffentliche 1914 den klassischen Fall von Irene B.; PICK fügte 1927 die eingehende Beschreibung der Pathologie und die Klassifizierung hinzu. KLENK konnte 1934 zeigen, daß es sich bei dem gespeicherten Material dieser Erkrankung um Sphingomyelin handelt (KLENK, 1934, 1935). BRADY u.Mitarb. erbrachten 1966 den Nachweis, daß sich im Gewebe von Patienten mit dieser genetisch bedingten Stoffwechselerkrankung eine verminderte Aktivität Sphingomyelinspaltenden Enzyms findet." Dieses Enzym, die Sphingomyelinase, spaltet beim normalen Katabolismus des Sphingomyelins, das als Ceramid-phosphorylcholin bezeichnet werden kann, von diesem den hydrophilen Teil, das Phosphorylcholin, ab. Der hydrophobe Teil, das Ceramid, wird gleichzeitig freigesetzt. Durch seinen Gehalt an Ceramid gehört das Sphingomyelin zu den Sphingolipiden (vgl. Gangliosidosen-Kapitel).

2. Diagnostik

Ein Ziel bei der biochemischen Untersuchung der Sphingomyelinosen ist naturgemäß der Nachweis der Sphingomyelin-Vermehrung. Soll dieser aus diagnostischen Gründen in vivo erbracht werden (postmortal kann eine etwa vorhandene Sphingomyelin-Vermehrung, z.B. in der Milz, praktisch immer gefunden werden), so besteht die Schwierigkeit darin, ein geeignetes Ausgangsmaterial zu finden. Urin, Serum und Erythrozyten zeigen keine eindeutige Sphingomyelin-Vermehrung bei Sphingomyelinosen.

Als weitere Materialquellen kommen Leberbiopsien (ein Punktionszylinder einer Nadel-Blindpunktion kann ausreichen, sicherer ist eine laparoskopisch gewonnene Biopsie) und kultivierte Fibroblasten in Frage. Obgleich sowohl in der Leberbiopsie als auch in gezüchteten Fibroblasten (SLOAN u.Mitarb., 1969) die beschriebenen Sphingomyelin-Vermehrungen nicht immer sehr hoch sind, liefert die Lipid-Dünnschicht-Chromatographie dennoch oft ein positives Ergebnis (Abb. 5).

Gelingt der Nachweis der Sphingomyelin-Vermehrung nicht, so bietet sich die enzymatische Untersuchung von Leukozyten oder kultivierten Fibroblasten als weiteres diagnostisches Hilfsmittel an (KAMPINE u.Mitarb., 1966; SLOAN u.Mitarb., 1969; HARZER u. BENZ, 1973). Im Vergleich mit geeigneten Kontrollen kann entschieden werden, ob die Sphingomyelinase intakt oder defekt und somit in ihrer Aktivität stark reduziert ist. Wird das Enzym defekt gefunden (vgl. Abb. 6), so kann auf den Nachweis der Sphingomyelin-Vermehrung verzichtet werden; die Sphingomyelinose ist dann praktisch bewiesen; es kommt ein Typ A oder B in Frage (s. Einleitung), die Entscheidung ist aus den klinischen Daten meist ohne weiteres zu treffen.

Ist die Sphingomyelinase-Aktivität intakt oder nur geringfügig vermindert, so muß weiter nach einer eventuellen Sphingomyelin-Vermehrung gefahndet werden. Wird diese erkannt, so lautet die Diagnose mit großer Wahrscheinlichkeit Sphingomyelinose Typ C. Die Typen D und E (s. Einleitung) können allerdings nicht sicher ausgeschlossen werden. Die klinischen Daten helfen auch hier bei der Zuordnung u.U. weiter.

Der geschilderte biochemische Nachweis einer Sphingomyelinose hat auf jeden Fall den Vorrang vor klinisch-morphologisch-zytologisch-histochemischen Nachweismethoden. Diese sind allerdings nützlich zur Ein-

Diagnostik 539

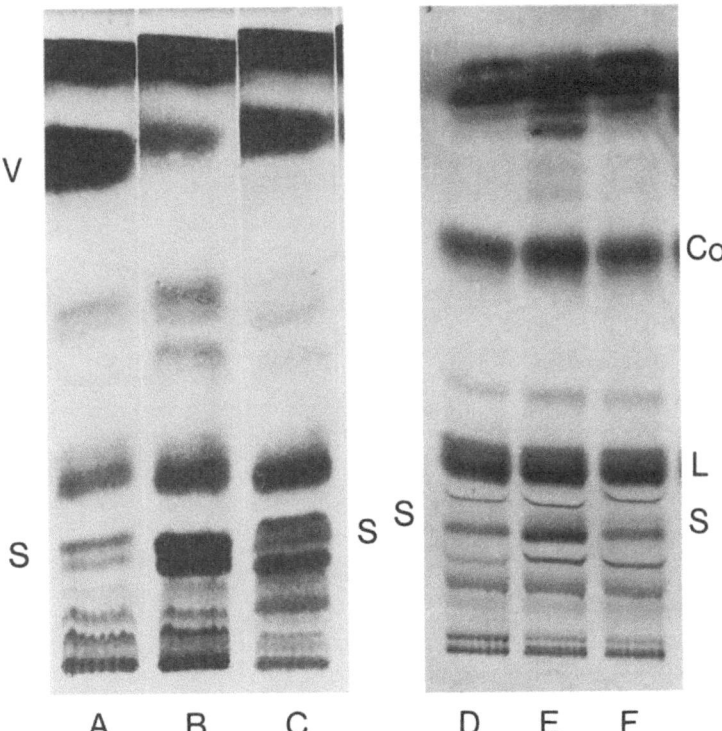

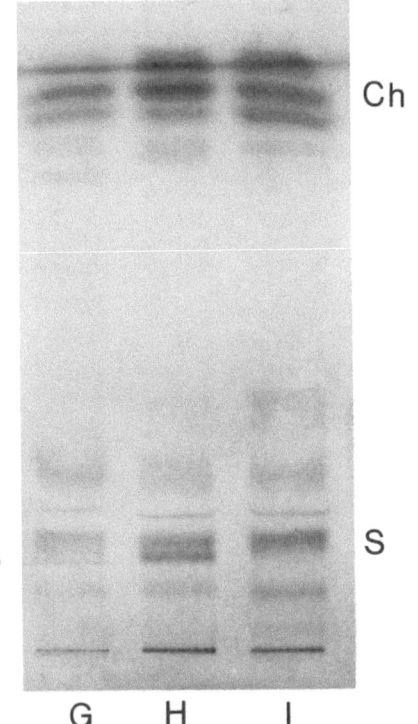

Abb. 5. Dünnschichtchromatographische Analyse der Speichersubstanzen bei Sphingomyelinosen. Gesamtlipidextrakte aus frischen und formalin-fixierten Geweben. 50–200 µg Lipid wurden in Chloroform/Methanol/Wasser 14:6:1 chromatographiert und wie in Abb. 6 erwähnt angefärbt.
A: Normale Milz, frisch
B: Milz bei Sphingomyelinose, Typ A, frisch (starke Sphingomyelin-Speicherung, Höhe S)
C: Leber bei Sphingomyelinose, Typ A, frisch
D: Normales Gehirn, frisch
E: Gehirn bei Sphingomyelinose, Typ A, frisch (Sphingomyelin-Speicherung, Höhe S)
F: Gehirn bei Sphingomyelinose, Typ C, frisch
G: Normale Milz, formalinfixiert
H: Milz bei Sphingomyelinose, Typ C, formalinfixiert (mäßige Sphingomyelin-Vermehrung, Höhe S)
I: Leber bei Sphingomyelinose, Typ C, formalinfixiert
S: Sphingomyelin
L: Lecithin
Co: Colamin-kephalin
Ch: Cholesterin
V: Verunreinigung

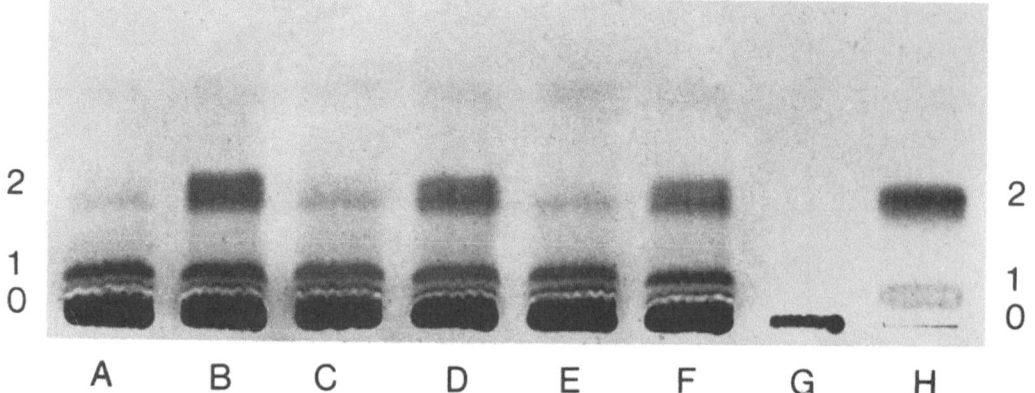

Abb. 6. Dünnschichtchromatographische Analyse der Sphingomyelinase-Aktivität. Nachweis des Ceramids als enzymatisches Abbauprodukt von Sphingomyelin. Suspensionen aus Enzym (=Gewebs- bzw. Leukozyten-Extrakt), Sphingomyelin und Detergenz in Acetatpuffer pH 5,2 (mit Ampicillin) wurden 40 Std bei 37° C inkubiert. Proben davon wurden in Chloroform/Essigsäure/Methanol 94:5:1 auf Kieselgel-G-Platten chromatographiert und mit Essigsäure-Schwefelsäure-Anisaldehyd-Reagenz unter Erhitzen sichtbar gemacht. Das durch die Sphingomyelinase aus Sphingomyelin gebildete Ceramid ist je nach Aktivität des Enzyms als starker oder sehr schwacher Fleck in Bahn A–F auf Höhe 2 erkennbar.

A: Hitzedenaturiertes Enzym aus Normal-Gehirn
B: Enzym aus Normalgehirn
C: Enzym aus Gehirn bei Sphingomyelinose, Typ A
D: Enzym aus Gehirn bei Sphingomyelinose, Typ C
E: Enzym aus Leukozyten bei Sphingomyelinose, Typ A
F: Enzym aus normalen Leukozyten
G: Sphingomyelin-Test
H: Ceramid-Test (mit geringer Verunreinigung)
Höhe 0: Start mit Sphingomyelin (= Substrat) und Detergenzkomponenten
Höhe 1: Detergenz- und unbekannte Komponenten
Höhe 2: Ceramid (= Abbauprodukt)

kreisung des Krankheitsbildes (wofür der Biochemiker dankbar ist), und dann, wenn biochemische Untersuchungen zunächst nicht durchgeführt werden können. Der Nachweis der „typischen Niemann-Pick-Zelle", besser gesagt, von Schaum- oder Speicherzellen (Abb. 1) (vgl. Abschnitt III), genügt nicht zur Diagnose. Es gibt keine völlig sicheren morphologischen Kriterien, Speicherzellen bei Niemann-Pickscher Erkrankung von solchen bei M. Gaucher, und noch viel weniger von solchen bei G_{M1}-Gangliosidose, M. Wolman u.a. zu unterscheiden. Das gleiche gilt für vakuolisierte Lymphozyten, deren Nachweis allerdings zur Einkreisung einer Sphingomyelinose ebenfalls sehr nützlich ist.

3. Speicherlipide

Beim Typ A der Sphingomyelinosen liefert die Speicherung von Sphingomyelin infolge des Sphingomyelinase-Defekts (s.u.) eine befriedigende Erklärung für die neurologischen Befunde: Zerebraler Abbau, Makula-Degeneration, epileptiforme Anfälle beim Typ A entsprechen wohl der neuronalen Schädigung durch zerebrale Sphingomyelin-Anhäufung (Abb. 5E) (z.B. KLENK, 1935; DIDION, 1949; BARTSCH, 1957; FREDRICKSON u. SLOAN, 1972). Die Neurone sind großenteils stark gebläht (Abb. 4), gehen zugrunde oder sind bereits untergegangen. Dem Neuronenverlust entspricht eine offenbar sekundäre Entmarkung (der Myelingehalt des Gehirns ist reduziert [KAMOSHITA u.Mitarb., 1969]).

Die Myelin-typischen Galaktolipide (Cerebroside, Sulfatide) sind dementsprechend oft vermindert (z.B. KAMOSHITA u.Mitarb., 1969), während das Sphingomyelin in der weißen Substanz leicht vermehrt ist (auf etwa das Doppelte [JATZKEWITZ u. PILZ, 1964] im Vergleich zum 3–5fachen in der grauen Substanz).

Außer den Galaktolipiden ist das neurale Sphingomyelin selbst, und zwar die eine der beiden wesentlichen, in etwa vergleichbarer Menge vorkommenden Spezies für Myelin typisch. Es handelt sich um dasjenige Sphingomyelin mit einer C_{24}-Fettsäure im Ceramid-Anteil (das andere hat eine C_{18}-Fettsäure) (JATZKEWITZ u. PILZ, 1964). Bei dem Entmarkungsvorgang müßte das C_{24}-Sphingomyelin also vermindert sein. Da es, wegen des Sphingomyelinase-Defekts, aber nicht abgebaut werden kann, dürfte bilanzmäßig die nur geringe Vermehrung resultieren. Das C_{18}-Sphingomyelin kommt jedoch praktisch nicht im Myelin vor, sondern nur in der grauen Substanz des Gehirns und in Nicht-Myelin-Anteilen der weißen Substanz. Es wird nicht von der Entmarkung betroffen und ist daher stärker vermehrt.

Bei den Typen A und B läßt sich die Hepatosplenomegalie durch die viszerale Sphingomyelin-Vermehrung (Abb. 5) und evtl. dazu sekundäre Prozesse ebenfalls unschwer erklären. 10—40fache Erhöhungen des Sphingomyelingehalts in der Milz sind beim Typ A und B keine Seltenheit, das Organ kann z.B. zu etwa 5% (normal: 0,2—0,3%) seines Feuchtgewichts aus Sphingomyelin bestehen. Die Vermehrung zusätzlicher Lipide wie Ganglioside (BARTSCH, 1957; WAGNER, 1965; KAMOSHITA u.Mitarb., 1969; MARTIN u. Mitarb., 1972) im Gehirn beim Typ A („niedere Ganglioside", vor allem G_{M2} und G_{M3} nach SVENNERHOLM, vgl. Gangliosidosen-Kapitel) oder freies Cholesterin, vorwiegend in den viszeralen Organen bei den Typen A bis C, können als sekundär aufgefaßt werden. Trotzdem ist die Gangliosid-Anhäufung beim Typ A evtl. ein zusätzlicher Faktor für die Nervenzell-Schädigung.

Völlig anders liegen die Verhältnisse beim Typ C der Sphingomyelinosen (und mehr oder weniger auch bei der Nova-Scotia-Variante, „Typ D"). Die Beteiligung des Zentralnervensystems, die morphologisch ebenfalls als Neuronenblähung und -untergang und als Entmarkung zum Ausdruck kommt (biochemisch daher Reduktion der Myelintypischen Galaktolipide und des Myelins [LOWDEN u.Mitarb., 1967]), kann keinesfalls mit der Sphingomyelin-Vermehrung erklärt werden, denn diese ist im Nervengewebe praktisch nicht vorhanden. Vermehrt sind jedoch auch beim Typ C „niedere Ganglioside", z.B. G_{M2} und G_{M3} (Tabelle 1) und Cholesterin (PHILIPPART u.Mitarb., 1969). Histochemisch können intraneuronale Lipidvermehrungen oft nicht überzeugend nachgewiesen werden. Die Erklärung, daß die Nervenzell-Blähungen hier eher durch vermehrte Wasseraufnahme (infolge einer Membranstörung oder Anhäufung einer osmotisch aktiven Substanz im Zellinneren [PHILIPPART u.Mitarb., 1969]) als durch Lipid-Anhäufung bedingt sind, hat einiges für sich. Biochemisch konnten beim Typ C keine Enzymstörungen nachgewiesen werden, die für die Vermehrung der „niederen Ganglioside" oder des Cholesterins verantwortlich sein könnten.

Die ohne Zweifel auffällige Sphingomyelin-Vermehrung beim Typ C (Abb. 5H) in den viszeralen Organen kann wohl nur als *einer* der für die Vergrößerung dieser Organe ausschlaggebenden Faktoren angesehen werden. Beim Typ C macht der Sphingomyelingehalt der Milz z.B. um 1—2% des Feuchtgewichts aus. Diese immerhin beträchtliche Sphingomyelin-Vermehrung (Cholesterin ist ca. 2—6fach erhöht; vergl. starke, ca. 6—10fache Cholesterin-Vermehrung beim sog. Typ D [FREDRICKSON u. SLOAN, 1972]) in der Milz vom Typ C ist wohl als Auswirkung eines partiellen Defekts der Sphingomyelinase anzusehen (CALLAHAN u.Mitarb., 1974, 1975).

Auf eine Erörterung der — ebenfalls starken, mit den Verhältnissen beim Typ B vergleichbaren — Speichervorgänge beim Typ E (adulte Sphingomyelinose, s. Tabelle 1) wird verzichtet, da bei ihnen der Faktor Sphingomyelinase bis heute unsicher ist. — Bezüglich der Probleme der Speicherung beim sog. Typ D wird auf die Spezialliteratur verwiesen (FREDRICKSON u. SLOAN, 1972; SLOAN u.Mitarb., 1969).

An biochemischen Nebenbefunden bei Niemann-Pickscher Erkrankung seien noch erwähnt: 1. Das Vorkommen der „Lysobisphosphatidsäure" (ROUSER u.Mitarb., 1968; KAMOSHITA u.Mitarb., 1969; SENG u.Mitarb., 1971; WIEDEMANN u.Mitarb., 1972).

Bei der Substanz handelt es sich zwar um eine formal dem Sphingomyelin etwas verwandte Diphosphorsäureester-Verbindung. Sie scheint aber für Niemann-Picksche Erkrankung bzw. Sphingomyelinose nicht spezifisch zu sein (MARTIN u.Mitarb., 1972).

2. Aus einer neueren Arbeit (DACREMONT u.Mitarb., 1974) geht hervor, daß zwei Glykolipide, nämlich Glucosylceramid und Lactosylceramid, in Leber und Milz bei den Niemann-Pick-Typen A bis C vermehrt sein können. Auch dies dürfte ein sekundärer Effekt sein. Ob eine ebenfalls beobachtete Vermehrung von Glucosylceramid im Plasma (DACREMONT u.Mitarb., 1974) diagnostisch bedeutsam ist, scheint bisher unklar.

4. Enzymatik

In diesem Abschnitt sollen nur die Typen A und B der Sphingomyelinosen berücksichtigt werden, da nur bei ihnen der Defekt der Sphingomyelinase hochgradig ist (SCHNEIDER u. KENNEDY, 1967)[2]. Das Enzym, eine offenbar lysosomale (WEINREB u.Mitarb., 1968) „saure" Hydrolase (pH-Optimum um 5,0) kommt, soweit man bisher weiß, ubiquitär im Körper vor. Seine Aktivität läßt sich z.B. in Urin, Serum, ferner Leukozyten (KAMPINE u.Mitarb., 1966), Fruchtwasser (HARZER u. BENZ, 1973), kultivierten Fibroblasten (SLOAN u.Mitarb., 1969) und Amnionzellen (EPSTEIN u.Mitarb., 1971), sowie in Hirn- und viszeralem Gewebe (SCHNEIDER u. KENNEDY, 1967) bestimmen. Beim Typ A ist dementsprechend der Enzymdefekt ubiquitär nachweisbar, die gemessenen Restaktivitäten des Enzyms variieren allerdings (im Rahmen von unter 10% der normalen Aktivität). Beim Typ B ist der Enzymdefekt bisher in Serum, Leukozyten (LOWDEN u. LA RAMÉE, 1972), Leber (MILLER u. REIMANN, 1972) und Milz (SCHNEIDER u. KENNEDY, 1967) nachgewiesen worden, nicht aber im Gehirn. Da beim Typ B keine zentralnervöse Beteiligung vorliegt, würde die Sphingomyelinase-Aktivität gerade im Hirn interessieren. Indessen ist beim Typ B — glücklicherweise — die Prognose quoad vitam nicht so schlecht, daß man einfach auf den Tod eines Patienten und auf Autopsiematerial warten könnte. Ein 6jähriges Mädchen mit voller Typ B-Symptomatik einschließlich totalem peripherem Sphingomyelinase-Defekt ist beschrieben worden, das einen IQ von 126 hat; eine 25jährige Frau mit der Erkrankung hat ihr Lehrerinnen-Examen bestanden (vgl. Tabelle 1) (LOWDEN u. LA RAMÉE, 1967).

Für einen Erklärungsversuch der noch nicht voll überschaubaren enzymatischen Verhältnisse beim Typ B drängt sich die Frage nach Isoenzymen (WIEDEMANN u.Mitarb., 1972) oder multiplen Formen der Sphingomyelinase auf. Speziell im Zentralnervensystem könnte ein in der Peripherie stark zurücktretendes Isoenzym wirksam sein, das beim Typ B intakt, beim Typ A aber zusammen mit den übrigen, in der Peripherie faßbaren Isoenzymen ausgefallen wäre. Einfacher ausgedrückt, könnte dies eine relativ hohe, noch wirksame Enzym-Restaktivität im Zentralnervensystem, aber einen weitgehenden Enzym-Defekt — wie man ihn tatsächlich findet — in der Peripherie bzw. den Viszeralorganen bedeuten. In Überlegungen der genannten Art würde sich jedenfalls die der Übersichts-Tabelle bei FREDRICKSON und SLOAN (1972) zu entnehmende, gegenüber dem Typ A doch leicht erhöhte Restaktivität der Sphingomyelinase des Typs B (s. auch SLOAN u.Mitarb., 1969) gut einfügen. Ob eine beschriebene, besondere Sphingomyelinase-Aktivität mit neutralem pH-Optimum (7,4), die bei manchen Fällen Niemann-Pickscher Erkrankung sogar erhöht sein soll (SCHNEIDER u. KENNEDY, 1967), eine pathophysiologische Rolle spielt, ist völlig unklar.

E. Humangenetische und präventive Gesichtspunkte

Die verschiedenen Typen der Sphingomyelinosen werden allem Anschein nach autosomal-rezessiv vererbt. Eine Geschlechtsbevorzugung liegt nicht vor.

Soweit bei den Sphingomyelinosen der primäre Enzym-Defekt leicht nachweisbar ist (Typen A und B), sind die Voraussetzungen für eine genetische Beratung und präventive Diagnostik auf biochemisch-enzymatischer

---

[2] In neueren Arbeiten (CALLAHAN u.Mitarb., 1974 und 1975) wird Evidenz für das Fehlen einer Isoenzymartigen Komponente der Sphingomyelinase beim Morbus Niemann-Pick Typ C gegeben. Bei eigenen Untersuchungen konnten ähnliche Ergebnisse erzielt werden.

Grundlage gegeben. Bei den Eltern und einem Bruder einer Patientin mit Typ B sind auf (mindestens) die Hälfte reduzierte Sphingomyelinase-Spiegel festgestellt worden (LOWDEN u. LA RAMÉE, 1967), ein Befund, der als Zeichen der Heterozygotie aufgefaßt werden muß und für heterozygote Überträger des Typs A ebenfalls erhoben wird[3]. Es besteht also eine Gen-Dosis-Abhängigkeit für die Aktivität der Sphingomyelinase. Liegt in einer Familie ein sicherer Fall von Typ A oder B vor, so kann die weitere genetische Beratung aufgrund enzymatischer Identifizierung der heterozygoten Überträger durchgeführt werden (vgl. aber entsprechenden Abschnitt im Gangliosidosen-Kapitel). Bei einer Risikoschwangerschaft für Typ A ist die pränatale Diagnose aus Fruchtwasser und Amnionzellkultur nach Amniozentese, am besten um die 16. Schwangerschaftswoche, offenbar möglich. EPSTEIN u.Mitarb., (1971) haben in kultivierten Amnionzellen nach Amniozentese bei einer solchen Schwangerschaft einen weitgehenden Sphingomyelinase-Defekt nachgewiesen und nach Interruptio am Feten bestätigt. (Morphologische Veränderungen bei einem Feten mit M. Niemann-Pick wurden früher beschrieben [BURNE, 1953].)

Obwohl beim Typ B der Sphingomyelinosen die Sphingomyelinase ebenfalls defekt ist, so ist hier die Frage der pränatalen Diagnose mit dem Ziel einer eventuellen Interruptio doch problematisch, da die Patienten trotz Lungenbeteiligung und starker Hepatosplenomegalie meist ein Alter von über 20 Jahren erreichen und eine normale Intelligenz aufweisen (LOWDEN u. LA RAMÉE, 1972).

In Deutschland scheint nun der Typ C der Sphingomyelinosen weniger selten als der Typ A zu sein, der etwas gehäuft bei jüdischer Abstammung vorkommt, obwohl die Sphingomyelinosen insgesamt äußerst selten sind (vgl. Einleitung). WIEDEMANN u.Mitarb. (1972) haben neuerdings eine Familie mit vier erkrankten Kindern beschrieben (Tabelle 1), die am ehesten dem Typ C zuzuordnen sind. An eigenen Beobachtungen sind zwei Fälle während der letzten 2 Jahre zu erwähnen, die sich durch einen mehr infantilen Verlauf bei einmal diskreter, einmal immenser Hepatosplenomegalie auszeichnen, mit nicht sicher aktivitäts-verminderter Sphingomyelinase in den Leukozyten, jedoch Sphingomyelin-Vermehrung in der Leber. Ein Fall von Typ A wurde einmal beobachtet und der Sphingomyelinase-Defekt in den Leukozyten nachgewiesen, vgl. Abb. 6, jüdische Abstammung liegt nicht vor. Heterozygoten-Bestimmung und pränatale Diagnose auf enzymatischer Grundlage sind beim Typ C bisher nicht durchführbar. Bei den gesunden Eltern der oben genannten vier Geschwister wurden, offenbar als morphologischer Ausdruck der Heterozytie für Typ C (WIEDEMANN u.Mitarb., 1972), Schaumzellen im Knochenmarksausstrich nachgewiesen (ähnliches gilt für die Nova-Scotia-Variante „Typ D" der Niemann-Pickschen Erkrankung (VETHAMANY u.Mitarb., 1972).

Im übrigen sei darauf hingewiesen, daß die Patienten mit Sphingomyelinose häufig noch eines bis mehrere ähnlich erkrankte Geschwister haben; die gesunden Geschwister sind oft in der Minderzahl (vgl. Tabelle 1). Unseres Erachtens ist diese Tatsache nicht unbedingt nur eine Folge des Auslese-Verfahrens; sie kann einer Häufung entsprechen, wie sie z.B. nach FREDRICKSON und SLOAN für den Morbus Gaucher, eine den Sphingomyelinosen sehr ähnliche Lipid-Speicherkrankheit, nicht ausgeschlossen wird (FREDRICKSON u. SLOAN, 1972), auch unter Berücksichtigung der jeweiligen Auslese-Verfahren.

In neuester Zeit sind Versuche unternommen worden, durch Lebertransplantation bei Niemann-Pickscher Erkrankung das defekte Enzym zu ersetzen (DALOZE, P., et al., Proc. 5th Intern. Congress Transplantation Society Jerusalem, M. SCHLESINGER, R.E. BILLINGHAM, Eds., p. 607. New York: Grune and Stratton 1975).

---
[3] Eine neue Arbeit (GAL u.Mitarb., 1975) zeigt dies sowohl mit Sphingomyelin als natürlichem Enzym-Substrat, wie mit einem künstlichen, chromogenen, jedoch Sphingomyelin-analogen Substrat.

Literatur

ADAMS, C.W.M.: The histochemistry of the myelin sheath. In: Neurochemistry (K.A.C. ELLIOTT, J.H. PAGE, J.H. QUASTEL, Eds.), p. 85–127. Springfield/Ill.: Ch.C. Thomas 1962.

ANZIL, A.P., BLINZINGER, K., MEHRAEIN, P., DOZIC, S.: Niemann-Pick disease type C: Case report with ultrastructural findings. Neuropädiatrie 4, 207 (1973).

BARTSCH, G.: The nature of lipids in the brain in Niemann-Pick disease. In: Cerebral Lipidoses (a symposium held in 1955) (J.N. CUMINGS, Ed.), p. 159–163. Oxford: Blackwell 1957.

BIELSCHOWSKY, M.: Amaurotische Idiotie und lipoidzellige Splenohepatomegalie. J. Psychol. Neurol. 36, 103 (1928).

BOGAERT, L. VAN, SEITELBERGER, F., EDGAR, G.W.F.: Études neuropathologiques et neurochimiques sur un cas de Niemann-Pick chez un jeune enfant. Acta neuropath. 3, 57 (1963).

BRADY, R.O., KANFER, J.N., MOCK, M.B., FREDRICKSON, D.S.: The metabolism of sphingomyelin. II. Evidence of an enzymatic deficiency in Niemann-Pick disease. Proc. nat. Acad. Sci. (Wash.) 55, 366 (1966).

BURNE, J.C.: Niemann-Pick disease in a foetus. J. Path. Bact. 66, 473 (1953).

CALLAHAN, J.W., KHALIL, M., GERRIE, J.: Isoenzymes of sphingomyelinase and the genetic defect in Niemann-Pick disease, type C. Biochem. biophys. Res. Commun. 58, 384 (1974).

CALLAHAN, J.W., KHALIL, M., PHILIPPART, M.: Sphingomyelinase in human tissues. 2. Absence of a specific enzyme from liver and brain of Niemann-Pick disease, type-C. Pediat. Res. 9, 908 (1975).

COGAN, D.G., KUWABARA, T.: The sphingolipidoses and the eye. Arch. Ophthal. 79, 437 (1969).

CROCKER, A.C., FARBER, S.: Niemann-Pick disease: A review of 18 patients. Medicine (Baltimore) 37, 1 (1958).

CROCKER, A.C.: The cerebral defect in Tay-Sachs disease and Niemann-Pick disease. J. Neurochem. 7, 69 (1961).

CUBE, R. VON, SCHMITZ, E., WEINBECK, J.: Leichte bis mittelschwere Niemann-Picksche Krankheit. Virchows Arch. path. Anat. 310, 631 (1943).

DACREMONT, G., KINT, J.A., CARTON, D., COCQUYT, G.: Glucosylceramide in plasma of patients with Niemann-Pick disease. Clin. chim. Acta 52, 365 (1974).

DIDION, H.: Vergleichend-histopathologische Untersuchungen an einem Zwillingspaar mit Niemann-Pickscher Krankheit (NPK). Frankf. Z. Path. 60, 194 (1949).

DIDION, H.: Die anatomischen Veränderungen des Augenhintergrundes bei der Niemann-Pickschen Krankheit. Klin. Mbl. Augenheilk. 116, 131 (1950).

DIEZEL, P.B.: Die Stoffwechselstörungen der Sphingolipoide. Eine histochemische Studie an den primären Lipoidosen und den Entmarkungskrankheiten des Nervensystems. Berlin-Göttingen-Heidelberg: Springer 1957.

DUSENDSCHON, A.: Deux cas familiaux de maladie de Niemann-Pick chez l'adulte. Thèse, Faculté de Médecine, Genève 1946.

EMERY, J.M., GREEN, W.R., HUFF, D.S., SLOAN, H.R.: Niemann-Pick disease (Typ C). Histopathology and ultrastructure. Amer. J. Ophthal. 74, 1144 (1972).

EPSTEIN, C.J., BRADY, R.O., SCHNEIDER, E.L., BRADLEY, R.M., SHAPIRO, D.: In utero diagnosis of Niemann-Pick disease. Amer. J. hum. Genet. 23, 533 (1971).

FORSYTHE, W.I., MCKEOWN, E.F., NEILL, D.W.: Three cases of Niemann-Pick's disease in children. Arch. Dis. Childh. 34, 406 (1959).

FREDRICKSON, D.S., SLOAN, H.R.: Glucosyl ceramide lipidoses: Gaucher's disease. In: The metabolic basis of inherited disease (J.B. STANBURY, J.B. WYNGAARDEN, D.S. FREDRICKSON, Eds.), third Ed., p. 730–759. New York: McGraw-Hill 1972.

FREDRICKSON, D.S., SLOAN, H.R.: Sphingomyelin lipidoses: Niemann-Pick disease. In: The metabolic basis of inherited disease (J.B. STANBURY, J.B. WYNGAARDEN, D.S. FREDRICKSON, Eds.), third Ed., p. 783–807. New York: McGraw-Hill 1972.

GAL, A.E., BRADY, R.O., HIBBERT, S.R., PENTCHEV, P.R.: A practical chromogenic procedure for the detection of homozygotes and heterozygous carriers of Niemann-Pick disease. New Engl. J. Med. 293, 632 (1975).

GAUTIER, M., RACHMAN, F., CARREAU, J.-P., GARÇON, E., RAULIN, J.: Conservation d'une erreur de metabolisme (maladie de Niemann-Pick) dans une culture a long terme de cellules issues de parenchyme hépatique. Arch. franç. Pédiat. 29, 635 (1972).

GOLDSTEIN, I., WEXLER, D.: Niemann-Pick's disease with cherry-red spots in the macula. Ocular pathology. Arch. ophthal. 5, 704 (1931).

HARZER, K., BENZ, H.U.: A simple sphingomyelinase determination for Niemann-Pick disease: differential diagnosis of types A, B and C. J. Neurochem. 21, 999 (1973).

HORA, J.: Ein Fall von Niemann-Pickscher Erkrankung mit besonderer Beteiligung des Rückenmarks. Beitr. path. Anat. 99, 16 (1937).

IVEMARK, B.J., SVENNERHOLM, L., THOREN, C., TUNNELL, R.: Niemann-Pick disease in infancy: Report of two siblings with clinical, histologic and chemical studies. Acta paediat. (Uppsala) 52, 391 (1963).

JATZKEWITZ, H., PILZ, H.: Über den Fettsäureanteil der Sphingomyeline im Grau und Weiß normaler und pathologischer Gehirne. Naturwissenschaften 51, 61 (1964).

KAMOSHITA, S., ARON, A.M., SUZUKI, K., SUZUKI, K.: Infantile Niemann-Pick disease. A chemical study with isolation and characterization of membranous cytoplasmic bodies and myelin. Amer. J. Dis. Child. 117, 379 (1969).

KAMPINE, J.P., BRADY, R.O., KANFER, J.N., FELD, M., SHAPIRO, D.: Diagnosis of Gaucher's disease and Niemann-Pick disease with small samples of venous blood. Science 155, 86 (1966).

KERSE, I., ÖZSOYLU, S., BERKEL, I., ATAMAN, E.: Niemann-Pick's disease. A case report with histological, biochemical and ultrastructural studies of the spleen and liver. Hacettepe Bull. J. Med. Surg. 5, 9 (1972).

KLENK, E.: Über die Natur der Phosphatide der Milz bei der Niemann-Pickschen Krankheit. Z. physiol. Chem. 229, 151 (1934).

KLENK, E.: Über die Natur der Phosphatide und anderer Lipoide des Gehirns und der Leber bei der Niemann-Pickschen Krankheit. Z. physiol. Chem. 235, 24 (1935).

LAKE, B.D.: A histochemical study of Gaucher's disease and Niemann-Pick disease. J. roy. micr. Soc. **86**, 417 (1967).
LAMPERT, F., TELLER, W.: Niemann-Picksche Erkrankung: genetische, cytologische und biochemische Beobachtungen. Mschr. Kinderheilk. **115**, 439 (1967).
LANDING, B.H., FREIMANN, D.G.: Histochemical studies on the cerebral lipidoses and other cellular metabolic disorders. Amer. J. Path. **33**, 1 (1957).
LARSEN, H.W., EHLERS, N.: Ocular manifestations in Tay-Sachs' and Niemann-Pick's disease. A clinical, pathological, histochemical and biochemical investigation. Acta ophthal. (Kbh.) **43**, 285 (1965).
LAZARUS, S.S., VETHAMANY, V.G., SCHNECK, L., VOLK, B.W.: Fine structure and histochemistry of peripheral blood cells in Niemann-Pick disease. Lab. Invest. **17**, 155 (1967).
LAZARUS, S.S., VETHAMANY, V.G., VOLK, B.W.: Fine structure of phytohemagglutinin transformed lymphocytes from patients with Niemann-Pick disease. Arch. Path. **86**, 176 (1968).
LOWDEN, J.A., LA RAMÉE, M.A., WENTWORTH, P.: The subacute form of Niemann-Pick disease. Arch. Neurol. (Chic.) **17**, 230 (1967).
LOWDEN, J.A., LA RAMÉE, M.A.: Problems in prenatal diagnosis using sphingolipid hydrolase assays. In: Sphingolipids, Sphingolipidoses and allied disorders (B.W. VOLK, S.M. ARONSON, Eds.), p. 257–267. Adv. in Exp. Med. Biol., Vol. 19. New York-London: Plenum Press 1972.
LUSE, S.: The fine structure of the brain and other organs in Niemann-Pick disease. In: Inborn disorders of sphingolipid metabolism (S.M. ARONSON, B.W. VOLK, Eds.), p. 93–106. Oxford: Pergamon Press 1967.
LYNN, R., TERRY, R.D.: Lipid histochemistry and electron microscopy in adult Niemann-Pick disease. Amer. J. Med. **37**, 987 (1964).
MCCUSKER, J.J., PARSONS, D.B.: Niemann-Pick disease. Report of two cases in siblings including necropsy and histochemical findings in one. Arch. Path. **74**, 127 (1962).
MARTIN, J.-J., PHILIPPART, M., VAN HAUWAERT, J., CALLAHAN, J.W., DEBERDT, R.: Niemann-Pick disease (Crocker's group A). Late onset and pigmentary degeneration resembling Hallervorden-Spatz syndrome. Arch. Neurol. (Chic.) **27**, 45 (1972).
MILLER, W.L., REIMANN, B.E.F.: Childhood variant of Niemann-Pick disease. Report of a case with biochemical, histochemical and electron microscopic observations. Amer. J. clin. Path. **58**, 450 (1972).
NIEMANN, A.: Ein unbekanntes Krankheitsbild. Jahrb. Kinderheilk. **79**, 1 (1914).
NORMAN, R.M., FORRESTER, R.M., TINGEY, A.H.: The juvenile form of Niemann-Pick disease. Arch. Dis. Childh. **42**, 91 (1967).
OPPENHEIMER, D.R., NORMAN, R.M., TINGEY (the late), A.H., AHERNE, W.A.: Histological and chemical findings in juvenile Niemann-Pick disease. J. neurol. Sci. **5**, 575 (1967).
PFÄNDLER, U.: La maladie de Niemann-Pick dans le cadre des lipoidoses. Schweiz. med. Wschr. **76**, 1128 (1946).
PFÄNDLER, U.: Novelle conceptions sur l'hérédité et la pathogenie de la maladie de Niemann-Pick. Helv. med. Acta **20**, 216 (1953).
PHILIPPART, M., MARTIN, L., MARTIN, J.-J., MENKES, J.H.: Niemann-Pick disease. Morphologic and biochemical studies in the visceral form with late central nervous system involvement (Crocker's group C). Arch. Neurol. (Chic.) **20**, 227 (1969).
PICK, L.: Über die lipoidzellige Splenohepatomegalie Typus Niemann-Pick als Stoffwechselerkrankung. Med. Klin. **23**, 1483 (1927).
PILZ, H.: Niemann-Picksche Krankheit im Erwachsenenalter, Lipidanalysen der Körperorgane und des Gehirns von Autopsie- bzw. Biopsiematerial bei zwei Fällen. Dtsch. med. Wschr. **95**, 1905 (1970).
RABINOWICZ, T., KLEIN, D., TCHICALOFF, M.: Juvenile form of Niemann-Pick disease. Path. europ. **3**, 154 (1968).
RINTELEN, F.: Die Histopathologie der Augenhintergrundsveränderungen bei Niemann-Pickscher Lipoidose; zugleich ein Beitrag zur Frage der Beziehungen zwischen Tay-Sachsscher Idiotie und Niemann-Pickscher Lipoidose. Arch. Augenheilk. **109**, 332 (1936).
ROBB, R.M., KUWABARA, T.: The ocular pathology of type A Niemann-Pick disease. Invest. Ophthal. **12**, 366 (1973).
ROUSER, G., KRITCHEVSKY, G., YAMAMOTO, A., KNUDSON, A.G., JR., SIMON, G.: Accumulation of a glycerolphospholipid in classical Niemann-Pick disease. Lipids **3**, 287 (1968).
RUTISHAUSER, E.: Niemann-Picksche Krankheit beim Erwachsenen. Schweiz. med. Wschr. **72**, 677 (1942).
SCHNEIDER, P.B., KENNEDY, E.P.: Sphingomyelinase in normal human spleens and in spleens from subjects with Niemann-Pick disease. J. Lipid Res. **8**, 202 (1967).
SCHÖNBERGER, W., KÖSSLING, F.K.: Ein kasuistischer Beitrag zur Niemann-Pickschen Erkrankung im Säuglingsalter. Arch. Kinderheilk. **183**, 51 (1971).
SEBESTYEN, J., GALFI, I.: Retinal functions in Niemann-Pick lipidosis: Ophthalmological aspects of the chronic form of sphingomyelin lipidosis. Ophthalmologica (Basel) **157**, 349 (1969).
SENG, P.N., DEBUCH, H., WITTER, B., WIEDEMANN, H.-R.: Bis (monoacylglycerin)phosphorsäure-Vermehrung bei Sphingomyelinose (M. Niemann-Pick?). Z. physiol. Chem. **352**, 280 (1971).
SLOAN, H.R., UHLENDORF, B.W., KANFER, J.N., BRADY, R.O., FREDRICKSON, D.S.: Deficiency of sphingomyelin-cleaving enzyme activity in tissue cultures derived from patients with Niemann-Pick disease. Biochem. biophys. Res. Commun. **34**, 582 (1969).
TANAKA, Y., BRECHER, G., FREDRICKSON, D.S.: Céllules de la maladie de Niemann-Pick et de quelques autres lipidoses. Nouv. Rev. franç. Hémat. **3**, 5 (1963).
TERRY, R.D., SPERRY, W.M., BRODOFF, B.: Adult lipidosis resembling Niemann-Pick's disease. Amer. J. Path. **30**, 263 (1954).
THANNHAUSER, S.J.: Niemann-Pick disease (reticular and histiocytic sphingomyelinosis). In: Lipidoses. Diseases of intracellular lipid metabolism (S.J. THANNHAUSER, Ed.), third Ed., p. 558. New York and London: Grune and Stratton 1958.
VETHAMANY, V.G., WELCH, J.P., VETHAMANY, S.K.: Type D Niemann-Pick disease (Nova Scotia variant). Ultrastructure of blood, skin, fibroblasts, and bone marrow. Arch. Path. **93**, 537 (1972).
VOLK, B.W., WALLACE, B.J.: The liver in lipoidosis. An electron microscopic and histochemical study. Amer. J. Path. **49**, 203 (1966).

Volk, B.W., Adachi, M., Schneck, L.: The pathology of sphingolipidoses. Sem. Hematol. **9**, No. 3 (1972).

Wagner, A.: Biochemische Untersuchungen an den Gangliosiden eines Falls von Niemann-Pickscher Erkrankung. Verh. dtsch. Ges. inn. Med. **71**, 965 (1965).

Wallace, B.J., Schneck, L., Kaplan, H., Volk, B.W.: Fine structure of the cerebellum of children with lipoidoses. Arch. Path. **80**, 466 (1965).

Wallace, B.J., Lazarus, S.S., Volk, B.W.: Electron microscopic and histochemical studies of viscera in lipoidoses. In: Inborn disorders of sphingolipid metabolism (S.M. Aronson, B.W. Volk, Eds.), p. 107–120. Oxford: Pergamon Press 1967.

Weinreb, N.J., Brady, R.O., Tappel, A.L.: The lysosomal localization of sphingolipid hydrolases. Biochim. biophys. Acta (Amst.) **159**, 141 (1968).

White, H.J., Sun, C.N.: Adult splenic lipoidosis resembling Niemann-Pick disease. An electron microscopic study. Beitr. path. Anat. **144**, 281 (1971).

Wiedemann, H.-R., Debuch, H., Lennert, K., Caesar, R., Blümcke, S., Harms, D., Tolksdorf, M., Seng, P.N., Korenke, H.-D., Gerken, H., Freitag, F., Dörner, K.: Über eine infantil-juvenile, subchronisch verlaufende, den Sphingomyelinosen (Niemann-Pick) anzureihende Form der Lipidosen — ein neuer Typ? Klinische, pathohistologische, elektronenmikroskopische und biochemische Untersuchungen. Z. Kinderheilk. **112**, 187 (1972).

Wolman, M.: Staining of lipids by the periodic-acid. Schiff reaction. Proc. Soc. exp. Biol. (N.Y.) **75**, 583 (1950).

Wolman, M.: The lipidoses. In: Handbuch der Histochemie, Vol. V: Lipids, 2nd part: Histochemistry of lipids in pathology (W. Graumann, K. Neumann, Eds.), p. 172–307. Stuttgart: Gustav Fischer 1964.

Morbus Gaucher

G. Schettler

Mit 3 Tabellen

A. Definition

Die Gauchersche Krankheit gehört zu den klassischen Sphingo-Lipidosen. Als Synonyma werden verwandt: Primäre idiopathische Splenomegalie, großzellige lipoide Splenomegalie, Cerebrosidspeicherkrankheit, Cerebrosidzellige Lipoidose, Lipoidhistiozytose vom Kerasintyp.

Der Krankheit liegt ein angeborener Enzymdefekt zugrunde (Brady u.Mitarb., 1965; Fredrickson u.Mitarb., 1972). Die Störung betrifft die Blockade des Cerebrosidabbaus, gefolgt von einer Speicherung der Cerebroside im retikulohistiozytären Gewebe. Das spezifische Element des Morbus ist die sogenannte Gaucher-Zelle. Bisher sind etwa 1000 Fälle berichtet worden. Literaturübersichten siehe Thannhauser (1950), Schettler (1955), Fredrickson (1972), Gerken u. Wiedemann (1964, 1966), Letterer (1939), Gordon (1950), Giampalmo (1953), Brady (1970).

B. Geschichtliches

Unter den Lipoidosen ist dieses Krankheitsbild am frühesten beschrieben. P.C.E. Gaucher faßte in seiner Arbeit „De l'epithéliome primitif de la rate" (1882) die Milzveränderungen, den sekundären Leberumbau ohne Aszites und ohne leukämisches Blutbild ebensowenig wie später Collier (1895) als Systemerkrankung auf. Dies postulierte erstmals Schlagenhaufer (1907). Hyperplasie, Neoplasie, chronische Infekte wurden als Ursache angesehen, ehe Marchand (1907) die typischen Zellveränderungen auf Fremdkörperspeicherung zurückführte. Befruchtet von der Lehre Aschoffs rechnete Eppinger (1938) die Krankheit zu den hepatolienalen Erkrankungen des retikuloendothelialen Systems. Pick (1924, 1927) wies dann darauf hin, daß sich die Endothelien an der Speicherung nicht beteiligen.

Die chemische Natur des „gespeicherten" Lipoids wurde von Lieb (1927), Epstein u.Mitarb. (1930) als das Cerebrosid Kerasin erkannt. Weitere vollständigere Analysen der erkrankten Organe verdanken wir Pick (1924, 1927), Beumer (1928), Thannhauser (1950, 1958), vor allem aber Klenk (1940). Neuere Analysen stammen von Halliday (1950), Rosenberg und Chargaff (1958), Suomi und Agranoff (1965), Philippart u.Mitarb. (1965, 1967), Makita u.Mitarb. (1966), Kennaway u.Mitarb. (1968).

C. Alter, Geschlecht, Rasse, familiäre Häufung

Nach dem klinischen Verlauf unterscheidet man drei Haupttypen:

Typ I: Chronisch-adulte Form *ohne* neurologische Symptomatik,
Typ II: Akut-maligne Form *mit* neurologischer Symptomatik,
Typ III: Subakut-juvenile Form *mit* neurologischer Symptomatik.

Die meisten der beschriebenen Fälle betreffen den Typ I. Ca. 70 Fälle des Typ II sind seit der ersten Publikation von Rusca (1921) mitgeteilt worden.

Vom Typ III gibt es etwa 30 Kinder.

Die Krankheit kann sich in jedem Lebensalter manifestieren. Für die Einteilung ist die Mitbeteiligung des Nervensystems wesentlich (OBERLING, 1926; ABALLI u. KATO, 1938; HAMPERL, 1929; FRICK, 1930; ATKINSON, 1938; MEYER, 1932; GIAMPALMO, 1951, 1953; ROBB-SMITH, SCHAIRER, 1948; LANDOLT u. Mitarb. 1948). Die Thannhausersche Feststellung, daß beide Geschlechter etwa gleich häufig betroffen sind, wurde von HSIA u. Mitarb. (1959) bestätigt. Es bestehen keine Unterschiede zwischen Weißen und Farbigen (HERNDON, 1950; BENDER, 1938; REISS, 1932; CHOICER, 1949; CHUNG, 1948). Die jüdische Rasse ist offenbar besonders disponiert (PICK, 1924, 1927; HOFFMANN, 1929; CHANG-LO, 1967; MATOTH u. Mitarb., 1965; FUHRMANN, 1964), auch wenn HANHART (1954) dies bezweifelt.

Familiär gehäufte Fälle wurden unter anderem beschrieben von ABALLI und KATO (1938), HARVIER (1923), ROBB-SMITH, OBERLING und WORINGER (1927), BRILL und MANDLEBAUM (1913), MÜHSAM, (1928), FEIERTAG (1913), GROEN und GARRER (1948), GEDDES und MOORE (1953), DANOPOULOS (1954), nachdem COLLIER (1895) und BOVAIRD (1900) bereits vor über 70 Jahren auf die familiäre Disposition hingewiesen hatten. Nach ATKINSON (1938) soll die Hälfte aller Fälle familiär auftreten. GROEN (1948) sammelte 89 Fälle aus 31 Familien. RETTIG, BYCHOWSKY (1911), ANDERSON (1933), WORINGER, BLOEM (1936), neuerdings STRANSKY und CONCHU (1951) haben auf die Heredität der Erkrankung hingewiesen. FLEISCHHAKKER und KLIMA (1936) haben das hereditäre Vorkommen über 2 Generationen durch Sternalpunktion bewiesen (s. auch GAENSSLEN, 1940).

Nach dem neuesten Stand findet sich eine familiäre Häufung aller Formen in ca. 30% (GERKEN u. WIEDEMANN, 1964; BRADY, 1969; FREDRICKSON, 1972; SOOD u. FIELDING, 1971).

Niemals werden Fälle dreier aufeinanderfolgender Generationen beschrieben. Richtungweisend ist die Studie von HSIA u. Mitarb. (1959), welche bei 110 Gaucher-Familien überwiegend einen autosomal rezessiven Erbgang fanden. Bei einigen wenigen Familien des Typ II ist unter heterozygoten Bedingungen ein inkomplett-dominanter Erbgang möglich. Hierbei handelt es sich um Abortivformen mit Mikromanifestationen. Typ II und Typ III werden von KNUDSON und KAPLAN (1962) als autosomal rezessiv vererbt angesehen, da bei den Eltern keine Störungen gefunden wurden. FREDRICKSON (1972) nimmt für alle drei Phänotypen verschiedene Mutationsformen an. Mit Hilfe der Glucocerebrosidase-Aktivität in Leukozyten von Heterozygoten wird vermutlich eine weitere Abklärung der Heterozygotie möglich sein (BEUTLER u. Mitarb., 1970; SNYDER u. BRADY, 1969).

D. Klinik

I. Phänotypische Varianten

Für die Diagnose Morbus Gaucher ist beweisend:

1. Hepatosplenomegalie,
2. Nachweis von Gaucher-Zellen,
3. erhöhte saure Serumphosphatase.

Die weiteren Befunde bedingen verschiedenartige phänotypische Varianten.

Typ I: Die chronisch-adulte Form ohne neurologische Ausfälle kann sich in jedem Alter etablieren. Für den Ausschluß neurologischer Affektionen müssen Sektionsbefunde herangezogen werden, wie zum Beispiel bei dem 14 Tage alten Säugling, beschrieben von BERNSTEIN u. Mitarb. (1959). Der älteste Patient wurde 86 Jahre alt (BRINN, 1962). Die meisten Fälle beginnen vor dem 20. Lebensjahre. Sie enden auch meist in der Kindheit tödlich (JACKSON u. Mitarb., 1965). In diesen Fällen beherrschen Affektionen des hämatologischen Systems mit Anämie, Leukopenie und Thrombozytopenie das Krankheitsbild in unterschiedlicher Stärke. Interkurrente Infekte und schwere hämorrhagische Diathese sind die definitiven Todesursachen. Die gesamte kindliche Entwicklung ist retardiert, und auch im Erwachsenenalter sind entsprechende Dauerfolgen festzustellen. Erreichen die Kranken erst einmal das Erwachsenenalter, so ist ihre Lebenserwartung nicht eingeschränkt. Die Erwachsenen können lange beschwerdefrei sein, bis zum Beispiel der als Krankheitssymptom führende Milztumor Beschwerden macht. Er fehlt im Vollbild des Morbus Gaucher praktisch nie und kann riesige Ausmaße annehmen. Verdrängungs- und Einengungserscheinungen können dann die ersten Beschwerden machen. Recht häufig sind Knochenschmerzen, spontan oder nach Frakturen, manchmal mit rheumatischem Charakter. Bräunlich-fleckige Hautpigmentationen weisen auf Störungen des Eisenstoffwechsels hin (LORBER, 1960).

Typ II: Der Typ II, die akut-maligne Form mit neurologischer Symptomatik, auch zerebrale oder infantile Form genannt, ist gekennzeichnet durch rasch progredienten Verlauf unter massiven neurologischen Ausfällen. Meist sind die Schwangerschaften unkompliziert verlaufen. Kurz nach der Geburt können die ersten Symptome auftreten, meist stellen sie sich jedoch nach 3 bis 5 Monaten ein. Die Kinder bleiben im Wachstum zurück, es kommt zu erheblichen Ernährungsschwierigkeiten, Schluckstörungen, rapidem Gewichtsverlust. Augenmuskellähmungen, generalisierte Muskelrigidität, massiver Opisthotonus, Laryngospasmus, Dysphagie und Erbrechen sind weitere zerebrale Symptome. In schweren Fällen entwickeln sich Trismus, Spastik mit angewinkelten Armen und generalisierten Krämpfen als Ausdruck schwerer Hirnstammläsionen und extrapyramidalmotorischer Ausfälle. Intelligenzverluste bis zu schwerster Idiotie gehören zum Vollbild. Die Kinder werden nicht älter als 2 Jahre. Sie sterben an Atemlähmungen, interkurrenten Infekten, zum Beispiel nach Aspirationspneumonie bei pseudobulbärparalytischen Symptomen. Final kommt es zu Hyperthermie. Alle diese Erscheinungen sind durch diffuse Verbreitung von Gaucher-Zellen bedingt. Die häufig auftretende Atemnot mit schwerer Zyanose ist eine Folge des spezifischen Lungenbefalls.

Typ III: Der Typ III, die subakut-juvenile Form mit neurologischen Ausfällen, kommt seltener vor. Die zentralnervösen Störungen entwickeln sich meistens erst im Kleinkindesalter oder später. Der Verlauf ähnelt dem Typ II, bietet jedoch neurologisch insofern Besonderheiten, als außer Strabismus, Trismus, Laryngospasmus und Dysphagie zerebelläre Koordinationsstörungen, Hyperkinesie und Hyperreflexie sowie Sprach- und Schreibstörungen imponieren. Es fällt ferner eine mimische Starre auf. Hinzu kommen krisenhafte Verhaltensstörungen bis zu psychotischen Episoden (WEINSCHENK, 1964). Der Intellekt läßt schnell nach, es entwickelt sich schwere Demenz. Abnormale EEG-Veränderungen sind die Regel. Die Gauchersche Trias der Hepatosplenomegalie, der typischen Zellvermehrung und der erhöhten sauren Serumphosphatase ist immer vorhanden.

Selten erreichen die Kranken das 30. Lebensjahr, meist sterben sie im späten Kindesalter.

II. Milz und Leber

Auf die zentrale Stellung der Milz wurde bereits wiederholt hingewiesen. Die Splenomegalie ist in der Regel das früheste und führende Kriterium des Morbus Gaucher. Makroskopisch ist das Organ an der Oberfläche knotig verändert, die Kapsel ist stark gespannt. In Milz und Leber proliferieren vor allem die Adventitia- und Periadventitiazellen, so daß inmitten von Gaucher-Zellnestern kleine Arteriolen gelegen sind (PICK, 1924, 1927). In der Leber speichern die Histiozyten der Glissonschen Kapsel und die adventiellen Zellen von Arterien und Venen. Die Läppchenstruktur geht verloren, da auch die Adventitiazellen der Zentralvenen speichern und proliferieren. Regressive Veränderungen mit Zerfall der Gaucher-Zellen, Nekrosen, Blutungen, fibröse Umwandlung, myeloische Metaplasie geben zusammen mit den an Amyloid erinnernden transparenten Gaucher-Zellherden den befallenen Organen ein buntes Aussehen. Eigenartig sind beim Morbus Gaucher Kavernome verschiedener Größen, die teilweise bindegewebig veröden und dann adenomartig aussehen (KRAUS, 1920; PICK, 1924, 1927). Vermutlich entstehen sie, wie die bei einem Fall beschriebenen Teleangiektasien (WECHSLER, 1940) auf konstitutioneller Basis.

Spontanrupturen und Perisplenitis sind ausgesprochen selten. Der bereits beschriebene Hypersplenismus mit seinen Auswirkungen auf das hämatopoetische System betrifft vorwiegend die Typen 1 und III, selten den Typ II (Literatur s. APPEL u.Mitarb., 1971; FREDRICKSON u.Mitarb., 1972; Kahlke, 1973; Matoth u. FRIED, 1965; SCHETTLER u. KAHLKE, 1967).

III. Lymphknoten

Die oberflächlichen Lymphknoten sind bei den akuten und subakuten Formen mit neurologischen Symptomen beteiligt. Bevorzugt sind beim Morbus Gaucher die Lymphknoten im Bereich des Mediastinums und des Mesenteriums. Auch Thymus, Rachenmandeln und Peyersche Plaques können befallen sein (REICH u.Mitarb., 1951; CHANG-LO u.Mitarb., 1967). Lymphknotenbiopsie, Lymphszintigraphie und Lymphangiographie können zur Lokalisation der Veränderungen beitragen. Beweisend sind Nadelbiopsie bzw. Probeexzision.

IV. Skeletveränderungen

Sie bevorzugen die Phalangen der Finger und Zehen, Unterkiefer, weniger die langen Röhrenknochen, Wirbel und Becken (BÖBLING, 1943). Selten ist das Schädeldach ergriffen. Röntgenologisch ist die Spongiosa porotisch, die Kompakta groblöcherig destruiert oder wie bei schweren Leukosen verschmälert (GAENSSLEN, 1940), selten sklerotisch (WINDHOLZ, 1948). Das Periost ist meist frei. Die flaschenförmige Auftreibung der distalen Röhrenknochenabschnitte (Erlenmeyer-Kolben-Phänomen) ist bei Morbus Gaucher häufig, wenn auch nicht typisch. Die Durchsetzung der Wirbel (PICK, 1924, 1927; GORDON, 1950) mit Gaucher-Zellen kann zu Keilfrakturen führen, die die Zwischenwirbelscheiben wenig deformieren und im Gegensatz zur tuberkulösen Karies kaum Knochenneubildungen machen. In der Markhöhle der langen Röhrenknochen wurden dagegen von WINDHOLZ und FORSTER (1948) neugebildete Knochenzylinder gefunden. Weitere Fälle mit Skeletbeteiligung beschrieben JUNGHAGEN (1926), KATO (1931), KIRSTIN, REISS (1932), GORDON (1950), KULOWSKY (1950). In Frühfällen können die Röntgenbefunde atypisch sein (COCCHI, 1950). Gelegentlich werden Veränderungen im Ober- und Unterkieferbereich durch Zahnfilme entdeckt (BENDER, 1938). Weitere Literatur s. CHANG-LO u.Mitarb. (1967), YOSSIPOVITCH (1965), MATOTH (1965), SCHETTLER und KAHLKE (1967), TIHEN und HOPFENGÄRTNER (1973).

Der Typ II ist offenbar frei von Knochenbeteiligung.

Als Ausdruck der gesteigerten Knochendestruktion kann die alkalische Serum-Phosphatase erhöht sein.

V. Lunge

Vor allem bei den Fällen mit neurologischer Beteiligung findet man kleinherdige und strangförmige Verdichtungen des Lungenparenchyms (MYERS, 1937; GRANDMAISON, 1951; KAISER, 1950; HAMPERL, 1929 u.a.), die durch Gaucher-Zellen bedingt sind. Sie können auch im Sputum auftreten (MERKLEN, 1933). Nach PICK (1924, 1927) und THANNHAUSER (1950) sollen in Lunge, Niere, Nebennieren, Ovarien des Erwachsenen keine Gaucher-Zellen zu finden sein, doch halten wir es durchaus für möglich, daß auch beim Erwachsenen die Gaucher-Zellen nicht allein auf Milz, Leber, Lymphknoten und Skelet beschränkt sind.

VI. Haut

Sie weist in den meisten Fällen eine braungelbe, dem *Cloasma uterinum* ähnliche, manchmal bronzene oder bleifarbene Pigmentation auf, die die belichteten Stellen bevorzugt (PICK, 1924, 1927), selten auch Schleimhäute betrifft oder symmetrisch auftritt (VAN BOGAERT, 1939; GROEN, 1948). Bei der infantilen Form pflegt die Verfärbung zu fehlen

(PICK, 1924, 1927; WORINGER u. OBERLING, 1927; GIAMPALMO, 1951). Mit zunehmendem Alter wird die Hautfärbung intensiver, ockerfarben bis dunkelbraun. Es handelt sich histochemisch vorwiegend um echtes Melanin, vermutlich außerdem um lipoidhaltige Farbstoffe. Hämosiderin ist immer vorhanden. Die Ähnlichkeit mit der Pigmentstörung Addison-Kranker ließ vermuten, daß Nebennierenprozesse die Ursache seien (EPSTEIN, 1924, 1925). Nun wurden aber Gaucher-Zellen in der Nebenniere bisher nicht gefunden. Dagegen ist die Nebennierenrinde stark eisenhaltig, und THANNHAUSER (1958) hält dadurch bedingte Funktionsstörungen der Nebenniere, wie sie auch ZEHNDER (1938) diskutiert, für möglich. Nach PICK (1924, 1927) ist die Pigmentation „Ausdruck der Hämochromatose". In der Tat gleichen insbesondere die Eisenablagerungen in inneren Organen (PICK, 1924, 1927) denen bei Hämochromatose (s. HEILMEYER, 1954). Ob sie kausalgenetisch identisch sind, ist noch unbewiesen.

Bei Gaucher-Kranken mit sekundärer Tuberkulose und Schleimhautpigmentation ist auch an Addisonismus infolge käsiger Nebennierenprozesse zu denken (THANNHAUSER, 1958).

VII. Augen

Sind die Hautveränderungen für Morbus Gaucher nicht typisch, so ist das Auftreten ockergelber bis brauner, erhabener pingueculaähnlicher Konjunktivaflecken für die Krankheit beweisend. Bei Typ I und II sind diese Veränderungen seltener als beim Typ III (BOUDET u.Mitarb., 1966). Die an Größe und Farbintensität mit dem Alter allmählich zunehmenden Flecken reichen von den Hornhauträndern bis zu den Augenwinkeln. Sie bestehen histologisch großenteils aus Gaucher-Zellen (EAST, 1940), doch ist über die Natur des Konjunktiva-Pigmentes noch nichts bekannt.

VIII. Herz und andere Organe

Auch im Myokard können Gaucher-Zellen gefunden werden und spezifische EKG-Veränderungen bewirken. ZLOTNICK und GROEN (1961) fanden Gaucher-Zellen in einem hämorrhagischen Perikarderguß. Auch in Schilddrüse (RISEL, 1909), Thymus (KRAUS, 1920) Neurohypophyse und Hypothalamus (TEILUM, 1944) sind sie beschrieben.

E. Laborbefunde

I. Das Blutbild

Das Blutbild ist auf der Höhe der Krankheit schwer gestört. Die häufige Anämie ist meist hypochrom, normo- bis mikrozytär, in Endstadien auch makrozytär (FIENBERG, 1946; REICH, 1951). KRIM u.Mitarb. (1951) berichten bei einem 49jährigen jüdischen gaucherkranken Mann über megaloblastisches Knochenmark, obwohl der Magensaft freie Salzsäure enthielt. Es wurde bei sprueähnlichen Krankheitszeichen eine Nahrungsmangelanämie, keine echte Perniziosa, angenommen, da der Patient nicht auf Leberextrakt, wohl aber auf Folsäure gut ansprach. Ein Bruder war mit 28 Jahren an Morbus Gaucher verstorben. Die osmotische Resistenz gegenüber hypotoner NaCl-Lösung ist meist normal (PICK, 1924, 1927; BÜRGER, 1934). Es sind aber auch ausgesprochene hämolytische Anämien mit verminderter Erythrozytenresistenz beschrieben (SOBEL, 1942). Das Knochenmark kann, wenn es nicht mit Gaucher-Zellen weitgehend durchsetzt ist, reichlich rote Vorstufen enthalten. Kernhaltige rote Elemente sind selten im strömenden Blut nachzuweisen (MELAMED, 1929, 1938). Die Anämie kann Todesursache bei Morbus Gaucher sein, zumal bei hämorrhagischer Diathese. Die zum Vollbild des Morbus Gaucher gehörende Leukopenie kann ebenfalls das Schicksal des Kranken besiegeln. Mangelnde Abwehrkraft gegen Infekte bei agranulozytären Bildern führen zur Sepsis.

Selten besteht bei Leukopenie eine Linksverschiebung bis zu Myelozyten. In der Leber kann myeloische Metaplasie vorhanden sein (PICK, 1924, 1927; LETTERER, 1939; MELAMED u. CHESTER, 1929, 1938).

Während die infantile Form des Morbus Gaucher keine Thrombozytenveränderungen aufweist (GIAMPALMO, 1953), sind beim erwachsenen Gaucher-Kranken die Thrombozyten praktisch immer vermindert. Blutungsneigung ist daher sehr häufig (APPEL, 1971). Sie äußert sich unter anderem in Epistaxis, Haut- und Schleimhautblutungen, Metrorrhagien (BRILL, 1913; PICK, 1924, 1927; MANDLEBAUM, 1912; BÜRGER, 1934; MELAMED, 1929, 1938). Gerinnungs- und Prothrombinzeit sind meist normal, die Blutungszeit ist verlängert. Rumpel-Leede- und Jürgensches Phänomen sind positiv. Die Ursache dieser Blutveränderungen dürfte einmal die Folge der sog. splenogenen Markhemmung sein, wie sie HATZKI für den Morbus Gaucher angenommen hat und wie sie unter anderem bei splenomegaler Leberzirrhose, Lymphogranulomatose, Felty-Syndrom, chronischer Malaria, Milztuberkulose, Milzvenenthrombose oft gefunden wird (Literatur s. HEILMEYER u. BEGEMANN, 1951), zum anderen sind sie wohl durch die raumbeschränkende Markdurchsetzung mit Gaucher-Zellen erklärt. DANOPOULOS (1954) nimmt zusätzlich eine vermehrte Thrombozytenphagozytose durch die Gaucher-Zellen als Ursache der Thrombopenie an. Nach Splenektomie können hämorrhagische Diathese und Leukopenie verschwinden, das Blutbild erholt sich und die Blutungsneigung ist beherrscht (MARKS u.Mitarb., 1971; GROTH u.Mitarb., 1971).

Die Sternalpunktion erlaubt nicht nur Einblicke in die Ausdehnung der Knochenveränderungen beim voll entwickelten Krankheitsbild (FRANCO u. WOLMAN, 1947; LÜDIN, 1950; GROEN, 1948; CHALMERS, 1940; THOMSON, 1945), sondern läßt auch Abortivformen erkennen (FLEISCHHACKER u. KLIMA, 1936). Das zellreiche Mark enthält gelbliche, von normalem Mark zu unterscheidende Bröckchen, in denen häufig Gaucher-Zellen nachzuweisen sind. BÜRGER vermutet, daß die „infolge der retikuloendothelialen Mitbeteiligung auftretenden Kapillarblutungen hohe Anforderungen an die Thrombozytenreserve und deren Neubildung stellen". Dieser Ansicht spricht die Beobachtung entgegen, daß nach Milzexstirpation auch bei diffuser Knochenmark- und Leberbeteiligung Blutplättchen und Leukozyten rasch ansteigen (PICK, 1924, 1927; BONTA, 1929; CARLING, 1933; DAVIDSON, 1928; HUNTER, 1929; LOGAN, 1941). Eine eigenartige Kombination von hämolytischer Anämie, Thrombopenie und Leukopenie stellt der Fall von SOBEL und KAYE (1942) dar. Der Milztumor (6822 g Gewicht) ist offenbar die Ursache der hämolytischen und depressorischen Hypersplenie. Hämoglobinurie bei Morbus Gaucher wurde von CARLING (1933) beobachtet.

1. Blutchemische Befunde

Wie mehrfach gezeigt wurde, sind im Serum Cerebroside weder beim normalen noch beim gaucherkranken Menschen nachzuweisen (BÜRGER, 1934; BEUMER, 1928; Sir RUSSEL BRAIN, 1953; KLENK, 1940; THANNHAUSER, 1950, 1958). Dagegen enthalten die Erythrozyten immer Cerebroside. Die anderen beim normalen Menschen vorkommenden Lipide (freies und verestertes Cholesterin, Lecithin, Gesamtphosphatide, Kephalin, Neutralfette, Gesamtlipide) sind normal oder niedrig-normal (THANNHAUSER, 1950, 1958). Alkalische Phosphatase, Calcium und Phosphor sind meist normal. Hohe Serumeisen- und niedrige Kupferwerte fanden TURPIN und DELBARRE (1953). Die Leberfunktionsproben (Galaktosebelastung, Bromsulfaleintest, Serumeiweißfällungsproben) sind selbst bei starker Lebervergrößerung in den Fällen von THANNHAUSER (1950, 1958), TURPIN und DELBARRE (1953) normal. Die beiden Fälle von DANOPOULOS (1954) hatten stark positive Serumflockungsproben. Gesamteiweiß, Albumin, Globulinverteilung im Serum zeigen ebenfalls normale Werte (TURPIN, 1954; GOLDFARB, ATLAS u. GABERMAN, 1950). Die elektrophoretische Auftrennung der Serumeiweißkörper gibt nach GOLDFARB (1950) eine wechselnd starke Erhöhung der relativen Gamma-Globulinwerte (Schlieren-Scanning-Verfahren).

Der Lipoprotein-Gehalt ist bei allen drei Formen des Morbus Gaucher normal, sieht man von gelegentlicher Verminderung der HDL-Lipoproteine ab. Er ist nicht spezifisch für den Morbus Gaucher. Auch die Zusammensetzung der Aminosäuren im Plasma ist nicht verändert, obwohl gelegentlich eine Aminoazidurie vorkommt (HULTBERG u.Mitarb., 1969). Diese Autoren beschrieben auch eine abnorme Ausscheidung von Serin und Threonin.

Immunologisch reagieren die Gaucher-Zellen mit α-Globulin, was mit Immunfluoreszenz nachgewiesen werden konnte (PENELLI u.Mitarb., 1969; FISHER u. REIDBORD, 1962). Diese Berichte sind nicht unwidersprochen geblieben (LAKE, 1966). Zirkulierende Antikörper gegen die gespeicherten Cerebroside konnten nicht nachgewiesen werden, obwohl diese als Haptene reagieren (RAPPORT, 1969).

Von besonderem Interesse ist natürlich der Gehalt an neutralen Glykolipiden im Serum. Er ist normalerweise niedrig. Während THANNHAUSER (1950, 1958) bei Morbus Gaucher keine Abweichungen fand, beschrieben HILLBORG u.Mitarb. (1960) eine Zunahme bei Typ III nach der Splenektomie.

2. Die sauren Phosphatasen im Plasma

Die erhöhte saure Phosphatase im Plasma könnte man als Nekroseerscheinung zugrunde gehender Gaucher-Zellen, die bei ihrem Untergang saure Phosphatasen lysosomatischer Herkunft ins Plasma entließen, verstehen (FRACCARO u.Mitarb., 1968). Diese Überlegung lieferte gleichzeitig eine brauchbare Deutung des nach Splenektomie häufig zu beobachtenden Abfalls der sauren Plasmaphosphatase und ihres späteren Wiederanstiegs; somit wären Enzym des Plasmas und der Milz identisch (KAHLKE, 1973).

KAULEN u.Mitarb. (1970) jedoch berichteten, daß die saure Phosphatase-Aktivität innerhalb lysosomaler Membranen sehr wohl durch L-Tartrat zu hemmen sei und stellten damit diese Hypothese durchaus in Frage. Der Befund einer erhöhten Aktivität der sauren Phosphatasen ist bei der Diagnosestellung zwar von großem Nutzen, keineswegs jedoch etwa spezifisch. Auch andere saure Hydrolasen wurden im Plasma von Gaucher-Patienten erhöht vorgefunden (ÖCKERMANN u.Mitarb., 1969). In diesem Zusammenhang sei noch vermerkt, daß die für die saure Phosphatase im Plasma gemessenen Werte um bis zu 40% niedriger als im Serum liegen, da hier noch Thrombozytenphosphatase mitberücksichtigt wird (Methode nach Bessey Lowry) (KRAUS u. SITZMANN, 1973). Weiterhin finden sich vor allem im frühen Säuglingsalter, aber auch allgemein bei Kindern vor dem 15. Lebensjahr, ähnlich wie bei der alkalischen, so auch bei der sauren Phosphatase eine physiologisch deutliche Steigerung der Enzymaktivität gegenüber der Erwachsenennorm.

F. Pathologie

I. Die Gaucher-Zelle

Die Entwicklung von Gaucher-Zellen ist an den Standort des aktiven Mesenchyms gebunden. Morphologie und Zellchemie werden durch gespeicherte Cerebroside bestimmt. Die pathologische Vermehrung dieser Substanzen führt zum typischen Umbau von Zellen mit hohem Phagozytosepotential. Hierzu gehören zum Beispiel die undifferenzierten Retikulumzellen und die Endothelien der Blutgefäße in Leber, Knochenmark, Lunge und im lymphatischen System einschließlich der Milz. Die Zellen durchsetzen die befallenen Organe oder Organsysteme in unterschiedlicher Ausdehnung. Bisweilen bilden sie Nester und scheinbar gut abgegrenzte Herde, gelegentlich durchsetzen sie, wie in der Milz, das ganze Organ. Relativ selten sind Gaucher-Nester in Pankreas, Nebenniere, Schilddrüse und im Intestinaltrakt zu finden. Durch Punktion von Knochenmark, Milz oder Leber gewinnt man das lichtmikroskopisch und elektronenmikroskopisch typisch veränderte Material. Bereits PICK (1924, 1927) gab eine exakte Beschreibung der Zellen mit einem Durchmesser zwischen 20 und 100 µ. Die unfixierten Zellen sind homogen, sehen hyalin aus und haben amyloide Substanzen eingeschlossen. Mehrkernigkeit von Riesenzellen ist keine Seltenheit. PICK (1924, 1927) beschrieb bis zu 21 Zellkerne. Diese haben einen durchschnittlichen Durchmesser, welche ein Viertel bis ein Sechstel der Zelle selbst ausmachen, sie sind rund oder oval (FISHER u. REIDBORD, 1962). Sie können aber auch unregelmäßig gestaltet sein. Meist liegen sie exzentrisch. Das Chromatingerüst verdichtet sich zum Kernrand zu. Die Zellteilung verläuft offensichtlich amitotisch (RUSCA, 1921; CAZAL, 1944). Das blaßgelbe Zytoplasma ist von Fasern unterschiedlicher Länge und Dicke netzartig durchflochten. Dies gibt der Zelle einen eigenartig zerknitterten pergamentähnlichen Charakter. Eine Verwechslung mit der typischen Schaumzelle des Morbus Niemann-Pick ist dadurch weitgehend ausgeschlossen. Histochemisch muß man nach DE MARCH und KAUTZ (1957) sowie nach FISHER und REIDBORD (1962) Cerebrosid-Eiweißkomplexe annehmen. Geringe Mengen von Neutralfetten lassen sich mit Ölrot-O-Färbung nachweisen. CAVANAGH prüfte unter anderem Sudan III, Sudan-Schwarz B, Schultz-Digitonid, Smith-Dietrich, Perjodsäure, Toluidinblau, Polarisation in Milz, Lymphknoten- und Nervengewebe (s. Sir RUSSEL BRAIN, 1953). LÜDIN (1950) fand bei einem 25jährigen Gaucher-Kranken wie früher FANCONI (1944) „typische Gaucher-Zellen", die unfixiert und ungefärbt doppelbrechende Substanzen enthalten. Im formolfixierten Ausstrich färbt sich der schollige Inhalt der Speicherzellen auffallenderweise mit Lipoidfarbstoffen an. LÜDIN (1950) nimmt jedoch nach histochemischen Untersuchungen seines Materials (z.B. Feyrterscher Thioninfärbung, Perjodsäure, Leukofuchsin nach MORRISON u. HACK, 1949) eine echte Gauchersche Krankheit an. Die Schiffsche Reaktion läßt einen Mangel an ungesättigten Fettsäuren vermuten. Chemisch findet man Lignocerin-, Behen- und Palmitinsäure im Fettsäuremuster der Cerebroside. Auf die hohe Aktivität an saurer Phosphatase wurde bereits hingewiesen (CROCKER u. LANDING, 1960; FISHER u. REIDBORD, 1962), man findet diese gesteigerten Aktivitäten in ca. 80% des Morbus Gaucher (CZITOBER, 1964). Mit der Einlagerung der Cerebroside nimmt die Viskosität des Zytoplasmas zu. Lichtmikroskopisch sind gelegentlich Verwechslungen mit Spindelzellsarkomen vorgekommen, vor allem in Frühstadien der Krankheit. Mit zunehmender Einlagerung der Cerebroside zeigt sich dann die typische Gaucher-Struktur. GÖTT und PEXA (1964) konnten Gaucher-Zellen auch im zirkulierenden Blut bei einem Erwachsenen nachweisen. Nach den morphologischen und zytochemischen Kriterien unterscheidet man 2 Zelltypen. Typ I, die klassische Gaucher-Zelle, hat eine fibrilläre Struktur, Typ II enthält mehr granuläres oder amorphes Zytoplasma (ALLEMANN, 1941; LÜDIN, 1950; ROSENSZAJN u. EFRATI, 1961; FÖDISCH, 1962). Offenbar können die Typen ineinander übergehen als Folge zunehmender Kristallisation der Cerebroside.

Von ALBRECHT (1966) wurden Gaucher-Zellen in 12 von 68 Fällen von chronischer myeloischer Leukämie vorgefunden. Diese Befunde sollten chemisch und elektronenmikroskopisch überprüft werden. Offensichtlich handelt es sich lediglich um verwandte elektronenmikroskopische Strukturen. Beweisend für die typische Gaucher-Zelle ist die chemische Analyse (GELFAND u.Mitarb., 1961; SMITH u.Mitarb., 1968; GERDES u.Mitarb., 1969; KATTLOVE u.Mitarb., 1969; ROSNER u.Mitarb., 1969). Möglicherweise bedeutet der rasche Zellumsatz der Leukämie einen vermehrten Anfall von Glykolipid, das nicht rasch metabolisiert werden kann. Man findet dies ja bekanntlich bei der chronischen Myelose. Die Möglichkeit eines Übergangs des Morbus Gaucher in eine echte Leukämie ist bisher nicht bewiesen. Bemerkenswert ist aber immerhin, daß bei einem aus einer Gaucher-Familie stammenden Kind eine akute Lymphoblastenleukämie beschrieben wurde (ROSNER u.Mitarb., 1969). In einem anderen Fall von Typ I Morbus Gaucher entwickelte sich eine chronische lymphatische Leukämie (AMSTUTZ u.Mitarb., 1966). Weitere Beobachtungen stammen von STRENGERS, SLOTNICK u.Mitarb. (1949).

Die Elektronenmikroskopie der Gaucher-Zellen deckte typische ultrastrukturelle Formationen auf. Man findet im Zytoplasma elektronenoptisch charakteristische Einschlußkörper als Ausdruck unvollständiger lysosomaler Aktivität. Eine Elementarmembran begrenzt diese sogenannten Residualkörper. In der blassen Matrix liegen typische röhrenförmige Strukturen (LEE u.Mitarb., 1967; KEYSERLINGK, 1972). Der Durchmesser dieser Schläuche beträgt 120 bis 750 Å und ändert sich von Zelle zu Zelle. Innerhalb desselben Zelleibes ist er relativ konstant, die Länge beträgt bis zu 5 µ. In jedem Tubulus liegen 10 bis 12 Fibrillen, die um die Längsachse in Form einer rechtsgängigen Helix gewunden sind. Der Abstand zwischen den einzelnen Fibrillen beträgt ca. 80 Å. Die Moleküllänge von Glucocerebrosid beträgt 40 Å.

Es ist gelungen, in Gewebekulturen durch Zusatz von Glucocerebrosiden typische Gaucher-Zellen zu produzieren (Literatur s. FREDRICKSON, 1972).

Nach LEE u.Mitarb. (1967) sowie PENELLI u.Mitarb. (1969) wird diskutiert, daß die Cerebroside mit phagozytierten Erythrozyten in die Gaucher-Zellen gelangen und dort phagozytiert werden. Nach Art des Erythematodes-Phänomens würden dann die in den Erythrozyten enthaltenen Glucocerebroside freigesetzt und intrazellulär abgebaut. Es wird auch diskutiert (PENELLI u.Mitarb., 1969), daß die Glucocerebroside infolge einer mitochondrialen Fehlsteuerung in der Gaucher-Zelle selbst entstehen.

In den Gaucher-Zellen wurde Ferritin gefunden (LORBER, 1967).

II. Nervensystem

Selbst beim Typ I ohne neurologische Beteiligung finden sich Gaucher-Zellen und entsprechende biochemische Substrate im Gehirn (PFEIFER, 1972; JATZKEWITZ, 1970; SEITELBERGER, 1964; DIEZEL, 1954, 1955), und zwar in den retikulohistiozytären Elementen. Degenerative Veränderungen an den Ganglienzellen unspezifischer Art sind ebenfalls beschrieben. Gegenüber dem Typ II und Typ III sind die Störungen diskret. Beim Typ II ergibt sich eine gute Übereinstimmung der organischen Läsionen mit den funktionellen Ausfällen (MINAUF u.Mitarb., 1970; DIEZEL, 1954, 1955; SEITELBERGER, 1964; PHILIPPART u. MENKES, 1965, 1967; DEBRE u.Mitarb., 1951; BANKER u.Mitarb., 1962). Entsprechend dem klinischen Verlauf schreiten die destruktiven Veränderungen rasch fort. Im äußerlich unauffälligen Gehirn, das gelegentlich untergewichtig ist, finden sich proliferative Vorgänge im Bereich der Adventitia von Hirn- und Meningealgefäßen. Die Adventiziazellen sind aufgebläht und enthalten PAS-positives Material. Überall sind Gaucher-Zellen eingestreut. Auch die Endothelzellen des Gehirns können beteiligt sein. Topographisch sind verändert die subkortikalen Marklager, die zentrale Markregion und die tieferen Rindenschichten. Seltener sind Hirnstamm und Stammganglien betroffen. Auch die Ganglienzellen sind wiederum verändert und enthalten PAS-positives Material. Auffällig ist eine erhebliche Degeneration der Nissl-Schollen (OBERLING u. WORINGER, 1927; HAMPERL, 1929; KOHNE, 1938; LETTERER, 1939; BIRD, 1948; Sir RUSSEL BRAIN, 1953; WOLMAN, SCHAIRER, 1948; VAN BOGAERT, 1939; GIAMPALMO, 1951; HALLERVORDEN, 1950). Ausführliche histologische und histochemische Studien verdanken wir DIEZEL (1954, 1955). Daraus ergibt sich eine Läsion der Ganglienzellen, die teilweise gebläht, teilweise geschrumpft und klumpig deformiert sind. Im Bereiche der tiefen Rindenschichten, des Thalamus, der Basalganglien, des Hirnstamms und des Kleinhirns, des Nucleus dentatus und der Purkinje-Zellen sowie im Rückenmark kommt es zum Zelluntergang mit entsprechenden Abräumerscheinungen im Sinne der Neuronophagie. Elektronenmikroskopisch wurden von ADACHI (1967) sogenannte Gaucher-Bodies in den Nervenzellen beschrieben, welche den Residualkörpern der Gaucher-Zelle entsprechen dürften.

Beim Typ III sind prinzipiell die gleichen Erscheinungen festzustellen (INOSE u.Mitarb., 1964, 1967; WEINSCHENK, 1964). Hier imponiert vor allem die erhebliche Speicherung PAS-positiver Substanzen in den Ganglienzellen. Sie etablieren sich vor allem im Bereich des Hirnstamms.

G. Pathochemie

I. Extrazerebrale Organe

In ihnen imponiert die hohe Konzentration von Monohexose-Ceramiden bei allen drei Krankheitsformen. Sie können maximal bis zum 700fachen der Norm ansteigen. Eine Analyse der Milzlipide ist in Tabelle 1 wiedergegeben.

Die Hexosekomponente des in den extrazerebralen Organen gespeicherten Cerebrosids ist identisch mit Glukose (Suomi u.Mitarb., 1965; Philippart u.Mitarb., 1965, 1967; Makita u.Mitarb., 1966; Kennaway u.Mitarb., 1968).

Der Fettsäureanteil in der Gaucher-Milz ist gegenüber Normalgewebe nicht verändert (Makita u.Mitarb., 1966). Die Strukturchemie des Sphingosins und seine Bindungsqualitäten an Glukose werden bei der Speicherung nicht verändert. Beim Typ III wurde eine Galaktocerebrosid-Speicherung in extraneuralen Geweben beschrieben (Maloney u.Mitarb., 1960; Rosenberg u.Mitarb., 1958). Auch die Dihexose-Ceramide sind erhöht (Inose u.Mitarb., 1964, 1967; Philippart, 1965, 1967; Suomi u.Mitarb., 1965). Beim Typ I und Typ II beschrieben Makita u.Mitarb. (1966) und Philippart u.Mitarb. (1965) eine Erhöhung der schon natürlicherweise in der Milz vorkommenden Ganglioside. Im übrigen zeigt der Lipoidgehalt gegenüber der Norm keine Abweichung (Suomi u.Mitarb., 1965).

Die chemische Zusammensetzung der Milz beim Morbus Gaucher ist in der folgenden Tabelle 2 zusammengestellt.

II. Zentralnervensystem

Im Gehirn unterscheidet sich das Lipoid-Spektrum des Typ I nicht von der Norm. Beim Typ II wurden unterschiedliche Ergebnisse berichtet. Während Inose (1964), Espinas und Faris (1969) sowie French u.Mitarb. (1969) keine Abweichungen gegenüber der Norm fanden, machen die Analysen von Svennerholm (1967) eine Vermehrung der Glucocerebroside im Gehirn wahrscheinlich. Sie enthalten auch C_{20}-Sphingosin und größere Mengen von C_{18}-Fettsäuren. Demgegenüber ist der Galaktocerebrosidgehalt im Gehirn als Folge einer durchgehenden Demyelinisation vermindert (French u.Mitarb., 1969). Beim Typ III fand man die Glucocerebroside des Gehirns nicht vermehrt (Inose u.Mitarb., 1964; Svennerholm, 1967). Dagegen kommt es zu einem Anstieg der Dihexose-Ceramide (Inose u.Mitarb., 1964).

Eine Analyse der Lipide des Gehirns wird in Tabelle 3 wiedergegeben.

Tabelle 1. Analyse der Milzlipide bei Morbus Gaucher

	Werte % Frischgewicht		% Trockengewicht			
Alter	5 Patienten (Durchschnittswerte)[a], 3, 7, 8, 9 u. 16 Monate	Normaler Durchschnitt[a]	Patient[b], 7 Monate	Patient[b], 18 Monate	Patient[b], 40 Jahre	Normaler Durchschnitt aus 3 Kindern[b], 2 Monate
Gesamt-Lipide	4,35	2,0–3,5	10,9	12,4	10,2	7,8–8,8
Cholesterin	0,30	0,3–0,4	1,7	1,7	1,3	1,5–1,8
Phospholipide	1,48	1,0–2,0	5,0	6,1	5,1	5,9–6,6
Sphingomyeline	0,52	0,1–0,5	1,0	1,2	1,2	1,1–1,2
Kephaline	–	–	2,2	1,7	2,3	2,2–2,8
Lecithine	–	–	1,7	2,5	1,7	2,1–2,7
Glykolipide	1,88	0,2–0,6	–	–	–	–
Cerebroside	–	–	4,2	4,6	3,8	0,15–0,19
Sulfatide	–	–	0,03	0,02	0,02	0,20

[a] Nach Banker u.Mitarb. (1962).
[b] Nach Svennerholm (1963).

Tabelle 2. Chemische Zusammensetzung der Milz bei Morbus Gaucher. (Quelle: PHILIPPART u.Mitarb. [1965])

Milz	I	II	III	IV	Normale Kontrolle
	(Werte % Trockengewicht)				
Gesamt-Lipide	32,7	47,8	11,2	24,7	12,3
Lipid-Proteolipid-Protein	27,1	43,8	10,5	20,2	9,9
	(Werte % Lipid-Proteolipid-Protein)[a]				
Cholesterin, frei	8,5	6,8	8,7	7,2	24,4
Cholesterin, verestert	Spur	0,7	Spur	0,6	–
Gesamtphospholipide	53,9	27,7	39,0	34,4	70,2
Sphingomyeline[b]	15,6	2,9	7,6	10,2	13,1
Cerebroside[c]	24,4	45,7	23,4	32,4	0,06
Cytoside[c]	–	0,71	0,22	–	0,17
Hämatoside[c]	–	0,24	–	–	0,3
N-Acetyl-Neuraminsäure	–	0,32	0,59	0,44	0,04

[a] Alle Werte sind ausgedrückt als Lipoid-Gewicht nach Spaltung der Proteo-Lipide und Entfernung der Proteolipid-Proteine.
[b] Berechnet nach dem alkali-stabilen Phosphor.
[c] Gereinigt.

Tabelle 3. Lipidzusammensetzung der Hirnrinde und der weißen Substanz bei Morbus Gaucher. Werte % Trockengewicht. (Nach SVENNERHOLM, 1963)

	Rinde		Weiße Substanz	
	Patient, 7 Monate	normal (6 Fälle), 4–5 Jahre	Patient, 7 Monate	normal (6 Fälle), 4–5 Jahre
Stickstoff	9,4	9,2– 9,9	8,5	6,0– 6,3
Hexosamin	0,82	0,70–0,80	0,64	0,22–0,30
Lipid-Hexosamin	0,18	0,15	0,11	0,05
Total-Lipide	28,1	28,0–32,4	35,6	55,6–61,9
Cholesterin	5,5	5,0– 7,0	7,9	12,2–15,7
Phospholipide	22,2	21,2–25,6	23,0	28,0–30,6
Sphingomyeline	1,2	1,7– 2,8	1,8	4,1– 5,2
Kephaline	10,0	8,5–12,2	13,6	14,4–16,5
Lecithin	9,3	8,5–10,2	8,8	8,5– 9,9
Cerebroside	0,4	0,3– 0,7	3,7	10,3–13,8
Sulfatide	0,1	0,4– 0,9	1,1	1,7– 4,1

H. Diagnose und Differentialdiagnose

Die Vermutungs-Diagnose „Morbus Gaucher" wird gestellt, wenn bei Milztumoren eine relativ kleine Leber ohne Zeichen der Pfortaderstauung, ohne merkliche Gelbsucht, ohne nennenswerte Lymphknotenschwellung gefunden werden. Röntgenologische Skeletveränderungen, die kloasmaähnliche Hautverfärbung, Konjunktivalpigmentflecke können, müssen aber nicht vorhanden sein. Anämie, Leukopenie, Thrombopenie können das klinische Bild weitgehend bestimmen. Die Diagnose wird gesichert durch Sternal- oder Milzpunktate, die im Ausstrich oder histologischen Präparaten typische „Gaucher-Zellen" erkennen lassen. Serologische Veränderungen sind uncharakteristisch, die Serumlipide meist normal.

Gegenüber der Leberzirrhose fehlen Pfortaderstauung, serologische Veränderungen, endokrine Störungen. Die Leberfunktionsproben sind meist normal. Skeletbefall und Hyperpigmentierung fehlen bekanntlich bei der Laënnecschen Zirrhose. Die Hämochromatose läßt sich unter Umständen schwerer abgrenzen. Pankreasstörungen (Kohlenhydrat- und Fettstoffwechsel!) sind bei Morbus Gaucher nicht zu erwarten. Eisenablagerungen, zum Beispiel in der Haut, sind quantitativ geringer als bei der Hämochromatose. Die Wilsonsche Zirrhose macht andere neurologische Symptome, eventuell den Fleischerschen Kornealring. Bei chronischer Malaria helfen Erregernachweis, eventuell nach Provokation oder Milzpunktion weiter. Die Splenomegalie bei Kala-Azar geht mit beträchtlichen Störungen des Eiweißstoffwechsels (Hyper- und Dys-Proteinämie, Hyperglobulinämie) einher. Milzvenenthrombosen machen Oesophagusvarizen, im allgemeinen aber keine Leberveränderungen. Abdominelle Formen der Lymphogranulomatose lassen sich durch Milzpunktion oder durch Lymphknotenexstirpation abgrenzen. Bei Skeletbeteiligung kann die Knochenmarkpunktion weiterführen.

Seltene Differentialdiagnosen betreffen die splenomegale Leberlues, die Neurofibromatose Recklinghausen mit ihren typischen Hautveränderungen, unter den Speicherkrankheiten den Morbus Niemann-Pick, ferner die Lipoidgranulomatose Hand-Schüller-Christian. Leukotische Erkrankungen lassen sich durch Blutuntersuchungen meist leicht erkennen. Unreifzellige Leukämien machen keine so großen Milztumoren und verlaufen stürmischer. Chronische Lymphadenosen werden durch ihre generalisierten Lymphknotenschwellungen leicht zu erkennen sein, während Lymphosarkome bzw. retotheliale Sarkome schwieriger zu diagnostizieren sind. Probepunktionen von Lymphknoten, Knochen oder Milz sind hier anzuraten. Das gilt auch für tuberkulöse Milz- und Lymphknotenaffektionen einschließlich dem benignen Lymphogranulom (Morbus Boeck-Besnier-Schaumann). Unter den Infektionskrankheiten können Morbus Bang, Leptospirosen, Endocarditis lenta, Morbus Still, Felty, Libman-Sacks, Mononucleosis infectiosa Milztumoren machen, deren Ausmaß die Gaucher-Milz im allgemeinen nicht erreicht.

Sehr wesentlich für die Diagnose Morbus Gaucher ist die familiäre Disposition.

I. Die Pathogenese des Morbus Gaucher

Der erste Abbauschritt der Glucocerebroside ist eine hydrolytische Spaltung ihrer β-glucopyranosidischen Bindung. Diese Reaktion wird katalysiert durch eine Hydrolase, die Glucocerebrosidase (β-Glucosidase). Die Aktivität des Enzyms ist beim Morbus Gaucher stark reduziert (BRADY u. Mitarb., 1965). Dieses Ferment ist in allen betroffenen Organen reduziert (PATRICK, 1965; ÖCKERMANN, 1968; SNYDER, 1969; BRADY, 1970). Die Verminderung gilt für alle Typen. Infolge der blockierten Katalyse kommt es zu einer zunehmenden Anreicherung der Glucocerebroside bis zum Exzeß. Das ortsständige Gewebe reagiert, wie im morphologischen und elektronenmikroskopischen Teil beschrieben, in typischer Weise. Offenbar verhält sich das Gehirn gegenüber den extrazerebralen Organen anders. Nach SVENNERHOLM (1967) könnten die Hirnglucocerebroside das Produkt einer hydrolytischen Spaltung bestimmter Ganglioside sein. Es käme dann infolge der herabgesetzten Glucocerebrosidaseaktivität infolge des biochemischen Ungleichgewichtes zur Anreicherung der Glucosecerebroside und einiger ihrer Vorläufer in den Neuronen. Die Glucocerebroside würden demnach nicht aus extraneuralen Gebieten zugeliefert werden, sondern wären die Folge eines ortsständigen Bildungsprozesses. Im reifenden Gehirn würden besonders schwere Verwüstungen angerichtet. Mit dem unterschiedlichen Reifungsgrad und ihrer Reaktion auf die vermehrte Produktion wäre auch die Differenzierung des Typ II vom Typ III erklärt, dessen juvenile Nervenzellen ausgereifter sind und die pathologische Speicherung länger kompensieren.

Unabhängig von den möglicherweise ortsständig gebildeten zerebralen Glucocerebrosiden werden als Hauptquelle dieser Stoffe Leukozyten und Erythrozyten angenommen. Normalerweise werden bei deren Mauserung Sphingolipide und Ganglioside gebildet, die weiter zu Glucocerebrosiden abgebaut werden. Die Leukozyten stellen also den größten Glucocerebrosid-Pool dar. Er ist wesentlich größer als der aus dem Erythrozytenzerfall stammende Anteil (40 bis 80mal höher) (Literatur s. KATTLOVE u. Mitarb., 1969). Gestützt wird dieser Befund durch übereinstimmende Fettsäuremuster der Leukozyten-Glykolipide und der gespeicherten Gaucher-Substanzen.

Ob darüber hinaus noch andere Lipide beim Morbus Gaucher vermehrt sind, ist noch ungeklärt (Lit. s. KLENK u. RENNKAMP, 1942; BRADY, 1970; FREDRICKSON, 1972).

Offenbar bahnen sich neue Entwicklungen an. So konnte von DURAND u.Mitarb. (1967) eine neue Glykolipidspeicherungskrankheit entdeckt werden, die in der Anreicherung von ungewöhnlichen Glykolipiden und mucopolysaccharidhaltiger Fucose bestand (DURAND u.Mitarb., 1969). Hier besteht ebenfalls ein Fermentmangel in Form eines Alpha-Fucosidase-Defekts. Klinisch imponiert die Krankheit als progressive neuromuskuläre Degeneration mit Demenz unter Beteiligung von Herz, Lunge und Haut.

Eine weitere Krankheit wurde von DAWSON u.Mitarb. (1970) (DAWSON u.Mitarb., in press) als Lactosylceramidose beschrieben. Bei dem $3^1/_2$ Jahre alten Negermädchen entwickelten sich schwere zentrale Störungen, ähnlich des Typ II des Morbus Gaucher, mit Hepatosplenomegalie und generalisierter Lymphadenopathie. Es fanden sich große mononukleare Schaumzellen im Knochenmarkpunktat, ähnlich dem fibrillären Material beim Morbus Gaucher. Die saure Phosphatase im Serum war ebenfalls erhöht. Die Konzentration der Lactosylceramide in Plasma, Erythrozyten, Urinsediment, Leber, Hirnrinde und in Fibroblasten, der Haut und des Knochenmarks war erhöht. DAWSON u.Mitarb. konnten mit radioaktiv-markiertem Galaktosylglucosylceramid einen Mangel an Galaktosylhydrolase-Aktivität nachweisen. Möglicherweise gehören bestimmte Formen des Typ III des Morbus Gaucher zu dieser Stoffwechselstörung.

J. Therapie

Eine Kausaltherapie des Morbus Gaucher ist bisher nicht möglich, da es nicht gelingt, die intrazellulären Stoffwechselvorgänge zu beeinflussen. Durch Beseitigung des Hauptkrankheitsherdes, der Milz, wurde der Verlauf des Morbus Gaucher zu bessern versucht. Eine Heilung ist durch Milzexstirpation nicht zu erreichen, auch die Beeinflussung des Krankheitsverlaufs ist dadurch nicht sicher möglich. Indikationen zur Milzexstirpation sind lokale Störungen durch große Milztumoren wie Ileus, Harnabflußhindernisse, Kompression basaler Lungenabschnitte. Die splenomegale Markhemmung kann die Milzexstirpation erforderlich machen. Milzruptur kann sofortiges Eingreifen erfordern, während Milzinfarkte klinisch symptomfrei und ohne Folgen sein können.

Während die Operationssterblichkeit des Morbus Gaucher bei der Milzexstirpation von ROWLAND (1931) mit 20% angegeben wurde, ist sie heute wohl geringer geworden. Aber auch in der antibiotikafreien Zeit wurden mehrfach erfolgreiche Milzexstirpationen durchgeführt (DE JONG; VAN HEUKELOM, 1910; DOWNES, 1913; WILSON, 1913; ROTH u. BERNSTEIN, 1914). MAYO und MAYO berichten über 9 Fälle, von denen 2 während der Operation, 2 kurz danach starben, während 5 lange überlebten. Gute Wirkungen vor allem auf die Blutveränderungen sahen KRAUS (1920), BLOOM (1927), BESSIE (1937), CHALMERS (1940), DONOVAN (1931), ULLRICH (1933), DOWNES (1913), HERMAN (1914), MYERS (1932, 1933), PACK (1938), SOBEL (1942), LOGAN (1941), MEULENGRACHT (1941), HENRICH (1953), DANOPOULOS (1954), LORD u.Mitarb. (1952). Nach Beseitigung der splenogenen Markhemmung steigen Thrombozyten, Leuko- und Erythrozyten, manchmal zunächst überschießend, an.

Zytostatische Behandlungen sind erfolglos. Auch Röntgenbestrahlungen der Milz, die gelegentlich zur Verkleinerung des Organs, vor allem in Frühstadien, führen, müssen unter Leukozytenkontrolle durchgeführt werden. Die kritische Grenze liegt bei 3000/mm³. Bei bestehender Panzytopenie sind entsprechende Maßnahmen wie Bluttransfusionen, antibiotische Behandlung, Hämostyptika angezeigt. Bei Knochenschmerzen sind gute Erfolge von Röntgenbestrahlungen der schmerzenden Knochen berichtet. Prophylaktische Skeletbestrahlungen sind nutzlos. KRIM u.Mitarb. (1951) berichten über die Beseitigung einer megaloblastischen Anämie mit Folsäure. Leberextrakte sind nutzlos (CHALMERS, 1940; KRIM, 1951), wenn auch MERKLEN u.Mitarb. (1933), POTTER und MCRAE (1933) (s. CHALMERS, 1940) eine gewisse Besserung des Allgemeinbefindens erreichten. Die Beurteilung therapeutischer Erfolge bei Morbus Gaucher ist bei der Neigung zu Spontanremissionen recht schwierig.

Literatur

ABALLI, A.J., KATO, K.: Gaucher's disease in early infancy: review of literature and report of case with neurological symptoms. J. Pediat. **13**, 364 (1938).

ADACHI, M., WALLACE, B.J., SCHNECK, L., VOLK, B.: Fine structure of central nervous system in early infantile Gaucher's disease. Arch. Path. (Chic.) **83**, 513 (1967).

ALBRECHT, M.: Gaucher-Zellen bei chronisch myeloischer Leukämie. In: Proceedings of the 10th Congress of the European Society of Haematology, Strasbourg, Aug. 1965, part II, p. 728–732. Basel-New York: Karger 1967.

ALBRECHT, M.: „Gaucher-Zellen" bei chronisch myeloischer Leukämie. Blut **13**, 169 (1966).

ALLEMANN, R.: Zur Diagnose und Therapie gleichzeitiger Milz- und Nierenerkrankungen. Z. Urol. **35**, 225 (1941).

AMSTUTZ, H.C., CAREY, E.J.: Skeletal manifestations and treatment of Gaucher's disease: a review of twenty cases. J. Bone Jt Surg. **48**, 670 (1966).

ANDERSON, J.P.: Hereditary Gaucher's disease. J. Amer. med. Ass. **101**, 979 (1933).

APPEL, M.E., MARKOWITZ, A.M.: Massive Splenomegalie in Gaucher's disease. J. Amer. med. Ass. **217**, No. 3 (1971).

ATKINSON, F.R.B.: Gaucher's disease in children. Brit. J. Child. Dis. **35**, 1 (1938).

BANKER, B.Q., MILLER, J.Q., CROCKER, A.C.: The cerebral pathology of infantile Gaucher's disease: In: Cerebral Sphingolipidoses (Eds. ARONSON, S.M., VOLK, B.W.), p. 73. New York: Academic Press 1962.

BARÀT, I.: Zur Histopathologie der großzelligen Splenomegalie Typus Gaucher. Fol. haemat. (Lpz.) **26**, 303 (1921).

BENDER, I.B.: Dental observations in Gaucher's disease. J. Dent. Res. **17**, 359 (1938).

BERNSTEIN, J., SHELDEN, W.E.: A note on the development of Gaucher-Cells in a newborn infant. J. Paediat. **55**, 577 (1959).

BESSIE, E.M.: Primary splenomegaly of Gaucher type with report of case successfully splenectomized. Med. Rec. **145**, 403 (1937).

BEUMER, H.: Zur Chemie der Gaucherschen Substanz. Klin. Wschr. 758 (1928).

BEUTLER, E., KUHL, W.: Detection of the defect of Gaucher's disease and its carrier state in peripheral-blood leukocytes. Lancet **1970 I**, 612.

BIRD, A.: Die Lipidosen und das zentrale Nervensystem. Brain **71**, 434 (1948).

BLOEM, T.F., GROEN, J., POSTMA, C.: Gaucher's disease. Quart. J. Med. **5**, 517 (1936).

BLOOM, W., KERN, R.: Spleens from Gaucher's disease and lipoid-histiocytosis. Arch. intern. Med. **39**, 456 (1927).

BÖBLING, A.: Gauchersche Krankheit der Knochen, Fall. Zbl. Path. **80**, 353 (1943).

BOGAERT, L. VAN, FROEHLICH, A.: Un cas de maladie de Gaucher de l'adulte avec syndrome de Raynaud, pigmentation addisonnienne et rigidité du type extrapyramidal aux membres inférieurs. Ann. Méd. **45**, 57 (1939).

BONTA, M.B.: Splenectomy in Gaucher's disease, case. Proc. Mayo Clin. **4**, 262 (1929).

BOUDET, CH., COSTEAU, J., RAYNAUD, J.M.: Opacities cornéennes et maladie de Gaucher. Bull. Soc. Ophtal. franç. **66**, 443 (1966).

BOVAIRD, D., JR.: Primary splenomegaly, 2 cases. Amer. J. Med. Sci. **120**, 377 (1900).

BRADY, R.O.: Genetics and the sphingolipidoses. Med. Clin. N. Amer. **53**, 827 (1969).

BRADY, R.O.: Studies on the total enzymatic synthesis of cerebrosides. J. biol. Chem. **237**, PC 2416 (1962).

BRADY, R.O.: Cerebral lipidoses. Ann. Res. Med. **21**, 317 (1970).

BRADY, R.O., GAL, A.E., KANFER, J.N., BRADLEY, R.M.: The metabolism of glucocerebrosides. III. Purification and properties of a glucosyl- and galactosylceramide-cleaving enzyme from rat intestinal tissue. J. biol. Chem. **240**, 3766 (1965).

BRADY, R.O., KANFER, J.N., BRADLEY, R.M., SHAPIRO, D.: Demonstration of a deficiency of glucocerebroside-cleaving enzyme in Gaucher's disease. J. clin. Invest. **45**, 1112 (1966).

BRADY, R.O., KANFER, J.N., SHAPIRO, D.: Metabolism of glucocerebrosides. II. Evidence of an enzymatic deficiency in Gaucher's disease. Biochem. biophys. Res. Commun. **18**, 221 (1965).

BRADY, R.O., KANFER, J.N., SHAPIRO, D.: The metabolism of glucocerebrosides. I. Purification and properties of a glucocerebroside-cleaving enzyme from spleen tissue. J. biol. Chem. **240**, 39 (1965).

BRAIN, Sir RUSSEL: The kerasin storage disorders. 5. Internat. Neurologen-Kongreß Lissabon, Bd. 1, S. 263 (1953).

BRAUER, W.: Beitrag zur Diagnostik des Morbus Gaucher. Kinderärztl. Praxis **18**, 230 (1950).

BRILL, N.E., MANDLEBAUM, F.S.: Large-cell splenomegaly (Gaucher's disease). Amer. J. med. Sci. **146**, 863 (1913).

BRINN, L., GLABMAN, S.: Gaucher's disease without splenomegaly: oldest patient on record, with review. N.Y. J. Med. **62**, 2346 (1962).

BÜRGER, M.: Die Klinik der Lipoidosen. In: Neue Deutsche Klinik, Bd. 12, Erg.-Bd. 2, S. 583 (1934).

BYCHOWSKY, Z.: Zur Kasuistik der heredofamiliären Splenomegalie. Wien. klin. Wschr. **1911**, 1519.

CARLING, E.R., CARILL, H., PULVERKRAFT, R.J.: Splenectomy in Gaucher's disease with hemoglobinuria. Proc. roy. Soc. Med. **26**, 361 (1933).

CAZAL, P.: Remarques sur la structure, l'histogenèse et la signification de la cellule de Gaucher. Sang **16**, 28 (1944).

CHALMERS, J.M.N.: Gaucher's disease. Diagnosis by sternal puncture and improvement following splenectomy. Arch. Dis. Childh. **15**, 230 (1940).

CHANG-LO, M., YAM, L.T., RUBENSTONE, A.I.: Gaucher's disease. Review of the literatur and report of twelve new cases. Amer. J. med. Sci. **254**, 303 (1967).

CHOICER, R.M., MONTGOMERY, R.R.: Gaucher's disease in negro. Amer. J. clin. Path. **19**, 570 (1949).

CHUNG, H., CHIN, K., KWAN, S., WENG, H., TENG, C.: Gaucher's disease. A report of the first case in China. China med. J. **66**, 11 (1948). Zitat nach REICH.

COCCHI, U.: Polytope erbliche enchondrale Dysostosen. Fortschr. Röntgenstr. **72**, 435 (1950).

COLLIER, W.A.: A case of enlarged spleen in a child aged six. Trans. Path. Soc. (London) **46**, 148 (1895).

CROCKER, A.G., LANDING, B.H.: Phosphatase studies in Gaucher's disease. Metabolism **9**, 341 (1960).

CZITOBER, H., GRÜNDIG, E., SCHOBEL, B.: Histochemische und biochemische Untersuchungen bei Morbus Gaucher. Klin. Wschr. **42**, 1179 (1964).
DANOPOULOS, E., LOGOTHETOPOULOS, J.: Klinische und hämatologische Beobachtungen an 2 familiären Fällen der Gaucherschen Krankheit. Dtsch. Arch. klin. Med. **201**, 79 (1954).
DAVIDSON, L.W.: Ein Fall von Splenektomie bei der sog. Gaucherschen Krankheit. Arch. klin. Chir. **150**, 537 (1928).
DAWSON, G., STEIN, A.O.: Lactosyl ceramidosis: Catabolic enzyme defect of glycosphingolipid metabolism. Science **170**, 556 (1970).
DAWSON, G., MATALON, R.: Lactosyl ceramidosis: Biochemical and genetic studies in cultured fibroblasts. J. Pediat. (in press).
DEBRÉ, R., BERTRAND, I., GRUMBACH, R., BARGETON, G.: Maladie de Gaucher du nourrisson. Arch. franç. Pediat. **8**, 38 (1951).
DEMARCH, Q.B., KAUTZ, J.: The submicroscopic morphology of Gaucher cells. Blood **12**, 324 (1957).
DIEZEL, P.B.: Histochemische Untersuchungen an primären Lipoidosen: amaurotische Idiotie, Gargoylismus, Niemann-Picksche Krankheit, Gauchersche Krankheit, mit besonderer Berücksichtigung des Zentralnervensystems. Arch. path. Anat. **326**, 89 (1954).
DIEZEL, P.B.: Histochemische Untersuchungen an den Globoidzellen der familiären infantilen diffusen Sklerose vom Typus Krabbe (zugleich eine differentialdiagnostische Betrachtung der zentralnervösen Veränderungen beim Morbus Gaucher). Virchow. Arch. path. Anat. **327**, 206 (1955).
DONOVAN, E.J.: Splenectomy in child 11 months of age for Gaucher's disease. Surg. Clin. N. Amer. **11**, 517 (1931).
DOWNES, W.A.: Primary splenomegaly of the Gaucher type, report of a successful splenectomy. Med. Rec. **83**, 697 (1913).
DURAND, P., PHILIPPART, M., BORRONE, C., CELLA, G.D., BUGIANI, O.: Una nuova malattia da accumulo di glicolipidi. Minerva Pediat. **19**, 2187 (1967).
DURAND, P., BORRONE, C., CELLA, G.D.: Fucosidosis. J. Pediat. **75**, 665 (1969).
EAST, T., SAVIN, L.H.: A case of Gaucher's disease with biopsy of the typical pingueculae. Brit. J. Ophthal. **24**, 611 (1940).
EPPINGER, H.: Die hepatolienalen Erkrankungen. Berlin: Springer 1920. — Die Klinik der Lipoidosen. Verh. dtsch. path. Ges. **31**, 51 (1938).
EPSTEIN, E.: Beitrag zur Pathologie der Gaucherschen Krankheit. Virchows Arch. path. Anat. **253**, 157 (1924).
EPSTEIN, E.: Beitrag zur Chemie der Gaucherschen Krankheit. Biochem. Z. **145**, 398 (1924).
EPSTEIN, E.: Zur Chemie der Gaucherschen Krankheit und der sog. Lipoidzellenhyperplasie. Med. Klin. **1924**, 2194.
EPSTEIN, E.: Beitrag zur Chemie, Pathologie und Systematik der Gaucherschen Krankheit. Zbl. Path. **35**, 257 (1924).
EPSTEIN, E.: Beitrag zur Pathologie, Chemie und Systematik der Gaucherschen Krankheit. Wien. klin. Wschr. **1924**, 1179.
EPSTEIN, E.: Diskussion zum Vortrag von L. PICK über den Morbus Gaucher. Verh. Ges. Verdauungs- und Stoffwechselkrkh. 5. Wiener Tagg., S. 326 (1925).
EPSTEIN, E., LORENZ, K.: Phosphatidzellverfettung der Milz bei Niemann-Pickscher Krankheit verglichen mit der Lipoidchemie des M. Gaucher und Schüller-Christian. Hoppe-Seylers Z. physiol. Chem. **192**, 145 (1930).
ESPINAS, O.E., FARIS, A.A.: Acute infantile Gaucher's disease in identical twins: an account of clinical and neuropathologic observations. Neurology (Minneap.) **19**, 133 (1969).
FANCONI, G.: Gauchersche Krankheit, 2 Fälle. Ann. paediat. (Basel) **162**, 270 (1944).
FEIERTAG, J.: Zur chronischen familiären Splenomegalie Typ Gaucher. Petersburg. med. J. **38**, 298 (1913).
FIENBERG, M.C., QUIGLEY, G.E.: Osseous Gaucher's disease with macrocytic normochromic anemia. New Engl. J. Med. **234**, 527 (1946).
FISHER, E.R., REIDBORD, H.: Gaucher's disease: pathogenetic considerations based on electron microscopic and histochemical observations. Amer. J. Path. **41**, 679 (1962).
FLEISCHHACKER, H., KLIMA, R.: Die diagnostische Bedeutung der Sternalpunktion bei Morbus Gaucher und bei Knochenmarksmetastasen. Münch. med. Wschr. **1936 II**, 2051.
FÖDISCH, H.J.: Morbus Gaucher mit splenopathischer Markhemmung beim Erwachsenen. II. Pathologisch-anatomischer Teil. Wien. Z. inn. Med. **43**, 334 (1962).
FRACCARO, M., MAGRINI, U., SCAPPATICCI, S., ZACCHELLO, F.: In vitro culture of spleen cells from a case of Gaucher's disease. Ann. hum. Genet. **32**, 209 (1968).
FRANCO, S., WOLMAN, M.: Études sur la cellule de Gaucher. Schweiz. Z. Path. **10**, 621 (1947).
FREDRICKSON, D.S., SLOAN, H.R.: In: STANBURY, J.B., WYNGAARDEN, J.B., FREDRICKSON, D.S. (Eds.): The metabolic basis of inherited disease, 3. Aufl., p. 730: Glucosyl ceramide lipidoses: Gaucher's disease. New York: McGraw Hill 1972.
FRENCH, J.H., BROTZ, M., POSER, C.M.: Lipid composition of the brain in infantile Gaucher's disease. Neurology (Minneap.) **19**, 81 (1969).
FRICK, P., FRIEDRICH, G.: Morbus Gaucher im frühen Kindesalter. Arch. Kinderheilk. **110**, 1 (1930).
FUHRMANN, W.: Untersuchungen über die Fettsäuren der Plasmalipide bei erbbedingter kohlenhydratsensitiver Hyperlipidämie. Dtsch. med. Wschr. **89**, 1293 (1964).
GAENSSLEN, M.: Erbpathologie des Blutes und der blutbildenden Organe. In Handbuch der Erbbiologie des Menschen, Bd. 4, S. 411. Berlin: Springer 1940.
GAUCHER, P.C.E.: De l'épithéliome primitif de la rate. Thése, Paris 1882.
GEDDES, A.K., MOORE, S.: Acute (infantile) Gaucher's disease. J. Pediat. **43**, 61 (1953).
GELFAND, M.I., GRIBOFF, S.I.: Gaucher's disease and acute leukemia. J. Mt Sinai Hosp. **28**, 278 (1961).
GERDES, J., MARATHE, R.L., BLOODWORTH, J.N.B., MACKINNEY, A.A., JR.: Gaucher cells in chronic granulocytic leukemia. Arch. Path. **88**, 194 (1969).
GERKEN, H., WIEDEMANN, H.-R.: Ein Beitrag zur Genetik des Morbus Gaucher. Ann. paediat. (Basel) **203**, 328 (1964).
GERKEN, H., WIEDEMANN, H.-R.: Zur Frage des Erbganges und des Heterozygotennachweises bei der Gaucherschen Krankheit. Deutsch. med. Wschr. **28**, 91, 1267 (1966).
GIAMPALMO, A.: L'Accumulation lipidique. Atti Soc. ital. Pat. **2**, 187 (1951).

Giampalmo, A.: Über die Pathologie der Lipoidosen II. Phosphatidosen und Cerebrosidosen. Medizinische **1953**, 612.

Gött, E., Pexa, H.: Über andauernde Ausschwemmung von Gaucher-Zellen ins Blut. Acta haemat. (Basel) **31**, 113 (1964).

Goldfarb, A.R., Atlas, D.H., Gaberman, P.: Electrophoretic studies in Gaucher's disease. Amer. J. clin. Path. **20**, 963 (1950).

Gordon, G.L.: Osseous Gaucher's disease. Amer. J. Med. **8**, 332 (1950).

Grandmaison, L.: Contribution à l'étude des localisations pulmonaires de la maladie de Gaucher. Presse méd. **85** (1951).

Groen, J., Garrer, A.H.: Hereditary mechanism of Gaucher's disease. Blood **3**, 1238 (1948).

Groth, C.G., Hagenfeldt, L., Dreborg, S., Löfström, B., Öckerman, P.A., Samuelsson, K., Svennerholm, L., Werner, B., Westberg, G.: Splenic transplantation in a case of Gaucher's disease. Lancet **1971 I**, 1260.

Hallervorden, J.: 32. Kongr. Dtsch. Path. Ges., Stuttgart 1950. Stuttgart: E. Piscator (1950).

Halliday, N.: Cerebrosides from spleen and brain from an adult with Gaucher's disease. Proc. Soc. exp. Biol. (N.Y.) **75**, 659 (1950).

Hamperl, H.: Pathologisch-anatomische Veränderungen bei Morbus Gaucher im Säuglingsalter. Virchows Arch. path. Anat. **271**, 417 (1929).

Hanhart, E.: Beiträge zur humangenetischen Geographie. Estratto da analecta genetica **1** (1954).

Harvier, P., Lebée: Splénomégalie cronique familiale du type Gaucher. Bull. Soc. méd. Hôp. Paris **47**, 87 (1923).

Heilmeyer, L.: Pathologische Physiologie des Eisenstoffwechsels der Leber. Verh. dtsch. Ges. Verdau.- u. Stoffwechselkr. **17**, 32 (1954).

Heilmeyer, L., Begemann, H.: Handbuch der inneren Medizin, Bd. II, S. 894. Berlin-Göttingen-Heidelberg: Springer 1951.

Henrich, O.: Beitrag zur Gaucherschen Krankheit. Med. Klin. **1953**, 167.

Herman, C., Roth, A., Bernstein, E.P.: A case of Gaucher's disease in a boy 13 years of age, splenectomy with recovery. Arch. Pediat. **31**, 340 (1914).

Herndon, C.N., Bender, J.R.: Gaucher's disease in 5 related negroe sibships. Amer. J. hum. Genet. **2**, 49 (1950).

Hillborg, P.O., Svennerholm, L.: Blood level of cerebrosides in Gaucher's disease. Acta paediat. scand. **49**, 707 (1960).

Hoffmann, S.J., Makler, M.I.: Gaucher's disease, review of the literature and case. Amer. J. Dis. Child. **38**, 775 (1929).

Hsia, D.Y.-Y., Naylor, J., Bigler, J.A.: Gaucher's disease. Report of two cases in father and son and review of the literature. New Engl. J. Med. **261**, 164 (1959).

Hultberg, B., Öckermann, P.A., Eriksson, O.: Urinary amino acids in storage disorders: mucopolysaccharidosis, Gaucher's disease and metachromatic leucodystrophy. Metabolism **18**, 713 (1969).

Hunter, D., Evans, W.: Gaucher's disease 13 years after splenectomy. Proc. roy. Soc. Med. **23**, 24 (1929).

Inose, T., Inoue, K., Sawaizumi, S., Matsuoka, T.: Beitrag zur Neuropathologie des Morbus Gaucher im Kindesalter. Acta neuropath. (Berlin) **3**, 297 (1964).

Inose, T., Sakai, M., Tano, T., Kaneko, Y.: Biochemische Analyse der Glycolipoide im Gehirn beim Morbus Gaucher. Yokohama med. Bull. **18**, 215 (1967).

Jackson, D.C., Simon, G.: Unusual bone and lung changes in a case of Gaucher's disease. Brit. J. Radiol. **38**, 698 (1965).

Jatzkewitz: Zerebrale Sphingolipidosen als angebor. Stoffwechselstörung. Dtsch. med. Wschr. **3**, 131 (1970).

Junghagen, S.: Gaucher's disease with roentgenological demonstrable skeletal changes. Acta radiol. (Stockh.) **5**, 506 (1926).

Kahlke, W.: In: Klinik der Gegenwart — Handb. der prakt. Med. (Ed. Bock, H.E.), S. E 586a: Gauchersche Krankheit. München-Berlin-Wien: Urban & Schwarzenberg 1973.

Kaiser, A.: M. Gaucher. Spezifische Lungeninfiltration unter dem Bild einer Miliartbc. Mschr. Kinderheilk. **98**, 252 (1950).

Kato, K.: Changes of bone in Gaucher's disease. Trans. Amer. pediat. Soc. **43**, 43 (1931).

Kattlove, H.E., Williams, J.C., Gaynor, E., Spivack, M., Bradley, R.M., Brady, R.O.: Gaucher cells in chronic myelocytic leukemia: an acquired abnormality. Blood **33**, 379 (1969).

Kaulen, H.D., Henning, R., Stoffel, W.: Comparison of some enzymes of the lysosomal and the plasma membrane of the rat liver cell. Z. physiol. Chem. **351**, 1555 (1970).

Kennaway, N.G., Woolf, L.I.: Splenic lipids in Gaucher's disease. J. Lipid Res. **9**, 755 (1968).

Keyserlingk, Graf D., Boll, I., Albrecht, M.: Elektronenmikroskopie und Cytochemie der „Gaucher-Zellen" bei chron. myel. Leukämie. Klin. Wschr. **50**, 510 (1972).

Kirklin, B.R., Hefke, H.W.: Roentgenologically demonstrable changes in bone in Gaucher's disease. Case. Amer. J. Roentgenol. **24**, 258 (1930).

Klenk, E.: Zur Chemie der Lipoidosen, Gauchersche Krankheit. Z. physiol. Chem. **267**, 128 (1940).

Klenk, E., Rennkamp, F.: Nature of sugar in cerebrosides of spleen in Gaucher's disease. Hoppe-Seylers Z. physiol. Chem. **262**, 280 (1942).

Klenk, E., Rennkamp, F.: Über die Ganglioside und Cerebroside der Rindermilz. Z. physiol. Chem. **273**, 253 (1942).

Knudson, A.G., Jr., Kaplan, W.D.: Genetics of the sphingolipidoses. In: Cerebral Spingolipidoses (Eds. Aronson, S.M., Volk, B.W.), p. 395. New York-London: Academic Press 1962.

Kohne, G.: Beitr. path. Anat. **102**, 3 (1938).

Kraus, E.J.: Zur Kenntnis der Splenomegalie Gaucher, insbes. der Histogenese der großzelligen Wucherung. Z. angew. Anat. **7**, 186 (1920).

Kraus, E., Sitzmann, F.C.: Die saure Phosphatase im Serum bei Kindern. Pädiat. prax. **12**, 321 (1973).

Krim, M., Sawitzky, A., Krohn, D., Meyer, L.M.: Gaucher's disease with megaloplastic bone marrow. Response to therapy. Arch. intern. Med. **87**, 418 (1951).

Kulowsky, J.: Gaucher's disease in bone. Amer. J. Roentgenol. **63**, 840 (1950).

Lake, B.D.: A histochemical study of Gaucher's disease and Niemann-Pick's disease. J. roy. micr. Soc. **86**, 417 (1966).

LANDOLT, R.F., ZOLLINGER, H.U., EUGSTER, C.H.: Über die maligne, akut verlaufende Form des Morbus Gaucher. Helv. paediat. Acta **3**, 319 (1948).
LEE, R.E.: The fine structure of the cerebroside occurring in Gaucher's disease. Proc. nat. Acad. Sci. (Wash.) **61**, 484 (1968).
LEE, R.E., BALCERAK, S.P., WESTERMAN, M.P.: Gaucher's disease: a morphologic study and measurements of iron metabolism. Amer. J. Med. **42**, 891 (1967).
LETTERER, E.: Allgemeine Pathologie und pathologische Anatomie der Lipoidosen. Verh. Dtsch. Ges. Verdau.- u. Stoffwechselkr. (1939).
LIEB, H.: Cerebrosidspeicherung bei Splenomegalie Typ Gaucher. Z. physiol. Chem. **140**, 305 (1924); **170**, 60 (1927).
LOGAN, V.W.: The results of splenectomy in Gaucher's disease. Surg. Gynec. Obstet. **72**, 807 (1941).
LORBER, M.: The occurrence of intracellular iron in Gaucher's disease. Ann. intern. Med. **53**, 293 (1960).
LORBER, M.: Adult-Type of Gaucher's disease: a secondary disorder of iron metabolism. J. Mt Sinai Hosp. **37**, 404 (1970).
LORBER, M., NEMES, J.L.: Identification of ferritin within Gaucher cells: an electron microscopic and immunofluorescent study. Acta haemat. (Basel) **37**, 189 (1967).
LORD, G., ROBINEAUX, R., BOIVIN, P.: La place de la splénectomie dans le traitement de la lipoidose splénomégalique de Gaucher. Presse méd. **60**, 1759 (1952).
LÜDIN, H.: Zur Cytologie des Morbus Gaucher. Schweiz. med. Wschr. **41**, 1117 (1950).
MAKITA, A., SUZUKI, C., YOSIZAWA, Z.: Glycolipids isolated from the spleen of Gaucher's disease. Tohoku J. exp. Med. **88**, 277 (1966).
MALONEY, A.F.J., CUMINGS, J.N.: A case of juvenile Gaucher's disease with intraneuronal lipid storage. J. Neurol. Neurosurg. Psychiat. **23**, 207 (1960).
MANDLEBAUM, F.S.: A contribution to the pathology of primary splenomegaly. J. exp. Med. **16** (1912).
MANDLEBAUM, F.S.: 2 cases of Gaucher's disease in adults. Amer. J. med. Sci. **157**, 366 (1919).
MARCHAND, F.: Über sogenannte idiopathische Splenomegalie (Typ Gaucher). Münch. med. Wschr. **1907**, 1102.
MARKS, C., RAM, M.D., ZAAS, R.: Surgical considerations in Gaucher's disease. Surg. Gynec. Obstet. **132**, 609 (1971).
MATOTH, Y., FRIED, K.: Chronic Gaucher's disease. Clinical observations on 34 patients. Israel J. med. Sci. **1**, 521 (1965).
MELAMED, S., CHESTER, W.: Osseous form of Gaucher's splenomegaly. Ann. Surg. **89**, 552 (1929). — Arch. intern. Med. **61**, 798 (1938).
MERKLEN, P., WAITZ, R., WARTER, J.: Diagnosis of Gaucher's disease by splenic puncture. Bull. Soc. méd. Hôp. Paris **49**, 36 (1933).
MEULENGRACHT, E.: Indication for splecectomy in Gaucher's splenomegaly. Nord. Med. (Hospitalisite) **11**, 2309 (1941).
MEYER, R.: Syndrome neuroloque et diagnostic clinique de la maladie de Gaucher du nourrisson. Rev. franç. Pédiat. **8**, 559 (1932).
MEYER, R.: Nouveau cas de syndrome pseudo-bulbaire du nourrisson. Rev. neurol. **2**, 612 (1934).
MIENZIL, K.: Kasuistische Beiträge zur Kenntnis der Milzerkrankungen. Med. Klin. 935 (1924).

MINAUF, M., STÖGMANN, W., KREPLER, P., SEITELBERGER, F.: Zur Beteiligung des ZNS beim infantilen Morbus Gaucher. Klinik und Neuropathologie. Arch. Kinderheilk. **181**, No. 7, 85 (1970).
MORRISON, R.W., HACK, M.H.: Amer. J. Path. **25**, 597 (1949).
MÜHSAM, R.: Familiärer M. Gaucher. Dtsch. med. Wschr. **1928**, 551.
MYERS, B.: Gaucher's disease, splenectomy (case). Proc. roy. Soc. Med. **25**, 396 (1932); **26**, 360 (1933).
MYERS, B.: Gaucher's disease of lungs. Brit. Med. J. **1937**, 8.
OBERLING, C.: La maladie de Gaucher. Ann. Anat. path. **3**, 353 (1926).
OBERLING, C., WORINGER, P.: La maladie de Gaucher chez le nourrisson. Rev. franç. Pédiat. **3**, 475 (1927).
ÖCKERMAN, P.A.: Identity of beta-glucosidase, beta-xylosidase and one of the beta-galactosidase activities in human liver when assayed with 4-methylumbelliferyl-beta-D-glycosides; studies in cases of Gaucher's disease. Biochim. biophys. Acta (Amst.) **165**, 59 (1968).
ÖCKERMAN, P.A., KOHLIN, P.: Acid hydrolases in plasma in Gaucher's disease. Clin. Chem. **15**, 61 (1969).
PACK, G.T., SILVERSTONE, S.M.: Gaucher's disease. Amer. J. Surg. **41**, 77 (1938).
PATRICK, A.D.: A deficiency of glucocerebrosidase in Gaucher's disease. Biochem. J. **97**, 17c (1965).
PENNELLI, N., SCARAVILLI, F., ZACCHELLO, F.: The morphogenesis of Gaucher cells investigated by electron microscopy. Blood **34**, 331 (1969).
PFEIFFER, J.: Stoffwechselkrankheiten des Gehirns. Dtsch. Ärztebl. **45**, 2931 (1972).
PHILIPPART, M., ROSENSTEIN, B., MENKES, J.H.: Isolation and characterization of the main splenic glycolipids in the normal organ and in Gaucher's disease: Evidence for the site of metabolic block. J. Neuropath. exp. Neurol. **24**, 290 (1965).
PHILIPPART, M., MENKES, J.H.: Isolation and characterization of the principal cerebral glycolipids in the infantile and adult forms of Gaucher's disease. In: Inborn Disorders of Sphingolipid Metabolism, Proceedings of the Third International Symposium on the Cerebral Sphingolipidoses (Eds. ARONSON, S.M., VOLK, B.W.), p. 389. New York: Pergamon Press 1967.
PICK, L.: Der M. Gaucher und die ihm ähnlichen Erkrankungen. (Die lipoidzellige Splenohepatomegalie Typ Niemann und die diabetische Lipoidzellenhyperplasie der Milz.) Ergebn. inn. Med. **29**, 519 (1924) (s. weitere Literatur dort).
PICK, L.: Über die lipoidzellige Splenohepatomegalie Typus Niemann-Pick als Stoffwechselkr. Med. Klin. **1927**, 23.
POTTER, E.B., MCRAE, C.C.: Gaucher's disease. 2 cases with remission in one following administration of liver extract. Amer. J. med. Sci. **185**, 92 (1933).
RAPPORT, M.M., GRAF, L.: Immunochemical reactions of lipids. Progr. Allerg. **13**, 274 (1969).
REICH, C., SEIFE, M., KESSLER, B.J.: Gaucher's disease: A review and discussion of twenty cases. Medicine (Baltimore) **30**, 1 (1951).
REISS, O., KATO, K.: Gaucher's disease, clinical study with special reference to roentgenography of bones. Amer. J. Dis. Child. **43**, 365 (1932).
RISEL, W.: Über die großzellige Splenomegalie (Typ Gaucher) und über das endotheliale Sarkom der Milz. Beitr. path. Anat. **46**, 241 (1909).

Robb-Smith, A.H.I.: Zit. nach Thannhauser: Lipoidoses.
Rosenberg, A., Chargaff, E.: A reinvestigation of the cerebroside deposited in Gaucher's disease. J. biol. Chem. **233**, 1323 (1958).
Rosenberg, A.: The spingolipids from the spleen of a case of lipidosis. In: Cerebral spingolipidoses (Eds. Aronson, S.M., Volk, B.W.), p. 119. New York: Academic Press 1962.
Rosenszajn, L., Efrati, P.: Cytochemical and phase-contrast observations on Gaucher cells. Acta haemat. (Basel) **25**, 43 (1961).
Rosner, F., Dosik, H., Kaiser, S.S., Lee, S.L., Morrison, A.N.: Gaucher's cells in leukemia. J. Amer. med. Ass. **209**, 935 (1969).
Rowland, R.S.: Anomalies of lipid metabolism. Oxford Medicine, Bd. 4, Kap. 7A. New York: Oxford Press 1931.
Ruska, C.L.: Sul morbo del Gaucher. Haematologica **2**, 441 (1921).
Schairer, E.: Gauchersche Krankheit. Virchows Arch. path. Anat. **309**, 726 (1942).
Schairer, E.: Die Gehirnveränderungen bei M. Gaucher des Säuglings. Virchows Arch. path. Anat. **315**, 395 (1948).
Schettler, G.: Lipidosen: 4. Cerebroside. In: Handbuch der inn. Medizin (Eds. Bergmann, G., Frey, W., Schwiegk, H.), Vol. 7, S. 665. Berlin-Göttingen-Heidelberg: Springer 1955.
Schettler, G., Kahlke, W.: In: Lipids and Lipidoses (Ed. Schettler, G.), S. 260: Gaucher's disease. Berlin-Heidelberg-New York: Springer 1967.
Schlagenhaufer, F.: Über meist familiär vorkommende, histologisch charakteristische Splenomegalien (Typ Gaucher). Virchows Arch. path. Anat. **187**, 125 (1907).
Seitelberger, F.: About the brain involvement in Gaucher's disease in children. Arch. Psychiat. Nervenkr. **206**, 419 (1964).
Smith, W.C., Kaneshiro, M.M., Goldstein, B.D., Parker, J.W., Lukes, R.J.: Gaucher cells in chronic granulocytic leukemia. Lancet **1968 II**, 780.
Snyder, R.A., Brady, R.O.: The use of white cells as a source of diagnostic material for lipid storage disease. Clin. chim. Acta **25**, 331 (1969).
Sobel, A.E., Kaye, J.A.: Gaucher's disease, case with hemolytic anemia and marked thrombopenia. Ann. intern. Med. **16**, 446 (1942).
Sood, U., Fielding, J.: Medical memorandum Gaucher's disease in mother and daughter. Brit. med. J. **1971 I**, 590.
Stransky, E., Conchu, T.L.: Die Erblichkeit beim infantilen Typ des M. Gaucher. Jb. Kinderheilk. **177**, 319 (1951).
Strengers, L.: Acute vorm van de ziekte van Gaucher bij drie kinderen uit één gezin. Maandschr. Kindergeneesk. **17**, 237 (1949).
Suomi, W.D., Agranoff, B.W.: Lipids of the spleen in Gaucher's disease. J. Lipid Res. **6**, 211 (1965).
Svennerholm, E., Svennerholm, L.: Neutral glycolipids of human blood serum, spleen and liver. Nature **198**, 688 (1963).
Svennerholm, L.: Some aspects of the biochemical changes in leucodystrophy. In: Brain lipids and lipoproteins, and the leucodystrophies (Eds. Folch-Pi, J., Bauer, H.). Amsterdam: Elsevier Publishing 1963.
Svennerholm, L.: Metabolism of gangliosides in cerebral lipidosis. In: Inborn disorders of spingolipid metabolism. Proceedings of the Third International Symposium on the Cerebral Spingolipidoses (Eds. Aronson, S.M., Volk, B.W.), p. 169. New York: Pergamon Press 1967.
Teilum, G.: Gaucher's disease with changes in the pituitary and hypothalamus. Acta med. scand. **116**, 170 (1944).
Thannhauser, S.J.: Gaucher's disease. Lipoidoses. New York: Oxfort Press 1950 (s. dort weitere Literatur).
Thannhauser, S.J.: Lipidoses. Diseases of the intracellular lipid metabolism. New York: Grune & Stratton 1958.
Thomson, M.L.: Gaucher's disease. Brit. med. J. **1945**, 263.
Tihen, Hopfengärtner: Kasuistik. Persönl. Mitteilung (1973).
Turpin, R., Delbarre, F.: Étude clinique et biologique d'un cas de maladie de Gaucher. Semaine Hôp. (Paris) **1953**, 2308.
Ullrich, O.: Splenektomiefolgen bei Morbus Gaucher. Zbl. Kinderheilk. **55**, 1 (1933).
Wechsler, H.F., Gustafson, E.: Gaucher's disease associated with multiple telangiectases in an elderly woman. N.Y. State J. Med. **1940**, 133.
Weinschenk, C.: Über die Psychopathologie der juvenilen Form eines Morbus Gaucher (mit Falldemonstration). Med. Welt (Stuttg.) **1964**, 140.
Windholz, F., Forster, S.E.: Sclerosis of bones in Gaucher's disease. Amer. J. Roentgenol. **60**, 246 (1948).
Woringer, C.: Siehe unter Oberling u. Woringer.
Yossipovitch, Z.H., Hermann, G., Makin, M.: Aseptic osteomyelitis in Gaucher's disease. Israel J. med. Sci. **1**, 531 (1965).
Zadek, J.: Morbus Gaucher. Med. Klin. **1924**, 78.
Zehnder, M.: Klinischer und chemischer Beitrag zum Studium des M. Gaucher. Dtsch. Z. Chir. **250**, 422 (1938).
Zlotnick, A., Groen, J.J.: Observation on a patient with Gaucher's disease. Amer. J. Med. **30**, 637 (1961).

Metachromatische Leukodystrophie (Sulfatid-Lipidose)

H. Pilz

Mit 8 Abbildungen

A. Einleitung

Die metachromatische Leukodystrophie ist eine angeborene, familiär auftretende progressive Entmarkungskrankheit des Gehirns, deren Ursache ein Enzymdefekt im katabolen Stoffwechsel physiologischer Myelinlipide darstellt. Neben dieser *genetisch-metabolischen Leukodystrophie* mit bereits bekanntem Stoffwechseldefekt gibt es noch weitere angeborene Hirnsklerosen, deren Ätiologie ebenfalls bekannt (Globoidzell-Leukodystrophie vom Typ Krabbe), andere, deren Ursache noch unbekannt ist (Pelizaeus-Merzbachersche Leukodystrophie, Alexandersche Leukodystrophie, orthochromatische Leukodystrophie, Adrenoleukodystrophie). Die metabolischen Leukodystrophien können den primären neuronalen Speicherkrankheiten (*metabolische Poliodystrophien*, s.S. 613–634) gegenübergestellt werden.

Die früher gebrauchten synonymen Bezeichnungen metachromatische Leukoenzephalopathie, degenerative oder metachromatische Form der diffusen Hirnsklerose, Leukodystrophie vom Typ Scholz, Leukodystrophie vom Typ Scholz-Bielschowsky-Henneberg, oder Leukodystrophie vom Typ Norman-Greenfield wurden inzwischen weitgehend zugunsten des allgemeinen Begriffs „Metachromatische Leukodystrophie" aufgegeben.

Grundlegend für das Verständnis sämtlicher Aspekte der Erkrankung ist die Tatsache, daß eine Kombination von genetisch bedingter Speicherung eines physiologischen Myelinbestandteiles (Cerebrosid-sulfat) einerseits und einer Demyelinisierung andererseits vorliegt; weitere Besonderheiten ergeben sich durch eine Beteiligung des peripheren Nervensystems am Krankheitsprozeß, durch eine Substratspeicherung in Neuronen des Hirnstamms, Rückenmarks, manchmal auch der Hirnrinde, sowie in den Tubulusepithelien der Niere (weniger auch in der Leber und in anderen Organen). Da die metachromatische Leukodystrophie in allen Lebensaltern manifest werden kann, entstehen unterschiedliche klinische Verlaufsformen, die wahrscheinlich eine genetische Eigenständigkeit besitzen. Neben der klassischen metachromatischen Leukodystrophie gibt es eine Krankheitsvariante mit zusätzlicher Glykolipidspeicherung in der Hirnrinde und vermehrter Mukopolysaccharidausscheidung im Urin (Mukosulfatidose).

In letzter Zeit wurde die metachromatische Leukodystrophie mehrfach ausführlich dargestellt (Bickel u. Cleve, 1967; Kahlke, 1967; Peiffer, 1970; Pilz, 1970; Ulrich, 1971; Moser, 1972; Austin, 1973a). Auf diese Arbeiten wird, insbesondere hinsichtlich der älteren Literatur, verwiesen.

B. Historisches

Die erste Beschreibung einer diffusen Sklerose im Gehirn mit metachromatischen Ablagerungen geht auf Alzheimer (1910) zurück. Der gleiche Patient, welcher unter den klinischen Zeichen einer progressiven Paralyse erkrankt war, wurde auch von Nissl (1910) und Baroncini (1911) beschrieben. Weitere Fälle (Witte, 1921; Kaltenbach,

1922; Carillo, 1934; Einarson u. Neel, 1938; van Bogaert u. Dewulf, 1939) betrafen ebenfalls erwachsene Personen, so daß ursprünglich ein adulter Krankheitstyp vermutet wurde (Einarson u. Neel, 1938). Bereits Witte (1921) stellte eine Beteiligung von Nervenzellen und viszeralen Organen fest und wies auf die Möglichkeit einer intravitalen Diagnose durch Urinanalysen hin. Kaltenbach (1922) diskutierte eine Gliainsuffizienz als Ursache der Erkrankung, ein Gedanke, der später von Scholz (1925)[1] sowie Bielschowsky und Henneberg (1928) aufgegriffen wurde. Diese Autoren hatten eingehende klinische, genetische und pathologische Untersuchungen bei Fällen von familiärer degenerativer Hirnsklerose im Kindesalter durchgeführt und faßten die nicht weiter abgebauten Markscheidenzerfallsprodukte als „Prälipoide" auf. Die Bezeichnung „metachromatische Leukodystrophie" wurde zuerst von Einarson und Neel (1938) verwendet, in Anlehnung an Bielschowsky und Henneberg (1928), die erstmals eine diffuse Sklerose als Leukodystrophie bezeichneten.

Eine Brücke zwischen der adulten metachromatischen diffusen Sklerose und der infantilen diffusen Sklerose mit Ablagerung von Prälipoiden schlugen Brain und Greenfield (1950) sowie Greenfield (1933, 1952), die auch bei infantilen Fällen metachromatische Substanzen identifizierten. Auf der Grundlage dieser morphologischen Beobachtungen und nach Einführung einer spezifischen Färbemethode von Hirsch u. Peiffer (1955) schlug Peiffer (1959a, b) vor, die Leukodystrophien in eine orthochromatische Form mit sudanophilen Myelinabbauprodukten sowie eine nichtsudanophile metachromatische und Globoidzell-Form einzuteilen. Die pathogenetische Einheitlichkeit der unterschiedlichen klinischen Verlaufsformen von metachromatischer Leukodystrophie wurde später durch biochemische Befunde bestätigt (Jatzkewitz, 1958, 1960; Pilz u. Müller, 1969).

Ein weiterer Markstein in der Erforschung der metachromatischen Leukodystrophie war die von Jatzkewitz (1958) und Austin (1958, 1959) gemachte Entdeckung, daß es sich bei den metachromatischen Substanzen bzw. Prälipoiden in Gehirn und Niere um Cerebrosid-sulfate handelt. Damit gehört die metachromatische Leukodystrophie zu den angeborenen Sphingolipidosen. Die Cerebrosidschwefelsäure-ester wurden dann auch als Sulfatide bezeichnet (Austin, 1959), wovon sich die Bezeichnung Sulfatid-Lipidose oder Sulfatidose ableitet. Diese Erkrankung war auch die erste unter den Störungen des Sphingolipidstoffwechsels, bei welcher ein Defekt eines lysosomalen katabolen Enzyms, nämlich der Cerebrosidsulfatase (Mehl u. Jatzkewitz, 1965), gefunden wurde. Da der Enzymmangel auch mit dem synthetischen Substrat Nitrokatecholsulfat nachzuweisen ist, spricht man auch vom Defekt der Arylsulfatase A (Austin u.Mitarb., 1965). Mit Hilfe quantitativer Enzymbestimmungen im Blut lassen sich inzwischen die heterozygoten Anlageträger der Erkrankung erfassen; die Untersuchung des Fruchtwassers in der Frühschwangerschaft erlaubt eine pränatale genetische Diagnose. Die weitere Erforschung neuer morphologischer oder biochemischer Aspekte hat bei der metachromatischen Leukodystrophie nicht an Aktualität verloren, handelt es sich doch um eine der wenigen Entmarkungskrankheiten mit bekanntem Stoffwechseldefekt, an der prinzipielle Vorgänge, die sich bei demyelinisierenden Prozessen des Nervensystems abspielen, studiert werden können.

C. Klinik

(Befunde von Zusatzuntersuchungen: s. Diagnose und Differentialdiagnose)

1. Kongenitale Form von metachromatischer Leukodystrophie

Die wenigen, bisher beschriebenen Fälle (Feigin, 1954; Bubis u. Adlesberg, 1966; Wolman, 1966) verstarben wenige Stunden, Tage oder Wochen nach der Geburt. Mit Toluidinblau metachromatisch anfärbbare Sub-

---

[1] Ulrich (1971) hält das Vorliegen einer metachromatischen Leukodystrophie bei diesem Fall trotz der nachträglich erzeugten Metachromasie mit Kresylviolett durch Peiffer (1959) für unwahrscheinlich, da bei einem Vetter ein sudanophiler Markabbau und eine Nebennierenrindenatrophie nachgewiesen wurden.

stanzen fanden sich in den Ganglienzellen der Hirnrinde und der Basalganglien, während in der unmyelinisierten weißen Substanz eosinophile Produkte vorkamen. Da biochemische Untersuchungen fehlen, ist die Zugehörigkeit dieser Fälle zur metachromatischen Leukodystrophie nicht gesichert.

2. Infantile und spätinfantile Form von metachromatischer Leukodystrophie

Diese am häufigsten diagnostizierte Verlaufsform, die im Alter zwischen 1 und 3 Jahren manifest wird, läßt sich nach HAGBERG (1963) in 4 Stadien einteilen:

Stadium I (durchschnittliche Dauer $1^1/_4$ Jahre):

Schwäche und Hypotonie der Muskulatur im Bereich der Beine oder aller vier Extremitäten mit abgeschwächten oder fehlenden Muskeleigenreflexen, Entwicklung von O-Beinen, ungeschickter Gang, Stehen nur mit Unterstützung möglich, gelegentlich leichte Ataxie und Sprachstörungen.

In letzter Zeit wurde mehrfach auf die Tatsache aufmerksam gemacht, daß sich die kindliche metachromatische Leukodystrophie zuerst als Polyneuropathie manifestieren kann, wobei neben schlaffen Paresen auch Muskelatrophien auftreten (YUDELL u.Mitarb., 1967; AZIS u. PEARCE, 1968; DE SILVA u. PEARCE, 1973; CRUZ MARTINEZ u.Mitarb., 1975).

Stadium II (Dauer bis 6 Monate):

Zunahme der Tetraparese, nur noch Sitzen möglich, (dysarthrische) Sprachstörungen, Ataxie, Nystagmus, Gliederschmerzen, Babinski oft positiv, psychomotorische Retardierung.

Stadium III (Dauer $^1/_4$ bis $3^1/_2$ Jahre):

Spastische Tetraplegie mit gesteigerten (nur selten zunächst noch abgeschwächten) Muskeleigenreflexen, schmerzhafte Muskelspasmen, Zunahme des geistigen Abbaus (Interesselosigkeit), bulbäre Symptome (erschwerte Nahrungsaufnahme und Atmung, Hirnnervenstörungen), beg. Optikusatrophie mit Visus- und Pupillenstörungen.

Stadium IV (Dauer über Jahre möglich):

Blindheit und Taubheit, Apathie, Rigidität der Muskulatur, epileptische Anfälle, Fieber, schließlich Finalstadium (Dezerebration) mit fehlendem Umweltkontakt, künstliche Ernährung notwendig, schließlich Tod durch interkurrente Infekte.

3. Juvenile Form von metachromatischer Leukodystrophie

Die ersten Krankheitszeichen treten im 4. bis 19. Lebensjahr in Erscheinung und sind ähnlich denjenigen der spätinfantilen Form. Entsprechend dem höheren Lebensalter machen sich Schulschwierigkeiten durch Interesselosigkeit und Intelligenzverlust sowie psychische Auffälligkeiten besonders bemerkbar. Extrapyramidale Störungen (Tremor, Rigor, Hyperkinesen), zerebellare Ausfälle, Dysarthrie, Inkontinenz und Zwangslachen gehören ebenfalls zum Krankheitsbild (TARISKA, 1959; FARBER u. VAWTER, 1963; HABERLAND u.Mitarb., 1973).

4. Adulte Form von metachromatischer Leukodystrophie

Die klinische Symptomatik der adulten metachromatischen Leukodystrophie ist unspezifisch, daher werden diese Fälle nur selten intravital diagnostiziert (AUSTIN u.Mitarb., 1968; PILZ u.Mitarb., 1971; CZMOK u.Mitarb., 1974). Die Kenntnisse gründen sich auch auf autoptisch verifizierte Fälle (MÜLLER u.Mitarb., 1969).

Im Gegensatz zu den anderen Formen beginnt das Krankheitsbild fast stets mit psychischen Auffälligkeiten, die sich als neurasthenisches Syndrom bemerkbar machen oder als psychogene bzw. neurotische Störungen zunächst verkannt werden. Erst allmählich kommen deutliche psychische Störungen wie ein amnestisches Syndrom, ein langsam fortschreitender Persönlichkeitsverfall oder eine stumpfe Demenz hinzu. Noch schwieriger wird die Diagnose, wenn Zeichen einer paranoiden, paranoid-halluzinatorischen oder depressiven Psychose im Vordergrund stehen. Mehrfach wurde Zwangslachen und Zwangsweinen beschrieben.

Neurologische Begleitsymptome sind oft nur spärlich nachweisbar: Reflex- und Tonusanomalien, gestörte Feinmotorik, Pyramidenbahnzeichen, latente Paresen, Gangstörungen und Ataxie, Hypokinese, Tremor, Rigor, Extremitätenschmerzen, enthemmte Fremdreflexe. Häufig findet sich eine nuschelnde, dysarthrische, schließlich abgehackte und stakkatoartige Sprechweise. Visusstörungen und Optikusatrophie scheinen zu fehlen. Epileptische Anfälle kommen manchmal erst im Endstadium vor, das durch einen ausgeprägten dementiven Abbau und eine Tetraplegie mit Bettlägerigkeit charakterisiert ist.

Wie die Verlaufsbeobachtung eines präklinischen Falles über mehrere Jahre zeigt, äußert sich das Vorstadium einer Neuropathie lediglich durch eine verzögerte motorische und sensible Nervenleitgeschwindigkeit (PILZ u. HOPF, 1972; PILZ u.Mitarb., 1976).

5. Mukosulfatidose

(Syn.: Kombination von metachromatischer Leukodystrophie mit amaurotischer Idiotie, Kombination von metachromatischer Leukodystrophie mit Mukopolysaccharidose, metachromatische Leukodystrophie mit multiplem Sulfatasedefekt, spätinfantile Variante, Enzymvariante 0 oder Typ Austin der metachromatischen Leukodystrophie)

Krankheitsbeginn und klinischer Verlauf entsprechen der infantilen oder spätinfantilen Form von metachromatischer Leukodystrophie (RAMPINI u.Mitarb., 1970; MURPHY u.Mitarb., 1971; AUSTIN, 1973b). Zusätzlich kommen folgende Symptome vor: Hepatosplenomegalie, Hypertelorismus, Mikrozephalie, zerebrale Anfälle, trockene und verdickte Haut (Ichthyosis), Trichter- oder Hühnerbrust, verlangsamtes Längenwachstum, dorsolumbale Kyphose, Osteoporose, verdickte Kortikalis der langen Röhrenknochen, verbreiterte Phalangen und Metakarpalia der Finger und Zehen. Unter einem rasch fortschreitenden zerebralen Abbau kommt es schließlich zur Tetraplegie, Taubheit und Blindheit mit fehlendem Umweltkontakt sowie Urin- und Stuhlinkontinenz.

D. Epidemiologie und Genetik

Die Häufigkeit der metachromatischen Leukodystrophie kann noch nicht genau abgeschätzt werden, da nicht alle Fälle diagnostiziert und nicht alle diagnostizierten kindlichen Fälle publiziert werden.

PEIFFER stellte 1959 (1959a) 59 Literaturstellen über Fälle von metachromatischer Leukodystrophie zusammen. HOLLÄNDER berichtete 1964 (1964a) über 65 Fälle, die auch einer kritischen Nachprüfung standhielten. Zwei Drittel davon erkrankten vor dem 3. Lebensjahr, gehören also dem infantilen/spätinfantilen Typ an.

ULRICH (1971) stellte bis 1971 etwa 90 Fälle zusammen. Seit dieser Zeit wurden weitere Fälle mitgeteilt, so daß inzwischen eine Anzahl von 100 überschritten ist (PEIFFER, 1970). Nach einer Schätzung der an der intravitalen Diagnostik beteiligten Institutionen werden in Deutschland (Bundesrepublik) jährlich etwa 15–20 Neuerkrankungen registriert.

In Nordschweden wurde für die spätinfantile metachromatische Leukodystrophie eine Inzidenzrate von 1:40000 errechnet, auf 13 spätinfantile kommen 2 juvenile Fälle (GUSTAVSON u. HAGBERG, 1971).

Nach AUSTIN (AUSTIN, 1965, 1973a; AUSTIN u.Mitarb., 1968) rechnet man Fälle mit einem Manifestationsalter nach dem 3./4. Lebensjahr zur juvenilen, nach dem zweiten Dezennium zur adulten Krankheitsform. Legt man diese Kriterien zugrunde, so wurden bisher etwa 25 juvenile Fälle (HOLLÄNDER, 1964b; ULRICH, 1971), bis 1969 etwa 20 (MÜLLER u.Mitarb., 1969) und danach noch etwa weitere 10 adulte Fälle bekannt (PILZ u.Mitarb., 1971; KRAUS-RUPPERT u.Mitarb., 1972; COLE u. PROCTOR, 1974; CZMOK u.Mitarb., 1974; OGINO u. YOKOI, 1974). Es gibt mehrere Mitteilungen in der Literatur über adulte metachromatische Leukodystrophie, bei denen nach den Austinschen Kriterien eigentlich eine juvenile Verlaufsform vorliegt (SOURANDER u. SVENNERHOLM, 1962; SAKAI u. TANO, 1965; GRAHMANN u.Mitarb., 1969; BRION u.Mitarb., 1970; PERCY u. KABACK, 1971; HIROSE u. BASS, 1972). Soweit sich bis jetzt beurteilen läßt, besitzen zwar die Hauptmanifestationstypen der metachromatischen Leukodystrophie (infantile, juvenile, adulte Form) eine genetische Eigenständigkeit, da innerhalb einer Familie fast stets nur eine Verlaufsart vorkommt (HIROSE u. BASS, 1972), eine Einteilung allein nach der Krankheitsmanifestation erscheint jedoch sehr willkürlich. Tatsächlich gibt es Fälle, die formal einer bestimmten Verlaufsart zugehören, nach klinischen und genetischen Kriterien (Krankheitsverlauf, Geschwistererkrankungen), morphologischen und biochemischen Befunden aber eher einem anderen Typ zuzuordnen wären. Ob in Ergänzung zu den herkömmlichen Formen noch eine frühadulte von einer spätadulten Form abzugrenzen ist, läßt sich bis jetzt nicht entscheiden. Immerhin ist bemerkenswert, daß der Krankheitsbeginn in einigen Fällen auch nach dem 40. Lebensjahr liegen kann.

Von der Mukosulfatidose liegen etwa 13 Beobachtungen vor, wenn man die Fälle von MOSSAKOWSKI zu dieser Sonderform rechnet (MOSSAKOWSKI u.Mitarb., 1961; THIEFFRY u.Mitarb., 1966; RAMPINI u.Mitarb., 1970; MURPHY u.Mitarb., 1971; MOSER u.Mitarb., 1972; AUSTIN, 1973b; COUCHOT u.Mitarb., 1974).

Eine besondere Bevorzugung einer Rasse scheint bei der metachromatischen Leukodystrophie nicht vorzuliegen. Bei allen Verlaufsformen werden sporadische und Geschwisterfälle beobachtet, bei den Vorfahren ist allerdings nur selten eine Konsanguinität zu ermitteln (SCHUTTA u.Mitarb., 1966). Die Geschlechtsverteilung ist entweder gleichmäßig oder leicht zugunsten des männlichen Geschlechts verschoben (HOLLÄNDER, 1964b; MÜLLER u.Mitarb., 1969), das gilt besonders für die juvenile metachromatische Leukodystrophie (SCHUTTA u.Mitarb., 1966). Bereits früher wurde vermutet, daß ein autosomal-rezessiver Erbgang vorliegt (JERVIS, 1960; LYON u.Mitarb., 1961; SCHUTTA u.Mitarb., 1966). Lediglich für einige juvenile und adulte Fälle wurde ein dominanter Erbgang vermutet (HELMSTAEDT, 1963; ETTINGER, 1965). Durch den Nachweis einer intermediären Enzymaktivität im Blut bei den Eltern manifest erkrankter Patienten (s. Biochemie) konnte inzwischen für fast alle Formen von metachromatischer Leukodystrophie ein rezessiver Erbgang bestätigt werden. In einigen Familien mit adulter metachromatischer Leukodystrophie wurde ein Enzymdefekt nicht nur bei Geschwistern, sondern auch bei weiteren Verwandten nachgewiesen, so daß ein anderer Vererbungsmechanismus noch nicht völlig ausgeschlossen ist (PILZ, 1972; CZMOK u.Mitarb., 1974).

E. Pathologie

Bereits makroskopisch findet sich bei infantilen und juvenilen Fällen eine diffuse symmetrische Entmarkung der Groß- und Kleinhirnhemisphären mit Ventrikelerweiterung (SCHOLZ, 1925). Zusätzlich liegt auch eine Atrophie der Hirnwindungen vor. Die weiße Substanz ist grau-gelb verfärbt und zeigt eine feste Konsistenz, was sich beim Schneiden des Gehirns bemerkbar macht (PEIFFER, 1970; ULRICH, 1971). Die subkortikalen U-Fasern bleiben in der Regel verschont. Fast stets liegt eine Beteiligung von basalen Kerngebieten, ebenfalls in Form einer Atrophie, vor (Thalamus, Kaudatum). Bei adulten Fällen ist das Kleinhirnmark oft intakt.

Die Körperorgane zeigen bei der klassischen Form keine pathologischen Veränderungen, lediglich die Gallenblase ist geschrumpft (DISCHE, 1969).

F. Pathohistologie und -histochemie

Im Vordergrund des histologischen Bildes steht der Markscheidenzerfall im Zentralnervensystem, der sich bei entsprechenden Färbungen als Abblassung darstellt (Abb. 1). Die subkortikalen U-Fasern bleiben meist erhalten. Die topographische Verteilung der Entmarkung ist unterschiedlich ausgeprägt, sie kann auch im Bereich der Inneren Kapsel, der Pyramidenbahn, des *N. opticus* und des Kleinhirns vorkommen. Die Achsenzylinder sind in der Regel erst in fortgeschrittenen Stadien betroffen (GREENFIELD, 1933; JACOBI, 1947; BRAIN u. GREENFELD, 1950; BERTRAND u.Mitarb., 1954; JERVIS, 1960).

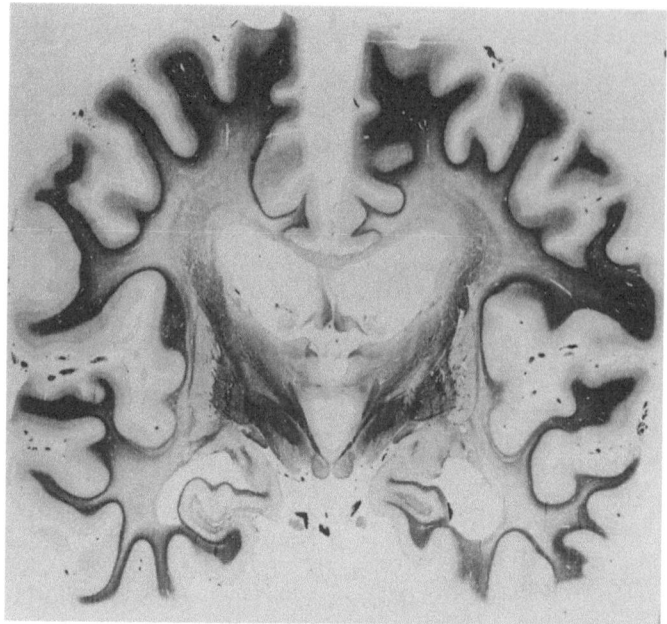

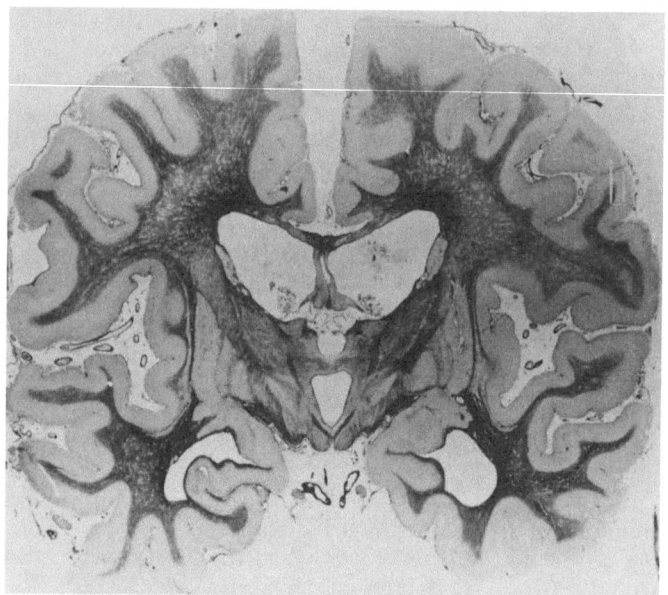

Abb. 1. Ausgeprägte Entmarkung der weißen Substanz des Großhirns bei erhaltenen U-Fasern. Markscheidenfärbung nach HEIDENHAIN-WOELCKE (a). Diffuse Gliose der weißen Substanz nach Holzerfärbung (b). Schnitt durch das Gehirn eines Falles von adulter metachromatischer Leukodystrophie. (Aus MÜLLER et al., 1969, mit freundlicher Genehmigung der Elsevier Publ. Co., Amsterdam)

Abb. 2a–d. Histochemische Darstellung der metachromatischen Substanzen im Gehirn bei metachromatischer Leukodystrophie. (a) Interferenzkontrastmikroskopie nach Färbung mit Scharlachrot. (b) Sulfatidablagerungen in den subcorticalen U-Fasern des Parietalmarks. Färbung mit Acridin-Flavin. (c) Sulfatidspeicherung in Neuronen des Nucl. vestibularis. Färbung mit Acridin-Flavin. (d) Starke Metachromasie in den Neuronen des Nucl. dentatus. Färbung mit essigsaurem Kresylviolett. (Aus MÜLLER et al., 1969, mit freundlicher Genehmigung der Elsevier Publ. Co., Amsterdam)

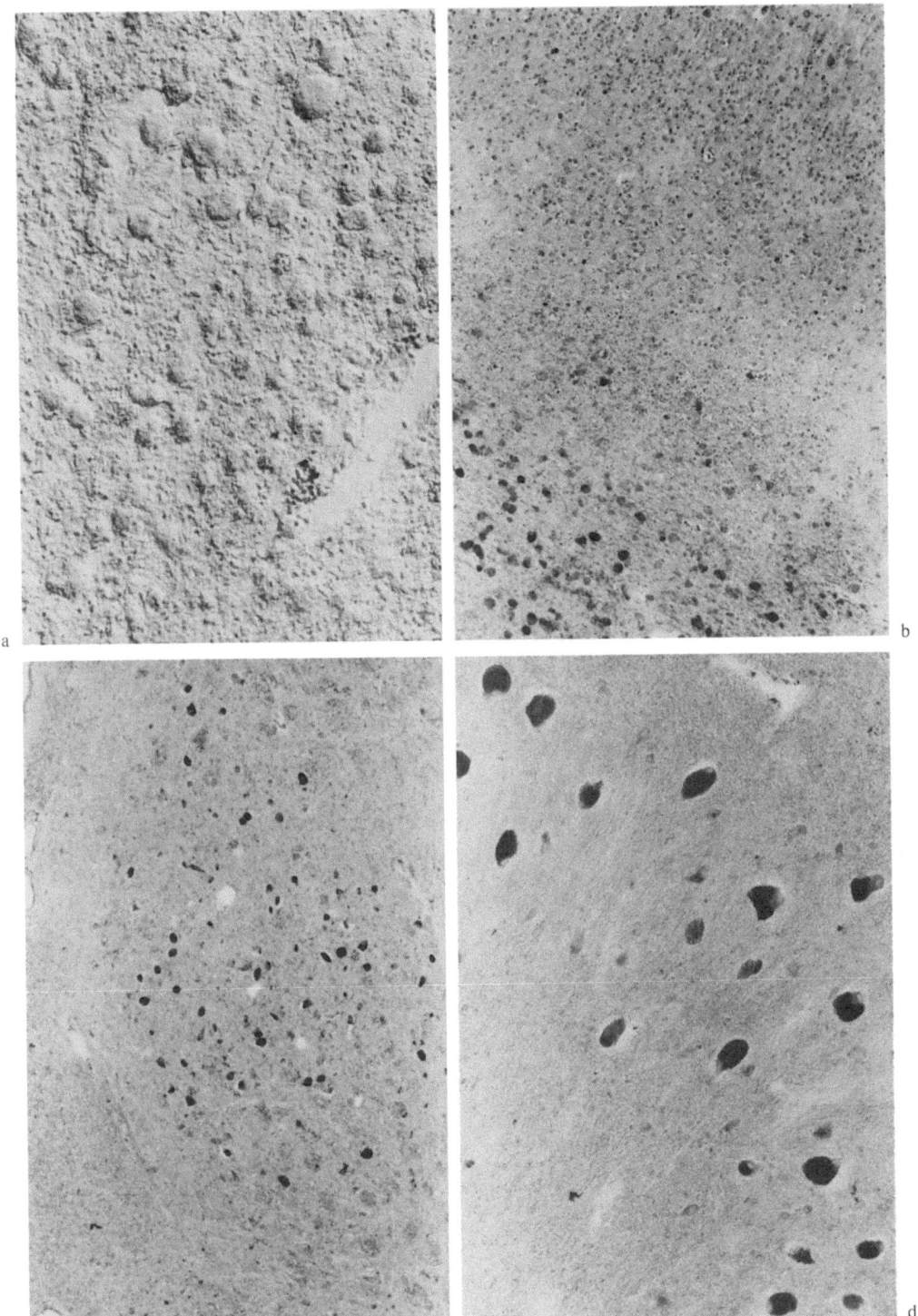

In den entmarkten Gebieten sind die Oligodendrozyten vermindert oder fehlen völlig, es treten Fettkörnchenzellen (reaktive Mikroglia) und Astrozyten auf, welche die üblicherweise bei einer Demyelinisierung vorkommenden sudanophilen Abbaustoffe nur in geringer Menge, dafür aber sphärische metachromatische Speichergranula mit einem Durchmesser von 15–20 µ enthalten (EINARSON u. NEEL, 1938; BRAIN u. GREENFIELD, 1950) (Abb. 2)[2]. Lymphozytäre Infiltrate und perivaskuläre Phagozyten kommen nur vereinzelt vor (ULRICH, 1971). Metachromatisches Speichermaterial findet sich auch in Gebieten mit noch gut erhaltenen Markscheiden (LYON u.Mitarb., 1961; MÜLLER u.Mitarb., 1969). Eine metachromatische Anfärbung der Speichersubstanzen kann mit basischen Anilinfarbstoffen, z.B. Toluidinblau, erreicht werden und wurde erstmals von GREENFIELD (1933) durchgeführt. Ein großer Fortschritt für die histochemische Differentialdiagnose war die spezifische braun-metachromatische Darstellung der Speichergranula mit essigsaurem Kresylviolett (VON HIRSCH u. PEIFFER, 1955), auch wenn manche Autoren die Ansicht vertreten, daß nur mit Toluidinblau verschiedene Farbabstufungen erfaßt werden können, die möglicherweise unterschiedlichen Aggregatzuständen der Speichersubstanzen entsprechen (AUSTIN, 1973a). Das später eingeführte Acridin-Flavin (HOLLÄNDER, 1964a) färbt selektiv Sulfatidanionen orangerot an und kann auch für eine Fluoreszenzdarstellung verwendet werden. Kürzlich wurde eine rotviolette Metachromasie von Sulfatidmizellen mit dem Farbstoff Pseudoisocyanin beschrieben (BENZ u. HARZER, 1974). Metachromasie ist nur im Gefrierschnitt, kaum im Paraffin- oder Celloidinpräparat vorhanden, da Alkohol die metachromatischen Substanzen herauslöst. Diese sind auch doppelbrechend, es handelt sich teils um plattenartig aufeinandergeschichtete Linien, teils um Ansammlungen von doppelbrechenden feinen Körnern (AUREBECK u.Mitarb., 1964; ULRICH, 1971). Sulfatide der intakten Markscheide reagieren nicht metachromatisch. Ein weiterer histochemischer Hinweis für das Vorliegen eines sauren Glykolipids ist die positive Anfärbung mit PAS und Alcianblau. Im Unterschied zu den Gangliosiden ist die Bialfärbung mit Orcin negativ.

Die metachromatischen Granula kommen nicht nur in der weißen Substanz, sondern auch in geblähten Ganglienzellen basaler Kerngebiete (NISSL, 1910; WITTE, 1921; VAN BOGAERT u. DEWULF, 1939; BRAIN u. GREENFIELD, 1950; DIEZEL, 1957) des Hirnstamms (Hirnnervenkerne, Thalamus, Hypothalamus, Brücke), dem *Nucleus dentatus*, in einzelnen Vorderhornzellen, Spinalganglien (ABRAHAM u. LAMPERT, 1963), Ganglienzellen der Retina (COGAN u.Mitarb., 1958), selten in Betzschen Riesenzellen der Hirnrinde vor (Abb. 2). Bei manchen juvenilen und adulten Fällen sind sie gehäuft in Ganglien- und Gliazellen der Hirnrinde sowie in Endothelzellen kleiner Gefäße und der Meningen vorhanden (KRAUS-RUPPERT u.Mitarb., 1972). Auch die Markscheiden der Großhirnrinde sind stark reduziert. Häufig finden sich sekundäre Ganglienzellausfälle im Hirnstamm. Die Kleinhirnrinde ist besonders in der Körnerschicht stark geschädigt (PEIFFER, 1959b; HAGBERG u.Mitarb., 1960; JERVIS, 1960).

Im noch nicht myelinisierten Gehirn und Kleinhirn pränatal diagnostizierter Feten mit metachromatischer Leukodystrophie sind nach histochemischen Kriterien metachromatische Substanzen nicht vorhanden (LEROY u.Mitarb., 1973; WIESMANN u.Mitarb., 1975).

Neben dem zentralen ist auch das periphere (und vegetative) Nervensystem am Krankheitsprozeß beteiligt, welches verschiedene Stadien einer segmentalen Entmarkung aufweist (JACOBI, 1947; NORMAN, 1947; DAYAN u.Mitarb., 1967). Die metachromatischen Granula liegen in den Schwannschen Zellen und Phagozyten (Abb. 3). Die Befunde scheinen von einem Nerven zum anderen und innerhalb eines Nerven sehr zu variieren. Insgesamt ist die Markscheidenschädigung bei chronischen (adulten) Fällen mit langer Verlaufsdauer offenbar stärker ausgeprägt als bei kindlichen, während metachromatische Ablagerungen bei ersteren spärlicher vorkommen (GOEBEL u.Mitarb.). Bei pränataler metachromatischer Leukodystrophie finden sich zahlreiche metachromatische Einschlüsse in Schwannschen Zellen bei norma-

---

[2] Der Begriff Metachromasie geht auf EHRLICH (1877) zurück und bedeutet die Änderung des Absorptionsspektrums eines Farbstoffes bei Verbindung mit bestimmten Gewebselementen.

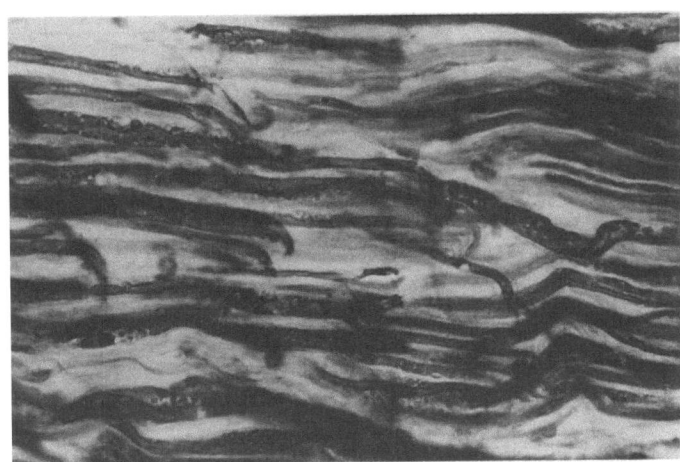
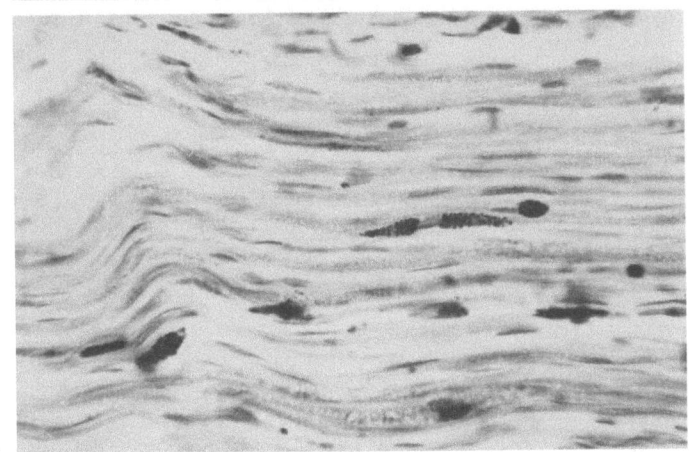

Abb. 3a u. b. Markscheidenzerfall im peripheren Nerven (N. suralis) bei adulter metachromatischer Leukodystrophie, PAS-Färbung (a).
Nachweis metachromatischer Substanzen in Schwannschen Zellen, Färbung mit Acridin-Flavin (b). (Aus PILZ et al., 1971)

ler Myelinbildung und fehlender Entmarkung (LEROY u.Mitarb., 1973; WIESMANN u.Mitarb., 1975). Auch im *N. suralis* (Biopsie) eines wahrscheinlich ca. 30 Jahre vor Krankheitsmanifestation präklinisch diagnostizierten Falles von adulter metachromatischer Leukodystrophie sind bereits schwach metachromatisch anfärbbare Produkte in einzelnen Schwannschen Zellen und Phagozyten nachweisbar (ARGYRAKIS u.Mitarb., 1976). In extraneuralen Organen (WITTE, 1921; NORMAN, 1947; BERTRAND u.Mitarb., 1954; HAGBERG u.Mitarb., 1960, 1962; JERVIS, 1960; BARGETON, 1961; WOLFE u. PIETRA, 1964) können metachromatische Substanzen in RES und/oder Parenchymzellen von Leber, Milz, Lymphknoten, Pankreas, Lunge, Hypophysenvorderlappen, Nebennierenrinde und Hoden beobachtet werden. Seltener kommen sie in Leukozyten des peripheren Blutes und im Knochenmark vor. Eine starke Anhäufung findet sich in den Tubulusepithelien der Niere (AUSTIN, 1959) sowie in der Gallenblasenwand, wo sich polypöse Schleimhautveränderungen bilden können (NORMAN, 1947; DISCHE, 1969). Auch bei pränataler metachromatischer Leukodystrophie sind metachromatische Produkte in der Niere, nicht aber in der Leber und Gallenblase aufzufinden (LEROY u.Mitarb., 1973).

Bei der Mukosulfatidose wird neben Entmarkung und Ablagerung metachromatischer Substanzen in der weißen Substanz von Hirn, Rückenmark und peripheren Nerven eine ubiquitäre Blähung der Ganglienzellen in der Groß- und Kleinhirnrinde sowie im Hirnstamm beobachtet. Sie enthalten neben einzelnen metachromatischen Produkten ein nichtmetachromatisches, feinkörniges, PAS-,

Thionin- und Bialpositives Speichermaterial (MOSSAKOWSKI u.Mitarb., 1961; LÜTHY u.Mitarb., 1966; ULRICH, 1971; AUSTIN, 1973b). In der Niere lassen sich neben metachromatischen Ablagerungen noch andere, weniger stark angefärbte Substanzen nachweisen. Die Gallenblase stellt sich in vielen Fällen normal dar.

G. Elektronenmikroskopie

Während der Periode der physiologischen Myelinisierung wird das Axon zunächst von einer Oligodendrogliazelle (zentrales Nervensystem) bzw. einer Schwannschen Zelle (peripheres Nervensystem) umhüllt. Durch spiraliges Aufrollen der Gliazellmembran um das Axon bei gleichzeitiger weitgehender Entfernung des Zytoplasmas entstehen zirkuläre Lamellen, die elektronenmikroskopisch eine Periodizität von etwa 120 Å besitzen. Elektronenoptisch faßbare Veränderungen im zentralen und peripheren Nervensystem bei metachromatischer Leukodystrophie betreffen in erster Linie zytoplasmatische Einschlußkörper, die Markscheide und das Axon (DE WEBSTER, 1962; AUREBECK u.Mitarb., 1964; CRAVIOTO u.Mitarb., 1966; GRÉGOIRE u.Mitarb., 1966; Terry u.Mitarb., 1966; BISCHOFF u. ULRICH, 1967; RESIBOIS-

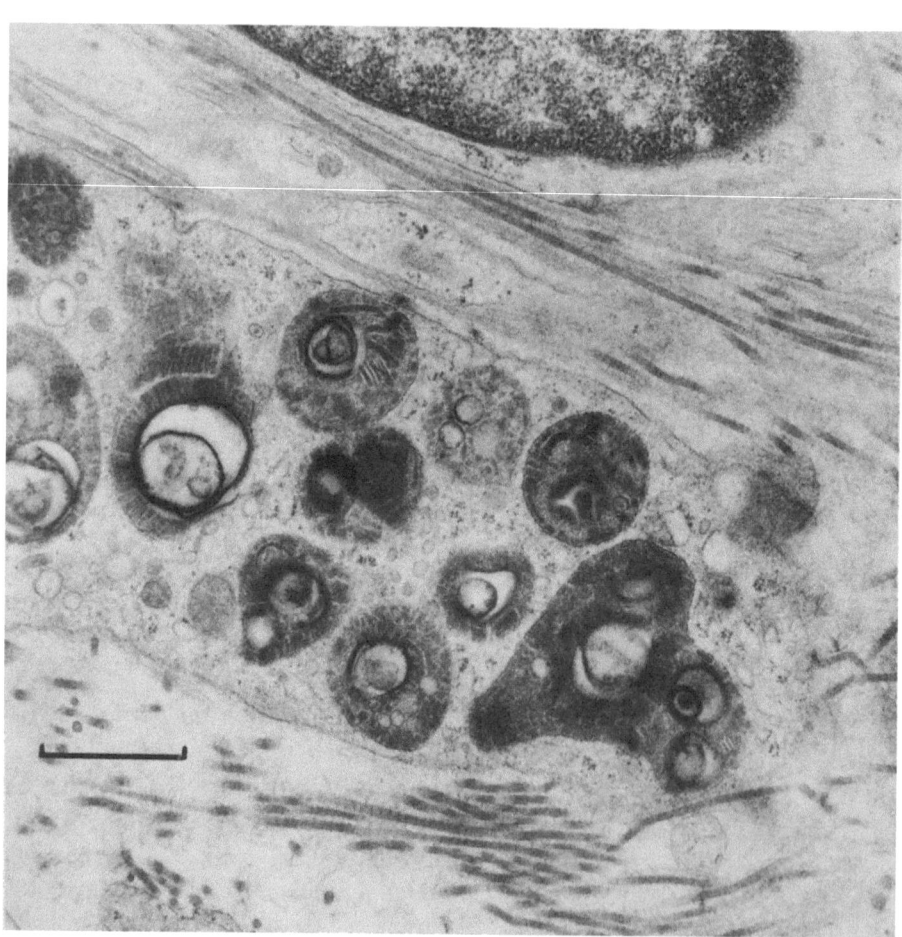

Abb. 4. Tuffsteinähnliche Residualkörperchen in einer mesenchymalen Zelle des N. suralis bei adulter metachromatischer Leukodystrophie (elektronenmikroskopische Darstellung, Länge der Meßlinie = 1 μ). (Von Priv.-Doz. Dr. H.H. GOEBEL, Neuropathologische Abteilung der Neurologischen Universitätsklinik Göttingen)

GRÉGOIRE, 1967; LIU, 1968; RESIBOIS, 1969; BISCHOFF, 1970; ULRICH, 1971; KLAUS-RUPPERT u. SOMMER, 1972; TOGA u. Mitarb., 1972).

Abnorme Einschlüsse kommen in Oligodendrogliazellen, Astrozyten und Neuronen des zentralen Nervensystems, sowie in Schwannschen Zellen und Phagozyten des peripheren Nervensystems vor. Sie variieren stark im Aussehen und können amorph-homogen, granulär, vesikulär, fibrillär, lamellär, prismatisch und konzentrisch geschichtet sein (Abb. 4 u. 5). Parakristalline Strukturen besitzen Tuffstein-, Fischgräten- oder Honigwabenmuster. Sie sind oft von einer Membran umgeben. Von vielen Autoren werden die tuffsteinartigen und konzentrisch geschichteten Einschlüsse (Periodik 56–64 Å) als die typischen, den metachromatischen Granula entsprechenden Gebilde angesehen, andere vertreten die Ansicht, daß es sich bei den verschiedenen Einschlüssen um unterschiedliche Entwicklungsstadien und Aggregatzustände von Ablagerungsprodukten handelt, die noch mit anderen Lipiden, Lipoproteinen und Mukopolysacchariden verknüpft sein können (AUSTIN, 1973a; LIU, 1973). Da diese Körperchen auch in Schwannzellen noch unbemarkter oder intakter Markscheiden beobachtet werden, kann es sich nicht nur um pathologische Abbau- oder Speicherprodukte handeln. Manche Ablagerungen lassen sich nicht sicher einem Zellelement zuordnen.

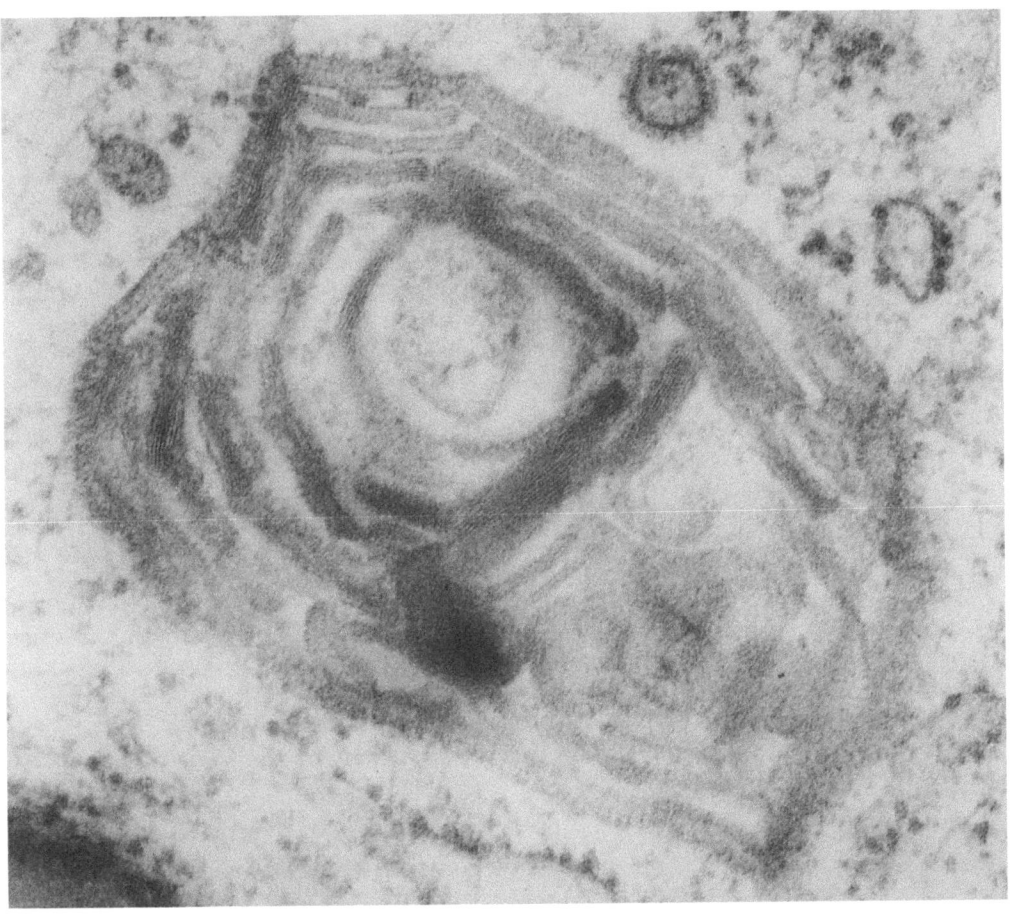

Abb. 5. Residualkörperchen mit geschichteten Membranen aus dem N. suralis eines Patienten mit adulter metachromatischer Leukodystrophie (×87000). (Von Priv.-Doz. Dr. H.H. GOEBEL, Neuropathologische Abteilung der Neurologischen Universitätsklinik Göttingen)

Veränderungen des Myelins sind oft nur schwer von Artefakten zu trennen. Eine gewisse Auflockerung mit vergrößertem Abstand zwischen den einzelnen Lamellen (140 Å) scheint jedoch dem eigentlichen Myelinabbau vorauszugehen. Am peripheren Nerven beginnt die Markscheidendegeneration zuerst an den Ranvierschen Schnürringen. Eigenartige Myelinwirbel und Ovoide im Zytoplasma von Schwannschen Zellen können noch nicht entgültig definiert werden. Eine verstärkte Osmiophilie von Mitochondrien und Achsenzylindern sind erste Zeichen der axonalen Degeneration. Ob pathologische Veränderungen an den ebenfalls Sulfatide enthaltenden Mitochondrien primärer oder sekundärer Natur sind, läßt sich ebenfalls bis jetzt nicht entscheiden.

Alle aufgeführten typischen Veränderungen am peripheren Nerven wurden auch nach Biopsie des *N. suralis* bei einem präklinisch erfaßten Patienten ohne jegliche Ausfallserscheinungen etwa 30 Jahre vor der zu erwartenden Krankheitsmanifestation beobachtet (ARGYRAKIS u.Mitarb., 1976). Auch am peripheren Nerven von pränatal diagnostizierten Fällen von metachromatischer Leukodystrophie sind lamellierte, prismatische oder tuffsteinartige Einschlüsse nachweisbar, während im Gehirn keine Veränderungen oder lediglich einzelne konzentrisch lamellierte Körperchen vorkommen (LEROY u.Mitarb., 1973; WIESMANN u.Mitarb., 1975).

Prismatische Einschlüsse finden sich auch in Niere und Leber bei metachromatischer Leukodystrophie.

In kultivierten Hautfibroblasten von Patienten mit metachromatischer Leukodystrophie unterschiedlicher Verlaufsform lassen sich typische zytoplasmatische Einschlüsse nach Zugabe von Sulfatiden zum Nährmedium erzeugen. Geringer ausgeprägte, z.T. unspezifische Veränderungen finden sich auch bei heterozygoten Carriern oder bei Normalpersonen, wenn die Zellen einer starken Sulfatidkonzentration ausgesetzt sind (HUG u.Mitarb., 1970, 1972; PORTER u.Mitarb., 1970, 1971).

H. Biochemie

1. Lipidzusammensetzung von normaler weißer Substanz (Mark) des Gehirns

Die weiße Substanz des Gehirns besteht etwa zu 50% des Trockengewichts aus Lipiden. In mengenmäßig abnehmender Reihenfolge handelt es sich dabei um freies (unverestertes) Cholesterin (20—25% der Gesamtlipide), Cerebroside (13—21%), Phosphatidyläthanolamin bzw. Colaminkephalin (10—16%), Phosphatidylcholin bzw. Lecithin (7—13%), Sphingomyelin (4—7%), Phosphatidylserin bzw. Serinkephalin (2—5%) und Sulfatide bzw. Cerebrosidsulfat (1,5—6%) (O'BRIEN u. SAMPSON, 1965; PILZ, 1968).

Das Lipidmuster von reinem Myelin aus weißer Substanz hat eine ähnliche Zusammensetzung, allerdings ist die Gesamtlipidmenge wesentlich größer (70—80% des Trockengewichts).

Sulfatide sind demnach physiologische Bestandteile der normalen menschlichen Myelinmembran, wo sie, wie alle Myelinlipide, besonders innerhalb des ersten Lebensjahres stark zunehmen. Außerdem kommen sie in geringer Menge auch in den Mikrosomen, Mitochondrien und Lysosomen von Gliazellen sowie im Zytoplasma einiger Ganglienzellen vor (DAVISON u. GREGSON, 1966; AUSTIN, 1973a). Die Fettsäuren der Glykosphingolipide (Cerebroside, Sulfatide) sind durch einen hohen Anteil an höherkettigen unsubstituierten und Hydroxyfettsäuren charakterisiert, von denen besonders folgende zu erwähnen sind: Nervonsäure ($C_{24:1}$), Lignocerinsäure ($C_{24:0}$), Pentacosensäure ($C_{25:1}$), Pentacosansäure ($C_{25:0}$), Hexacosensäure ($C_{26:1}$), Cerebronsäure ($C_{24h:0}$), Hydroxynervonsäure ($C_{24h:1}$), Hydroxytricosansäure ($C_{23h:0}$), Hydroxytricosensäure ($C_{23h:1}$), Hydroxypentacosansäure ($C_{25h:0}$), Hydroxybehensäure ($C_{22h:0}$) (O'BRIEN u. SAMPSON, 1965; HEIPERTZ u.Mitarb., 1976). Sphingomyelin besitzt neben Palmitin- und Stearinsäure ($C_{16:0}$, $C_{18:0}$) ebenfalls höherkettige Fettsäuren, jedoch keine Hydroxyfettsäuren (SVENNERHOLM, 1963).

2. Lipidzusammensetzung verschiedener Körperorgane bei metachromatischer Leukodystrophie

a) Gehirn

Bei spätinfantiler und juveniler metachromatischer Leukodystrophie nehmen die Sulfatide in der weißen Substanz um das 3—10fache der Norm bezogen auf die Gesamtlipidmenge zu (Abb. 6). Da gleichzeitig eine Entmarkung stattfindet, kommt es zu einer Verminderung der Gesamtlipide, wovon die Myelinlipide besonders betroffen sind. Dadurch wird das Verhältnis von Cerebrosiden zu Cerebrosidsulfaten, das normalerweise 3:1 bis 4:1 beträgt, umgekehrt (HAGBERG u.Mitarb., 1962, 1960; JATZKEWITZ, 1960, 1963; JERVIS, 1960; SVENNERHOLM, 1963; JATZKEWITZ u.Mitarb., 1964). Die Abnahme der Cerebrosidmenge ist dabei größer als bei Entmarkungsvorgängen anderer Genese (JATZKEWITZ, 1963, 1964). Cholesterinester, die beim sudanophilen Markabbau entstehen, kommen bei metachromatischer Leukodystrophie nicht vermehrt vor.

Abgesehen von einer geringeren Myelinausbeute gibt es keine wesentlichen quantitativen Unterschiede in der Lipidzusammensetzung von weißer Substanz und isoliertem Myelin bei metachromatischer Leukodystrophie (O'BRIEN u. SAMPSON, 1965).

Zwischen spätinfantilen und juvenilen Fällen wurden keine signifikanten Unterschiede im Ausmaß der Sulfatidspeicherung gefunden (MEHL u. JATZKEWITZ, 1968). Bei adulten Fällen scheint die Verminderung der Gesamtlipidmenge größer zu sein als bei infantilen. Die Sulfatidspeicherung beträgt aber, wie die wenigen, bisher untersuchten Fälle zeigen, nur das 1,2- bis 2,5fache, wobei lokale Unterschiede vorhanden sind (SVENNERHOLM, 1963; PILZ u. MÜLLER, 1969; KRAUS-RUPPERT u.Mitarb., 1972; OGINO u. YOKOI, 1974). Ein Speichervorgang ist trotzdem am Verhältnis von Cerebrosiden zu Sulfatiden

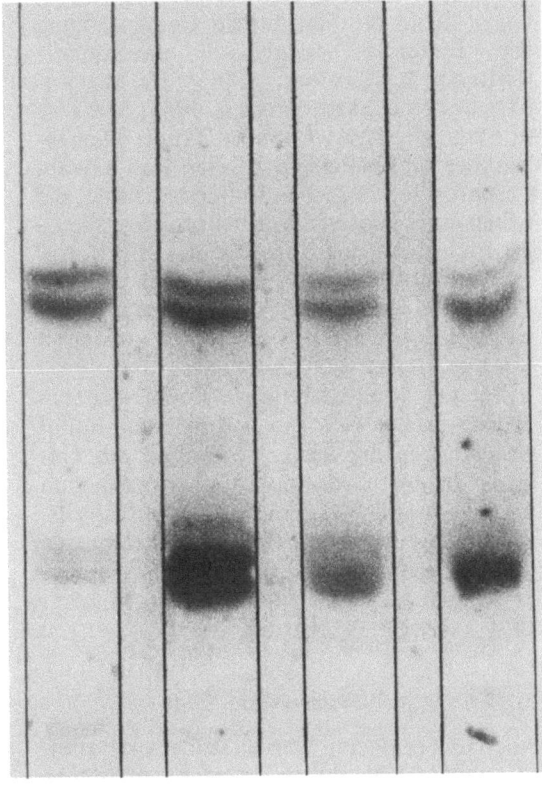

Abb. 6. Dünnschichtchromatographische Darstellung der Sulfatid-Speicherung im Gehirn bei metachromatischer Leukodystrophie. *A* Normalgewebe, *B* spätinfantile Form, *C* Variante Austin, *D* adulte Form. (Aus PILZ und HEIPERTZ, 1975, mit freundlicher Genehmigung des Thieme-Verlages)

zu erkennen, das deutlich verringert ist. Auch in makroskopisch normal erscheinender weißer Substanz (Kleinhirn) kann eine Sulfatidvermehrung vorliegen (PILZ u. MÜLLER, 1969). Bei einigen adulten Fällen ist, analog zu den morphologischen Befunden, eine Sulfatidvermehrung auch in Neuronen der Hirnrinde nachweisbar (SVENNERHOLM, 1963; KRAUS-RUPPERT u.Mitarb., 1972; OGINO u. YOKOI, 1974).

Im Lipidextrakt von metachromatischen Granula, die durch Gradientenzentrifugation aus dem Gehirn von Patienten mit metachromatischer Leukodystrophie isoliert wurden, finden sich hauptsächlich Sulfatide, daneben auch freies Cholesterin und Phosphatide (SUZUKI u.Mitarb., 1966, 1967). Wahrscheinlich enthalten diese Granula außerdem Mukopolysaccharide (MOSER, 1972).

Während sich das Fettsäuremuster von Cerebrosiden und Sphingomyelin bei spätinfantiler metachromatischer Leukodystrophie insbesondere zugunsten kurzkettiger Nichthydroxy-Fettsäuren verändert ($C_{16:0}$, $C_{18:1}$, $C_{18:0}$), bleibt die Fettsäurezusammensetzung der Sulfatide weitgehend unverändert (O'BRIEN u. SAMPSON, 1965; STÄLLBERG-STENHAGEN u. SVENNERHOLM, 1965; MALONE u. STOFFYN, 1966; MENKES, 1966). Demgegenüber sind bei einem adulten Fall sowohl Cerebroside wie auch Sulfatide betroffen, die neben einer relativen Vermehrung kurzkettiger Fettsäuren eine Abnahme der ungesättigten unsubstituierten und Hydroxy-C_{24}-Fettsäuren und einen Anstieg der entsprechenden gesättigten Fettsäuren aufweisen (PILZ u. HEIPERTZ, 1974).

Bei der Mukosulfatidose findet sich ein ebenso großer oder etwas geringerer Sulfatidanstieg in der weißen Substanz des Gehirns. In der Hirnrinde kommen zusätzlich die Ganglioside G_{M3} und G_{M2}, Lactosylceramid sowie sulfatierte Mukopolysaccharide (Glykosaminoglykane) vermehrt vor (PILZ u. JATZKEWITZ, 1968; MURPHY u.Mitarb., 1971; AUSTIN, 1973b).

b) Peripheres Nervensystem

Auch im peripheren Nerven ist bei spätinfantiler und frühadulter metachromatischer Leukodystrophie ein deutlicher Sulfatidanstieg zu erkennen (MALONE u. STOFFYN, 1967; HIROSE u. BASS, 1972). Bei einem adulten Fall ist zwar keine absolute Sulfatidvermehrung beschrieben, das Cerebrosid/Sulfatid-Verhältnis weist aber ebenfalls auf eine relative Erhöhung der Sulfatidmenge hin (PILZ u. HEIPERTZ, 1975). Bereits normalerweise besitzen die Glykolipide des peripheren Nerven nicht so große Mengen an höherkettigen Fettsäuren wie das Gehirn. Dieses Verhältnis ist bei metachromatischer Leukodystrophie noch weiter zugunsten der kurzkettigen unsubstituierten und Hydroxyfettsäuren verschoben (MALONE u. STOFFYN, 1967).

c) Extraneurale Organe

Bei allen Verlaufsformen von metachromatischer Leukodystrophie sind die Sulfatide in der Niere proportional stärker vermehrt als in der weißen Substanz des Gehirns. Die Speicherung kann das 70fache der Norm erreichen. Neben Galaktosylsulfat-ceramid kommt dabei in der Niere (und Leber) auch Lactosylsulfat-ceramid vor (MARTENSSON u.Mitarb., 1966; SUGITA u.Mitarb., 1974). Diese Sulfatide werden auch mit dem Urin entweder innerhalb von Epithelzellen oder in freier Form ausgeschieden (HAGBERG u. SVENNERHOLM, 1959; AUSTIN u.Mitarb., 1968; DACREMONT u. HOOFT, 1969; DESNICK u.Mitarb., 1971; PHILIPPART u.Mitarb., 1971; GRÉGOIRE u.Mitarb., 1972; HARZER u. BENZ, 1973; CZMOK u.Mitarb., 1974). Die Glykolipidzusammensetzung von Nierengewebe und Urinsediment (Abb. 7) ist dadurch fast identisch (GRÉGOIRE u.Mitarb., 1972; PILZ u.Mitarb., 1973; PILZ u. HEIPERTZ, 1975), so daß man hinsichtlich der Urinlipide auch von einer indirekten Nierenbiopsie gesprochen hat (DESNICK u.Mitarb., 1971). Signifikante Unterschiede in der Ausscheidungsmenge bei den verschiedenen Formen von metachromatischer Leukodystrophie liegen nicht vor.

Das Fettsäuremuster der Urinsulfatide ist ähnlich demjenigen der Nierensulfatide, unterscheidet sich aber deutlich von dem der Hirnsulfatide (MALONE u. STOFFYN, 1966; PHILIPPART u.Mitarb., 1971; GRÉGOIRE u.Mitarb., 1972). Aus diesem Grunde ist es unwahrscheinlich, daß größere Mengen der Nieren- bzw. Urinsulfatide aus dem Gehirn stammen, auch wenn nach intrazerebraler Injektion von Sulfatiden in das Rattenhirn

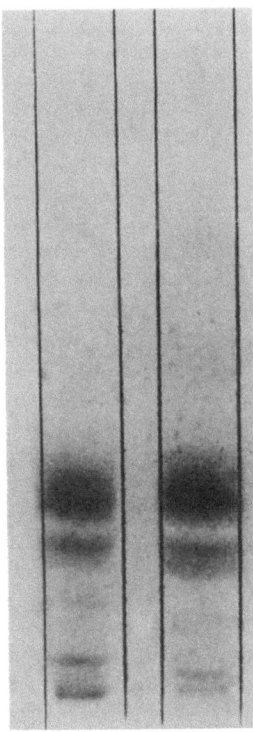

Abb. 7. Dünnschichtchromatographischer Nachweis von Sulfatiden in Niere (zweite Säule) und Urin (erste Säule) bei metachromatischer Leukodystrophie. (Aus PILZ und HEIPERTZ, 1975, mit freundlicher Genehmigung des Thieme-Verlages)

kleine Sulfatidtropfen histochemisch in den Nierentubuli nachzuweisen waren (HANSSON u.Mitarb., 1967). Bei der Mukosulfatidose ist in Niere (und Leber) neben der Sulfatidspeicherung eine Vermehrung von Cholesterin-, Dermatan- und Heparinsulfat vorhanden, die bei einigen Fällen ebenfalls mit dem Urin ausgeschieden werden (RAMPINI u.Mitarb., 1970; MURPHY u.Mitarb., 1971; MOSER u.Mitarb., 1972; AUSTIN, 1973a; COUCHOT u.Mitarb., 1974; ETO u.Mitarb., 1974).

3. Enzymdefekt bei metachromatischer Leukodystrophie

a) Cerebrosidsulfatase

JATZKEWITZ vermutete bereits 1960 als Ursache der metachromatischen Leukodystrophie einen genetisch bedingten Defekt des Enzyms Cerebrosidsulfatase, welches aus Cerebrosidsulfaten (Sulfatiden) die Sulfatgruppe unter Bildung von Cerebrosiden abspalten sollte. Er führte hierfür mehrere Gründe an: Starke Speicherung von Sulfatiden und ihr langes Liegenbleiben im zerfallenen Hirngewebe; geringere Cerebrosidmenge in der weißen Substanz bei metachromatischer Leukodystrophie als bei anderen Entmarkungskrankheiten; Störung der gen-abhängigen Synthese eines abbauenden Enzyms in Analogie zu anderen, dem rezessiven Erbgang folgenden Stoffwechselstörungen.

MEHL und JATZKEWITZ (1963, 1964) isolierten daraufhin 1963 erstmals eine Cerebrosidsulfatase aus Schweineniere. Nach starker Anreicherung und Reinigung des Enzyms konnte die Cerebrosidsulfatase-Aktivität (hitzelabile Komponente) durch Zugabe einer weiteren, elektrophoretisch gewonnenen Komplementärfraktion (hitzestabile Komponente) um das mehrfache erhöht werden. Die Cerebrosidsulfatase baut lediglich das bei metachromatischer Leukodystrophie gespeicherte Galaktosyl-3-sulfat-ceramid, nicht synthetisches Galaktosyl-6-sulfat-ceramid ab (MEHL u. JATZKEWITZ, 1968). Sie ist auch in anderen Organen (Leber, Milz, Hirn, Lymphknoten), in Leukozyten (HARZER u.Mitarb., 1973) sowie Hautfibroblasten nachzuweisen (PORTER u.Mitarb., 1972) und besitzt ein pH-Optimum von 4,5. Bei spätinfantiler und juveniler metachromatischer Leukodystrophie ist die Cerebrosidsulfatase-Aktivität in Nieren-, Leber- und Hirngewebe unabhängig vom Manifestations- bzw. Todesalter bis auf die untere Nachweisgrenze abgesunken (MEHL u. JATZKEWITZ, 1965; JATZKEWITZ u. MEHL, 1969). Ein ähnlicher Befund ergibt sich mit Hautfibroblasten von Patienten mit unterschiedlichen Verlaufsformen von metachromatischer Leukodystrophie (PORTER u.Mitarb., 1971; PERCY u.Mitarb., 1972). Lediglich bei Ein- und Abbaustudien mit radioaktiv markiertem Cerebrosidsulfat korreliert in vitro die Cerebrosidsulfatase-Aktivität in Fibroblastenkulturen zum Alter von Patienten mit metachromatischer Leukodystrophie (PORTER u.Mitarb., 1971), so daß möglicherweise zusätzliche intrazelluläre Faktoren für das Zustandekommen der unterschiedlichen Manifestationsformen der Erkrankung verantwortlich zu machen sind.

b) Arylsulfatasen

Arylsulfatasen (Arylsulfat-Sulfohydrolase E.C. 3.1.6.1) sind Enzyme, welche aus sulfatierten aromatischen oder phenolischen Molekülen die Sulfatgruppe abspalten können. Da dieser Vorgang in der Regel mit einem Farbumschlag der betreffenden Substanzen verbunden ist, werden diese, ähnlich wie auch bei der Bestimmung anderer Glykolipidhydrolasen, als chromogene Substrate eingesetzt. Die Affinität der beim Menschen vorkommenden Arylsulfatasen ist besonders groß gegenüber 2-Hydroxy-5-nitrophenylsulfat (=p-Nitrokatechol-sulfat), so daß die meisten Bestimmungen hiermit durchgeführt werden. Arylsulfatasen sind in der Natur weit verbreitet und wurden u.a. bei Bakterien, Pilzen, Insekten, Vögeln und Säugern nachgewiesen (DODGSON u. SPENCER, 1957). AUSTIN u.Mitarb. stellten zwischen 1963 und 1965 fest, daß in den Organen von Kranken mit metachromatischer Leukodystrophie eine Verminderung des Enzyms Arylsulfatase A vorliegt (AUSTIN u.Mitarb., 1963, 1965). Es handelt sich hierbei um ein gut lösliches, in den Lysosomen lokalisiertes Enzym, das aufgrund kinetischer und physikalischer Eigenschaften (pH-Optimum, Hemmund Aktivierungsfaktoren) von der ebenfalls lysosomalen Arylsulfatase B abzugrenzen ist.

Schließlich gibt es noch eine mikrosomale, schwerlösliche Arylsulfatase C (ROY, 1954; DODGSON u.Mitarb., 1956; DODGSON u. SPENCER, 1957), deren Aktivität ebenso wie diejenige der Arylsulfatase B bei den gewöhnlichen Fällen von metachromatischer Leukodystrophie nicht verändert ist (AUSTIN u.Mitarb., 1965, 1963; HARZER u.Mitarb., 1973). Man spricht daher auch von der Enzymvariante B der metachromatischen Leukodystrophie. MEHL und JATZKEWITZ stellten fest, daß das physiologische Substrat der Arylsulfatase A das bei der metachromatischen Leukodystrophie gespeicherte Cerebrosid-3-sulfat ist, so daß das Enzym als Bestandteil der Cerebrosidsulfatase anzusehen bzw. mit ihr identisch ist (MEHL u. JATZKEWITZ, 1965, 1968; STINSHOFF u. JATZKEWITZ, 1975). Arylsulfatase A hydrolysiert jedoch nicht nur den Abbau von Galaktosylsulfatceramid, sondern auch von Lactosylsulfatceramid, wodurch die renale Speicherung dieser Substanz erklärt wird (HARZER u. BENZ, 1974). Ob dem außerdem aufgefundenen Defekt einer Sulfogalaktosylsphingosinsulfatase (=Psychosinsulfatase, Abbau des fettsäurefreien Sulfatids) bei der metachromatischen Leukodystrophie eine physiologische Bedeutung zukommt, ist noch unbekannt (ETO u.Mitarb., 1974). Als weiteres Substrat der Arylsulfatase A ließ sich das Hauptglykolipid des Hodens, ein 3-Sulfoglycerogalaktolipid (Seminolipid) (FLUHARTY u.Mitarb., 1974), auffinden. Hirngewebe von Patienten mit metachromatischer Leukodystrophie besitzt auch einen Defekt der Seminolipidsulfatase (YAMAGUCHI u.Mitarb., 1975). Eine saure Arylsulfatase mit Cerebrosidsulfatase-Aktivität wurde auch bei verschiedenen Wirbellosen nachgewiesen, ohne daß bei diesen Spezies Sulfatide vorhanden sind (MRAZ u.Mitarb., 1974). Die Affinität der Arylsulfatase A, die häufig kurz als Sulfatase A bezeichnet wird (ROY, 1954), wurde auch gegenüber dem fluoreszierenden Substrat 4-Methylumbelliferyl-sulfat gemessen, die jedoch geringer ist als zum p-Nitrokatechol-sulfat (RINDERKNECHT u.Mitarb., 1970).

Obwohl gereinigte Arylsulfatase A auch ohne Komplementärfaktor Cerebrosid-3-sulfat abbaut (FAROOQUI u. BACHHAWAT, 1973; STINSHOFF u. JATZKEWITZ, 1975), wird die Cerebrosidsulfatase-Aktivität durch Zusatz dieser Komponente wesentlich erhöht (MEHL u. JATZKEWITZ, 1964). Diese Komponente ist auch im Gewebe von Patienten mit metachromatischer Leukodystrophie vorhanden und wurde als niedermolekulares Aktivatorprotein identifiziert (JATZKEWITZ u. STINSHOFF, 1973; FISCHER u. JATZKEWITZ 1975). In vitro wird ein ähnlich aktivierender Effekt durch Gallensäuren (Taurocholat, Desoxytaurocholat) und Magnesiumionen bewirkt (HARZER u.Mitarb., 1973; JATZKEWITZ u. STINSHOFF, 1973; JERFY u. ROY, 1973; STINSHOFF u. JATZKEWITZ, 1975). Ein Defekt der Arylsulfatase A bei metachromatischer Leukodystrophie (Enzymvariante B) kommt, wie derjenige der Cerebrosidsulfatase, nicht nur in verschiedenen Organgeweben (Hirn, Leber, Niere, Milz, Haut, Muskulatur) (AUSTIN u.Mitarb., 1963, 1965, 1968; GREENE u.Mitarb., 1967; MEHL u. JATZKEWITZ, 1968; JATZKEWITZ u. MEHL, 1969; AUSTIN, 1973a; HARZER u.Mitarb., 1973), sondern auch in Urin (AUSTIN u.Mitarb.,

1966; GREENE u.Mitarb., 1967; HAGBERG u. ÖCKERMAN, 1970; JULIUS u.Mitarb., 1971), Serum (BERATIS u.Mitarb., 1973), Leukozyten (PERCY u. BRADY, 1968), Fruchtwasser (BØRRESEN u. VAN DER HAGEN, 1973) und Hautfibroblasten (PORTER u.Mitarb., 1969; KABACK u. HOWELL, 1970) vor (s. auch Therapie und Präventivmedizin). Während die meisten Autoren keinen signifikanten Unterschied im Ausmaß des Enzymdefekts zwischen spätinfantiler, juveniler und adulter metachromatischer Leukodystrophie finden konnten (PERCY u. KABACK, 1971; PORTER u.Mitarb., 1971; HIROSE u. BASS, 1972; KABACK u.Mitarb., 1972; PERCY u.Mitarb., 1972; Pilz, 1972), ließen sich in einigen Fällen quantitative Differenzen der Arylsulfatase-Restaktivität bei früh- und spätmanifester Erkrankung im Urin (AUSTIN u.Mitarb., 1968; STUMPF u. AUSTIN, 1971; THOMAS u. HOWELL, 1972) oder in Knochenmarkfibroblasten (BERATIS u.Mitarb., 1974) nachweisen.

In allen Fällen von metachromatischer Leukodystrophie ist demnach der Arylsulfatase A-Defekt nicht komplett, sondern es bleibt eine gewisse Restaktivität erhalten (HARZER u.Mitarb., 1973). Wird ein monospezifischer Antikörper gegen die Arylsulfatase A hergestellt und eine Immunodiffusion gegen gereinigten Enzymextrakt aus Leber von Normalpersonen und Patienten mit spätinfantiler und juveniler metachromatischer Leukodystrophie durchgeführt, so läßt sich zeigen, daß stets eine Proteinpräzipitationsbande entsteht, die nach Inkubation mit p-Nitrokatecholsulfat aber nur im Normalfall eine sichtbare Arylsulfatase A-Aktivität aufweist (NEUWELT u.Mitarb., 1971; STUMPF u. AUSTIN, 1971; STUMPF u.Mitarb., 1971; AUSTIN, 1973a). Dieser Befund weist darauf hin, daß auch Patienten mit metachromatischer Leukodystrophie eine annähernd normale Menge eines Sulfatase A-ähnlichen Proteins besitzen, dessen Enzymaktivität jedoch deutlich verringert ist.

Arylsulfatase A und B lassen sich nicht nur durch eine Auswahl bestimmter Puffer und Inhibitoren differenzieren, sondern auch durch Elektrophorese (ROY, 1954; DODGSON u.Mitarb., 1956; DUBOIS u. BAUMANN, 1973; RATTAZZI u.Mitarb., 1973; DUBOIS u.Mitarb., 1974) oder Elektrofokussierung (HARZER u.Mitarb., 1973) auftrennen. Während sich durch Elektrophorese auf Cellogel (RATTAZZI u.Mitarb., 1973) und nach isoelektrischer Fraktionierung (HARZER u.Mitarb., 1973) jeweils nur ein Arylsulfatase A-Isoenzym darstellt, können durch Polyacrylamidgel-Elektrophorese (DUBOIS u. BAUMANN, 1973; DUBOIS u.Mitarb., 1974) zwei Enzymbanden sichtbar gemacht werden. Weitere Hinweise, daß es sich bei der Arylsulfatase A wahrscheinlich nicht um ein einheitliches Enzym handelt, sind die unterschiedliche Substrathemmung, Thermostabilität und Ansprechbarkeit auf Inhibitoren des normalen und pathologischen Enzyms (STUMPF u. AUSTIN, 1971, 1972; AUSTIN, 1973; SUZUKI u. MIZUNO, 1974). Nach den bis jetzt vorliegenden Befunden wird (im Urin) die Majorkomponente Arylsulfatase A_1 durch hohe Substratkonzentrationen (> 10 mM p-Nitrokatechol-sulfat), den Sulfhydrylgruppen-Inhibitor p-Hydroxymercuribenzoat sowie d,l-Penicillamin, nicht jedoch durch Diäthyldithiocarbaminsäure inhibiert und ist bei 50° C verhältnismäßig thermostabil. Die Minorkomponente Arylsulfatase A_2 wird auch durch hohe Substratkonzentrationen (30 mM) nicht gehemmt, jedoch sehr stark durch p-Hydroxymercuribenzoat und auch durch Diäthyldithiocarbaminsäure, nicht jedoch durch d,l-Penicillamin inhibiert und ist extrem thermolabil. Möglicherweise liegt bei der spätinfantilen Form von metachromatischer Leukodystrophie ein Defekt der Arylsulfatase A_1 und A_2, bei der juvenilen (und adulten?) Form nur ein Defekt der Arylsulfatase A_1 vor (SUZUKI u. MIZUNO, 1974). Ob diese beiden Enzymunterformen mit den beiden elektrophoretisch aufgetrennten Arylsulfatasen A identisch sind, ist noch unbekannt. Wahrscheinlich haben sie jedoch nichts zu tun mit zwei Enzymformen aus Urin, die durch Gradientenlöslichkeitschromatographie aufgetrennt wurden (STEVENS u.Mitarb., 1973).

In diesem Zusammenhang ist bemerkenswert, daß eine neue Variante von infantiler metachromatischer Leukodystrophie mit langsamer Krankheitsentwicklung und normaler Gesamt-Arylsulfatase A-Aktivität in den Leukozyten beschrieben wurde, bei der nach Polyacrylamidgel-Elektrophorese die Minorbande der Arylsulfatase A fehlt (DUBOIS u.Mitarb., 1975; TURPIN u.Mitarb., 1974).

Es wurde bereits erwähnt, daß bei metachromatischer Leukodystrophie die Aktivität der Arylsulfatase B, die nach isoelektrischer Fraktionierung 2 Peaks zeigt (HARZER u.Mitarb., 1973), unverändert ist. Ein Defekt dieses Enzyms führt nicht zu einer Störung im Lipid-, sondern im Mukopolysaccharid-Stoffwechsel und kommt beim Maroteaux-Lamy-Syndrom (Mukopolysaccharidose Typ VI) vor (STUMPF u.Mitarb., 1973; FLUHARTY u.Mitarb., 1974). Untersuchungen bei dieser Erkrankung lassen den Schluß zu, daß das Substrat dieses Enzyms Substanzen mit einem endständigen N-Acetylgalaktosamin-4-sulfat-Rest sind, die Arylsulfatase B also als N-Acetyl-galaktosamin-4-sulfatase aufzufassen ist (MATALON u.Mitarb., 1974; O'BRIEN u.Mitarb., 1974). Dadurch erklärt sich die Speicherung und vermehrte Urinausscheidung der Glykosaminoglykane Dermatan-, Heparin- und Chondroitin-4-sulfat. Unklarheit herrscht noch darüber, ob die Arylsulfatase B eine gewisse Cerebrosidsulfatase-Aktivität besitzt, da hierüber widersprechende Befunde vorliegen (BLESZYNSKI u. ROY, 1973; HARZER u.Mitarb., 1973).

Patienten mit Mukosulfatidose besitzen einen Defekt aller drei Arylsulfatasen (A, B und C), weswegen die Erkrankung als metachromatische Leukodystrophie mit multiplem Sulfatase-Defekt oder, in Analogie zur G_{M2}-Gangliosidose mit totalem Hexosaminidase-Defekt (s.S. 613), als Enzymvariante O der metachromatischen Leukodystrophie bezeichnet wird (MURPHY u.Mitarb., 1971; MOSER u.Mitarb., 1972; AUSTIN, 1973b; HARZER u.Mitarb., 1973). Restaktivitäten der Enzyme bleiben auch bei dieser Krankheitsvariante vorhanden; von der Arylsulfatase B wurden in der Leber noch 50% gemessen (ETO u.Mitarb., 1974). Grundsätzlich könnte man die Mukosulfatidose als Kombination von metachromatischer Leukodystrophie und Maroteaux-Lamy-Syndrom mit einem Defekt der Arylsulfatase C auffassen. Letztere ist für die zusätzliche Speicherung von Steroidsulfaten (Cholesterinsulfat, Dehydroepiandrosteronsulfat) verantwortlich zu machen (MURPHY u.Mitarb., 1971). Ein isolierter Defekt dieses Enzyms wurde bisher nicht bekannt. In der Leber ist außerdem die β-Galaktosidase stark vermindert (AUSTIN, 1973b; COUCHOT u.Mitarb., 1974). Wie bei den anderen Formen von metachromatischer Leukodystrophie, so ist auch hier eine normale Menge an enzymatisch inaktivem Enzymprotein vorhanden (STUMPF u. AUSTIN, 1971, 1972; STUMPF u.Mitarb., 1971; AUSTIN, 1973a).

I. Pathogenese

Die primäre molekulare Störung bei der metachromatischen Leukodystrophie ist, wie bei den meisten rezessiv vererbten Krankheiten, in einem angeborenen Defekt eines Strukturgens zu suchen, wobei für die unterschiedlichen Manifestationsformen Störungen an verschiedenen Genloci anzunehmen sind. Für die Vermutung, daß auch bei der metachromatischen Leukodystrophie mit multiplem Sulfatase-Defekt nicht eine Störung eines Regulatorgens vorliegt, spricht das Vorhandensein einer normalen Enzymproteinmenge bei verminderter Enzymaktivität.

Die einfachste Erklärung für den unterschiedlichen Krankheitsbeginn und -verlauf bei spätinfantiler, juveniler und adulter metachromatischer Leukodystrophie wäre die Annahme eines quantitativ verschieden stark ausgeprägten Enzymdefekts, der zusammen mit der wechselnden Turnover-Rate der Sulfatide während und nach der Myelinisierung zu einer mehr oder weniger ausgeprägten Lipidstoffwechselstörung führt. Demgegenüber steht die Tatsache, daß bei den meisten Untersuchungen keine signifikanten Unterschiede im Ausmaß des Enzymdefekts aufgefunden werden konnten. Wie bereits erwähnt, ist aber offenbar das Sulfatid-Turnover in Hautfibroblasten von infantiler und juveniler metachromatischer Leukodystrophie unterschiedlich groß, so daß zusätzliche zelluläre Faktoren für einen frühen oder späten Beginn der Erkrankung eine Rolle spielen könnten. Ob eine mögliche Cerebrosidsulfatase-Restaktivität der Arylsulfatase B ebenfalls mit im Spiele ist, erscheint eher unwahrscheinlich. Neue Aspekte ergeben sich durch Befunde, die auf das Vorhandensein von Isoenzymen der Arylsulfatase A hinweisen, wobei jedoch weitere Untersuchungen abgewartet werden müssen.

Das für die Cerebrosidsulfatase-Aktivität essentielle Aktivatorprotein ist auch bei Patienten mit spätinfantiler metachromatischer Leukodystrophie vorhanden. Trotzdem läßt sich bisher nicht ausschließen, daß es ebenfalls für Variationen der metachromatischen Leukodystrophie in Frage kommt oder sogar völlig fehlen kann.

Die Sulfatase A ist, wie andere saure Hydrolasen, vorwiegend in den Lysosomen lokalisiert. Daher wird die metachromatische Leukodystrophie auch zur Gruppe der sog. angeborenen lysosomalen Krankheiten gerechnet. Bei der Mukosulfatidose sind allerdings noch andere Organellen am Zustandekommen der Erkrankung beteiligt, da die in den Mikrosomen vorhandene Arylsulfatase C ebenfalls defekt ist. Ein genereller Defekt der Lysosomen, beispielsweise durch Bersten der angeschwollenen Lysosomen, kann nicht vorliegen, da die Aktivität anderer lysosomaler Enzyme normal bleibt (PORTER u.Mitarb., 1969; LEROY u.Mitarb., 1970).

Die Pathogenese der morphologisch faßbaren Veränderungen bei metachromatischer Leukodystrophie ist noch nicht vollständig aufgeklärt, da sich weder mit morphologischen noch mit biochemischen Methoden primäre Speicherprodukte von sekundären Abbauprodukten trennen lassen. Außerdem liegt stets ein Mischbild verschiedener Krankheitsstadien des Glia-Myelin-Komplexes vor. Für die Ursachen des Markscheidenzerfalls werden im wesentlichen zwei Theorien diskutiert, die entweder auf einer primären Myelin-Insuffizienz oder auf einer primären Glia-Insuffizienz basieren, wobei jeweils verschiedene pathogenetische Faktoren wirksam werden können (AUSTIN, 1973a).

Die Theorie der Myelininsuffizienz geht von der Vorstellung aus, daß bei der metachromatischen Leukodystrophie von vornherein eine chemisch „falsch" zusammengesetzte, abnorme und damit instabile Myelinmembran gebildet wird, die schließlich zerfällt (O'BRIEN, 1964; O'BRIEN u. SAMPSON, 1965). Für diese Hypothese wird der Befund herangezogen, daß nicht nur weiße Substanz, sondern auch isoliertes Myelin aus Hirngewebe von Patienten mit metachromatischer Leukodystrophie eine vermehrte Menge an Sulfatiden, einen verminderten Gehalt an Cerebrosiden und ein verändertes Fettsäuremuster der Sphingolipide besitzen. Einschränkend muß man feststellen, daß diese Untersuchungen nichts über die Myelinzusammensetzung vor Ausbruch der Erkrankung aussagen. Die Vermutung einer Synthesestörung der Cerebroside mit sekundärer Vermehrung der Sulfatide unter Annahme einer gemeinsamen Vorstufe (HAGBERG u.Mitarb., 1962; SVENNERHOLM, 1963) ist durch die Auffindung des Sulfatase-Defekts nicht mehr aktuell.

Viel wahrscheinlicher ist die andere Hypothese, die eine Insuffizienz der für den Myelinstoffwechsel wichtigen Gliazellen zugrunde legt. Ausgehend vom Sulfatase-Defekt wird vermutet, daß zunächst am Ort des höchsten Sulfatid-Turnovers, also in einigen subzellulären Organellen und Plasmamembranen, eine pathologische Sulfatidspeicherung stattfindet, die zur progressiven Funktionsstörung der Gliazellen (bes. Oligodendroglia- bzw. Schwannzellen) und schließlich zum Untergang dieser Zellen sowie zur Leukodystrophie führt. Hierbei wird vorausgesetzt, daß das Myelin ursprünglich völlig normal zusammengesetzt ist. Es wäre denkbar, daß die stark negativ geladenen Sulfatid-Anionen eine direkte Wirkung auf umgebende Moleküle (Aminosäuren) und Elektrolyte ausüben, wodurch Membrantransportstörungen entstehen. Zusätzlich kommt wahrscheinlich der vermehrte Einbau von Sulfatiden, möglicherweise verbunden mit einem Mangel an wichtigen Myelinbestandteilen, hinzu (verminderte Cerebrosidbildung aus Sulfatiden infolge des Sulfatase-Defekts). Bei einer tierexperimentellen Injektion von Sulfatiden in das Gehirn kommt es zwar zum Auftreten extrazellulärer metachromatischer Substanzen, nicht aber zu einer ausgedehnteren Entmarkung (HOLLÄNDER, 1966; HANSSON u.Mitarb., 1967). Bei der spätinfantilen Form von metachromatischer Leukodystrophie setzen die ersten Krankheitserscheinungen zu einem Zeitpunkt ein, an dem noch ein reger Myelinstoffwechsel mit Synthese und Abbau von Myelinlipiden stattfindet, der besonders die inneren Myelinlamellen betrifft und wahrscheinlich von subzellulären Strukturen einer schmalen inneren Schleife des Oligodendrozyten-Zytoplasmas gesteuert wird. Im Gegensatz hierzu verläuft im Jugend- und Erwachsenenalter der Myelinstoffwechsel sehr langsam, so daß wahrscheinlich bei den spätmanifesten Formen von metachromatischer Leukodystrophie die direkte Sulfatidspeicherung im Myelin eine untergeordnete Rolle für die Pathogenese der Entmarkung spielt. Außerdem ist zu berücksichtigen, daß es sich dann um eine chronische Demyelinisierung handelt, bei der durch Phagozytose und Gliavernarbungen zusätzliche Veränderungen hervorgerufen werden. Vielleicht erklären sich auf diese Weise die morphologischen und biochemischen Unterschiede zwischen infantiler und adulter metachromatischer Leukodystrophie.

Elektronenoptische Befunde über eine fast normale Markscheidenstruktur, pathologisch veränderte Organellen und unterschiedlich organisierte Speichersubstanzen in einzelnen Schwannzellen des peripheren Nerven bei einem präklinischen Fall von adulter metachromatischer Leukodystrophie sowie Befunde bei pränatal diagnostizierten Fällen (LEROY u. Mitarb., 1973; WIESMANN u. Mitarb., 1975) unterstützen die Hypothese der primären Glia-Insuffizienz (ARGYRAKIS u. Mitarb., 1976), die auch für andere Entmarkungskrankheiten diskutiert wird (RIEKKINEN u. Mitarb., 1972).

Obwohl auch im Nierengewebe infolge des hohen Sulfatidumsatzes eine massive Sulfatidspeicherung stattfindet, ist eine Niereninsuffizienz bei metachromatischer Leukodystrophie bisher nicht bekannt geworden. Nicht einmal Patienten mit der adulten Verlaufsform, bei denen nach dem Urinbefund präklinisch erfaßter Personen eine renale Sulfatidstoffwechselstörung über mehrere Jahrzehnte vorliegen muß, zeigen Zeichen einer gestörten Nierenfunktion (PILZ u. Mitarb., 1971, 1973). Wahrscheinlich kann die Niere durch die Ausscheidung der Sulfatide im Urin den Enzymdefekt kompensieren.

J. Diagnose und Differentialdiagnose

1. Klinische Befunde

Bei den meisten kindlichen Fällen von metachromatischer Leukodystrophie wird sich durch die typischen klinischen Befunde bereits eine entsprechende Verdachtsdiagnose stellen lassen. Das Vorstadium der Polyneurophathie wird gelegentlich mit anderen hypotonen Zustandsbildern, z.B. einer Myopathie oder Werdnig-Hoffmannschen Krankheit, verwechselt. Die Leukodystrophie vom Typ Krabbe ist unschwer durch das frühere Manifestationsalter und den rascheren Krankheitsverlauf abzugrenzen. Andere Formen von diffuser Sklerose, wie die orthochromatische Leukodystrophie bzw. die Adrenoleukodystrophie, können aufgrund der klinischen Kriterien nicht immer unterschieden werden, zumal bei manchen Fällen von Adrenoleukodystrophie die Symptome der Nebennierenrindeninsuffizienz nur gering ausgeprägt sind.

Da die klinischen Symptome mit zunehmendem Manifestationalter immer unspezifischer werden, bereiten die jugendlichen und Erwachsenenfälle u.U. große differentialdiagnostische Schwierigkeiten. Klinische Diagnosen wie neurotische Verhaltensstörung, präsenile Hirnatrophie (Morbus Pick und Alzheimer), multiple Sklerose, Pfropf- oder Defektschizophrenie, Hebephrenie, endogene Depression, chronischer Alkoholismus, progressive Paralyse, zerebellare Heredoataxie oder spastische Spinalparalyse sind nicht ungewöhnlich. Andere seltene degenerative Hirnerkrankungen, wie die Hallervorden-Spatzsche Krankheit oder die Creutzfeldt-Jakobsche Krankheit, können nur durch spezielle diagnostische Maßnahmen (s.u.) ausgeschlossen werden.

Das Vorkommen von über 40jährigen Personen im präklinischen Krankheitsstadium ist ein Hinweis dafür, daß auch sehr späte Krankheitsmanifestationen möglich sind (PILZ u. Mitarb., 1976). Testpsychologisch ist bei den spätmanifesten Formen von metachromatischer Leukodystrophie der Intelligenzquotient in der Regel deutlich erniedrigt, und die Befunde weisen ebenfalls auf einen allgemeinen hirnorganischen Abbau hin (PILZ u. Mitarb., 1971; CZMOK u. Mitarb., 1974).

2. Neurophysiologische Befunde

Bei Kindern mit metachromatischer Leukodystrophie sollen charakteristische EEG-Muster vorkommen, die zur Differentialdiagnose beitragen können (MASTROPAOLO u. Mitarb., 1971). EEG-Befunde bei den Spätformen sind uncharakteristisch. Initial können sie völlig normal sein, mit zunehmender Krankheitsdauer wird das Hirnstrombild langsamer und unregelmäßiger. Es können auch herdförmige oder paroxysmale Dysrhythmien auftreten, im Spätstadium werden Steilwellen beobachtet (PILZ u. Mitarb., 1971). Das EEG leistet auch wertvolle Dienste zur Abgrenzung einer subakuten sklerosierenden Panenzephalitis.

Ein wichtiges Kriterium für das Vorliegen einer metachromatischen Leukodystrophie ist die Verminderung der motorischen (und sensiblen) Nervenleitgeschwindigkeit als Ausdruck der peripheren metabolischen Neuropathie (ISLER u.Mitarb., 1963). Auch die distale Latenzzeit ist verlängert. Diese Befunde kommen bei allen Verlaufsformen der Erkrankung vor und wurden auch bei Kindern und Erwachsenen im präklinischen Stadium der Erkrankung beschrieben (GABREËLS u.Mitarb., 1971; PILZ u. HOPF, 1972). Dabei ist jedoch zu beachten, daß sehr frühe präklinische Formen noch eine normale Nervenleitgeschwindigkeit aufweisen (PERCY u. KABACK, 1971; PILZ u.Mitarb.).

Ob es sich bei der normalen motorischen Nervenleitgeschwindigkeit einiger juveniler und frühadulter Fälle von metachromatischer Leukodystrophie (GRAHMANN u.Mitarb., 1969; BRION u.Mitarb., 1970; HAKKETT u.Mitarb., 1971; NYBERG-HANSEN, 1972) um eine Besonderheit dieser Verlaufsform handelt, müssen weitere Beobachtungen zeigen. Bei dem einzigen, bis jetzt beschriebenen Fall von infantiler metachromatischer Leukodystrophie mit wahrscheinlichem Mangel eines Arylsulfatase A-Isoenzyms liegt die Nervenleitgeschwindigkeit an der unteren Normgrenze (TURPIN u.Mitarb., 1974).

Evozierte visuelle kortikale Potentiale wurden u.W. bei Kindern mit metachromatischer Leukodystrophie bisher nicht gemessen, bei einem adulten Patienten waren sie deutlich verändert (PILZ u.Mitarb., 1976).

3. Röntgenbefunde

Die Befunde der nativen Röntgendiagnostik fallen bei den klassischen Formen von metachromatischer Leukodystrophie normal aus. Bei Patienten mit Mukosulfatidose lassen sich nicht nur klinisch, sondern auch röntgenologisch Schädel- und Skeletveränderungen in Form von verbreiterten Phalangen, Mikrozephalie, dorsolumbaler Kyphose der Wirbelsäule, Osteoporose u.a. nachweisen. Die Knochenveränderungen sind aber nicht so ausgeprägt wie bei anderen Formen von Gargoylismus.

Bei der Pneumenzephalographie und axialen Computer-Tomographie findet sich eine Innen- und Außenatrophie des Gehirns mit Ventrikelerweiterung.

Während die Nichtdarstellung der Gallenblase bei positivem Cholangiogramm für die kindlichen Fälle pathognomonisch ist (HAGBERG, 1963), läßt sich dieser Befund nicht bei allen adulten Fällen nachweisen (PILZ u.Mitarb., 1971; CZMOK u.Mitarb., 1974).

4. Laboratoriumsbefunde

Infantile und juvenile Patienten weisen eine ausgeprägte Liquoreiweißerhöhung (bis etwa 300 mg-%) bei normaler Zellzahl und unverändertem Albumin/Globulin-Quotienten auf. Je später die Erkrankung manifest wird, um so geringer scheint die Eiweißvermehrung im Liquor zu sein, so daß bei spätadulten Fällen ein normaler Liquorbefund vorkommen kann (MÜLLER u.Mitarb., 1969; PILZ u.Mitarb., 1971).

Die serologische Diagnostik ergibt keine veränderten Befunde. Bei Mukosulfatidose wird eine Aldersche Granulationsanomalie in den Leukozyten des peripheren Blutes und Knochenmarks beobachtet.

Ein spezifischer Befund ist der Nachweis intra- oder extrazellulär gelegener metachromatischer Substanzen im Urinsediment (AUSTIN, 1957; PILZ u.Mitarb., 1973) (Abb. 8), der durch den Nachweis einer vermehrten Sulfatidausscheidung im Urin ergänzt und quantifiziert werden kann (HAGBERG u. SVENNERHOLM, 1959; HAGBERG, 1963; DACREMONT u. HOOFT, 1969; DESNICK u.Mitarb., 1971; PHILIPPART u.Mitarb., 1971; GRÉGOIRE u.Mitarb., 1972; HARZER u. BENZ, 1973; PILZ u.Mitarb., 1973; PILZ u. HEIPERTZ, 1975). Personen im präklinischen Stadium der Erkrankung können ebenfalls metachromatische Substanzen im Urinsediment bzw. eine erhöhte Sulfatidexkretion besitzen (PHILIPPART u.Mitarb., 1971; HARZER u. BENZ, 1973; PILZ u.Mitarb., 1973; PILZ u. HEIPERTZ, 1975), bei anderen wurden intrazelluläre metachromatische Granula im Urin erst mit einsetzenden Krankheitssymptomen aufgefunden (GREENE u.Mitarb., 1967). Wie schon erwähnt, scheiden manche Patienten mit Mukosulfatidose zusätzlich vermehrt Glykosaminoglykane (Dermatan- und Heparinsulfat) aus (AUSTIN, 1973a, b).

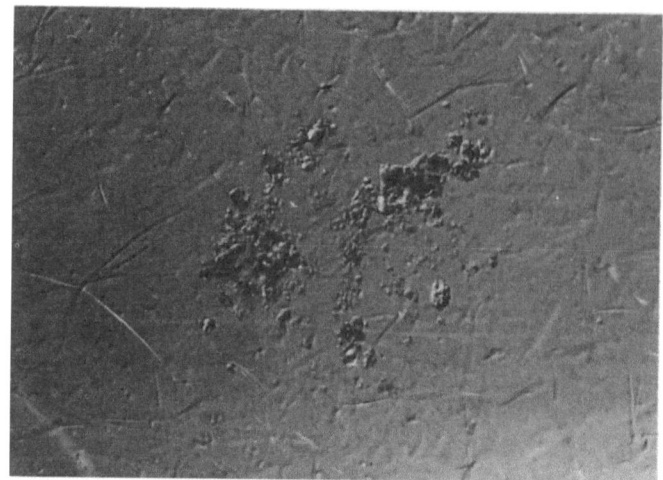
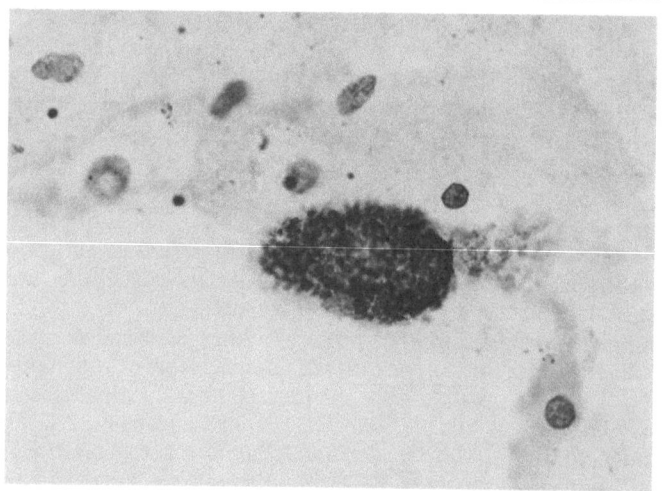

Abb. 8a u. b. Nachweis metachromatischer Substanzen im Urinsediment extrazellulär (a) und intrazellulär (b). Färbung mit Acridin-Flavin. (Aus PILZ et al., 1971)

Neben dem Nachweis der Substratspeicherung (Urin, peripherer Nerv, s.u.) ist die Bestimmung des Enzymdefekts das entscheidende Kriterium für die Diagnose einer metachromatischen Leukodystrophie. Wegen der leichteren Durchführbarkeit wird meistens nicht die Aktivität der Cerebrosidsulfatase, sondern diejenige der Arylsulfatase A (und B) gemessen (BAUM u.Mitarb., 1959).

Für Screeningzwecke hat sich der halbquantitative Nachweis der Arylsulfatase A im Urin nach AUSTIN (AUSTIN u.Mitarb., 1966) durchgesetzt, mit dem durch routinemäßige Anwendung erstmals auch adulte Fälle von metachromatischer Leukodystrophie intravital diagnostiziert wurden (AUSTIN u.Mitarb., 1968; PILZ u.Mitarb., 1971) und präklinische Fälle erfaßt werden konnten (GREENE u.Mitarb., 1967; GABREËLS u.Mitarb., 1971; PERCY u. KABACK, 1971; PILZ u. HOPF, 1972). Diese Untersuchung kann durch die quantitative Enzymbestimmung im Urin ergänzt werden (GREENE u.Mitarb., 1967; HAGBERG u. ÖCKERMAN, 1970; JULIUS u.Mitarb., 1971; PHILIPPART u.Mitarb., 1971; THOMAS u. HOWELL, 1972; CZMOK u.Mitarb., 1974).

Wegen der höheren Enzymkonzentration ist die zusätzliche quantitative Enzymmessung in Leukozyten (PERCY u. BRADY, 1968) oder Hautfibroblasten (PORTER u.Mitarb., 1969) derjenigen im Serum (BERATIS u.Mitarb., 1973; SINGH u.Mitarb., 1975) vorzuziehen (s. auch Therapie und Präventivmedizin).

Die Diagnose einer klassischen Form von metachromatischer Leukodystrophie setzt den Defekt der Arylsulfatase A bei intakter

Arylsulfatase B voraus, während bei Mukosulfatidose beide Enzyme vermindert sind. Falls sich das Vorkommen einer Sonderform von metachromatischer Leukodystrophie mit normaler Gesamtmenge an Arylsulfatase A in Urin und Leukozyten und einem Defekt der Minorisoenzymkomponente bestätigen sollte (TURPIN u.Mitarb., 1974; DUBOIS u.Mitarb., 1975), so ist zur Diagnose eine elektrophoretische Auftrennung unumgänglich.

5. Biopsiebefunde

Obwohl in der Regel der Nachweis des Arylsulfatase-Defektes für die Diagnose einer metachromatischen Leukodystrophie ausreicht, wird in den meisten Fällen auch heute noch eine Nervenbiopsie zur morphologischen Dokumentation der Sulfatidspeicherung in Schwannzellen und Phagozyten sowie zum Nachweis der Entmarkung (Abb. 3) durchgeführt. Dabei wird die Entnahme eines kleinen Stückes vom sensiblen Nervus suralis bevorzugt (THIEFFRY u. LYON, 1959), bei Kindern kann auch die Zahnpulpa eines Milchzahns untersucht werden (GARDNER u. ZEMAN, 1965). In einzelnen Fällen wurde nicht nur das Fehlen einer verzögerten Nervenleitgeschwindigkeit, sondern auch eine fehlende Ablagerung metachromatischer Substanzen (NYBERG-HANSEN, 1972) mitgeteilt. In diesen Fällen sind Zweifel an der Richtigkeit der Diagnose berechtigt.

Eine wichtige Funktion von histologischen, histochemischen und elektronenmikroskopischen Untersuchungen an Nervenbiopsiegewebe ist die Abgrenzung der metachromatischen Leukodystrophie gegenüber anderen Leukodystrophieformen (ULRICH, 1971).

Die Durchführung einer Hirnbiopsie ist wegen der Vielzahl anderer diagnostischer Möglichkeiten bei metachromatischer Leukodystrophie heute nicht mehr indiziert.

K. Therapie und Präventivmedizin

Eine Heilung von Patienten mit metachromatischer Leukodystrophie ist bisher nicht möglich. Da Therapieversuche mit einer schwefelarmen Diät zur verminderten Bildung von Sulfatiden fehlschlugen (MURPHY u.Mitarb., 1971), ist auch von einer diskutierten Behandlung mit Salicylaten (COTTY u. HARRIS, 1966), welche durch Entkopplung der oxydativen Phosphorylierung weniger aktives Sulfat freisetzen sollen, kein besserer Effekt zu erwarten. Eine verminderte Zufuhr von Vitamin A, welches als Coenzym für die Biosynthese der Sulfatide notwendig ist, führt zwar zu einer verminderten Glykolipidausscheidung im Urin, aber nicht zu einer wesentlichen Änderung des Krankheitsverlaufs (MELCHIOR u. CLAUSEN, 1968; KEAN, 1970; MOOSA u. DUBOWITZ, 1971). Modelle für weitere therapeutische Bemühungen stellen Fibroblastenkulturen dar. Während man ursprünglich annahm, daß es bereits bei unbehandelten Hautfibroblasten von Patienten mit metachromatischer Leukodystrophie zum Auftreten von metachromatischen Einschlüssen kommt (HUG u.Mitarb., 1972), scheinen typische Sulfatidgranula erst nach Zugabe von Sulfatiden in einer bestimmten Konzentration zum Kulturmedium zu entstehen (PORTER u.Mitarb., 1970; RUTSAERT u.Mitarb., 1973). Fügt man präparativ gewonnene und gereinigte Arylsulfatase A hinzu, so wird das Enzym (wahrscheinlich durch Pinozytose) in die defekten Zellen eingebaut und ist in der Lage, den Enzymdefekt zu korrigieren, also die gespeicherten Sulfatide wieder abzubauen (PORTER u.Mitarb., 1971; WIESMANN u.Mitarb., 1972). Im Gegensatz zum In-vitro-Versuch bleibt die parenterale oder intrathekale Verabreichung von Arylsulfatase A ohne Effekt (GREENE u.Mitarb., 1969). Weitere Bemühungen sind besonders im Hinblick auf die Möglichkeit einer Diagnose der metachromatischen Leukodystrophie im symptomfreien Krankheitsstadium von erheblicher Bedeutung (AUSTIN, 1973c).

Manche Autoren sehen in einer Aktivierung des vorhandenen, aber enzymatisch inaktiven Enzymproteins die größten Chancen, da überraschenderweise ein gegen die

Sulfatase gerichteter Antikörper dieses Enzym stabilisiert und stimuliert (NEUWELT u.Mitarb., 1971).

Erfolgreicher als eine direkte therapeutische Beeinflussung der manifesten Erkrankung sind Präventivmaßnahmen. Quantitative Enzymbestimmungen in Blut oder anderen Geweben bilden die Grundlage zur Auffindung von heterozygoten Carriern der rezessiv vererbten Erkrankung.

Die erstmalige Messung der Arylsulfatase A und B in Leukozyten bei Patienten mit metachromatischer Leukodystrophie im Vergleich zu Normalkontrollen geht auf PERCY und BRADY (1968) zurück. In der Folgezeit wurde der Versuch unternommen, herauszufinden, ob auch bei metachromatischer Leukodystrophie ein Gen-Dosis-Effekt vorliegt, d.h. ob bei obligaten heterozygoten Überträgern mit nur einem mutierten Allel tatsächlich eine intermediäre Enzymmenge vorhanden ist. In vielen Fällen ist dies nicht nur für die kindliche Verlaufsform (BASS u.Mitarb., 1970; LEROY u.Mitarb., 1970; TANIGUCHI u. NANBA, 1970; GABREËLS u.Mitarb., 1971; JULIUS u.Mitarb., 1971; HACKETT u.Mitarb., 1971; PERCY u. KABACK, 1971; HIROSE u. BASS, 1972), sondern auch für spätmanifeste Fälle von metachromatischer Leukodystrophie gelungen (HACKETT u.Mitarb., 1971; PERCY u. KABACK, 1971; HIROSE u. BASS, 1972; PILZ, 1972; HARZER, 1973). Naturgemäß weisen jedoch alle Heterozygoten-Nachweistests eine Versagerquote auf, da auch für die Höhe der Enzymaktivität eine biologische Verteilungskurve anzunehmen ist, was eine Überlappung der Aktivitäts-Verteilungen von Normalen und Heterozygoten bedeutet (s. KIHARA u.Mitarb., 1973; LANGENBECK u. GRIMM, 1975). Hinzu kommt, daß die Arylsulfatase A eine abnorme Kinetik aufweist (allmählicher Abfall der Reaktionskurve bereits nach etwa 20 min) (s. BAUM u.Mitarb., 1959) und bei der herkömmlichen Bestimmung der Arylsulfatase B eine geringe Menge an Arylsulfatase A miterfaßt wird. Es hat daher nicht an Versuchen gefehlt, bessere Ergebnisse durch Einsatz verbesserter Methoden (POTTER u.Mitarb., 1972; HARZER u.Mitarb., 1973; BERATIS u.Mitarb., 1975), Bezug der Enzymaktivität auf andere Referenzyme anstatt auf die Proteinmenge (HARZER, 1973; CZMOK u.Mitarb., 1974), Verwendung von Hautfibroblasten (AUSTIN u.Mitarb., 1968; KABACK u. HOWELL, 1970; PERCY u. KABACK, 1971; KABACK u.Mitarb., 1972; KIHARA u.Mitarb., 1973) und Knochenmarksfibroblasten (BERATIS u.Mitarb., 1974) oder die Bestimmung der Cerebrosidsulfatase-Aktivität (PERCY u. KABACK, 1971; KABACK u.Mitarb., 1972; PERCY u.Mitarb., 1972; BOOTH u.Mitarb., 1975) zu erzielen. Durch die Auffindung der Carrier kann eine genetische Beratung in betroffenen Familien erfolgen (FUHRMANN u. VOGEL, 1975).

Die technisch möglichst optimale Bestimmung der Arylsulfatase A- (und B) oder Cerebrosidsulfatase-Aktivität ist auch die Voraussetzung zur Durchführung einer pränatalen genetischen Diagnose bei metachromatischer Leukodystrophie (MILUNSKY u.Mitarb., 1970), über die erstmals 1973 mit Erfolg berichtet (LEROY u.Mitarb., 1973) und welche danach noch mehrfach durchgeführt wurde (VAN DER HAGEN u.Mitarb., 1973; BOOTH u.Mitarb., 1975; HARZER u.Mitarb., 1975; WIESMANN u.Mitarb., 1975). Prinzipiell läßt sich dabei die Arylsulfatase A in der zellfreien Amnionflüssigkeit selbst messen (BØRRESEN u.Mitarb., 1973; HARZER u.Mitarb., 1975; WIESMANN u.Mitarb., 1975), wegen des höheren Enzymgehaltes sollte jedoch nach Möglichkeit das Untersuchungsergebnis der kultivierten Amnionzellen abgewartet werden.

Bei allen quantitativen Untersuchungen zur klinischen oder pränatalen Diagnose ist zu berücksichtigen, daß normalerweise die Enzymmenge in der Reihenfolge Hautfibroblasten, Amnionzellfibroblasten, Leukozyten und Amnionflüssigkeit abnimmt.

Literatur

ABRAHAM, K., LAMPERT, P.: Intraneuronal lipid deposits in metachromatic leukodystrophy. Neurology (Minneap.) 13, 686—692 (1963).

ALZHEIMER, A.: Beiträge zur Kenntnis der pathologischen Neuroglia und ihrer Beziehungen zu den Abbauvorgängen im Nervengewebe. In: Histologische und histopathologische Arbeiten über die Großhirnrinde (F. NISSL, A. ALZHEIMER, Hrsg.), Bd. III, S. 401—562. Jena: G. Fischer 1910.

ARGYRAKIS, A., PILZ, H., GOEBEL, H.H., MÜLLER, D.: Ultrastructural findings of peripheral nerve in a preclinical case of adult metachromatic leukodystrophy. J. Neuropath. exp. Neurol. (im Druck).

AUREBECK, G., OSTERBERG, M., CHOU, S., NELSON, E.: Electron microscopic observations on metachromatic leukodystrophy. Arch. Neurol. (Chic.) **11**, 273—288 (1964).

AUSTIN, J.H.: Metachromatic form of diffuse cerebral sclerosis. I. Diagnosis during life by urine sediment examination. Neurology (Minneap.) **7**, 415—426 (1957).

AUSTIN, J.H.: Observations in metachromatic leucoencephalopathy. Trans. Amer. neurol. Ass. **83**, 149—152 (1958).

AUSTIN, J.H.: Metachromatic sulfatides in cerebral white matter and kidney. Proc. Soc. exp. Biol. (N.Y.) **100**, 361—364 (1959).

AUSTIN, J.H.: Mental retardation. Metachromatic leucodystrophy (sulfatide lipidosis, metachromatic leucoencephalopathy). In: Medical Aspects of Mental Retardation (C.H. CARTER, Ed.), p. 768—812. Springfield/Ill.: Ch.C. Thomas 1965.

AUSTIN, J.H.: Metachromatic leukodystrophy (sulfatide lipidosis). In: Lysosomes and Storage Diseases (H.G. HERS, F. VAN HOOF, Eds.), p. 411—437. New York und London: Academic Press 1973a.

AUSTIN, J.H.: Studies in metachromatic leukodystrophy. XII. Multiple sulfatase deficiency. Arch. Neurol. (Chic.) **28**, 258—264 (1973b).

AUSTIN, J.H.: Studies in metachromatic leucodystrophie. XI. Therapeutic considerations. Birth Defects, Orig. Art. Ser. **9**, 125—129 (1973).

AUSTIN, J.H., ARMSTRONG, D., FOUCH, S., MITCHELL, C., STUMPF, D., SHEARER, L., BRINER, D.: Metachromatic leukodystrophy (MLD). VIII. MLD in adults; diagnosis and pathogenesis. Arch. Neurol. (Chic.) **18**, 225—240 (1968).

AUSTIN, J.H., ARMSTRONG, D., SHEARER, L.: Metachromatic form of diffuse cerebral sclerosis. V. The nature and significance of low sulfatase activity: a controlled study of brain, liver and kidneys in four patients with metachromatic leucodystrophy (MLD). Arch. Neurol. (Chic.) **13**, 593—614 (1965).

AUSTIN, J.H., ARMSTRONG, D., SHEARER, L., MCAFEE, D.: Metachromatic form of diffuse cerebral sclerosis. VI. A rapid test for the sulfatase A deficiency in metachromatic leukodystrophy (MLD) urine. Arch. Neurol. (Chic.) **14**, 259—269 (1966).

AUSTIN, J.H., BALASUBRAMANIAN, A.S., PATTABIRAMAN, T.N., SARASWATH, S., BASU, D.K., BACHHAWAT, B.K.: Controlled study of enzyme activities in three human disorders of glycolipid metabolism. J. Neurochem. **10**, 805—816 (1963).

AZIZ, H., PEARCE, J.: Peripheral neuropathy in metachromatic leukodystrophy. Brit. med. J. **1968 IV**, 300.

BARGETON, E.: The metachromatic form of leucodystrophy and its relationship to lipidoses and demyelination in other metabolic disorders. In: Brain Lipids and Lipoproteins, and the Leukodystrophies (J. FOLCH-PI, H. BAUER, Eds.), p. 90—103. Amsterdam: Elsevier 1961.

BARONCINI, L.: Di alcuni "reperti d'autopsia" in malatti di mente. Riv. sper. Freniat. **37**, 537—558 (1911).

BASS, N.H., WITMER, E.J., DREIFUSS, F.E.: A pedigree study of metachromatic leukodystrophy. Neurology (Minneap.) **20**, 52—62 (1970).

BAUM, H., DODGSON, K.S., SPENCER, B.: The assay of arylsulphatases A and B in human urine. Clin. chim. Acta **4**, 453—455 (1959).

BENZ, H.U., HARZER, K.: Metachromatic reaction of pseudoisocyanine with sulfatides in metachromatic leukodystrophy (MLD). I. Technique of histochemical staining. Acta neuropath. (Berl.) **27**, 177—180 (1974).

BERATIS, N.K., ARON, A.M., HIRSCHHORN, K.: Metachromatic leukodystrophy: detection in serum. J. Pediat. **83**, 824—827 (1973).

BERATIS, N.K., DANESINO, C., HIRSCHHORN, K.: Detection of homozygotes and heterozygotes for metachromatic leukodystrophy in lymphoid cell lines and peripheral leukocytes. Ann. hum. Genet. **38**, 485—493 (1975).

BERATIS, N.K., FLEISHER, L.D., DANESINO, C., HIRSCHHORN, K.: Arylsulfatase A deficiency in bone marrow fibroblasts of two different forms of metachromatic leukodystrophy. J. Lab. clin. Med. **84**, 49—53 (1974).

BERTRAND, I., THIEFFRY, S., BARGETON, E.: Leucodystrophie familiale et détermination spléno-hépatique caractérisant un trouble général du métabolisme. Rev. neurol. **91**, 161—174 (1954).

BICKEL, H., CLEVE, C.: Metabolische Schwachsinnsformen. Metachromatische Leukodystrophie. In: Humangenetik (P.E. BECKER, Hrsg.), Bd. V/2, S. 206. Stuttgart: Thieme 1967.

BIELSCHOWSKY, M., HENNEBERG, R.: Über familiäre diffuse Sklerose (Leukodystrophia cerebri progressiva hereditaria). J. Psychol. Neurol. (Lpz.) **36**, 131—181 (1928).

BISCHOFF, A.: Peripheral nerve engagement in metachromatic leukodystrophy. In: Ultrastructure of the Peripheral Nervous System and Sense Organs (J. BABEL, A. BISCHOFF, M. SPOENDLIN, Eds.), p. 126—129, Stuttgart: Thieme 1970.

BISCHOFF, A., ULRICH, J.: Amaurotische Idiotie in Verbindung mit metachromatischer Leukodystrophie: Übergangsform oder Kombination? Acta neuropath. (Berl.) **8**, 292—308 (1967).

BLESZYNSKI, W.S., ROY, A.: Some properties of the sulphatase B of ox brain. Biochim. biophys. Acta (Amst.) **317**, 164—171 (1973).

BODIAN, M., LAKE, B.D.: The rectal approach to neuropathology. Brit. J. Surg. **50**, 702—714 (1963).

BOGAERT, L. VAN, DEWULF, A.: Diffuse progressive leucodystrophy in the adult. With production of metachromatical degenerative products. Arch. Neurol. (Chic.) **42**, 1083—1097 (1939).

BOOTH, C.W., CHEN, K.K., NADLER, H.L.: Cerebroside sulfatase activity in cultivated human skin fibroblasts and amniotic fluid cells. J. Pediat. **86**, 560—564 (1975).

BØRRESEN, A.L., HAGEN, C.B. VAN DER: Metachromatic leukodystrophy. II. Direct determination of arylsulphatase A activity in amniotic fluid. Clin. Genet. **4**, 442—446 (1973).

BRAIN, W.R., GREENFIELD, J.G.: Late infantile metachromatic leucoencephalopathy with primary degeneration of the interfascicular oligodendroglia. Brain **73**, 291—316 (1950).

BRION, S., MIKOL, J., GRAVELEAU, J.: Leucodystrophie métachromatique de l'adulte jeune. Étude clinique, biologique et ultrastructurale. Rev. neurol. **122**, 161—176 (1970).

BUBIS, J.J., ADLESBERG, L.: Congenital metachromatic leukodystrophy. Report of a case. Acta neuropath. (Berl.) **6**, 298—302 (1966).

CANELAS, H.M., IRIYA, K., ESCALANTE, O.D., JORGE, F.B. DE: The diagnosis of metachromatic leukodystrophy during life. Metachromatic lipids in saliva and cerebrospinal fluid sediments and in the parotid glands. Arch. Neuro-psiquiat. (Habana) **22**, 122–127 (1964).

CARILLO, R.: Encefalitis esclero-atrofiante (esclerosis difusa). Sem. méd. (B. Aires) **39**, 939; **40**, 1033; **41**, 1114 (1934).

COGAN, D.G., KUWABARA, T., RICHARDSON, E.P., LYON, G.: Histochemistry of the eye in metachromatic leukoencephalopathy. Arch. Ophthal. **60**, 397–402 (1958).

COLE, G., PROCTOR, N.S.F.: Adult metachromatic leucodystrophy. S. Afr. med. J. **48**, 1371–1374 (1974).

COTTY, V.F., HARRIS, A.F.: Salicylates for leucodystrophy? Lancet **1966 II**, 1421.

COUCHOT, J., PLUOT, M., SCHMAUCH, M.A., PENNAFORTE, F., FANDRE, M.: La mucosulphatidose. Étude de trois cas familiaux. Arch. franç. Pediat. **31**, 775–795 (1974).

CRAVIOTO, H.: In vivo and in vitro studies of metachromatic leukodystrophy. J. Neuropath. exp. Neurol. **26**, 157–158 (1967).

CRAVIOTO, H., O'BRIEN, J.S., LANDING, B.H., FINCK, B.: Ultrastructure of peripheral nerve in metachromatic leukodystrophy. Acta neuropath. (Berl.) **7**, 111–129 (1966).

CRUZ MARTINEZ, A., FERRER, M.T., FUEYO, E., GALDOS, L.: Peripheral neuropathy detected on electrophysiological study as first manifestation of metachromatic leukodystrophy in infancy. J. Neurol. Neurosurg. Psychiat. **38**, 169–174 (1975).

CZMOK, E., REGLI, A., BISCHOFF, A., HARZER, K., BENZ, H.U.: Metachromatische Leukodystrophie: Klinik und intravitale Diagnostik einer familiären adulten Form der metachromatischen Leukodystrophie (MLD). J. Neurol. **207**, 189–204 (1974).

CZMOK, E., REGLI, F., HARZER, K., BENZ, H.U.: Metachromatische Leukodystrophie. Genetische Studie einer familiären adulten Form der metachromatischen Leukodystrophie (MLD). Arch. Psychiat. Nervenkr. **219**, 369–376 (1974).

DACREMONT, G., HOOFT, C.: Étude des sulfatides urinaires par chromatographie sur papier d'un group d'enfants presentant un retard psychomoteur pronounce. Rev. franç. Étud. clin. biol. **14**, 297–300 (1969).

DAVIDSON, A.N., GREGSON, N.A.: Metabolism of cellular membrane sulpholipids in the rat brain. Biochem. J. **98**, 915–922 (1966).

DAYAN, A.D.: Peripheral neuropathy of metachromatic leukodystrophy: Observations on segmental demyelination and remyelination and the intracellular distribution of sulphatide. J. Neurol. Neurosurg. Psychiat. **30**, 311–318 (1967).

DESNICK, R.J., DAWSON, G., DESNICK, S.J., SWEELEY, C.C., KRIVIT, W.: Diagnosis of glycosphingolipidoses by urinary sediment analysis. New Engl. J. Med. **284**, 739–744 (1971).

DIEZEL, P.B.: Die Stoffwechselstörungen der Sphingolipoide. Berlin-Göttingen-Heidelberg: Springer 1957.

DISCHE, M.R.: Metachromatic leukodystrophic polyposis of the gall bladder. J. Path. Bact. **97**, 388–390 (1969).

DODGSON, K.S., SPENCER, B.: The occurrence of arylsulphatases A and B in human urine. Clin. chim. Acta **1**, 478–480 (1956).

DODGSON, K.S., SPENCER, B.: Assay of sulfatases. In: Methods of Biochemical Analysis (D. GLICK, Ed.), Bd. IV, p. 211–255. New York: Interscience Publ. 1957.

DODGSON, K.S., SPENCER, B., WYNN, C.H.: Studies on sulphatases. 12. The arylsulphatases of human tissues. Biochem. J. **62**, 500–507 (1956).

DUBOIS, G., BAUMANN, N.: Arylsulfatase A and B of human leucocytes: Specific inhibitors and electrophoretic characterization. Biochem. biophys. Res. Commun. **50**, 1129–1155 (1973).

DUBOIS, G., TURPIN, J.C., BAUMANN, N.: Utilisation de l'éctrophorése pour la détection de la leucodystrophie métachromatique à partir de leucocytes humains. C. R. Acad. Sci. (Paris) **278**, 1401–1403 (1974).

DUBOIS, G., TURPIN, J.C., BAUMANN, N.: Arylsulfatases isoenzymes in metachromatic leucodystrophy. Detection of a new variant by electrophoresis. Improvement of quantitative assay. Biomedicine **23**, 116–119 (1975).

EHRLICH, P. (1877): Zit. nach H. JATZKEWITZ (1958).

EINARSON, L., NEEL, A.V.: Beitrag zur Kenntnis sklerosierender Entmarkungsprozesse im Gehirn, mit besonderer Berücksichtigung der diffusen Sklerose (Strümpell-Heubner). Acta Jutland. (Aarhus) **10**, 2 (1938).

ETO, Y., RAMPINI, S., WIESMANN, U., HERSCHKOWITZ, N.N.: Enzymic studies of sulphatases in tissues of the normal human and in metachromatic leukodystrophy with multiple sulphatase deficiencies: arylsulphatases A, B, and C, cerebroside sulphatase, psychosine sulphatase and steroid sulphatases. J. Neurochem. **23**, 1161–1170 (1974).

ETO, Y., WIESMANN, U., HERSCHKOWITZ, N.N.: Sulfogalactosyl-sphingosine sulfatase. Characteristics of the enzyme and its deficiency in metachromatic leukodystrophy in human cultured skin fibroblasts. J. biol. Chem. **249**, 4955–4960 (1974).

ETTINGER, A.: Adult form of leukodystrophy of type Scholz-Bielschowsky-Henneberg, with metachromatic breakdown products in a 55-year-old male (clinical-anatomical study). Psychiat. et Neurol. (Basel) **149**, 225–239 (1965).

FARBER, S., VAWTER, G.S.: Metachromatic leucoencephalopathy. J. Pediat. **63**, 167–173 (1963).

FAROOQUI, A.A., BACHHAWAT, B.K.: Enzymatic desulphation of cerebroside-3-sulphate by chicken brain arylsulphatase A. J. Neurochem. **20**, 889–891 (1973).

FEIGIN, I.: Diffuse cerebral sclerosis (metachromatic leuko-encephalopathy). Amer. J. Path. **30**, 715–731 (1954).

FISCHER, G., JATZKEWITZ, H.: The activator of cerebroside sulphatase. Purification from human liver and identification as a protein. Hoppe-Seylers Z. physiol. Chem. **356**, 605–613 (1975).

FLUHARTY, A.L., STEVENS, R.L., MILLER, R.T., HAYATO, K.: Sulfoglycerogalactolipid from rat testis: a substrate for pure human arylsulfatase A. Biochem. biophys. Res. Commun. **61**, 348–354 (1974).

FLUHARTY, A.L., STEVENS, R.L., SANDERS, D.L., KIHARA, H.: Arylsulfatase B deficiency in Maroteaux-Lamy syndrome cultured fibroblasts. Biochem. biophys. Res. Commun. **59**, 455–461 (1974).

FUHRMANN, W., VOGEL, F.: Genetische Familienberatung. Ein Leitfaden für den Arzt. 2. Aufl., Berlin-Heidelberg-New York: Springer 1975.

Gabreëls, F., Lamers, K., Kok, J., Loonen, M., Lommen, E.: The biochemical differentiation between heterozygote carriers of metachromatic leucodystrophy and normal persons. Neuropädiat. **2**, 461–469 (1971).

Gardner, D.G., Zeman, W.: Biopsy of the dental pulp in the diagnosis of metachromatic leukodystrophy. Develop. Med. Child. Neurol. **7**, 620–627 (1965).

Goebel, H.H., Pilz, H., Argyrakis: Adult metachromatic leukodystrophy. II. Ultrastructural findings in peripheral nerve and sceletal muscle. Eur. Neurol. (in press).

Grahmann, H., Hauss, K., Lehmann, H.J.: Progrediente Blockierung corticaler Funktionen bei der adulten Form der metachromatischen Leukodystrophie. Dtsch. Z. Nervenheilk. **195**, 64–78 (1969).

Greene, H.L., Hug, G., Schubert, W.K.: Metachromatic leukodystrophy: treatment with arylsulfatase A. Arch. Neurol. (Chic.) **20**, 147–153 (1969).

Greene, H., Hug, G., Schubert, W.K.: Arylsulfatase A in the urine and metachromatic leukodystrophy. J. Pediat. **71**, 709–711 (1967).

Greenfield, J.G.: A form of progressive cerebral sclerosis in infants associated with primary degeneration of the interfascicular glia. J. Neurol. Psychopath. **13**, 289–302 (1933).

Greenfield, J.G.: Spontaneous diseases associated with demyelination in man and animals. Atti del Primo Congresso Internat. di Istopatologia del Sistema Nervoso, Roma 1952, p. 107–120.

Grégoire, A., Périer, O., Dustin, P.: Metachromatic leucodystrophy, an electron microscopic study. J. Neuropath. exp. Neurol. **25**, 617–663 (1966).

Grégoire, P.E., Pelc, S., Kulakowski, J., Jonniaux, G., Voet, M., Moukayed-Ingels, L.: Biochemical study of four cases of infantile metachromatic leucodystrophy. Rev. europ. Étud. clin. biol. **17**, 86–92 (1972).

Gustavson, K.H., Hagberg, B.: The incidence and genetics of metachromatic leucodystrophy in Northern Sweden. Acta paediat. scand. **60**, 585–590 (1971).

Haberland, C., Brunngraber, E., Witting, L., Daniels, A.: Juvenile metachromatic leucodystrophy. Case report with clinical, histopathological, ultrastructural and biochemical observations. Acta neuropath. (Berl.) **26**, 93–106 (1973).

Hackett, T.N., Hackett, R.J., Bray, P.F., Madsen, J.A.: Chemical detection of metachromatic leukodystrophy in disease and carrier states. Amer. J. Dis. Child. **122**, 223–225 (1971).

Hagberg, B.: Clinical symptoms, signs and tests in metachromatic leucodystrophy. In: Brain Lipids and Lipoproteins, and the Leucodystrophies (J. Folch-Pi, H. Bauer, Eds.), p. 134–146. Amsterdam: Elsevier 1963.

Hagberg, B., Öckerman, P.A.: Metachromatic leucodystrophy. Assay of arylsulfatase activities in the urine. Neuropädiat. **2**, 53–58 (1970).

Hagberg, B., Sourander, P., Svennerholm, L.: Sulfatide lipidosis in childhood. Amer. J. Dis. Child. **104**, 644–656 (1962).

Hagberg, B., Sourander, P., Svennerholm, L., Voss, H.: Late infantile metachromatic leucodystrophy of the genetic type. Acta paediat. scand. **49**, 135–158 (1960).

Hagberg, B., Svennerholm, L.: Laboratory diagnostic tests in metachromatic leucodystrophy. Acta paediat. scand. **48**, 632 (1959).

Hagen, C.B. van der, Børresen, A.L., More, K., Oftedal, G., Bjøro, K., Berg, K.: Metachromatic leukodystrophy. I. Prenatal detection of arylsulfatase A deficiency. Clin. Genet. **4**, 256–259 (1973).

Hansson, H.A., Olsson, Y., Sourander, P.: Experimental studies on the pathogenesis of leucodystrophies. III. Cellular accumulation of injected sulphatides in brain, peripheral nerve and kidney. Acta neuropath. (Berl.) **9**, 134–180 (1967).

Harzer, K.: Inheritance of the enzyme deficiency in three neurolipidoses: variant of Tay-Sachs disease (Sandhoff's disease), classic Tay-Sachs disease, and metachromatic leukodystrophy. Identification of the heterozygous carriers. Hum.-Genet. **20**, 9–24 (1973).

Harzer, K., Benz, H.U.: Quantitative Metachromasie mit Pseudoisocyanin: Eine neue Methode zur Bestimmung von Sulfatiden sowie ihre Anwendung bei der Diagnose der Metachromatischen Leukodystrophie (Sulfatid-Lipidose). Z. klin. Chem. klin. Biochem. **11**, 471–475 (1973).

Harzer, K., Benz, H.U.: Deficiency of lactosyl sulfatide sulfatase in metachromatic leukodystrophy (sulfatidosis). Hoppe-Seylers Z. physiol. Chem. **355**, 744–748 (1974).

Harzer, K., Stinshoff, K., Mraz, W., Jatzkewitz, H.: The patterns of arylsulphatases A and B in human normal and metachromatic leucodystrophy tissues and their relationship to the cerebroside sulphatase activity. J. Neurochem. **20**, 279–287 (1973).

Harzer, K., Zahn, V., Stengel-Rutkowski, S., Gley, E.O.: Pränatale Diagnose der metachromatischen Leukodystrophie. Dtsch. med. Wschr. **100**, 951–953 (1975).

Heipertz, R., Pilz, H., Scholz, W.: The fatty acid composition of major glycosphingolipids (cerebrosides and sulfatides) in human cerebral white matter measured by a simple micromethod. J. Neurol. **213**, 47–58 (1976)

Helmstaedt, E.R.: Über eine Beobachtung von metachromatischer Leukodystrophie. Dtsch. Z. Nervenheilk. **184**, 213–284 (1963).

Hirose, G.H., Bass, N.H.: Metachromatic leukodystrophy in the adult. A biochemical study. Neurology (Minneap.) **22**, 312–320 (1972).

Hirsch, T. von, Peiffer, J.: Über histologische Methoden in der Differentialdiagnose von Leukodystrophien und Lipoidosen. Arch. Psychiat. Nervenkr. **194**, 88–104 (1955).

Holländer, H.: Der histochemische Nachweis von Schwefelsäureestern mit Trypaflavin. Histochem. **3**, 387–395 (1964a).

Holländer, H.: Über metachromatische Leukodystrophie. II. Relation zwischen Erkrankungsalter und Verlaufsdauer. Arch. Psychiat. Nervenkr. **205**, 300–305 (1964b).

Holländer, H.: Bildung von Sulfatid-Granula nach intracerebraler Injektion von Cerebrosidschwefelsäure-estern beim Kaninchen. Arch. Psychiat. Nervenkr. **208**, 47–51 (1966).

Hug, G., Schubert, W.K., Soukup, S.: Ultrastructure and deficient arylsulfatase A in fibroblast cultures of metachromatic leukodystrophy. J. Pediat. **76**, 970–971 (1970).

Hug, G., Schubert, W.K., Soukup, S.: Lysosomal diseases and fibroblast cultures: Biochemical and electron microscopic observations. Advanc. exp. Med. Biol. **19**, 37–51 (1972).

Isler, W., Bischoff, A., Esslen, E.: Die metachromatische Leukodystrophie. Diagnose durch Biopsie eines peripheren Nerven und Nachweis einer starken Verlangsamung der Nervenleitgeschwindigkeit bei einem Fall mit frühinfantiler Form. Helv. paediat. Acta **18**, 107–119 (1963).

Jacobi, M.: Über Leukodystrophie und Pelizaeus-Merzbachersche Krankheit. Virchows Arch. path. Anat. **314**, 460–480 (1947).

Jatzkewitz, H.: Zwei Typen von Cerebrosid-Schwefelsäureestern als sog. „Prälipoide" und Speichersubstanzen bei der Leukodystrophie, Typ Scholz (metachromatische Form der diffusen Sklerose). Hoppe-Seylers Z. physiol. Chem. **311**, 279–282 (1958).

Jatzkewitz, H.: Die Leukodystrophie, Typ Scholz (metachromatische Form der diffusen Sklerose) als Sphingolipoidose (Cerebrosid-schwefelsäureester-Speicherkrankheit). Hoppe-Seylers Z. physiol. Chem. **318**, 265–277 (1960).

Jatzkewitz, H.: The role of cerebroside sulphuric esters in leucodystrophy and a new method for the quantitative ultramicro-determination of the brain sphingolipids. In: Brain Lipids and Lipoproteins, and the Leucodystrophies. (J. Folch-Pi, H. Bauer, Eds.), p. 147–152. Amsterdam: Elsevier 1963.

Jatzkewitz, H.: Eine neue Methode zur quantitativen Ultramikrobestimmung der Sphingolipoide aus Gehirn. Hoppe-Seylers Z. physiol. Chem. **336**, 25–39 (1964).

Jatzkewitz, H., Mehl, E.: Cerebroside-sulphatase and arylsulphatase A deficiency in metachromatic leukodystrophy (ML). J. Neurochem. **16**, 19–28 (1969).

Jatzkewitz, H., Pilz, H., Holländer, H.: Biochemische und vergleichende histochemische Untersuchungen in umschriebenen Gebieten des Gehirns bei Fällen von adulter und infantiler metachromatischer Leukodystrophie. Acta neuropath. (Berl.) **4**, 75–89 (1964).

Jatzkewitz, H., Stinshoff, K.: An activator of cerebroside sulphatase in human normal liver and in cases of congenital metachromatic leukodystrophy. FEBS Letters **32**, 129–131 (1973).

Jerfy, A., Roy, A.B.: The sulphatase of ox liver. XVI. A comparison of the arylsulphatase and cerebroside sulphatase activities of sulphatase A. Biochim. biophys. Acta (Amst.) **293**, 178–190 (1973).

Jerfy, A., Roy, A.B.: The sulphatase of ox liver. XVIII. An essential histidyl residue in sulphatase A. Biochim. biophys. Acta (Amst.) **371**, 76–88 (1974).

Jervis, G.A.: Infantile metachromatic leukodystrophy (Greenfield's disease). J. Neuropath. exp. Neurol. **19**, 323–341 (1960).

Julius, R., Buehler, B., Aylsworth, A., Petery, L.S., Rennert, O., Greer, M.: Diagnostic techniques in metachromatic leukodystrophy. Neurology (Minneap.) **21**, 15–18 (1971).

Kaback, M.M., Howell, R.R.: Infantile metachromatic leukodystrophy: heterozygote detection in skin fibroblasts and possible applications to intrauterine diagnosis. New Engl. J. Med. **282**, 1336–1340 (1970).

Kaback, M.M., Percy, A.K., Kasselberg, A.G.: In vitro studies in sulfatide lipidosis. Advanc. exp. Med. Biol. **19**, 451–473 (1972).

Kahlke, E.: Metachromatic leucodystrophy. In: Lipids and Lipidoses (G. Schettler, Hrsg.), p. 310–331. Berlin-Heidelberg-New York: Springer 1967.

Kaltenbach, H.: Über einen eigenartigen Markprozeß mit metachromatischen Abbauprodukten bei einem paralyseähnlichen Krankheitsbild. Z. Neurol. Psychiat. **75**, 138–146 (1922).

Kean, E.L.: Vitamin A deficiency and glycolipid sulfation. J. Lipid Res. **11**, 248–258 (1970).

Kihara, H., Porter, M.T., Fluharty, A.L., Scott, M.L., Flor, S.D. de la, Trammell, J.L., Nakamura, R.N.: Metachromatic leukodystrophy: Ambiguity of heterozygote identification. Amer. J. ment. Defic. **77**, 389–394 (1973).

Kraus-Ruppert, R., Sommer, H.: The late form of metachromatic leukodystrophy. II. Ultrastructural correlations with morphological and neurochemical findings. J. neurol. Sci. **17**, 383–387 (1972).

Kraus-Ruppert, R., Wildbolz, A., Matthieu, J.M., Herschkowitz, N.: The late form of metachromatic leukodystrophy. I. A histochemical and neurochemical study. J. neurol. Sci. **17**, 373–381 (1972).

Langenbeck, U., Grimm, T.: Heterozygote tests and genetic counseling in maple syrup urine disease. An application of Baye's theorem. Hum.-Genet. **27**, 315–322 (1975).

Leroy, J.G., Dumon, J., Radermecker, J.: Deficiency of arylsulphatase A in leucocytes and skin fibroblasts in juvenile metachromatic leukodystrophy. Nature (Lond.) **226**, 553–554 (1970).

Leroy, J.G., Elsen, A.F. von, Martin, J.J., Dumon, J.E., Hulet, A.E., Okada, S., Navarro, C.: Infantile metachromatic leukodystrophy: confirmation of prenatal diagnosis. New Engl. J. Med. **288**, 1365–1369 (1973).

Liu, H. Mei: Ultrastructure of central nervous system lesions in metachromatic leukodystrophy with special reference to morphogenesis. J. Neuropath. exp. Neurol. **27**, 624–644 (1968).

Liu, H. Mei: Evolution of neuronal changes in metachromatic leukodystrophy. An electron microscopic study. Acta neuropath. (Berl.) **23**, 133–140 (1973).

Lüthy, F., Ulrich, J., Regli, R., Isler, W.: Amaurotic idiocy with metachromatic change in the white matter. Proc. Vth Internat. Congr. Neuropath., p. 125–130. Amsterdam: Excerpt. Med. Found. 1966.

Lyon, G., Arthuis, M., Thieffry, S.: Leucodystrophie métachromatique infantile familiale. Rev. neurol. **104**, 508–532 (1961).

Malone, M.J., Stoffyn, P.: A comparative study of brain and kidney glycolipids in metachromatic leukodystrophy. J. Neurochem. **13**, 1037–1045 (1966).

Malone, M.J., Stoffyn, P.: Peripheral nerve glycolipids in metachromatic leukodystrophy. Neurology (Minneap.) **17**, 1033–1040 (1967).

Martensson, E., Percy, A., Svennerholm, L.: Kidney glycolipids in late infantile metachromatic leucodystrophy. Acta paediat. scand. **55**, 1–9 (1966).

Mastropaolo, C., Pampiglione, G., Stephens, R.: E.E.G. studies in 22 children with sulphatide lipidosis (metachromatic leukodystrophy). Develop. Med. Child. Neurol. **13**, 20–31 (1971).

Matalon, R., Arbogast, B., Dorfman, A.: Deficiency of chondroitin sulfate N-acetylgalactosamin 4-sulfate sulfatase in Maroteaux-Lamy syndrome. Biochem. biophys. Res. Commun. **61**, 1450–1457 (1974).

MEHL, E., JATZKEWITZ, H.: Über ein Cerebrosidschwefelsäureester spaltendes Enzym aus Schweineniere. Hoppe-Seylers Z. physiol. Chem. **331**, 292–294 (1963).

MEHL, E., JATZKEWITZ, H.: Eine Cerebrosidsulfatase aus Schweineniere. Hoppe-Seylers Z. physiol. Chem. **339**, 260–276 (1964).

MEHL, E., JATZKEWITZ, H.: Evidence for the genetic block in metachromatic leucodystrophy (ML). Biochem. biophys. Res. Commun. **19**, 407–411 (1965).

MEHL, E., JATZKEWITZ, H.: Cerebroside 3-sulfate as a physiological substrate of arylsulfatase A. Biochim. biophys. Acta (Amst.) **151**, 619–627 (1968).

MELCHIOR, J.C., CLAUSEN, J.: Metachromatic leucodystrophy in early childhood. Treatment with a diet deficient in vitamin A. Acta paediat. scand. **57**, 2–8 (1968).

MENKES, J.H.: Chemical studies of two cerebral biopsies in juvenile metachromatic leukodystrophy: The molecular composition of cerebrosides and sulfatides. J. Pediat. **69**, 422–431 (1966).

MILUNSKY, A., LITTLEFIELD, J.W., KANFER, J.N., KOLODNY, E.H., SHIH, V.E., ATKINS, L.: Prenatal genetic diagnosis. New Engl. J. Med. **283**, 1370, 1441, 1498 (1970).

MOOSA, A., DUBOWITZ, V.: Late infantile metachromatic leucodystrophy. Effect of low vitamin A diet. Arch. Dis. Childh. **46**, 381–383 (1971).

MOSER, H.W.: Sulfatide lipidosis: Metachromatic leukodystrophy. In: The Metabolic Basis of Inherited Disease (J.B. STANBURY, J.B. WYNGAARDEN, D.S. FREDRICKSON, Eds.), 3. Aufl., p. 688–729. New York: McGraw-Hill 1972.

MOSER, H., SUGITA, M., HARBISON, M.D., WILLIAMS, M.: Liver glycolipids, steroid sulfates and steroid sulfatases in a form of metachromatic leukodystrophy associated with multiple sulfatase deficiencies. Adv. exp. Med. Biol. **19**, 429–450 (1972).

MOSSAKOWSKI, M., MATTHIESON, G., CUMINGS, J.N.: On the relationship of metachromatic leucodystrophy and amaurotic idiocy. Brain **84**, 585–604 (1961).

MRAZ, W., JATZKEWITZ, H.: Cerebroside sulphatase activity of arylsulphatases from various invertebrates. Hoppe-Seylers Z. physiol. Chem. **355**, 33–44 (1974).

MÜLLER, D., PILZ, H.: Metachromatic leucodystrophy in adults. Path. europ. **3**, 294–304 (1968).

MÜLLER, D., PILZ, H., MEULEN, V. TER: Studies on adult metachromatic leukodystrophy. I. Clinical, morphological and histochemical observations in two cases. J. neurol. Sci. **9**, 567–584 (1969).

MURPHY, J.V., WOLFE, H.J., BALAZS, E.A., MOSER, H.W.: A patient with deficiency of arylsulfatases A, B, C, and of steroid sulfatase, associated with storage of sulfatide, cholesterol sulfate and glycosaminoglycans. In: Lipid Storage Diseases: Enzymatic Defects and Clinical Implications (J. BERNSOHN, H.J. GROSSMAN, Eds.), p. 67–110. New York: Academic Press 1971.

NEUWELT, E., STUMPF, D., AUSTIN, J., KOHLER, P.: A monospecific antibody to human sulfatase A. Preparation, characterization and significance. Biochim. biophys. Acta (Amst.) **236**, 333–346 (1971).

NISSL, F.: Encyklopädie der mikroskopischen Technik. In: Nervensystem (P. EHRLICH, R. KRAUSE, M. MOSSE, H. ROSIN, K. WEIGERT, Hrsg.), 2. Aufl., S. 284. Berlin und Wien: Urban und Schwarzenberg 1910.

NORMAN, R.M.: Diffuse progressive metachromatic leucoencephalopathy. A form of Schilder's disease related to the lipidoses. Brain **22**, 234–250 (1947).

NYBERG-HANSEN, R.: Metachromatic leucodystrophy. Two unusual cases of the late infantile form. Z. Neurol. **203**, 145–154 (1972).

O'BRIEN, J.F., CANTZ, M., SPRANGER, J.: Maroteaux-Lamy disease (mucopolysaccharidosis VI). Subtype A: Deficiency of a N-acetylgalactosamine-4-sulfatase. Biochem. biophys. Res. Commun. **60**, 1170–1177 (1974).

O'BRIEN, J.S.: A molecular defect of myelination. Biochem. biophys. Res. Commun. **15**, 484–490 (1964).

O'BRIEN, J.S., SAMPSON, E.L.: Myelin membrane: a molecular abnormality. Science **150**, 1613–1614 (1965).

OGINO, T., YOKOI, S.: Studies on sphingolipid of the brain of three adult cases of leucodystrophy. Folia psychiat. neurol. jap. **28**, 207–215 (1974).

PEIFFER, J.: Über die metachromatischen Leukodystrophien (Typ Scholz). Arch. Psychiat. Nervenkr. **199**, 386–414 (1959a).

PEIFFER, J.: Über die nichtmetachromatischen Leukodystrophien. Arch. Psychiat. Nervenkr. **199**, 417–436 (1959b).

PEIFFER, J.: Metachromatic leucodystrophy. In: Handbook of Clinical Neurology (P.J. VINKEN, G.W. BRUYN, Eds.), Bd. 10, p. 43–66. Amsterdam: North-Holland 1970.

PERCY, A.K., BRADY, R.O.: Metachromatic leukodystrophy: diagnosis with samples of venous blood. Science **161**, 594–595 (1968).

PERCY, A.K., FARRELL, D.F., KABACK, M.M.: Cerebroside sulphate (sulphatide) sulphohydrolase: an improved assay method. J. Neurochem. **19**, 233–236 (1972).

PERCY, A.K., KABACK, M.M.: Infantile and adult-onset metachromatic leukodystrophy. New Engl. J. Med. **285**, 785–787 (1971).

PHILIPPART, M., SARLIEVE, L., MEURANT, C., MECHLER, L.: Human urinary sulfatides in patients with sulfatidosis (metachromatic leukodystrophy). J. Lipid Res. **12**, 434–441 (1971).

PILZ, H.: Dünnschichtchromatographische Lipoidstudien vom normalen Hirngewebe und Myelin des Menschen. Dtsch. Z. Nervenheilk. **194**, 150–166 (1968).

PILZ, H.: Clinical, morphological and biochemical aspects of sphingolipidoses. Neuropädiat. **1**, 383–427 (1970).

PILZ, H.: Late adult metachromatic leukodystrophy. Arylsulfatase A activity of leukocytes in two families. Arch. Neurol. (Chic.) **27**, 87–90 (1972).

PILZ, H., DUENSING, J., HEIPERTZ, R., SEIDEL, D., HOPF, H.C., LOWITZSCH, G., GOEBEL, H.H.: Adult metachromatic leukodystrophy. I. Clinical manifestation in a 44-year female, previously diagnosed in the pre clinical state. Eur. Neurol. (in press)

PILZ, H., HEIPERTZ, R.: The fatty acid composition of cerebrosides and sulfatides in a case of adult metachromatic leukodystrophy. Z. Neurol. **206**, 203–208 (1974).

PILZ, H., HEIPERTZ, R.: Differentialdiagnose angeborener Lipidosen durch Lipidanalysen von Körperflüs-

sigkeiten, Biopsie- und Autopsiegewebe. Fortschr. Neurol. Psychiat. **43**, 602–617 (1975).
PILZ, H., HOPF, H.C.: A preclinical case of late adult metachromatic leukodystrophy? Manifestation only with lipid abnormalities in urine, enzyme deficiency, and decrease of nerve conduction velocity. J. Neurol. Neurosurg. Psychiat. **35**, 360–364 (1972).
PILZ, H., JATZKEWITZ, H.: Biochemical evaluation of a combined sulfatidosis and gangliosidosis (glycolipidosis) of the brain. Path. europ. **3**, 409–415 (1968).
PILZ, H., MÜLLER, D.: Studies on adult metachromatic leukodystrophy. II. Biochemical aspects of adult cases of metachromatic leukodystrophy. J. neurol. Sci. **9**, 585–595 (1969).
PILZ, H., MÜLLER, D., LINKE, I.: Histochemical and biochemical studies of urinary lipids in metachromatic leukodystrophy and Fabry's disease. J. Lab. clin. Med. **81**, 7–21 (1973).
PILZ, H., PAUL, H.A., MÜLLER, D., VOLLES, E., HOPF, H.C., PRILL, A., KRÖNKE, R.: Metachromatische Leukodystrophie (Sulfatid-Lipidose) im Erwachsenenalter: Intravitale Diagnose zweier Fälle unter dem klinischen Bild eines präsenilen hirnatrophischen Prozesses. Z. Neurol. **199**, 234–255 (1971).
PILZ, H. u. Mitarb.: Noch nicht veröffentlichte Ergebnisse, (1975–1976).
PORTER, M.T., FLUHARTY, A.L., FLOR, S.D. DE LA, KIHARA, H.: Cerebroside sulfatase determination in cultured human fibroblasts. Biochim. biophys. Acta (Amst.) **258**, 769–778 (1972).
PORTER, M.T., FLUHARTY, A.L., HARRIS, S.E., KIHARA, H.: The accumulation of cerebroside sulfates by fibroblasts in culture from patients with late infantile metachromatic leukodystrophy. Arch. Biochem. **138**, 646–652 (1970).
PORTER, M.T., FLUHARTY, A.L., KIHARA, H.: Metachromatic leukodystrophy: Arylsulfatase A deficiency in skin fibroblast cultures. Proc. nat. Acad. Sci. (Wash.) **62**, 887–891 (1969).
PORTER, M.T., FLUHARTY, A.L., KIHARA, H.: Correction of abnormal cerebroside sulfate metabolism in cultured metachromatic leukodystrophy fibroblasts. Science **172**, 1263–1265 (1971).
PORTER, M.T., FLUHARTY, A.L., TRAMMELL, J., KIHARA, H.: A correlation of intracellular cerebroside sulfatase activity in fibroblasts with latency in metachromatic leukodystrophy. Biochem. biophys. Res. Commun. **44**, 660–666 (1971).
POTTER, J.L., TIMMONS, G.D., RINEHART, L., WITMER, E.J.: An improved method for the determination of leucocyte arylsulfatase A and its application to the diagnosis of metachromatic leukodystrophy in homozygous and heterozygous states. Clin. chim. Acta **39**, 518–523 (1972).
RAMPINI, S., ISLER, W., BAERLOCHER, K., BISCHOFF, A., ULRICH, J., PLÜSS, H.J.: Die Kombination von metachromatischer Leukodystrophie und Mukopolysaccharidose als selbständiges Krankheitsbild (Mukosulfatidose). Helv. paediat. Acta **25**, 436–461 (1970).
RATTAZZI, M.C., MARKS, J.S., DAVIDSON, R.G.: Electrophoresis of arylsulfatase from normal individuals and patients with metachromatic leukodystrophy. Amer. J. hum. Genet. **25**, 310–316 (1973).
RÉSIBOIS, A.: Electron microscopic studies of metachromatic leukodystrophy. III. Lysosomal nature of the inclusions. Acta neuropath. (Berl.) **13**, 149–156 (1969).
RÉSIBOIS-GRÉGOIRE, A.: Electron microscopic studies of metachromatic leucodystrophy. II. Compound nature of the inclusions. Acta neuropath. (Berl.) **9**, 244–253 (1967).
RIEKKINEN, P.J., RINNE, U.K., ARSTILA, A.U.: Neurochemical and morphological studies on demyelination in multiple sclerosis with special reference to etiological aspects. Z. Neurol. **203**, 91–104 (1972).
RINDERKNECHT, H., GEOKAS, M.C., CARMACK, C., HAVERBECK, B.J.: The determination of arylsulfatases in biological fluids. Clin. chim. Acta **29**, 481–491 (1970).
ROY, A.B.: The sulphatase of ox liver. III. Further observations on sulphatase B and investigation of the origin of fractions A and B. Biochem. J. **57**, 465–470 (1954).
RUTSAERT, J., MENU, R., RÉSIBOIS, A.: Ultrastructure of sulfatide storage in normal and sulfatase-deficient fibroblasts in vitro. Lab. Invest. **29**, 527–535 (1973).
SAKAI, M., TANO, T.: Biochemical analysis in the brains of metachromatic leucodystrophy. I. On the changes of glycolipid patterns in the white matter. Yokohama med. Bull. **16**, 57–64 (1965).
SCHOLZ, W.: Klinische, pathologisch-anatomische und erbbiologische Untersuchungen bei familiärer diffuser Hirnsklerose im Kindesalter. (Ein Beitrag zur Lehre von den Heredodegenerationen.) Z. Neurol. Psychiat. **99**, 651–717 (1925).
SCHUTTA, H.S., PRATT, R.T.C., METZ, H., EVANS, K.A., CARTER, C.O.: A family study of late infantile and juvenile forms of metachromatic leukodystrophy. J. med. Genet. **3**, 86–90 (1966).
SILVA, K.L. DE, PEARCE, J.: Neuropathy of metachromatic leucodystrophy. J. Neurol. Neurosurg. Psychiat. **36**, 30–33 (1973).
SINGH, J., TAVELLA, D., DIFERRANTE, N.: Measurements of arylsulfatases A and arylsulfatases B in human serum. J. Pediat. **86**, 574–575 (1975).
SOURANDER, P., SVENNERHOLM. L.: Sulphatide lipidosis in the adult with the clinical picture of progressive organic dementia with epileptic seizures. Acta neuropath. (Berl.) **1**, 384–396 (1962).
STÅLLBERG-STENHAGEN, S., SVENNERHOLM, L.: The fatty acid composition of human brain sphingomyelins: Normal variation with age and changes during myelin disorders. J. Lipid Res. **6**, 146–155 (1965).
STEVENS, R.L., HARTMANN, M., FLUHARTY, A.L., KIHARA, H.: A second form of arylsulfatase A in human urine. Biochim. biophys. Acta (Amst.) **302**, 338–344 (1973).
STINSHOFF, K., JATZKEWITZ, H.: Comparison of the cerebroside sulphatase and the aryl-sulphatase activity of human sulphatase A in the absence of activators. Biochim. biophys. Acta (Amst.) **377**, 126–138 (1975).
STUMPF, D., AUSTIN, J.H.: Qualitative and quantitative differences in sulfatase A in different forms of classical metachromatic leukodystrophy. In: Lipid Storage Diseases: Enzymatic Defects and Clinical Implications (J. BERNSOHN, H. GROSSMAN, Eds.), p. 203–221. New York: Academic Press 1971.
STUMPF, D., AUSTIN, J.: Metachromatic leukodystrophy (MLD). IX. Qualitative and quantitative differences in urinary arylsulfatase A in different forms of MLD. Arch. Neurol. (Chic.) **24**, 117–124 (1972).
STUMPF, D.A., AUSTIN, J.H., CROCKER, A.C., LAFRANCE, M.: Mucopolysaccharidosis type VI (Ma-

roteaux-Lamy syndrome). I. Sulfatase B deficiency in tissue. Amer. J. Dis. Child. **126**, 747–755 (1973).
STUMPF, D., NEUWELT, E., AUSTIN, J., KOHLER, P.: Metachromatic leukodystrophy (MLD). X. Immunological studies of the abnormal sulfatase A. Arch. Neurol. (Chic.) **25**, 427–431 (1971).
SUGITA, M., DULANEY, J.T., MOSER, H.W.: Structure and composition of sulfatides isolated from livers of patients with metachromatic leukodystrophy. Galactosyl sulfatide and lactosyl sulfatide. J. Lipid Res. **15**, 227–233 (1974).
SUZUKI, K., SUZUKI, K., CHEN, G.C.: Metachromatic leucodystrophy: Isolation and chemical analysis of metachromatic granules. Science **151**, 1231–1233 (1966).
SUZUKI, K., SUZUKI, K., CHEN, G.C.: Isolation and chemical characterization of the metachromatic granules from a brain with metachromatic leukodystrophy. J. Neuropath. exp. Neurol. **26**, 537–550 (1967).
SUZUKI, Y., MIZUNO, Y.: Juvenile metachromatic leukodystrophy – deficiency of an arylsulfatase A component. J. Pediat. **85**, 823–825 (1974).
SVENNERHOLM, L.: Some aspects of the biochemical changes in leucodystrophy. In: Brain Lipids and Lipoproteins, and the Leucodystrophies (J. FOLCH-PI, H. BAUER, Eds.), p. 104–109. Amsterdam: Elsevier 1963.
TANIGUCHI, N., NANBA, J.: Enzymatic abnormality of the carrier state in metachromatic leukodystrophy. Clin. chim. Acta **29**, 375–379 (1970).
TAORI, G.M., MATHEW, N.T., BHATAVIZIAM, A., BACHHAWAT, B.K.: Metachromatic leucodystrophy (sulphatide lipidosis). Juvenile type: Case report. Indian J. med. Res. **57**, 914–920 (1969).
TARISKA, S.: Über die sog. metachromatische Leukodystrophie. Psychiat. et Neurol. (Basel) **137**, 65–90 (1959).
TERRY, R.D., SUZUKI, K., WEISS, M.: Biopsy study in three cases of metachromatic leukodystrophy. J. Neuropath. exp. Neurol. **25**, 141–143 (1966).
THIEFFRY, S., LYON, G.: Diagnostic d'un cas de leucodystrophie métachromatique (type Scholz) par la biopsie d'un nerf périphérique. Rev. neurol. **100**, 452–456 (1959).
THIEFFRY, S., LYON, G., MAROTEAUX, P.: Leucodystrophie métachromatique (sulfatidose) et mucopolysaccharidose associées chez un même malade. Rev. neurol. **114**, 193–200 (1966).
THOMAS, G.H., HOWELL, R.R.: Arylsulfatase activity in human urine: quantitative studies on patients with lysosomal disorders including metachromatic leukodystrophy. Clin. chim. Acta **36**, 99–103 (1972).
TOGA, M., BERARD-BADIER, M., PINSARD, N., GAMBARELLI, D., HASSOUN, J., TRIPIER, M.F.: Étude clinique, histologique et ultrastructurale de quatre cas de leucodystrophie métachromatique infantile et juvénile. Acta neuropath. (Berl.) **21**, 23–38 (1972).
TURPIN, J.C., DUBOIS, G., BAUMANN, N.: Individualisation d'une nouvelle variété de leucodystrophie métachromatique. C. R. Acad. Sci. (Paris) **278**, 2819–2822 (1974).
ULRICH, J.: Die cerebralen Entmarkungskrankheiten im Kindesalter. Schriftenreihe Neurologie, Bd. 6. Berlin-Heidelberg-New York: Springer 1971.
WEBSTER, H.E. DE: Schwann cell alterations in metachromatic leukodystrophy: Preliminary phase and electron microscopic observations. J. Neuropath. exp. Neurol. **21**, 534–554 (1962).
WIESMANN, U.N., MEIER, C., SPYCHER, M.A., SCHMID, W., BISCHOFF, A., GAUTIER, E., HERSCHKOWITZ, N.N.: Prenatal metachromatic leukodystrophy. Helv. paediat. Acta **30**, 31–42 (1975).
WIESMANN, U.N., ROSSI, E.E., HERSCHKOWITZ, N.N.: Correction of the defective sulfatide degradation in cultured fibroblasts from patients with metachromatic leukodystrophy. Acta paediat. scand. **61**, 296–302 (1972).
WILDBOLZ, A.: Klinisch-genealogischer Bericht über eine neue Familie mit drei Fällen von adulter, metachromatischer Leukodystrophie. Schweiz. Arch. Neurol. Psychiat. **109**, 313–321 (1971).
WITTE, F.: Über pathologische Abbauvorgänge im Zentralnervensystem. Münch. med. Wschr. **68**, 69 (1921).
WOLFE, H.J., PIETRA, G.C.: The visceral lesions of metachromatic leukodystrophy. Amer. J. Path. **44**, 921–930 (1964).
WOLMAN, M.: Histochemistry of the lipidoses. Proc. V[th] Internat. Congr. Neuropath., p. 116–124. Amsterdam: Excerpt. Med. Found. 1966.
YAMAGUCHI, S., AOKI, K., HANDA, S., YAMAHAWA, T.: Deficiency of seminolipid sulphatase activity in brain tissue of metachromatic leukodystrophy. J. Neurochem. **24**, 1087–1089 (1975).
YUDELL, A., GOMEZ, M.R., LAMBERT, E.H., DOCKERTY, M.B.: The neuropathy of sulfatide lipoidosis (metachromatic leukodystrophy). Neurology (Minneap.) **17**, 103–111 (1967).

Fabry's Disease – Angiokeratoma Corporis Diffusum Universale*

R.J. DESNICK, R.F. O'DEA, and W. KRIVIT

With 8 Figures and 1 Table

A. Introduction

Fabry's disease is an inborn error of glycosphingolipid metabolism characterized by the deposition of the glycosphingolipids, trihexosyl and digalactosyl ceramides, primarily in the cardiovascular-renal system. The primary metabolic defect resulting in the accumulation of these substances is the defective activity of the lysosomal enzyme, α-galactosidase A (ceramide trihexosidase), a specific X-linked α-galactosyl hydrolase (Fig. 1). The disease was first described as a dermatologic entity, *angiokeratoma corporis diffusum universale*, in 1898 independently by FABRY in Germany and ANDERSON in England. Subsequently, POMPEN et al. (1947) suggested that the disorder was a systemic storage disease, based on their post-mortem studies of two affected brothers, and SCRIBA (1950) recognized the lipid nature of the storage material. In 1963, SWEELEY and KLIONSKY identified the accumulated lipids as trihexosyl and digalactosyl ceramides, and appropriately classified the disease as a systemic glycosphingolipidosis. Shortly thereafter, BRADY et al. (1967) identified the primary metabolic defect as the deficient activity of the lysosomal enzyme, ceramide trihexosidase, and KINT (1970) further characterized the enzyme deficiency as a defective α-galactosyl hydrolase. These recent advances have

* This review was supported in part by a grant (CBRS-273) from the National Foundation-March of Dimes, a grant (74-915) from the American Heart Association, grants (AM 15174 and AM 14470) from the National Institutes of Health, and a grant (RR-400) from the Clinical Research Centers Program of the Division of Research Resources, National Institutes of Health.

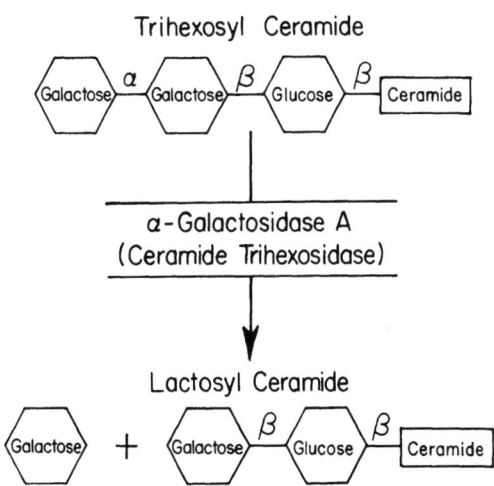

Fig. 1. The metabolic defect in Fabry's disease. Defective α-galactosidase A activity results in the accumulation of its major glycosphingolipid substrate, trihexosyl ceramide

provided the ability to chemically diagnose affected hemizygous males and heterozygous females as well as providing for the prenatal diagnosis of affected fetuses (BRADY et al., 1971; DESNICK et al., 1972a). In addition, the elucidation of the specific enzymatic defect has stimulated recent exploratory studies of enzyme replacement therapy for the future treatment of patients with this lysosomal storage disease (MAPES et al., 1970a; DESNICK et al., 1972b; PHILIPPART et al., 1972; BRADY et al., 1973).

Comprehensive reviews of the clinical, pathological, chemical, and therapeutic studies of Fabry's disease are available (KAHLKE, 1967; KINT and CARTON, 1973; SWEELEY et al., 1972).

B. Clinical Features

I. Hemizygous Males

The onset of Fabry's disease in hemizygous males usually occurs during childhood or adolescence. The signs or symptoms produced are the sequelae of the anatomical and physiological alterations produced by systemic deposition of trihexosyl ceramide particularly in the cardiovascular-renal system (Table 1).

Table 1. Major clinical features of Fabry's Disease

Glycosphingolipid Deposition	Signs and symptoms
Peripheral vessels and nerves	Excruciating pain, acroparathesias
Skin	Angiokeratoma
Cornea	Corneal dystrophy
Heart	Mitral insufficiency
Coronary vessels	Ischemia and infarcts
CNS vessels	CNS infarcts
Kidney	Renal insufficiency

1. Pain

The single most debilitating aspect of Fabry's disease is the pain. Two types of pain have been described, crises and continual discomfort (WISE et al., 1962). In hemizygous males, painful crises usually begin in childhood or in early adolescence and signal clinical onset of the disease. Lasting from hours to several days, these "Fabry crises" consist of agonizing, burning pain in the palms and soles and occasionally radiate to the proximal extremities and other parts of the body. These symptoms are usually associated with a low-grade fever and an elevated erythrocyte sedimentation rate and frequently have led to the misdiagnosis of rheumatic fever, neurosis, or erythromyalgia. The painful crises may be triggered by exercise, fatigue, and rapid climatic changes in temperature and humidity. In addition to these intermittent crises, most patients complain of a nagging, constant discomfort in their hands and feet characterized by a burning quality and accompanied by parathesias. These excruciating pains are poorly relieved by either conventional or narcotic analgesics. Recently, diphenylhydantoin has been found to provide subjective relief of the pain in most patients (LOCKMAN et al., 1973) (see Medical Management section).

2. Cutaneous Manifestations

The classic dermatologic lesions, angiokeratomas, usually appear in childhood and gradually increase in number and size with age (Fig. 2). The lesions develop slowly as clusters of individual, punctate, dark-red angiectases in the superficial layer of the skin; they may be flat or slightly raised and do not blanch with pressure. They tend to be most dense between the umbilicus and the knees, occurring in a "bathing trunk" distribution. Variants without angiokeratomas have been described (CLARKE et al., 1971); however, careful examination of the umbilicus and scrotum may reveal the presence of isolated lesions.

3. Cardiovascular-Renal Manifestations

With increasing age, the major morbid symptoms of this disease result from the progressive accumulation of glycosphingolipid in the kidney and cardiovascular system. Based on our experience with over 70 hemizygotes, the patterns of their clinical manifestations tend to fall into two general categories: they either develop severe renal insufficiency with minimal to mild cardiovascular symptomology or they develop severe cardiovascular disease of the heart and/or brain with minimal to moderate renal disease.

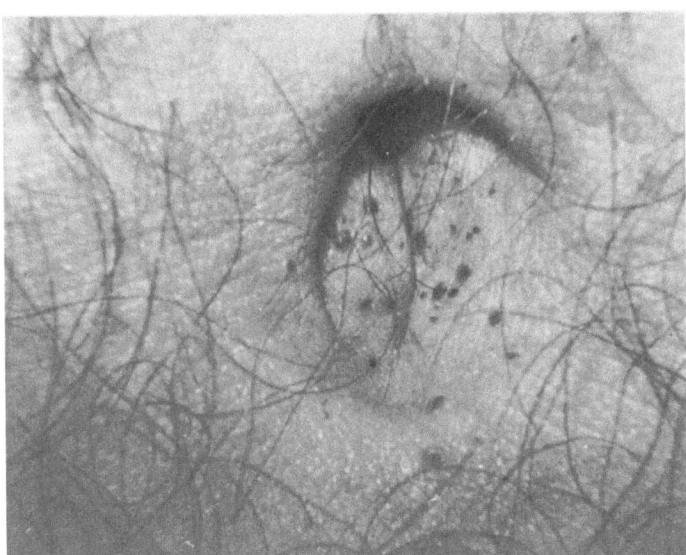

Fig. 2. Clusters of dark-red angiokeratomas in the umbilical area of a hemizygote with Fabry's disease

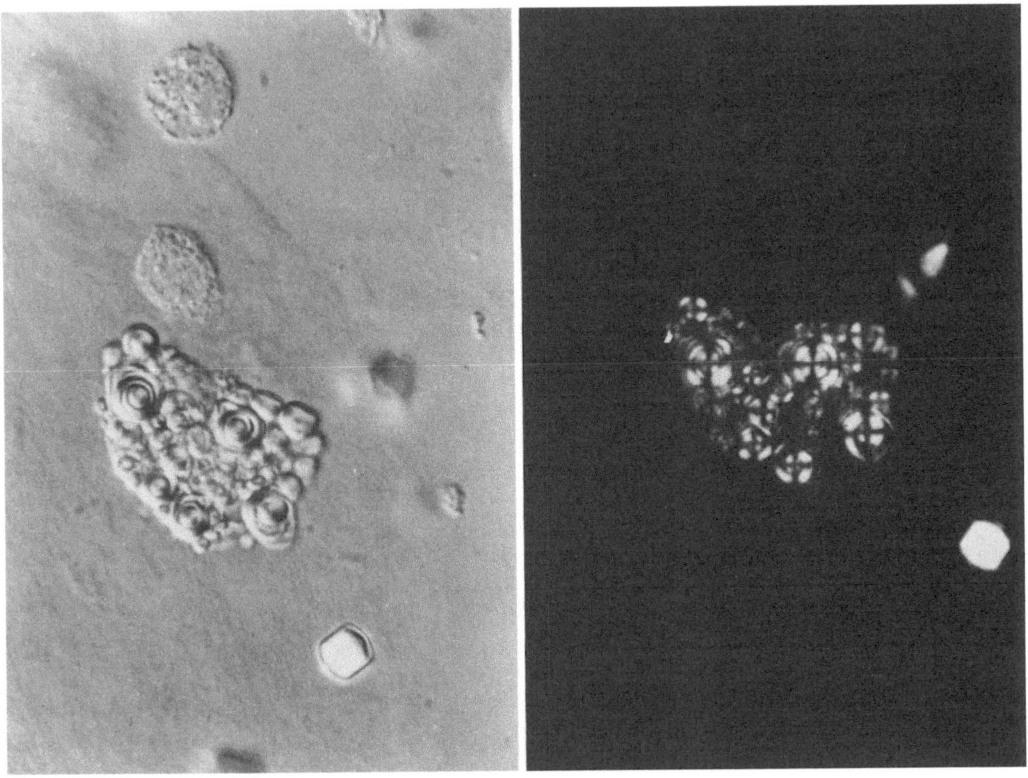

Fig. 3. Photomicrographs of the urinary sediment from a heterozygote showing lipid accumulation by interference-microscopy *(left)* and polarization light microscopy *(right)* ($\times 1,000$). (SWEELEY *et al.*, 1972)

During childhood and adolescence, in the absence of any symptomatic deterioration of renal function, protein, casts, red cells, and desquamated kidney and urinary tract cells appear in the urinary sediment of almost all hemizygotes. Birefringent lipid inclusions with characteristic "Maltese crosses" can be observed in the sediment by polarization microscopy (Fig. 3). With age, progressive renal impairment is evidenced by isosthenuria (specific gravities of 1.008 to 1.012) and significant proteinuria followed by gradual deterioration of renal function and the development of azotemia by the third of fourth decade of life. In these patients death results from uremia unless hemodialysis or renal transplantation is undertaken.

The clinical course of the second group of patients is characterized primarily by cardiovascular manifestations resulting from glycosphingolipid deposition in the myocardium, cardiac valves, and the vascular system. The cardiovascular findings may include left ventricular hypertrophy, mitral insufficiency, myocardial ischemia or infarction, congestive heart failure and cerebral vascular disease; these patients may have normal or minimally impaired renal function. Cerebral manifestations including thromboses, seizures, hemiplegia, aphasia, labyrinthine disorders, change of personality, psychotic behavior, or frank cerebral hemorrhage have been reported.

Electrocardiographic abnormalities most frequently documented in hemizygotes over 30 years of age include left ventricular hypertrophy and T wave inversion or ischemia. Recently, ROUDEBUSH et al. (1973) reported that an abnormally short PR interval was a common electrocardiographic finding, presumably secondary to glycosphingolipid deposition in the conduction system. In a series of 9 hemizygotes and 10 heterozygotes, we found thirteen who had EKG abnormalities; only two had abnormally short PR intervals (BLEIDEN et al., 1974).

4. Ocular Manifestations

Although ocular lesions in Fabry's disease may be present in all structures of the eye, involvement is most prominent in the cornea and retina. These manifestations include aneurysmal dilatation and tortuosity of conjunctival and retinal vessels and corneal opacities. The corneal lesions, which do not impair vision, can be observed only by slit-lamp microscopy. The distinctive keratopathy appears as whorled streaks or a diffuse haziness in the corneal epithelium. An indistinguishable, drug-induced phenocopy occurs in patients on long-term chloroquine therapy (DESNICK et al., 1974).

5. Other Clinical Manifestations

Nausea, vomiting, diarrhea and abdominal or flank pain are common gastrointestinal symptoms (FLYNN et al., 1972); attacks of right lower quadrant abdominal pain have been misdiagnosed as acute appendicitis. Other less frequent features include lymphedema of the legs in the absence of hypoalbuminemia, hypohydrosis, and dyspnea. Musculoskeletal findings include a deformity of the distal interphalangeal joints of the fingers, osteoporosis of dorsal vertebrae and avascular necrosis of the head of the femur or talus. Many patients have a mild microcytic anemia, fine, sparse facial hair, delayed puberty and an ectomorphic somatotype.

II. Heterozygous Females

Although biochemically documented heterozygotes may be completely asymptomatic throughout a normal lifespan, most manifest some symptoms of the disease. The corneal dystrophy is found in most heterozygotes, often more pronounced than in affected hemizygotes. The majority of heterozygotes have isolated angiokeratoma, particularly on their breasts and trunk, as well as a history of the characteristic, intermittent acroparathesias. The clinical course and prognosis are more favorable in heterozygotes than in hemizygotes and a reasonable longevity may be expected. With age, however, most heterozygotes become more symptomatic and death usually results from renal or cardiac insufficiency. Obligate heterozygotes have been reported without any clinical manifestations and with normal levels of leukocyte α-galactosidase activity and urinary sediment glycosphingolipids (AVILA et al., 1973). In contrast, complete clinical and biochemical expression of the disease, as severe as in hemizygotes, has been documented in several heterozygotes (STILES and OPITZ, 1963; DESNICK et al., 1972b; TAGER and DE GROOT, 1974).

C. The Metabolic Defect in Fabry's Disease

Fabry's disease belongs to the family of disorders resulting from inborn errors in the catabolism of glycosphingolipids. Figure 4 shows the pathway of glycosphingolipid catabolism; at each catabolic step, a genetically-determined metabolic block has been identified which results in a unique glycosphingolipidosis. In each of these disorders, a presumed nucleotide-base substitution in a specific DNA segment causes the production of a defective gene product (i.e., a non-catalytic enzyme) which is unable to perform its function as a lysosomal hydrolase. Each of these recessive enzymatic defects leads to a metabolic block characterized by the accumulation of the enzyme's specific glycosphingolipid substrate(s). These lipids have in common a ceramide backbone (Cer=2-N-acyl-sphingosine)

$$CH_3-(CH_2)_{12}-CH=CH-$$
$$-CH-CH-CH_2OH$$
$$\begin{array}{cc} | & | \\ OH & NH \\ & | \\ & C=O \\ & | \\ & (CH_2)_{12-24} \\ & | \\ & CH_3 \end{array}$$

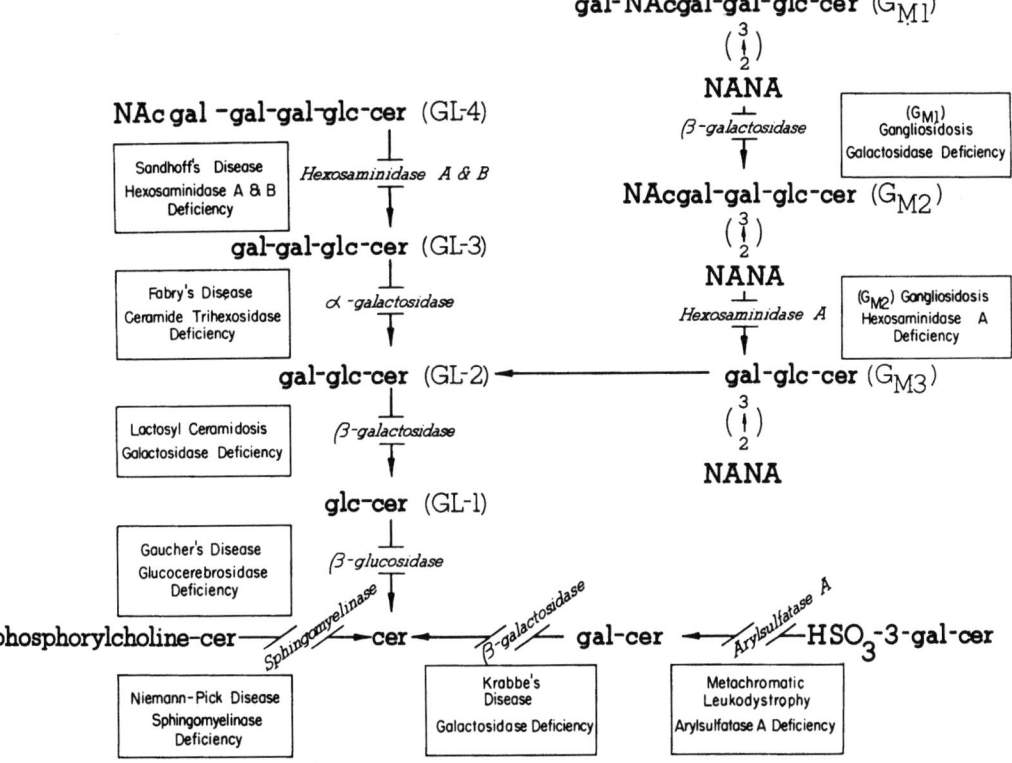

Fig. 4. Pathway for the catabolism of glycosphingolipids. At each step, the deficiency of a specific lysosomal hydrolase results in the accumulation of its substrate and a unique glycosphingolipidosis

from which the various glycosphingolipids are synthesized by the sequential addition of various hexose moieties or phosphorylcholine at the terminal hydroxyl group of the ceramide molecule. Since glycosphingolipids are components of all cell membranes, the progressive accumulation of one of these substances in the lysosomes of neural and/or visceral cells results in the pathophysiologic and morphologic abnormalities which lead to the diverse, yet characteristic, clinical manifestations of each disorder.

I. The Primary Enzymatic Defect

In Fabry's disease, the primary enzymatic defect is the deficient activity of the lysosomal enzyme, α-galactosidase A (ceramide trihexosidase), in tissues and fluids of affected individuals (Fig. 1). BRADY et al. (1967) were the first investigators to demonstrate the deficiency of ceramide trihexosidase activity in small intestinal mucosa of hemizygotes and a heterozygote with Fabry's disease using radiolabeled trihexosyl ceramide as substrate. MAPES et al. (1970b), also using a natural substrate assay, reported deficient ceramide trihexosidase activities in the plasma and sera of hemizygotes and heterozygotes. Subsequently, KINT (1970) identified the defective enzyme as an α-galactosyl hydrolase and documented the deficient α-galactosidase activities in leukocytes isolated from hemizygotes and heterozygotes using commercially available, synthetic substrates.

More recently, two forms of α-galactosidase activity have been identified in various normal human tissues and fluids (BEUTLER and KUHL, 1972; WOOD and NADLER, 1972; Ho et al., 1972; DESNICK et al., 1973a). The major component, α-galactosidase A, is thermolabile, competitively inhibited by myoinositol (CRAWHALL and BANFALVI, 1972) and hydrolyzes the natural substrate (i.e., ceramide trihexosidase activity) (JOHNSON and BRADY, 1972; ROMEO et al., 1972; RIETRA et al., 1972; Ho, 1973; KANO and YAMAKAWA, 1974; BERNLOHR et al., 1974), was well as melibiose (BEUTLER and KUHL, 1972); the minor form, α-galactosidase B, is relatively thermostable, not inhibited by myoinositol, migrates with a slower electrophoretic mobility, and hydrolyzes only synthetic substrates (Ho, 1973; BERNLOHR et al., 1974). These findings have been substantiated by further characterization of the α-galactosidase A and B components isolated and purified from human liver (Ho, 1973), spleen (BERNLOHR et al., 1974), and placenta (BEUTLER and KUHL, 1972; JOHNSON and BRADY, 1973; BERNLOHR et al., 1974). In addition, BEUTLER and KUHL (1972) have shown that antibodies produced to the A and B components from placenta do not cross-react, indicating that the α-galactosidase components are not structurally related.

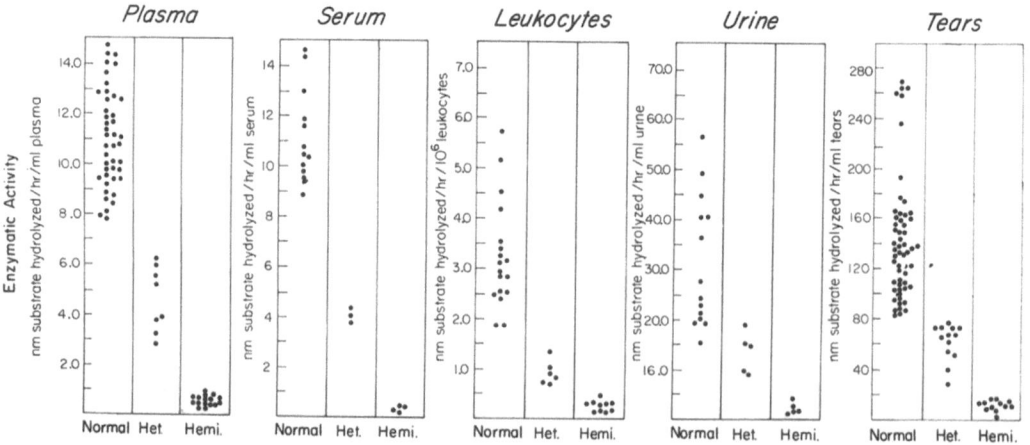

Fig. 5. Levels of total α-galactosidase (A plus B) activities in plasma, sera, leukocytes, urine, and tears from hemizygotes (Hemi.) and heterozygotes (Het.) with Fabry's disease and normal controls

In all tissues and fluids assayed from hemizygotes and heterozygotes with Fabry's disease, the α-galactosidase a activities are deficient, whereas the α-galactosidase B activities are normal or slightly increased (DESNICK et al., 1973a), allowing accurate enzymatic diagnosis of these individuals. Figure 5 shows the levels of total α-galactosidase (A plus B) activities in easily obtainable sources (serum, plasma, leukocytes, urine, and tears), demonstrating the marked deficiency in hemizygotes, and the intermediate activities in heterozygous carriers of the Fabry gene compared to the levels in normal individuals. The demonstration of deficient α-galactosidase A activity in amniotic fluid, amniocytes and cultured amniotic cells has provided for the prenatal diagnosis of affected hemizygous fetuses (BRADY et al., 1971; DESNICK et al., 1973b).

II. The Accumulated Glycosphingolipids

The defective activity of α-galactosidase A results in the visceral deposition of several glycosphingolipid substrates with terminal α-galactosyl moieties. Trihexosyl ceramide, galactosyl-$(1 \xrightarrow{\alpha} 4)$-galactosyl-$(1 \xrightarrow{\beta} 4)$-glucosyl-$(1 \xrightarrow{\beta} 1')$-ceramide, is the major accumulated glycosphingolipid; markedly increased concentrations have been documented in the plasma (VANCE et al., 1969) and various tissues (DESNICK et al., 1970, 1971; SCHIBANOFF et al., 1969; SWEELEY et al., 1972) of hemizygotes with Fabry's disease. Figure 6 shows the typical levels of total α-galactosidase activities and the concentrations of trihexosyl ceramide in the plasma, urine and urinary sediment of hemizygotes and heterozygotes with Fabry's disease compared to the levels of normal individuals (DESNICK et al., 1971, 1973a).

Increased concentrations of trihexosyl ceramide have been documented in all tissues studied (SWEELEY et al., 1972), except erythrocytes (VANCE et al., 1969). The major sites of trihexosyl ceramide deposition are in the secondary lysosomes of endothelial, epithelial, and perithelial cells of the cardiovascular-renal system. Although trihexosyl ceramide deposition has been reported in autonomic ganglia (SCHIBANOFF et al., 1969; MIYATAKE and ARIGA, 1972; DESNICK and SUNG, 1974), the lesser accumulation of this glycosphingolipid in cerebral cortex, cerebellum, and medulla presumably results primarily from vascular rather than neural deposition in these tissues.

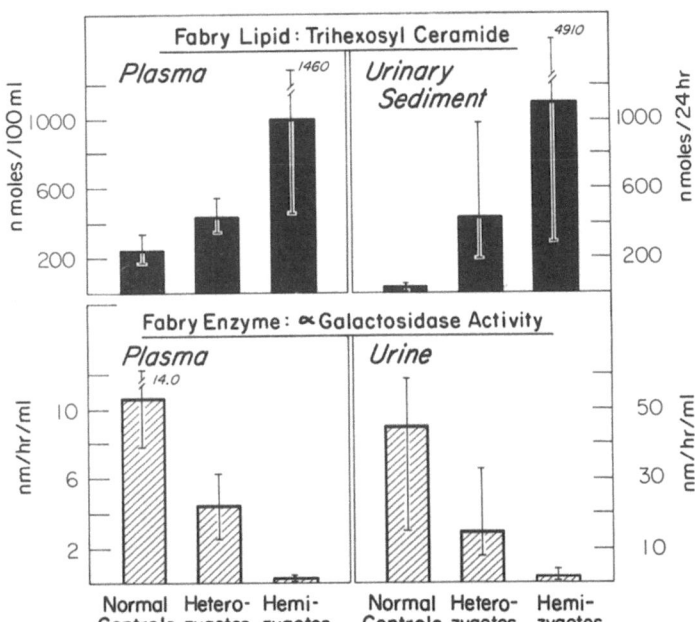

Fig. 6. Levels of trihexosyl ceramide and total α-galactosidase (A plus B) activities in the plasma, urine, and urinary sediment of hemizygotes and heterozygotes with Fabry's disease and normal controls

The related glycosphingolipids, digalactosyl ceramide, galactosyl-$(1 \xrightarrow{\alpha} 4)$-galactosyl-$(1 \xrightarrow{\beta} 1')$-ceramide, and blood group B substance, galactosyl-$(1 \xrightarrow{\alpha} 3)$-galactosyl-$|(1\xrightarrow{\alpha}2)$ fucosyl $(1 \xrightarrow{\beta} 3$ and $1 \xrightarrow{\beta} 4)$-galactosaminyl-$(1 \xrightarrow{\beta} 4)$-galactosyl-$(1 \xrightarrow{\beta} 4)$-glucosyl-$(1 \xrightarrow{\beta} 1')$-ceramide, have been found accumulated only in spinal ganglia, kidney, urinary sediment and pancreas (SWEELEY and KLIONSKY, 1963; CHRISTENSEN-LOU, 1966; MIYATAKE, 1969; SCHIBANOFF et al., 1969; DESNICK et al., 1970; MIYATAKE and ARIGA, 1972) and in the pancreas of a hemizygote with blood group B (WHERRET and HAKOMORI, 1972), respectively. Since each of these glycosphingolipids has a terminal galactosyl-$(1 \rightarrow 4)$ or $(1 \rightarrow 3)$-galactosyl moiety with a terminal α-galactosidic linkage, it is reasonable to postulate that they also accumulate due to the defective activity of α-galactosidase A. This concept has been supported by the apparent competitive inhibition of ceramide trihexosidase activity by digalactosyl ceramide (HO, 1973; MAPES et al., 1973).

D. Pathophysiology

The anatomic and physiologic alterations in this disorder result from the unique cellular and tissue distribution of the accumulated glycosphingolipids. The progressive onset of the clinical manifestations suggests that, as the deposition of glycosphingolipid at a particular site reaches "threshold level", the resultant clinical or functional symptom is expressed.

Extensive morphologic and chemical studies (SCHIBANOFF et al., 1969; SWEELEY et al., 1972) have demonstrated glycosphingolipid deposition in all areas of the body

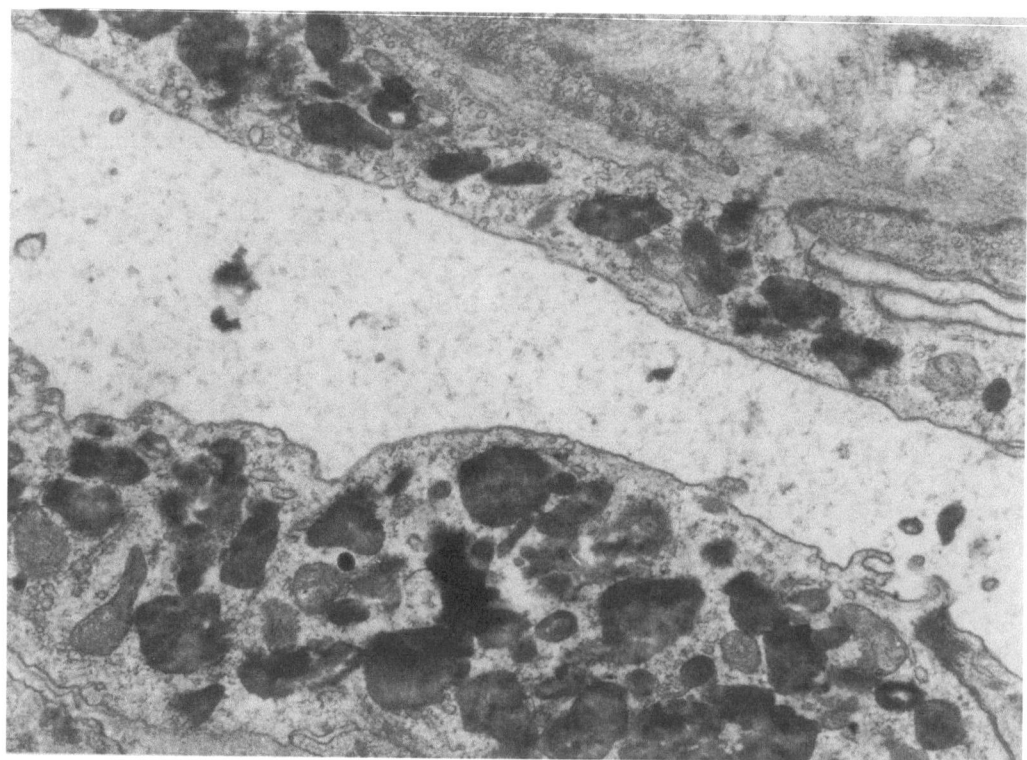

Fig. 7. Electron photomicrographs of a section of jejunum from a hemizygote with Fabry's disease, showing the marked accumulation of concentric, lamellar inclusions in lysosomes of the vascular endothelium ($\times 25,000$). (Courtesy of Dr. J.G. WHITE)

studied, but predominantly in endothelial, perithelial and smooth muscle cells of blood vessels, and to a much lesser extent, in connective tissue histiocytic and reticular cells. Deposits of crystalline glycosphingolipid are also prominent in epithelial cells of the cornea and of glomeruli, as well as in the proximal and distal tubules of the kidney; in muscle fibers of the heart; and in ganglion cells of the autonomic nervous system (SWEELEY et al., 1972). Large, lipid-laden (periodic acid-Schiff positive) macrophages are present in the bone marrow of hemizygous males (FESSAS et al., 1955) documenting the involvement of the hematopoietic system.

Histochemically, the accumulated lipid is best demonstrated in frozen sections stained by standard periodic acid-Schiff or Luxol fast blue procedures. A modified PAS-staining procedure, specific for neutral glycosphingolipids (LEHNER and ADAMS, 1968) has been useful in localizing the accumulated trihexosyl ceramide in various tissues, including dental pulp from hemizygotes and heterozygotes (DESNICK et al., 1972c). In addition, the normal and deficient activities of α-galactosidase can be localized to lysosomal-like organelles in frozen tissues from normal and hemizygous individuals, respectively, by an enzymatic histochemical assay using 1-naphthyl-α-D-galactopyranoside as substrate and hexazonium pararosanilin as the diazo-coupling reagent (DESNICK, 1974).

Ultrastructural examination of tissues from hemizygotes has revealed lipid-dense bodies in secondary lysosomes. These inclusion bodies have a concentric, lamellar arrangement and range from 0.1 to 10 microns in diameter; the usual lamellar arrangement has a periodicity of 50 to 60 Å (Figs. 7 and 8). By light microscopy, these bodies stain positively for acid phosphatase (HASHIMOTO et al., 1965).

The origin of accumulated glycosphingolipid substrates in Fabry's disease has not been clarified. It has been postulated that tetra-

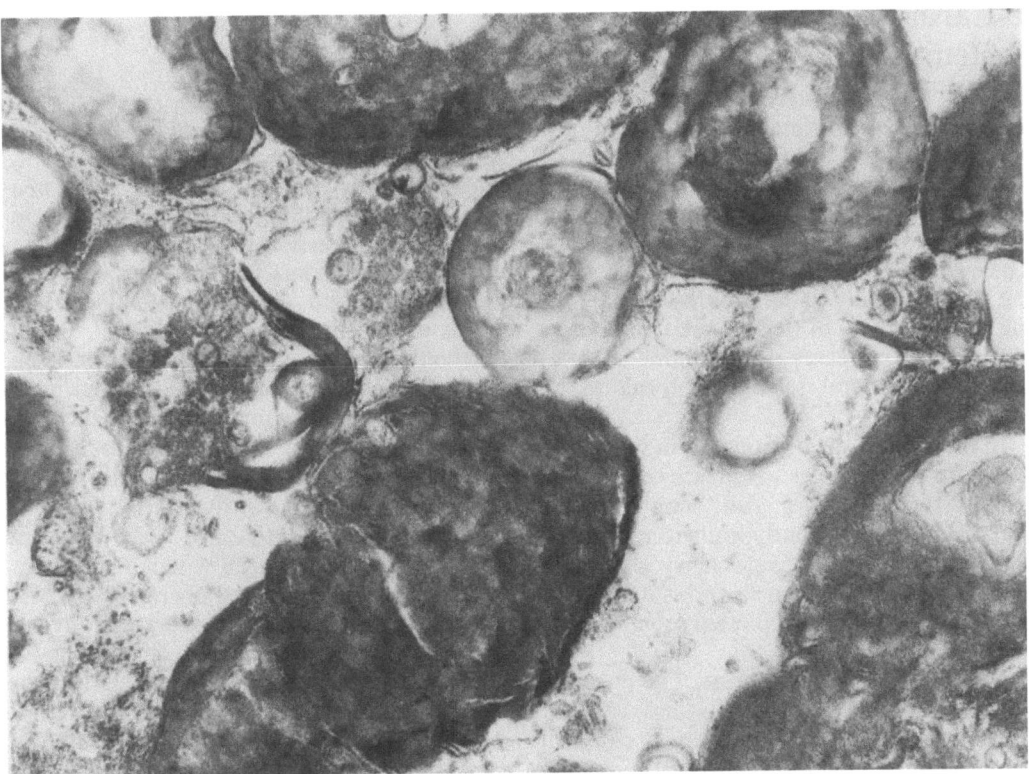

Fig. 8. Electron photomicrograph of a section of the mitral valve from a hemizygote with Fabry's disease, showing the concentric lamellar inclusions in lysosomes of fibrocytes ($\times 65,000$). (Courtesy of Dr. H.L. SHARP)

hexosyl ceramide, the predominant glycosphingolipid of erythrocytes and the metabolic precursor of trihexosyl ceramide (Fig. 4), is the major metabolic source of the pathogenic lipid(s). Presumably, the release of tetrahexosyl ceramide from the turnover of senescent erythrocytes into the circulation (DAWSON and SWEELEY, 1971), leads to the increased plasma and tissue levels of trihexosyl ceramide. The accumulated plasma trihexosyl ceramide apparently gains access to the endothelial and adjacent epithelial cells of the glomerulus and to endothelial and adjacent perithelial and smooth muscle cells of the blood vessels throughout the body. This pattern of glycosphingolipid accumulation, predominantly in the cardiovascular-renal system, is unique among the glycosphingolipidoses and best correlates pathophysiologically with the major clinical manifestations of the disease as selectively described below.

I. Cardiovascular-Renal System

The systemic lysosomal deposition of glycosphingolipid in the vasculature of hemizygotes and heterozygotes is the major pathophysiologic alteration responsible for the pleiotropic manifestations of this disease. The swollen endothelial cells encroach upon the lumen, leading to the progressive narrowing and instability of these vessels and resulting in focal increases of intralumenal pressure and peripheral ischemia or frank infarction (Fig. 7).

In the kidney, deposition of trihexosyl and digalactosyl ceramides within the cells of vascular structures, glomeruli, and proximal and distal tubules usually leads to a progressive pattern of renal insufficiency characterized initially by proteinuria and isosthenuria, subsequently by impaired renal function, and finally by renal failure.

The progressive infiltration of glycosphingolipid into myocardial cells and valvular fibroblasts appear to be a primary cause of cardiac disease in hemizygotes and some heterozygotes (FERRANS et al., 1969). Mitral insufficiency is the predominant lesion in most cases. BLEIDEN et al. (1974) have investigated the valvular lesions in two hemizygotes who expired from severe cardiovascular disease. The major morphologic findings included interchordal hooding of the mitral and tricuspid valves with thickening of the valve leaflets and papillary muscles. Histologically, the myocardial cells showed clear central areas throughout and peripheral displacement of the myofibrils; there were focal areas of myocardial necrosis and hemorrhage. The vessels showed hypertrophy of the media with marked vacuolization of the smooth muscle cells. Light microscopy of both mitral and tricuspid valves demonstrated lipidladen fibrocytes embedded in fibrous tissue. Lipid deposition was indicated by positive staining with Sudan black B and the accumulation of trihexosyl ceramide was confirmed by chemical analyses. Ultrastructural examinations of both valves revealed massive accumulations of concentric, lamellar inclusions within single membrane-lined lysosomes (Fig. 8).

II. Nervous System

Glycosphingolipid deposition occurs in both vascular and neuronal cells of the nervous system. In the central nervous system, neuronal involvement is limited to the supraoptic and paraventricular nuclei of the hypothalamus, amygdala, dorsal vagal nuclei of the medulla and the interomedial cell columns of the spinal cord (SUNG et al., 1973). In the peripheral autonomic nervous system, marked lipid storage was documented ultrastructurally in the ganglion cells of the sympathetic (paravertebral) ganglia, dorsal spinal and trigeminal ganglia and confirmed by chemical analysis (SUNG et al., 1973). Involvement of the autonomic nervous system may explain, in part, the vascular motor instability and motor unresponsiveness, as well as various symptoms including hypohydrosis, heat or cold intolerance, episodic fevers and the gastrointestinal manifestations of nausea and diarrhea.

Although no abnormalities can be detected in peripheral nerves by neurologic examination or EMG, histochemically, the perineurial sheath cells show significant lipid deposition (SUNG et al., 1973), and OHNISHI and DYCK (1973) have described a selective decrease in the number (approximately 50 percent of normal) of the unmyelinated and small myelinated fibers in sural nerves from hemizygotes. They suggest that the selective damage to these fibers may account for the acroparathesias in this disorder; others have suggested that the pain results from vascular involvement resulting in ischemia to the peripheral nerves.

E. Genetics

Evidence for the X-linked inheritance of this disease is based on pedigree analyses, linkage data, and somatic cell hybridization studies. Family studies reveal an absence of male-to-male transmission, absence of consanguinity, and maternal transmission to affected hemizygotes by heterozygous carriers (OPITZ et al., 1965; SWEELEY et al., 1972).

The X-chromosomal locus of the Fabry gene has been supported by linkage data to the well-established X-linked loci for the blood group antigen, Xg^a, and deutan color-blindness genes. Estimates for the distance between the Fabry locus and the loci for Xg^a and deutan color-blindness are 24 and 17 centimorgans, respectively (OPITZ et al., 1965; JOHNSON et al., 1969); these data localize the Fabry locus on the short arm of the X-chromosome. In addition, ROMEO and MIGDEON (1970) have demonstrated two clonal populations in cultured skin fibroblasts from heterozygotes, one with normal and the other with defective α-galactosidase A activities; these findings are consistent with that predicted by LYON (1961) for X-linked gene products. Furthermore, recent data obtained from somatic cell hybridization studies of man-mouse fibroblasts document the location of the structural gene for α-galactosidase A on the X-chromosome of man (GRZESCHIK et al., 1972).

The frequency of Fabry's disease has not been determined; however, the disease is rare and we estimate that the incidence is about 1:40,000. Of the over 200 described cases, most are Caucasian; however, Negro and several Oriental cases have been reported.

The Fabry gene is highly penetrant in the hemizygote although there may be significant intrafamilial and interfamilial variations in the clinical expression. Expression of the Fabry gene in heterozygous females is unique for X-linked enzymatic deficiencies. It is difficult to explain the high frequency of clinical involvement in these heterozygous individuals by invoking Lyon's random X-inactivation hypothesis (LYON, 1961). Laboratory studies have not demonstrated metabolic cooperation between the two cell clones derived from heterozygotes. It is of interest to speculate that clinical manifestations may result in these women because this particular enzyme requires greater than 50 percent of normal activity to maintain its substrate at normal concentrations. Biochemical studies of most heterozygotes reveal intermediate levels of α-galactosidase A activity and intermediate levels of trihexosyl ceramide accumulation. Further, careful clinical and biochemical studies are required to elucidate the mechanism of clinical expression in the heterozygous state.

Genetic counseling should be made availabel to all families in which the diagnosis of Fabry's disease has been made. All sons of hemizygotes will be normal, but all daughters will be obligate heterozygotes. On the average, half the sons of heterozygotes will inherit the disease and half the daughters will be carriers. Therefore, close relatives and at-risk offspring of heterozygotes should be examined clinically and enzymatically for heterozygote or early hemizygote identification. Prenatal diagnostic studies should be made available to all at-risk, pregnant heterozygotes, since an affected hemizygote can be detected by deficient α-galactosidase A activities in amniotic fluid, amniocytes, and cultured amniotic cells (BRADY et al., 1971; DESNICK et al., 1972a, 1973a, 1973b).

F. Diagnosis

Hemizygous males can be diagnosed clinically by a history of acroparathesias, and the presence of the characteristic skin lesions and corneal opacities. The most common manifestations in childhood are the acroparathesias associated with fever and an increased erythrocyte sedimentation rate. Birefringent lipid can be observed histologically in biopsied tissues, bone marrow macrophages, or urinary sediment. Heterozygous females may be asymtomatic, may manifest attenuated symptoms (particularly the corneal lesions) or, infrequently, may be as severely affected as hemizygotes.

All suspect hemizygotes should be confirmed biochemically by the demonstration of markedly increased levels of trihexosyl ceramide in urinary sediment (DESNICK et al., 1971), plasma (VANCE et al., 1969) or cultured skin fibroblasts (DAWSON et al., 1969), or deficient α-galactosidase A activities in plasma, leukocytes, tears, biopsied tissues, or cultured fibroblasts (DESNICK et al., 1973a). Suspect heterozygotes should be confirmed by their intermediate levels of accumulated substrate or deficient α-galactosidase activities in the above sources; further documentation of heterozygosity can be accomplished by cloning cultured skin fibroblasts followed by the demonstration of two cell populations, normal and deficient, for α-galactosidase A activity (ROMEO and MIDGEON, 1970).

Prenatal diagnosis of Fabry's disease can be accurately accomplished by amniocentesis at approximately 14 weeks of gestation and biochemical analysis of the amniotic fluid components (BRADY et al., 1971; DESNICK et al., 1973a, 1973b). The demonstration of accumulated trihexosyl ceramide in centrifuged amniotic fluid will provide additional diagnostic confirmation (DESNICK et al., 1973b). Hemizygosity can be further supported by careful sex chromatin analysis showing fluorescent Y bodies and no Barr bodies in uncultured amniocytes or more definitively by a chromosomal karyotype of the cultured amniotic cells.

G. Medical Management

The single most debilitating and morbid aspect of Fabry's disease is the excruciating pain. The pathophysiologic events that cause the incapacitating episodes of pain or the chronic burning acroparathesias are not known. Numerous drugs have been tried for the relief of these agonizing pains (WISE et al., 1962; SWEELEY et al., 1972). With the exception of centrally acting narcotic analgesics, which have been only partially effective, conventional analgesic agents have not been successful. However, prophylactic administration of low maintenance dosages of diphenylhydantoin have been found in a double-blind crossover controlled study to provide relief from the periodic crises of excruciating pain and constant discomfort in hemizygotes and heterozygotes (LOCKMAN et al., 1973). Subsequent experience with this drug has further indicated that most patients derive a beneficial effect in the prevention and amelioration of these debilitating pains.

At present, the most practical and effective therapy is preventive. Screening of all suspect heterozygotes, genetic and family counseling and prenatal diagnostic studies should be made available to all at-risk families. Treatment of the cardiovascular, neurologic, pulmonary and musculoskeletal problems is symptomatic. With the development of renal insufficiency, chronic hemodialysis or kidney transplantation is indicated.

Renal allotransplantation in several patients with Fabry's disease has been undertaken to determine if the allograft could provide active α-galactosidase A to correct the metabolic defect, in addition to treating their renal insufficiency. The biochemical results of successful renal transplantation in five recipients have been reported (DESNICK et al., 1972b; PHILIPPART et al., 1972). Following transplantation, the levels of α-galactosidase A activity in the recipients' urines were within normal range and could not be distinguished from normal control urine by various physical and kinetic characteristics. Initially, increased levels of total α-galactosidase activity were observed in the recipients' plasmas; however, this increase reflected a non-specific increase of α-galactosidase B activity, presumably due to immunosuppression therapy (DESNICK et al., 1973c). Significantly, the levels of trihexosyl ceramide in plasma and urinary sediment decreased to levels in, or slightly above, the normal range. Concommitant with these biochemical results, the recipients noted a marked amelioration of the chronic pain and an improvement in their general well-being.

Following transplantation in another patient, CLARKE et al. (1972) demonstrated only a transient decrease in the levels of plasma substrate, while urinary substrate levels were significantly decreased prior to allograft rejection; they did not determine the α-galactosidase activities in plasma or urine of their recipient. In contrast, we continue to document the beneficial clinical and chemical effects in two recipients transplanted in 1971 and 1972 respectively. Presumably, in successful transplants, the renal allograft filters the accumulated substrate from the plasma and the normal α-galactosidase A catabolizes the lipid within the allograft. Then, as the accumulated lipid is cleared from the plasma, a concentration gradient may be established between the plasma and tissue sites of glycosphingolipid accumulation, allowing for the continuous resaturation of the plasma and gradual clearance of the systemic lipid accumulation. Further studies are required to determine the precise mechanism of the clinical and chemical effects as well as the long-term therapeutic effectiveness of renal transplantation in Fabry's disease.

Recent studies have been undertaken to determine the biochemical effectiveness of direct enzyme replacement therapy with intravenously administered, active α-galactosidase A. MAPES et al. (1970) administered normal plasma containing active enzyme to hemizygotes with Fabry's disease. Although active enzyme and decreases in levels of trihexosyl ceramide were demonstrated in the recipients' plasmas, the major limitation was the short half-life of the infused enzymatic activity. Recently, BRADY et al. (1973) reported the administration of α-galactosidase purified from human placenta into two hemizygotes. Their data indicated that the enzyme was rapidly cleared from the blood, was taken up by the liver, and caused a reduction in the level of trihexosyl ceramide in the recipients' plasmas. These pilot studies of enzyme therapy are exploratory, and further studies of the chemical and clinical effectiveness of this therapeutic approach are needed. However, these encouraging results have provided the basis for optimistic prospects for future direct enzyme replacement therapy in Fabry's disease (BERGSMA et al., 1973).

References

ANDERSON, W.: A case of angiokeratoma. Brit. J. Derm. **10**, 113–117 (1898).

AVILA, J.L., CONRIT, J., AVILA, G.: Normal α-galactosidase activity and urinary-sediment glycosphingolipid levels in two obligate heterozygotes. Brit. J. Derm. **89**, 149–157 (1973).

BERGSMA, D., DESNICK, R.J., BERNLOHR, R.W., KRIVIT, W. (Eds.): Enzyme Therapy in Genetic Diseases. Birth Defects Original Article Series, Volume IX, No. 2. Baltimore: Williams and Wilkins 1973.

BERNLOHR, R.W., WOLD, F., DESNICK, R.J., KRIVIT, W.: Enzyme therapy I: Purification of α-galactosidases from human placenta, spleen, liver, and kidney. In review.

BEUTLER, E., KUHL, W.: Purification and properties of human α-galactosidases. J. biol. Chem. **247**, 7195–7200 (1972).

BLIEDEN, L.C., MOLLER, J.H., SHARP, H.L., DESNICK, R.J.: Cardiac valvular anomalies in Fabry's disease. Amer. J. Cardiol., in review (1974).

BRADY, R.O., GAL, A.E., BRADLEY, R.M., MARTENSSON, E., WARSHAW, A.L., LASTER, L.: Enzymatic defect in Fabry's disease. Ceramidetrihexosidase deficiency. New Engl. J. Med. **276**, 1163–1167 (1967).

BRADY, R.O., TALLMAN, J.F., JOHNSON, W.G., GAL, A.E., LEAHY, W.R., QUIRK, J.M., DEKABAN, A.S.: Replacement therapy for inherited enzyme deficiency: Use of purified ceramidetrihexosidase in Fabry's disease. New Engl. J. Med. **289**, 9–14 (1973).

BRADY, R.O., UHLENDORF, B.W., JACOBSON, C.B.: Fabry's disease: Antenatal diagnosis. Science **172**, 172–175 (1971).

CHRISTENSON-LOU, H.O.: A biochemical investigation of angiokeratoma corporis diffusum. Acta path. microbiol. scand. **68**, 332–341 (1966).

CLARKE, J.T.R., GUTTMANN, R.D., WOLFE, L.S., BEAUDOIN, J.G., MOREHOUSE, D.D.: Enzyme replacement therapy by renal allotransplantation in Fabry's disease. New Engl. J. Med. **287**, 1215–1218 (1972).

CLARKE, J.T.R., KNAACK, J., CRAWHALL, J.C., WOLFE, L.S.: Ceramide trihexosidosis (Fabry's disease) without skin lesions. New Engl. J. Med. **284**, 233–235 (1971).

CRAWHALL, J.C., BANFALVI, M.: Fabry's disease: Differentiation between two forms of α-galactosidase by myoinositol. Science **177**, 527–528 (1972).

DAWSON, G., SWEELEY, C.C.: In vivo studies on glycosphingolipid metabolism in porcine blood. J. biol. Chem. **245**, 415–416 (1970).

DAWSON, G., SWEELEY, C.C., MATALON, R., DORFMAN, A.: Glycolipid and mucopolysaccharide abnormality in fibroblasts of Fabry's disease. Science **164**, 1522–1523 (1969).

DESNICK, R.J.: Unpublished results (1974).

DESNICK, R.J., ALLEN, K.Y., DESNICK, S.J., RAMAN, M.K., BERNLOHR, R.W., KRIVIT, W.: Enzymatic diagnosis of hemizygotes and heterozygotes. Fabry's disease. J. Lab. clin. Med. **81**, 157–171 (1973a).

DESNICK, R.J., ALLEN, K.Y., SIMMONS, R.L., WOODS, J.E., ANDERSON, C.F., NAJARIAN, J.S., KRIVIT, W.: Correction of enzymatic deficiencies by renal transplantation: Fabry's disease. Surgery **72**, 203–211 (1972b).

Desnick, R.J., Allen, K.Y., Simmons, R.L., Woods, J.E., Anderson, C.F., Najarian, J.S., Krivit, W.: Fabry's disease: Renal Transplantation. In: Enzyme therapy in Genetic Diseases, Birth Defects Original Article Series, Volume IX, No. 2 (Bergsma, D., Desnick, R.J., Bernlohr, R.W., Krivit, W., Eds.), p. 88—96. Baltimore: Williams and Wilkins 1973c.

Desnick, R.J., Dawson, G., Desnick, S.J., Sweeley, C.C., Krivit, W.: Diagnosis of glycosphingolipidoses by urinary sediment analysis. New Engl. J. Med. 284, 739—744 (1971).

Desnick, R.J., Doughman, D.J., Riley, F.C., Whitley, C.B.: Fabry keratopathy: Molecular pathology of the chloroquine-induced phenocopy (abstract). Amer. J. human Genet., in press (1974).

Desnick, R.J., Raman, M.K., Bendel, R.P., Kersey, J., Lee, J.C., Krivit, W., Sharp, H.L.: Prenatal diagnosis of glycosphingolipidoses: Sandhoff's and Fabry's diseases. J. Pediat. 83, 149—150 (1973b).

Desnick, R.J., Sung, J.H.: Unpublished results (1974).

Desnick, R.J., Sweeley, C.C.: Prenatal detection of Fabry's disease. In: Antenatal Diagnosis (Dorfman, A., Ed.), p. 185—192. Chicago: University of Chicago Press 1972a.

Desnick, R.J., Sweeley, C.C., Krivit, W.: A method for the quantitative determination of neutral glycosphingolipids in urine sediment. J. Lipid. Res. 11, 31—37 (1970).

Desnick, S.J., Witkop, C.J., jr., Krivit, W., Thies, J., Desnick, R.J.: Fabry's disease (ceramide trihexosidase deficiency): Diagnostic confirmation by analysis of dental pulp. Arch. oral Biol. 17, 1473—1479 (1972c).

Fabry, J.: Ein Beitrag zur Kenntnis der Purpura haemorrhagica nodularis (purpura papulosa hemorrhagica hebrae). Arch. Derm. Syph. (Berl.) 43, 187—200 (1898).

Ferrans, V.J., Hibbs, R.G., Burda, C.D.: The heart in Fabry's disease. A histochemical and electron microscopic study. Amer. J. Cardiol. 24, 95—110 (1969).

Fessas, P., Wintrobe, M.M., Cartwright, G.E.: Angiokeratoma corporis diffusum universale (Fabry): first American report of a rare disorder. Arch. intern. Med. 95, 469—481 (1955).

Flynn, D.M., Lake, B.D., Boothby, C.B., Young, E.P.: Gut lesions in Fabry's disease without a rash. Arch. Dis. Childh. 47, 26—33 (1972).

Grzeschik, K.H., Grzeschik, A.M., Banhof, S., Romeo, G., Siniscalco, M., van Someren, H., Meera Khan, P., Westerveld, A., Bootsma, D.: X-linkage of human α-galactosidase. Nature New Biology 240, 48—50 (1972).

Hashimoto, K., Gross, B.G., Lever, W.F.: Angiokeratoma corporis diffusum (Fabry). Histochemical and electron microscopic studies of the skin. J. invest. Derm. 44, 119—128 (1965).

Ho, M.W., Beutler, S., Tennant, L., Beutler, S., O'Brien, J.S.: Fabry's disease: Evidence for a physically altered α-galactosidase. Amer. J. hum. Genet. 24, 256—266 (1972).

Ho, M.W.: Hydrolysis of ceramide trihexoside by a specific α-galactosidase from human liver. Biochem. J. 133, 1—10 (1973).

Johnson, W.G., Brady, R.P.: Ceramide trihexosidase from human placenta. Methods Enzymol. 28, 849—856 (1972).

Johnston, A.W., Frost, D., Spaeth, G.L., Renwick, J.H.: Linkage relationships of the angiokeratoma (Fabry) locus. Ann. hum. Genet. 32, 369—374 (1969).

Kahlke, W.: Angiokeratoma Corporis Diffusum (Fabry's Disease). In: Lipids and Lipidoses (Schettler, G., Ed.), p. 332—351. Berlin-Heidelberg-New York: Springer 1967.

Kano, I., Yamakawa, T.: Human Kidney α-galactosidase. Multiplicity and enzyme activities for ceramide trihexoside and some aryl α-galactosides. J. Biochem. (Tokyo) 75, 347—354 (1974).

Kint, J.A.: Fabry's disease: alpha-galactosidase deficiency. Science 167, 1268—1269 (1970).

Kint, J.A., Carton, D.: Fabry's disease. In: Lysosomes and storage diseases (Hers, H.G., Van Hoof, F., Eds.), p. 357—380. New York and London: Academic Press 1973.

Lehner, T., Adams, C.W.M.: Lipid histochemistry of Fabry's disease. J. Path. Bact. 95, 411—417 (1968).

Lockman, L.A., Hunninghake, D.B., Krivit, W., Desnick, R.J.: Relief of pain of Fabry's disease by diphenylhydantoin. Neurology (Minneap.) 23, 871—875 (1973).

Lyon, M.: Gene action in the X-chromosome of the mouse (Mus musculus L.). Nature 190, 372—373 (1961).

Mapes, C.A., Anderson, R.L., Sweeley, C.C.: Galactosylglucosylceramide: galactosyl hydrolase in normal human plasma and its absence in patients with Fabry's disease. FEBS Lett. 7, 180—182 (1970b).

Mapes, C.A., Anderson, R.L., Sweeley, C.C., Desnick, R.J., Krivit, W.: Enzyme replacement in Fabry's disease: an inborn error of metabolism. Science 169, 987—989 (1970a).

Mapes, C.A., Suelter, C.H., Sweeley, C.C.: Isolation and charcterization of ceramide trihexosidases (form A) from human plasma. J. biol. Chem. 248, 2471—2479 (1973).

Miyatake, T.: A study on glycolipids in Fabry's disease. Jap. J. Exp. Med. 39, 35—42 (1969).

Miyatake, T., Ariga, T.: Sphingoglycolipids in the nervous system in Fabry's disease. J. Neurochem. 19, 1911—1916 (1972).

Ohnishi, A., Dyck, D.J.: Selective decrease of unmyelinated and small myelinated fibers in sural nerves of Fabry's disease. Proceedings of 49th annual meeting American Assoc. of Neuropath., Freeport, Grand-Bahama Island, June 16—18, 1973, p. 76—77.

Opitz, J.M., Stiles, F.C., Wise, D., Race, R.R., Sanger, R., von Gemmingen, G.R., Cross, E.G., de Groot, W.P.: The genetics of angiokeratoma corporis diffusum (Fabry's disease), and its linkage with Xg locus. Amer. J. hum. Genet. 17, 325—341 (1965).

Philippart, M., Franklin, S.S., Gordon, A.: Reversal of an inborn sphingolipidosis by kidney transplantation. Ann. intern. Med. 77, 195—200 (1972).

Pompen, A.W.M., Ruiter, M., Wyers, H.J.G.: Angiokeratoma corporis diffusum (universale) Fabry, as a sign of an unknown internal disease; two autopsy reports. Acta med. scand. 128, 234—255 (1947).

Rietra, P.J.G.M., Tager, J.M., de Groot, W.P.: Detection of Fabry hemizygotes and heterozygotes by measurement of α-galactosidase in urine. Clin. chim. Acta 40, 229—235 (1972).

Romeo, G., Childs, B., Migeon, B.R.: Genetic heterogeneity of α-galactosidase in Fabry's disease. FEBS Lett. **27**, 161—166 (1972).
Romeo, G., Migeon, B.R.: Genetic inactivation of the α-galactosidase locus in carriers of Fabry's disease. Science **170**, 180—181 (1970).
Roudebush, C.P., Foerster, J.M., Bing, O.H.L.: The abbreviated PR interval of Fabry's disease. New Engl. J. Med. **289**, 357—358 (1973).
Schibanoff, J.M., Komoshita, S., O'Brien, J.S.: Tissue distribution of glycosphingolipids in a case of Fabry's disease. J. Lipid Res. **10**, 515—520 (1969).
Scriba, K.: Zur Pathogenese des Angiokeratoma corporis diffusum Fabry mit cardio-vasokenalem Symptomenkomplex. Verh. dtsch. Ges. Path. **34**, 221—226 (1950).
Stiles, F.D., Opitz, J.M.: Diffuse angiokeratosis (Fabry's disease) in children. (Abstract) Meeting of the Midwest Society for Pediatric Research, Chicago, November 1963.
Sung, J.H., Hayano, M., Mastri, A.R., Desnick, R.J.: Neuropathology of Fabry's disease. Proceedings of 49th annual meeting of American Assoc. of Neuropath., Freeport, Grand-Bahama Island, June 16—18, 1973, p. 76.
Sweeley, C.C., Klionsky, B.: Fabry's disease: classification as a sphingolipidosis and partial characterization of a novel glycolipid. J. biol. Chem. **238**, 3148—3150 (1963).
Sweeley, C.C., Klionsky, B., Krivit, W., Desnick, R.J.: Fabry's disease. In: Stanbury, J.B., Wyngaarden, J.B., Fredrickson, D.S. (Eds.): The metabolic basis of inherited disease, p. 663—687. New York: McGraw-Hill 1972.
Tager, J.M., de Groot, W.P.: Personal communication (1974).
Vance, D.E., Krivit, W., Sweeley, C.: Concentrations of glycosyl ceramides in plasma and red cells in Fabry's disease, a glycolipid lipidosis. J. Lipid Res. **10**, 188—192 (1969).
Wherret, J.R., Hakomori, S.: Characterization of a blood group B glycolipid, accumulating in the pancreas of a patient with Fabry's disease. J. biol. Chem. **218**, 3046—3051 (1973).
Wise, D., Wallace, H.J., Jellinek, E.H.: Angiokeratoma corporis diffusion. A clinical study of eight affected families. Quart. J. Med. **31**, 177—206 (1962).
Wood, S., Nadler, H.L.: Fabry's disease: Absence of an α-galactosidase isozyme. Amer. J. hum. Genet. **24**, 250—255 (1972).

Gangliosidosen

K. Harzer und H.U. Benz

Mit 11 Abbildungen und 3 Tabellen

A. Einleitung

Gangliosidosen sind durch genetischen Enzymdefekt bedingte seltene Lipidstoffwechselstörungen, bei denen Ganglioside, also spezielle Glykosphingolipide (s. Abschnitt E) pathologisch angehäuft werden. Der fatale Speicherprozeß läuft vor allem im zentralen Nervensystem ab; der Tod tritt im allgemeinen im frühen oder späteren Kindesalter ein. Je nach gespeichertem Gangliosid-Typ, Organbeteiligung, biochemischen Besonderheiten und Todesalter unterscheidet man im wesentlichen: Die G_{M1}-Gangliosidosen mit zwei Typen, wobei der Typ I im wesentlichen einen infantilen Verlauf mit viszeraler Beteiligung zeigt, während der Typ II spät-infantil bis juvenil ohne viszerale Beteiligung verläuft; sodann die G_{M2}-Gangliosidosen mit 3 Typen: dem Typ 1, das ist der „klassische Morbus Tay-Sachs" mit gewisser Häufung unter den Ashkenasi-Juden, dem Typ 2, das ist die sogenannte Sandhoffsche Variante, und dem Typ 3, der juvenilen G_{M2}-Gangliosidose. Von einem weiteren Typ der G_{M2}-Gangliosidosen, der biochemisch, trotz starker Speicherung des Gangliosids G_{M2}, bei Benützung synthetischer Enzym-Substrate keinen Enzymdefekt erkennen läßt, ist außer dem Orginalfall (SANDHOFF, 1969; SANDHOFF u.Mitarb., 1971) bisher mindestens ein weiterer Fall gesichert worden (BRETT u.Mitarb., 1973). Die G_{M3}-Gangliosidose ist bisher erst in einem Fall zweifelsfrei nachgewiesen worden (MAX u.Mitarb., 1974; vgl. auch PILZ u.Mitarb., 1966; JÖRGENSEN u.Mitarb., 1964) und biochemisch im Gegensatz zu den anderen Gangliosidosen nicht als Gangliosid-Abbaustörung, sondern als Aufbaustörung der im Vergleich zu G_{M3} komplexeren Ganglioside charakterisiert worden. Wahrscheinlich gibt es auch eine Gangliosidose, bei der Ganglioside vom G_D-Typ (Disialo-Ganglioside) gespeichert sind (SCHNECK u.Mitarb., 1965).

Die drei letztgenannten Gangliosidosen werden in dieser kurzen Übersicht nicht abgehandelt. Es wird auf die Orginalarbeiten verwiesen. In Deutschland werden jährlich schätzungsweise etwa 5 Fälle von Gangliosidosen diagnostiziert, davon ungefähr 1 bis 2 Fälle von G_{M1}- und 3 bis 4 Fälle von G_{M2}-Gangliosidosen (Typen 1 und 2). Eine sichere Diagnose ist praktisch nur enzymatisch möglich (Abschnitt E.3).

B. Nomenklatur

Die biochemisch orientierte Nomenklatur der Gangliosidosen mit den herkömmlichen klinischen Bezeichnungen der Erkrankungen in Einklang zu bringen, ist nahezu unmöglich. Der internationalen Übereinkunft entspricht am ehesten die in Tabelle 1 wiedergegebene Zuordnung: Die kursiv gedruckten Bezeichnungen sind in der Klinik gebräuchlich. Die unter „Gangliosidose-Typ" aufgeführten Bezeichnungen bürgern sich erst langsam in der Klinik ein; es sind diejenigen, die den besten Kompromiß zwischen klinischen und biochemischen Zuordnungs-Bestrebungen darstellen und gleichzeitig die der häufigsten Gangliosidosen. Die biochemische Bezeichnung der Ganglioside mit G_{M1}, G_{M2}, G_{M3} usw. stammt von SVENNERHOLM (1963) und ist die am meisten gebrauchte.

Tabelle 1

Gangliosidose-Typ (O'Brien, 1969b)		Medizinische Bezeichnung	Erstbeschreiber
G_{M1}	Typ I	*generalisierte Gangliosidose* (Pseudo-Hurler-Syndrom; „infantil" trifft meist zu)	Landing u. Mitarb. (1964), Norman u. Mitarb. (1959)
	Typ II	*juvenile G_{M1}-Gangliosidose* („ohne viszerale Beteiligung", „lokalisierte Form", infantile und spätinfantile Fälle kommen vor)	Derry u. Mitarb. (1968)
G_{M2}	Typ 1	*infantile amaurotische Idiotie vom Typ Tay-Sachs* (spätinfantiler Verlauf mit Todesalter bis ca. $4^{1}/_{2}$ Jahre möglich)	Tay (1881), Sachs (1887)
	Typ 2	Wie G_{M2}, Typ 1, jedoch vom *Typ der Sandhoff-Jatzkewitzschen Variante* des M. Tay-Sachs	Sandhoff, Andreae, Jatzkewitz (1968); Pilz u. Mitarb. (1968)
	Typ 3	*juvenile G_{M2}-Gangliosidose* (für die Zuordnung spätinfantiler Fälle siehe Anmerkung zum klinischen Beispiel für G_{M2}, Typ 3)	Bernheimer, Seitelberger (1968)

C. Klinik

Die wichtigsten klinischen Befunde bei Gangliosidosen sind aus Tabelle 2 ersichtlich. Im folgenden wird für jeden der einzelnen Typen ein Beispiel des klinischen Verlaufs gegeben. Nach jedem Beispiel wird die wesentliche Originalliteratur angegeben.

Zuvor ist zur *Differentialdiagnose* zu bemerken, daß sich oft die Frage stellt, wie die mit dem etwas veralteten Begriff „amaurotische Idioten" (vgl. Tabelle 1) zusammengefaßten Fälle nach ihrer völlig verschiedenen Ätiologie aufzugliedern sind. Eine der wichtigsten, von den Gangliosidosen abzugrenzende Krankheitsgruppe ist die der neuronalen Ceroidlipofuscinosen („spätinfantile bzw. juvenile amaurotische Idiotie", Morbus Batten-Spielmeyer-Vogt bzw. Jansky-Bielschowsky) (Zeman u. Mitarb., 1970). Die kindlichen Ceroidlipofuscinosen sind in Deutschland wahrscheinlich häufiger als alle Gangliosidosen zusammen. Die Ceroidlipofuscinosen haben nichts mit dem Gangliosidstoffwechsel zu tun; die Ursache der starken Ablagerung des Lipopigments ist weitgehend unbekannt. — Einige Anhaltspunkte beim Versuch der klinischen Abgrenzung der Ceroidlipofuscinosen seien stichwortartig genannt: 1. Beginn oft später, Verlauf oft protrahierter als bei Gangliosidosen. 2. Am Augenhintergrund eher Pigmentdegeneration als „kirschroter Fleck" (s.u.). 3. Weniger große epileptische Anfälle, jedoch mehr Myoklonien als bei Gangliosidosen. 4. Hyperacusis kommt viel weniger ausgeprägt als bei Gangliosidosen vor. 5. Hirnatrophie oft auffälliger als bei Gangliosidosen. Die Diagnose der neuronalen Ceroidlipofuscinose ist in vivo bisher praktisch nur elektronenmikroskopisch zu stellen: Für die Untersuchung geeignetes Gewebe ist Biopsie-Material aus N. suralis, Muskulatur, Haut und Leber.

1. Beispiele für G_{M1}-Gangliosidosen

G_{M1}-Gangliosidose, *Typ I* (Beobachtung von K. Heyne u. Mitarb., 1972): St.S., männlich; Geburtsgewicht 4000 g. Spontangeburt aus Schädellage (6 Std Geburtsdauer). Schon unmittelbar postnatal auffällige Schlaffheit und Bewegungsarmut der Glieder. Klinikaufnahme im Alter von 10 Wochen unter Bronchopneumonie-Verdacht bei generalisiertem Luftweginfekt. Das klinische Bild des Kindes umfaßte folgende, großenteils typische Symptomatik: Psychomotorischer Entwicklungsrückstand, Hypotonie der Muskulatur, Flexionskontraktur der Daumen, Strabismus

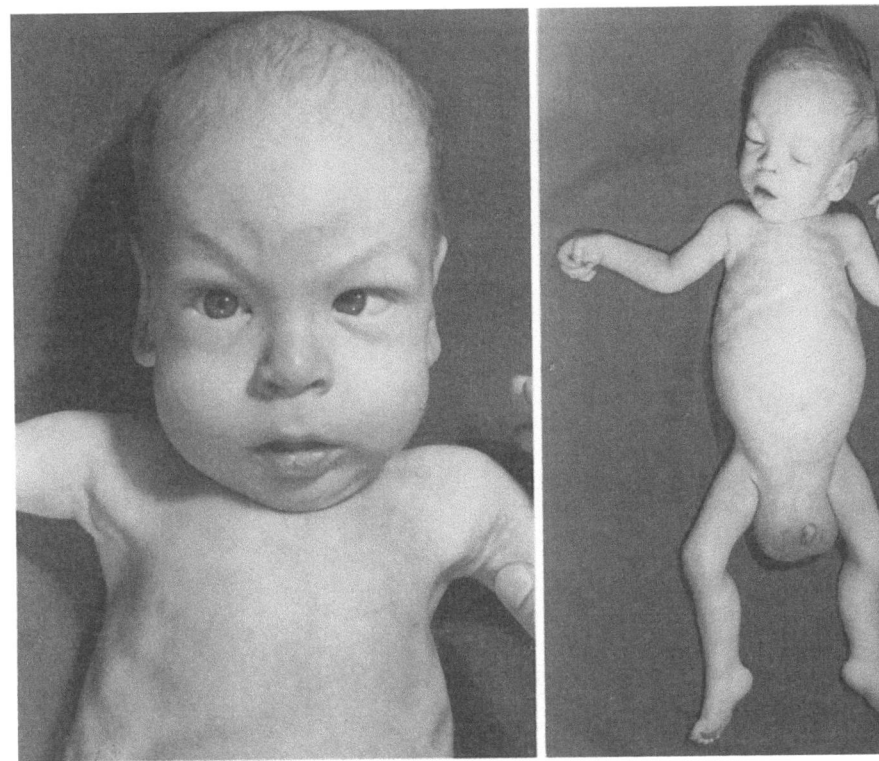

Abb. 1. Patient mit G_{M1}-Gangliosidose Typ I (generalisierte Gangliosidose; Fall von HEYNE u.Mitarb., 1972). Links: im Alter von 4 Monaten, rechts: im Alter von 1 Jahr. Strabismus convergens, „Rosenkranz" der Rippen, Lidödeme, skrotale Hydrozele, Dystrophie, Flexionskontraktur des Daumens und Haltung bei Muskelhypotonie sind zu erkennen

convergens, Hypertelorismus, leichte faziale Dysmorphie, etwas tiefstehende Ohren, Hepatomegalie (Leberrand 4 cm unterhalb des Rippenbogens), Milz 1 cm palpabel, keine Lymphknotenvergrößerungen; Ödeme der Unterschenkel, Augenlider und Konjunktiven; groteske Hydrozelen. Ophthalmoskopisch: Papillenödem; kein roter Makulafleck (vgl. Abschnitt D; der „kirschrote Fleck" ist bei G_{M1}-Gangliosidosen nicht obligat, vgl. Tabelle 2). Röntgenologisch: Knochenveränderungen in Form rosenkranzähnlicher Auftreibungen der Knochenknorpelgrenzen bei angedeuteten Ruderblattrippen. Röntgenbefunde der Lendenwirbelsäule liegen hier nicht vor (im klassischen Fall der G_{M1}-Gangliosidose Typ I zeigen die Wirbel L_1 bis L_3 charakteristische ventrale schnabelförmige Ausziehungen; vgl. HOOFT u.Mitarb., 1969; RABINOWITZ u. SACHER, 1974; die langen Röhrenknochen sind durch Kortikalis- Verdünnungen auffällig; vgl. RABINOWITZ u. SACHER, 1974).

Keine verstärkte Ausscheidung saurer Mukopolysaccharide im Urin, erhöhte Werte der sauren Phosphatase im Serum bei dem berichteten Fall. Etwa 70% der Lymphozyten des peripheren Blutes zeigten zahlreiche große Plasmavakuolen, daneben fanden sich grobe Azurgranulierungen mit schmalem Plasmahof in etwa 30% einer deutlich differenten Lymphozytenpopulation. Im Leukozytenkonzentrat konnte eine starke Verminderung der β-Galaktosidase-Aktivität nachgewiesen werden. Im Knochenmark gelang der Nachweis zahlreicher speichernder Retikulumzellen („Schaumzellen") vom morphologischen Typ der Niemann-Pick-Zelle. Wegen hochgradiger Trinkschwäche mußte das Kind seit seiner Klinikaufnahme über die Sonde ernährt werden. Im 4. Lebensmonat wurden bei subfe-

Tabelle 2

Gangliosidose-Typ (O'BRIEN, 1969b)		Zeitpunkt des Auftretens der ersten klinischen Symptome (stato- und psychomotorische Retardierung, Muskelschwäche, körperlich-geistiger Abbau) Lebens*monate*	Todesalter in *Jahren* (ca.)	Hepato-spleno-megalie	Gesicht Kopf	Amaurose	kirschroter Fleck der Makula (and. ophthalmologische Veränderungen)
G_{M1}	Typ I (DERRY u.Mitarb., 1968)	0—12[a]	$1^1/_2$—3	++	faziale Dysmorphie („gargoyloid"), evtl. leichte Schädelvergrößerung	+, jedoch i.a. erst nach ca. 1jähriger Krankheit	+ (in ca. 50%) (selten Kornea-Trübung, bisweilen Strabismus convergens)
	Typ II (DERRY u.Mitarb., 1968)	7—16	2—6 einmal >12! (LOWDEN u.Mitarb., 1974)	—	nicht gargoyloid (evtl. Hydrozephalus int. und ext., Hirnatrophie)	—	—
G_{M2}	Typ 1	3—14	$1^1/_2$—$4^1/_2$	—	Schädelvergrößerung, Hirnvergrößerung (Megalenzephalie)	+	+
	Typ 2	3—14	$1^1/_2$—$4^{10}/_{12}$	— oder (+)	wie G_{M2}, Typ 1	+	+
	Typ 3	24—ca. 60 (HOOFT u.Mitarb., 1970; JUNGALWALA u. ROBINS, 1968)	5—ca. 15	—	—	−(+)	— (Optikus-Atrophie, Retinitis pigmentosa evtl. später auftretend)

[a] Die Altersbereiche sind nach der Literatur und nach eigenen Beobachtungen angegeben.

Muskeltonus, Spastik usw.	tonisch-klonische Krämpfe	generalisierte Anfälle	Schreckreaktion (z.B. Zuckungen, Krämpfe) auf Geräusche (Hyperakusis)	verschiedene mehr oder weniger typische Zeichen	morphologisch-diagnostische Hinweise in vivo: KS = Speicher („Schaum")-Zellen im Knochenmark LV = Lymphozytenvakuolisierung RS = Speicherzellen in der Rektumbiopsie (z.B. autonome Neurone)	Ausgangsmaterial für spezifisch-enzymatische Diagnostik (Nachweis der in Tabelle 3 aufgeführten Enzymdefekte in vivo) U = Urin, L = Leukozyten, S = Serum, F = kultivierte Fibroblasten, A = Amnionflüssigkeit oder -zellen, R = Rektumbiopsie (frisch) (Klammer: unspezifische enzymatische Befunde)
zunächst oft Hypotonie, später allmählich Hypertonie, (Tetra-)Spastik, Kloni, Beugekontrakturen zunehmend, schließlich Dezerebrationsstarre	+ präfinal evtl. wieder abnehmend	+	+	kurze, breite Hände, Knochendeformierungen: röntgenologische Veränderungen an Wirbelkörpern (L_1–L_3), Röhrenknochen u.a. — Öfters Polysaccharidausscheidung. — Teils Hautbeteiligung mit Ödemen; evtl. Zahnfleischhypertrophie	KS ++ LV + RS +	U (+), L, S, F, A, R + (alkalische Phosphatase oft erhöht)
Hypertonie, Hyperreflexie, Kloni, Spastik, verzögert auftretend	+ nicht immer	+	+	höchstens leichte Knochendeformierungen (Wirbelsäule)	manchmal KS + LV +	wie G_{M1}, Typ I (jedoch alkalische Phosphatase im allgemeinen kaum erhöht)
wie G_{M1}, Typ I	++ zunächst zunehmend präfinal oft abnehmend	+	++	oft jüdische Abstammung. — Obstipation (Beteiligung des autonomen Nervensystems)	KS sehr selten + LV selten + RS selten +	U, L, S, F, A, R + (saure Phosphatase oft erhöht)
wie G_{M1}, Typ I	wie G_{M2}, Typ 1		++	bisher nie jüdische Abstammung. — Evtl. leichte Lebervergrößerung; einmal deutliche Herzbeteiligung beschrieben (BLIEDEN u. Mitarb., 1974)	KS, LV, RS selten +	wie G_{M2}, Typ 1
Hypertonie, Hyperreflexie evtl. Kloni, in späteren Stadien	+ nicht immer	+	+			(U, A + ?) L, S, F, R + (bei partiellem Enzymdefekt, s. Tabelle 3, Abgrenzung evtl. schwierig)

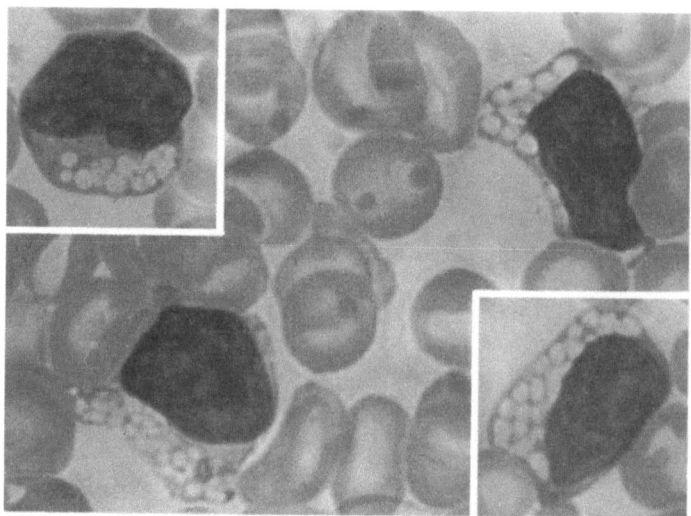

Abb. 2. Lymphozyten des peripheren Blutes bei G_{M1}-Gangliosidose Typ I, mit zahlreichen Vakuolen im Zytoplasma; Giemsa, Vergrößerung × 1200 (K. HEYNE, Dresden)

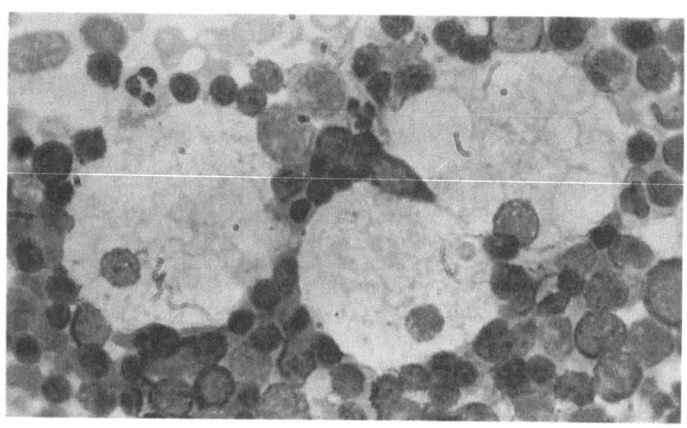

Abb. 3. Speicherzellen im Knochenmark bei G_{M1}-Gangliosidose Typ I; Vergrößerung × 450 (K. HEYNE, Dresden)

brilen Körpertemperaturen zwei tonisch-klonische, generalisierte Krampfanfälle beobachtet. Unter Infektzeichen verschlechterte sich der stets nachweisbare röntgenologische Lungenbefund von vermehrter peripherer Streifenzeichnung zu schleierartigen Verdichtungen in beiden Lungenoberfeldern, die den Verdacht auf interstitielle Pneumonie aufkommen ließen. Tod des Kindes im Alter von $10^1/_2$ Monaten unter den Zeichen der respiratorischen Insuffizienz. Im Hirn gelang post mortem der Nachweis einer auf das ca. 5fache gesteigerten Konzentration eines Gangliosids, das nach seinem chromatographischen Verhalten als G_{M1}-Gangliosid identifiziert werden konnte (Abb. 7). Histologische Befunde: Speichervorgänge ließen sich in Lunge, Leber, Milz, Lymphknoten, Knochenmark, Niere, Herz inkl. Mitral- und Aortenklappe, Aorta, Darm, Gallenblase, Pankreas, Parotis, Nebenniere, Schilddrüse, Gehirn, Rückenmark und Auge nachweisen. Die Alveolozyten der Lunge zeigten ausgeprägte Speicherungen und waren zum überwiegenden Teil in typische Speicherzellen umgewandelt, welche zahlreiche, vorwiegend kleinere Speichervakuolen im Zytoplasma erkennen ließen. Die Speichersubstanz ließ sich mit PAS und Sudanschwarz anfärben. Im perivaskulären adventitiellen Bindegewebe kamen um größere und kleinere Gefäße konzentrische Ablagerungen von Substanzen zur Darstellung. Diese ergaben mit Toluidinblau eine zarte metachromatische Violettfärbung sowie eine schwache Anfärbung mit PAS und verhielten sich somit wie die sonst bei Mucopolysaccharidosen gefundenen Speichersubstanzen. — Die Zylinderepithelien der Bronchioli enthielten zahlreiche, überwiegend kleinere Speichervakuolen, besonders eindrucksvoll sichtbar in den Semi-Dünnschnitten. Im Interstitium ließen sich einzelne mit Sudanrot intensiv angefärbte speichernde Histiozyten nachweisen.

Weitere Literatur: NORMAN u.Mitarb., 1959; LANDING u.Mitarb., 1964; O'BRIEN u.Mitarb., 1965; SACREZ u.Mitarb., 1967; DACREMONT und KINT, 1968; O'BRIEN, 1969a; HOOFT u.Mitarb., 1969; SUZUKI u.Mitarb., 1969; O'BRIEN u.Mitarb., 1971b und c.

G_{M1}-Gangliosidose, *Typ II* (Patientin L.U. von O'BRIEN u.Mitarb., 1972): Schwangerschaft und Geburt normal. Geburtsgewicht 3490 g. Lächelte mit 3 Monaten, konnte sich mit 6 Monaten umdrehen, mit 7 Monaten sitzen, mit 9 Monaten krabbeln, mit 12 Monaten stehen. Sie konnte nie allein gehen. Sagte „momma" und „daddy" mit einem Jahr. Nach Angaben der Eltern war sie mit einem Jahr noch normal und begann sich dann „zurück zu entwickeln". Häufig Luftwegsinfekte; Schluckstörungen stellten sich ein mit Würgen beim Füttern. Mit $1^1/_2$ Jahren konnte sie noch sitzen, aber sich nicht mehr auf den Beinen halten. Sehr starker Speichelfluß.

Bei Untersuchung im Alter von 18 Monaten normale Gesichtsform. Hornhaut, Netzhaut, Makula normal. Pupillen gleich weit, prompte Reaktion auf Licht. Sehvermögen offenbar intakt. Keine Lymphadenopathie, Hepatosplenomegalie oder auffällige Skelet-Deformitäten, jedoch schwere Muskelschwäche an Rumpf und Extremitäten, ohne Tremor oder Faszikulieren. Tiefe Sehnenreflexe leicht gesteigert, aber normale Plantarreflexe. Reagierte auf Geräusche und ihren Namen; keine Sprechintention. Generalisierte tonisch-klonische Krämpfe begannen mit 2 Jahren, nahmen bis zum Alter von 3 Jahren an Häufigkeit zu, dann wieder ab. Dilantin und Phenobarbital beeinflußten Zahl und Schwere der Anfälle günstig.

Ein EEG im Alter von 18 Monaten zeigte eine allgemeine Verlangsamung mit wandernden Spikes durch den gesamten Kortex.

Mit 3 Jahren zeigte das Mädchen eine allgemeine Muskelschwäche und eine spastische Paraparese, Sondenernährung war unumgänglich. Tiefe Sehnenreflexe leicht gesteigert, Plantarreflexe jetzt extensorisch. Keine willkürlichen Bewegungen. Pupillenreaktion auf Licht noch vorhanden. Fundus o.B. Laute Geräusche riefen eine leichte Schreckreaktion hervor. Röntgenologisch zeigten sich im Alter von 30 Monaten ventro-kaudale Ausziehungen und Demineralisation des 2. und 3. Lendenwirbels; Schädel unauffällig. Schaumzellen im Knochenmark, deutliche Lymphozytenvakuolisierung im peripheren Blutausstrich. Alkalische Serumphosphatase, GOT und LDH leicht erhöht. Aminosäuren und Mukopolysaccharide (Berry-Spinager-Fleck-Test) im Normbereich. Mit 5 Jahren Dezerebrations-Starre. schwere allgemeine Muskelschwäche, spastische Paraparese.

Weitere Literatur: DERRY u.Mitarb., 1968; O'BRIEN, 1969b; HOOFT u.Mitarb., 1970; SUZUKI u.Mitarb., 1971; O'BRIEN u.Mitarb., 1971b und c, 1972.

Eine neuere Beobachtung von YAMAMOTO u.Mitarb. (1974) bei einem 20jährigen Mann spricht dafür, daß es evtl. eine adulte G_{M1}-Gangliosidose gibt.

2. Beispiele für G_{M2}-Gangliosidosen

Vorbemerkung: Die Typenbezeichnung der G_{M2}-Gangliosidosen erfolgt nach O'BRIEN (1969b). Die Typen 1 und 2 der G_{M2}-Gangliosidose sind klinisch praktisch nicht zu unterscheiden. Der Typ 2 ist bisher nur in nicht-jüdischen Familien beobachtet worden, der Typ 1 („Tay-Sachssche Erkrankung") ist in jüdischen Familien wesentlich häufiger. Für seltene Befunde bei G_{M2}-Gangliosidosen, z.B. Pubertas praecox beim Typ 1, Kardiomegalie (BLIEDEN u.Mitarb., 1974) und Knochenveränderungen beim Typ 2, wird auf die Spezialliteratur verwiesen (VOLK u. ARONSON, 1972).

G_{M2}-Gangliosidose, *Typ 1* (Beobachtungen der Universitäts-Kinderklinik Tübingen, morphologische und biochemische Untersuchungen in unserem Labor):

B.O., männlich, 2. Kind aus normaler Schwangerschaft, keine jüdische Abstammung bekannt. Der Bruder des Kindes ist mit $2^1/_2$ Jahren nach weitgehend gleichem

Krankheitsverlauf wie bei B.O. gestorben. Das Kind hat sich bis zum 6. Lebensmonat normal entwickelt. Danach Entwicklungs-Verzögerung. Eine augenärztliche Untersuchung im Alter von 11 Monaten hat einen kirschroten Makulafleck ergeben. Im Alter von 1 Jahr Kopfumfang mit 48 cm noch normal; Somatogramm ebenfalls. Jedoch erhebliche statomotorische Retardierung, Schreckhaftigkeit und Hyperakusis bzw. auffällige Schreck-Reaktionen auf plötzliche akustische Reize. Muskuläre Hypotonie, gesteigerte Muskeldehnreflexe, Moro-Reflex noch positiv, schlechte Kopfkontrolle. Asymmetrisch-tonischer Nackenreflex positiv. Leber am Rippenbogen tastbar. Transaminasen, ALD und LDH nicht erhöht. Ophthalmologisch außer dem kirschroten Fleck der Makula jetzt dichte weiße Einlagerungen in der umgebenden Netzhaut; Papillen noch normal, keine Atrophie, keine Veränderung in der Netzhautperipherie. In einer Rektumbiopsie wurde eine geblähte Nervenzelle mit Sudanschwarz-B-positiver Speichersubstanz (Abb. 5) nachgewiesen. EEG: Mittelgradige Allgemeinveränderungen, rechtsbetonte Allgemeinverlangsamung bei Dysrhythmie. Im Alter von 2 Jahren kein Fixieren. Blindheit angeblich seit dem Alter von $1^1/_2$ Jahren; Pupillenreaktion träge, feinschlägiger Nystagmus. Seit ca. 1 Jahr täglich Krampfanfälle („Steifwerden am ganzen Körper") oder krampfartige Zuckungen, die durch plötzliche Geräusche ausgelöst werden können und an Häufigkeit zunehmen. Mundzucken, Speichelfluß; Obstipation. Kopfumfang mit 51 cm jetzt oberhalb der 97. Percentile. Fast keine Kopf- und Körperkontrolle, Hüftgelenke abduziert, Kniegelenke flektiert, Sprunggelenke gestreckt, Handgelenke extendiert. Zungenfibrillieren. Hypertonie der oberen, Hypotonie der unteren Extremitäten. Gesteigerte Sehnenreflexe, Babinski negativ. EEG: deutliche Verschlechterung mit Monomorphie, Verlangsamung, mangelhafte Reaktivität. — Laboruntersuchungen ergaben einen ca. 95%igen Mangel der Hexosaminidase A bei intakter Hexosaminidase B in den Leukozyten. — Der weitere Verlauf bis zum Tode mit $2^3/_4$ Jahren war durch häufige Krämpfe, Spastik, Reaktionslosigkeit gekennzeichnet. Von der Mutter wurde allerdings berichtet, daß noch bis kurz vor dem Tod auf leises Anreden das Kind „versucht habe, die Augen zu ihr hinzubewegen, wobei diese stark gezittert hätten". Tod im Anschluß an einen Luftwegsinfekt.

Weitere Literatur: TAY, 1881; SACHS, 1887; ARONSON u.Mitarb., 1958; MARTIN-SNEESENS, 1961; SCHNECK u.Mitarb., 1964; EEG-OLOFSSON u.Mitarb., 1966; SANDHOFF, 1969; SANDHOFF u.Mitarb., 1969; OKADA und O'BRIEN, 1969; HULTBERG, 1969; O'BRIEN u.Mitarb., 1971b und c.

G_{M2}-Gangliosidose, *Typ 2* (von F. KOLLMANN und H. SCHALL dankenswerterweise mitgeteilte Beobachtung der Universitäts-Kinderklinik Frankfurt a. M.; biochemische Untersuchungen in unserem Labor. — Der sehr genau dokumentierte Fall ist nur hinsichtlich der langen Überlebensdauer etwas atypisch. Gerade dadurch war aber die Krankheitsentwicklung gut zu beobachten): J. Vg., männlich, ist das erste Kind der damals 24jährigen Mutter. Der Vater, ein französischsprachiger Belgier, weiß, wie die Mutter, nichts von jüdischen Ahnen. Sowohl in der Familie des Vaters wie der Mutter sind bisher ähnliche Erkrankungen nicht aufgetreten. Der Vater hat aus einer anderen Verbindung noch drei gesunde Kinder. Die Mutter, die im Neugeborenenalter an einer Enzephalozele operiert wurde, macht einen geistig und körperlich gesunden Eindruck. Die Geburt des Kindes erfolgte 8 Tage nach dem errechneten Termin nach unauffälligem Schwangerschaftsverlauf komplikationslos. Geburtsgewicht 3650 g. Die statische und geistige Entwicklung verlief im ersten Lebensjahr offenbar unauffällig: J. habe mit 6 Wochen Greifen gelernt, mit 8 Monaten frei gesessen und mit 9—10 Monaten die ersten Worte gesprochen, habe auch krabbeln können und sich bereits selbst aufgerichtet, sei selbständig an Möbeln und Wänden entlang gelaufen. Erst im 3. Lebenshalbjahr habe eine langsam rückläufige Entwicklung eingesetzt, die die Mutter zunächst auf eine Milieu-Schädigung durch die notwendige Betreuung in einer Kinderkrippe zurückführte. Hier sprach das Kind überhaupt nicht, lag meist teilnahmslos im Bett und konnte sich aus eigener Kraft nur andeutungsweise aufrichten. Freies Sitzen war über längere Zeit nicht möglich. Schon bei der ersten stationären Aufnahme des Kindes im Alter von $1^8/_{12}$

Jahren war seine erhebliche Ausdrucksarmut aufgefallen. Es verhielt sich für ein Kind seines Alters zu ruhig und passiv und war auch statisch erheblich retardiert. Dies wurde zunächst noch als eine mögliche Heimschädigung angesehen, jedoch trat im Laufe der Behandlung einer Hiluslymphknoten-Tuberkulose, die der Junge sich in der Kinderkrippe zugezogen hatte, der statische und geistige Entwicklungsrückstand immer deutlicher hervor. Auffällig war hier eine motorische Antriebsarmut, sowie eine Hypotonie der Muskulatur. Beim Aufsetzen hatte das Kind eine Kyphose der Wirbelsäule. Die Greifbewegungen der Hände waren schwach, dabei wurde mit Scherengriff zugefaßt. Abwehr- und Greifbewegungen zeigten zusätzliche deutliche intentionelle Unsicherheit, die auf Rumpf und Kopf in Form von Wackelbewegungen übergriff. Die Greifreflexe der Extremitäten waren deutlich gesteigert, der Achillessehnen-Reflex sogar kloniform. Seitendifferenzen, Pyramidenzeichen oder ein Persistieren von Primitivreflexen waren nicht nachweisbar. Der Landau-Reflex war nur schwach auslösbar. Hervorzuheben ist eine enorme „Schreckhaftigkeit" auf akustische Reize. Auf nicht besonders laute, aber unvermittelte Geräusche zuckte das Kind am ganzen Körper zusammen. Dieser Effekt war durch visuelle und taktile Reize nicht auslösbar. Wir hatten dieses Verhalten auch im EEG überprüft, wobei während der Ableitung das Kind genau definierten akustischen Reizen ausgesetzt wurde. Diese wurden durch steile Aktionspotentiale über der rechten Hemisphäre beantwortet, die klinisch mit linksbetonten myoklonischen Zuckungen, besonders der oberen Extremitäten einhergingen. Es handelt sich hierbei nicht um Krampfstrompotentiale. Die Myoklonien auf akustische Reize zeigten eine Habituierung und hatten eine elektrische Latenz von 26 Millisek. Der Befund wurde dahingehend gedeutet, daß es sich nicht um eine Schreckreaktion, sondern um echte Myoklonien handelte, wobei der Sitz der Störung im Bereich des Stammhirns zu suchen ist.

Alle übrigen Untersuchungen, die im Hinblick auf die neurologische Symptomatik durchgeführt worden waren, hatten damals einen normalen Befund ergeben. Die Röntgenaufnahme des Schädels war unauffällig, die Augenhintergrunds-Untersuchung ließ noch keinen pathologischen Befund erkennen.

Im Alter von $2^1/_2$ Jahren hatte die Mutter erstmals krampfartige Zuckungen der Zunge nach rechts, der Lippen, Augenzuckungen und unruhige Bewegungen der Hände, besonders links, bemerkt, die mit einem Zustand von deutlicher Benommenheit und Atemnot mit Zyanose einhergingen. Diese Zustände hätten sich mehrfach am Tage wiederholt und oft nur wenige Sekunden angedauert. Nach heftigem Schütteln sei das Kind dann wieder zu sich gekommen. Klinisch wirkte das Kind jetzt ausgesprochen apathisch, zeigte kaum Kontakt zur Umwelt und demonstrierte in einer früher nie gesehenen Heftigkeit die „Schreckreaktionen" auf akustische Reize, zum Teil jetzt auch auf taktile Reize. Die Augen flackerten und starrten ins Leere. An eigenen Äußerungen war dem Jungen außer einem blöden Grinsen und unmotiviertem Schreien nichts zu entlocken. Er konnte nur wenige Sekunden unsicher sitzen, wurde dann von unkoordinierten Wackelbewegungen überfallen, die so heftig waren, daß man das Kind festhalten mußte, da es sonst zum Wandern des Körpers auf der Unterlage gekommen wäre. Der Muskeltonus war deutlich erhöht, die Spastik wechselte jedoch in ihrer Intensität und war sowohl an den Armen wie an den Beinen proximal und distal vorhanden. Die Pupillen reagierten deutlich verzögert auf Licht, an den Fundi fand sich jetzt eine unvollständige beiderseitige Optikusatrophie und ein kirschroter Fleck der Makula. Das Kind konnte anscheinend nur gelegentlich nähere Umrisse wahrnehmen, die sich seinem Gesichtskreis auf 10—20 cm näherten. Andererseits schien ihm ein starker Lichtreiz (beim Augenspiegeln) Schmerzen zu bereiten. Der Bedroh-Reflex war beiderseits selten auszulösen. Die Augen zeigten zeitweise unregelmäßiges Wandern wie bei einem Amaurotiker, zeitweise einige nystagmiforme grobe Augenbulbus-Schläge mit Rotations-Komponente ohne bevorzugte Richtung, stellenweise aber auch groben Einstell-Nystagmus für 1— 2 sec. Die Eigenreflexe der Extremitäten waren seitengleich erheblich gesteigert, größtenteils kloniform. Auch die Bauchdecken-Reflexe waren in allen Etagen gesteigert. Der einfache Abduktoren-Reflex war seitengleich sehr stark positiv.

Aufgrund der Progredienz der Symptome, der Wandlung von Hypotonie zu Spastik, zunehmender Myoklonien auf taktile und akustische Reize und vor allem der progressiven Sehstörung mit Auftreten eines kirschroten Fleckes im Bereich der Makula und der Optikusatrophie wurde jetzt klinisch die Diagnose einer Tay-Sachsschen Erkrankung gestellt. Auffällig war aber der relativ späte Beginn der Erkrankung. Man kann sagen, daß sich die volle klinische Symptomatik erst mit dem beginnenden 3. Lebensjahr manifestiert hat.

Laboruntersuchungen: Von den Transaminasen war die SGOT bei mehrfachen Untersuchungen pathologisch erhöht. Es ist vorstellbar, daß die viszerale Speicherung dafür verantwortlich ist (Anmerkung: beim Typ 2 der G_{M2}-Gangliosidose liegt eine viszerale Beteiligung vor, s. Tabelle 3). Im EEG zeigten sich zunehmend Veränderungen. Im Alter von $2^1/_2$ Jahren bestanden bis über 500 Mikrovolt gehende langsame Wellen, vorwiegend aus dem Deltabereich, ein Befund, der für Neurolipidosen als typisch gilt. Später waren die EEG's von generalisierten Spike-wave-Formationen langsamer Frequenz durchsetzt und zeigten teilweise einen Status-Charakter. Im Alter von $3^2/_{12}$ Jahren hatte sich das Krankheitsbild hirnelektrisch weiter gewandelt, insofern als die Kurve jetzt viel flacher und ruhiger wurde und nur gelegentlich gegenphasige delta-sharp waves zeigte. Dieser Befund könnte mit dem Untergang kortikaler Neurone in ursächlichen Zusammenhang gebracht werden. Bis zum Beginn des 5. Lebensjahres war die Kurve noch viel flacher geworden, auch waren trotz klinischen Schlafes Schlafformationen nicht mehr nachweisbar. — Im Alter von $2^2/_{12}$ Jahren ergab sich bereits eine deutliche Herabsetzung der Nervenleitgeschwindigkeit im peripheren Teil des Nervus fibularis rechts auf 34 m/sec, später sank der Wert sogar auf 24 m/sec (normal: etwa 50 m/sec). Der weitere klinische Verlauf war neurologisch durch eine zunehmende Tetraspastik, die zur Kontrakturbildung führte und in einer Dezerebrations-Starre endete, gekennzeichnet. Bald war das Kind völlig blind und idiotisch geworden. Die Muskeln atrophierten zunehmend, die akustisch und taktil auslösbaren Myoklonien kamen dabei später nicht mehr so deutlich zum Vorschein. Die Nahrung konnte nur mehr sondiert oder als gastrale Dauertropfinfusion verabreicht werden. Es kam häufig zum Auftreten von Aspirations-Pneumonien. Die Überlebenszeit war ungewöhnlich lange. J.Vg. verstarb dann im Alter von $4^8/_{12}$ Jahren an einer Aspirations-Pneumonie, die zum Herzversagen führte.

Während der Zeit des letzten Krankenhausaufenthaltes konnte der Enzymdefekt bei dem Patienten definitiv gesichert werden. Die Gesamt-β-Hexosaminidase-Aktivität war in Leukozyten und Plasma auf ca. 10—15% der Norm reduziert. Die biochemische Untersuchung ergab, daß der Patient einen Mangel an beiden β-Hexosaminidasen (A und B) hat. Von Enzym A war noch eine Restaktivität erhalten (vgl. Abb. 9, 10).

Weitere Literatur: PILZ u.Mitarb., 1968; SANDHOFF, 1969; SUZUKI u.Mitarb., 1971; O'BRIEN u.Mitarb., 1971b und c; KRIVIT u.Mitarb., 1972; OKADA u.Mitarb., 1972; FONTAINE u.Mitarb., 1973.

G_{M2}-Gangliosidose, *Typ 3* (Beobachtung von BUXTON u.Mitarb., 1972): G.D., männlich, hat einen halbjüdischen Vater. Bis zum Alter von 4 Jahren normale Entwicklung, nie krank. Mit 4 Jahren Ileus-Operation. Mit 5 Jahren, kurz nach Beginn des Schulbesuches, „psychische Veränderungen" und „Mißbehagen bei lauten Geräuschen". Im ersten Schuljahr keine Fortschritte. Klinisch mit $5^4/_{12}$ Jahren im Aussehen unauffällig, jedoch tappige Bewegungen und Störung der feinen Koordination. Leicht erhöhter Muskeltonus aller Extremitäten und gesteigerte Sehnenreflexe. Sinnesfunktionen sowie Augenhintergrund normal. Mit $6^{10}/_{12}$ Jahren epileptische Anfälle, 10mal täglich ca. eine halbe Minute; links-fazialer Spasmus mit Kopfdrehung nach links; Hyperakusis. Im EEG war die basale Alpha-Aktivität durch Delta-Aktivität (2—3 Hz) ersetzt und von paroxysmalen Spikes (größer als 200 Mikrovolt) unterbrochen. — Mit $7^1/_4$ Jahren Anfälle unverändert (trotz Phenobarbital-Behandlung), Spastik hatte zugenommen. In den nächsten Monaten wandelten sich die kurzen spastischen Anfälle zu generalisierten tonisch-klonischen Anfällen, 10 bis 20 pro Tag. Mit 8 Jahren ausgeprägte Demenz, Verlangsamung, keine Sprache, harn- und stuhlinkontinent, selbständig essen unmöglich. Feinschlägiger Spontantremor an beiden Armen, Zeichen starker Kleinhirn-Beteiligung. Sinnesfunktion und Augenhintergrund noch normal. Mit 9 Jahren diagnostische Hirnbiopsie, in der eine Gangliosid-Vermehrung von umgerechnet ca. 1 g Gangliosid G_{M2} je 100 g Hirngewebe nachgewiesen wurde. Mit der Hitzeinaktivierungs-Methode zur Hexosaminidase-A-Bestimmung (O'BRIEN u.Mitarb., 1970) wurde eine Restaktivität des Enzyms von ca. 15% der Norm gefunden. Bei der bisher nicht erkrankten Schwester des Patienten wurden im Alter von $1^1/_2$ Jahren nur ca. 7% der normalen Aktivität gefunden! —

Anmerkung: Zur juvenilen G_{M2}-Gangliosidose, also zum Typ 3, werden bisweilen auch spätinfantile Fälle gerechnet die u.E. eher zum Typ 1 gehören. Für die Zuordnung eines Falles zum Typ 3 sollte mindestens eines der folgenden Kriterien erfüllt sein: 1. Alter über 5 Jahre bei Hexosaminidase-A-Mangel, 2. Hexosaminidase-A-Restaktivität deutlich höher als beim Typ 1 (vgl. Tabelle 3), z.B. > 10% der Norm, bei einem Alter um 4 bis 5 Jahre, 3. kein typischer kirschroter Fleck trotz Hexosaminidase-Mangel bei Alter um 5 Jahre. Typ 3-Fälle mit relativ hohem Todesalter, jedoch nicht erhöhter Rest-Enzymaktivität (BUXTON u.Mitarb., 1972; BRETT u.Mitarb., 1973; praktisch totaler Hexosaminidase-A-Defekt), und solche mit relativ niedrigem Todesalter, jedoch erhöhter Restaktivität (BUXTON u.Mitarb., 1972) sind beschrieben worden. — In diesem Zusammenhang wird darauf hingewiesen, daß der oben mitgeteilte und von uns untersuchte Fall einer G_{M2}-Gangliosidose *Typ 2* mit einem Todesalter von nahezu 5 Jahren *nicht* als juvenile G_{M2}-Gangliosidose aufgefaßt wird. Der Fall würde sonst biochemisch weder zum Typ 2 noch zum Typ 3 gehören, sondern wegen des Defekts *beider* Hexosaminidasen (vgl. Tabelle 3) bei relativ *hohem* Todesalter einen neuen Typ darstellen.

Weitere Literatur zum Typ 3: BERNHEIMER und SEITELBERGER, 1968; VOLK u.Mitarb., 1969; OKADA u.Mitarb., 1970; SUZUKI u.Mitarb., 1970; SUZUKI und SUZUKI, 1970; WOLMAN 1964; MENKES u.Mitarb., 1971; O'BRIEN u.Mitarb., 1971 b und c.

D. Morphologie

Das morphologische Korrelat der Lipidspeicherung bei Gangliosidosen besteht im wesentlichen in intrazytoplasmatischen Einschlußkörpern, die lichtmikroskopisch als Granula, elektronenmikroskopisch als „membranous cytoplasmic bodies" (MCB, s.u.) oder als ähnliche, teils mehr pleomorphe Gebilde imponieren und aller Wahrscheinlichkeit nach vorwiegend lysosomalen Ursprungs sind, wie chemische Analysen der aus dem Nervengewebe isolierten MCB zeigen (SAMUELS u.Mitarb., 1963): Der hohe Gehalt an lysosomalen Enzymen (TALLMAN u.Mitarb., 1971) (mit Ausnahme des jeweils defekten lysosomalen Enzyms, s.u.) und an gespeicherten Gangliosiden (SUZUKI u.Mitarb., 1969, 1971) spricht sehr dafür, daß die MCB zu Speicherorganellen umgewandelte „sekundäre" Lysosomen darstellen; in diesen sind auch andere Lipide als Gangliosiade, wohl sekundär, etwas vermehrt (SUZUKI u.Mitarb., 1969). Auch histochemische Kriterien (s.u.) können auf den lysosomalen Ursprung hindeuten. Die Ganglioside werden wohl deswegen vorwiegend intralysosomal gespeichert, weil hier die für den Abbau zuständigen Enzyme lokalisiert sind: Ist ein entsprechendes Enzym defekt, wie bei den Gangliosidosen, so kann ein Gangliosid-Typ nicht abgebaut werden und häuft sich im Lysosom an: Man spricht von lysosomalen Speicherkrankheiten. Zu welchen morphologischen Befunden diese Art der Speicherung bei den Gangliosidosen führen kann, wird für die verschiedenen Typen kurz geschildert.

1. G_{M1}-Gangliosidose, Typen I und II

Die von DERRY u.Mitarb. 1968 getroffene klinische Einteilung in die Typen I und II der G_{M1}-Gangliosidose kann bei der Besprechung der histopathologischen Veränderungen vernachlässigt werden, da licht- bzw. elektronenmikroskopisch keine qualitativen Unterschiede vorhanden sind (SUZUKI u.Mitarb., 1971; O'BRIEN u.Mitarb., 1971 b). Der Grad der viszeralen Speicherung erscheint allerdings auch auf feinstruktureller Ebene beim Typ I stärker ausgeprägt als beim Typ II (PETRELLI u. BLAIR, 1975). Dementsprechend ist auch der Grad der — diagnostisch evtl. verwertbaren — Lymphozytenvakuolisierung im peripheren Blut beim Typ I (Abb. 2) meist stärker als beim Typ II. — Das *Hirngewicht* kann sowohl mäßig vermindert, als auch geringfügig vermehrt sein (LANDING u.Mitarb., 1964). *Makroskopisch* sind Groß- und Kleinhirnrinde verschmälert.

a) Lichtmikroskopischer Befund

Die Arachnoidea kann gelegentlich Schaumzellen enthalten. Die Nervenzellen der Hirnrinde, der Stammganglien und des Rückenmarks sind stark gebläht, die Zellkerne meist randständig gelagert und pyknotisch. Die Zellbildveränderungen entsprechen weitgehend denen der Tay-Sachsschen Erkrankung (G_{M2}-Gangliosidose, Typ 1, s.u.). Meist findet sich eine mäßige Astrozytenproliferation und eine Vermehrung von Mikrogliazellen (LANDING u.Mitarb., 1964), sowie eine mäßige Entmarkung der weißen Substanz in Groß- und Kleinhirn und in den Pyramidenbahnen (GONATAS u. GONATAS, 1965; SUZUKI u.Mitarb., 1968). Die Körnerzellschicht des Kleinhirns ist gelichtet.

Die Purkinjezellen, an Zahl vermindert, zeigen neben dem geblähten Zell-Leib Axonauftreibungen und Dendritenschwellungen. Die Nervenzellen des autonomen Nervensystems, wie z.B. in den sympathischen Ganglien oder im Plexus myentericus des Darmes (Rektumbiopsie), nehmen ebenfalls an dem Speicherungsprozeß teil (LANDING u.Mitarb., 1964).

Histiozytäre Zellen mit schaumig umgewandeltem Zytoplasma finden sich im *retikuloendothelialen System* verschiedener Organe, so im Knochenmark (Abb. 3), in der *Milz*, in Lymphknoten, in *Leber*sinusoiden, in Lunge, Thymus und in der Lamina propria des Intestinaltraktes, kommen daneben aber auch im Herz, im Ovar, im Uterus, in Nebenniere und im Pankreas vor. *Leberparenchymzellen,* Azinuszellen des Pankreas, basophile und chromophobe Zellen des Hypophysenvorderlappens, Zellen der Schilddrüse und der Nebenniere sowie Alveolozyten der Lunge enthalten häufig Zytoplasmavakuolen oder sind schaumig umgewandelt (NORMAN u.Mitarb., 1959; LANDING u.Mitarb., 1964; ATTAL u.Mitarb., 1967; SACREZ u.Mitarb., 1967; SERINGE u.Mitarb., 1968; PETRELLI u. BLAIR, 1975). Die glomerulären Endothelzellen der *Niere* nehmen ebenfalls an dem Speicherprozeß teil, so daß die Glomerula gebläht erscheinen (LANDING u.Mitarb., 1964). In den Nierentubuli finden sich zusätzlich vakuolenhaltige Endothelzellen (SCOTT u.Mitarb., 1967).

Das in den Histiozyten des retikuloendothelialen Systems gespeicherte Material zeigt eine deutlich positive *PAS-Reaktion,* ebenso die Endothelzellen der Nierenglomerula, während sie in den Nervenzellen der Hirnrinde und in den Stammganglien nur schwach ausfällt. Unterschiedlich ist der Grad der PAS-Reaktion in Purkinjezellen des Kleinhirns und in den Nervenzellen des Rückenmarks (LANDING u.Mitarb., 1964). Durch Behandlung mit kohlenhydratspaltenden Enzymen ist die PAS-Reaktion nicht beeinflußbar. Das intrazytoplasmatische Speichermaterial gibt eine nur mäßige Anfärbung mit Sudanschwarz B, während mit Alcianblau, Haleschem kolloidalem Eisen, mit Bialschem Orcin und mit Luxol-fast-blue eine deutliche Reaktion vorliegt. Mallorys Anilinblau-Trichrom-Färbung gibt eine deutliche Anfärbung der Speicherzellen, entweder als diffuse Blau-Reaktion oder als Randzone der Vakuolen.

In den Perikarya, den Axonen und den Dendriten der geblähten Nervenzellen zeigen sich, diffus über das Zytoplasma verstreut, vermehrt *Saure-Phosphatase*-positive-Granula (wohl lysosomalen Ursprungs), ebenso in einem Teil der Gliazellen. Die Aktivität der *oxydativen Enzyme,* wie z.B. der DPNH-Diaphorase, SDH usw. ist auf eine perinukleäre Zone oder auf den Zellrand der Ganglienzellen beschränkt.

b) Elektronenmikroskopie

Im Zytoplasma von Nervenzellen liegen zahlreiche runde oder ovale „*Membranous cytoplasmic bodies*" (MCB), entsprechend jenen bei der Tay-Sachsschen Erkrankung (GONATAS u. GONATAS, 1965; SACREZ u.Mitarb., 1967; PATEL u.Mitarb., 1974) (G_{M2}-Gangliosidose, Typ 1, s.u.), mit einem Durchmesser von $0,5-3\,\mu$. Im Zentrum der MCBs können in verschiedener Zusammensetzung feine vesikuläre und granuläre Strukturen vorkommen (O'BRIEN u.Mitarb., 1972). Neben den MCBs enthalten manche Perikarya von Nervenzellen und Nervenzellfortsätzen sog. „pleomorphic lipid bodies" (PLB), die von einer begrenzenden Membran umgeben sind und aus parallel oder zirkulär angeordneten Lamellen und aus granulärem Material geringerer Elektronendichte bestehen. Die Gliazellen besitzen meist drei Arten intrazytoplasmatischer Einschlußkörperchen: 1. die bereits erwähnten „pleomorphic lipid bodies" (PLB), 2. sog. „membrano-vesicular bodies" (MVB) (SCOTT u.Mitarb., 1967; WOLFE u.Mitarb., 1970; MOSSAKOWSKI u.Mitarb., 1971; LABRE u.Mitarb., 1973; O'BRIEN u.Mitarb., 1972); letztere besitzen einen Durchmesser von 0,5−2 μ und bestehen vorwiegend aus einer Vielzahl vesikulärer Myelinfiguren mit zirkulär angeordneten Membranen mit einer Periodizität von 60 Å. 3. Große ovale intrazytoplasmatische Ablagerungen mit einem Durchmesser von 3,5−5,5 μ, die aus unregelmäßig angeordneten, meist gekrümmten Lamellen und einer wenig elektronendichten amorphen Matrix und einer bruchstückhaften Grenzmembran (O'BRIEN u.Mitarb., 1972) bestehen.

Endothelzellen und Perizyten von *Blutgefäßen* enthalten von einer Membran umgebene Einschlußkörperchen, die eine unterschiedliche Anzahl kleiner Vesikel enthalten (SUZUKI u.Mitarb., 1968; MOSSAKOWSKI u.Mitarb., 1971).

In *Leber*parenchymzellen treten eine große Anzahl intrazytoplasmatischer, unregelmäßig geformter, multi-vakuolärer, lysosomenähnlicher Körperchen auf, vorwiegend in Nähe der Gallengänge lokalisiert. Einige Lysosomen enthalten parallele Membranen und Granula (SACREZ u.Mitarb., 1967; O'BRIEN u.Mitarb., 1972; LABRE u.Mitarb., 1973; PETRELLI u. BLAIR, 1975). In einem Fall wurden in Makrophagen von *Milz* und Leber Bündel feiner dicht gepackter tubulärer Strukturen nachgewiesen (SUZUKI u.Mitarb., 1968).

Im Zytoplasma glomerulärer Endothelzellen der *Niere* finden sich zahllose große Vakuolen, die zusammenfließen können und von einer einfachen Membran umgeben sind. Nach Anwendung von Fixierlösungen für die Elektronenmikroskopie sind diese Vakuolen leer. Seltener werden kleinere Vakuolen beobachtet, die von Ribosomen umgeben sind und dichtes und retikuläres Material enthalten (SCOTT u.Mitarb., 1967; SERINGE u.Mitarb., 1968).

In Lymphozyten und Monozyten des *peripheren Blutes* sowie in speichernden Histiozyten des Knochenmarks finden sich zahlreiche Vakuolen, die feingranuläres Material enthalten können. Daneben können auch kleinere „multivesicular bodies" (MVB) vorkommen (SACREZ u.Mitarb., 1967; LABRE u.Mitarb., 1973; HEYNE u.Mitarb., 1973).

In den Schwannschen Zellen der *Haut*nerven können „pleomorphic lipid bodies" (PLB) nachgewiesen werden (LABRE u.Mitarb., 1973).

2. G_{M2}-Gangliosidose, Typ 1

Bei Erkrankungen mit raschem Verlauf (z.B. Tod mit $1^1/_2$ Jahren) findet sich *makroskopisch* teils eine diffuse Atrophie des Gehirns, häufig verbunden mit einer mäßigen Erweiterung des Ventrikelsystems, teils ist eine *Megalenzephalie* aber schon angedeutet. Bei Fällen mit einer langsameren Progredienz (z.B. Tod mit 2−4 Jahren) kommt es zu einer deutlichen Zunahme des Hirnvolumens und Hirngewichts, die sich klinisch als Megalenzephalie äußert. Bei Kindern, die das 3. Lebensjahr erreichten, betrug die durchschnittliche Großhirngewichtszunahme 40% im Vergleich zu Normalfällen (VOLK, 1964). Gleichzeitig zeigt sich eine Atrophie von Kleinhirn und Hirnstamm. Die Konsistenz des Hirngewebes ist gewöhnlich derb und lederartig. Die Meningen sind getrübt, ödematös und häufig verdickt.

a) Lichtmikroskopischer Befund

Sämtliche Nervenzellen der *Großhirn*rinde sind an dem Speicherprozeß beteiligt, ohne daß eine Rindenschicht oder Hirnregion bevorzugt wird. Die Ganglienzellen haben ihre spitze oder pyramidale Form verloren und sind außergewöhnlich gebläht bzw. „balloniert". Das Zytoplasma ist aufgehellt und selten vakuolisiert. Bis auf eine schmale Zone ist die Nissl-Substanz weitgehend verschwunden (Abb. 4). Die Zellkerne liegen häufig der Zellwand an, sind geschrumpft und pyknotisch oder fehlen ganz. In Fällen mit protrahiertem Verlauf wird eine Rarefizierung von Nervenzellen erkennbar. Die

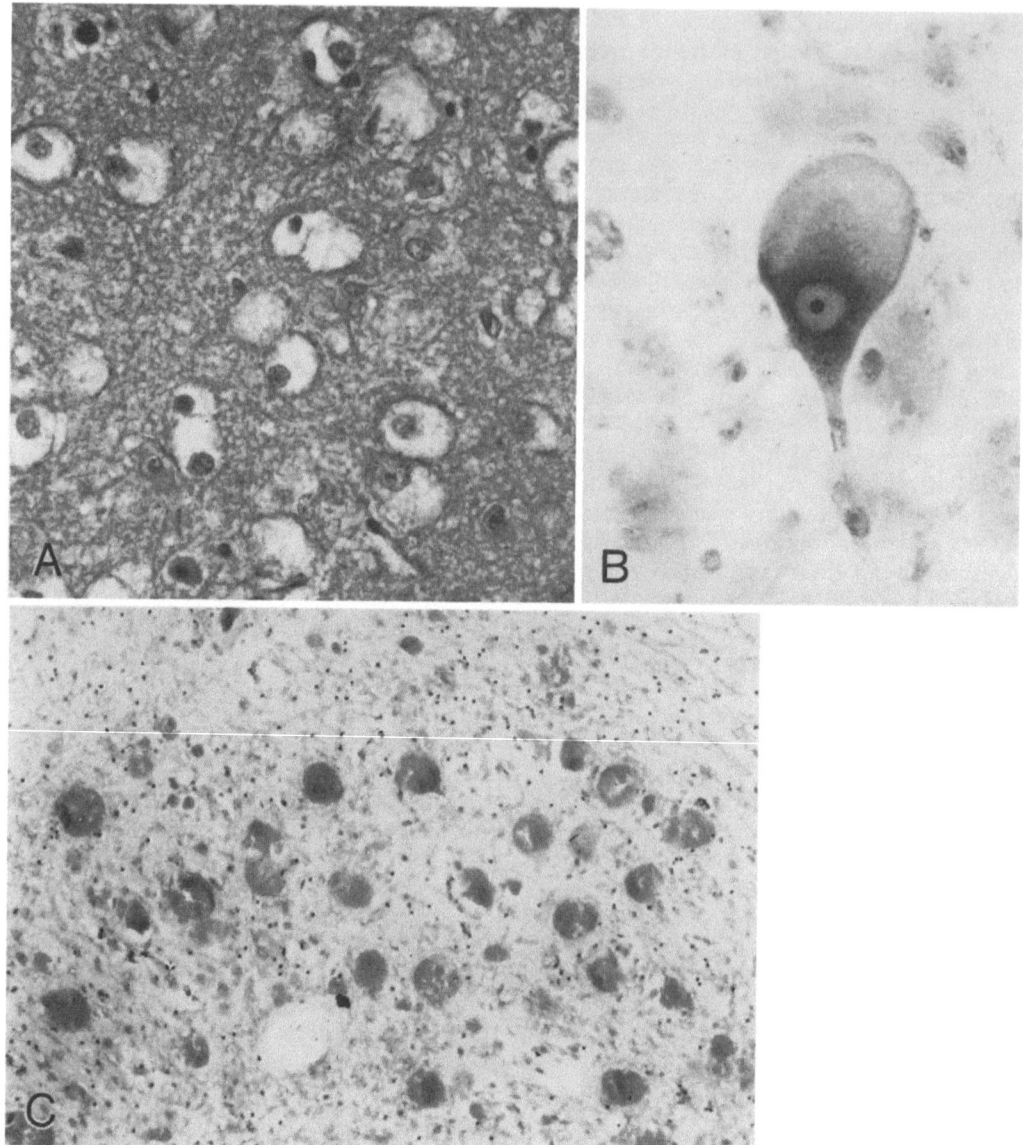

Abb. 4A—C. Speichervorgänge im Gehirn bei G_{M2}-Gangliosidose Typ 1. (A) Geblähte Nervenzellen der Parietalrinde mit vorwiegend an den Zellrand verlagerten Zellkernen; Azanfärbung, Vergrößerung ×330. (B) Geblähte Nervenzelle im Gyrus praecentralis. Die Nissl-Substanz ist bis auf eine perinukleare Randzone verschwunden; Kresylfärbung, Vergrößerung ×330. (C) Nervenzellen und Gliazellen des Dentatum-Bandes zeigen eine mäßige bis intensive Reaktion mit PAS; Vergrößerung ×250

Schichtung der Hirnrinde ist zumeist aufgehoben, einerseits durch den Verlust von Nervenzellen, andererseits durch die *Ballonierung* der restierenden Ganglienzellen und die Vermehrung von Gliazellen. Während der Erkrankung kommt es zu einer Reduktion von Achsenzylindern. Mittels Silber-Imprägnationen lassen sich entlang der Achsenzylinder Axonauftreibungen nachweisen. Diese sog. „Torpedos" werden selten während Frühstadien der Erkrankung angetroffen. Der Grad der Be- bzw. Entmarkung ist bei den einzelnen Fällen recht unterschiedlich ausgeprägt und kann unter Umständen fast die gesamte weiße Substanz betreffen. Vermutlich kommt es bei zunehmender Ablagerung von Speichermaterial in den Nervenzellen zu einem Stillstand der Myelogenese, während die gleichzeitig auftretende Wallersche Degeneration infolge der Nervenzell-Untergänge nur einen begleitenden Faktor darstellt (HABERLAND u. Mitarb., 1973).

Bei Fortschreiten der Erkrankung zeigt sich eine Vermehrung der Mikrogliazellen; sie sind gebläht und abgerundet. Das gespeicherte Material zeigt qualitativ dieselben histochemischen Reaktionen (s.u.) wie die ballonierten Nervenzellen, meist jedoch intensiver. Gleichzeitig kommt es zu einer Proliferation der protoplasmatischen Astroglia; die Zellen sind häufig in Nestern zusammengelagert. Die Astrogliazellen, manchmal mehrkernig, enthalten meist Granula, die sich histochemisch wie das Speichermaterial in Mikroglia- und Nervenzellen verhalten.

Im Gegensatz zum Großhirn zeigt das *Kleinhirn* einen bemerkenswerten Größen- und Gewichtsverlust. Die Kleinhirnrinde ist atrophisch. Die Zahl der Purkinjezellen, ebenso wie der Körnerzellen, ist wesentlich vermindert. Die restierenden Purkinjezellen nehmen an der Speicherung teil. In späteren Stadien der Erkrankung werden die Zellkerne pyknotisch und lösen sich auf. Im Gegensatz zum Großhirn ist die Zahl der Achsenzylinder nur geringfügig vermindert, ebenso findet sich nur eine mäßige Mikroglia- und Astroglia-Reaktion.

Die Nervenzellen des *Rückenmarks* nehmen ebenfalls an dem Speicherungsprozeß teil. Gewöhnlich sind die Nervenzellen im Vorderhorn stärker gebläht als im Seiten- und Hinterhorn. In einzelnen Fällen zeigt die weiße Substanz in den Seitenstrangbahnen (auch in der Pyramidenseitenstrangbahn) eine Rarefizierung der Nervenfasern.

Die Nervenzellen des *autonomen Nervensystems*, wie z.B. in den Sympathikus-Ganglien, im Plexus myentericus des Darmes (Abb. 5), in der Nebenniere, Harnblase und im Pankreas sind in den Speicherungsprozeß ebenfalls einbezogen. In der *Rektumbiopsie* können evtl. speichernde Nervenzellen des Plexus myentericus nachgewiesen werden, was bei der Diagnose von Gangliosidosen ausgenützt werden kann (NAKAI u. LANDING, 1960; KAMOSHITA u. LANDING, 1968; MYERS u. Mitarb., 1973) aber oft nicht gelingt.

Innerhalb der Ganglienzellschichten der *Retina* kommt es zu einem mäßigen Verlust von Nervenzellen. Die restlichen Ganglienzellen sind abgerundet und gebläht. Die Nissl-Substanz ist häufig nicht mehr nachweisbar, die Kerne liegen meist randständig. Der bei Gangliosidosen auftretende *kirschrote Fleck* in der Makula mit der weißlich umgebenden Zone ist einerseits durch die Speicherung in den restlichen Nervenzellen, andererseits durch die Lichtung der Nervenzellen bedingt, so daß bei Spiegelung des Augenhintergrundes die darunterliegende Chorioidea deutlicher hervortritt. Die weißliche Makulabegrenzung ist möglicherweise eine Folge des Ödems der retikulären Schichten

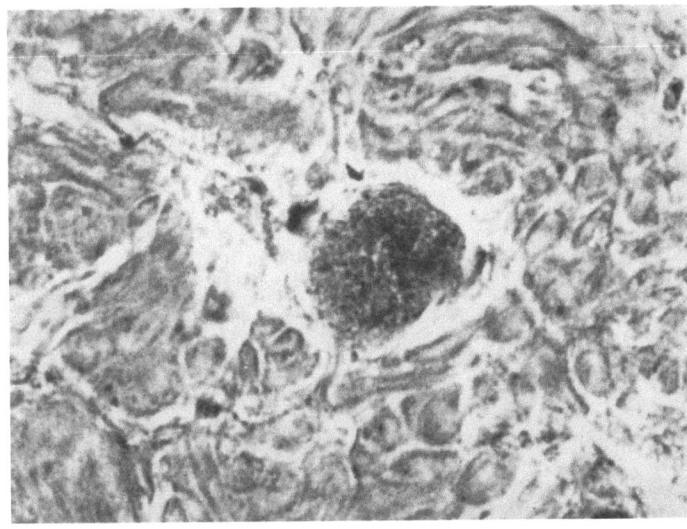

Abb. 5. Geblähte Nervenzelle innerhalb des Plexus myentericus. Rektumbiopsie von einem 18 Monate alten Kind mit G_{M2}-Gangliosidose Typ 1 (Fall B.O.), positive granuläre Sudanschwarz-B-Reaktion; Vergrößerung × 450

oder bedingt durch die in dieser Region außergewöhnliche Blähung und Nekrose der Nervenzellen (COHEN u. DIXON, 1970; GREENFIELD, 1951; VOLK u.Mitarb., 1970). Die Nn. optici sind meist atrophisch, die Zahl der Axone ist reduziert. In den zentralen Anteilen der Nerven zeigen sich häufig entmarkte Nervenfasern.

Das in den Nervenzellen gespeicherte Material gibt mit *Sudanschwarz B* eine mäßig intensive Reaktion, während die Anfärbung mit Sudan III und IV nur schwach oder überhaupt nicht gelingt. Das Speichermaterial gibt eine positive Smith-Dietrich- und Baker-Reaktion zum Nachweis von Phospholipiden (vgl. SAMUELS u.Mitarb., 1963) und färbt sich tief blau mit Nilblau (SHANKLIN u.Mitarb., 1962). Außergewöhnlich intensiv fällt die *PAS-Reaktion* am Gefrierschnitt (Abb. 4c) aus (GREENFIELD, 1951), während sie am Paraffin eingebetteten Material nur noch in Spuren nachweisbar ist (DIEZEL, 1954; LANDING u. FREIMAN, 1957). Weiter zeigt das Speichermaterial eine positive Färbung mit der Orcin-Schwefelsäure-Reaktion (DIEZEL, 1957) und eine positive Okamoto-Reaktion zum Nachweis von Sphingolipiden. Die modifizierte Bialsche Reaktion (DIEZEL, 1957; WOLMAN, 1964) fällt in den geblähten Nervenzellen meist negativ aus, während die umgebenden Mikrogliazellen eine deutlich positive Reaktion zeigen. Nachweis-Reaktionen für Proteine fallen negativ aus.

Enzymhistochemisch zeigt sich eine gesteigerte *Saure-Phosphatase*-Aktivität in den geblähten Nerven- und Gliazellen (FRANCESCHETTI u.Mitarb., 1955; LAZARUS u.Mitarb., 1962), in gleicher intrazytoplasmatischer Lokalisation wie die positiven PAS-, Luxol-fast-blue- und sudanophile Reaktionen. Der Nachweis einer erhöhten Saure-Phophatase-Aktivität konnte auch in den verschiedenen strukturierten Zytosomen der Leber nachgewiesen werden (VOLK u. WALLACE, 1966). Diese Befunde lassen vermuten, daß die Speicher-Zytosomen (MCBs u.a.) lysosomalen Ursprungs sind (WALLACE u.Mitarb., 1964, 1966).

b) Elektronenmikroskopie

Das Zytoplasma der geblähten Nervenzellen enthält zahlreiche sog. *membranous cytoplasmic bodies* (MCB) (TERRY u. KOREY, 1960; SAMUELS u.Mitarb., 1963; TERRY u. KOREY, 1963; TERRY u. WEISS, 1963), die einen Durchmesser von 0,5– 2 μ besitzen. Sie bestehen aus vielschichtigen, elektronendichten Membranen (ungefähr 25 Å dick), die konzentrisch angeordnet sind. Diese Körperchen sind häufig von einer homogenen oder fein granulären Zone umgeben. Die aufgetriebenen Dendriten und Achsenzylinder (wahrscheinlich lichtmikroskopisch den Torpedos entsprechend) enthalten ebenfalls MCBs (GONATAS u.Mitarb., 1968).

In *Astrozyten* finden sich ebenfalls MCBs (ADACHI u.Mitarb., 1971), desgleichen in Mikrogliazellen. Die Ganglienzellen der Retina zeigen dieselben Zellveränderungen (HARCOURT u. DOBBS, 1968).

Obwohl die *Leber* lichtmikroskopisch unauffällig erscheint, finden sich elektronenmikroskopisch in einzelnen Leberparenchymzellen Zytosomen, die geschichtete parallele oder konzentrisch angeordnete Membranen enthalten. Lipofuszinkörperchen mit verschiedenartig verlaufenden geschichteten Membranen werden ebenfalls beobachtet. Nur gelegentlich erinnern diese Strukturen an MCBs (VOLK u. WALLACE, 1966).

Sowohl in Ganglienzellen als auch in den Schwannschen Zellen des *Plexus myentericus* finden sich große konzentrisch geschichtete MCBs, ähnlich wie in Ganglienzellen der Großhirnrinde, daneben jedoch häufig granuläre Körperchen, die nur wenige Membranen und kleine Vesikel enthalten (WALLACE u.Mitarb., 1967).

Elektronenmikroskopisch findet sich in den Nervenzellen von Feten mit Tay-Sachsscher Erkrankung fein granuläres amorphes Material, daneben können lockere membranöse Strukturen vorhanden sein (SCHNECK u.Mitarb., 1970; ADACHI u.Mitarb., 1971; KABACK u.Mitarb., 1973; ADACHI u.Mitarb., 1974).

3. G_{M2}-Gangliosidose, Typ 2

Makroskopisch und *lichtmikroskopisch* bzw. histochemisch entsprechen die Befunde am Zentralnervensystem bei der Sandhoffschen Variante weitgehend den Veränderungen bei der G_{M2}-Gangliosidose, Typ 1. Zusätzlich finden sich jedoch in sämtlichen viszeralen

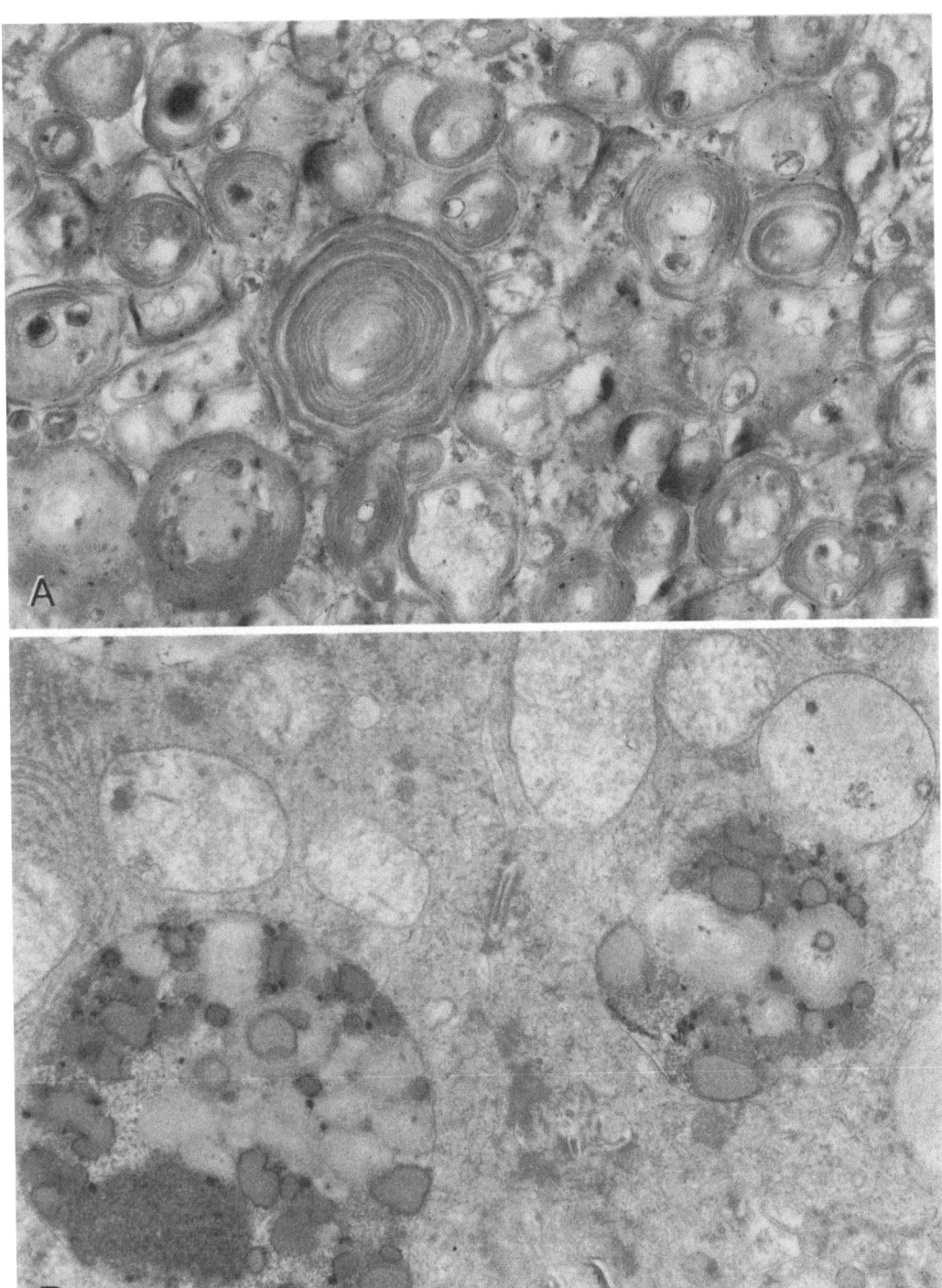

Abb. 6 A u. B. G_{M2}-Gangliosidose Typ 2 (in Abschnitt C geschilderter Fall J.Vg.). (A) Dicht gepackte intrazytoplasmatische Einschlußkörperchen in einer Nervenzelle, meist mit konzentrisch angeordneten lamellären Strukturen, die morphologisch mit den „membranous cytoplasmic bodies" (MCBs) identisch sind, wie sie beim klassischen M. Tay-Sachs (G_{M2}-Gangliosidose Typ 1) gefunden werden. Einige der Einschlußkörperchen enthalten amorphes Material; Gewebsentnahme 3 Std post mortem; Vergrößerung ×14500. (B) Leberparenchymzelle (Biopsiematerial unmittelbar postmortal entnommen) mit zwei großen Lipofuszin-ähnlichen Einschlußkörpern („pleomorphe Einschlußkörper", Abschnitt D), die von einer Membran begrenzt sind und konzentrisch geschichtete Lamellen, granuläres Material und amorphe lipidähnliche Tröpfchen enthalten; Vergrößerung ×16150 (elektronenmikroskopische Aufnahmen freundlicherweise von J.M. SCHRÖDER, Frankfurt/Main, 1972, überlassen)

Organen (Darm, Lunge, Leber, Pankreas, Milz) lipidhaltige Schaumzellen, die histochemisch dieselben positiven Reaktionen geben wie das Speichermaterial in den Nervenzellen (PILZ u.Mitarb., 1968; SUZUKI u.Mitarb., 1971). Ganz vereinzelt finden sich Schaumzellen im Knochenmark (OKADA u.Mitarb., 1972). Auffällig ist die feine Vakuolisierung der Nierenepithelien in den Tubuli (KOLODNY, 1972) und in den Henleschen Schleifen. Kardiomyopathie mit vorwiegender Beteiligung der Mitralklappe und des linken Ventrikels wurde beschrieben (BLIEDEN u.Mitarb., 1974).

Elektronenmikroskopie: Neben 1−4 μ großen, intrazytoplasmatischen Einschlußkörperchen in den Nervenzellen mit konzentrisch angeordneten Lamellen, die morphologisch identisch mit den MCBs beim Typ 1 sind (Abb. 6A), finden sich auch Einschlußkörperchen mit parallel angeordneten Lamellen, die an „zebra bodies" erinnern (FONTAINE u.Mitarb., 1973; DESNICK u.Mitarb., 1972). Kleinere multivesikuläre Körperchen, teilweise mit geschichteten Lamellen, liegen vorwiegend in Astrozyten und in den Kapillarendothelien des Gehirns. In den *Leber*parenchymzellen und in Kupfferschen Sternzellen, aber auch in Zellen der Mitralklappe des Herzens (BLIEDEN u.Mitarb., 1974) finden sich häufig pleomorphe Körperchen (Abb. 6B), begrenzt von einer einfachen Membran, die teils aus Bündeln parallel angeordneter Lamellen, teils aus konzentrisch geschichteten Lamellen bestehen. In Nervenzellen des Plexus myentericus des Rektums kommen ebenfalls MCBs zusammen mit multivesikulären Körperchen vor (DESNICK u.Mitarb., 1972).

4. G_{M2}-Gangliosidose, Typ 3

Im Gegensatz zu den Typen 1 und 2 zeigt der Typ 3 der G_{M2}-Gangliosidose keine Megalenzephalie. Auf Frontalschnitten durch das Großhirn erscheint die Rinde verschmälert, das Mark außergewöhnlich derb. Im Gegensatz zu dem bei den Typen 1 und 2 regelmäßig auftretenden kirschroten Fleck am Augenhintergrund zeigt sich meist ein normaler Augenfundus, jedoch sind Optikusatrophie, Retinitis pigmentosa und einmal ein atypischer kirschroter Fleck (BRETT u.Mitarb., 1973) beschrieben worden (BERNHEIMER u. SEITELBERGER, 1968; VOLK u.Mitarb., 1969).

Lichtmikroskopisch zeigt sich eine Ballonierung fast sämtlicher Nervenzellen. Das in den Ganglienzellen gespeicherte Material verhält sich histochemisch weitgehend wie beim Typ 1 und 2. Die Astrozyten enthalten nur wenig PAS-positive Granula, die Oligodendrogliazellen sind unauffällig. Im Marklager von Groß- und Kleinhirn findet sich eine geringfügige Entmarkung, obwohl die Axone intakt erscheinen. Leichte Degeneration der Pyramidenbahn kann auftreten (SUZUKI u.Mitarb., 1970). Leber, Milz, Niere und Knochenmark sind unauffällig.

Elektronenmikroskopisch enthalten Ganglienzellen abnorme zytoplasmatische Einschlußkörperchen mit stark wechselnder Zusammensetzung von parallelen Membranen und geschichteten Lamellen, sog. *pleomorphic lipid bodies* (PLB), die an MCBs und zebra bodies erinnern (VOLK u.Mitarb., 1969; SUZUKI u.Mitarb., 1970; MENKES u.Mitarb., 1971; BUXTON u.Mitarb., 1972) können. Daneben finden sich in unterschiedlicher Zusammensetzung unregelmäßig geformte Konglomerate aus losen und dicht gepackten, lamellären Strukturen von elektronendichtem, granulärem Material, membranovesikulären Körperchen und typischem granulärem Lipofuszinpigment. In Astrozyten, perivaskulären Histiozyten und in Ganglienzellen des Plexus myentericus des Rektums können PLBs nachgewiesen werden. In Leberparenchymzellen zeigen sich nicht selten intrazytoplasmatische Einschlußkörperchen aus konzentrisch oder unregelmäßig angeordneten Lamellen (VOLK u.Mitarb., 1969).

Bezüglich der morphologischen Befunde bei „G_{M3}-*Gangliosidose*" wird auf die Originalarbeit verwiesen (TANAKA u.Mitarb., 1975).

E. Biochemie

1. Grundsätzliche Vorbemerkungen

Die Ganglioside sind typische Lipide verschiedener membranöser Strukturen des Nervengewebes (z.B. Synaptosomen). Wie viele andere Lipide der Membranen sind die Gangliosid-Moleküle polar aufgebaut: Sie besitzen einen hydrophoben und einen hydrophilen Teil. Der hydrophobe Teil besteht aus dem Ceramid, das seinerseits aus Fettsäure und Sphingosin zusammengesetzt ist. Der hydrophile Teil enthält Zucker und zuckerähnliche Komponenten in kettenförmiger oder verzweigtkettiger Anordnung, u.a. die für Ganglioside charakteristische Sialsäure (= N-Acetyl-neuraminsäure) (Abb. 7). Der Gehalt an Sphingosin führt dazu, die Ganglioside den Sphingolipiden zuzuordnen, sie sind Glykosphingolipide. Die Gangliosidosen gehören somit zu den Sphingolipidosen bzw. Sphingolipid-Speicherkrankheiten, von denen fast 20 verschiedene Typen beschrieben sind. Die Gangliosidosen mit ihren fünf bis sieben bekannten Typen machen einen wesentlichen Anteil aus. Bei den Gangliosidosen besteht die Stoffwechselstörung in dem Defekt eines der Enzyme, die am stufenweisen Abbau des hydrophilen Teils (der „Zuckerkette") der Ganglioside beteiligt sind (Ausnahme: G_{M3}-Gangliosidose; MAX u. Mitarb., 1974). Die Ganglioside und ihre sialsäurefreien Derivate (Asialoderivate[1]) stauen sich als Substrate der Enzyme bei genetischem Enzymdefekt an. Die Anstauung erfolgt intrazellulär, vor allem in den Nervenzellen. Die Zellen werden durch die Speicherung schwer geschädigt und gehen schließlich zugrunde.

In Abb. 7 ist am Beispiel des Tay-Sachs-Gangliosids (G_{M2}) schematisch dargestellt, daß infolge des Enzymdefekts die endständige Komponente (Hexosamin) der Zuckerkette nicht abgespalten werden kann (KOLODNY u. Mitarb., 1969; SANDHOFF, 1970;

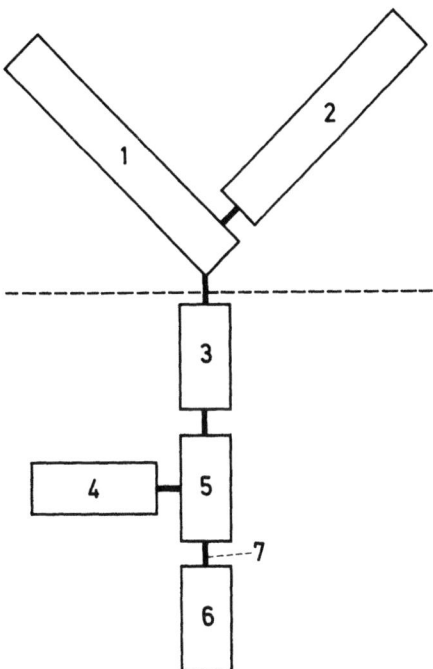

Abb. 7. Schema des bei G_{M2}-Gangliosidosen gespeicherten Gangliosids G_{M2} („Tay-Sachs-Gangliosid"). Hydrophober Molekül-Anteil (Ceramid) oberhalb, hydrophiler Anteil (Zuckerkette) unterhalb der gestrichelten Linie.
1 = Sphingosin
2 = Fettsäure
1 + 2 = Ceramid
3 = Glukose
4 = N-Acetyl-neuraminsäure (Sialsäure)
5 = Galaktose
6 = Endständiges Hexosamin (N-Acetyl-galaktosamin), das bei G_{M2}-Gangliosidosen infolge Enzymdefekt nicht abgespalten werden kann
7 = β-glykosidische Bindung, Angriffspunkt der Hexosaminidase A (N-Acetyl-β-galaktosaminidase A), Stelle des katabolischen Blocks bei G_{M2}-Gangliosidosen

TALLMANN u. Mitarb., 1972). Bei einigen Gangliosidose-Typen sind auch viszerale Organe an den Speichervorgängen beteiligt. Dabei werden im allgemeinen weniger Ganglioside (diese sind, außer dem Gangliosid G_{M3} und z.T. G_{M1}, keine typischen Lipide viszeraler Organe) angehäuft, sondern andere Substanzen, z.B. Polysaccharide, Oligosaccharide und Globosid (s.u.), die sich dadurch auszeichnen, daß sie mit den im Nervensystem gespeicherten Gangliosiden jene endständigen Zuckerkomponenten gemeinsam haben, die infolge der Enzymdefekte nicht abgespalten werden können.

---

[1] Die Asialoderivate entstehen — wenigstens zum Teil — durch enzymatische Abspaltung der Sialsäure von den Gangliosiden. Der weitere Abbau der sialsäurefreien Verbindungen ist durch die genetischen Enzymdefekte blockiert (vgl. jedoch SANDHOFF u. Mitarb., 1971).

Tabelle 3

Gangliosidose-Typ (O'Brien, 1969b)		Defektes Enzym	Ca. % Restaktivität in Blut und Gewebe Normal[a]: 100%	Pathologisch angehäufte Stoffe im Hirn (Klammer: in anderen Körperorganen)	Ca. g gespeichertes Gangliosid G_{M1} oder G_{M2} (Klammer: Asialoderivat) je 100 g frischem Hirngewebe[b]	Speicherungsvorgänge *außerhalb* des Zentralnervensystems
G_{M1}	Typ I (Derry u.Mitarb., 1968)	β-Galaktosidase[a] (Dacremont u. Kint, 1968; Okada u. O'Brien, 1968) (Isoenzyme A, B und C können defekt sein) (O'Brien, 1969b; Suzuki u.Mitarb., 1971; Singer u. Schafer, 1972)	2—20[c]	Gangliosid G_{M1} (Gonatas u. Gonatas, 1965; Ledeen u.Mitarb. 1965; O'Brien u.Mitarb., 1965), entsprechendes Asialoderivat (Suzuki u.Mitarb., 1969), Polysaccharid (Suzuki u.Mitarb., 1971)? („Keratansulfat-ähnliches [Suzuki, 1968; Suzuki u.Mitarb., 1969] Sialo-Mucopolysaccharid" [MacBrinn u.Mitarb., 1969; Callahan u. Wolfe, 1970], Gangliosid G_{M1} [Suzuki u.Mitarb., 1969; O'Brien, 1969a])	0,5—1,2[c] (0,05—0,1)	in Leber, Milz, retikulohistiozytärem System, Knochenmark, Lunge, Knorpelgrundsubstanz Polysaccharid, teils auch Gangliosid G_{M1}; Urinausscheidung von Polysaccharid wechselnd
	Typ II (Derry u.Mitarb., 1968)	β-Galaktosidase[a] (Isoenzyme B und C sind manchmal bevorzugt betroffen; vgl. aber [Lowden u.Mitarb., 1974]) (O'Brien, 1969b; Suzuki u.Mitarb., 1971; Singer u. Schafer, 1972)	0—20 Hirn: 15—60	Gangliosid G_{M1} (Derry u.Mitarb., 1968), entspr. Asialoderivat (Polysaccharid, s.o., wenig [Suzuki u.Mitarb., 1971], Gangliosid G_{M1} wenig [Suzuki u.Mitarb., 1971])	0,8—1,5 (um 0,1)	wie bei Typ I, jedoch wesentlich geringerer Grad der Speicherung oder Ausscheidung (Ausnahme [Wolman, 1964])
G_{M2}	Typ 1	Hexosaminidase A[a] (Hultberg, 1969; Okada u. O'Brien, 1969; Sandhoff, 1969)	2—10	Gangliosid G_{M2} (Klenk, 1939—40, 1942; Svennerholm, 1962; Makita u. Yamakawa, 1963; Ledeen u. Salsman, 1965), entspr. Asialoderivat (Suzuki u.Mitarb., 1969), Hexosaminhaltige Glykopeptide (Brunngraber u.Mitarb., 1972)	1,3—1,6 (um 0,15)	in Leber und Milz wenig Gangliosid G_{M2} (Eeg-Olofson u.Mitarb., 1966; Suzuki u.Mitarb., 1969)

G_{M2}	Typ 2	Hexosaminidasen A und B (Total-Hexosaminidase[a]) (SANDHOFF u.Mitarb., 1968, 1971)	5—18	0,8—1,5 (0,3—0,7)	Gangliosid G_{M2} (SANDHOFF u.Mitarb., 1968, 1971), entspr. Asialoderivat (SANDHOFF u.Mitarb., 1968, 1971; KRIVITT u.Mitarb., 1972; Hexosaminhaltige Oligosaccharide oder Glykopeptide (SUZUKI u.Mitarb., 1971) (Globosid [SANDHOFF u.Mitarb., 1968, 1971; KRIVITT u.Mitarb., 1972], Hexosaminhaltige Oligosaccharide [STRECKER u. MONTREUIL, 1971])	in Milz, Niere, Leber, Herz Globosid (SANDHOFF u.Mitarb., 1971; BLIEDEN u.Mitarb., 1974); in viszeralen Organen und im Urin (STRECKER u. MONTREUIL, 1971) Oligosaccharide
	Typ 3	Hexosaminidase A[a] partiell (O'BRIEN, 1969b; OKADA u.Mitarb., 1970; SUZUKI u. SUZUKI, 1970; YOUNG u.Mitarb., 1970)	5—50	0,7—1,0 (um 0,05)	Gangliosid G_{M2} (BERNHEIMER u.Mitarb., 1968; VOLK u.Mitarb., 1969; SUZUKI u.Mitarb., 1970), entspr. Asialoderivat (SUZUKI u.Mitarb., 1970)	biochemisch keine bekannt

[a] Normalwert-Beispiele als µMol synthetisches Substrat, hydrolisiert je Std je mg Leukozytenprotein bei 37° C: β-Galaktosidase: 0,2 (0,1—0,4)[c], Hexosaminidase A: 1,4 (0,9—1,9), Total-Hexosaminidase 2,1 (1,4—3,5).
[b] Normalwert-Beispiel: 0,1 g Gangliosid G_{M1}, 0,03 g G_{M2} und 0,02 g Asialoderivate.
[c] Die Schwankungsbereiche der Enzym- und Lipidwerte wurden nach Literaturangaben und eigenen Messungen berechnet.

Kompliziert werden die Zusammenhänge dadurch, daß die betroffenen Enzyme teils Isoenzym-Charakter besitzen. Das heißt, von den Enzymen liegen biochemisch zwar eng verwandte, aber mit bestimmten Trennungsmethoden doch unterscheidbare multiple Formen vor, von denen bei den Gangliosidosen entweder alle oder einzelne defekt sein können. Diese „Isoenzyme" gehorchen jedoch nicht einer strengen Definition des Begriffs, denn an den verschiedenen Substanzen mit gemeinsamer Zuckerkomponente greift offenbar einmal besser das eine, einmal besser das andere „Isoenzym" an. Für die G_{M2}-Gangliosidosen heißt dies z.B.: Der Defekt nur eines Isoenzyms des betroffenen „Gesamtenzyms" (β-Hexosaminidase) erzeugt ein anderes Muster nach Art, Menge und Organverteilung der gespeicherten Substanzen (SANDHOFF u.Mitarb., 1971), der dem Defekt des Gesamtenzyms (Hexosaminidase A+B) entspricht. Diese biochemischen Unterschiede können evtl. in klinischen und/oder pathologisch-anatomischen Unterschieden zum Ausdruck kommen (vgl. unterschiedliche Ultrastruktur, z.B. der Leber bei den Typen 1 und 2 der G_{M2}-Gangliosidosen; Abschnitt D).

Gerade die multiplen Formen A und B der Hexosaminidase sind in Bezug auf die G_{M2}-Gangliosidosen schon intensiv untersucht worden. So konnte gezeigt werden, daß die für die beiden Enzymformen verantwortlichen Gene auf verschiedenen Chromosomen lokalisiert sind (GILBERT u.Mitarb., 1975). Außerdem ist praktisch erwiesen, daß dem Defekt der Form A bei den Typen 1 und 2 der G_{M2}-Gangliosidosen verschiedene Gendefekte zu Grunde liegen, denn in der hybridisierten Zellkultur beider Typen wird die Form A wieder produziert, so daß sich die Defekte gegenseitig komplementiert haben müssen (GALJAARD u.Mitarb., 1974; sowie andere Arbeiten). — Auch immunologische Untersuchungen mit Antikörpern gegen die normalen Hexosaminidase-Formen A und B lieferten bei G_{M2}-Gangliosidosen neue Befunde: Beim Typ 1 ist praktisch kein Antigen der Hexosaminidase A für diese Antikörper nachweisbar, beim Typ 2 sind Hexosaminidase-A- und teils auch B-Antigene vorhanden (SRIVASTAVA u. BEUTLER, 1974), obwohl hier die Aktivitäten beider Enzymformen fehlen. — Diese und andere Befunde unterstützen die Vorstellung, daß beide Hexosaminidasen A und B aus zwei Arten von Untereinheiten bestehen, wovon die eine Art sowohl in A als auch in B enthalten ist (SRIVASTAVA u. BEUTLER, 1974).

2. Biochemie der einzelnen Gangliosidosen

Aus Tabelle 3 gehen die wichtigsten biochemischen Befunde bei Gangliosidosen samt der zugehörigen Originalliteratur hervor.

Bei den G_{M1}-Gangliosidosen kann die endständige Galaktose des Gangliosids G_{M1} und die seines Asialoderivats (s.o.) infolge des β-Galaktosidase-Defekts (OKADA u. O'BRIEN, 1968; DACREMONT u. KINT, 1968) nicht abgespalten werden. Bei den G_{M2}-Gangliosidosen ist wegen des Defekts der Hexosaminidase A (= N-Acetyl-β-D-galaktosaminidase A) (SANDHOFF, 1969; OKADA u. O'BRIEN, 1969) die Abspaltung des endständigen Hexosamins (N-Acetyl-D-galaktosamins) des Gangliosids G_{M2} (Abb. 7) unmöglich. Daher werden die Ganglioside und Asialoderivate bei diesen Gangliosidosen gespeichert. Da Ganglioside charakteristische Substanzen des Nervengewebes sind, erfolgt die Speicherung vor allem im Gehirn (Abb. 8).

Beim *Typ I* der G_{M1}-*Gangliosidose* (in geringem Grade teils auch beim Typ II) ist in den viszeralen Organen eine im Vergleich zum Gehirn geringe Gangliosid-G_{M1}-Vermehrung festzustellen. Die Organbeteiligung dürfte vor allem mit der Anhäufung anderer Stoffe zusammenhängen: In den Organen ist eine Mukopolysaccharid-artige Substanz, die mit Keratansulfat verwandt ist (SUZUKI, 1968), aber weniger Sulfatgruppen als dieses enthält (CALLAHAN u. WOLFE, 1970; WOLFE u.Mitarb., 1970), pathologisch vermehrt. Bestimmte, bei der Erkrankung jedoch defekte Isoenzyme der β-Galaktosidase scheinen aus dem Polysaccharid Galaktose abspalten zu können (MACBRINN u.Mitarb., 1969). Entsprechendes scheint für den Saccharid-Anteil

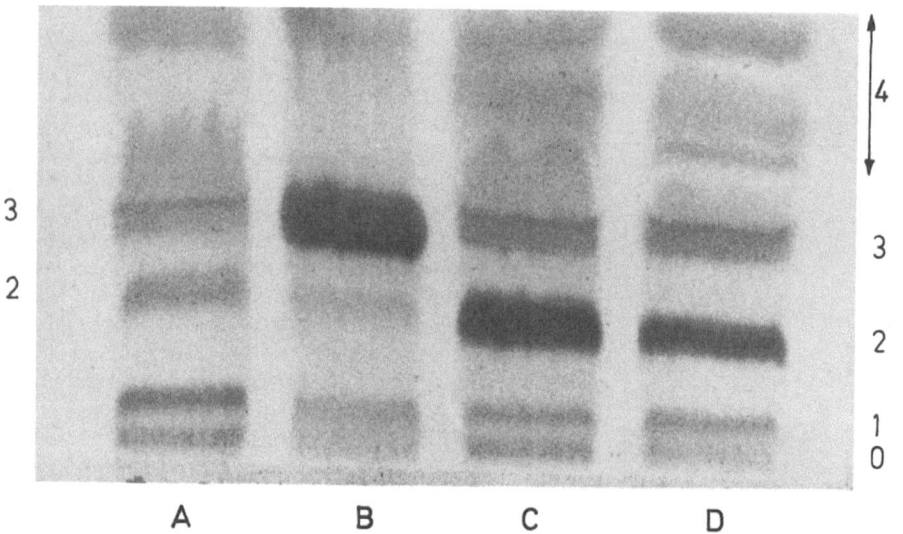

Abb. 8. Ausschnitt eines Dünnschichtchromatogramms von Gesamtlipidextrakten aus Hirngewebe (Fließmittel: 1. Chloroform/Methanol/Wasser 16:5:1; 2. Propanol/konz. Ammoniaklösung/Wasser 8:1:1; Anfärbung unter Erhitzen mit Eisessig/Schwefelsäure/Anisaldehyd 200:2:1).
A = Normalfall
B = G_{M2}-Gangliosidose Typ 1; auf Höhe 3 starker Lipidfleck
C, D = Zwei Fälle von G_{M1}-Gangliosidosen Typ 1 mit unterschiedlich starker Lipidspeicherung (auf Höhe 2 deutliche Lipidflecke, D = Fall der Abb. 1)
0 = Start und Ganglioside vom G_T-Typ
1 = Ganglioside vom G_D-Typ
2 = Gangliosid G_{M1}
3 = Gangliosid G_{M2} und kleinere Mengen von Nicht-Gangliosid-Komponenten
4 = Nicht-Gangliosid-Komponenten

ebenfalls vermehrt gefundener Glykoproteine (PATEL u.Mitarb., 1974) oder Glykopeptide (TSAY u.Mitarb., 1975) zu gelten (WOLFE u.Mitarb., 1970). Die Rolle der multiplen Formen (JUNGALWALA u. ROBINS, 1968) bzw. Isoenzyme A, B und C (O'BRIEN, 1969b; SUZUKI u.Mitarb., 1971; SINGER u. SCHAFER, 1972) der β-Galaktosidase, die elektrophoretisch aufgetrennt werden können (FLUHARTY u.Mitarb., 1971) und teils unterschiedliche pH-Optima (PINSKY u. Mitarb., 1970; PATEL u.Mitarb., 1974), Hitzestabilität und Ionen-Aktivierbarkeit (HO u. O'BRIEN, 1971) haben, ist in Bezug auf die beiden Typen der G_{M1}-Gangliosidose noch nicht völlig aufgekärt (LOWDEN u.Mitarb., 1974). Das Erkrankungs- bzw. Todesalter bei G_{M1}-Gangliosidosen geht nicht unbedingt parallel mit der Höhe der noch vorhandenen Enzymrestaktivität bzw. mit der Zahl der noch intakten Isoenzyme der β-Galaktosidase (LOWDEN u.Mitarb., 1974). Der weitgehende β-Galaktosidase-Mangel äußert sich auch in einer verminderten katalytischen Aktivität gegenüber dem Glykolipid Lactosylceramid; hier liegen die Restaktivitäten mit 10—50% der Norm (LOWDEN u.Mitarb., 1974; eigene Ergebnisse) aber recht hoch, so daß offenbar nur ein Teil oder Subtyp der Lactosylceramidase (=spezifische β-Galaktosidase) bei G_{M1}-Gangliosidose fehlt.

Speichervorgänge außerhalb des Gehirns sind unter den G_{M2}-*Gangliosidosen* nur beim Typ 2 bemerkenswert. Globosid (SANDHOFF u.Mitarb., 1968), Hexosamin-haltige Glykopeptide (BRUNNGRABER u.Mitarb., 1972) oder Oligosaccharide (STRECKER u. MONTREUIL, 1971) werden in viszeralen Organen bzw. im Urin vermehrt gefunden (vgl. Tabelle 3). Auch hier spielen Isoenzyme eine Rolle. Die recht gut charakterisierten Isoenzyme (s. Abschnitt E.1) bzw. multiplen Formen A und B (ROBINSON u. STIRLING, 1968; SANDHOFF, 1968; SANDHOFF u. WÄSSLE, 1971) der Hexosaminidase können bei G_{M2}-Gangliosidosen in unterschiedlicher Weise betroffen sein. Sie scheinen verschiedene Spezifitäten gegenüber den natürlichen Hexosaminidase-Substraten (also Speichersubstanzen bei G_{M2}-Gangliosidosen) zu haben (SANDHOFF u. WÄSSLE, 1971): Unter normalen Stoffwechselbedingungen ist wohl nur die Hexosaminidase A für den Abbau des Gangliosids G_{M2} („Tay-Sachs-Gangliosid") zu-

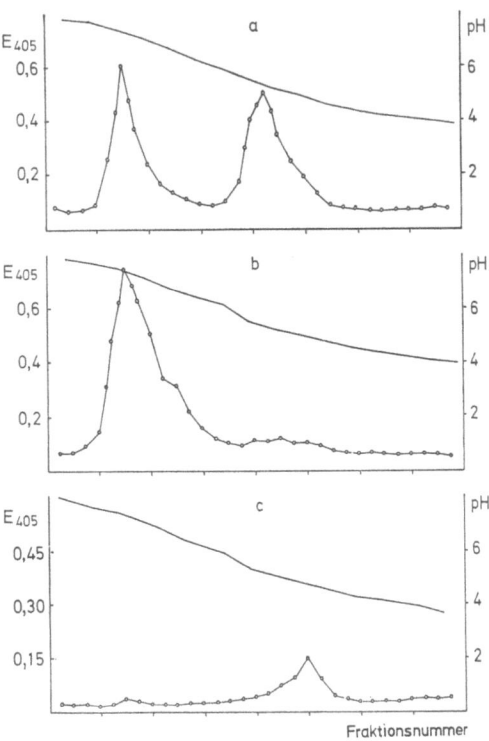

Abb. 9. Isoenzym-Muster der Hexosaminidase in der Leber im Normalfall (a), bei G_{M2}-Gangliosidose Typ 1 (b) und bei G_{M2}-Gangliosidose Typ 2 (c). Der erste Hauptgipfel der Enzymaktivität entspricht der Hexosaminidase B, der zweite der Hexosaminidase A. Auftrennung der Isoenzyme durch isoelektrische Fokussierung (HARZER, 1970) des Pufferextrakts von jeweils ca. 50 mg frischem Gewebe. Die Enzymaktivität ist dargestellt als Extinktion des enzymatisch freigesetzten p-Nitrophenols aus dem synthetischen Hexosaminidase-Substrat p-Nitrophenyl-N-acetyl-β-glucosaminid. Die durchgezogene Linie entspricht dem bei der Trennmethode wirksamen pH-Gradienten. Bei b fehlt die Hexosaminidase A, die Hexosaminidase B ist erhöht, bei c fehlen beide Hexosaminidasen bis auf eine deutliche Restaktivität der Hexosaminidase A

ständig (SANDHOFF, 1970; SANDHOFF u.Mitarb., 1971). Alle anderen natürlichen Hexosaminidase-Substrate können offenbar sowohl von der Hexosaminidase A als auch der Hexosaminidase B abgebaut werden (SANDHOFF u. WÄSSLE, 1971). Es ist daher nicht verwunderlich, daß beim Typ 2 der G_{M2}-Gangliosidose, wo zum Defekt der Hexosaminidase A (der beim Typ 1 isoliert vorliegt) der Defekt der Hexosaminidase B hinzukommt (SANDHOFF, 1969) (Abb. 9), mehr Substanztypen oder von den gleichen größere Mengen (z.B. vom Asialoderivat, vgl.

Tabelle 3) gespeichert werden als beim Typ 1 (SANDHOFF u.Mitarb., 1971). Sowohl die — wenigstens partielle — Ersatzfunktion der Hexosaminidase B für die defekte A als auch die eigentliche Funktion der B fallen hier aus.

Die wohl durch den zusätzlichen Defekt der Hexosaminidase B bedingte, makroskopisch kaum imponierende, biochemisch und ultrastrukturell aber gesicherte viszerale Beteiligung beim Typ 2 der G_{M2}-Gangliosidosen stellt offenbar meist keinen schwerwiegenden pathogenetischen Faktor dar. Entsprechend tritt die nur beim Typ 2 anzutreffende Speicherung des Globosids (SANDHOFF u.Mitarb., 1968) in den viszeralen Organen mengenmäßig deutlich hinter der Gangliosid- und Asialoderivat-Speicherung im Zentralnervensystem zurück (SANDHOFF u.Mitarb., 1971). Als Ausnahme wurde allerdings bei zwei Geschwistern eine starke Globosid-Speicherung im Herzmuskel (klinisch-pathologisch: Herzbeteiligung) beschrieben (BLIEDEN u.Mitarb., 1974). Die Globosid-Speicherung beim Typ 2 dürfte, allgemein gesprochen, der durch den Hexosaminidase-Defekt bedingten Störung des Abbaus der Mesenchymzell-Glykolipide zuzuschreiben sein.

Weitere biochemische Besonderheiten beim Typ 2 der G_{M2}-Gangliosidosen sind eine in der Zellkultur nachweisbare Mucopolysaccharid-Abbaustörung (CANTZ u. KRESSE, 1974) und ein in Leberfraktionen gefundener Mangel an Enzymaktivität gegenüber Steroid-hexosaminiden (TOMASI u.Mitarb., 1974). Mucopolysaccharide und Steroid-hexosaminide sind als natürliche Substrate der Hexosaminidasen aufzufassen.

Aus Tabelle 3 geht hervor, daß die genetisch bedingten, für die Speichervorgänge bei den Gangliosidosen verantwortlichen Enzymdefekte fast nie komplett sind. Rest-Enzymaktivitäten lassen sich meist nachweisen. Diese sind bei Benützung synthetischer Substrate im allgemeinen höher als beim Einsatz der spezifischen natürlichen Substrate. Will man die Höhe der Restaktivitäten mit Speicherlipid-Spiegeln oder mit klinischen Parametern vergleichen, so sollte man spezifische natürliche Substrate, also z.B. Ganglioside, für die Aktivitäts-Bestimmung verwenden (vgl. NORDEN u. O'BRIEN, 1975). Trotzdem kann man für die einfache enzymatische Diagnose der Gangliosidosen (Abschnitt E.3) in den meisten Fällen mit den synthetischen β-Galaktosiden und β-Hexosaminiden als Substraten auskommen.

Eine Beziehung zwischen der Höhe der Restaktivitäten und dem Grad der Gangliosid-Speicherung (oder z.B. klinisch: Todesalter) ist bei den G_{M2}-Gangliosidosen insofern anzunehmen, als der Typ 3 im allgemeinen durch eine relativ hohe Hexosaminidase A-Restaktivität bei entsprechend relativ niedriger Gangliosid-Speicherung sowie durch einen protrahierten klinischen Verlauf mit gegenüber dem Typ 1 abgeschwächter Symptomatik gekennzeichnet ist (vgl. Tabelle 2 und 3); einzelne Symptome, z.B. der „kirschrote Fleck" des Augenhintergrunds, können auch ganz fehlen. Von dieser Regel gibt es allerdings immer wieder Ausnahmen: So braucht die Restaktivität der Hexosaminidase A beim Typ 3 nicht höher als beim Typ 1 zu sein (BRETT u.Mitarb., 1973), und doch können die anderen Kriterien des Typs 3 erfüllt sein.

Ein sekundärer biochemischer Befund bei Gangliosidosen ist die Verminderung Myelin-typischer Lipide (SANDHOFF u.Mitarb., 1971) (Cerebroside, Sulfatide, C_{24}-Sphingomyelin) und anderer Hirnlipide. Der Grund dürfte der Nervenzelluntergang, gefolgt von stagnierender Myelinbildung und Markzerfall, sein.

3. Enzymatische Diagnostik sowie pränatale Diagnose

Die enzymatische Diagnostik der Gangliosidosen ist prinzipiell aus folgenden Ausgangsmaterialien möglich und stellt im allgemeinen kein größeres Problem dar (es können in den meisten Fällen käufliche synthetische chromo- oder fluorogene Substrate benützt werden, mit denen die Höhe der Enzymaktivitäten spektro- oder fluorometrisch gemessen werden kann): 1. Urin: Dieser ist zwar für die Untersuchung auf G_{M1}-Gangliosidosen nur beschränkt geeignet, da die β-Galaktosidase im Urin relativ instabil ist. Für Voruntersuchungen ist der Urin aber immer zu empfehlen, bei unklarem oder verdächtigem Ergebnis schafft dann die Nachuntersuchung aus Serum oder Leukozyten Klarheit. — Die G_{M2}-Gangliosidosen können mit relativ guter Sicherheit aus dem Urin diagnostiziert werden, selbst Heterozygoten-Bestimmungen (s.u.) sind beim Typ 1 möglich (NAVON u. PADEH, 1972). — 2. Serum (O'BRIEN u.Mitarb., 1970; COTLIER, 1972; SAIFER u.Mitarb., 1972) und Leukozyten (FRIEDLAND u.Mitarb., 1970; PADEH u. NAVON, 1971; KABACK u. ZEIGER, 1972; SAIFER u.Mitarb., 1972): Diese Enzymquellen geben fast immer eindeutige Resultate, auch bei Heterozygoten-Bestimmungen (HARZER u.Mitarb., 1971; SINGER u.Mitarb., 1972; YOUNG u.Mitarb., 1972; HARZER, 1973; SAIFER u. ROSENTHAL, 1973). Leukozyten sind wegen ihrer höheren spezifischen Enzymaktivität in kritischen Fällen vorzuziehen (O'BRIEN, 1973). — 3. Rektum-Biopsie: Diese bietet im allgemeinen keinen Vorteil gegenüber Serum und Leukozyten. Wenn jedoch für die morphologische Diagnostik (s. Abschnitt D) eine Biopsie gewonnen wird, so können aus einem nativ belassenen Teil die Enzyme ebenfalls bestimmt werden. — 4. Kultivierte Haut-Fibroblasten: Diese sind für die biochemische Diagnostik sehr gut geeignet; sie stellen ein wichtiges In-vitro-System für weitergehende Enzym-Untersuchungen dar (PINSKY u.Mitarb., 1970; KANFER u. SPIELVOGEL, 1973). — 5. Praktisch sämtliche frische Gewebs-Biopsien oder -Proben. Für die postmortale Diagnose sollte das Gewebe spätestens 10 bis 15 Std nach dem Tod gewonnen werden.

Für die *pränatale* Diagnose wird das durch Amniozentese in der 15./16. Schwangerschaftswoche gewonnene Fruchtwasser (zellfreier Überstand) direkt untersucht, und es werden die in zwei bis drei Wochen daraus gezüchteten Amnion-Zellkulturen verwendet (SCHNECK u.Mitarb., 1970; PADEH u. NAVON, 1971; SAIFER u.Mitarb., 1972; KABACK u.Mitarb., 1973; LOWDEN u.Mitarb., 1973). Wegen der von dem jeweiligen Untersuchungs-Ergebnis abhängigen, wichtigen Entscheidung sollten beide Möglichkeiten genützt werden, um die diagnostische Sicherheit zu erhöhen (LOWDEN u.Mitarb., 1973; O'BRIEN, 1973). Eine evtl. notwendig werdende Interruptio kann nach Vorliegen des endgültigen Ergebnisses dann in der 18. bis 20. Schwangerschaftswoche durchgeführt werden.

F. Humangenetische Gesichtspunkte

Da keine der autosomal-rezessiv vererbten Gangliosidose-Formen bisher wirkungsvoll behandelt werden kann[2], kommt der genetischen Beratung der betroffenen Familien sowie der pränatalen Diagnose (s.o.) (SCHNECK u.Mitarb., 1970; O'BRIEN u.Mitarb., 1971a, 1971b, 1971c; PADEH u. NAVON, 1971; LOWDEN u. LA RAMÉE, 1972; SAIFER u.Mitarb., 1972; KABACK u.Mitarb., 1973; LOWDEN u.Mitarb., 1973; O'BRIEN, 1973; HARZER u.Mitarb., 1975) mit dem Ziel, das Auftreten von Erkrankungsfällen so weit wie möglich zu verhindern, große Bedeutung zu. Bei Eltern, die bereits ein an einer biochemisch gesicherten Gangliosidose erkranktes Kind haben, besteht für weitere Schwangerschaften das Risiko von 25%, wieder ein krankes Kind zu bekommen. Die pränatale Diagnostik, in der oben angegebenen Weise durchgeführt, ermöglicht es heute, dieses unerträgbare Erkrankungs-Risiko für weitere Kinder drastisch zu senken.

Da für die bei Gangliosidosen defekten Enzym-Aktivitäten eine Gen-Dosis-Abhängigkeit besteht, ist auch die biochemisch-enzymatische Identifizierung der phänotypisch normalen, heterozygoten Überträger der Erkrankungen theoretisch möglich. Die Überträger zeigen auch tatsächlich meist eine etwa halb-normale Höhe (infolge des Defekts nur *eines* Allels) der Enzymspiegel, z.B. in Serum und Leukozyten (FRIEDLAND u.Mitarb., 1970; O'BRIEN u.Mitarb., 1970; HARZER u.Mitarb., 1971; KABACK u. ZEIGER, 1972; NAVON u. PADEH, 1972; SINGER u.Mitarb., 1972; HARZER, 1973; SAIFER u. ROSENTHAL,

---

[2] Versuche zum Ersatz des defekten Enzyms durch Zufuhr von Normal-Plasma oder Transplantation eines Organs (z.B. Niere) mit intaktem Enzym sind bis heute bei Gangliosidosen kaum aussichtsreich (offenbar etwas anders ist es bei dem M. FABRY). Theoretisch scheint aber der Enzymersatz — wie auch immer — möglich. Auf lange Sicht ist vielleicht mit der praktischen Durchführbarkeit zu rechnen. — Selbst die symptomatische Therapie der Gangliosidosen, z.B. die antikonvulsive Behandlung, ist oft nicht befriedigend durchführbar.

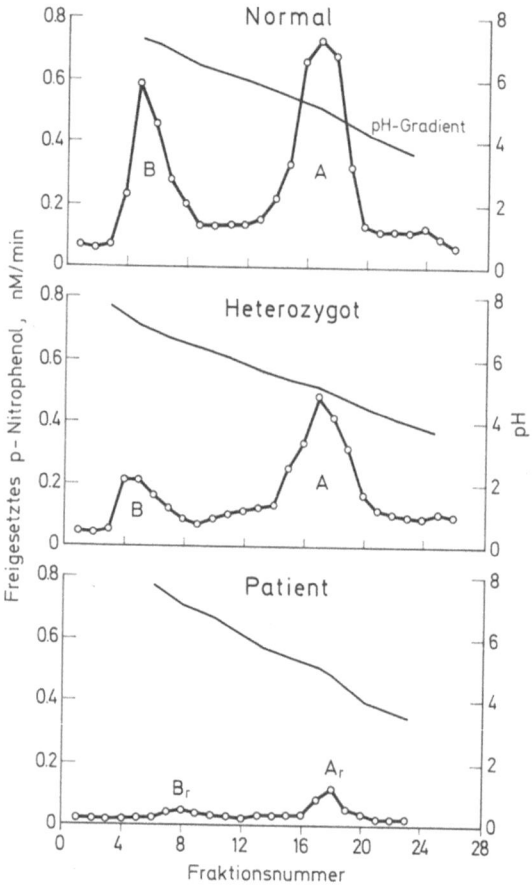

Abb. 10. Isoenzym-Muster der Hexosaminidase in den Leukozyten im Normalfall, sowie bei Heterozygotie und Defekt-Status der G_{M2}-Gangliosidose Typ 2. Beim Heterozygoten sind beide Isoenzyme auf ca. die Hälfte erniedrigt, beim Patienten (Defekt-Status) fehlen sie bis auf Restaktivitäten (B_r, A_r). Vgl. im übrigen Abb. 9

1973)[3] (Abb. 10). Dieser Befund kann an den obligat heterozygoten Eltern der erkrankten Kinder erhoben werden und erlaubt oft, andere Familienmitglieder oder Personen entweder als nicht-heterozygot oder als heterozygote Überträger zu erkennen. Hier sind evtl. Fehlerquellen durch individuelle Schwankungen der Enzym-Aktivitä-

---

[3] Es gibt Spezialfälle gesunder heterozygoter Überträger von G_{M2}-Gangliosidosen mit totalem Mangel der Aktivität der Hexosaminidase A (NAVON u.Mitarb., 1973) bzw. A plus B (DREYFUS u.Mitarb., 1975) gegenüber synthetischen Substraten (vgl. Abschnitt C). Die Erklärung dafür ist, daß hier wohl nur bei Verwendung natürlicher Substrate (vgl. Abschnitt B) die wirksamen, etwa halb-normalen Enzymspiegel festgestellt werden können.

ten zu berücksichtigen (vgl. LOWDEN u. LA RAMÉE, 1972; HARZER, 1973). Bei der enzymatischen Bestimmung des Genotyps einer Person sollten auf jeden Fall die obligat heterozygoten Eltern des Probanden und einige hinsichtlich Alter und Geschlecht mit der Person vergleichbare Kontrollen mit untersucht werden. Schwangere Frauen können im Serum „heterozygote" Enzymspiegel vortäuschen (LOWDEN u. LA RAMÉE, 1972; SAIFER u.Mitarb., 1972). — Wenn auch die erwähnte Heterozygoten-Bestimmung keine 100%ige (sondern eine 90 bis über 95%ige, O'BRIEN, 1973) Treffsicherheit hat, so ist sie doch ein gutes Hilfsmittel bei der genetischen Beratung (HARZER, 1973). Die Vererbung der Enzymdefekte auch im heterozygoten Zustand ist als Beispiel im Stammbaum der Abb. 11 dargestellt.

Bei seltenen Stoffwechselkrankheiten wie den Gangliosidosen wird allerdings die Bedeutung der Identifizierung heterozygoter Überträger oft überschätzt. Die Heterozygoten-Frequenz in der Normalbevölkerung ist sehr gering. Die Wahrscheinlichkeit für einen heterozygoten Überträger, bei der Wahl des Ehepartners auf einen weiteren Heterozygoten zu stoßen und damit ein hohes Risiko für Krankheit der zu erwartenden Kinder einzugehen, ist evtl. geringer als die Irrtums-Wahrscheinlichkeit der Enzym-Bestimmungsmethoden, obwohl diese bei den Gangliosidosen recht treffsicher sind (s.o.).

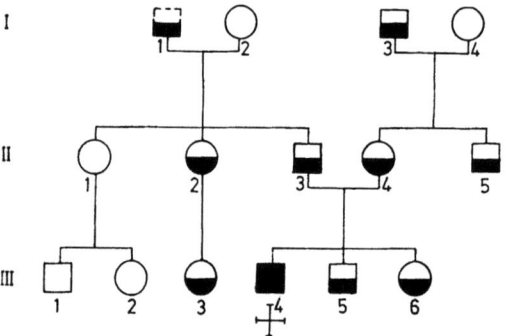

Abb. 11. Stammbaum einer Familie mit G_{M2}-Gangliosidose Typ 2. Enzymatische Identifikation (HARZER, 1973) des Genotyps der Personen entsprechend Abb. 10. Leere Symbole: Normale Enzymaktivitäten. Halbgefüllte Symbole: Heterozygote mit etwa halben Enzymaktivitäten. Gefülltes Symbol (III, 4): Proband mit Enzymdefekt (Patient, vgl. Abb. 10). Gestricheltes Symbol: Nicht untersuchter, obligat Heterozygoter

Anders liegen die Verhältnisse bei der Bevölkerung jüdischer Abstammung. Hier liegt eine nicht vernachlässigbare Heterozygoten-Frequenz für die G_{M2}-Gangliosidose, Typ 1 („klassischer M. Tay-Sachs") vor. In diesem Fall ist die Heterozygoten-Bestimmung nicht nur dann zu empfehlen, wenn ein Ehepartner aus einer Risikofamilie kommt, in der der M. Tay-Sachs schon aufgetreten ist, sondern ist grundsätzlich für beide Ehepartner sinnvoll und wird in den USA teils screeningartig durchgeführt.

Selbstverständlich ist eine enzymatische Heterozygoten-Bestimmung auch dann unbedingt zu empfehlen, wenn ein Ehepartner aus einer Familie mit bekanntem Risiko für eine der Gangliosidosen kommt, und bei dem anderen eine — wenn auch entfernte — Konsanguinität zu dieser Familie nicht sicher ausgeschlossen werden kann.

Literatur

ADACHI, M., SCHNECK, L., VOLK, B.W.: Ultrastructural studies of eight cases of fetal Tay-Sachs disease. Lab. Invest. **30**, 102 (1974).

ADACHI, M., TORII, J., KARVOUNIS, P.C., VOLK, B.W.: Alteration of astrocytic organelles in various lipidoses and allied diseases. Acta neuropath. (Berl.) **18**, 74 (1971).

ADACHI, M., TORII, J., SCHNECK, L., VOLK, B.W.: The fine structure of fetal Tay-Sachs disease. Arch. Path. **91**, 48 (1971).

ARONSON, S.M., LEWITAN, A., RABINER, A.M., EPSTEIN, N., VOLK, B.W.: The megalencephalic phase of infantile amaurotic familial idiocy. Arch. Neurol. Psychiat. (Chic.) **79**, 151 (1958).

ATTAL, C., FARKAS-BARGETON, E., EDGAR, G.W.F., PHAM-HUU-TRUNG, GIRARD, F., MOZZICONAZZI, P.: Idiotie amaurotique infantile familiale avec surcharge viscerale. Ann. Pédiat. **14**, 1725 (1967).

BERNHEIMER, H., SEITELBERGER, F.: Über das Verhalten der Ganglioside im Gehirn bei zwei Fällen von spätinfantiler amaurotischer Idiotie. Wien. klin. Wschr. **80**, 163 (1968).

BERNSOHN, J., GROSSMAN, H.J. (Eds.): Lipid storage diseases. Enzymatic defects and clinical implications. New York-London: Academic Press 1971.

BLIEDEN, L.C., DESNICK, R.J., CARTER, J.B., KRIVITT, W., MOLLER, J.H., SHARP, H.L.: Cardiac involvement in Sandhoff's disease. Inborn error of glycosphingolipid metabolism. Amer. J. Cardiol. **34**, 83 (1974).

BRETT, E.M., ELLIS, R.B., HAAS, L., IKONNE, J.U., LAKE, B.D., PATRICK, A.D., STEPHENS, R.: Late onset G_{M2}-gangliosidosis. Clinical, pathological, and biochemical studies on eight patients. Arch. Dis. Childh. **48**, 775 (1973).

BRUNNGRABER, E.G., WITTING, L.A., HABERLAND, C., BROWN, B.: Glycoproteins in Tay-Sachs disease: Isolation and carbohydrate composition of glycopeptides. Brain Res. **38**, 151 (1972).

BUXTON, P., CUMINGS, J.N., ELLIS, R.B., LAKE, B.D., MAIR, W.G.P., ROBERTS, J.R., YOUNG, E.P.: A case of G_{M2} gangliosidosis of late onset. J. Neurol. Neurosurg. Psychiat. **35**, 685 (1972).

CALLAHAN, J.W., WOLFE, L.S.: Isolation and characterization of keratan sulfates from the liver of a patient with G_{M1} gangliosidosis type I. Biochim. biophys. Acta (Amst.) **215**, 527 (1970).

CANTZ, M., KRESSE, H.: Sandhoff disease: Defective glycosaminoglycan catabolism in cultured fibroblasts and its correction by β-N-acetylhexosaminidase. Eur. J. Biochem. **47**, 581 (1974).

COHEN, M., DIXON, G.S.: Report of a case of amaurotic family idiocy: with histologic report on the eyes. J. Amer. med. Ass. **48**, 1751 (1970).

COTLIER, E.: Tay-Sachs disease: abbreviated hexosaminidase A test from finger tip samples. Clin. chim. Acta **38**, 233 (1972).

DACREMONT, G., KINT, J.A.: G_{M1} ganglioside accumulation and β-galactosidase deficiency in a case of G_{M1} gangliosidosis (Landing disease). Clin. chim. Acta **21**, 421 (1968).

DERRY, D.M., FAWCETT, J.S., ANDERMANN, F., WOLFE, L.S.: Late infantile systemic lipidosis. Major monosialogangliosidosis. Delineation of two types. Neurology (Minneap.) **18**, 340 (1968).

DESNICK, R.J., SNYDER, P.D., DESNICK, S.J., KRIVIT, W., SHARP, H.L.: Sandhoff's disease: Ultrastructural and biochemical studies. In: Advanc. exp. Med. Biol., Vol. 19: Sphingolipids, Sphingolipidoses and Allied Disorders (S.M. ARANSON, B.W. VOLK, Eds.), p. 351 – 371. New York-London: Plenum Press 1972.

DIEZEL, P.B.: Histochemische Untersuchungen in primären Lipidosen: Amaurotische Idiotie, Gargoylismus, Niemann-Picksche Krankheit, Gauchersche Krankheit mit besonderer Berücksichtigung des Zentralnervensystems. Virchows Arch. path. Anat. **326**, 89 (1954).

DIEZEL, P.B.: Die Stoffwechselstörungen der Sphingolipide. Eine histochemische Studie an den primären Lipidosen und den Entmarkungskrankheiten des Nervensystems. Berlin-Göttingen-Heidelberg: Springer 1957.

DREYFUS, J.-C., POENARU, L., SVENNERHOLM, L.: Absence of hexosaminidase A and B in a normal adult. New Engl. J. Med. **292**, 61 (1975).

EEG-OLOFSSON, L., KRISTENSSON, K., SOURANDER, P., SVENNERHOLM, L.: Tay-Sachs disease: a generalized metabolic disorder. Acta paediat. scand. **55**, 546 (1966).

FLUHARTY, A.L., LASSILA, E.L., PORTER, M.T., KIHARA, H.: The electrophoretic separation of human β-galactosidase on cellulose acetate. Biochem. Med. **5**, 158 (1971).

FONTAINE, G., RÉSIBOIS, A., TONDEUR, M., JONNIAUX, G., FARRIAUX, J.P., VOET, W., MAILLARD, E., LOEB, H.: Gangliosidosis with total hexosaminidase deficiency: Clinical, biochemical and ultrastructural studies and comparison with conventional cases of Tay-Sachs disease. Acta neuropath. (Berl.) **23**, 118 (1973).

FRANCESCHETTI, A., WILDI, E., KLEIN, D.: Examen anatomoclinique d'un cas d'idiotie amaurotique infantile (Tay-Sachs). Acta genet. (Basel) **5**, 343 (1955).

Friedland, J., Schneck, L., Saifer, A., Pourfar, M., Volk, B.W.: Identification of Tay-Sachs disease carriers by acrylamide gel electrophoresis. Clin. chim. Acta **28**, 397 (1970).

Galjaard, H., Hoogeveen, A., de Wit-Verbeek, H.A., Reuser, A.J.J., Keijzer, W., Westerveld, A., Bootsma, D.: Tay-Sachs and Sandhoff's disease: Intergenic complementation after somatic cell hybridization. Exp. Cell Res. **87**, 444 (1974).

Gilbert, F., Kucherlapati, R., Creagan, R.P., Murnane, M.J., Darlington, G.J., Ruddle, F.H.: Tay-Sachs' and Sandhoff's diseases: The assignment of genes for Hexosaminidase A and B to individual human chromosomes. Proc. nat. Acad. Sci. (Wash.) **72**, 263 (1975).

Gonatas, N.K., Baird, H.W., Evangelista, J.: The fine structure of neocortical synapses in infantile amaurotic idiocy. J. Neuropath. exp. Neurol. **27**, 39 (1968).

Gonatas, N.K., Gonatas, J.: Ultrastructural and biochemical observations on a case of infantile lipidosis and its relationship to Tay-Sachs' disease and gargoylism. J. Neuropath. exp. Neurol. **24**, 318 (1965).

Greenfield, J.G.: The retina in cerebrospinal lipidosis. Proc. roy. Soc. Med. **44**, 686 (1951).

Haberland, C., Brunngraber, E., Witting, L., Brown, B.: The white matter in G_{M2} gangliosidosis. A comparative histopathological and biochemical study. Acta neuropath. (Berl.) **24**, 43 (1973).

Harcourt, R.B., Dobbs, R.H.: Ultrastructure of the retina in Tay-Sachs disease. Brit. J. Ophthal. **52**, 898 (1968).

Harzer, K.: Analytische isoelektrische Fraktionierung der N-Acetyl-β-D-hexosaminidasen. Z. anal. Chem. **252**, 170 (1970).

Harzer, K.: Inheritance of the enzyme deficiency in three neurolipidoses: Variant O of Tay-Sachs disease (Sandhoff's disease), classic Tay Sachs disease, and metachromatic leukodystrophy. Identification of the heterozygous carriers. Hum.-Genet. **20**, 9 (1973).

Harzer, K., Sandhoff, K., Schall, H., Kollmann, F.: Enzymatische Untersuchungen im Blut von Übertragern einer Variante der Tay-Sachs'schen Erkrankung (Variante O) Klin. Wschr. **49**, 1189 (1971).

Harzer, K., Stengel-Rutkowski, S., Gley, E.-O., Albert, A., Murken, J.-D., Zahn, V., Henkel, K.P.: Pränatale Diagnose der G_{M2}-Gangliosidose Typ 2 („Sandhoff-Jatzkewitz-Krankheit"). Dtsch. med. Wschr. **100**, 106 (1975).

Heyne, K., Kemmer, C., Simon, C., Trübsbach, A.: Generalisierte G_{M1}-Gangliosidose: Feinstruktur und differential-diagnostische Bedeutung speichernder Lymphozyten u. Knochenmarkszellen. Pädiat. Pädol. **8**, 272 (1973).

Heyne, K., von der Linde, J., Trübsbach, A.: Die Lungenerkrankung bei generalisierter G_{M1}-Gangliosidose. Helv. paediat. Acta **27**, 591 (1972).

Ho, M.W., O'Brien, J.S.: Differential effect of chloride ions on β-galactosidase isoenzymes: a method for separate assay. Clin. chim. Acta **32**, 443 (1971).

Hooft, C., Senesael, L., Delbeke, M.J., Kint, J., Dacremont, G.: The G_{M1} gangliosidosis (Landing disease). Europ. Neurol. **2**, 225 (1969).

Hofft, C., Vlietinck, R.F., Dacremont, G., Kint, J.A.: G_{M1} gangliosidosis Type II. Europ. Neurol. **4**, 1 (1970).

Hultberg, B.: N-Acetylhexosaminidase activities in Tay-Sachs disease. Lancet **1969 II**, 1195.

Jörgensen, L., Blackstad, T.W., Harmark, W., Steen, J.A.: Niemann-Pick's disease. Report of a case with histochemical evidence of neuronal storage of acid glycolipids. Acta neuropath. (Berl.) **4**, 75 (1964).

Jungalwala, F.B., Robins, E.: Glycosidases in the nervous system. III. Separation, purification and substrate specifities of β-galactosidases and β-glucuronidase from brain. J. biol. Chem. **243**, 4258 (1968).

Kaback, M.M., Sloan, H.R., Sonneborn, M., Herndon, R.M.: G_{M1}-gangliosidosis type I: In utero detection and fetal manifestations. J. Pediat. **82**, 1037 (1973).

Kaback, M.M., Zeiger, R.S.: Heterozygote detection in Tay-Sachs disease. A prototype community screening program for the prevention of recessive genetic disorders. In: Advanc. exp. Med. Biol., Vol. 19: Sphingolipids, Sphingolipidoses and Allied Disorders (S.M. Aronson, B.W. Volk, Eds.), p. 613–632. New York-London: Plenum Press 1972.

Kamoshita, S., Landing, B.H.: Distribution of lesions in myenteric plexus and gastrointestinal mucosa in lipidoses and other neurologic disorders of children. Amer. J. clin. Path. **49**, 312 (1968).

Kanfer, J.N., Spielvogel, C.: Hexosaminidase activity of cultured human skin fibroblasts. Biochim. biophys. Acta (Amst.) **193**, 203 (1973).

Klenk, E.: Beiträge zur Chemie der Lipidosen. Niemann-Picksche Krankheit und amaurotische Idiotie. Hoppe-Seylers Z. physiol. Chem. **262**, 128 (1939–40).

Klenk, E.: Über die Ganglioside des Gehirns bei der infantilen amaurotischen Idiotie vom Typus Tay-Sachs. Ber. dtsch. Chem. Ges. **75**, 1632 (1942).

Kolodny, E.H.: Sandhoff's disease: Studies on the enzyme defect in homozygotes and detection of heterozygotes. In: Advanc. exp. Med. Biol., Vol. 19: Sphingolipids, Sphingolipidoses and Allied Disorders (S.M. Aronson, B.W. Volk, Eds.), p. 321–341. New York-London: Plenum Press 1972.

Kolodny, E.H., Brady, R.O., Volk, B.W.: Demonstration of an alteration of ganglioside metabolism in Tay-Sachs disease. Biochem. biophys. Res. Commun. **37**, 526 (1969).

Krivit, W., Desnick, R.J., Lee, J., Moller, J., Wright, F., Sweeley, C.C., Snyder, P.D., Sharp, H.L.: Generalized accumulation of neutral glycosphingolipids with G_{M2} ganglioside accumulation in the brain. Sandhoff's disease (variant of Tay-Sachs disease). Amer. J. Med. **52**, 763 (1972).

Labre, F., Chazalette, J.P., Guibaud, P., Richard, P., Pernoud, N., Vanier, M.T.: La gangliosidose à G_{M1} (forme infantile) à propos de cinq observations. Lyon Méd. **229**, 335 (1973).

Landing, B.H., Freiman, D.G.: Histochemical studies on the cerebral lipidoses and other cellular metabolic disorders. Amer. J. Path. **33**, 1 (1957).

Landing, B.H., Silverman, F.N., Craig, J.M., Jacoby, M.D., Lahey, M.E., Chadwick, D.L.: Familial neurovisceral lipidosis. Amer. J. Dis. Child. **108**, 503 (1964).

Lazarus, S.S., Wallace, B.J., Volk, B.W.: Neuronal enzyme alteration in Tay-Sachs disease. Amer. J. Path. **41**, 579 (1962).

Ledeen, R., Salsman, K.: Structure of Tay-Sachs ganglioside. Biochemistry **4**, 2225 (1965).

Ledeen, R., Salsman, K., Gonatas, J., Taghavy, A.:

Structure comparison of the major monosialogangliosides from brains of normal human, gargoylism, and late infantile systemic lipidosis. Part I. J. Neuropath. exp. Neurol. **24**, 341 (1965).
LOWDEN, J.A., CALLAHAN, J.W., NORMAN, M.G., THAIN, M., PRICHARD, J.S.: Juvenile G_{M1}-gangliosidosis. Occurrence with absence of two β-galactosidase components. Arch. Neurol. (Chic.) **31**, 200, 1974.
LOWDEN, J.A., CUTZ, E., CONEN, P.E., RUDD, N., DORAN, T.A.: Prenatal diagnosis of G_{M1}-gangliosidosis. New Engl. J. Med. **288**, 225 (1973).
LOWDEN, J.A., LA RAMÉE, M.-A.: Problems in prenatal diagnosis using sphingolipid hydrolase assays. In: Advanc. exp. Med. Biol., Vol. 19: Sphingolipids, Sphingolipidoses and Allied Disorders (S.M. ARONSON, B.W. VOLK, Eds.), p. 257–267. New York-London: Plenum Press 1972.
MACBRINN, M., OKADA, S., HO, M.W., HU, C.C., O'BRIEN, J.S.: Generalized gangliosidosis: impaired cleavage of galactose from a mucopolysaccharide and a glycoprotein. Science **163**, 946 (1969).
MAKITA, A., YAMAKAWA, T.: The glycolipids of the brain of Tay-Sachs disease. The chemical structures of a globoside and main ganglioside. Jap. J. exp. Med. **33**, 361 (1963).
MARTIN-SNEESSENS, L.: La mégalencéphalie dans l'idiotie amaurotique. A propos d'une observation clinique. Acta neurol. belg. **61**, 515 (1961).
MAX, S.R., MACLAREN, N.K., BRADY, R.O., BRADLEY, R.M., RENNELS, M.B., TANAKA, J., GARCIA, J.H., CORNBLATH, M.: G_{M3} (hematoside) sphingolipodystrophy. New Engl. J. Med. **291**, 929 (1974).
MENKES, J.H., O'BRIEN, J.S., OKADA, S., GRIPPO, J., ANDREWS, J.M., CANCILLA, P.A.: Juvenile G_{M2}-gangliosidosis. Biochemical and ultrastructural studies on a new variant of Tay-Sachs disease. Arch. Neurol. (Chic.) **25**, 14 (1971).
MOSSAKOWSKI, M.J., ZELMAN, J., MAJDECKI, T., BARANOWICZ, B.: G_{M1}-generalized gangliosidosis with unusual involvement of the white matter. Neuropat. Pol. **9**, 23 (1971).
MYERS, G.J., HEDLEY-WHYTE, E.T., FAGAN, M.E.: Reevaluation of role of rectal biopsy in diagnosis of pediatric neurologic disorders. Neurology (Minneap.) **23**, 27 (1973).
NAKAI, H., LANDING, B.H.: Suggested use of rectal biopsy in the diagnosis of neural lipidoses. Pediatrics **26**, 225 (1960).
NAVON, R., PADEH, B.: Urinary test for identification of Tay-Sachs genotypes. J. Pediat. **80**, 1026 (1972).
NAVON, R., PADEH, B., ADAM, A.: Apparent deficiency of hexosaminidase A in healthy members of a family with Tay-Sachs disease. Amer. J. hum. Gen. **25**, 287 (1973).
NORDEN, G.W., O'BRIEN, J.S.: An electrophoretic variant of β-galactosidase with altered catalytic properties in a patient with G_{M1}-gangliosidosis. Proc. nat. Acad. Sci. (Wash.) **72**, 240 (1975).
NORMAN, R.M., URICH, H., TINGEY, A.H., GOODBODY, R.A.: Tay-Sachs disease with visceral involvement and its relationship to Niemann-Pick's disease. J. Path. Bact. **78**, 409 (1959).
O'BRIEN, J.S., STERN, M.B., LANDING, B.H., O'BRIEN, J.K., DONNELL, G.N.: Generalized gangliosidosis. Amer. J. Dis. Child. **109**, 338 (1965).
O'BRIEN, J.S.: Generalized gangliosidosis. J. Pediat. **75**, 167 (1969a).

O'BRIEN, J.S.: Five gangliosidoses. Lancet **1969IIb**, 805.
O'BRIEN, J.S.: Tay-Sachs disease: from enzyme to prevention. Fed. Proc. **32**, 191 (1973).
O'BRIEN, J.S., HO, M.W., VEATH, M.L., WILSON, J.F., MYERS, G., OPITZ, J.M., ZURHEIN, G.M., SPRANGER, J.W., HARTMANN, H.A., HANEBERG, B., GROSSE, F.R.: Juvenile G_{M1} gangliosidosis: Clinical, pathological, chemical, and enzymatic studies. Clin. genet. **3**, 411 (1972).
O'BRIEN, J.S., OKADA, S., CHEN, A., FILLERUP, D.L.: Tay-Sachs disease. Detection of heterozygotes and homozygotes by serum hexosaminidase assay. New Engl. J. Med. **283**, 15 (1970).
O'BRIEN, J.S., OKADA, S., FILLERUP, D.L., VEATH, M.L., ADORNATO, B., BRENNER, P.H., LEROY, J.G.: Tay-Sachs disease: prenatal diagnosis. Science **172**, 61 (1971a).
O'BRIEN, J.S., OKADA, S., HO, M.W., FILLERUP, D.L., VEATH, M.L., ADAMS, K.: Ganglioside storage disease. In: BERNSON, J.G., GROSSMAN, H.J. (Eds.): Lipid storage diseases. Enzymatic defects and clinical implications, p. 173–225. New York-London: Academic Press 1971b.
O'BRIEN, J.S., OKADA, S., HO, M.W., FILLERUP, D.L., VEATH, M.L., ADAMS, K.: Ganglioside storage disease. Fed. Proc. **30**, 956 (1971c).
OKADA, S., MCCREA, M., O'BRIEN, J.S.: Sandhoff's disease (G_{M2}-gangliosidosis type 2): Clinical, chemical, and enzyme studies in five patients. Pediat. Res. **6**, 606 (1972).
OKADA, S., O'BRIEN, J.S.: Generalized gangliosidosis, β-galactosidase deficiency. Science **160**, 1002 (1968).
OKADA, S., O'BRIEN, J.S.: Tay-Sachs disease: generalized absence of a β-D-N-acetylhexosominidase component. Science **165**, 698 (1969).
OKADA, S., VEATH, M.L., O'BRIEN, J.S.: Juvenile G_{M2}-gangliosidosis: Partial deficiency of hexosaminidase A. J. Pediat. **77**, 1063 (1970).
PADEH, B., NAVON, R.: Diagnosis of Tay-Sachs disease by hexosaminidase activity in leukocytes and amniotic fluid cells. Israel J. med. Sci. **7**, 259 (1971).
PATEL, V., GOEBEL, H.H., WATANABE, I., ZEMAN, W.: Studies on G_{M1}-gangliosidosis, Type II. Acta neuropath. (Berl.) **30**, 155 (1974).
PETRELLI, M., BLAIR, J.D.: The liver in G_{M1}-gangliosidosis types 1 and 2. Arch. Path. **99**, 111 (1975).
PILZ, H., MÜLLER, D., SANDHOFF, K., TER MEULEN, V.: Tay-Sachssche Krankheit mit Hexosaminidase-Defekt. Klinische, morphologische und biochemische Befunde bei einem Fall mit visceraler Speicherung von Nierenglobosid. Dtsch. med. Wschr. **93**, 1833 (1968).
PILZ, H., SANDHOFF, K., JATZKEWITZ, H.: Eine Gangliosidstoffwechselstörung mit Anhäufung von Ceramid-Lactosid, Monosialo-ceramid-lactosid und Tay-Sachs-Gangliosid im Gehirn. J. Neurochem. **13**, 1273 (1966).
PINSKY, L., POWELL, E., CALLAHAN, J.: G_{M1}-gangliosidosis types I and II.: enzymatic differences in cultured fibroblasts. Nature **228**, 1093 (1970).
RABINOWITZ, J.G., SACHER, M.: Gangliosidosis (G_{M1}). A re-evaluation of the vertebral deformity. Amer. J. Roentgenol. **121**, 155 (1974).
ROBINSON, D., STIRLING, J.L.: N-acetyl-β-glucosaminidases in human spleen. Biochem. J. **107**, 312 (1968).
SACHS, B.: On arrested cerebral development, with special reference to its cortical pathology. J. nerv. ment. Dis. **14**, 541 (1887).

SACREZ, R., JUIF, J.G., GIGONNET, J.M., GRUNER, J.E.: La maladie de Landing ou idiotie amaurotique infantile précoce avec gangliosidose généralisée de type G_{M1}. Pédiatrie **22**, 143 (1967).

SAIFER, A., PERLE, G., VALENTI, C., SCHNECK, L.: Pre- and postnatal detection of Tay-Sachs disease. A comparative study of biochemical screening methods. In: Advanc. exp. Med. Biol., Vol. 19: Sphingolipids, Sphingolipidoses and Allied Disorders (S.M. ARONSON, B.W. VOLK, Eds.), p. 599–611. New York-London: Plenum Press 1972.

SAIFER, A., ROSENTHAL, A.L.: Rapid test for detection of Tay-Sachs disease heterozygotes by serum hexosaminidase assay. Clin. chim. Acta **43**, 417 (1973).

SAMUELS, S., KOREY, S.R., GONATAS, J., TERRY, R.D., WEISS, M.: Studies in Tay-Sachs disease. IV. Membranous cytoplasmic bodies. 1. Biochemistry. 2. Ultrastructure. J. Neuropath. exp. Neurol. **22**, 81 (1963).

SANDHOFF, K.: Auftrennung der Säuger-N-Acetyl-β-D-hexosaminidase in multiple Formen durch Elektrofokussierung. Hoppe-Seylers Z. physiol. Chem. **349**, 1095 (1968).

SANDHOFF, K.: Variation of β-N-acetylhexosaminidase-pattern in Tay-Sachs disease. FEBS Letters **4**, 351 (1969).

SANDHOFF, K.: The hydrolysis of Tay-Sachs ganglioside (TSG) by human N-Acetyl-β-D-hexosaminidase A. FEBS Letters **11**, 342 (1970).

SANDHOFF, K., ANDREAE, K., JATZKEWITZ, H.: Deficient hexosaminidase activity in an exceptional case of Tay-Sachs disease with additional storage of kidney globoside in visceral organs. Path. europ. **3**, 278 (1968).

SANDHOFF, K., HARZER, K., WÄSSLE, W., JATZKEWITZ, H.: Enzyme alterations and lipid storage in three variants of Tay-Sachs disease. J. Neurochem. **18**, 2469 (1971).

SANDHOFF, K., JATZKEWITZ, H., PETERS, G.: Die infantile amaurotische Idiotie und verwandte Formen als Gangliosid-Speicherkrankheiten. Naturwissenschaften **56**, 356 (1969).

SANDHOFF, K., WÄSSLE, W.: Anreicherung und Charakterisierung zweier Formen der menschlichen N-Acetyl-β-D-Hexosaminidase. Hoppe Seylers Z. physiol. Chem. **352**, 1119 (1971).

SCHNECK, L., FRIEDLAND, J., VALENTIN, C., ADACHI, M., AMSTERDAM, D., VOLK, B.W.: Prenatal diagnosis of Tay-Sachs disease. Lancet **1970 I**, 582.

SCHNECK, L., MAISEL, J., VOLK, B.W.: The startle response and serum enzyme profile in early detection of Tay-Sachs disease. J. Pediat. **65**, 749 (1964).

SCHNECK, L., WALLACE, B.J., SAIFER, A., VOLK, B.W.: A clinical, biochemical and electron microscopic study of late infantile amaurotic family idiocy. Amer. J. Med. **39**, 285 (1965).

SCOTT, C.R., LAGUNOFF, D., TRUMP, B.F.: Familial neurovisceral lipidosis. J. Pediat. **71**, 357 (1967).

SERINGE, P., PLAINFOSSE, B., LAUTMANN, F., JORILLOUX, J., CALAMY, G., BERRY, J.-P., WATCHI, J.M.: Gangliosidose généralisée, du type Norman-Landing, à G_{M1}. Ann. Pédiat. **44**, 685 (1968).

SHANKLIN, W.M., ISSIDORIDES, M., SALAM, M.: Histochemistry of the cerebral cortex from a case of amaurotic family idiocy. J. Neuropath. exp. Neurol. **21**, 284 (1962).

SINGER, H.S., NANKERVIS, G.A., SCHAFER, I.A.: Leukocyte beta-galactosidase activity in the diagnosis of generalized G_{M1}-gangliosidosis. Pediatrics **49**, 352 (1972).

SINGER, H.S., SCHAFER, I.A.: Clinical and enzymatic variations in G_{M1} generalized gangliosidosis. Amer. J. hum. Genet. **24**, 454 (1972).

SRIVASTAVA, S.K., BEUTLER, E.: Studies on human β-D-N-acetylhexosaminidases. III. Biochemical genetics of Tay-Sachs' and Sandhoff's diseases. J. biol. Chem. **249**, 2054 (1974).

STANBURY, J.B., WYNGAARDEN, J.B., FREDRICKSON, D.S. (Eds.): The metabolic basis of inherited disease, 3rd Ed. Book Company New York: McGraw Hill 1972.

STRECKER, G., MONTREUIL, J.: Description d'une oligosaccharidurie accompagnant une gangliosidose G_{M2} à déficit total en N-acétyl-hexosaminidases. Clin. chim. Acta **33**, 395 (1971).

SUZUKI, K.: Cerebral G_{M1}-gangliosidosis: Chemical pathology of visceral organs. Science **159**, 1471 (1968).

SUZUKI, Y., CROCKER, A.C., SUZUKI, K.: G_{M1}-gangliosidosis. Correlation of clinical and biochemical data. Arch. Neurol. (Chic.) **24**, 58 (1971).

SUZUKI, Y., JACOB, J.C., SUZUKI, K., KUTTY, K.M., SUZUKI, K.: G_{M2}-gangliosidosis with total hexosaminidase deficiency. Neurology (Minneap.) **21**, 313 (1971).

SUZUKI, Y., SUZUKI, K.: Partial deficiency of hexosaminidase component A in juvenile G_{M2}-gangliosidosis. Neurology (Minneap.) **20**, 848 (1970).

SUZUKI, K., SUZUKI, K., CHEN, G.C.: Morphological, histochemical and biochemical studies on a case of systemic late infantile lipidosis (generalized gangliosidosis). J. Neuropath. exp. Neurol. **27**, 15 (1968).

SUZUKI, K., SUZUKI, K., KAMOSHITA, A.: Chemical pathology of G_{M1}-gangliosidosis (generalized gangliosidosis). J. Neuropath. exp. Neurol. **28**, 25 (1969).

SUZUKI, K., SUZUKI, K., RAPIN, I., SUZUKI, Y., ISHII, N.: Juvenile G_{M2}-gangliosidosis. Clinical variant of Tay-Sachs disease or a new disease. Neurology (Minneap.) **20**, 190 (1970).

SVENNERHOLM, L.: The chemical structure of normal human brain and Tay-Sachs gangliosides. Biochem. biophys. Res. Commun. **9**, 436 (1962).

SVENNERHOLM L.: Chromatographic separation of human brain gangliosides. J. Neurochem. **10**, 613 (1963).

TALLMAN, J.F., BRADY, R.O., SUZUKI, K.: Enzymic activities associated with membranous cytoplasmic bodies and isolated brain lysosomes. J. Neurochem. **18**, 1775 (1971).

TALLMAN, J.F., JOHNSON, W.G., BRADY, R.O.: The metabolism of Tay-Sachs ganglioside: Catabolic studies with lysosomal enzymes from normal and Tay-Sachs brain tissue. J. clin. Invest. **51**, 2339 (1972).

TANAKA, J., GARCIA, J.H., MAX, S.R., VILORIA, J.E., KAMIJYO, Y., MCLAREN, N.K., CORNBLATH, M., BRADY, R.O.: Cerebral sponginess and G_{M3}-gangliosidosis. Ultrastructure and probable pathogenesis. J. Neuropath. exp. Neurol. **34**, 249 (1975).

TAY, W.: Symmetrical changes in the region of the yellow spot in each eye of an infant. Trans. Ophthal. Soc. U.K. **1**, 155 (1881).

TERRY, R.D., KOREY, S.R.: Studies in Tay-Sachs disease. V. The membrane of membranous cytoplasmic body. J. Neuropath. exp. Neurol. **22**, 98 (1963).

TERRY, R.D., KOREY, S.R.: Membranous cytoplasmic

granules in infantile amaurotic idiocy. Nature **188**, 1000 (1960).
TERRY, R.D., WEISS, M.: Studies in Tay-Sachs disease. II. Ultrastructure of the cerebrum. J. Neuropath. exp. Neurol. **22**, 18 (1963).
TOMASI, L.G., FUKUSHIMA, D.K., KOLODNY, E.H.: Steroid hexosaminidase activity in Tay-Sachs and Sandhoff-Jatzkewitz diseases. Neurology (Minneap.) **24**, 1158 (1974).
TSAY, G.C., DAWSON, G., LI, Y.-T.: Structure of the glycopeptide storage material in G_{M1}-gangliosidosis. Sequence determination with specific endo- and exoglycosidases. Biochim. biophys. Acta (Amst.) **385**, 305 (1975).
VOLK, B.W.: In: Tay-Sachs Disease (B.W. VOLK, Ed.), p. 36—77. New York: Grune & Stratton 1964.
VOLK, B.W., ADACHI, M., SCHNECK, L., SAIFER, A., KLEINBERG, W.: G_5-ganglioside variant of systemic late infantile lipidosis. Generalized gangliosidosis. Arch. Path. **87**, 393 (1969).
VOLK, B.W., ARONSON, S.M. (Eds.): Sphingolipids, Sphingolipidoses and allied disorders. Vol. 19 of: Advances in exp. Med. and Biol. New York-London: Plenum press 1972.
VOLK, B.W., SCHNECK, L., ADACHI, M.: Clinic, pathology and biochemistry of Tay-Sachs disease. In: Handbook of clinical neurology. Vol. 10: Leucodystrophies and Poliodystrophies (P.J. VINKEN, G.W. BRUYN, Eds.), p. 385—426. Amsterdam: North Holland Publishing Company 1970.
VOLK, B.W., WALLACE, B.J.: The liver in lipidoses: An electron microscopic and histochemical study. Amer. J. Path. **49**, 203 (1966).
WALLACE, B.J., LAZARUS, S.S., VOLK, B.W.: Electron microscopic and histochemical studies of viscera in lipidoses. In: Inborn Disorders of Sphingolipid Metabolism (S.M. ARONSON, B.W. VOLK, Eds.), p. 107—120. New York: Pergamon press 1967.

WALLACE, B.J., VOLK, B.W., LAZARUS, S.S.: Fine structural localization of acid phosphatase activity in neurons of Tay-Sachs disease. J. Neuropath. Exp. Neurol. **23**, 676 (1964).
WALLACE, B.J., VOLK, B.W., SCHNECK, L., KAPLAN, H.: Fine structural localization of two hydrolytic enzymes in the cerebellum of children with lipidoses. J. Neuropath. Exp. Neurol. **25**, 76 (1966).
WOLFE, L.S., CALLAHAN, J., FAWCETT, J.S., ANDERMANN, F., SCRIVER, C.R.: G_{M1}-gangliosidosis without chondrodystrophy or visceromegaly. β-galactosidase deficiency with gangliosidosis and the excessive excretion of a keratan sulfate. Neurology (Minneap.) **20**, 23 (1970).
WOLMAN, M.: The lipidoses. In: Handbuch der Histochemie, Vol. V: Lipids, 2nd part: Histochemistry of lipids in pathology (W. GRAUMANN, K. NEUMANN, Eds.), p. 172—307. Stuttgart: Fischer 1964.
YAMAMOTO, A., ADACHI, S., KAWAMURA, S., TAKAHASHI, M., KITANI, T., OHTORI, T., SHINJI, Y., NISHIKAWA, M.: Localized β-galactosidase deficiency. Occurrence in cerebellar ataxia with myoclonus epilepsy and macular cherry red spot—A new variant of G_{M1}-gangliosidosis? Arch. Intern. Med. **134**, 627 (1974).
YOUNG, E.P., ELLIS, R.B., LAKE, B.D., PATRICK, A.D.: Tay-Sachs disease and related disorders: fractionation of brain N-acetyl-β-hexosaminidase on DEAE-cellulose. FEBS Letters **9**, 1 (1970).
YOUNG, E.P., ELLIS, R.B., PATRICK, A.D.: Leukocyte β-galactosidase activity in G_{M1}-gangliosidosis. Pediatrics **50**, 502 (1972).
ZEMAN, W., DONAHUE, S., DYKEN, P., GREEN, J.: The neuronal ceroid-lipofuscinoses (Batten-Vogt syndrome). In: Handbook of Clinical Neurology, Vol. 10: Leucodystrophies and Poliodystrophies (P.J. VINKEN, G.W. BRUYN, Eds.), p. 588—679. Amsterdam: North-Holland publishing Co. 1970.

Refsum's Disease (Phytanic Acid Storage Disease)

D. STEINBERG

With 2 Figures and 1 Table

A. Introduction and Definition

In 1946, SIGVALD REFSUM defined a new, primarily neurologic syndrome, *heredopathia atactica polyneuritiformis*. The cardinal features of the syndrome included retinitis pigmentosa, peripheral polyneuropathy, cerebellar ataxia and elevated cerebrospinal fluid protein concentration without increase in cell number. Additional findings, less constant, included nerve deafness, anosmia, pupillary abnormalities, nonspecific ECG changes, icthyosis and epiphyseal dysplasia. REFSUM recognized that this syndrome overlapped and resembled a variety of degenerative heredoataxias but perceptively concluded that it represented a clinical entity. This clinical judgement has been borne out by a series of biochemical studies that correlated the clinical syndrome with accumulation of phytanic acid, an unusual branched-chain fatty acid (Fig. 1). Accumulation of phytanic acid has been demonstrated in virtually every clinically diagnosed case of Refsum's syndrome in which it has been looked for. However, there are a few instances in which the clinical picture has been in most respects like that defined by REFSUM but in which phytanic acid storage has not occurred. For this reason, the term *Refsum's syndrome* should continue to be used in referring to cases where only clinical signs and symptoms form the basis for diagnosis. When analysis of blood or tissues establishes that there is accumulation of phytanic acid, then the designation of *Refsum's disease* or, better, *phytanic acid storage disease* is warranted. Clinical radioisotopic studies and/or cell culture studies show, in all cases so studied, that the metabolic error lies in a markedly reduced capacity to oxidize phytanic acid. In eight cases studied further, the enzyme defect has been shown to be in the very first step in phytanic acid oxidation i.e. the introduction of a hydroxyl group on the α-carbon of phytanic acid. Thus, definition can be narrowed still further in these cases and their disease designated as examples of *phytanic acid α-hydroxylase deficiency*.

Parents of patients with phytanic acid storage disease are obligate heterozygotes but have not shown evidence of neurologic involvement. In two families, however, accumulation of phytanic acid at low levels in the plasma of one of the parents has been reported. Cell culture studies show that heterozygotes have approximately one-half the normal capacity to oxidize phytanate. Conceivably, then, they might tend to accumulate phytanic acid under some conditions. Heterozygotes can be designated as examples of *phytanic acid storage trait*.

In summary, phytanic acid storage disease (*Refsum's disease*) is an inherited disorder, transmitted in an autosomal recessive fashion, characterized by a defect in the ability to oxidize phytanic acid with consequent accumulation of it in the blood and tissues and expressing itself clinically in a characteristic, primarily neurologic syndrome (*Refsum's syndrome*).

B. Clinical Findings and Clinical Course

The fully developed syndrome is characterized by the classical tetrad of 1. retinitis pigmentosa, 2. peripheral polyneuropathy,

3. cerebellar ataxia, 4. elevated CSF protein without pleocytosis. Other clinical manifestations, some occurring frequently and others more rarely, are listed in Table 1. The estimates of frequency given in Table 1 are drawn from an analysis of bona fide cases of phytanic acid storage disease collected from the literature and from our own experience (STEINBERG and HERNDON, 1977). The review cited includes detailed documentation and references to the original reports.

The syndrome generally unfolds gradually with a chronically progressive course frequently marked by spontaneous remissions and relapses. Consequently one can anticipate that in the early stages of the disease a patient may show only some of the clinical features and may not even manifest the full classical tetrad. For example, many patients have been aware of night blindness for many years before developing evident neuropathy or ataxia. Thus, the diagnosis should at least be considered even in patients who show some but not all of the classical signs and symptoms. Certainly the diagnosis should be entertained in all patients who manifest retinitis pigmentosa together with either polyneuropathy or cerebellar ataxia. Early diagnosis is important because, as discussed below, there is good reason to believe that intervention with a diet free of phytanic acid will arrest the progress of the disease and even reverse changes of recent origin.

The most common presenting symptom has been night blindness (approximately two-thirds of the cases) and the next most common presenting symptoms have been ataxia and muscle weakness (approximately one-fifth of the cases). Less common findings on presentation have been muscle pains or paresthesias, anosmia, arthralgia, deafness, abdominal pain and icthyosis.

Age at onset varies widely. In eight cases there have been clearcut symptoms by age 10 but in several cases symptoms have not been apparent until the fourth or fifth decade. Because of the gradual onset, dating of the earliest symptoms often requires careful questioning with regard to failing vision in dim light, unsteady gait or weakness in the extremities. In over 50% of the cases fully reported there is a history of repeated exacerbations and remissions, the exacerbations frequently occurring with an intercurrent stress (surgery, pregnancy or a febrile illness), an association noted also in Friedreich's ataxia. The pathogenetic basis for the association remains obscure. In some cases, a previously mild syndrome may deteriorate in a matter of days, even progressing to paraplegia or tetraplegia, but with rapid remission of the symptoms over the following weeks.

The difficulties in early diagnosis are illustrated by Refsum's experience with one of the children described in his first report (REFSUM, 1946). This patient initially showed on neurologic examination nothing abnormal

Table 1. Frequency of signs and symptoms among patients with biochemically documented phytanic acid storage disease*

	Frequency		
	>75%	25–75%	<25%
Retinitis pigmentosa	×		
Night blindness	×		
Narrowing of visual fields	×		
Miosis		×	
Cataract		×	
Disc pallor			×
Nystagmus			×
Abnormal reaction to light or accommodation			×
Loss of superficial sensation	×		
Loss of deep sensation	×		
Loss of deep tendon reflexes	×		
Pain or paresthesias	×		
Atrophy		×	
Cerebeller ataxia	×		
Elevated CSF protein	×		
Skeletal malformations		×	
Ichthyosis, generally mild		×	
Eigth-nerve deafness		×	
Anosmia		×	
Nonspecific ST-T changes		×	
A-V or bundle-branch block			×
Left ventricular hypertrophy			×
Growth retardation			×
Intellectual deficits			×

* Based on a review of reported findings in 34 cases of well-documented phytanic acid storage disease prepared by STEINBERG and HERNDON (1974).

except for mild impairment of dark vision and a trace of granular pigmentation in the left retina. This patient was not considered to have Refsum's syndrome at the time of the initial report although her twin brother was at that time already severely affected. Over the next 10 years she gradually developed decisive signs and symptoms and was ultimately proved to have phytanic acid oxidation deficiency (STEINBERG et al., 1967a).

1. Ocular Manifestations

Retinitis pigmentosa is of the atypical variety, characterized by a fine, granular diffuse pigmentation ("pepper-and-salt" pattern). A few patients have also shown some typical "bone-spicule" pigmentation as well. The retinal degeneration is accompanied by the expected night blindness and progressive concentric narrowing of visual fields, ultimately leading to tunnel vision and blindness. In most cases the optic disc appears normal, but mild to moderate pallor has been noted in a few instances.

Although not included in the original description of the syndrome, lenticular opacities have been encountered in about 40% of cases and in some this has required lenticular removal for glaucoma.

Miotic pupils have been noted in a significant number of cases with abnormal reaction to light or accommodation in some. Mild nystagmus is reported in about a quarter of the cases but there have been no examples of ocular palsies or obvious ptosis.

2. Peripheral Neuropathy

Polyneuropathy affecting the lower extremities has been almost universal and about one-half of the patients have also had involvement of the upper extremities. Involvement is usually symmetrical and involves both motor and sensory function. There is nothing distinctive about this polyneuropathy, accompanied by the usual clinical manifestations of weakness, atrophy, paralysis and pain and usually accompanied by loss of deep tendon reflexes and loss of both superficial and deep sensation. Pain in the lower extremities has been a prominent symptom in over one-half the cases and paresthesias have also been noted although less frequently. Although hypertrophy of major nerve trunks may be prominent at post-mortem examination, this has seldom been noted on clinical examination.

3. Cerebellar Dysfunction

Ataxia is often an early symptom. Because of concurrent night blindness and peripheral neuropathy, it is sometimes difficult to evaluate the extent of cerebellar dysfunction but its role as a separate entity becomes clear as the disease progresses. Intention tremor, other dysmetric involuntary movements and abnormalities in objective tests of coordination have all been noted.

4. Other Neurologic Changes

Auditory nerve involvement has been noted in one-half the cases, sometimes progressing to total deafness. Vestibular function is generally normal. The olfactory nerve is affected in about one-third of the patients and some have total anosmia. The other cranial nerves are spared although there is one report of oculomotor weakness and one patient was reported to have facial weakness, weakness of the sternomastoids and poor protrusion of the tongue late in the course.

Normal growth and development is the rule, although several patients have had intellectual deficits. Two cases with onset in the first two years of life have shown severe growth retardation and abnormal intellectual development. The EEG is usually normal but some nonspecific changes have been reported.

5. Cardiac Abnormalities

More than 50% of the cases have shown cardiac involvement, ranging from nonspecific ST-T changes to bundle-branch block and first degree A-V block. About one-third of the cases have shown ECG and/or radiographic evidence of left ventricular hypertrophy. It is not clear to what extent these findings reflect myopathy and to what extent involvement of the conduction system. In view of the predominant involvement of nervous tissue in this disease, it would seem reasonable to attribute the cardiac findings primarily to involvement of the conduction system. This is made more likely by the finding that the nonspecific ECG abnormalities have reverted rather rapidly toward or to normal in two patients treated with a phytanic acid-free diet (see below). At least four patients have died suddenly and cardiac arrest was suspected. Their ages ranged from eight to forty-one. None of the patients has shown evidence of myocardial irritability nor tachycardia. Since several patients have been found to have varying degrees of block, the possibility of acute, complete A-V block is suggested.

6. Other Clinical Findings

Skin changes have been reported in slightly under 50% of the cases and in most of these the changes have been mild. In only a few cases has there been florid icthyosis and this has waxed and waned.

Over one-half of the cases have shown skeletal abnormalities, most commonly shortening of the metatarsals, syndactyly, shortened digits or metacarpals, hammer toes or pes cavus. Osteochondritis of proximal joints is reported in six cases. These skeletal malformations may all relate to defects in epiphyseal growth but how this relates to phytanic acid accumulation remains unclear.

The first case in which phytanic acid storage was demonstrated, studied clinically by RICHTERICH et al. (1963, 1965a), showed severe renal involvement and lipuria. However, renal involvement has been rare and lipuria even more so. Aminoaciduria has been noted in only two cases and impaired renal function in only four.

C. The Metabolic Basis for Phytanic Acid Accumulation

The first clear evidence that Refsum's disease falls into the category of the lipidoses came from the work of KLENK and KAHLKE (1963) based on their analyses of post-mortem tissues from the child studied by RICHTERICH and co-workers (1963, 1965a). The latter authors observed gross infiltration of liver and kidneys with lipid. Analyses by KLENK and KAHLKE showed that there were no abnormal accumulations of gangliosides or phospholipids but that the increase in fat was primarily due to an increase in triglycerides. Gas-liquid chromatography revealed the presence of an abnormal fatty acid, present in both triglycerides and phospholipids, and accounting for over 50% of the total liver fatty acids. The component was shown to be phytanic acid, a 20-carbon branched-chain acid not previously encountered in human tissues (Fig. 1). Phytanic acid was also present in this patient's plasma and it was shown to be present in amounts corresponding to 5 to 30% of total fatty acids in plasmas of a large number of cases (KAHLKE, 1964). Normal human tissues contain at most traces of phytanic acid, amounts too small to detect without application of special techniques. Thus, normal human plasma contains less than 0.3 mg phytanic acid/100 ml (KREMER, 1965; AVIGAN, 1966).

The polyisoprenoid structure of phytanic acid suggested that it might be endogenously synthesized by a pathway related to the pathway for cholesterol biosynthesis. The carbon skeleton for the molecule could theoretically be generated by adding a fourth isoprenoid unit to farnesyl pyrophosphate, the normal 15-carbon intermediate in sterol biosynthesis. However, attempts to demonstrate endogenous biosynthesis from acetate or from mevalonate in experimental animals (MIZE et al., 1966a) or in patients (STEINBERG et al., 1965a, 1967a, b) have been uniformly negative. The possibility of biosynthesis by some novel pathway was fairly conclusively ruled out when it was shown that essentially no deuterium from D_2O was incorporated into plasma phytanic acid in patients maintained at a constant body-water concentration of D_2O over many months (STEINBERG et al., 1967a, b, 1970). These negative findings forced the conclusion that phytanic acid must have an exogenous origin and that the defect must lie in an inability to catabolize or excrete ingested phytanic acid or its direct precursors. The nature of the dietary sources is discussed further below.

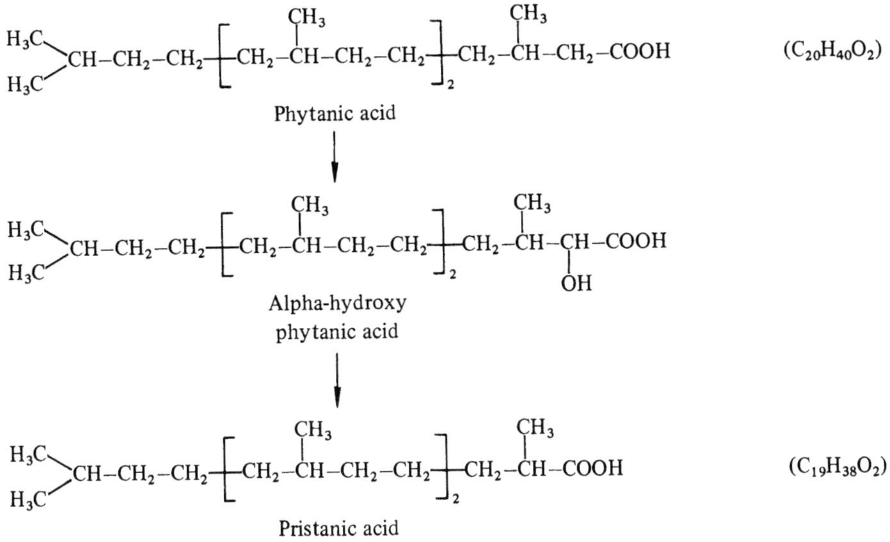

Fig. 1. Structure of phytanic acid (3,7,11,15-tetramethylhexadecanoic acid) and the first two identified products of its oxidative degradations

1. Normal Pathway for Phytanic Acid Degradation

At the time of KLENK and KAHLKE's initial report in 1963, there was no information available regarding the metabolism of phytanic acid. Its presence in butterfat had been previously noted (HANSEN and SHORLAND, 1953) but the structure had only been established firmly in 1962 (SONNEVELD et al., 1962) and no biochemical studies had been carried out. Studies by AVIGAN, STEINBERG, MIZE, FALES and their collaborators led to the elucidation of the novel pathway by which this branched-chain fatty acid is degraded (AVIGAN et al., 1966; MIZE et al., 1966b, 1969a; TSAI et al., 1967). Since the biochemical aspects have been thoroughly reviewed elsewhere (STEINBERG, 1972), we shall limit ourselves here to a brief summary.

Phytanic acid is rapidly catabolized both in experimental animals (STEINBERG et al., 1965b, c; KLENK and KREMER, 1965; MIZE et al., 1966a) and in man (MIZE et al., 1969b). In fact, the rate of oxidation of intravenously administered phytanic acid is comparable to that for intravenously administered palmitic acid. Feeding phytanic acid in the diet to normal animals will only lead to significant accumulation when the content in the diet is approximately 5% by weight, indicating the very large capacity of the normal mammalian organism to catabolize this fatty acid.

The major pathway for degradation of phytanic acid in animals and in man is initiated by an alpha oxidation leading to the insertion of an hydroxyl group on the alpha carbon atom (Fig. 1). The properties of this alpha hydroxylase system, localized primarily in heavy mitochondria, have been described (TSAI et al., 1967, 1969). The reaction requires both molecular oxygen and NADPH and is presumed to be in the category of mixed function oxygenases. The α-hydroxyphytanic acid is then cleaved to yield CO_2 and the (n−1) fatty acid, pristanic acid (Fig. 1). From this point, degradation appears to proceed by a series of successive beta oxidations. The intermediates shown in Fig. 2 have all been identified as breakdown products from labeled phytanic acid and also, in most cases, by mass spectroscopy (AVIGAN et al., 1966; MIZE et al., 1966b, 1969a). If the beta oxidative steps are fully analogous to the classical beta oxidation of straight-chain fatty acids, one would expect the alternate release of propionyl CoA and acetyl CoA as the chain is progressively shortened. Evidence for the generation of propionic acid has been obtained both in rat liver and in human cultured cells (HUTTON and STEIN-

Identified intermediates of phytanic acid degradation

Structure	Total carbon atoms
3, 7, 11, 15-Tetramethylhexadecanoic acid (phytanic acid)	20
2, 6, 10, 14-Tetramethylpentadecanoic acid (pristanic acid)	19
4, 8, 12-Trimethyltridecanoic acid	16
2, 6, 10-Trimethylundecanoic acid	14
4, 8-Dimethylnonanoic acid	11

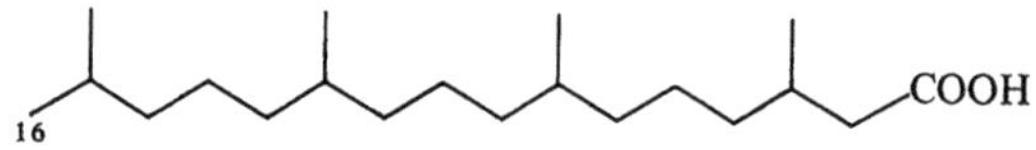

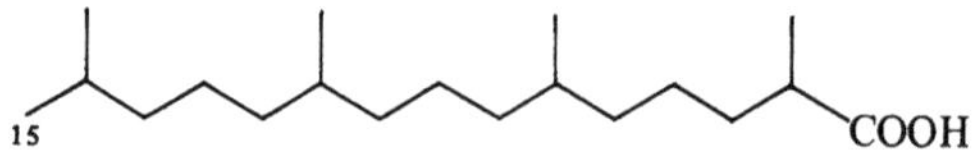

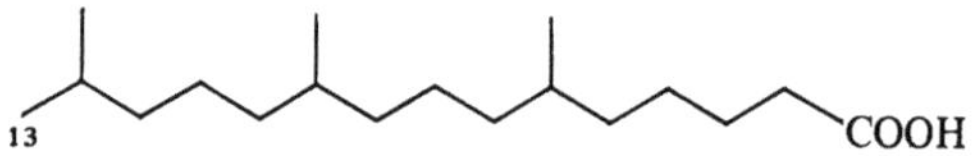

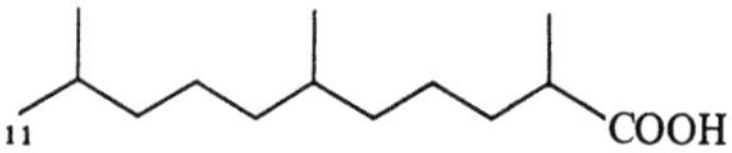

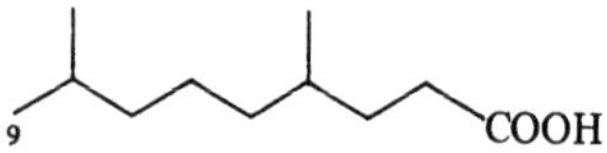

Fig. 2. Intermediates in the oxidative degradation of phytanic acid identified by mass spectrometry or by demonstration of accumulation of the labeled compound, or both, after the administration of labeled phytanic acid

BERG, 1973a), thus further validating the proposed pathway.

Theoretically, phytanic acid could be oxidized by first attacking the omega carbon to create a dicarboxylic acid. Beta oxidation could then proceed from the omega end without hindrance from the branch-methyl groups. Some evidence for oxidation via this pathway has been presented (TRY, 1968) but not all investigators have been able to demonstrate it (MIZE et al., 1969a; TSAI et al., 1969) and it is unlikely that it represents a quantitatively important pathway. A proposal that the metabolic error in Refsum's disease might involve an error in omega oxidation (ELDJARN, 1965) has not been borne out by later studies (ELDJARN et al., 1966a; TRY and ELDJARN, 1967).

Alpha oxidation of fatty acids is unusual but has been established as an important pathway in the brain (reviewed by BOWEN and RADIN, 1968). However, the properties of the α-oxidation system in brain are different from those of the α-oxidation pathway for phytanic acid in a number of respects and attempts to demonstrate phytanic acid oxidation in brain yielded only negative results (BLASS et al., 1969), underscoring the independence of these two α-oxidation systems. Despite the apparent inability of brain to degrade phytanic acid, the extent of the accumulation of phytanic acid in brain is much less than in liver or kidney of patients with the disease. Presumably the blood-brain barrier limits the rate of entry of phytanic acid into brain and other nerve tissue.

2. Nature and Location of the Metabolic Block

It is now well-established that the metabolic error in phytanic acid storage disease is catabolic in nature. The patients oxidize intravenously administered ^{14}C-phytanic acid at less than 5% the rate observed in control subjects (STEINBERG et al., 1967c; MIZE et al., 1969b). Phytol, which is rapidly converted to phytanic acid (see below) is also oxidized at a markedly reduced rate (STEINBERG et al., 1965a; 1967a, b; 1968). Indirect evidence based on studies of model branched-chain compounds, support the conclusion that phytanate oxidation might be expected to be defective in the patients (ELDJARN et al., 1966b; STOKKE et al., 1967).

The use of cultured skin fibroblasts proved to be invaluable in the further study of the metabolic error. Defective oxidation of phytanic acid to CO_2 has been demonstrated in fibroblast cultures from 14 clinically diagnosed cases with phytanic acid storage (STEINBERG et al., 1967c; HERNDON et al., 1969a, b); whereas normal cells showed some accumulation of pristanic acid, none was detected in the patient's cells.

Further studies indicated that the metabolic block must lie between phytanic acid and pristanic acid. Thus, the further oxidation of pristanic acid to CO_2 proceeded at a normal rate both in vivo (STEINBERG et al., 1967c; MIZE et al., 1969b) and in cultured fibroblasts in vitro (HERNDON et al., 1969a, b; STEINBERG et al., 1967c), indicating that all of the subsequent steps can proceed at a normal rate in homozygous cases. The site of the enzymatic block has been narrowed further in eight cases, either by in vivo studies (MIZE et al., 1969b) or using the cell culture approach (HERNDON et al., 1969a; HUTTON and STEINBERG, 1973b). In these cases, it was shown that the oxidation of α-hydroxyphytanic acid occurred at rates comparable to those seen in normal patients or in normal fibroblasts. Thus, at least in these cases, it can be concluded that the enzyme responsible for the very first step in phytanic acid oxidation, the phytanic acid α-hydroxylase, is deficient.

3. Origin of Stored Phytanic Acid

Phytol, a constituent of the chlorophyll molecule and therefore ubiquitous in the plant kingdom, is structurally very similar to phytanic acid, being a 20-carbon compound with the same 4 branch-methyl groups. The only differences lie in the presence of a double bond in the 2,3-position and the replacement of the carboxylic acid function by an alcohol function. This similarity in structure suggested phytol as a precursor and it was readily shown that phytol is rapidly converted to phytanic acid, both in animals and in man (STEINBERG et al., 1965a, b, c; KLENK and KREMER, 1965; STOFFEL and KAHLKE, 1965). Feeding phytol in large doses (2 to 5% by weight in the diet) leads to striking accumulation of phytanic acid in several animal species. Although phytol in the form of the free alcohol is thus an excellent precursor of phytanic acid, phytol esterified as it is in the chlorophyll molecule is relatively unavailable for adsorption. Studies in the rat (BAXTER and STEINBERG, 1967) and clinical studies (BAXTER, 1968) show that very little of the phytol in orally administered chlorophyll derivatives finds its way into the lymph. Most appears in the feces undegraded or in the form of modified chlorophyll molecules that still retain the phytol side chain. Furthermore, even the total amount of phytol contained in the ordinary diet is limited, probably less than 10 mg/day (STEINBERG et al., 1970). Of that, only a very small fraction is in free form and so it would appear that dietary phytol is relatively unimportant as a dietary precursor for phytanic acid. To the extent that chlorophyll is degraded during the cooking of vegetables, it will become available for conversion to phytanic acid and this has been the basis for limiting the content of green vegetables in diets of patients under treatment (see below).

Phytanic acid itself in the diet is well absorbed and, as mentioned above, deposited when the dietary load offered to experimental animals is excessive. Unfortunately, only limited data are available with regard to the phytanic acid content of various foodstuffs. Ruminant fats are a significant source, both milk fat and depot fats (SONNEVELD et al., 1962; HANSEN, 1965a, b). Presumably the chlorophyll in grains and grasses can be broken down in the rumen with the release of free phytol, which is then absorbed and converted to phytanic acid (PATTON and BENSON, 1966). Some, but not all, marine fats contain low levels of phytanic acid (ACKMAN and SIPOS, 1965; PETERS and WIESKE, 1966; SEN GUPTA and PETERS, 1966). A limited list of food products has been analyzed for phytanic acid content and a regular American hospital diet was analyzed and found to contain 56 mg of phytanic acid in a daily ration (STEINBERG et al., 1967b, 1970). A similar analysis of a standard diet in Australia showed a daily content of about 85 mg.

Whether or not there are additional dietary precursors remains uncertain. It has been reported that the side chain of Vitamin K, which is a phytyl side chain, can be converted to phytanic acid in pigeons, but no data are available on this potential source in mammals. Other polyterpenes may contribute as precursors for phytanic acid through degradation but no direct evidence is available at this time. It should be noted that the amounts of phytanic acid accumulating in the patients are large. For example, it can be estimated from the data on post-mortem tissue content published by KLENK and KAHLKE (1963) that their 7-year old child had stored as much as 70 g of phytanic acid at the time of death. Assuming no degradation at all, it would be necessary to have a daily intake of about 20 mg in order to store this much phytanic acid in a 7-year period. It is not inconceivable that this degree of accumulation might be attributable exclusively to the phytanic acid content of the diet in view of the analyses quoted above. However, the possibility that other important dietary sources remain to be uncovered is real.

4. Genetics

Although the data base is small because of the rarity of the disease, the usual criteria for autosomal recessive inheritance seem to be satisfactorily met: 1. the parents and children of clinical cases are unaffected; 2. consanguinity is frequently encountered in the parents; 3. the frequency of cases in affected sibships approximates 25%; 4. incidence in males and females is about equal (REFSUM, 1957, 1960; RICHTERICH et al., 1965b). Cell culture studies by HERNDON et al. (1969b) demonstrated a partial metabolic defect in presumed heterozygotes (parents of clinical cases). Eight parents from five affected families were studied and their cells showed in every case a reduced capacity to oxidize phytanic acid. Cell cultures from the affected children oxidized phytanic acid at less than 3% of the normal rate while the parents' cultures oxidized phytanic acid at 46 to 59% of the normal rate. These studies for the first time established the carrier state and a method for demonstrating it. Since normal amniotic cells have been shown to contain the system for phytanic acid oxidation (UHLENDORF et al., 1969), the potential for making the diagnosis prenatally is available although this has not been done to date.

Serum analyses in parents and children of clinical cases of phytanic acid storage disease have not, with two exceptions, revealed any accumulation of phytanic acid. Evidently the heterozygote, even though his capacity for phytanic acid oxidation is reduced by about 50%, still has ample capacity to catabolize phytanic acid and its precursors in the amounts available in the usual diet. The two parents in whom phytanate accumulation in plasma has been noted were free of clinical stigmata and the reason for the exceptional accumulation is not clear (KAHLKE and RICHTERICH, 1965; NEVIN et al., 1967). Although the clinical syndrome has never been clearly established in a presumed heterozygote, the fact that some heterozygotes can, under some conditions, accumulate the abnormal acid raises the possibility that under the right circumstances clinical manifestations might become apparent.

On the basis of the genetic data available, together with the results of cell culture studies, it is most likely that phytanic acid storage disease is due to a single point mutation. The results of clinical research and the biochemical studies of cells in culture identify the α-hydroxylase as the enzyme deleted in the homozygous patients. On the other hand, it should be noted that the phytanic acid oxidation system has never been successfully solubilized nor fully characterized. Thus, it has been possible only to demonstrate the deletion of an enzyme *activity* rather than an enzyme *protein* per se. The possibility that phytanic acid oxidation in the patients is defective because of the presence of a potent inhibitor has been considered. Recent cell culture studies have shown, however, that hybrid cells produced by crossing fibroblasts from homozygous cases with D-98 cells (able to oxidize phytanic acid at a normal rate) yields a line with a perfectly normal capacity to oxidize phytanate (HUT-

TON et al., 1976). These results strongly suggest that the defect is not due to the presence of an inhibitor.

Could the disease by multigenic? Since inheritance follows classical Mendelian patterns, this would only be possible with very tightly linked genes. No abnormalities in karyotyping have been reported. The weight of available evidence supports the assumption that the disease most probably represents a single mutation of very low frequency affecting the α-hydroxylase for initiating phytanic acid degradation.

In some inherited storage diseases (e.g. glycogen storage disease and gout), different enzymatic defects can lead to the accumulation of the same compound. What is the probability that variant forms of phytanic acid storage disease will be encountered? We know that the steps for further oxidation of pristanic acid are perfectly analogous to those for the classical beta oxidation of straight-chain fatty acids and are probably carried out by the same mitochondrial enzyme systems. Thus, deletion of enzymes involved in the later metabolism of phytanic acid would probably represent lethal mutations. Only the initial α-oxidation appears to be unique for the catabolism of phytanic acid. For this reason, it seems unlikely that there can be variant forms of phytanic acid storage disease but the possibility is not ruled out.

5. Pathogenesis

While the biochemical basis for phytanic acid accumulation has been clearly delineated, the link to clinical manifestations remains uncertain. The simplest hypothesis, of course, would relate the clinical signs and symptoms, directly or indirectly, to the accumulation of the abnormal, branched-chain acid. The structure is sufficiently different from that of the normal straight-chain acids to make this hypothesis perfectly plausible (STEINBERG et al., 1967b; O'BRIEN, 1967). The best evidence supporting this interpretation is the clinical improvement associated with long-term reduction of plasma phytanic acid levels in several patients treated with phytanic acid-free diets, as discussed below. However, it has not been possible thus far to produce a satisfactory animal model despite many attempts to do so (STEINBERG et al., 1965b, c; KLENK and KREMER, 1965; HANSEN et al., 1966; STEINBERG et al., 1966; STOKKE, 1967; MIZE et al., 1969a). Consequently we cannot rule out alternative hypotheses including the possibilities that the phytanic acid oxidation is not the only function disturbed (multiple gene defects; other functions for the phytanic acid hydroxylase system) or the possibility that phytanic acid not only leads to aberrant membrane structures but also acts as an "anti-metabolite" (e.g. in relation to Vitamins E or K or to coenzyme Q). These possibilities are discussed elsewhere in more detail (STEINBERG, 1972).

6. Treatment

Once it was established that the stored phytanic acid must have its origin in the diet, attempts were made to manage the disease by eliminating known dietary sources of phytanic acid and its precursors, particularly phytol (ELDJARN et al., 1966c; STEINBERG et al., 1967b, 1970; REFSUM and ELDJARN, 1967). On such a diet, studied in four cases to date, the level of phytanic acid in the plasma drops slowly but steadily over a period of months to levels one-third or less the original values. Adipose tissue biopsies in two cases documented a decrease in this particular depot store of phytanic acid but no data are available with regard to the stores in other tissues. As long as the diet is adhered to, the plasma level of phytanate remains low but it has never completely disappeared from the adult patients studied. In view of the sharply limited capacity of these patients to catabolize phytanate, it may be that the large stores in the tissues at the time treatment is initiated tend to maintain the plasma level for long periods of time. Moreover, it is virtually impossible to prescribe an acceptable diet with zero phytanic acid content. Even the liquid formula diet described below contains some, and this may be enough to lead to a steady state at which phytanate continues to be present in the plasma and, to an unknown extent, in the tissues.

Because of the chronic, slowly progressive course of the disease and the not infrequent spontaneous remissions and relapses, evaluation of therapy is difficult and must be conservative. Two siblings originally described by Ashenhurst et al. (1958) have been most intensively studied with objective measurements wherever possible (Steinberg et al., 1970). They were admitted to the Clinical Center at the National Institutes of Health and careful neurologic evaluation was carried out during a four and one-half month baseline period. Then the phytanic acid-low diet (56 mg/day) was instituted and evaluation was repeated periodically over the following year of hospitalization. Plasma phytanic acid levels fell from about 1,000 µg/ml to just under 400 µg/ml. In both patients, there was a 25 to 50% increase in ulnar nerve conduction velocity which was statistically highly significant ($p < 0.001$). Objective ergometric measurements of muscle strength showed definite increases in several muscle groups. Reflexes unobtainable prior to diet treatment returned. Objective timed tests of coordination showed in some cases striking improvement, although the effects of learning are difficult to sift out. Sensory mapping showed regression of light touch deficit. There was no improvement in vision or hearing.

After discharge the patients could not adhere to the restricted diet, plasma phytanate levels rose and both relapsed seriously. They were readmitted and placed on a modified liquid-formula diet containing less than 2 mg phytanic acid in a daily ration. This brought plasma phytanate levels down to about 100 µg/ml. Both again showed decided objective improvement, including increases in ulnar nerve conduction velocity, disappearance of abnormalities in ST-T segments on ECG, return of normal tendon reflexes and improvement of muscle strength objectively measured (Kark et al., 1971). The first four patients placed on diet in 1965–1966 have not shown progression or relapse, except on deviating from the diet. The liquid-formula diet is obviously difficult in the extreme for patients to follow but it appears to be more effective. When better food analyses become available, it is hoped that more palatable menus can be planned.

References

Ackman, R.G., Sipos, J.C.: Isolation of the saturated fatty acids and branched-chain fatty acids. Comp. Biochem. Physiol. **15**, 445 (1965).

Ashenhurst, E.M., Millar, J.H.D., Milliken, T.G.: Refsum's syndrome affecting a brother and two sisters. Brit. med. J. **1958 II**, 415.

Avigan, J.: The presence of phytanic acid in normal human and animal plasma. Biochim. biophys. Acta (Amst.) **116**, 391 (1966).

Avigan, J., Steinberg, D., Gutman, A., Mize, C.E., Milne, G.W.A.: Alpha-decarboxylation, an important pathway for degradation of phytanic acid in animals. Biochem. biophys. Res. Commun. **24**, 838 (1966).

Baxter, J.H.: Absorption of chlorophyll phytol in normal man and in patients with Refsum's disease. J. Lipid Res. **9**, 636 (1968).

Baxter, J.H., Steinberg, D.: Absorption of phytol from dietary chlorophyll in the rat. J. Lipid Res. **8**, 615 (1967).

Blass, J.P., Avigan, J., Steinberg, D.: α-Hydroxy fatty acids in hereditary ataxic polyneuritis (Refsum's disease). Biochim. biophys. Acta (Amst.) **187**, 36 (1969).

Bowen, D.M., Radin, N.S.: Hydroxy fatty acid metabolism in brain. Advanc. Lipid Res. **6**, 255 (1968).

Eldjarn, L.: Heredopathia atactica polyneuritiformis (Refsum's disease)—a defect in the omega-oxidation mechanism of fatty acids. Scand. J. clin. Lab. Invest. **17**, 178 (1965).

Eldjarn, L., Stokke, O., Try, K.: Alpha-oxidation of branched-chain fatty acids in man and its failure in patients with Refsum's disease showing phytanic acid accumulation. Scand. J. clin. Lab. Invest. **18**, 694 (1966b).

Eldjarn, L., Try, K., Stokke, O.: The ability of patients with heredopathia atactica polyneuritiformis to omega-oxidize and degrade several isoprenoid branch-chained fatty structures. Scand. J. clin. Lab. Invest. **18**, 141 (1966a).

Eldjarn, L., Try, K., Stokke, O., Munthe-Kaas, A., Refsum, S., Steinberg, D., Avigan, J., Mize, C.: Dietary effects on serum-phytanic-acid levels and on clinical manifestations in heredopathia atactica polyneuritiformis. Lancet **1966c I**, 691.

Hansen, R.P.: 3,7,11,15-tetramethylhexadecanoic acid: Its occurrence in sheep fat. N. Z. J. Sci. **8**, 158 (1965a).

Hansen, R.P.: Occurrence of 3,7,11,15-tetramethyl-hexadecanoic acid in ox perinephric fat. Chem. Industr. **303**, (1965b).

Hansen, R.P., Shorland, F.B.: The branched-chain fatty acids of butterfat. 3. Further investigations on a multibranched C_{20} saturated fatty acid fraction. Biochem. J. **52**, 662 (1953).

Hansen, R.P., Shorland, F.B., Prior, I.A.M.: The fate of phytanic acid when administered to rats. Biochim. biophys. Acta (Amst.) **116**, 178 (1966).

Herndon, J.H., Brady, R.O., Seegmiller, J.E., Fujimoto, W.: Cell cultures derived from human amniotic fluid: The possible application in the intra-uterine diagnosis of heritable metabolic disease. In Vitro **4**, 158 (1969).

Herndon, J.H., Jr., Steinberg, D., Uhlendorf, B.W.,

FALES, H.M.: Refsum's disease: Characterization of the enzyme defect in cell culture. J. clin. Invest. **48**, 1017 (1969a).
HERNDON, J.H., JR., STEINBERG, D., UHLENDORF, B.W.: Refsum's disease: Defective oxidation of phytanic acid in tissue cultures derived from homozygotes and heterozygotes. New Engl. J. Med. **281**, 1034 (1969b).
HUTTON, D., ARECCO, A., SCHNEIDER, J., STEINBERG, D.: Unpublished results (1976).
HUTTON, D., STEINBERG, D.: Identification of propionate as a degradation product of phytanic acid oxidation in rat and human tissue. J. biol. Chem. **248**, 6871 (1973a).
HUTTON, D., STEINBERG, D.: Localization of the enzymatic defect in phytanic acid storage disease (Refsum's disease). Neurology (Minneap.) **23**, 1333 (1973b).
KAHLKE, W.: Refsum-Syndrom — Lipoidchemische Untersuchungen bei 9 Fällen. Klin. Wschr. **42**, 1011 (1964).
KAHLKE, W., RICHTERICH, R.: Refsum's disease (heredopathia atactica polyneuritiformis). An inborn error of lipid metabolism with storage of 3,7,11,15-tetramethyl hexadecanoic acid. II. Isolation and identification of the storage product. Amer. J. Med. **39**, 237 (1965).
KARK, R.A.P., ENGEL, W.K., BLASS, J.P., STEINBERG, D., WALSH, G.O.: Heredopathia atactica polyneuritiformis (Refsum's disease): A recent trial of dietary therapy in two patients. Birth Defects: Original Article Series **7**, 53 (1971).
KLENK, E., KAHLKE, W.: Über das Vorkommen der 3,7,11,15-Tetramethylhexadecansäure (Phytansäure) in den Cholesterinestern und anderen Lipoidfraktionen der Organe bei einem Krankheitsfall unbekannter Genese (Verdacht auf Heredopathia atactica polyneuritiformis (Refsum's syndrome)). Hoppe-Seyler Z. physiol. Chem. **333**, 133 (1963).
KLENK, E., KREMER, G.J.: Untersuchungen zum Stoffwechsel des Phytols, Dihydrophytols und der Phytansäure. Hoppe-Seylers Z. physiol. Chem. **343**, 39 (1965).
KREMER, G.J.: Über das Vorkommen der 3,7,11,15-Tetramethylhexadecansäure in den Lipoiden von Normalseren. Klin. Wschr. **43**, 517 (1965).
MIZE, C.E., AVIGAN, J., BAXTER, J.H., FALES, H.M., STEINBERG, D.: Metabolism of phytol-U-^{14}C and phytanic acid-U-^{14}C in the rat. J. Lipid Res. **7**, 692 (1966a).
MIZE, C.E., AVIGAN, J., STEINBERG, D., PITTMAN, R.C., FALES, H.M., MILNE, G.W.A.: A major pathway for the mammalian oxidative degradation of phytanic acid. Biochim. biophys. Acta (Amst.) **176**, 720 (1969a).
MIZE, C.E., HERNDON, J.H., JR., BLASS, J.P., MILNE, G.W.A., FOLLANSBEE, C., LAUDAT, P., STEINBERG, D.: Localization of the oxidative defect in phytanic acid degradation in patients with Refsum's disease. J. clin. Invest. **48**, 1033 (1969b).
MIZE, C.E., STEINBERG, D., AVIGAN, J., FALES, H.M.: A pathway for oxidative degradation of phytanic acid in mammals. Biochem. biophys. Res. Commun. **25**, 359 (1966b).
NEVIN, N.C., CUMINGS, J.N., MCKEOWN, F.: Refsum's syndrome, heredopathia atactica polyneuritiformis. Brain **90**, 419 (1967).

O'BRIEN, J.D.: Cell membranes—composition, structure, function. J. theor. Biol. **15**, 307 (1967).
PATTON, S., BENSON, A.A.: Phytol metabolism in the bovine. Biochim. biophys. Acta (Amst.) **125**, 22 (1966).
PETERS, H., WIESKE, TH.: Detection of traces of polybranched fatty acids. Fette, Seifen, Anstrichmittel **68**, 947 (1966).
REFSUM, S.: Heredopathia atactica polyneuritiformis. Acta psychiat. scand., suppl. **38**, 9 (1946).
REFSUM, S.: Heredopathia atactica polyneuritiformis. Acta genet. (Basel) **7**, 344 (1957).
REFSUM, S.: Heredopathia atactica polyneuritiformis reconsideration. Wld. Neurol. **1**, 334 (1960).
REFSUM, S., ELDJARN, L.: Heredopathia atactica polyneuritiformis—an inborn defect in the metabolism of branched-chain fatty acids. In: Future of Neurology (Ed. BAMMER, H.G.), p. 36. Stuttgart: Thieme 1967.
RICHTERICH, R., KAHLKE, W., VAN MECHELEN, P., ROSSI, E.: Refsum's syndrome (Theredopathia atactica polyneuritiformis): Ein angeborener Defekt im Lipid-Stoffwechsel mit Speicherung von 3,7,11,15-Tetramethylhexadecansäure. Klin. Wschr. **41**, 800 (1963).
RICHTERICH, R., VAN MECHELEN, P., ROSSI, E.: Refsum's disease (heredopathia atactica polyneuritiformis): An inborn error of lipid metabolism with storage of 3,7,11,15-tetramethylhexadecanoic acid. Amer. J. Med. **39**, 230 (1965a).
RICHTERICH, R., ROSIN, S., ROSSI, E.: Refsum's disease (heredopathia atactica polyneuritiformis): An inborn error of lipid metabolism with storage of 3,7,11,15-tetramethylhexadecanoic acid. Hum.-Genet. **1**, 333 (1965b).
SEN GUPTA, A.K., PETERS, H.: Isolation and structure determination of polybranched-chain fatty acids from fish oil. Fette, Seifen, Anstrichmittel **68**, 349 (1966).
SONNEVELD, W., BEGEMANN, P.H., VAN BEERS, G.J., KEUNING, R., SCHOGT, J.C.M.: 3,7,11,15-tetramethylhexadecanoic acid, a constituent of butterfat. J. Lipid Res. **3**, 351 (1962).
STEINBERG, D.: Phytanic acid storage disease (Refsum's disease). In: Metabolic Basis of Inherited Disease (STANBURY, J.B., WYNGAARDEN, J.B., FREDRICKSON, D.S., Eds.), 3rd Ed. New York: McGraw-Hill 1972.
STEINBERG, D., AVIGAN, J., MIZE, C., BAXTER, J.H.: Phytanic acid formation and accumulation in phytol-fed rats. Fed. Proc. **24**, 290 (1965b).
STEINBERG, D., AVIGAN, J., MIZE, C., BAXTER, J.: Phytanic acid formation and accumulation in phytol-fed rats. Biochem. biophys. Res. Commun. **19**, 412 (1965c).
STEINBERG, D., AVIGAN, J., MIZE, C.E., BAXTER, J.H., CAMMERMEYER, J., FALES, H.M., HIGHET, P.F.: Effects of dietary phytol and phytanic acid in animals. J. Lipid Res. **7**, 684 (1966).
STEINBERG, D., AVIGAN, J., MIZE, E., ELDJARN, L., TRY, K., REFSUM, S.: Conversion of U-C^{14}-phytol to phytanic acid and its oxidation in heredopathia atactica polyneuritiformis. Biochim. biophys. Res. Commun. **19**, 783 (1965a).
STEINBERG, D., AVIGAN, J., MIZE, C.E., HERNDON, J.H., JR., FALES, H.M., MILNE, G.W.A.: The nature of the metabolic defect in Refsum's disease. Path. europ. **3**, 450 (1968).

Steinberg, D., Herndon, J.H., jr.: Refsum's disease: Phytanic acid storage disease. In: Scientific Approaches to Clinical Neurology (Eds. Shy, G.M., Goldensohn, E.S., Appel, S.H.). Philadelphia: Lea and Febiger 1977. (In press.).

Steinberg, D., Herndon, J.H., jr., Uhlendorf, B.W., Mize, C.E., Avigan, J., Milne, G.W.A.: Refsum's disease: Nature of the enzyme defect. Science 156, 1740 (1967c).

Steinberg, D., Mize, C.E., Avigan, J., Fales, H.M., Eldjarn, L., Try, K., Stokke, O., Refsum, S.: Studies on the metabolic error in Refsum's disease. J. clin. Invest. 46, 313 (1967a).

Steinberg, D., Mize, C.E., Herndon, J.H., jr., Fales, H.M., Engel, W.K., Vroom, F.Q.: Phytanic acid in patients with Refsum's syndrome and response to dietary treatment. Arch. intern. Med. 125, 75 (1970).

Steinberg, D., Vroom, F.Q., Engel, W.K., Cammermeyer, J., Mize, C.E., Avigan, J.: Refsum's disease—a recently characterized lipidosis involving the nervous system. Ann. intern. Med. 66, 365 (1967b).

Stoffel, W., Kahlke, W.: The transformation of phytol into 3,7,11,15-tetramethylhexadecanoic (phytanic) acid in heredopathia atactica polyneuritiformis (Refsum's syndrome). Biochem. biophys. Res. Commun. 19, 33 (1965).

Stokke, O.: Alpha-oxidation of fatty acids in various mammals, and a phytanic acid feeding experiment in an animal with a low alpha-oxidation capacity. Scand. J. clin. Lab. Invest. 20, 305 (1967).

Stokke, O., Try, K., Eldjarn, L.: Alpha-oxidation as an alternative pathway for the degradation of branched-chain fatty acids in man, and its failure in patients with Refsum's disease. Biochim. biophys. Acta (Amst.) 144, 271 (1967).

Try, K.: The in vitro omega-oxidation of phytanic acid and other branched chain fatty acids by mammalian liver. Scand. J. clin. Lab. Invest. 22, 224 (1968).

Try, K., Eldjarn, L.: Normalization of the tricaprin test for omega-oxidation in Refsum's disease upon lowering of serum phytanic acid. Scand. J. clin. Lab. Invest. 20, 294 (1967).

Tsai, S.-C., Avigan, J., Steinberg, D.: Studies on the alpha-oxidation of phytanic acid by rat liver mitochondria. J. biol. Chem. 244, 2682 (1969).

Tsai, S.-C., Herndon, J.H., jr., Uhlendorf, B.W., Fales, H.M., Mize, C.E.: The formation of alpha-hydroxyphytanic acid from phytanic acid in mammalian tissues. Biochem. biophys. Res. Commun. 28, 571 (1967).

Uhlendorf, B.W., Jacobson, C.B., Sloan, H.R., Mudd, S.H.

Sachverzeichnis

Kursive Seitenzahlen verweisen auf Abbildungslegenden oder Tabellen

Aal, Lipoproteine *175*
AAlAcGP *101*
—, Nervengewebe 112
AAcSphP 116
—, Erythrozytenmembran 117
Abdominalschmerz, alkoholische Hyperlipämie 390
AcDAP *100*
Acetacetyl-CoA, Cholesterinbiosynthese 41
Acetacetyl-CoA-Thiolase 42
Acetatfolienelektrophorese 127, 129
—, LDL 147
Acetoxycycloheximid, Lipidtransport 69f.
Acetylcholin 119
—, Membransynthese 114f.
—, Phospholipide 113
Acetyl-CoA 423
Acetyl-CoA-Carboxylase 116
Acetyl-CoA-thiolase 41f.
N-Acetyl-Glukosamin 221
N-Acetyl-Neuraminsäure 223
—, Apolipoproteine 221
—, Ganglioside 631
—, HTGL 235f.
—, Lipoproteinlipase 235f.
Achillessehnenxanthom 281
Acridin-Flavin 572
AcSphH$_2$ *100*
AcSph *100*
ACTH 444
—, Cholesterinsynthese 59
Actinomycin D 220
—, Apolipoproteinsynthese 201f.
Acylcarrierproteine 105
Acylcholesterin 112
Acyl-CoA, Phospholipidmetabolismus 104
Acyl-CoA-Cholesteryl-Azyltransferase 250
Acyldihydrosphingosin s. AcSphH$_2$
Acyldihydroxyaceton-3-phosphat s. AcDAP
Acylglycerine *100*
Acyl-sn-glycerin-3-phosphat 98
Acyl-glycerophosphat-Acyltransferase 105
Acylhydrolasen 108f.
Acylsphingosin s. AcSph
Acyltransferasen, HDL 112
—, Phospholipidmetabolismus 107
ADAcGp *101*, 116
—, Bakterienmembran 115
—, Basismembran 119
—, Blutplasma 111
—, Calcium-Ionen 102f.

—, Erregungsleitung 113f.
—, Erythrozytenmembran 112, 117
—, Konformation 101f.
—, Mizelltyp 102f.
—, Phasenumwandlung 102f.
—, Phospholipase 108
—, Syntheseorte 109f.
Adenin, Fettleber 206
Adenohypophyse, lDAcGP 115
Adenosintriphosphat s. ATP
Adenylcyclase 341, 431f.
Adipositas s. Fettsucht
Adipozyten 109
—, Lipoproteinlipase$_B$ 236
—, Triglyceridbildung 19
ADP 119
—, Phospholipidmetabolismus 104
Adrenalektomie, HMG-CoA-Reduktase 61
Adrenalin 431
Adrenoleukodystrophie 565, 584
Adsorptionschromatographie 153
—, Lp(a)-Lipoprotein 165f.
Adventitiazellen, Morbus Gaucher 555
Äthanolamindiacylglycerinphosphat 104, 106
Äthanolamin, Glycerophospholipide *98f.*
—, p$_{ex}$-Konformation 101
—, Phospholipidmetabolismus 104f.
Äthanolaminphosphat 104
Äthanolamin-plasmalogen 107
Äthanoldiaminoglycerinphosphat 99
Äthylendiamin, IEF 130
Äthylenglykol, IEF-Stabilisatoren 130
Äthylmaleinsäureimid 163
Affen, Lipoproteine 174f.
Affinitätschromatographie, Lipoproteinlipase 234
—, PHLA 235
Agar-Gel-Elektrophorese, LP-X 381
Agarosegelelektrophorese 126f., 128ff., *141*
—, LDL 147
—, LpA 161
—, Lp(a)-Lipoprotein 165f.
—, Lp-X 381
—, Tierlipoproteine 176
Ag-Chromosom, Allele 164f.
Agranulozytose, Morbus Gaucher 552
Ag-System 164f.
—, Isoantikörper 164
Akanthozyten, Autohämolyse 501
—, Funktionsstörungen 501
—, Hämoglobinelektrophorese 501

Akanthozyten, Herkunft, A-β-Lipoproteinämie 498f.
–, osmotische Resistenz 501
–, Phospholipidmuster 498f.
Akanthozytose 163, 495
–, A-β-Lipoproteinämie 485, 497ff.
–, neuromuskuläre Symptome 517
–, normale Plasmalipoproteine 517f.
–, Hypo-β-Lipoproteinämie 513
–, Ursachen 515f.
Akanthozytenumwandlung, normale Erythrozyten 500f.
Akrodermatitis enteropathica 508
Aktionspotential 114
Akutes Abdomen, Hyperlipoproteinämie Typ I 269
Alanin 182
–, SDAcGP 104
Alanyl-GDAcGP *101*, 115
Albumin, Agarosegelelektrophorese 129
–, HDL$_3$ 154
–, Lp(a)-Lipoprotein 166
–, LP-X 381
–, Morbus Gaucher 552
–, VHDL 155
Albuminspiegel, Cholesterin-Spiegel 417
–, Hyperlipidämie 417
Aldehydreduktase 104
Aldosteron 84
A-β-Lipoproteinämie 5, 70, 126, 145, 159, 163, 197f., 211, 240, 244, 473, 485–510
–, Akanthozytose 485, 497ff.
–, Anämie 502
–, Apo B 485f.
–, Apolipoproteine 486, *502*, 505f.
–, Ataxie 485
–, Augenveränderungen 495ff.
–, Blutgerinnung 502
–, Blutsenkungsgeschwindigkeit 498
–, Cholesterinsynthese 250
–, Definition 485
–, Diabetes mellitus 508
–, Dünndarmmukosa, Morphologie 488f.
–, Duodenalsaftanalyse 488
–, EKG-Veränderungen 493
–, Erythrozyten, Lipidzusammensetzung 498f.
–, experimentelle 504
–, fettlösliche Vitamine 486
–, Fettverdauung, intraluminale Phase 488
–, freie Fettsäuren, Plasmaspiegel 502f.
–, gastrointestinale Manifestation 487ff.
–, Genetik 507f.
–, Gonadenfunktion 509
–, hämatologische Manifestation 497ff.
–, Herzbeteiligung 493f.
–, heterozygote 508
–, Kleinhirn 493f.
–, Klinik 487–502
–, Leber 491
–, lipolytische Enzyme *502*, 506f.
–, Lipoproteine 485f.
–, LpB 147
–, mittelkettige Triglyceridfettsäuren 491, 509
–, Muskelbeteiligung 493f.
–, neuromuskuläre Manifestation 492ff.
–, Pathophysiologie 486f.
–, Plasmalipide 502f.
–, Plasmalipoproteine 503ff.
–, Pyramidenbahn 493
–, resorptive Dünndarmfunktion 489ff.

–, Retinitis pigmentosa 485
–, Schilddrüsenfunktion 508
–, Skelettveränderungen 493f., 508
–, spinocerebellare Degeneration 492f.
–, Steatorrhoe 489f.
–, Therapie 509f.
–, Vererbungsmodus 507
–, Vitaminsubstitution 509f.
–, Xyloseresorptionstest 490
Alkanole, Phospholipidmetabolismus 104
Alkanyl-acyl-glycerinphosphat 107
Alkanyl-dihydroxyaceton-phosphat 107
Alk-1-enole, Phospholipidmetabolismus 104
Alkenylglycerine *100*
Alkohol *318*
–, endoplasmatisches Retikulum 23
–, Fettmahlzeit, Ratte 394
–, Gallensäuresekretion 399
–, HDL 150
–, Hyperlipämie 389–407
–, Hyperlipoproteinämie Typ III 311ff.
–, Hyperlipoproteinämie Typ IV 339
–, Hyperlipoproteinämie Typ V 354
–, Hyperlipoproteinämietypen 390
–, lipämischer Effekt, Mechanismus 395ff.
–, Lipoproteinlipase 395f., 438f.
–, Lipoproteinsekretion 394
–, Pankreatitis 438f.
–, PHLA 400
–, postprandiale Hyperlipämie 394f.
–, primäre Hypertriglyceridämie 322
–, Serumtriglyceridspiegel 402f.
–, Triglyceride 22f.
–, Triglyceridsekretion 396
Alkoholeffekt, akuter, Fettmahlzeit 391
–, –, Kaninchen 395
–, –, Serumlipide 391f.
–, chronischer, Serumcholesterin 402
–, –, Serumlipide 392f.
–, Chylomikronenumbau, VLDL 397
–, endoplasmatisches Retikulum 399
–, Fettsäureeinbau, Triglyceride 396
–, Golgi Apparat 399
–, hepatischer Lipidmetabolismus 399
–, intestinaler Lymphfluß 398
–, Lymph-VLDL 398
–, mikrosomale Enzyme 399
–, Serumlipide 391ff.
–, –, Tierversuch 393ff.
–, Wirkungsort 397
Allo-Gallensäuren 54f.
Alloxan-Diabetes, HMG-CoA-Reduktase 59
Alopezie 340
Alufibrat 340
Allylisopropylacetamid, Fettleber 206ff.
AMAcGP *101*, 116
Amaurotische Idiotie s. Idiotie, amaurotische
Aminoazidurie 508, 516, 553, 648
Aminonucleosidnephrose 418
Aminosäuren, ApoAI 151
–, ApoAII 151f.
–, apolare, PHLA 235
–, Apolipoproteine 163
–, –, Vögel 182f.
–, ApoC *144*
–, Biomembranen 120
–, radioaktiv markierte, Apolipoproteinsynthese 221
–, –, HDL-Synthese 247

—, —, VLVL-Synthese 244
—, Tierlipoproteine *183*
Ammoniumpersulfat, Polyacrylamidgelelektrophorese 130
Amnionzellen, α-Galaktosidase 603, 607
—, Arylsulfatase 588
—, Sphingomyelinase 542 f.
Amnion-Zellkulturen, Gangliosidosen, pränatale Diagnostik 637
cAMP, hepatische Cholesterinsynthese 60
—, Schilddrüsenhormone 431 f.
Amphibien, Fettsäuren 181 f.
—, Lipoproteine 174 ff.
Ampholine 140
—, ApoAI 151
—, IEF 130
Amylasebestimmung, hypertriglyceridämisches Serum 331
Anämie, A-β-Lipoproteinämie 502
—, alkoholische Hyperlipämie 390
—, Fabrys Krankheit 600
—, hämolytische, alkoholische Hyperlipämie 400 f.
—, —, cholesterinreiche Diät 189
—, —, Lebererkrankungen 401
—, Morbus Gaucher 548 f., 551, 557
An-α-Lipoproteinämie s. Tangier-Krankheit
Angina pectoris 341
—, FH 283
—, Hyperlipoproteinämie Typ III 308 f.
Angiokeratom, Fabrys Krankheit 498
Angiokeratoma corporis Diffusum universale 597—612
Antibiotika, bakterieller Cholesterinabbau 56
—, Cholesterinabbau 82
Antiinsulin-Serum 20
Antikörper, Ag-System 164
—, Lipoproteineinfällung 137
—, Lp(a)-Lipoprotein 165
—, Lp-System 164
Antiseren, ApoAIII 152
—, ApoLDL 148
—, Apolipoproteine 140
—, Tier-LDL 185 f.
Aorta, Atheromatose 37
—, Gangliosidosen 618
Aortenstenose, FH 283
Apo A 142 ff., 322, 379, 384, 424
—, α-Lipoproteine, Leberfunktionsstörungen 384
—, A-β-Lipoproteinämie 486
—, Apolipoproteinaustausch 163
—, HDL 486
—, —, A-β-Lipoproteinämie 506
—, Lebererkrankungen 377
—, LDL, A-β-Lipoproteinämie 504
Apo AI 142 f., 150, 154, 156, 219, 424, 471, 506
—, Chylomikronen 240
—, HDL 150, 247
—, LCAT 226, 247, 472
—, Tangier-Krankheit 469, 476 f.
Apo AII 142 f., 150 ff., 154, 156, 219, 424, 471, 506
—, Chylomikronen 240
—, Tangier-Krankheit 469, 474 ff.
Apo AIII 150 ff., 154, 156
—, Chylomikronen 240
—, HDL 247
—, LCAT 247
ApoA-Peptide, LCAT 156
—, Lymphchylomikronen 159

—, Lymph-LDL 161
—, Postheparinlipase 145
—, Relipidierungsversuche 157
—, VHDL 155
—, VLDL 146
Apo B 5, 142 ff., 209, 219 f., 379, 424
—, A-β-Lipoproteinämie 485 f., 505
—, Aminosäurenzusammensetzung 147 f.
—, Apolipoproteinaustausch 163
—, Auflösung 138
—, Auftrennung 148
—, Cholesterinsynthese 382
—, Chylomikronen 240
—, Chylomikronensynthese 245
—, familiäre Hypo-β-Lipoproteinämie 515
—, HTGL 248
—, IDL 247
—, Kohlenhydratanteil 148 f.
—, LDL 244, 248
—, Syntheseorte 147
—, LDL-Synthese 248
—, β$_2$-Lipoprotein 383
—, Lipoproteinmetabolismus 248 f.
—, Lipoproteinstruktur 244
—, Lymph-LDL 161
—, triglyceridreiche Lipoproteine 244
—, VLDL 243 f., 486
—, VLDL-Struktur 145
—, VLDL-Synthese 245
—, Zellmembran 487
Apo B-Antikörper 505
Apo B-Markierung, LDL-Metabolismus 249
Apo B-Metabolismus, VLDL 245
Apo B-Peptide, Lymphchylomikronen 159
Apo B-Rezeptoren 248, 427
Apo B-Synthese, A-β-Lipoproteinämie 490
Apo C 7, 142 ff., 187, 209, 322, 379, 384, 424
—, A-β-Lipoproteinämie 486
—, Aminosäurenzusammensetzung *144*
—, Arginin-rich peptide 227
—, Auflösung 138
—, Chylomikronen 240
—, Chylomikronenabbau 241
—, HDL 247
—, —, A-β-Lipoproteinämie 506
—, IDL 247
—, LDL 248
—, β$_2$-Lipoprotein 383
—, Lipoproteinlipase 145, 424 f.
—, Lipoproteinmetabolismus 248
—, LP-X 381
—, VLDL 143 ff., 243
—, VLDL-Synthese 244
Apo C-Peptide 150, 219
—, Apolipoproteinaustausch 163
—, Lymphchylomikronen 159
—, PHLA 230
—, Plasmapool 245
—, Postheparinlipase 143
—, Relipidierungsversuche 157
—, Transfer HDL-VLDL 221
—, VLDL-Struktur 244
Apo C-Übertragung, HDL-Chylomikronen 240
Apo CI 142 ff., 424, 471
—, LCAT 472
—, Lipoproteinlipase 231
—, Lipoproteinstruktur 145
—, Tangier-Krankheit 478

Apo CII 142, 144, 424, 471, 506
—, Lipoproteinlipase 230f., 241, 473
Apo CIII$_1$ 144, 506
Apo CIII$_2$ 144, 506
Apo CIII 142, 424, 471
—, Lipoproteinlipase 241
—, Phospholipide 145
—, Postheparinlipase 145
Apo-Chylomikronen 5, 159f., 197
Apo D 143f., 247, 379, 424, 506
—, LP-X 381
Apo E 424, 433
Apo HDL 161, 211, 471f.
—, Elutionsdiagramm 153f.
—, familiäre Hypo-β-Lipoproteinämie 515
—, Fraktionierung 151
—, Insekten 183
—, Polyacrylamidgelelektrophorese 152f.
—, Ratte 184
—, Relipidierungsversuche 156f.
—, tierisches 184
—, Halbwertszeit 214
Apo HDL$_2$ 150
Apo HDL$_3$ 150
Apo LDL 147, 184
—, Antiserum 148
—, Cholestase 381f.
—, Huhn 184f.
—, Hyperlipoproteinämie Typ III 304
—, Ratte 182
—, Katabolismus, Haut 289
—, Metabolismus, FH 288
—, Synthese, FH 288
Apolipoprotein A s. Apo A
Apolipoprotein B s. Apo B
Apolipoprotein C s. Apo C
Apolipoprotein-X 381
Apolipoproteinaustausch 163
—, Chylomikronen 241
Apolipoproteine 5, 137ff., 219
—, A-β-Lipoproteinämie 240, 502, 505f.
—, Aminosäuren 163
—, Antiseren 140
—, Auflösung 138
—, Auftrennung 138f.
—, Biosynthese, Tangier-Krankheit 477
—, bridge sugars 221
—, cholesterinreiche Diät 189
—, Chylomikronen 240, 267
—, core sugars 221
—, Diabetes mellitus 21
—, Funktion 472
—, Glukagon 22
—, α-Helixkonfiguration 472
—, Hepatozyten 473
—, Hund 187
—, Hyperlipoproteinämie Typ III 304ff.
—, Identifizierung 139f.
—, Insekten 180
—, Kohlenhydratanteil 221
—, Leberfunktionsstörungen 384
—, Lipidaustausch 162f.
—, Liposomen 208
—, Lymph-HDL 161f.
—, Lymph-VLDL 160
—, Myelinscheide 112
—, Nomenklatur 167
—, Polyacrylamidgelelektrophorese 130

—, Primärstruktur, Tangier-Krankheit 479
—, Relipidierungsversuche 472
—, Schilddrüsenhormone 423
—, tierische 182ff.
—, Triglycerid-Transport 7f.
—, α_2-VLDL 303
—, β-VLDL 303
Apolipoproteinfreisetzung 223
Apolipoproteingehalt, HDL$_3$ 246
Apolipoproteinglykosylierung 220f., 225
Apolipoproteinherstellung 137ff.
Apolipoprotein-Lipid-Interaktion 472
Apolipoproteinmarkierung, Lipoproteinumsatzmessung 225
Apolipoproteinpool 205
Apolipoproteinsynthese 109, 201f., 220f.
—, Glykosyltransferasesystem 221
Apolipoproteintransport, intrazellulärer 205
Apolipoproteinverteilung, Lipoproteine 240
ApoLp-Ala 7, 184, 304ff., 322
ApoLp-Glu 7, 231, 304ff., 322
ApoLp-ser 7, 304ff.
Apo VLDL 142f., 197, 200, 322
—, Auftrennung 202
—, Diskelektrophorese 142
—, Hyperlipoproteinämie Typ III 304f.
—, IEF 144f.
—, Leberfunktionsstörungen 384
—, Proteinsynthesehemmer 205
—, Ratte 182
Apo VLDL-Bildung 223
Apo VLDL-Polypeptide, Funktion 145f.
Arachidonsäure 504
—, Tierlipoproteine 181
—, Phospholipide 99
Arachinsäure, Phospholipide 99
Arachnoidea 624
Arcus corneae 310
—, FH 281
Arcus lipoides 333
Argininreiche peptide 227, 243ff., 249, 379, 424
—, IDL 247
Arteriosklerose 72, 219, 333
—, Hyperlipoproteinämie Typ IV 330
—, Tangier-Krankheit 468
Arteriosklerose-Patienten, Fettoleranz 337
Arthritis, FH 281
Arylsulfatase A 566, 580ff.
—, Aktivitätsbestimmung, Urin 586
—, Cerebrosid-3-sulfat 580
—, Isoenzyme 581f.
—, Lysosomen 582, 584
—, Metachromatische Leukodystrophie, Therapie 587
Arylsulfatase A$_1$ 581
Arylsulfatase A$_2$ 581
Arylsulfatase B 580ff., 587
—, Cerebrosidsulfatase-Aktivität 582
—, Mukopolysaccharid-Stoffwechsel 582
Arylsulfatase C 580ff.
—, Mikrosomen 582, 585
Arylsulfatasen 580ff.
—, Amnionzellen 588
—, Antikörper 588
—, Gallensäuren 580
—, Isoenzyme 587
—, Lokalisation 580
—, Mukosulfatidose 582
—, Vorkommen 580

Astrozyten 572, 575
Aszites, Niemann-Pick-Zellen 536
Ataxie, A-β-Lipoproteinämie 485, 492f.
—, cerebellare, Refsum-Krankheit 645ff.
—, Friedreichsche 494, 517, 646
—, Metachromatische Leukodystrophie 567
Atherogenese 191
Atheromatose, frühzeitige, Myelom 447
Atherosklerose 3, 76, 126, 191
—, alkoholische Hyperlipämie 402
—, Cholesterin 37, 425
—, Chylomikronentriglyceride 355
—, FH 283
—, HDL 150
—, Hyperlipoproteinämie Typ III 309, 433
—, Hypothyreose 426
—, LpA 156
—, Lp(a)-Lipoprotein 165
—, nephrotisches Syndrom 419
—, Reversibilität 339
—, Schilddrüsenhormone 425, 433f.
—, Triglyceridstoffwechsel 27
Atmungspigmente 115
ATP 119
—, freie Fettsäuren 4
—, Phospholipidmetabolismus 104, 106
—, VLDL-Sekretion 205
ATP-ase 113
—, Biomembran 119
—, K^+-Na^+-abhängige 113, 431
—, —, Thyroxin 423f.
—, Phospholipide 116
ATP-Citrat-Lyase 42
ATP-Synthesehemmer, Lipoproteinlipasefreisetzung 236
Atromid-S s. Clofibrat
Augenhintergrund, Sphingomyelinose 531
Augenmuskellähmungen, Morbus Gaucher 549
Augenveränderungen, A-β-Lipoproteinämie 495ff.
—, —, Pathogenese 496f.
—, Fabrys Krankheit 600
—, Gangliosidosen 618
—, Hypo-β-Lipoproteinämie 512
—, Morbus Gaucher 551
—, Refsum-Krankheit 646f.
—, Sphingomyelinosen 537
Ausschwingbecherrotoren 133f.
Autoimmunerkrankungen, Hypertriglyceridämie 238
—, sekundäre Hyperlipoproteinämie Typ II 280
Autoimmun-Hyperlipidämie 447
Autoimmun-Hyperlipoproteinämie 308
Autoimmun-Hypo-β-Lipoproteinämie 516f.
Autoimmunkrankheiten 133
Autoradiographie, Chylomikronencholesterinester 199
—, Chylomikronensynthese 198ff.
—, HDL-Abbau 214f.
—, LDL-Abbau 211ff.
—, VLDL-Katabolismus 209ff.
—, VLDL-Sekretion 202f.
—, VLDL-Synthese 201f.
Axonmembran, Permeabilität 113f.
Azidose, diabetische Hypertriglyceridämie 369

Bacillus anthracis-Infektion 443
B. coli 115
Bakterien, Gram-positive 115
—, Phospholipide 115

—, sekundäre Gallensäuren 82
Bakteriophagen, Phospholipide 115
Basismembran 117ff.
—, Assoziationsvarianten 118f.
—, Funktionsproteine 119ff.
Bassen-Kornzweig-Syndrom 485
Behensäure 504
—, Phospholipide 99
Bengal-Rose-Test 382
Berry-Spinager-Fleck-Test 619
Betzsche Riesenzellen 572
Bienengift, Phospholipase 108
Biguanide 342
—, Hyperlipidämie, Diabetes mellitus 373f.
—, Hyperlipoproteinämie Typ IV 374
Bilirubin, Sphingomyelinose Typ D 531
Bindegewebshistiozyten, Fabrys Krankheit 605
Bindenwaran, Lipoproteine 175, 178f.
Biomembranen, Phospholipide 117ff.
Blut, Gaucher-Zellen 554
—, Metachromatische Leukodystrophie 573
—, Phospholipide .111ff.
Blutbild, Morbus Gaucher 551f.
Blutgruppensubstanz B, Fabrys Krankheit 604
Blutkörperchensenkungsgeschwindigkeit, Hyperlipoproteinämie Typ IV, 332
—, A-β-Lipoproteinämie 498
Blutungszeit, Morbus Gaucher 552
Blutveränderungen, A-β-Lipoproteinämie 497ff.
—, Hypo-β-Lipoproteinämie 513
Blutzellen, Lipoproteinwechselwirkungen 162f.
Blutzuckerhöhe, Plasmalipidspiegel 369
Brechungsindexinkrement 136
bridge sugars 221
broad-β-Disease 301, 433
Bromsulphthaleintest, Morbus Gaucher 552
Brustdrüse, Chylomikronenabbau 159
Bürger-Grützsche Erkrankung 267
Bürstensaum, Cholesterinester 69
Burr cells 500

CAcGP 111
CAcSphH$_2$P *101*
CAcSphP *101*, 111
—, Blutplasma 111
—, Erythrozytenmembran 112
—, Mitochondrien 110
—, Nervengewebe 112
Cadmium-Vergiftung 410
CAlAcGP *101*, 116
Calcium, Serum, Morbus Gaucher 552
Calcium-Ionen, IDAcGP-Kinase 113
—, Mizellenphasenübergang 102ff.
—, Phospholipidsynthese 114
—, Phospholipase 108
—, PIDAcGP 113
—, Polyanionenfällung 131
—, PPIDAcGP 113
—, SDAcGP 103f.
Calcium-Transport 119
—, Skelettmuskel, Phospholipide 116
Cardiolipin 98f., *101*
—, Tierlipoproteine *180*
CDAcGP *101*, 111ff., 116
—, Bakterienmembran 115
—, Biomembranen 118f.
—, Chylomikronen-Phospholipide 111

CDAcGP, Erregungsleitung 113f.
–, Erythrozytenmembran 112, 117
–, Gallensäuren 110
–, Konformation 101
–, Lungenphospholipide 114
–, Rh-Antigen 116
CDAcGP, Syntheseorte 109f.
Cenapses acidoprecitable 125
Ceramid 99f., 538, 631
Ceramidphosphat 99
Ceramidtrihexosidase s. α-Galaktosidase
Cerebronsäure, Glykosphingolipide 576
Cerebrosidabbau 547
Cerebroside 540, 552
–, Erythrozyten, Morbus Gaucher 552
–, Gangliosidosen 636
–, Gaucher-Zelle 553f.
–, Metachromatische Leukodystrophie 577
–, Milz, Morbus Gaucher 556f.
–, weiße Gehirnsubstanz 576
Cerebrosidspeicherkrankheit 547
Cerebrosid-sulfat 565f.
–, Arylsulfatase A 580
–, weiße Gehirnsubstanz 576
Cerebrosidsulfatase, Aktivatorprotein 580, 582
–, Metachromatische Leukodystrophie 579
cerebrosidzellige Lipoidose 547
Ceroid, Sphingomyelinosen 534
Ceroid-Lipofuszinose 534, 614
Ceroid-Pigment, Kleinhirn, A-β-Lipoproteinämie 494
Cerotinsäure, Phospholipide 99
Cetylalkohol 104
Charcot-Marie-Tooth-Syndrom 517
Chemische-Bilanz-Technik, Cholesterinresorption 71
Chenodesoxycholsäure 49, 55, 79
–, Cholesterinabbau 82
–, Thyroxin 429
Chenodesoxycholsäurebildung, Cholesterin 53ff.
–, Zwischenprodukte 53
Chenodesoxycholsäureumsatz, FH 288
Chlorophyll, Phytansäure 651
Cholansäure 38
Cholelithiasis, Clofibrat 341
–, Hyperlipoproteinämie Typ IV 332
Cholera, Serumcholesterinspiegel 445
Cholestan 38
Cholestanol 55f.
Cholestanon 55f.
Cholestan-tetraol 52
Cholestase 379ff.
–, Apo-LDL 381f.
–, Cholesterinsynthese 65, 379
–, Gallensäurebildung 54
–, HDL 150
–, Hypertriglyceridämie 383
–, LP-X 379ff.
–, Phospholipidspiegel 380
–, Phospholipidzusammensetzung 380
–, Zonen-Elektrophorese 380
— vgl. Verschlußikterus
β-Cholesterin 336
Cholesterin, 37–96, 112, 155, 278, 379, 578
–, Atherosklerose 37, 425
–, Biosynthese 39–49
–, –, Alternativsynthesewege 47
–, –, Enzymlokalisation 42
–, –, saturated side chain pathway 47f.

–, –, Tangier-Krankheit 470
–, Chenodesoxycholsäurebildung 53ff.
–, Cholesterinsynthesehemmung 61ff.
–, Cholsäurebildung 49ff.
–, chronischer Alkoholeffekt 392
–, Chylomikronen 162f., 197, 240, 267
–, Darm 67
–, endogenes 67, 81
–, –, Nahrungscholesterin 71ff., 81
–, –, Stuhl 81
–, endoplasmatisches Retikulum 63f.
–, enterohepatischer Kreislauf 63, 426
–, Erythrozyten 76
–, –, Hypo-β-Lipoproteinämie 513
–, –, LCAT-Deficiency 500
–, –, Lebererkrankungen 401
–, –, Zieve-Syndrom 400
–, exogenes 67
–, –, Cholesterinsynthese 57f.
–, experimentelle Hyperlipoproteinämie 190f.
–, Faeces 56
–, Farbreaktion 39
–, Galle 49, 67, 76
–, Gallensäuren 37, 83
–, Halbwertszeit 77, 79, 426
–, Harn, nephrotisches Syndrom 415
–, HDL 7, 72, 150, 153f., 211, 246f., 471
–, –, A-β-Lipoproteinämie 504, 506
–, HDL_T 476
–, HMG-CoA-Reduktase 59, 62f., 250
–, Herz 76
–, Hyperchylomikronämie 9f.
–, Hyperlipoproteinämie Typ III 301
–, Infektionskrankheiten 443ff.
–, input-output-Analyse 79
–, Körpergewicht 79
–, Konfiguration 37
–, IDL 247
–, LDL 72, 146, 149, 200, 248, 424
–, LDL-Rezeptor 250
–, Leber 76, 428
–, Liebermann-Burchardt-Reaktion 39
–, Lipoproteine *139, 240*
–, –, cholesterinreiche Diät 189
–, Lipoproteinmetabolismus 248f.
–, Lymphchylomikronen 158
–, Lymphlipoproteine *158*
–, Mitochondrien 110
–, Morbus Gaucher 552
–, Milz, Morbus Gaucher 556f.
–, Niemann-Pick-Zellen 533
–, Niere 76
–, Organe 78
–, –, Sphingomyelinosen 530f., 541
–, Phospholipide 118
–, Pool-Größen 79
–, 2-Pool-Modell 79
–, 3-Pool-Modell 78f.
–, –, Gesamtmenge 79
–, –, Halbwertszeit 79
–, –, Pool-Größen 79
–, Produktionsrate 78f.
–, radioaktiv markiertes, Abklingkurve 75f.
–, –, biologische Halbwertszeit 74
–, –, Cholesterinumsatzstudien 74ff.
–, –, Organe 76
–, –, sterol balance method 80f.
–, Ringabbau 56

—, Steroidhormone 83f.
—, Tangier-Krankheit 247
—, Tierlipoproteine 177
—, VLDL 11, 72, 142, 200, 243
—, weiße Gehirnsubstanz 576
—, Xanthome 283
— vgl. Plasmacholesterin
Cholesterinabbau 49—56
—, Antibiotika 56, 82
—, bakterieller 55f., 81f.
—, Gallensäuren 49ff., 473
—, —, Regulation 66
—, Leber 6
—, Mikrosomen 50ff.
—, Mitochondrien 50ff.
—, primäre Gallensäuren 82
—, Steroidhormone 49
Cholesterinaufnahme, intrazelluläre, HMG-CoA-Reduktase 289
—, Mukosazelle 241
—, Zelle 427f.
Cholesterinausscheidung 77f., 81ff., 426
—, Cholesterin-Umsatz 81
—, Darm 429
—, endogene 82f.
—, Galle 429
—, Haut 80, 83
—, Menge 81
—, Nahrungscholesterin 82f.
—, Nahrungsfett 82f.
—, Nebennieren 83f.
—, Proteinurie 416
—, Schilddrüsenhormone 429
—, Stuhl 81ff.
—, tägliche 227
Cholesterinaustausch 162f.
—, Chylomikronen 241
—, LDL 163
Cholesterinbestimmung, β-Lipoproteine 279
—, Hyperlipoproteinämie Typ IV 333
—, Normalwerte 334
Cholesterinentfernung, FH 287f.
Cholesterinester 37, 62, 125, 156, 577
—, Apo C 227
—, ApoHDL-Relipidierung 156
—, arginine-rich peptide 227
—, Chylomikronen 162f., 240
—, —, Autoradiographie 199
—, Darm 67
—, Fettsäuremuster 72
—, —, FH 281
—, Haut 83
—, HDL 211, 471
—, —, A-β-Lipoproteinämie 506
—, HDL$_T$ 476
—, Hydrolyse 67
—, IDL 247
—, LCAT-Deficiency 227
—, LDL 146, 211
—, Leber 198
—, Leberschäden 72
—, Lipoproteine 72, *139, 240*
—, Lipoproteinmetabolismus 249
—, Lymphe 69
—, Lymphlipoproteine *158*
—, Organe, Tangier-Krankheit 461ff., 469f.
—, remnants 199
—, Resorption 68

—, Tangier-Krankheit 468
—, Tierlipoproteine 177
—, VLDL 142, 243
Cholesterinesterase 67, 209
—, Gallensäuren 69
Cholesterinester-Hydrolase, lysosomale, Tangier-Krankheit 470
Cholesterinesterspeicherung, Tangier-Krankheit 479
Cholesterin-feed back-Mechanismus, Gallensäuren 64f.
—, Lipoproteine 62ff.
cholesterinfreie Diät, FH 287
Cholesteringehalt, Akanthozyten 499f.
—, Darmepithelien 67
—, LP-X 381
—, Spur cells 499ff.
—, Nahrungsmittel 67, 291
—, Tier-HDL 178f.
Cholesterinhydrolase 199
Cholesterin-7-α-Hydroxylase 50, 54, 65f.
Cholesterinhydroxylierung, Gallensäurenbildung 50
Cholesterinkonzentration, Lymphe 70
—, Nabelschnurblut 295f.
Cholesterinmetabolismus, FH-Patienten 287
Cholesterin-Pool, Gesamtkörper 76ff.
—, Hypercholesterinämie 77, 79
Cholesterin-pool-Größe, Serumcholesterin 77
Cholesterinproduktion, hepatische, VLDL-Synthese 426f.
Cholesterinresorption 67—71, 198, 426
—, Dünndarm 68
—, Gallensäuren 64f.
—, maximale 71
—, Meßmethoden 71
—, Mizellenbildung 67f.
—, Nahrungsfett 68
—, Speziesunterschiede 70
—, tägliche 70f., 227
Cholesterinspiegel, akute Pankreatitis 438f.
—, akuter Alkoholeffekt 391
—, Albuminspiegel 417
—, alkoholische Hyperlipämie 390f.
—, chronisch rezidivierende Pankreatitis 439
—, Clofibrat 340f.
—, Diabetes mellitus, Altersabhängigkeit 370f.
—, Gammaglobulinabnormalitäten 447
—, Gestagene 453
—, mehrfach ungesättigte Fette 291
—, Hyperlipoproteinämie Typ IIa 279
—, Hyperlipoproteinämie Typ IIb 279
—, Hypothyreose-Therapie 434
—, Kohlenhydrate 291
—, latenter Diabetes mellitus 367
—, manifester Erwachsenendiabetes 367
—, manifester juveniler Diabetes 367
—, Myelom 447
—, Nahrungscholesterin 291
—, Nikotinsäure 292f.
—, oberer Grenzwert 277f.
—, Serumeiweißgehalt 372
—, Tangier-Krankheit 468
—, Thyreoidektomie 425
—, Verschlußikterus 379f.
— vgl. Plasmacholesterinspiegel
Cholesterinstoffwechsel 426
—, Gallensäurenumsatz 79
—, Hypothyreose 429
—, Körpergewicht 78f.

Cholesterinstoffwechsel, Langzeituntersuchungen 79
–, LpA 156
–, Modellvorstellungen 74–81
–, Plasmacholesterinspiegel 74
–, 2-Pool-Modell 77 ff.
Cholesterinstoffwechsel, 3-Pool-Modell 78 f.
–, Schilddrüsenerkrankungen 428 ff.
–, steady state 74 ff.
Cholesterinsulfat 37, 579, 582
Cholesterinsynthese 201, 221, 341, 426
–, A-β-Lipoproteinämie 250
–, cAMP 60
–, Apo B 382
–, Cholestase 65
–, Cholestyramin 57 f., 64, 74
–, Chylomikronen 63
–, Chylomikroneninfusion 65
–, Clofibrat 292
–, Darm 57 ff.
–, –, Tag-Nacht-Rhythmus 61
–, endogenes Serumcholesterin 63
–, Endprodukthemmung 62
–, exogenes Cholesterin 57 f.
–, feed back-Hemmung 57
–, FH 287
–, Fibroblastenkultur 250
–, freie Fettsäuren 426
–, Gallenfistel 57 f., 64 ff.
–, Gallengangsverschluß 59, 65
–, Gallensäuren 57 f.
–, Gallensalze 427
–, Haut 83
–, hepatische 47 f., 57 ff.
–, –, Alkoholeinfluß 399
–, –, Cholesterinverfütterung 62
–, –, Schilddrüsenhormon 428 f.
–, Hunger 58 f.
–, Hypophysektomie 59
–, intrazelluläre, LDL-Rezeptoren 289
–, intrazellulärer Cholesteringehalt 427
–, LDL-Rezeptoren 427
–, Lebercholesteringehalt 63
–, –, Hormoneinfluß 58 f.
–, –, LP-X 82
–, lokale, Hautxanthome 283
–, Lymphfistel 65
–, Nahrungsaufnahme 58
–, Nahrungscholesterin 57
–, Nahrungsfasergehalt 58
–, Nahrungsfett 58
–, Ölsäureverfütterung 58
–, Organe 80
–, Prä-β-Lipoproteine 63
–, Regulationsmechanismen 56–66, 426
–, –, Darm 58
–, Röntgenbestrahlung 59
–, Schilddrüsenerkrankungen 74
–, Streß 59
–, Thyroxin 58 f.
–, tierische Gewebe 47 f.
–, Trauma 59
–, Zwischenprodukte 45
Cholesterinsynthesehemmung, Cholesterin 61 ff.
–, Fibroblastenkultur 63
–, Gallensäuren 64 ff.
–, Serum 63
Cholesterinsyntheseorte 78
Cholesterinsyntheseraten, Säugetiergewebe 48

Cholesterinsyntheseregulation, HMG-CoA-Synthase 60
–, Mevalonsäurebildung 59 f.
–, Ort 59 ff.
–, zytoplasmatische Thiolase 60
Cholesterintransformation, Gallensäuren 71
Cholesterintransport, Cholesterinveresterung 72
–, HDL 247
Cholesterinumbau, Koprosterin 81 f.
Cholesterinumsatz 77, 219, 249
–, Cholesterin-Ausscheidung 81
–, sterol balance method 80 f.
–, täglicher 227
Cholesterinumsatzstudien, Isotopenversuche 74 ff.
Cholesterinveresterung 201, 425
–, A-β-Lipoproteinämie 507
–, Cholesterintransport 72
–, Haut 83
–, intrazelluläre 69
Cholesterinverfütterung 57, 188
–, Cholesterin-7α-Hydroxylase 66
–, hepatische Cholesterinsynthese 62
Cholesterinverteilung, Polyanionenfällung 131
Cholestyramin 204, 288, 295, 427
–, Cholesterinsynthese 57 f., 64
–, Hyperlipoproteinämie Typ II 292
–, Hyperlipoproteinämie Typ III 313
–, LDL-Pool 249
–, Lipoproteinstoffwechsel 74
–, Nebenwirkungen 292
–, Plasmacholesterin 74
Cholin 112 f.
–, Glycerophospholipide 98 f.
–, hepatische Lipoproteinproduktion 399
–, Isoprenolphospholipide 100
–, p_{ex}-Konformation 101
–, Phospholipidmetabolismus 104 f.
Cholindiacylglycerinphosphat 99, 106
Cholinesterase 113
Cholinphosphat 104
Cholsäure 38, 49, 55, 79
–, Cholesterinabbau 82
–, Cholesterinresorption 67
–, Cholesterinsynthese 64 f.
–, HMG-CoA-Reduktase 64 f.
–, Thyroxin 429
Cholsäurebildung, Cholesterin 49 ff.
Cholsäureumsatz, FH 288
Cholsäureverfütterung, Cholesterinsynthese 57
–, Mevalonsäurebildung 57, 64
Cholyl-CoA 53
Chondroitinsulfat 236
Chromosomenanalyse, A-β-Lipoproteinämie 508
Chylomikronämie, Hyperlipoproteinämie Typ III 307
–, ketoazidotischer Diabetes 368 f.
Chylomikronen, 3, 140 f., 219, 239 ff., 334, 378, 424, 437
–, A-β-Lipoproteinämie 5, 145, 147, 240, 485 f.
–, akuter Alkoholeffekt 391
–, alkoholische Hyperlipämie 390
–, Apo B 220
–, Apo C 162, 231
–, ApoHDL-Relipidierung 156
–, Apolipoproteine s. Apo Chylomikronen
–, Blut, Halbwertszeit 241
–, Chemie 3 ff.
–, chemisch-physikochemische Daten 139
–, Cholesterin 5, 69, 197

—, Cholesterinester, Abbau 241
—, Cholesterinsynthese 63
—, Darm 197, 428
—, Dichte 5
—, Durchmesser 5, 267
—, Elektrophorese 127
—, Elimination 326
—, Entfettung 137f.
—, exogene Lipide 424
—, exogene Triglyceride 200, 239
—, familiäre Hypo-β-Lipoproteinämie 511
—, Fasten 239
—, Flotationskonstante 136
—, Halbwertszeit 158
—, HMG-CoA-Reduktase 63
—, HTGL 238
—, Hyperlipoproteinämie Typ I 267ff.
—, Hyperlipoproteinämie Typ III 25, 302
—, Hyperlipoproteinämie Typ V 72, 353ff.
—, IEF 130
—, Infektionskrankheiten 443ff.
—, intestinales Lymphsystem 241
—, Kupffersche Zellen 198f.
—, Lipidaustausch 162f.
—, Lipoproteinelektrophorese 239, 268
—, Lipoproteinlipase 230
—, Lipoproteinmetabolismus 248
—, Pankreatitis 331
—, Phospholipide 5, 69, 111
—, —, Abbau 241
—, Pinocytose 109
—, Plasmatrübung 5, 239
—, Polyanionenfällung 131f.
—, Polyvinylpyrrolidonausflockung 5
—, primäre Partikel 5f., 240f.
—, Proteingehalt 5, 69
—, Proteinsynthesehemmer 197
—, remnants 6
—, —, Abbau 243
—, sekundäre Partikel 5f., 240f.
—, Stärkeblockelektrophorese 5
—, Tangier-Krankheit 477f.
—, Ursprung 197ff.
—, Xanthome 270, 371
—, Zusammensetzung 111, 239f.
— vgl. Lymphchylomikronen
Chylomikronenabbau 6ff., 70, 159f., 198f., 424
—, HDL 473
—, Heparin 229
—, Hyperlipoproteinämie Typ III 307
—, intravasaler, Hyperlipoproetinämie Typ I 268
—, LCAT 241
—, orale Kontrazeptiva 453f.
—, Plasma 267
Chylomikronenbildung 3ff.
—, Darmmukosa 267
—, Phospholipide 4
Chylomikronenclearance 439
—, Alkohol 396
—, Kinetik 8
Chylomikronenfunktion 197
Chylomikroneninfusion, Cholesterinsynthese 65
Chylomikronenisolierung, präparative Ultrazentrifuge 133f.
Chylomikronenkern 240, 267
Chylomikronenlebensdauer, Hyperlipoproteinämie Typ I 268
Chylomikronenmembran 160

Chylomikronenmetabolismus 241f.
—, Hyperlipoproteinämie Typ I 267f.
Chylomikronenoberfläche 240
Chylomikronensekretion, Eiweiß 197
Chylomikronenstruktur 160, 239f.
Chylomikronensynthese 241
—, Autoradiographie 198ff.
Chylomikronentransport, Blut 5f.
—, Hyperchylomikronämie 10
—, intrazellulärer 198f.
Chylomikronentriglyceride 5, 69
—, Atherosklerose 355
—, Gewebsaufnahme 6ff.
—, Katabolismus 198, 241
—, Lipoproteinlipase 239
Chymotrypsin 67
Claudicatio intermittens 308f., 329f.
Cloasma uterinum 550
Clofibrat 295
—, Antikoagulantienbehandlung 340
—, Cholesterinausscheidung 341, 428
—, Cholesterinsynthese 292
—, diabetische Hyperlipidämie 374
—, Glukosetoleranz 340
—, Hyperlipoproteinämie Typ II 292
—, Hyperlipoproteinämie Typ III 311ff.
—, Hyperlipoproteinämie Typ IV 340
—, Hyperlipoproteinämie Typ V 357
—, β-Lipoproteine 340
—, Lipoproteinmetabolismus 313
—, Nebenwirkungen 340
—, nephrotisches Syndrom 419
—, Prä-β-Lipoproteine 340
—, Sterolbilanz 341
Cl. welchii 115
Clupanodyl-Rest, Glycerin-3-phosphat 106
Clupadonsäure, Phospholipide 99
CMAcGP 101, 111, 116
—, Nervengewebe 112
Cöliakie 485, 516
Coenzym-A-Ester-Hydrolase 230
Colamin, Phospholipide 99
Colaminkephalin, weiße Gehirnsubstanz 576
Colchicin, Lipoproteinfreisetzung 223
—, VLDL-Sekretion 206
Colitis ulcerosa, Tangier-Krankheit 466
Colon, bakterieller Cholesterinabbau 56
—, Cholesterin 78, 80
—, Cholesterinsynthese 48
Computer-Tomographie, axiale 585
core sugars 221
Cornea, Fabrys Krankheit 600, 607
—, Tangier-Krankheit 466f.
Coronararterien, FH 283
Coronarsklerose, vorzeitige, FH 281
Corticosteron 84
Cortison 444
CTP 104
Cyclohexan, Sesselform 37f.
Cycloheximid 245
—, Cholesterin-7α-Hydroxylase 66
—, HMG-CoA-Reduktase 61
—, VLDL-Sekretion 201f., 205
Cyclopentanoperhydrophenantren 37, 44
Cystein, SDAcGP 104
Cystische Fibrose 488
Cytidindiphosphat-äthanolamin 104

Cytidindiphosphatcholin 104
—, Phospholipidmetabolismus 104
Cytidindiphosphatdiacylglycerin 104
Cytidinnucleotide, Glycerin-3-phosphat 108
Cytochrom P 450 47, 50
Cytochromoxidase, Mitochondrien 116f.

DAcG 98, *100*
—, Phospholipase 108
—, Phospholipidmetabolismus 106
DAcGP 98, *100*, 104, 106f., 114
—, Basismembran 119
—, Blutplasma 111
—, Erregungsleitung 114
—, Konformation 101f., 103
—, Mizelltyp 103
—, Syntheseorte 109f.
DAP *100*
Dichte, hydratisierte, LDL 146
—, —, Lipoproteine 126f., 137
—, —, Lp(a)-Lipoprotein 165
—, —, LPB$_{HDL}$ 150
—, —, Lymphchylomikronen 158
—, —, Lymph-HDL 161
—, —, partielles spezifisches Volumen 137
—, —, Plasmalipoproteine *141*
Dihydroxyaceton-Phosphat, Phospholipidmetabolismus 104
Darm, bakterieller Cholesterinabbau 55f.
—, Cholesterin 67, 78
—, Cholesterinsynthese 48, 57ff., 61, 80
—, —, Regulationsmechanismen 58
—, Chylomikronen 197
—, Gangliosidosen 618
—, G$_{M2}$-Gangliosidose Typ 2 630
—, Lipoproteinbildung 5
—, Steroide 55f.
—, Tangier-Krankheit 465f.
Darmbakterien, Cholesterinabbau 81f.
—, Pflanzensteroide 82
Darmepithelien, Cholesteringehalt 56, 67
—, HMG-CoA-Reduktase 60
—, Monoglyceride 4
Darmmukosa, A-β-Lipoproteinämie 70
—, Chylomikronenbildung 267
—, Hypertriglyceridämie 17
—, Proteinsynthesehemmer 69f.
—, VLDL-Sekretion 17
Darmwand, Cholesterinresorption 68
—, Triglyceridresorption 68
Deacylierungs-Reacylierungszyklus 111f., 114
—, Phospholipide 108f.
DEAE-Sephadex, Hyperlipoproteinämie Typ II 292
Decaproenol-Phosphat *100*
Dedimentationskonstante 136
Dehydrocholesterin 47
7-Dehydrocholesterin 67
Dehydroepiandrosteronsulfat 582
Dehydrosqualen 44
Dekalin 37f.
Delipidierungsversuche 156f.
Delphin, Lipoproteine *175*
Densitometer, Lipoproteinelektrophorese 128f.
Dermatansulfat 236, 579, 585
Desmethyllanosterin 46
Desmosterin 46f.
Desoxycholsäure 55, 67, 82

Detergentien, ApoB 138
—, Cholesterinsynthese 59
—, Lipoproteinentfettung 137f.
—, Lipoproteinfällung 131
Dextransulfat, LDL-Präzipitation 279
—, Lipoproteinfällung 131
Diabeteseinstellung, Hyperlipidämie 363
—, Lipidspiegel 367f., 369f.
—, Triglyceridspiegel 371
Diabetes mellitus 20, 133, 301, 318, 336
—, A-β-Lipoproteinämie 508
—, alkoholische Hyperlipämie 400
—, Atherosklerose, prä-β-Lipoproteine 373
—, dekompensierter ketoazidotischer, Lipidspiegel 368f.
—, Erwachsenen-Typ, Lipidspiegel 367f.
—, —, Triglyceridstoffwechsel 366
—, freie Fettsäuren 372
—, manifester juveniler, Lipidspiegel 367
—, HMG-CoA-Reduktase 59
—, Hypercholesterinämie, Atherosklerose 372
—, Hyperlipidämie 363–376
—, Hyperlipidämie, klinische Manifestation 371f.
—, —, Pathophysiologie 364ff.
—, Hyperlipoproteinämie 369
—, —, Therapie 373f.
—, Hyperlipoproteinämie Typ I, sekundäre 270
—, Hyperlipoproteinämie Typ V 354
—, Hypertriglyceridämie 26f.
—, insulinbedürftiger s. Insulinmangel-Diabetes
—, latenter, Lipide 366f.
—, Lipidspiegel, Altersabhängigkeit 370f.
—, —, Blutzuckerabhängigkeit 369f.
—, —, Geschlechtsabhängigkeit 371
—, —, Therapieabhängigkeit 369f.
—, lipoatrophischer 366
—, Lipoproteinlipase 17
—, Lipoproteinmuster, Altersabhängigkeit 370
—, Lipoproteinzusammensetzung 372
—, sekundäre Hyperlipidämie, medikamentöse Therapie 373f.
—, subklinischer, Lipide 366f.
—, Triglyceridspiegel, Körpergewicht 370f.
—, vaskuläre Komplikationen 372f.
—, VLDL-Synthese 245
Diacylglycerin s. DAcG
Diacyl-sn-Glycerin-3-phosphat s. DAcGP
Diät, cholesterinarme 296f.
—, —, LDL-Pool 249
—, cholesterinreiche, Lipoproteinveränderungen 189
—, fettarme, Hyperlipoproteinämie Typ I 267f., 272
—, fettfreie Hyperlipoproteinämie Typ I 271
—, fettreiche, LDL-Triglyceride 191
—, Hyperlipoproteinämie Typ II 290f.
—, kohlenhydratreiche, HDL-Abbau 248
—, —, Lipoproteinveränderungen 191f.
—, phytansäurefreie 653f.
—, polyensäurereiche 297f., 337
—, —, A-β-Lipoproteinämie 505
—, schwefelarme, Metachromatische Leukodystrophie 587
—, Sitosterinabbau 82
—, triglyceridreiche, Lipoproteinveränderungen 189
Diäthyldithiocarbaminsäure 581
Diättherapie, Hyperlipoproteinämie Typ IV 337
—, sekundäre Hyperlipämie, Diabetes mellitus 373f.
—, Tangier-Krankheit 479
Diarrhoe, Tangier-Krankheit 466

Diazoxid 26
Dichtegradient, Lipoproteinisolierung 135
–, Temperaturabhängigkeit 135
–, Zeitabhängigkeit 135
Dichtemeßgerät 137
Dickdarm s. Colon
Diensäuren, Phospholipide 99
Diet-Heart-Study 340
Diffusionskonstante 136
Digalaktosylceramid 597, 604
Digitoninfällung, Sterine 39
Diglyceride 4, *100*
–, Insektenlipoproteine 179f.
Diglycerid-Hydrolase 230f.
Diglyceridhydrolyse, Hyperlipoproteinämie Typ I 268
Diglyceridlipasen 145
Dihexose-Ceramid 556
Dihydrolanosterin 47
Dihydrosphingosin 98, 104
Dihydrosphingosin-1-phosphat s. SphH$_2$P
Dihydroxyaceton 25
Dihydroxyaceton-3-phosphat s. DAP
Dihydroxyceramid *100*
Dihydroxycoprostan 53
Dihydroxygallensäure 67, 79
Diisopropylfluorphosphat 163
Dimannosylphosphatidylglycerin *101*
Dimethylallylpyrophosphat 43
Dimethylallyltransferase 43
Dingo, Lipoproteine *175*
Diphenylhydantoin 598
–, Schmerztherapie, Fabrys Krankheit 608
Diphosphoinositid 99ff.
Diplococcus pneumoniae-Infektion 443
Diplopie 467
direct lytic factor 108
Disialo-Ganglioside 613f.
Diskelektrophorese, ApoAII 152
–, ApoHDL 152f.
–, ApoVLDL 142
–, Tangier-Krankheit, Apo AI 476
Dissescher Raum, VLDL-Sekretion 204
Dithiothreitol 163
DNA 423
Docosahexaensäure s. Clupadonsäure
Docosansäure s. Behensäure
Docosapentaensäure, Phospholipide 99
Docosatetraensäure, Phospholipide 99
Docosatriensäure, Phospholipide 99
Dodecansäure s. Laurinsäure
Dodecaprenol-phosphat *100*
Ductus thoracicus 70, 267
–, Chylomikronen 3
–, VLDL 3
Dünndarm, ApoVLDL 202
–, Cholesterinresorption 68
–, Cholesterinsynthese 78
–, Chylomikronen 3, 428
–, HDL 211
–, Lipoproteinsekretion 220
–, LpA-Synthese 150
–, Mizellenbildung 68
–, Morphologie, familiäre Hypo-β-Lipoproteinämie 511
–, Röntgenbefund, A-β-Lipoproteinämie 488
–, Triglyceridresorption 68
–, VLDL 201, 428
–, VLDL-Sekretion 204

Dünndarmepithelzellen, HDL-Katabolismus 214
–, Lipoproteintransport 223
Dünndarmfunktion, resorptive, A-β-Lipoproteinämie 489ff.
Dünndarmlymphe 162
Dünndarmmukosa, ApoB-Bildung 147
–, Lymphlipoproteine 157
–, Morphologie, A-β-Lipoproteinämie 488f.
–, VLDL 3
–, VLDL-Synthese 244
Duodenalsaftanalyse, A-β-Lipoproteinämie 488
Duodenum 4
–, Phospholipidresorption 111
Dupuytren-Kontraktur 508
Durchblutungsstörungen, koronare, Hyperlipoproteinämie Typ IV 329
–, periphere, Hyperlipoproteinämie Typ IV 329
Dys-β-Lipoproteinämie 301
Dysdiadochokinese 493
Dysenterie 445
Dysgammaglobulinämie, sekundäre, Hyperlipoproteinämie Typ I, 271
–, Hyperlipoproteinämie Typ III 308
Dysglobulinämie 301
–, Xanthome 310
Dysproteinämie, sekundäre Hyperlipoproteinämie 447

E. coli, Phosphotransferasesystem 116
EEG, A-β-Lipoproteinämie 493
–, Gangliosidosen 620
–, Metachromatische Leukodystrophie 584
–, Morbus Gaucher 549
–, Refsum-Krankheit 647
Eibildung, Vögel, Lipoproteine *174*
Eicosadiensäure, Phospholipide 99
Eicosansäure s. Arachinsäure
Eicosansphingosin 99
Eicosatetraensäure s. Arachidonsäure
Eicosatriensäure, Phospholipide 99
Einschlußkörperchen, Fabrys Krankheit 605
–, Gangliosidosen 623
Eisenablagerungen, Haut, Morbus Gaucher 558
EKG, A-β-Lipoproteinämie 493
–, Morbus Gaucher 551
–, Refsum-Krankheit 645, 647f.
Eklampsie 455
Elektroimmunodiffusion, Lipoproteine 137
Elektromyographie, A-β-Lipoproteinämie 493
Elektronenmikroskopie, cholesterinreiche Diät 188f.
–, Chylomikronenmembran 159
–, Fabrys Krankheit 605f.
–, G$_{M1}$-Gangliosidose 624
–, G$_{M2}$-Gangliosidose Typ 1 628
–, G$_{M2}$-Gangliosidose Typ 2 630
–, Gaucher-Zellen 554f.
–, HDL 154
–, LDL 149
–, Leber, A-β-Lipoproteinämie 491
–, LP-X 381f.
–, Lymphchylomikronen 158
–, Metachromatische Leukodystrophie 574ff.
–, Sphingomyelinosen 537f.
–, Tierlipoproteine *187*
–, VLDL 141
Elektrophorese, Apolipoproteinauftrennung 138
–, Cenapses acidoprecitable 125
–, Morbus Gaucher 552

668 Sachverzeichnis

Elektroretinogramm, A-β-Lipoproteinämie 496
Endocarditis lenta 550
Endoplasmatisches Retikulum 113f., 118, 293
—, Äthanol 23, 399
—, Apolipoproteinsynthese 220f.
Endoplasmatisches Retikulum, ApoVLDL-Bildung 223
—, Cholesterin 63f.
—, Chylomikronensynthese 198f.
—, Diabetes mellitus 21
—, HMG-CoA-Reduktase 42, 221
—, intrazellulärer Lipoproteintransport 221
—, Leberphospholipide 109f.
—, Lipoproteinsynthese 241
—, Mukosazelle, A-β-Lipoproteinämie 488
—, Orotsäurebehandlung 208
—, Phospholipase 108
—, Phospholipidmetabolismus 104
—, Sphingomyelinosen 537
—, VLDL-Sekretion 202ff., 205
—, VLDL-Synthese 201, 244
Endothelzellen, Blutgefäße, G_{M1}-Gangliosidose 625
—, CMAcGP 111
—, Fabrys Krankheit 603, 605f.
—, Lipoproteinlipase 8
—, Morbus Gaucher 553
—, primäre Partikel 6
— vgl. Kapillarendothelien
Endotoxin, Triglyceridspiegel 443f.
Ente, HDL 186
Enterohepatischer Kreislauf, Cholesterin 63
—, Gallenphospholipide 110
—, Gallensäuren 49, 55
—, Lipide 241
Enteropathie, eiweißverlierende 516
Enzyme, lipolytische 70
—, —, membrangebundene 268
—, —, Tangier-Krankheit 478f.
—, mikrosomale, Alkoholeinfluß 399
Enzymkofaktoren, Phospholipide 116f.
Eosinophile Leukozyten, Phospholipase 109
Eosinophiles Granulom 462
Epicholesterin 69
Epidermis, Cholesterinsynthese 83
Epikanthus 508
Epiphysendysplasie 645
Epistaxis 552
Ergosterin 39
Erlenmeyer-Kolben-Phänomen 550
Erregungsleitung, Phospholipide 113f.
Erythro-Sphingosin-Phosphat, Phospholipidmetabolismus 104
Erythrozyten, Cerebroside, Morbus Gaucher 552
—, Glucocerebroside 558
—, Lipidzusammensetzung, A-β-Lipoproteinämie 498f.
—, Phospholipase 112
—, Phospholipide 156
—, Zieve-Syndrom 400f.
Erythrozytenagglutinierung 117
Erythrozytencholesterin 76, 78
—, Lebererkrankungen 401
Erythrozytenmembran 117
—, Cholesteringehalt, LCAT-Deficiency 500
—, CMAcGP 111
—, LCAT 379
—, Lipide, Hypo-β-Lipoproteinämie 513
—, Phospholipase 108

—, Phospholipidaustausch 112
—, Tangier-Krankheit 470
Erythrozytenresistenz, osmotische, Morbus Gaucher 551
Erythrozytenveränderungen, Plasmaphospholipide 112
Essigsäure, Cholesterinbiosynthese 40
Ethionin 206
—, VLDL-Sekretion 201f., 205
Exanthem, Tangier-Krankheit 464

Fabry-Gen 607
Fabry-Krise 598
Fabry-locus 607
Fabrys Krankheit 597–612
—, Anämie 600
—, Augenveränderungen 600
—, avaskuläre Knochennekrose 600
—, Blutgruppensubstanz B 604
—, Blutsenkung 598
—, cardiovaskuläre Manifestation 598ff.
—, cerebrale Gefäßerkrankung 600
—, Diagnostik 607f.
—, Elektronenmikroskopie 605f.
—, Enzymsubstitution 597, 606
—, α-Galaktosidase 602f.
—, gastrointestinale Symptome 600, 606
—, Genetik 607
—, genetische Beratung 607f.
—, heterozygote weibliche, Klinik 600f.
—, histochemische Reaktionen 605
—, homozygote männliche, Klinik 598ff.
—, Inzidenz 607
—, Klinik 598ff.
—, Lymphödem 600
—, metabolischer Defekt 601ff.
—, neurologische Störungen 600
—, Nierentransplantation 608f.
—, Parästhesien 607f.
—, Pathophysiologie 604ff.
—, —, cardiovaskuläres System 606
—, —, Nervensystem 606f.
—, —, Niere 606
—, pränatale Diagnose 597, 603, 607ff.
—, primärer Enzymdefekt 602f.
—, renale Manifestation 598ff.
—, Schmerz 598
—, Schmerztherapie 598
—, Skelettmuskel 600
—, Speicherglykosphingolipide 603f.
—, Therapie 608f.
Fanconi-Syndrom 410
Farbenblindheit 496
Farnesyldiphosphat 115
Farnesylpyrophosphat, Squalenbildung 43ff.
Fasergliose 537
Fasten, HDL_2 150
—, Lipoproteinlipase 17
—, Lipoproteinlipasefreisetzung 235
—, prä-β-Lipoproteine 243
—, VLDL 176
— vgl. Hunger
Fastenlipoproteinämie 22
Ferritin 555
Festwinkelrotoren 133f.
—, VLDL 142
Fett, Phytansäuregehalt 651
Fette, gesättigte, Plasmacholesterinspiegel 276, 291

—, mehrfach ungesättigte, Plasmacholesterinspiegel 291
Fettembolien, Pankreatitis 331
Fettemulsioninjektion, Triglyceridverschwinderate 12
Fettgewebe, Cholesterin 76, 78
—, Cholesterinsynthese 48
—, Chylomikronenabbau 159, 241
—, Chylomikronentriglyceride 198f.
—, Hyperchylomikronämie 10
—, Insulinwirkung 19f.
—, Klärfaktor 9
—, Lipoproteinlipase 9
—, Triglyceride 3
—, Triglyceridlipase 268
Fettgewebsbiopsie 235
—, Hyperlipoproteinämie Typ I 269
—, Refsum-Krankheit 653
Fettgewebslipase, hormonsensitive 10
—, Protaminsulfat 233
Fettgewebslipolyse, Infektionskrankheiten 443
Fettgewebslipoproteinlipase 17, 25, 234f.
—, Affinitätschromatographie 234
—, Heparin 236
—, Insulinmangel 20f.
Fettgewebsnekrosen 439
Fettintoleranz, familiäre Hypo-β-Lipoproteinämie 511
Fettleber 329, 331, 509
—, A-β-Lipoproteinämie 491f.
—, alkoholische 23
—, —, Triglyceridbildung 16
—, —, Triglyceridfettsäuren 394f.
—, essentielle Fettsäuren 23
—, Hyperlipoproteinämie 439
—, Hypo-β-Lipoproteinämie 511
—, VLDL-Metabolismus 206ff.
Fettmalabsorption 485
Fettmobilisation, Insulinmangel 20f.
Fettoleranz, Arteriosklerose-Patienten 337
Fettresorption, Apoproteine 5
—, familiäre Hypo-β-Lipoproteinämie 511
—, Glukose 4
—, Hyperchylomikronämie 10
—, Proteinsynthese 5
Fettsäureaufnahme, Leber
—, Mukosazelle 241
Fettsäurebildung, Glukose 19
—, Kohlenhydrate 14
Fettsäureeinbau, Triglyceride, Alkoholeffekt 396
Fettsäurefreisetzung 341
—, Fettgewebe, Alkoholeinfluß 397
Fettsäuregruppen, Phospholipide 109f.
Fettsäurekonzentration, Insulin 26
—, V. portae 18
—, VLDL-Triglycerid-Sekretionsrate 18f.
Fettsäuremuster, Cholesterinester 72
—, Hirnsulfatide 578
—, Urinsulfatide 578
—, Tierlipoproteine 180ff.
Fettsäuren 68, 70
—, Cholesterinveresterung 69
—, Erythrozyten-Phospholipide, Hypo-β-Lipoproteinämie 513
—, essentielle 112
—, —, A-β-Lipoproteinämie 505
—, —, Membranstruktur 117
—, —, oxidative Phosphorylierung 117f.
—, —, Phospholipide 99f.

—, —, Plasmatriglyceridkonzentration 23
—, freie 8
—, —, A-β-Lipoproteinämie 502f.
—, —, alkoholische Hyperlipämie 390ff.
—, —, ATP 4
—, —, Cholesterinsynthese 426
—, —, chronischer Alkoholeffekt 392
—, —, Chylomikronen 160
—, —, Diabetes mellitus 372
—, —, Fettleber 206
—, —, Glukose 17
—, —, Gerinnungsfaktoren 440
—, —, Heparin 230
—, —, hepatische Triglyceridproduktion 419
—, —, Hyperlipoproteinämie Typ I 10
—, —, Hyperlipoproteinämie Typ IV 24, 321, 337
—, —, Hypertonie 409
—, —, Infektionskrankheiten 443ff.
—, —, Insulinmangeldiabetes 364f.
—, —, Insulinwirkung 19
—, —, Kohlenhydratbelastung 24f.
—, —, kohlenhydratinduzierte Hypertriglyceridämie 17ff.
—, —, Lipoproteinlipase 235
—, —, nephrotisches Syndrom 419
—, —, Nikotinsäure 17, 341
—, —, Phospholipase 108
—, —, Plasmatriglyceridspiegel 321
—, —, Plasmatriglyceridsekretion 11
—, —, Schwangerschaft 455
—, —, Triacylglycerin 109
—, —, Triglyceridbildung 12ff.
—, —, Triglyceridhydrolyse 4, 6
—, —, Triglyceridverschwinderate 12
—, —, Umsatzrate 14, 16, 22
—, —, Urämie 414
—, —, VHDL 155
—, —, VLDL-Synthese 235
—, Gallensäurenausscheidung 83
—, gesättigte, Phospholipide 99f.
—, Glykosphingolipide 576
—, Kohlenhydratinduktion 325f.
—, HDL, A-β-Lipoproteinämie 504f.
—, Leber, A-β-Lipoproteinämie 492
—, —, Triglyceridsekretion 19
—, LDL-Triglyceride 146
—, mittelkettige, Hyperlipoproteinämie Typ I 272
—, Phospholipide, familiäre Hypo-β-Lipoproteinämie 514f.
—, radioaktiv markierte, VLDL-Sekretion 202ff.
—, Stuhl, A-β-Lipoproteinämie 490
—, ungesättigte, diabetische Hyperlipidämie 373
—, —, LDL 248
—, —, Lipoproteinstruktur 182
—, —, Mitochondrien-Phospholipide 110
—, —, Plasmacholesterin 83
—, —, Phospholipide 99f.
—, —, Tierlipoproteine 181
Fettsäureoxidation, Äthanol 22, 399
—, Glykogenose Gierke I 25
—, Insulinmangeldiabetes 365
Fettsäureresorption 198
—, A-β-Lipoproteinämie 489
Fettsäurestoffwechsel, Schilddrüsenhormone 431f.
Fettsäuresynthese, Äthanol 22f.
—, Glykogenose Gierke I 25
—, hepatische, Alkoholeinfluß 399
—, —, Kohlenhydratinduktion 325f.

Fettsäuresynthese, Insulinmangeldiabetes 364
–, Kynurenat 42
–, Phospholipide 116
Fettsäureveresterung, Glukose 15
–, Insulinmangeldiabetes 364f.
Fettsäureveresterung, Hyperlipoproteinämie Typ IV 321f.
Fettstoffwechsel, Eibildung, Vögel 174
Fettsucht 26f., 325
–, endogene Hypertriglyceridämie 21f.
–, FFS-Konzentration 321
–, FFS-Umsatzrate 22
–, Hyperinsulinämie 21
–, Hyperlipoproteinämie Typ III 310
–, latenter Diabetes mellitus, Lipidspiegel 367
–, Triglyceridspiegel 321
–, Triglyceridsynthese 16, 366
Fett-Toleranz-Test, intravenöser 432
–, –, orale Kontrazeptiva 453
Fettverdauung, intraluminale Phase, A-β-Lipoproteinämie 488
Fettzellen s. Adipozyten
FH 280–290
–, Apo-LDL-Metabolismus 288
–, cardiovaskuläre Manifestation 283
–, Cholesterinentfernung 287f.
–, Cholesterinmetabolismus, Fibroblastenkultur 288f.
–, Cholesterinsynthese 287
–, Diagnosestellung 286f.
–, –, Neonatalperiode 295f.
–, Erbgang 297
–, Gallensäurenausschüttung 288
–, Gallensäurenumsatz 288
–, Genetik 284ff.
–, genetische Beratung 286
–, Häufigkeit 285f.
–, heterozygote 284ff.
–, –, Coronarinsuffizienz 286
–, –, Plasmacholesterinspiegel 281
–, –, Therapieindikation 290
–, heterozygotes Kind 293f.
–, HMG-CoA-Reduktase 289
–, homozygote 284ff.
–, –, Fibroblastenkultur 285
–, –, Plasmacholesterinspiegel 281
–, –, Therapieindikation 290
–, homozygotes Kind 294
–, ischämische Herzkrankheit 296
–, klinische Symptome 281ff.
–, körperliches Training 295
–, LDL-Cholesterinester 288
–, LDL-Halbwertszeit 288
–, LDL-Metabolismus, Fibroblastenkultur 288f.
–, LDL-Rezeptoren 289
–, Manifestationsalter 286f.
–, orale Kontrazeptiva 295
–, pädiatrische Aspekte 293ff.
–, Plasmacholesterinspiegel 284ff.
–, Plasmatriglyceridspiegel 285
–, Portocavaler Shunt 293f.
–, Stammbaum 296f.
–, Steroidexkretion, Stuhl 287
–, Therapie 295
–, Xanthomatose 286f.
–, zugrundeliegende Störung 287ff.
FH-Gen 280
Fibrinogen 419

Fibrinogenspiegel, Hyperlipoproteinämie Typ IV 332
Fibroblasten, Haut, Lipoproteinabbau 211
–, Sphingomyelinase 542
Fibroblastenkultur, Cholesterinmetabolismus, FH 285, 288f., 427
–, Cholesterinsynthesehemmung 63
–, Fabrys Krankheit 607
–, Gangliosidosen, Diagnostik 637
–, LDL-Metabolismus 250, 288f.
–, LDL-Rezeptoren 288f.
–, Metachromatische Leukodystrophie 576
–, Phytansäureabbau, Refsum-Krankheit 651
–, Sphingomyelinosen-Diagnostik 538
Ficaprenol 116
Ficaprenolphosphat *100*
Fische, Fettsäuren 181f.
–, HDL 178f., 186
–, LDL 178, 185
–, Lipoproteine 176
floating-β-Disorder 301
floating-β-Lipoprotein 134, 304, 336, 433
–, Hyperlipoproteinämie Typ III, diätetische Therapie 313
–, Hypothyreose 308
Flotationskonstante 136, *139*
–, LDL 146
–, tierische Lipoproteine 176
–, VLDL 141, 176
Folsäuretherapie, Anämie, Morbus Gaucher 559
fractional removal rate s. Verschwinderate
Fraktion III 151
Fraktion IV 152
fraktionelle Abbaurate, LDL, experimentelle Hypercholesterinämie 190
fraktionelle Umsatz-Rate 75f.
–, Hypercholesterinämie 77
–, Lipoproteine 226
–, Plasmacholesterin 79
–, Serumcholesterin-Konzentration 77
Framingham-Studie 285f.
Frosch, Lipoproteine *175*, *178f.*
Fruchtwasser, Arylsulfatase 581
–, α-Galaktosidase 603, 607
–, Gangliosidosen, pränatale Diagnostik 637
–, Sphingomyelinase 542f.
Fruchtwasseruntersuchung, Metachromatische Leukodystrophie 566
Fruktose 324
–, endogene Hypertriglyceridämie 328
–, Lipogenese 14
–, Triglyceridbildung 18
–, Triglyceridspiegel 326
Fruktosefütterung, Ratte 329
Fukose, Apolipoproteine 221
–, ApoB 149
–, Tierlipoproteine 184
α-Fucosidase-Defekt 559
Funktionsmembran 117ff.
Funktionsproteine, Basismembran 119ff.

Galaktocerebrosidgehalt, Gehirn, Morbus Gaucher 556
Galaktocerebrosid-Speicherung 556
Galaktolipide 540f.
Galaktosamin, ApoCIII 144
–, HTGL 235

—, Lipoproteinlipase 235
β-Galaktosaminidase 631 ff.
Galaktose, ApoCIII 144
—, Apolipoproteine 221
—, Apo B 148
—, G_{M1}-Gangliosidosen 634
—, HTGL 235
—, Lipoproteinlipase 235
—, Serumlipoproteine 202
—, Tier-Apolipoproteine 184
Galaktosebelastung, Morbus Gaucher 552
α-Galaktosidase, Antikörper 602
—, Digalaktosylceramid 604
—, Körperflüssigkeiten 602f.
—, Leukozyten, Fabrys Krankheit 601
α-Galaktosidase A 602f.
—, Fabrys Krankheit, heterozygote 607
α-Galaktosidase B 602f., 608
α-Galaktosidase-Mangel 608
β-Galaktosidase, Isoenzyme 634f.
—, Leber, Mukosulfatidose 582
—, Leukozytenkonzentrat, Gangliosidosen 615ff.
β-Galaktosidase-Defekt, G_{M1}-Gangliosidosen 634
Galaktosylhydrolasemangel 559
Galaktosylsulfat-ceramid 578f.
—, Arylsulfatase A 580
Galaktosyl-Transferase 202
Galle, Cholesteringehalt 49, 67, 76, 78
—, intestinale Cholesterinsynthese 58
—, Phospholipide 110
—, —, enterohepatischer Kreislauf 110
Gallenalkohole 49
Gallenblase, Gangliosidosen 618
—, Metachromatische Leukodystrophie 569, 573
—, Mukosulfatidose 574
Gallenfistel 63
—, Cholesterinsynthese 57f., 64ff.
—, Gallensäuresynthese 66
Gallengangsatresie 382
—, Gallensäurebildung 54
Gallengangsverschluß, Cholesterinsynthese 59, 65
Gallensäureausscheidung 78, 81
—, Fettsäuren 83
—, Nahrungscholesterin 71, 82f.
Gallensäureausschüttung, FH 288
Gallensäurebestimmung, Cholesterinumsatzstudien 74f.
Gallensäurebildung, Cholestase 54
—, Cholesterin 83
—, Gallengangsatresie 54
—, intravenöse Gallensäuregabe 66
—, Mitochondrien 50ff.
—, orale Gallensäuregabe 66
Gallensäuregehalt, Leber 64f.
Gallensäuresekretion, Alkohol 399
Gallensäuren 131
—, Arylsulfatase 580
—, CDAcGP 110
—, Cholesterin 37
—, Cholesterinabbau 49ff.
—, —, Hemmwirkung 66
—, Cholesterinesterase 69
—, Cholesterin-feed back-Mechanismus 64f.
—, Cholesterinresorption 64f.
—, Cholesterinsynthese 57f.
—, Cholesterinsynthesehemmung 64ff.
—, 7-α-Dehydroxylierung 55

—, Dekonjugation 55
—, enterohepatischer Kreislauf 49, 55
—, freie 55, 57
—, HMG-CoA-Reduktase 64f.
—, intestinale Cholesterinsynthese 58
—, Konformation 38
—, konjugierte 4, 57
—, Koprostan 38
—, Mizellenbildung 68
—, Pankreasesterase 67
—, Phospholipase A_1 233
—, primäre 49
—, —, Cholesterinabbau 82
—, sekundäre 49, 55
—, —, Bakterien 82
Gallensäurerückresorption, Ileum 55, 68
Gallensäuresynthese 49ff.
—, Gallenfistel 66
—, Lipoproteincholesterin 66
Gallensäuresyntheseregulation, Cholesterin-7α-Hydroxylase 66
Gallensäurestoffwechsel, Hyperlipoproteinämie Typ IV 332
Gallensäureumsatz, Cholesterinstoffwechsel 79
Gallensäureverfütterung, Cholesterinsynthese 57f.
—, HMG-CoA-Reduktase 59
Gallensäurevorläufer, Wasserlöslichkeit 53
Gallensalze, Cholesterinsynthese 427
—, Hypothyreose 430f.
Gammaglobulin-Abnormalitäten, sekundäre Hyperlipämie 447ff.
Ganglienzellen, autonome, Fabrys Krankheit 603, 605
—, Gangliosidosen 626ff.
—, Histologie, Metachromatische Leukodystrophie 572
—, Morbus Gaucher 555
—, Mukosulfatidose 573
Gangliosid G_{M1} 631ff.
Gangliosid G_{M2} 631ff.
Gangliosid G_{M3} 631ff.
Ganglioside 613
—, N-Acetyl-neuraminsäure 631
—, Asialoderivate 631ff.
—, Mukosulfatidose 578
—, Sphingomyelinosen 541
Gangliosidosen 613–644
—, Biochemie 631–637
—, Cerebroside 636
—, Differentialdiagnose 614
—, Dünnschichtchromatogramm, Hirnlipide *634*
—, enzymatische Diagnostik 636f.
—, Erkrankungs-Risiko 637
—, generalisierte *614*
—, Hepatomegalie 615ff.
—, Heterozygoten-Bestimmungen 637ff.
—, Heterozygoten-Frequenz, Normalbevölkerung 638
—, Humangenetik 637ff.
—, Klinik 614–623
—, Knochenveränderungen 615ff.
—, Lysosomen 623
—, Milz 615ff.
—, Morphologie 623–631
—, Niemann-Pick-Zelle 615ff.
—, Nomenklatur 613f.
—, pränatale Diagnose 636f.
—, Reflexveränderungen 619ff.
—, Rest-Enzymaktivitäten 636

Gangliosidosen, Schaumzellen 615ff.
–, Sphingomyelin 636
–, Sulfatide 636
–, Therapie 637
–, Typeneinteilung 613f.
G_{M1}-Gangliosidosen 613f.
–, Elektronenmikroskopie 624
G_{M1}, β-Galaktosidase-Defekt 634
–, Galaktose 634
–, Gehirn 624
–, lichtmikroskopischer Befund 624
–, Morphologie 623ff.
–, Typ 1, Klinik 614ff.
–, –, Organbeteiligung 634
–, Typ 2, Klinik 619
G_{M2}-Gangliosidosen 613f., 634
–, Hexosaminidase 633ff.
–, Typ 1 613f.
–, –, Elektronenmikroskopie 628
–, –, Fetus 628
–, –, jüdische Abstammung 619ff., 639
–, –, Klinik 619f.
–, –, Morphologie 625ff.
–, Typ 2, Globosid 636
–, –, β-Hexosaminidase-Aktivität 622
–, –, biochemische Besonderheiten 636
–, –, EEG 622
–, –, Klinik 620ff.
–, –, Laborbefunde 622
–, –, Morphologie 628ff.
–, –, Stammbaum 638
–, Typ 3, Hexosaminidase-A-Mangel 623
–, –, Klinik 622f.
–, –, Morphologie 630
G_{M3}-Gangliosidosen 613f., 630
Gans, Fettsäuren 181
–, Lipoproteine *175, 178f.*
Gargoylismus 585, 615ff.
Gaschromatographie, Cholesterin 39
–, Refsum-Krankheit 648
Gastrointestinaltrakt, Cholesterinsynthese 48
Gaucher-Bodies 555
Gauchersche Krankheit *318*, 525, 547–564
–, akut-maligne Form 547ff.
–, alkalische Phosphatase 552
–, Anämie, Folsäuretherapie 559
–, Augen 551
–, Blutbild 551f.
–, blutchemische Befunde 552f.
–, chronisch-adulte Form 547ff.
–, Definition 547
–, Diagnose 549f., 557f.
–. Differentialdiagnose 549f., 557f.
–, Erbgang 548
–, Erkrankungsalter 547
–, Erythrozyten, Cerebroside 552
–, familiäre Häufung 547
–, familiäre Disposition 548, 558
–, Gehirn 555
–, –, Lipidzusammensetzung 556f.
–, Geschichtliches 547
–, Geschlecht 547
–, Glukocerebrosidase 558
–, Hämoglobinurie 552
–, Hautpigmentation 449f.
–, Hepatosplenomegalie 548f.
–, Herz 551
–, Heterozygotie 548

–, Hypothalamus 551
–, infantile Form 549
–, Klinik 548ff.
–, Knochenmark 552
–, Knochenschmerzen 549
–, Laborbefunde 551ff.
–, Leber 549f.
–, Leukämie 554
–, Lipoproteine 553
–, Lunge 550
–, Lymphknoten 550
–, Milz 549f.
–, Milzexstirpation 559
–, Milzlipide 556f.
–, Milztumor 549
–, Nebenniere 551
–, Neurohypophyse 551
–, Nervensystem, Pathologie 555
–, Pathochemie 556
–, Pathogenese 558f.
–, Pathologie 550ff., 553ff.
–, phänotypische Varianten 548f.
–, Rasse 547
–, saure Phosphatase 548, 553
–, sekundäre Tuberkulose 551
–, Schilddrüse 551
–, Skelettveränderungen 549f.
–, Spontanremissionen 559
–, subakut-juvenile Form 547ff.
–, Therapie 559
–, Typeneinteilung 547f.
–, Typ I 548
–, Typ II 549
–, Typ III 549
Gauchersche Trias 549
Gaucher-Zellen 547ff., 553ff.
–, Blut 554
–, Elektronenmikroskopie 554f.
–, histochemische Reaktionen 554
–, immunologische Reaktion 553
–, Leukämie 554
–, Myokard 551
–, Nebennieren 550
–, Niere 550
–, Ovarien 550
–, saure Phosphatasen 553f.
–, Sputum 550
–, Thrombozytenphagozytose 552
–, Zelltypen 554
GDAcGP *101*, 104, 116
–, Bakterienmembran 115
–, Basismenbran 119
$G(DAcGP)_2$ *101*, 116
–, Bakterienmembran 115
–, Syntheseorte 109
Gefäßendothelien, Elektronenmikroskopie, Sphingomyelinosen 537
Gefäßerkrankungen 3
–, cerebrale, Fabrys Krankheit 600
–, Hyperlipoproteinämie Typ III 308
–, orale Kontrazeptiva 452
Gefäßgeräusche, familiäre Hypertriglyceridämie 330
Gefäßkrankheit, vorzeitige periphere 314
Gefäßveränderungen, Fabrys Krankheit 606
–, nephrotische Hyperlipidämie 419
Geflügel, Lipoproteine 174
Gehirn, Arylsulfatase 580
–, Cerebrosidsulfatase 579

–, Cholesterin 76
–, Cholesterinsynthese 48
–, Gangliosidosen 618, 624
–, Glukosecerebroside, Morbus Gaucher 558
–, Histochemie, Metachromatische Leukodystrophie 570f.
–, Lipidzusammensetzung, Metachromatische Leukodystrophie 577f.
–, Metachromatische Leukodystrophie 569ff.
–, Morbus Gaucher 555
–, Phytansäureabbau 650
–, Sphingomyelinose 532
–, weiße Substanz, Lipidzusammensetzung 576
Gehirnatrophie 614, 625
Gelbfieber 445
Gelchromatographie, ApoB 148
–, Apolipoproteinauftrennung 138
–, Hyperlipoproteinämie Typ III 307
–, Lipoproteine, Hyperlipoproteinämie Typ III 303
Geranylpyrophosphat 43
Gerinnungsfaktoren 419
–, freie Fettsäuren 404
Gerinnungsstörungen, A-β-Lipoproteinämie 502
Gerinnungssystem, Hyperlipoproteinämie 332
–, Phospholipide 112
Gerinnungszeit, Morbus Gaucher 552
Gestagene, Cholesterinspiegel 453
–, Glukosetoleranz 454
–, PHLA 452
–, Phospholipidspiegel 453
–, Triglyceridspiegel 452f.
–, Wirkungsmechanismus 453f.
Gewebslipide, essentielle Fettsäuren 23
Gewebslipoproteinlipase 9
Gewebstriglyceridhydrolase 229ff.
Gewichtsreduktion, Triglyceridkonzentration 21
Gewichtszunahme, Triglyceridkonzentration 21f.
Gicht 318
–, Hyperlipoproteinämie Typ IV 332
–, Hyperlipoproteinämie Typ V 355
Gilles-de-la-Tourette-Syndrom 517
Giraffe, Lipoproteine 175
2d-Gitter, Strukturprotein 117
Gliazellen, Gangliosidosen 625ff.
Globoidzell-Leukodystrophie, Typ Krabbe 565f.
Globosid 635f.
Glomerulosklerose 372
–, diabetische Hyperlipidämie 372
Glu(NH$_2$)GDAcGP *101*
Glukagon 22
–, HMG-CoA-Reduktase 59
–, Hyperlipoproteinämie Typ IV 325
–, Infektionskrankheiten 444ff.
–, Plasmatriglyceridkonzentration 22
Glukagonsekretion, Pankreatitis 440
Glukocerebrosidase 548
–, Morbus Gaucher 558
Glukocerebroside, Abbau 558
–, Erythrozyten 558
–, Gehirn, Morbus Gaucher 558
–, Leukozyten 558
Glukokortikoide, HMG-CoA-Reduktase 59
Glukoneogenese, Niere 409, 411f.
–, Säure-Basen-Haushalt 411f.
Glukosamin, ApoB 148f.
–, HTGL 235
–, Lipoproteinlipase 235

–, Tierlipoproteine 184
–, Serumlipoproteine 202
Glukose, Apolipoproteine, Ratte 184
–, endogene Hypertriglyceridämie 328
–, Fettresorption 4
–, Fettsäurebildung 19
–, freie Fettsäuren 17
–, Fettsäuren-Veresterung 15
–, Glycerin 19
–, HTGL 235
–, Intralipid 18
–, Lipogenese 14
–, Lipoproteinlipase 17, 20, 235
–, Plasmatriglyceridbildung 25
–, Plasmatriglyceridkonzentration 17ff.
–, Triglycerid-Fettsäuren 14ff.
–, Triglycerid-Glycerin 15
–, Triglyceridsekretionsrate 14
–, Triglyceridverschwinderate 12, 18f.
Glukosebelastung, intravenöse 369
–, Triglyceridkonzentration 18
Glukoseeinbau, Plasmatriglyceride, Hyperlipoproteinämie Typ IV 321f.
Glukoseintoleranz, endogene Hypertriglyceridämie 324f.
–, Hyperlipoproteinämie Typ IV 332f.
–, urämische 412f.
–, –, Kaliumhaushalt 413
Glukose-6-phosphat 104
Glukose-6-Phosphatase 116
Glukosespiegel, Hyperlipoproteinämie Typ V 358
Glukosetoleranz, Clofibrat 340
–, Hyperchylomikronämie 11
–, endogene Hypertriglyceridämie 363ff.
–, Hyperlipoproteinämie Typ I 271
–, Hyperlipoproteinämie Typ III 310
–, Hyperlipoproteinämie Typ IV 324f.
–, Hyperlipoproteinämie Typ V 355
–, Hypertriglyceridämie 26
–, koronare Herzkrankheit 369
–, Niereninsuffizienz 412f.
–, Östrogene 451
–, orale Kontrazeptiva 453f.
Glukoseverfütterung, Lipoproteinveränderungen 191
β-Glukosidase 558
Glukosylceramid 542
Glykosyl-phosphoryl-undecaprol 115
Glutamin 182
Glutaminsäure 182
Glycerin 8, 70
–, freies 4
–, Glukose 19
–, markiertes, Triglyceridverschwinderate 12f.
Glycerinaldehyd-Phosphat, Phospholipidmetabolismus 104
Glycerin-3-phosphat, Acylreste 105f.
–, Cytidinnucleotide 108
–, Phospholipidmetabolismus 104ff.
sn-Glycerin-3-phosphat 98, *100*
Glycerinphosphatbildung 109
Glycerin-phosphat-Dehydrokinase 104
Glycerinphospholipid-Anabolismus, Alternativsequenz 106f.
Glycerinphospholipide 97ff.
–, Metabolismus 104ff.
–, Strukturformeln *98*
Glycerinzufuhr, Triglyceridspiegel 326
Glycerokinase 4, 104

Glycerolipidsynthese, hepatische 341
α-Glycerophosphat 4, 25, 329, 399
—, Äthanol 22f.
—, Diabetes mellitus 21
—, Insulinwirkung 19
—, Triglyceridsynthese 197
α-Glycerophosphatacyltransferase 23, 105
α-Glycerophosphatweg 4
—, Halbwertszeit 111
Glycin 49
—, Gallensäurenausscheidung 82
—, Polyacrylamidgelelektrophorese 130
Glykane 236
Glykocholsäure, Cholesterinresorption 67
Glykogenspeicherkrankheit *318*, 354
— Typ I 25, 464
Glykolipide, Milz, Morbus Gaucher 556
Glykoproteine 235f.
—, Gangliosidosen 635
—, Kohlenhydratankopplung 239
Glykoproteinrezeptoren 236
Glykosaminoglykane, Mukosulfatidose 578, 585
Glykosphingolipide 613
—, Fettsäuren 576
—, Niere 598
—, Zellmembranen 602
Glykosphingolipidkatabolismus 601f.
Glykosphingolipidosis 597
Glykosurie 364
—, Hyperlipämie 318
Glykosyltransferase 221
GMAcGP *101*
Golgi-Apparat 114, 190
—, Alkoholeffekt 399
—, Chylomikronentransport 198f.
—, Glukosamin 202
—, LDL 223
—, Lipoproteinlipase 239
—, Lipoproteinsynthese 241
—, Lipoproteintransport 221ff.
—, Mukosazelle, A-β-Lipoproteinämie 488
—, Phospholipide 110
—, VLDL 208, 223
—, VLDL-Sekretion 202ff., 205
—, VLDL-Synthese 244
Golgi-Zellen, Sphingomyelinosen 536
Gonaden, Niemann-Pick-Zellen 536
g-Zahl 133

Hämochromatose 549, 551
Hämodialyse 608
—, Hyperlipidämie 414
—, urämische Glukoseintoleranz 412ff.
Hämoglobinurie, Morbus Gaucher 552
Hämolyse, alkoholische Hyperlipämie 390
hämorrhagische Diathese, Morbus Gaucher 548f., 551f.
Hämosiderin 551
Hahn, Lipoproteine 174
Haifisch, Fettsäuren 181
—, Lipoproteinzusammensetzung *175*, *178f.*
Hand-Schüller-Christiansche Krankheit 462
Haptoglobin 498
Harnblase, Niemann-Pick-Zellen 536
Harnsäurespiegel, FH 281
Harnstoff, Apolipoproteinauflösung 138

Haut, Apo-LDL-Katabolismus 289
—, Arylsulfatase 580
—, Cholesterin 78, 80
—, Cholesterinausscheidung 80f., 83
—, Cholesterinsynthese 48, 83
—, Tangier-Krankheit 465f.
Hautfibroblasten, Cerebrosidsulfatase 579, 581
Hautlipide 341
Hautpigmentation, Morbus Gaucher 550
Hautveränderungen, Refsum-Krankheit 648
Hautxanthome 281f.
HDL 125ff., *141*, 149–156, 162, 211ff., 219, 252, 378f., 424
—, Acyltransferase 112
—, Aktivator-Protein 7
—, A-β-Lipoproteinämie 240, 486, 502, 504f.
—, Aminosäuren 182
—, Amphibien 175
—, antimikrotubuläre Agentien 206
—, Apo A 486
—, Apo A-Metabolismus 248
—, Apo CII 231
—, Apolipoproteine 7, 219, 247, 471f.
—, —, A-β-Lipoproteinämie 506
—, Atherosklerose 150
—, chemisch-physikochemische Daten *139*
—, Cholestase 380
—, Cholesterinaustausch 163
—, Cholesterinesterspeicherung, Tangier-Krankheit 479
—, Cholesteringehalt 7, 72
—, cholesterinreiche Diät 189
—, Cholesterintransport 247f.
—, Cholesterinumsatz 227
—, Chylomikronen 7
—, —, C-Protein-Transfer 248
—, Chylomikronen-Katabolismus 473
—, Elektronenmikroskopie 154, 473
—, Entfettung 138
—, familiäre Hypo-β-Lipoproteinämie 510, 514f.
—, Fettsäuren, A-β-Lipoproteinämie 504f.
—, Funktion 472f.
—, Halbwertszeit 247f.
—, Hund 186f.
—, Hyperlipoproteinämie Typ I 268
—, IEF 130
—, Insekten 176, 179
—, intermediate Apolipoprotein 506
—, Kaninchen, experimentelle Hyperlipoproteinämie 191
—, Killer-Wal 187
—, LCAT 8, 72, 156, 226
—, LDL 146
—, Leberfunktionsstörungen 383ff.
—, Lipidaustausch 162
—, Lipidzusammensetzung 471
—, Lipoproteinfamilien, Funktion 155f.
—, Lipoproteinlipase, Cofaktor 269
—, Lipoproteinmetabolismus 248
—, Lp(a)-Lipoprotein 165
—, LpC 143
—, Lymphe *158*, 161f.
—, Mammalia 174ff.
—, Meerschweinchen 177
—, Mizelle 247
—, Morbus Gaucher 553
—, Phospholipidgehalt 7
—, —, Tierlipoproteine *180*

—, Phospholipidmuster, A-β-Lipoproteinämie 504f.
—, Plasmaspiegel 248
—, Polyacrylamidgelelektrophorese 130
—, Polyanionenfällung 131ff.
—, Polymorphismus 164
—, präparative Ultrazentrifuge 471
—, Proteinanordnung 154
—, Proteingehalt 150, 153, 211, 246
—, Ratte 187
—, —, cholesterinreiche Diät 190f.
—, Reptilien 175
—, Schwein 183, 187
—, Strukturmodelle 247
—, Sucrose 191
—, Tangier-Krankheit 150, 461
—, tierische 174ff., 177, 185f.
—, —, Elektronenmikroskopie 187
—, —, Fettsäuren 181f.
—, —, Proteingehalt 178f.
—, Triglycerid-Transport 7
—, Vitamin-A-Transport 497
—, VLDL-Katabolismus 473
—, VLDL-Metabolismus 245f.
—, Vögel 174
β-HDL 430
HDL_1 149f.
HDL_2 127, 135, 149ff., 246, 471, 504, 507
—, Lipoproteinfamilien 152f.
HDL_2-Isolierung, präparative Ultrazentrifuge 134
—, Lipoproteinelektrophorese 150
HDL_3 127, 135, 149, 153f., 246, 471, 504, 507
—, Apo AIII 152
—, Lipoproteinfamilien 154
—, Syntheseorte 153
HDL_3-Isolierung, präparative Ultrazentrifuge 134f.
HDL_T 469, 473ff.
—, Apolipoprotein 474ff.
—, Elektronenmikroskopie 474f.
—, Polyacrylamidgelelektrophorese 476
—, Zusammensetzung 474ff.
HDL-Apolipoproteine s. Apo-HDL
HDL-Biosynthese 473
HDL-Cholesterin, HMG-CoA-Reduktase 211
—, Hyperlipoproteinämie Typ III 301
—, Nabelschnurblut 296
—, PHLA 230
—, Hyper-β-Lipoproteinämie 278
HDL-Fällung, Natriumphosphorwolframat 132f.
HDL-Isolierung, Dichtegradienten 135
HDL-Katabolismus 214f., 473
HDL-Lösung, Polyanionenfällung 132
HDL-Mangel, familiärer s. Tangier-Krankheit
HDL-Metabolismus 247f.
—, Leber 248
HDL-Oberfläche 247, 472
HDL-Sekretion, Dünndarm 220
—, Leber 220
—, Mukosazelle 241
HDL-Struktur 154, 471f.
HDL-Synthese 247
—, LCAT 211, 214
HDL-Syntheseorte 150
HDL-Umsatz 247f.
HDL-Zusammensetzung 111, *240*
—, Diabetes mellitus 372
α-Helix 120
α-Helix-Struktur, ApoAI 151
—, ApoAII 152

—, ApoB 149
—, ApoCIII 144
—, ApoCI-Peptid 143
—, ApoHDL 154
Heparansulfat 236
Heparin 330, 342
—, Chylomikronen 132
—, Enzymfreisetzung 236ff.
—, Glykoproteine 236
—, Histaminase 233
—, Hyperlipidämie Typ I 10
—, Klärfaktor 229
—, Lipaseadsorption 233f.
—, Lipoproteinelektrophorese 230
—, Lipoproteinfällung 131, 136
—, Lipoproteinlipase 8f.
—, Phospholipase A_1 233
—, Plasmatriglyceridspiegel 229
—, Triglyceridabbau 8
—, VLDL-Metabolismus 306
—, vgl. Postheparinplasma
Heparinaffinitätsassay 233f.
Heparin-Antikörper 238
Heparinoide, Lipoproteinfällung 131
Heparin-Sepharose-Säule 234
Heparinsulfat 579, 585
Hepatektomie 241, 417
—, LDL 249
—, partielle 243
Hepatitis, Hypertriglyceridämie 445
Hepatom *318*
Hepatomegalie, alkoholische Hyperlipämie 390
—, A-β-Lipoproteinämie 491
—, Gangliosidosen 615ff.
—, Tangier-Krankheit 464f.
Hepatosplenomegalie, diabetische Hyperlipidämie 371
—, Hyperlipoproteinämie Typ I 267, 269
—, Hyperlipoproteinämie Typ IV 331
—, Hyperlipoproteinämie Typ V 355
—, Metachromatische Leukodystrophie 568
—, Morbus Gaucher 548f.
—, Sphingomyelinosen 541
—, Sphingomyelinose Typ B 531
Hepatozyten, Apolipoproteine 473
—, Tangier-Krankheit 465
Heredopathia atactica polyneuriformis 654—656
Herz, A-β-Lipoproteinämie 493f.
—, Fabrys Krankheit 605
—, Gangliosidosen 618
—, Histologie, Sphingomyelinosen 535
—, interstitielle Zellen, HDL-Katabolismus 215
—, Morbus Gaucher 551
—, Morphologie, G_{M1}-Gangliosidose 624
—, Refsum-Krankheit 647f.
Herzerkrankungen, vorzeitige, FH 286
Herzinfarkt *318*
—, Fabrys Krankheit 600, 606
—, Hyperlipoproteinämie Typ II 283
—, Hyper-Prä-β-Lipoproteinämie 330
—, orale Kontrazeptiva 452
—, Plasmacholesterinspiegel 279
Herzinsuffizienz 600
Herzmuskel, Cholesterinsynthese *48*
—, Fabrys Krankheit 600, 606
—, Glykosphingolipidspeicherung 600
—, Triglyceridlipase 268
Hexosaminidase, Antikörper 633
—, G_{M2}-Gangliosidosen 633ff.

Hexosaminidase A 631 ff.
—, Gangliosidosen 620
Hexosaminidase-A-Mangel, G_{M2}-Gangliosidose 633 ff.
Hexosaminidase B 632 ff.
β-Hexosaminidase, Isoenzyme 633 ff.
β-Hexosaminidase-Aktivität, G_{M2}-Gangliosidose Typ 2 622
Hexacosansäure s. Cerotinsäure
Hexacosensäure, Glykosphingolipide 576
Hexadecanol s. Cetylalkohol
Hexadecansäure s. Palmitinsäure
Hexadecensäure s. Palmitoleinsäure
Hexaensäuren, Phospholipide 99
high density lipoproteins s. HDL
High salt flotation 136
Hirnbiopsie 587
Hirnrinde, Fabrys Krankheit 603
Hirnsklerose, metachromatische 565
Hirnstamm, Morbus Gaucher 555
—, Sphingomyelinosen 536 f.
Histaminase 230, 233
Histokompatibilitätsantigen, Lp(a) 165
HMG-CoA 42
—, Cholesterinsyntheseregulation 59 ff.
HMG-CoA-Reduktase 211, 221, 426
—, Adrenalektomie 61
—, Cholesterin 62 f.
—, Cholesterinsyntheseregulation 59 ff.
—, Chylomikronen 63
—, Diabetes mellitus 59
—, Enzymproteinsynthese 61 f.
—, erste Lebensperiode 60
—, FH 289
—, Gallensäuren 64 f.
—, Glukagon 59
—, Halbwertszeit 61
—, hormonelle Einflüsse 59
—, Inhibitoren 60, 62
—, Insulin 59
—, LDL 63 f., 250
—, β-Lipoproteine 63 f.
—, Lokalisation 60
—, Mevalonsäure 42, 60
—, Molekulargewicht 60
—, Nahrungsfett 58
—, Proteinsynthesehemmer 61
—, Schilddrüsenhormone 429 f.
—, Tag-Nacht-Rhythmus 61, 64
—, VLDL 63
HMG-CoA-Synthase 42
—, Cholesterinsyntheseregulation 60
Hoden, Metachromatische Leukodystrophie 573
Hörnerv, Refsum-Krankheit 647
Hormone, hepatische Cholesterinsynthese 58 f.
HTGL 9 f., 230 f., 241, 268 f., 306, 323
—, Affinitätschromatographie 234
—, Aminosäurenzusammensetzung 235
—, Antikörper 234 f.
—, Apo B 248
—, Chylomikronen 238
—, Kohlenhydratanteil 235
—, IEF 235
—, Leber 238
—, Leberfunktionsstörungen 383
—, Lipoproteinlipase, Korrelation 234
—, Molekulargewicht 235
—, Östrogene 453 f.
—, Phospholipase A_1 233

—, Plasmatriglyceridspiegel 234
—, Postheparinplasma 234
—, Protaminsulfat 233
—, remnants 238 ff.
—, selektive Präzipitation 234
—, Tangier-Krankheit 478
—, Thioesteraseaktivität 231
—, VLDL-Metabolismus 247
Huhn, Apo-HDL 184
—, Apo-LDL 184
—, Lipoproteinelektrophorese 176
—, Lipoproteinzusammensetzung 178 f., 183 f.
Hund, Lipoproteine 186 f.
Hundeleber, Triglyceridlipase 231
Hunger, hepatische Cholesterinsynthese 58 f.
—, HMG-CoA-Reduktase 59, 61
—, Plasmatriglyceridkonzentration 22
— vgl. Fasten
Huntington-Chorea 517
Hydrocortison 84
Hydroxybehensäure, Glykosphingolipide 576
3-β-Hydroxy-cholensäure 54
7-α-Hydroxycholesten-3-on 51
7-α-Hydroxycholesterin 50 f., 53
26-Hydroxycholesterin 54
Hydroxylapatit, LDL 148
—, Lp(a)-Lipoprotein 165 f.
—, LpC 153
p-Hydroxymercuribenzoat 581
Hydroxy-Methyl-Glutaryl-CoA s. HMG-CoA
Hydroxynervonsäure, Glykosphingolipide 576
Hydroxypentacosansäure, Glykosphingolipide 576
α-Hydroxyphytansäure 649
Hydroxysteroid-Dehydrogenase 51
Hydroxytricosensäure, Glykosphingolipide 576
Hydroxytricosansäure, Glykosphingolipide 576
Hydrozele, Gangliosidosen 615 ff.
Hypalbuminämie 415
—, hepatische Proteinsynthese 418
Hyperakusis 614
—, Gangliosidosen 620 ff.
Hyper-β-Lipoproteinämie 275 ff.
—, Definition 277
—, familiäre s. FH
—, HDL-Cholesterinkonzentration 278
Hyperbilirubinämie 498
Hypercholesterinämie 308, 339, 367, 369, 415, 429
—, Alkohol 389
—, Cholesterinausscheidung, Haut 80, 83
—, Cholesterin-Pool 79
—, Cholesterinstoffwechsel 77
—, Diabetes mellitus, Atherosklerose 372 f.
—, essentielle familiäre 280 ff.
—, experimentelle 188
—, familiäre 63
—, —, Tiermodell 192
—, LDL, fraktionelle Abbaurate 190
—, Mycobacterium bovis-Infektion 443
—, Prä-β-Lipoproteine 278
Hyperchylomikronämie 9 ff., 270
—, Diabetes mellitus 271
—, familiäre 267, 464
—, Hyperlipoproteinämie Typ V 353–359
—, Pankreaszirkulationsstörung 440
—, Pankreatitis 354
—, PHLA 233
—, Urämie 415
Hypergammaglobulinämie 516

Hyperglobulinämie, Hyperlipoproteinämie 447
Hyperglykämie, Hyperlipidämie 363 ff.
Hyperinsulinismus, Kohlenhydratinduktion 17 f.
–, Triglyceridsekretionsrate 27
Hyperlipämie, alkoholische 389–407
–, –, alkoholischer Leberschaden 389 f, 399
–, –, Atherosklerose 402
–, –, freie Fettsäuren 390 f.
–, –, hämolytische Anämie 390, 400 f.
–, –, klinische Zeichen 389 ff.
–, –, Komplikationen 400 ff.
–, –, Lipoproteine 390
–, –, Pankreatitis 401 f.
–, –, Pathogenese 391 ff.
–, –, PHLA 396
–, –, Serumtrübung 389 f.
–, –, Zusatzfaktoren 400
–, essentielle 318, 324
–, fettinduzierte 267
–, heparin-bindende Immunglobuline 448
–, kohlenhydratinduzierte 397
–, postprandiale, Alkohol 394 f.
–, rheumatische Krankheiten 331 f.
–, Schwangerschaft 455 f.
Hyperlipidämie, Äthanol 22 f., 245
–, Albuminspiegel 417
–, alimentäre 155
–, Diabetes mellitus 363–376
–, –, Diättherapie 373 f.
–, fettinduzierte 318
–, hereditäre 317
–, –, Insulintherapie 374
–, –, klinische Manifestation 371 f.
–, –, medikamentöse Therapie 373 f.
–, –, Pathophysiologie 364 ff.
–, –, vaskuläre Komplikationen 372 f.
–, Dialysepatienten 414
–, exogene diabetische, Fettbeschränkung 373
–, Glykogenose Gierke I 25
–, HDL$_2$ 150
–, Hyperglykämie 363 ff.
–, IEF 130
–, Insulinmangel 20
–, Körpergewicht 363
–, kombinierte 285
–, nephrotische, Gefäßveränderungen 419
–, –, Pathogenese 417 f.
–, nephrotisches Syndrom 415
–, Nierenerkrankungen 409–422
–, Proteinurie 416
–, sekundäre Nierenerkrankungen 412–419
–, urämische 409, 412 ff.
–, VLDL 134
Hyperlipoproteinämie 3, 126, 133
–, alkoholinduzierte 241
–, ANF 448
–, Cholesterinstoffwechsel 78
–, Chylomikronen 140
–, Diabetes mellitus 369
–, –, Therapie 373 f.
–, endogene diabetische, Tagesschwankungen 372
–, experimentelle 188 ff.
–, –, Kaninchen 191
–, –, Ratte 190 f.
–, –, Waschbär 190
–, familiäre 438
–, –, Schwangerschaft 456
–, Gerinnungssystem 332

–, HDL-Halbwertszeit 248
–, Infektionskrankheiten 443 ff.
–, LDL 146 f.
–, Lebererkrankungen 379–387
–, LE-Zellen 448
–, nephrotisches Syndrom 243
–, Pankreatitis 355, 437–441
–, Pankreaszirkulationsstörung 440
–, –, Diättherapie 439
–, partielle Hepatektomie 243
–, primäre, gestagenbetonte orale Kontrazeptiva 453
–, –, Kohlenhydratstoffwechselstörung 363
–, –, Östrogene 452
–, –, orale Kontrazeptiva 452
–, –, Pankreatitis 437 f.
–, Schwangerschaftspankreatitis 438
–, sekundäre 362–458
–, –, Gammaglobulinabnormalitäten 447
–, –, orale Kontrazeptiva 451–458
–, –, Pankreatitis 437 ff.
–, VLDL 141 f.
Hyperlipoproteinämiehäufigkeit 319 f.
Hyperlipoproteinämie Typ I 9 ff., 25, 158, 243, 334, 401
–, Chylomikronen 267 ff.
–, Diät 272
–, Differentialdiagnose 271 f.
–, Diglyceridhydrolyse 268
–, Enzymmangel 268 ff.
–, Erbgang 271
–, eruptive Xanthome 270
–, fettarme Diät 268, 272
–, Fettgewebsbiopsie 269
–, Glukosetoleranztest 271
–, HDL 268
–, hepatische Triglyceridlipase 269
–, Insulinwerte 271
–, intravasaler Chylomikronenabbau 268
–, Klinik 269 f.
–, Koliken 272
–, LDL 147, 268
–, Leberbiopsie 270
–, Lipoproteinlipase 233, 239, 269
–, Lupus erythematodes 448
–, Monoglyceridhydrolyse 268
–, Pankreatitis 331, 437 ff.
–, PHLA 233
–, Phospholipidhydrolyse 268
–, primäre 267–273
–, sekundäre 270 ff.
–, –, Lupus erythematodes 271
–, –, Therapie 267, 272
–, –, Triglyceridlipasemangel 268
–, VLDL-Metabolismus 245
Hyperlipoproteinämie Typ II 190, 248, 275–299, 416
–, Alkohol 390
–, Atherosklerose, zusätzliche Risikofaktoren 290
–, Cholestyramin 292
–, Clofibrat 292
–, DEAE-Sephadex 292
–, diätetische Therapie 290 f.
–, Diätvorschläge 297 f.
–, Diagnostik, Probenbehandlung 279
–, diagnostische Methoden 278 f.
–, Differentialdiagnose 280
–, familiäre s. FH
–, Genetik 284 ff.
–, Herzinfarkt 283

Sachverzeichnis 677

Hyperlipoproteinämie Typ II, Hypothyreose 308
–, Ileum-Bypass 293
–, ischämische Herzkrankheit 283 f.
–, LDL-Metabolismus 147, 249
–, medikamentöse Therapie 291 ff.
–, Neomycin 293
–, Nikotinsäure 292 f.
–, Östrogene 293
–, Palmarxanthome 310
Hyperlipoproteinämie Typ II, Portocavaler Shunt 293
–, primäre, Therapie 290 ff.
–, –, Ursachen 280
–, sekundäre 280
–, Therapieindikation 290
–, Thyroxin 293
–, Ursachen 280 ff.
Hyperlipoproteinämie Typ IIa 275, 369
–, Diagnosestellung 279
–, Hypothyreose 433
–, LDL-Rezeptor 250 f.
Hyperlipoproteinämie Typ IIb 275, 369
–, Diagnosestellung 279
–, Körpergewicht 371
Hyperlipoproteinämie Typ III 16, 134, 142, 147, 243, 248, 280, 301–316, 319, 334, 416
–, Alkohol 311 ff.
–, analytische Ultrazentrifuge 303 f.
–, Apo-LDL 304
–, Apo-VLDL 304 ff.
–, Arteriosklerose 309
–, Atherosklerose 433
–, Cholestyramin 313
–, Chylomikronenkatabolismus 307
–, diätetische Therapie 311 ff.
–, D-Thyroxin 313
–, endogene, Pathogenese 25
–, Gefäßerkrankungen 308 f.
–, Gelchromatographie 303
–, Genetik 310 f., 314
–, Glukosetoleranztest 310
–, Hunger 22
–, Hyperlipoproteinämie Typ IV, gemeinsames Vorkommen 310 f.
–, Hypothyreose 433
–, IDL 306
–, klinischer Verlauf 307 f.
–, Kohlenhydratbelastung 25
–, Lipidabnormalitäten 301
–, Lipoproteinabnormalitäten 301 f., 306 f.
–, Lipoproteinelektrophorese 302
–, Manifestationsalter 307 f.
–, medikamentöse Therapie 311 ff.
–, Pathogenese 304 ff.
–, periphere Gefäßkrankheit 308
–, präparative Ultrazentrifuge 304
–, sekundäre 301, 308
–, Therapie 313
–, VLDL 302 ff., 306
–, vorzeitige Gefäßerkrankung 308
–, Xanthelasmen 310
–, Xanthome 307 ff.
Hyperlipoproteinämie Typ IV 280, 285, 317–351, 369, 401, 416
–, abdominelle Krisen 331
–, Ätiologie 320–329
–, Alkohol 339, 390
–, Biguanide 374
–, Cholelithiasis 332

–, Clofibrat 340
–, Definition 317
–, diabetische Stoffwechsellage 332
–, Diättestung 336
–, Diättherapie 337 ff.
–, Diagnose 333 ff.
–, Differentialdiagnose 333 ff.
–, Erkrankungsalter 319
–, familiäres Vorkommen 336
–, fettreiche Kostformen 337 ff.
–, Fettsäurenveresterung 321
–, freie Fettsäuren 321, 337
–, Gallensäurestoffwechsel 332
–, Gefäßbeteiligung 329 f.
–, Genetik 320
–, Glukagonwerte 325
–, Glukosetoleranz 323 f., 332 f.
–, Glukosetoleranzstörung, Insulinspiegel 325
–, Häufigkeit 319 f.
–, Histopathologie 329
–, historischer Überblick 318 f.
–, Hunger 22
–, Hyperlipoproteinämie Typ III, gleichzeitiges Vorkommen 310 f.
–, Hyperlipoproteinämie Typ V, gleichzeitiges familiäres Vorkommen 320, 353 f.
–, Hyperurikämie 332
–, Insulinspiegel 332 f.
–, Kinder 319
–, Klinik 329 ff.
–, Körpergewicht 371
–, Kohlenhydratbelastung 336
–, Kohlenhydratinduktion 325 ff.
–, kohlenhydratreiche Kostformen 338
–, –, Langzeitwirkung 327
–, koronare Durchblutungsstörungen 329
–, koronare Herzkrankheit, Prävention 339
–, Laborbefunde 329 ff.
–, Lipidanalysen 333 f.
–, Lipoproteine 334 ff.
–, medikamentöse Therapie 340 ff.
–, Myokardinfarkt 320
–, Nikotinsäure 341 f.
–, Östrogene 438
–, Pankreatitis 329, 331
–, Pathogenese 320–329
–, Pathologie 329
–, periphere Durchblutungsstörungen 329
–, PHLA 25, 233, 336
–, Plasmainsulinspiegel 324
–, Risikofaktor, koronare Herzerkrankung 329 f., 330
–, sekundäre 317 f., 336
–, –, Alkohol 400
–, Triglyceridkatabolismus 322
–, Triglyceridsynthese 321 f.
–, Überernährung 319
–, VLDL 245, 327
–, Vorkommen 319 f.
–, Xanthom 330 f.
–, vgl. Hypertriglyceridämie, endogene
Hyperlipoproteinämie Typ V 72, 158, 243, 271 f., 331, 334, 342, 353–359, 401, 448, 456
–, Abdominalschmerz 354 ff.
–, Alkohol 390
–, Chylomikronen 353 ff.
–, Diabetes mellitus 354
–, Diät 357
–, Differentialdiagnose 271

–, familiäre, Stammbaum 355f.
–, Genetik 355ff.
–, Gicht 355
–, Glukosespiegel 358
–, Glukosetoleranztest 355
–, Hyperlipoproteinämie Typ IV, gemeinsames familiäres Vorkommen 356
–, Insulin 358
–, ischämische Herzkrankheit 355
–, Kasuistik 355f.
–, Klinik 354ff.
–, Laborbefunde 355
–, Lipide 353f.
–, Lipoproteine 353f.
–, Östrogene 355f.
–, orale Kontrazeptiva 355
–, Oxandrolontherapie 356f.
–, Pankreatitis 331, 354
–, PHLA 233, 357f.
–, primäre 354
–, sekundäre 354, 357
–, Therapie 357
–, Xanthome 354
Hyper-Prä-β-Lipoproteinämie 317
–, familiäre 353–359
–, Myokardinfarkt 330
Hypersplenismus, Morbus Gaucher 550
–, Sphingomyelinose Typ B 531
Hyperthyreose 432f.
–, Cholesterinsynthese 74
–, Diarrhoe 434
–, freie Fettsäuren 425
–, Lipoproteinelektrophorese 430
–, Lipoproteinstoffwechsel 74
–, Plasmacholesterin 74, 428
Hypertonus 410
–, freie Fettsäuren 409
Hypertriglyceridämie 3, 17ff., 248, 308, 367
–, Atherogenese 290
–, Autoimmunerkrankungen 238
–, Cholestase 383
–, Chylomikronenabbau, RES 243
–, Diabetes mellitus 26f., 271
–, –, Atherosklerose 372f.
–, endogene 11, 16, 320
–, –, Glukoseintoleranz 324f., 363ff.
–, –, Kohlenhydratinduktion 326f.
–, –, PHLA 323
–, –, vgl. Hyperlipoproteinämie Typ IV
–, experimentelle 191f.
–, familiäre, endogene und exogene 353
–, Fettsucht 21f., 26f.
–, Gicht 332
–, Glukosetoleranz 26
–, HDL-Abbau 248
–, Hepatitis 445
–, Infektionskrankheiten 443
–, Insulinmangel 19ff.
–, Insulinresistenz 26
–, Insulinspiegel 26f.
–, ketoazidotischer Diabetes 369
–, kohlenhydratinduzierte 17ff., 24f., 245, 317ff., 325ff.
–, Leberschaden 377ff.
–, Lymphom, Hamster 448
–, Pankreatitis 437f.
–, primäre, gestagenbetonte orale Kontrazeptiva 453
–, sekundäre Leberfunktionsstörungen 383

–, Tangier-Krankheit 473
–, Triglyceridverschwinderate 8
–, Urämie 413ff.
–, Wirkung verschiedener Kohlenhydrate 326
–, zerebrovaskuläre Gefäßerkrankungen 330
Hypertriglyceridämie Typ IV, Pathogenese 24f.
Hyperurikämie 281, 310
–, Hyperlipoproteinämie Typ IV 332
–, Hyperlipoproteinämie Typ V 355
Hypocholesterinämie 445, 502
–, familiäre Hypo-β-Lipoproteinämie 514
–, Hypo-β-Lipoproteinämie 510
Hypokaliämie 409
Hypolipoproteinämie 460–521
–, Leberschaden 517
–, Pankreatitis 439
Hypo-β-Lipoproteinämie 485–522
–, Arzneimittelreaktion 517
–, Augenveränderungen 512
–, eiweißverlierende Enteropathie 516
–, familiäre 504, 510–518
–, –, Apo B 515
–, –, Genetik 510, 515
–, –, heterozygote 513f.
–, –, homozygote 511ff., 514f.
–, –, Klinik 511ff.
–, –, Lipoproteine 510, 513ff.
–, –, neuromuskuläre Manifestation 512
–, –, Plasmalipide 513ff.
–, hämatologische Manifestation 513
–, Malabsorptionssyndrom 516
–, Ursachen 515f.
–, Tryptophan-Metabolismus 516
–, Wolmans Krankheit 516
Hypophyse, Morphologie, G_{M1}-Gangliosidose 624
Hypophysektomie, Cholesterinsynthese 59
Hypophysenvorderlappen, Histologie, Metachromatische Leukodystrophie 573
Hypopituitarismus 318
Hypoprothrombinämie 513
Hypothalamus, Morbus Gaucher 551
Hypothyreose 301, 318, 354
–, analytische Ultrazentrifuge 430
–, Atherosklerose 426
–, Cholesterinstoffwechsel 429
–, Cholesterinsynthese 58f., 74
–, Fettsäuresynthese 431
–, Gallensalze 430f.
–, HMG-CoA-Reduktase 59
–, Hyperlipoproteinämie Typ II 308
–, Hyperlipoproteinämie Typ IIa 433
–, Hyperlipoproteinämie Typ III 433
–, β-Lipoproteine 430
–, Lipoproteinstoffwechsel 74
–, LDL 430
–, Plasmacholesterinspiegel 425, 428
–, sekundäre 425
–, Triglyceridabbau 432
–, VLDL 432
Hypothyreosetherapie, Cholesterinspiegel 434
Hypotriglyceridämie, familiäre Hypo-β-Lipoproteinämie 510, 514

Ichthyosis 568, 645
IDAcGp *101, 104*
–, Acetylcholin 113
–, Basismembran 119

IDAcGp, Blutplasma 111
–, Drüsen 115
–, Erregungsleitung 114
–, Konformation 101
–, Mitochondrien 110
–, Nervengewebe 113
–, Pankreas 114f.
IDAcGP-Kinase 114
–, Calcium-Ionen 113
IDAcGP-Kinase, Magnesium-Ionen 113
–, Nervengewebe 113
idiopathische Lipämie 267
Idiotie, amaurotische, Metachromatische Leukodystrophie 568
–, infantile amaurotische, Typ Sandhoff-Jatzkewitz *614*
–, –, Typ Tay-Sachs *614*
–, Morbus Gaucher 549
IDL 245ff., 249, 305f., 322, 383
–, Fettsäurezusammensetzung 247
–, Hyperlipoproteinämie Typ III 306
–, Proteingehalt 247
IDL-Metabolismus, PHLA 247
IDL-Synthese, Leber 249
IEF 130f.
–, Apolipoproteine 136, 139f.
–, ApoAI 151
–, –, Tangier Krankheit 476f.
–, ApoCII-Peptid 144
–, ApoVLDL 144
–, HDL$_3$ 154
–, HTGL 235
–, Lipoproteinlipase 235
–, Plasmalipoproteine 126
–, Stabilisatoren 130
Igel, Lipoproteine *175, 178f.*
Ikterus, alkoholische Hyperlipämie 390
–, Differentialdiagnose, LP-X 382
–, Sphingomyelinose Typ D 531
Ileum, bakterieller Cholesterinabbau 56
–, Cholesterinsynthese *48*, 61
–, Gallensäureresorption 55, 68
–, Hyperlipoproteinämie Typ II 293
IMAcGP *101*
Immunadsorption, Apolipoproteinauftrennung 138
–, Lipoproteine 137
–, LpB 153
Immunchemie, Apolipoproteine 139f.
–, LDL 149
–, Tierlipoproteine 185ff.
Immundiffusion, HDL$_3$ 154
–, LDL 148
–, Lipoproteine 137
–, Tier-HDL 186
–, zweidimensionale, Apolipoproteine 140
–, –, LDL 185
Immunelektrophorese, Apolipoproteine 140
–, Tangier-Krankheit 469
–, zweidimensionale, Tangier-α-Lipoproteine 474f.
Immunglobuline, heparin-bindende 448f.
–, Lipidbindung 447f.
–, Lipoproteinbindung 447f.
–, PHLA 448
Immunglobulin-Lipase-Interaktion 447
Immunglobulin-Lipoprotein-Komplex 447f.
Indolurie 516
Infarkthäufigkeit, Serumcholesterinspiegel 37
Infektionskrankheiten, freie Fettsäuren 443ff.

–, Glukagon 444ff.
–, Hyperlipoproteinämie 443ff.
–, Insulin-Glukagon-Quotient 444
Inosit, Glycerophospholipide *98*
–, Phospholipidmetabolismus 104ff.
Inositphosphatidgehalt, Plasmalipoproteine *139*
Inositphospholipide, Erregungsleitung 113f.
–, Metabolsequenzen 113
Insekten, Apo-HDL 183
–, Apolipoproteine 180
–, Lipoproteine 176, 179f.
–, Phospholipide 180
–, VHDL 187
Inselapparat, Niemann-Pick-Zellen 536
Insulin 342
–, freie Fettsäure 26
–, HMG-CoA-Reduktase 59
–, Hyperlipoproteinämie Typ V 358
–, Intralipid 18
–, Lipogenese 14, 414
–, Lipolyse 26
–, Lipoproteinlipase 235, 323ff.
–, Plasmatriglyceridkonzentration 19ff.
–, Rückresorption 410
–, Triglyceridkonzentration 17f.
–, Triglyceridresorption 19
–, Triglyceridsekretionsrate 14
–, Triglyceridtransport 26
–, Triglyceridverschwinderate 12
–, VLDL-Sekretionsrate 26
–, VLDL-Synthese 245
Insulinabbau, Niere 409f.
Insulinantagonismus 414f.
–, Urämie 412f.
Insulinase-Aktivität, Tubuluszellen 410
Insulinausscheidung, Niereninsuffizienz 410
–, stündliche 410
Insulin-Clearance 410
Insulin-Glukagon-Quotient, Infektionen 444
Insulinkonzentration, Triglyceridgewebsaufnahme 16
Insulinmangel, Hypertriglyceridämie 19ff.
–, Triglyceridkonzentration 20f.
Insulinmangeldiabetes 373
–, alimentäre Lipämie 365f.
–, eruptive Xanthome 371
–, Hyperlipidämie 363
–, –, Pathophysiologie 364f.
–, Lipoproteinlipase 366
–, nächtlicher Triglyceridanstieg 372
–, Polyensäuren 373
–, Triglyceridkatabolismus 365f.
–, Triglyceridumsatz 365
–, VLDL-Sekretion 365
Insulinom 26
Insulinreserve, chronisch rezidivierende Pankreatitis 439
Insulinresistenz 324, 373
–, Hypertriglyceridämie 26f.
–, Plasmatriglyceridspiegel 333
–, Schwangerschaft 455
Insulinrezeptoren, Fettsucht 26f.
Insulinsekretion, Pankreatitis 440
–, Fettsucht 21
Insulinspiegel
–, Glykogenose Gierke I 25
–, hepatische Triglyceridsynthese 366
–, Hyperlipoproteinämie Typ I 271
–, Hyperlipoproteinämie Typ IV 332f.

—, Hypertrigylceridämie 26f.
—, orale Kontrazeptiva 453f.
—, Körpergewicht 325
Insulintherapie, diabetische Hyperlipidämie 374
Insulinwirkung, Fettgewebe 19
—, Lipoproteinlipase 271
—, Triglyceridspeicherung 19f.
—, Triglyceridsynthese, Fettgewebe 324
—, VLDL-Produktion, Fettgewebe 324
Intentionstremor 493, 647
intermediate lipoprotein s. IDL
Intestinaltrakt, Gaucher-Zelle 553
—, Morphologie, G_{M1}-Gangliosidose 624
Intralipid, Glukose 18
—, Insulin 18
Iodopsin 496
Ionenaustauschchromatographie, Apolipoproteinauftrennung 138f.
ischämische Herzkrankheit 329
—, FH 283f., 286, 296
—, Hyperlipoproteinämie Typ II-Muster 283f.
—, Hyperlipoproteinämie Typ III 308f.
—, Hyperlipoproteinämie Typ V 355
Isoelektrische Fokussierung s. IEF
Isopentenyldiphosphat 115
Isopentenylpyrophosphat 43
Isopentenylpyrophosphatisomerase 43
Isopren, Cholesterinbiosynthese 40ff.
—, Squalenbildung 42ff.
Isoprenkondensation 41
Isoprenolphospholipide 97ff.
—, Strukturformeln 98
Isoprenylphospholipide, Bakterienmembran 115
—, O-Antigen 115
Isotopen-Bilanz-Technik, Cholesterinresorption 71

Jaguar, Lipoproteine *175*
Jejunum, Cholesterinsynthese *48*, 61
Johnston-Ogston-Effekt 136

Kala-Azar 550
Kaliumhaushalt, urämische Glukoseintoleranz 413
Kaliummangel 412
Kalorienreduktion, Diabetes mellitus 373
Kamel, Lipoproteine *175, 178f.*
Kampesterinabbau 82
Kaninchen, experimentelle Hyperlipoproteinämie 191
—, Fettstoffwechsel, Endotoxin 444
—, LDL 177
—, Lipoproteine *175, 178f.*
Kapillaren, Basalmembran 329
—, Triglyceridhydrolyse 8
Kapillarendothel, Chylomikronenabbau 159, 241, 268
—, Chylomikronentriglyceride 198f.
—, Lipoproteinlipase 9
—, Lipoproteinlipaserezeptoren 236f.
—, Triglyceridhydrolyse 6
Kapillarendothelien, vgl. Endothelzellen
Kapselglycansynthese 115f.
Kardiomyopathie, G_{M2}-Gangliosidose Typ 2 630
Kata-Lipid 419
Katarakt 496

—, Refsum Krankheit 646f.
Katecholaminbildung 115
Katecholamine, Cholesterinsynthese 59
—, Infektionskrankheiten 443ff.
Kationen, Polyanionenfällung 131
Kautschuk 40
Kavernome, Morbus Gaucher 549
Kephalin 99, *101*
—, Milz, Morbus Gaucher 556
—, Morbus Gaucher 552
Kerasin 547
Ketoazidose, diabetische, Hyperlipoproteinämie Typ III 308
Ketonurie 369
Ketose, Insulinmangel 20
Ketosteroid-Reduktase 51
β-Ketothiolase-Reaktion 41f.
kirschroter Fleck, s. Makulafleck
Klärfaktor 8f.
Kleinhirn, A-β-Lipoproteinämie 493f.
—, Elektronenmikroskopie, Sphingomyelinosen 537
—, Fabrys-Krankheit 603
—, G_{M2}-Gangliosidose Typ 1 627
—, Metachromatische Leukodystrophie 569, 572
—, Sphingomyelinose 532, 536f.
—, Morbus Gaucher 555
Kleinhirnfunktionsstörungen, Refsum-Krankheit 647
Knochen, Cholesterin 78, 80
—, Röntgenbestrahlung, Morbus Gaucher 559
Knochenmark, Cholesterinsynthese *48*
—, Fabrys Krankheit 605
—, Gangliosidosen 618
—, Gaucher-Zelle 553
—, Metachromatische Leukodystrophie 573
—, Morbus Gaucher 552
—, Tangier-Krankheit 462ff.
—, Sphingomyelinosen 534f.
Knochenmarkshyperplasie 498
Knochenmarkspeicherzellen, Sphingomyelinose Typ B 531
Knochennekrosen, aseptische, Hyperlipoproteinämie Typ IV 332
Knochenveränderungen, Gangliosidosen 615ff.
—, Mukosulfatidose 585
Körpergewicht, Cholesterinstoffwechsel 78f.
—, Hyperlipidämie 363
—, Plasmatriglyceridkonzentration 21f., 335
körperliche Aktivität, Triglyceridspiegel 339
Koffein, Plasmalipidspiegel 339
Kohlenhydratanteil, PHLA 230
Kohlenhydratbelastung, freie Fettsäuren 24f.
—, Hyperlipidämie Typ III 25
—, Lipogenese 15
—, Plasmatriglyceridkonzentration 17ff.
—, Triglyceridbildung 15
—, VLDL 16
—, VLDL-Triglyceride 15, 18f., 24f.
Kohlenhydrate, ApoAI 151
—, ApoAII 152
—, ApoB 148f.
—, ApoCI-Peptid 143
—, ApoCIII 144
—, Cholesterinspiegel 291
—, Fettsäurebildung 14f.

Kohlenhydrate, Tierlipoproteine 184
–, Plasmalipidspiegel 338
–, VLDL 200
–, VLDL-Synthese 245
Kohlenhydratinduktion 338
–, endogene Hypertriglyceridämien 326f.
–, Hyperinsulinismus 17f.
–, Hyperlipoproteinämie Typ IV 325ff.
–, –, Triglyceridumsatz 324ff.
Kohlenhydratreiche Kost, Langzeitwirkung
–, Hyperlipoproteinämie Typ IV 327
–, Triglyceridfettsäuren 321
Kohlenhydratstoffwechsel, Urämie 409
Kohlensäure-Hydrogencarbonat-System, Mizellenübergang 102ff.
Kohlenwasserstoffe, Tierlipoproteine 179
Kokosöl 291
Koliken, abdominelle, Hyperlipoproteinämie Typ I 267, 272
Konjunktivaflecken, Morbus Gaucher 551
Kontrazeptiva s. orale Kontrazeptiva
Koordinationsstörungen 647
Koprostan, Gallensäuren 38
Koprostanol 38, 55f.
Koprostanon 55f.
Koprosterin 78
–, Cholesterinumbau 81f.
Koprosterinbestimmung, Cholesterinumsatzstudien 74f.
Kornea, Elektronenmikroskopie, Sphingomyelinosen 538
–, Sphingomyelinosen 537
koronare Herzkrankheit 341
–, Glukosetoleranzstörung 369
–, Hyperlipoproteinämie Typ IV, Prävention 339
Kortikosteroid-Therapie 336
Krampfanfälle, Fabrys Krankheit 600
–, familiäre Hypo-β-Lipoproteinämie 512
–, Gangliosidosen 618ff.
–, Morbus Gaucher 549
–, Metachromatische Leukodystrophie 567
–, Sphingomyelinose Typ C 531
Kreatininphosphokinase 340
Küken, Lipoproteine *175*
Kuh, Lipoproteine *175, 178f.*
Kupfer, Morbus Gaucher 552
Kupffersche Zellen, Chylomikronen 198f.
–, G_{M2}-Gangliosidose Typ 2 630
–, HDL 214
–, Hyperlipoproteinämie Typ I 270
–, Sphingomyelinosen 534, 537
Kynurenat 42

Laborbefunde, Morbus Gaucher 551ff.
Lactosylceramid 542, 635
–, Mukosulfatidose 578
Lactosylceramidase 635
Lactosylceramidose 559
Lactosylsulfat-ceramid 578
–, Arylsulfatase A 580
Laktase 490
Laminarmizellen 102
Lanosterin *39*, 44f.
Lanosterinumwandlung, Cholesterin 45ff.
Lathosterin 67
Laurinsäure, Phospholipide 99

LCAT 8, 72, 156, 162f., 201, 226ff., 379, 472, 473
–, A-β-Lipoproteinämie *502, 507*
–, Apolipoproteine 472
–, Apo AI 226, 247
–, Apo AIII 247
–, Cholesterinumsatz 227
–, Chylomikronenabbau 241
–, HDL 72, 226f.
–, HDL-Metabolismus 247
–, HDL-Synthese 211, 214
–, LDL-Bildung 227
–, Leberfunktionsstörungen 385
–, Lipoproteinmetabolismus 227, 248
–, Lipoproteinstruktur 227
–, LpA 146
–, Plasmalipoproteininkubation 226
–, remnants 227
–, Tangier-Krankheit 478f.
–, VLDL-Metabolismus 247
LCAT-Bestimmung, Ikterusdifferentialdiagnose 382
LCAT-Mangel, familiärer 126, 156, 189, 201, 226ff., 385, 500
–, –, Plasmalipoproteine 227
–, –, Target cells 401
–, –, VLDL 146
LDL 125ff., *141, 155*, 162, 200–211, 219f., 248ff., *278*, 378f., 402, 424, 444
–, A-β-Lipoproteinämie 145, 147, 240, 485, 503f.
–, Aminosäuren 182
–, Amphibien 175
–, Apolipoproteine ¨ 7, 219f., 248
–, –, Cholestase 381f.
–, ApoAIII 152
–, Apo B 244
–, chemisch-physikochemische Daten *139, 146ff.*
–, Cholestase 380
–, Cholesterinaustausch 163
–, Cholesteringehalt 72
–, cholesterinreiche Diät 189
–, elektronenoptische Befunde 149
–, Entfettung 138
–, experimentelle Hyperlipoproteinämie 190
–, familiäre Hypercholesterinämie 63
–, familiäre Hypo-β-Lipoproteinämie 510, 514
–, Flotationskonstante 136
–, fractional catabolic rate 249, 288, 430
–, Funktion 472
–, Gammaglobulinabnormalitäten 447
–, genetischer Polymorphismus 148
–, HDL 146
–, HMG-CoA-Reduktase 63f., 250
–, Hund 186f.
–, Hunger 22
–, hydrophobe Bindungen 149
–, Hyperchylomikronämie 9f.
–, Hyperlipoproteinämie Typ I 268
–, Hyperlipoproteinämie Typ III 25
–, Hyperlipoproteinämie Typ IV 334
–, Hypothyreose 430
–, IEF 130
–, Immundiffusion 148
–, Insekten 176, 179
–, intravasaler VLDL-Abbau 190

–, Kaninchen, experimentelle Hyperlipoproteinämie 191
–, LCAT 156
–, LCAT-Mangel 227
–, LpB 146
–, Leberfunktionsstörungen 383
–, Lipoproteinelektrophorese 147
–, Lipoproteinfamilien 147 ff.
–, Lipoproteinmetabolismus 249
–, Lymphe *158*, 160
–, Meerschweinchen 177, 187 f.
–, nephrotisches Syndrom 416, 418
–, Phospholipide, Tierlipoproteine *180*
–, Polyacrylamidgelelektrophorese 129 f.
–, Polyanionenfällung 131 ff.
–, Polymorphismus 164 ff.
–, Proteingehalt 146 f., 149, 200, 248
–, Ratte 177
–, –, cholesterinreiche Diät 190 f.
–, remnants 243
–, Reptilien 175
–, Röntgenkleinwinkelstreuung 149
–, Schleimaal 187
–, Seehund 177
–, Syntheseorte 147
–, Tangier-Krankheit 473, 478
–, tierische 174 ff., 177
–, –, Fettsäuren 181 f.
–, –, Immundiffusion 185 f.
–, triglyceridreiches 383
–, Vitamin A-Transport 497
–, VLDL-Metabolismus 16, 146 f., 209 ff., 245 ff., 304 ff.
–, Vögel 174
–, zweidimensionale Immundiffusion 185
LDL-Abbau 211
LDL-Bildung, LCAT 227
LDL-Cholesterin 288, 296
–, HMG-CoA-Reduktase 211
–, Hyperlipoproteinämie Typ II 279
–, Hyperlipoproteinämie Typ III 301
–, PHLA 230
–, portocavaler Shunt 249
LDL-Fällung, Natriumphosphorwolframat 132 f.
LDL-Halbwertszeit 249
–, FH 288
LDL-Isolierung, Dichtegradienten 135
–, präparative Ultrazentrifuge 134
LDL-Katabolismus 428
–, Schilddrüsenhormon 430
LDL-Konzentration, Hyperlipoproteinämie Typ IIa 279
–, Hyperlipoproteinämie Typ II b 279
–, Nabelschnurblut 295 f.
–, Plasma 249
LDL-Lösung, Polyanionenfällung 132
LDL-Metabolismus 249 ff.
–, Autoimmun-Hypo-β-Lipoproteinämie 516
–, extrahepatische Gewebe 250
–, Fibroblastenkultur 250
–, Hyperlipoproteinämie Typ II 249 f.
–, Tiere 178
LDL-Oberfläche 248
LDL-Pool, intravaskulärer 249
LDL-Präzipitation 279
LDL-Rezeptoren 250 f., 427

–, Feedback-Mechanismus 250
–, FH 289
–, Fibroblastenkultur 288 f.
–, Hyperlipoproteinämie Typ II a 250
LDL-Struktur 149
LDL-Synthese 248
LDL-Triglyceride, fettreiche Diät 191
–, Fettsäuren 146
–, Tiere 177
LDL-Unterklassen 146, 149
–, Hyperlipoproteinämie Typ III 303 f.
LDL-Zusammensetzung 111, *240*
–, Diabetes mellitus 372
–, Fische 178
–, Vögel 178
Ld-System 164
Leber, A-β-Lipoproteinämie 491
–, ApoB-Bildung 147
–, ApoVLDL 202
–, Arylsulfatase 580
–, Blut-Phospholipide 111
–, Cerebrosidsulfatase 579
–, Cholesterinabbau 6
–, Cholesterinsynthese 46 ff., 57 ff., 78, 80, 379
–, Chylomikronenabbau 6, 159, 241
–, Chylomikronencholesterin 198
–, Chylomikronentriglyceride 198
–, Elektronenmikroskopie, Sphingomyelinosen 537
–, FFS-Aufnahme 20
–, Gallensäuregehalt 64 f.
–, G_{M2}-Gangliosidose Typ 1 628
–, G_{M2}-Gangliosidose Typ 2 630
–, Gaucher-Zelle 553
–, HDL 211
–, HDL-Katabolismus 214, 248, 473
–, HDL-Synthese 150, 153, 473
–, Histologie, Metachromatische Leukodystrophie 573, 576
–, –, Sphingomyelinosen 534
–, HTGL-Sekretion 238
–, Hyperlipoproteinämie Typ I 269
–, IDL 247
–, LCAT 72
–, LDL-Abbau 211
–, LDL-Synthese 249
–, Lipogenese 19
–, Lipoproteinsekretion 220, 223 f.
–, Lipoproteinsynthese 155, 223 f.
–, Morbus Gaucher 549 f.
–, Morphologie, G_{M1}-Gangliosidose 624 f.
–, Mukosulfatidose 579
–, Phospholipidspeicher 109
–, Plasmalipidkatabolismus 377
–, primäre Partikel 6
–, Refsum-Krankheit 648
–, remnants 6
–, Sphingomyelinose 531 f.
–, Tangier-Krankheit 464 f.
–, Triglycerid-Clearance 14
–, Triglyceridhydrolase 231
–, Triglyceridsekretion 11
–, Triglyceridsekretionsmessung 13 f.
–, Triglyceridsynthese 17
–, VLDL 201
–, VLDL-Katabolismus 209
–, VLDL-Pool 245
–, VLDL-Synthese 142, 201, 244

Leberbiopsie, homozygote FH, Cholesterinsynthese 287
—, Hyperlipoproteinämie Typ I 270
—, Sphingomyelinosen-Diagnostik 538
Leber-Cholesterin 78
—, spezifische Aktivität 76
Lebercholesteringehalt, Cholesterinsynthese 63
Lebererkrankungen 133
—, Apo A 377
—, Cholesterinester 72
—, cholesterinreiche Diät 189
—, hämolytische Anämie 401
—, HDL 150, 153
—, Hyperlipoproteinämie 377–387
—, Hypolipoproteinämie 517
—, α-Lipoproteine 377
—, Lipoproteinelektrophorese 377
—, Lipasemangel 377
—, prä-β-Lipoproteine 377
—, sekundäre Hyperlipoproteinämie Typ II 280
Leberfunktionsproben, Morbus Gaucher 552, 558
Leberfunktionsstörungen, Apolipoproteine 384
—, HDL 383ff.
—, LCAT 385
—, Lipoproteinelektrophorese 383f.
—, PHLA 383
—, sekundäre Hypertriglyceridämie 383
—, VLDL 383ff.
Lebergalle, Gallensäuren 55
Leber-Lipoproteinlipase s. HTGL
Leberparenchymzelle, Cholesterinester 199
Leberphospholipide, Endoplasmatisches Retikulum 109f.
—, Mitochondrien 109f.
Lebersinusoide 109
Lebertransplantation, Niemann-Picksche Erkrankung 543
Lebertriglyceride, endogene Triglyceride 15f.
—, Tetracycline 23
—, Triglycerid-Verschwinderate 13
Leberzellorganellen, Phospholipidzusammensetzung 110
Leberzellregeneration, Phospholipidsynthese 111
Leberzellschädigung 118
Leberzirrhose 509
—, A-β-Lipoproteinämie 491
Lecithin 99, 101, 125, 154, 197, 472
—, Akanthozyten 500
—, ApoHDL 156
—, Chylomikronen 240
—, familiäre Hypo-β-Lipoproteinämie 513ff.
—, HDL 246
—, IDL 247
—, LDL 248
—, Lipidaustausch 162
—, Lymphlipoproteine 158
—, Milz, Morbus Gaucher 556
—, Morbus Gaucher 552
—, Plasmalipoproteine 139
—, Tierlipoproteine 180
—, Transazylierung 226
—, VLDL 243
—, VLDL-Triglyceride 208
—, weiße Gehirnsubstanz 576

Lecithin-Cholesterin-Acyltransferase s. LCAT
Lecithin-Sphingomyelin-Verhältnis, A-β-Lipoproteinämie 499
Lecithinsynthese 201
—, Cholestase 380
Leptospirosen 550
Leukämie 550
—, Morbus Gaucher 554, 558
—, Gaucher-Zellen 554
Leukodystrophie, Alexandersche 565
—, metachromatische s. metachromatische Leukodystrophie
—, Norman-Greenfield Typ 565
Leukodystrophie, orthochromatische 565f., 584
—, Pelizaeus-Merzbachersche 565
—, Scholz-Bielschowsky-Henneberg Typ 565
—, Typ Krabbe 584
Leukoenzephalopathie, metachromatische 565
Leukopenie 340
—, Morbus Gaucher 584f., 551f., 557
Leukozyten, Aldersche Granulationsanomalie 585
—, Arylsulfatase 581
—, Cerebrosidsulfatase 579
—, Glucocerebroside 558
—, Gangliosidosen, Diagnostik 637
—, Phospholipase 109
—, Sphingomyelinase 542
Lignocerinsäure, Glykosphingolipide 576
—, Phospholipide 99
Linkshypertrophie, Fabrys Krankheit 600
—, FH 283
Linoleat 326
Linolensäure, Phospholipide 99
Linoleyl-Rest, Glycerin-3-phosphat 106
Linolsäure 23
—, A-β-Lipoproteinämie 503
—, Akanthozyten 500
—, LDL 146, 248
—, Phospholipide 99
—, Triglyceridbildung 14
Linse, Sphingomyelinosen 538
Linsentrübung 496
Lipämia retinalis 270, 331
—, diabetische Hyperlipidämie 372
—, Hyperlipoproteinämie Typ I 267
—, Hyperlipoproteinämie Typ III 308
—, Hyperlipoproteinämie Typ V 355
Lipämie, alimentäre 337f.
—, —, Insulinmangeldiabetes 365f.
—, fettinduzierte, ketoazidotischer Diabetes 368
—, Hyperlipoproteinämie Typ I 270
—, Myelomatose 437f.
—, postalimentäre, Alkoholeinfluß 397f.
Lipase 4, 153, 322, 358
—, hormonsensitive, Insulinwirkung 19f.
—, Hunger 22
—, lysosomale 250
—, pankreatische 440
Lipaseaktivität, protaminresistente 231
Lipase-Antikörper-Assay 234
Lipasemangel, Leberschaden 377
Lipaserezeptoren 236f.
Lipidanalysen, Hyperlipoproteinämie Typ IV 333f.
—, Probenentnahmebedingungen 333f.

Lipidaustausch 153, 162f., 380
–, Plasmalipoproteine, Zentralnervensystem 495
Lipidbindung, Immunglobuline 447f.
Lipid-Dünnschicht-Chromatographie, Sphingomyelinosen 538ff.
Lipide, Chemie 2–122
–, Diabetes mellitus, dekompensierter ketoazidotischer 368f.
–, Hyperlipoproteinämie Typ V 353f.
–, Idealwerte 334
–, Körpergewicht 367f.
–, –, latenter Diabetes mellitus 366f.
–, latenter Diabetes mellitus 366f.
–, manifester Erwachsenendiabetes 367f.
–, manifester juveniler Diabetes 367
–, Morbus Gaucher 552
–, Pathophysiologie 2–122
–, Physiologie 2–122
–, subklinischer Diabetes mellitus 366f.
–, verschiedene Diabetesformen 366ff.
– vgl. Plasmalipide
Lipidelektrophorese s. Lipoproteinelektrophorese
Lipidmetabolismus, hepatischer, Alkoholeinfluß 399
Lipid-Proteinkomplexe 163
Lipid-Proteinwechselwirkung 154
Lipidspiegel, Diabetes mellitus, Altersabhängigkeit 370f.
–, –, Blutzuckerabhängigkeit 369f.
–, –, Geschlechtsabhängigkeit 377
–, –, Therapieabhängigkeit 369f.
Lipidstoffwechsel, intestinaler, Alkoholeinfluß 398
–, Schilddrüsenhormone 423–436
Lipidsynthese, Enzymlokalisation 221
–, Leber 328
Lipidtransport, Proteinsynthesehemmer 69f.
Lipidurie 648
Lipidzusammensetzung, Gehirn, Morbus Gaucher 557
–, VHDL 155
–, weiße Gehirnsubstanz 576
Lipodystrophie *318*
Lipogenese, Fruktose 14
–, Glukose 14
–, Insulin 14, 414
–, Kohlenhydratbelastung 15
–, Leber 19
–, Rattenleber 328
Lipoidgranulomatose Hand-Schüller-Christian 550
Lipoidhistiozytose, Kerasintyp 547
Lipolyse 8, 268, 431
Lipolyse, Insulinwirkung 19f., 26
–, streßinduzierte 321
Lipoprotein A s. Lp A
Lipoprotein B s. Lp B
Lipoprotein C s. Lp C
Lipoproteinabbau 236
–, periphere Gewebe 211
Lipoproteinauflösung, Polyanionenfällung 132f.
Lipoproteinaustausch, intravaskulär-extravaskulärer 225
Lipoproteinbestimmung, immunochemische 137

Lipoproteinbindung, Immunglobuline 447f.
Lipoprotein-Cholesterin, Gallensäuresynthese 66
Lipoproteindichteklassen *139*
–, Unterfraktionen 140
Lipoproteindichteklassenverteilung, analytische Ultrazentrifuge 136
Lipoproteindichteverteilung 133
Lipoproteindurchmesser *139*, 219
Lipoproteine, abnorme 167, 379
–, Äthanol 22f.
–, Amphibien 174ff.
–, Cholesterinester 72
–, Cholesterin-feed back-Mechanismus 62ff.
–, endogene 160
–, familiäre Hypo-β-Lipoproteinämie 510, 513ff.
–, Fische 176
–, freies Cholesterin 72
–, Golgi-Apparat 221ff.
–, hydratisierte Dichtebestimmung 137
–, Hyperlipoproteinämie Typ IV 334ff.
–, Insekten 176
–, künstliche 156
–, Lipidaustausch 162f.
–, Lymphe 157–162
–, Mammalia 176
–, –, Elektronenmikroskopie 187
–, Metabolismus 219–264
–, Molekulargewicht *139*, 219
–, Morbus Gaucher 553
–, Nervengewebe 112
–, Nomenklatur 166f.
–, partielles spezifisches Volumen 137
–, Phospholipidgehalt 111
–, Phospholipidspeicher 109
–, Reptilien 174ff.
–, Tangier-Krankheit 468f.
–, tierische 173–195
–, –, Aminosäurenzusammensetzung 183
–, –, Fettsäureverteilung 180ff.
–, –, Fukose 184
–, –, Glukosamin 184
–, –, Immunchemie 185ff.
–, –, Kohlenhydratgehalt 184
–, –, Kohlenwasserstoffe 179
–, –, Lipoproteinelektrophorese 176f.
–, –, Molekulargewicht *188*
–, –, partielles spezifisches Volumen *188*
–, –, Phospholipidverteilung 180
–, –, physikochemische Daten 187f.
–, –, Proteingehalt 177
–, triglyceridreiche 3, 244
–, Ultrazentrifuge 125f.
– vgl. Plasmalipoproteine
α-Lipoproteine 125ff., 129, 142f., 246, 378, 424
–, Autoantikörper 516
–, Hyperlipoproteinämie Typ I 268
–, Hyperlipoproteinämie Typ III 302
–, Infektionskrankheiten 443ff.
–, Lebererkrankungen 377
–, Leberfunktionsstörungen 384
–, Meerschweinchen 177
–, nephrotisches Syndrom 411
–, Niere 409
–, Nierentransplantation 411
–, Polymorphismus 166

α-Lipoproteine, Tangier-Krankheit 468
—, tierische 176
— vgl. α-Plasmalipoproteine
α$_2$-Lipoproteine s. Prä-β-Lipoproteine
β-Lipoproteine 125 ff., 129, 142 f., 166, 248, 378 f., 383, 402, 416, 424
—, Ag-System 164
—, A-β-Lipoproteinämie 503 f.
—, Antikörper 447 f.
—, Autoantikörper 516
—, Cholesterin, direkte Bestimmung 279
—, —, indirekte Bestimmung 279
—, familiäre Hypo-β-Lipoproteinämie 515
—, HMG-CoA-Reduktase 63 f.
—, Hyperlipoproteinämie Typ I 268
—, Hyperlipoproteinämie Typ II 275 ff.
—, Hyperlipoproteinämie Typ III 302
—, Hypothyreose 430
—, Infektionskrankheiten 443 ff.
—, Insulinmangeldiabetes 373
—, Orotsäure 211
—, Plasmacholesterinspiegel 275
—, Polymorphismus 164
—, Tangier-Krankheit 468
—, tierische 176
— vgl. Plasma-β-Lipoproteine
Lipoproteinelektrophorese 126 ff., 139, 141, 219, 378, 424
—, A-β-Lipoproteinämie 503
—, Chylomikronen 239, 268
—, HDL 246
—, HDL$_2$ 150
—, Heparininjektion 230
—, Hyperlipoproteinämie Typ IIb 279
—, Hyperlipoproteinämie Typ III 302, 314
—, Hyperlipoproteinämie Typ IV 334 f.
—, Hyperthyreose 430
—, LDL 248
—, Lebererkrankungen 377
—, Leberfunktionsstörungen 383 f.
—, lipoatrophischer Diabetes 366
—, LP-X 381
—, Lymph-LDL 160
—, Lymphchylomikronen 158
—, Lymph-VLDL 160
—, Tangier-Krankheit 468
—, Tierlipoproteine 176 f.
—, VLDL 243
Lipoproteinentfettung 137 f.
Lipoproteinfällung, Antikörper 137
—, Polyanionen 136
Lipoproteinfamilien 127 f., 139 f., 166 f.
—, HDL, Funktion 155 f.
—, HDL$_2$ 152 f.
—, HDL$_3$ 154
—, LDL 147 ff.
—, Lymph-LDL 160 f.
—, VLDL 143 ff.
Lipoproteinfamilienbestimmung, Screeningtests 137
Lipoproteinisolierung, Dichtegradienten 135
—, präparative Ultrazentrifuge 133 ff.
Lipoproteinlipase 70, 112, 142, 158, 229 ff., 268 f., 307, 322 f., 337, 378, 414 ff., 433, 472
—, A-β-Lipoproteinämie 507
—, Affinitätschromatographie 234
—, Alkohol 395 f., 438 f.
—, Aminosäurezusammensetzung 235

—, Antikörper 234 f.
—, ApoC 145, 424 f.
—, ApoCI 231
—, ApoCII 230 f., 473
—, Chylomikronenabbau 6, 159, 241
—, Chylomikronentriglyceride 239
—, Cofaktor 269
—, Diabetes mellitus 17
—, endogene 25
—, essentielle Fettsäuren 23
—, Fasten 17
—, Fettgewebe 234
—, freie Fettsäuren 235
—, Glukose 17, 20
—, Glykogenose Gierke I 25
—, Heparin 8 f.
—, HTGL, Korrelation 234
—, Hyperchylomikronämie 10
—, Hyperlipoproteinämie Typ I 233
—, IEF 235
—, Insulin 20 f., 323 ff.
—, Insulinmangeldiabetes 366
—, Insulinwirkung 19, 271
—, Kapillarendothel 9
—, Kohlenhydratanteil 235, 239
—, lipoatrophischer Diabetes 366
—, LpC 155 f.
—, Molekulargewicht 235
—, Nikotinsäure 341
—, Östrogene 438, 453
—, pH-Optimum 230 f.
—, Phospholipaseaktivität 233
—, Plasmatriglyceridspiegel 234 f.
—, Protaminsulfat 233
—, remnants 236
—, Substrate 230
—, Tangier-Krankheit 478 f.
—, Thioesteraseaktivität 231
—, Triglyceridgewebsaufnahme 16
—, Triglycerid-Hydrolyse 7 ff.
—, VLDL-Metabolismus 16 f., 209, 247
—, VLDL-Triglyceride 239
— vgl. Postheparin-Lipoproteinlipase
Lipoproteinlipase$_A$ 236
Lipoproteinlipase$_B$ 236
Lipoproteinlipaseaktivität, Fettgewebe, Hyperlipoproteinämie Typ IV 323
—, Infektionskrankheiten 443 ff.
—, Pankreatitis 437 ff.
—, Übergewicht 323
—, verminderte, ketoazidotischer Diabetes 368
Lipoproteinlipasefreisetzung 235
—, ATP-Synthesehemmer 236
—, Fettgewebe 236
—, Proteinsynthesehemmer 236
Lipoproteinlipasemangel 269
—, angeborener 9 ff.
—, Histaminase 233
—, Monoglyceridhydrolase 231
Lipoproteinlipasemessung, selektive 269
Lipoproteinlipaserezeptoren, Kapillarendothel 236 f.
Lipoproteinlipasewerte, Postheparinplasma 234
β-Lipoproteinmangel, kongenitaler 510
Lipoproteinmarkierung, [125]Jod, physikalische Halbwertszeit 226
—, Verfahren 225

Lipoproteinmetabolismus 239—253
—, Cholestyramin 74
—, Clofibrat 313
—, Enzymatik 226—239
—, Gammaglobulinabnormalitäten 447ff.
—, LCAT 227
—, Plasmacholesterin 73 f.
—, Schilddrüsenerkrankungen 74
Lipoproteinsekretion, Alkohol 394
—, Leber 223
—, Mikrotubuli 223
—, Proteinsynthesehemmer 206
α-Lipoprotein-Spiegel, Niereninsuffizienz 411
Lipoproteinstruktur, Apo B 244
—, ApoCI 145
—, Apolipoproteine 384
—, LCAT 227
—, ungesättigte Fettsäuren 182
Lipoproteinsynthese 109, 219ff.
—, Darm 5
—, Leber 155, 223 f., 399
—, Mukosazelle 241
—, Ratte 220ff.
Lipoproteintransport 221 ff.
—, Dünndarmzelle 223
Lipoproteinumsatz, fractional turnover rate 226
Lipoproteinumsatzmessung, Methodik 225 f.
—, Apolipoproteinmarkierung 225
Lipoproteinveränderungen, cholesterinreiche Diät 189
Lipoproteinverteilung, Dichtegradient 135
—, Tiere 173 ff.
Lipoproteinwechselwirkungen 162ff.
Lipoproteinzusammensetzung, Insekten 179 f.
—, Tierlipoproteine 177 ff.
Liposomen 208
Lipovitellin 174
Liquor, A-β-Lipoproteinämie 492 f.
—, Metachromatische Leukodystrophie 585
—, Refsum-Krankheit 645 f.
Listeria monocytogenes 443
Lithocholsäure 55, 67, 82
Lithocholsäurebildung 54
Löwe, Lipoproteine 175
low density lipoproteins s. LDL
Lp(a) 148, 246f., 379, 506
—, HDL 165 f.
—, HDL_1 150
—, HDL_3 154
Lp(a)-Merkmal, Genfrequenz 165
LpA 127f., 139, 147, 150ff., 155f., 167, 424
—, ApoAI 156
—, Atherosklerose 156
—, Cholestase 380 f.
—, Cholesterinstoffwechsel 156
—, HDL_1 150
—, HDL_3 154
—, LCAT 146
—, LDL 381
—, LDL-Unterfraktionen 149
—, Lymphe 158
—, Lymph-HDL 162
—, Lymph-LDL 160 f.
—, Lymph-VLDL 160
—, Polyacrylamidgelelektrophorese 161
—, VLDL-Struktur 146
LpA-Anordnung, HDL 155

LpA-Familie, Lymph-HDL 161
—, Polypeptide 151 ff.
—, Tangier-Krankheit 150
LpA-Polypeptide, Syntheseorte 150
LpB 127f., 139, 147ff., 152f., 155, 167, 424
—, A-β-Lipoproteinämie 147
—, Acetylierung 147 f.
—, Antiserum 145
—, Arsanylierung 147 f.
—, HDL_1 150
—, HDL_2 150
—, HDL_3 154
—, LDL 146, 381
—, Lp(a)-Lipoprotein 166
—, Lymphe 158
—, Lymph-LDL 160 f.
—, Lymph VLDL 160
—, Maleinierung 148
—, Polymorphismus 164 f.
—, Succinylierung 148
—, VLDL-Struktur 146
LpB_{HDL} 150
LpC 127f., 139, 152f., 167
—, A-β-Lipoproteinämie 145
—, HDL 143
—, HDL_1 150
—, HDL_3 154
—, LDL-Unterfraktionen 149
—, Lipoproteinlipase 155 f.
—, Lp(a)-Lipoprotein 166
—, Lymph-HDL 162
—, Lymph-LDL 160 f.
—, Lymph-VLDL 160
—, VLDL-Struktur 145 f.
LpC-Familie, Polypeptide 143 ff.
Lp_{HDL} 153
Lp-System 164 ff.
—, Heteroantikörper 164
Lp-X 126, 143, 247, 377, 499
—, Apo C 381
—, Apo D 381
—, biologische Halbwertszeit 382
—, Cholestase 379ff.
—, Cholesterinsynthese, Leber 382
—, Elektronenmikroskopie 381 f.
—, Ikterus-Differentialdiagnose 382
—, LDL, Cholestase 381
—, Lipoproteinelektrophorese 381
—, PHLA 382
—, Proteingehalt 381
—, Zusammensetzung 381
Lt-System 164
Luchs, Lipoproteine 175
Lunge, Cholesterin 78
—, Cholesterinsynthese 48
—, Gangliosidosen 618
—, G_{M2}-Gangliosidose Typ 2 630
—, Gaucher-Zelle 553
—, Histologie, Metachromatische Leukodystrophie 573
—, —, Sphingomyelinosen 535
—, Klärfaktor 9
—, Morbus Gaucher 550
—, Morphologie, G_{M1}-Gangliosidose 624
—, Phospholipide 114
—, Sphingomyelinose 530ff.
Lupus erythematodes, Hyperlipoproteinämie Typ I 271, 448

Lupus erythematodes, Hyperlipoproteinämie Typ III 308
Lupus-Nephritis 417
Lymphangiektasie 516
Lymph-Chylomikronen 5, 150, 157 ff.
—, Elektronenmikroskopie 158
—, Proteingehalt 158 f.
Lymphe, Cholesterinester 69
—, Cholesterinkonzentration 70
—, Cholesterintransport 69
—, intestinale, Chylomikronen 3
Lymphfistel, Cholesterinsynthese 65
Lymphfluß, Testmahlzeit 70
Lymph-HDL 161 f.
Lymphknoten, Cerebrosidsulfatase 579
—, Gangliosidosen 618
—, Metachromatische Leukodystrophie 573
—, Morbus Gaucher 550
—, Sphingomyelinose 530 ff., 534, 537
Lymph-LDL 160 f.
Lymphlipoproteine 157-162, 241
Lymphogranulomatose 550
Lymphom, Hamster, Hyperlipoproteinämie Typ V 448
Lymphozyten, Elektronenmikroskopie, Sphingomyelinosen 538
—, Gangliosidosen 615 ff.
—, G_{M1}-Gangliosidose 625
Lymphozytenvakuolisierung, Gangliosidosen 615 ff, 624
Lymph-VLDL 160, 244, 398
LysGDAcGP *101*
Lysin 154
Lysobisphosphatidsäure 541
Lysokephalin *101*
Lysolecithin 101, 197
—, IDL 247
—, Lipidaustausch 162
—, Lymphlipoproteine *158*
—, Plasmalipoproteine 139
—, Schwangerschaft 455
—, Tierlipoproteine *180*
—, VHDL 155
—, Zieve-Syndrom 401
Lysophosphatidaufnahme, Mukosazelle 241
Lysophosphatidylinositid *101*
Lysoserinkephalin *101*
Lysosomen, A-β-Lipoproteinämie 489
—, Arylsulfatase A 582, 584
—, Gangliosidosen 623
—, LDL-Metabolismus 250
—, Phospholipase 108
—, sekundäre, Fabrys Krankheit 603
—, —, HDL-Katabolismus 214
—, —, LDL-Abbau 211
—, —, VLDL-Katabolismus 209
Lysyl-GDAcGp 115

MALG *100*
MAcG 98, *100*
MAcGP *100*, 106
Magen, Cholesterinsynthese 48
—, Triglyceridspaltung 4
Magen-Darm-Passage, A-β-Lipoproteinämie 487 f.
Magen-Darm-Trakt, Histologie, Sphingomyelinosen 535 f.
Magenschleimhaut, IDAcGP 115

Magnesiumionen, Chylomikronen 132
—, IDAcGP-Kinase 113
—, Polyanionenfällung 131
Maisöl 291
—, A-β-Lipoproteinämie 503
Maisölverfütterung, Lipoproteinveränderungen 189
Makrophagen, HDL-Katabolismus 215
Makuladegeneration, A-β-Lipoproteinämie 495
Makulafleck, kirschroter, Gangliosidosen 615 ff., 620
—, —, Sphingomyelinose 530, 537
Malabsorption, fettlösliche, Vitamine 490
Malabsorptionssyndrom, Hypo-β-Lipoproteinämie 516
Malaria 550
—, Serumcholesterinsspiegel 445
Malonyl-CoA 42
Malteserkreuz 415, 462
—, Fabrys Krankheit 600
Mamma, Klärfaktor 9
Mammalia, Fettsäuren 181
—, HDL 186
—, HDL-Zusammensetzung 177 ff.
—, LDL, zweidimensionale Immundiffusion 185
—, Lipoproteine 174 ff.
—, —, Elektonenmikroskopie 187
—, Phospholipidaustausch 180
Manganionen, Polyanionenfällung 131
Mannansynthese, M. lysodeicticus 115
Mannose, ApoB 148
—, Apolipoproteine 221
—, HTGL 235
—, Lipoproteinlipase 235
—, Phospholipide 99
—, Serumlipoproteine 202
—, Tier-Apolipoprotein 184
Markhemmung, splenomegale 559
—, splenogene, Morbus Gaucher 552
Markscheiden, Metachromatische Leukodystrophie 572 f.
Maroteaux-Lamy-Syndrom 582
Maskulinisierung, Lipoproteinmuster 433
Massenspektrometrie, Cholesterin 39
Maus, Lipoproteine *175*
Meerschweinchen, Fettsäuren 181
—, Hypercholesterinämie 188 ff.
—, LDL 177, 187 f.
—, Lipoproteine 175 f, *178 f.*
—, —, physikochemische Daten 187
Melanin 551
Membrandepolarisation 114
Membranen, erweitertes Wallach-Zahler-Modell 120 f.
Membranfunktion, Phospholipide 117 ff.
membranous cytoplasmic bodies 623 f., 628 f.
—, Sphingomyelinosen 537
membrano-vesicular bodies 625
Membranpermeabilität, Phospholipide 113 f.
—, Phospholipidkonformation 115
Membran-Phospholipide 117
Membranphospholipidsynthese 111
Membran-Poren 121
Membranproteine 118 ff.
—, kooperative Allosterie 121
Membranproteinsynthese, Chylomikronensekretion 197

Membranstruktur, Phospholipide 117ff.
Membransynthese, Acetylcholin 114f.
Metachromasie, Sulfatide 572
Metachromatische Leukodystrophie 565–595
–, adulte Form 567ff., 577ff., 584ff.
–, amaurotische Idiotie 568
–, Arylsulfatase A-Restaktivität 581
–, axiale Computer-Tomographie 585
–, Biochemie 576–582
–, Biopsiebefunde 587
–, Cerebroside 577
–, –, Fettsäuremuster 578
–, Cerebrosidsulfatase 579
–, Cerebrosid-Sulfatid-Verhältnis 577f.
–, Cholecystographie 585
–, Cholesterinester 577
–, Diagnose 584ff.
–, Differentialdiagnose 584ff.
–, Einschlußkörper 574ff.
–, Elektronenmikroskopie 574ff.
–, Enzymdefekt 579ff.
–, Enzymvariante O 582
–, Epidemiologie 568f.
–, Erbgang 569
–, Fibroblastenkultur 576
–, Gehirn 569ff.
–, Genetik 568f.
–, Geschlechtsverteilung 569
–, Glia-Insuffizienz-Theorie 583f.
–, Glykolipide, Fettsäuremuster 578
–, Hepatosplenomegalie 568
–, Heterozygoten-Nachweistest 588
–, infantile Form 567ff.
–, Inzidenzrate 568
–, juvenile Form 577ff., 567
–, Klinik 566ff., 584
–, Körperorgane, Lipidzusammensetzung 577ff.
–, kongenitale Form 566f.
–, Laboratoriumsbefunde 585ff.
–, Liquor 585
–, Myelininsuffizienz-Theorie 583
–, Neuropathie 568
–, neurophysiologische Befunde 584f.
–, Niere 565
–, Nierenfunktion 584
–, Pathogenese 582ff.
–, Pathohistochemie 569ff.
–, Pathohistologie 569ff.
–, Pathologie 569
–, peripheres Nervensystem 565, 578
–, Pneumenzephalographie 585
–, pränatale 572f., 576
–, pränatale Diagnose 588
–, Präventivmedizin 587f.
–, Psychose 567
–, Röntgenbefunde 585
–, spätinfantile Form 577ff., 567ff., 583f.
–, Speichersubstanzen, metachromatische Anfärbung 572
–, Sphingomyelin, Fettsäuremuster 578
–, Sulfatide
–, Sulfatide, Fettsäuremuster 578
–, –, Niere 578
–, Sulfatid-Turnover 582f.
–, Therapie 587f.
–, Urin 585f.
Methionin, SDAcGP 104

Metrorrhagien 552
Mevalonsäure 60, 201, 428
–, Cholesterinbiosynthese 41ff.
–, Squalen 41
Mevalonsäurebildung 41f.
–, Cholesterinsyntheseregulation 59f.
–, Cholsäureverfütterung 57, 64
–, HMG-CoA-Reduktase 42
Mevalonsäure-Kinase 43
Mevalonsäure-5-Phosphat 43
Mevalonsäure-5-Pyrophosphat 43
Mikrocephalie 508, 512
Mikrosomen 208
–, Arylsulfatase C 582, 585
–, Cholesterinabbau 50ff.
–, Cholesterinsynthese 45
–, HMG-CoA-Reduktase 42, 60
–, Lipidaustausch 163
–, VLDL-Synthese 201
Mikrosomenenzyme, Phospholipide 116
Mikrosphärozyten 500
Mikrotubuli, Lipoproteinsekretion 223
–, VLDL-Sekretion 206
Milz, Arylsulfatase 580
–, Cerebrosidsulfatase 579
–, chemische Zusammensetzung, Morbus Gaucher 557
–, Cholesterinsynthese 48
–, Elektronenmikroskopie, Sphingomyelinosen 537
–, Gangliosidosen 615ff.
–, G_{M2}-Gangliosidose Typ 2 630
–, Gaucher-Zelle 553
–, Histologie, Metachromatische Leukodystrophie 573
–, –, Sphingomyelinosen 534
–, Hyperlipoproteinämie Typ I 269
–, Morphologie, G_{M1}-Gangliosidose 624f.
–, Morbus Gaucher 549f.
–, Röntgenbestrahlung, Morbus Gaucher 559
–, Sphingomyelinose 531f.
Milz-Cholesterin 78
Milzexstirpation, Morbus Gaucher 559
Milzinfarkt 559
Milzlipide, Morbus Gaucher 556f.
Milzpunktat, Morbus Gaucher 557
Milzruptur, Morbus Gaucher 550
Milztumor, Morbus Gaucher 549
Milzvenenthrombosen 550
Miniaturschwein, Lipoproteinstoffwechsel 164
Mitochondrien, Acetyl-CoA-thiolase 42
–, Cholesterin 110
–, Cholesterinabbau 50ff.
–, Cholsäurebildung 54
–, Cytochromoxidase 116f.
–, Gallensäurenbildung 50ff.
–, HMG-CoA-Reduktase 60
–, HMG-CoA-Synthase 42
–, Leberphospholipide 109f.
–, Lipidaustausch 163
–, Phospholipase 108
–, Phospholipide 110
–, Phospholipidmetabolismus 104
–, Schilddrüsenhormon 423
–, Sphingomyelinosen 537
Mitochondrienaußenmembran 110
Mitochondrieninnenmembran 110
Mitochondrienmembran 117, 431

Mitralinsuffizienz 600
—, Fabrys Krankheit 606
mixed lipemia 415
Mizelle 110
—, Darmwand 68
—, HDL 247
—, Mukosazellen 4
—, Phasenübergang 102ff.
—, Phospholipidkonformationen 102
Mizellenbildung 4
—, Cholesterinresorption 67f.
MMIDAcGP *101*
Molekulargewichtsbestimmung, analytische Ultrazentrifuge 136f.
—, Gleichgewichtsmethode 136
Monoacyl-Diacylzyklus, Phospholipasen 109
Monoacylglyceridkinase-Metabolweg 106
Monoacylglycerin s. MAcG
Monoacylglycerin-phosphat s. MAcGP
l-Monoalkenylglycerin s. MAlG
Monoensäuren, Phospholipide 99f.
Monoglyceridaufnahme, Dünndarmmukosa 241
Monoglyceride 67, *100*
—, Darmepithel 4
—, Insektenlipoproteine 179f
β-Monoglyceride 4
γ-Monoglyceride 4
Monoglyceridhydrolase 230f, 448
Monoglyceridhydrolyse, Hyperlipoproteinämie Typ I 268
Monoglyceridlipasen 145
Monoglyceridpathway 4, 197
Monohexose-Ceramide 556
Monohydroxy-Gallensäuren 67
Monomethylsterine 46
Mononucleosis infectiosa 550
Mono-oleyl-äther 4
Monophosphoinositid 99ff.
Monozyten, G_{M1}-Gangliosidose 625
Morbus Batten-Spielmeyer-Vogt 614
— Creutzfeld-Jakob 584
— Gaucher s. Gauchersche Krankheit
— Hallervorden-Spatz 584
— Jansky-Bielschowsky 614
— Niemann-Pick s. Niemann-Picksche Krankheit
— Tay-Sachs s. G_{M2}-Gangliosidose Typ 1
— Whipple 488
Multiglykosyltransferasesystem 221
multivesicular bodies 625, 630
β-Muricholsäure 54
Muskel, Arylsulfatase 580
—, Cholesterin 76, 78, 80
—, Chylomikronenabbau 241
—, Chylomikronentriglyceride 198f.
—, Triglyceridkonzentration 23
Muskelatonie, Sphingomyelinose Typ A 530
Muskelhypotonie, Gangliosidosen 614ff.
—, Metachromatische Leukodystrophie 567
Muskelkontraktion, Triglyceride 23
Muskelzelle, glatte, Fabrys Krankheit 605
—, —, Lipoproteinabbau 211
Muskelzellen HDL-Katabolismus 473
Mukopolysaccharide 578
Mukopolysaccharidose Typ VI 582
Mukosazelle, Cholesterinesterase 69
—, Chylomikronensynthese 241

—, Deacylierungs-Reacylierungszyklus 111
—, Galaktosyl-Transferase 202
—, Lipidaufnahme 241
—, Lipoproteinsynthese 241
—, Mizellen 4
—, VLDL-Synthese 142
Mukosulfatidose 565, 568f., 587
—, Arylsulfatasen 582
—, β-Galaktosidase, Leber 582
—, Ganglienzellen 573
—, Glykosaminoglykane 585
—, Hirnlipide 578
—, Knochenveränderungen 585
—, Leber 579
—, Niere 579
—, Pathogenese 583f.
—, Pathohistologie 573f.
Mycobacterium avium 443
Mycobacterium bovis 443
Myelin, weiße Gehirnsubstanz, Lipidmuster 576
Myelinlipide, Stoffwechsel 565
Myelinmembran, Sulfatide 576ff.
Myelinscheide 117
—, Lipoproteine 112
—, Phospholipide 112
myeloische Metaplasie, Morbus Gaucher 552
Myelomatose 447f.
myo-Inosit 104, 602
—, Phospholipide 99
myo-Inosit-phosphat 104
Myristinsäure, Phospholipide 99

Nabelschnurblut, Cholesterinkonzentration 295f.
—, LDL-Konzentration 295f.
Nachtblindheit, A-β-Lipoproteinämie 495
—, Refsum Krankheit 646f.
$NADH_2$ 104
$NADH_2$-Cytochrom-c-Reduktase 116
NADP 119
NADPH, Cholesterinabbau 50f.
$NADPH_2$ 104, 106
Nahrungsaufnahme, Cholesterinsynthese 58
Nahrungscholesterin 67
—, Cholesterinausscheidung 82f.
—, Cholesterinspiegel 291
—, Cholesterinsynthese 57
—, endogenes Cholesterin 71ff., 81
—, Gallensäureausscheidung 71, 82f.
—, intestinale Cholesterinsynthese 58
—, Lymphcholesteringehalt 69f.
—, Plasmacholesterin 70ff.
—, —, mathematische Beziehung 73f.
—, Stuhl 81
Nahrungsfasergehalt, Cholesterinsynthese 58
Nahrungsfett, Cholesterinausscheidung 82f.
—, Cholesterinresorption 68
—, Cholesterinsynthese 58
—, Hyperlipoproteinämie Typ I 272
Nahrungsfettresorption 3ff.
Nahrungskohlenhydrate, Art, Hyperlipoproteinämie Typ IV 327f.
Natriumdodecylsulfat 184
—, Apolipoproteinauflösung 138
—, HDL 132
—, LDL 132

—, Lipoproteinfällung 131
Natriumoleat, Lipoproteinfällung 131
Natriumphosphorwolframat, Lipoproteinfällung 131 ff., 136
Natrium-Pumpe 113
Natrium-Transport 119
Nebenniere, Cholesterin 76, 78, 80
—, Cholesterinausscheidung 83 f.
—, Cholesterinsynthese *48*
—, Gangliosidosen 618, 624
—, Gaucher-Zelle 553
—, IDAcGP 115
—, Morbus Gaucher 551
—, Metachromatische Leukodystrophie 573
—, Niemann-Pick-Zellen 536
—, Sphingomyelinose 532
Nebennierenrindensteroide 81
—, Cholesterin 37
Neomycin, Hyperlipoproteinämie Typ II 293
—, Plasmacholesterin 79
Nephrektomie 411, 417
Nephritis, chronische 133
Nephropathie, diabetische Hyperlipidämie 372
nephrotisches Syndrom 243, 245, *318*, 341, 354, 372, 409, 415 ff.
—, Atherosklerose 419
—, freie Fettsäuren 419
—, HDL-Ausscheidung, Harn 415
—, hepatische VLDL-Synthese 418
—, LDL 418
—, Lipidurie 415 f.
—, α-Lipoproteine 411
—, manifester juveniler Diabetes 367
—, PHLA 418
—, Tiermodell 416 f.
—, Triglyceridelimination 419
—, VLDL 416
—, VLDL-Umwandlung, LDL 418
Nerolidol 44
Nerolidolpyrophosphat 44 f.
Nervenbiopsie 587
Nervengewebe, Membranlipide 631
—, Phospholipide 112 ff.
Nervenleitgeschwindigkeit, Metachromatische Leukodystrophie 585
Nervensystem, autonomes 606
—, —, G_{M2}-Gangliosidose Typ 1 627
—, Fabrys Krankheit 605 ff.
—, Metachromatische Leukodystrophie 565, 572, 574 ff., 578
—, Morbus Gaucher 548 ff.
—, Pathologie, Morbus Gaucher 555
Nervenzellen, Ballonierung 626
—, G_{M2}-Gangliosidose, histochemische Reaktionen 628 f.
—, G_{M2}-Gangliosidose Typ 1 625 ff.
—, Morphologie, G_{M1}-Gangliosidose 624
—, Phospholipidsynthese 112
—, Sphingomyelinose Typ A 530
Nervonsäure 505
—, Glykosphingolipide 576
—, Phospholipide 99
N. opticus 569, 628
N. sciaticus 113
N. suralis, Metachromatische Leukodystrophie 575 ff.
N. vagus 113
Netzhautgefäße, Hyperlipoproteinämie Typ I 270

Neuraminidase 149
Neuraminsäure, ApoB 149
—, ApoCIII 144
—, Lp(a)-Lipoprotein 166
—, Liposomen 208
—, VLDL, Polymorphismus 184
—, Serumlipoproteine 202
Neurofibromatose Recklinghausen 550
Neurohypophyse, Morbus Gaucher 551
Neurokeratin 112
Neuronen, Phospholipide 97
Neuropathie 372
—, Metachromatische Leukodystrophie 568
—, periphere, A-β-Lipoproteinämie 493
—, Refsum Krankheit 647
Niemann-Picksche Krankheit *318*, 462 ff., 525—546, 550
—, Lebertransplantation 543
— vgl. Sphingomyelinosen
Niemann-Pick-Zellen 532 ff, 540
—, Gangliosidosen 615 ff.
—, Speichersubstanzen, histochemische Reaktionen 533 f.
Niere, α-Lipoproteine 409, 411
—, Arylsulfatase 580
—, Cholesterin 76
—, Cholesterinsynthese 48
—, Cholesterinausscheidung 81
—, Gangliosidose 624 f.
—, Glukoneogenese 409
—, Glukosesynthese, metabolische Azidose 411 f.
—, Glykosphingolipidspeicherung 598
—, Hyperlipidämie-induzierende Substanz 417
—, Insulinabbau 409 f.
—, Metachromatische Leukodystrophie 565, 573, 576, 578
—, Mukosulfatidose 574, 579
—, Refsum-Krankheit 648
—, Sphingomyelinosen 535, 537
Nierenbiopsie, indirekte 578
Nierenerkrankungen, Hyperlipidämie 409
—, sekundäre Hyperlipidämien 412—419
Nierenfunktion, Metachromatische Leukodystrophie 584
Niereninsuffizienz, Fabrys Krankheit 598 ff., 606
—, Glukosetoleranztest 412 f.
—, Insulinausscheidung 410
—, Insulin-Katabolismus 410
—, α-Lipoprotein-Spiegel 411
Nierentransplantation, Fabrys Krankheit 608 f.
—, α-Lipoproteine 411
Nikotin, Triglyceridsekretionsrate 14
Nikotinsäure 295
—, freie Fettsäuren 17
—, Hyperlipoproteinämie Typ II 292 f.
—, Hyperlipoproteinämie Typ III 311 ff.
—, Hyperlipoproteinämie Typ IV 341 f.
—, Hyperlipoproteinämie Typ V 357
—, LDL 249
—, Nebenwirkungen 293, 342
Nitrokatecholsulfat 566, 580
Noradrenalin 14
Norethindronazetat 342, 357
Nüchternserum, HDL_3 153
—, LDL 146

Null-Diät, Hyperlipoproteinämie Typ IV 337
Nucleus dentatus 555, 572

O-Antigen, Isoprenylphospholipide 115
Oberbauchkoliken, Hyperlipoproteinämie Typ I 269
Oberbauchschmerzen, Hyperlipoproteinämie Typ I 267
Oberflächensensibilität, Refsumkrankheit 646f.
Obstipation, Gangliosidosen 619ff.
Octadecatriensäure s. Linolensäure
Octadecadiensäure s. Linolsäure
Octadecansäure s. Stearinsäure
Octadecensäure s. Ölsäure
Ödeme 415
–, Gangliosidosen 615ff.
Ölsäure 470
–, Cholesterinsynthese 58
–, LDL 146
–, Phospholipide 99
Ösophagus, Cholesterinsynthese 48
Östrogene 318
–, cerebrale Gefäßerkrankungen 452
–, Cholesterinsynthese 59
–, Glukosetoleranz 451
–, hepatische Triglyceridsynthese 455f.
–, HTGL 453f.
–, Hyperlipoproteinämie Typ II 293
–, Hyperlipoproteinämie Typ IV 438
–, Hyperlipoproteinämie Typ V 355f.
–, Lipoproteine 174
–, Lipoproteinlipase 438, 453
–, PHLA 451ff.
–, Plasmainsulinspiegel 451
–, Plasmalipidspiegel, normale Frauen 451
–, primäre Hyperlipämie 452
–, Wirkungsmechanismus 453
Oleyl-CoA-Synthetase 116
Oleyl-Rest, Glycerin-3-phosphat 106
Oligodendrozyten 572, 575, 583
Oligoensäuren, Phospholipide 99f.
Ophthalmoplegie 496
Optikusatrophie 630
–, Metachromatische Leukodystrophie 567
Orale Kontrazeptiva 318, 336
–, gestagenbetonte 451f.
–, –, primäre Hyperlipoproteinämie 453
–, –, Triglyceridspiegel 452f.
–, Hyperlipoproteinämie Typ V 354f.
–, östrogenbetonte 451f.
–, Pankreatitis 438
–, PHLA 453
–, Plasmalipide, normale Frauen 451f.
–, Prä-β-Lipoproteine 438
–, primäre Hyperlipämie 452
–, sekundäre Hyperlipoproteinämie 451–458
–, vaskuläre Erkrankungen 452
–, VLDL-Konzentration 279
–, Wirkungsmechanismus 453f.
Orotsäure, Fettleber 208
–, β-Lipoproteine 211
Osteomalazie 508
Ouchterlony-Doppeldiffusion, Tangier-Krankheit 469
Ovar, Cholesterinsynthese 48
–, Gangliosidosen 624

Oxandrolon 342, 454
–, Hyperlipoproteinämie Typ V 356f.
Oxidative Phosphorylierung, essentielle Fettsäuren 117f.
Ozonierung, Acetatfolienelektrophorese 129

Pactomycin 206
Palmitaldehyd, Phospholipidmetabolismus 104
Palmitinsäure 23, 104, 325
–, LDL 146
–, markierte, Triglyceridsekretionsrate 19
–, –, Triglycerid-Umsatzrate 13
–, Phospholipide 99
–, Tierlipoproteine 182
–, Triglyceridbildung 14
Palmitoleinsäure 325, 503
–, Phospholipide 99
Palmitoyl-CoA-Synthetase 116
Palmitoyl-Rest, Glycerin-3-phosphat 105
Pankreas, Gangliosidosen 618, 624, 630
–, Gaucher-Zelle 553
–, Metachromatische Leukodystrophie 573
–, Niemann-Pick-Zellen 536
–, Phospholipide 114
Pankreasesterase 67, 69
Pankreaslipase 4
Pankreassaft, Phospholipase 108
Pankreassekretion, Phospholipide 114
Pankreatitis 318, 448, 456
–, abnorme Chylomikronen 440
–, Alkohol 438f.
–, alkoholische Hyperlipämie 400ff.
–, chronisch rezidivierende, Serumlipide 439
–, diabetische Hyperlipidämie 372
–, Glukagonsekretion 440
–, Hyperchylomikronämie 354
–, Hyperlipoproteinämie 437–441
–, Hyperlipoproteinämie Typ I 270f., 331
–, Hyperlipoproteinämie Typ IV 331
–, Hyperlipoproteinämie Typ V 331, 354f., 437ff.
–, Hypertriglyceridämie 437f.
–, Hypolipoproteinämie 439
–, Insulinsekretion 440
–, Lipoproteinlipaseaktivität 437ff.
–, orale Kontrazeptiva 438
–, primäre Hyperlipoproteinämien 437f.
–, –, orale Kontrazeptiva 452
–, sekundäre Hyperlipoproteinämie 331, 437ff.
Pankreozymin 115
Papierelektrophorese 126f.
Pappatacifieber 444
Parästhesie 355, 646f.
Paraparese, Gangliosidosen 619
Paraproteinämie 318
Parasiten 446
Parotis, Gangliosidosen 618
Partialglyceride, Endothel 6
partielles spezifisches Volumen, Lipoproteine 137
–, Tierlipoproteine 188
Pasteurella pseudotuberculosis 443
Penicillamin 448, 581
Pentacosansäure, Glykosphingolipide 576
Pentacosensäure, Glykosphingolipide 576
Pentaensäuren, Phospholipide 99

Peptidoglykan 115
Peptidyl-Glykosyl-Transferase 239
Peyersche Plaques, Morbus Gaucher 550
—, Niemann-Pick-Zellen 536
Pferd, HDL 186
pH, Mizellenphasenumwandlung 102 ff.
Phasenübergang, Mizellen 102 ff.
PHLA 226, 229—239, 268, 306
—, A-β-Lipoproteinämie *502*, 506 f.
—, Alkohol 396, 400
—, Antikörper 235
—, Apo-C-Peptide 143, 230
—, Cholesterin 230
—, Chylomikronenabbau 241
—, Diabetes mellitus 271
—, Gestagene 452
—, Hyperlipoproteinämie 233, 243
—, Hyperlipoproteinämie Typ I 233
—, Hyperlipoproteinämie Typ IV 336
—, Hyperlipoproteinämie Typ V 357 f.
—, IDL-Metabolismus 247
—, Immunoglobuline 448
—, Insulinmangeldiabetes 366
—, LDL 248
—, Leberfunktionsstörungen 383
—, Lipoproteinmetabolismus 248
—, LP-X 382
—, nephrotisches Syndrom 418
—, Östrogene 451 ff.
—, orale Kontrazeptiva 453
—, peptide mapping 235
—, Plasmalipoproteinveränderungen 230 ff.
—, Protaminsulfat 229 f., 233
—, Schwangerschaft 455
—, Schilddrüsenhormone 432
—, selektive Bestimmung 233 ff.
—, Tangier-Krankheit 478
—, Triglyceride 227
—, Urämie 414
—, VLDL-Metabolismus 245 f.
PHLA-Nachweis 272
Phosphatase 116
—, alkalische, Gangliosidosen 619 ff.
—, —, Morbus Gaucher 550
—, saure 628
—, —, Gangliosidosen 615 ff.
—, —, Morbus Gaucher 548, 553
Phosphatidat 98, 106
Phosphatidatphosphohydrolase 106
Phosphatide 578
—, Morbus Gaucher 552
Phosphatidsäure *100*
Phosphatidyläthanolamin *101*
—, Akanthozyten 498
—, Insekten 180
—, Lymphlipoproteine *158*
—, Plasmalipoproteine *139*
—, weiße Gehirnsubstanz 576
Phosphatidylcholin *101*
—, Akanthozyten 498
—, familiäre Hypo-β-Lipoproteinämie 513 ff.
—, HDL$_T$ 476
—, Plasmaspiegel, A-β-Lipoproteinämie 502
—, weiße Gehirnsubstanz 576
Phosphatidylglycerin *101*
Phosphatidylinosit *101*
—, Tierlipoproteine *180*
Phosphatidylserin *101*

—, Akanthozyten 498
—, Lymphlipoproteine *158*
—, Tierlipoproteine *180*
—, weiße Gehirnsubstanz 576
Phosphoäthanolamin 104
Phosphodiesterase 432
Phosphodihydroxyaceton *100*
Phosphoglycerin *100*
Phosphohydrolasen 116
—, Leberzellen 116
Phosphoinositid 99
Phospholipase A$_1$ 108 f., 112, *230*, 233
—, HTGL 233
—, maximale Reaktionsgeschwindigkeit 233
Phospholipase A$_2$ 108 f., 111
Phospholipase B 108
Phospholipase C 116
Phospholipase L$_1$ 108 f.
Phospholipase L$_2$ 108 f.
Phospholipasen 145 f., 209
—, Erythrocyt 112
—, Hyperlipoproteinämie Typ IV 323
—, LP-X 382
—, Monoacyl-Diacylzyklus 109
—, Plasma 112
—, Thrombocyt 112
Phospholipidaustausch 162 f.
—, Chylomikronen 241
—, Erythrozytenmembran 112
—, Tierlipoproteine *180*
Phospholipide 97—121, 155, 334, 377, 398, 409
—, Acetylcholin 113
—, Acylreste 104 ff.
—, Anabolsequenzen 104 ff.
—, ApoCI-Peptid 143
—, ApoCIII 145
—, ApoHDL-Relipidierung 156
—, Bakterien 115
—, Bakteriophagen 115
—, biologische Funktionen 97
—, Biomembranen 117 ff.
—, Blut 111 ff.
—, Calcium-Ionen 102 ff.
—, Cholesterin 118
—, chronischer Alkoholeffekt 392
—, Chylomikronen 69, 197, 240, 267
—, Chylomikronenbildung 4
—, Cytochromoxidase 116 f.
—, Deacylierungs-Reacylierungszyklus 108 f.
—, Enzymkofaktoren 116 f.
—, Erregungsleitung 97, 113 f.
—, Erythrozyten 156
—, —, Hypo-β-Lipoproteinämie 513
—, —, Zieve-Syndrom 401
—, essentielle Fettsäuren 99 f.
—, Esterbindungen 97 f.
—, experimentelle Hyperlipoproteinämie 190 f.
—, Fettsäuregruppen 109 f.
—, Fettsäuresynthese 116
—, Galle 110
—, Gallencholesterin 110
—, Gerinnung 112
—, gesättigte Fettsäuren 99 f.
—, Golgi-Apparat 110
—, Grenzschichten 114
—, Halbwertszeit 111
—, Harn, nephrotisches Syndrom 416

Phospholipide, HDL 7, 153ff., 211, 246f., 471
—, —, A-β-Lipoproteinämie 506
—, HDL$_T$ 476
—, Hyperchylomikronämie 9f.
—, Infektionskrankheiten 443ff.
—, Katabolreaktionen 108f.
—, Konfiguration 97ff.
—, Konformation 97, 100ff.
—, p_{ex}-Konformation 101ff., 119
—, p_{in}-Konformation 101ff., 119
—, —, Membranpermeabilität 115
—, Konstitution 97ff.
—, Kürzel *100f.*
—, IDL 247
—, LDL 146, 149, 248
—, Leberzellschädigung 118
—, Ligandenbindung 100ff.
—, lipoproteingebundene, Phospholipase 108
—, Lipoproteinmetabolismus 248f.
—, LP-X 381
—, Lymphchylomikronen 158
—, Lymphlipoproteine *158*
—, membrangebundene, Phospholipase 108
—, Membranpermeabilität 113f.
—, mikrosomale Enzyme 116
—, Milz, Morbus Gaucher 556f.
—, Mizellenbildung 68, 100ff.
—, Myelinscheiden 112
—, Nervengewebe 112ff.
—, Neuronenisolierung 97
—, Nomenklatursystematik 97ff., *100f.*
—, Organe 114f.
—, pH 102ff.
—, Phosphorsäurebindungspartner 97f.
—, Plasmalipoproteine 111, *139, 140*
—, Protonierungsgrad 118
—, Rh-Antigen 116
—, Tangier-Krankheit 468
—, ungesättigte Fettsäuren 99f.
—, VLDL 11, 142, 200, 243f.
—, Xanthome 283
Phospholipidfettsäuren, Refsum-Krankheit 648
Phospholipidhydrolyse, Hyperlipoproteinämie Typ I 268
Phospholipidmetabolismus 104ff.
—, Zubringerreaktionen 104
Phospholipidmuster, Akanthozyten 498f.
—, HDL, A-β-Lipoproteinämie 486, 504f.
Phospholipidresorption 111
Phospholipidspeicher, Leber 109
Phospholipidspiegel, akute Pankreatitis 438
—, akuter Alkoholeffekt 391
—, alkoholische Hyperlipämie 390f.
—, Cholestase 380
—, chronisch rezidivierende Pankreatitis 439
—, familiäre Hypo-β-Lipoproteinämie 513ff.
—, Gestagene 453
Phospholipidsynthese 111, 114, 197
—, Nervenzelle 112
—, Triacylglycerin 109
—, VLDL 201
Phospholipidsyntheseorte 109
Phospholipidumsatz 219
Phospholipidzusammensetzung, Cholestase 380
—, Leberzellorganellen 110
—, Plasmalipoproteine *139*
—, Tierlipoproteine 180

Phosphomevalonsäurekinase 43
Phosphor, Morbus Gaucher 552
Phosphorsäure, IEF 130
Phosphorsäuremonoester *100*
Phosphorsäurediester, Nomenklatur, Kürzel *101*
Phosphorylcholin-Cytidyltransferase 104
Phosphosphingamin *100*
Phosphosphingosin *100*
Phosphotransferasesystem, E. coli 116
Phosvitin 174
Photosynthesemembran 117
Phytansäure, Anti-Metabolit-Wirkung 653
—, Chlorophyll 651
—, Strukturformel *649*
—, Ursprung 648, 651f.
—, Vitamin K 652
—, Vorläufer 651
Phytansäureabbau 649ff.
—, Zwischenprodukte 649f.
Phytansäuregehalt, Nahrungsmittel 651
Phytansäure-α-Hydroxylase 645, 651
Phytansäuremetabolismus 648ff.
—, Refsum-Krankheit 650f.
Phytansäureoxidation 645, 649ff.
—, Inhibitor 652
Phytansäure-Speicher-Krankheit s. Refsum-Krankheit
Phytol 650f.
PIDAcGP *101*
—, Calcium-Ionen 113
—, Erregungsleitung 114
—, Nervengewebe 112
PIDacGP-Kinase 114
—, Nervengewebe 113
Pigmentstörung, Morbus Gaucher 551
Pinocytose 109
—, umgekehrte, Lipoproteinfreisetzung 223
—, —, Lipoproteinsekretion 241
Plättchenfunktion, Hyperlipoproteinämie Typ IV 332
Plasma, hepatische Triglyceridlipase 231
Plasma-Albumin, Plasma-Lipide 416
Plasmacholesterin 71ff., 409
—, Altersabhängigkeit 72
—, cholesterinfreie Diät 73
—, Cholesterinstoffwechsel 74
—, Cholestyramin 74
—, endogenes Cholesterin 73
—, endogenes, hepatische Cholesterinsynthese 63
—, fractional catabolic rate, Thyreotoxikose 429
—, fraktionelle Umsatz-Rate 79
—, Geschlechtsabhängigkeit 72
—, Hypothyreose 74
—, Idealwert 72
—, jahreszeitliche Schwankung 72
—, Lipoproteinstoffwechsel 73f.
—, Nahrungscholesterin 70ff.
—, —, mathematische Beziehung 73f.
—, Neomycin-Therapie 79
—, Normalwerte 72
—, Poolgröße 77
—, Regulationsmechanismen 73f.
—, Schilddrüsenerkrankungen 58f., 74
—, spezifische Aktivität 75f.
—, Steroidhormonsynthese 84
—, ungesättigte Fettsäuren 83

Plasmacholesterin vgl. Cholesterin
Plasma-Cholesterinester, LCAT 72
Plasmacholesterinesterase 226
Plasmacholesterinspiegel 426
–, A-β-Lipoproteinämie 502f.
–, Altersabhängigkeit 275ff.
–, Cholesterinausscheidung, Haut 83
–, Cholesterinproduktionsrate 78
–, chronischer Alkoholeffekt 402
–, emotionaler Stress 276
–, familiäre Hypo-β-Lipoproteinämie 513ff.
–, FH 281, 284ff.
–, fraktionelle Umsatzrate 77
–, genetische Faktoren 276
–, Geschlechtsabhängigkeit 275ff.
–, Herzinfarkt 37, 279
–, Hyperlipoproteinämie Typ III 314
–, Hyperlipoproteinämie Typ V 353f.
–, individuelle Schwankungen 276
–, Inter-Populationsschwankungen 276
–, Intra-Populationsschwankungen 275f.
–, ischämische Herzkrankheit 277
–, jahreszeitliche Schwankungen 276
–, Japaner 276f.
–, β-Lipoproteine 275
–, Nahrungsfett 276
–, Normbereich 277f.
–, normale Frauen 451f.
–, Osteuropäer 277
–, PHLA 230
–, Schwangerschaft 276
–, Schilddrüsenunterfunktion 425
–, Tangier-Krankheit 461
–, Trauma 276
–, Umgebungsfaktoren 277
–, Zwillingsstudien 276
– vgl. Cholesterinspiegel
Plasma-Chylomikronen 5
Plasmainsulinspiegel, Hyperlipoproteinämie Typ IV 324
–, Östrogene 451
–, Plasmatriglyceride 414
Plasma-Lezithinase 226
Plasmalipide, A-β-Lipoproteinämie 502
–, Alkoholeffekt 391ff.
–, Hypo-β-Lipoproteinämie 513f.
–, Normalwerte 334
–, Östrogene, normale Frauen 451f.
–, orale Kontrazeptiva, normale Frauen 451f.
–, Plasma-Albumin 416
–, Ratte, Alkoholeffekt 393f.
– vgl. Lipide
Plasmalipidspiegel, Blutzuckerhöhe 369
–, Koffein 339
–, Kohlenhydrate 338
–, Xanthome 309
Plasmalipoproteine 378f.
–, A-β-Lipoproteinämie 503ff.
–, abnorme 379
–, Chemie 125–171
–, chemische Zusammensetzung 140–157
–, Choleringehalt, LCAT-Mangel 227
–, intrazellulärer Abbau 197–218
–, Kohlenhydrate 202
–, Nomenklatur 126ff.
–, Normalkonzentration 139
–, physikochemische Daten 139

–, Polymorphismus 164ff.
–, Struktur 140–157
–, Untersuchungsmethoden 128–140
–, Vitamin A-Transport 497
–, Zentralnervensystem, Lipidaustausch 495
–, Zusammensetzung 139, 240
– vgl. Lipoproteine
Plasma-β-Lipoproteine, Altersabhängigkeit 277
–, Geschlechtsabhängigkeit 277
–, Hyperlipoproteinämie Typ II 278f.
–, Intra-Populationsschwankungen 275f.
–, Normbereich 277f.
–, Variabilität 275ff.
Plasmalipoproteinmetabolismus, Kinetik 226
–, Vögel 176
Plasmalipoproteinspiegel, Apolipoproteinverteilung 306
Plasmalipoproteinsynthese 197–218
Plasmalogene 101
–, Resorption 111
Plasmamembranmarkierer 113
Plasma-Phospholipasen 112
Plasmaphospholipide, Erythrocytenveränderungen 112
Plasmaphospholipidspiegel, A-β-Lipoproteinämie 502
–, akuter Alkoholeffekt 391
Plasmatriglyceride, endogene 11–27
–, –, Bildung 11ff.
–, –, Entfernung 16f.
–, –, Pathophysiologie 24ff.
–, –, Physiologie 11–24
–, –, Sekretion 11
–, exogene 3–11
–, –, Pathophysiologie 9ff.
–, –, Physiologie 3ff.
–, fractional removal rate 12f.
–, postabsorptive Phase 267
–, Ratte, Alkoholeffekt 393f.
– vgl. Triglyceride
Plasmatriglyceridspiegel, A-β-Lipoproteinämie 502
–, Alkohol 402f.
–, Apolipoproteinverteilung 305
–, Cholesterinbestimmung, β-Lipoproteine 279
–, Clofibrat 313
–, familiäre Hypo-β-Lipoproteinämie 513ff.
–, FH-Familien 285
–, freie Fettsäuren 321
–, Glukagon 22
–, Heparin 229
–, HTGL 234
–, Hunger 22
–, Hyperlipoproteinämie Typ III 314
–, Hyperlipoproteinämie Typ V 353f.
–, Insulinresistenz 333
–, Körpergewicht 325
–, körperliche Betätigung 432
–, Lipoproteinlipase 234
–, orale Kontrazeptiva, normale Frauen 451f.
–, polyensäurereiche Kost 324
–, primäre Hyperlipoproteinämie, orale Kontrazeptiva 452
–, Sepsis 445
–, Sulfonylharnstofftherapie 370
–, Tagesschwankungen 12
–, Tangier-Krankheit 461
–, überkalorische Ernährung 324

Plasmatriglycerid-Umsatz, Meßmethoden 12 ff.
Plasmatrübung 409
–, alkoholische Lipämie 389 f.
–, Chylomikronen 5
–, endogene Hypertriglyceridämie 11
Plasma-VLDL 244
–, Katabolismus 209 ff.
– vgl. VLDL
pleomorphic lipid bodies 625, 630
Plexus chorioideus, Sphingomyelinosen 537
Plexus myentericus, Gangliosidosen 628 ff.
–, Niemann-Pick-Zellen 536
–, Sphingomyelinosen 537
Plexus submucosus, Niemann-Pick-Zellen 536
Pneumokokken-Pneumonie, Serumcholesterinspiegel 445
Poliodystrophie, metabolische 565
Polyacrylamidgel, IEF 130
Polyacrylamidgelelektrophorese 129 f.
–, ApoAIII 152
–, ApoB 148
–, ApoCII-Peptid 144
–, Apochylomikronen 159
–, ApoHDL 152 f., 161
–, Apolipoproteine 139 f., 425
–, ApoVLDL 141, 202
–, HDL$_2$ 150
–, HDL$_3$ 153
–, Hyperlipoproteinämie Typ III 303
–, LDL 147
–, Lipoproteine 127
–, LpA 161
–, Lp(a)-Lipoprotein 165
–, LpC 143
–, LP-X 381
–, Lymphchylomikronen 158
–, Tierlipoproteine 176
Polyanionen 149
Polyanionenpräzipitation 126, 131 ff., 381
Polyisoprenolphosphate 100
Polymorphismus 150
–, genetischer, LDL 148
–, α-Lipoproteine 166
–, Plasmalipoproteine 164 ff.
–, Ratten-VLDL 184
–, VLDL 184
Polyneuropathie 466, 584
–, Metachromatische Leukodystrophie 567
–, Refsum-Krankheit 645 ff.
Polysaccharide, Enzymfreisetzung 236
Porphyrie, sekundäre Hyperlipoproteinämie Typ II 280
portale Hypertension 464
Porptocavaler Shunt, Hyperlipoproteinämie Typ II 293 f.
–, LDL-Cholesterin 249
Postheparinlipolytische Aktivität s. PHLA
Postheparin-Lipoproteinlipase 9, 17, 112
–, Hyperlipidämie Typ IV 25
–, Insulinmangel 20 f.
–, protamininaktivierte 9
–, protaminresistente 9
– vgl. Lipoproteinlipase
Postheparinplasma, ApoC-Polypeptide 145
–, HTGL-Werte 234
–, Lipoproteinlipasewerte 234
–, Lysolezithinkonzentration 233

–, VLDL 190, 233
Postprandialserum, HDL$_2$ 150
PPIDAcGP 101
–, Calcium-Ionen 113
–, Erregungsleitung 114
–, Nervengewebe 112
Prä-β-Lipoproteine 127, 129, 142, 243, 334, 378, 402, 416, 424, 440
–, Cholesterinsynthese 63
–, diabetische Atherosklerose 373
–, familiäre Hypo-β-Lipoproteinämie 515
–, Hypercholesterinämie 278
–, Hyperlipoproteinämie Typ II 275
–, Hyperlipoproteinämie Typ III 302
–, Hyperlipoproteinämie Typ V 353
–, Infektionskrankheiten 443 ff.
–, Kohlenhydratinduktion 325
–, Lebererkrankungen 377
–, Leberfunktionsstörungen 384
–, orale Kontrazeptiva 438
–, Tangier-Krankheit 468
–, tierische 176
Präklampsie 455
Pristansäure 649 f.
Progeria 318
Propionsäure 649 f.
Propionyl-CoA 53
Propranolol, Triglyceridsekretionsrate 14
Protamin 9
Protamininhibierungsassay 233
Protaminsulfat, PHLA 229 f., 233
Proteinmangel 399
Proteinsynthese, Diabetes mellitus 21
–, Leber, Hypalbuminämie 418
–, VLDL-Sekretion 201 f.
Proteinsynthesehemmer, Cholesterin-7α-Hydroxylase 66
–, Chylomikronen 5, 197
–, HMG-CoA-Reduktase 61
–, Lipidtransport 69 f.
–, Lipidresorption 5
–, Lipoproteinlipasefreisetzung 235 f.
–, Lipoproteinsekretion 206
–, VLDL-Sekretion 205
–, VLDL-Synthese 245
Proteinurie 415, 606
–, Cholesterinausscheidung 416
–, Hyperlipidämie 416
Prothrombinzeit 502
–, Morbus Gaucher 552
Protohäm-Ferrolyase 116
Pseudo-Hurler-Syndrom 614
Pseudoisocyanin 572
Psychose, Metachromatische Leukodystrophie 567
Psychosinsulfatase 580
Pulmonalarterie, Cholesterin 76
Pupillenstörungen 496, 645 ff.
Purkinjezelle 493, 624
–, Gangliosidosen 627
–, Morbus Gaucher 555
–, Sphingomyelinosen 536
Puromycin 197, 206
–, HMG-CoA-Reduktase 61
–, Lipidtransport 69 f.
–, Lipoproteinlipase 20
–, VLDL-Sekretion 201 f.
Pyknozyten 500

Pyramidenbahn, A-β-Lipoproteinämie 493
—, Metachromatische Leukodystrophie 569
Pyrophosphomevalonsäure-Decarboxylase 43
Pyruvatcarboxylase 411

Quastenflosser, Fettsäuren 181
—, LDL 185
—, Lipoproteine *175*, 178f.

Rachenmandeln, Morbus Gaucher 550
R-Ala s. Apo C III
random coil, ApoAI 151
—, ApoAII 152
—, ApoB 149
—, ApoCII-Peptid 144
Ratte, Apo-HDL 184
—, Apolipoproteine 182ff.
—, experimentelle Hyperlipoproteinämie, Diäteinfluß 191
—, HDL 177
—, Kohlenhydrate, Lipoproteine 184
—, LDL 177
—, Lipoproteine *175*, *178f.*, 183, 187f.
—, Lipoproteinsynthese 219
—, Lipoproteinveränderungen, cholesterinreiche Diät 190f.
—, —, kohlenhydratreiche Diät 191f.
—, Serumlipide, Alkohol 393ff.
—, VLDL 174
—, —, Polymorphismus 184
Rattenleber, Triglyceridlipase 231
Reduktionskost, Hyperlipoproteinämie Typ IV 337
Refsum-Krankheit 645—656
—, Augenveränderungen 646f.
—, cerebellare Ataxie 645ff.
—, Definition 645
—, EEG 647
—, Erkrankungsalter 646
—, Genetik 645, 652
—, Hautveränderungen 648
—, Herzveränderungen 647f.
—, heterozygote 652
—, Inzidenz 652
—, Kleinhirnfunktionsstörungen 647
—, Klinik 645ff.
—, Leber 648
—, Liquorbefund 645f.
—, Niere 648
—, Pathogenese 653
—, periphere Polyneuropathie 645ff.
—, Phytansäureabbau, Fibroblastenkultur 651
—, Phytansäuremetabolismus 650f.
—, pränatale Diagnose 652
—, Pupillenstörungen 645ff.
—, Retinitis pigmentosa 645ff.
—, Sensibilitätsstörungen 646f.
—, Skelettveränderungen 648
—, Therapie 653f.
Refsum-Syndrom 645
Rektum-Biopsie, Gangliosidosen 627, 637
Relipidierungsversuche 156f.
—, ApoAI 152
remnants 6, 9, 70, 160, 199
—, Chylomikronen 307
—, Hepatektomie 241
—, hepatische Lipoproteinlipase 10
—, HTGL 238ff.

—, Katabolismus 241
—, LCAT 227
—, LDL-Synthese 249
—, Lipoproteinlipase 236
—, Tangier-Krankheit 479
—, VLDL 142
Reptilien, Fettsäuren 181f.
—, HDL 178f.
—, LDL 178, 185
—, Lipoproteine 174ff.
Retikuloendotheliales System 155
—, Hyperlipoproteinämie Typ I 270
—, Gangliosidosen 624
—, Hypertriglyceridämie, Chylomikronenabbau 241
—, Niemann-Picksche Erkrankung 535
—, Sphingomyelinosen 537
—, Tangier-Krankheit 473
Retikulozytose 498
Retikulumzellen, Morbus Gaucher 553
Retina 117
—, A-β-Lipoproteinämie 495f.
—, Fabrys Krankheit 600
—, Gangliosidosen 627
—, Sphingomyelinosen 537
Retinastäbchenmembran 119
Retinin 496f.
Retinitis pigmentosa 467, 517, 630
—, A-β-Lipoproteinämie 485, 495f.
—, Refsum-Krankheit 645ff.
—, Vitamin A 497
Retinitis punctata albescens 495
Retinol 497
Retinopathie 372, 516
—, Hypo-β-Lipoproteinämie 512
α-Rezeptoren 431
β-Rezeptoren 431
β-Rezeptorenblocker 293, 392
R-Gln 152
R-Glu s. Apo CII
Rh-Antigen, Phospholipide 116
Rhodopsin 119, 496
Riboflavin, IEF 130
—, Polyacrylamidgelelektrophorese 130
Ribosomen, Apolipoproteinsynthese 220f., 223f.
—, Diabetes mellitus 21
—, Phospholipidsynthese 111
Rickettsien 446
Riechnerv, Refsum-Krankheit 647
m-RNA 201, 220
Röntgenbestrahlung, Cholesterinsynthese 59
Röntgenkleinwinkelstreuung, HDL 154f.
—, LDL 149
Rohrzucker, Triglyceridbildung 18
Rotationsdispersion, HDL 154
R-Ser s. Apo CI
R-Thr 151
Rückenmark, Gangliosidosen 618, 627
—, Sphingomyelinosen 536f.
R-Val s. Apo CI

Saccharose 324
—, endogene Hypertriglyceridämie 328
—, Kohlenhydratinduktion 325
Säulenchromatographie, ApoAI 151
—, Apo VLDL 202

Säure-Basen-Haushalt, Glukoneogenese 411 f.
Salicylate 587
Salmonella typhi-Endotoxin 443
S. typhimurium, Lipopolysaccharidsynthese 115 f.
Sardine, Lipoproteine 175 f.
Saturated side chain pathway, Cholesterinbiosynthese 47 f.
Schaaf, Lipoproteine *175, 178 f.*
Scharlach 445
Schaumzellen 329, 470
–, Gangliosidosen 615 ff., 619, 630
–, Hyperlipoproteinämie Typ III 309
–, Sphingomyeinosen 530 ff., 537
–, Tangier-Krankheit 462 ff.
Schiffs Reagenz, Azetatfolienelektrophorese 129
Schilddrüse, Gangliosidosen 618, 624
–, Gaucher-Zelle 553
–, IDAcGP 115
–, Morbus Gaucher 551
–, Niemann-Pick-Zellen 536
Schilddrüsenerkrankungen, Cholesterinstoffwechsel 428 ff.
–, Lipoproteinstoffwechsel 74
–, Plasmacholesterin 58 f., 74
Schilddrüsenfunktion, A-β-Lipoproteinämie 508
Schilddrüsenhormone, cAMP 431 f.
–, Apolipoproteine 423
–, Atherosklerose 425, 433 f.
–, Cholesterinausscheidung 429
–, Fettsäurestoffwechsel 431 f.
–, hepatische Cholesterinsynthese 428 f.
–, HMG-CoA-Reduktase 429 f.
–, LDL-Katabolismus 430
–, Lipidstoffwechsel 423–436
–, Lipolyse, Fettgewebe 431
–, Mitochondrien 423
–, PHLA 432
–, Phospholipidsynthese 111
–, Proteinsynthese 423
–, Triglyceridstoffwechsel 432 f.
–, vgl. Thyroxin 423
Schildkröte, Lipoproteine *175, 178 f.*
Schistosomiasis 445
Schizophrenie 508
Schlange, Fettsäuren 181
–, Lipoproteine *175, 178 f.*
Schlangengift, Phospholipase 108
Schleimaal, Fettsäuren 181
–, LDL 185, 187
–, Lipoproteine 175 f., 178 f.
Schleimhäute, Morbus Gaucher 550
Schleimhautxanthome 270
Schlieren-Scanning-Verfahren 552
Schock, Hyperlipoproteinämie Typ I 269
Scholle, Lipoproteine *175*
Schwangerschaft *318*, 336, 410
–, familiäre Hyperlipoproteinämie 456
–, Hyperlipämie 455 f.
–, PHLA 455
–, Plasmacholesterinspiegel 276
–, Tetracycline 23
–, VLDL-Konzentration 279
Schwangerschaftspankreatitis, Hyperlipoproteinämie 438
Schwannsche Zellen 466, 575, 583
Schwein, Apo-HDL 184
–, Lipoproteine *175, 178 f.*, 187 f.
SDAcGP *101*

–, Bakterinmembran 115
–, Basismembran 119
–, Erythrozytenmembran 112, 117
–, Konformation 101 ff.
–, Syntheseorte 109
SDAcGP-Decarboxylierung 109
SDS s. Natriumdodecylsulfat
Secretory vesicle, VLDL-Sekretion 204, 206
Seehund, LDL 177
–, Lipoproteine *175*
Seelöwe, Lipoproteine *175*
Sehnenxanthome 281, 309 f.
Seminolipidsulfatase 580
Sepsis, Plasmalipide 445
Serin 182, 553
–, Glycerophospholipide *98 f.*
–, p_{ex}-Konformation 101
–, Phospholipidmetabolismus 1,04 ff.
Serinkephalin *101*
–, weiße Gehirnsubstanz 576
Serum s. Plasma
Serumcerebroside, Morbus Gaucher 552
Serumeisen, Morbus Gaucher 552
Serumlipoproteinlipase 446
Sexualhormone, Cholesterin 37
Silbermotte, Fettsäuren 181 f.
sinking Prä-β-Lipoprotein 165, 246 f., 336
β-Sitosterin *39*, 470
–, Cholesterinumsatzstudien 74 f.
–, Resorption 69
β-Sitosterinabbau 82
Skelettmuskel, Cholesterinsynthese 48
Skelettveränderungen, Refsum-Krankheit 648
–, Morbus Gaucher 550
Skotom 496, 512
SMAcGP *101*
Sonnenblumenöl 291
SphP *100*
SphH$_2$P *100*
Speichel, lipolytische Aktivität 4
Speicheldrüse, IDAcGP 115
Speicherkrankheiten, lysosomale 532, 597, 623
Spektroskopie, Ratten-Apoliporoteine 185
Spezifische Aktivität 75 f.
Sphinganin 98
–, Phospholipidmetabolismus 104
Sphingolipidosen 566, 631
Sphingomyelin *101*, 472, 540 ff.
–, Akanthozyten 498
–, Chylomikronen 240
–, familiäre Hypo-β-Lipoproteinämie 513 ff.
–, Gangliosidosen 636
–, HDL 246, 471
–, –, A-β-Lipoproteinämie 486, 504
–, HDL$_T$ 476
–, LDL 248
–, Lipidaustausch 162 f.
–, Lymphlipoproteine *158*
–, Milz, Morbus Gaucher 556
–, –, Sphingomyelinosen 541
–, Plasmalipoproteine *139*
–, Plasmaspiegel, A-β-Lipoproteinämie 502
–, Schwangerschaft 455
–, Tierlipoproteine *180*
–, VLDL 243
–, VLDL-Oberfläche 247
–, weiße Gehirnsubstanz 576
Sphingomyelinase 525, 527 ff., 538

–, Isoenzyme 542
–, Serum 542
–, Sphingomyelinose Typ C 531
–, Sphingomyelinose Typ D 531
–, Vorkommen 542
Sphingomyelinase-Aktivität, Sphingomyelinosen 530
Sphingomyelinase-Defekt 540 ff.
–, Sphingomyelinose Typ A 530
–, Sphingomyelinose Typ B 531
Sphingomyelinose Typ A 525, 530, 538 ff.
Sphingomyelinose Typ B 530 f., 538 f., 541 f.
Sphingomyelinose Typ C 530 f., 538 f.
Sphingomyelinose Typ D 531, 538 f., 541
Sphingomyelinose Typ E 530 f, 538 f.
Sphingomyelinose, Nova scotia Variante s. Sphingomyelinose Typ D
Sphingomyelinosen 525–546
–, Biochemie 538 ff.
–, Diagnostik 538
–, Elektronenmikroskopie 537 f.
–, Enzymatik 542
–, Fallübersichten 526 ff.
–, Ganglioside 541
–, genetische Beratung 542 f.
–, Heterozygotie 543
–, Humangenetik 542 f.
–, intrazytoplasmatische Einschlußkörper 532
–, jüdische Abstammung 530 ff.
–, Lipid-Dünnschicht-Chromatographie 538 ff.
–, lysosomale Speicherkrankheiten 532
–, mikroskopischer Befund 532 ff.
–, Morphologie 532–538
–, –, Fetus 535
–, Organ-Cholesterin 541
–, pränatale Diagnose 543
–, Speicherlipide 540 ff.
–, Sphingomyelinase-Aktivität 530
–, Typeneinteilung 525 ff.
–, Zentralnervensystem 536 f.
– vgl. Niemann-Picksche Erkrankung
Sphingomyelin-Speicherung 525
Sphingomyelin-Vermehrung, Sphingomyelinose Typ A 530
–, Sphingomyelinose Typ B 531
Sphingosin, Phospholipidmetabolismus 104
Sphingosin-1-phosphat s. SphP
Sphingosinphospholipide 97 ff., 111
–, Metabolismus 104 ff.
–, Strukturformeln 98
Speicheldrüsen, Niemann-Pick-Zellen 536
Splenektomie, Morbus Gaucher 552
–, Tangier-Krankheit 479
Splenomegalie, großzellige lipoide 547
–, Morbus Gaucher 549
–, primäre idiopathische 547
–, Tangier-Krankheit 464
Spur cells 401, 499 f..
Squalen 60, 156
–, Cholesterinsynthese 40 ff.
–, Mevalonsäure 41
Squalenbildung 42 ff.
Squalenkondensation 44
Squalenzyklisierung 40 ff., 44 ff.
Stachelschwein, Lipoproteine 175
Stärke, endogene Hypertriglyceridämie 328
–, Triglyceridbildung 18
Stärkeblockelektrophorese, Hyperlipoproteinämie Typ III 302

Stärkegelelektrophorese, Lipoproteine 127
Stammganglien, Morbus Gaucher 555
S. aureus 115
Steady state 75 f.
Stearinsäure, Phospholipide 99
–, Tierlipoproteine 182
Stearyl-CoA-Desaturase 116
Steatorrhoe, A-β-Lipoproteinämie 489 f.
–, familiäre Hypo-β-Lipoproteinämie 511
Steranring, bakterielle Aufspaltung 82
–, –, Cholesterinausscheidung 82
Sternalpunktion, Morbus Gaucher 552, 557
Steroid-Ausscheidung, sterol balance method 81
Steroide, Chemie 37 ff.
–, Isomerie 38
–, neutrale 55, 81
–, saure 55
–, Untersuchungsmethoden 39
C-27-Steroide, Gallensäuren 53
Steroidesterhydrolyse, Cholesterinesterase 69
Steroidestersynthese, Cholesterinesterase 69
Steroid-hexosaminide 636
Steroidhormone, Cholesterin 83 f.
–, Cholesterinabbau 49
Steroidsulfate 582
Steroid-Therapie 318
Sterol balance method, Cholesterin-Umsatz 80 f.
Sterol carrier protein 47, 156, 427
STH s. Wachstumshormon
Strabismus, Gangliosidosen 614 ff.
Streß, Cholesterinsynthese 59
–, emotionaler, Plasmacholesterinspiegel 276
–, Refsum Krankheit, Exacerbation 646
Streumassenradius, LpA 155
β-Struktur, ApoAII 152
–, ApoB 149
Strukturprotein 118
–, 2d-Gitter 117
Stuhl, Cholesterinausscheidung 56, 81
Stuhlsteroide, FH 287
Sucrose, VLDL-Synthese 208
Sucroseverfütterung, Lipoproteinveränderungen 191
Sudanschwarz, IEF 130
–, Lipoproteinelektrophorese 128 ff.
Sulfatase A 580
Sulfatide 540
–, Gangliosidosen 636
–, Metachromasie 572
–, Milz, Morbus Gaucher 556
–, Myelinmembran 576 ff.
Sulfatid-Lipidose 565–595
Sulfatidose 566
Sulfatid-Turnover, Metachromatische Leukdystrophie 582 f.
Sulfogalaktosylsphingosinsulfatase 580
Sulfonylharnstofftherapie, Plasmatriglyceridspiegel 370
Synaptosom 113
Systolikum, FH 281, 283

Tangier-Krankheit 126, 155, 163, 247, 461–483, 497
–, analytische Ultrazentrifugation 468 f.
–, Apo A I 476 f.
–, Apo C I 478
–, Apolipoprotein-Biosynthese 477
–, Apolipoproteine 469
–, Apolipoprotein-Primärstruktur 479

Tangier-Krankheit, Arteriosklerose 468
–, Cholesterinester, Organe 461 ff.
–, Cholesterinesterspeicherung 479
–, Chylomikronen 477 f.
–, Darm 465 f.
–, Erythrozytenmembran 470
–, Exanthem 464
–, Genetik 479 f.
–, Gewebslipide 469 ff.
–, Haut 465 f.
–, HDL 150, 461
–, heterozygote Patienten 480
–, Immunelektrophorese 469
–, klinische Manifestationen 461 ff.
–, Knochenmark 462 ff.
–, Laboratoriumsbefunde 468 ff.
–, LDL 478
–, Leber 464 f.
–, lipolytische Enzyme 478 f.
–, Lipoproteine 468 f.
–, Lipoproteinelektrophorese 468
–, neurologische Befunde 466
–, ophthalmologische Befunde 466
–, Ouchterlony-Doppeldiffusion 469
–, Pathophysiologie 471–479
–, Plasma-Cholesterinspiegel 461
–, Plasmalipide 468
–, Plasma-Triglyceridspiegel 461
–, präparative Ultrazentrifuge 468
–, retikuloendotheliales System 473
–, Schaumzellen 462 ff.
–, Splenomegalie 464
–, Therapie 479
–, Tonsillenanomalie 461 f.
–, VLDL 477 f.
Target cells 401, 500 f.
Taube, Lipoproteine *175, 178 f.*
Taurin 49
–, Gallensäureausscheidung 82
Taurochenodesoxycholat, Cholesterinsynthesehemmung 64
Taurocholat, Cholesterinesterase 67
Taurocholsäure, Cholesterinresorption 67
–, Cholesterinsynthese 64
–, intestinale Cholesterinsynthese 58
Taurocholsäurebildung 53
Tay-Sachs-Gangliosid 631 ff.
Tetradecansäure s. Myristinsäure
Testes, Cholesterin 78, 80
–, Cholesterinsynthese 48
Testmahlzeit, Lymphfluß 70
Testosteron, Phospholipidsynthese 111
Tetrachlorkohlenstoff 206
Tetracosansäure s. Lignocerinsäure
Tetracosatetraensäure, Phospholipide 99
Tetracosensäure s. Nervonsäure
Tetracycline, Triglyceridkonzentration 23
Tetraensäuren, Phospholipide 99
Tetrahexosylceramid 605 f.
Tetrahydroxycoprostansäure 52
Thalamus 555, 569
thin-line-Peptid 152, 247
Thiokinase 104
Thiolase, Cholesterinsyntheseregulation 60
Threonin 553
Thrombopenie, Morbus Gaucher 548 f., 552, 557
Thrombozyten, Hyperlipoproteinämie Typ IV 332
–, Phospholipase 112

Thrombozytenfaktor IV 444
Thymus, Gangliosidosen 624
–, Morbus Gaucher 550 f.
–, Sphingomyelinosen 534
Thyreoidektomie, Cholesterinspiegel 425
Thyreotoxikose, Gallensalzproduktion 429
–, Plasmacholesterin, fractional catabolic rate 429
Thyroxin 446
–, Na$^+$-K$^+$-abhängige ATPase 423 f.
–, Chenodesoxycholsäure 429
–, Cholesterinsynthese 58 f., 428
–, Cholsäure 429
–, Hyperlipoproteinämie Typ II 293
– vgl. Schilddrüsenhormon
D-Thyroxin 342, 434
–, Hyperlipoproteinämie Typ III 311
Thyroxin-Bindung, DNA 423
Tiefensensibilität, Refsum Krankheit 646 f.
Toluidinblau 572
Tonsillen, Sphingomyelinose 530, 534
–, Tangier-Krankheit 461 f.
Tonsillenhyperplasie, schaumzellige 462
Torpedos 626
Training, FH 295
Transacylase-Enzymsystem 105
Transaminasen 340, 342
–, A-β-Lipoproteinämie 491
Trauma, Cholesterinsynthese 59
–, Plasmacholesterinspiegel 276
Trennzeit, Dichtegradient 135
Triacylglycerin 98, *100*, 106
–, Phospholipidsynthese 109
Triacylglycerinsynthese 109
Triensäuren, Phospholipide 99
Triglyceridabbau 6 ff., 142
–, Heparin 8
–, Hyperlipoproteinämie Typ IV 322
–, Hypothyreose 432
–, Insulinmangeldiabetes 365 f.
Triglyceridbestimmung, Hyperlipoproteinämie Typ IV 333
Triglyceridclearance, Hyperlipoproteinämie Typ IV 322 f., 327
–, Leber 14
–, orale Kontrazeptiva 453 f.
–, PHLA 358
–, Schwangerschaft 455
Triglyceride 3–36, 70, *100*, 155, *278*, 377, 409
–, Äthanol 22 f.
–, ApoC-Peptide 157
–, chronischer Alkoholeffekt 392
–, Chylomikronen 69, 162 f., 197, 240
–, endogene 317 ff., 365, 368, 378
–, –, Eliminationsraten 320 f.
–, –, Hyperlipoproteinämie Typ V 353
–, –, Kohlenhydratinduktion 325
–, –, Lebertriglyceride 15 f.
–, –, Produktionsraten 320 f.
–, –, VLDL 200, 243
–, exogene 268
–, –, Chylomikronen 200, 239, 267
–, –, Hyperlipoproteinämie Typ V 353
–, –, Katabolismus 365
–, experimentelle Hyperlipoproteinämie 190 f.
–, Fettgewebe 3
–, fractional turnover rate, Alkoholeinfluß 400
–, Harn, nephrotisches Syndrom 415
–, HDL 150, 153 f., 246 f.

Sachverzeichnis 701

–, –, A-β-Lipoproteinämie 506
–, Hyperchylomikronämie 9f.
–, Hyperlipoproteinämie Typ III 301
–, Infektionskrankheiten 443ff.
–, Insekten 180
–, langkettige, LCAT-Deficiency 227
–, latenter Diabetes mellitus 367
–, IDL 247
–, LDL 146, 149, 248
–, –, Tiere 177
–, Lipoproteine 240
–, –, cholesterinreiche Diät 189
–, Lipoproteinlipase 6, 230
–, Lipoproteinmetabolismus 248f.
–, Lymphchylomikronen 158
–, Lymph-HDL 161
–, Lymph-LDL 161
–, Lymphlipoproteine 158
–, mittelkettige, A-β-Lipoproteinämie 509
–, Mukosazelle, A-β-Lipoproteinämie 488f.
–, Normalwerte 334
–, PHLA 227
–, Plasmalipoproteine 139
–, Resorptionsmaximum 68
–, Tier-HDL 178
–, VLDL 7f., 11, 142, 243
–, VLDL-Sekretion 202ff.
–, VLDL-Synthese 208
–, Xanthome 283
Triglyceride vgl. Plasmatriglyceride
Triglycerideliminaton, Insulinmangeldiabetes 365f.
Triglyceridesterase 209
Triglycerid-Fettsäuren 6, 14
–, Fettsucht 16
–, Glukose 14ff.
–, kohlenhydratreiche Kost 321
–, mittelkettige, A-β-Lipoproteinämie 491
–, Refsum-Krankheit 648
–, spezifische Aktivität, alkoholische Fettleber 394f.
–, VLDL 11
Triglyceridfettsäureneinbau, Fettgewebe 324
Triglyceridgewebsaufnahme, Insulin 16
–, Lipoproteinlipase 16
Triglycerid-Glycerin, Glukose 15
Triglyceridhydrolyse 6
–, Kapillarendothelien 198
–, Lipoproteinlipase 7ff.
–, Mizellenbildung 68
Triglyceridkonzentration, Muskel 23
Triglyceridlipase 145f., 322
–, extrahepatische 9f.
–, Fettgewebe 268
–, hepatische s. HTGL
–, Herzmuskel 268
– vgl. Plasmatriglyceridlipase
Triglyceridlipasemangel, Hyperlipoproteinämie Typ I 268
Triglyceridresorption, Insulin 19
Triglyceridsekretion, Alkohol 396
Triglyceridsekretionsrate, FFS-Umsatzrate 14
–, Glukose 14
–, Insulin 14
–, Nikotinsäure 14
–, Propranolol 14
Triglyceridspaltung, Magen 4
Triglyceridspeicherung, Insulinwirkung 19f.
Triglyceridspiegel, Adipositas 321
–, akute Pankreatitis 438f.
–, Albuminspiegel 416

–, Altersabhängigkeit 364
–, chronisch rezidivierende Pankreatitis 439
–, Clofibrat 292, 340
–, Diabeteseinstellung 371
–, Diabetes mellitus, Altersabhängigkeit 370f.
–, –, Körpergewicht 369f.
–, Endotoxin 443f.
–, essentielle Fettsäuren 23
–, fettreiche Diät 327
–, Fruktose 326
–, Gammaglobulinabnormalitäten 447
–, Geschlechtsabhängigkeit 364
–, Gestagene 452f.
–, Glycerinzufuhr 326
–, Glykogenose Gierke I 25
–, Hyperlipoproteinämie Typ IIa 279
–, Hyperlipoproteinämie Typ IIb 279
–, Insulinspiegel 364
–, Körpergewicht 21f., 364, 371
–, körperliche Aktivität 339
–, Koronarsklerose 330
–, LCAT-Aktivität 8
–, manifester Erwachsenendiabetes 367f.
–, manifester juveniler Diabetes 367
–, Myelom 447
–, nächtlicher, Diabetes mellitus 372
–, orale Kontrazeptiva 452f.
–, Plasma 17ff.
–, Schwangerschaft 455
–, Tangier-Krankheit 468
–, Tetracycline 23
–, Xanthombildung 331
Triglycerid-Stoffwechsel, Atherosklerose 27
–, Diabetes mellitus, Erwachsenen-Typ 366
–, Schilddrüsenhormone 432f.
Triglyceridsynthese 197
–, Adipositas 366
–, alkoholische Fettleber 16
–, endogene, hyperkalorische Ernährung 325
–, endoplasmatisches Retikulum 198
–, Fettgewebe, Insulinwirkung 324
–, Fettsucht 16
–, Fettzellen 19
–, freie Fettsäuren 12ff.
–, Glukose 25
–, α-Glycerophosphatweg 4f.
–, hepatische, freie Fettsäuren 419
–, –, Insulinmangeldiabetes 365
–, –, Insulinspiegel 366
–, Hyperlipoproteinämie Typ IV 321f.
–, Insulinmangeldiabetes 364
–, Kohlenhydratbelastung 15
–, lipoatrophischer Diabetes 366
–, Monoglyceridweg 4f.
–, Schwangerschaft 455
–, streßinduzierte 321
–, VLDL 201
Triglyceridsyntheserate, hepatische, Östrogen 455f.
Triglyceridtransport 3
–, Apolipoproteine 7f.
–, HDL 7
–, Insulin 26
Triglyceridumsatz 219, 338
–, Hyperlipoproteinämie Typ IV 322ff.
–, Insulinmangeldiabetes 365
–, Kohlenhydrateinfluß 328
Triglyceridumsatzrate 320f.
–, Hyperlipoproteinämie Typ IV 327f.

Triglyceridverschwinderate 6, 8, 18 f.
—, Glukose 18 f.
—, Hypertriglyceridämie Typ IV 24
Trihexosylceramid 597, 603
—, Urinsediment 608
Trihexosylceramidspeicherung, Sekundärlysosomen 603
Trihydroxycholansäure 38
Trihydroxycholestan 51 f.
Trihydroxycoprostansäure 52
Trihydroxy-Gallensäuren 67
L-Trijodthyronin, HMG-CoA-Reduktase 59
Trimethylammoniumäthanol, Phospholipide 99
Triphosphoinositid 99 ff.
Triton WR-1339 59, 396
—, VLDL-Sekretion 206
Trypsin 67
—, Phospholipase 112
Tryptophan-Metabolismus, Hypo-β-Lipoproteinämie 516
Tuberkulose 445
—, Serumcholesterinsspiegel 445
Tubulärmizellen 102
Tubuluszellen, Insulinase-Aktivität 410
turnover s. Umsatz
turnover rate s. Umsatzrate
Typhus 445

Überernährung 333
Übergewicht 26, 333
—, Cholesterin-Pool 79
—, Lipoproteinlipaseaktivität 323
Ultraschall, Relipidierungsversuche 156 f.
Ultrazentrifuge, analytische 135
—, —, A-β-Lipoproteinämie 503
—, —, ApoB 148
—, —, Cholesterinverfütterung 188
—, —, Hyperlipoproteinämie Typ II 278 f.
—, —, Hyperlipoproteinämie Typ III 303 f.
—, —, Lymph-LDL 160
—, —, Molekulargewichtsbestimmung 136 f.
—, —, Tangier-Krankheit 468 f.
—, —, Verschlußikterus 380
—, —, VLDL 141
—, Lipoproteinauftrennung 125 f.
—, α-Lipoproteine 127
—, präparative 219
—, —, A-β-Lipoproteinämie 503 f.
—, —, Chylomikronenisolierung 133 f.
—, —, HDL 134 f., 149 f.
—, —, Hyperlipoproteinämie Typ III 304, 314
—, —, Hypo-β-Lipoproteinämie, LDL 515
—, —, LDL-Isolierung 134
—, —, Lipoproteinisolierung 133 ff.
—, —, Lp(a)-Lipoprotein 165
—, —, Polyanionenfällung 131 ff.
—, —, Tangier-Krankheit 468
—, —, VLDL-Isolierung 134
—, Tierlipoproteine 174 ff.
—, X-Protein 125 f.
Umsatz 75 f.
Umsatz-Rate 75 f.
Umsatz-Zeit 75 f.
Undecaprenolphosphat 100, 115
Urämie 318
—, Fabrys Krankheit 600
—, freie Fettsäuren 414

—, Glukosephosphorylierung 413
—, Glukosetoleranztest, Seruminsulinspiegel 412
—, Insulinantagonismus 412 f.
—, Hyperchylomikronämie 415
—, Hypertriglyceridämie 412 ff.
—, Kohlenhydratstoffwechsel 409
—, PHLA 414
—, Serumtrübung 413
—, VLVL-Triglyceride 414
—, Wachstumshormon 414
Urin, Arylsulfatase 580
—, α-Galaktosidase, Nierentransplantation 608
—, Gangliosidosen, enzymatische Diagnostik 636 f.
—, Metachromatische Leukodystrophie 585 f.
—, Sphingomyelinase 542
—, Trihexosylceramidkonzentration 603
Urinsediment, Fabrys Krankheit 600
—, Trihexosylceramid 608
Urinsulfatide 578
Uterus 624
UV-Licht, IEF 130

Valin 182
Vena cava inf., Cholesterin, spezifische Aktivität 76
Vena portae, FFS-Konzentration 18
Verschlußikterus 189
—, Chenodesoxycholsäure 53
—, Cholesterinspiegel 379 f.
—, Cholesterinsynthese, Darm 380
Verschlußikterus vgl. Cholestase
Verschwinderate, endogene Triglyceride 18 f.
—, Plasmatriglyceride 12 f.
Very low density lipoproteins s. VLDL
VHDL 127, 135, *141*, 149, 155
—, ApoAIII 152
—, chemisch-physikochemische Daten *139*
—, Insekten 187
—, Proteingehalt 155
—, Schwein 183
Vinblastin, Lipoproteinfreisetzung 223
—, VLDL-Sekretion 206
Virusinfektion, Serumcholesterinspiegel 445
Viskosität, Dichtegradient 135
Vitamin A 486, 511, 587
—, Retinitis pigmentosa 497
Vitamin A_1-Aldehyd 496 f.
Vitamin A-Gabe, A-β-Lipoproteinämie 509
Vitamin A-Transport, Serumlipoproteine 497
Vitamin E 486, 511, 653
—, Autohämolyse, Akanthozyten 501
Vitamin-E-Mangel, A-β-Lipoproteinämie 494
Vitamin E-Therapie, A-β-Lipoproteinämie 510
Vitamin K 486, 653
—, Phytansäure 652
Vitamin K-Malabsorption 502
Vitamin K-Therapie, A-β-Lipoproteinämie 509
Vitamine, fettlösliche 292
—, —, A-β-Lipoproteinämie 486, 490
—, —, familiäre Hypo-β-Lipoproteinämie 511
VLDL 6, 127, 141 ff., 150, 157, 162, 200—211, 219, 243 ff., *278*, 378 f., 424
—, Aktivator-Protein 7
—, akuter Alkoholeffekt 391
—, alkoholische Hyperlipämie 390
—, A-β-Lipoproteinämie 5, 145, 147, 240, 485 f.
—, Aminosäuren 182
—, Amphibien 175

–, ApoAIII 152
–, ApoA-Peptide 146
–, ApoB-Metabolismus 245 f.
–, ApoC 143 ff., 231
–, ApoC-Metabolismus 245 f.
–, ApoHDL-Relipidierung 156
–, Apolipoproteine 7 f., 142 f., 219 f., 223, 243 f.
–, – vgl. Apo-VLDL
–, Apolipoproteinmetabolismus 305
–, arginine rich peptide 227
–, Biosynthese 190
–, Chemie 11
–, chemische Zusammensetzung 141 ff.
–, chemisch-physikochemische Daten *139*
–, Cholesterin 69, 72
–, Clofibrat 313
–, Dichte 11
–, Dichteklassen-Fraktionierung 243 f.
–, Dünndarm 3, 428
–, elektronenmikroskopische Befunde 146
–, endogene Triglyceride 243, 424
–, Entfettung 137 f.
–, essentielle Fettsäuren 23
–, experimentelle Hyperlipoproteinämie 190
–, familiäre Hypo-β-Lipoproteinämie 510
–, Fasten 22, 176
–, Flotationskonstante 136, 141, 176
–, Funktion 472
–, Gammaglobulinabnormalitäten 447
–, Glukose 25, 191
–, Glykogenose Gierke I 25
–, Größe 11, 16
–, hepatische Lipoproteinlipase 9
–, HMG-CoA-Reduktase 63
–, Hund 187
–, Hyperchylomikronämie 9 f.
–, Hyperlipidämie 134
–, Hyperlipoproteinämie 141 f.
–, Hyperlipoproteinämie Typ III 25, 302 ff.
–, Hyperlipoproteinämie Typ IV 327, 334
–, Hyperlipoproteinämie Typ V 72, 353
–, Hypothyreose 432
–, IEF 130
–, Insekten 176, 179
–, Kohlenhydratbelastung 16
–, LCAT 156
–, LCAT-Deficiency 146, 227
–, LDL 16, 146 f.
–, –, Präcursor-Produktbeziehung 322
–, Leberfunktionsstörungen 383 ff.
–, Lipoproteinelektrophorese 243
–, Lipoproteinfamilien 143 ff.
–, Lipoproteinlipase 16 f.
–, –, Kofaktor 269
–, Lipoproteinmetabolismus 248
–, Lymphe *158*, 160
–, Mammalia 174 ff.
–, nephrotisches Syndrom 416
–, Oxandrolon 454
–, Phospholipide, Tierlipoproteine *180*
–, Plasmatriglyceridsekretion 11
–, Plasmatrübung 243
–, Polyacrylamidgelelektrophorese 129 f.
–, Polyanionenfällung 131 f.
–, Polymorphismus 184
–, Postheparinplasma 190, 233
–, Proteingehalt, 11, 142, 243 f.
–, Ratte, cholesterinreiche Diät 190 f.

–, Reptilien 175
–, Schwangerschaft 455
–, Schwein 183
–, Sucrose 191
–, Syntheseorte 142
–, Tangier-Krankheit 477 f.
–, Tierlipoproteine 174 ff., 177, 181 f.
–, Triglyceridgewebsaufnahme 16
–, Unterfraktionen 142, 220
–, –, Hyperlipoproteinämie Typ III 303 f.
–, Vögel 174
VLDL vgl. Plasma-VLDL
α_2-VLDL 303
–, β-VLDL, precursor-product-Beziehung 306
β-VLDL 301, 303 f., 306, 314
–, Flotationskonstante 304
I-VLDL 220
VLDL-Bestandteile, intrazelluläre Syntheseorte 201 ff.
VLDL-Cholesterin, Hyperlipoproteinämie Typ III 301
–, PHLA 230
VLDL-Entfernung, Kinetik 8
VLDL-Fällung, Natriumphosphorwolframat 132 f.
VLDL-Isolierung, Dichtegradienten 135
–, präparative Ultrazentrifuge 134
VLDL-Katabolismus 6 ff., 322, 378 f., 473
–, HDL 473
–, Hyperlipoproteinämie Typ I 268
–, Hyperlipoproteinämie Typ III 306 f.
–, intermediate particle 209 ff.
–, LDL 190, 472, 486
–, –, nephrotisches Syndrom 418
–, orale Kontrazeptiva 453 f.
VLDL-Kern 244
VLDL-Konzentration, Hyperlipoproteinämie Typ IIa 279
–, Hyperlipoproteinämie Typ IIb 279
–, orale Kontrazeptiva 279
–, Schwangerschaft 279
VLDL-Lösung, Polyanionenfällung 132 f.
VLDL-Markierung, Plasmatriglycerid-Umsatz 12
VLDL-Metabolismus 245 ff.
–, HDL 245 f.
–, Heparin 306
–, LDL 245 ff., 304 ff.
VLDL-Oberfläche 244, 247
VLDL-Pool, Leber 245
VLDL-remnants 209 ff.
VLDL-Sekretion 418
–, Darmschleimhaut 17
–, Dünndarm 220
–, Golgi-Apparat 202 ff.
–, Insulinmangeldiabetes 365
–, Leber 220
–, Mikrotubuli 206
–, Mukosazelle 241
–, Orotsäure 208
–, Proteinsynthese 201 f.
–, Proteinsynthesehemmer 205
–, Rattenleber 328
–, –, Insulinwirkung 328
–, Regulation 206 ff.
–, secretory vesicle 206
–, Tetracycline 23
VLDL-Sekretionsrate, Hypertriglyceridämie Typ IV 24
–, Insulin 26
VLDL-Sekretionswege 202 ff.

VLDL-Struktur 146
–, ApoB 145
–, ApoC-Peptide 145, 244
VLDL-Subpopulationen 220
VLDL-Synthese 244f.
–, Alkohol 339, 402f.
–, ApoC-Peptide 244
–, Autoradiographie 201f.
–, Diabetes mellitus 245
–, Fettgewebe, Insulinwirkung 324
–, freie Fettsäuren 245
–, hepatische Cholesterinproduktion 426f.
–, Hypo-β-Lipoproteinämie 515
–, Insulin 245
–, kohlenhydratreiche Diät 245
–, Leber, nephrotisches Syndrom 418
–, Proteinsynthesehemmer 245
VLDL-Triglyceridabbau 244, 323
VLDL-Triglyceride 7f.
–, Elimination 326
–, Fettsucht 22
–, Halbwertzeit 245
–, Hypertriglyceridämie Typ IV 24f.
–, ketoazidotischer Diabetes 368
–, Kohlenhydratbelastung 15, 18f., 24f.
–, Lipoproteinlipase 239
–, orale Kontrazeptiva 454
–, Urämie 414
VLDL-Turnover 427
VLDL-Zusammensetzung 11, 111, *240*, 243f., *302*
–, familiäre Hypo-β-Lipoproteinämie 514
–, Tiere 179
Vögel, Apolipoproteine 182
–, Fettsäuren 181
–, HDL 178f.
–, LDL 177f., 185
–, Lipoproteine 174ff.
–, VLDL 174

Wachstumshormon 414, 446, 451
–, A-β-Lipoproteinämie 508
–, Cholesterinsynthese 59
–, orale Kontrazeptiva 453f.
–, Phospholipidsynthese 111
–, Schwangerschaft 455
Wachtel, Lipoproteine *175*
Wal, Lipoproteine *175*
Walroß, Lipoproteine *175*
Waschbär, experimentelle Hyperlipoproteinämie 190
WERNER's Syndrom *318*
Wolman's Krankheit 470
–, Hypo-β-Lipoproteinämie 516

Xanthelasmen, FH 281
–, Hyperlipoproteinämie Typ III 310
Xanthome 292, 296, 333
–, alkoholische Hyperlipämie 390
–, Cholesterin 283
–, Chylomikronen 371
–, eruptive 270, 309f., 331
–, –, Hyperlipoproteinämie Typ I 267
–, –, Insulinmangeldiabetes 371
–, FH 281ff.
–, Histopathologie 329
–, Hyperlipoproteinämie Typ III 307f., 314
–, Hyperlipoproteinämie Typ V 354f.
–, Lipidgehalt 283
–, Lipidzusammensetzung 310, 331
–, Myelomatose 447
–, palmare 310
–, planare 281ff., 310
–, Serumlipidspiegel 309
–, subperiostale 281ff., 310
–, Therapie 313
–, Triglyceridspiegel 331
–, tuberöse 281f., 307, 309f.
Xanthomatose 281ff., 285f.
–, diabetische Hyperlipidämie 371
–, familiäre hypercholesterinämische 280ff.
–, hypercholesterinämische 307
–, Hyperlipoproteinämie Typ III 309f.
–, schaumzellige, retikulohistyzotäres System 462
X-Chromosom 607
X-Protein 125f.
Xyloseresorptionstest 490

zebra bodies, G_{M2}-Gangliosidose Typ 2 630
Zellkulturen, LDL-Abbau 211
Zellmembran, Apo B 487
–, CMAcGP 111
–, Cholesterin 37
–, Glykosphingolipide 602
–, Lipidaustausch 163
Zentralnervensystem, Cholesterin 78, 80
–, Metachromatische Leukodystrophie 569
–, Morbus Gaucher 556
–, Sphingomyelinosen 537
Zieve-Syndrom *318*, 339, 389f., 400f., 438f.
Zona fasciculata 84
Zona reticularis 84
Zonen-Elektrophorese 380
Zonenrotoren 135
–, VLDL 142
Zuckerrestriktion, Hyperlipoproteinämie Typ IV 338f.
Zymogengranula, Phospholipide 114
Zymosterin 39, 46f.

Subject Index

(Page numbers in italics refer to illustrations or tables)

AA1AcGP *101*
—, nervous tissue 112
AAcSphP 116
—, erythrocyte membrane 117
—, abdominal pain, alcoholic hyperlipemia 390
abetalipoproteinemia 5, 70, 126, 145, 159, 163, 197f., 211, 240, 244, 473, 485–510
—, acanthocytosis 485, 497ff.
—, anemia 502
—, apo B 485f.
—, apolipoproteins 486, *502*, 505f.
—, ataxia 485
—, blood coagulation 502
—, blood sedimentation rate 498
—, cholesterol synthesis 250
—, cerebellum 493f.
—, clinical aspects 487–502
—, definition 485
—, diabetes mellitus 508
—, ECG changes 493
—, erythrocytes, lipid composition 498f.
—, experimental 504
—, eye changes 495ff.
—, fat digestion, intraluminal phase 488
—, fat-soluble vitamins 486
—, free fatty acids, plasma level 502f.
—, gastrointestinal manifestation 487ff.
—, genetics 507f.
—, gonad function 509
—, heart involvement 493f.
—, hematological manifestation 497ff.
—, heterozygotic 508
—, intestinal resorptive function 489ff.
—, lipolytic enzymes *502*, 506f.
—, lipoproteins 485f.
—, liver 491
—, LpB 147
—, medium-chain triglyceride fatty acids 491, 509
—, mode of inheritance 507
—, muscle involvement 493f.
—, neuromuscular manifestation 492ff.
—, pancreatic juice analysis 488
—, pathophysiology 486f.
—, plasma lipids 502f.
—, plasma lipoproteins 503ff.
—, pyramidal tract 493
—, retinitis pigmentosa 485
—, skeletal changes 493f., 508
—, small intestinal mucosa, morphology 488f.
—, spino-cerebellar degeneration 492f.
—, steatorrhea 489f.
—, therapy 509f.
—, thyroid function 508
—, vitamin substitution 509f.
—, xylose resorption test 490
acanthocytes, autohemolysis 501
—, functional disorders 501
—, hemoglobin electrophoresis 501
—, origin, abetalipoproteinemia 498f.
—, osmotic resistance 501
—, phospholipid pattern 498f.
acanthocytosis 163, 495
—, abetalipoproteinemia 485, 497ff.
—, causes 515f.
—, hypo-β-lipoproteinemia 513
—, neuromuscular symptoms 517
—, normal plasma lipoproteins 517f.
acanthocyte transformation, normal erythrocytes 500f.
AcDAP *100*
acetate film electrophoresis 127, 129
—, LDL 147
acetic acid, cholesterol biosynthesis 40
acetoacetyl CoA, cholesterol biosynthesis 41
acetoacetyl CoA thiolase 42
acetoxycycloheximide, lipid transport 69f.
acetylcholine 119
—, membrane synthesis 114f.
—, phospholipids 113
acetyl CoA 423
acetyl CoA carboxylase 116
acetyl CoA thiolase 41f.
N-acetyl glucosamine 221
N-acetyl neuraminic acid 223
—, apolipoproteins 221
—, gangliosidosis 631
—, HTGL 235f.
—, lipoprotein lipase 235f.
acid-base balance, gluconeogenesis 411f.
Achilles tendon xanthoma 281
acidosis, diabetic, hypertriglyceridemia 369
acoustic nerve, Refsum's disease 647
acridine flavin 572
acrodermatitis enteropathica 508
AcSphH$_2$ *100*
AcSph *100*
ACTH 444
—, cholesterol synthesis 59
actinomycin D 220
action potential 114

Subject Index

acute abdomen, hyperlipoproteinemia type I 269
–, apolipoprotein synthesis 201f.
acyl carrier proteins 105
acyl cholesterol 112
acyl CoA, phospholipid metabolism 104
acyl CoA-cholesterol acyl transferase 250
acyl dihydrosphingosine, see AcSphH$_2$
acyl dihydroxyacetone-3-phosphate, see AcDAP
acyl glycerol *100*
acyl glycerophosphate acyl transferase 105
acyl hydrolases 108f.
acyl-sn-glycerol-3-phosphate 98
acyl sphingosine *100*
acyl sphingosine, see AcSph
acyl transferases, HDL 112
–, phospholipid metabolism 107
ADAcGp *101*, 116
–, bacterial membrane 115
–, basement membrane 119
–, blood plasma 111
–, calcium ions 102f.
–, conformation 101
–, erythrocyte membrane 112, 117
–, excitation conduction 113f.
–, micelle type 102f.
–, phase transformation 102f.
–, phospholipase 108
–, site of synthesis 109f.
adenine, fatty liver 206
adenohypophysis, IDAcGP 115
adenosine triphosphate, see ATP
adenyl cyclase 341, 431f.
adipocytes 109
–, lipoprotein lipase B 236
–, triglyceride formation 19
adipose tissue, action of insulin 19f.
–, cholesterol 76, 78
–, cholesterol synthesis *48*
–, chylomicron degradation 159, 241
–, chylomicron triglycerides 198f.
–, clearance factor 9
–, hyperchylomicronemia 10
–, infectious diseases 443
–, lipoprotein lipase 9
–, triglyceride lipase 268
–, triglycerides 3
adipose tissue biopsy 235
–, hyperlipoproteinemia type I 269
–, Refsum's disease 653
adipose tissue lipase, hormone-sensitive 10
–, protamine sulphate 233
adipose tissue lipoprotein lipase 17, 25, 234f.
–, affinity chromatography 234
–, heparin 236
–, insulin deficiency 20f.
adipose tissue necroses 439
adiposity, see obesity
adiposity 26f., 325
–, endogenous hypertriglyceridemia 21f.
–, FFA concentration 321
–, hyperinsulinemia 21
–, hyperlipoproteinemia type III 310
–, latent diabetes mellitus, lipid level 367
–, rate of FFA turnover 22
–, triglyceride level 321
–, triglyceride synthesis 16, 366
ADP 119
–, phospholipid metabolism 104

adrenalectomy, HMG CoA reductase 61
adrenaline 431
adrenals
–, cholesterol 76, 78, 80
–, cholesterol secretion 83f.
–, cholesterol synthesis *48*
–, gangliosidoses 618, 624
–, Gaucher cells 553
–, Gaucher's disease 551
–, IDAcGP 115
–, metachromatic leukodystrophy 573
–, Niemann-Pick cells 536
–, sphingomyelinosis 532
adrenocorticosteroids 81
– cholesterol 37
adrenoleukodystrophy 565, 584
adsorption chromatography 153
–, Lp(a)-lipoprotein 165f.
adventitia cells, Gaucher's disease 555
affinity chromatography, lipoprotein lipase 234
–, PHLA 235
agar gel electrophoresis, LP-X 381
agarose gel electrophoresis 126f., 128ff., *141*
–, animal lipoproteins 176
–, LDL 147
–, LpA 161
–, Lp(a)-lipoprotein 165f.
–, LP-X 381
Ag-chromosome, alleles 164f.
agrunulocytosis, Gaucher's disease 552
Ag-system 164f.
–, isoantibodies 164
alanine 182
–, SDAcGP 104
alanyl GDAcGP *101*, 115
albumin, agarose gel electrophoresis 129
–, Gaucher's disease 552
–, HDL$_3$ 154
–, Lp(a)-lipoprotein 166
–, LP-X 381
–, VHDL 155
albumin level, cholesterol level 417
–, hyperlipidemia 417
alcohol *318*
–, bile acid secretion 399
–, endoplasmatic reticulum 23
–, fatty meal, rat 394
–, HDL 150
–, hyperlipemia 389–407
–, hyperlipoproteinemia type III 311ff.
–, hyperlipoproteinemia type IV 339
–, hyperlipoproteinemia type V 354
–, hyperlipoproteinemia types 390
–, lipemic effect, mechanism 395ff.
–, lipoprotein lipase 395f., 438f.
–, lipoprotein secretion 394
–, pancreatitis 438f.
–, PHLA 400
–, post-prandial hyperlipemia 394f.
–, primary hypertriglyceridemia 322
–, serum triglyceride level 402f.
–, triglycerides 22f.
–, triglyceride secretion 396
alcohol effect, acute, fatty meal 391
–, –, rabbit 395
–, –, serum lipids 391f.
–, chronic, serum cholesterol 402
–, –, serum lipids 392f.

–, chylomicron conversion 397
–, endoplasmic reticulum 399
–, fatty acid incorporation, triglycerides 396
–, Golgi apparatus 399
–, hepatic lipid metabolism 399
–, intestinal lymph flow 398
–, lymph VLDL 398
–, microsomal enzymes 399
–, serum lipids 391 ff.
–, –, animal study 393 ff.
–, site of action 397
aldehyde reductase 104
aldosterone 84
alkanyl acyl glycerol phosphate 107
alkanyl dihydroxyacetone phosphate 107
alk-1-enols, phospholipid metabolism 104
alkenyl glycerol 100
alkyl alcohols, phospholipid metabolism 104
allo bile acids 54 f.
alloxan diabetes, HMG CoA reductase 59
allyl isopropylacetamide, fatty liver 206 ff.
alopecia 340
alufibrate 340
AMAcGP 101, 116
amaurotic idiocy, see idiocy, amaurotic
aminoaciduria 508, 516, 553, 648
aminonucleoside nephrosis 418
amino acid, animal lipoproteins 183
–, ApoAI 151
–, ApoAII 151 f.
–, apolar, PHLA 235
–, apolipoproteins 163
–, birds 182 f.
–, apo C 144
–, biomembranes 120
–, radioactively labelled, apolipoprotein synthesis 221
–, –, HDL synthesis 247
–, –, VLDL synthesis 244
ammonium sulphate, polyacrylamide gel electrophoresis 130
amnion cell cultures, gangliosidoses, prenatal diagnostic 637
amnion cells, α-galactosidase 603, 607
–, aryl sulphatase 588
–, sphingomyelinase 542 f.
amniotic fluid, aryl sulphatase 581
–, α-galactosidase 603, 607
–, gangliosidoses, prenatal diagnostic 637
–, examination, metachromatic leukodystrophy 566
–, sphingomyelinase 542 f.
–, thyroid hormone 431 f.
amphibia, fatty acids 181 f.
–, lipoproteins 174 ff.
ampholine 140
–, ApoAI 151
–, IEF 130
amylase determination, hypertriglyceridemic serum 331
analysis of pancreatic juice, abetalipoproteinemia 488
anemia, abetalipoproteinemia 502
–, alcoholic hyperlipemia 390
–, Fabry's disease 600
–, Gaucher's disease 548 f., 551, 557
–, hemolytic, alcoholic, hyperlipemia 400 f.
–, –, cholesterol-rich diet 189
–, –, liver diseases 401

angina pectoris 341
–, FH 283
–, hyperlipoproteinemia type III 308 f.
angiokeratoma, Fabry's disease 498
angiokeratoma corporis diffusum universale 597–612
an-α-lipoproteinemia, see Tangier disease
antibiotics, bacterial degradation of cholesterol 56
–, cholesterol breakdown 82
antibodies, Ag system 164
–, lipoprotein precipitation 137
–, Lp(a)-lipoprotein 165
–, Lp system 164
anti-insulin serum 20
antisera, animal LDL 185 f.
–, ApoAIII 152
–, ApoLDL 148
–, apolipoproteins 140
aorta, atheromatosis 37
–, gangliosidoses 618
aortic stenosis, FH 283
apes, lipoproteins 174 f.
Apo A 142 ff., 322, 379, 384, 424
–, α-lipoproteins, disorders of liver function 384
–, abetalipoproteinemia 486
–, apolipoprotein exchange 163
–, HDL 486
–, –, abetalipoproteinemia 506
–, liver diseases 377
–, LDL, abetalipoproteinemia 504
Apo AI 142 f., 150, 154, 156, 219, 424, 471, 506
–, chylomicrons 240
–, HDL 150, 247
–, LCAT 226, 247, 472
–, Tangier disease 469, 476 f.
Apo AII 142 f., 150 ff., 154, 156, 219, 424, 471, 506
–, chylomicrons 240
–, Tangier disease 469, 474 ff.
Apo AIII 150 ff., 154, 156
–, chylomicrons 240
–, HDL 247
–, LCAT 247
ApoA peptides, LCAT 156
–, lymph chylomicrons 159
–, lymph LDL 161
–, post-heparin lipase 145
–, relipidation studies 157
–, VHDL 155
–, VLDL 146
Apo B 5, 142 ff., 209, 219 f., 379, 384, 424
–, abetalipoproteinemia 485 f., 505
–, amino acid composition 146 f.
–, apolipoprotein exchange 163
–, carbohydrate moiety 148 f.
–, cell membrane 487
–, cholesterol synthesis 382
–, chylomicrons 240
–, chylomicron synthesis 245
–, disintegration 138
–, familial hypo-β-lipoproteinemia 515
–, HTGL 248
–, IDL 247
–, LDL 244, 248
–, LDL synthesis 248
–, β_2-lipoprotein 383
–, lipoprotein metabolism 248 f.
–, lipoprotein structure 244
–, lymph LDL 161
–, separation 148

ApoB, site of synthesis 147
–, triglyceride-rich lipoproteins 244
–, VLDL 243f., 486
–, VLDL structure 145
–, VLDL synthesis 245
Apo B antibodies 505
Apo B labelling, LDL metabolism 249
Apo B metabolism, VLDL 245
Apo B peptides, lymph chylomicrons 159
Apo B receptors 248, 427
Apo B synthesis, abetalipoproteinemia 490
Apo C 7, 142ff., 187, 209, 322, 379, 384, 424
–, abetalipoproteinemia 486
–, amino acid composition 144
–, arginine-rich peptide 227
–, chylomicron degradation 241
–, chylomicrons 240
–, disintegration 138
–, HDL 247
–, –, abetalipoproteinemia 506
–, IDL 247
–, LDL 248
–, β_2-lipoprotein 383
–, lipoprotein lipase 145, 424f.
–, lipoprotein metabolism 248
–, LP-X 381
–, VLDL 143ff., 243
–, VLDL synthesis 244
Apo C peptides 150, 219
–, apolipoprotein exchange 163
–, lymph chylomicrons 159
–, PHLA 230
–, plasma pool 245
–, post-heparin lipase 143
–, relipidation studies 157
–, transfer HDL-VLDL 221
–, VLDL structure 244
Apo C transfer, HDL chylomicrons 240
Apo CI 142ff., 424, 471
–, LCAT 472
–, lipoprotein lipase 230f., 231, 241, 473
–, lipoprotein structure 145
–, Tangier disease 478
–, Apo CII 142, 144, 424, 471, 506
Apo CIII 142, 424, 471
–, lipoprotein lipase 241
–, phospholipids 145
–, post-heparin lipase 145
Apo CIII 144, 506
Apo CII$_2$ 144, 506
Apochylomicrons 5, 159f., 197
Apo D 143f., 247, 379, 424, 506
–, LP-X 381
Apo E 424, 433
Apo HDL 161, 156, 211, 471f.
–, animal 184
–, elution diagram 153f.
–, familial hypo-β-lipoproteinemia 515
–, fractionation 151
–, half-life 214
–, insects 183
–, polyacrylamide gel electrophoresis 152f.
–, rat 184
–, relipidation studies 156f.
–, Apo HDL$_2$ 150
–, Apo HDL$_3$ 150
Apo LDL 147, 184
–, antiserum 148

–, catabolism, skin 289
–, cholestasis 381f.
–, hen 184f.
–, hyperlipoproteinemia type III 304
–, metabolism 288
–, rat 182
–, synthesis 288
apolipoprotein A, see Apo A
apolipoprotein B, see Apo B
apolipoprotein C, see Apo C
apolipoprotein exchange 163
–, chylomicrons 241
apolipoprotein distribution, lipoproteins 240
apolipoprotein glycosylation 220f., 225
apolipoprotein labelling, measurement of lipoprotein turnover 225
apoprotein content 246
apoprotein-lipid interaction 472
apolipoprotein pool 205
apolipoprotein production 137ff.
apolipoprotein release 223
apolipoproteins 5, 137ff., 219
–, α-helix configuration 472
–, α_2-VLDL 303
–, abetalipoproteinemia 240, 502, 505f.
–, amino acids 163
–, animal 182ff.
–, antisera 140
–, biosynthesis, Tangier disease 477
–, bridge sugars 221
–, carbohydrate moiety 221
–, cholesterol-rich diet 189
–, chylomicrons 240, 267
–, core sugars 221
–, diabetes mellitus 21
–, disintegration 138
–, disorders of liver function 384
–, dog 187
–, function 472
–, glucagon 22
–, hepatocytes 473
–, hyperlipoproteinemia type III 304ff.
–, identification 131f.
–, insects 180
–, lipid exchange 162f.
–, liposomes 208
–, lymph HDL 161f.
–, lymph VLDL 160
–, myelin sheath 112
–, nomenclature 167
–, polyacrylamide gel electrophoresis 130
–, primary structure, Tangier disease 479
–, relipidation studies 472
–, separation 138f.
–, thyroid hormones 423
–, triglyceride transport 7f.
–, β-VLDL 303
apolipoprotein synthesis 109, 201f., 220f.
–, glycosyl transferase system 221
apolipoprotein transport, intracellular 205
apolipoprotein X 381
Apo Lp ala 7, 184, 304ff., 322
Apo Lp glu 7, 231, 304ff., 322
Apo Lp ser 7, 304ff.
Apo VLDL 142f., 197, 200, 322
–, disc electrophoresis 142
–, disorders of liver function 384
–, hyperlipoproteinemia type III 304f.

–, IEF 144f.
–, inhibitors of protein synthesis 205
–, rat 182
–, separation 202
Apo VLDL formation 223
Apo VLDL polypeptide, function 145f.
Apo X 381
arachidonic acid 504
–, animal lipoproteins 181
–, phospholipids 99
arachinic acid, phospholipids 99
arachnoidea 624
arcus corneae 310
–, FH 281
arcus lipoides 333
arginine-rich peptide 227, 243ff., 249, 379, 424
–, IDL 247
arteriosclerosis 72, 219, 333
–, hyperlipoproteinemia type IV 330
–, Tangier disease 468
arteriosclerosis patients, fat tolerance 337
arthritis, FH 281
aryl sulphatase A 566, 580ff.
–, activity determination, urine 586
–, cerebroside-3-sulphate 580
–, isoenzymes 581f.
–, lysosomes 582, 584
–, metachromatic leukodystrophy, therapy 587
aryl sulphatase A_1 581
aryl sulphatase A_2 581
aryl sulphatase B 580ff., 587
–, cerebroside sulphatase activity 582
–, mucopolysaccharide metabolism 582
aryl sulphatase C 580ff.
–, microsomes 582, 585
aryl sulphatases 580ff.
–, amnion cells 588
–, antibodies 588
–, bile acids 580
–, isoenzymes 587
–, localization 580
–, mucosulphatidosis 582
–, occurrence 580
ascites, Niemann-Pick cells 536
astrocytes 572, 575
ataxia, abetalipoproteinemia 485, 492f.
–, cerebellar, Refsum disease 645ff.
–, Friedreich's 494, 517, 646
–, metachromatic leukodystrophy 567
atherogenesis 191
atheromatosis, early, myeloma 447
atherosclerosis 3, 76, 126, 191
–, alcoholic hyperlipemia 402
–, cholesterol 37, 425
–, chylomicron triglycerides 355
–, FH 283
–, HDL 150
–, hyperlipoproteinemia type III 309, 433
–, hypothyroidism 426
–, LpA 156
–, Lp(a)-lipoprotein 165
–, nephrotic syndrome 419
–, reversibility 339
–, thyroid hormones 425, 433f.
–, triglyceride metabolism 27
ATP 119
–, FFA 4
–, phospholipid metabolism 104, 106

–, VLDL secretion 205
ATPase 113
–, biomembrane 119
–, K^+-Na^+-dependent 113, 431
–, –, thyroxine 423f.
–, phospholipids 116
ATP-citrate lyase 42
ATP synthesis inhibitors, lipoprotein lipase release 236
Atromid S; see clofibrate
autoimmune disease 133
autoimmune diseases, hypertriglyceridemia 238
–, secondary hyperlipoproteinemia type II 280
autoimmune hyperlipidemia 447
autoimmune hyperlipoproteinemia 308
autoimmune hypo-β-lipoproteinemia 516f.
autoradiography, chylomicron-cholesterol esters 199
–, chylomicron synthesis 198ff.
–, HDL degradation 214f.
–, LDL degradation 211ff.
–, VLDL catabolism 209ff.
–, VLDL secretion 202ff.
–, VLDL synthesis 201f.
axon membrane, permeability 113f.

Bacillus anthracis infection 443
bacteria, gram-positive 115
–, phospholipids 115
–, secondary bile acids 82
bacteriophages, phospholipids 115
basement membrane 117ff.
–, association variants 118f.
–, Bassen-Kornzweig syndrome 485
–, functional proteins 119ff.
Batten-Spielmeyer-Vogt disease 614
B. coli 115
bee poison, phospholipase 108
behenic acid 504
–, phospholipids 99
Berry-Spinegar spot test 619
betasitosterol 39, 420
–, cholesterol turnover studies 74f.
–, resorption 69
betasitosterol breakdown 82
Betzschee giant cells 572
biguanides 342
–, hyperlipidemia, diabetes mellitus 373f.
–, hyperlipoproteinemia type IV 374
bile, cholesterol content 49, 67, 76, 78
–, intestinal cholesterol synthesis 58
–, phospholipids 110
–, –, enterohepatic circulation 110
bile alcohols 49
bile acid content, liver 64f.
bile acid excretion 78, 81, 288
–, dietary cholesterol 71, 82f.
–, fatty acid 83
bile acid determination, cholesterol turnover studies 74f.
bile acid feeding cholesterol synthesis 57f.
–, HMG-CoA reductase 59
bile acid formation, cholestasis 54
–, bile duct atresia 54
–, cholesterol 83
–, intravenous bile acid administration 66
–, mitochondria 50ff.
–, oral bile acid administration 66

bile acid metabolism, hyperlipoproteinemia type IV 332
bile acid precursors, water-solubility 53
bile acid reabsorption, ileum 55, 68
bile acids 131
–, aryl sulphatase 580
–, CDAcGP 110
–, cholesterol 37
–, cholesterol degradation 49 ff.
–, –, inhibitory effect 66
–, cholesterol esterase 69
–, cholesterol feedback mechanism 64 f.
–, cholesterol absorption 7, 64
–, cholesterol synthesis 57 f.
–, cholesterol synthesis inhibition 64 ff.
–, conformation 38
–, conjugated 4, 57
–, coprostane 38
–, 7-α-dehydroxylation 55
–, deconjugation 55
–, enterohepatic circulation 49, 55
–, free 55, 57
–, HMG-CoA reductase 64 f.
–, intestinal cholesterol synthesis 58
–, micelle formation 68
–, pancreatic esterase 67
–, phospholipase A_1 233
–, primary 49
–, –, cholesterol degradation 82
–, secondary 49, 55
–, –, bacterial 82
bile acid secretion, alcohol 399
bile acid synthesis 49 ff.
–, bile fistula 66
–, lipoprotein cholesterol 66
–, regulation of cholesterol-7-α-hydroxylase 66
bile acid turnover, cholesterol metabolism 79
bile duct atresia 382
–, bile acid formation 54
bile duct occlusion, cholesterol synthesis 59, 65
bile fistula 63
–, bile acid synthesis 66
–, cholesterol synthesis 57 f., 64 ff.
bile salts, cholesterol synthesis 427
–, hypothyroidism 430 f.
bilirubin, sphingomyelinosis type D 531
biomembranes, phospholipids 117 ff.
birds
– apolipoproteins 182
– fatty acids 181
– HDL 178 f.
– LDL 177 f., 185
– lipoproteins 174 ff.
– VLDL 174
bleeding time, Gaucher's disease 552
blood, Gaucher cells 554
–, metachromatic leukodystrophy 573
–, phospholipids 111 ff.
blood changes, abetalipoproteinemia 497 ff.
–, hypo-β-lipoproteinemia 513
blood cells, lipoprotein interactions 162 f.
blood flow disturbances, peripheral, hyperlipoproteinemia type IV 329
blood group substance B_2, Fabry's disease 604
blood sugar value, plasma lipid level 369
blood picture, Gaucher's disease 551 f.
body weight, cholesterol metabolism 78 f.
–, hyperlipidemia 363

–, plasma triglyceride concentration 21 f., 335
bone changes, gangliosidoses 615 ff.
– –, mucosulfatidosis 585
bone marrow, cholesterol synthesis 48
–, Fabry's disease 605
–, Gaucher cells 553
–, Gaucher's disease 552
–, gangliosidoses 618
–, metachromatic leukodystrophy 573
–, Tangier disease 462 ff.
–, sphingomyelinoses 534 f.
bone, cholesterol 78, 80
–, X-irradiation, Gaucher's disease 559
bone marrow biopsy puncture, Gaucher's disease 552, 557
bone marrow hyperplastic 498
bone marrow storage cells, sphingomyelinosis type B 531
bone necroses, aseptic, hyperlipoproteinemia type IV 332
brain, aryl sulphatase 580
–, cerebroside sulphatase 579
–, cholesterol 76
–, cholesterol synthesis 48
–, gangliosidoses 618, 624
–, Gaucher's disease 555
–, glucosecerebrosides, Gaucher's disease 558
–, histochemistry, metachromatic leukodystrophy 570 f.
–, lipid composition, metachromatic leukodystrophy 577 f.
–, metachromatic leukodystrophy 569 ff.
–, phytanic acid degradation 650
–, sphingomyelinosis 532
–, white substance, lipid composition 576
brain atrophy 614, 625
brain biopsy 587
brain stem, Gaucher's disease 555
–, sphingomyelinoses 536 f.
bridge sugars 221
broad-β-disease 301, 433
bromsulphthalein test, Gaucher's disease 552
brush border, cholesterol esters 69
Bürger-Grütz disease 267
Burr cells 500

CA1AcGP *101*, 116
CAcGP 111
CAcSphH$_2$P *101*
CAcSphP *101*, 111
–, blood plasma 111
–, erythrocyte membrane 112
–, mitochondria 110
–, nervous tissue 112
cadmium poisoning 410
caffeine, plasma lipid level 339
calcium, serum, Gaucher's disease 552
calcium ions IDAcGP kinase 113
–, micelle phase transition 102 ff.
–, phospholipid synthesis 114
–, phospholipase 108
–, PIDAcGP 113
–, polyanion precipitation 131
–, PPIDAcGP 113
–, SDAcGP 103 f.
calcium transport 119
–, skeletal muscle, phospholipids 116

caloric reduction, diabetes mellitus 373
camel, lipoproteins *175, 178f.*
cAMP, hepatic cholesterol synthesis 60
campesterol breakdown 82
capillaries, basement membrane 329
—, triglyceride hydrolysis 8
capillary endothelia; see endothelial cells
—, chylomicron triglyceride 198f.
—, lipoprotein lipase 9
—, lipoprotein lipase receptors 236f.
—, triglyceride hydrolysis 6
capillary endothelium
—, chylomicron breakdown 159, 241, 268
caprostan, bile acids 38
capsular glycan synthesis 115f.
carbon tetrachloride 206
cardiac insufficiency 600
cardiomyopathy, G_{M2}-gangliosidosis type 2 630
carbohydrate fraction, PHLA 230
carbohydrate induction 338
—, endogenous hypertriglyceridemias 326f.
—, hyperinsulinism 17f.
—, hyperlipoproteinemia type IV 325ff.
—, —, triglyceride turnover 324ff.
carbohydrate loading, free fatty acids 24f.
—, hyperlipidemia type III 25
—, lipogenesis 15
—, plasma triglyceride concentration 17ff.
—, triglyceride formation 15
—, VLDL 16
—, VLDL triglycerides 15, 18f., 24f.
carbohydrate metabolism, uremia 409
carbohydrate
—, rich diet, long-term effect, hyperlipoproteinemia type IV 327
—, triglyceride fatty acids 321
carbohydrates, Apo AI 151
—, Apo AII 152
—, Apo B 148f.
—, Apo CI peptide 43
—, Apo CIII 144
—, animal lipoproteins 184
—, cholesterol levels 291
—, fatty acid formation 14f.
—, plasma lipid levels 338
—, VLDL 200
—, VLDL synthesis 245
carbonic acid-hydrogen carbonate system, micellar transition 102ff.
cardiolipin 98f., *101*
—, animal lipoproteins *180*
catalipid 419
cataract 496
— Refsum's disease 646f.
catecholamine formation 115
catecholamines, cholesterol synthesis 59
—, infectious diseases 443ff.
cations, polyanion precipitation 131
cavernoma, Gaucher's disease 549
CDAcGP *101*, 111ff., 116
—, bacterial membrane 115
—, bile acids 110
—, biomembranes 118f.
—, chylomicron phospholipids 111
—, conduction of excitation 113f.
—, conformation 101
—, erythrocyte membrane 112, 117
—, lung phospholipids 114

—, Rh antigen 116
—, site of synthesis 109f.
celiac disease 485, 516
cell membrane
—, Apo B 487
—, cholesterol 37
—, CMAcGP 111
—, glycosphingolipids 662
—, lipid exchange 163
cell cultures, LDL breakdown 211
central nervous system
—, cholesterol 78, 80
—, Gaucher's disease 556
—, metachromatic leukodystrophy 564
—, spingomyelinoses 537
centrifuge rotors 133f.
cephalin 99, *101*
—, Gaucher's disease 552
—, spleen, Gaucher's disease 556
cerebellar disturbances, Refsum's disease 647
cerebellum, abetalipoproteinemia 493f.
—, Gaucher's disease 555
—, electron microscopy, sphingomyelinosis 537
—, Fabry's disease 603
—, G_{M2}-gangliosidosis type I 627
—, metachromatic leukodystrophy 569, 572
—, sphingomyelinosis 532, 536f.
cerebroside-cell lipoidosis 547
cerebroside degradation 547
cenapses acidoprecipitable 125
ceramide 99f., 538, 631
ceramide phosphate 99
ceramide trihexosidase, see α-galactosidase
cerebral cortex, Fabry's disease 603
cerebral sclerosis, metachromatic 565
cerebronic acid, glycosphingolipids 576
cerebrosides 540, 552
—, brain white substance 576
—, erythrocytes, Gaucher's disease 552
—, gangliosides 636
—, Gaucher cells 553f.
—, metachromatic leukodystrophy 577
—, spleen, Gaucher's disease 556f.
cerebroside storage disease 547
cerebroside sulphatase, activator protein 580, 582
—, metachromatic leukodystrophy 579
cerebroside sulphate 565f.
—, aryl sulphatase A 580
—, brain white substance 576
ceroid, sphingomyelinoses 534
ceroid lipofuscinosis 534, 614
ceroid pigment, cerebellum, abetalipoproteinemia 494
cerotinic acid, phospholipids 99
cetyl alcohol 104
Charcot-Marie-Tooth syndrome 517
chemical balance technique, cholesterol resorption 71
chenodeoxycholic acid 49, 55, 79
—, cholesterol degradation 82
—, thyroxine 429
chenodeoxycholic acid formation, cholesterol 53ff.
—, intermediate products 53
chenodeoxycholic acid turnover, FH 288
cherry-red spot; see Macula spot
chick lipoproteins 175
chlorophyll, phytic acid 651
cholanic acid 38
cholelithiasis, clofibrate 341
—, hyperlipoproteinemia type IV 332

Subject Index

cholera, serum cholesterol level   445
cholestane   38
cholestanol   55f.
cholestanone   55f.
cholestan-tetraol   52
cholestase   379ff.
–, Apo-LDL   381f.
–, bile acid formation   54
–, cholesterol synthesis   65, 379
–, HDL   150
–, hypertriglyceridemia   383
–, LP-X   379ff.
–, phospholipid composition   380
–, phospholipid level   380
–, see also obstructive jaundice
–, zone electrophoresis   380
β-cholesterol   336
cholesterol   37–96, 112, 155, 278, 379, 578
–, animal lipoproteins   177
–, atherosclerosis   37, 425
–, bile   49, 67, 76
–, bile acids   37, 83
–, biosynthesis   39–49
–, body weight   79
–, brain white substance   576
–, –, alternative routes of synthesis   47
–, –, enzyme localization   42
–, –, saturated side-chain pathway   47f.
–, –, Tangier disease   470
–, chenodeoxycholic acid formation   53ff.
–, cholic acid formation   49ff.
–, chronic alcohol effect   392
–, chylomicrons   162f., 197, 240, 267
–, color reaction   39
–, configuration   37
–, endogenous   67, 81
–, –, cholesterol in food   71ff., 81
–, –, feces   81
–, endoplasmic reticulum   63f.
–, enterohepatic circulation   63, 426
–, erythrocytes   76
–, –, hypo-β-lipoproteinemia   513
–, –, LCAT deficiency   500
–, –, liver diseases   401
–, –, Zieve syndrome   400
–, exogenous   67
–, –, cholesterol synthesis   57f.
–, experimental hyperlipoproteinemia   190f.
–, feces   56
–, Gaucher's disease   552
–, half-life   77, 79, 426
–, HDL   7, 72, 150, 153f., 211, 246f., 471
–, –, abetalipoproteinemia   504, 506
–, HDL$_T$ 476
–, heart   76
–, HMG-CoA-reductase   59, 62f., 250
–, hyperchylomicronemia   9f.
–, hyperlipoproteinemia type III   301
–, IDL   247
–, infectious diseases   443ff.
–, inhibition of cholesterol synthesis   61ff.
–, intestine   67
–, input-output analysis   79
–, kidneys   76
–, LDL   72, 146, 149, 200, 248, 424
–, LDL receptor   250
–, Liebermann-Burchardt reaction   39
–, lipoprotein metabolism   248f.

–, lipoproteins   *139*, 240
–, –, cholesterol-rich diet   189
–, liver   76, 428
–, lymph chylomicrons   158
–, lymph lipoproteins   *158*
–, mitochondria   110
–, Niemann-Pick cells   533
–, organs   78
–, –, sphingomyelins   530f., 541
–, phospholipids   118
–, pool sizes   79
–, 2-pool model   79
–, 3-pool model   78f.
–, –, half-life   79
–, –, pool sizes   79
–, –, production rate   79
–, –, total amount   79
–, production rate   78f.
–, radioactively labelled, fade away curve   75f.
–, –, biological half-life   74
–, –, cholesterol turnover studies   74ff.
–, –, organs   76
–, –, sterol balance method   80f.
–, ring degradation   56
–, see also plasma cholesterol
–, spleen, Gaucher's disease   556f.
–, steroid hormones   83f.
–, Tangier disease   247
–, urine, nephrotic syndrome   415
–, VLDL   11, 72, 142, 200, 243
–, xanthoma   283
cholesterol absorption   67–71, 198, 426
–, bile acids   64
–, daily   70f., 227
–, dietary fat   68
–, maximal   71
–, methods of measurement   71
–, micelle formation   67f.
–, small intestine   68
–, species differences   70
cholesterol clearance   287f.
cholesterol concentration, lymph   70
cholesterol conversion, coprosterol   81f.
–, umbilical blood   295f.
cholesterol content, acanthocytes   499f.
–, animal HDL   178f.
–, foods   67, 291
–, intestinal epithelia   67
–, LP-X   381
–, spur cells   499ff.
cholesterol degradation   49–56
–, antibiotics   56, 82
–, bacterial   55f., 81f.
–, bile acids   49ff., 473
–, –, regulation   66
–, liver   6
–, microsomes   50ff.
–, mitochondria   50ff.
–, primary bile acids   82
–, steroid hormones   49
cholesterol determination, β-lipoproteins   279
–, hyperlipoproteinemia type IV   333
–, normal values   334
cholesterol distribution, polyanion precipitation   131
cholesterol esterase   67, 209
–, bile acids   69
cholesterol esterification   201, 425
–, abetalipoproteinemia   507

—, cholesterol transport 72
—, intracellular 69
—, skin 83
cholesterol ester hydrolase, lysosomal, Tangier disease 470
cholesterol esters 37, 62, 125, 156, 577
—, animal lipoproteins 177
—, Apo C 227
—, Apo HDL relipidation 156
—, arginine-rich peptide 227
—, chylomicrons 162f., 240
—, —, autoradiography 199
—, fatty acid pattern 72
—, —, FH 281
—, HDL 211, 471
—, —, abetalipoproteinemia 506
—, HDL_T 476
—, hydrolysis 67
—, IDL 247
—, intestine 67
—, LCAT deficiency 227
—, LDL 146, 211
—, lipoprotein metabolism 249
—, lipoproteins 72, *139, 240*
—, liver 198
—, liver damage 72
—, lymph 69
—, lymph lipoproteins *158*
—, organs, Tangier disease 461ff., 469f.
—, remnants 199
—, resorption 68
—, skin 83
—, Tangier disease 468
—, VLDL 142, 243
cholesterol ester storage 479
cholesterol exchange 162f.
—, chylomicrons 241
—, LDL 163
cholesterol excretion 77f., 81ff., 426
—, adrenals 83f.
—, amount 81
—, bile 429
—, cholesterol turnover 81
—, daily 227
—, dietary cholesterol 82f.
—, dietary fat 82f.
—, endogenous 82f.
—, feces 81ff.
—, intestine 429
—, proteinuria 416
—, skin 80, 83
—, thyroid hormones 429
cholesterol feedback mechanism, bile acids 64f.
—, lipoproteins 62ff.
cholesterol feeding 57, 188
—, cholesterol-7α-hydroxylase 66
—, hepatic cholesterol synthesis 62
cholesterol free diet, FH 287
cholesterol hydrolase 199
cholesterol-7α-hydroxylase 50, 54, 65f.
cholesterol hydroxylation, bile acid formation 50
cholesterol level, acute pancreatitis 438f.
—, acute alcohol effect 391
—, adult manifest diabetes 367
—, albumin level 417
—, alcoholic hyperlipemia 390f.
—, carbohydrates 291
—, chronic relapsing pancreatitis 439

—, clofibrate 340f.
—, diabetes mellitus, age-dependence 370f.
—, dietary cholesterol 291
—, gamma-globulin abnormalities 447
—, gestagens 453
—, hyperlipoproteinemia type IIa 279
—, hyperlipoproteinemia type IIb 279
—, latent diabetes mellitus 367
—, manifest juvenile diabetes 367
—, myeloma 447
—, nicotinic acid 292f.
—, occlusive jaundice 379f.
—, polyunsaturated fats 291
—, see also plasma cholesterol level
—, serum protein content 372
—, Tangier disease 468
—, therapy of hypothyroidism 434
—, thyroidectomy 425
—, upper threshold value 277f.
cholesterol metabolism 426
—, bile acid turnover 79
—, body weight 78f.
—, FH patients 287
—, hypothyroidism 429
—, long-term studies 79
—, Lp A 156
—, model concepts 74–81
—, plasma cholesterol level 74
—, 2-pool model 77ff.
—, 3-pool model 78f.
—, steady state 74ff.
—, thyroid diseases 428ff.
cholesterol pool, whole-body 76ff.
—, hypercholesterolemia 77, 79
cholesterol pool size, serum cholesterol 77
cholesterol production, hepatic, VLDL synthesis 426f.
cholesterol sulphate 37, 579, 582
cholesterol synthesis 201, 221, 341, 426
—, abetalipoproteinemia 250
—, animal tissue 47f.
—, Apo B 382
—, bile fistula 57f., 64ff.
—, bile duct occlusion 59, 65
—, bile acids 57f.
—, bile salts 427
—, cAMP 60
—, cholestasis 65
—, cholestyramine 57f., 64, 74
—, chylomicron infusion 65
—, chylomicrons 63
—, clofibrate 292
—, —, diurnal rhythm 61
—, dietary cholesterol 57
—, dietary fat 58
—, dietary fiber content 58
—, endogenous serum cholesterol 63
—, end-product inhibition 62
—, exogenous cholesterol 57f.
—, feedback inhibition 57
—, FH 287
—, fibroblast culture 250
cholesterol synthesis, food uptake 58
—, free fatty acids 426
—, hepatic 47f., 57ff.
—, —, cholesterol feeding 62
—, —, influence of alcohol 399
—, —, thyroid hormone 428f.

Subject Index

cholesterol synthesis, hypophysectomy 59
–, inhibition of bile acids 64 ff.
–, –, cholesterol 61 ff.
–, –, fibroblast culture 63
–, –, serum 63
–, intermediate products 45
–, intestine 57 ff.
–, intracellular, LDL receptors 289
–, intracellular cholesterol content 427
–, LDL receptors 427
–, liver cholesterol content 63
–, liver, influence of hormones 58 f.
–, –, LP-X 382
–, local, skin xanthoma 283
–, lymph fistula 65
–, oleic acid feeding 58
–, organs 80
–, pre-β-lipoproteins 63
–, rates of mammalian tissue 48
–, regulation mechanisms 56–66, 426
–, regulation of, HMG CoA synthase 60
–, –, cytoplasmic thiolase 60
–, –, intestine 58
–, –, mevalonic acid formation 59 f.
–, –, site 59 ff.
–, sites of 78
–, skin 83
–, starvation 58 f.
–, stress 59
–, thyroxine 58 f.
–, thyroid diseases 74
–, trauma 59
–, X-irradiation 59
cholesterol transformation, bile acids 71
cholesterol transport, cholesterol esterification 72
–, HDL 247
cholesterol turnover 77, 219, 249
–, cholesterol excretion 81
–, daily 227
–, sterol balance method 80 f.
cholesterol turnover studies, isotope investigations 74 ff.
cholesterol uptake, intracellular, HMG-CoA reductase 289
–, cell 427 f.
–, mucosa cell 241
cholestyramine 204, 288, 295, 427
–, cholesterol synthesis 57 f., 64
–, hyperlipoproteinemia type II 292
–, hyperlipoproteinemia type III 313
–, LDL po 1 249
–, lipoprotein metabolism 74
–, plasma cholesterol 74
–, side-effects 292
choline 112 f.
–, p_{ex} conformation 101
–, glycerophospholipids 98 f.
–, hepatic lipoprotein production 399
–, isoprenol phospholipids 100
–, phospholipid metabolism 104 f.
choline diacyl glycerol phosphate 99, 106
choline esterase 113
choline phosphate 104
cholic acid 38, 49, 55, 79
–, cholesterol absorption 67
–, cholesterol degradation 82
–, cholesterol synthesis 64 f.
–, HMG-CoA reductase 64 f.

–, thyroxine 429
cholic acid feeding, cholesterol synthesis 57
–, mevalonic acid formation 57, 64
cholic acid formation, cholesterol 49 ff.
cholic acid turnover, FH 288
cholyl CoA 53
chondroitin sulphate 236
chromosome analysis, abetalipoproteinemia 508
chylomicron clearance 439
–, alcohol 396
–, kinetics 8
chylomicronemia, hyperlipoproteinemia type III 307
–, ketoacidotic diabetes 368 f.
chylomicron formation 3 ff.
–, intestinal mucosa 267
–, phospholipids 4
chylomicron function 197
chylomicron infusion, cholesterol synthesis 65
chylomicron isolation, preparative ultracentrifuge 133 f.
chylomicron half-life duration, hyperlipoproteinemia type I 268
chylomicron membrane 160
chylomicron metabolism 241
–, hyperlipoproteinemia type I 267 f.
chylomicron nucleus 240, 267
chylomicrons 3, 140 f., 219, 239 ff., 334, 378, 424, 437
–, abetalipoproteinemia 5, 145, 147, 240, 485 f.
–, acute alcohol effect 391
–, alcoholic hyperlipemia 390
–, Apo B 220
–, Apo C 162, 231
–, Apo HDL relipidation 156
–, apolipoproteins; see Apochylomicrons
–, blood, half-life 241
–, chemistry 3 ff.
–, chemical-physicochemical data *139*
–, cholesterol 5, 69, 197
–, cholesterol ester, degradation 241
–, cholesterol synthesis 63
–, composition 111, 239 f.
–, degradation of 6 ff., 70, 159 f., 198 f., 424
–, –, HDL 473
–, –, heparin 229
–, –, hyperlipoproteinemia type III 307
–, –, intravasal, hyperlipoproteinemia type I 268
–, –, LCAT 241
–, –, oral contraceptives 453 f.
–, –, plasma 267
–, delipidation 137 f.
–, density 5
–, diameter 5, 267
–, electrophoresis 127
–, elimination 326
–, exogenous lipids 424
–, exogenous triglycerides 200, 239
–, familial hypo-β-lipoproteinemia 511
–, fasting 239
–, flotation constants 136
–, half-life 158
–, HMG-CoA reductase 63
–, HTGL 238
–, hyperlipoproteinemia type I 267 ff.
–, hyperlipoproteinemia type III 25, 302
–, hyperlipoproteinemia type V 72, 353 ff.
–, IEF 130
–, infectious diseases 443 ff.
–, inhibitors of protein synthesis 197

–, intestinal lymph system 241
–, intestine 197, 428
–, Kupffer cells 198f.
–, lipid exchange 162f.
–, lipoprotein electrophoresis 239, 268
–, lipoprotein lipase 230
–, lipoprotein metabolism 248
–, origin 197ff.
–, pancreatitis 331
–, phospholipids 5, 69, 111
–, –, degradation 241
–, pinocytosis 109
–, plasma turbidity 5, 239
–, polyanion precipitation 131f.
–, polyvinyl pyrrolidone flocculation 5
–, primary particles 5f., 240f.
–, protein content 5, 69
–, remnants 6
–, –, degradation 243
–, secondary particles 5f., 240f.
–, see also lymph chylomicrons
–, starch block electrophoresis 5
–, Tangier disease 477f.
–, xanthoma 270, 371
chylomicron secretion, protein 197
chylomicron structure 160, 239f.
chylomicron surface 240
chylomicron synthesis 241
–, autoradiography 198ff.
chylomicron transport, blood 5f.
–, hyperchylomicronemia 10
–, intracellular transport 198f.
chylomicron triglycerides 5, 69
–, atherosclerosis 355
–, catabolism 198, 241
–, lipoprotein lipase 239
–, tissue uptake 6ff.
chymotrypsin 67
claudication, intermittent 308f., 329f.
clearing factor 8f.
cloasma uterinum 550
clofibrate 295
–, anticoagulant treatment 340
–, β-lipoproteins 340
–, cholesterol excretion 341, 428
–, cholesterol synthesis 292
–, diabetic hyperlipidemia 374
–, glucose tolerance 340
–, hyperlipoproteinemia type II 292
–, hyperlipoproteinemia type III 311ff.
–, hyperlipoproteinemia type IV 340
–, hyperlipoproteinemia type V 357
–, lipoprotein metabolism 313
–, nephrotic syndrome 419
–, pre-β-lipoproteins 340
–, side-effects 340
–, sterol balance 341
clotting disorders, abetalipoproteinemia 502
clotting factors 419
–, free fatty acids 440
clotting system, hyperlipoproteinemia 332
–, phospholipids 112
clotting time, Gaucher's disease 552
clupadonic acid, phospholipids 99
clupanodyl residue, glycerol-3-phosphate 106
Cl. welchii 115
CMAc GP *101*, 111, 116
–, nervous tissue 112

cock, lipoproteins 174
coconut oil 291
coenzyme A-ester hydrolase 230
colamine, phospholipids 99
colamine cephalin, brain white substance 576
colchicine, lipoprotein release 223
–, VLDL-secretion 206
colics, abdominal, hyperlipoproteinemia type I 267, 272
colitis ulcerosa, Tangier disease 466
colon, bacterial cholesterol degradation 56
–, cholesterol 78, 80
–, cholesterol synthesis *48*
color blindness 496
column chromatography, ApoAI 151
–, Apo VLDL 202
computer tomography, axial 585
conduction of excitation, phospholipids 113f.
congestive heart failure, FH 283
–, Fabry's disease 600
conjunctival spots, Gaucher's disease 551
connective tissue histiocytes, Fabry's disease 605
contraceptives; see oral contraceptives
coordination, disturbances of 647
copper, Gaucher's disease 552
coprostanol 38, 55f.
coprostanone 55f.
coprosterol 78
–, cholesterol transformation 81f.
coprosterol determination, cholesterol turnover studies 74f.
cornea, Fabry's disease 600, 607
–, Tangier disease 466f.
core sugars 221
corn oil 291
–, abetalipoproteinemia 503
corn oil overfeeding, lipoprotein changes 189
cornea, electron microscopy, sphingomyelinoses 538
–, sphingomyelinoses 537
coronary, blood-flow disorders, hyperlipoproteinemia type IV 329
coronary arteries, FH 283
coronary heart disease 341
–, glucose intolerance 369
–, hyperlipoproteinemia type IV, prevention 339
coronary artery disease, premature, FH 281
coronary heart disease, premature 286
corticosteroid therapy 336
corticosterone 84
cortisone 444
cow lipoproteins *175, 178f.*
creatinine phosphokinase 340
Creutzfeld-Jakob disease 584
CTP 104
cyclohexane, chair form 37f.
cycloheximide 245
–, cholesterol-7α-hydroxylase 66
–, HMG-CoA reductase 61
–, VLDL secretion 201f., 205
cyclopentanoperhydrophenanthrene 37, 44
cynurenite 42
cysteine, SDAcGP 104
cystic fibrosis 488
cytidine nucleotides, glycerol-3-phosphate 108
cytidine phosphate diacyl glycerol 104
cytidine phosphate ethanolamine 104
cytidine phosphocholine 104
–, phospholipid metabolism 104

cytochrome oxidase, mitochondria 116f.
cytochrome P450 47, 50

DAcG 98, *100*
–, phospholipase 108
–, phospholipid metabolism 106
DAcGP 98, *100*, 104, 106f., 114
–, basal membrane 119
–, blood plasma 111
–, conduction of excitation 114
–, conformation 101f., 103
–, micelle type 103
–, site of synthesis 109f.
DAP *100*
deacylation-reacylation cycle 111f., 114
–, phospholipids 108f.
DEAE-Sephadex, hyperlipoproteinemia type II 292
decalin 37f.
decaproenol phosphate *100*
dehydrocholesterol 47
7-dehydrocholesterol 67
dehydroepiandrosterone sulphate 582
dehydrosqualene 44
delipidation studies 156f.
densitometer, lipoprotein electrophoresis 128f.
density, hydrated, LDL 146
–, lipoproteins 126f., 137
–, Lp(a)-lipoprotein 165
–, LPB$_{HDL}$ 150
–, lymph chylomicrons 158
–, lymph HDL 161
–, partial specific volume 137
–, plasma lipoproteins *141*
demethyl lanosterol 46
densitometer 137
density gradient, lipoprotein isolation 135
–, temperature-dependence 135
–, time-dependence 135
deoxycholate 55, 67, 82
dermatan sulphate 236, 579, 585
desmosterol 46f.
detergents, ApoLpB 138
–, cholesterol synthesis 59
–, lipoprotein delipidation 137f.
–, lipoprotein sedimentation 131
dextran sulphate, LDL precipitation 279
–, lipoprotein sedimentation 131
diabetes mellitus 20, 133, 301, 318, 336
–, abetalipoproteinemia 508
–, adult type, lipid level 367f.
–, alcohol hyperlipemia 400
–, atherosclerosis, pre-β-lipoproteins 373
–, decompensated ketoacidotic, lipid levels 368f.
–, free fatty acids 372
–, HMG-CoA reductase 59
–, hypercholesterolemia, atherosclerosis 372
–, hyperlipidemia 363–376
–, hyperlipidemia, clinical manifestation 371f.
–, –, pathophysiology 364ff.
–, hyperlipoproteinemia 369
–, –, therapy 373f.
–, hyperlipoproteinemia type I, secondary 270
–, hyperlipoproteinemia type V 354
–, hypertriglyceridemia 26f.
–, insulin-requiring, see insulin-deficiency diabetes
–, latent, lipids 366f.

–, lipid concentration, dependence on blood sugar 369f.
–, lipid level, dependence on age 370f.
–, –, dependence on sex 371
–, lipoatrophic 366
–, lipoprotein lipase 17
–, lipoprotein composition 372
–, lipoprotein pattern, age-dependence 370
–, manifest juvenile, lipid level 367
–, secondary hyperlipidemia, drug therapy 373f.
–, sub-clinical, lipids 366f.
–, triglyceride level, body weight 370f.
–, triglyceride metabolism 366
–, vascular complications 372f.
–, VLDL synthesis 245
diabetic control, hyperlipidemia 363
–, lipid level 367f., 369f.
–, triglyceride level 371
diacyl glycerol, see DAcG
diacyl-sn-glycerol-3-phosphate see DAcGP
diet, low cholesterol 296f.
–, –, LDL pool 249
–, high-cholesterol, lipoprotein changes 189
–, low-fat, hyperlipoproteinemia type I 267f., 272
–, fat-free, hyperlipoproteinemia type I 271
–, high-fat, LDL triglycerides 191
–, high-carbohydrate, HDL degradation 248
–, hyperlipoproteinemia type II 290f.
–, –, lipoprotein changes 191f.
–, low-sulphur, metachromatic leukodystrophy 587
–, phytanic acid-free 653f.
–, polyunsaturated fatty acid-rich 297f., 337
–, –, abetalipoproteinemia 505
–, sitosterol degradation 82
–, triglyceride-rich, lipoprotein changes 189
diethyl dithiocarbamic acid 581
–, hyperlipoproteinemia type IV 337
–, secondary hyperlipemia, diabetes mellitus 373f.
–, Tangier disease 479
diarrhea, Tangier disease 466
diazoxide 26
dienic acids, phospholipids 99
dietary carbohydrate, type, hyperlipoproteinemia type IV 327f.
dietary cholesterol 67
–, bile acid secretion 71, 82f.
–, cholesterol levels 291
–, cholesterol secretion 82f.
–, cholesterol synthesis 57
–, endogenous cholesterol 71ff., 81
–, intestinal cholesterol synthesis 58
–, lymph cholesterol content 69f.
–, plasma cholesterol 70ff.
–, –, mathematical relation 73f.
–, stool 81
dietary fat
–, cholesterol resorption 68
–, cholesterol secretion 82f.
–, hyperlipoproteinemia type I 212
dietary fat resorption 3ff.
dietary fiber content, cholesterol synthesis 58
diet-heart study 340
diffusion constants 136
digalactosyl ceramide 597, 604
digitonin precipitation, sterols 39
diglycerides 4, *100*
–, insect lipoproteins 179f.
diglyceride hydrolase 230f.

diglyceride hydrolysis, hyperlipoproteinemia type I 268
diglyceride lipases 145
dihexose ceramide 556
dihydrolanosterol 47
dihydrosphingosine 98
dihydrosphingosine-1-phosphate, see SphH$_2$P
dihydrosphingosine 104
dihydroxyacetone 25
dihydroxyacetone-3-phosphate, see DAP
dihydroxyacetone phosphate, phospholipid metabolism 104
dihydroxyceramide *100*
dihydroxycoprostane 53
dihydroxy cholic acid 67, 79
diisopropyl fluorophosphate 163
dimannosyl phosphatidyl glycerol *101*
dimethyl allyl pyrophosphate 43
dimethyl allyl transferase 43
dingo, lipoproteins *175*
diphenylhydantoin 598
—, analgesia, Fabry's disease 608
diphosphoinositide 99ff.
Diplococcus pneumoniae infection 443
diplopia 467
disappearance rate
— endogenous triglycerides 18f.
— plasma triglycerides 12f.
disialogangliosides 613f.
disc electrophoresis, ApoAII 152
—, Apo HDL 152f.
—, Apo VLDL 142
—, Tangier disease, Apo AI 476
Disse's space, VLDL secretion 204
dithiothreitol 163
DNA 423
docosahexaenoic acid, see clupadonic acid
docosanic acid, see behenic acid
docosapentaenoic acid, phospholipids 99
docosatetraenoic acid, phospholipids 99
docosatrienoic acid, phospholipids 99
dodecanoic acid, see lauric acid
dodecaprenol phosphate *100*
dogfish
—, fatty acids 181
—, LDL 185
—, lipoprotein *175*, 178f.
dolphin, lipoproteins *175*
duck, HDL 186
duodenum 4
—, phospholipid absorption 111
Dupuytren's contracture 508
dys-β-lipoproteinemia 301
dysdiadochokinesis 493
dysentery 445
dysgammaglobulinemia, hyperlipoproteinemia type I, secondary 271
—, hyperlipoproteinemia type III 308
dysglobulinemia 301
—, xanthoma 310
dysproteinemia, secondary hyperlipoproteinemia 447

ECG, abetalipoproteinemia 493
—, Gaucher's disease 551
—, Refsum's disease 645, 647f.
eclampsia 455
E. coli, phosphotransferase system 116
edema 415

—, gangliosidoses 615ff.
EEG, abetalipoproteinemia 493
—, gangliosidoses 620
—, Gaucher's disease 549
—, metachromatic leukodystrophy 584
—, Refsum's disease 647
Eel, fatty acids 181
—, LDL 185, 187
—, lipoproteins *175*, 178f.
egg formation, birds, lipoproteins 174
eicosadienoic acid, phospholipids 99
eicosanoic acid, see arachinic acid
eicosan sphingosine 99
eicosatetraenoic acid, see arachidonic acid
eicosatrienoic acid, phospholipids 99
electroimmunodiffusion 137
electromyography, abetalipoproteinemia 493
electron microscopy, animal lipoproteins 187
—, cholesterol-rich diet 188f.
—, chylomicron membrane 159
—, Fabry's disease 605
—, Gaucher's cells 554f.
—, G$_{M1}$ gangliosidosis 624
—, G$_{M2}$ gangliosidosis type 1 628
—, G$_{M2}$ gangliosidosis type 2 630
—, HDL 154
—, LDL 149
—, liver, abetalipoproteinemia 491
—, LP-X 381f.
—, lymph chylomicrons 158
—, metachromatic leukodystrophy 574ff.
—, sphingomyelinoses 537f.
—, VLDL 141
electrophoresis, apolipoprotein separation 138
—, cenapses acid-precipitable 125
—, Gaucher's disease 552
—, zones 380
electroretinogram, abetalipoproteinemia 496
endocarditis lenta 550
endoplasmic reticulum 113f., 118, 293
—, apolipoprotein synthesis 220f.
—, Apo VLDL formation 223
—, cholesterol 63f.
—, chylomicron synthesis 198f.
—, diabetes mellitus 21
—, ethanol 23, 399
—, HMG CoA reductase 42, 221
—, intracellular lipoprotein transport 221
—, hepatic phospholipids 109f.
—, lipoprotein synthesis 241
—, mucosa cell, abetalipoproteinemia 488
—, orotic acid treatment 208
—, phospholipase 108
—, phospholipid metabolism 104
—, sphingomyelinoses 537
—, VLDL secretion 202ff., 205
—, VLDL synthesis 201, 244
endothelial cells, CMAcGP 111
—, blood vessels, G$_{M1}$ gangliosidosis 625
—, Fabry's disease 603, 605f.
—, Gaucher's disease 553
—, lipoprotein lipase 8
—, primary particles 6
—, see capillary endothelia
endotoxin, triglyceride level 443f.
enterohepatic circulation, bile phospholipids 110
—, bile acids 49, 55
—, cholesterol 63

enterohepatic sirculation, lipids 241
enteropathy, protein-losing 516
enzymes, lipolytic 70
—, —, membrane-bound 268
—, —, Tangier disease 478f.
—, microsomal, influence of alcohol 399
enzyme cofactors, phospholipids 116f.
eosinophilic granuloma 462
eosinophilic leukocytes, phospholipase 109
epicanthus 508
epicholesterol 69
epidermis, cholesterol synthesis 83
epiphyseal dysplasia 645
epistaxis 552
ergosterol *39*
Erlenmeyer flask phenomenon 550
erythrocyte agglutination 117
erythrocyte changes, plasma phospholipids 112
erythrocyte cholesterol 76, 78
—, liver diseases 401
erythrocyte membrane 117
—, cholesterol content, LCAT deficiency 500
—, CMAcGP 111
—, LCAT 379
—, lipids, hypo-β-lipoproteinemia 513
—, phospholipase 108
—, phospholipid exchange 112
—, Tangier disease 470
erythrocyte resistance, osmotic, Gaucher's disease 551
erythrocytes, cerebrosides, Gaucher's disease 552
—, glucocerebrosides 558
erythrocyte sedimentation rate, hyperlipoproteinemia type IV 332
—, abetalipoproteinemia 498
erythrocytes, lipid composition, abetalipoproteinemia 498f.
—, phospholipase 112
—, phospholipids 156
—, Zieve syndrome 400f.
erythrosphingosine phosphate, phospholipid metabolism 104
esophagus, cholesterol synthesis 48
estrogens *318*
—, cerebral vascular diseases 452
—, cholesterol synthesis 59
—, glucose tolerance 451
—, hepatic triglyceride synthesis 455f.
—, HTGL 453f.
—, hyperlipoproteinemia
—, —, type II 293
—, —, type IV 438
—, —, type V 355f.
—, lipoprotein lipase 435, 453
—, lipoproteins 174
—, mechanism of action 453f.
—, PHLA 451ff.
—, plasma insulin levels 451
—, plasma lipid levels
—, —, normal, in women 451
—, primary hyperlipemia 452
—, vascular disorders 452
—, VLDL concentration 279
ethanolamine, glycerophospholipids *98f.*
—, p$_{ex}$ conformation 101
—, phospholipid metabolism 104f.
ethanolamine diacylglycerol phosphate 104, 106
ethanolamine phosphate 99, 104
ethanolamine plasmalogen 107

ethionine 206
—, VLDL secretion 201f., 205
ethylene diamine, isoelectric focussing 130
ethylene glycol, IEF stabilizers 130
—, chylomicron formation 267
—, hypertriglyceridemia 17
—, inhibitors of protein synthesis 69f.
—, VLDL secretion 17
exanthema, Tangier disease 464
eye, Gaucher's disease 551
—, gangliosidoses 618
eye changes, abetalipoproteinemia 495ff.
—, Fabry's disease 600
—, hypo-β-lipoproteinemia 512
—, pathogenesis 496f.
—, Refsum's disease 646f.
—, sphingomyelinoses 537f.
eye muscle paralyses, Gaucher's disease 549

Fabry crisis 598
Fabry gene 607
Fabry's disease 597–612
—, anemia 600
—, avascular bone necrosis 600
—, blood group substance B 604
—, blood sedimentation 598
—, cardiovascular manifestation 598ff.
—, cerebral vascular disease 600
—, clinical picture 598ff.
—, diagnostics 607f.
—, electron microscopy 605f.
—, enzyme substitution 597, 606
—, eye changes 600
—, α-galactosidase 602f.
—, gastrointestinal symptoms 600, 606
—, genetic counselling 607f.
—, genetics 607
—, heterozygotic female, clinical picture 600f.
—, histochemical reactions 605
—, homozygotic male, clinical picture 598ff.
—, incidence 607
—, kidney transplantation 608f.
—, lymphedema 600
—, metabolic defect 601ff.
—, neurological disorders 600
—, pain 598
—, pain therapy 598
—, paresthesias 607f.
—, pathophysiology 604ff.
—, —, cardiovascular system 606
—, —, kidney 606
—, —, nervous system 606f.
—, prenatal diagnosis 597, 603, 607ff.
—, primary enzyme defect 602f.
—, renal manifestation 598ff.
—, skeletal muscle 600
—, storage glycosphingolipids 603f.
—, therapy 608f.
Fanconi syndrome 410
farnesyl diphosphate 115
farnesyl pyrophosphate, squalene formation 43ff.
fasting, HDL$_2$ 150
—, lipoprotein lipase 17
—, lipoprotein lipase release 235
—, pre-β-lipoproteins 243
—, VLDL 176
—, see also hunger

fasting lipoproteinemia 22
fasting, serum, HDL 153
—, LDL 146
fat cells, see adipocytes
fat digestion, intraluminal phase, abetalipoproteinemia 488
fat intolerance, familial hypo-β-lipoproteinemia 511
fat malabsorption 485
fat mobilization, insulin deficiency 20f.
fat, phytic acid content 651
—, polyunsaturated, plasma cholesterol level 291
fats, saturated, plasma cholesterol level 276, 291
fat tolerance, arteriosclerosis patients 337
—, —, fat-tolerance test, intravenous 432
—, —, oral contraceptives 453
fatty acid absorption 198
—, abetalipoproteinemia 489
fatty acid esterification, glucose 15
—, hyperlipoproteinemia type IV 321f.
—, insulin-deficiency diabetes 364f.
fatty acid formation, glucose 19
—, carbohydrates 14
fatty acid incorporation, triglycerides, alcohol effect 396
fatty acid metabolism, thyroid hormones 431f.
fatty acid release 341
—, adipose tissue, influence of alcohol 397
fatty acid concentration, insulin 26
—, portal vein 18
—, rate of VLDL triglyceride secretion 18f.
fatty acid groups, phospholipids 109f.
fatty acid pattern, animal lipoproteins 180ff.
—, cholesterol esters 72
—, brain sulphatides 578
—, urinary sulphatides 578
fatty acids 68, 70
—, bile acid excretion 83
—, carbohydrate induction 325f.
—, cholesterol esterification 69
—, erythrocyte phospholipids, hypo-β-lipoproteinemia 513
—, essential 112
—, —, abetalipoproteinemia 505
—, —, membrane structure 117
—, —, oxidative phosphorylation 117f.
—, —, phospholipids 99f.
—, —, plasma triglyceride concentration 23
—, feces, abetalipoproteinemia 490
fatty acids, free 8
—, —, abetalipoproteinemia 502f.
—, —, alcoholic hyperlipemia 390ff.
—, —, ATP 4
—, —, carbohydrate-induced hypertriglyceridemia 17ff.
—, —, carbohydrate loading 24f.
—, —, cholesterol synthesis 426
—, —, chronic alcohol effect 392
—, —, chylomicrons 160
—, —, clotting factors 440
—, —, diabetes mellitus 372
—, —, fatty liver 206
—, —, glucose 17
—, —, heparin 230
—, —, hepatic triglyceride production 419
—, —, hyperlipoproteinemia type I 10
—, —, hyperlipoproteinemia type IV 24, 321, 337
—, —, hypertension 409
—, —, infectious diseases 443ff.

—, —, insulin-deficiency diabetes 364f.
—, —, insulin effect 19
—, —, lipoprotein lipase 235
—, —, nephrotic syndrome 419
—, —, nicotinic acid 17, 341
—, —, phospholipase 108
—, —, plasma triglyceride level 321
—, —, plasma triglyceride secretion 11
—, —, pregnancy 455
—, —, rate of triglyceride disappearance 12
—, —, triacyl glycerol 109
—, —, triglyceride formation 12ff.
—, —, triglyceride hydrolysis 4, 6
—, —, turnover rate 14, 16, 22
—, —, uremia 414
—, —, VHDL 155
—, —, VLDL synthesis 235, 245
—, glycosphingolipids 576
—, HDL, abetalipoproteinemia 504f.
—, liver, abetalipoproteinemia 492
—, —, triglyceride secretion 19
—, LDL triglycerides 146
—, medium-chain, hyperlipidemia type I 272
fatty acid oxidation, ethanol 22, 399
—, glycogenosis Gierke I 25
—, insulin-deficiency diabetes 365
—, phospholipids, familial hypo-β-lipoproteinemia 514f.
—, radioactively labelled, VLDL secretion 202ff.
—, saturated, phospholipids 99f.
—, unsaturated, animal lipoproteins 181
—, —, diabetic hyperlipidemia 373
—, —, LDL 248
—, —, lipoprotein structure 182
—, —, mitochondrial phospholipids 110
—, —, phospholipids 99f.
—, —, plasma cholesterol 83
fatty acid synthesis, ethanol 22f.
—, glycogenosis Gierke I 25
—, hepatic, influence of alcohol 399
—, —, carbohydrate induction 325f.
—, insulin-deficiency diabetes 364
—, kynurenate 42
—, phospholipids 116
fatty acid uptake, liver
—, mucosa cells 241
fatty liver 329, 331, 509
—, alcoholic 23
—, —, triglyceride 16
—, —, triglyceride fatty acids 394f.
—, abetalipoproteinemia 491f.
—, essential fatty acids 23
—, hyperlipoproteinemia 439
—, hypo-β-lipoproteinemia 511
—, VLDL metabolism 206ff.
fecal steroids FH 287
feces, cholesterol secretion 56, 81
ferritin 555
FH 280–290
—, age of manifestation 286f.
—, Apo LDL metabolism 288
—, cardiovascular manifestation 283
—, cholesterol clearance 287f.
—, cholesterol metabolism, fibroblast culture 288f.
—, cholesterol synthesis 287
—, bile acid secretion 288
—, bile acid turnover 288
—, clinical symptoms 281ff.

–, family tree 296f.
–, fundamental disorder 287ff.
–, genetic counselling 286
–, genetics 284ff.
–, heterozygous 284ff.
–, –, coronary insufficiency 286
–, –, plasma cholesterol level 281
–, –, therapy indication 290
–, heterozygous child 293f.
–, HMG-CoA reductase 289
–, homozygous 284ff.
–, –, fibroblast culture 285
–, –, plasma cholesterol level 281
–, –, therapy indication 290
–, homozygous child 294
–, incidence 285f.
–, inheritance 297
–, ischemic heart disease 296
–, LDL cholesterol ester 288
–, LDL half-life 288
–, LDL-metabolism 288f.
–, LDL receptors 289
–, making a diagnosis 286f.
–, –, neonatal period 295f.
–, oral contraceptives 295
–, pediatric aspects 293ff.
–, physical training 295
–, plasma cholesterol level 284ff.
–, plasma triglyceride level 285
–, portocaval shunt 293f.
–, steroid excretion, feces 287
–, therapy 295
–, xanthomatosis 286f.
FH-gene 280
fiber gliosis, Niemann-Pick's disease 537
fibrinogen 419
fibrinogen level, hyperlipoproteinemia type IV 332
fibroblast culture, cholesterol metabolism 285, 288f., 427
–, cholesterol synthesis inhibition 63
–, Fabry's disease 607
–, gangliosidoses, diagnostics 637
–, LDL metabolism 250, 288f.
–, LDL receptors 288f.
–, metachromatic leukodystrophy 576
–, phytanic acid degradation, Refsum's disease 651
–, sphingomyelinoses, diagnostics 538
fibroblasts, skin, lipoprotein degradation 211
–, sphingomyelinase 542
ficaprenol 116
ficaprenol phosphate *100*
fish, fatty acids 181f.
–, HDL 178f, 186
–, LDL 178, 185
–, lipoproteins 176
fixed-angle rotors 133f.
–, VLDL 142
floating β disorder 301
floating β lipoprotein 134, 304, 336, 433
–, hyperlipoproteinemia type III, dietetic therapy 313
–, hypothyroidism 308
flotation constants 136, *139*
–, animal lipoprotein 176
–, LDL 146
–, VLDL 141, 176
foam cells 329, 470
–, gangliosidoses 615f., 619, 630

–, hyperlipoproteinemia, type III 309
–, sphingomyelinoses 530ff., 537
–, Tangier disease 462ff.
folic acid therapy, anemia, Gaucher's disease 559
food intake, cholesterol synthesis 58
fractional removal rate; see rate of disappearance
fraction III 151
fraction IV 152
fractional degradation, rate of, LDL, experimental hypercholesterolemia 190
fractional turnover rate 75f.
–, hypercholesterolemia 77
–, lipoproteins 226
–, plasma cholesterol 79
–, serum cholesterol concentration 77
Framingham study 285f.
frog, lipoproteins *175, 178f.*
fructose 324
–, endogenous hypertriglyceridemia 328
–, lipogenesis 14
–, triglyceride formation 18
–, triglyceride level 326
fructose feeding, rat 329
fucose, apolipoproteins 221
–, animal lipoproteins 184
–, Apo LpB 149
α-fucosidase defect 559
functional membrane 117ff.
functional proteins, basement membrane 119ff.
fundus of the eye, sphingomyelinosis type B 531
–, sphingomyelinosis type 531

galactose, animal apolipoproteins 184
–, Apo B 148
–, Apo CIII 144
–, apolipoproteins 221
–, G_{M1} gangliosidoses 634
–, HTGL 235
–, lipoprotein lipase 235
–, serum lipoproteins 202
galactocerebroside content, brain, Gaucher's disease 556
galactocerebroside storage 556
galactolipids 540f.
galactosamine, Apo CIII 144
–, HTGL 235
–, lipoprotein lipase 235
β-galactosaminidase 631ff.
galactose loading, Gaucher's disesease 552
α-galactosidase, antibodies 602
–, body fluids 602f.
–, leucocytes, Fabry's disease 601
–, digalactosyl ceramide 604
α-galactosidase A 602f.
–, Fabry's disease, heterozygous 607
α-galactosidase B 602f., 608
α-galactosidase deficiency 608
β-galactosidase, isoenzymes 634f.
–, leukocyte concentrate, gangliosidoses 615ff.
–, liver, mucosulphatidosis 582
β-galactosidase defect, G_{M1} gangliosidoses 634
galactosyl hydrolase deficiency 559
galactosyl sulphate ceramide 578f.
–, aryl sulphatase A 580
galactosyl transferase 202
gall bladder, gangliosidoses 618
–, metachromatic leukodystrophy 569, 573

—, mucosulphatidosis 574
gammaglobulin abnormalities, secondary hyperlipemia 447ff.
ganglion cells, autonomic, Fabry's disease 603, 605
—, gangliosidoses 626ff.
—, histology, metachromatic leukodystrophy 572
—, Gaucher's disease 555
—, mucosulphatidosis 573
gangliosides 613
—, asialo derivatives 631ff.
—, mucosulphatidosis 578
—, N-acetylneuraminic acid 631
—, sphingomyelinoses 541
ganglioside G_{M1} 631ff.
ganglioside G_{M2} 631ff.
ganglioside G_{M3} 631ff.
gangliosidoses 613–644
—, biochemistry 631–637
—, bone changes 615ff.
—, cerebrosides 636
—, clinical aspects 614–623
—, differential diagnosis 614
—, enzymatic diagnostics 636f.
—, foam cells 615ff.
—, generalized *614*
—, hepatomegaly 615ff.
—, heterozygote determinations 637ff.
—, heterozygote frequency, normal population 638
—, human genetics 637ff.
—, illness risk 637
—, juvenile *614*
—, lysosomes 623
—, morphology 623–631
—, Niemann-Pick cells 615ff.
—, nomenclature 613f.
—, prenatal diagnosis 636f.
—, reflex changes 619ff.
—, residual enzyme activities 636
—, sphingomyelin 636
—, spleen 615ff.
—, sulphatides 636
—, therapy 637
—, thin-layer chromatogram, brain lipids *634*
—, type classification 613f.
G_{M1} gangliosidoses 613f.
—, brain 624
—, electron microscopy 624
—, galactose 634
—, β-galactosidase defect 634
—, light microscopic finding 624
—, morphology 623ff.
—, type I clinical aspects 614ff.
—, —, organ involvement 634
—, type 2, clinical aspects 619
G_{M2} gangliosidoses 613f., 634
—, hexosaminidase 633ff.
—, type I 613f.
—, —, clinical aspects 619f.
—, —, electron microscopy 628
—, —, fetus 628
—, —, Jewish origin 619ff., 639
—, —, morphology 625ff.
—, —, biochemical peculiarities 636
—, —, clinical aspects 620ff.
—, —, EEG 622
—, —, family tree 638
—, —, globoside 636
—, —, β-hexosaminidase activity 622

—, —, laboratory findings 622
—, —, morphology 628ff.
—, type 3, hexosaminidase A deficiency 623
—, —, clinical aspects 622f.
—, —, morphology 630
G_{M3} gangliosidoses 613f., 630
gargoylism 585, 615ff.
gas chromatography, cholesterol 39
—, Refsums's disease 648
gastrointestinal tract, cholesterol synthesis 48
Gaucher bodies 555
Gaucher cells 547ff., 553ff.
—, acid phosphatases 553f.
—, adrenals 550
—, blood 554
—, cell types 554
—, electron microscopy 554f.
—, histochemical reaction 554
—, immunological reaction 553
—, leukemia 554
—, myocardium 551
—, kidney 550
—, ovaries 550
—, sputum 550
—, thrombocyte phagocytosis 552
Gaucher's disease *318*, *525*, 547–564
—, acid phosphatase 548, 553
—, acute malignant form 547ff.
—, adrenals 551
—, age of appearance of illness 547
—, alkaline phosphatase 552
—, anemia, folic acid therapy 559
—, blood chemical findings 552f.
—, blood picture 551f.
—, bone marrow 552
—, bone pain 549
—, brain 555
—, —, lipid composition 556f.
—, chronic adult form 547ff.
—, clinical aspects 548ff.
—, definition 547
—, diagnosis 549f., 557f.
—, differential diagnosis 549f., 557f.
—, erythrocytes, cerebrosides 552
—, eyes 551
—, familial accumulation 547
—, familial disposition 548, 558
—, glucocerebrosidase 558
—, heart 551
—, hemoglobinuria 552
—, hepatosplenomegaly 548f.
—, heterozygosis 548
—, historical 547
—, hypothalamus 551
—, inheritance 548
—, infantile form 549
—, laboratory findings 551ff.
—, leukemia 554
—, lipoproteins 553
—, liver 549f.
—, lung 550
—, lymph nodes 550
—, neurohypophysis 551
—, nervous system, pathology 555
—, pathochemistry 556
—, pathogenesis 558f.
—, pathology 550ff., 553ff.
—, phenotypic variants 548f.

Gaucher's disease, race 547
–, secondary tuberculosis 551
–, sex 547
–, skeletal changes 549f.
–, skin pigmentation 449f.
–, spleen 549f.
–, spleen lipids 556f.
–, splenectomy 559
–, splenic tumor 549
–, spontaneous remissions 559
–, subacute juvenile 547ff.
–, therapy 559
–, thyroid gland 551
–, type classification 547f.
–, type I 548
–, type II 549
–, type III 549
Gaucher triad 549
gastric mucosa, IDAcGP 115
gastrointestinal passage, abetalipoproteinemia 487f.
gastrointestinal tract, histology, sphingomyelinoses 535f.
GDAcGP *101*, 104, 116
–, bacterial membrane 115
–, basement membrane 119
G(DAcGP)$_2$ *101, 116*
–, bacterial membrane 115
–, synthesis site 109
gel chromatography, Apo LpB 148
–, apolipoprotein separation 138
–, hyperlipoproteinemia type III 307
–, lipoproteins, hyperlipoproteinemia type III 303
geranyl pyrophosphate 43
gestagens, cholesterol level 453
–, glucose tolerance 454
–, mechanism of action 453f.
–, PHLA 452
–, phospholipid level 453
–, triglyceride level 452f.
Gilles-de-la-Tourette syndrome 517
giraffe, lipoproteins *175*
glia cells, gangliosidoses 625ff.
globoid-cell leukodystrophy, Krabbe type 565f.
globoside 635f.
glomerulosclerosis 372
–, diabetic hyperlipidemia 372
glucagon 22
–, HMG-CoA reductase 59
–, hyperlipoproteinemia type IV 325
–, infectious diseases 444ff.
–, plasma-triglyceride concentration 22
glucagon secretion, pancreatitis 440
glucocerebrosidase 548
–, Gaucher's disease 558
glucocerebrosides, degradation 558
–, brain, Gaucher's disease 558
–, erythrocytes 558
–, leukocytes 558
glucocorticoids, HMG CoA reductase 59
gluconeogenesis, kidneys 409, 411f.
–, acid-base balance 411f.
glucosamine
–, animal lipoprotein 184
–, Apo LpB 148f.
–, HTGL 235
–, lipoprotein lipase 235
–, serum lipoproteins 202
glucose, apolipoproteins, rat 184

–, endogenous hypertriglyceridemia 328
–, fatty acid formation 19
–, FFA 17
–, FFA esterification 15
–, glycerol 19
–, HTGL 235
–, intralipid 18
–, lipid absorption 4
–, lipogenesis 14
–, lipoprotein lipase 17, 20, 235
–, plasma triglyceride concentration 17ff.
–, plasma triglyceride formation 25
–, rate of triglyceride disappearance 12, 18f
–, triglyceride fatty acids 14ff.
–, triglyceride glycerol 15
–, triglyceride secretion rate 14
glucose feeding, lipoprotein changes 191
glucose loading 369
–, triglyceride concentration 18
glucose incorporation, plasma triglycerides, hyperlipoproteinemia type IV 321f.
glucose intolerance, endogenous hypertriglyceridemia 324f.
–, hyperlipoproteinemia type IV 332f.
–, uremic 412f.
–, –, potassium balance 413
glucose level, hyperlipoproteinemia type IV 358
glucose-6-phosphate 104
glucose-6-phosphatase 116
glucose tolerance, clofibrate 340
–, coronary heart disease 369
–, endogenous hypertriglyceridemia 363ff.
–, estrogens 451
–, hyperchylomicronemia 11
–, hyperlipoproteinemia type I 271
–, hyperlipoproteinemia type III 310
–, hyperlipoproteinemia type IV 324f.
–, hyperlipoproteinemia type V 355
–, hypertriglyceridemia 26
–, oral contraceptives 453f.
–, renal insufficiency 412f.
β-glucosidase 558
glucosyl ceramide 542
glycosyl phosphoryl undecaprol 115
Glu(NH$_2$)GDAcGP *101*
glutamic acid 182
glutamine 182
glycerol 8, 70
–, free 4
–, glucose 19
–, labelled, rate of triglyceride disappearance 12f.
–, metabolism 104ff.
–, phospholipids 97ff.
–, structural formulae *98*
glycerol feeding, triglyceride level 326
glyceraldehyde phosphate, phospholipid metabolism 104
glycerol lipid synthesis, hepatic 341
glycerol-3-phosphate, acyl residue 105f.
–, cytidine nucleotides 108
–, phospholipid metabolism 104ff.
–, sn-glycerol-3-phosphate *98, 100*
glycerol phosphate formation 109
glycerol phosphate dehydrokinase 104
glycerol phospholipid anabolism, alternative sequence 106f.
glycerokinase 4, 104
α-glycerophosphate 4, 25, 329, 399

—, diabetes mellitus 21
—, ethanol 22f.
—, insulin effect 19
—, triglyceride synthesis 197
α-glycerophosphate acyl transferase 23, 105
α-glycerophosphate pathway 4
glycerophospholipids 111
glycans 236
glycine 49
—, bile acid secretion 82
—, polyacrylamide gel electrophoresis 130
glycocholic acid, cholesterol absorption 67
glycogen storage disease *318, 354*
—, type I 25, 464
glycolipids, spleen, Gaucher's disease 556
glycoproteins 235
—, coupling to carbohydrate 239
—, gangliosidoses 635
glycoprotein receptors 236
glycosaminoglycans, mucosulphatidosis 578, 585
glycosphingolipid metabolism 601f.
glycosphingolipids 613
—, cell membranes 602
—, fatty acids 576
—, kidneys 598
glycosphingolipidosis 597
glycosuria 364
—, hyperlipemia 318
glycosyltransferase 221
GMAcGP *101*
g number 131
Golgi apparatus 114, 190
—, alcohol effect 399
—, chylomicron transport 198f.
—, glucosamine 202
—, LDL 223
—, lipoprotein lipase 239
—, lipoprotein synthesis 241
—, lipoprotein transport 221 ff.
—, mucosa cell, abetalipoproteinemia 488
—, phospholipids 110
—, VLDL 208, 223
—, VLDL secretion 202 ff., 205
—, VLDL synthesis 244
Golgi cells, sphingomyelinoses 536
gonads, Niemann-Pick cells 536
goose, fatty acids 181
—, lipoproteins *175, 178f.*
gout 318
—, hyperlipoproteinemia type IV 332
—, hyperlipoproteinemia type V 355
growth hormone 414, 446, 451
—, abetalipoproteinemia 508
—, cholesterol synthesis 59
—, oral contraceptives 453f.
—, phospholipid synthesis 111
—, pregnancy 455
guinea pigs
—, fatty acids 181
—, hypercholesterolemia 188 ff.
—, LDL 177, 187f.
—, lipoproteins 175f., *178f.*
—, —, physicochemical data 187

Hand-Schüller-Christian disease 462
Hallervorden-Spatz disease 584

haptoglobin 498
—, acyl transferase 112
—, activator protein 7
—, abetalipoproteinemia 240, 486, 502, 504f.
—, amino acids 182
—, amphibia 175
—, animal 174 ff., 177, 185f.
—, —, fatty acids 181f.
—, —, protein content 178f.
—, —, animal lipoproteins *180*
—, antimicrotubular agents 206
—, Apo A 486
—, Apo A-metabolism 248
—, Apo C II 231
—, apolipoproteins 7, 219, 247, 471f.
—, —, abetalipoproteinemia 506
—, atherosclerosis 150
—, birds 174
—, chemical-physicochemical data *139*
—, cholestasis 380
—, cholesterol ester storage, Tangier disease 479
—, cholesterol exchange 163
—, cholesterol content 7, 72
—, cholesterol-rich diet 189
—, cholesterol transport 247f.
—, cholesterol turnover 227
—, chylomicrons 7
—, —, C protein transfer 248
—, chylomicron catabolism 473
—, delipidation 138
—, disorders of liver function 383 ff.
—, dog 186f.
—, electron microscopy 154, 473
—, familial hypo-β-lipoproteinemia 510, 514f.
—, fatty acids, abetalipoproteinemia 504f.
—, function 472f.
—, Gaucher's disease 553
—, guinea pigs 177
—, half-life 247f.
—, hyperlipoproteinemia type I 268
—, IEF 130
—, insect 176, 179
—, intermediate apolipoprotein 506
—, killer whale 187
—, LCAT 8, 72, 156, 226
—, LDL 146
—, lipid composition 471
—, lipid exchange 162
—, lipoprotein families, function 155f.
—, lipoprotein lipase cofactor 269
—, lipoprotein metabolism 248
—, Lp(a) lipoprotein 165
—, LpC 143
—, lymph *158,* 161f.
—, mammals 174 ff.
—, micelle 247
—, phospholipid content 7
—, phospholipid pattern, abetalipoproteinemia 504f.
—, pig 183, 187
—, plasma level 248
—, polyacrylamide gel electrophoresis 130
—, polyanion precipitation 131 ff.
—, polymorphism 164
—, preparative ultracentrifuge 471
—, protein arrangement 154
—, protein content 150, 153, 211, 246
—, rabbit, experimental hyperlipoproteinemia 191
—, rat 187

haptoglobin rat, cholesterol-rich diet 190f.
–, reptiles 175
–, structural model 247
–, sucrose 191
–, Tangier disease 150, 461
–, –, electron microscopy 187
–, triglyceride transport 7
–, vitamin A transport 497
–, VLDL catabolism 473
–, VLDL metabolism 245
HDL 125ff., *141*, 149–156, 162, 211ff., 219, 252, 378f., 424
β-HDL 430
HDL_1 149f.
HDL_2 127, 135, 149ff., 246, 471, 504, 507
–, lipoprotein families 152f.
HDL_2 isolation, preparative ultracentrifuge 134
–, lipoprotein electrophoresis 150
HDL_3 127, 135, 149, 153f., 246, 471, 504, 507
–, Apo AIII 152
–, isolation, preparative ultracentrifuge 134f.
–, lipoprotein families 154
–, site of synthesis 153
HDL_T 469, 473ff.
–, apolipoprotein 474ff.
–, composition 474ff.
–, electron microscopy 474f.
–, polyacrylamide gel electrophoresis 476
HDL apolipoproteins, see Apo HDL
HDL biosynthesis 473
HDL catabolism 214f., 473
HDL cholesterol HMG-CoA reductase 211
–, hyper-β-lipoproteinemia 278
–, hyperlipoproteinemia type III 301
–, PHLA 230
–, umbilical blood 296
HDL composition 111, *240*
–, diabetes mellitus 372
HDL deficiency, familial, see Tangier disease
HDL isolation, density gradients 135
HDL metabolism 247f.
–, liver 248
HDL precipitation, sodium phosphotungsten 132f.
HDL secretion
–, liver 220
–, mucosa cells 241
–, small intestine 220
HDL solution, polyanion precipitation 132
HDL structure 154, 471f.
HDL surface 247, 472
HDL synthesis 247
–, LCAT 211, 214
–, site of 150
HDL turnover 247f.
heart, abetalipoproteinemia 493f.
–, Fabry's disease 605
–, gangliosidoses 618
–, Gaucher's disease 551
–, histology, sphingomyelinoses 535
–, interstitial cells, HDL catabolism 215
–, morphology, G_{M1} gangliosidosis 624
–, Refsum's disease 647f.
heart muscle, cholesterol synthesis *48*
–, Fabry's disease 600, 606
–, glycosphingolipid storage 600
–, triglyceride lipase 268
hedgehog, lipoproteins *175, 178f.*
α-helix 120

α helix structure, Apo AI 151
–, Apo AII 152
–, Apo B 149
–, Apo CI peptide 143
–, Apo CIII 144
–, Apo HDL 154
heparan sulphate 236
hemochromatosis 549, 551
hemodialysis 608
–, hyperlipidemia 414
–, uremic glucose intolerance 412ff.
hemoglobinuria, Gaucher's disease 552
hemolysis, alcoholic hyperlipemia 390
hemorrhagic diathesis, Gaucher's disease 548f., 551f.
hemosiderin 551
hen, Apo LDL 184
–, Apo HDL 184
–, lipoprotein composition *178f.*, 183f.
–, lipoprotein electrophoresis 176
heparin 330, 342
–, chylomicrons 132
–, clearance factor 229
–, enzyme release 236
–, glycoproteins 236
–, histaminase 233
–, hyperlipidemia type I 10
–, lipase adsorption 233
–, lipoprotein electrophoresis 230
–, lipoprotein precipitation 131, 136
–, lipoprotein lipase 8f.
–, phospholipase A_1 233
–, plasma triglyceride level 229
–, see also post-heparin plasma
–, triglyceride degradation 8
–, VLDL metabolism 306
heparin affinity assay 233
heparin antibodies 238
heparinoids, lipoprotein precipitation 131
heparin-Sepharose column 234
heparin sulphate 579, 585
hepatectomy 241, 417
–, LDL 249
–, partial 243
hepatic bile, bile acids 55
hepatic cholesterolsynthesis 60
hepatitis, hypertriglyceridemia 445
hepatoma *318*
hepatomegaly, alcoholic hyperlipemia 390
–, abetalipoproteinemia 491
–, gangliosidoses 615ff.
–, Tangier disease 464f.
hepatocytes, apoproteins 473
–, Tangier disease 465
hepatosplenomegaly, diabetic hyperlipidemia 371
–, Gaucher's disease 548f.
–, hyperlipoproteinemia type I 267, 269
–, hyperlipoproteinemia type IV 331
–, hyperlipoproteinemia type V 355
–, metachromatic leukodystrophy 568
–, sphingomyelinoses 541
–, sphingomyelinosis type B 531
heredopathia atactica polyneuriformis 654–656
hexacosenic acid glycosphingolipids 576
hexacosanoic acid; see cerotinic acid
hexadecanol; see cetyl alcohol
hexadecanoic acid; see palmitic acid
hexadecenoic acid; see palmitoleic acid
hexaenoic acids, phospholipids 99

hexosaminidase, antibodies 633
–, G_{M2} gangliosidoses 633 ff.
hexosaminidase A 631 ff.
–, gangliosidoses 620
hexosaminidase A deficiency, G_{M2} gangliosidosis type 3 633 ff.
hexosaminidase B 632 ff.
β-hexosaminidase activity, G_{M2} gangliosidosis type 2 622
β-hexosaminidase, isoenzymes 633 ff.
high-density lipoproteins, see HDL
high salt flotation 136
histamina 230, 233
histocompatibility antigen, Lp(a) 165
HMG CoA 42
–, regulation of cholesterol synthesis 59 ff.
HMG CoA reductase 211, 221, 426
–, adrenalectomy 61
–, bile acids 64 f.
–, cholesterol 62 f.
–, cholesterol synthesis regulation 59 ff.
–, chylomicrons 63
–, diabetes mellitus 59
–, dictary fat 58
–, diurnal rhythm 61, 64
–, enzyme protein synthesis 61 f.
–, first period of life 60
–, FH 209
–, glucagon 59
–, half-life 61
–, hormonal 59
–, inhibitors 60, 62
–, insulin 59
–, LDL 63 f., 250
–, β-lipoproteins 63 f.
–, localization 60
–, mevalonic acid 42, 60
–, molecular weight 60
–, protein synthesis inhibitors 61
–, thyroid hormones 429 f.
–, VLDL 63
HMG-CoA synthase 42
–, regulation of cholesterol synthesis 60
hormones, hepatic cholesterol synthesis 58 f.
horse HDL 186
HTGL 9 f., 230 f., 241, 268 f., 306, 323
–, affinity chromatography 234
–, amino acid composition 235
–, antibodies 234 f.
–, Apo B 248
–, carbohydrate moiety 235
–, chylomicrons 238
–, disorders of liver function 383
–, estrogens 453 f.
–, IEF 235
–, lipoprotein lipase, correlation 234
–, molecular weight 235
–, phospholipase A_1 233
–, plasma triglyceride level 234
–, protamine sulphate 233
–, remnants 238
–, selective precipitation 234
–, Tangier disease 478
–, thioesterase activity 231
–, VLDL metabolism 247
HTGL secretion
–, liver 238
HTGL values

–, post-heparin plasma 234
Huntington chorea 517
hydrocels, gangliosidoses 615 ff.
hydrocarbons, animal lipoproteins 179
hydrocortisone 84
hydroxyapatite, LDL 148
–, Lp(a)-lipoprotein 165 f.
–, LpC 153
hydroxy behenic acid, glycosphingolipids 576
3.β-hydroxycholenic acid 54
7-α-hydroxycholestene-3-one 51
7-α-hydroxycholesterol 50 f., 53
26-hydroxycholesterol 54
p-hydroxymercuribenzoate 581
hydroxymethyl glutaryl CoA; see HMG-CoA
hydroxynervonic acid, glycosphingolipids 576
hydroxy pentacosanoic acid, glycosphingolipids 576
α-hydroxyphytanoic acid 649
hydroxysteroid dehydrogenase 51
hydroxytricosenoic acid, glycosphingolipids 576
hyperacusis 614
–, gangliosidoses 620 ff.
hyperbilirubinemia 498
hypercholesterolemia 308, 339, 367, 369, 415, 429
–, alcohol 389
–, cholesterol excretion, skin 80, 83
–, cholesterol metabolism 77
–, cholesterol pool 79
–, diabetes mellitus, atherosclerosis 372 f.
–, essential familial 280 ff.
–, experimental 188
–, familial 63
–, –, animal model 192
–, LDL, fraction degradation rate 190
–, *Mycobacterium bovis* infection 443
–, pre-β-lipoprotein 278
hyperchylomicronemia 9 ff., 270
–, diabetes mellitus 271
–, disorder of pancreatic circulation 440
–, familial 267, 464
–, hyperlipoproteinemia type V 353–359
–, pancreatitis 354
–, PHLA 233
–, uremia 415
hypergammaglobulinemia 516
hyperglobulinemia, hyperlipoproteinemia 447
hyperglycemia, hyperlipidemia 363 ff.
hyperinsulinism, carbohydrate induction 17 f.
–, triglyceride secretion rate 27
hyperlipemia, alcoholic 389–407
–, –, additional factors 400
–, –, alcoholic liver damage 389 f., 399
–, –, atherosclerosis 402
–, –, clinical signs 389 ff.
–, –, complications 400 ff.
–, –, free fatty acids 390 f.
–, –, hemolytic anemia 390, 400 f.
–, –, lipoproteins 390
–, –, pancreatitis 401 f.
–, –, pathogenesis 391 ff.
–, –, PHLA 396
–, –, serum clouding 389 f.
–, carbohydrate-induced 397
–, essential 318, 324
–, fat-induced 267
–, heparin-binding immunoglobulins 448
–, post-prandial, alcohol 394 f.
–, pregnancy 455 f.

hyperlipemia, rheumatic diseases 331 f.
–, albumin level 417
–, alimentary 155
–, body weight 363
–, combined 285
–, diabetes mellitus 363–376
–, –, clinical manifestation 371 f.
–, –, drug therapy 373 f.
–, –, insulin therapy 374
–, –, pathophysiology 364 ff.
–, –, vascular complications 372 f.
–, dialysis patients 414
–, –, dietetic therapy 373 f.
–, ethanol 22 f., 245
–, exogenous diabetic, fat restriction 373
–, glycogenosis Gierke I 25
–, HDL_2 150
–, hereditary 317
–, hyperglycemia 363 ff.
–, IEF 130
–, insulin deficiency 20
–, lipid-induced 318
–, nephrotic, vascular changes 419
–, nephrotic syndrome 415
–, pathogenesis 417 f.
–, proteinuria 416
–, renal diseases 409–422
–, secondary renal diseases 412–419
–, uremic 409, 412 ff.
–, VLDL 134
hyperlipoproteinemia 3, 126, 133
–, alcohol-induced 241
–, ANF (antinuclear factor) 448
–, cholesterol metabolism 78
–, chylomicrons 140
–, clotting system 332
–, diabetes mellitus 369
–, disorder of pancreatic circulation 440
–, –, therapy 373 f.
–, endogenous diabetic, daily fluctuations 372
–, experimental 188 ff.
–, –, rabbit 191
–, –, raccoon 190
–, –, rat 190 f.
–, familial 438
–, –, pregnancy 456
–, HDL half-life 248
–, infectious diseases 443 ff.
–, LDL 146 f.
–, LE cells 448
–, liver diseases 377–387
–, nephrotic syndrome 243
–, pancreatitis 355, 437–441
–, –, diet therapy 439
–, partial hepatectomy 243
–, pregnancy pancreatitis 438
–, primary, gestagen-accentuated, oral contraceptives 453
–, –, disorder of carbohydrate metabolism 363
–, –, estrogens 452
–, –, oral contraceptives 452
–, –, pancreatitis 437 f.
–, secondary 362–458
–, –, gammaglobulin abnormalities 447
–, –, oral contraceptives 451–458
–, –, pancreatitis 437 ff.
–, VLDL 141 f.
hyper-β-lipoproteinemia 275 ff.

–, definition 277
–, familial; see FH
–, HDL cholesterol concentration 278
hyperlipoproteinemia incidence 319 f.
hyperlipoproteinemia type I 9 ff., 25, 158, 243, 334, 401
–, adipose tissue biopsy 269
–, chylomicrons 267 ff.
–, clinical aspects 269 f.
–, colics 272
–, diet 272
–, differential diagnosis 271 f.
–, diglyceride hydrolysis 268
–, enzyme deficiency 268 ff.
–, eruptive xanthoma 270
–, glucose tolerance test 271
–, HDL 268
–, hepatic triglyceride lipase 269
–, inheritance 271
–, insulin values 271
–, intravasal chylomicron degradation 268
–, LDL 147, 268
–, lipoprotein lipase 233, 239, 269
–, liver biopsy 270
–, low-fat diet 268, 272
–, lupus erythematosus 448
–, monoglyceride hydrolysis 268
–, pancreatitis 331, 437 ff.
–, PHLA 233
–, phospholipid hydrolysis 268
–, primary 267–273
–, secondary 270 ff.
–, –, lupus erythematosus 271
–, therapy 267, 272
–, triglyceride lipase defiency 268
–, VLDL metabolism 245
hyperlipoproteinemia type II 190, 248, 275–299, 416
–, alcohol 390
–, atherosclerosis, additional risk factors 290
–, cardiac infarction 283
–, causes 280 ff.
–, cholestyramine 292
–, clofibrate 292
–, DEAE Sephadex 292
–, dietetic therapy 290 f.
–, dietary suggestions 297 f.
–, diagnostics, trial treatment 279
–, diagnostic methods 278 f.
–, differential diagnosis 280
–, drug therapy 291 ff.
–, estrogens 293
–, genetics 284 ff.
–, hypothyroidism 308
–, ileum bypass 293
–, ischemic heart disease 283 f.
–, LDL metabolism 147, 249
–, neomycin 293
–, nicotinic acid 292 f.
–, palmar xanthoma 310
–, portocaval shunt 293
–, primary, therapy 290 ff.
–, –, causes 280
–, secondary 280
–, therapy indication 290
–, thyroxine 293
hyperlipoproteinemia type IIa 275, 369
–, diagnosis 279
–, hypothyroidism 433

–, LDL receptor 250
hyperlipoproteinemia type IIa
hyperlipoproteinemia type IIb 275, 369
–, body weight 371
–, diagnosis 279
hyperlipoproteinemia type III 16, 134, 142, 147, 243, 248, 280, 301–316, 319, 334, 416
–, age of manifestation 307f.
–, alcohol 311ff.
–, analytical ultracentrifuge 303f.
–, Apo LDL 304
–, Apo VLDL 304ff.
–, arteriosclerosis 309
–, atherosclerosis 433
–, carbohydrate loading 25
–, cholestyramine 313
–, chylomicron catabolism 307
–, clinical course 307f.
–, dietetic therapy 311ff.
–, drug therapy 311ff.
–, D-thyroxine 313
–, endogenous, pathogenesis 25
–, gel chromatography 303
–, genetics 310f., 314
–, glucose tolerance test 310
–, with hyperlipoproteinemia type IV, 310f.
–, hypothyroidism 433
–, IDL 306
–, lipid abnormalities 301
–, lipoprotein abnormalities 301f., 306f.
–, lipoprotein electrophoresis 302
–, pathogenesis 304ff.
–, peripheral vascular disease 308
–, premature vascular disease 308
–, preparative ultracentrifuge 304
–, secondary 301, 308
–, starvation 22
–, therapy 313
–, vascular diseases 308f.
–, VLDL 302ff., 306
–, xanthelasma 310
–, xanthoma 307f.
hyperlipoproteinemia type IV 280, 285, 317–351, 369, 401, 416
–, abdominal crises 331
–, age of manifestation 319
–, alcohol 339, 390
–, biguanides 374
–, bile acid metabolism 332
–, body weight 371
–, carbohydrate induction 325ff.
–, carbohydrate loading 336
–, carbohydrate-rich foods 338
–, children 319
–, cholelithiasis 332
–, clinical aspects 329ff.
–, clofibrate 340
–, coronary blood flow disorders 329
–, coronary heart disease prevention 339
–, definition 317
–, diabetic metabolic situation 332
–, diagnosis 333ff.
–, dietary testing 336
–, diet therapy 337ff.
–, differential diagnosis 333f.
–, drug therapy 340ff.
–, estrogens 438
–, etiology 320–329

–, familial incidence 336
–, fatty acid esterification 321
–, free fatty acids 321, 337
–, genetics 320
–, glucagon values 325
–, glucose tolerance 323f., 332f.
–, glucose tolerance disturbance 325
–, high-fat foods 337ff.
–, histopathology 329
–, historical review 318f.
–, hyperlipoproteinemia type V, familial joint occurrence 320, 353f.
–, hyperuricemia 332
–, –, alcohol 400
–, incidence 319f.
–, insulin level 332f.
–, laboratory findings 329ff.
–, lipid analyses 333f.
–, lipoproteins 334ff.
–, long-term effect 327
– LP-X 382
– monoacyl diacyl cycle 109
–, myocardial infarction 320
–, nicotinic acid 341f.
–, occurrence 319f.
–, overfeeding 319
–, pancreatitis 329, 331
–, pathogenesis 320–329
–, pathology 329
–, peripheral blood flow disorders 329
–, PHLA 25, 233, 336
–, plasma insulin level 324
–, risk factor, coronary heart disease 329f., 330
–, secondary 317f., 336
–, see also hypertriglyceridemia, endogenous
–, starvation 22
–, thrombocytes 112
–, triglyceride catabolism 322
–, triglyceride synthesis 321f.
–, vascular involvement 329f.
–, VLDL 245, 327
–, with hyperlipoproteinemia type III, 310f.
–, xanthomas 330f.
hyperlipoproteinemia type V 72, 158, 243, 271f., 331, 334, 342, 353–359, 401, 448, 456
–, abdominal pain 354ff.
–, alcohol 390
–, case reports 355f.
–, chylomicrons 353ff.
–, clinical aspects 354ff.
–, diabetes mellitus 354
–, diet 357
–, differential diagnosis 271
–, estrogens 355f.
–, familial, family tree 355f.
–, genetics 355ff.
–, glucose level 358
–, glucose tolerance test 355
–, gout 355
–, hypoliperproteinemia type IV, joint familial occurrence 356
–, insulin 358
–, ischemic heart disease 355
–, laboratory findings 355
–, lipids 353f.
–, lipoproteins 353f.
–, oral contraceptives 355
–, oxandrolone therapy 356f.

hyperlipoproteinemia type V, pancreatitis 331, 354
–, PHLA 233, 357f.
–, primary 354
–, secondary 354, 357
–, therapy 357
–, xanthoma 354
hyper-pre-β-lipoproteinemia 317
–, familial 353–359
–, myocardial infarction 330
hypertension 410
–, free fatty acids 409
hyperthyroidism 432f.
–, cholesterol 74
–, diarrhea 434
–, free fatty acids 425
–, lipoprotein electrophoresis 430
–, lipoprotein metabolism 74
–, plasma cholesterol 74, 428
hypertriglyceridemia 3, 17ff., 248, 308, 367
–, adiposity 21f., 26f.
–, atherogenesis 290
–, atherosclerosis 372f.
–, autoimmune diseases 238
–, carbohydrate-induced 17ff., 24f., 245, 317ff., 325ff.
–, cerebrovascular diseases 330
–, cholestasis 383
–, chylomicron degradation 243
–, diabetes mellitus 26f., 271
–, effect of various carbohydrates 326
–, endogenous 11, 16, 320
–, –, carbohydrate induction 326f.
–, –, glucose intolerance 324f., 363ff.
–, –, PHLA 323
–, –, see hyperlipoproteinemia type IV
–, experimental 191f.
–, familial, endogenous and exogenous 353
–, glucose tolerance 26
–, gout 332
–, HDL degradation 248
–, hepatitis 445
–, infectious diseases 443
–, insulin deficiency 19ff.
–, insulin level 26f.
–, insulin resistance 26
–, ketoacidotic diabetes 369
–, liver damage 377ff.
–, lymphoma, hamster 448
–, pancreatitis 437f.
–, primary, gestagen-accentuated, oral contraceptives 453
–, rate of triglyceride disappearance 8
secondary, liver function disorders 383
–, –, Tangier disease 473
–, uremia 413ff.
hypertriglyceridemia type IV, pathogenesis 24f.
hyperuricemia 281, 310
–, hyperlipoproteinemia type IV 332
–, hyperlipoproteinemia type V 355
hypoalbuminemia 415
–, hepatic protein synthesis 418
hypocholesterolemia 445, 502
–, familial hypo-β-lipoproteinemia 514
–, hypo-β-lipoproteinemia 510
hypolipoproteinemia 460–521
–, liver damage 517
–, pancreatitis 439
hypo-β-lipoproteinemia 485–522

–, causes 515f.
–, drug reaction 517
–, eye changes 512
–, familial 504, 510–518
–, –, Apo B 515
–, –, clinical aspects 511ff.
–, –, genetics 510, 515
–, –, heterozygotes 513f.
–, –, homozygotes 511ff., 514f.
–, –, lipoproteins 510, 513ff.
–, –, neuromuscular manifestation 512
–, –, plasma lipids 513ff.
–, hematological manifestation 513
–, malabsorption syndrome 516
–, protein-losing enteropathy 516
–, retinal changes, hypobetalipoproteinemias 512
–, tryptophan metabolism 516
–, Wolman's disease 516
hypophysectomy, cholesterol synthesis 59
hypophysis, anterior lobes, histology, metachromatic leukodystrophy 573
hypophysis, morphology, G_{M1} gangliosidosis 624
hypopituitarism 318
hypopotassemia 409
hypothalamus, Gaucher's disease 551
hypothrombinemia 513
hypothyroidism 301, 318, 354
–, analytical ultracentrifuge 430
–, atherosclerosis 426
–, bile salts 430f.
–, cholesterol metabolism 429
–, cholesterol synthesis 58f., 74
–, fatty acid synthesis 431
–, HMG-CoA reductase 59
–, hyperlipoproteinemia type II 308
–, hyperlipoproteinemia type IIa 433
–, hyperlipoproteinemia type III 433
–, β-lipoproteinemia 430
–, lipoprotein metabolism 74
–, LDL 430
–, plasma cholesterol level 25, 428
–, secondary 425
–, triglyceride degradation 432
–, VLDL 432
hypothyroidism, therapy, cholesterol level 434
hypotriglyceridemia, familial hypo-β-lipoproteinemia 510, 514

Ichthyosis 568, 645
IDAcGP 101, 104
–, acetylcholine 113
–, basement membrane 119
–, blood plasma 111
–, conduction of excitation 114
–, conformation 101
–, glands 115
–, mitochondria 110
–, nervous tissue 113
–, pancreas 114f.
IDAcGP kinase 114
–, calcium ions 113
–, magnesium ions 113
–, nerve tissue 113
idiocy, amaurotic, metachromatic leukodystrophy 568
idiocy, infantile amaurotic, Sandhoff-Jatzkewitz 614
–, –, Tay-Sachs type 614
–, Gaucher's disease 549

idiocy, infantile amaurotic, Sandhoff-Jatzkewitz
IDL 146, 149, 245ff., 247, 248, 249, 305f., 322, 383
—, fatty acid composition 247
—, hyperlipoproteinemia type III 306
—, protein content 247
IDL metabolism, PHLA 247
IDL synthesis, liver 249
IEF 130f.
—, ApoAI 151
—, —, Tangier disease 476f.
—, apolipoproteins 136, 139f.
—, Apo CII peptide 144
—, Apo VLDL 144
—, HDL_3 154
—, HTGL 235
—, lipoprotein lipase 235
—, plasma lipoproteins 126
—, stabilizers 130
ileum, bacterial cholesterol degradation 56
—, bile acid absorption 55, 68
—, cholesterol synthesis 48, 61
—, hyperlipoproteinemia type II 293
IMAcGP 101
immunoadsorption 138
—, lipoproteins 137
—, LpB 153
immunochemistry, apolipoproteins 139f.
—, animal lipoproteins 185ff.
—, LDL 149
immunodiffusion, HDL_3 154
—, animal HDL 186
—, LDL 148
—, lipoproteins 137
—, two-dimensional, apolipoproteins 140
—, —, LDL 185
immunoelectrophoresis, apolipoproteins 140
—, Tangier disease 469
—, two-dimensional, Tangier-α-lipoproteins 474f.
immunoglobulin-lipase interaction 447
immunoglobulin-lipoprotein complex 447f.
immunoglobulins, heparin-binding 448f.
—, lipid-binding 447f.
—, lipoprotein binding 447f.
—, PHLA 448
inclusion bodies, Fabry's disease 605
—, gangliosidoses 623
indoluria 516
infectious diseases, free fatty acids 443ff.
—, glucagon 444ff.
—, hyperlipoproteinemia 443ff.
—, insulin-glucagon quotient 444
infectious mononucleosis 550
inositol, glycerophospholipids 98
—, phospholipid metabolism 104ff.
inositol phosphatide content, plasma lipoproteins 139
inositol phospholipids, conduction of excitation 113f.
—, metabolic sequences 113
insects, Apo HDL 183
—, apolipoproteins 180
—, lipoproteins 176, 179f.
—, phospholipids 180
—, VHDL 187
insulin 342
—, FFA 26
—, HMG-CoA reductase 59
—, hyperlipoproteinemia type V 358
—, intralipid 18
—, lipogenesis 14, 414

—, lipolysis 26
—, lipoprotein lipase 235, 323ff.
—, plasma triglyceride concentration 19ff.
—, rate of triglyceride disappearance 12
—, rate of triglyceride secretion 14
—, reabsorption 410
—, triglyceride absorption 19
—, triglyceride concentration 17f.
—, triglyceride transport 26
—, VLDL secretion rate 26
—, VLDL synthesis 245
insulin antagonism 414f.
—, uremia 412f.
insulin clearance 410
insulin concentration, tissue triglyceride uptake 16
insulin deficiency, hypertriglyceridemia 19ff.
—, triglyceride concentration 20f.
insulin-deficiency diabetes 373
—, alimentary lipemia 365f.
—, eruptive xanthoma 371
—, hyperlipidemia 363
—, —, pathophysiology 364f.
—, lipoprotein lipase 366
—, polyenoic acids 373
—, rise in triglyceride at night 372
—, triglyceride catabolism 365f.
—, triglyceride turnover 365
—, VLDL secretion 365
insulin degradation, kidney 409f.
insulin effect, adipose tissue 19
—, hyperlipoproteinemia type I 271
—, lipoprotein lipase 271
—, triglyceride storage 19f.
—, triglyceride synthesis, adipose tissue 324
—, VLDL production, adipose tissue 324
insulin excretion, renal insufficiency 410
—, per hour 410
insulin-glucagon quotient 444
insulin level, hepatic triglyceride synthesis 366
—, adiposity 21
—, body weight 325
—, glycogenosis Gierke I 25
—, hyperlipoproteinemia type IV 332f.
—, hypertriglyceridemia 21
—, oral contraceptives 453f.
insulin receptors, adiposity 26f.
insulin reserve, chronic relapsing pancreatitis 439
insulin-resistance 324, 373
—, hypertriglyceridemia 26f.
—, plasma triglyceride level 333
—, pregnancy 455
insulin secretion, pancreatitis 440
insulin therapy, diabetic hyperlipidemia 374
insulinase activity, tubular cells 410
insulinoma 26
intention tremor 493, 647
intermediate lipoproteins, see IDL
intestinal bacteria, cholesterol degradation 81f.
—, plant steroids 82
intestinal epithelia, cholesterol content 56, 67
—, HMG-CoA reductase 60
—, monoglycerides 4
intestinal mucosa, abetalipoproteinemia 70
intestinal tract, Gaucher cells 553
—, morphology, G_{M1} gangliosidosis 624
intestinal wall, cholesterol absorption 68
—, triglyceride absorption 68
intestine, bacterial cholesterol degradation 55f.

intestine, cholesterol 67, 78
–, cholesterol synthesis 48, 57ff., 61, 80
–, –, mechanisms of regulation 58
–, chylomicrons 197
–, gangliosidoses 618
–, G$_{M2}$ gangliosidosis type 2 630
–, lipoprotein formation 5
–, steroids 55f.
–, Tangier disease 465f.
intralipid, glucose 18
–, insulin 18
iodopsin 496
ion-exchange chromatography, apolipoprotein separation 138f.
iron deposits, skin, Gaucher's disease 558
ischemic heart disease 329
–, FH 283f., 286, 296
–, hyperlipoproteinemia type II pattern 283f.
–, hyperlipoproteinemia type III 308f.
–, hyperlipoproteinemia type V 355
islet apparatus, Niemann-Pick cells 536
isoelectric focussing, see IEF
isopentenyl diphosphate 115
isopentenyl pyrophosphate 43
isopentenyl pyrophosphate isomerase 43
isoprene, cholesterol biosynthesis 40ff.
–, squalene formation 42ff.
isoprene condensation 41
isoprenol phospholipids 97ff.
–, structural formulae 98
isoprenyl phospholipids, bacterial membrane 115
–, O antigen 115
isotope balance technique, cholesterol absorption 71

Jaguar, lipoproteins *175*
Jansky-Bielschowsky disease 614
jaundice, alcoholic hyperlipemia 390
–, differential diagnosis, LP-X 382
–, sphingomyelinosis type D 531
jejunum, cholesterol synthesis 48, 61
Johnston-Ogston effect 136

Kala-azar 550
kerasin 547
ketoacidosis, diabetic, hyperlipoproteinemia type III 308
ketonuria 369
ketosis, insulin deficiency 20
ketosteroid reductase 51
β-ketothiolase reaction 41f.
kidney diseases, hyperlipidemia 409
–, –, secondary 412–419
kidneys
–, arylsulfatase 580
–, cholesterol 76
–, cholesterol secretion 81
–, cholesterol synthesis 48
–, gangliosidosis 124f.
–, gluconeogenesis 409
–, glucose synthesis, metabolic acidosis 411f.
–, glycosphingolipid storage 598
–, hyperlipidemia-inducing substance 417
–, insulin breakdown 409f.
–, α-lipoproteins 409, 411
–, metachromatic leukodystrophy 565, 573, 576, 578
–, mucosulfatidosis 574, 579

–, Refsum's disease 648
–, sphingomyelinoses 535, 537
kidney transplantation, Fabry's disease 608f.
–, α-lipoproteins 411
Kupffer cells, chylomicrons 198f.
–, G$_{M2}$-gangliosidosis type 2 630
–, HDL 214
–, hyperlipoproteinemia, type I 270
–, sphingomyelinoses 534, 537

Laboratory findings, Gaucher's disease 551ff.
lactose 490
lactosyl ceramidase 635
lactosyl ceramide 542, 635
–, mucosulfatidosis 578
lactosyl ceramidosis 559
lactosyl sulfate ceramide 578
–, arylsulfatase A 580
laminar micelles 102
lanosterol *39*, 44f.
lanosterol conversion, cholesterol 45ff.
large intestine, see colon
lathosterol 67
2d-lattice, structural protein 117
lauric acids, phospholipids 99
LCAT 8, 72, 156, 162f., 201, 226ff., 379, 472, 473
–, abetalipoproteinemia *502*, 507
–, apoproteins 472
–, Apo AI 226, 247
–, Apo AIII 247
–, cholesterol turnover 227
–, chylomicron breakdown 241
–, HDL 72, 226f.
–, HDL metabolism 247
–, HDL synthesis 211, 214
–, LDL formation 227
–, lipoprotein metabolism 227, 248
–, lipoprotein structure 227
–, liver function disorders 385
–, LpA 146
–, plasma lipoprotein incubation 226
–, remnants 227
–, Tangier disease 478f.
–, VLDL metabolism 247
LCAT deficiency, familial 100, 126, 156, 189, 201, 226ff., 385
–, –, target cells 401
–, –, VLDL 146
LCAT determination, icterus differential diagnosis 382
LDL 125ff., *141*, 155, 162, 200–211, 219f., 248ff., 278, 378f., 402, 424, 447
–, abetalipoproteinemia 145, 147, 240, 485, 503f.
–, –, cholestasis 381f.
–, amino acids 182
–, amphibians 175
–, animal 174ff., 177
–, –, fatty acids 181f.
–, –, immunodiffusion 185 f.
–, Apo AIII 152
–, Apo B 244
–, apolipoproteins 7, 219f., 248
–, bird 174
–, chemical-physico-chemical data *139*, 146ff.
–, cholestasis 380
LDL, cholesterol content 72
–, cholesterol exchange 163

–, cholesterol-rich diet 189
–, dog 186f.
–, eel 187
–, electron-optical findings 149
–, experimental hyperlipoproteinemia 190
–, familial hypercholesterolemia 63
–, familial hypo-β-lipoproteinemia 510, 514
–, flotation constants 136
–, fractional catabolic rate 249, 288, 430
–, function 472
–, gammaglobulin abnormalities 447
–, genetic polymorphism 148
–, guinea pigs 177, 187f.
–, HDL 146
–, HMG-CoA reductase 63f., 250
–, hunger 22
–, hydrophobic compounds 149
–, hyperchylomicronemia 9f.
–, hyperlipoproteinemia type I 268
–, hyperlipoproteinemia type III 25
–, hyperlipoproteinemia type IV 334
–, hypothyroidism 430
–, IEF 130
–, immunodiffusion 148
–, insects 176, 179
–, intravascular VLDL breakdown 190
–, LCAT 156
–, LCAT deficiency 227
–, lipoprotein electrophoresis 147
–, lipoprotein families 147ff.
–, lipoprotein metabolism 299
–, liver function disorders 383
–, LpB 146
–, lymph 158, 160
–, nephrotic syndrome 416, 418
–, polyacrylamide gel electrophoresis 129f.
–, polyanion precipitation 131ff.
–, polymorphism 164ff.
–, phospholipids, animal lipoproteins 180
–, protein content 146f., 149, 200, 248
–, rabbit, experimental hyperlipoproteinemia 191
–, rat 177
–, –, cholesterol-rich diet 190f.
–, remnants 243
–, reptiles 175
–, roentgen scattering measurements 149
–, seal 177
–, synthesis sites 147
–, Tangier disease 473, 478
–, triglyceride-rich 383
–, two-dimensional immunodiffusion 185
–, vitamin A transport 497
–, VLDL metabolism 16, 146f., 209ff., 245ff., 304ff.
LDL breakdown 211
LDL catabolism 428
–, thyroid hormone 430
LDL cholesterol 288, 296
–, HMG CoA reductase 211
–, hyperlipoproteinemia type II 279
–, hyperlipoproteinemia type III 301
–, PHLA 230
–, portacaval shunt 249
LDL-composition 111, 240
–, birds 178
–, diabetes mellitus 372
–, fishes 178
LDL concentration
–, hyperlipoproteinemia type IIa 279

–, hyperlipoproteinemia type IIb 279
–, plasma 249
–, umbilical cord blood 295f.
LDL formation, LCAT 227
LDL half-life 249
– FH 288
LDL isolation
–, density gradient 135
–, preparative ultracentrifugation 134
LDL metabolism 249ff.
–, animals 178
–, autoimmunohypobetalipoproteinemia 5, 16
–, extrahepatic tissue 250
–, fibroblast culture 250
–, hyperlipoproteinemia type II 249f.
LDL pool, intravascular 249
LDL precipitation 279
–, sodium phosphotungsten 132f.
LDL receptors 250f., 427
–, feedback mechanism 250
–, FH 289
–, fibroblast culture 288f.
–, hyperlipoproteinemia type IIa 250
LDL solution, polyanion precipitation 132
LDL structure 149
LDL subclasses 146, 149
–, hyperlipoproteinemia type III 303f.
LDL surface 248
LDL synthesis 248
LDL triglycerides
–, animal 177
–, fat-rich diet 191
–, fatty acids 146
Ld system 164
lecithin 99, 101, 125, 154, 197, 472
–, acanthocytes 500
–, animal lipoproteins 180
–, chylomicrons 240
–, familial hypo-β-lipoproteinemia 513ff.
–, Gaucher's disease 552
–, HDL 246
–, IDL 247
–, lipid exchange 162
–, lymph lipoproteins 158
–, plasma lipoproteins 139
–, spleen, Gaucher's disease 556
–, transacylation 226
–, VLDL 243
–, VLDL triglyceride 208
–, white brain matter 576
lecithin cholesterol acyltransferase; see LCAT
lecithin sphingomyelin relationship, abetalipoproteinemia 499
lecithin synthesis 201
–, cholestasis 380
lens, sphingomyelinases 538
leptospiroses 550
leukemia 550
–, Gaucher cells 554
–, Gaucher's disease 554, 558
leukocytes, Alder's granulation anomaly 585
–, arylsulfatase 581
–, cerebroid sulfatase 579
–, gangliosidases, diagnosis 637
–, glucocerebrosides 558
–, phospholipase 109
–, sphingomyelinase 542

leukodystrophy
—, Alexander's 565
—, Krabbe type 584
—, metachromatic, see metachromatic leukodystrophy
—, Norman-Greenfield type 565
—, orthochromatic 565f., 584
—, Pelizaeus-Merzbacher's 565
—, Scholz-Bielschowsky-Henneberg type 565
leukoencephalopathy, metachromatic 565
leukopenia 340
—, Gaucher's disease 551f., 557, 584f.
lignoceric acid
—, glycosphingolipids 576
—, phospholipids 99
linoleate 326
linolenic acid, phospholipids 99
linoleyl residue, glycerin-3 phosphate 106
linollic acid 23
—, abetalipoproteinemia 530
—, acanthocytes 500
—, LDL 146, 248
—, phospholipids 99
—, triglyceride formation 14
lion, lipoproteins 175
lipase 4, 153, 322, 358
—, hormone sensitive, insulin effect 19f.
—, hunger 22
—, lysosomal 250
—, pancreatic 440
lipase activity, protamine resistant 231
lipase antibody assay 234
lipase deficiency, liver damage 377
lipase receptors 236f.
lipemia
—, alimentary 337f.
—, —, insulin deficiency diabetes 365f.
—, fat-induced, ketoacidotic diabetes 368
—, hyperlipoproteinemia type I 270
—, myelomatosis 447f.
—, postalimentary, influence of alcohol on 397f.
lipemia retinalis 270, 331
—, diabetic hyperlipidemia 372
—, hyperlipoproteinemia type I 267
—, hyperlipoproteinemia type III 308
—, hyperlipoproteinemia type V 355
lipid absorption, apoproteins 5
—, familial hypo-β-lipoproteinemia 511
—, glucose 4
—, hyperchylomicronemia 10
—, protein synthesis 5
lipid analyses
—, biopsy conditions 333f.
hyperlipoproteinemia type IV 333f.
lipid composition brain
—, Gaucher's disease 557
—, VHDL 155
— white matter 576
lipid electrophoresis; see lipoprotein electrophoresis
lipid emboli, pancreatitis 331
lipid emulsion injection, rate of triglyceride disappearance 12
lipid exchange 153f., 162f., 380
—, lipid binding, immunoglobulins 447f.
—, lipid thin-section, chromatography, sphingomyelinoses 538ff.
—, plasma lipoproteins, central nervous system 495
lipid levels, diabetes mellitus, age-dependent 370f.
—, blood sugar-dependent 369f.

—, sex-dependent 377
—, therapy-dependent 369f.
lipid metabolism, egg formation, birds 174
lipid metabolism, hepatic, influence of alcohol 399
lipid metabolism, intestinal, alcohol influence 398
—, thyroid hormone 423–436
lipid protein, artificial 156
—, complexes 163
—, reciprocity 154
—, body weight 367f.
—, —, latent diabetes mellitus 366f.
—, chemistry 2–122
—, diabetes mellitus, decompensated ketoacidotic 368f.
—, Gaucher's disease 553
—, hyperlipoproteinemia type V 353f.
—, ideal values 334
—, latent diabetes mellitus 366f.
—, manifest adult diabetes 367f.
—, manifest juvenile diabetes 367
—, pathophysiology 2–127
—, physiology 2–122
—, subclinical diabetes mellitus 366f.
—, various forms of diabetes 366ff.
—, see also plasma lipids
lipid synthesis, enzyme localization 221
—, liver 320
lipiduria 648
lipodystrophy 318
lipogenesis, carbohydrate loading 15
—, glucose 14
—, insulin 14, 414
—, liver 19
—, rat liver 320
lipoid granulomatosis (Hand-Schüller-Christian) 550
lipoid histiocytosis, kerasin type 547
lipolysis 8, 268, 431
—, insulin effect 19f., 26
—, stress-induced 321
lipoprotein A, see Lp A
lipoprotein B, see Lp B
lipoprotein C, see Lp C
lipoprotein binding, immunoglobulins 447f.
lipoprotein breakdown 236
—, peripheral tissue 211
lipoprotein changes, cholesterol-rich diet 189
lipoprotein cholesterol, bile acid synthesis 66
lipoprotein composition
—, animal lipoproteins 177ff.
—, insects 179f.
lipoprotein decomposition, polyanion precipitation 132f.
β-lipoprotein deficiency, congenital 510
lipoprotein density classes 139
—, subfractions 140
lipoprotein density classification, analytical ultracentrifuge 136
lipoprotein density distribution 133
lipoprotein determination, immunochemical 137
—, diameter 139, 219
lipoprotein distribution, density gradients 135
—, animals 173ff.
lipoprotein electrophoresis 126ff., 139, 141, 219, 378, 424
—, abetalipoproteinemia 503
—, animal lipoproteins 176f.
—, chylomicrons 239, 268
—, HDL 246

–, HDL$_2$ 150
–, heparin injection 230
–, hyperlipoproteinemia 5
–, –, type IIb 279
–, –, type III 302, 314
–, hyperthyroidism 430
–, LDL 248
–, lipoatropic diabetes 366
–, liver diseases 377
–, liver function disturbances 383f.
–, LP-X 381
–, lymph chylomicrons 158
–, lymph LDL 160
–, lymph VLDL 160
–, Tangier disease 460
–, VLDL 243
lipoprotein exchange, intravascular-extravascular 225
lipoprotein families 127f., 139f., 166f.
–, HDL function 155f.
–, HDL$_2$ 152f.
–, HDL$_3$ 147ff.
–, lymph LDL 160f.
–, VLDL 143ff.
lipoprotein family determination, screening tests 137
lipoprotein isolation
–, density gradients 135
–, preparative ultracentrifuge 133ff.
lipoprotein labelling, ^{125}I, physical half-life 226
–, method 225
α-lipoprotein level, kidney insufficiency 411
lipoprotein lipase 70, 112, 142, 158, 229ff., 236, 268f., 307, 322f., 337, 378, 414ff., 433, 472
–, abetalipoproteinemia 507
–, affinity chromatography 234
–, alcohol 395f., 438f.
–, amino acid composition 235
–, antibodies 234f.
–, Apo C 145, 424f.
–, Apo CI 231
–, Apo CII 230f., 473
–, capillary endothelium 9
–, carbohydrate moiety 235, 239
–, chylomicron breakdown 6, 159, 241
–, chylomicron triglycerides 239
–, cofactor 269
–, diabetes mellitus 17
–, endogenous 25
–, essential fatty acids 23
–, estrogens 438, 453
–, fasting 17
–, fat tissue 234
–, free fatty acids 235
–, glucose 17, 20
–, Gierke's glycogenosis I 25
–, heparin 8f.
–, HTGL, correlation 234
–, hyperchylomicronemia 10
–, hyperlipoproteinemia type I 233
–, IEF 238
–, insulin 20f., 323ff.
–, insulin deficiency diabetes 366
–, insulin effect 19, 271
–, lipoatropic diabetes 366
–, LpC 155f.
–, molecular weight 235
–, nicotinic acid 341
–, pH optimum 230f.
–, phospholipase activity 233
–, plasma triglyceride levels 234f.
–, protamine sulfate 233
–, remnants 236
–, see also postheparin lipoprotein lipase
–, substrate 230
–, Tangier disease 478f.
–, thioesterase activity 231
–, triglyceride hydrolysis 7ff.
–, triglyceride tissue uptake 16
–, VLDL metabolism 16f., 209, 247
–, VLDL triglycerides 239
lipoprotein lipase$_A$ 236
lipoprotein lipase activity, adipose tissue, hyperlipoproteinemia type IV 323
–, infectious diseases 443f.
–, overweight 323
–, pancreatitis 437ff.
–, reduced, ketoacidotic diabetes 368
lipoprotein lipase$_B$ 236
lipoprotein lipase deficiency 269
–, congenital 9ff.
–, histaminase 233
–, monoglyceride hydrolase 231
lipoprotein lipase measurement, selective 269
lipoprotein lipase receptors, capillary endothelium 236f.
lipoprotein lipase release 235
–, ATP-synthesis inhibitor 236
–, fat tissue 236
–, protein synthesis inhibitor 269
lipoprotein lipase values, postheparin plasma 234
lipoprotein metabolism 235, 239
–, cholestyramine 74
–, clofibrate 313
–, enzymology 226–239
–, gammaglobulin abnormalities 447f.
–, LCAT 227
–, plasma cholesterol 73f.
–, thyroid disorders 74
lipoprotein precipitation, antibodies 137
–, polyanions 136
lipoprotein reciprocities 162ff.
lipoproteins, abnormal 167, 379
–, amphibians 174ff.
–, animal 173–195
–, –, amino acid composition 183
–, –, carbohydrate content 184
–, –, fat distribution 180ff.
–, –, fucose 184
–, –, glucosamine 184
–, –, hydrogen 179
–, –, immunochemistry 185ff.
–, –, lipoprotein, electrophoresis 176f.
–, –, molecular weight *188*
–, –, partial specific volumes *188*
–, –, phospholipid distribution 180
–, –, physicochemical data 187f.
–, –, protein content 177
–, –, triglyceride-rich 3, 244
–, autoantibodies 516
–, cholesterol esters 72
–, cholesterol feedback mechanism 62ff.
–, endogenous 160
–, ethanol 22f.
–, familial hypobetalipoproteinemia 510, 513ff.
–, fishes 176
–, free cholesterol 72
–, Gaucher's disease 553

lipoproteins, Golgi apparatus 221 ff.
—, guinea pigs 177
—, hydrated density determination 137
—, hyperlipoproteinemia
—, —, type I 268
—, —, type II 302
—, type IV 334 ff.
—, infectious diseases 443 ff.
—, insects 176
—, kidney 409
—, kidney transplantation 411
—, lipid exchange 162 f.
—, liver diseases 377
—, liver function disorders 384
—, lymph 157–162
—, mammals 176
—, —, electron microscopy 187
—, metabolism 219–264
—, molecular weight *139*, 219
—, nephrotic syndrome 411
—, nerve tissue 112
—, nomenclature 166 f.
—, partial specific volumes 137
—, phospholipid content 111
—, phospholipid storage
—, reptiles 174 ff.
—, Tangier disease 468 f.
—, ultracentrifuge 125 f.
—, see also plasma lipoproteins
α-lipoproteins 125 ff., 129, 142 f., 246, 378, 424
—, abetalipoproteinemia 503 f.
—, Ag system 164
—, animal 176
—, antibodies 447 f.
—, autoantibodies 516
—, cholesterol determinations
—, —, direct 279
—, —, indirect 279
—, familial hypo-β-lipoproteinemia 915
—, polymorphism 166
—, Tangier disease 468
—, see also α-plasma lipoproteins
α₂-lipoproteins; see pre-β-lipoproteins
β-lipoproteins 125 ff., 129, 142 f., 166, 248, 378 f., 383, 402, 416, 424
—, animal 176
—, HMG-CoA-reductase 63 f.
—, hyperlipoproteinemias
—, —, type I 268
—, —, type II 275 ff.
—, —, type III 302
—, hypothyroidism 430
—, infectious diseases 443 ff.
—, insulin deficiency diabetes 373
—, orotic acid 211
—, plasma cholesterol levels 275
—, polymorphism 164
—, Tangier disease 468
—, see also plasma β-lipoproteins
lipoprotein secretion, alcohol 394
—, liver 223
—, microtubules 223
—, protein synthesis inhibitor 206
lipoprotein structure, ApoB 244
—, ApoCI 145
—, apolipoproteins 384
—, LCAT 227
—, unsaturated fatty acids 182

lipoprotein synthesis 109, 219 ff.
—, intestine 5
—, liver 155, 223 f., 399
—, mucosal cells 241
—, rat 220 ff.
lipoprotein transport 221 ff.
—, small intestine cell 223
lipoprotein turnover, fractional turnover rate 226
lipoprotein turnover measurement
—, apolipoprotein labelling 225
—, methodology 225 f.
liposomes 208
lipovitelline 174
liquor, abetalipoproteinemia 492 f.
—, metachromatic leukodystrophy 585
—, Refsum's disease
Listeria monocytogenes 443
lithocholic acid 55, 67, 82
lithocholic acid formation 54
liver cell damage 118
liver cell organelles, phospholipid composition 110
liver cell regeneration, phospholipid synthesis 111
liver cirrhosis, abetalipoproteinemia 491
low density lipoproteins, see LDL
Lp(a) 148, 246 f., 379, 506
—, HDL 165 f.
—, HDL₁ 150
—, HDL₃ 154
Lp(a) sign, gene frequency 165
LpA 127 f., *139*, 147, 150 ff., 155 f., 167, 424
—, Apo AI 156
—, atherosclerosis 156
—, cholestasis 380 f.
—, cholesterol metabolism 156
—, HDL₁ 150
—, HDL₃ 151
—, LCAT 146
—, LDL 381
—, LDL subfractions 149
—, lymph 158
—, lymph-HDL 162
—, lymph-LDL 160 f.
—, lymph-VLDL 160
—, polyacrylamide gel electrophoresis 161
—, VLDL structure 146
LpA arrangement, HDL 155
LpA-family
—, lymph-HDL 161
—, polypeptide 151 ff.
—, Tangier disease 150
LpA-polypeptide, synthesis sites 150
LpB 127 f., *139*, 147 ff., 152 f., 155, 167, 424
—, abetalipoproteinemia 145
—, HDL 143
—, HDL₁ 156
—, HDL₃ 154
—, LDL-subfractions 149
—, lipoproteinlipase 155 f.
—, Lp(a)-lipoprotein 166
—, lymph-HDL 162
—, lymph-LDL 160 f.
—, lymph-VLDL 160
—, VLDL structure 145 f.
LpB$_{HDL}$ 150
LpC 127
LpC family, polypeptides 143 ff.
Lp$_{HDL}$ 153
Lp-X 126, 143, 247, 377, 499

–, Apo C 381
–, Apo D 381
–, biologic half-life 382
–, cholestasis 379 ff.
–, cholesterol synthesis, liver 382
–, composition 381
–, electron microscopy 381 f.
–, icterus, differential diagnosis 382
–, LDL cholestasis 381
–, lipoprotein electrophoresis 381
–, PHLA 382
–, protein content 381
Lt system 164
lungs
–, cholesterol 78
–, cholesterol synthesis *48*
–, clearing factor 9
–, gangliosidoses 618
–, –, type 2 630
–, Gaucher cells 553
–, Gaucher's disease 550
–, histology, metachromatic leukodystrophy 573
–, morphology, G_{M_2}-gangliosidoses 624
–, phospholipids 114
–, sphingomyelinosis 530 ff. 535
lupus erythematosus, hyperlipoproteinemia
–, type I 271, 448
–, type III 308
lupus nephritis 417
lymphangiectasia 516
lymph chylomicrons 5, 150, 157 ff.
–, electron microscopy 158
–, protein content 158 f.
lymph
–, cholesterol concentration 70
–, cholesterol esters 69
–, cholesterol transport 69
–, intestinal, chylomicrons 3
lymph fistula, cholesterol synthesis 65
lymph flow, test meal 70
lymph HDL 161 f.
lymph LDL 160 f.
lymph lipoproteins 157–162, 241
lymph nodes
–, cerebroside sulfatase 579
–, gangliosidoses 618
–, Gaucher's disease 550
–, metachromatic leukodystrophy 573
–, sphingomyelinosis 530 ff., 534, 537
lymphogranulomatosis 550
lymphocytes, electron microscopy, sphingomyelinoses 538
–, gangliosidoses 615 ff.
–, G_{M_2}-gangliosidosis 625
lymphocyte vacuolization, gangliosidoses 615 ff., 624
lymphoma, hamster, hyperlipoproteinemia type V 448
lymph VLDL 160, 244, 398
lynx lipoproteins *175*
LysGDAcGP *101*
lysine 154
lysocephalin *101*
lysobisphosphatide acid 541
lysolecithin 101, 197
–, animal lipoproteins *180*
–, IDL 247
–, lipid exchange 162
–, lymph lipoproteins *158*

–, plasma lipoproteins 139
–, pregnancy 455
–, VHDL 155
–, Zieve's syndrome 401
lysophosphatide uptake, mucosal cells 241
lysophosphatidyl inositide *101*
lysoserine cephalin *101*
lysosomes
–, abetalipoproteinemia 489
–, arylsulfatase A 582, 584
–, gangliosidoses 623
–, LDL metabolism 250
–, phospholipase 108
–, secondary
–, –, Fabry's disease 603
–, –, HDL anabolism 211
–, –, HDL catabolism 214
–, –, VLDL catabolism 209
lysyl GDAcGp 115
liver
–, abetalipoproteinemia 491
–, apo B formation 147
–, apoVLDL 202
–, arylsulfatase 580
–, bile acid content 64 f.
–, blood phospholipids 111
–, cerebroside sulfatase 579
–, cholesterol breakdown 6
–, cholesterol synthesis 46 ff., 57 ff., 78, 80, 379
–, chylomicron breakdown 6, 159, 241
–, chylomicron cholesterol 198
–, chylomicron triglycerides 198
–, electron microscopy, sphingomyelinoses 537
–, FFA uptake 20
–, Gaucher cells 553
–, Gaucher's disease 549 f.
–, G_{M_2} gangliosidosis
–, –, type 1 628
–, –, type 2 630
–, HDL 211
–, HDL catabolism 214, 248, 473
–, HDL synthesis 150, 153, 473
–, histology
–, –, metachromatic leukodystrophy 573, 576
–, –, sphingomyelinoses 534
–, HTGL secretion 238
–, hyperlipoproteinemia type I 269
–, IDL 247
–, LCAT 72
–, LDL breakdown 211
–, LDL synthesis 248
–, lipogenesis 19
–, lipoprotein secretion 238
–, lipoprotein synthesis 155, 223 f.
–, morphology, G_{M_2}-gangliosidosis 624 f.
–, mucosulfatidosis 579
–, phospholipid storage 109
–, plasma lipid catabolism 377
–, primary particles 6
–, Refsum's disease 648
–, remnants 6
–, sphingomyelinosis 531 f.
–, Tangier disease 464 f.
–, triglyceride clearance 14
–, triglyceride hydrolase 231
–, triglyceride secretion 11
–, triglyceride secretion measurement 13 f.
–, triglyceride synthesis 17

liver
—, VLDL 201
—, VLDL catabolism 209
—, VLDL pool 245
—, VLDL synthesis 142, 201, 244
liver biopsy
—, homozygotic FH, cholesterol synthesis 287
—, hyperlipoproteinemia type I 270
—, sphingomyelinoses, diagnosis 538
liver cholesterol 78
—, specific activity 76
liver cholesterol content, cholesterol synthesis 63
liver disorders 133
—, Apo A 377
—, cholesterol esters 72
—, cholesterol-rich diet 189
—, HDL 150, 153
—, hemolytic anemia 401
—, hyperlipoproteinemia 377–387
—, hypolipoproteinemia 517
—, lipase deficiency 377
α-lipoproteins 377
—, lipoprotein electrophoresis 377
—, pre-β lipoproteins 377
—, secondary hyperlipoproteinemia type II 280
liver function disorders, apolipoproteins 384
—, HDL 383ff.
—, LCAT 385
—, lipoprotein electrophoresis 383f.
—, PHLA 383
—, secondary hypertriglyceridemia 383
—, VLDL 383ff.
liver function tests, Gaucher's disease 552, 558
liver lipoprotein lipase, see HTGL
liver parenchymal cells, cholesterol esters 199
liver phospholipids, endoplasmic reticulum 109f.
—, mitochondria 109f.
liver sinusoids 109
liver transplantation, Niemann-Pick's disease 543
liver triglycerides, endogenous triglycerides 15f.
—, tetracyclines 23
—, triglyceride disappearance rate 13

MAcG 98, 100
MAcGP 100, 106
MAIg 100
macrophages, HDL catabolism 215
macular degeneration, abetalipoproteinemia 495
maculae, cherry-red
—, gangliosidoses 615ff., 620
—, sphingomyelinosis 530, 537
magnesium ions
—, chylomicrons 132
—, IDAcGP kinase 113
—, polyanion precipitation 131
malabsorption, fat-soluble vitamins 490
malabsorption syndrome, hypobetalipoproteinemia 516
malaria 550
—, serum cholesterol levels 445
malonyl CoA 42
Maltese cross 415, 462
—, Fabry's disease 600
mammals
—, fatty acids 181
—, HDL 186
—, HDL composition 177ff.

—, LDL two-dimensional immunodiffusion 185
—, lipoproteins 174ff.
—, —, electron microscopy 187
—, phospholipid exchange 180
mammary gland, chylomicron degradation 159
mammary gland, clearing factor 9
manganese ions, polyanion precipitation 131
mannan synthesis, M. lysodeicticus 115
mannose
—, animal apolipoprotein 184
—, apo B 148
—, apolipoproteins 221
—, HTGL 235
—, lipoprotein lipase 235
—, phospholipids 99
—, serum lipoproteins 202
marrow inhibition, splenomegalic 559
—, splenogenous, Gaucher's disease 552
Maroteaux-Lamy syndrome 582
masculinization, lipoprotein pattern 433
mass diffusion radius LpA 155
mass spectrometry, cholesterol 39
melanin 551
membrane polarization 114
membranes, expanded Wallach-Zahler model 120f.
membrane function, phospholipids 117ff.
membrane phospholipids 117
membrane phospholipid synthesis 111
membrane pores 121
membrane proteins 118ff.
—, cooperative-allosteric 121
membrane protein synthesis, chylomicron secretion 197
membrane structures, phospholipids 117f.
membrane synthesis, acetylcholine 114f.
membrane permeability
—, phospholipids 113f.
—, phospholipid conformation 115
membranous cytoplasmic bodies 625
—, sphingomyelinoses 537
membrano-vesicular bodies 625
metachromasina, sulfatide 572
metachromatic leukodystrophy 565–595
—, adult form 567ff., 577ff., 584ff.
—, amaurotic idiocy 568
—, arylsulfatase A-residual activity 581
—, axial computerized tomography 585
—, biochemistry
—, biopsy findings 587
—, body organs, lipid composition 577ff.
—, brain 569ff.
—, cerebrosides 577
—, —, fatty acid pattern 578
—, cerebroside-sulfatide relationship 577f.
—, cerebroside sulfatase 579
—, cholecystography 585
—, cholesterol ester 577
—, clinical aspects 566ff., 584
—, congenital form 566f.
—, diagnosis 584ff.
—, differential diagnosis 584ff.
—, electron microscopy 574f.
—, enzyme defect 579ff.
—, enzyme variants 582
—, epidemiology 568f.
—, fibroblast culture 576
—, genetics 569
—, genetics 568f.

—, glial insufficiency theory 583f.
—, glycolipids, fatty acid pattern 578
—, hepatosplenomegaly 568
—, heterozygote identification test 588
—, inclusion bodies 574ff.
—, infantile form 567ff.
—, incidence 568
—, juvenile form 577ff., 567
—, kidneys 565
—, laboratory findings 585ff.
—, late infantile form 567ff., 577ff., 583f.
—, myelin insufficiency theory 583
—, neuropathy 568
—, neurophysiologic findings 584f.
—, pathogenesis 582ff.
—, pathohistochemistry 569ff.
—, pathohistology 569ff.
—, pathology 569
—, peripheral nervous system 565, 578
—, pneumoencephalography 585
—, prenatal 572f., 576
—, prenatal diagnosis 588
—, preventive medicine 587f.
—, psychosis 567
—, renal function 584
—, roentgen findings 585
—, sex distribution 569
—, sphingomyelin, fatty acid pattern 578
—, storage substances, metachromatic staining 572
—, sulfatide
—, —, fatty acid pattern 578
—, —, kidneys 518
—, sulfatide turnover 582f.
—, therapy 587f.
—, urine 585f.
methionine, SDAcGP 104
metrorrhagia 552
mevalonic acid 60, 201, 428
—, cholesterol biosynthesis 41ff.
—, squalene 41
mevalonic acid formation 41f.
—, cholesterol synthesis regulation 59f.
—, cholic acid overfreding 57, 64
—, HMG-CoA reductase 42
mevalonic acid kinase 43
mevalonic acid 5-phosphate 43
mevalonic acid 5-pyrophosphate 43
micellar formation 4
—, cholesterol resorption 67f.
micelles 110
—, intestinal wall 68
—, HDL 247
—, mucosal cells 4
—, phase transition 102ff.
—, phospholipid conformations 102
microspherocytes 500
microcephaly 508, 512
microsome enzymes, phospholipids 116
microsomes 208
—, arylsulfatase C 582, 585
—, cholesterol breakdown 50ff.
—, cholesterol synthesis 45
—, HMG-CoA reductase 42, 60
—, lipid exchange 163
—, VLDL synthesis 201
microtubules
—, lipoprotein secretion 223

—, VLDL secretion 206
minipig, lipoprotein metabolism 164
mitochondria
—, acetyl-CoA-thiolase 42
—, cholesterol 110
—, cholesterol breakdown 50ff.
—, cholic acid formation 54
—, cytochromoxidase 116f.
—, bile acid formation 50ff.
—, HMG-CoA reductase 60
—, HMG-CoA synthase 42
—, lipid exchange 163
—, liver phospholipids 109f.
—, phospholipase 108
—, phospholipid metabolism 102
—, phospholipids 110
—, sphingomyelinoses 537
—, thyroid hormone 423
mitochondrial inner membrane 110
mitral insufficiency 600
—, Fabry's disease 606
mitochondrial membrane 117, 431
mitochondrial outer membrane 110
mixed lipemia 415
MMIDAcGP *101*
molecular weight determination
—, analytic ultracentrifuge 136f.
—, balancing methods 136
monoacyl-diacyl cycle, phospholipases 109
monoacyl glyceride kinase, metabolic pathway 106
monoacylglycerin; see MAcGP
I-monoalkenylglycerin; see MAIG
monoacylglycerin phosphate; see MAcG
monocytes, G_{M1}-gangliosidoses 625
monoglyceride 67, *100*
—, intestinal epithelium 4
—, insect lipoproteins 179f.
monoglyceride hydrolase 230f., 448
monoglyceride hydrolysis, hyperlipoproteinemia type I 268
monoglyceride lipases 145
monoglyceride pathway 4, 197
β-monoglycerides 4
γ-monoglycerides 4
monoglyceride uptake, small intestinal mucosa 241
monohexose ceramide 556
monohydroxy bile acids 67
monomethylsterines 46
mononic acids, phospholipids 99f.
mono-oleyl ether 4
monophosphoinositide 90ff.
mouse lipoproteins *175*
mucopolysaccharidase type VI 582
mucopolysaccharides 578
mucosa cells
—, cholesterol esterase 69
—, chylomicron synthesis 241
—, deacylation-recycling cycle 111
—, galactosyl transferase 202
—, lipid uptake 241
—, lipoprotein synthesis 241
—, micelles 4
—, VLDL synthesis 142
mucosa, xanthomas 270
mucosa, Gaucher's disease 550
mucosulfatidosis 565, 568f., 587
—, arylsulfatase 582
—, bone changes 585

mucosulfatidosis, brain lipids 578
–, β-galactosidase, liver 582
–, ganglion cells 573
–, glycoseaminoglycans 585
–, kidneys 579
–, liver 579
–, pathogenesis 583f.
–, pathohistology 573f.
multiglycosyltransferase system 221
multivesicular bodies 625, 630
β-muricholic acid 54
muscle
–, arylsulfatase 580
–, cholesterol 76, 78, 80
–, chylomicron breakdown 241
–, chylomicron triglycerides 198f.
–, triglyceride concentration 23
muscle atony, sphingomyelinosis type A 530
muscle cells, smooth
–, Fabry's disease 685
–, lipoprotein breakdown 211
muscle contraction, triglycerides 23
muscle hypotony
–, gangliosidoses 614ff.
–, metachromatic leukodystrophy 567
Mycobacterium
–, *avium* 443
–, *bovis* 445
myelin, white substance, lipid pattern 576
myelin lipids, metabolism 565
myelin membrane, sulfatides 576ff.
myelin sheath 117
–, lipoproteins 112
–, phospholipids 112
myelin sheath, metachromatic leukodystrophy 572f.
myeloic metaplasia, Gaucher's disease 552
myelomatosis 447f.
myocardial infarction *318*
–, Fabry's disease 600, 606
–, hyperlipoproteinemia type II 283
–, hyper-pre-β-lipoproteinemia 330
–, incidence, serum cholesterol level 37
–, oral contraceptives 452
–, plasma cholesterol level 279
myoinosite 104, 602
–, phospholipids 99
myoinosite phosphate 104
myristic acid, phospholipids 99

NADH$_2$ 104
NADH$_2$ cytochrome reductase 116
NADP 119
NADPH, cholesterol breakdown 50f.
NADPH$_2$ 104, 106
neomycin
–, hyperlipoproteinemia type II 293
–, plasma cholesterol 79
nephrectomy 411, 417
nephritis, chronic 133
nephropathy, diabetic hyperlipidemia 372
nephrotic syndrome 243, 245, *318*, 341, 354, 372, 409, 415ff.
–, animal model 416f.
–, atherosclerosis 419
–, free fatty acids 419
–, HDL secretion, urine 415
–, hepatic VLDL synthesis 418

–, LDL 418
–, lipiduria 415f.
–, α-lipoproteins 411
–, manifest juvenile diabetes 367
–, PHLA 418
–, triglyceride determination 419
–, VLDL 416
–, VLDL conversion, LDL 418
nerolidol 44
–, pyrophosphate 44f.
nerve biopsy 587
nerve cells
–, ballooning 626
–, G$_{M2}$-gangliosidosis type 1, 625ff.
–, G$_{M2}$-gangliosidosis, histochemical reactions 628f.
–, morphology, G$_{M1}$-gangliosidosis 624
–, phospholipid synthesis 112
–, sphingomyelinosis type A 530
nerve conduction speed, metachromatic leukodystrophy 585
nerve tissue
–, membrane lipids 631
–, phospholipids 112ff.
nervonic acid 505
–, glycosphingolipids 576
–, phospholipids 99
nervous system
–, autonomic 606
–, –, G$_{M2}$-gangliosidosis type I 627
–, Fabry's disease 605ff.
–, Gaucher's disease 555
–, –, pathology 555
–, metachromatic leukodystrophy 565, 572, 574ff., 578
neuramidase 149
neuraminic acid
–, Apo B 149
–, Apo CIII 144
–, Lp(a) lipoprotein 166
–, –, liposomes 208
–, serum lipoproteins 202
–, VLDL, polymorphism 184
neurofibromatosis (Recklinghausen) 550
neurohypophysis (Gaucher's disease) 551
neurokeratin 112
neurons, phospholipids 97
neuropathy 372
–, metachromatic leukodystrophy 568
–, peripheral abetalipoproteinemia 493
–, Refsum's disease 647
nicotine, triglyceride secretion rate 14
nicotinic acid 295
–, free fatty acids 17
–, hyperlipoproteinemia
–, –, type II 292f.
–, –, type III 311ff.
–, –, type IV 341f.
–, –, type V 357
–, LDL 249
–, side-effects 293, 342
Niemann-Pick cells 532ff., 540
–, gangliosidoses 615ff.
–, storage substances, histochemical reactions 533f.
Niemann-Pick's disease *318*, 462ff., 525–546, 550
–, liver transplantation 543
–, see also sphingomyelinoses
night blindness
–, abetalipoproteinemia 495

–, Refsum's disease 646f.
nitrocatechol sulfate 566, 580
noradrenaline 419
norethindrone acetate 342, 357
nucleus dentatus 555, 572

O antigen, isoprenylphospholipids 115
obstipation, gangliosidoses 619ff.
obstructive jaundice 189
–, chendeoxycholic acid 53
–, cholesterol levels 379f.
–, cholesterol synthesis, bowel 380
–, see also cholestasis
octadecenoic acid; see oleic acid
octadecadienoic acid; see linoleic acid
octadecatrieonoic acid; see linolenic acid
oleic acid 470
–, cholesterol synthesis 18
–, LDL 146
–, phospholipids 99
oleyl-CoA synthetase 116
oleyl residues, glycerine-3-phosphate 100
olfactory nerve, Refsum's disease 647
oligodendrocytes 572, 575, 583
oligonic acids, phospholipids 99f.
ophthalmoplegia 496
optic atrophy 630
–, metachromatic leukodystrophy 567
optic nerve 569, 628
oral contraceptives 318, 336
–, gestagen-accentuated 451f.
–, –, primary hyperlipoproteinemia 453
–, –, triglyceride levels 452f.
–, hyperlipoproteinemia type V 354f.
–, estrogen-accentuated 451f.
–, pancreatitis 438
–, PHLA 453
–, plasma lipids, normal, in women 451f.
–, pre-β-lipoproteins 438
–, primary hyperlipemia 452
–, secondary hyperlipoproteinemia 451–458
orotic acid
–, fatty liver 208
–, β-lipoproteins 211
osteomalacia 508
Ouchterlony double diffusion, Tangier disease 469
ovary
–, cholesterol synthesis 48
–, gangliosidoses 624
overnutrition 333
overweight 26, 333
–, cholesterol pool 79
–, lipoprotein lipase activity 323
oxandrolone 342, 454
–, hyperlipoproteinemia type V 356f.
oxidative phosphorylation, essential fatty acids 117f.
ozonization, electr. on cellulose membranes 129

Pactomycin 206
palmitate aldehyde, phospholipid metabolism 104
palmitic acid 23, 104, 325
–, animal lipoproteins 182
–, LDL 146
–, labelled, triglyceride secretion rate 19
–, phospholipids 99
–, triglyceride formation 14
–, triglyceride turnover rate 13

palmitoleic acid 325, 503
–, phospholipids 99
palmitoyl-CoA synthetase 116
palmitoyl residue, glycerin-3-phosphate 105
pancreas, gangliosidoses 618, 624, 630
–, Gaucher cells 553
–, metachromatic leucodystrophy 573
–, Niemann-Pick cells 536
–, phospholipids 114
pancreas esterase 67, 69
pancreas lipase 4
pancreatic juice, phospholipase 108
pancreatic secretion, phospholipids 114
pancreatitis 318, 448, 456
–, abnormal chylomicrons 440
–, alcohol 438f.
–, alcoholic hyperlipemia 400ff.
–, chronic-recurring, serum lipids 439
–, diabetic hyperlipidemia 372
–, glucagon secretion 440
–, hyperchylomicronemia 354
–, hyperlipoproteinemia 437–441
–, –, type I 270f., 331
–, –, type IV 331
–, –, type V 331, 354f., 437ff.
–, hypertriglyceridemia 437f.
–, hypolipoproteinemia 439
–, insulin secretion 440
–, lipoprotein lipase activity 437ff.
–, oral contraceptives 438
–, primary hyperlipoproteinemias 432f.
–, –, oral contraceptives 452
–, secondary hyperlipoproteinemia 331, 437ff.
pancreatitis in pregnancy, hyperlipoproteinemia 438
paper electrophoresis 126f.
pappataci fever 444
paraparesis, gangliosidoses 619
paraproteinemia 318
parasites 446
paresthesia 355, 646f.
parotid gland, gangliosidases 618
partial glyceride, endothelium 6
partial specific volume, lipoproteins 137
–, animal lipoproteins 188
Pasteurella pseudotuberculosis 443
penicillamine 448, 581
pentacosanic acid, glycosphingolipids 576
pentanic acids, phospholipids 99
peptidoglycans 115
peptidyl-glycosyl-transferase 239
Peyer's patches, Gaucher's disease 550
–, Niemann-Pick cells 536
pH, micellar phase conversion 102ff.
pharyngeal tonsil, Gaucher's disease 550
phase transition, micellar 102ff.
PHLA 226, 229–239, 268, 306
–, abetalipoproteinemia 502, 506f.
–, alcohol 396, 400
–, antibodies 235
–, apo-C-peptide 143, 230
–, cholesterol 230
–, chylomicron breakdown 241
–, diabetes mellitus 271
–, disorders of liver function 383
–, estrogens 451ff.
–, gestagens 452
–, hyperlipoproteinemia 233, 243
–, –, type I 233

PHLA, hyperlipoproteinemia, type IV 336
—, —, type V 357f.
—, IDL metabolism 247
—, immunoglobulins 448
—, insulin deficiency diabetes 366
—, LDL 248
—, lipoprotein metabolism 248
—, Lp-X 382
—, nephrotic syndrome 41
—, oral contraceptives 453
—, peptide mapping 235
—, plasma lipoprotein changes 23
—, pregnancy 455
—, protamine sulfate 229f., 233
—, selective determination 23
—, Tangier disease 478
—, thyroid hormones 432
—, triglyceride 227
—, uremia 414
—, VLDL metabolism 245f.
PHLA identification 272
phosphatase 116
—, acid 628
—, —, gangliosidoses 615ff.
—, —, Gaucher's disease 548, 553
—, alkaline, gangliosidoses 619ff.
—, —, Gaucher's disease 550
phosphatidate 98, 106
phosphatidate phosphohydrolase 106
phosphatide 578
—, Gaucher's disease 552
phosphatidic acid *100*
phosphatidylcholine *101*
—, acanthocytes 498
—, famial hypobetalipoproteinemia 502
—, white substance 576
phosphatidylethanolamine *101*
—, acanthocytes 498
—, insects 180
—, lymphlipoproteins *158*
—, plasma lipoproteins *139*
—, white substance 576
phosphatidylglycerin *101*
phosphatidylinosite *101*
—, animal lipoproteins *180*
phosphatidylserine *101*
—, acanthocytes 498
—, animal lipoproteins *180*
—, lymph lipoproteins *158*
—, white substance 576
phosphodiesterase 432
phosphodihydroxy acetone *100*
phosphoethanolamine 104
phosphoglycerin *100*
phosphohydrolases 116
—, liver cells 116
phospholipase A$_1$, 108f., 112, *230*, 233
—, B 108
—, C 116
—, L$_1$ 108
—, L$_2$ 108f.
phospholipases 145f., 209
—, caffein 339
—, carbohydrates 338
—, erythrocyte 112
—, nerve cells 112
—, triacylglycerin 109
—, VLDL 201

—, xanthomas 309
phospholipid composition
—, animal lipoproteins 180
—, cholestase 380
—, liver cell organelles 110
—, plasma lipoproteins *139*
phospholipid exchange 162f.
—, animal proteins 180
—, chylomicrons 241
—, erythrocyte membranes 112
phospholipid fatty acids, Refsum's disease 648
phospholipid hydrolysis, hyperlipoproteinemia type I 268
phospholipid levels, acute pancreatitis 438
—, acute alcoholeffect 391
—, alcoholic hyperlipemia 390f.
—, cerebellar ataxia 645ff.
—, cerebellar functional disorders 647
—, changes in heart 647f.
—, changes in skin 648
—, cholestasis 380
—, chronic recurring pancreatitis 439
—, clinical aspects 645ff.
—, definition 645
—, disease age 646
—, EEG 647
—, eye changes 646f.
—, familial hypobeta lipoproteinemia 513ff.
—, fluid diagnosis 645ff.
—, genetics 645, 652
—, gestagen 453
—, heterozygotous 652
—, incidence 652
—, kidney 648
—, liver 648
—, pathogenesis 653
—, phytanic acid decline, fibroblast culture 651
—, phytanic acid metabolism 650ff.
—, peripheral polyneuropathy 645ff.
—, prenatal diagnosis 652
—, pupillary disorders 645ff.
—, Refsum's disease 645, 656
—, retinitis pigmentosa 645ff.
—, sensory disturbances 646f.
—, skeletal changes 648
—, therapy
pig
—, Apo-HDL 184
—, lipoproteins *175*, *178f.*, 187f.
plaice, lipoproteins *175*
phospholipid metabolism 104f.
—, feed mechanism reactions 104
phospholipid pattern, acanthocytic 498f.
—, HDL, abetalipoproteinemia 486, 504f.
phospholipid absorption 111
phospholipids 97–121, 155, 334, 377, 398, 409
—, acetylcholine 113
—, acyl residues 104ff.
—, anabolic sequences 104ff.
—, abbreviation *100f.*
—, Apo CI-peptide 143
—, Apo CIII 145
—, Apo HDL-relipidization 156
—, bacteria 115
phospholipids bacteriophages 115
—, bile 110
—, bile cholesterol 110
—, —, coagulation 112

–, biologic functions 97
–, biomembranes 117ff.
–, blood 111ff.
–, boundary layer 114
–, calcium ions 102ff.
–, cholesterol 118
–, chronic alcoholic affect 392
–, catabolic reactions 108f.
–, configuration 97ff.
–, chylomicrons 69, 197, 240, 267
–, chylomicron formation 4
–, conformation 97, 100ff.
–, cytochromoxidases 116f.
–, deacylization-reacylization cycle 108f.
–, enzyme cofactors 116f.
–, erythrocytes 156
–, –, hypo-beta-lipoproteinemia 513
–, –, Zieve's syndrome
–, essential fatty acids 99f.
–, ester binding 97f.
–, excitatory conduction 97, 113f.
–, experimental hyperlipoproteinemia 190f.
–, fatty acid groups 109f.
–, fatty acid synthesis 116
–, Golgi apparatus 110
–, HDL 7, 153ff., 211, 246f., 471
–, –, abetalipoproteinemia 506
–, HDL_T 476
–, half-life 111
–, hyperchylomicronemia 9f.
–, infectious diseases 443f.
–, membrane-bound phospholipases 108
–, micellar formation 68, 100ff.
–, microsomal enzymes 116
–, myelin differentiation 112
–, nerve tissue 112ff.
–, neuron isolation 97
–, nomenclature system 97ff., *100f.*
–, nonsaturated fatty acids 99f.
–, ligand binding 100ff.
–, lipoprotein-bound phospholipases 108
–, lipoprotein metabolism 248f.
–, liver cell damage 118
–, LP-X 381
–, lymph lipoproteins 158
–, lymph chylomicrons *138*
–, organs 114f.
–, p_{ex} conformation 101ff., 119
–, p_{in} conformation 101ff., 119
–, –, membrane permability 115
–, pH 102ff.
–, phosphoric acid binding partner 97f.
–, plasma lipoproteins 111, 139, 140
–, Rh X antigen 116
–, unsaturated fatty acids 99f.
–, spleen, Gaucher's disease 556f.
–, Tangier disease 468
–, urine, nephrotic syndrome 416
–, VLDL 11, 142, 200, 243f.
–, xanthoma 283
phospholipid storage, liver 109
phospholipid synthesis 111, 114, 197
phospholipid synthesis site 109
phospholipid turnover 219
phosphomevalonic acid kinase 43
phosphoric acid diester, nomenclature, abbreviated *101*
phosphoric acid IEF 130

phosphoric acid monoester *100*
phosphorus, Gaucher's disease 552
phosphorylcholine cytidyltransferase 104
phosphosphingamine *100*
phosphosphingosine *100*
phosphotransferase system, E. coli 116
phosvitin 174
photosynthesis membrane 117
physical activity, triglyceride level 339
phytanic acid
–, antimetabolic action 653
–, chlorophyll 651
–, origin 648, 651f.
–, precursors 651
–, vitamin K 652
phytanic acid breakdown 649ff.
–, intermediate products 649f.
phytanic acid content, food 651
phytanic acid metabolism 648ff.
–, Refsum's disease 650f.
phytanic acid oxidation 645, 649ff.
–, inhibitor 652
phytanic acid storage disease; see Refsum's disease
phytanic acid-α-hydroxylase 645, 651
phytol 650
PIDAcGp 101
–, calcium ions
–, nerve tissue 112
PIDAcGp kinase 114
–, nerve tissue 113
pigeon, lipoprotein *175, 178f.*
pigment disorder, Gaucher's disease 551
pinocytosis 109
–, reversed lipoprotein release 223
–, –, lipoprotein secretion 241
pleomorphic lipid bodies 625, 630
plexus chorioideus, sphingomyelinoses 537
plexus myentericus gangliosidoses 628ff.
–, Niemann-Pick cells 536
–, sphingomyelinoses 537
plexus submucosus, Niemann-Pick cells 536
plasma albumin, plasma lipids 416
plasma betalipoproteins, age dependency 277
plasma cholesterol 71ff., 409
–, abetalipoproteinemia 502f.
–, age dependency 72, 275ff.
–, cholesterol-free diet 73
–, cholesterol metabolism 74
–, cholesterol production rate 78
–, cholesterol secretion, skin 83
–, cholestyramine 74
–, chronic alcohol effect 402
–, dietary cholesterol 70ff.
–, –, mathematical relation 73f.
–, emotional stress 276
–, endogenous cholesterol 73
–, endogenous, hepatic cholesterol synthesis 63
–, fractional catabolic rate, thyrotoxicosis 429
–, fractional turnover rate 79
–, hypothyreidism 74
–, ideal values 72
–, lipoprotein metabolism 73f.
–, neomycin therapy 79
–, nonsaturated fatty acids 83
–, normal values 72
–, pool size 77
–, regulatory mechanisms 73f.
–, seasonal cycles 72

plasma cholesterol, sex-dependence 72
–, specific activity 75f.
–, steroid hormone synthesis 84
–, thyroid disorders 58f., 74
–, see also cholesterol
plasma cholesterol esters, LCAT 72
plasma cholesterol levels 426
–, dietary fat 276
–, Eastern Europeans 277
–, environmental factors 277
–, familial hypobetalipoproteinemia 513ff.
–, FH 281, 284ff.
–, fractional turnover rate 77
–, genetic factors 276
–, hyperlipoproteinemia
–, –, type III 314
–, –, type V 353f.
–, individual variations 276
–, β-lipoproteins 275
–, normal range 277f.
–, in normal women 451f.
–, Japanese 276f.
–, myocardial infarction 37, 279
–, PHLA 230
–, pregnancy 276
–, see also cholesterol levels
–, sex dependency 275ff.
–, Tangier disease 461
–, thyroid, hypoactive 425
–, trauma 276
–, twin studies 276
plasma cholinesterase 226
plasma chylomicrons 5
plasma clouding 409
–, alcoholic lipemia 389f.
–, chylomicrons 5
–, endogenous, hypertriglyceridemia 11
plasma, hepatic triglyceride lipase 231
plasma insulin levels
–, estrogens 451
–, hyperlipoproteinemia type IV 324
–, plasma triglycerides 414
plasma lecithinase 226
plasma lipid levels
–, blood sugar level 369
–, plasma lipoproteins 164ff.
–, rat VLDL 184
–, VLDL 184
plasma lipids
–, abetalipoproteinemia 502
–, alcohol effect 391ff.
–, estrogens, normal women 451f.
–, hypobetalipoproteinemia 513ff.
–, normal values 334
–, oral contraceptives, normal women 451f.
–, plasma albumin 416
–, rate, alcohol effect 393f.
–, see also lipids
plasma lipoprotein levels, apolipoprotein distribution 306
plasma lipoprotein metabolism, kinetics 226
–, birds 176
plasma lipoproteins 227
plasma lipoproteins 378f.
–, abetalipoproteinemia 503ff.
–, abnormal 379
–, carbohydrates 202
–, central nervous system, lipid exchange 495

–, chemical composition 140–157
–, chemistry 125–171
–, cholesterol content, LCAT deficiency 227
–, composition *139*, 240
–, see also lipoproteins
–, hyperlipoproteinemia type II 278f.
–, intracellular breakdown 197–218
–, intrapopulation variations 275f.
–, method of examination 128–140
–, nomenclature 126ff.
–, normal concentration *139*
–, normal range 277f.
–, physicochemical data *139*
–, polymorphism 164ff.
–, sex dependency 277
–, structure 140–157
–, variability 275ff.
–, vitamin transport 497
plasma lipoprotein synthesis 197–218
plasmalogen 101
–, resorption 111
plasma membrane marker 113
plasma phospholipases 112
plasma phospholipid levels, abetalipoproteinemia 502
–, acute effect of alcohol 391
plasma phospholipids, changes of erythrocytes 112
plasma triglyceride level, abetalipoproteinemia 502
–, body weight 325
–, cholesterol determination, betalipoproteins 279
–, clofibrate 313
–, daily differences 12
–, familial hypobetalipoproteinemia 513ff.
–, FH-families 285
–, free fatty acids 321
–, glucagon 22
–, heparin 229
–, HTGL 239
–, hunger 22
–, hyperlipoproteinemia type III 314
–, –, type V 353f.
–, insulin resistance 333
–, lipoprotein lipase 234
–, oral contraceptives in normal women 451f.
–, overcaloric nutrition 324
–, physical exercise 432
–, polyunsaturated fatty acid-rich diet 324
–, primary hyperlipoproteinemia, oral contraceptives 452
–, sepsis 445
–, sulfonylurea therapy 370
–, Tangier disease 461
plasma triglycerides, alcohol 402
–, apolipoprotein distribution 305
–, exogenous 3–11
–, fractional removal rate 12f.
–, postabsorptive phase 267
–, rat, effect of alcohol 393f.
–, see also triglycerides
plasma triglycerides, endogenous 11–27
–, –, physiology 11–24
–, formation 11ff.
–, pathophysiology 9ff., 24ff.
–, physiology 3ff.
–, removal 16f.
–, secretion 11
plasma triglyceride turnover, methods of measurement 12ff.
plasma VLDL 244

–, catabolism 209 ff.
–, see also VLDL
platelet function, hyperlipoproteinemia type IV 332
pneumococcus pneumonia, serum cholesterol level 445
potassium balance, uremic glucose intolerance 413
potassium deficiency 412
poliodystrophy, metabolic 565
polyacrylamide gel electrophoresis 129 f.
–, animal lipoproteins 176
–, ApoAIII 152
–, ApoB 148
–, ApoCII peptide 144
–, apochylomicrons 159
–, ApoHDL 152 f., 161
–, apolipoproteins 139 f., 425
–, ApoVLDL 141, 202
–, HDL$_2$ 150
–, HDL$_3$ 153
–, hyperlipoproteinemia type III 303
–, LDL 147
–, lipoproteins 127
–, LpA 161
–, Lp(a) lipoprotein 165
–, LpI 143
–, Lp-X 381
–, lymph chylomicrons 158
polyacrylamide gel, IEF 130
polyanion precipitation 126, 131 ff.
polyanions 149
polyisopropanol phosphates 106
polymorphism 150
–, alphalipoproteins 166
–, genetic, LDL 148
–, plasma lipoproteins 164 ff.
–, rat VLDL 184
–, VLDL 184
polyneuropathy 466, 584
–, metachromatic leukodystrophy 567
–, Refsum's disease 645 ff.
polysaccharides, enzyme release 236
poultry, lipoproteins 174
porcupine lipoproteine 175
porphyria, secondary hyperlipoproteinemia type II 280
portal hypertension 464
portal vein, FFA concentration 18
portocaval shunt, LDL cholesterol 249
postheparin lipolytic activity; see PHLA
–, hyperlipidemia type IV 25
–, insulin deficiency 20 f.
postheparin lipoprotein lipase 9, 17, 112
–, protamine-activated 9
–, protamine-resistant 9
–, see also lipoprotein lipase
postheparin plasma
–, apoC polypeptide 145
–, HTGL values 234
–, lipoprotein lipase values 234
–, lysolecithin concentration 233
–, VLDL 190, 233
postprandial serum, HDL 150
PPIDAcGP 101
–, calcium ions 113
–, excitation conduction 114
–, nerve tissue 112
pre-eclampsia 455
pregnancy 318, 336, 410
–, familial hyperlipoproteinemia 456
–, hyperlipemia 455 f.
–, PHLA 455
–, plasma cholesterol level 276
–, tetracyclines 23
–, VLDL concentration 279
pre-β-lipoproteins 127, 129, 142, 243, 334, 378, 402, 416, 424, 440
–, animal 176
–, carbohydrate induction 325
–, cholesterol synthesis 63
–, diabetic atherosclerosis 373
–, familial hypobetalipoproteinemia 515
–, hypercholesterolemia 278
–, hyperlipoproteinemia
–, –, type II 275
–, –, type III 302
–, –, type V 353
–, infectious diseases 443 ff.
–, liver diseases 377
–, liver function disorders 384
–, oral contraceptives 438
–, Tangier disease 468
pristanic acid 649 f.
progeria 318
propionic acid 649 f.
propionyl CoA 53
propanolol, triglyceride secretion rate 14
protamine 9
protamine inhibition assay 233
protamine sulfate, PHLA 229 f., 233
protein deficiency 399
protein synthesis
–, diabetes mellitus 21
–, liver, hypalbuminemia 410
–, VLDL secretion 201 f.
protein synthesis inhibitors
–, cholesterol-7γ-hydroxylase 66
–, chylomicrons 5, 197
–, HMG-CoA reductase 61
–, lipid resorption 5
–, lipid transport 69 f.
–, lipoprotein lipase release 235 f.
–, lipoprotein secretion 206
–, VLDL secretion 205
–, VLDL synthesis 245
proteinuria 415, 606
–, cholesterol secretion 416
–, hyperlipidemia 416
prothrombin time 502
–, Gaucher's disease 552
protoheme ferrolyase 116
pseudo-Hurler syndrome 614
pseudoisocyanine 572
psychosis, metachromatic leukodystrophy 567
psychosinsulfatase 580
pulmonary artery, cholesterol 76
pupillary disorders 496, 645 ff.
Purkinje cells 493, 624
–, gangliosidoses 627
–, Gaucher's disease 555
–, sphingomyelinoses 536
puromycin 197, 206
–, HMG-CoA reductase 61
–, lipid transport 69 f.
–, lipoprotein lipase 20
–, VLDL secretion 201 f.
pyknocytes 500

pyramidal tract
—, abetalipoproteinemia 493
—, metachromatic leukodystrophy 569
pyrophosphomevalonic acid decarboxylase 43
pyruvate carboxylase 411

Quail lipoproteins 75

Rabbit, experimental hyperlipoproteinemia 191
—, fat metabolism, endotoxin 444
—, LDL 177
—, lipoproteins 175, 178f.
raccoon, experimental hyperlipoproteinemia 190
R-Ala; see Apo CIII
random coil
—, Apo AI 151
—, Apo AII 152
—, Apo B 149
—, Apo CII peptide 144
rat
—, Apo-HDL 184
—, apolipoproteins 182ff.
—, carbohydrates, lipoproteins 184
—, experimental hyperlipoproteinemia, diet influence 191
—, HDL 177
—, LDL 177
—, lipoprotein changes, cholesterol-rich diet 190f.
—, —, carbohydrate-rich diet 191f.
—, lipoprotein synthesis 219
—, lipoproteins 175, 178, 183, 187f.
—, serum lipids, alcohol 393ff.
—, VLDL 174
—, —, polymorphism 184
rat liver, triglyceride lipase 231
receptors
—, alpha receptors 431
—, beta receptors 431
—, beta receptor blockage 293, 392
rectal biopsy, gangliosidoses 627–637
reducing diet, hyperlipoproteinemia type IV 337
relipidation tests
—, Apo AI 152
Refsum's syndrome 645
remnants 6, 9, 70, 160, 199
—, catabolism 241
—, chylomicrons 307
—, hepatectomy 241
—, hepatic lipoprotein lipase 10
—, HTGL 238ff.
—, LCAT 227
—, LDL syntheses 249
—, lipoprotein lipases 236
—, Tangier disease 479
—, VLDL 142
renal biopsy, indirect 578
renal function, metachromatic leukodystrophy 584
renal insufficiency
—, Fabry's disease 598ff., 606
—, glucose tolerance test 412f.
—, insulin catabolism 410
—, insulin secretion 410
—, α-lipoprotein levels 411
renal tubular cells, insulinase activity 410
reptiles
—, fatty acids 181ff.

—, HDL 178f.
—, LDL 178, 185
—, lipoproteins 174ff.
respiratory pigments 115
reticulocytoses 498
—, Fabry's disease 600
—, gangliosidoses 627
—, sphingomyelinoses 537
reticuloendothelial system 155
—, hyperlipoproteinemia type I 270
—, gangliosidoses 624
—, hypertriglyceridemia, chylomicron decline 241
—, Niemann-Pick's disease 535
—, sphingomyelinoses 537
—, Tangier disease 473
reticulum cells, Gaucher's disease 553
retina 117
retinal changes, abetalipoproteinemia 495f.
retinal rod membrane 119
retinal tissue, hyperlipoproteinemia type I 270
retinine 496
retinitis pigmentosa 467, 517, 630
—, abetalipoproteinemia 485, 495f.
—, Refsum's disease 645ff.
—, vitamin A 497
retinitis punctata albescens 495
retinol 497
retinopathy 372, 516
—, hypobetalipoproteinemia 512
r-gln 152
r-glu; see Apo CII
rh-antigen, phospholipids 116
rhodopsin 119, 496
riboflavin, IEF 130
—, polyacrylamide gel electrophoresis 130
ribosomes
—, apolipoprotein synthesis 220f., 223f.
—, diabetes mellitus 21
—, phospholipid synthesis 111
rickets 446
mRNA 201, 220
rose-bengal test 382
rotation dispersion, HDL 154
r-serum; see Apo CI
r-thr 151
r-val; see Apo CI

Saccharose 324
—, carbohydrate induction 325
—, endogenous hypertriglyceridemia 328
s-adenosylmethionine 106
salicylates 587
Salmonella typhi endotoxin 443
saliva, lipolytic activity 4
salivary glands, IDAcGP 115
salivary glands, Niemann-Pick cells 536
S. aureus 115
sardine, lipoproteins 175f.
saturated side-chain pathway, cholesterol biosynthesis 47f.
scarlet fever 445
Schiff's reagent, cellulose membrane electrophoresis 129
schistosomiasis 445
schizophrenia 508
Schwann's cells 466, 575, 583
sciatic nerve 113

scotoma 496, 512
SDAcGP *101*
–, bacterial membrane 115
–, basement membrane 119
–, conformation 101 ff.
–, erythrocyte membrane 112, 117
–, sites of synthesis 109
SDAcGP-decarboxylization 109
SDS; see sodium dodecylsulfate
seal, LDL 177
–, lipoproteins *175*
sea lion, lipoproteins *175*
secretory vescicle, VLDL secretion 204, 206
sedimentation constants 135
seizures, Fabry's disease 600
–, familial hypo-β-lipoproteinemia 512
–, gangliosidoses 618 ff.
–, Gaucher's disease 549
–, metachromatic leucodystrophy 567
–, sphingomyelinosis, type C 531
seminolipidsulfatase 580
sepsis, plasma lipids 445
serine 182, 553
–, glycerophospholipids *98 f.*
–, p_{ex} conformation 101
–, phospholipid metabolism 104 ff.
serine cephalin *101*
–, white substance 576
serum; see plasma
serum cerebroside, Gaucher's disease 552
serum iron, Gaucher's disease 552
serum lipoprotein lipase 446
sexual hormones, cholesterol 37
shark, fatty acids 181
–, lipoprotein composition *175, 178 f.*
sheep, lipoproteins *175, 178 f.*
shock, hyperlipoproteinemia type I 269
silver moth, fatty acids 181 f.
sinking prebetalipoprotein 165, 246 f., 336
skeletal muscle, cholesterol synthesis *48*
skeletonal changes
–, Gaucher's disease 550
–, Refsum's disease 648
skin, Apo-LDL catabolism 289
–, aryl sulphatase 580
–, cholesterol 78, 80
–, cholesterol excretion 80 f., 83
–, cholesterol synthesis 48, 83
–, Tangier disease 465 f.
skin changes, Refsum's disease 648
skin fibroblasts, cerebroside sulphatase 579, 581
skin lipids 341
skin pigmentation, Gaucher's disease 550
skin xanthoma 281 f.
SMAcGP *101*
small angle X-ray diffusion
–, HDL 154 f.
–, LDL 149
small-intestinal epithelial cells, HDL catabolism 214
–, lipoprotein transport 223
small intestinal function, absorptive, A-β-lipoproteinemia 498 ff.
small intestinal lymph 162
small intestinal mucosa, ApoLpB formation 147
–, lymph lipoproteins 157
–, morphology, abetalipoproteinemia 488 f.
–, VLDL 3
–, VLDL lipoproteinemia 244

small intestine, Apo VLDL 202
–, cholesterol absorption 68
–, cholesterol synthesis 78
–, chylomicrons 3, 428
–, HDL 211
–, lipoprotein secretion 220
–, LpA synthesis 150
–, micelle formation 68
–, morphology, familial hypo-β-lipoproteinemia 511
–, triglyceride absorption 68
–, VLDL 201, 428
–, VLDL secretion 204
–, X-ray, abetalipoproteinemia 487
snake, fatty acids 181
–, lipoproteins *175, 178 f.*
snake venom, phospholipase 108
sodium dodecyl sulfate 184
–, apolipoprotein decomposition 138
–, HDL 132
–, LDL 132
–, lipoprotein precipitation 131
sodium oleate, lipoprotein precipitation 131
sodium pump 113
sodium transport 119
spectroscopy, rat apolipoproteins 185
SphH$_2$ *100*
sphinganine 98
–, phospholipid metabolism 104
sphingolipidoses 566, 631
sphingomyelin *101*, 472, 540 ff.
–, acanthocytes 498
–, animal lipoproteins *180*
–, chylomicrons 240
–, familial hypobetalipoproteinemia 513 ff.
–, gangliosidoses 636
–, HDL 246, 471
–, –, abetalipoproteinemia 486, 504
–, HDL$_1$ 476
–, LDL 248
–, lipid exchange 162 f.
–, lymph lipoproteins *158*
–, plasma lipoproteins *139*
–, plasma levels, abetalipoproteinemia 502
–, pregnancy 455
–, spleen
–, –, Gaucher's disease 556
–, –, sphingomyelinoses 541
–, –, storage 525
sphingomyelinase 525, 527 ff., 538
–, isoenzyme 542
–, presence 542
–, serum 542
–, sphingomyelinosis type C 531
–, sphingomyelinosis type D 531
sphingomyelinase activity, sphingomyelinoses 530
sphingomyelinase defect 540 ff.
–, sphingomyelinosis type A 530
–, sphingomyelinosis type B 531
sphingomyelin increase
–, sphingomyelinosis type A 530
–, sphingomyelinosis type B 531
sphingomyelinoses 525–546
–, biochemistry 538 ff.
–, case reviews 526 ff.
–, central nervous system 536 f.
–, diagnosis 538
–, electron microscopy 537 f.
–, enzymology 542

sphingomyelinoses, gangliosides 541
—, genetic counseling 542f.
—, heterozygosity 543
—, human genetics 542f.
—, intracytoplasmatic inclusion bodies 532
—, Jewish derivation 530ff.
—, lipid thin-layer chromatography 538ff.
—, lysosomal storage diseases 532
—, microscopic findings 532ff.
—, morphology 532–538
—, —, fetus 535
—, organ cholesterol 541
—, prenatal diagnosis 543
—, sphingomyelinase activity 530
—, storage lipids 540ff.
—, type classification 525ff.
—, see also Niemann-Pick's disease
—, —, type A 525, 530, 538ff.
—, —, type B 530f., 538f., 541f.
—, —, type C 530f., 538f.
—, —, type D 531, 538f., 541
—, —, type E 530f., 538f.
—, VLDL 243
—, VLDL surface 247
—, white substance 576
sphingomyelinosis, Nova Scotia variants; see sphingomyelinosis, type D
sphingosine, phospholipid metabolism 104
sphingosine phosphate; see SphP
sphingosine phospholipids 97ff., 111
—, metabolism 104ff.
—, structural formula 98
SphP *100*
spinal medulla gangliosidosis 618, 627
—, sphingomyelinosis 536
spleen
—, arylsulfatase 580
—, cerebroside sulfatase 579
—, chemical composition, Gaucher's disease 557
—, cholesterol synthesis 48
—, electron microscopy, sphingomyelinoses 537
—, gangliosidoses 615ff.
—, Gaucher cells 553
—, Gaucher's disease 549f.
—, G_{M2}-gangliosidosis type 2 630
—, histology
—, metachromatic, leukodystrophy 573
—, —, sphingomyelinoses 534
—, hyperlipoproteinemia type I 269
—, morphology, G_{M1}-gangliosidosis 624f.
—, sphingomyelinosis 531f.
—, X-irradiation, Gaucher's disease 559
spleen cholesterol 78
spleen biopsy, Gaucher's disease 557
spleen tumor, Gaucher's disease 549
splenectomy
—, Gaucher's disease 552, 559
—, Tangier disease 479
splenic infarct 559
splenic lipids, Gaucher's disease 556f.
splenic rupture, Gaucher's disease 550
splenic vein thromboses 550
splenomegaly, macrocytic lipoid 547
—, Gaucher's disease 549, 550
—, primary idiopathic 547
—, sphingomyelinosis, type B 531
—, Tangier disease 464
spur cells 401, 499f.

squalene condensation 44
squalene cycling 40ff., 44ff.
squalene formation 42ff.
squalenes 60, 156
—, cholesterol synthesis 40ff.
—, mevalonic acid 41
starch-block electrophoresis, hyperlipoproteinemia type III 302
starch-gel electrophoresis, lipoproteins 127
starvation, hepatic cholesterol synthesis 58f.
—, HMG-CoA reductase 59, 61
—, plasma triglyceride concentration 22
—, see also fasting
stearic acid
—, animal lipoproteins 182
—, phospholipids 99
stearyl-CoA desaturase 116
steatorrhea
—, abetalipoproteinemia 489f.
—, familial hypobetalipoproteinemia 511
steran ring
—, bacterial degradation 82
—, cholesterol secretion 82
steroid ester hydrolysis, cholesterol esterase 69
steroid ester synthesis, cholesterol esterase 69
steroid hexoseamide 636
steroid hormones
—, cholesterol 83f.
—, cholesterol breakdown 49
steroids
—, acidic 55
—, chemistry 37ff.
—, isomerism 38
—, methods of study 39
—, neutral 55, 81
C-27 steroids, bile acids 53
steroid secretion, sterol balance method 81
steroid sulfate 582
steroid therapy *318*
sterol balance method, cholesterol turnover 80f.
sterol carrier protein 47, 156, 427
STH; see growth hormone
stomach
—, cholesterol synthesis 48
—, triglyceride splitting 4
storage diseases, lysosomal 532, 597, 623
strabismus, gangliosidoses 614ff.
stress
—, cholesterol synthesis 59
—, emotional, plasma cholesterol levels 276
—, Refsum's disease, exacerbation 646
structural protein 118
—, lattice 117
β-structure
—, Apo AII 152
—, Apo B 149
S. typhimurium, lipopolysaccharide synthesis 115f.
sucrose, VLDL synthesis 208
sucrose feeding, lipoprotein changes 191
Sudan black, IEF 130
—, lipoprotein electrophoresis 128ff.
sugar restriction, hyperlipoproteinemia type IV 338f.
sulfatase A 580
—, spleen, Gaucher's disease 556
sulfatide 540
—, gangliosidoses 636
—, metachromasia 572
—, myelin membrane 576ff.

—, spleen, Gaucher's disease 556
sulfatide lipidosis 565–595
sulfatide turnover, metachromatic leukodystrophy 582f.
sulfatidosis 566
sulfogalactosylsphingosine sulfatase 580
sulfonylurea therapy, plasma triglyceride levels 370
sunflower oil 291
sural nerve, metachromatic leukodystrophy 575ff.
surface sensitivity, Refsum's disease 646f.
synaptosome 113
systolic, FH 281, 283

Tangier disease 126, 155, 163, 247, 461–483, 497
—, analytic ultracentrifugation 468f.
—, Apo AI 476f.
—, Apo CI 478
—, apolipoprotein biosynthesis 477
—, apolipoprotein primary structure 479
—, arteriosclerosis 468
—, bone marrow 462ff.
—, cholesterol, organs 461ff.
—, cholesterol storage 479
—, chylomicrons 477f.
—, clinical manifestations 461ff.
—, erythrocyte membrane 470
—, exanthema 464
—, foam cells 462ff.
—, genetics 479f.
—, HDL 150, 461
—, heterozygotic patients 480
—, intestines 465f.
—, immunoelectrophoresis 469
—, laboratory findings 468ff.
—, LDL 478
—, liver 464f.
—, lipolytic enzymes 478f.
—, lipoprotein 468f.
—, lipoprotein electrophoresis 468
—, neurologic findings 466
—, ophthalmologic findings 466
—, Ouchterlony's double diffusion 469
—, pathophysiology 471–479
—, plasma cholesterol levels 461
—, plasma lipids 468
—, plasma triglyceride levels 461
—, preparative ultracentrifugation 468
—, reticuloendothelial system 473
—, skin 465f.
—, splenomegaly 464
—, therapy
—, tissue lipids 469ff.
—, tonsillar abnormality 461ff.
—, VLDL 477
target cells 401, 500f.
taurine 49
—, bile acid output 82
taurochenodeoxycholate, cholesterol synthesis suppression 64
taurocholate, cholesterol esterases 67
taurocholic acid, cholesterol resorption 67
—, cholesterol synthesis 64
—, intestinal cholesterol synthesis 58
taurocholic acid formation 53
Tay-Sachs disease; see G_{M2}-gangliosidosis type I
Tay-Sachs' ganglioside 631ff.
tendon xanthomas 281, 309f.

test meal, lymph flow 70
testes, metachromatic leukodystrophy 573
—, cholesterol synthesis 48
testosterone, phospholipid synthesis 111
tetracosanoic acid; see lignoceric acid; nervonic acid
tetracosatetraenoic phospholipids 99
tetracycline, triglyceride concentration 23
tetradecanoic acid; see myristic acid
tetrahexosylceramide 605f.
tetrahydroxycoprostanic acid 52
tetraenoic acids, phospholipids 99
thalamic, changes, Morbus Gaucher 555, 569
thin-line peptide 152, 247
thiocyanate 104
thiolase, cholesterol synthesis regulation 60
thoracic duct 70, 267
—, chylomicrons 3
—, VLDL 3
threonine 553
thrombocyte factor IV 444
thrombocytes
—, hyperlipoproteinemia type IV 332
—, phospholipase 112
thrombopenia, Gaucher's disease 548, 552, 557
thymus
—, gangliosidoses 624
—, Gaucher disease
—, sphingomyelinoses 534
thyreotoxicosis
—, bile salt production 429
—, plasma cholesterol, fractional catabolic rate 429
thyroid, gangliosidoses 618, 624
—, Gaucher cell 553
—, Gaucher's disease 551
—, IDAcGP 115
—, Niemann-Pick cells 536
thyroid diseases
—, cholesterol metabolism 428ff.
—, lipoprotein metabolism 74
—, plasma cholesterol 58, 74
thyroid function, abetalipoproteinemia 508
thyroid hormones, cAMP 431f.
—, apolipoproteins 423
—, atherosclerosis 425, 433f.
—, cholesterol secretion 429
—, fatty acid metabolism 431f.
—, hepatic cholesterol synthesis 428f.
—, HMG-CoA reductase 429f.
—, CDL X catabolism 430
—, lipid metabolism 423–436
—, lipolysis, adipose tissue 431
—, mitochondria 423
—, PHLA 432
—, phospholipid synthesis 111
—, protein synthesis 423
—, triglyceride metabolism 432f.
—, see also thyroxine 423
thyroidectomy, cholesterol levels 425
thyroxine 446
—, chenodeoxycholic acid 429
—, cholesterol synthesis 58f., 428
—, cholic acid 429
—, hyperlipoproteinemia type II 293
—, Na^+-K^+-dependent ATPase 423f.
—, see thyroid hormone
D-thyroxine 342, 434
—, hyperlipoproteinemia type III 311

thyroxine binding DVA 423
tissue lipids, essential fatty acids 23
tissue lipoprotein lipase 9
tissue triglyceride hydrolase 229 ff.
tonsils, sphingomyelinosis 530, 534
–, Tangier disease 461 f.
tonsillar hyperplasia, foam-cellular 462
transacylase enzyme system 105
transaminase 340, 342
–, abetalipoproteinemia 491
trauma, cholesterol synthesis 59
–, plasma cholesterol level 276
triacylglycerin 98, *100*, 106
–, phospholipid synthesis 109
triglyceride breakdown 6 ff., 142
–, heparin 8
–, hyperlipoproteinemia type IV 322
–, hypothyroidism 432
–, insulin deficiency diabetes 365 f.
triglyceride clearance, hyperlipoproteinemia type IV 322 f., 327
–, liver 14
–, oral contraceptives 453 f.
–, PHLA 358
–, pregnancy 455
triglyceride concentration, muscle 23
triglyceride determination, hyperlipoproteinemia type IV 333
triglyceride disappearance rate 6, 8, 18 f.
–, glucose 18 f.
–, hypertriglyceridemia type IV 24
triglyceride elimination, insulin deficiency diabetes 365 f.
triglyceride esterase 209
triglyceride fatty acids 6, 14
–, adipositas 16
–, carbohydrate-rich food 321
–, glucose 14 ff.
–, medium-chain, abetalipoproteinemia 491
–, Refsum's disease 648
–, specific activity, alcoholic fatty liver 394 f.
–, VLDL 11
triglyceride fatty acid incorporation, adipose tissue 324
triglyceride glycerin, glucose 15
triglyceride hydrolysis 6
–, capillary endothelia 198
–, lipoprotein lipase 7 ff.
–, micelle formation 68
triglyceride levels
–, acute pancreatitis 438 f.
–, adipositas 321
–, age dependence 364
–, albumin levels 416
–, body weight 21 f., 364, 371
–, chronic recurring pancreatitis 439
–, clofibrate 292, 340
–, coronary sclerosis 330
–, diabetes mellitus
–, –, age dependence 370 f.
–, –, body weight 369 f.
–, diabetes onset 371
–, endotoxin 443 f.
–, essential fatty acids 23
–, fat-rich diet 327
–, fructose 326
–, gammaglobulin abnormalities 447
–, gestagens 452 f.
–, glycerin supply 326

–, Gierke's glycogenosis I 25
–, hyperlipoproteinemia
–, –, type IIa 279
–, –, type IIb 279
–, insulin levels 364
–, LCAT activity 8
–, manifest adult diabetes 367 f.
–, manifest juvenile diabetes 367
–, myeloma 447
–, nightime, diabetes mellitus 372
–, oral contraceptives 452 f.
–, physical activity 339
–, plasma 17 ff.
–, pregnancy 455
–, sex dependence 364
–, Tangier disease 468
–, tetracycline 23
–, xanthoma formation 331
triglyceride lipase 145 f., 322
–, adipose tissue 268
–, extrahepatic 9 f.
triglyceride lipase, hepatic; see HTGL
–, heart muscle 268
triglyceride lipase deficiency, hyperlipoproteinemia type I 268
triglyceride metabolism
–, atherosclerosis 27
–, diabetes mellitus, adult type 366
–, thyroid hormones 432 f.
triglyceride resorption, insulin 19
triglycerides
–, animal HDL 178
–, experimental hyperlipoproteinemia 190 f.
–, –, abetalipoproteinemia 506
–, –, animals 177
–, –, adipose tissue 3
–, –, cholesterol-rich diet 189
–, –, fractional turnover rate, alcohol effect 400
–, –, HDL 150, 153 f., 246 f.
–, –, resorption maximum 68
–, –, urine, nephrotic syndrome 415
–, hyperchylomicronemia 9 f.
–, hyperlipoproteinemia type III 301
–, IDL 247
–, infectious diseases 443 ff.
–, insects 180
–, latent diabetes mellitus 367
–, LDL 146, 149, 248
–, lipoprotein metabolism 248 f.
–, lipoprotein lipase 6, 230
–, lipoproteins *240*
–, long-chain, LCAT deficiency 227
–, lymph chylomicrons *158*
–, lymph HDL 161
–, lymph LDL 161
–, lymph lipoproteins 158
–, medium-chain, abetalipoproteinemia 509
–, mucosa cell, abetalipoproteinemia 488
–, normal values 334
–, PHLA 227
–, plasma lipoproteins *139*
–, VLDL 7, 11, 142, 243
–, VLDL secretion 202 ff.
–, VLDL synthesis 208
–, xanthomas 283
–, see also plasma triglyceride levels
triglycerides, endogenous 317 ff., 365, 368, 378
–, –, carbohydrate induction 325
–, –, elimination rates 320 f.

–, –, hyperlipoproteinemia type V 353
–, –, liver triglycerides 15f.
–, –, production rates 320f.
–, –, VLDL 200, 243
triglycerides, exogenous 268
–, –, catabolism 365
–, –, chylomicrons 200, 239, 267
–, –, hyperlipoproteinemia type V 353
triglyceride secretion, alcohol 396
triglyceride secretion rate, FFS turnover rate 14
–, glucose 14
–, insulin 14
–, nicotinic acid 14
–, propranolol 14
triglyceride splitting, stomach 4
triglyceride storage, insulin effect 19f.
triglyceride synthesis 197
–, adipose tissue, insulin action 324
–, adipositas 366
–, alcoholic fatty liver 16
–, carbohydrate loading 15
–, endogenous, hypercaloric feeding 325
–, endoplasmic reticulum 198
–, fat cells 19
–, free fatty acids 12ff.
–, glucose 25
–, α-glycerophosphate pathway 4f.
–, hepatic
–, –, free fatty acids 419
–, –, insulin-deficiency diabetes 365
–, –, insulin levels 366
–, hyperlipoproteinemia type IV 321f.
–, insulin-deficiency diabetes 364
–, lipoatrophic diabetes 366
–, monoglyceride pathway 4f.
–, obesity 16
–, pregnancy 455
–, stress-induced 321
triglyceride synthesis rate, hepatic, estrogen 455f.
triglyceride tissue uptake, insulin 16
–, lipoprotein lipase 16
triglyceride transport 3
–, apolipoproteins 7f.
–, HDL 7
–, insulin 26
–, VLDL 201
triglyceride turnover rate 320f.
–, hyperlipoproteinemia type IV 327f.
trihexosylceramide 597, 603
–, urinary sediment 608
trihexosylceramide storage, secondary lysosomes 603
trihydroxy bile acids 67
trihydroxycholanic acid 38
trihydroxycholestane 51f.
trihydroxycoprostanic acid 52
–, L-triiodothyronine, HMG-CoA reductase 59
trimethyl ammonium ethanol, phospholipids 99
trionic acids, phospholipids 99
triphosphoinositides 99ff.
Triton WR-1339 59, 396
–, VLDL secretion 206
trypsin 67
–, phospholipase 112
tryptophan metabolism, hypobetalipoproteinemia 516
tuberculosis 445
–, serum cholesterol levels 445
tubular micelles 102
turnover 75f.

turnover rate 75f.
turnover time 75f.
turtle, lipoproteins *175, 178f.*
typhoid fever 445

Ultracentrifugation
–, analytical 135
–, –, abetalipoproteinemia 503f.
–, –, ApoB 148
–, –, cholesterol feeding 188
–, –, chylomicron isolation 133f.
–, –, HDL 134f., 149f.
–, –, hyperlipoproteinemia type II 278f.
–, –, hyperlipoproteinemia type III 303f., 304, 314
–, –, hypobetalipoproteinemia LDL 515
–, –, LDL isolation 134
–, –, lipoprotein isolation 133ff.
–, –, lymph LDL 160
–, –, molecular weight determination 136f.
–, –, obstructive jaundice 380
–, –, Tangier disease 468
–, –, VLDL 141
–, animal lipoproteins 174ff.
–, lipoprotein breakdown 125f.
–, α-lipoproteins 127
–, preparative 219
–, –, Lp(a)-lipoprotein 165
–, –, polyanion precipitation 131ff.
–, –, Tangier disease 468
–, –, VLDL isolation 134
–, X-protein 125f.
ultrasound, relipidization assays 156f.
umbilical cord blood
–, cholesterol concentration 295f.
–, LDL concentration 295f.
undecaprenol phosphate *100*, 115
unrefined sugar, triglyceride formation 18
upper abdominal colics, hyperlipoproteinemia type I 269
upper abdominal pain, hyperlipoproteinemia type I 267
–, carbohydrate metabolism 409
urea, apoprotein dissolution 138
uremia *318*
–, Fabry's disease
–, free fatty acids 414
–, glucose phosphorylation 413
–, glucose tolerance test, serum insulin level 412
–, growth hormone 414
–, hyperchylomicronemia 415
–, hypertriglyceridemia 412ff.
–, insulin antagonism 412f.
–, PHLA 414
–, serum tubidily 413
–, VLDL triglycerides 414
uric acid level 281
urinary bladder, Niemann-Pick cells 536
urine
–, arylsulfatase 580
–, carbohydrate loading 16
–, α-galactosidase, kidney transplantion 608
–, gangliosidoses, enzymatic diagnosis 636f.
–, insects 176, 179
–, LCAT 156
–, LCAT deficiency 146, 227
–, LDL 16, 146f.
–, –, precursor product relationship 322
–, lipoprotein electrophoresis 243

urine, lipoprotein families 143 ff.
–, lipoprotein lipase 16 f.
–, –, co-factor 269
–, lipoprotein metabolism 248
–, liver function disorders 383 ff.
–, lymph *158*, 160
–, metachromatic leukodystrophy 585 f.
–, sphingomyelinase 542
–, trihexosylceramide concentration 603
urine sediment
–, Fabry's disease
–, trihexosylceramide 608
urine sulfatide 578
uterus 624
UV light, IEF 130

Vagus nerve 113
valine 182
vascular changes, Fabry's disease 606
–, nephrotic hyperlipidemia 419
vascular diseases 3
–, cerebral, Fabry's disease 600
–, hyperlipoproteinemia type III 308
–, oral contraceptives 452
–, premature peripheral 314
vascular epithelium, electron microscopy, sphingomyelinoses 537
vascular sounds, familial hypertriglyceridemia 330
vena cava inf., cholesterol, specific activity 76
very low density lipoproteins; see VLDL
VHDL 127, 135, *141*, 149, 155
— Apo AIII 152
— chemical-physicochemical data *139*
— insects 187
— pig 183
— protein content 155
vinblastine
— lipoprotein release 223
— VLDL secretion 206
virus infection, serum cholesterol levels 445
vitamin A 486, 511, 587
— retinitis pigmentosa 497
vitamin A, aldehyde 496 f.
vitamin A administration, abetalipoproteinemia 509
vitamin A transport, serum lipoproteins 497
vitamin E 486, 511, 653
— autohemolysis, acanthocytes 501
vitamin E deficiency, abetalipoproteinemia 494
vitamin E therapy, abetalipoproteinemia 510
vitamin K 486, 653
— phytanic acid 652
vitamin K malabsorption 502
vitamin K therapy, abetalipoproteinemia 509
vitamins, fat-soluble 292
–, abetalipoproteinemia 486, 490
–, familial hypobetalipoproteinemia 511
VLDL 6, 127, 141 ff., 150, 157, 162, 200–211, 219, 243 ff., *278*, 378 f., 424
–, abetalipoproteinemia 5, 145, 147, 240, 485 f.
–, activator protein 7
–, acute alcohol effect 391
–, alcoholic hyperlipemia 390
–, amino acids 182
–, amphibians 175
–, animal lipoproteins 174 ff., 177, 181 f.
–, ApoAIII 152
–, ApoA peptides 146
–, ApoB metabolism 245 f.
–, ApoC 143 ff., 231
–, ApoC-metabolism 245 f.
–, Apo HDL relipidetion 156
–, apolipoproteins 7 f., 142 f., 219 f., 223, 243 f.
–, –, see also Apo VLDL
–, apolipoprotein metabolism 305
–, arginine-rich peptide 227
–, birds 174
–, biosynthesis 190
–, chemical composition 141 ff.
–, chemical, physicochemical data *139*
–, chemistry 11
–, cholesterol 69, 72
–, clofibrate 313
–, de-lipidation 137 f.
–, density 11
–, density-gradient fractionation 243 f.
–, dog 187
–, electron-microscopic findings 146
–, endogenous triglycerides 243, 424
–, essential fatty acids 23
–, experimental hyperlipoproteinemia 190
–, familial hypobeta-lipoproteinemia 510
–, flotation constants 136, 141, 176
–, function 472
–, gammaglobulin abnormalities 447
–, glucose 25, 191
–, glucogenosis Gierke I 25
–, hepatic lipoprotein lipase 9
–, HMG-CoA reductase 63
–, hyperchylomicronemia 9 f.
–, hyperlipidemia 134
–, hyperlipoproteinemia 141 f.
–, –, type III 25, 302 ff.
–, –, type IV 327, 334
–, –, type V 72, 353
–, hypothyroidism 432
–, IEF 130
–, mammals 174 ff.
–, nephrotic syndrome 416
–, oxandrolone 454
–, phospholipid, animal lipoproteins *180*
–, pig 183
–, plasma turbidily 243
–, plasma triglyceride secretion 11
–, polyacrylamide gel electrophoresis 129 f.
–, polyanion precipitation 131 f.
–, polymorphism 184
–, postheparin plasma 190, 233
–, pregnancy 455
–, protein content 11, 142, 243 f.
–, rat, cholesterol-rich diet 190 f.
–, reptiles 175
–, sites of synthesis 142
–, size 11, 16
–, small intestine 3, 428
–, starvation 22, 176
–, sucrose 191
–, subfraction 142, 220
–, –, hyperlipoproteinemia, type III 303 f.
–, Tangier disease 477 f.
–, triglyceride, tissue incorporation 16
–, see also plasma VLDL
α_2-VLDL 303
–, beta-VLDL, precursor-product relationship 306
β-VLDL 301, 303 f., 306, 314
–, flotation constants 304
I-VLDL 220
VLDL catabolism 6 ff., 322, 378 f., 473

VLDL cholesterol, hyperlipoproteinemia type III 301
–, PHLA 230
VLDL composition 11, 111, *240*, 243f., *302*
–, animals 179
–, familial hypobetalipoproteinemia 514
–, HDL 473
–, hyperlipoproteinemia type I 268
–, –, type III 306f.
–, intermediate particle 209ff.
–, LDL 190, 472, 486
–, –, nephrotic syndrome 418
–, oral contraceptives 453f.
VLDL concentration, hyperlipoproteinemia type IIa 279
–, –, type IIb 279
–, oral contraceptives 279
–, pregnancy 279
VLDL decomposition 132f.
VLDL isolation, density gradients 135
–, preparative ultracentrifugation 134
VLDL labeling, plasma triglyceride turnover 12
VLDL metabolism 245ff.
–, HDL 245f.
–, heparin 306
–, LDL 245ff., 304ff.
VLDL nucleus 244
VLDL pool, liver 245
VLDL precipitation, sodium phosphotungsten 132f.
VLDL removal, kinetics 8
VLDL remnants 209ff.
VLDL secretion 418
–, Golgi apparatus 202ff.
–, insulin deficiency diabetes 365
–, intestinal mucosa 17
–, liver 220
–, microtubules 206
–, mucosa cell 241
–, orotic acid 208
–, protein synthesis 201f.
–, protein synthesis inhibitors 205
–, rat liver 328
–, –, insulin effect 328
–, regulation 206ff.
–, secretory vesicle 206
–, small intestine 220
–, tetracyclines 23
VLDL secretion pathways 202ff.
VLDL secretion rate, hypertriglyceridemia type IV 24
–, insulin 26
VLDL structure 146
–, Apo IB 145
–, Apo C peptide 145, 244
VLDL subpopulations 220
VLDL surface 244, 247
VLDL synthesis 244f.
–, adipose tissue, insulin effect 324
–, alcohol 339, 402f.
–, Apo C peptides 244
–, autoradiography 201f.
–, carbohydrate diet 245
–, diabetes mellitus 245
–, free fatty acids 245
–, hepatic cholesterol production 426f.
–, hypobetalipoproteinemia 515
–, insulin 245
–, liver, nephrotic syndrome 418
–, protein synthesis inhibitor 245
VLDL triglyceride breakdown 244, 323

VLDL triglycerides 7f.
–, carbohydrate loading 15, 18f., 24f.
–, elimination 326
–, half-life 245
–, hypertriglyceridemia type IV 24f.
–, ketoacidotic diabetes 368
–, lipoprotein lipase 239
–, obesity 22
–, oral contraceptives 454
–, uremia 414
VLDL turnover 427

Walrus lipoproteins *175*
water monitor, lipoproteins *175*, *178f.*
weight increase, triglyceride concentration 21f.
weight reduction, triglyceride concentration 21
Werner's syndrome *318*
Whipple's disease 488
Wolman's disease 470
–, hypobetalipoproteinemia 516

Xanthomas 292, 296, 333
–, alcoholic hyperlipemia 390
–, cholesterol 283
–, chylomicrons 371
–, eruptive 270, 309f., 331
–, FH 281ff.
–, histopathology 329
–, hyperlipoproteinemia type I 267
–, hyperlipoproteinemia type III 307f., 314
–, hyperlipoproteinemia type V 354f.
–, insulin deficiency diabetes 371
–, lipid content
–, lipid composition 310, 331
–, myelomatosis 447
–, palmar 310
–, plantar 281ff., 310
–, serum lipid levels 305
–, subperiosteal 281ff., 310
–, therapy 313
–, triglyceride levels 331
–, tuberous 281f., 307, 304f.
xanthomas FH 281
–, hyperlipoproteinemia type III 310
xanthomatosis 281ff., 285f.
–, diabetic hyperlipidemia 371
–, familial hypercholesterolemia 280ff.
–, foam-cellular, reticulohistocytic system 462
–, hypercholesterolemic 307
–, hyperlipoproteinemia type III 309f.
X-chromosome 607
X-irradiation, cholesterol synthesis 59
X-protein 125f.
xylose resorption test 490

Yellow fever 445

Zebra bodies, G_{M2}-gangliosidosis type 2, 630
Zieve's syndrome *318*, 339, 389f., 400f., 438f.
zona fasciculata 84
zona reticularis 84
zonal rotors 135
–, VLDL 142
zymin 115
zymogen granules, phospholipids 114
zymosterol 39, 46f.

MIX
Papier aus verantwortungsvollen Quellen
Paper from responsible sources
FSC® C105338

If you have any concerns about our products,
you can contact us on
ProductSafety@springernature.com

In case Publisher is established outside the EU,
the EU authorized representative is:
**Springer Nature Customer Service Center GmbH
Europaplatz 3, 69115 Heidelberg, Germany**

Printed by Libri Plureos GmbH
in Hamburg, Germany